GRUNDRISS DER INNEREN MEDIZIN

ALEXANDER VON DOMARUS

GRUNDRISS DER INNEREN MEDIZIN

ZWEIUNDZWANZIGSTE AUFLAGE

SEIT DER 20. AUFLAGE BEARBEITET VON

DR. MED. HANS FRH. VON KRESS

O. PROFESSOR DER INNEREN MEDIZIN AN DER FREIEN UNIVERSITÄT BERLIN

MIT 47 DAVON 2 FARBIGEN ABBILDUNGEN

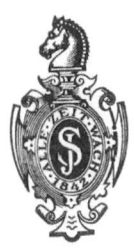

SPRINGER-VERLAG BERLIN HEIDELBERG GMBH

ISBN 978-3-642-49217-4 ISBN 978-3-642-49216-7 (eBook)
DOI 10.1007/978-3-642-49216-7

ALLE RECHTE
INSBESONDERE DAS DER ÜBERSETZUNG IN FREMDE SPRACHEN
VORBEHALTEN
OHNE AUSDRÜCKLICHE GENEHMIGUNG DES VERLAGES
IST ES AUCH NICHT GESTATTET, DIESES BUCH ODER TEILE DARAUS
AUF PHOTOMECHANISCHEM WEGE (PHOTOKOPIE, MIKROKOPIE) ZU VERVIELFÄLTIGEN
COPYRIGHT 1923, 1929, 1936, 1941, 1943, 1947 AND 1949
BY SPRINGER-VERLAG OHG., BERLIN · GÖTTINGEN · HEIDELBERG
© BY SPRINGER-VERLAG BERLIN HEIDELBERG 1957
URSPRUNGLICH ERSCHIENEN BEI SPRINGER-VERLAG OHG., BERLIN · GÖTTINGEN · HEIDELBERG 1957
SOFTCOVER REPRINT OF THE HARDCOVER 22TH EDITION 1957

Vorwort zur zweiundzwanzigsten Auflage

Bei dem rapide anwachsenden spezialistischen Wissensstoff in allen medizinischen Disziplinen dürfte heute mehr denn je im einzelnen Fach eine auf die *Bedürfnisse der freien Praxis* ausgerichtete Grundorientierung des Anfängers erwünscht sein. Hierauf aufbauend kann er allmählich weitere und tiefer gehende Kenntnisse sich aneignen und dann auch Verständnis erlangen für die theoretischen Unterlagen und den praktischen Nutzen der komplizierten *klinischen Diagnostik*. Im Vorwort zur ersten Auflage hat es A. v. DOMARUS als einen Zweck des Buches bezeichnet, Leitfaden zu sein, der zum erfolgreichen Studium der ausführlichen Lehrbücher der inneren Medizin vorbereitet. Die Existenzberechtigung des Fachinternisten beruht darauf, daß für ihn das viel umfassendere Wissen von den inneren Krankheiten und die feineren diagnostischen und therapeutischen Möglichkeiten reserviert bleiben. Ihn vermag dieser Grundriß mit seinen Unvollständigkeiten und Lücken natürlich niemals zu befriedigen. Vielleicht aber kann dieses Buch nicht nur den Anfängern im Studium, sondern auch den in der freien und allgemeinen Praxis tätigen Kollegen sowie den Fachärzten anderer medizinischer Disziplinen bei der Beratung intern Kranker da und dort eine Hilfe sein. — Meinen Mitarbeitern Dr. M. KESSEL und Dr. A. PETERMANN schulde ich Dank für wertvolle Anregungen und Unterstützung bei der Neubearbeitung dieser Auflage.

Berlin, im Herbst 1956   **H. v. Kreß**

Vorwort zur ersten Auflage

Der vorliegende Grundriß stellt sich zur Aufgabe, den Medizinstudierenden und den jungen Arzt in das weitschichtige Gebiet der inneren Medizin einzuführen und ihm insbesondere bei den Vorlesungen und in den praktischen Kursen am Krankenbett als Wegweiser und Ratgeber zu dienen. Bei der verwirrenden Fülle der namentlich in den ersten klinischen Semestern auf den Studenten tagtäglich einstürmenden neuen Eindrücke ist es notwendig, daß der junge Mediziner zunächst einmal das Wesentliche auf theoretischem und praktischem Gebiet lernt und zu diesem Zwecke ein Buch zur Hand hat, das ihn rasch seinem Auffassungsvermögen und seinen Vorkenntnissen entsprechend über die Grundbegriffe orientiert und so das Fundament seiner klinischen Kenntnisse aufbauen hilft. Das Buch soll somit eine Art Leitfaden sein, der zum Studium der ausführlichen Lehrbücher vorbereitet.

Eine knappe klare Form der Darstellung, schlichte und elementare Ausdrucksweise unter Vermeidung entbehrlicher Fachausdrücke sowie Verzicht auf alle für das Verständnis nicht unerläßlichen theoretischen Erörterungen sind die Forderungen, die man billigerweise an einen derartigen Leitfaden stellen darf.

Nach diesen Gesichtspunkten einen Grundriß der inneren Medizin zu verfassen, war ein schwieriges Unternehmen. Sollte dieser doch das gesamte Gebiet unserer Disziplin als abgeschlossenes Ganzes darstellen, auch dort, wo mancherlei

Fragen sich noch im Fluß der Forschung befinden. Auch mußte die den meisten Kapiteln vorausgeschickte anatomisch-physiologische Einleitung bei Wahrung des elementaren Charakters des Buches doch in einer für das Verständnis erforderlichen Ausführlichkeit behandelt werden, ohne daß andererseits der von vornherein vorgezeichnete Rahmen des Buches überschritten werden durfte.

Bei der Darstellung, die, wie begreiflich, vielfach der Schule meines verehrten klinischen Lehrers FRIEDRICH MÜLLER entspricht, habe ich neben den Eindrücken aus meiner eigenen Assistentenzeit vor allem die Erfahrungen verwertet, die ich in meiner langjährigen Tätigkeit als Krankenhausleiter, einerseits in ständiger Berührung mit Assistenten, Medizinalpraktikanten, Famuli usw., andererseits in Ärztekursen zu sammeln in der Lage war. Nicht zuletzt waren es die hier gemachten Erfahrungen, die den Entschluß in mir reiften, einen Grundriß der inneren Medizin zu verfassen.

Das Buch ist in einer Zeit schwerster wirtschaftlicher Not unseres Vaterlandes entstanden, in welcher uns der Gedanke an die Ausbildung des medizinischen Nachwuchses mit banger Sorge erfüllt. So mußte denn vor allem auch der rein praktische Gesichtspunkt, den Grundriß in einer für die heutigen Verhältnisse nicht allzu kostspieligen Form erscheinen zu lassen, Berücksichtigung finden.

Berlin, im Herbst 1923   **A. v. Domarus**

Vorwort zur zwanzigsten Auflage

ALEXANDER V. DOMARUS hat am 4. Mai 1945 diese Welt verlassen. Seinem lebhaften Interesse an der Ausbildung des ärztlichen Nachwuchses, seinen überaus großen medizinischen Erfahrungen, die er als Leiter bedeutender Krankenhausabteilungen immer mehr erweiterte, seinem sorgfältigen Studium der Fachliteratur und seinem scharfen Verstand, der das Wesentliche vom Unwesentlichen und das Bleibende neuer Erkenntnisse vom Vorübergehenden zu unterscheiden vermochte, verdankt sein „Grundriß der inneren Medizin" die erlangte Bedeutung und Verbreitung. 19 Auflagen hat A. v. DOMARUS herausgebracht und jede Auflage erfuhr durch ihn eine gewissenhafte Überarbeitung, und jeweils wurden einzelne Abschnitte grundlegend neu gestaltet. Im Hinblick auf die Beliebtheit, deren sich dieses Buch bei Studierenden und Ärzten erfreute, hat sich der Verlag entschlossen, es auch nach dem Tode seines Autors weiter erscheinen zu lassen. Sowohl dem Verlag wie dem Neubearbeiter würde es dabei zur besonders großen Freude und Befriedigung gereichen, wenn mit der Fortführung des Werkes dem verdienten medizinischen Lehrer und Forscher A. v. DOMARUS ein ehrendes Denkmal gesetzt und die Erinnerung an ihn wach gehalten werden könnte. Ergänzungen in zukünftigen Auflagen anzubringen, welche die Fortschritte unseres Wissens berücksichtigen und sich den Grenzen eines Grundrisses anpassen, liegt bestimmt im Sinne des Autors. Abgesehen von kleineren Änderungen sind in dieser Auflage Umarbeitungen vornehmlich in den Kapiteln der Herz- und Kreislaufbehandlung, der hämorrhagischen Diathesen, der Tumorbildungen der hämatopoetischen Organe und der chronischen Gelenkkrankheiten vorgenommen worden.

Berlin, im Januar 1947   **H. v. Kreß**

Inhaltsverzeichnis

Seite

Infektionskrankheiten 1

Allgemeiner Teil

Allgemeine Vorbemerkungen 1
Chemotherapie 11
Immunotherapie und Immunoprophylaxe 16
Serumkrankheit und Serumschock 18

Spezieller Teil

Scharlach 20
Masern 24
Röteln 27
Rubeola scarlatinosa 28
Das Erythema infectiosum 28
Pocken 28
Windpocken (Varicellen) 32
Herpes zoster (Gürtelrose) 32
Fleckfieber (exanthematischer Typhus) 33
Wundrose (Erysipel) 35
Typhus abdominalis (Unterleibstyphus) 37
Paratyphusgruppe 46
Botulismus 48
Cholera asiatica 49
Bacilläre Ruhr (Dysenterie) 51
Amöbenruhr 53
Keuchhusten (Pertussis) 54
Grippe (Influenza) 56
Viruspneumonie 59
Psittakosis (Ornithosis) 60
Parotitis epidemica (Mumps, Ziegenpeter) 61
Angina tonsillaris (Tonsillarabsceß, Angina ulceromembranacea, lymphoidzellige Angina) 61
Diphtherie 66
Tetanus (Starrkrampf) 75
Lyssa (Tollwut) 77
Epidemische Kinderlähmung (Poliomyelitis acuta, Heine-Medinsche Krankheit) .. 79
Coxsackie-Virus-Erkrankungen 83
Encephalitis epidemica s. lethargica 84
Meningitis cerebrospinalis epidemica (übertragbare Genickstarre) 86
Virusmeningitis 89
Dengue 89
Pappatacifieber (Dreitagefieber) 90
Sepsis 90
Fokalinfektion 97
Pest 98
Tuberkulose 100
Miliartuberkulose 106
Brucellosen 109
Tularämie 111
Malaria 112
Toxoplasmose 118
Febris recurrens (Rückfallfieber) 118
Funftagefieber (Wolhynisches Fieber, Febris quintana) 119
Leptospirosen (Leptospirosis ictero-haemorrhagiae, Leptospirosis canicola) ... 120

VIII   Inhaltsverzeichnis
                                                                                      Seite
Gelbfieber 122
Rattenbißkrankheit (Sodóku) 123
Schlafkrankheit 124
Kala-Azar (Tropische Splenomegalie) 125
Chagas Krankheit (Amerikanische Trypanosomiasis) 126
Lepra (Aussatz) 126
Milzbrand (Anthrax) 127
Listeriose 128
Rotz (Malleus) 128
Stomatitis epidemica (Aphthenseuche, Maul- und Klauenseuche) 129
Aktinomykose 130
Trichinose 131

Krankheiten des Zirkulationsapparates 132
  Anatomische, physiologische und pathophysiologische Vorbemerkungen 132
  Die klinische Untersuchung des Zirkulationsapparates 142
  Untersuchung der Gefäße 151
  Hypertrophie und Dilatation des Herzens 157
  Das Syndrom der Herzschwäche 160
  Störungen der Frequenz und des Rhythmus der Herzaktion 164
  Kreislauf-Funktionsdiagnostik 172
  Krankheiten des Herzmuskels 174
     Akute Myokarditis S. 174. — Chronische Myokarditis S. 175. — Herzlues S. 176. —
     Das sog. Fettherz S. 176
  Krankheiten der Coronargefäße 177
  Krankheiten des Endokards 181
     Endokarditis S. 181. — Herzklappenfehler S. 183
  Therapie der Herzinsuffizienz 190
     Herzinsuffizienz bei Hochdruck S. 197. — Herzinsuffizienz bei Klappenfehlern S. 201.
     — Akute Karditiden S. 203. — Coronarsklerose mit und ohne kardiale Insuffizienz
     S. 206. — Reizbildungs- und Reizleitungsstörungen des Herzens S. 210
  Das Syndrom der akuten peripheren Kreislaufschwäche und seine Behandlung 216
  Krankheiten des Herzbeutels 218
     Perikarditis S. 218. — Herzbeutelobliteration S. 219
  Nervöse Herzleiden 220
  Angeborene Herz- und Gefäßmißbildungen 221
  Krankheiten der Gefäße 224
     Arteriosklerose S. 224. — Endangiitis obliterans S. 227. — Panarteriitis nodosa S. 228.
     — Aortitis syphilitica S. 228. — Funktionelle Gefäßstörungen S. 230
  Hypertension, Hypertonie 231
  Hypotension 234
  Die Varicosen 235
  Venenthrombose 237
  Embolie 238

Krankheiten des Respirationsapparates 239
  Krankheiten der Nase 239
     Rhinitis (Schnupfen, Coryza) 240
     Rhinitis chronica 241
     Nasenbluten (Epistaxis) 242
  Krankheiten des Kehlkopfs 242
     Kehlkopfkatarrh (Laryngitis) 243
     Kehlkopflähmungen 244
     Laryngospasmus (Spasmus glottidis) 245
     Perichondritis laryngea (Glottisödem) 246
     Kehlkopftuberkulose 246
     Kehlkopflues 247
     Tumoren des Larynx 247
  Krankheiten der Luftröhre, der Bronchien und der Lungen 248
     Vorbemerkungen 248
     Untersuchung des Thorax und der Lunge 250

Krankheiten der Bronchien 256
    Akute Bronchitis (Tracheobronchitis) S. 256. — Chronische Bronchitis S. 257. — Capillarbronchitis (Bronchiolitis) S. 258. — Bronchitis fibrinosa S. 258. — Therapie der akuten und chronischen Bronchitis und Bronchiolitis S. 259. — Bronchiektasen S. 260. — Asthma bronchiale (Bronchialasthma) S. 261

Krankheiten der Lungen 264
    Emphysem S. 264. — Genuine croupöse Pneumonie S. 266. — Bronchopneumonie S. 271. — Chronische Pneumonie S. 272. — Lungenabsceß S. 273. — Lungengangrän S. 274. — Lungentuberkulose S. 276. — Lungenlues S. 289. — Lungentumoren S. 290. — Tierisch-parasitäre Lungenerkrankungen S. 291. — Lungenembolie, Lungeninfarkt S. 293. — Stauungslunge S. 294. — Cysten-, Sack- oder Wabenlunge S. 294. — Pneumokoniosen S. 294

Krankheiten der Pleura 295
    Pleuritis (Brustfellentzündung) S. 295. — Hydrothorax und Hämatothorax S. 300. — Pneumothorax S. 300. — Tumoren der Pleura S. 302

Krankheiten des Mediastinums 302

Blutkrankheiten 304
    Vorbemerkungen 304
    Die Anämien 308
        Die akute Blutungsanämie S. 309. — Die chronische Blutungsanämie S. 310. — Chlorose S. 311. — Achylische Chloranämie S. 313. — Perniziöse Anämie S. 314. — Hämolytische Anämien S. 317. — Anhang: Anämien im Kindesalter S. 319
    Agranulocytose (Granulocytopenie) 319
    Panmyelophthise (aplastische Anämie, hämorrhagische Aleukie) 320
    Splenogene Markhemmung (Morbus BANTI) 321
    Polyglobulie und Polycythaemia vera 321
    Die Leukämien (Leukosen) 323
    Chlorom und Chloroleukämie 327
    Lymphosarkom und Lymphosarkomatose 328
    Wucherungen des retikuloendothelialen Gewebes (Plasmocytom, Makroglobulinämie WALDENSTRÖM, großfollikuläres Lymphoblastom) 328
    Malignes Granulom (Lymphogranulom, HODGKINsche Krankheit) 329
    Hämorrhagische Diathesen 331
        Anlagemäßig bedingte Blutungsübel 331
        Symptomatische Blutungsübel 333
        Essentielle Blutungsübel 334
        Therapie der symptomatischen und essentiellen Blutungsübel 334

Krankheiten des Verdauungsapparates 335
    Krankheiten der Mundhöhle 335
    Krankheiten der Zunge 337
    Krankheiten der Speicheldrüsen 338
    Krankheiten des Rachens 339
    Krankheiten des Ösophagus 340
        Entzündungen und Ulcerationen des Ösophagus S. 341. — Erweiterungen des Ösophagus S. 341. — Verengerungen des Ösophagus S. 343. — Ösophaguscarcinom S. 344
    Krankheiten des Magens 344
        Vorbemerkungen S. 344. — Gastritis (Magenkatarrh) S. 348. — Superacidität und Supersekretion S. 351. — Nervöser Reizmagen S. 352. — Ulcus pepticum ventriculi et duodeni S. 353. — Ulcus pepticum jejuni S. 363. — Magencarcinom (Magenkrebs) S. 363. — Gastroptose (Magensenkung) S. 366. — Atonie, Gastrektasie, Pylorusstenose S. 367
    Zwerchfell- und Hiatushernien 369
    Krankheiten des Darms 369
        Vorbemerkungen S. 369. — Enteritis, Enterocolitis, Colitis (Darmkatarrh) S. 374. — Der chronische Darmkatarrh S. 378. — Gärungs- und Fäulnisdyspepsie des Darms S. 379. — Therapie der Darmkatarrhe und Darmdyspepsien S. 381. — Sprue S. 382. — Appendicitis (Perityphlitis) S. 383. — Die Neoplasmen des Darms S. 387. — Darmtuberkulose S. 389. — Syphilis des Darms S. 391. — Darmverengerung und Darmverschluß (Darmstenose, Ileus) S. 391. — Embolie und Thrombose der Mesenterialgefäße S. 396. — Die chronische habituelle Obstipation S. 397. — Colica mucosa S. 399. — Enteroptose (Splanchnoptose, GLÉNARDsche Krankheit) S. 400. — Darmparasiten S. 401

Krankheiten des Peritoneums ... 406
Akute Peritonitis S. 406. — Chronische Peritonitis S. 411. — Peritonealtuberkulose S. 411. — Carcinosis peritonei S. 413. — Ascites (Bauchwassersucht) S. 413

Mesenterialdrüsentuberkulose ... 415

Krankheiten der Leber und Gallenwege ... 415
Vorbemerkungen ... 415
Ikterus ... 418
Virusbedingte Hepatitis ... 418
Toxische Leberschäden ... 420
Akute Leberatrophie ... 421
Lebercirrhose ... 422
Leberlues ... 425
Stauungsleber ... 426
Amyloidleber ... 427
Leberabsceß (Hepatitis suppurativa) ... 427
Pylephlebitis suppurativa ... 428
Verschluß und Thrombose der Pfortader und ihrer Äste ... 429
Cholelithiasis und Cholecystitis ... 430
Neoplasmen der Leber und Gallenwege ... 434

Krankheiten des Pankreas ... 437
Einleitung ... 437
Akute und chronische Pankreatitis ... 437
Die akute Pankreasnekrose ... 438
Pankreascarcinom ... 439

Krankheiten des Harnapparates ... 441
Vorbemerkungen ... 441
Allgemeine Symptomatologie der Nierenkrankheiten ... 447
Die doppelseitigen hamatogenen Nierenkrankheiten ... 454
Die akute Nierenentzündung S. 456. — Die subakute und chronische Glomerulonephritis S. 460. — Die herdformigen Nephritiden S. 461. — Nephrosen S. 462. — Die Schrumpfnieren S. 465. — Therapie der Nephritiden, Nephrosen und Schrumpfnieren S. 467

Orthostatische (lordotische) Albuminurie ... 470
Stauungsniere ... 471
Niereninfarkt ... 472
Neoplasmen der Niere ... 472
Ren mobilis (Nephroptose, Wanderniere) ... 474
Die Sackniere (Hydro- und Pyonephrose) ... 475
Parasiten der Niere ... 476
Krankheiten der harnableitenden Wege ... 477
Pyelitis (Nierenbeckenentzündung) S. 477. — Nephrolithiasis (Nierensteine) S. 479
Die Tuberkulose der Niere und der harnableitenden Organe ... 482
Der paranephritische Absceß ... 484
Krankheiten der Harnblase ... 485
Cystitis (Blasenkatarrh) ... 486
Prostatahypertrophie und Prostatacarcinom ... 489
Blasengeschwülste ... 489
Blasensteine ... 490
Phosphaturie ... 491
Parasitäre Krankheiten der Harnwege ... 491
Funktionelle Blasenstörungen ... 492

Krankheiten der Drüsen mit innerer Sekretion ... 493
Einleitung ... 493
Krankheiten der Schilddrüse ... 494
Athyreose und Hypothyreose S. 495. — Myxodem S. 496. — BASEDOWsche Krankheit S. 497

Krankheiten der Glandula parathyreoidea (Epithelkörperchen, Nebenschilddrüse) ... 502
Tetanie S. 503. — Ostitis fibrosa cystica generalisata S. 505

Inhaltsverzeichnis XI

Seite

Die Krankheiten der Nebennieren 506
   Vorbemerkungen S. 506. — ADDISONsche Krankheit S. 507. — Nebennierenrindentumoren S. 509. — Nebennierenmarktumoren S. 509

Die Krankheiten der Hypophyse und des Hypophysen-Zwischenhirnsystems 510
   Vorbemerkungen S. 510. — Die Akromegalie S. 511. — Das CUSHINGsche Syndrom S. 512. — Das MORGAGNIsche Syndrom S. 513. — Hypophysärer Zwergwuchs S. 513. — Hypophysäre Insuffizienz S. 513. — Dystrophia adiposogenitalis S. 514. — Diabetes insipidus S. 515

Die Krankheiten der Keimdrüsen 516
   Vorbemerkungen S. 516. — Eunuchoidismus S. 518. — Hypergenitalismus S. 519

Stoffwechselkrankheiten 519

   Einleitung 519
   Stoffwechsel im Hunger sowie im Fieber 534
   Diabetes mellitus (Zuckerkrankheit) 535
   Anhang: Renaler Diabetes, Pentosurie, Lävulosurie, Hyperinsulinismus) 548
   Die Gicht (Arthritis urica) 549
   Fettsucht (Adipositas) 554
   Krankheiten des intermediären Eiweißstoffwechsels (Alkaptonurie, Cystinurie, Diaminurie) 559
   Krankheiten des Lipoid- und Fettstoffwechsels (GAUCHERsche Krankheit, Hepatosplenomegalie von NIEMANN-PIEK, HAND-SCHÜLLER-CHRISTIANsche Krankheit, TAY-SACHSsche Krankheit) 560
   Anhang: Porphyrie 560

Mangelkrankheiten 561

   Hungerödem 561
   Avitaminosen 562
   Skorbut 565
   MÖLLER-BARLOWsche Krankheit 566
   Rachitis 567
   Beri-Beri, Pellagra 569

Krankheiten mit bevorzugter Lokalisation am Bewegungsapparat 570

   Krankheiten der Gelenke 570
   Der Rheumabegriff S. 570. — Akuter Gelenkrheumatismus S. 571. — Die Rheumatoide S. 574. — Die septisch-metastatischen Gelenkerkrankungen S. 575. — Polyarthritis chronica S. 576. — Spondylarthritis ankylopoetica (Morbus STRÜMPELL-BECHTEREW-PIERRE-MARIE) S. 578. — Therapie der chronischen Polyarthritiden S. 579. — FELTY- und STILL-Syndrom S. 580. — Periarthritis humeroscapularis S. 580
   Anhang: Die sog. pararheumatischen Erkrankungen 580
   Die Arthropathia deformans 581
   Spondylosis deformans 583

   Krankheiten der Knochen 584
   Osteomalacie und Osteoporose S. 584. — Ostitis deformans (PAGET) S. 585. — Marmorknochenkrankheit (ALBERS-SCHÖNBERG) S. 585. — Chondrodystrophie S. 585. — Knochentuberkulose S. 586

   Erkrankungen der Skeletmuskulatur 588
   Myalgien S. 588. — Verknöcherungen und Kalkablagerungen in der Muskulatur S. 590. — Myopathien (Dystrophia musculorum progressiva, Myotonia congenita, Myotonia atrophica, Myasthenia gravis pseudoparalytica) S. 590

Die wichtigsten Krankheiten des Nervensystems 592

   Krankheiten der peripheren Nerven 592
   Lähmungen peripherer Nerven S. 593. — Lähmungen der Gehirnnerven S. 598. — Neuralgien und Neuritiden S. 607. — Die Polyneuritiden S. 611
   Anhang: RECKLINGHAUSENsche Krankheit 613

Krankheiten des Rückenmarks 613
 Einleitung S. 613. — Allgemeine Diagnostik der Rückenmarkskrankheiten S. 615. — Akute Myelitis S. 620. — Caissonkrankheit S. 621. — Funikuläre Spinalerkrankung S. 621. — Syringomyelie S. 622. — Hämatomyelie S. 623. — Rückenmarksverletzungen S. 623. — Rückenmarkstumoren S. 624. — Tabes dorsalis S. 626. — FRIEDREICHsche Krankheit (hereditäre Ataxie) S. 631. — Spastische Spinalparalyse S. 631. — Amyotrophische Lateralsklerose, spinale progressive Muskelatrophie, neurotische progressive Muskelatrophie S. 632
Progressive Bulbärparalyse 632
Krankheiten des Großhirns 634
 Einleitung S. 634. — Gehirnblutung, Embolie und Thrombose der Gehirngefäße S. 642. — Arteriosklerose des Gehirns S. 647. — Gehirnabsceß (eitrige Encephalitis) S. 649. — Die nichteitrige Encephalitis, Polioencephalitis haemorrhagica superior) S. 651. — Hirntumor (Tumor cerebri) S. 652
Multiple Sklerose 656
Lues cerebrospinalis 659
Epilepsie (Fallsucht, Morbus sacer) 662
Die Krankheiten des extrapyramidalen Systems 667
 Paralysis agitans S. 667. — Chorea minor, HUNTINGTONsche Chorea, WILSONsche Krankheit S. 669
Hydrocephalus 670
Diplegia cerebralis spastica infantilis 671
Hirnsinusthrombose 671
Meningitis purulenta 672
Das subdurale Hämatom 673
Die akute Subarachnoidalblutung 675
Traumatische Schädigungen des Gehirns 675
 Commotio cerebri S. 675. — Contusio cerebri S. 676
Das vegetative (autonome) Nervensystem 677
Migräne 683
MENIÈREscher Symptomenkomplex 685

Sachverzeichnis 686

Infektionskrankheiten

Allgemeiner Teil

Allgemeine Vorbemerkungen

Unter Infektionskrankheiten versteht man akut und chronisch verlaufende Krankheiten, in deren Bedingungskomplex die Anwesenheit und die Vermehrung bestimmter belebter Erreger im Organismus die ausschlaggebende Rolle spielt. Erreger von Infektionskrankheiten finden sich in der Gruppe der Bakterien, der Protozoen, der Rickettsien und der Virusarten. Keineswegs sind alle uns umgebenden Mikroorganismen krankheitserzeugende Keime, sondern nur ein kleiner Teil derselben. Die krankheitserzeugenden (pathogenen) Bakterien dringen in der Regel von außen durch bestimmte natürliche Eintrittspforten oder durch Wunden in den Körper ein. Doch gibt es hiervon Ausnahmen, indem gelegentlich auch Keime, die bis dahin in Organen und auf Schleimhäuten als harmlose, sogar nützliche Saprophyten ein sozusagen physiologisches Dasein führten, durch Übergreifen auf andere Gebiete zu pathogenen Keimen werden können. Ein Beispiel für eine derartige „Selbstinfektion" bildet das im Darm des Gesunden regelmäßig vegetierende Bacterium coli, das nach Verlassen seines normalen Aufenthaltsortes zu einem typischen Krankheitserreger (Pyelitis, Cholecystitis, Colisepsis) werden kann.

Die *Bakterien* (Spaltpilze) sind pflanzlichen, die *Protozoen* tierischen Ursprungs. Die *Rickettsien* werden biologisch zwischen Bakterien und Viren eingereiht, und es handelt sich bei ihnen um kleine pleomorphe Gebilde, deren Übertragung durch Insekten geschieht. Die *Virusarten* stellen die kleinsten Krankheitserreger dar, so daß sie BERKEFELD-Tonkerzenfilter passieren, deren Poren für Bakterien zu eng sind. Das Passieren bakteriendichter Filter durch gewisse Erreger wurde zuerst von FRIEDR. LÖFFLER und FROSCH 1887 bei der Maul- und Klauenseuche festgestellt. Die Größe der Virusarten liegt zwischen 10 mμ und 350 mμ (1 mμ = 1 Millimikron = 1 millionstel Millimeter). Zu den kleinsten Virusarten gehört beispielsweise der Erreger der Poliomyelitis, zu den größten derjenige der Parotitis epidemica. Bei den sog. großen Virusarten (den Erregern der Ornithose, des Trachoms und des Lymphogranuloma inguinale) ist man noch im Zweifel, ob sie nicht den Bakterien zuzurechnen sind. Mit Hilfe des Lichtmikroskops lassen sich die kleineren Virusarten nicht sichtbar machen, hingegen großenteils elektronenoptisch. Im Gegensatz zu den Bakterien sind die Virusarten obligate Zellschmarotzer und ihre Existenz ist an lebende Zellen eines Wirtsorganismus gebunden. Auf den üblichen Nährböden lassen sie sich nicht züchten, sondern nur im lebenden Gewebe.

Eine bemerkenswerte Eigenschaft der Viren besteht darin, daß sie eine auffällige Affinität zu bestimmten Gewebsarten besitzen. Da die Virusarten im allgemeinen in ausgeprägter Weise die Antikörperbildung anregen, hinterläßt das Überstehen einer großen Zahl von virusbedingten Krankheiten eine bleibende Immunität. Manche Viruskrankheiten, die bei schwangeren Frauen, zumal während des ersten Drittels der Gravidität, auftreten, können zu Fruchtschädigungen führen. Als Folge der mütterlichen Erkrankung an Röteln, auch an Masern, infektiöser Mononucleose, Parotitis epidemica und Poliomyelitis treten bei einem Teil der Kinder Mißbildungen im Bereich des Gehirns, der Augen, der Ohren und des Herzens auf.

Die Erreger der Infektionskrankheiten zeigen bestimmte, nur ihnen zukommende Eigenschaften, die ihnen und dadurch den durch sie hervorgerufenen krankhaften Veränderungen ein besonderes Gepräge geben. Dies erklärt die Tatsache, daß bei aller Verschiedenheit der einzelnen Infektionskrankheiten untereinander und der verschiedenen Verlaufsarten ein und derselben Krankheit bei verschiedenen Individuen dennoch sämtlichen Infektionskrankheiten gewisse grundsätzliche Eigentümlichkeiten gemeinsam sind. Die pathogenen Bakterien und Virusarten besitzen die Fähigkeit, Enzyme zu bilden und mit deren Hilfe in das Gewebe des Makroorganismus einzudringen. Sie sind imstande, sich im Gewebe zu vermehren und Gifte zu erzeugen. Hierin ist der prinzipielle Gegensatz gegenüber allen jenen krankheitserzeugenden Reizen begründet, die nicht belebter Art sind.

Bei einer gewissen Menge eines chemischen Giftes, z. B. von Arsen, wird die in den Körper einverleibte Dosis, falls sie unterhalb einer gewissen Grenze liegt, bei noch so langem Aufenthalt im Körper keine krankhaften Veränderungen hervorrufen können. Anders verhält es sich beim Eindringen von lebenden Bakterien, die zunächst infolge ihrer geringen Zahl keine Veränderungen in Form einer Allgemeinerkrankung zu bewirken brauchen; wohl aber vermogen sie unter Bedingungen, die ihre Vermehrung begünstigen, nach Ablauf einer bestimmten Zeit, in der ihre Zahl sich im Körper vervielfacht hat, schwere Storungen im Organismus hervorzurufen.

Die Bakterien gehen bei manchen Krankheiten von der Eintrittspforte in den Körper über und zirkulieren im Blut (z. B. beim Typhus), in anderen Fällen, wie z. B. bei Tetanus, bleiben sie an der Eintrittspforte liegen und senden von dort ihre löslichen *Gifte* in den Körper. Mittels dieser Bakterientoxine lassen sich im Tierversuch die gleichen Krankheitserscheinungen hervorrufen, die im menschlichen Körper von den pathogenen Keimen hervorgerufen werden. Angriffspunkt der Giftwirkung im Organismus ist stets die Zelle. Diejenigen Gifte, die von den lebenden Erregern abgesondert werden, bezeichnet man als Ektotoxine, diejenigen, die erst frei werden, wenn die Krankheitserreger zerfallen, als Endotoxine.

Das Eindringen pathogener Keime in den Körper (= Infektion) ist noch nicht ohne weiteres gleichbedeutend mit dem Ausbruch einer Infektionskrankheit. Vielmehr sind hier mehrere Möglichkeiten denkbar. Erstens kann dank einer genügenden Widerstandsfähigkeit des Organismus der eingedrungene Krankheitserreger vollständig vernichtet werden und aus dem Körper wieder verschwinden.

Dies beruht zum Teil auf dem Vorhandensein gewisser, in jedem normalen Blutserum enthaltenen **Schutzstoffe**, der sog. *Alexine*, die unspezifisch, d. h. gegenüber den verschiedensten Bakterien wirksam sind und durch Erhitzen auf 56° zerstort werden.

Zweitens kann der Erreger im Organismus Fuß fassen, sich in ihm vermehren und den Abwehrmaßregeln des Körpers trotzen, ohne daß es aber zu einer Erkrankung kommt. Dieser Fall ist beim sog. *Keimträger* gegeben, der die Keime als harmlose Saprophyten ohne jede erkennbare Störung bei sich beherbergt; erst die Übertragung des Erregers von einem Keimträger auf andere Individuen gibt durch deren Erkrankung seinen wahren Charakter zu erkennen (Diphtheriebacillen, Meningokokken usw.).

Die dritte Möglichkeit ist die durch den Erreger verursachte Krankheit. Hierbei ist scharf zu unterscheiden zwischen der auf örtliche Gewebsschädigung sich beschränkenden infektiösen Lokalerkrankung und der sich hieran anschließenden oder von vornherein als solcher verlaufenden Allgemeinerkrankung, an der

der Gesamtorganismus beteiligt ist (z. B. lokale Streptokokkenphlegmone einerseits, allgemeine Streptokokkensepsis andererseits). Nur diese letzte Form, die infektiöse Allgemeinerkrankung, gehört zum Begriff der *Infektionskrankheit*.

Für das Schicksal des Kranken spielt u. a. vor allem die sog. **Virulenz** des Krankheitserregers eine ausschlaggebende Rolle. Man versteht darunter den Grad der Wachstumsenergie und vor allem der Gifterzeugung der Bakterien. Die Virulenz ist eine *variable* Größe. So kann die Übertragung eines Krankheitserregers auf einen anderen Organismus, beispielsweise vorübergehende Tierpassage, die Virulenz in positivem oder negativem Sinne verändern.

Die Abschwächung der Virulenz durch Tierpassage kann vorübergehend oder dauernd sein. Letzteres gilt z. B. für das Variolavirus (Rind) und das Lyssavirus (Kaninchen).

Gewöhnung an besondere Existenzbedingungen der Keime, wie Züchtung auf speziellen Nährböden oder im Tierkörper unter dem Einfluß bestimmter Medikamente, kann, soweit diese Einwirkung nicht auf eine Vernichtung der Bakterien hinausläuft, einen modifizierenden Einfluß auf deren Charakter, insbesondere ihre Widerstandsfähigkeit ausüben, diese mitunter sogar steigern, so daß giftfeste Stämme entstehen. Solches wurde früher schon unter der Einwirkung kleiner Arsen- oder Chinindosen beobachtet und beschäftigt uns neuerdings im Zusammenhang mit den modernen antibakteriellen Mitteln (s. S. 11).

Das Wesen einer Infektionskrankheit ist nun keineswegs mit der Tatsache des Eindringens der Krankheitserreger in den Körper und der Entfaltung von Giftwirkungen derselben erschöpft. Vielmehr löst die Anwesenheit pathogener Keime im Organismus sofort eine Reihe komplizierter Prozesse in diesem aus, die in ihrer Gesamtheit darauf abzielen, die eingedrungenen Keime unschädlich zu machen (**Immunitätsreaktionen**). Hierzu gehört die Erzeugung von Substanzen, die die Bakterien auflösen, wie der *Bakteriolysine*, ferner von Bakteriengegengiften, den sog. *Antitoxinen*, weiter von *Agglutininen*, die die Bakterien zusammenballen, von unspezifischen *Opsoninen* bzw. spezifischen Bakteriotropinen, die die Phagocytose der Keime durch die polymorphkernigen Leukocyten und die Reticulumzellen anregen. Diese Stoffe kann man durch Injektion des Blutserums auf andere Individuen übertragen und diese dadurch vorübergehend immunisieren *(passive Immunisierung)*. Gebildet werden die Antikörper vorwiegend von den Plasmazellen des reticuloendothelialen Systems, und die Träger der humoralen Abwehrstoffe sind die γ-Globuline des Blutplasmas. Durch einzelne Nebennierenrindenhormone, die Glykokorticoide, scheint die Immunkörperbildung eine Hemmung erfahren zu können.

Im Gegensatz zu den unspezifischen Alexinen des Normalserums (s. oben) sind die spezifischen, bei der Immunisierung entstehenden Bakteriolysine von komplizierterem Bau. Da ein bakteriolytisches Serum durch Erhitzung auf 56° zwar „inaktiviert", d. h. den Bakterien gegenüber unwirksam wird, durch nachträglichen Zusatz von Normalserum sich aber wieder reaktivieren läßt, so handelt es sich offenbar um zwei verschiedene zusammenwirkende Substanzen, erstens um das *thermolabile* nichtspezifische *Komplement*, das in jedem Normalserum enthalten ist, und zweitens um den *thermostabilen* spezifischen Immunkörper. Letzteren hat man sich nach der sog. Seitenkettentheorie EHRLICHS als mit zwei bindenden („haptophoren") Gruppen ausgestattet zu denken, von denen die eine sich mit dem Bacterium, die andere mit dem Komplement verbindet, weshalb der Serumkörper auch die Bezeichnung *Amboceptor* erhalten hat.

Der Mechanismus dieser Gegenmaßregeln des lebenden Körpers hat nun eine allgemeinere Bedeutung, als es zunächst bei ausschließlicher Betrachtung der Infektionskrankheiten den Anschein hat. Das Verhalten des Organismus eingedrungenen Bakterien gegenüber stellt nämlich, wie die neuere Forschung gelehrt hat, nur einen Spezialfall des allgemeinen Gesetzes einer biologischen Reaktion gegenüber allen denjenigen Agentien dar, die man als **Antigene** bezeichnet;

man versteht darunter eine Gruppe von Körpern, die im Organismus die Bildung von Reaktionskörpern der bezeichneten Art („Antikörper") auszulösen vermag. Dies ist beispielsweise auch der Fall nach Einverleibung artfremder Eiweißkörper, wie z. B. von Pferdeserum, beim Menschen. Auch hier werden vom Körper, wie bei einer Infektionskrankheit, Antikörper erzeugt, die das körperfremde Agens unschädlich machen, und es erklären sich hieraus eine Reihe von Symptomen, die mit denen bei einer Infektionskrankheit übereinstimmen (Serumkrankheit vgl. S. 18).

Mit der Feststellung der *Antigennatur* der Bakterien und Virusarten ist ihre *dritte* Haupteigenschaft, die ihnen eine Sonderstellung unter den krankheitsbedingenden Faktoren zuweist, gekennzeichnet.

Der Vorgang der „Absättigung" von Antigen und Antikörper zeigt zum Teil eine Analogie mit der chemischen Reaktion der Neutralisierung zweier entgegengesetzt wirkender Stoffe. Mischt man z. B. eine für ein Tier tödliche Menge Tetanustoxin mit einem entsprechenden Quantum Tetanusantitoxin im Reagensglas, so verhält sich das Gemisch im Tierkörper völlig neutral und unwirksam, während nach Trennung der beiden Komponenten und Entfernung des Antitoxins das Toxin wieder seine frühere Giftigkeit zeigt.

Der Organismus scheint noch über andere Schutzmaßregeln zu verfügen. Beispielsweise nimmt man von der normalen Schleimhaut die Fahigkeit an, pathogene Bakterien unschadlich zu machen.

Es ist noch zu erwähnen, daß manche Bakterien einen eigenen spezifischen als **Bakteriophage** (D'HÉRELLE 1915) bezeichneten vermehrungsfahigen Stoff erzeugen, der sie aufzulösen vermag. Dieses sog. TWORT-D'HÉRELLEsche Phänomen zeigt sich z. B. an einem wäßrigen, durch Tonkerzen filtrierten Auszug aus Ruhrstühlen, welcher lebende Ruhrbacillen auflöst. Gleiches beobachtet man auch bei anderen Bakterien (Coli, Typhus, Paratyphus usw.). Auch im Stuhle Gesunder wurden zum Teil Phagen gegen pathogene Keime nachgewiesen. Eine Vermehrung der Phagen findet nicht bei in Ruhe befindlichen Bakterien statt, sondern nur, wenn sich diese in lebhafter Teilung befinden. Auch nimmt man heute an, daß es sich dabei um unbelebte Stoffe und nicht um Lebewesen handelt, wiewohl diese Gebilde vermehrungsfahig sind.

Erst das Zusammenwirken des den Organismus angreifenden Erregers mit den verschiedenen Abwehrmaßnahmen des Körpers erzeugt das klinische Bild einer Infektionskrankheit. Zum Teil erklärt sich auch daraus, warum ihr Ausbruch erst nach Ablauf einer gewissen Zeit nach Eindringen der Erreger, der sog. **Inkubationszeit,** erfolgt: der Prozeß zwischen dem Krankheitserreger und den reaktiven Vorgängen im Körper muß erst ein gewisses Stadium erlangt haben, bis klinisch wahrnehmbare Erscheinungen eintreten.

Daß die Inkubation nicht etwas für bakterielle Erkrankungen Spezifisches ist, etwa in dem Sinne, daß sie die Phase darstellt, innerhalb der sich die Bakterien erst zu einer wirksamen Menge im Körper vermehren, geht aus dem Beispiel der Inkubation bei der *Anaphylaxie* hervor (vgl. S. 18). Hier tritt an die Stelle eines belebten Krankheitsagens der artfremde Eiweißkörper, der erst mit den während der Inkubation sich bildenden Antikörpern reagieren muß, damit die Krankheit entsteht.

Die *Inkubationszeit*, die oft völlig symptomlos verläuft, ist übrigens bei jeder einzelnen Krankheit von einer für diese charakteristischen konstanten Dauer; dies ist für die Diagnose und Prophylaxe der einzelnen Infektionskrankheiten von größter Bedeutung.

Der Krankheitserreger kann zwar unter bestimmten Bedingungen direkt als solcher schwere Störungen hervorrufen, seltener z. B. mechanisch infolge der Verstopfung von Capillaren durch große Mengen von Mikroben, wie z. B. bei der Malaria, häufiger — bei großer Virulenz — auch durch direkte Giftwirkung. Wichtiger für die Beurteilung des Wesens der Infektionskrankheiten ist aber die Tatsache, daß Bakteriengifte zum großen Teil erst im Körper dadurch entstehen, daß dieser im Kampf gegen sie Stoffe mobil macht, die die Bakterien einer Art von Verdauungsprozeß unterwerfen, wodurch aus der Leibessubstanz der Keime hochwirksame giftige Körper frei werden. So erklärt sich auch die scheinbar paradoxe Tatsache, daß ein mit starken Reaktionskräften ausgestatteter Organismus das Eindringen von Infektionserregern unter Umständen mit viel schwereren Erscheinungen beantwortet als ein weniger lebhaft sich zur Wehr setzender Körper.

Auf Grund dieser Erkenntnis wird es auch verständlich, warum die bei der klinischen Untersuchung greifbaren, vom Organismus erzeugten **Reaktionssubstanzen**, wie die Agglutinine, Opsonine usw., zwar für die Erkennung der Infektionskrankheit bzw. der Art der Erreger großen *diagnostischen* Wert haben, daß es aber *nicht* angängig ist, aus ihrer Menge auf den Ausgang des Kampfes *prognostische* Schlüsse zu ziehen. Gegenüber einer Überschätzung der serologischen Ergebnisse in diesem Sinne, vor der zu warnen ist, ist daher auf den *Wert des klinischen Gesamtbildes*, mit anderen Worten der Beobachtung am Krankenbett mit Nachdruck hinzuweisen, deren Gewicht für die *Prognose* eines Krankheitsfalles nicht hoch genug angeschlagen werden kann.

Die Bedeutung der genannten humoralen Vorgange für das endgültige Schicksal eines Infektionskranken erklärt u. a. die zunachst schwerverständliche Tatsache, warum z. B. bei einer Pneumonie die kritische Entfieberung die Überwindung des Infektionsprozesses schon zu einer Zeit anzeigt, wo der lokale Prozeß, die Infiltration der Lungen, noch in vollem Umfang vorhanden ist. Die Entscheidung spielt sich eben auf einem anderen Schauplatz als an dem einen ortlichen Herde ab. Auch brauchen die Krankheitserreger noch nicht sofort aus dem Korper zu verschwinden, nur sind sie jetzt für den Trager unschadlich geworden.

Verschiedenheiten der Widerstandsfähigkeit des Körpers gegenüber den Krankheitserregern sind mit den Begriffen *Resistenz*, *Disposition* und *Immunität* verknüpft. Als natürliche Resistenz bezeichnet man eine auf ererbter Grundlage beruhende Unempfindlichkeit, die jedoch kein unveränderlicher Zustand zu sein braucht, sondern durchbrochen werden kann. Die Krankheitsdisposition im Sinne einer erhöhten Anfälligkeit wird vorwiegend durch exogene Einflüsse bestimmt. In erster Linie sind zu nennen Durchkühlungen und Durchnässungen, Übermüdung, schlechter Ernährungszustand und da und dort auch einmal die psychische Belastung bei der Bewältigung einer schwierigen Lebenssituation. Hinsichtlich des Grades der Ansteckungsfähigkeit verhalten sich die einzelnen Infektionskrankheiten recht verschieden; hingewiesen sei auf die Krankheitsgruppe Masern, Fleckfieber und Pocken, denen gegenüber im Gegensatz z. B. von Scharlach nahezu unterschiedslos jedes menschliche Individuum krankheitsdisponiert ist, welches mit dem Erreger in Berührung kommt. Unterschiede in der Empfänglichkeit von Infektionskrankheiten sind manchmal auch rassegebunden. Die Empfindlichkeit der einzelnen Tierrassen gegenüber Infektionserregern ist sehr unterschiedlich. Die Immunität ist als erworbener Zustand zu charakterisieren, und zwar insofern, als das Überstehen zahlreicher Infektionskrankheiten dem Individuum einen streng spezifischen Schutz gegen eine spätere Neuerkrankung verleiht. Bemerkenswert ist dabei, daß eine ganz leichte Erkrankung den gleichen Schutz wie eine schwere Krankheit hinterläßt (s. unten). Die praktische Nutzanwendung hiervon ist die prophylaktische *Vaccination*, die darauf abzielt, durch künstliche Erzeugung einer leichten Krankheit mittels des betreffenden abgeschwächten bzw. ungefährlich gemachten Erregers ,,*Impfschutz*" (aktive Immunisierung) zu erzielen, wofür die Pockenimpfung ein klassisches Beispiel ist. Im Gegensatz hierzu hinterlassen einzelne Infektionskrankheiten, wie Erysipel, Gelenkrheumatismus und die Pneumonie, eine gesteigerte Empfänglichkeit, so daß die einmal befallenen Individuen oft später erneut und wiederholt erkranken.

Die einzelnen Infektionskrankheiten zeigen innerhalb eines gewissen Rahmens von Fall zu Fall individuelle Unterschiede im klinischen Verhalten. Bei den epidemisch auftretenden Krankheiten wechselt oft das Bild von Epidemie zu Epidemie (Genius epidemicus). Z. B. zog die bis dahin als harmlos geltende Grippe am Ende des ersten Weltkrieges aus unbekannten Grunden plotzlich als bösartige Seuche durch viele Lander; ahnliches beobachtete man bei der Genickstarre, bei der epidemischen Kinderlahmung usw. Die Geschwindigkeit der Ausbreitung nimmt hier begreiflicherweise mit dem zunehmenden Tempo der Reiseverkehrsmittel zu. Die Diphtherie zeigte aus unbekannten Grunden seit den 80er Jahren einen starken Abfall der Sterblichkeitsziffer, Scharlacherkrankungen scheinen in den letzten Jahrzehnten einen milderen Verlauf genommen zu haben. Gewisse Infektionskrankheiten sind sog. Saisonkrankheiten (Ruhr, Cholera, Typhus usw.), ohne daß aber die Kenntnis gewisser, in der Jahreszeit begrundeter begunstigender Faktoren dies Verhalten, besonders hinsichtlich des Verbleibs der Bakterien in der übrigen Zeit, bisher genügend geklärt hatte. Die Masern, die bei uns endemisch sind, verlaufen in der Regel als leichte Krankheit. Werden sie aber in ein bis dahin masernfreies Land verschleppt, so tragen sie bösartigeren Charakter, wie uns das Beispiel der Faroer gezeigt hat. Die Syphilis herrschte kurz nach ihrer Einschleppung nach Europa in der Form einer morderischen Seuche, und allmahlich hat sich ihr klinisches Bild im Sinne milderer Verlaufsformen gewandelt. Für den wechselnden Schweregrad der Infektionskrankheiten von Epidemie zu Epidemie bzw. innerhalb der einzelnen Epidemie mögen verschiedene Faktoren eine Rolle spielen, namlich Wandlungen der Virulenz des Erregers, Änderungen der Übertragungsmoglichkeiten des Erregers und vor allem der Wechsel in der natürlichen Resistenz bzw. in der Durchimmunisierung einer Bevölkerungsgruppe.

Bei vollkommener natürlicher Resistenz ist es möglich, daß der Erreger nicht in das Gewebe eindringt, sondern lediglich auf den Schleimhäuten einige Zeit verweilt. In diesem Fall handelt es sich um einen gesunden Keimträger, der selbst keine Erkrankung durchgemacht hat. In anderen Fällen kann zwar eine Invasion des Erregers erfolgen, wobei aber die Auseinandersetzung des Organismus mit dem Erreger unbemerkt, also latent abläuft, jedoch für den Organismus eine Immunität hinterläßt. Diesen Vorgang hat M. v. PFAUNDLER als stille Feiung bezeichnet. Und schließlich kann eine Immunität dadurch auftreten, daß der Krankheitsvorgang in überaus milder, uncharakteristischer Weise abläuft, also als Abortivform, die häufig nicht als spezifische Infektionskrankheit erkannt wird.

Es gibt ansteckende oder **kontagiöse** und **nichtkontagiöse** Infektionskrankheiten; die Unterscheidung ist für ihre Bekämpfung von der größten Bedeutung. Bei den ansteckenden Krankheiten erfolgt die *Übertragung* teils direkt von Mensch zu Mensch in Form der sog. Kontaktinfektion, z. B. durch einfache Berührung oder durch Verunreinigung mit den Ausscheidungen des Kranken, die die virulenten Erreger enthalten, teils auf mehr indirektem Wege. Verschiedene infektiöse Krankheiten des Respirationsapparates werden häufig durch Versprühung des Auswurfs beim Husten, Niesen und Sprechen von Individuum zu Individuum übertragen, sog. Tröpfcheninfektion (Tuberkulose, Diphtherie usw.), zum Teil durch Verschleppung des den Erreger enthaltenden Auswurfs durch Gegenstände, Staub usw., wie bei der Tuberkulose. Bei den Darmkrankheiten, wie Typhus, Ruhr und Cholera, sind es vor allem die Fäkalien, zum Teil der Harn, durch die die Verbreitung der Krankheit erfolgt, und zwar seltener durch direkte Beschmutzung mit diesen als durch Verunreinigung der Lebensmittel einschließlich des Wassers, denen überhaupt bei der Ausbreitung vieler Infektionskrankheiten eine bedeutsame Rolle zukommt; hier kann mitunter durch eine einzige Infektionsquelle auf einmal eine größere Anzahl Menschen infiziert werden, was bei dem sog. explosionsartigen Auftreten einer Epidemie durch verseuchtes Trinkwasser besonders drastisch zum Ausdruck kommt. Verhängnisvoll bei der Übertragung durch Lebensmittel ist übrigens, daß sie durch die Gegenwart der Bakterien keine durch die Sinne wahrnehmbaren Änderungen ihrer Beschaffenheit anzunehmen brauchen (Milch mit Typhusbacillen; Fleisch- und Wurstvergiftung usw.).

Die Gefahr der Weiterverschleppung eines Erregers ist c. p. um so größer, je bedeutender seine Widerstandsfähigkeit ist. Letztere ist am größten bei den sporenbildenden Bakterien, wie z. B. beim Milzbrand, auch beim Tetanus, ferner bei Bakterien, deren Leib infolge ihrer chemischen Konstitution besonders resistent gegen äußere Einflüsse ist; Beispiele sind die Wachshülle der Tuberkelbacillen, die Kapselbildung mancher Bakterien. Aber auch andere Erreger, wie z. B. der des Scharlachs, können an Gegenständen haftend viele Monate lang ihre Virulenz behalten.

Von fundamentaler epidemiologischer Bedeutung für die Übertragung ist das Vorkommen der gesunden **Keimträger**, die, ohne selbst zu erkranken, virulente Keime bei sich beherbergen und ausscheiden und dadurch, zum Teil unerkannt, ihrer Umgebung gefährlich werden.

Nicht minder gefährlich sind die sog. **Dauerausscheider**, bei denen nach Überstehen der Krankheit die Keime nicht aus dem Körper verschwinden, sondern weiter ausgeschieden werden (Diphtherie, Typhus, Cholera usw.).

Bei verschiedenen Infektionskrankheiten erfolgt die *Übertragung der Keime* durch Vermittlung von Tieren, insbesondere durch *Insekten und Ungeziefer*.

Es handelt sich dabei zum Teil um rein mechanische Verschleppung von Ansteckungsstoffen, z. B. durch Fliegen, die mit infektiösem Material in Berührung kommen und dasselbe auf Lebensmittel übertragen (Typhus, Ruhr usw.). Wichtig ist ferner die Tatsache, daß blutsaugende Insekten, wie die Moskitos, die Läuse, die Wanzen, bestimmte Keime, die sie durch Stechen eines kranken Menschen oder Tieres mit dessen Blut in sich aufnehmen, als „Zwischenwirt" beherbergen und in virulentem Zustand durch ihren Stich auf gesunde Individuen übertragen. Es hat sich gezeigt, daß diese Erreger, die einen doppelten Entwicklungszyklus haben, in der Regel sich im Menschen ungeschlechtlich vermehren, während die geschlechtliche Fortpflanzung im Zwischenwirt erfolgt (Malaria). Auch *Haustiere* spielen bei der Verbreitung von Infektionskrankheiten eine Rolle; so überträgt die Milch der Kuh die Tuberkulose und die BANG-Infektion, diejenige der Ziege das Maltafieber. Auch andere Tierkrankheiten werden auf den Menschen mitunter übertragen, beispielsweise die Tollwut des Hundes. Einer besonderen Form des Wirtswechsels begegnen wir schließlich bei der durch Genuß des Fleisches trichinöser Tiere entstehenden Krankheit.

Entsprechend dem gemeinsamen Grundcharakter aller Infektionskrankheiten sind gewisse gemeinsame **klinische Erscheinungen** für diese bezeichnend.

Eines der konstantesten Symptome ist das *Fieber*, d. h. die charakteristische Erhöhung der Körpertemperatur, die auf einer Störung im Wärmehaushalt des Organismus beruht.

Diese als Hohereinstellung der Wärmeregulation definiert, beruht auf gesteigerter Erregung und Erregbarkeit der wärmeregulatorischen Zentren im Zwischenhirn (s. S. 680) und erklärt sich aus dem Mißverhältnis zwischen Wärmebildung und Wärmeabgabe, von denen erstere die chemische, letztere die physikalische Wärmeregulation darstellt. Die Wärmebildung, deren Sitz hauptsächlich die Leber, die Nieren und die Muskeln sind, ist erhöht. Die Wärmeabgabe ist bei ansteigendem Fieber infolge von Kontraktion der Hautgefäße und Verminderung der Schweißbildung herabgesetzt. Stoffwechsel bei Fieber s. S. 534.

Eine weitere durch die Bakterientoxine bedingte Alteration des Körpers verrät sich einmal durch Störungen im Bereich des *Zentralnervensystems* in Form von Kopfschmerz, Schlaflosigkeit, Benommenheit, Delirien, Krämpfen; ferner durch Störungen seitens des *Verdauungsapparates* wie Erbrechen, Appetitlosigkeit, belegte Zunge, Verstopfung, Durchfälle. Sehr häufig ist der *Zirkulationsapparat* in Mitleidenschaft gezogen, teils durch toxische Schädigung des Herzmuskels, deren leichteste und häufigste Form, die Pulsbeschleunigung, fast jede Infektionskrankheit begleitet, teils durch die gefährliche Herabsetzung des Vasomotorentonus auf dem Umweg über das Nervensystem. Letztere tritt besonders auf dem Höhepunkt der Krankheit, erstere auch in der Rekonvaleszenz in Erscheinung.

Mit großer Regelmäßigkeit beteiligt sich die *Milz* an dem Krankheitsbild; ihre Vergrößerung ist bisweilen neben dem Fieber zunächst das einzig greifbare Symptom. Vielfach findet sich in der Milz der Krankheitserreger in besonders reichlicher Menge (Malaria, Kala-Azar usw.), was man sich mitunter diagnostisch unter Zuhilfenahme der Milzpunktion zunutze macht. Auch dürfte die Milz an der Produktion von Immunkörpern hervorragenden Anteil haben.

An den *Lungen* beobachtet man bei den verschiedensten Infektionskrankheiten eine Bronchitis, an die sich in schweren Fällen oft broncho-pneumonische Prozesse anschließen.

An der *Haut* spielen sich bei zahlreichen Infektionskrankheiten sehr markante Veränderungen ab, die bei den als akute Exantheme bezeichneten Krankheiten im Vordergrund des klinischen Bildes stehen, wie bei Scharlach, Masern, Röteln, Pocken, Windpocken, ferner bei Fleckfieber. Auch bei anderen Infektionskrankheiten zeigen sich bisweilen Hautefflorescenzen makulöser, papulöser oder petechialer Art wie besonders bei Typhus, oft bei Sepsis, mitunter bei epidemischer Meningitis, Paratyphus, Miliartuberkulose, infektiöser Mononucleose, WEILscher Krankheit, Dengue, Trichinose.

Im *Blut* verdienen vor allem die Veränderungen an den Leukocyten, meist in Form der Leukocytose, in anderen Fällen als Leukopenie Beachtung. Auch qualitative Veränderungen der Leukocytenformel, das Verhalten der Eosinophilen usw. bilden zusammen mit der Leukocytenzahl oft ein für die Erkennung der Krankheit wichtiges und bisweilen sehr charakteristisches Symptom, ebenso das Verhalten der Senkungsgeschwindigkeit der Erythrocyten. Manche Infektionserreger wirken stark anämisierend; bei Sepsis, Malaria usw. gehört die Anämie zu den regelmäßigen Begleiterscheinungen.

Die *Nieren* als wichtiges Ausscheidungsorgan der Bakterientoxine sind überaus häufig in Mitleidenschaft gezogen; die leichteste Form einer Nierenreizung, die febrile Albuminurie mit geringer Cylindrurie, ist bei jeder schwereren Erkrankung nachweisbar; doch sind auch eigentliche Nephritiden bzw. Nephrosen kein seltenes Ereignis. In manchen Fällen, wie beim Typhus, wird der Erreger noch lange Zeit nach der Krankheit durch die Nieren ausgeschieden.

Die **Diagnose** einer Infektionskrankheit ist häufig mit großer Wahrscheinlichkeit schon aus dem Vorhandensein bestimmter charakteristischer Kombinationen der einzelnen Symptome zu stellen. Bisweilen genügt hierfür sogar bereits allein der typische Verlauf der Fieberkurve, wie bei Malaria, Recurrens u. a., oder der Befund eines einzigen Symptoms bei vorhandenem Fieber, wie z. B. der Hautausschlag bei den akuten Exanthemen. Mit derartigen Indizienbeweisen wird man sich in unklaren Fällen insbesondere bei *den* Krankheiten begnügen müssen, wo der Erreger bisher nicht nachweisbar ist wie speziell bei den akuten Exanthemen[1].

In anderen Fällen kann erst der Nachweis des Erregers den Anspruch auf volle Beweiskraft erheben[2]. Dank der fortschreitenden Verfeinerung der bakteriologischen Technik, welche mit der Herstellung fester Nährböden durch ROBERT KOCH begann, ist es heute ein leichtes, im Blute und in den verschiedenen Exkreten den Erreger nachzuweisen. Daß dieser Nachweis oft schon in den

---

[1] Übrigens gilt die Regel, daß einem bestimmten Erreger immer ein bestimmtes Krankheitsbild entspricht, keineswegs ohne Ausnahme weder beim Menschen (vgl. z. B. den Paratyphus) noch in dem hier so wichtigen Tierexperiment; beim Kaninchen bewirken z. B. verschiedene Trypanosomen wie das der Schlafkrankheit, der Tsetsekrankheit usw. annähernd die gleichen Krankheitsbilder.

[2] Jedoch ist dabei nicht zu vergessen, daß selbst der Nachweis eines Erregers nur dann diagnostischen Wert beanspruchen kann, *wenn gleichzeitig das ganze Krankheitsbild dabei genügende Berücksichtigung findet.* Man denke z. B. an den Fall, daß ein Typhusbacillendauerausscheider an Diphtherie erkrankt. Hier sind die Typhusbacillen für das Krankheitsbild völlig bedeutungslos.

Anfangsstadien der Krankheit gelingt, hat wesentliche Bedeutung auch für die Bekämpfung der kontagiösen Krankheiten.

Seit ROBERT KOCH gilt für die *Identifizierung* eines Krankheitserregers die Erfüllung *dreier Bedingungen* als notwendig; seine Reinzüchtung, sein konstantes Vorkommen und die Erzeugung spezifischer Krankheitsveränderungen durch ihn im Tierversuch. Die Grundlage hierfür bildet das sog. Spezifizitätsgesetz, nach welchem die verschiedenen Bakterienarten wohlcharakterisierte und feststehende, nicht ineinander übergehende Typen darstellen.

Das Gesetz von der Konstanz der Bakterienarten wird nicht durch die neuerdings viel studierten *Variationserscheinungen* der Bakterien erschüttert. Beispiele wie die Umzüchtbarkeit von pathogenen Diphtheriebacillen in atoxische Pseudodiphtheriebacillen oder die Umwandlung von hämolytischen in grünwachsende Streptokokken sowie das klassische Paradigma, die Entstehung der harmlosen Kuhpockenvaccine aus dem Variolavirus vermögen das Gesetz nicht zu widerlegen, da es sich hierbei nur um Varianten eines Haupttypus handelt, der seinerseits konstant ist. Der Übergang einer derartigen echten Spezies in eine andere kommt hier ebensowenig wie im übrigen Pflanzen- und Tierreich vor[1].

Praktisch kompliziert sich häufig die Frage der Feststellung des Erregers am Krankenbett durch das gleichzeitige Vorhandensein anderer Bakterien, die zunächst oft nur die Rolle harmloser Saprophyten spielen, im Verlauf der Krankheit aber mehr und mehr an Bedeutung gewinnen (Micrococcus catarrhalis bzw. Streptokokken sowie Pneumokokken bei Erkrankungen der Lunge). Man bezeichnet diesen Zustand als **Mischinfektion.**

In einzelnen Fällen handelt es sich von vornherein um gemeinschaftlichen Parasitismus zweier Erreger, der für ihre Existenz wahrscheinlich notwendig ist. Ein Beispiel ist die Angina VINCENTI, bei der fusiforme Bacillen stets in Gemeinschaft mit Spirochäten auftreten. Manche Bakterien, wie z. B. die Influenzabacillen, bedürfen augenscheinlich für ihre Existenz der Gegenwart anderer Bakterien. Man nennt letztere Ammenbakterien.

Nächst der Isolierung der spezifischen Erreger stellt für die Diagnose der Nachweis der durch die Keime hervorgerufenen Reaktionsprodukte des Körpers, d. h. der verschiedenen *Immunkörper* im Blutserum, ein besonders feines Reagens dar. Hierher gehören praktisch in erster Linie die Bakteriolysine, die Antitoxine, die Agglutinine usw. Ein Beispiel für den diagnostischen Wert der Bakteriolysine ist der PFEIFFERsche Versuch zur Identifizierung der Choleravibrionen (vgl. S. 49). Es ist indessen darauf hinzuweisen, daß die diagnostische Bewertung gewisser Immunitätsreaktionen hinsichtlich der absoluten Spezifität praktisch in manchen Fällen einer Einschränkung bedarf. Diese liegt in der Bedeutung der sog. *Gruppenreaktionen*, die in der nahen Verwandtschaft mancher Bakterien untereinander begründet sind.

So erklärt sich, daß bei Krankheiten, die durch das dem Typhusbacillus nahestehende B. coli hervorgerufen sind, Antikörper beobachtet werden, die auch Typhus- eventuell auch Paratyphusbacillen agglutinieren (Cholecystitis, Pyelitis). Aus dem gleichen Grunde wird es verständlich, warum z. B. die serologische Unterscheidung der verschiedenen Ruhrbacillenarten oft auf Schwierigkeiten stößt. Dazu kommt noch gelegentlich das Phänomen der sog. heterologen Agglutination, bei der z. B. der GARTNER-Bacillus von Typhusserum und umgekehrt agglutiniert wird.

Das Spezifizitätsgesetz darf eben, da es sich um *biologische* Fragen handelt, nicht als starres Schema betrachtet werden, wie überhaupt diese ganze Betrachtung lehrt, daß *bei der Beurteilung des Zustandes eines kranken Menschen stets nur das Gesamtbild*, das wir vor allem am *Krankenbett* studieren sollen und aus den Ergebnissen des Laboratoriums ergänzen, *maßgebend für unsere Schlußfolgerungen sein darf*, wobei dem Ausfall einer einzelnen Reaktion immer nur die Bedeutung eines, wenn auch häufig sehr wichtigen Wegweisers zukommt.

---

[1] Ein bedeutsamer methodischer Fortschritt zur Klärung dieser Fragen ist die Züchtung sog. reiner Reihen mittels der Ein-Zell-Kultur.

Die aktive Immunisierung, die ein Organismus infolge von Erkrankung oder Vaccination erfährt und die ihn infolge des spezifischen, durch die Bakteriengifte auf seine Zellen ausgeübten Reizes zur Bildung von Antikörpern befähigt, versetzt den Körper zugleich gegenüber einer erneuten Einwirkung des *gleichen* spezifischen Reizes in einen eigentümlichen Zustand veränderter Reaktionsfähigkeit, den man als *Allergie* bezeichnet, wobei das Individuum im übrigen keinerlei Veränderungen zeigt[1]. Die Allergie kann — als Endresultat der Immunisierung — in einer erhöhten Widerstandsfähigkeit bestehen, andererseits aber kann sie zunächst auch ein Stadium stark gesteigerter Empfindlichkeit bedeuten. Diese Überempfindlichkeit oder *Anaphylaxie* (= Schutzmangel), die also einen Sonderfall der Allergie darstellt, hat diagnostisch und klinisch große Bedeutung (vgl. S. 19).

Eine allergische Reaktion ist z. B. das Reagieren Tuberkulöser mit Fieber und Herderscheinungen auf die Injektion von Tuberkulin, gegenüber welchem tuberkulosefreie Individuen sich völlig indifferent verhalten. Die sich hierbei abspielenden entzündlichen Vorgänge hat man als *hyperergische* Entzündungen bezeichnet und erblickt in ihnen einen Verdauungsvorgang gegenüber der eingedrungenen Noxe (R. RÖSSLE). Aus dem früher Gesagten wird ferner verstanden, daß nicht nur Bakteriengifte, sondern auch Eiweißkörper, soweit sie Antigene sind, Allergie zu erzeugen vermögen. Die Anaphylaxie hat bei Tieren, besonders Meerschweinchen, sehr charakteristische und schwere Erscheinungen zur Folge, wie Temperatursturz, Hautjucken, Krämpfe und Lungenödem. Sie wird oft diagnostisch verwertet (z. B. forensisch zur Unterscheidung verschiedener Fleischarten oder auch zur Differenzierung verschiedener Bakterientoxine). Die beim Menschen beobachteten anaphylaktischen Symptome sind weniger stürmisch und in der Regel ungefährlich. Ein Beispiel ist die Serumkrankheit (S. 18).

Hinsichtlich der *therapeutischen* Maßnahmen ist bei jeder einzelnen Infektionskrankheit zunächst zu fragen, ob die Möglichkeit einer spezifischen, d. h. ätiologischen Therapie zur Verfügung steht, die darauf abzielt, den im Bedingungskomplex der Krankheit maßgebenden Faktor, nämlich den Krankheitserreger, zu vernichten *(Bactericidie)* bzw. in seiner Vitalität zu schwächen, in seiner Vermehrungsfähigkeit zu hemmen *(Bakteriostase)* und damit die Giftproduktion einzudämmen. Hierzu sind gewisse chemische Verbindungen bzw. aus Pilzen gewonnene Stoffe (Antibiotica) geeignet *(Chemotherapie)*. Derartige chemotherapeutische Agentien sollen bei möglichst geringer Giftigkeit für den Organismus eine möglichst starke bactericide oder wenigstens bakteriostatische Wirkung den Krankheitserregern gegenüber entfalten. Soweit nur ein bakteriostatischer Effekt im lebenden Organismus erzielbar ist — und in der überwiegenden Mehrzahl der Fälle dürfte nur mit einem solchen zu rechnen sein —, bleibt den körpereigenen Einrichtungen die endgültige Vernichtung der Krankheitserreger überlassen.

Zum zweiten ist die Frage zu klären, ob durch die Zufuhr spezifischer antitoxischer oder antibakterieller Körper eine Neutralisation des Bakterientoxins bzw. eine bactericide Wirkung erreicht werden kann *(Immunotherapie)*.

Drittens hat die Behandlung jeder Infektionskrankheit die Erhaltung bzw. Steigerung der Widerstandsfähigkeit des Organismus anzustreben. Wegen der Wirkung der Bakteriengifte auf den Stoffwechsel ist bei der Pflege Infektionskranker auf zweckmäßige Ernährung, d. h. leicht bekömmliche und calorien- und vitaminreiche Nahrung besonderer Wert zu legen. Allerdings wird dies häufig durch mehr oder weniger ausgeprägten Appetitmangel erschwert. Die Ernährungstherapie spielt namentlich bei langdauernden (Typhus) oder chronisch verlaufenden Infektionskrankheiten (Tuberkulose) eine oft entscheidende Rolle,

---

[1] Der Begriff der Allergie beschränkt sich indessen nicht auf die Wirkung von Substanzen bakterieller Herkunft, sondern wird allgemein auf die genannte veränderte Reaktionsfähigkeit gegenüber den mannigfaltigsten körperfremden Agentien bezogen (vgl. Asthma bronchiale).

während bei kurzer Krankheitsdauer die Befriedigung des physiologisch gesteigerten Nahrungsbedürfnisses in der Rekonvaleszenz das erlittene Defizit bald auszugleichen pflegt. Ernährung durch den Mastdarm (Nährklysmen), zu der man bei langdauernden schweren Infektionskrankheiten gezwungen ist, stellt einen nur sehr mangelhaften Ersatz für die natürliche Nahrungszufuhr dar.

Der vierte Grundsatz in der Therapie erstreckt sich auf die Verhütung bzw. Behandlung von Komplikationen. Hierher gehören zweckmäßige Lagerung des Kranken, sorgfältige Hautpflege, Anregung der Atmung und Expektoration, Beachtung der regelmäßigen Blasen- und Darmentleerung, Senkung extrem hoher Temperaturen und Schmerzbekämpfung. Diesen Zwecken dient eine Reihe hydrotherapeutischer Maßnahmen sowie die Anwendung einer großen Zahl verschiedenartiger Medikamente. Domäne der Arzneibehandlung sind nicht zuletzt die häufigen Herz- und Kreislaufstörungen, die wegen ihres bedrohlichen Charakters besondere Aufmerksamkeit beanspruchen müssen.

Chemotherapie

Die ersten chemotherapeutischen Erfolge konnten durch Chinin bei Malaria, durch Salvarsan bei Syphilis und Febris recurrens und durch Yatren bei Amöbenruhr erreicht werden. Die Protozoen und Spirochäten stellen eine höhere Entwicklungsstufe dar als die Spaltpilze oder gar die Virusarten. Erstere sind einer chemotherapeutischen Beeinflussung durch direkte Schädigung des Erregers leichter zugänglich. In der Chemotherapie derjenigen Erkrankungen, die durch Spaltpilze hervorgerufen werden, bedeuten die Sulfonamide und in noch weiterem Umfang die Antibiotica einen außerordentlichen Fortschritt. Die meisten dieser Substanzen sind weniger bei ruhenden als vielmehr bei in lebhafter Vermehrung begriffenen Keimen wirksam. Voraussetzung für eine gezielte und rationelle Chemotherapie ist die Kenntnis des jeweiligen Erregers und seine Empfindlichkeit gegenüber den verschiedenen Chemotherapeuticis. Die Empfindlichkeit ist prüfbar durch verschiedene Verfahren, auf die bakteriologischen Laboratorien eingerichtet sind. Der Zeitverlust, der bis zur bakteriologischen Klärung im Einzelfall erforderlich ist, kann in der Praxis oft nicht in Kauf genommen werden, so daß bei akut bedrohlichen Infektionen versucht werden muß, auf den mutmaßlichen Erreger frühzeitig einzuwirken. Die beigegebene Tabelle unterrichtet über die im allgemeinen zu erwartende Empfindlichkeit eines Erregers gegenüber den verschiedenen Substanzen. Es kann in der Regel damit gerechnet werden, daß in den Populationen von Gonokokken, Pneumokokken, Meningokokken, Streptokokken und Typhusbakterien nur selten resistente Varianten vorkommen, wohingegen unter den Staphylokokken, den Coli-, Pyocyaneus- und Proteusbacillen manche Stämme empfindlich, andere Stämme resistent gegenüber den meisten oder allen bekannten Chemotherapeuticis sein können. Mit der Möglichkeit, daß durch Anpassungsvorgänge der Mikroorganismen unter der Chemotherapie resistente Varianten der Keime erst auftreten, muß man immer rechnen, nicht zuletzt bei den Tuberkelbacillen. Die Entstehung penicillinresistenter, penicillinasebildender Staphylokokkenstämme ist unter Penicillinbehandlung beobachtet worden. Offensichtlich begünstigt eine unzureichende Dosierung eines Chemotherapeuticums die Ausbildung resistenter Varianten. Unter antibiotischer Therapie, zumal bei Verwendung der sog. Breitspektrum-Antibiotica (Aureomycin, Terramycin) kann es dazu kommen, daß nicht nur die spezifischen krankheitserzeugenden Erreger, sondern auch andersartige Keime, z. B. diejenigen der normalen Bakterienflora des Intestinaltraktes, vernichtet werden, so daß hartnäckige und schwer beeinflußbare Schleimhautentzündungen resultieren. Die Abtötung von

Darmbakterien mit vitaminsynthetisierenden Eigenschaften kann zu avitaminotischen Erscheinungen führen. Sproßpilze (Candida bzw. Monilia albicans) vermögen sich in Schleimhautbereichen, deren natürliche Abwehrkraft geschwächt ist, an Stelle der therapieempfindlichen Erregerart anzusiedeln (Infektionswechsel). Alle Chemotherapeutica, am wenigsten die Tetracycline, können allergische Reaktionen nach sich ziehen, und zwar in Form von urticariellen Hauterscheinungen und verschiedenartigen Dermatitiden. Auch das Pflegepersonal, das ständigen Umgang mit Chemotherapeuticis hat, ist von der Gefahr solcher allergischer Kontaktdermatitiden bedroht. Ein Problem von großer praktischer Bedeutung ist die Hemmung der Antikörperbildung bei Einsetzen der Behandlung in sehr frühen Stadien der Krankheit. Mit der Möglichkeit gehäufter Rezidive ist dann zu rechnen. Das gilt vornehmlich für Typhus, die Rickettsien-Erkrankungen und die Tularämie, auch vielleicht für den Scharlach.

Erreger	Sulfonamid-empfindlich	Penicillin-empfindlich	Streptomycin-empfindlich	Tetracyclin-empfindlich	Chloromycetin-empfindlich
Streptococcus pyogenes	++	+++	++	++	++
Streptococcus viridans (= mitis)	+	+++	++	++	++
Streptococcus faecalis (= Enterococcus)	—	++	+	+++	++
Staphylococcus aureus et albus	+	++	+	++	++
Pneumococcus	+++	+++	++	+++	+++
Meningococcus (= Neisseria meningitidis)	+++	+++	+	++	++
Gonococcus (= Neisseria gonorrhoeae)	++	+++	+	+	+
Escheria coli	++	—	++	+++	+++
Salmonellen (Typhus, Paratyphus)	—	—	+	+	+++
Shigellen (Ruhrbakterien)	+++	—	++	++	+++
Klebsiella pneumoniae (FRIEDLÄNDER-Bacillus)	+	—	+	++	++
Proteus vulgaris	+	—	++	++	++
Pyocyaneus (= Pseudomonas aeroginosa)	+	—	+	++	++
Haemophilus pertussis	—	—	—	+	+
Haemophilus influenzae (PFEIFFERS Influenzbacillus)	—	—	+	+++	+++
Brucellen	+	—	+	++	++
Diphtheriebacillus (= Corynebacterium diphtheriae)	—	+	+	+	+
Clostridium tetani	—	(+)	(+)	(+)	(+)
Pasteurella tularense	—	—	++	++	++
Pasteurella pestis	+	—	++	+	+
Cholerabacillus (= Vibrio comma)	—	—	—	(+)	—
Listeria monocytogenes	(+)	(+)	(+)	(+)	(+)
Spirochaeta pallida (= Treponema pallidum)	—	+++	+	++	++
Recurrensspirochaten	—	++	++	++	++
Leptospiren	—	(+)	—	+	(+)
Rickettsien	—	—	—	+++	+++
Ornithose-Virus	(+)	(+)	(+)	+++	++
Viruspneumonie-Erreger	—	—	—	+++	++
Entamoeba histolytica	—	—	—	++	—
Toxoplasma gondii	+	—	—	(+)	—
Leishmania Donovani	—	(+)	—	(+)	—
Aktinomyces	++	++	(+)	(+)	(+)

In der beigefügten Tabelle sind nur die gegenwärtig gebräuchlichsten Antibiotica aufgeführt. Sie kann lediglich einen Anhaltspunkt dafür geben, welches Chemotherapeuticum im Einzelfall in Anwendung zu bringen ist, vermag aber natürlich nicht die Tatsache zu berücksichtigen, daß die Ansprechbarkeit bzw. die Resistenz gegenüber einem Chemotherapeuticum innerhalb der einzelnen Erregergruppe variiert.

a) Sulfonamide

Die Sulfonamide, von MIETSCH und KLARER synthetesiert und für die chemotherapeutische Verwendbarkeit von DOMAGK (1935) entdeckt, entfalten, wie aus der Tabelle hervorgeht, eine zuverlässige Wirkung auf Pneumokokken, Meningokokken und Shigellen. Sie besitzen einen bakteriostatischen Effekt auf in der Wachstumsphase sich befindliche pathogene Erreger, weshalb ihre prophylaktische Verabreichung an solche Personen, die der Gefahr einer Infektion ausgesetzt sind, ohne Nutzen sein dürfte. Ihre anfänglich vorzügliche Wirkung auf die Gonokokken hat im Lauf der Jahre, wohl infolge der Selektion resistenter Stämme, eine Einbuße erlitten. Der Übertritt der Sulfonamide in den Liquor ermöglicht dort eine therapeutisch wirksame Konzentration (Meningitis epidemica!). Schwer resorbierbare Sulfonamidpräparate ermöglichen eine hohe Konzentration im Darmtrakt (Ruhrbehandlung!). Zu 50—80% werden die Sulfonamide im Harn ausgeschieden (Behandlung der Harnwegsinfektionen!). Auch ist die Konzentration der durch die Galle ausgeschiedenen Sulfonamide so hinreichend, daß Gallenwegsinfektionen einer Behandlung zugänglich sind. Mit Nebenerscheinungen muß im Bereich des Magen-Darm-Kanals (Übelkeit, Erbrechen) und infolge des Ausfalles krystalliner Sulfonamidkonkremente mit Hämaturie und kolikartigen Schmerzen gerechnet werden. Ausgiebige Flüssigkeitszufuhr ist während einer Sulfonamidbehandlung wünschenswert. Allergische Hautexantheme, unter Umständen Fiebersteigerung, können nach lokaler Applikation beobachtet werden. Schädigungen des Knochenmarks (Leukopenien bis zur Agranulocytose und hämorrhagische Diathese) sowie Leberschädigungen sind seltene Vorkommnisse.

Die Sulfonamide sollen in der Regel peroral als Tabletten oder Säfte verabreicht werden. Intravenös können sie bei Unverträglichkeitserscheinungen seitens des Intestinaltrakts oder bei benommenen Kranken gegeben werden. Eine intrapleurale und intravesicale Instillation ist möglich, wohingegen intraperitoneale Verabreichung zu adhäsiven Prozessen Veranlassung geben kann. Intralumbal verabfolgt bedingen die Sulfonamide eine so starke Reizung, daß diese Applikationsart als kontraindiziert zu gelten hat. Auf Wunden und Hautverbrennungen können die Sulfonamide in Form von Gelen gebracht werden, man achte jedoch auf die erwähnten Überempfindlichkeitsreaktionen.

Die Dosierung beträgt, wenn es sich um bedrohliche Infektionen (Meningitis epidemica, Pneumonie, Sepsis, Erysipel) bei Erwachsenen handelt, an den ersten beiden Tagen 8—10 g pro Tag, und zwar so über den Tag verteilt, daß die Pausen zwischen den einzelnen Gaben nicht länger sind als 4—6 Stunden, da sonst die Sulfonamidkonzentration in den Körperflüssigkeiten und in den Geweben wieder so absinkt, daß die geschädigten Bakterien sich erholen können. Deshalb sollen auch während der Nacht keine längeren Intervalle bestehen. Vom 3. Tag an kann die Tagesdosis auf 6 g herabgesetzt werden. Nach Möglichkeit soll die Behandlung bis einige Tage über die Entfieberung hinaus Fortsetzung finden. Bei Kindern von 6—12 Jahren werden Tagesdosen von 0,15 g Sulfonamid pro kg Körpergewicht, bei Kindern unter 6 Jahren solche von 0,25 g pro kg Körpergewicht empfohlen.

Bewährte Handelspräparate sind: Aristamid „Nordmark" und Elkosin „Ciba" (= 6 Sulfanilamido-2,4-dimethylpyrimidin), Gantrisin „Deutsche Hoffmann-La Roche AG" (= 3,4-Dimethyl-5-sulfanilamido-isoxazol), Globucid „Schering" (= p-Aminobenzolsulfonamidoäthyl-thiodiazol), Badional „Bayer" (= 4-Aminobenzolsulfothiocarbamid), Euvernil „Heyden" (= N-Sulfanilylcarbamid), Albucid „Schering" (= p-Aminobenzolsulfonacetylamid), Marbadal „Bayer" [= 4-Aminobenzolsulfothiocarbamid-Salz des 4-Aminomethylbenzolsulfonamids (vornehmlich gegen Anaerobier gerichtet!)]. An schwer löslichen Sulfonamidpräparaten stehen zur Verfügung: Resulfon „Nordmark" und Ruocid „Homburg" (= Sulfaguanidin), Taleudron „Bayer" (= 2-(N-4-Phthaloylsulfanilamido)-thiazol) und Formo-Cibazol „Ciba" (= Formaldehydderivat des Sulfathiazol). Sulfonamidkombinationen, von denen breiterer Wirkungsbereich, höhere Serumkonzentrationen und seltenere Überempfindlichkeitsreaktionen erwartet werden, befinden sich als folgende Präparate im Handel: Supronal „Bayer"

(= Marbadal + 2-(4'-Aminobenzolsulfonamido)-4-methylpyrimidin), Protocid „Schering"
(= Globucid + 2-(p-Aminobenzolsulfonamido)-4-methyl-pyrimidin).

b) Antibiotica

Penicillin, der antibiotisch wirkende Stoff des Schimmelpilzes Penicillium notatum, wurde hinsichtlich seiner antibakteriellen Eigenschaften 1929 von A. FLEMING entdeckt. Eine Gruppe von Forschern in Oxford ermöglichte in jahrelanger Arbeit die Reindarstellung des Penicillins und klärte seine chemische Struktur auf. Es handelt sich um ein Peptid mit einem viergliederigen Beta-Lactam-Ring.

Die verschiedenen Penicilline unterscheiden sich durch ihre Seitenketten. Die klinische Anwendung erfolgt in Form von Alkalisalzen. Neben dem gut wasserloslichen Penicillin G (der deutschen Firmen Bayer, Gottingen, Grunenthal, Hoechst, Pasing und Schering) befinden sich schwer lösliche Depot-Penicilline im Handel, bei denen der Zusatz von Procain oder Novocain bzw. die Lösung in Öl oder die Beigabe von Aluminiummonostearat die Resorption verzogert. Mischungen von Verzogerungspenicillinen mit Penicillin G finden sich in zahlreichen Fabrikpraparaten. Die gewohnliche Applikationsart des Penicillins G und der Depotpraparate ist die intramuskulare Injektion. Fur intrapleurale, intraperitoneale und intralumbale Instillation (fur letztere Hochstdosis 20000 I.E.) kann nur Penicillin G verwendet werden, ebenso fur die Aerosolinhalation und für eine ortliche Applikation in Form von Salben und Pudern. Peroral wirksame Praparate, die vor dem Angriff durch die Salzsäure des Magens weitgehend geschutzt sind (Oratren, Tardocillin) müssen in 3−5facher Dosis auf leeren Magen gegeben werden. Die durchschnittliche Tagesdosis intramuskular verabreichten Penicillins betragt 400000 bis 800000 I.E. Eine I.E. (= internationale Einheit) entspricht 0,6 γ des internationalen Standardpraparates. Bei septischen Zustanden, vor allem bei der Endocarditis lenta, muß noch hoher dosiert werden. Eine Maximaldosis existiert praktisch nicht. Bei Penicillin G wird die in 24 Stunden zu verabfolgende Dosis auf 4 stundliche Einzelgaben verteilt, wohingegen bei den Depot-Penicillinen uber 12 Stunden hinweg der notwendig hohe Blutspiegel aufrechterhalten bleibt, so daß gewöhnlich nur eine zweimalige Injektion in 24 Stunden vonnoten ist. Nebenerscheinungen kommen in Form von Überempfindlichkeitsreaktionen an Haut und Schleimhauten, zumal bei lokaler Anwendung, in zunehmender Haufigkeit vor.

Penicillin übt in großen Dosen eine bactericide Wirkung aus, zumal auf Keime im Stadium der Teilung. Dem Penicillin gegenüber als empfindlich erweisen sich besonders Streptokokken, manche Staphylokokkenstämme, Pneumokokken, Meningokokken und Gonokokken, des weiteren Spirochäten und Aktinomyceten.

Streptomycin, 1943 durch WAKSMAN und Mitarbeiter in Filtraten von Streptomyces griseus-Kulturen entdeckt, ist intramuskulär verabreicht, gut resorbierbar. Aus ihm wurde Dihydrostreptomycin entwickelt.

Mischpräparate aus Streptomycin und Dihydrostreptomycin (Amphomycin der Deutschen Novocillingesellschaft, Miscomycin „Bayer", Protomycin „Grunenthal", Scheromycin „Schering" und Stellamycin „Hoechst") werden deshalb bevorzugt angewandt, weil unter ihrem Einfluß Vestibularis- bzw. Cochlearisschadigungen seltener beobachtet werden. Intralumbal darf allerdings nur Streptomycin (bis 0,1 g) verwandt werden. Die durchschnittliche Tagesdosis betragt bei Erwachsenen 1−2 g Streptomycin bzw. Dihydrostreptomycin, bei Kindern 30−40 mg/kg Körpergewicht. Die Tagesdosis wird auf 2−3 Einzelportionen verteilt. Die Ausscheidung erfolgt durch Urin und Galle. Überempfindlichkeitsreaktionen wie bei Penicillin kommen vor, gar nicht selten bei Pflegepersonen in Krankenhausern.

Tuberkelbacillen, manche Colistämme, Proteusbacillen, die Tularämie- und Pesterreger sowie Recurrensspirochäten zeigen sich in der Regel als streptomycinempfindlich. Mit der Herauszüchtung resistenter Stämme ist unter Streptomycintherapie zu rechnen.

Kombinationspraparate von Penicillin und Streptomycin (Fortecillin „Bayer", Hostamycin „Hoechst" und Supracillin „Grünenthal"), jeweils 0,5 g Dihydrostreptomycin + 400000 I.E. Procainpenicillin + 100000 I.E. Penicillin G, finden bei Endocarditis lenta und bei Mischinfektionen der Gallen- und Harnwege sowie bei Sekundarinfektionen einer Tuberkulose deshalb Anwendung, weil man eine Erweiterung des Wirkungsbereiches erwartet und eine Resistenzverzogerung erhofft.

Aureomycin (Chlortetracyclin), von DUGGAR 1948 aus Streptomyces aureofaciens und *Terramycin* (Oxytetracyclin) von FINLAY 1950 aus Streptomyces remosus gewonnen, besitzen ein breites Wirkungsspektrum, wie aus der Tabelle hervorgeht. *Tetracyclin* selbst hat den gleichen Wirkungsbereich und ist unter dem Namen Achromycin „Lederle", Hostacyclin „Hoechst" und Tetracyclin „Bayer" im Handel. Nach oraler Gabe wird ein wirksamer Blutspiegel erzielt. Die Ausscheidung erfolgt durch Galle, Harn und Stuhl, wo eine für dort zu bekämpfende Infektionen hinreichende Konzentration erreichbar ist. Der Übertritt in den Liquor ist nicht sehr bedeutend. Terramycin und Tetracyclin können auch intramuskulär, Aureomycin intravenös gegeben werden. Intralumbale Applikation ist kontraindiziert.

Die durchschnittliche Tagesdosis beträgt 1,5—2 g, verteilt auf 4 Einzeldosen. Bei Kindern gibt man 40—60 mg/kg Körpergewicht und Tag. Als Nebenerscheinungen kommen Übelkeit, Erbrechen, Magenschmerzen häufiger vor als Überempfindlichkeitsreaktionen. Zusammen mit reichlich Milch genommen werden die Tetracycline besser vertragen.

Die in Gestalt einer durchgreifenden Veränderung der normalen Bakterienflora in der Mundhöhle, im Darmkanal, im Anfangsteil des Respirationstrakts und in der Vagina zu erwartenden Folgeerscheinungen lassen es ratsam erscheinen, nach Möglichkeit und zunächst chemotherapeutische Substanzen anzuwenden, die auf die normale Flora nicht oder weniger einwirken. Zur Behandlung der durch Antibiotica hervorgerufenen Dysbakterie im Darm werden lebende Colibacillen verabreicht, außerdem ist sauerreagierender Joghurt zu empfehlen. B- und K-Vitamine sind zuzuführen.

Chloromycetin = Chloramphenicol, im Handel unter dem Namen Leucomycin „Bayer" und Paraxin „Boehringer" kann sowohl aus Streptomyces venezuelae gewonnen wie synthetisch hergestellt werden. Es wird oral gegeben.

Die durchschnittliche Tagesdosis beträgt 2—3 g, aufgeteilt in Einzeldosen, die in 6stündigen Abständen darzureichen sind. Kinder benötigen Mengen von 75—100 mg/kg Körpergewicht und Tag. Die Gesamtdosis für Erwachsene soll etwa 25 g, diejenige bei Kindern 700 mg/kg Körpergewicht nicht überschreiten, denn unter höheren Dosen sind Knochenmarksschädigungen (aplastische Anämie, thrombopenische Purpura) beobachtet worden. Auch die Beeinflussung der natürlichen Bakterienflora bildet dann eine unerwünschte Nebenerscheinung.

In den Liquor tritt Chloromycetin in verhältnismäßig hoher Konzentration über. Chloromycetin, zu den Antibioticis mit breitem Wirkungsspektrum gehörig (s. Tabelle), ist das Mittel der Wahl bei Typhus und Paratyphus.

Von weiteren Antibioticis dürfte besonders *Erythromycin*, als Erycin „Schering" im Handel, Interesse beanspruchen. Es wird aus Kulturfiltraten des Streptomyces erythreus gewonnen. Seine Bedeutung liegt vor allem darin, daß es auf manche penicillinresistenten Staphylokokkenstämme, außerdem auf Enterokokken bakteriostatisch einwirkt.

Durchschnittlich 1,5 g täglich per os bei Erwachsenen, auf 4 Einzelgaben verteilt, bei Kindern 25—30 mg/kg Körpergewicht und Tag werden verabreicht. Bei höheren Dosen pflegen Magen-Darm-Störungen aufzutreten. Auch von *Magnamycin* = Carbomycin ist eine Wirkung auf penicillinresistente Staphylokokken und Enterokokken zu erwarten. Dosierung: 4mal täglich 0,5 g per os bei Erwachsenen, 25 mg/kg Körpergewicht und Tag bei Kindern. *Polymycin B* besitzt eine besonders deutliche Wirkung auf Pyocyaneusbakterien. Neben intramuskulärer Applikation ist seine lokale Anwendung möglich. Vornehmlich auf Proteusbacillen wirkt *Neomycin*. Es kann gleichfalls intramuskulär und lokal verabreicht werden. *Viomycin*, aus Aktinomycetenarten gewonnen, ist als Viocin „Boehringer" und Vionactan „Ciba" im Handel, besitzt eine bevorzugte Wirksamkeit gegen den Tuberkelbacillus und kann bei schweren Fällen in Kombination mit anderen Tuberkulostaticis (s. S. 108) intramuskulär in einer Dosis von 2 g täglich angewandt werden. Bei der Verwendung von Polymycin B, Neomycin und Viomycin droht die Gefahr von Nierenparenchym-, Vestibularis- und Cochlearisschädigungen.

Immunotherapie und Immunoprophylaxe

In manchen Fällen besteht die Möglichkeit, bei bereits eingetretener Erkrankung durch Zufuhr antitoxischer, seltener durch Zufuhr antibakterieller und antiviraler Stoffe, die sich im Blutserum von Menschen oder Tieren befinden, therapeutisch einzugreifen. Auch vor dem Auftreten der Krankheit können diese Stoffe prophylaktisch gegeben werden (**passive Immunisierung**). Rekonvaleszentenserum, das von solchen Personen stammt, die eine bestimmte Krankheit vorher überwunden haben, enthält spezifische Antikörper. Diejenige Fraktion des Blutserums, an die die Antikörper hauptsächlich gebunden sind, ist das Gammaglobulin. Dieses weist die Immunstoffe in hoher Konzentration auf, so daß 0,2 ccm pro Kilogramm Körpergewicht, intramuskulär verabfolgt, als hinreichend erachtet werden. Ob mit Rekonvaleszentenserum oder menschlichem Gammaglobulin bei bereits ausgebrochener Krankheit ein ins Gewicht fallender therapeutischer Nutzen gestiftet werden kann, ist fraglich, hingegen ist eine prophylaktische Wirksamkeit bei Masern erwiesen (wobei selbst Erwachsenenserum von lange Zeit vorher durchmaserten Personen verwendet werden kann). Bei Keuchhusten, Hepatitis epidemica und Poliomyelitis ist eine Wirksamkeit wahrscheinlich. Und wenn selbst der Ausbruch der Krankheit nicht verhütet werden kann, so ist doch mit einer gewissen Mitigierung der Krankheit zu rechnen. Tierische Seren, die Antikörper enthalten, werden dadurch gewonnen, daß den Tieren (Pferden, Rindern, Hammeln) in steigenden Dosen Antigene eingespritzt und die tierischen Organismen dadurch zur Antikörperbildung gezwungen werden. Verwendet man als Antigene nur Toxine, so lassen sich antitoxische Seren gewinnen, etwa das Diphtherie-, Tetanus-, Botulismus-, Gasödem- und Scharlachserum. Diese Seren haben nach wie vor größte Bedeutung als Therapeutica und Prophylaktica. Sie wirken therapeutisch um so stärker, in je früheren Stadien der Krankheit sie verabreicht werden, was darauf zurückzuführen sein dürfte, daß das künstlich zugeführte Antitoxin nur diejenigen Toxine zu neutralisieren imstande ist, die sich noch nicht an Zellen gebunden haben. Scharlachserum ist bei toxischen Formen des Scharlachs unbedingt angezeigt. Antibakterielle Seren setzen die Einverleibung der Erreger in den tierischen Organismus voraus (Meningokokken, Milzbrand, Schweinerotlauf). Die Verwendung dieser Seren hat allerdings infolge der zuverlässig wirksamen Chemotherapie an praktischer Bedeutung verloren. Tierische Seren werden durch Phenolzusatz haltbar gemacht und eine weitgehende Enteiweißung wird durch bestimmte Verfahren angestrebt. Trotzdem besteht bei der Verwendung tierischer Seren immer die Möglichkeit anaphylaktischen oder allergischen Reagierens desjenigen, der das artfremde Eiweiß zugeführt bekommt (Serumkrankheit und Serumschock s. S. 18).

Zu prophylaktischen Zwecken vorgenommene passive Immunisierungen haben im Gegensatz zu den aktiven Immunisierungen den Vorzug eines sofortigen Wirkungseintritts, allerdings hält der erzielte Schutz gewöhnlich nur 2—4 Wochen lang an. Die Applikation der menschlichen und tierischen Immunseren erfolgt intramuskulär, nur in besonders bedrohlichen Fällen zu therapeutischen Zwecken intravenös (Diphtherie, Tetanus). Dosierung siehe bei den einzelnen Krankheiten. Über jede Applikation tierischen Serums sollen der Kranke bzw. dessen Angehörige Mitteilung erhalten, damit bei späterer Notwendigkeit einer Serumtherapie oder -prophylaxe zum Zwecke der Vermeidung einer Serumkrankheit nach Möglichkeit das Serum einer anderen Tierart verwandt wird.

Die **aktive Immunisierung**, die nur prophylaktischen Zwecken dient, strebt die Bildung körpereigener Schutzstoffe unter der Einwirkung von Krankheitserregern oder Toxinen an. Da die Einverleibung virulenter Erreger zu große

Gefahren bedingen würde, bevorzugt man Keime, die durch bestimmte Verfahren in ihrer Virulenz geschwächt sind, jedoch ihre Antigeneigenschaften behalten haben. Die Schutzimpfungen gegen Pocken, Lyssa und Gelbfieber sowie die BCG-Impfung gegenüber der Tuberkulose beruhen auf diesem Prinzip. Mit abgetöteten Erregern werden aktive Immunisierungen bei Keuchhusten, Typhus und Paratyphus, Cholera, Pest, Fleckfieber vorgenommen. Gegenüber Poliomyelitis ist eine Mischvaccine aus abgetöteten Viren der drei bekanntgewordenen Typen hergestellt worden, aber deren Ungefährlichkeit ist bis heute noch nicht ganz einwandfrei bewiesen. Mit Toxinen, die zusammen mit antitoxischem Serum gespritzt werden, oder Toxoiden wird eine körpereigene Antitoxinbildung gegenüber den Diphtherie- und Tetanusbacillen, vielleicht auch gegenüber den Scharlacherregern, herbeigeführt. Toxoide sind durch Formol entgiftete Toxine, die trotzdem ihr Immunisierungsvermögen behalten. Die Adsorption der Toxoide an Aluminiumhydroxyd bedingt eine verzögerte Resorption (Toxoid-Adsorbat-Impfstoffe). Eine Steigerung der Immunkörperbildung wird dadurch erzielt, daß der Impfstoff vielfach 2- oder 3mal im Abstand von 1—2 Wochen gespritzt wird, beispielsweise bei der Diphtherie, Typhus- und Scharlach-Schutzimpfung. Appliziert wird der Impfstoff in der Regel subcutan, bei der Pockenschutzimpfung intracutan. Der Impfschutz tritt bei der aktiven Immunisierung erst nach einigen Wochen ein, hält dafür aber einige Jahre an. Nachteile der aktiven Immunisierung sind nach dem zweiten Lebensjahr hin und wieder einmal auftretende Encephalopathien.

Von größtem Wert für die *Prophylaxe* bei kontagiösen Infektionskrankheiten sind, abgesehen von der Beachtung der allgemeinen Hygiene (Sauberkeit, Körperpflege, Luft, Licht, Beseitigung der Abfallstoffe) und der Besserung der sozialen Verhältnisse folgende Gesichtspunkte maßgebend: Isolierung der Kranken, Beseitigung bzw. Sterilisierung aller Ansteckungsstoffe und -quellen wie der Ausscheidungen der Kranken und aller Gegenstände, mit denen sie in Berührung kommen (Desinfektion), Kontrolle der Genesenen auf etwa noch bestehende Infektiosität (Dauerausscheider), Vernichtung von tierischen Zwischenwirten wie Ungeziefer und Insekten und Zerstörung ihrer Brutstätten sowie Schutzmaßregeln (Moskitonetze; Gesichtsmasken bei Pflege Pestkranker usw.).

Eine nicht zu unterschätzende Vorbeugungsmaßregel ist weiter die Hebung der allgemeinen Widerstandsfähigkeit des Individuums durch Besserung seines Ernährungszustandes und durch Beseitigung disponierender Faktoren wie z. B. durch Ausheilung von Katarrhen der oberen Luftwege oder von Magen-Darm-Störungen, Hautwunden usw. Nicht zuletzt von großem Wert für die Prophylaxe ist die Verbreitung der Kenntnis vom Wesen der Infektionskrankheiten in den breiten Volksschichten.

In allen zivilisierten Ländern hat der Staat durch **gesetzliche Vorschriften** die Prophylaxe und Bekämpfung ansteckender Krankheiten in gewissem Umfang geregelt. Dazu gehören die *Anzeigepflicht*, die sich bei besonders gefährlichen Krankheiten auch auf den bloßen Verdacht erstreckt, ferner die *Absonderung* der Kranken bzw. Quarantäne Krankheitsverdächtiger sowie die sog. Verkehrsbeschränkung des Pflegepersonals, die Regelung der Desinfektionsmaßnahmen, und endlich die Grenzkontrolle gegenüber verseuchten Nachbarländern.

In *Deutschland* besteht seit dem 1. Januar 1939 eine *reichsrechtliche* Regelung in der *Bekämpfung* der Infektionskrankheiten. Hierzu gehört in erster Linie die *Anzeigepflicht* (die Anzeige hat innerhalb 24 Stunden nach erlangter Kenntnis an das zustandige Gesundheitsamt zu erfolgen). Dies gilt einmal für die sog. *gemeingefährlichen* Krankheiten: 1. Lepra, 2. Cholera, 3. Fleckfieber, 4. Gelbfieber, 5. Pest und 6. Pocken sowie ferner 7. fur Psittakose, weiter fur folgende *ubertragbare* Krankheiten: 8. Kindbettfieber nach Geburt sowie nach Fehlgeburt, 9. Poliomyelitis acuta, 10. bakterielle Lebensmittelvergiftung (Botulismus,

Enteritis infectiosa), 11. Milzbrand, 12. Paratyphus, 13. Rotz, 14. übertragbare Ruhr, 15. Lyssa (auch Bißverletzungen durch tollwütige oder tollwutverdächtige Tiere), 16. Tularämie, 17. Abdominaltyphus, 18. ansteckende Lungen- und Kehlkopftuberkulose, Tuberkulose der Haut und anderer Organe. Die Meldepflicht für diese Krankheiten erstreckt sich nicht nur auf *Erkrankungs-* und *Todesfälle*, sondern auch auf den *Krankheitsverdacht*. Bei den gemeingefahrlichen Krankheiten (1—7) bietet das Gesetz die Möglichkeit, die Kranken und die Krankheitsverdächtigen (letztere für die Dauer der Inkubationszeit) zwangsweise zu isolieren. Meldepflicht nur für den Fall der *Erkrankung* und des *Todes* gilt für folgende Krankheiten: 19. BANGsche Krankheit, 20. Diphtherie, 21. Encephalitis epidemica, 22. Meningitis cerebrospinalis epidemica, 23. Pertussis, 24. Trachom, 25. Malaria, 26. Febris recurrens, 27. Scharlach, 28. Trichinose, 29. WEILsche Krankheit. Meldepflichtig sind schließlich die gesunden Keimträger bzw. Dauerausscheider der Erreger des Abdominaltyphus, des Paratyphus, der Ruhr und der bakteriellen Lebensmittelvergiftung; sie können der Absonderung und Beobachtung unterworfen werden. *Nicht meldepflichtig* sind Tetanus, Masern, Röteln, Windpocken, Erysipel, Grippe, Pneumonie sowie Mumps.

Auch das Desinfektionsverfahren ist gesetzlich geregelt. Ausscheidungen (Stuhl, Urin, Erbrochenes) werden mit Kalkmilch oder Chlorkalkmilch zu gleichen Teilen übergossen und bleiben 2 Stunden stehen, bis sie entleert werden können. Der Auswurf wird in ein Spuckglas gegeben, das mit 5%iger Kresolseifenlösung oder 5%igem Alkalysol zur Hälfte gefüllt ist. Wundverbande werden verbrannt. Geschirr, das der Kranke benützt hat, ist mindestens 15 Minuten lang in 2%igem Sodawasser zu kochen, gegebenenfalls wird es in Zephirol oder Sagrotanlosung gelegt. Bettschüsseln können mit Kresolseifenlösung oder Carbolsäure desinfiziert werden. Bettwasche und Leibwäsche des Kranken kommt zunächst für 2 Stunden in Kresolseifenlösung, dann kann sie zur Wäsche gegeben werden. Kleidungsstücke verbleiben bis zur Schlußdesinfektion mit Formaldehyd im Krankenzimmer.

Spritzen, Kanülen und Schnepper können in kochendem Wasser, dem zweckmäßigerweise 1% Soda zugesetzt wird, innerhalb von 15 Minuten keimfrei gemacht werden. Allerdings hat sich gezeigt, daß gewisse Virusarten (Erreger der Inokulationshepatitis) durch dieses Verfahren nicht zuverlässig abgetötet werden, zumal wenn sie sich in Spritzen oder Kanulen innerhalb kleiner Blutreste befinden. Es empfiehlt sich deshalb die Sterilisation im gespannten Dampf vielmehr als durch Kochen. Durch Einlegen der Instrumente in desinifizierende Lösungen wird auf keinen Fall Keimfreiheit erzielt.

Serumkrankheit und Serumschock

Die therapeutische parenterale Einverleibung von artfremdem Serum bewirkt im Organismus bisweilen gewisse Reaktionserscheinungen, die man als Serumkrankheit bezeichnet. Sie ist durch das Eiweiß, nicht jedoch durch die Anwesenheit von Immunkörpern im Serum bedingt; ihr Auftreten und der Grad der Reaktion hängt von einer bestimmten individuellen Disposition ab; doch verhalten sich auch die verschiedenen Sera etwas verschieden; frische Sera sind im allgemeinen toxischer als abgelagerte. Vor allem spielt aber die Menge des verwendeten Serums und die Applikationsart eine erhebliche Rolle; nach intravenöser und intralumbaler Verabreichung kommt es häufiger zu Reaktionen als bei subcutaner oder intramuskularer Applikation. Erwachsene werden häufiger als Kinder befallen. Zu unterscheiden sind das Krankheitsbild nach *erstmaliger* Seruminjektion und dasjenige nach *Reinjektion*.

Die **Serumkrankheit** nach *erstmaliger* Injektion beginnt nach einer *Inkubation* von etwa 7—10 Tagen nach der Injektion. Sie setzt mit zunehmender Schwellung und Druckempfindlichkeit der der Injektionsstelle benachbarten Lymphdrüsen ein; vereinzelt kommt es zu allgemeiner Drusenschwellung, die mitunter das einzige Symptom der Serumkrankheit bildet. Andere Erscheinungen, die ihr Maximum meist am 9.—11. Tage zeigen, sind am häufigsten Fieber, nächstdem Exantheme, weiter Albuminurie, ferner Unruhe und Schlaflosigkeit. Die Exantheme sind meist urticariell und juckend, aber auch scharlach- oder masernartig; sie beginnen meist lokal an der Injektionsstelle und können in rudimentären Fällen hierauf beschränkt bleiben. Bisweilen ist die Ähnlichkeit mit dem Scharlach so stark, daß eine Unterscheidung sehr schwierig ist, zumal auch Schuppung nach Serumexanthemen beobachtet wird; die Aldehydreaktion im Harn ist hier jedoch negativ. Das meist remittierende Fieber pflegt bei scharlach- oder masernartigem Ausschlag höher als bei Urticaria zu sein; seine Höhe ist für die Dauer und Schwere der Krankheit ohne Bedeutung; die Entfieberung erfolgt lytisch. Zuweilen treten Ödeme im Gesicht, speziell an den Lidern auf; selten ist Glottisödem mit Stenosensymptomen, die jedoch in der Regel schnell wieder abklingen. Mitunter (in etwa 7% der Fälle) beobachtet man Gelenkschwellungen, am haufigsten an den Metacarpophalangeal-, nächstdem an den Hand-, Knie- und anderen Gelenken wie bei Polyarthritis, die sich aber durch ihr refraktäres Verhalten gegenüber Salicyl und gelegentlich durch sehr starke

Schmerzen auszeichnen; ausnahmslos jedoch klingen sie ohne Residuen rasch wieder ab. Selten sind Durchfälle. Vereinzelt treten (besonders nach Tetanusserum und, wie es scheint, namentlich bei zu wenig abgelagertem Serum) neuritische bzw. polyneuritische Lähmungen auf (meist zwischen dem 5. und 14. Tage nach der Injektion); fast immer handelt es sich um Schmerzen und Lähmungen im Bereich des Plexus brachialis ohne stärkere Sensibilitätsstörungen; die Prognose ist zwar nicht ungünstig, in schweren Fällen aber kann die Heilung viele Monate bis zu 2 Jahren brauchen; bei späterer erneuter Serumanwendung besteht erhöhte Disposition zu Neuritiden (serogenetische Neuritiden bzw. Polyneuritiden).

Bezeichnend für die Serumkrankheit ist, wenigstens in den leichten Fällen, die oft geringe Beeinträchtigung des Allgemeinbefindens. Die Dauer der Erscheinungen beträgt nur wenige Tage; jedoch beobachtet man nach großen Serummengen mitunter mehrfache Schübe.

Im Gegensatz zur Reaktion nach erstmaliger Seruminjektion treten die Erscheinungen von „*Überempfindlichkeit*" oder *Anaphylaxie* (vgl. S. 10) nach Reinjektion von Serum, wenn diese frühestens 8—10 Tage oder später (sogar nach vielen Jahren) nach der ersten Injektion erfolgt, entweder schon innerhalb 24 Stunden, also ohne Inkubation, als „sofortige Reaktion" oder als „beschleunigte Reaktion" mit verkürzter Inkubation nach 4—6 Tagen ein. Im übrigen sind die Erscheinungen sowohl bei der sofortigen wie bei der beschleunigten Reaktion die gleichen wie die oben beschriebenen. Das Exanthem beginnt gleichzeitig an der Injektionsstelle und am übrigen Körper. Es entwickelt sich oft eine ziemlich heftige Störung des Allgemeinbefindens mit Übelkeit und Brechreiz. Es kann ferner nach Abklingen dieser Erscheinungen 5—7 Tage später zu einer kurzen Wiederholung derselben kommen. Zur Auslösung der Überempfindlichkeit genügen minimale Serummengen, besonders bei intravenöser Verabreichung.

Die schwerste, aber recht seltene Form der sofortigen Reaktion, die schon nach Minuten eintreten kann, ist der **Serumschock** in Form eines schweren Kollapses, mitunter mit Erbrechen und Koliken, Durchfall, Bronchospasmus mit Lungenblähung und Atemnot; er ist analog dem anaphylaktischen Schock beim Tier, dauert meist nur wenige Minuten und ist nur ganz selten tödlich. Der Serumschock wird besonders nach intravenöser Injektion bei Individuen beobachtet, die schon früher Serum erhalten hatten; doch gibt es seltene Fälle, die auch ohne vorhergehende Seruminjektionen infolge einer primären Eiweißüberempfindlichkeit (Serumidiosynkrasie) in gleicher Weise reagieren.

Der Serumschock beruht im wesentlichen auf *vasomotorischen* Störungen, die auf dem Umwege über das vegetative Nervensystem zustande kommen; es sind daher vegetativ labile Individuen besonders empfindlich, so auch viele Asthmatiker, Heufieber-, Migräne- und Ekzemkranke (vgl. auch S. 262). Eigenartig ist die Tatsache, daß der Serumschock sich im allgemeinen verhindern läßt, wenn die Injektion in Narkose ausgeführt wird.

Gegenüber der vielfach überschätzten Bedeutung der Reaktionen auf artfremdes Serum beim Menschen (im Gegensatz zum Meerschweinchen, bei dem der anaphylaktische Schock tödlich sein kann) ist mit Nachdruck zu betonen, daß schwere lebensbedrohende Störungen zu den allergrößten Seltenheiten (nach PFAUNDLER 3 Todesfälle auf 110000 Reinjektionen) gehören, die die segensreiche Bedeutung der Serumtherapie in keiner Weise herabzusetzen vermögen. In der Regel handelt es sich um reinjizierte Individuen. Es empfiehlt sich zur Prophylaxe eine Reinjektion möglichst vor dem 7. Tage vorzunehmen, ferner bei schon früher vorbehandelten Personen das Serum zur Erzielung von Antianaphylaxie fraktioniert zu verabreichen (vgl. Diphtherie S. 73), bei Reinjektion die intravenöse Verabreichung zu vermeiden und, wenn möglich, Serum von einer anderen Tierart zu verwenden (z. B. Rinder-, Ziegen-, Schaf- statt Pferdeserum). Nach einer Reinjektion beobachte der Arzt den Kranken noch wenigstens $1/2$ Stunde. Es werden übrigens neuerdings Sera hergestellt, die besonders arm an spezifischen, Anaphylaxie erzeugenden Stoffen, den sog. Apotoxinen sind. Bei Ausbruch einer Serumkrankheit leisten die Antihistaminkörper vielfach gute Dienste. Unter den Bezeichnungen Antistin, Avil, Luvistin, Soventol und Theophorin sind sie im Handel, die meisten sowohl peroral als auch zur Injektion verwendbar. Auch Salben dieser Stoffe sind zum äußerlichen Gebrauch erhältlich. Für die Behandlung des Serumschocks ist vor allem die intramuskuläre Injektion von Suprarenin ($1/2$—1 ccm der $1^0/_{00}$igen Stammlösung) angezeigt, in schweren Fällen die intravenöse Injektion von 0,25 ccm in 250 ccm physiologischer Kochsalzlösung. Bei Eintritt einer Sofortreaktion ist unverzüglich eine Stauungsbinde anzulegen, die erst nach der Suprareninjektion entfernt werden darf.

Zur Verhinderung der Serumkrankheit war man bestrebt, auf technischem Wege die schädlichen Eiweißkörper, soweit sie für die Immunisierung belanglos sind, auszuschalten (s. S. 73).

Spezieller Teil

Scharlach (Scarlatina)

Der Scharlach ist eine akute, kontagiöse, hauptsächlich das *Kindesalter* befallende Krankheit, die gelegentlich epidemieartig auftritt. Es gibt Epidemien mit schwerem und solche mit leichtem Verlauf.

Als **Erreger** wurde bisher und wird auch vielfach heute noch ein unbekanntes Virus vermutet. Jedoch herrscht wohl gegenwärtig die Meinung vor, daß das Toxin hämolytischer Streptokokken, die in einem hohen Prozentsatz im Rachenschleim Scharlachkranker nachweisbar sind, das Krankheitsbild zu erklären vermag. Offenbar kann eine große Zahl serologisch unterscheidbarer Streptokokkenstämme bei unzureichender Scharlachimmunität die Krankheit hervorrufen, und zwar dadurch, daß ein Ektotoxin dieser Streptokokken zur Resorption gelangt. Durch Injektion dieses Toxins kann ein Scharlachexanthem erzeugt werden und andererseits läßt sich durch mehrmalige Injektionen geringer Toxinmengen eine Immunität gegenüber Scharlach hervorrufen. Injiziert man intracutan eine minimale Menge des Toxins, so zeichnen sich Scharlachempfängliche dadurch aus, daß an der Injektionsstelle eine rote Quaddel entsteht, wohingegen Nichtempfängliche, auch durch Überstehen der Krankheit immun gewordene Menschen, keine Reaktion darbieten (DICK-Probe).

Die **Übertragung** der Krankheit erfolgt durch den kranken Menschen, der die Keime auf seiner Rachen- und Nasenschleimhaut beherbergt (Tröpfcheninfektion). Da der Erreger verhältnismäßig widerstandsfähig ist, haftet er lange Zeit an Gegenständen (z. B. Spielsachen, Büchern, Eßgeschirr), die sich in der Umgebung des Kranken befinden. Durch gesunde Personen ist eine Übertragung möglich, auch können mit Erregern verunreinigte Nahrungsmittel (Milch) die Infektionsquelle darstellen.

Die **Empfänglichkeit** für Scharlach ist am geringsten im 1. Lebensjahr, sie steigt im Kindesalter bis zum 6. Jahre stark an und erreicht ihr Maximum zwischen dem 6.—9. Jahr. Erwachsene erkranken seltener, und jenseits des 50. Jahres ist der Scharlach eine Rarität. Beachtenswert ist, daß Verbrennungen in hohem Maß zu Scharlach disponieren. Beim weiblichen Geschlecht erhöht die Zeit der Menstruation die Disposition, was aber für andere Infektionskrankheiten im gleichen Maße gilt. Die Krankheit hinterläßt fast stets dauernden Schutz[1]; nochmalige Erkrankung, eine sog. Zweiterkrankung, ist sehr selten (etwa 1—2% aller Fälle).

Krankheitsbild. Die Inkubation beträgt zwischen 3 und 6 Tagen, selten weniger. Während derselben beobachtet man keinerlei Erscheinungen. Das *Prodromalstadium* beginnt brüsk mit steilem Temperaturanstieg und Schüttelfrost sowie Erbrechen, bei kleineren Kindern oft mit Konvulsionen. Unter schwerem allgemeinen Krankheitsgefühl treten nach einigen Stunden *Schluckbeschwerden* und Halsschmerzen auf; ihnen entspricht eine fleckige, düsterrote Färbung des weichen Gaumens mit scharfer Abgrenzung gegen den harten Gaumen sowie Rötung und Schwellung der Tonsillen; letztere zeigen zum Teil die gelben Flecken der follikulären Angina oder schmierige Beläge. Die regionären Halslymphdrüsen schwellen an.

Der Ausbruch des *Exanthems* erfolgt am Ende des 1. oder zu Beginn des 2. Tages, zunächst am Rumpf und Hals und erst dann an den Extremitäten; das Gesicht bleibt charakteristischerweise in der Umgebung des Mundes stets frei, so daß ein scharfer Kontrast zwischen der Fieberröte der Wangen und der weißen Mund- und Kinnpartie besteht.

---

[1] Diese Tatsache ist schwer mit der Annahme der alleinigen ätiologischen Bedeutung der Streptokokken zu verneinen, da sich die Streptokokkenkrankheiten (Erysipel, Anginen usw.) gerade durch Mangel an Immunität und Neigung zu wiederholter Erkrankung auszeichnen.

Der *Ausschlag* ist kleinfleckig und besteht anfangs aus zart-, später flammendroten, spritzerartigen Fleckchen, die dicht nebeneinander stehen, höchstens stecknadelkopfgroß sind und später bei voller Entwicklung des Exanthems namentlich am Rücken den Eindruck des Konfluierens erwecken. Charakteristisch ist die beim Wegdrücken der Röte durch einen Glasspatel zutage tretende gelbliche Färbung der Haut. Besonders stark pflegt der Ausschlag in der Achsel- und Leistenbeuge ausgebildet zu sein. Außerdem entwickelt sich, namentlich an der Streckseite der Extremitäten deutliche Follikelschwellung, die beim Befühlen an Chagrinleder erinnert und nicht selten mit Bläschenbildung kombiniert ist, sog. Scarlatina *miliaris* oder Scharlachfriesel (meist handelt es sich dabei um leichte Fälle). Das gelegentliche Vorkommen vereinzelter kleiner Hämorrhagien in der Ellenbogen- und Schenkelbeuge ist harmlos und nicht zu verwechseln mit den Petechien des septischen Scharlachs.

Papulöse und urticarielle Exantheme (3.—4. Tag) bisweilen mit Juckreiz sind oft Vorboten eines schwereren Verlaufs; sie ähneln gelegentlich dem Masernausschlag (Scarlatina *variegata*). Schon vor dem völligen Abblassen des Exanthems beginnt in der 2., nicht selten erst in der 3. Woche Schuppung der Haut, meist zuerst am Hals, dann am Rumpf, zuletzt an den Extremitäten, wo sie in großen Lamellen erfolgt, und an den Handtellern und Fußsohlen am längsten, oft wochenlang andauert. Die Intensität der Schuppung braucht derjenigen des Exanthems nicht parallel zu gehen.

Die anfangs häufig sehr hohe *Fiebertemperatur* (bis 41°) ist prognostisch nicht ungünstig; sie hat ihr Maximum zwischen dem 2. und 4. Tag, geht dem Verlauf des Exanthems parallel und fällt gegen Ende der Woche lytisch zur Norm ab. Der *Puls* ist stets sehr beschleunigt, mehr als der Temperatur entspricht, ohne deshalb die Prognose zu trüben.

Die *Zunge* ist nur anfangs belegt, sie zeigt vom 3.—5. Tag eine starke Schwellung der Papillen, und es entwickelt sich die für Scharlach charakteristische sog. Himbeerzunge. Gleichzeitig nehmen die Rachenveränderungen an Intensität zu; etwaige Beläge der Tonsillen dehnen sich aus, so daß dann oft ein diphtherieähnliches Bild mit schmerzhafter Schwellung der Kieferwinkel- und Halsdrüsen entsteht.

Eine *Herz*dilatation mäßigen Grades ist oft vorhanden, desgleichen eine geringe *Milz*vergrößerung. Im *Blut* besteht neben einer lange bis in die Rekonvaleszenz hinein andauernden starken Leukocytose etwa vom 5. Tage ab eine Vermehrung oder wenigstens eine fehlende Verminderung der Eosinophilen als charakteristisches Symptom.

Oft findet man ferner im Protoplasma der Leukocyten eigentümliche längliche oder spiralig gedrehte, mit Kernfarbstoffen sich färbende Einschlüsse (DOHLEsche Körperchen). Das RUMPEL-LEEDEsche Phänomen (vgl. S. 332) ist positiv[1]. Diagnostisch wichtig ist auch die in mehr als der Hälfte der Fälle auf der Höhe der Krankheit in der Kälte positive Urobilinogenprobe im *Harn*.

Die **Rekonvaleszenz** beginnt bei Fehlen von Komplikationen und Nachkrankheiten Mitte der 2. Woche.

Komplikationen und Nachkrankheiten. Eine schwere Komplikation ist das am 4.—5. Tage einsetzende „Scharlachdiphtheroid", eine mit Nekrosenbildung und mitunter mit ausgedehnter Gewebszerstörung an Tonsillen, Uvula und Gaumen einhergehende schwere Angina (keine Diphtheriebacillen!) mit gleichzeitiger sehr starker Drüsenschwellung am Halse, die oft zu eitriger Einschmelzung

---

[1] Das gleiche gilt indessen, abgesehen von den hämorrhagischen Diathesen, auch für Fleckfieber, die Lenta-Sepsis und für Dengue.

der Drüsen oder gar zu phlegmonösen Prozessen im Halsbindegewebe führt (*Angina Ludovici*); sie ist bei Kindern wesentlich häufiger als bei Erwachsenen. Gelegentlich schließt sich in besonders schweren Fällen eine Mediastinalphlegmone mit tödlicher Sepsis an. Die recht häufige *Otitis media*, oft als Frühkomplikation (in etwa 25% der Fälle) ist als Streptokokkeninfektion viel ernster zu bewerten als die Pneumokokken-Otitis bei Masern; sie neigt zum Übergreifen auf Antrum und Warzenfortsatz auch bei gutem Abfluß des Eiters durch das Trommelfell und führt oft bei nicht rechtzeitiger Operation schnell zu Sinusthrombose und Meningitis. *Gelenkschwellungen* kommen einmal als harmloses, flüchtiges „Scharlachrheumatoid" namentlich an den Hand- und Fußgelenken zwischen dem 9. und 14. Tage, sodann bei Anwendung der Serumtherapie als Symptom der Serumkrankheit (S. 18) vor. Bei septischem Verlauf treten später in seltenen Fällen schwere eitrige Gelenkaffektionen auf. *Herzstörungen*, d. h. Myokarditis mit Dilatation und systolischen Geräuschen sind in der 1. Woche nicht häufig (anatomischer Befund vgl. S. 174); sie verraten sich bisweilen durch plötzliches Abblassen des Ausschlages, sind prognostisch günstig und sind nicht zu verwechseln mit den schweren Erscheinungen bei Scharlachsepsis (ulceröse Endokarditis, Perikarditis) sowie bei Nephritis (s. unten). Mitunter beobachtet man ferner eine akute Appendicitis. Sehr selten ist eine primäre Peritonitis als Komplikation.

Eine kritische Zeit, auch für die leichtesten Fälle, ist die 3. Woche, wo sich überaus oft das sog. *zweite Kranksein* einstellt, dessen Verlauf unabhängig von der Intensität der ersten Krankheitsperiode ist und das stets von Fieber begleitet wird.

Häufig ist die postscarlatinöse Lymphadenitis mit Schwellung und Druckempfindlichkeit der Halsdrüsen. In der Regel bildet sich diese Lymphdrüsenschwellung innerhalb einer Woche unter lytischer Entfieberung wieder zurück. Es kann aber auch zur eitrigen Einschmelzung von Lymphdrüsen kommen. Bisweilen tritt um diese Zeit eine erneute Angina auf und nicht selten entwickelt sich erst in diesem Stadium eine Otitis media purulenta. Auch polyarthritische Erscheinungen mit der Gefahr einer endomyokarditischen Affektion kommen vor. Besonders gefürchtet innerhalb des zweiten Krankseins ist das Auftreten einer akuten diffusen Glomerulonephritis. Ihre klinische Manifestation erfolgt um den 19.—21. Tag (anatomisch ist sie wesentlich früher nachweisbar). Ihre Häufigkeit schwankt stark bei den einzelnen Epidemien, und zwar zwischen 5 und 70%. Gelegentlich tritt auch nach leichtem Scharlach eine Nephritis auf.

Mitunter geht ihr das Erscheinen zahlreicher Leukocyten im Harnsediment einige Tage voraus. Symptome sind Hautblässe, Appetitmangel, Mattigkeit, Kopfschmerzen, leichte Temperatursteigerungen, ferner blutiger Harn, dessen Menge sinkt und Blutdrucksteigerung; Ödeme werden meist vermißt und treten nur etwa in 10% der Fälle auf. Die geschilderten Symptome sind je nach der Schwere des Falles verschieden stark ausgeprägt, schwinden nach kurzer Zeit wieder oder führen durch Anurie und Urämie mit oder ohne Herzinsuffizienz zum Tode. Heilung (nach etwa 6—8 Wochen) ist die Regel; ein kleiner Teil der Nephritisfälle, etwa 20%, wird chronisch und führt bisweilen zur Schrumpfniere. Interstitielle Nephritis s. S. 462.

Die Letalität[1] des Scharlachs schwankt; oft beträgt sie weniger als 1%, kann aber bei bösartigen Epidemien 10% erreichen.

Besondere Verlaufsformen. In ganz leichten Fällen besteht ein wenig charakteristisches hellrosa Exanthem, mitunter nur an einzelnen Körperstellen, dort wo Hautflächen aufeinanderliegen (Oberschenkel, Kniekehlen usw.); Angina und Fieber sind hier ebenfalls wenig ausgeprägt; alle Erscheinungen gehen nach wenigen Tagen vorüber. Eine Scharlachangina ohne Exanthem kommt mitunter bei Erwachsenen vor; ihr wahrer Charakter verrät

---

[1] *Letalität* ist die Zahl der Todesfälle berechnet nach der Zahl der Krankheitsfälle einer bestimmten Krankheit, *Mortalität* die Zahl der Todesfälle im Verhältnis zur Zahl der Gesamtbevölkerung oder einer bestimmten Bevölkerungsklasse. Unkorrekterweise wird oft für Letalität das Wort Mortalität gebraucht.

sich durch spätere Schuppung. Diese abortiven Formen sind epidemiologisch äußerst wichtig, da sie oft, wenn sie nicht erkannt werden, die Krankheit weiterverbreiten.

Die schwerste, aber sehr seltene Form, *Scarlatina fulminans* oder *toxischer Scharlach*, kennzeichnet sich durch sofortiges Einsetzen schwerer Cerebralerscheinungen (maniakalische Delirien, Koma), sehr hohes Fieber, häufig atypisches Exanthem, Vasomotorenschwäche, sowie Diazoreaktion des Harns; sie endet nach wenigen Tagen letal. Die *Scharlachsepsis* pflegt ihren Ausgang von einer gangraneszierenden Angina zu nehmen (s. oben). Sie zeigt zahlreiche Komplikationen, darunter die seltene interstitielle Nephritis (s. S. 462) und endet oft tödlich. Gutartig ist meist das seltene sog. *Scharlachtyphoid*, charakterisiert durch länger anhaltendes remittierendes Fieber ohne erkennbare Ursache (stets ist trotzdem auf Komplikationen zu fahnden!), sowie durch Leibschmerzen und Diarrhöen.

Bei dem sog. *Scharlachrezidiv* kehrt in etwa 2,5% der Fälle in der 2.—7., am häufigsten in der 4. Woche nach schon eingetretener Entfieberung und Schuppung das gesamte klinische Bild des Scharlachs einschließlich des Exanthems wieder. Das Krankheitsbild pflegt milder und in verkürzter Form zu verlaufen.

Die Scharlachdiagnose ist in den typischen Fällen leicht, in den atypischen oft sehr schwierig. Bei jeder Angina ist ausnahmslos auf Exantheme zu fahnden!

Scharlachähnliche Ausschläge kommen vor bei Sepsis (namentlich bei der puerperalen Form), bei Meningitis, bei Beginn der Pocken, bei Fleckfieber, bei Trichinose, bei schwerer Chorea minor, nach zahlreichen Medikamenten (Quecksilber, Salvarsan, Schlafmittel der Barbiturreihe, Goldpräparate), sowie nach Injektion von artfremdem Serum. Im letzteren Fall beobachtet man mitunter sogar eine fieberhafte Angina sowie Hautschuppung. Bei dem relativ seltenen *Wundscharlach* (insbesondere auch nach Verbrennungen) pflegt der Ausschlag in der Nachbarschaft der Wunde zu beginnen. In fraglichen Fällen spricht die auf intracutane Injektion von Normalserum (besser von antitoxischem Scharlachserum, s. unten) an der Injektionsstelle nach frühestens 10 Stunden auftretende lokale Abblassung des Ausschlages für Scharlach: sog. Auslöschphänomen von W. SCHULTZ-CHARLTON. Wichtige Kriterien sind der Blutbefund und die Aldehydprobe. Das Diphtheroid ist nicht mit Diphtherie zu verwechseln. Der Beginn der Nephritis ist bisweilen subjektiv unmerklich; daher ist sorgfältige Harnkontrolle notwendig. Die Nierenerkrankung verrät sich übrigens meist ebenso wie die Lymphadenitis durch erneuten Temperaturanstieg.

Therapie. Bettruhe ist auch in den leichtesten Scharlachfällen für die Dauer von wenigstens 3 Wochen erforderlich. An sich besitzen wir im Penicillin ein wirksames Mittel zur Bekampfung der Scharlachstreptokokken. Über 5—7 Tage hinweg gibt man beim Erwachsenen täglich 600000—800000 IE Penicillin intramuskulär, bei Kindern ihrem Alter entsprechend geringere Dosen. In wenigen Tagen verschwinden unter der Einwirkung des Penicillins die Streptokokken von den Schleimhäuten des Rachens und der Nase. Auch durch perorale Penicillinmedikation (s. S. 14) ist, zumal bei Kindern, die Beseitigung der Streptokokken möglich. Hierdurch wird die Infektiosität der mit Penicillin Behandelten so abgekürzt, daß die früher übliche Isolierungsdauer von 6 Wochen nicht mehr erforderlich ist, wenn der Kranke bei dreimaliger Prüfung keine hamolytischen Streptokokken mehr im Rachen und in der Nase beherbergt und wenn er gebadet und nach Desinfektion der Leib- und Bettwäsche und aller seiner Gebrauchsgegenstände in ein „sauberes" Zimmer verlegt werden kann. Diese „Ausschleusung" ist im Interesse des Kranken dringend notwendig, damit er nicht durch neu eintreffende Scharlachkranke nochmals mit Scharlachstreptokokken infiziert wird. Eine rasche Entfieberung und eine Besserung des Befindens pflegen unter Penicillin in Erscheinung zu treten.

Da der Scharlach mit seinen typischen Erscheinungen sehr frühzeitig diagnostizierbar ist, erhebt sich die Frage ob durch eine sofortige Verabreichung antibiotischer Mittel die Antikörperbildung durch den Wegfall des Antigens behindert wird. Manche Beobachtungsreihen sprechen dafür, daß die frühzeitig mit Penicillin behandelten Scharlachkranken etwas mehr zu Rezidiven und zu nochmaliger Erkrankung an Scharlach nach langerer Zeit neigen. Aus diesem Grund wird mancherorts der Brauch geübt, Penicillin erst dann zu geben, wenn die Krankheit bereits 7—10 Tage bestanden hat.

Weder von der Penicillinfrühbehandlung noch von der Penicillinspätbehandlung ist bisher mit Sicherheit zu behaupten, daß die Frühkomplikationen und die Erscheinungen des zweiten Krankseins an Zahl und Schwere vermindert werden. Die Notwendigkeit der Penicillinbehandlung *leichterer* Scharlachfälle darf deshalb angezweifelt werden. Notwendig ist sie hingegen beim schweren, *toxischen* Scharlach. Hierbei ist neben der sofortigen Penicillinbehandlung auch noch das Scharlachserum der Behringwerke (antitoxisches Pferdeserum) in der Menge von 30 ccm intramuskulär zu geben. Die Serumbehandlung kann bei toxischen Fällen lebensrettend wirken. Rekonvaleszentenserum, sofern es zur Verfügung steht, hat den Vorteil, daß mit einer Serumkrankheit nicht gerechnet zu werden braucht, es sind aber von ihm höhere Dosen erforderlich.

Symptomatische Behandlung: Gegen die *Angina* empfehlen sich kühle Halsumschläge und Gurgelungen mit 3% H_2O_2, Kamillen- oder Salbeitee. Da eine Kombination mit Diphtherie gelegentlich vorkommt, muß bei Verdacht auf diese rechtzeitig Diphtherieheilserum verabreicht werden. Bei *Lymphadenitis* wendet man warme Breiumschläge an; Incision erfolgt erst bei Eintritt von Fluktuation. Bezüglich rechtzeitiger chirurgischer Behandlung der *Otitis* vgl. oben. Bei *Zirkulationsschwäche* sind die Analeptica (s. S. 217) anzuwenden. Eine *Myokarditis* erfordert Einhaltung strengster Bettruhe. Dekompensationserscheinungen des Herzens, die die Verabreichung von Strophanthin notwendig machen, werden nur sehr selten beobachtet. Das *Scharlachrheumatoid* innerhalb der ersten 2 Wochen bzw. die polyarthritischen Erscheinungen anläßlich des zweiten Krankseins sind durch Salicyl bzw. Pyramidon zu beeinflussen. Der *Glomerulonephritis* medikamentös oder diätetisch vorzubeugen ist nicht möglich; bei Ausbruch derselben sind sofortige strenge Hunger- und Dursttage angezeigt. Im übrigen s. Kapitel Nierenkrankheiten.

Prophylaxe. Durch unverzügliche Isolierung des Erkrankten werden weitere Ansteckungen verhütet. Beim Rekonvaleszenten gelten heute die Hautschuppen als nicht infektiös, hingegen sind solche Genesende noch als Infektionsquelle verdächtig, bei denen Eiterungen aus dem Ohr oder den Nasennebenhöhlen bestehen. Eine passive Immunisierung ist mit Rekonvaleszentenserum oder mit menschlichem Normalserum, das von älteren Personen genommen wird, möglich. Als Schutzdosis genügen im allgemeinen 10 ccm bei Kindern, 20 ccm bei Erwachsenen, intramuskulär verabreicht. Die aktive Immunisierung kann mit dem Scharlachschutzimpfstoff nach GABRITSCHEWSKY (durch Formaldehyd entgiftetes, aber noch antigen wirkendes Scharlachstreptokokken-Toxin mit abgetöteten Scharlachstreptokokken) mit dem Scharlachtoxin-Aluminium-Adsorbat-Impfstoff Scarlatox (Asid-Serumwerke) und mit dem Scharlach-Adsorbat-Impfstoff der Behringwerke angestrebt werden. Von den Impfstoffen wird in Abständen von 2 Wochen 3mal 1 ccm subcutan injiziert. Es dürfte als erwiesen gelten, daß bei den Geimpften der Scharlach seltener auftritt und leichter verläuft.

Meldepflicht s. S. 17.

Masern (Morbilli)

Die Masern befallen hauptsächlich das Kindesalter. Der Erreger ist ein ultravisibles Virus, das sich in den Sekreten der entzündeten Schleimhäute (Tröpfcheninfektion!) und im Blut der Erkrankten findet. Außerhalb des Körpers wird er schnell unwirksam, so daß durch dritte Personen oder durch Gegenstände Masern kaum übertragen werden. Die Weiterverbreitung erfolgt deshalb im Gegensatz zum Scharlach nur durch den Kranken selbst, dessen Infektiosität bei Ausbruch der katarrhalischen Erscheinungen, d. h. 4 Tage vor Erscheinen des Exanthems, beginnt und vor Rückbildung desselben wieder schwindet. Infolge großer Empfänglichkeit — natürliche Immunität ist äußerst selten — erkrankt fast jeder schon in der Kindheit (Säuglinge bis zum 3. Monat ausgenommen), woraus sich die Seltenheit der Krankheit bei Erwachsenen erklärt, zumal die Masernerkrankung absolute Immunität hinterläßt (zweimalige Erkrankung an Masern kommt zwar vor, ist aber extrem selten). Die Masern gelten zwar als gutartige Krankheit; eine wichtige Ausnahme von dieser Regel bildet jedoch die Erkrankung der Kleinkinder unter 4 Jahren sowie der Kinder aus sozial ungünstig gestellten Volksschichten.

Krankheitsbild. Die *Inkubation* beträgt etwa 10 (9—14 Tage); innerhalb derselben kommen mitunter leichte Temperatursteigerungen vor. Die Krankheit selbst zerfällt in *zwei* Abschnitte: *1. katarrhalisches Prodromalstadium* mit initialem Fieber, *2. exanthematisches Stadium.* Das *katarrhalische Stadium* als solches ist uncharakteristisch: Es bestehen Schnupfen, Husten, Conjunctivitis, mit Lichtscheu. Diagnostisch sehr wichtig sind die sog. KOPLIKschen Flecke, d. h. kalkspritzerartige, nicht durch Wischen entfernbare weiße Tüpfelchen an der Wangenschleimhaut gegenüber der Zahnreihe, an der Lippenschleimhaut und der Übergangsfalte zum Zahnfleisch; sie schwinden bald wieder nach Auftreten des Ausschlages. Dem Ausbruch des Exanthems geht kurz vorher eine fleckige, rasch wieder schwindende düstere Rötung des Gaumens und Rachens, oft mit punktförmiger Follikelschwellung *(Enanthem),* voraus.

Das *Exanthem* (Beginn am 3.—4. Tag) besteht zunächst aus scharf begrenzten hellroten, rundlichen, nicht erhabenen kleinfleckigen Efflorescenzen, die sich bald in unregelmäßige, zum Teil zackig konturierte düsterrote größere Flecke verwandeln, die teils glatt, teils leicht erhaben sind; der Gesamteindruck ist äußerst buntscheckig. Der Ausschlag beginnt am Kopf hinter den Ohren, das Gesicht ist stark befallen, speziell auch die Umgebung des Mundes (im Gegensatz zu Scharlach!), ferner die behaarte Kopfhaut. Die weitere Ausbreitung erfolgt in bestimmter Reihenfolge: oberer Rumpf, Oberarme, unterer Rumpf, Oberschenkel, Vorderarme, Hände, Unterschenkel, Füße; die volle Entwicklung des Ausschlages wird am 3. Tage erreicht. Eine Abweichung von diesem Schema entspricht oft einem auch sonst atypischen Verlauf. Blutaustritte in die Efflorescenzen — hämorrhagische Masern — bewirken bunte Verfärbungen und länger dauernde Pigmentierung; sie sind prognostisch ohne Bedeutung. Miliaria (vgl. S. 21) ist selten.

Die Gesamtkrankheit geht der Exanthementwicklung zunächst parallel. Die Temperatur zeigt am 2.—3. Tage des Prodromalstadiums eine tiefe Remission, bleibt bis zum Exanthemausbruch meist mäßig erhöht, steigt dann als *Eruptionsfieber* bis 40—41°, fällt aber sehr bald wieder, oft kritisch zur Norm ab, sobald der Ausschlag voll entwickelt ist (im Gegensatz zu Scharlach). Die Fieberkurve ist daher meist *zweigipflig*. Die katarrhalischen Symptome steigern sich bei Beginn des Eruptionsfiebers: heftiger, trockener, nicht selten bellender Husten, starke, oft eitrige Rhinitis, eitrige Conjunctivitis und Blepharitis, mitunter mit Verschwellung der Augenlider. Die Zunge ist belegt; es bestehen Obstipation, aber auch bisweilen heftige Diarrhoen, starkes Krankheitsgefühl mit Apathie. Geringe Milzvergrößerung sowie multiple oder auf die Halsdrüsen beschränkte Drüsenschwellungen werden mitunter beobachtet. Der Harn zeigt oft positive Diazoreaktion. Die Dauer dieser Erscheinungen beträgt etwa $1/2$—$1 1/2$ Tage; dann erfolgt unter Temperaturabfall ein kritisches Schwinden der Beschwerden, und es beginnt die *Abheilungsperiode* mit kleienförmiger Abschuppung (d. h. kleine Schuppen, größere bisweilen im Gesicht), unter Abklingen der Bronchitis.

Atypischer Verlauf und Komplikationen. Neben abortiven Verläufen (Morbilli sine catarrho oder sine exanthemate) gibt es eine besondere Schwere der *katarrhalischen* Erscheinungen, wie hochgradige blennorrhoische, bisweilen diphtherieartige Conjunctivitis, schwere Rhinitis mit Verschwellung der Nase sowie starke, vor allem subglottische Schleimhautschwellung des Kehlkopfes mit „Pseudokrupp", d. h. mit Atemnot, rauhem Husten sowie Heiserkeit bis zur Aphonie. Manche Fälle verlaufen hochtoxisch mit den Zeichen der Hirnbeteiligung (Benommenheit, Konvulsionen) und können schon vor der Ausbildung eines Exanthems letal endigen. Bei einer anderen schweren Verlaufsform bei kleinen Kindern, den *„nach innen geschlagenen Masern"*, bleibt das Exanthem in der Entwicklung stecken, blaßt ab oder wird cyanotisch, und unter Herzschwäche und rapidem Kräfteverfall, gelegentlich mit Diarrhoen, folgt oft tödlicher Ausgang (8.—10. Tag). Einige Tage nach Ausbruch des Exanthems kann es in zum Glück seltenen Fällen auf dem Boden einer Masernencephalomyelitis zu Bewußtseinstrübungen, Krämpfen, Lähmungen und meningealen Reizerscheinungen kommen. Die Letalität dieser Fälle ist ziemlich hoch, mit Defektheilungen muß gerechnet werden.

In einem Teil der Fälle ist bereits während des katarrhalischen Prodromalstadiums ein Vorexanthem in Gestalt bläulich-rötlicher, unscharf begrenzter Flecken im Gesicht zu beobachten. Sehr selten tritt noch während der Inkubationszeit, und zwar gegen Ende derselben, ein vorübergehender sog. scarlatiniformer Rash in Erscheinung.

Als besonders gefährliche Komplikation ist die *Masernpneumonie* anzusehen.

Bei ihr überwiegen im Gegensatz zu den gewöhnlichen katarrhalischen Bronchopneumonien interstitielle Prozesse mit peribronchitischen und peribronchiolitischen Veränderungen. Hieraus erklärt sich zugleich der häufig geringfügige perkussorische und auscultatorische Befund. Röntgenkontrollen zeigen, daß diese Herde sehr lange bestehenbleiben. Vereinzelt besteht Neigung zur Nekrotisierung sowohl der Bronchialwand wie des Lungenparenchyms. Eine häufige Folgeerscheinung von Masernpneumonien sind Bronchiektasien.

Die Abheilungsperiode ist die Zeit der *lokalen* Komplikationen, namentlich bei geschwächten, skrofulösen und rachitischen Kindern; sie verraten sich meist durch Ausbleiben der Entfieberung. In Betracht kommen:

Die häufige Otitis media (Pneumokokken), die oft chronisch wird, ferner Capillarbronchitis mit oder ohne anschließende Bronchopneumonie (bei debilen Patienten verläuft beides oft letal); schwere Conjunctivitis, mitunter mit konsekutiver Ophthalmie; Stomatitis aphthosa, bisweilen mit Geschwürsbildung verbunden, führt in seltenen Fällen zu *Noma* mit schwerster ausgedehnter Gangrän. Vorübergehende blutig-schleimige Diarrhoen zur Zeit der Krise sind nicht selten und harmlos; ausnahmsweise entwickelt sich ein schweres typhöses Syndrom. Nephritis ist sehr selten; gleiches gilt von primären Herzaffektionen. Sehr ernste Komplikationen namentlich bei jungen elenden Kindern sind: Diphtherie, Keuchhusten und Tuberkulose infolge der für Masern charakteristischen verminderten Widerstandsfähigkeit. Ganz selten beobachtet man ein Masernrezidiv.

Diphtherie tritt oft als *primärer* Kehlkopfcroup unter Überspringung des Rachens auf, sie wird deshalb leicht übersehen (!). *Pertussis* begünstigt Komplikationen des Respirationsapparates. Die der *Tuberkulose* gegenüber bestehende sehr geringe Widerstandsfähigkeit (die Pirquetsche Cutanreaktion auf Tuberkulin wird während der Masern negativ!), führt gelegentlich dazu, daß sich eine Miliartuberkulose entwickelt.

Diagnose. Das uncharakteristische katarrhalische Stadium wird oft verkannt. Die Koplikschen Flecken sind 1—2 Tage, das Enanthem 1 Tag vor dem Exanthem vorhanden. Nach Ausbruch des charakteristischen Ausschlages ist die Diagnose in der Regel leicht. Masernähnliche Exantheme kommen nach Medikamenten (Aspirin, Schlafmittel der Barbiturreihe u. a.) und Seruminjektionen sowie bei anderen Infektionskrankheiten, so als Initialexanthem bei Fleckfieber und Pocken, ferner bei Lues II, Trichinose, Paratyphus, epidemischer Meningitis vor[1]. Diagnostisch sehr wichtig ist das *Blutbild:*

Es besteht neutrophile Leukocytose mit Vermehrung der Eosinophilen während der Inkubation, gegen deren Ende beginnt eine Leukopenie mit Maximum am 2. Tage des Exanthems sowie Verminderung bzw. Fehlen der Eosinophilen; oft findet man einzelne Myelocyten; Leukocytose bei Komplikationen; in der Rekonvaleszenz normale Leukocytenwerte mit postinfektiöser Eosinophilie.

Die **Prognose** richtet sich vor allem nach dem *Alter* der *Kranken,* zumal etwa 90% aller Todesfälle (hauptsächlich Pneumonien!) auf die ersten fünf Lebensjahre entfallen, ferner nach der *sozialen* Lage — in armen Stadtteilen betrug die Masernsterblichkeit das 13—20fache derjenigen der wohlhabendsten —, endlich nach dem jeweiligen *Gesundheitszustand* der befallenen Kinder: Tuberkulöse, unterernährte, rachitische sowie an akuten Krankheiten (z. B. Keuchhusten) leidende Kinder sind besonders gefährdet.

Therapie. Eine spezifische Behandlung der Masern steht uns nicht zur Verfügung. Die symptomatische Therapie erstreckt sich vor allem auf Bettruhe bis eine Woche nach der Entfieberung, auf Schutz vor Erkältung auch während der Abheilungsperiode (!); Zimmertemperatur 18°. Feuchthalten der Luft durch feuchte Tücher, Bronchitiskessel, Nasenspray. Die Conjunctivitis erfordert Dämpfung des Tageslichtes. Bettruhe 2—3 Wochen; das Abheilungsstadium ist erst mit Schwinden der Bronchitis beendet; das Verlassen des Zimmers ist nicht vor 3—4 Wochen erlaubt. Bei heftigem Husten 3—4mal täglich 1 Teelöffel von 0,005—0,02 Codein. phosphor. auf 50,0 Ipecacuanha-Sirup. Strenge Absperrung ist erforderlich gegen Diphtherie, Keuchhusten und Tuberkulose, gegen letztere noch $1/4$ Jahr nach der Krankheit.

---

[1] Bei Erwachsenen kann bisweilen die erste Maserneruption im Gesicht durch ihre Knötchenform an Pocken erinnern.

Bei schwerer Conjunctivitis Einreiben der Augenlider mit Hydrarg. oxydat. flav. 0,1 : 25, Vaselin. americ. alb., Einträufeln eines Tropfens $^1/_4$%iger Zinksulfatlösung. Bei heftiger Rhinitis ist ein Pulver von Menthol 0,5, Zinc. sozojodol. 1,0—2,0, Sach. lact. ad 20,0 3mal täglich einzublasen. Bei Otitis Carbolglycerin, Paracentese, Zuziehung eines Otologen wegen etwaiger Operation. Bei schwerer Laryngitis Breiumschläge, Jodpinselung, Senfpflaster, Blutegel. Bei Capillarbronchitis und Pneumonie: Sulfonamide bzw. Antibiotica, da Pneumokokken und Streptokokken eine wesentliche Rolle zu spielen scheinen. 3—4mal täglich Prießnitz und Schwitzen (Fliedertee, Brusttee), bei schweren Zuständen vor allem Senfpackungen und kalte Übergießungen im Halbbad von 34°. Bei Zirkulationsschwäche Campher, Cardiazol, Coffein. Bei bloßem Diphtherieverdacht sind sofort 3000—6000 I.E. Diphtherieheilserum zu injizieren.

Eine Verhütung der Ausbreitung der Krankheit (Schulen, Internate) ist möglich durch eine passive Immunisierung mit menschlichem Gammaglobulin der Behringwerke (0,15 ccm pro kg Körpergewicht) oder mit Masern-Rekonvaleszentenserum nach DEGKWITZ.

Serum von gesunden Kindern, die Masern überstanden haben (7.—9. Tag nach der Entfieberung) wird zur Konservierung mit Carbolsäure versetzt und getrocknet; nach Lösung in 5 ccm physiologischer NaCl-Lösung intraglutäale Injektion. Dosis bis zum 4. Inkubationstag 3 ccm Serum (= 1 Schutzeinheit), bis zum 6. Tage 5—6 ccm; vom 7. Tag ab ist der Masernausbruch nicht mehr sicher zu verhüten.

Zur Not läßt sich auch Serum von Erwachsenen (30 ccm), z. B. von der Mutter des Kindes (bei negativer Wa.R.!), verwenden.

Die Isolierung ist notwendig, dagegen ist strenge Quarantäne sowie Desinfektion und Schutzkleidung überflüssig. Das Krankenzimmer ist unmittelbar, nachdem es der Patient verlassen hat, nicht mehr infektiös. Der Zeitraum, innerhalb dessen die Möglichkeit der Ansteckung, z. B. für die Geschwister eines Masernkindes nach der letzten Berührung mit diesem, besteht, beträgt mindestens 14 Tage. Meldepflicht besteht nicht.

Röteln (Rubeolae)

Rubeolen sind eine durch eine Virus hervorgerufene akute Infektionskrankheit. In der Regel werden Kinder, nicht selten aber auch jugendliche Erwachsene, befallen. Die Krankheit ist meist leicht und gutartig; sie wird daher oft außer Bett überstanden.

Krankheitsbild. Die *Inkubation* beträgt 15—20 Tage, meist 17—18 Tage. Meist ohne Prodromalerscheinungen tritt das Exanthem auf, das aus einzelnen, in der Regel blaßroten, meist nicht konfluierenden Efflorescenzen besteht, die im Gegensatz zu Masern kleinfleckiger und nicht so zackig begrenzt sind; sie treten am Kopf (das Kinn bleibt nicht frei!), Rumpf und an den Extremitäten auf und verschwinden wieder nach 2—4 Tagen. Leichte Temperatursteigerung besteht für 1—2 Tage; sie fehlt bisweilen ganz und erreicht nur selten 39°.

Geringe Lichtscheu, Schnupfen und Husten (Laryngitis) kommen vor; dagegen sind KOPLIKsche Flecken nicht vorhanden. Die Diazoreaktion fehlt fast stets, ebenso eine stärkere Abschuppung.

Charakteristisch sind die etwas schmerzhafte Schwellung der Occipital-, Nuchal-, Auricular- und Cubital-Lymphdrüsen sowie ferner das Blutbild: die Eosinophilen sind im Gegensatz zu Masern nicht vermindert; vor allem aber besteht während des Abblassens des Exanthems eine Plasmazellenlymphocytose. Die absolute Leukocytenzahl ist wechselnd, teils vermindert, teils vermehrt.

Die Milz ist bisweilen etwas vergrößert. Gelegentlich kommt Herpes facialis vor.

Diagnose. Abgesehen von den obengenannten charakteristischen Zeichen ist es für die Diagnose von Bedeutung, ob das Kind Masern bereits überstanden hat. Das Exanthem, das am ersten Krankheitstage (bei Scharlach am zweiten, bei Masern erst am dritten bis vierten) auftritt, kann sowohl scharlach- wie masernartig sein; gelegentlich ist es punktförmig, selten treten kleine Bläschen auf.

An Komplikationen treten bisweilen Otitis media und Bronchopneumonien auf, selten eine Encephalomeningitis.

Embryopathia rubeolosa. Erkranken schwangere Frauen innerhalb der ersten drei Schwangerschaftsmonate an Röteln, so sind beim Kind in einem hohen Prozentsatz Mißbildungen beobachtet worden, vornehmlich am Auge (Katarakt, Mikrophthalmie), am Ohr (Schwerhörigkeit bis zur Taubheit) und am Herzen (Septumdefekte, Offenbleiben des Duktus *Botalli*). Auch andere Mißbildungen sind als Rubeolenembryopathie gedeutet worden. Deshalb sollen Schwangere, die mit Rötelnkranken in Berührung gekommen sind, unverzüglich mit menschlichem Gammaglobulin (0,3 ccm pro kg Körpergewicht intramuskulär) vor dem Ausbruch der Roteln geschutzt werden.

Rubeola scarlatinosa
(Vierte Krankheit, Filatow-Dukesche Krankheit)

Wahrend die Röteln durch ein masernartiges Exanthem ausgezeichnet sind, wurde als „Vierte Krankheit" ein den Roteln ähnliches Krankheitsbild beschrieben, das von einem *scharlachartigen* Ausschlag begleitet ist. Die *Inkubationsdauer* beträgt 9—20 Tage. Prodromalsymptome fehlen. Die Allgemeinerscheinungen und das Fieber sind gering. Das *Exanthem*, das sich schnell über den ganzen Körper ausdehnt, ist blasser als bei Scharlach, besteht aber wie bei diesem aus kleinen Stippchen; auch laßt es ebenfalls die Mundpartie frei. Katarrhalische Angina, Bindehautkatarrh und bisweilen eine universelle Lymphdrusenschwellung kommen vor. Der Ausschlag, der hochstens 3 Tage besteht, hinterläßt eine geringe kleienformige Schuppung. Komplikationen sind nicht bekannt. Die Verschiedenheit der Krankheit vom Scharlach wird aus dem Fehlen eines Schutzes gegen eine spatere Scharlacherkrankung gefolgert. Trotzdem wird zur Zeit die Selbstandigkeit der Vierten Krankheit von mancher Seite in Zweifel gezogen.

Das Erythema infectiosum

ist eine wahrscheinlich virusbedingte, harmlose, epidemisch auftretende akute Kinderkrankheit mit Ausschlag im Gesicht und an den Streckseiten der Extremitaten ohne wesentliche Störung des Allgemeinbefindens. Die Inkubation beträgt 7—14 Tage, Prodromalerscheinungen fehlen. Das aus großen, meist etwas erhabenen, zuweilen juckenden Efflorescenzen bestehende Erythem zeigt oft gezackten Rand und breitet sich im Gesicht auf den Wangen aus, wogegen es Nase und Mundpartie frei laßt. An den Extremitäten entstehen oft landkarten- und girlandenartige Bilder („Ringelroteln"). Fieber fehlt, höchstens bestehen subfebrile Temperaturen. Rötung der Rachenschleimhaut ist meist vorhanden. Der Ausschlag dauert infolge erneuten Aufschießens von Efflorescenzen etwa 6—10 Tage an. Katarhalische Symptome wie bei Masern, KOPLIKsche Flecke sowie die Diazoreaktion im Harn fehlen, desgleichen die für Roteln charakteristischen Plasmazellen im Blut, dagegen sind die Eosinophilen vermehrt. Komplikationen werden nicht beobachtet, auch kommt es zu keiner eigentlichen Schuppung.

Pocken (Variola)

Die Pocken sind eine sehr ansteckende Krankheit und gehören zu den gefährlichsten Seuchen, die in früheren Zeiten sehr zahlreiche Opfer auch in Europa forderten, während sie heute aus den zivilisierten Ländern fast ganz verschwunden sind. Die gelegentlich in Westeuropa vorkommenden sporadischen Fälle beruhen ausnahmslos auf Einschleppung aus anderen Ländern.

Der *Erreger* ist filtrierbar; man glaubt heute, daß er identisch ist mit den sog. PASCHENschen Elementarkörperchen. Diese sind in großer Menge sowohl frei in der Pustelflüssigkeit wie im Innern der Zellen nachweisbare kleinste (Größe $170\,\mu\mu$) runde, sich hantelförmig teilende Gebilde, die sehr widerstandsfähig und übrigens auch in der Kuhpockenlymphe nachzuweisen sind. Aus der Fähigkeit des Erregers, an Gegenständen (Kleidern usw.) haftend lange Zeit virulent zu bleiben, erklärt sich zum Teil der hochgradig kontagiöse Charakter der Pocken. Die *Übertragung* erfolgt durch den Kontakt von Mensch zu Mensch, ferner durch die Luft, durch Tröpfcheninfektion sowie durch Gegenstände. Der Erreger ist auf Tiere übertragbar (Kuhpocken s. unten). Die Disposition zur Krankheit ist eine sehr große, kein Lebensalter ist gegen Pocken geschützt. Überstehen der Krankheit hinterläßt dauernde Immunität.

Krankheitsbild. Die Inkubation beträgt 9—13 Tage. Prodromalerscheinungen fehlen. Die Krankheit beginnt plötzlich mit Schüttelfrost, schwerem Krankheitsgefühl, Glieder- und namentlich auffallend starken Kreuzschmerzen, Erbrechen sowie hohem Fieber. Gleichzeitig, häufiger am 2. Tage, zeigt sich ein *Ausschlag* (sog. *Initialexanthem* oder *Rash*), der vom eigentlichen Pockenexanthem verschieden, meist scharlach- oder masernähnlich (oft beides kombiniert), bisweilen petechial ist und mit Vorliebe die Außenseite der Unterschenkel, die Innenfläche der Oberschenkel, namentlich das Schenkeldreieck, ferner die seitlichen Bauch- und Brustpartien, die Umgebung der Achselhöhlen und die Streckseiten der Arme befällt. Der Puls ist stark beschleunigt. Oft bestehen eine Angina ohne Beläge, ferner Bronchitis sowie oft Milzvergrößerung. Das Exanthem verschwindet wieder schnell innerhalb 24 Stunden (ausgenommen der petechiale Ausschlag). Am 3.—5. Tage sinkt das Fieber rasch unter gleichzeitigem Nachlassen der allgemeinen Beschwerden.

Nun beginnt die **zweite Krankheitsperiode** mit dem Ausbruch des spezifischen *Pockenausschlages*. Er wird zuerst fast stets am Kopf (Stirn, behaarte Kopfhaut) in Form kleiner Flecken sichtbar, die sich bald in etwas prominente Knötchen verwandeln und sich auf den Rumpf, die Arme und schließlich die Beine ausbreiten. Am dichtesten sind sie im Gesicht und an den Handrücken. Während dieses papulösen Stadiums erinnert der Ausschlag an ein Masernexanthem. Bald verwandeln sich die Papeln in Bläschen, deren Inhalt sich eitrig trübt; am 9. Krankheitstage sind die eitrigen Pockenpusteln voll entwickelt. Bei der sog. *Variola discreta* bleiben die Pusteln voneinander isoliert.

Die einzelne Pocke zeigt eine zentrale Delle, den sog. Pockennabel, und einen roten infiltrierten Hof; sie ist mehrkammerig, so daß beim Anstechen nur ein Teil des Inhaltes ausläuft. Auch die *Schleimhäute* werden von den Eruptionen befallen, die hier alsbald zu Geschwürsbildung führen, so in Mund (Zunge), Nase, Rachen, Speiseröhre, Darm, Kehlkopf, Trachea, Bronchien sowie an den Genitalien.

Mit dem Beginn der Vereiterung steigt das Fieber von neuem stark an *(Suppurationsfieber)*; es bestehen oft heftige Delirien und der Allgemeinzustand ist überaus schlecht. Der Kopf und ausgedehnte Teile des übrigen Körpers sind mit Pusteln übersät, am dichtesten sind sie im Gesicht und an den Händen; die Augen sind verschwollen; bisweilen kommt es auf der Bindehaut der Augen zu Pustelbildung. Die Haut verursacht schmerzhaftes Brennen, das Schlucken ist erschwert, oft ist Heiserkeit sowie die Gefahr des Glottisödems vorhanden. Manchmal entwickelt sich eine Perichondritis laryngea. Durch Konfluieren der Pusteln *(Variola confluens)* entstehen mitunter große eitrige Flächen, an die sich phlegmonöse Prozesse, Gangrän sowie Erysipel infolge von Mischinfektionen anschließen, die ihrerseits zu einer Sepsis führen können. Oft entwickelt sich schwerer Decubitus. Heftige Durchfälle sind nicht selten. Ferner wird Perikarditis, seltener Endokarditis beobachtet. Auch Pneumonien kommen vor, oft ferner eine Otitis media. Albuminurie mäßigen Grades ist häufig vorhanden, seltener eine Nephritis.

Im *Blut* besteht eine Leukocytose mit charakteristischer, relativer Vermehrung der Mononucleären, auch beobachtet man oft Myelocyten, Reizungsformen und Normoblasten.

Das **dritte Stadium** ist das der *Exsiccation*. Die Pusteln trocknen unter Borkenbildung gegen den 12. Tag ein, zuerst im Gesicht; Schmerzen und Fieber lassen nach und es entsteht starker Juckreiz.

Während der bei Fehlen von Komplikationen etwa 3—4 Wochen dauernden *Rekonvaleszenz* kommt es langsam zur Abstoßung der Borken, die zurückbleibenden *Pigmentflecke* verschwinden nach einigen Monaten, während die durch die

Eiterung bedingten charakteristischen *Pockennarben* dauernd bestehenbleiben. Oft erfolgt starker Haarausfall.

Besondere Verlaufsformen. Die sog. *Variolois* ist eine abgeschwächte Form, unter der die Pocken häufig, namentlich in Ländern auftreten, wo die Schutzimpfung (s. unten) Anwendung findet. Während das Initialstadium auch hier oft ebenso schwer wie bei Variola vera ist, ist der weitere Verlauf nach Intensität und Dauer leichter, die Zahl der Eruptionen ist wesentlich geringer, auch kommt es oft nicht zur Eiterung, und das Fieber sowie die Allgemeinerscheinungen sind milder, die Exsiccation beginnt oft schon nach etwa einer Woche. Ähnliches gilt von der in Afrika und Südamerika als *Alastrim* bezeichneten Krankheit. — Besonders bösartig sind die sog. *hämorrhagischen Pocken* (schwarze Blattern), bei denen die einzelnen Pusteln Blutungen zeigen *(Variola haemorrhagica pustulosa)*. Ganz infaust ist jene Form, bei der sich schon im Initialstadium zahlreiche, sich rasch ausdehnende Hauthämorrhagien zeigen, zu denen sich Blutungen in die Schleimhäute und die inneren Organe als Zeichen einer allgemeinen hämorrhagischen Diathese hinzugesellen. Diese *Purpura variolosa* endet, bevor es überhaupt zur Pockenbildung kommt, ausnahmslos vor Ablauf der ersten Woche tödlich.

Die *Letalität der Pocken* beträgt 15—30%.

Diagnose. Die Variola vera mit voll ausgebildetem Bläschenausschlag stellt ein nicht zu verkennendes charakteristisches Bild dar. Diagnostische Schwierigkeiten kommen dagegen im Initialstadium der Pocken sowie bei Variolois in Betracht. Eine verhängnisvolle Verwechslung des Initialexanthems mit Scharlach oder Masern kommt bisweilen vor. Sie läßt sich vermeiden bei Berücksichtigung der Lokalisation des Ausschlages oder seiner Kombination aus mehreren Exanthemformen, ferner auf Grund des Fehlens der für Scharlach und Masern charakteristischen Begleiterscheinungen (Scharlach-Angina; bei Masern KOPLIKsche Flecken, Katarrh der oberen Luftwege, Leukopenie usw., vgl. S. 26); andererseits sprechen die viel schwereren Allgemeinerscheinungen, namentlich die sehr heftigen Kreuzschmerzen für Pocken. Die zunächst mitunter schwierige Unterscheidung von Fleckfieber ist praktisch deshalb nicht von so großer Bedeutung, weil in diesen Fällen schon ohnehin sofort eine strenge Isolierung des Kranken zu erfolgen hat und die weitere Beobachtung den Fall bald aufklärt. Für das pustulöse Stadium der Pocken ist bezeichnend, daß sämtliche Efflorescenzen das gleiche Entwicklungsstadium zeigen. Variolois ähnelt oft den Varicellen. Ihre Unterscheidung s. S. 32. Die Efflorescenzen bei Impetigo contagiosa haben nur eine entfernte Ähnlichkeit mit den Pocken. Dagegen ist die Abgrenzung gegenüber manchen luischen Exanthemen (vesiculöse und pustulöse) in ernstere Erwägung zu ziehen. Abgesehen von der WASSERMANNschen Reaktion ist hier vor allem das Nebeneinandervorkommen verschiedener Stadien der Efflorescenzen charakteristisch.

Von großer diagnostischer Bedeutung ist der Nachweis der sog. GUARNIERIschen Körperchen in dem Epithel einer Pockenpustel. Es sind dies rundliche, mit Kernfarbstoffen sich färbende Zelleinschlüsse in der Nachbarschaft des Kerns, die früher als die Variolaerreger angesehen wurden, jetzt als bloße Reaktionsprodukte der Zelle gelten.

Sie finden sich auch in den durch künstliche Übertragung von Pockenpustelinhalt auf die Cornea von Kaninchen erzeugten Epithelwucherungen der Hornhaut, die diese bei Fixation der Cornea in Sublimatalkohol schon 24 Stunden nach der Impfung als makroskopisch sichtbare Trübungen erkennen läßt (PAULsches Verfahren). Jedoch beobachtet man mitunter Versager. Es genügt übrigens zur Ausführung der Probe, Objektträger, die mit reichlichem frischem Pustelinhalt eines Kranken beschickt und getrocknet sind (keine Fixation durch Hitze oder chemische Mittel!), an das nächste Untersuchungsinstitut zu senden.

Schließlich ist in Ländern, in denen die Schutzpockenimpfung geübt wird und daher Pockenfälle zu den Seltenheiten gehören, bei verdächtigen Krankheitsfällen zu eruieren, ob die Möglichkeit einer Ansteckung bestand oder ob ein

Zusammenhang mit auswärtigen Infektionsquellen nachweisbar ist (z. B. auch in Form von Postsendungen aus verseuchten Gebieten).

Therapie. Die Behandlung ist rein *symptomatisch*. Sie besteht namentlich bei den schwereren Fällen in Milderung der Beschwerden seitens der Haut durch feuchte Umschläge oder Einfetten der Haut mit Borvaseline; zweckmäßig sind oft auch warme Dauerbäder. Sehr sorgfältig ist auf Komplikationen der Augen sowie auf Verhütung von Decubitus zu achten. Bei heftigem Kopfschmerz sind eine Eisblase auf den Kopf sowie Analgetica und Sedativa, bei Kreislaufschwäche frühzeitig Campher, Coffein, Strychnin usw. anzuwenden. Neuerdings wurde ein günstiger Einfluß auf den Hautprozeß durch Anwendung von Rotlicht sowie durch Pinseln der Haut mit Kaliumpermanganat beobachtet. Gegen das Kratzen der Haut infolge des heftigen Juckreizes sind die Hände einzuwickeln oder bei Kindern die Arme anzubinden. Antibiotica (Penicillin, vor allem Terramycin) sind beim Auftreten von Mischinfektionen während der zweiten Krankheitsperiode angezeigt. Vom Terramycin wird vereinzelt berichtet, daß es sogar das Variola-Virus selbst beeinflussen soll. Der Rekonvaleszent darf erst nach völliger Abstoßung der Schorfe und darauffolgendem Reinigungsbad als nicht kontagiös gelten.

Die **Prophylaxe** besteht vornehmlich in der Anwendung der durch EDWARD JENNER 1796 inaugurierten *Schutzpockenimpfung*. Sie beruht auf der Tatsache, daß das Pockenvirus sich auch auf Tiere, z, B. die Kuh (lat. vacca, daher „Vaccination") übertragen läßt und dadurch eine dauernde Abschwächung erfährt, ohne seine immunisierende Fähigkeit zu verlieren. Übertragung der Flüssigkeit aus den Bläschen der Kuhpocken (sog. Pockenlymphe) auf den Menschen erzeugt nur eine leichte lokale Erkrankung, die sog. Impfpocken, die ihrerseits aber einen wirksamen Schutz gegen die echten Pocken bedingen. In Deutschland ist der Impfzwang durch das Reichsgesetz von 1874 eingeführt.

Ärzte sowie Pflegepersonal sollen sich vor Beginn der Behandlung von Pockenkranken einer erneuten Schutzimpfung unterziehen.

Nach dem *Wortlaut* des *Impfgesetzes* ist jedes Kind zum ersten Male vor Ablauf des auf sein Geburtsjahr folgenden Kalenderjahres, zum zweiten Male jeder Zögling einer öffentlichen Lehranstalt oder Privatschule im Laufe des 12. Lebensjahres zu impfen, wofern nicht infolge Überstehens der Pocken oder wegen Erkrankung des Kindes (Skrofulose, Ekzeme, Ohrenfluß, Krämpfe usw.) vom Arzt Zurückstellung verfügt wird. Die Impfung, die nur von einem Arzt ausgeführt werden darf, geschieht unter aseptischen Kautelen nach Säuberung der Haut mit Wasser und Seife (kein Desinfektionsmittel!) mit Hilfe einer sterilisierten Impflanzette, die mit etwas Kuhpockenlymphe beschickt wird. Letztere wird in einer Impfanstalt von Kälbern gewonnen. Es werden an dem einen Oberarm, bei der ersten Impfung am rechten, bei der zweiten am linken in einer Längsrichtung zwei ganz oberflächliche, nicht blutende Schnitte von 3 mm Länge und mindestens 2 cm voneinander entfernt angelegt (laut Erlaß vom April 1934). Nach 2—3 Tagen zeigen die Impfstellen Rötung und Infiltration sowie bald darauf Entwicklung von Bläschen, die sich am 7.—8. Tage in die typischen Pockenpusteln verwandeln. Während der Vereiterung besteht oft geringe Lymphdrüsenschwellung sowie bisweilen etwas Fieber. Zwischen dem 10.—12. Tag erfolgt die Eintrocknung. Bei der vom Arzt am 8. Tage vorzunehmenden „Nachschau" gilt eine Erstimpfung als erfolgreich bei voller Entwicklung von mindestens einer Impfpustel, bei der Wiederimpfung genügt hierfür schon die Entwicklung von Knötchen oder Bläschen an den Impfstellen. Bei erfolgloser Impfung ist dieselbe spätestens im nächsten Jahre und bei erneuter Erfolglosigkeit im 3. Jahre zu wiederholen. Bei Pockengefahr ist eine erneute Impfung vorzunehmen, da die Dauer des Impfschutzes sich nur auf etwa 10 Jahre erstreckt. Daraus erklärt sich ferner, daß bei gegebener Infektionsmöglichkeit vor allem ältere Individuen erkranken. Auch hier aber tritt die Nachwirkung der Schutzimpfung meist noch durch den milderen Verlauf der Erkrankung zutage. Der eklatante Rückgang der Pockenerkrankungen in allen die Pockenimpfung ausübenden Staaten sowie das schnelle Erlöschen von Pockenerkrankungen nach Einschleppung aus anderen Ländern ist ein Beweis für den glänzenden Erfolg der Impfung.

Bezüglich der Gefahren der Pockenimpfung ist u. a. darauf hinzuweisen, daß seit der ausschließlichen Verwendung von Tierlymphe statt menschlicher Lymphe die Übertragung vor allem von Syphilis ausgeschaltet ist. Die selten beobachteten Erysipele lassen sich durch peinlich aseptische Methodik beim Impfen und sorgfältiges Sauberhalten der Impfstellen vermeiden (Impferysipel s. S. 36). Kinder mit Hautkrankheiten usw. (s. oben) sind von der Impfung auszuschließen, da es hier zu einer generalisierten Aussaat der Vaccine kommen kann, die mit schweren Krankheitserscheinungen einhergeht.

Eine ernste, namentlich in Holland, in der Tschechoslowakei und in England usw. seit 1923 beobachtete Folge der Impfung ist die sog. *Encephalitis postvaccinalis*. Die Inkubation beträgt etwa 9—13 Tage und ist kürzer bei Revaccinierten. Wenn die Krankheit auch naturgemäß hauptsächlich Kinder befällt, so kommt sie doch auch bei Erwachsenen vor. Erstimpflinge nach dem 2. Lebensjahr werden bevorzugt. Das Krankheitsbild zeigt die Symptome einer Meningoencephalitis. Die Letalität schwankt zwischen 30 und 46%.

Meldepflicht s. S. 17. Die *Isolierung* der Pockenkranken ist bis zur vollen Genesung und der erfolgten Desinfektion durchzuführen, diejenige der Ansteckungsverdächtigen 14 Tage lang von dem Tage der letzten Ansteckungsmöglichkeit an gerechnet, die der Krankheitsverdächtigen, bis sich der Verdacht als unbegründet erweist.

Windpocken (Varicellen)

Von Varicellen werden in erster Linie Kinder bis zu 10 Jahren befallen. Erwachsene erkranken nur sehr selten. Dagegen sind junge Kinder sehr empfänglich. Der Erreger ist ein kugelförmiges Virus. Er ist sicher vom Pockenerreger verschieden, dagegen scheinen nahe verwandtschaftliche Beziehungen zum Erreger des Herpes zoster zu bestehen. Wiederholte Erkrankung an Varicellen ist außerordentlich selten.

Krankheitsbild. Die *Inkubationsdauer* beträgt 14—21 Tage. Prodromalerscheinungen fehlen fast immer. Die Krankheit beginnt mit einem Ausschlag, der bisweilen unter starkem Juckreiz sich schnell über den ganzen Körper ausbreitet, in den ersten Stunden aus kleinen, bis zu linsengroßen, zum Teil etwas erhabenen roten Flecken besteht, die sich sehr schnell in kleine Bläschen umwandeln. Es besteht geringes Fieber, das aber auch fehlen kann. Nach Ablauf eines Tages erfolgt Rückbildung und Eintrocknung der Bläschen, welche keine Narben hinterlassen. In den nächsten Tagen kommt es meist schubweise zum Aufschießen neuer Papeln und Bläschen, so daß um diese Zeit gleichzeitig frische Bläschen neben abheilenden Efflorescenzen vorhanden sind. Bläschen können sich auch auf den Schleimhäuten, so im Mund, am Kehlkopf (Heiserkeit, gelegentlich sogar Glottisödem), am Auge, an der Vulva entwickeln. Selten kommt eine Roseola ohne Bläschen vor. Das Blut zeigt keine charakteristischen Veränderungen.

Der *Krankheitsverlauf* ist fast immer leicht; schwerer ist die gangränöse Form, die bei dekrepiden Kindern mitunter beobachtet wird; gefährlich sind die seltenen hämorrhagischen Varicellen. Als Komplikation kommt hämorrhagische Nephritis vor, die sich bis 14 Tage nach Beginn des Exanthems einstellen kann und meist gutartig verläuft. Eine bestehende Tuberkulose wird oft sehr ungünstig beeinflußt, weshalb solche Kinder vor Windpockeninfektion zu schützen sind. Ferner sind Windpockenkranke für Scharlach sehr empfänglich.

Diagnose. Sehr wichtig ist die Unterscheidung von Variola und Variolois. Von Bedeutung ist das Alter des Patienten, die Berucksichtigung der letzten Pockenimpfung sowie die Tatsache einer Varicellenerkrankung in der Kindheit (erneute Erkrankung ist äußerst selten). Wahrend bei Pocken regelmäßig ein scarlatinoses oder masernahnliches Initialexanthem beobachtet wird, kommt ein solches bei Varicellen nur ganz ausnahmsweise vor; ferner zeigen die Efflorescenzen im Gegensatz zu Windpocken samtlich das gleiche Stadium. GUARNIERIsche Korperchen sowie zurückbleibende Narben werden bei Varicellen nicht beobachtet (allerdings konnen bei letzteren einzelne Blaschen, wenn sie vereitern, Narben hinterlassen). Wichtig ist schließlich auch die kurze Dauer der flüchtigen Windpockenefflorescenzen sowie das Fehlen von Blutveranderungen.

Therapie. Bettruhe bis zur volligen Abheilung der Efflorescenzen (Kontrolle des Urins!) und Hautpflege (Zinkpuder, essigsaure Tonerde, evtl. gegen Juckreiz Ichthyolsalbe); die Verhütung von Sekundarinfektionen namentlich auch an den Genitalien ist wichtig.

Herpes zoster (Gürtelrose)

Unter heftigen Schmerzen neuralgischen Charakters pflegt der Herpes zoster aufzutreten. Charakteristisch ist außer dem Schmerz die Eruption kleiner Bläschen, die sich in Gruppen angeordnet auf geröteter Hautpartie befinden. Ihr Inhalt ist zunächst wasserhell, trübt sich dann später, um gelegentlich eitrige Beschaffenheit anzunehmen; seltener wird er hämorrhagisch. Nach etwa einer Woche trocknen die Bläschen ein, es kommt zu Krusten, nach deren Abstoßung eine hyperpigmentierte Hautpartie zurückbleibt. Vereinzelt kommt es zu Ulcerationen oder gar zu Gangrän mit nachfolgender Narbenbildung. Oft überdauert der neuralgische Schmerz noch längere Zeit die Bläscheneruption. Hinsichtlich seiner Anordnung entspricht der Ausschlag dem Ausbreitungsgebiet von einem oder zwei Rückenmarkssegmenten einer Körperseite. Im Gesichtsbereich finden sich besonders häufig Herpes zoster-Eruptionen entlang den Ästen des N. trigeminus. Die Schmerzen, die als brennend, beißend, bohrend angegeben werden und mit Hyperästhesie bzw. Hypästhesie, manchmal auch mit Störungen der Temperaturempfindung in dem betreffenden Hautbezirk verbunden sind, gehen dem Erscheinen der Bläschen oft mehrere Tage voraus. Fieber mit Störung des Allgemeinbefindens kommt vor, bisweilen sind die regionären Lymphknoten etwas geschwollen. Im Liquor zeigt sich eine nicht sehr hochgradige Pleocytose (Lymphocyten).

Der dem Herpes zoster zugrunde liegende anatomische Prozeß ist eine zum Teil hämorrhagische Entzündung der entsprechenden Spinalganglien (F. v. BARENSPRUNG 1861). Ein Übergreifen der Entzündung auf die hinteren Wurzeln ist wohl ziemlich regelmäßig vorhanden. Dem Herpes zoster im Bereich des Trigeminus entspricht eine entzündliche Erkrankung des Ganglion GASSERI. Die hierbei mitunter auf der Cornea bulbi entstehende Herpeseruption kann eine Gefährdung des Auges bedeuten (Zoster ophthalmicus). Der Zoster oticus (Ganglion geniculi und Bereich der basalen Hirnnervenabschnitte) verursacht Bläschenausschlag im Gehörgang und an der Ohrmuschel und kann Störungen des N. vestibularis und cochlearis hervorrufen, auch Facialislähmungen.

Als Erreger gilt das Virus von NAUCK und PASCHEN (1933). Gelegentlich beobachtet man ein epidemieartiges Auftreten des Leidens. Nicht selten sieht man den Herpes zoster innerhalb von Segmenten, die durch eine Organkrankheit irritiert sind (Angina pectoris, Cholecystitis, Frakturen oder Tumormetastasen im Bereich der Wirbelsäule, leukämische Infiltrationen der Spinalganglien, der hinteren Wurzeln oder Meningen). Diesen Affektionen durfte eine dispositionelle Bedeutung fur die Lokalisation des Herpes zoster zukommen.

Wenn auch keine Identität des Herpes zoster-Virus mit demjenigen der Windpocken erwiesen ist, so bestehen doch nahe verwandtschaftliche Beziehungen insofern, als die von PASCHEN gefundenen Elementarkörperchen einer Herpes zoster-Erkrankung vom Rekonvaleszentenserum solcher Kinder agglutiniert werden, die Windpocken überstanden haben und umgekehrt. An Herpes zoster erkrankte Kinder sind erfahrungsgemäß immun gegenüber dem Varicellenvirus. Bisweilen sind in Kinderheimen 1—2 Wochen nach einem Zosterfall Varicellen aufgetreten.

Therapie. Einpudern mit Zink- oder Lenicetpuder. Feuchte Verbände sind zu unterlassen, hingegen sind luftdurchlässige, trockene Verbände zum Zweck der Verhütung einer Kokkeninfektion nützlich. Anästhesinsalbe (2—5%ig) wirkt schmerzlindernd, desgl. mitunter die Anwendung der Solluxlampe oder Blaulichtbestrahlung. Antineuralgica sind oft unentbehrlich. Werden die Schmerzen hierdurch nicht beeinflußt, dann sind Röntgenbestrahlungen der Spinalganglien empfehlenswert. Bei Sekundärinfektionen Antibiotica.

Fleckfieber (exanthematischer Typhus)

Das von W. GRIESINGER (1864) zum ersten Male von der Gruppe der typhösen Krankheiten scharf abgetrennte Fleckfieber ist eine akute, epidemisch (vor allem im Winter), namentlich in Ost- und Südeuropa, aber auch in den Tropen und Subtropen auftretende sehr gefährliche Infektionskrankheit, die sich unter ungünstigen hygienischen und sozialen Bedingungen entwickelt und verbreitet (Krieg, Landstreicher, Asylisten). Für die Übertragung des europäischen Fleckfiebers ist, wie NICOLLE, RICKETTS, WILDER 1910 feststellten, die obligate Rolle der Kleiderlaus, nicht ausnahmsweise der Kopflaus, nicht dagegen der Filzlaus) sichergestellt; die Infektion erfolgt hauptsächlich durch die Faeces der infizierten Läuse. Hierbei ist besonders zu beachten, daß außer letzteren in gleicher Weise auch ihr verstäubter Kot eine wichtige Gefahrenquelle darstellt, schließlich in Laboratorien das in der ersten Zeit hochinfektiöse Blut der Kranken. Die völlige Beseitigung der Läuse bringt jede Epidemie mit Sicherheit zum Erlöschen. Die im Darm infizierter Läuse von ROCHA-LIMA 1916 gefundene *Rickettsia*[1]-*Prowazeki* ist als Erreger gesichert. Überstehen der Krankheit (ebenso auch aktive Schutzimpfung, s. S. 35) verleiht zwar einen starken Schutz, dessen Dauer jedoch individuell verschieden ist.

---

[1] Rickettsien sind etwa 0,3—0,5 μ große kokkenartige, etwas längliche, gramnegative Gebilde, deren virusartige Natur sich dadurch dokumentiert, daß sie nur in Gegenwart lebendiger Zellen, nicht aber auf zellfreien Nährboden züchtbar sind.

Krankheitsbild. *Inkubation* 11—12 Tage (9—21 Tage). Der Beginn der Krankheit erfolgt plötzlich mit hohem Fieber und schweren Störungen des Allgemeinbefindens, Kopfschmerzen, Abgeschlagenheit, Gliederschmerzen; wirklicher Schüttelfrost ist nicht konstant. Der Krankheitsbeginn tauscht manchmal eine schwere „Grippe" vor. Bei einem Teil der Kranken bestehen eine sehr charakteristische Rotung und Gedunsenheit des Gesichtes mit Conjunctivitis und Lichtscheu, oft ferner Angina sowie Laryngitis mit Heiserkeit; sehr haufig ist Bronchitis, bisweilen mit starkerer Dyspnoe, vorhanden. Milzvergroßerung besteht schon in den ersten Tagen, zuweilen ferner Herpes.

Unter weiterem Ansteigen der Temperatur — sie erreicht am 2.—4. Tag 39—40° und zeigt bisweilen nach einigen Tagen morgendliche Remissionen — tritt zwischen dem 3. und 6. (bis zum 8.) Tage ein Exanthem auf, das sich innerhalb von 2 Tagen uber den ganzen Körper — das Geicht in der Regel ausgenommen — ausdehnt, insbesondere auch Handteller und Fußsohlen zum Unterschied von Typhus meist nicht verschont, ferner keine Nachschübe zeigt. Das Exanthem besteht aus kleinen, nicht erhabenen, blaßroten, dann lividen, später bräunlichen Flecken, die in den folgenden Tagen oft kleine Blutungen im Zentrum aufweisen und sich jetzt nicht mehr wegdrücken lassen. Außerdem treten bei schweren Fallen noch daneben Petechien oder größere Hamorrhagien auf. Oft zeigt die gesamte Haut einen leichten Stich ins Gelbliche. Unter Weiterbestehen der Continua tritt alsbald die Beteiligung des Zirkulationsapparates in Erscheinung, der Puls wird klein und weich, der Blutdruck sinkt frühzeitig (wohl eine Folge zentraler Schädigung, s. unten); nicht selten besteht eine Myokarditis. Die Schwere des Allgemeinzustandes nimmt unter starkerem Hervortreten namentlich der nervosen Erscheinungen zu, es bestehen lebhafte motorische Unruhe und Bewegungsdrang, Delirien und Wahnvorstellungen, hochgradige Agrypnie, in leichteren Fallen quälende Unruhe, manchmal Durchfälle. Unter Ausbreitung der Bronchitis entstehen oft Pneumonien, ferner kann sich eine Perichondritis am Kehlkopf entwickeln. Mitunter besteht hartnäckiger Singultus. Die Diazoreaktion im Harn (s. S. 39) ist teils positiv, teils negativ. Haarausfall und Ergrauen der Haare ist haufig. Blut: Meist mäßige Leukocytose mit Vermehrung der Polynucleären, letzteres auch bei Verminderung der Leukocytenzahl, Fehlen der Eosinophilen. Von der 2. Woche ab agglutiniert das Serum den Bacillus Proteus X 19[1]: diese sog. WEIL-FELIXsche Reaktion ist oberhalb des Titers 1 : 100 als positiv zu werten (neuerdings als Objekttragerreaktion mit einem „Trockendiagnosticum" ausführbar).

Gefahren in der 2. Woche sind die Kreislaufschwäche, ferner Zunahme der nervosen Erscheinungen bis zum Koma sowie Pneumonien. Eine günstige Wendung erfolgt in der Regel gegen die 2. Woche (12. Tag) mit lytischer Entfieberung in wenigen Tagen. Doch bleiben oft noch eine gewisse Benommenheit, mitunter sogar Wahnvorstellungen, eine Zeitlang zurück. Eine feine, zum Teil kleienartige Schuppung ist meist vorhanden. Nicht selten besteht zentrale Schwerhörigkeit. Vegetative Labilität, abnorm starke Ermüdbarkeit, Zittern, Schwächegefuhl, Steigerung der Patellarreflexe und vor allem Unfahigkeit zu geistiger Konzentration bleiben auffallend lange, oft viele Monate bestehen. Dagegen gehört als Dauerfolge eine ernstere Schädigung des Zirkulationsapparates nicht zum Bilde des Fleckfiebers. Tödlicher Ausgang erfolgt meist zwischen der 2. und 3. Woche.

Besondere Verlaufsarten. Der Verlauf des Fleckfiebers ist bei Kindern meist ganz leicht und nimmt in der Regel mit zunehmendem Alter entsprechend der damit verbundenen stärkeren Reaktionsfähigkeit des Großhirns, dem Hauptangriffspunkt für den Erreger, an Schwere zu[2]. Epidemiologisch sehr wichtig sind abortive Fälle mit flüchtigem oder rudimentarem Exanthem. Die foudroyante, schnell tödlich verlaufende Form ist durch das Auftreten zahlreicher Hämorrhagien schon in den ersten Tagen gekennzeichnet.

In Nordamerika kommt eine leichte Form des Fleckfiebers als sog. BRILLsche *Krankheit* vor; hier wie bei gewissen anderen Fleckfieberarten der neuen Welt (mexikanisches Tabardillofieber, Rocky Mountain spotted fever usw.) wurden statt der Läuse Rattenflöhe sowie auch Zecken und Milben als Übertrager erkannt.

Als **Komplikationen** kommen Thrombosen, Gangrän an den Füßen, am Scrotum sowie der Nasenspitze, zentrale und peripherische Lähmungen sowie Meningismus vor.

Pathologisch-anatomisch besteht makroskopisch kein eindeutiger Befund; mikroskopisch dagegen sind nach der Feststellung von EUG. FRAENKEL (1914) knötchenformige Infiltrate an den Capillaren und kleinsten Arterien der verschiedenen Organe (auch im Bereich der Hautefflorescenzen) mit partieller Wandnekrose und Verlegung des Lumens charakteristisch. Im Gehirn sind besonders die Oblongata und der Hirnstamm bevorzugt. Sehr oft

---

[1] Der Proteusbacillus ist *nicht* der Erreger der Krankheit. Übrigens gibt Fleckfieberblutserum in etwa 50% der Fälle auch eine positive GRUBER-WIDAL-Reaktion mit Typhusbacillen (vgl. S. 39).

[2] Bei unzivilisierten Naturvölkern erzeugt das Fleckfieber seltener die schweren nervosen Störungen wie beim Zivilisationsmenschen mit seinem differenzierteren, empfindlicheren Nervensystem.

findet sich eine interstitielle Myokarditis, bei welcher aber im Gegensatz zum Diphtherieherzen schwere Muskeldegeneration vermißt wird; haufig sind auch die sympathischen Ganglien befallen.

Diagnose. Bezeichnend ist der akute Beginn, das Aussehen des Gesichtes („Kaninchenaugen"), das fruhe Auftreten des Exanthems (bei Typhus abdominalis erst vom 9. Tage), das Vorhandensein von Efflorescenzen an Handtellern und Fußsohlen, das Fehlen von Nachschuben des Exanthems sowie der Blutbefund (s. oben). Die WEIL-FELIXsche Reaktion ist vom Anfang der 2. Woche an verwertbar. Bei ausnahmsweise vorhandenem großfleckigem Exanthem hat man sich vor Verwechslung mit Masern, Paratyphus und gegebenenfalls mit dem Initial-Rash der Pocken zu hüten. Auch bei Meningokokkensepsis kommt mitunter ein fleckfieberartiges Exanthem vor. Das sog. Radiergummiphänomen in der Rekonvaleszenz, d. h. das Auftreten von Rötung der Haut sowie von Schüppchen beim Darüberstreichen mit dem Fingernagel, ist bedeutungslos.

Therapie. Chloramphenicol und Terramycin (Dosierung s. S. 15) über mehrere Tage hinweg verabreicht, führen in kurzer Zeit zur Entfieberung und zur Beseitigung der übrigen Krankheitserscheinungen. Komplikationen sind unter dieser Therapie selten geworden. Machen sich trotzdem noch Erregungszustände geltend, so sind Barbiturate, notfalls Scopolamin erforderlich. Bei peripherer Kreislaufschwache ist Vorsicht geboten bezüglich der Verabfolgung zentralangreifender Analeptica (s. S. 217), weil hierdurch Erregungszustande eine Verstarkung erfahren können. Etwaigen Insuffizienzerscheinungen von seiten des Herzens wird mit Strophanthin begegnet. Durch die antibiotische Therapie hat sich die Prognose der Krankheit, die früher sehr ernst war, wesentlich verbessert. Vor der Verwendung der Antibiotica betrug die Letalität 5—50%, wobei die Kranken jenseits des 50. Lebensjahres besonders stark bedroht waren.

Die **Prophylaxe** gelingt in geradezu idealer Weise durch Bekämpfung der Läuseplage. Im Gegensatz zur ungefahrlichen Inkubationszeit und der ersten Krankheitswoche kommt für die Übertragung der Krankheit durch Läuse hauptsächlich erst die 2. Woche in Betracht.

Die Laus vermag erst 5 Tage nach dem Saugen von Fleckfieberblut die Krankheit zu ubertragen; auch die junge Brut von infizierten Läusen ist infektionstüchtig. Bei der Bekampfung der Kleiderlaus ist zu berücksichtigen, daß die Laus, die zum Leben menschliches Blut braucht, ohne dasselbe in 5—6 Tagen stirbt; da die junge Brut aus den Nissen nach etwa 5 Tagen ausschlüpft, so genügt zur Vernichtung der Läuse in Kleidern das Aufbewahren derselben in geschlossenen Räumen in der Warme 14 Tage lang. Nun kommt es jedoch darauf an, nicht nur die Lause, sondern vor allem die im Läusekot befindlichen Rickettsien zu vernichten, die aber z. B. durch die gegen die Läuse wirksame Blausäure nicht abgetötet werden; die einzig zuverlässige Desinfektion ist daher diejenige mittels Hitze (z. B. Einwirkung von Heißluft von 70—80° 1 Stunde; ebenso wirksam, aber weniger schonend für das Material ist strömender heißer Wasserdampf). Der Kranke wird zunächst sofort am ganzen Körper ohne vorheriges Abseifen mit körperwarmer 0,5—1%iger Zephirollösung (zur Abtötung der Rickettsien in etwa vorhandenem Läusekot) desinfiziert und mit frischer Wäsche versehen. Die Entlausung des Körpers erfolgt für 12—24 Stunden durch Sabadillessig- bzw. Perubalsam-Kappe sowie Cuprex-Merck für den Kopf (Augenbrauen!), Hg-Salbe oder besser 5⁰/₀₀ Sublimatalkohol für Achsel-, Brust- und Schamhaare; die Haare sind kurz zu schneiden bzw. zu rasieren.

Infektiös ist das *Blut* des Kranken, nicht aber Harn, Sputum oder Speichel. Sicher entlauste Fleckfieberkranke können ohne jede Gefahr mit anderen Kranken in demselben Raum gepflegt werden (man beachte jedoch die Gefahr des Läusekotes!). Trotzdem sind nach der gesetzlichen Vorschrift die Kranken bis zur Genesung zu isolieren; Ansteckungsverdächtige sind 3 Wochen von dem Tage der letzten Ansteckungsmöglichkeit ab zu isolieren. Meldepflicht s. S. 17.

Eine *aktive Immunisierung* mit abgetöteten bzw. abgeschwächten Erregern ist möglich. Man bedient sich dabei nach WEIGL eines Impfstoffes, der aus dem Darm künstlich infizierter Lause gewonnen (Aufschwemmung!) und durch Phenol und Erwärmung abgeschwächt wird (drei subcutane Injektionen zu je 0,5 bzw. 1,0 ccm in 5 tagigen Intervallen, Bodensatz vorher aufschütteln!). Der Impfschutz beginnt 2 Wochen nach beendeter Impfung und hält sicher 1 Jahr an. Impfung wahrend der Inkubation soll die Krankheitsdauer verkürzen. Die Schutzimpfung hat übrigens auf den Titer der WEIL-FELIX-Reaktion keinen Einfluß.

Wundrose (Erysipel)

Das Erysipel ist eine durch *Streptokokken* (FEHLEISEN 1882) verursachte akute Infektionskrankheit, die sich in einer scharf umgrenzten, zum Fortschreiten neigenden, flächenhaften Entzündung der Haut bzw. der Schleimhäute äußert und nach der Abheilung in der Regel keine Residuen hinterläßt. Notwendige

Voraussetzung für die Erkrankung ist eine Kontinuitätstrennung der Haut, z. B. Rhagaden, Operationswunden, ferner die Nabelwunde usw. Auch das „idiopathische Erysipel" ist tatsächlich stets traumatischen Ursprungs.

Der Erysipelstreptokokkus vermag, auf andere Individuen übertragen, Phlegmonen usw. zu erzeugen und umgekehrt. Die Erkrankung setzt eine individuelle Disposition voraus und hinterläßt keine Immunität, sondern erhöhte Disposition mit der Neigung zu Rezidiven oder zu „habituellem Erysipel". Jugendliche Personen, ferner geschwächte und marastische Individuen (mit Carcinomen, Ödemen, Ulcus cruris) werden mit Vorliebe befallen.

Histologisch besteht eine mit kleinzelliger Infiltration einhergehende Entzündung des Coriums mit zahlreichen, hauptsächlich in den Lymphspalten, weniger in den Blutcapillaren nachweisbaren Streptokokken.

Krankheitsbild. Die *Inkubation* beträgt einige Stunden bis zu 3 Tagen. Die Krankheit beginnt mit Schüttelfrost, hoher Temperatur bis 41°, oft mit gleichzeitigem Schweißausbruch sowie Erbrechen und umschriebener Rötung, Schwellung und Spannung eines Hautbezirkes. Am häufigsten ist das Erysipel des Gesichtes (Ursachen: Rhagaden infolge von Rhinitis, Blepharitis, Ekzeme) und des Kopfes (Kratzeffekte bei Ungeziefer). Die Grenze der geröteten Partie ist meist etwas erhaben und greift mit zungenförmigen Ausläufern, den „Fackeln" ins Gesunde über. Subjektiv besteht Spannungsgefühl, Brennen und Schmerz. Die Ausbreitung der Entzündung erfolgt oft im Verlauf von Stunden und schreitet besonders in locker gewebten Hautbezirken vorwärts, umgeht dagegen straffere, wie z. B. die Nasolabialfalte, die Leistenbeuge, die Tibiakante usw. Stets ist eine Schwellung der regionären Lymphdrüsen vorhanden.

Oft beobachtet man eine Entwicklung von Bläschen, gelegentlich auch von Eiterpusteln oder großen Blasen (Erysipelas vesiculosum, pustulosum, bullosum). Eine Neigung zu Gangrän, die vor allem bei Säuglingen und Greisen vorkommt, ist besonders gefährlich bei Lokalisation an den Augenlidern. Gelegentlich kommt es unter dem Druck der ödematösen Lider zu Hornhautgeschwüren.

Die Temperatur ist im weiteren Verlauf stark remittierend, sie geht der Entwicklung der Hautentzündung parallel, fällt bei Stillstand derselben kritisch oder lytisch ab und dauert nicht selten nur 3 Tage. Starkes Krankheitsgefühl besteht oft nur in den ersten Tagen. Herpes facialis ist oft nachweisbar; die Milz ist meist etwas vergrößert. Albuminurie ist fast stets vorhanden; gelegentlich tritt leichter Ikterus auf. Blut: Stets besteht eine Leukocytose, sie geht parallel der Intensität der Erkrankung; anfangs fehlen die Eosinophilen. Die Haut zeigt nach Abheilung starke Abschuppung; die häufig eintretende Alopecie ist nur vorübergehend. Wiederholte Erkrankungen hinterlassen bisweilen ein chronisches Ödem der Haut, z. B. am Nasenrücken und an den Augenlidern, oder sogar elephantiastische Veränderungen, so bei Ulcus cruris.

Beachtenswert ist der wiederholt beobachtete günstige Einfluß des Erysipels auf andere Krankheiten wie Tumoren, chronische Entzündungen, Bronchialasthma, Stoffwechsel- und Geisteskrankheiten.

Besondere Lokalisation. Die erysipelatöse Angina mit Rötung, Schwellung der Gaumen- und Rachenschleimhaut und Schluckschmerz tritt gelegentlich als Vorläufer der Gesichtsrose oder im Anschluß an diese auf und wird leicht übersehen; sie kann durch Hinabsteigen zum gefährlichen Glottisödem führen. Bei dem seltenen primären Kehlkopferysipel besteht Schleimhautschwellung und bisweilen eine lackartige blutrote Färbung der Epiglottis. Das Erysipel der Vulva und Vagina zeigt starke Schwellung und Schmerzen an den Genitalien, mitunter mit Erschwerung des Harnlassens. Das Erysipel am Penis neigt zu Blasen- und Nekrosenbildung.

Verlaufseigentümlichkeiten und Komplikationen. Bei wiederholten Erkrankungen pflegt der Verlauf milder, die Temperatur niedriger zu werden, sogar fieberloser Verlauf ist möglich (jedoch ist stets Rectalmessung vorzunehmen!). Sehr ernst gestaltete sich vor der Einführung der modernen Chemotherapie das bei geschwächten Individuen vorkommende, große Bezirke des Körpers der Reihe nach befallende *Wandererysipel* von wochenlanger Dauer. Auch war früher prognostisch sehr übel das Erysipel im Anschluß an Decubitus (besonders bei Typhus). Bei Kindern kommt das *Impferysipel* als Früherysipel 2—3 Tage, als Späterysipel 5—10 Tage nach der Schutzpockenimpfung vor. Komplikationen seitens des Herzens (Endokarditis, Perikarditis) sind selten. Die bei schwerem Erysipel nicht häufig auftretende Pneumonie ist besonders als Wanderpneumonie sehr gefährlich. Akute hämorrhagische Nephritis kommt nicht selten vor, sie ist fast stets von guter Prognose. Delirien sind häufig, besonders bei Potatoren. Die gelegentlich vorkommenden Psychosen haben eine günstige Prognose. Im Greisenalter verläuft die Krankheit oft mit nur geringen Temperatursteigerungen.

Die **Diagnose** ist in typischen Fällen leicht. Bei anämischen sowie ödematösen Patienten ist die Hautrötung weniger intensiv, sie wird daher leichter übersehen, desgleichen das Erysipel der behaarten Kopfhaut. Das vom Erysipel verschiedene, ihm ähnliche *Erysipeloid* an den Händen mit Jucken, Brennen und bläulichroten Flecken verläuft ohne Fieber und Drüsenschwellung; es findet sich bei Personen, die mit Fleisch, Fisch, Wild und Krebsen viel in Berührung kommen und beruht auf Infektion mit *Schweinerotlauf*. *Milzbrand* im Gesicht sowie *Rotz* können vorübergehend erysipelähnliche Zustände erzeugen.

Prophylaxe. Die früher in Hospitälern, Kasernen usw. häufigen Endemien sind seit Einführung der modernen Hygiene und Asepsis verschwunden. Die strenge Isolierung Rosekranker von Kranken mit offenen Wunden, speziell auch von Wöchnerinnen, Neugeborenen ist unerläßlich. Im übrigen ist die Infektiosität des Erysipels nicht sehr groß. Notwendig ist eine scharfe Kontrolle des Pflegepersonals einschließlich der Hebammen, durch die bisweilen eine Übertragung erfolgt. Die Behandlung und Beseitigung der Eingangspforten des Erysipels (Ekzeme, Rhagaden, Katarrhe) ist oft die beste Prophylaxe. Meldepflicht besteht nicht.

Therapie. Die das Erysipel erzeugenden Keime sind empfindlich gegenüber den Sulfonamiden (Dosierung s. S. 13). Bei frühzeitiger Verabreichung pflegt innerhalb von 24—36 Stunden Entfieberung aufzutreten. Ein Weiterschreiten des Erysipels wird verhutet. Die Sulfonamidbehandlung soll 3 Tage über die Entfieberung hinaus fortgesetzt werden, und zwar genügt nach der Entfieberung 1 g in 6 stündlichen Abständen. Die Kombinationspräparate (Supronal, Protocid) sind wahrscheinlich besonders zuverlässig wirksam. Sollte nach 36 Stunden der Fieberabfall noch nicht erfolgt sein, dann empfiehlt es sich, mit 2 mal täglich 400 000 IE eines Penicillin-Depotpräparates vorzugehen, und zwar auch bis 3 Tage über die Entfieberung hinaus. Lokal können indifferente Salben, Alkoholumschläge, 50%ige Ichthyolsalbe, 10%ige Anästhesinsalbe Erleichterung schaffen, wenn durch das Erysipel Spannungsgefühl und Schmerzempfindungen verursacht werden. Auf Grund der Chemotherapie kann die Prognose des Erysipels heute als durchaus günstig bezeichnet werden selbst bei Säuglingen und alten Menschen mit konsumierenden Krankheiten, die früher erheblich gefährdet waren.

Typhus abdominalis (Unterleibstyphus)

Der Typhus ist eine vorzugsweise epidemisch auftretende Infektionskrankheit.

Sein *Erreger*, der EBERTH-GAFFKYsche Bacillus (von KARL EBERTH 1880 zuerst in den Mesenterialdrüsen und in der Milz entdeckt, von A. GAFFKY in Reinkultur isoliert), ist ein plumpes, vermöge zahlreicher Geißeln stark bewegliches, gramnegatives Stäbchen, das von Typhuskranken in großer Menge mit Stuhl und Harn ausgeschieden wird. Seine Färbung erfolgt am besten mit LÖFFLERschem Methylenblau. Er gehört zu der in mannigfachen Arten vorkommenden Gruppe der Salmonellabakterien, die nicht morphologisch, auch nicht bei der Züchtung auf gewöhnlichen Nährböden, unterschieden werden können, sondern auf Grund biochemischer und serologischer Untersuchungsverfahren. Eine Unterscheidung von Typhus-, Paratyphus- und den ihnen morphologisch ähnlichen Colibacillen ist durch Berücksichtigung folgender Eigenschaften möglich:

	Typhus	*Paratyphus*	*B. coli*
Vergärung von Zuckeragar mit Säurebildung	0	+	+
daher Wachstum auf Lackmus-Milchzuckeragar nach DRIGALSKI-CONRADI	blau	blau	rot
auf Endo-Fuchsin-Milchzuckeragar	farblos	farblos	rot
auf Neutralrot-Traubenzuckeragar	unverändert	Fluorescenz u. Gasbildung	Fluorescenz u. Gasbildung
Indolbildung in Bouillon	0	0	+
Milchgerinnung	0	0	+

Zusatz der genannten Farbstoffe zu dem Nährboden ermöglicht demnach eine scharfe Unterscheidung. Besonders zweckmäßig zum Anreichern der Typhusbacillen in der Praxis sind Gallebouillonröhrchen (Firma Merck), die fertig im Handel zu haben sind. Das steril aus der Vene entnommene Blut wird in ein Gallerohrchen gebracht und dieses dem nächsten Untersuchungsamt eingesandt. — Gegen Austrocknen und Hitze ist der Bacillus sehr empfindlich, dagegen hält er sich lange im Feuchten, auch in Eis.

Die Ansteckung erfolgt stets durch Aufnahme von Typhusbacillen in den Verdauungskanal, meist durch infizierte Nahrungsmittel (Milch, Kartoffelsalat) und Wasser oder durch Kontaktinfektion. Am häufigsten tritt der Typhus im Spätsommer und Herbst auf. Überstehen der Krankheit hinterläßt Immunität; wiederholte Erkrankung gehört zu den größten Seltenheiten.

Das Wesen der Typhuskrankheit besteht in einer mit Bakteriämie einhergehenden Erkrankung des lymphatischen Apparates des Verdauungstractus speziell der Solitärfollikel und der PEYERschen Plaques des Dünndarms sowie der Mesenterial-, vereinzelt auch der Mediastinallymphknoten.

Eine klinisch latent bleibende Lymphombildung in verschiedenen Organen, wie in Leber, Knochenmark, Nieren usw., ist regelmäßig vorhanden. Die entzündliche Schwellung führt im Darm, seltener in den Drüsen zu Nekrose, die unter Narbenbildung heilt. Die durch das Blut über den ganzen Körper verbreiteten Typhusbacillen werden durch die Galle in den Darm ausgeschieden; zum Teil entleeren sie sich auch aus den Darmgeschwüren in diesen.

Verlauf der Krankheit. Die Inkubation beträgt 1—3 Wochen. Während des etwa 1 Woche dauernden *Prodromalstadiums* machen sich bereits gewisse Störungen des Allgemeinbefindens geltend, wie zunehmende Mattigkeit, Kopfdruck, Appetitmangel, Gliederschmerzen, Stuhlverstopfung, bisweilen Nasenbluten, das gelegentlich recht heftig ist. Der Beginn der Krankheit selbst verrät sich durch Temperaturanstieg mit Frösteln und Hitzegefühl; Schüttelfrost ist außerordentlich selten. Das damit eingeleitete „*Stadium incrementi*", das meist etwas weniger als 1 Woche dauert, ist durch ein langsam von Tag zu Tag fortschreitendes Ansteigen der Temperatur gekennzeichnet, wobei die Störungen des Allgemeinbefindens ebenfalls an Intensität zunehmen. Heftiger Kopfschmerz, Hitzegefühl mit Frösteln sowie starkes Krankheitsgefühl machen die Patienten bald bettlägerig. Objektiv besteht eine grauweiß belegte, nur an den Rändern und vorn an der Spitze von Belag freie Zunge, ferner eine Vergrößerung der Milz am Ende der 1. Woche und ein nur mäßig beschleunigter, oft schon deutlich dikroter Puls.

Diagnostisch sehr wichtig ist der bereits in der 1. Woche zu führende Nachweis von *Typhusbacillen im Blut* (5 ccm steril mit der Spritze aus der Vene entnommen, werden in etwa 10 ccm Gallebouillon gebracht oder als Galleblutagar zu Platten gegossen; es sind jetzt fertig mit Galle beschickte Venülen zur Blutentnahme erhältlich). Die Bakteriämie nimmt im weiteren Verlauf rapid an Intensität ab. — *Pathologisch-anatomisch* entspricht diesem Stadium eine Schwellung der Solitärfollikel und der PEYERschen Plaques im unteren Dünndarm (Ileum).

Oft treten die Kranken erst am Ende des Initialstadiums beim Übergang in das *Höhestadium* der Krankheit in ärztliche Beobachtung. Die Temperatur bewegt sich nun als „Continua" zwischen 39 und 40°. Als neues charakteristisches Symptom tritt um die Mitte der 2. Woche (9. Tag) auf der Haut des Rumpfes, vor allem des Bauches, die Roseola auf, d. h. kleine runde, bisweilen etwas erhabene rosenrote, auf Druck mit dem Glasspatel wieder verschwindende Fleckchen, die bei sehr reichlichem Vorhandensein in geringer Zahl auch auf den Extremitäten sichtbar werden können; die einzelnen Efflorescenzen sind flüchtig, sie treten schubweise auf, so daß ältere und neue nebeneinander zu bestehen pflegen. Mitunter hinterlassen sie eine geringe bräunliche Pigmentierung. Infolge wiederholter neuer Schübe kann die Roseola insgesamt bis zu 14 Tagen bestehen. Die Roseolen werden durch Bacillen, die sich in den Lymphspalten niedergelassen haben, verursacht.

Im Harn ist die Diazoreaktion von der 1. Woche ab positiv (Schuttelschaum rot!), ebenso die WEISSsche Reaktion, S. 282, Fußnote 2; bei leichten Fallen kann die Diazoreaktion fehlen.

Die bis dahin chemotherapeutisch noch nicht behandelten Kranken sind jetzt meist somnolent oder vollkommen benommen[1], delirieren und leiden an hartnäckiger Schlaflosigkeit. Das Gesicht zeigt eher eine Blässe, bisweilen mit einer Spur Cyanose, seltener diffuse Rötung. Es besteht keinerlei Verlangen nach Nahrung, was zum Teil eine Folge der Benommenheit ist. Die Nase wird infolge der Schleimhautschwellung sehr oft unwegsam, so daß der Mund dauernd offen steht und die Mundhöhle sowie der Rachen austrocknen. Die Lippen und besonders die Zunge zeigen in schweren Fällen, namentlich bei ungenügender Pflege, bald eine bräunliche Verfärbung von lederartigem Aussehen, den sog. fuliginösen Belag. Mitunter findet man kleine Ulcerationen ohne Belag an den Tonsillen und am Gaumen, denen eine Follikelschwellung vorausgeht. Regelmäßig lassen über den Lungen Giemen und Pfeifen eine Bronchitis erkennen, an die sich oft bei schweren Fällen bronchopneumonische Prozesse in den Unterlappen anschließen; der Arzt soll daher die Lungen täglich untersuchen. Der Puls ist stark dikrot und bleibt in seiner Frequenz, namentlich bei kräftigen Individuen, hinter der Temperatur zurück, indem er selbst bei einem Fieber von 40° oft 90—100 nicht übersteigt.

Der Leib ist meist aufgetrieben; starken *Meteorismus* beobachtet man besonders bei schweren Fällen; doch kann er auch vollkommen fehlen. In vielen Fällen — keineswegs in allen — sind jetzt die *Stühle* diarrhoisch, etwa bis zu 4 täglich, ihr charakteristisches Aussehen, die hellgelbe Farbe und die Schichtung mit krümeligem Bodensatz erinnert an Erbsensuppe. Andere Fälle sind dauernd obstipiert. Stärkere Koliken pflegen zu fehlen. *Anatomisch* besteht in der 2. Woche eine Nekrotisierung der geschwollenen Dünndarmfollikel und PEYERschen Plaques.

Eine *Milzvergrößerung* mäßigen Umfanges ist regelmäßig vorhanden, ihr Nachweis indessen und eine genaue Größenbestimmung bei Meteorismus schwierig oder sogar unmöglich; es spricht dann schon der Nachweis einer Milzdämpfung überhaupt für Vergrößerung. Bei palpablem Milztumor fällt seine Härte auf. Albuminurie geringen Grades mit einigen hyalinen Cylindern ist sehr häufig; Zeichen von *Nephritis* mit viel Eiweiß, granulierten Cylindern und Erythrocyten (sog. „Nephrotyphus") sind selten und prognostisch ungünstig.

Von der 2. Woche ab zeigt ferner das Serum des Kranken ein diagnostisch wichtiges Verhalten, indem es im Gegensatz zu Normalserum selbst in starken Verdünnungen Typhusbacillen zu Haufen zusammenballt (*Agglutinationsreaktion* nach GRUBER-WIDAL), was sich sowohl mikroskopisch wie makroskopisch (FICKERS Diagnosticum) nachweisen läßt. Verwertbar ist nur ein Agglutinationstiter von mehr als 1 : 100. Besonders wichtig ist das Ansteigen des Agglutinintiters im weiteren Verlauf der Krankheit. Agglutinine sind später oft noch weit über die Rekonvaleszenz hinaus, etwa ½ Jahr lang, nachweisbar[2].

Man unterscheidet H- und O-Agglutinine; erstere bewirken Verklebung der Geißeln, letztere eine solche der Bakterienleiber unmittelbar. Diese qualitative Auswertung hat diagnostischen Wert, indem Überwiegen des O-Titers für eine in Gang befindliche Krankheit, Überwiegen des H-Titers für früher durchgemachte Erkrankung oder vorangegangene Schutzimpfung spricht.

---

[1] Daher der Name Typhus (typhos griech. = Dunst, Nebel).
[2] Nach Einführung der Typhusschutzimpfung hat die Agglutination etwas an Bedeutung verloren, zumal auch andere interkurrierende fieberhafte Krankheiten, wie z. B. die Grippe, durch unspezifische Aktivierung die von einer früheren Schutzimpfung herrührenden Typhusagglutinine vorübergehend zum Ansteigen bringen können. Die gleiche Wirkung hat mitunter die Proteinkörpertherapie. Auch bei Fleckfieber ist die Typhusagglutination oft positiv.

Sehr charakteristisch ist das *Blutbild:* nach kurzer Leukocytenvermehrung in den allerersten Tagen kommt es zu ausgeprägter Leukopenie mit zunehmender Verminderung der absoluten Zahl der Neutrophilen; die absolute Lymphocytenzahl sinkt anfangs ebenfalls, um aber gegen Ende des 2. Stadiums progredient zu steigen; die Eosinophilen fehlen. Die Senkungsreaktion der Erythrocyten ist im Anfang der Erkrankung im Gegensatz zu den meisten anderen fieberhaften Krankheiten nicht oder relativ sehr wenig beschleunigt.

Die *3. Woche* ist die kritische Zeit im Verlauf der Krankheit sowohl wegen der jetzt oft beginnenden Wendung zum Bessern als wegen der häufig eintretenden Komplikationen. Das bis dahin kontinuierliche Fieber beginnt stärkere morgendliche Remissionen zu zeigen; durch Zunahme der Tagesschwankungen entwickelt sich das Bild der „steilen Kurven", das von der 2. Hälfte der 3. Woche ab voll entwickelt ist und das sog. amphibole Stadium darstellt.

Die Besserung verrät sich durch Schwinden der Benommenheit, Reinigung der Zunge, Abblassen der Roseolen, Kleinerwerden der Milz, Zurückgehen des Meteorismus und der Diarrhoen sowie der Bronchitis und Schwächerwerden der Diazoreaktion. Bei leichteren Fällen können Mitte oder Ende der 3. Woche im Blut eosinophile Leukocyten vereinzelt wiedererscheinen. Die bereits in den ersten beiden Wochen im *Stuhl* und mit der *Duodenalsonde* (s. S. 372) oft nachweisbaren *Bacillen* sind jetzt bei etwa ¼ der Fälle zu finden; zum Teil sind sie auch im *Harn* vorhanden.

Die Möglichkeit der *Komplikationen* ist zum Teil in den in dieser Krankheitsphase sich abspielenden anatomischen Vorgängen im Darm begründet, indem es jetzt zur Abstoßung der nekrotisch gewordenen Teile der Follikel und Plaques im Dünndarm und damit zur Bildung von Geschwüren kommt, deren Reinigung gegen Ende der 3. Woche zu erfolgen pflegt.

Darmblutungen (3. Woche) durch Arrosion eines Gefäßes in einem Geschwür verraten sich durch Entleerung größerer Mengen dunklen Blutes oder teerartiger Stühle unter den Zeichen akut einsetzender Anämie mit Kleinwerden des Pulses, verfallenem Aussehen, kühlen Extremitäten. Vorübergehendes Sinken des Fiebers, Abschwellen des Milztumors und Aufhellung des Bewußtseins ist eine häufige Begleiterscheinung; unmittelbar zum Tode führt eine Blutung nur selten.

Auch die Gefahr einer *Perforation* eines Darmgeschwüres mit Austritt von Darminhalt in die Bauchhöhle und schnell eintretender eitriger oder jauchiger Peritonitis besteht um diese Zeit. Bei schwer benommenen Patienten kann der Perforationsschmerz fehlen, und der plötzlich zunehmende Meteorismus sowie Kollapserscheinungen mit Sinken der Temperatur, Hinaufschnellen des Pulses und die sonstigen Zeichen der Peritonitis (s. diese) verraten die Katastrophe, die eine sofortige Operation notwendig macht.

Bei schweren Fällen kann ferner ein *Versagen des Zirkulationsapparates* um diese Zeit den Kranken in Gefahr bringen, selten infolge starker Schädigung des Herzmuskels selbst in Form einer Myokarditis mit Dilatation[1], häufiger infolge einer bakteriotoxisch bedingten Lähmung der Vasomotoren mit Kleinwerden und Aussetzen des Pulses und mit Kollapserscheinungen, wie plötzliches Sinken der Temperatur und des Blutdrucks, verfallenes Aussehen usw., die zum Tode führen können.

Mit dem Übergang in die 4. Woche, bei leichteren Fällen schon in der 3. Woche, tritt die Krankheit bei Fehlen von Komplikationen in das 4. Stadium, das der sog. *Defervescenz*, in welchem es unter allmählichem staffelförmigem Absinken der Temperatur zu langsamer Entfieberung kommt („Lysis"), deren Dauer durchschnittlich etwa 1 Woche beträgt.

Die Besserung verrät sich objektiv durch Wiedererwachen des Appetits, Schwinden der Bronchitis und der Darmerscheinungen, Reinigung der Zunge und Zurückgehen der Milzvergrößerung, negative Diazoreaktion und Ansteigen der Zahl der Eosinophilen im Blut. Die sich hieran anschließende, sich auf mehrere Wochen erstreckende Rekonvaleszenz ist

---

[1] Bei starkem Metorismus, der eine Querlagerung des Herzens bewirkt und dadurch eine Verbreiterung der Herzdämpfung vortäuschen kann, sei man auf diese Fehlerquelle bei der Diagnose Dilatation bedacht.

durch ein sehr stark gesteigertes Nahrungsbedürfnis gekennzeichnet, dem nach der vorausgegangenen, bei schweren Fallen ganz enormen Einschmelzung von Fett- und Muskelgewebe bei entsprechender Ernahrung ein rapider Gewichtsanstieg entspricht. Regelmäßige, auch jetzt noch fortzusetzende Temperaturmessung hat einen völlig fieberlosen Verlauf sicherzustellen; Temperatursteigerungen weisen auf versteckte Komplikationen hin.

In einer Reihe von Fällen ist die Krankheit damit noch nicht beendet. Erneuter Temperaturanstieg, Aufschießen von neuen Roseolen, Wiederauftreten eines Milztumors und der Diazoreaktion, erneutes Verschwinden der Eosinophilen kündigen ein Wiederaufflackern der Krankheit an, das entweder als sog. „Nachschub" oder „Rekrudescenz", wenn keine vollständige Entfieberung erfolgte, oder in Form des „Rezidivs" in die Erscheinung tritt, das nach fieberfreiem Intervall von einigen bis zu 17 Tagen erfolgt. Derartige Rückfälle, die häufiger bei leichtem Typhus beobachtet werden, kündigen sich bisweilen durch das nicht völlige Verschwinden gewisser Symptome wie der Milzschwellung, der Diazoreaktion usw. trotz Entfieberung im voraus an. Sie stellen nach Fieberverlauf und den übrigen Symptomen eine stark abgekürzte Wiederholung des Hauptkrankheitsbildes dar; der Verlauf ist meist, wenigstens bezüglich der subjektiven Erscheinungen, leichter als letzteres, die Prognose wesentlich günstiger als bei den Nachschüben. Wiederholungen der Rezidive kommen vor. Die als Ursache der Rezidive früher angeschuldigten Diätfehler, seelischen Erregungen usw. dürften nur ein auslösendes Moment bilden, während die dem Prozeß zugrunde liegenden Vorgänge in mangelhafter Immunkörperbildung zu suchen sind.

Komplikationen. Die regelmäßig vorhandene Schwellung der Nasenschleimhaut mit dadurch bedingter Mundatmung führt namentlich bei mangelhafter Pflege zu fortschreitender gefährlicher Austrocknung der Mundhöhle, des Rachens und schließlich des Kehlkopfs. Die hierdurch bewirkte Schadigung der Schleimhaut im Verein mit der Ansiedlung pathogener Keime ermoglicht leicht, namentlich im Bereich des *Kehlkopfs*, Ulcerationen sowohl an der Epiglottis und der Hinterfläche des Kehlkopfs als vor allem als sehr ernste Komplikation im Innern desselben, besonders in der Gegend der Aryknorpel; dies kann eine konsekutive Perichondritis und Nekrose der Knorpel nach sich ziehen. Infolge der Benommenheit der Kranken, die keine Beschwerden äußern, ist die Komplikation um so gefährlicher, als mit der Möglichkeit der Abszeßbildung mit Glottisödem oder dem Hinabsteigen der Eiterung in die Tiefe bis ins Mediastinum zu rechnen ist. Frühzeitige wiederholte Laryngoskopie ist daher bei allen schweren Fallen unbedingt notwendig. Die in allen ernsteren Fällen vorhandene *Bronchitis* führt leicht zur Entwicklung bronchopneumonischer Herde namentlich in den Unterlappen, was durch die mangelhafte Expektoration von Schleim und die lang dauernde Rückenlage gefördert wird. Auf *Pneumonie* verdächtig ist zunehmende Beschleunigung der Atmung. Hoheres Alter, Emphysem, Fettsucht, Herzmuskelschwäche disponieren im besonderen Maße zu Lungenkomplikationen. Ein Übergang der Pneumonie in Gangrän wird mitunter beobachtet. Aktivierung einer bis dahin latenten *Lungentuberkulose* ist im Verlauf des Typhus nicht selten.

Seitens des Zirkulationsapparates ist eine haufige Komplikation in der 2. Halfte der Krankheit und in der Rekonvaleszenz eine *Venenthrombose*, namentlich im Bereich der Schenkelvenen und der Venen der Waden, die sich auch bei jugendlichen Individuen mit intaktem Herzen ereignet und sich durch Schmerzen und Schwellung des betreffenden Beines verrat (Kontrolle auf Druckempfindlichkeit der Fußsohle!). Die toxische Kreislaufschadigung fuhrt oft zu Kollapserscheinungen, zumal zum Zeitpunkt der Entfieberung. Myokarditis kommt vor und ist zu diagnostizieren aus auftretenden Arrhythmien, einer Herzdilatation und elektrokardiographischen Befunden.

Bei Schwerkranken entsteht bisweilen außer der obengenannten Stomatitis Schwellung und Lockerung des Zahnfleisches; bei mangelhafter Pflege entwickelt sich der Soorpilz in der Mundhöhle und bildet weiße Rasen. Entzundung einer oder beider *Parotisdrusen* mit Schmerz und Schwellung ist in der 3. Woche nicht ganz selten, oft vereitert die Drüse und macht eine Incision notwendig, andernfalls erfolgt ein Spontandurchbruch nach außen oder in den Gehörgang. Auch eine *Otitis media*, hervorgerufen durch Übertritt von Eitererregern aus der Mundhöhle durch die Tube in das Mittelohr ist bei schwerem Verlauf eine haufige und wichtige Komplikation, zumal infolge der Benommenheit der Kranken Schmerz und Schwerhörigkeit sich leicht der Wahrnehmung entziehen und oft erst Ausfluß von Eiter aus dem Ohr nach der Perforation des Trommelfells auf die Komplikation aufmerksam macht (cave otogene Meningitis!). Wiederholte haufige Untersuchung mit dem Ohrenspiegel ist daher bei Schwerkranken notwendig. In einzelnen Fällen beruhen übrigens die Gehörstörungen auf zentralen Läsionen; sie zeigen dann keinen otoskopischen Befund — Plötzlich auftretende Schmerzen in der Milzgegend sowie mit dem Stethoskop wahrnehmbares perisplenitisches Reiben zeigen einen *Milzinfarkt* an; mitunter abscediert dieser.

Bei schwerem Krankheitsverlauf und mangelhafter Pflege treten namentlich bei mageren Patienten leicht Hautschädigungen an den Stellen auf, die starkem Druck ausgesetzt sind *(Decubitus)*, so namentlich in der Kreuzsteißgegend, an den Schulterblattern und den Fersen. An die Rötung der Haut mit Substanzverlusten schließt sich bei schweren Fallen mitunter eine in die Tiefe greifende Ulceration an, die um so mehr zu fürchten ist, als hier meist schon frühzeitig die in der Tiefe befindliche Muskulatur noch vor der Hautschädigung einer ischämischen Nekrose anheimfällt, die dann von der Haut her infiziert wird und nun rasch geschwürig zerfällt. Sepsis mit tödlichem Ausgang kann die Folge von Decubitus sein. Gehäuftes Auftreten von *Furunkeln* wird oft in der 2. Hälfte der Krankheit und in der Rekonvaleszenz beobachtet.

Seltene Lokalisationen des Typhusbacillus. Gelegentlich treten Symptome von *Meningismus* (Nackenstarre, KERNIGS Symptom, heftiger Kopfschmerz) stärker in die Erscheinung; Drucksteigerung sowie Eiweißgehalt der Spinalflüssigkeit, auch das Vorhandensein von Typhusbacillen werden mitunter beobachtet (Meningitis typhosa). Nicht selten ist vorübergehende Schwerhörigkeit als Folge einer Schädigung des N. acusticus. Entzündliche Veränderungen an den *Knochen* beruhen zum Teil ebenfalls auf der Wirkung der Typhusbacillen. So gibt es eine Wirbelerkrankung (Spondylitis typhosa), die oft erst nach einem langen zeitlichen Abstand von der akuten Krankheit Erscheinungen verursacht, ferner *periostitische* Prozesse mit Typhusbacillen im Eiter; auch Entzündungen der *Schilddrüse*, der Parotis sowie der *Hoden* kommen als typhöse Erkrankungen gelegentlich zur Beobachtung. Reichlichere Ansiedlung von Typhusbacillen im Nierenbecken infolge von oft massenhafter Ausscheidung von Bakterien kann die Entwicklung einer *Pyelitis* zur Folge haben (nicht zu verwechseln mit einer nach unsauberem Katheterismus entstandenen ascendierenden Cystopyelitis!), die die Rekonvaleszenz oft erheblich in die Länge zieht.

Praktisch sehr wichtig ist die Rolle der *Gallenwege* beim Typhus, zumal die Ausscheidung der Bacillen aus dem Blut regelmäßig durch die Galle in den Darm erfolgt und die Bacillen wegen des ihnen zusagenden Mediums sich in der Gallenblase mit besonderer Vorliebe lange Zeit halten und daselbst, speziell bei den *Dauerausscheidern* ein Depot bilden, von dem aus sie bisweilen sogar jahrlang mit dem Kot nach außen befördert werden. Erkrankungen der Gallenwege wie Cholecystitis und Cholangitis finden sich bisweilen, vornehmlich bei Gallensteinträgern.

Besondere Verlaufsformen. *Typhus levissimus:* Häufig beobachtet man namentlich bei Epidemien vereinzelte sehr leicht verlaufende Typhen mit niedrigem, stark remittierendem oder sogar vorübergehend fehlendem Fieber und nur geringer Beeinträchtigung des Allgemeinbefindens. Trotzdem sind die charakteristischen objektiven Symptome wie Durchfälle, Roseola, Milztumor, Diazo, Bradykardie sowie geringe Bronchitis meist sämtlich oder teilweise vorhanden und weisen auf die Diagnose hin. Die subjektiven Beschwerden können so gering sein, daß die Patienten nicht bettlägerig werden *(Typhus ambulatorius)* oder sich nur etwas indisponiert fühlen. Zweierlei Gefahren drohen bei derartig leichtem Verlauf: einmal die Möglichkeit unerwarteter plötzlicher Verschlimmerung mit Darmblutung, Perforation sowie der Eintritt eines schweren Rezidivs, und zweitens in epidemiologischer Beziehung die infolge häufiger Verkennung derartiger Fälle (sog. „gastrisches Fieber") oft übersehene Möglichkeit der Ausstreuung von Typhusbacillen in der Umgebung derartiger Kranker. Viel seltener sind Fälle, die unter dem Bilde eines schweren Typhus beginnen, nach kurzer Zeit aber bereits zum Teil fast kritisch entfiebern und schnell genesen *(Abortivform)*. Das Alter der Patienten hat nicht selten Einfluß auf den Krankheitsverlauf. Der Typhus der *Kinder* ist in der Regel leichter, oft von kürzerer Dauer und prognostisch günstiger als bei Erwachsenen trotz hohen Fiebers und starker Somnolenz; die Darmveränderungen sind geringer; häufig fehlen Ulcerationen. Komplikationen sind viel seltener. Manche Kinder stoßen ohne erkennbare Ursache dauernd lebhafte Schreie aus, andere verlieren vorübergehend die Sprache. Der Typhus des höheren *Alters* zeigt oft atypischen Verlauf, niedrigeres Fieber, eine nur rudimentäre Ausbildung der charakteristischen Symptome — er bietet daher oft der Diagnose Schwierigkeiten — andererseits besteht große Neigung zu Herzschwäche und Lungenkomplikationen.

Die neuerdings vielfach angewendete *Vaccination* gegen Typhus hat oft auf den Verlauf eines trotzdem später ausbrechenden Typhus Einfluß. Zum Teil ist der Verlauf wesentlich milder, oft nach Art der Abortivformen, zum Teil entbehrt das Bild bezüglich des Fieberverlaufs und anderer Symptome des charakteristischen Gepräges der Krankheit der Nichtgeimpften; nicht selten läuft die Erkrankung in eigentümlich wellenförmigen Schwankungen ab. *Vaccination* während der Inkubation des Typhus hat mitunter einen besonders schweren und stürmischen Verlauf der Krankheit zur Folge.

Abgesehen von den genannten Abweichungen des Verlaufes von der Norm zeigen auch verschiedene *Epidemien* oft hinsichtlich der Schwere der Symptome und der Komplikationen charakteristische Eigentümlichkeiten. Auch beobachtet man Unterschiede je nach der individuellen physischen wie psychischen Konstitution des Patienten. So tritt bei nervösen Individuen oder nach heftiger seelischer Erregung nicht selten die Beteiligung des Zentralnervensystems in Form tiefster Benommenheit, anhaltender Delirien, mitunter sogar ausgesprochener Psychosen mit Verwirrtheit oder Depressionszustanden stark in den Vordergrund (daher die frühere Bezeichnung „Nervenfieber").

Anatomisch wurde im Gehirn eine Alteration der Ganglienzellen mit Gliawucherung als Folge der Toxinwirkung festgestellt.

Als recht seltene Verlaufsform ist schließlich der *foudroyant* verlaufende Typhus zu nennen, der mit Temperaturen von 41° und mehr bereits im Laufe einer Woche zum Tode führt.

Diagnose. Das langsame staffelförmige Ansteigen der Temperatur, die Continua, die relative Pulsverlangsamung, der Milztumor, die Roseolen, die Bronchitis, die Diazoreaktion, die Leukopenie, im weiteren Verlaufe die relative Lymphocytose, das Fehlen der Eosinophilen machen in ihrer Gesamtheit das Vorhandensein eines Typhus höchst wahrscheinlich; sichergestellt wird die Diagnose durch Züchtung der Typhusbacillen bei Beginn der Krankheit aus dem Blut, später aus Stuhl und Harn, ferner durch die GRUBER-WIDALsche Agglutinationsreaktion, aber nur — und zwar gegenüber dem Verhalten bei Typhusvaccinierten — bei Ansteigen des Agglutinintiters während der Erkrankung. Wegen der häufig vorhandenen Obstipation ist das Fehlen der Diarrhoen nicht gegen Typhus zu verwerten. Das gleiche gilt für die Diazoreaktion, die in leichteren Fallen negativ sein kann. Auch bleibt ausnahmsweise der Gruber-Widal dauernd negativ. Mit Rücksicht auf atypische Falle ist bei langerem Fieber und fehlendem Organbefund stets an Typhus zu denken. Recht schwierig kann die Erkennung des Typhus levissimus und ambulatorius sein.

Differentialdiagnostisch kommen in Frage: Miliartuberkulose, Trichinose, tuberkulöse Meningitis, Fleckfieber, manche Formen von Sepsis, das abdominelle Lymphogranulom (S. 330), das PFEIFFERsche Drüsenfieber (S. 65), die BANGsche Krankheit (S. 109), die Psittakose (S. 60), eventuell die zentrale Pneumonie (S. 267). Bei Miliartuberkulose und Trichinose ist die Diazoreaktion positiv, bei Miliartuberkulose entscheidet das Röntgenbild der Lungen, bei Trichinose kommt außerdem gelegentlich ein roseolaartiges Exanthem sowie ein positiver Widal vor. Eine sichere Abgrenzung gestattet auch das Blutbild, und zwar bei Trichinose die Eosinophilenvermehrung, andererseits gegenüber der Miliartuberkulose das Vorhandensein einer relativen Lymphocytose bei Typhus (die Leukopenie ist beiden gemeinsam); bei Pneumonie besteht starke Leukocytose sowie eine erhebliche Beschleunigung des Blutsenkung, bei BANGscher Krankheit leidet das Allgemeinbefinden nicht so stark. Die Roseola wird bei Fleckfieber bereits vom 4. Tage ab, bei Typhus erst auf der Höhe der Krankheit sichtbar (sie kann ubrigens dauernd fehlen!). Auch hier ist das Blutbild verwertbar, indem nicht die Lymphocyten relativ vermehrt sind. Herpes facialis ist bei Typhus so selten, daß sein Vorhandensein mindestens nicht dafür spricht (häufiger kommt er bei Paratyphus vor). Die diagnostisch sehr wichtige relative Bradykardie bei Typhus wird bisweilen vermißt bei Kindern, Frauen und alten Leuten und kommt andererseits vor bei Meningitis (Vagusreizung), nicht selten bei Grippe, gelegentlich bei Fleckfieber. Bei Sepsis fehlt stets die Bradykardie, in der Regel besteht Leukocytose mit relativer Polynucleose oder wenigstens die letztere allein. Große Ähnlichkeit mit Typhus kann die seltene Tuberkelbacillensepsis (s. S. 109) zeigen.

Gelegentlich kommen wegen stärkerer Beschwerden in der Ileococalgegend Verwechslungen mit Appendicitis vor, die zur Operation verleiten. Sorgfaltiges Fahnden auf die klassischen Typhussymptome sowie meist das Fehlen einer Bauchdeckenspannung bei Typhus schutzt vor Irrtum. Schwierig kann oft die Abgrenzung gegen das HODGKINsche Granulom sein, und zwar gegen die seltene rein abdominale Form mit Milztumor, Diazo, Leukopenie, kontinuierlichem Fieber sowie rezidivahnlichen Rückfallen und Fehlen von Drüsenschwellung. Verdacht muß hier das oft nicht völlige Schwinden der Eosinophilen erwecken.

Bezüglich des Nachweises von Typhusbacillen in Stuhl und Harn ist schließlich die immerhin denkbare Moglichkeit eines an einer anderen fieberhaften Krankheit leidenden Dauerausscheiders in Betracht zu ziehen, der fruher einmal einen Typhus überstanden hat.

Prognose. Vor der Einfuhrung der antibiotischen Therapie, durch die die Krankheitserscheinungen eine in wenigen Tagen einsetzende Milderung mit Senkung der Temperatur zur Norm zu erfahren pflegen, war die Prognose abhangig von der Schwere der Krankheitssymptome und vom Vorhandensein von Komplikationen. Wegen der Moglichkeit der Entwicklung letzterer auch bei leichtem Verlauf war bei der Beurteilung eines jeden Falles größte Zurückhaltung am Platze. Der allgemeine Kräftezustand sowie das Alter des Patienten spielten eine wichtige Rolle; so war der Kindertyphus prognostisch gunstig, umgekehrt der Typhus im höheren Alter trotz niederer Temperatur stets ernst. Bei jüngeren Individuen galt niedriges Fieber als ein günstiges Zeichen. Besonders gefahrdet sind Tuberkulöse wegen des nicht seltenen Aufflackerns alter Lungenherde, ferner Fettleibige und Potatoren gewesen.

Die nach starkerer Darmblutung vorübergehend auftretende Senkung der Temperatur mit Aufhellung des Sensoriums durfte nicht zu optimistischer Beurteilung verleiten. Besonders bedeutsam war das Verhalten des Pulses. Relative Bradykardie bei vollem regelmäßigen Puls galt als ein Zeichen regularen Verlaufs, wie umgekehrt das Ansteigen des Pulses stets eine ernste Bedeutung hatte. Eine trockene fuliginöse Zunge war ein schlechtes Zeichen, bewies vor allem mangelhafte Pflege. Zunahme der Bronchitis und erst recht Verdichtungserscheinungen uber der Lunge trübten die Prognose, desgleichen gewisse Zeichen schwerer Intoxikation des Zentralnervensystems mit motorischer Unruhe, speziell Sehnenhupfen sowie Zahneknirschen, weiter eine starkere Beteiligung der Nieren. Die Prognose der Typhuspsychosen ist nach wie vor günstig. Frühzeitiger Eintritt von Decubitus ist auch heute noch ein ernstes Symptom. Wertvolle prognostische Hinweise bietet die Diazoreaktion, deren fruhzeitiges Schwinden günstig ist, wahrend ihr Wiederauftreten mitunter ein Rezidiv ankündigt; das gleiche gilt vom Milztumor, der bei bevorstehendem Rezidiv nicht abschwillt. Sehr niedrige Leukocytenzahl zeigt einen schweren Fall an; ferner ist der plotzliche Sturz der Lymphocyten ein ungunstiges Zeichen. Eine brauchbare Handhabe fur die Beurteilung des Decursus sind endlich die Eosinophilen im Blut, deren Wiedererscheinen — zunachst in wenigen Exemplaren — ein zuverlassiges Zeichen gunstiger Wendung ist. Bei ganz leichtem Verlauf verschwinden sie nicht vollstandig aus dem Blut.

Therapie. Bis zur Einfuhrung der antibiotischen Therapie konnte man sagen, daß das Schicksal eines Typhuskranken weitgehend von der Sorgfalt sachkundiger Pflege abhing. Die langdauernde Toxinamie, die Austrocknung und Schadigung der Mundschleimhaut und die Benommenheit des Kranken brachten die bereits aufgezeigten erheblichen Gefahren mit sich. Von großer Bedeutung war die Ernahrung, da der Kranke infolge der Benommenheit, zum Teil auch wegen seiner Inappetenz nicht nach Nahrung verlangte und eine Nahrungskarenz bei der langen Dauer der Krankheit zu gefahrlicher Inanition mit Herabsetzung der allgemeinen Resistenz fuhrte.

Nach wie vor muß die Diat wahrend des Fiebers flüssig oder breiig, leicht verdaulich und nahrhaft sein: Milch, eventuell mit Ei oder Zusatz von Sahne, Hygiama, Kakao sowie von Kognak oder Kaffee zur Geschmacksverbesserung; ferner Suppen von Reis, Sago, Hafermehl, Tapioka (alles durch das Sieb), deren Geschmack durch Fleischextrakt zu verbessern ist; Fleischbrühe mit Zusatz von Tropon, Plasmon usw., weiter Fleischgallerte, namentlich aus Kalbsfußen. Ferner ist auf genugende C-Vitamin-Zufuhr Bedacht zu nehmen (Citronensaft, Tomatensaft, evtl. regelmäßig intravenös bis 1 g Askorbinsaure). Nahrungszufuhr am besten alle 2 Stunden in kleinen Portionen. Zur Kontrolle berechne man den Calorienwert der Nahrung, der mindestens 1500—2000 pro Tag bei Erwachsenen betragen soll[1]. Als Getrank Wasser mit Citronensaft oder kuhler Tee, keine CO_2-haltigen Mineralwasser wegen des Meteorismus. Bei schwerer Benommenheit versuche man Fütterung mit der Nasensonde. Kann der Kranke kauen, so gebe man zur Reinigung der Mundhöhle zwischendurch Biskuit oder Zwieback.

Bei Mundatmung, die gerade der benommene Typhuskranke haufig aufweist, ist durch täglich mehrmals wiederholte Anwendung eines *Nasensprays* mit lauwarmer NaCl-Losung zu versuchen, die Nase wieder durchgangig zu machen; als Zeichen des Erfolges schließt der Patient alsbald oft spontan den Mund. Regelmäßige sorgfaltige Mundpflege ist unerlaßlich, eventuell Befeuchten der Lippen und Einreiben mit Glycerin. Ein Bronchitiskessel mit Terpentin oder Latschenol dient zum Anfeuchten der Luft. Dringend notwendig zur Vorbeugung gegen Lungenkomplikationen wie gegen Decubitus ist haufiger Lagewechsel; bei Beginn pneumonischer Erscheinungen ist ein Brustprießnitz anzuwenden. Zur Vorbeugung des *Decubitus* Luftring, besser Wasserkissen unter dem Laken, für die Fersen Wattekränze; sorgfaltige Reinigung der Gesaßgegend, namentlich nach Stuhlentleerung, regelmäßig Abreiben derselben mit spirituosen Losungen wie Franzbranntwein oder Campherwein und nachheriges Pudern (Salicylpuder); bei beginnendem Decubitus Hg-Pflaster, Dermatol; auf phlegmonose Prozesse ist zu achten. Bei Benommenheit ist die *Harnblase* regelmäßig auf prompte Entleerung zu kontrollieren; gegebenenfalls ist zu katheterisieren.

Früher zu beobachtende Hyperpyrexien ließen die Anwendung kuhler Bader angezeigt erscheinen, und es wurde vielfach von ihnen Gebrauch gemacht. Der Effekt durfte jedoch durch schonendere Maßnahmen, wie kuhle Wadenwickel, vorsichtig angewandte kuhle Ganzpackungen (2—3mal täglich den Patienten in kühle, nasse Laken einpacken, warm zudecken und nach 15—20 Minuten die Laken wieder entfernen) zu erzielen sein. Hierdurch wird vorubergehend das Fieber gesenkt, das Sensorium aufgehellt und Atmung und Expektoration werden angeregt. Kontraindiziert sind hydrotherapeutische Maßnahmen bei Kranken hohen Alters, bei Herzschwache, Anamie, Nephritis und vor allem bei Neigung zu Darmblutungen. Auch mit antipyretischen Substanzen (Chinin, Pyramidon, Phenacetin) versuchte man fruher eine Temperatursenkung herbeizuführen. Die von HORING 1939 empfohlene Pyriferbehandlung (unspezifische Fieberschocktherapie) hatte ohne Zweifel gewisse Erfolge aufzuweisen, die man sich durch eine unspezifische Desensibilisierung erklärte.

---

[1] Etwa 30—35 Cal. je Kilogramm Korpergewicht.

Jene Maßnahmen, die auf eine Senkung des Fiebers und auf eine Abkürzung der Dauer der schweren Krankheitserscheinungen hinzielten, sind nun in ihrer Wirksamkeit wesentlich übertroffen worden durch die Möglichkeit einer antibiotischen Therapie. Wenn auch Aureomycin und Terramycin eine gewisse Wirkung entfalten, so ist doch der eindruckvollste therapeutische Effekt mit *Chloromycetin* (= Chloramphenicol) zu erzielen. Dieses als Leucomycin „Bayer" oder Paraxin „Boehringer" im Handel befindliche Antibioticum wird am ersten Behandlungstag in der Dosis von 2 g, dann bis zur Entfieberung in der Dosis von 3—4 g und nach der Entfieberung noch 5 Tage lang in der Dosis von 2 g täglich verabreicht, und zwar so, daß die jeweilige Tagesdosis zu einem Viertel in genau einzuhaltenden 6 stündigen Abständen zu geben ist. Innerhalb von 3—5—7 Tagen kommt es zur Temperatursenkung, zur deutlichen Besserung des Allgemeinbefindens mit völliger Aufhellung des Sensoriums und Rückgang der Milzschwellung. Beim Auftreten von Rezidiven kann mit demselben Erfolg Chloromycetin wieder gegeben werden, meist genügt eine Dosis von 2 g täglich. Bei Rezidiven kann bald nach der Entfieberung das Mittel wieder abgesetzt werden, damit die Gesamtmenge des verabreichten Antibioticums nicht zu groß wird. Mehr als 40 g insgesamt gibt man nicht gern. Als unerwünschte Nebenerscheinungen wurden manchmal aplastische Anämien, Übelkeit, Appetitlosigkeit und Erbrechen beobachtet. Dabei ist es natürlich möglich, daß die letzteren Erscheinungen weniger auf das Mittel selbst als auf die stark einsetzende Bakteriolyse mit Freiwerden von Endotoxinen zurückzuführen sind. Gleichzeitig mit dem Antibioticum ist die Gabe von Vitamin-B-Komplex zu empfehlen. Die Letalität des Typhus abdominalis, die in den einzelnen Epidemien sehr große Schwankungen darbot, ist seit der Einführung der antibiotischen Therapie bestimmt erheblich gesunken. Es ist noch nicht sichergestellt, ob Rezidive bei Typhuskranken, die verhältnismäßig frühzeitig Chloromycetin erhielten, häufiger auftreten als bei antibiotisch Unbehandelten oder bei solchen, bei denen die Therapie erst zu einem späteren Zeitpunkt nach Krankheitsbeginn angewandt wurde. Die Möglichkeit besteht durchaus, daß unter dem bakteriostatischen Einfluß der Antibiotica die Antikörper in quantitativ geringerem Umfang gebildet werden. Zum anderen ist damit zu rechnen, daß die Typhusbacillen, die in bereits nekrotisch gewordenen Bezirken der Mesenteriallymphknoten lagern, von dem Antibioticum nicht in der erforderlichen Konzentration erreicht werden, später wieder in die Zirkulation gelangen und zum Rezidiv Veranlassung geben, wenn zu diesem Zeitpunkt noch nicht eine hinreichende Immunität erworben worden ist. Auf die Bacillen des Dauerausscheiders üben die Antibiotica keinen merkbaren Einfluß aus, und es ist auch durch die antibiotische Therapie des akuten Krankheitsstadiums nicht möglich, eine Dauerbacillenausscheidung zu verhüten.

Bei drohender *Kreislaufschwäche* sind Alkohol in Form von Portwein, Sekt, Eierkognak, ferner vor allem Analeptica angezeigt: subcutan Coffein.-Natr. benzoic. 5%ig 1—4mal täglich 1 ccm sowie 10%iges Ol. camphor. stündlich 1 ccm, eventuell beides abwechselnd; oder statt Campher Hexeton 10% 1,5—2 ccm mehrmals täglich intramuskulär, weiter Sympatol und vor allem Strychnin subcutan (S. 217) oder 1 Ampulle Hypophysin bzw. Pituglandol; Digitalis z. B. als Digilanid 3 mal täglich 1 ccm intramuskulär, besser Strophanthin ($^1/_4$—$^1/_2$) mg intravenös alle 24 Stunden (vgl. S. 190), wenn kardiale Insuffizienzerscheinungen auftreten. Bei schwer toxischen Erscheinungen subcutan oder intravenös NaCl- (besser Tutofusin-) Infusion, evtl. mit Pituglandolzusatz; bisweilen haben Bluttransfusionen Erfolg. Stärkerer Meteorismus ist durch Einlegen eines Darmrohrs während mehrerer Stunden zu bekämpfen. *Durchfälle* sind nur bei sehr reichlichem Auftreten medikamentös zu behandeln, z. B. durch 3mal täglich 0,01 Opium mit 0,5 Tannin, Verstopfung mit Einläufen und Ricinusöl. Bei *Darmblutung* Eisblase auf den Leib (an Reifenbahre aufgehängt), Ruhigstellung des Darms durch Opium, z. B. Tct. Opii 15—20 Tropfen bis 3mal täglich oder Pantopon subcutan 2—3mal 0,02, was nach Aufhören der Blutung noch eine Woche lang in fallender Menge zu geben ist; ferner Secalepräparate, z. B. 3mal täglich 0,5 mg Ergotin-Merck oder 0,01 Stypticin intramuskulär sowie Extr. Hydrast. fluid. 3—4mal täglich 20 Tropfen, Gelatine subcutan als Gelatina sterilis. pro inject. (10%, Merck-Darmstadt) 40—60 ccm oder per os 30,0—50,0 in lauwarmem Getränk gelöst; auch Clauden (s. S. 334) ist öfters von Erfolg, ebenso Sango-Stop (mit den Pektinen verwandte kolloidale Ester der Galakturonsäure) per os von der 50%-Lösung 3—5mal täglich 20 ccm, wirksamer intramuskulär (3%) 2mal täglich 20 ccm. Bei starkem Blutverlust empfiehlt sich eine Transfusion, die zugleich blutstillend wirkt. Gegen den Durst Eisstückchen. Bei beginnender *Peritonitis* die gleichen Narkotica wie bei Blutung, im übrigen so früh wie möglich Hinzuziehung eines Chirurgen. Im übrigen sei man bei Typhus mit Narkoticis möglichst sparsam, um die Benommenheit nicht zu vertiefen. Bei Meningismus und bei sehr heftigen Kopfschmerzen kann eine Lumbalpunktion von Vorteil sein. Bei Venenthrombose Ruhigstellung des hochgelagerten, mit essigsaurer Tonerde-(1:10) Verband versorgten Beines in VOLKMANN-Schiene sowie Blutegel. Delirierende, aber auch nur schwer benommene Patienten erfordern wegen oft plötzlich eintretender Verwirrungszustände mit Fluchtversuchen usw. größte Wachsamkeit des Pflegepersonals (Sicherung der Fenster!), eventuell Bromkali oder Luminal.

Die Zeit unmittelbar nach Entfieberung bedarf ebenfalls noch sorgfältiger Pflege, vor allem in diätetischer Beziehung, zumal der Heißhunger der Rekonvaleszenten leicht zu Diätfehlern verleitet. Fortsetzung der Breikost noch eine Woche lang nach Aufhören des Fiebers, dann langsamer Übergang zu fester Kost (Huhn, Taube, Kalbsmilch, alles in passiertem Zustand). Von der 3. Woche ab feingeschnittenes Fleisch mit Kartoffelpüree, fein zerkleinerte leichte Gemüse, alles in kleinen Portionen und häufigen Mahlzeiten. Gewöhnliche Kost ist in der Regel erst 1 Monat nach Entfieberung erlaubt. Vollständige Bettruhe ist bei mittelschweren und schweren Fällen 3—4 Wochen, bei leichten Fällen 2 Wochen vom Beginn der Rekonvaleszenz zu beobachten, auch nach erfolgreicher antibiotischer Behandlung; dann versucht man vorsichtig das Aufstehen für $1/4 - 1/2$ Stunde täglich mit langsamer Steigerung. Völlige Herstellung und Arbeitsfähigkeit ist meist nicht vor zwei Monaten vom Beginn der Rekonvaleszenz zu erwarten.

Die **Prophylaxe** ist unter geordneten Verhältnissen in zivilisierten Ländern leicht. In erster Linie notwendig ist die Isolierung der Typhuskranken sowie, wegen der Verbreitung der Krankheit ausschließlich durch die Ausscheidungen, das gewissenhafte Unschädlichmachen von Stuhl und Harn, ferner von Blut, Auswurf, Abszeßeiter usw., die sofort sämtlich durch Vermischen mit gleichen Teilen Kalkmilch (2 Stunden lang) zu desinfizieren sind (sog. „fortlaufende Desinfektion am Krankenbett"), Desinfektion der Wäsche mit 5% Kresolseifenlösung; peinliche Sauberkeit der Hände aller mit dem Kranken in Berührung kommenden Personen namentlich vor der Nahrungsaufnahme. Unbedingt notwendig ist eine wiederholte bakteriologische Untersuchung von Stuhl und Harn (bzw. von Duodenalsaft) nach Genesung des Patienten, der nach den gesetzlichen Vorschriften erst nach dreimal negativem Befund im Abstand von 1 Woche als nicht kontagiös zu erachten ist. Schwierig ist die Ermittelung und Ausmerzung von gesunden Dauerausscheidern, deren verhängnisvolle Rolle insbesondere in Nahrungsmittelbetrieben (Küchen, Meiereien, Lebensmittelgeschäften) sich oft erst durch dauernde Neuerkrankungen in der Umgebung derselben nach geraumer Zeit kundtut; die Bacillenausscheidung erfolgt hier übrigens nicht immer ständig, sondern bisweilen schubförmig. Zwangsmäßige Isolierung eines Dauerausscheiders ist möglich, wenn er den ihm aufgegebenen Verhaltungsmaßregeln[1] nicht nachkommt und durch sein unvernünftiges Verhalten seine Umgebung gefährdet. Versuche mit inneren Desinfektionsmitteln haben fehlgeschlagen. Operative Entfernung der Gallenblase, die gewöhnlich als krank befunden wird, hat jedoch in einem hohen Prozentsatz der Fälle die Bakterienausscheidung beseitigt. Als prophylaktische Maßnahme gegen den Typhus wird die *Vaccination* mit abgetöteten Typhusbakterien empfohlen[2]. Meldepflicht s. S. 17.

Die Paratyphusgruppe

Die Bezeichnung Paratyphus ist ein Sammelname für eine Reihe verschiedener Krankheitsbilder, deren gemeinsame Ursache die Gruppe der Paratyphusbacillen ist.

Zur sog. Typhus-Coli-Gruppe gehörig steht der Paratyphusbacillus in der Mitte zwischen beiden. Er ist morphologisch und kulturell dem Typhusbacillus sehr ähnlich und ist noch beweglicher als dieser; Milchgerinnung und Indolbildung fehlen wie bei Typhus, dagegen vergärt er Traubenzuckerbouillon und bringt Neutralrotagar zur Fluorescenz. Zur Züchtung sind die Typhusnährböden (S. 37) geeignet. Im Gegensatz zum Typhus ist er tierpathogen (Meerschweinchen, weiße Mäuse). *Vorkommen:* Er ist sehr verbreitet, findet sich im Darm vieler gesunder und kranker Haustiere (Schwein, Katze, Schafe, Rindvieh, Geflügel usw.), im Fleisch derartiger geschlachteter Tiere (welches übrigens, wie z. B. bei der Hackfleischvergiftung, auch erst postmortal infiziert sein kann) sowie in Wurstwaren, gelegentlich auch in Enteneiern, ohne daß die Lebensmittel durch Geruch oder Geschmack verdächtig erscheinen, in Muscheln und Austern, im Stuhl kranker, aber auch gesunder Menschen. Das Toxin des Bacillus ist im Gegensatz zum Botulinustoxin (s. S. 48) gegen Hitze beständig.

---

[1] Man hat ihn über die von ihm ausgehende Gefahr aufzuklären und auf die Notwendigkeit größter Sauberkeit namentlich der Hände sowie der Desinfektion der Ausscheidungen hinzuweisen. Es empfiehlt sich übrigens, mit Rücksicht auf das Vorkommen von *Bacillenträgern*, die niemals erkrankt sind, die Personen in der Umgebung Typhuskranker auf das etwaige Vorhandensein von Typhusbacillen in ihren Ausscheidungen zu untersuchen.

[2] Man injiziert subcutan 2—3mal Typhusimpfstoff (Behringwerke), und zwar im Abstand von je 7 Tagen zuerst 0,5, dann je 1,0 ccm. Zweckmäßig ist die Anwendung in gleicher Form von sog. *Tetravaccine*, die gleichzeitig abgetötete Typhus-, Paratyphus A- und B- sowie Cholera-Bacillen enthält. Wenn möglich, soll die Schutzimpfung 4—6 Wochen vor dem Betreten des verseuchten Gebietes erfolgen. Schutzimpfung auf oralem Wege (Typhoral usw.) ist unzuverlässig.

Es gibt mehrere Arten: Salmonella paratyphi A (BRION-KAYSER), der dem Typhus nähersteht und wie dieser auf Kartoffeln als grauer Schleier wachst, aber Saure bildet (Bac. acidum faciens). Dieser Typ kommt in Deutschland nur selten vor, er findet sich im Sudosten Europas und in tropischen und subtropischen Landern. Salmonella paratyphi B (SCHOTTMÜLLER), dem Bact. coli naherstehend, erzeugt auf Kartoffeln wie Coli dicken gelbbraunen Belag und einen charakteristischen Schleimwall und bildet Alkali (Bac. alcalifaciens); er kommt bei uns ungleich haufiger als der Typ A als Krankheitserreger in Frage. Zur Paratyphusbacillengruppe, die sich durch große Variabilität auszeichnet, so daß bereits uber 200 Salmonellenstamme bekannt geworden sind, zahlen auch die Salmonella enteritidis (GAERTNER) und die Salmonella typhimurium (BRESLAU). Erkrankung durch die beiden letzteren geschieht hauptsachlich durch Genuß von Fleisch kranker Tiere (die Bacillen werden auch als Mause- und Rattengift verwendet), Infektion mit dem SCHOTTMULLERschen B-Typ erfolgt oft durch Bacillentrager. Das Serum der Kranken agglutiniert den entsprechenden Typ in starker Verdünnung, die übrigen einschließlich des Typhus in schwacher Verdünnung (sog. Gruppenagglutination vgl. S. 9)[1].

Fur die bei dieser Erregergruppe besonders wichtige *epidemiologische* Erforschung war es von größter Bedeutung, daß es in den letzten Dezennien gelang, über die gewöhnlichen kulturell-biochemischen Unterscheidungsmerkmale hinaus weitgehende Typenspezifizierungen vorzunehmen. Sie beruhen auf der Tatsache, daß die Bakterienkörper und die Geißeln bezüglich der Agglutination unterscheidbare Antigene bilden. So gelingt es auf serologischem Wege, eine große Zahl von Vertretern der Paratyphusgruppe, die sich in der Kultur gleich verhalten, zu trennen, und auf diesem Wege Infektionsquellen zu ermitteln.

Unter den durch Paratyphusbacillen erzeugten Krankheitsbildern sind 2 Gruppen zu unterscheiden: 1. *Allgemeininfektionen* nach Art des Typhus abdominalis, d. h. eigentlicher „Paratyphus" (meist SCHOTTMÜLLERS Typ. B); 2. *Lokalerkrankungen*, die am haufigsten unter dem Bilde akuter Magen-Darm-Katarrhe auftreten und vor allem durch den Bac. BRESLAU, seltener durch Bac. GÄRTNER, d. h. die sog. *Enteritisbacillen*, hervorgerufen werden.

Paratyphus abdominalis. Die unter dem Bilde des Typhus abdominalis verlaufende Paratyphuskrankheit zeigt klinisch und anatomisch weitgehende Übereinstimmung mit dem Abdominaltyphus. Immerhin finden sich gewisse Eigentümlichkeiten, die nicht selten bei der Differentialdiagnose verwertbar sind: Der Beginn erfolgt oft brüsker, gelegentlich mit Schüttelfrost und steilem Temperaturanstieg sowie Erbrechen, ferner oft mit Herpes. Die Temperaturkurve ist weniger typisch, zeigt oft mehr Remissionen. Häufig setzen bald heftige Diarrhoen mit faulig riechenden Entleerungen ein, die mitunter durch ihren starken Schleimgehalt an Ruhrstühle erinnern; jedoch fehlen Tenesmen. Milztumor, Blutbild und Roseolen verhalten sich bisweilen wie bei Typhus; doch kann das Exanthem auch atypisch, z. B. urticariell oder masernähnlich sein. Auch besteht nicht selten eine Leukocytose mit Linksverschiebung. Die Diazoreaktion ist häufig negativ. Die in den ersten Tagen anzulegende Blutkultur ergibt die Paratyphusbacillen, später wird auch der Gruber-Widal[2] positiv. Mitunter beobachtet man eine hämorrhagische Nephritis, die eine günstige Prognose hat. Die Störung des Allgemeinbefindens ist oft nicht so schwer wie bei Typhus. Der Krankheitsverlauf ist im ganzen weniger charakteristisch, von kürzerer Dauer und zeigt viel seltener Komplikationen als der Typhus; namentlich mit Darmblutungen und -perforationen ist kaum zu rechnen. Besonders charakteristisch, aber keineswegs immer vorhanden ist ein akuter Beginn mit Gastroenteritis (s. S. 48), dem eine zweite Phase mit typhösem Verlauf folgt (zweigipfelige sattelförmige Kurve). Die Prognose ist in der Regel gut. Die Letalität beträgt etwa 5%. Die *Therapie* ist die gleiche wie bei Typhus; gegen Chloromycetin ist auch die Salmonella paratyphi B empfindlich. Auch hier beobachtet man Dauerausscheider (ihre Zahl wird auf etwa 5% berechnet).

---

[1] In Fällen, wo verschiedene Typen bei der gleichen Serumkonzentration agglutiniert werden, kann die verschiedene Geschwindigkeit, mit der die Agglutination erfolgt, sowie das Ansteigen des Agglutinationstiters fur eine Bacillenart im Laufe der Krankheit zur Unterscheidung herangezogen werden.

[2] Eventuell mit FICKERS Paratyphusdiagnosticum (Merck-Darmstadt) anzustellen, welches aus abgetöteten Bacillen besteht.

Paratyphöse Lokalerkrankungen. Die *Gastroenteritis paratyphosa* gehört zur Gruppe der sog. Nahrungsmittelvergiftungen. Ursache ist entweder die Aufnahme der in infizierter Nahrung (Fleisch, Milch) vorhandenen Bacillen oder ihrer hitzebeständigen Toxine in gekochten, vorher infizierten Lebensmitteln. Der *Verlauf* entspricht dem klinischen Bilde des akuten Brechdurchfalls, bisweilen ist er choleraähnlich (Cholera nostras). Bei vorwiegender Beteiligung des Kolons beobachtet man neben heftigen Koliken dysenterieartige Entleerungen. Nach einer oft nur wenige Stunden, manchmal einige Tage dauernden Inkubation ist der Beginn akut mit stürmischen Magen- und Darmerscheinungen, Erbrechen, Fieber, nicht selten mit Herpes, Milzvergrößerung sowie gelegentlich mit Ikterus. Bei choleraähnlichem Verlauf sind profuse, schließlich reiswasserähnliche Stühle vorhanden, die unter rapidem Kräfteverfall, Wadenkrämpfen und Tonloswerden der Stimme rasch zu einem Bilde führen, das sich nur durch den Nachweis von Paratyphusbacillen in den Stühlen bzw. bei reiner Toxinwirkung durch das Fehlen von Kommabacillen gegen Cholera asiatica abgrenzen läßt. Der Nachweis der Erreger wird durch die Untersuchung des Stuhls oder noch vorhandener Nahrungsreste geführt. Stets ist das Serum auf seine Agglutinationsfähigkeit zu prüfen, die sich allerdings erst nach 8—14 Tagen einstellt, wenn die Krankheit meist schon wieder abgeklungen ist. Bei sehr schwerem Verlauf ist die Prognose nicht immer günstig. Das Bild der Gastroenteritis kann übrigens auch durch Shigellen, besonders durch die Shigella sonnei, hervorgerufen werden (vgl. S. 51).

Therapie der Gastroenteritis. Ricinusöl oder Magnesium sulfuricum dienen zur Elimination der Giftstoffe, Opiate sind im Beginn der Krankheit streng kontraindiziert. Bei der meist kurzen Inkubationszeit finden sich am Anfang der Krankheitserscheinungen oft noch keim- oder toxinhaltige Speisen im Magen, die durch Magenspülung entfernt werden können. Adsorbentien wie Tierkohle Merck mehrmals täglich 1 Eßlöffel in Wasser oder Adsorgan mehrmals täglich 1—2 Teelöffel, intravenöse oder subcutane NaCl-Infusionen bei starkem Wasserverlust, Analeptica (vgl. S. 217) bei den ersten Anzeichen eines Kollapses, Warme und Belladonna-Supp. (0,02) bei kolikartigen Leibschmerzen sind anzuwenden. Wenn der Brechreiz aufgehört hat, ist für reichliche Flüssigkeits- und Kochsalzzufuhr Sorge zu tragen (Tee, gesalzene Schleimsuppen), und allmählich kann dann eine schonende Diät etwas erweitert werden. Im allgemeinen reagieren die Kranken mit den Symptomen der akuten Gastroenteritis vorzüglich auf Sulfonamide (Taleudron, Resulfon, Ruocid, Gantrisin) selbst dann, wenn die Krankheitserscheinungen vorwiegend durch die eingenommenen Toxine hervorgerufen werden und obwohl die Salmonellen in vitro nur wenig empfindlich gegenüber Sulfonamiden sind. Erweist sich in einzelnen Fallen die Sulfonamidmedikation als ungenügend oder gar nicht wirksam, dann kann Chloromycetin angewandt werden.

Anderweitige Lokalisation der Paratyphusbacillen. Häufig, speziell bei Frauen, sind Krankheiten des Harnapparates in Form von Pyelitis und Cystitis (saure Harnreaktion), die klinisch keine Besonderheiten zeigen, sich oft aber nach Schwinden der Symptome durch hartnäckige Bakteriurie auszeichnen. Auch bei Cholecystitis, Endometritis, Otitis und Perityphlitis werden bisweilen statt anderer Erreger Paratyphusbacillen als Eitererreger gefunden, ohne daß ihnen besondere Eigentümlichkeiten im Krankheitsbilde zukommen.

Meldepflicht s. S. 17. Die Bestimmungen über die *Isolierung* sind die gleichen wie beim Abdominaltyphus (s. S. 46). Betr. *Schutzimpfung* vgl. Tetravaccine S. 46, Fußnote 2.

Nahrungsmittelvergiftungen werden, wie oben schon erwähnt, nicht immer durch die Bakterien selbst, sondern bisweilen durch die von ihnen in den Nahrungsmitteln gebildeten Toxine verursacht. Das gilt z. B. von manchen Staphylokokkentoxinen und vor allem von dem

Botulismus

Unter Botulismus versteht man eine Intoxikationskrankheit, die auf den Bacillus botulinus (van Ermengem 1895) zurückzuführen ist. Dieser ist ein bewegliches, sporenbildendes, grampositives Stäbchen, das streng anaerob ist und durch die Bildung eines starken Giftes sich auszeichnet, welches eine besondere Affinität zum Zentralnervensystem zeigt. Das Gift ist thermolabil; längere Erhitzung auf 80° macht es unwirksam, einfaches Aufkochen genügt dagegen nicht. Im Gegensatz zu den Nahrungsmittelvergiftungen durch Bacillen und deren

Toxine aus den Gruppen der Salmonellen und Shigellen, vielleicht auch mancher Virusarten, beruht die Erkrankung hier lediglich auf der Wirkung des außerhalb des Körpers gebildeten Giftes.

Der Bacillus kommt in schlecht konservierten Fleisch- und Fischwaren, wie Wurst, Schinken, Pokelfleisch, grünen Heringen, Salzfischen, sowie auch in Gemüsekonserven (speziell Büchsenbohnen, Spargel) vor, ohne daß äußerlich wahrnehmbare Veränderungen derselben, insbesondere Fäulniserscheinungen vorhanden zu sein brauchen, wenn auch mitunter Gasbildung oder ranziger Geruch beobachtet wird. Im Gegensatz zum Tetanus- und Diphtheriegift ist das Botulismusgift auch vom Darmkanal aus giftig. Empfänglich sind Mensch, Affe, Rind, Maus und Meerschweinchen.

Das **Krankheitsbild**, das sich nach einer Inkubation von 12—36 Stunden bis zu 2 Wochen einstellt, ist zunächst oft durch uncharakteristische gastrointestinale Symptome (Übelkeit, Erbrechen, Leibschmerzen, Obstipation, seltener Durchfälle), bald dann aber in spezifischer Weise durch schwere Lähmungen im Bereich der Bulbarnerven bei Erhaltenbleiben des Bewußtseins und durch Fehlen von schweren Magen- und Darmstörungen sowie von Fieber gekennzeichnet. Die Hauptsymptome sind zunächst Kopfschmerzen, Schwindel, sodann Lähmungserscheinungen im Bereich der Augennerven (Strabismus und Doppelsehen, Akkommodationslähmungen, Mydriasis, Pupillenstarre, Ptose), Amaurose, ferner Lähmung der Schlund- und Zungenmuskulatur nach Art der Bulbärparalyse, Gehörstörungen, Versiegen der Speichelsekretion. Sensibilitätsstörungen fehlen. Mitunter kommt es zu schlaffen Extremitätenlähmungen. Rötung der Rachenschleimhaut, Schluckbeschwerden sowie das gelegentliche Auftreten von weißem Belag können im Verein mit der vorhandenen Heiserkeit und Atemnot eine Diphtherie vortäuschen. Harnverhaltung wird oft beobachtet. Schwere Prostration, Pracordialangst sowie ein kleiner frequenter Puls sind weitere Charakteristika des schweren Krankheitsbildes. Abgesehen von ganz leichten Fällen, die nach einigen Tagen genesen, führt das Leiden schließlich unter den Symptomen der Atem- und Vasomotorenlähmung zum Tode, bisweilen bereits nach 24 Stunden, öfter erst nach 8—14 Tagen. Die Letalität beträgt zwischen 20 und 65%.

Diagnostisch kommt der Nachweis der Erreger in den Nahrungsmitteln bzw. im Mageninhalt (anaerobe Aussaat, Mäuseimpfung) sowie eventuell die Injektion von Blut des Kranken an Meerschweinchen zum Nachweis des Toxins in Betracht. Gegenüber den *differentialdiagnostisch* in Frage kommenden Alkaloidvergiftungen (Belladonna, Atropin usw.) sind bei letzteren rascheres Auftreten der Nervensymptome sowie hauptsächlich die Bewußtseinsstörungen und Delirien von Bedeutung; zu denken ist auch an Diphtherie, Kinderlähmung, Encephalitis, Meningitis sowie an Vergiftung mit Methylalkohol; bei letzterer tritt starke Mydriasis sowie frühzeitige Erblindung ein; es fehlen dagegen Störungen der Augenmotilität.

Therapie. Magenspülung, Ricinusöl, Carbo medic. Merck eßlöffelweise in Wasser, Aderlaß, Kochsalzinfusion, Strychnin, nitric. subcutan 1—5 mg pro die, sowie vor allem möglichst frühzeitig das gegenüber den verschiedenen Stämmen antitoxische Botulismuspferdeserum (Hoechst) 50—100 ccm intramuskulär bzw. 50 ccm intravenös oder 20—40 ccm intralumbal, und zwar mehrere Tage hintereinander, weil das Toxin über einige Zeit hinweg aus dem Magen-Darm-Kanal resorbiert werden kann und nur das im Blut kreisende Toxin durch das Antitoxin des Serums gebunden wird. Bei drohender Atemlähmung wird man den Kranken in einen künstlichen Respirator bringen. Personen, die mit einem Erkrankten zusammen dieselbe verdächtige Speise genossen haben, sollen 50 ccm Serum prophylaktisch erhalten. Meldepflicht s. S. 17.

Cholera asiatica

Die asiatische Cholera ist eine akute, im Orient (Indien, Gangesniederung) endemische, äußerst gefährliche Infektionskrankheit, die gelegentlich auch epidemisch auftritt; in Europa wird sie selten beobachtet.

Der Erreger ist ein kommaförmiger, stark beweglicher gramnegativer Vibrio (ROBERT KOCH 1882), der in großen Mengen mit den Darmentleerungen der Kranken ausgeschieden wird. Seine Färbung erfolgt am besten mit verdünntem Carbolfuchsin. In Stuhlpräparaten erscheint er oft fast in Reinkultur (fischzugartig angeordnet). Er wächst bei Zimmertemperatur auf Gelatine, die sich verflüssigt, sowie in 1%iger alkalischer Peptonlösung, die zur Anreicherung dient. Zusatz von Schwefelsäure zu Peptonkulturen bewirkt charakteristische Purpurfärbung: sog. Cholerarotreaktion. Er ist wenig widerstandsfähig gegen Austrocknen sowie gegen Desinfektionsmittel. Zur Identifizierung ist der mikroskopische Nachweis ungenügend, da es zahlreiche harmlose, morphologisch sehr ähnliche Vibrionen gibt. Der geeignetste Nährboden zur elektiven Züchtung ist DIEUDONNÉS Blutalkaliagar. Diagnostisch wichtig ist der PFEIFFERSche Versuch: Echte Cholerabacillen mit durch Hitze inaktiviertem

Immunserum vermischt und in die Bauchhöhle eines gesunden Meerschweinchens injiziert, werden dortselbst nach kurzer Zeit aufgelost. Andere Vibrionen bleiben unverandert. Diese spezifischen Bakteriolysine finden sich auch im Blut beim Menschen nach überstandener Cholera. Auch spezifische Agglutinine wie bei Typhus sind im Serum nachweisbar.

Krankheitsbild. Die Inkubation dauert 1—8 Tage. Nach mehreren „pramonitorischen" Diarrhoen beginnt das charakteristische Bild mit außerst zahlreichen, sehr bald nicht mehr fakulenten, reiswasser- oder mehlsuppenartigen wasserigen Entleerungen unter gleichzeitigem heftigstem Erbrechen sowie quälenden Wadenkrampfen. Es bestehen keine Koliken, kein Milztumor. Infolge der hochgradigen Wasserverarmung, vor allem aber unter der Einwirkung der Choleratoxine, z. T. wohl auch infolge der Aktivierung anderer Darmbakterien (Coli usw.) entwickelt sich innerhalb weniger Stunden ein überaus schweres Bild *(Stadium algidum)*: eingesunkene halonierte Augen, Spitzwerden der Nase, kühle, cyanotische, welke Haut mit Runzelbildung („Waschfrauenhande") sowie eine heisere Stimme (Vox cholerica). Es besteht subnormale Temperatur bei Achselmessung trotz oft erhöhter Mastdarmtemperatur. Der Puls ist klein, fadenformig, spater nicht fuhlbar, die Harnsekretion versiegt und unter zunehmender Schwache erfolgt Trubung des Sensoriums. Der Tod tritt im sog. *Stadium asphycticum* nach 24—48 Stunden oder noch fruher ein, ja sogar bereits nach wenigen Stunden (Cholera siderans), bevor es zu Diarrhoen kommt (Cholera sicca). In anderen Fallen schließt sich hieran unter Nachlassen der Durchfälle und des Erbrechens sowie Wiederkehr der Harnsekretion das sog. *Choleratyphoid* mit Benommenheit und Fieber an. Die Stühle werden wieder fakulent. Häufig besteht schwere Nephritis mit viel Eiweiß und Cylindern, nicht selten entwickelt sich eine Urämie (z. T. wohl eine Salzmangeluramie, s. S. 454). Bisweilen beobachtet man am Hals und Rumpf ein fleckiges oder diffuses Exanthem.

Besondere Verlaufsarten. Bei manchen Fallen besteht infolge des Austretens von blutigen Stühlen und Tenesmen eine Ähnlichkeit mit Ruhr. Diagnostisch schwierig und darum epidemiologisch äußerst wichtig sind leichte, uncharakteristische, zum Teil ganz leichte Fälle *(Choleradiarrhoe* und *Cholerine)* mit dem Bilde einer einfachen Gastroenteritis. Die hier gelegentlich bei ganz sparlichen Diarrhoen trotzdem auftretenden Wadenkrämpfe sprechen fur deren toxische Entstehung.

Die Letalität betragt in den typischen Fällen 40—50%.

Anatomisch ist der Hauptsitz der Veränderungen der Dünndarm (Ileum): die Mucosa ist stark gerotet und geschwollen, pfirsichfarben, das Epithel in Fetzen abgestoßen, es finden sich Blutungen in die Follikel. Beim Choleratyphoid findet man diphtherische (ruhrartige) Schleimhautnekrosen, besonders nahe der Ileocöcalklappe. Cholerabacillen sind nur im Darminhalt und in der Darmwand, nicht im übrigen Körper nachweisbar.

Differentialdiagnostisch kommen die Cholera nostras (Paratyphus, S. 48), Lebensmittelvergiftungen sowie akute Arsenvergiftung in Betracht.

Epidemiologisch bedeutsam sind bei Choleraepidemien gesunde Bacillenträger, wahrend Dauerausscheider im Gegensatz zu Typhus nur eine untergeordnete Rolle spielen. Die Verbreitung erfolgt teils durch Kontakt, teils durch Wasser (in Flußwasser halten sich die Vibrionen lange), teils durch verunreinigte Nahrungsmittel. Bemerkenswert ist die geringe Widerstandsfahigkeit gegen Austrocknen sowie gegen Säure (Magensaft!).

Therapie. Bekämpfung des Wasserverlustes durch reichliche heiße Getränke, subcutane und intravenöse Infusionen von auf 40° erwarmter 0,9% NaCl- oder RINGER-Lösung, am besten mit Suprarenin- oder Hypophysinzusatz (1 ccm auf 500) sowie des Salzverlustes durch wiederholte intravenose Zufuhr von 20 ccm 20%ige NaCl-Lösung; gegen die Abkühlung Wärme. Keine Abfuhrmittel. Darmspulungen mit warmer ¼—1%iger Tanninlösung. Kaliumpermanganat $1/2^0/_{00}$ per os stündlich 2 Eßloffel sowie Carbo medic. Merck stündlich 1 Eßlöffel in warmem Wasser zur Toxinabsorption. Gegen Erbrechen Chloroformwasser, auch Atropin. sulf. subc. $1/2$—1 mg. Opium und Morphium sind zu vermeiden. Frühzeitig sind Coffein und Campher bzw. Strychnin usw. (s. S. 217) subcutan zu verabreichen. Verabreichung von Immunserum bzw. Rekonvaleszentenserum soll in fruhen Stadien der Krankheit Aussicht auf Erfolg bieten. Die Wirkung der schwer löslichen Sulfonamide scheint nicht sehr eindrucksvoll zu sein, hingegen wird berichtet, daß manche Choleravibrionenstämme gegenüber Chloromycetin, Aureomycin und Terramycin empfindlich sind.

Prophylaktisch hat sich die (HAFFKINE-) KOLLEsche Schutzimpfung mit durch Hitze abgetöteten Cholerabacillen bewahrt; sie wird zweckmäßig 4—6 Wochen vor dem Betreten des verseuchten Gebietes vorgenommen: 3 intramuskulare Injektionen von 0,5, 1,0 und 1,0 ccm in Abstanden von je 5 Tagen. Vgl. auch Tetravaccine S. 46, Fußnote 2. Melde- und Isolierpflicht, nicht nur fur Kranke, sondern auch Krankheitverdächtige s. S. 17. Die Quarantanezeit beträgt 5 Tage. Die Isolierung nach klinischer Genesung ist von dem Zeitpunkt ab nicht mehr notwendig, wo an 3 (bei ansteckungsverdachtigen Gesunden an 2) durch je eine 1tagige Zwischenzeit getrennten Tagen die bakteriologische Untersuchung negativ ausfallt. Die Erkrankung hinterlaßt eine nur kurze Immunitat.

Bacilläre Ruhr (Dysenterie)

Die Ruhr ist eine sowohl epidemisch wie sporadisch auftretende, in jedem Lebensalter vorkommende akute Infektionskrankheit, die anatomisch durch eine heftige, oft ulceröse Entzündung der Dickdarm- und Mastdarmschleimhaut, klinisch durch sehr schleimig-blutige Entleerungen, Koliken sowie Tenesmen gekennzeichnet ist. *Ätiologisch* und klinisch ist *streng zu unterscheiden* zwischen der *bacillären* und der *Amöbenruhr*.

Bacilläre Ruhr. Die Ruhrbacillen (Shigellen) sind plumpe, unbewegliche, gramnegative Stäbchen. Geeignete Nährböden sind Lackmusagar mit Mannit- bzw. Maltosezusatz. Man unterscheidet verschiedene Bakterienarten: am häufigsten sind die SHIGA-KRUSE-Bacillen; sie enthalten und produzieren starke Gifte, bilden aus Lackmusagar keine Säure und wachsen wie Typhusbacillen blau. Weniger giftbildend und dabei säurebildend (Wachstum in roten Kolonien) sind die Shigellae paradysenteriae (FLEXNER- und BOYD-Typen), die Shigella ambigua (SCHMITZ) und die Shigella sonnei (= *E*-Ruhrbacillen nach *Kruse-Sonne*). Die einzelnen Shigellenstämme zeichnen sich dadurch aus, daß ihr Nachweis infolge ihrer verschiedenen Widerstandsfähigkeit nicht stets den gleichen Grad von Sicherheit besitzt (besonders günstig liegen die Verhältnisse bei dem E-Ruhrerreger). Eine Differenzierung außer durch Nährboden ist auch durch spezifische Agglutination (künstliches Immunserum von Tieren bzw. Krankenserum), wenn auch nicht immer mit absoluter Sicherheit möglich (s. S. 52). SHIGA-KRUSE-Infektionen bedingen in der Regel schwerere Krankheitsbilder als Infektionen mit den weniger Gift bildenden Erregern. E-Ruhrfälle können als leichte Enterocolitiden imponieren. Neuerdings wird eine Einteilung lediglich in *giftreiche* und *giftarme* Dysenteriebacillen vorgenommen. Es ist aber hervorzuheben, daß das Krankheitsbild keineswegs ausnahmslos mit dieser rein bakteriologischen Unterscheidung übereinstimmt.

Die Übertragung erfolgt durch kranke Menschen, durch menschliche Dauerausscheider und durch gesunde Bacillenträger, ferner durch Wasser und Nahrungsmittel, die mit Ruhrstuhl verunreinigt sind (der Harn enthält keine Bacillen), auch durch Fliegen, die von erregerhaltigen Fäkalien die Bacillen auf den Menschen oder auf Lebensmittel bringen.

Epidemien entstehen hauptsächlich im Spätsommer und Herbst, mit Vorliebe an Orten größerer Menschenansammlungen unter ungünstigen hygienischen Bedingungen (Gefängnisse, Irrenanstalten, Truppenübungsplätze usw.), so auch vor allem im Kriege. Auffallend ist das Erlöschen der Epidemien nach Ortswechsel der befallenen Menschenmasse. Die *Letalität* war früher bei SHIGA-Ruhr bis 20 und 35%, bei den giftarmen Formen sehr viel geringer, doch kommen auch bei letzterer schwere Krankheitsbilder vor. Kinder und Greise sind stärker gefährdet.

Anatomisch beginnt der Prozeß als heftiger Darmkatarrh mit intensiver blutig-seröser sowie zelliger Infiltration von Mucosa und Submucosa, die Schleimhaut ist mit blutigem Schleim überzogen (katarrhalische Ruhr); in schwereren Fällen kommt es zu Nekrose des Epithels mit Bildung einer kleienartigen Schicht (Schorfstadium) und weiter zu Ulcerationen von wechselnder Größe, ja sogar zu diphtherischen Veränderungen namentlich an den beiden Flexuren, ferner am Coecum und an der Ampulle. Bei schwerstem Verlauf kann sogar ausgedehnte Gangrän eintreten. Nach Abheilung größerer Ulcerationen entsteht mitunter aus den stehengebliebenen Schleimhautresten eine Polyposis intestini (s. S. 387). Narbige Darmstenosen sind selten.

Krankheitsbild. Die Inkubationszeit ist 2—7 Tage. Die Krankheit beginnt mit Störungen des Allgemeinbefindens und mäßigen Leibschmerzen, denen nach wenigen Stunden die ersten diarrhoischen Entleerungen mit heftigen Koliken und quälendem Stuhldrang auch nach dem Stuhlgang folgen. Unter schneller Zunahme der Stuhlgänge verlieren diese bald den fäkulenten Charakter und bestehen am 2. Tage nur noch aus kleinen Mengen von reinem glasigem Schleim, dem steigende Mengen Blut beigemischt sind („rote Ruhr"), unter Umständen am Ende jeder Entleerung aus reinem Blut; in anderen Fällen finden eitrige Entleerungen statt („weiße Ruhr"). Infolge der zahllosen Stühle, die den quälenden Tenesmus nicht lindern, und der heftigen Schmerzen zeigen die Kranken bald eine erhebliche Erschöpfung und Apathie. Die Temperatur ist oft nur wenig gesteigert, uncharakteristisch. Es besteht kein Milztumor. Der Leib ist eingezogen, die Druckempfindlichkeit entspricht dem Verlauf des Kolons; insbesondere ist das Sigma oft als kontrahierter Strang fühlbar. Der Leibschmerz ist nicht kontinuierlich, sondern tritt der Peristaltik entsprechend anfallsweise als Kolik[1] auf. Bei schwerer Ruhr besteht mitunter heftiger Singultus. Auch kann es zu Verminderung des Serumchlors mit Ansteigen des RN (Hypochlorämie, s. S. 454) kommen. Die Diazoreaktion im Harn ist bisweilen positiv. Die Darmentleerungen sind alkalisch, von spermaähnlichem Geruch (den übrigens auch die Kulturen zeigen), stinkend nur in Fällen von Gangrän der Darmschleimhaut. In abortiven Fällen kommt es nur zu sauren Gärungsstühlen (S. 379) und Schleimbeimengungen. Der Höhepunkt der Krankheit ist meist in 3—4 Tagen erreicht. Am 4. und 5. Tage beginnen die Stühle oft wieder fäkulent zu werden. Bei den schweren und tödlich verlaufenden Fällen (SHIGA-KRUSE-Ruhr) besteht ein toxisches Bild mit Benommenheit, Kollapstemperaturen, verfallenem Aussehen, Inkontinenz, Herzlähmung. Peritonitische Erscheinungen sind selten. Singultus gilt als ernstes Symptom. Stärkere Exsikkose bringt die Gefahr des Kreislaufkollapses mit sich.

Die Krankheitsdauer beträgt in der Mehrzahl der unbehandelten Fälle wenige Wochen bis 1 Monat; geringe Schleimbeimengungen im Stuhl pflegen noch längere Zeit zu bestehen. Nach Diätfehlern ereignen sich oft leichte Rückfälle mit schleimigen Entleerungen. Übergänge in *chronische* Ruhr, unter Umständen mit Kachexie und letalem Ausgang sind bei der bacillären Form selten (etwa 5% der Fälle), viel häufiger bei der Amöbenruhr (s. unten).

Andererseits kommen, wie die Erfahrungen nach dem ersten Weltkriege lehrten, sog. *Defektheilungen* bei ersterer keineswegs selten vor; zum Teil treten die Beschwerden nur bei Diätfehlern (Obst, blähende Gemüse, Hefegebäck) auf, zum Teil spontan; sie bestehen in Diarrhoen oder in Spasmen mit schmerzhaften Koliken (diarrhoische bzw. spastisch-hyperalgetische Form).

Ferner können Komplikationen jeden Fall stark in die Länge ziehen. Bisweilen ergibt bei protrahiertem Verlauf die Rektoskopie trotz geringfügiger Beschwerden das Bestehen von Geschwüren.

Komplikationen (hauptsächlich bei SHIGA-Ruhr) sind toxisch bedingte Erkrankungen der großen Gelenke, besonders der Knie mit Schmerzen und Schwellung, sog. *Ruhrrheumatismus*, der nicht von Endokarditis begleitet ist, übrigens häufiger bei leichteren Ruhrfällen auftritt, ferner *Neuritiden*, die eine günstige Prognose haben, seltener Conjunctivitis, Iridocyclitis und Harnröhrenkatarrhe. Perforationsperitonitis ist im Gegensatz zu Typhus sehr selten, häufiger sind abgesackte Eiterungen (perityphlitische bzw. periproktitische Abscesse). Häufigere spätere Folgen: oft bleibt Neigung zu schmerzhaften Kolonspasmen namentlich nach Diätfehlern zurück; in anderen Fällen bestehen dyseptische Beschwerden infolge von Subacidität des Magens oder Gärungsstühle. Adhäsionsbeschwerden nach lokaler Peritonitis sind nicht selten; sie können sogar zu Ileus führen. .

Diagnose der bakteriellen Ruhr. Für den Bakteriennachweis sind möglichst frische Stühle zu verwenden, am geeignetsten sind Schleimflocken. Oft kommt es zum Schwinden der Bakterien teils durch Phagenwirkung (vgl. S. 4), teils durch Überwuchern anderer Darmbakterien. Kaum jemals gelangen die Ruhrbakterien in das Blut, infolgedessen finden sie sich auch nicht im Harn. Die Agglutination, die erst vom Ende der 1. Woche ab nachweisbar ist, ist hauptsächlich bei SHIGA-KRUSE-Ruhr von Wert. Bei den giftarmen

---

[1] Allgemein versteht man unter *Kolik* (eigentlich = Kolonschmerz) einen nicht dauernden, sondern krampfartig auftretenden Schmerz von an- und abschwellendem Charakter im Bereich verschiedener Hohlorgane. Er beruht auf krankhaft gesteigerter Peristaltik oder abnormer Muskelkontraktion (Spasmen) der Wand des Hohlorgans. Verursacht wird er durch pathologische Veränderungen der letzteren (Darmentzündung) oder durch ein Passagehindernis, z. B. infolge eines Tumors oder einer Abknickung bzw. durch abnormen Inhalt (Konkremente in den Harn- und Gallenwegen) oder durch krankhafte Reizung der die Wandmuskulatur des Darms versorgenden Nerven (Bleikolik).

Formen sind Verdünnungen erst über 1:100 von Bedeutung (jedoch ist bei Typhusgeimpften die Gruppenagglutination zu berücksichtigen). Besonders beweisend ist Steigen oder Fallen des Agglutinintiters während der Krankheit. Da die Ruhragglutinine nur relativ kurze Zeit nachweisbar bleiben, kommen sie für eine spätere retrospektive Diagnose nicht in Betracht. Ruhrähnliche Zustände kommen bei Paratyphusbacilleninfektion, ferner bei Cholera (leichte Form) vor, doch ist hier der Tenesmus geringer, andererseits sind das Erbrechen sowie der Allgemeinzustand von vornherein schwerer. Milztumor sowie starke Kopfschmerzen sprechen gegen Ruhr. Ruhrähnliche Colitiden kommen ferner bei Urämie, Hg-Vergiftung, Tuberkulose und Sepsis, Mastdarmgonorrhöe und bei Balantidieninfektion (S. 406) des Dickdarms vor.

Therapie. Von eindrucksvoller Wirkung sind die Sulfonamide, die eine prompte Beseitigung der Krankheitserscheinungen herbeiführen (Dosierung s. S. 13). Chloromycetin ist ebenso, wenn auch nicht besser wirksam. Von den Sulfonamiden wählt man zur Ruhrbehandlung zweckmäßigerweise die schlecht resorbierbaren Präparate (Sulfaguanidin, Resulfon, Ruocid) sowie das Taleudron. Größere Flüssigkeitsmengen zur Verhütung von Nierenkomplikationen sind bei den schlecht resorbierbaren Präparaten nicht erforderlich. Stets ist Bettruhe einzuhalten, auch bei leichten Erkrankungen, und zwar bis zum Wiederauftreten normaler Stühle. Abkühlungen des Leibes sind sorgfältig zu vermeiden; Thermophor bzw. feuchtwarme Packungen auf den Leib. Schleimkost, Kakao, Rotwein; flüssige Diät bis zum Wiederauftreten fakulenter Stühle; in manchen Fällen bewährt sich die für zwei Tage durchgeführte sog. Apfeldiät unter Enthaltung von jeder anderen Nahrungs- und Flüssigkeitszufuhr (100 bis 300 g feingeriebene rohe reife Äpfel 5mal täglich), hinterher Schonungskost. Das antitoxische *Antidysenterieserum* bei SHIGA-KRUSE-Fällen bis zu 80—100 ccm subcutan, evtl. wiederholt verabreicht, hatte bei möglichst frühzeitiger Anwendung oft Erfolg, kann angesichts der Sulfonamidwirkung aber heute als überholt gelten, zumal bei seiner Anwendung vielfach starke Serumkrankheit beobachtet wurde. Man denke an die Möglichkeit einer Hypochlorämie (20 ccm 20% NaCl mehrmals i. v.). Gegen Koliken und Tenesmus sind Belladonna-Supposit. zu 0,03, ferner Papaverin. hydrochlor. subc. 0,04, sowie Atropin sulf. $^{1}/_{2}$ bis 1 mg wirksam. Später kommt die Behandlung mit sog. Bleibeklystieren in Betracht: Rp. Dermatol (Bismut. subgallic.) 5,0, Mucilag. Gumm. arab. 60,0 Tct. Opii simpl. gtt. 15, nach Reinigungseinlauf mit dem Darmrohr einzuführen, oder eine Spülung mit $^{1}/_{4}$—$^{1}/_{2}$% körperwarmer Tanninlösung bzw. Yatren (s. unten). Bei starken Blutungen evtl. 15 Tropfen Suprareninlösung 1 : 1000 per Klysma sowie Sango-Stop (s. S. 45). In der Rekonvaleszenz Vermeiden von Erkältung (Leibbinde) sowie von Verstopfung, leichte Kost. Verboten: Schwarzbrot, grobe Gemüse und Kohlarten, rohes Obst, Weißwein; statt Zucker Saccharin. Oft ist Salzsäure (3mal täglich 20—30 Tropfen in Wasser während des Essens) von Vorteil.

Prophylaktisch hat sich gegen die *Bacillenruhr* die Anwendung des Ruhrimpfstoffes *Dysbacta*, aus abgetöteten Dysenteriebacillen bestehend, bewährt (mehrmalige Injektion von 0,5—1,5 ccm). Meldepflicht s. S. 17. Die Isolierungsvorschriften sind die gleichen wie beim Abdominaltyphus (s. S. 46) und beziehen sich auch auf die giftarmen Bacillenformen. Das Eindringen von Fliegen in das Krankenzimmer soll streng vermieden werden.

Amöbenruhr

Der Erreger dieser Protozoenkrankheit ist die Entamoeba histolytica (LOESCH, SCHAUDINN) und tetragena (VIERECK). Endemisches Vorkommen beobachtet man hauptsächlich in den Tropen, in Ägypten und Ostasien. Sporadische Fälle bei uns stammen in der Regel aus den Tropen. Die Inkubation wechselt zwischen einigen Tagen und 4 Wochen.

Die in körperwarm (heizbarer Objekttisch!) untersuchtem Stuhl nachweisbaren Amöben[1] sind von etwa doppelter Größe eines Leukocyten; man erkennt sie an der charakteristischen Leibesstruktur, d. h. dem ungekörnten hyalinen, stark lichtbrechenden Ektoplasma und dem um den Kern gelegenen wabigen und gekörnten Endoplasma, das oft phagocytierte Erythrocyten enthält. Bei der harmlosen Entamoeba coli fehlt im Ruhezustand die scharfe Trennung von Ekto- und Endoplasma. Bei Ausheilung des Darmprozesses wandeln sich die Ruhramöben in kleine Dauercysten um, durch welche eine Weiterverbreitung der Ruhr möglich ist. Junge Katzen, denen Ruhrstuhl per Klysma in den Darm gebracht wird, erkranken an typischer Ruhr.

Die Amöbenruhr ist ein subakut oder chronisch verlaufendes Leiden, nicht selten sogar von jahrelanger Dauer und schleichendem Verlauf mit großer Neigung

---

[1] Um den Nachweis der Amöben im Stuhl zu erleichtern, gibt man früh nüchtern 1 Eßlöffel Karlsbader Salz in einem halben Glase warmen Wassers.

zu Rezidiven; sie führt oft zu schwerer Kachexie. Die Krankheit beginnt ohne Fieber mit Leibschmerzen und Durchfällen, welch letztere nach einigen Tagen mit dem Auftreten von Tenesmen blutig-schleimiges Aussehen darbieten. Bei fieberhaft und stürmisch verlaufenden Fällen handelt es sich meist um gleichzeitige Mischinfektionen. Im Gegensatz zur bacillären Ruhr greifen die Ulcerationen im Darm von vornherein in die Tiefe der Schleimhaut. Die Ileocoecalgegend ist oft am stärksten befallen, besonders bei den chronischen Formen. Therapeutisch ist diese Lokalisation schwer beeinflußbar. Häufige Komplikationen sind eine Hepatitis und vor allem große, meist solitäre, von hohem Fieber begleitete Leberabscesse, die in die Bauch- und Pleurahöhle perforieren können. Die Ruhramöben siedeln sich auch nicht ganz selten in anderen Organen an, z. B. im Gehirn und in den Lungen. Eine Immunität wird bei dieser Krankheit nicht erworben.

Therapie. Neben derselben Allgemeinbehandlung, wie sie für die bacilläre Ruhr angegeben wurde, findet das gegen die Amoben spezifisch wirkende Emetin. hydrochl. (am besten an 6 Tagen hintereinander Injektionen zu je 0,06, nach 2—3 Wochen Wiederholung der gleichen Kur) Anwendung. Bei chronischen Fallen bewährt sich das sehr wirksame Yatren (Jodoxychinolinsulfosäure) als Pillen (4—6mal täglich 2—3 Pillen zu 0,25 Yatren. puriss. 105) evtl. kombiniert mit hohen Yatren-Einläufen (3—5,0 : 200 Wasser), welche 6 Stunden zu halten sind (vorher Reinigungseinlauf). Amöbenhepatitis und Leberabsceß reagieren am besten auf Resochin „Bayer". Gegenüber Aureomycin und Terramycin, vor allem Bacitracin, sind die Ruhramöben auch empfindlich, in erster Linie aber sind diese Antibiotica bei den häufigen Mischinfektionen angezeigt. Sehr wichtig ist absolute Alkoholabstinenz. Die Kranken mit Amöbenruhr sind gegen Witterungseinflüsse sehr empfindlich, und so kommt bei ihnen als wirksame Maßnahme ihre dauernde Entfernung aus den Tropen in Betracht. Gunstig sollen Luftkuren im Hochgebirge (Engadin) wirken.

Meldepflicht s. S. 17.

Keuchhusten (Pertussis)

Der Keuchhusten ist eine akute infektiöse Krankheit der oberen Luftwege von sehr langer Dauer; am stärksten befallen werden Kinder in den ersten 5 Lebensjahren. Mädchen erkranken häufiger als Knaben. Bei Erwachsenen ist die Erkrankung selten, ihr Verlauf weniger charakteristisch, bisweilen nur rudimentär, aber es kann der Keuchhusten bis in die höchsten Jahre hinein auftreten. Die Krankheit ist sehr kontagiös. Sie hinterläßt dauernde Immunität; im Rekonvaleszentenserum wurden Schutzstoffe nachgewiesen. Die Übertragung erfolgt direkt ohne Zwischenträger durch Tröpfcheninfektion.

Der Erreger ist ein kleines von BORDET-GENGOU beschriebenes gramnegatives Stäbchen (Haemophilus pertussis), das dem Influenzabacillus sehr ähnlich ist und wie dieser (aber langsamer) besonders auf Blutagar (mit Traubenzuckerzusatz) und Hirnbrei gut wachst. Am sichersten weist man ihn bei Beginn der Krankheit durch Hustenlassen der Kinder gegen eine Blutagarplatte nach. Auch bei jungen Affen erzeugt er keuchhustenähnliche Anfälle. Die Endotoxine des Erregers haben eine starke Affinität zum Gefäßsystem.

Krankheitsbild. Die *Inkubation* dauert im Mittel 8 Tage (7—14 Tage). Der Gesamtverlauf zerfällt in 3 Abschnitte: das erste *katarrhalische*, das *konvulsivische* und das zweite *katarrhalische Stadium*. Die Krankheit beginnt akut als wenig charakteristischer fieberhafter Katarrh der oberen Luftwege mit Schnupfen, Husten, bisweilen Heiserkeit, Rötung der Rachenwand und der Kehlkopfschleimhaut, besonders der Regio interarytaenoidea sowie Störung des Allgemeinbefindens wie Appetitlosigkeit und Verstimmung. Der Husten ist trocken, uncharakteristisch; auskultatorisch bestehen bronchitische Geräusche. Die Dauer des 1. Stadiums beträgt etwa 14 Tage, gelegentlich viel kürzer. Die Übertragung der Krankheit erfolgt wahrscheinlich hauptsächlich in diesem Stadium; doch dürfte die Infektiosität erst am Ende des konvulsivischen Stadiums erlöschen.

Das *konvulsivische* Stadium beginnt mit Abfall der Fiebertemperatur und dem Auftreten der charakteristischen Hustenanfälle. Bezeichnend ist die auf die wiederholten Exspirationsstöße folgende, weithin hörbare, laut krähende oder jauchzende Inspiration bei enger Glottis; oft treten im Anschluß an den Hauptanfall wiederholt schwächere Attacken auf („Reprisen"). Während des Hustens macht sich häufig starke Cyanose bemerkbar. Die Anfälle können sehr zahlreich bis zu 50 und mehr in 24 Stunden sein, sie enden meist mit Expektoration von zähem Schleim, oft auch mit Erbrechen. Objektiv besteht eine katarrhalische Rötung am hinteren Teil der Stimmritze sowie an der Bifurkation der Trachea[1]. Der Lungenbefund ist entweder völlig negativ oder es ist eine geringe Bronchitis nachweisbar. Zwischen den Anfällen besteht völlige Euphorie. Stärkere Beeinträchtigung des Allgemeinbefindens beobachtet man nur bei sehr jungen Kindern und sehr zahlreichen Attacken infolge der Inanition und der Störung des Schlafes. Bei Vorhandensein der unteren Schneidezähne entwickelt sich häufig infolge krampfhaften Herausstreckens der Zunge während des Hustens ein kleines Decubitalgeschwür am Zungenbändchen (diagnostisch verwertbar!). Infolge der heftigen venösen Stauung bei den Hustenparoxysmen entstehen eine auch in der Zwischenzeit vorhandene charakteristische Gedunsenheit des Gesichtes in der Umgebung der Augen, ferner kleine harmlose Blutungen in den Konjunktiven (selten retrobulbäre Hämatome) und in der Haut, gelegentlich eine Dilatation des rechten Ventrikels sowie infolge des starken Pressens Mastdarmprolapse sowie Nabelhernien.

Im Blut findet sich eine nicht selten hochgradige Leukocytose mit starker relativer Lymphocytose bis 90%; die Blutsenkung ist normal oder verlangsamt.

Die Lymphocytose dürfte der Ausdruck der anatomisch nachweisbaren charakteristischen Hyperplasie des lymphatischen Gewebes in Lymphdrüsen und Milz und diese die Folge der Toxine des Pertussiserregers sein.

Die Dauer des konvulsivischen Stadiums beträgt im Durchschnitt 4 Wochen, oft mehr, ja sogar Monate. Hierauf erfolgt eine allmähliche Abnahme der Zahl und Heftigkeit der Anfälle mit Übergang in das zweite katarrhalische oder Abheilungsstadium mit gewöhnlichem Husten, das etwa 2—4 Wochen dauert; jedoch besteht auch jetzt eine Neigung zu Rückfällen. Die Gesamtdauer der Krankheit beläuft sich somit ohne Komplikationen auf mindestens ungefähr 8 Wochen.

Verlaufseigentümlichkeiten und Komplikationen. Unterschiede im Verlauf betreffen die sehr variable Dauer der 3 Stadien sowie die Intensität und Zahl der Hustenanfälle, die bei psychopathischen Kindern besonders heftig zu sein pflegen[2]. Ernste Komplikationen sind Gehirnerscheinungen (Konvulsionen, besonders bei kleinen Kindern, Sopor, Halbseitenlähmungen usw.), die teils als Folge von Stauung vorübergehende, teils durch Blutungen oder Encephalitis bedingt, dauernde sind; ferner kommen vor Peribronchitis, Bronchiolitis und Bronchopneumonie, die sich häufig sehr in die Lange zieht (und in deren Vorlauf der Husten oft uncharakteristisch wird), nicht selten mit anschließenden sackförmigen Bronchiektasen, besonders in den distalen Abschnitten, bronchiolektatisches Emphysem sowie Schrumpfungsprozessen, ferner Mobilisierung einer latenten Tuberkulose (Miliartuberkulose), endlich Otitis media und Thrombosenbildung. Die Komplikation mit Masern, Diphtherie sowie Grippe ist sehr ernst.

Die **Prognose** richtet sich vor allem nach dem Alter des Kindes. Die Letalität ist bei den Kindern im 1. Lebensjahr am größten, bei den Kindern im Alter von 2—5 Jahren wird sie wesentlich geringer, um von da an noch weiter abzufallen. Exsudative Diathese und Rachitis trüben die Prognose.

---

[1] D. h. an den beiden Hustenreflexstellen.
[2] Die Heftigkeit der Anfälle ist somit nicht Ausdruck der Schwere der Infektion, sondern vielmehr ein Maß für den Grad der nervösen Erregbarkeit der Patienten.

Diagnose. Das katarrhalische Stadium sowie rudimentäre Fälle ohne typische Hustenanfälle und Reprise sind nicht diagnostizierbar, wenn nicht der Erregernachweis gelingt. Dieser wird in der Weise geführt, daß man dem Kranken während des Hustens eine Petrischale vorhält, die mit einem geeigneten Nährboden beschickt ist. Im katarrhalischen Stadium gelingt der Erregernachweis leichter als im konvulsivischen Stadium. Spasmophilie mit Laryngospasmus bei kleinen Kindern ist durch Prüfung auf das Facialisphänomen und das Verhalten der elektrischen Erregbarkeit auszuschließen. Bei Erwachsenen äußert sich die Krankheit oft uncharakteristisch in Form eines nächtlichen Reizhustens. Pertussisähnliche Anfälle, aber ohne laute Inspiration, kommen vor bei Bronchialdrüsentuberkulose sowie Mediastinaltumoren bei Erwachsenen, gelegentlich auch bei Hysterie. Fieber im Stadium convulsivum deutet auf Komplikationen.

Die **Therapie** bezweckt vor allem erstens die *Milderung der Schwere der Anfälle*, zweitens die *Verhütung der Bronchopneumonie*. Beruhigende Medikamente sind bei leichteren Fällen entbehrlich; bei schwereren Brom, z. B. Bromkali 10 : 150,0 3 mal täglich 1 Teelöffel; Bromoform 3 mal täglich x + 2 Tropfen in Milch (x ist das Lebensjahr) und evtl. Chloralhydrat 0,1—0,5 je nach dem Alter sowie Luminal 0,02—0,2; ferner Euchinin 3 mal täglich soviel mal 0,1, als den Jahren entspricht sowie das Thymianpräparat Pertussin 3 mal täglich 1 Teelöffel. Bei häufigem Erbrechen ist die konsequente Zufuhr von Nahrung unmittelbar nach dem Anfall unter Bevorzugung von den Magen schnell passierenden Speisen sehr wichtig. Eine wichtige Rolle spielt in der Behandlung der Anfälle das Bestreben, sie zu unterdrücken, und zwar durch eine entsprechende *psychische* Beeinflussung der Kinder (Ablenkung der Aufmerksamkeit, vor allem Milieuwechsel). Bei eklamptischen Zuständen empfiehlt sich die Lumbalpunktion. Der Kontakt mit Tuberkulose ist sorgfältig zu meiden. Das wichtigste Hilfsmittel zur Prophylaxe der Pneumonie ist der Aufenthalt in frischer Luft (Freiluftbehandlung), am besten auf dem Lande.

Über die Behandlung des Keuchhustens mit Streptomycin, Aureomycin oder Terramycin wird allgemein Günstiges berichtet. Streptomycin ist hoch zu dosieren (40—50 mg pro kg Körpergewicht und Tag), zumal beim Säugling, der am stärksten gefährdet ist. Die Erfolge sollen besonders gut bei komplizierender Pertussis-Bronchopneumonie und Pertussis-Encephalopathie sein. Als sehr wirksam gilt die Aerosolverstäubung des Streptomycins. Durch die Antibiotica ist die früher geübte Vaccinetherapie in den Hintergrund getreten, deren Effekt verschieden beurteilt wurde, deren unverkennbarer Wert aber darin bestand, daß bei frühzeitiger Verabreichung von Vaccinepräparaten (Petein „Schering", Phytossan „Behring") Zahl und Stärke der Anfälle doch verringert werden konnten.

Keuchhustenkinder sind bis zum Verschwinden der Anfälle vom Schulbesuch fernzuhalten und müssen den Kontakt mit anderen Kindern, zumal mit Säuglingen, vermeiden. Die Schutzimpfung mit Vaccinen vermindert die Wahrscheinlichkeit, an Keuchhusten zu erkranken und mildert die Krankheit ab.

Meldepflicht s. S. 17.

Grippe (Influenza)

Die Grippe zeigt ein ausgesprochen epidemisches Auftreten. Zeitweilig verlief sie in Form gewaltiger, ganze Länder heimsuchender Pandemien, so in den Jahren 1889/90 und 1918/19 mit besonderer Schwere. 1918 wurde sie als spanische Grippe bezeichnet. Seither tritt sie bei uns in den ersten Monaten jedes Jahres in mehr oder weniger ausgebreiteten Epidemien und unter etwas wechselnden Bildern auf. Die Übertragung erfolgt hauptsächlich von Mensch zu Mensch, wodurch sich bei Epidemien die Ausbreitung der Grippe längs der großen Verkehrswege erklärt.

Als Erreger der Grippe ist heute ein mittelgroßes Virus sichergestellt (LAIDLAW, SMITH, ANDREWES 1933). Der 1891 von PFEIFFER im Sputum von Grippekranken gefundene Influenzabacillus, ein sehr kleines, feines, unbewegliches, gramnegatives Stäbchen (Haemophilus influenzae), das sich mit stark verdünntem Carbolfuxin färben und auf Blutagar (am besten auf LEVINTHALschem Nährboden) aerob züchten läßt, gilt allgemein heute nicht mehr als der Erreger der Grippe, sondern nur als ein häufig vorkommender Begleiter, der, wie andere Bakterien, Sekundärinfektionen mitbedingen kann. Von dem Grippevirus kennt man die Typen A, B und C und darüber hinaus weitere Varianten. Jeder Typ hinterläßt nach Überstehen der Krankheit eine Immunität ausschließlich für sich, weshalb Schutzimpfungen nur dann wirksam sein können, wenn in der Impfvaccine jener Stamm enthalten ist, der in der betreffenden Epidemie als Krankheitserreger ausschlaggebend ist. Zur aktiven Immunisierung stellen die Behringwerke den polyvalenten Grippe-Virus-Adsorbat-Impfstoff (abgeschwächtes

Virus) zur Verfügung, von dem etwa 4 Wochen vor der Exposition 0,5 ccm subcutan 2 mal im Abstand von 1 Woche gegeben werden sollen. Der Schutz dauert etwa 6—8 Wochen und kann durch eine spätere Nachimpfung zeitlich weiter ausgedehnt werden. Gewisse Tiere (Frettchen, Mäuse, Hamster) lassen sich mit dem bakterienfreien Filtrat des Gurgelwassers von Grippekranken infizieren, und im bebrüteten Hühnerei läßt sich das Virus züchten. Diagnostisch verwertbar ist die serologische Eigenschaft des Grippevirus, auf Grund derer Hühnerblutkörperchen zur Agglutination gebracht werden können (HIRST-Test). Diese Agglutination wird gehemmt durch das Serum von Grippekranken und -rekonvaleszenten, auch von Schutzgeimpften. Beweisend für die Diagnose einer echten Grippeerkrankung ist der Anstieg des Titers dieser Hemmungsreaktion im Verlauf der Krankheit.

Das **Krankheitsbild** ist recht vielgestaltig. Am häufigsten ist die mit Erkrankung des *Respirationsapparates* einhergehende und von dieser beherrschte Form. Nach einer *Inkubationszeit* von 1—3 Tagen setzt ziemlich plötzlich unter heftigem Stirnkopfschmerz, Glieder- und Kreuzschmerzen, großer Abgeschlagenheit, bisweilen Schüttelfrost ein schnell ansteigendes Fieber ein. Charakteristisch sind die sofort vorhandene große Hinfälligkeit der Patienten sowie ferner eigentümliche Schmerzen in den Augenhöhlen. Schnupfen, Bindehaut- und vor allem Rachenkatarrh sind regelmäßige Begleiterscheinungen, an die sich oft ein Katarrh der oberen Luftwege, Luftröhrenkatarrh mit dem Gefühl des Wundseins hinter dem Sternum, Heiserkeit und Husten und eine trockene Bronchitis anschließen. Manchmal besteht Herpes, während eine stärkere Angina nicht zum Krankheitsbilde gehört; dagegen kommt nicht selten ein charakteristisches Enanthem vor, das in einer starken, zum Teil fleckigen, scharf gegen den blassen harten Gaumen sich absetzenden Rötung des weichen Gaumens besteht. Es besteht Appetitlosigkeit; die Zunge ist belegt. Geringe Milzvergrößerung kommt öfter vor. Fieber und Puls zeigen ein wechselndes Verhalten. In einem Teil der Fälle fällt die Temperatur nach kurz dauerndem hohen Fieber rasch, teils kritisch, teils lytisch ab, in anderen Fällen zeigt sie das Bild des remittierenden Fiebers oder eine Continua; sehr charakteristisch ist ein nach etwa 3 Tagen erfolgender Relaps der Temperatur mit nachfolgendem erneuten Fieberanstieg. An Stelle einer Pulsbeschleunigung, die oft vorhanden ist, sah man bei manchen Epidemien häufig eine relative Bradykardie.

Im Blut besteht oft statt einer Leukocytose eine Leukopenie mit relativer Polynucleose, der bei Besserung sehr bald eine postinfektiöse Lymphocytose folgt; die Eosinophilen fehlen anfangs oder sind stark vermindert. Die Senkungsgeschwindigkeit ist erst im weiteren Verlauf stärker beschleunigt. Im Harn ist gewöhnlich die Urobilin- und Urobilinogenreaktion positiv.

Sehr häufig sind *Komplikationen*, so eine Otitis media, Nebenhöhlenentzündungen, speziell Empyeme der Stirn- und Highmorshöhle (die mitunter mit einfachen Neuralgien verwechselt werden!), vor allem aber Bronchopneumonien. Sie entwickeln sich im Anschluß an die Bronchitis und treten oft am dritten oder vierten Tage oder im späteren Verlauf der Krankheit auf, oder sie leiten unter schweren Allgemeinerscheinungen das Krankheitsbild ein. Oft sind sie doppelseitig; auch ist intermittierender Verlauf häufig. Bezeichnend ist die häufige hämorrhagische Beschaffenheit des Sputums, doch ist dieses oft auch rein eitrig und sehr copiös; nicht selten besteht Neigung zu eitriger Einschmelzung von Lungenparenchym mit den Symptomen eines Abcesses oder einer Gangrän. Bei älteren Individuen kommt es namentlich bei gleichzeitigem Bestehen einer Capillarbronchitis zu hochgradiger Dyspnoe sowie frühzeitig zu Herzschwäche im Verein mit Vasomotorenlähmung. Letztere ist oft aber auch bei jugendlichen Patienten mit schwerer Grippe die Ursache für eine schnelle ungünstige Wendung. Ferner sind Pleuraempyeme eine häufige Begleiterscheinung. Zum Teil entwickeln sie sich auffallend rasch und haben dann oft einen recht bösartigen Charakter (Streptokokken); nicht selten sind sie doppelseitig.

Bei einzelnen Epidemien spielte in vielen Fällen ein besonders schwerer Trachealkatarrh, der haufig von einer heftigen, oft hämorrhagischen Laryngitis eingeleitet wurde, eine große Rolle. Zeichen von Larynxstenose mit starker Schleimhautschwellung und Stridor, qualendem Hustenreiz sowie Abhusten von nekrotischen Schleimhautfetzen können dabei zunächst den Verdacht einer Diphtherie erwecken; der bellende, anfallsweise auftretende Husten erinnert mitunter an Keuchhusten. Sehr häufig schloß sich an diese Form auffallend rasch unter zunehmender Cyanose und Dyspnoe eine schwere, oft letal verlaufende Bronchopneumonie an. *Anatomisch* fanden sich als charakteristische Befunde in derartigen Fällen oft unter anderen pseudomembranöse Veranderungen an der Trachea, abscedierende Pneumonien sowie Empyeme. Die Schwangerschaft disponiert in besonderem Maße zu schweren Pneumonien.

Seltenere Komplikationen sind Venenthrombosen, eitrige Parotitis, Gelenkschwellungen ähnlich einer Polyarthritis, Orchitis und Epididymitis, Nephritis sowie eitrige Mediastinitis.

Neben den lokalen Erscheinungen spielen im Krankheitsbilde der Grippe stets die Zeichen *allgemeiner Intoxikation* eine bedeutende Rolle. Das schwere allgemeine Krankheitsgefühl, die Prostration, starke rheumatische Schmerzen und vor allem die oft frühzeitig sich einstellende Kreislaufschwäche durch Vasomotorenlähmung stehen nicht selten in einem Mißverhältnis zu den lokalen Veränderungen und erklären namentlich den in den schweren Epidemien zu beobachtenden überraschend schnellen, ungünstigen Verlauf.

Es ist bemerkenswert, daß bei der Epidemie 1918 namentlich kraftige Individuen jugendlichen Alters ein besonders großes Kontingent zu dieser bisweilen fast foudroyant verlaufenden Form der Grippe mit schwersten Pneumonien und raschem Versagen des Zirkulationsapparates stellten, wahrend schwächliche oder durch andere Krankheiten mitgenommene Individuen, Tuberkulöse usw. trotz des Kontaktes mit Grippekranken nur leicht erkrankten oder vollig verschont blieben.

Seltener ist die sog. *gastrointestinale* Grippe. Hier gesellen sich zu den gleichen Allgemeinerscheinungen Magen-Darmbeschwerden, Erbrechen, Koliken sowie Durchfälle hinzu.

Das Grippevirus zeigt oft eine besondere Affinität zum *Zentralnervensystem*. So wurden schon in früheren Epidemien vereinzelt Encephalitiden mit punktförmigen Hämorrhagien beobachtet; diese sog. Flohstichencephalitis ist durch Ringblutungen aus den kleinsten Gefäßen gekennzeichnet. Ferner trat im zeitlichen Zusammenhang mit der Epidemie der Jahre 1918/19 eine besondere, von ersterer scharf zu trennende Form der *Encephalitis*, die Encephalitis epidemica s. lethargica (s. S. 84) auf. Ferner kommen *Neuritiden* vor, teils in Form von *Polyneuritis*, teils als Neuritis einzelner Nervengebiete (Augenmuskellähmungen, Akkommodationsparese, Lähmungen einzelner Extremitätennerven usw.) und vor allem eine ausgeprägte Neigung zu *Neuralgien*.

Die **Krankheitsdauer** der Grippe ist naturgemäß je nach dem Charakter der Epidemie (Genius epidemicus) und der Art etwaiger Komplikationen sehr verschieden, sie schwankt zwischen wenigen Tagen und einigen Wochen. Oft ist das Fieber bei den lang sich hinziehenden Formen remittierend. Bezeichnend ist die auch bei leichtestem Krankheitsverlauf lange andauernde Rekonvaleszenz, die sich in der Hartnäckigkeit und Langwierigkeit verschiedener Störungen (Neuralgien, Lungen- und Herzbeschwerden, Schlaflosigkeit, ausgeprägte vegetative Labilität), der lange zurückbleibenden körperlichen und seelischen Hinfälligkeit der Patienten und der Neigung zu Rückfällen kundtut.

Die **Diagnose** Grippe ist während einer Epidemie bei Vorhandensein der katarrhalischen Erscheinungen leicht zu stellen. Bei Bestehen einer Continua sowie von Bradykardie kann, namentlich bei gleichzeitigem Vorhandensein von starkerer Benommenheit sowie Leukopenie, der Verdacht auf Typhus entstehen. Hier muß die starke Beteiligung der oberen Luftwege im Beginn der Krankheit Zweifel erwecken; auch ist die Diazoreaktion bei Grippe stets negativ. Die Falle mit schweren Pneumonien und hämorrhagischem Sputum haben gelegentlich zu der irrigen Annahme einer Lungenpest veranlaßt. Letztere läßt sich ohne weiteres aus dem Fehlen der bei Pest massenhaft vorhandenen Pestbacillen im Sputum ausschließen. Auf die Bedeutung der bakteriologisch-serologischen Untersuchungen für eine sichere Grippediagnose wurde oben bereits hingewiesen. Die Diagnose ist naturgemäß bei sporadischen Fallen, besonders bei weniger ausgeprägten Symptomen sehr schwierig, wenn nicht bisweilen unmöglich. Wenn trotzdem in zahlreichen Fällen bei Vorhandensein von Katarrh der oberen Luftwege, geringem Fieber und rheumatischen Beschwerden mit der Bezeichnung „Influenza" oft sehr freigebig verfahren wird, so ist vor derartigen nicht genügend fundierten Diagnosen zu warnen. Differentialdiagnostisch kommen unter anderem die Viruspneumonie (s. unten), die Psittakose (S. 60), ferner Pappatacifieber (S. 90) sowie Dengue (S. 89) in Frage.

Therapie. Auch bei leichtem Verlauf ist Bettruhe notwendig. Bei Ausbruch der Krankheit ist kräftige Diaphorese (Lindenblütentee, Aspirin) empfehlenswert. Bei Heiserkeit und Husten Hals- bzw. Brust-Prießnitz, Inhalieren mit Emser Salz; Brusttee, Mixt. solvens, Decoct. Althaeae; Codein. phosphor. 0,01—0,05 bis 3mal täglich, Dicodid, Acedicon, Paracodin. Bei starker Dyspnoe Senfbrustwickel. Symptomatisch gegen Fieber- und Schmerzempfindungen wirkt Chinin in Verbindung mit Antipyrin, Pyramidon, oder Novalgin. Machen sich die Anzeichen eines Vasomotorenkollapses geltend, dann frühzeitige Verabreichung von Analepticis (s. S. 217). Bei älteren Grippekranken mit kardialen Insuffizienzzeichen rechtzeitig Strophanthin.

Über ein Chemotherapeuticum, dem gegenüber das Grippevirus empfindlich ist, verfügen wir nicht, weshalb die Verabreichung von Sulfonamiden oder antibiotischen Substanzen nur dann gerechtfertigt ist, wenn sekundäre bakterielle Infektionen, etwa Bronchopneumonien, eingetreten sind, ein allerdings sehr häufiges Vorkommnis, weil die Schleimhautschädigung durch das Virus einen günstigen Boden für Mischinfektionen zu bereiten scheint. Bei der Behandlung einer komplizierenden Otitis media purulenta, einer eitrigen Nasennebenhöhlenaffektion oder eines Pleuraempyems vergesse man aber nicht, daß die möglichst frühzeitige Entleerung des Eiters anzustreben ist. Bei dem Empyem der Pleura im Gefolge schwerer Pneumonien ist es empfehlenswert, sich zunächst auf tägliche Aspiration des Eiters durch Punktion mit nachfolgender Instillation antibiotischer Mittel (50 000 IE Penicillin) oder noch besser auf die BÜLAUsche Drainage (s. S. 299) zu beschränken, da die Schwere des Allgemeinzustandes eine Rippenresektion im Anfang oft als zu gefährlich erscheinen läßt.

Während der langdauernden *Rekonvaleszenz* hat der Patient größte Schonung zu beobachten. Bettruhe ist bis zur völligen Entfieberung notwendig. Gegen die neuralgischen Beschwerden ist oft eine Chininarsenkur wirksam (z. B. Rp. Chinin. hydrochlor. 5,0, Acid. arsenicos. 0,2, Mass. pil. q. s. ut f. pil.-Nr. 100, 3mal täglich 1 Pille oder Pilul. Chinin. cum Ferro FMB 3mal täglich 1—2 Pillen), gegen die Mattigkeit Recresal (2mal 2 Tabletten) sowie 2mal täglich 1—2 Strychninpillen zu $^{1}/_{2}$ mg.

Bei zurückbleibenden Herzmuskelstörungen (Herzklopfen, Atemnot, Pulsbeschleunigung beim Gehen und Steigen) ist der Rekonvaleszent behutsam an langsam gesteigerte körperliche Anstrengungen unter Einschaltung längerer Ruhepausen zu gewöhnen. Klimatische Nachkuren (Mittelgebirge) sind empfehlenswert.

Viruspneumonie

Meist sporadisch, bisweilen auch in Epidemien treten mehr oder minder ausgedehnte Bronchopneumonien auf, die weder von den bekannten pneumonieerzeugenden Bakterien noch von der Rickettsie des Q-Fiebers, auch nicht vom Grippe- oder Ornithose-Virus hervorgerufen werden. Sie dürften deshalb primär durch ein noch unbekanntes Virus bedingt sein, möglicherweise durch mehrere noch ungeklärte Virusarten.

Krankheitsbild. Nach einer zwischen ein und drei Wochen dauernden Inkubation beginnt die Krankheit plötzlich mit hohem Fieber, jedoch in der Regel ohne Schüttelfrost. Das Krankheitsgefühl ist beträchtlich, es bestehen Kopf- und Gliederschmerzen, und das Sensorium ist manchmal etwas getrübt. Ohne nennenswerte katarrhalische Erscheinungen an Trachea und Bronchien zeigt sich Reizhusten, der im Verlauf einiger Tage sehr quälend wird und zur Expektoration von nur spärlichem, zähschleimigen, bisweilen hämorrhagischen Auswurf führt. Perkutorisch und auskultatorisch pflegt der Befund sehr geringfügig zu sein, manchmal nur lassen sich da und dort feinblasige Rasselgeräusche erkennen. In charakteristischem Gegensatz dazu deckt die Röntgenuntersuchung mehr oder weniger große Infiltrationen, bisweilen doppelseitig auf. Diese werden in 1—2 Wochen resorbiert und auch das Fieber, das mehrere Tage lang eine hohe Kontinua gezeigt hatte, fällt gewöhnlich nach 7—14 Tagen, manchmal noch etwas später, lytisch ab. Nicht selten sind relative Bradykardien, Leukopenie und Aneosinophilie zu finden. Komplikationen stellen sich verhältnismäßig selten ein, und so ist die Prognose in der Regel gut.

Die Diagnose läßt sich serologisch dadurch sichern, daß vom 7. Krankheitstag an das eisgekühlte Patientenserum menschliche Blutkörperchen der Blutgruppe O agglutiniert, wobei sich bei der spateren Wiederholung der Untersuchung ein höherer Titer ergibt. Auch wird der nichthämolytische Streptococcus MG durch das Serum des Kranken agglutiniert. Allerdings gelangen auch immer wieder Falle mit dem beschriebenen klinischen Bild und Verlauf zur Beobachtung, bei denen diese Laboratoriumsuntersuchungen negativ ausfallen. Mehrfach läßt sich bei derartigen Pneumonien eine positive WASSERMANNsche Reaktion beobachten, die dann einige Wochen nach Überstehen der Krankheit wieder negativ wird.

Therapie. Mit Sulfonamiden und Penicillin läßt sich das Krankheitsbild nicht beeinflussen, hingegen führt die Verabreichung von Aureomycin, Terramycin oder Leucomycin (2 g über 5 Tage hinweg) in zahlreichen Fallen zur Entfieberung innerhalb weniger Tage.

Psittakosis (Ornithosis)

Diese akute, sehr schwere Infektionskrankheit ist in den letzten Dezennien in Europa (in Deutschland seit 1929) hauptsachlich im Winter gehauft aufgetreten. Sie wird von Papageien, insbesondere von Wellensittichen, aber auch von Tauben und anderen Vögeln (Kanarienvögel, Finken, Zeisige, Haushühner und Mowenarten) auf den Menschen übertragen. Die infizierenden Tiere brauchen nicht krank oder verdächtig auszusehen, denn oft handelt es sich um gesunde Keimtrager, die in ihrem Speichel und Kot den Erreger beherbergen, ihn auch durch Flattern verstreuen können, wenn er auf ihrem Gefieder eingetrocknet ist. Eine Übertragung von einem erkrankten Menschen auf einen gesunden ist durch Tröpfcheninfektion möglich. Dieser von einem kranken Menschen Infizierte scheint seinerseits jedoch dann in der Regel nicht mehr kontagios zu sein (Abschwächung des Erregers durch die Menschenpassage). Erreger sind die zur Gruppe der großen Virusarten gehörigen, 0,2 μ bis 0,3 μ messenden LEVINTHAL-COLES-LILLIEschen, mit Giemsa färbbaren Körperchen; sie sind in Gewebekulturen, nicht jedoch auf toten Nahrboden züchtbar. Die Inkubation dauert 8—14 Tage, gelegentlich bis 4 Wochen. Nach dem Beginn mit heftigen Kopf- und Gliederschmerzen, Mattigkeit, mitunter auch mit gastrointestinalen Störungen setzt ein oft typhusähnliches Krankheitsbild mit einer Kontinua, gelegentlich relativer Bradykardie, Somnolenz, Delirien und motorischer Unruhe ein; ferner finden sich eine Leukopenie mit fehlenden Eosinophilen, mitunter postive Diazoreaktion und Milzschwellung. Die vorzugsweise in den Mittel- und Unterlappen der Lungen vorhandenen bronchopneumonischen Herde machen subjektiv und physikalisch zunächst keine deutlichen Erscheinungen (sog. sputumarme Pneumonie), wohingegen das Röntgenbild die zentral gelegenen, fleckigen oder keilförmig gestalteten Infiltrationen aufdeckt. Spater erst stellen sich Hüsteln mit etwas schleimig-eitrigem, manchmal sanguinolentem Auswurf, leichte Dämpfung und Knisterrasseln ein. Zu dieser Zeit kann sich dann auch eine Pleuritis entwickeln. In unbehandelten, günstig verlaufenden Fällen vollzieht sich die lytische Entfieberung nach 2—3 Wochen. Gefahr droht von der toxischen Schädigung des Herzmuskels (Lungenödem!) und durch Vasomotorenkollaps. In der lang sich hinziehenden Rekonvaleszenz sind Venenthrombosen zu befürchten. Die Letalität lag früher zwischen 20 und 40%, ist aber dank der neuzeitlichen Therapie erheblich gesunken.

Für die **Diagnose** ist, abgesehen von dem Nachweis des Kontaktes mit Vögeln (besonders, wenn diese neu gekauft sind) bzw. der Feststellung ähnlicher Erkrankungen in der Umgebung des Patienten, folgendes zu beachten: Herpes labialis ist selten; die Blutsenkungsreaktion ist im Gegensatz zum Typhus bereits anfangs beschleunigt. Die Unterscheidung von schwerer Grippe, Viruspneumonie und Q-Fieber kann schwierig sein. Der ausschlaggebende bakteriologische Nachweis ist im Blut nur während der ersten drei Krankheitstage möglich, hingegen im Sputum lange Zeit. Mäuse erkranken nach intraperitonealer Verabreichung keimhaltigen Materials an Peritonitis und das fadenziehende Exsudat enthält reichlich den Erreger. Eine Komplementbindungsreaktion ist möglich, hierzu sind 5 ccm Blut des Kranken einzusenden.

Therapie. Mit den Antibioticis Aureomycin und Terramycin gelingt es meistens, baldige Entfieberung herbeizuführen. Beim Erwachsenen erscheint als nützlichste Dosierung die Darreichung von 500 mg (= 2 Kapseln) alle 6 Stunden. Es kann die Dosis auch auf 3 g täglich gesteigert werden. Insgesamt ist die Gabe von etwa 20 g anzustreben. Rückfalle werden in der gleichen Weise behandelt. Die zusätzliche Anwendung von Rekonvaleszentenserum kann sich auf besonders schwere, toxische Fälle beschränken. Auf den Kreislauf ist zu achten.

Prophylaxe. Veterinärhygienische Maßnahmen (Einfuhrsperre für Papageien, Beringungszwang für Sittiche, soweit sie gezüchtet werden, Tötung und Untersuchung verdächtiger Tiere), Isolierung der Kranken und Krankheitsverdächtigen für die Dauer der Krankheit bzw. des Krankheitsverdachts, Anwendung von Gesichtsmasken und besonderer Mantel zum Schutz der Ärzte und des Pflegepersonals, zumal bei diesen wiederholt Übertragungen beobachtet wurden, Desinfektion der Abgänge der Kranken, schließlich in Deutschland seit 1934 die polizeiliche Meldepflicht für alle Erkrankungs-, Todes- und Verdachtsfalle.

Parotitis epidemica (Mumps, Ziegenpeter)

Die Parotitis epidemica ist eine zwar ansteckende, aber relativ harmlose Krankheit, die vor allem Kinder (zwischen 6 und 15 Jahren) und jugendliche Individuen (hauptsachlich männlichen Geschlechts) befallt. Sie tritt teils sporadisch, teils epidemisch in Schulen, Kasernen auf. Erreger ist ein wahrend der ersten 8 Tage der Krankheit im Speichel, manchmal auch im Blut und Liquor nachweisbares filtrierbares Virus. Die Übertragung erfolgt vor allem durch den kranken Menschen, doch kommt auch eine Verbreitung durch gesunde Individuen vor.

Krankheitsbild. Die *Inkubationsdauer* beträgt 2—3 Wochen. Unter Temperaturanstieg, mäßiger Störung des Allgemeinbefindens und bisweilen vorhandener leichter Angina entwickelt sich eine schmerzhafte Schwellung der einen (oft der linken) Parotis, worauf vielfach nach einigen Tagen die Erkrankung auf die andere Seite übergeht. Die geschwollene Drüse hebt das Ohrlappchen etwas ab, sie ist von weicher, teigiger Konsistenz und etwas druckempfindlich; die ganze Gesichtshalfte erscheint maßig gedunsen, die Haut darüber ist aber nicht gerotet. Das Öffnen des Mundes und das Kauen sind erschwert. Zur Vereiterung kommt es nicht. Bisweilen erkranken auch die anderen Speicheldrüsen. Die Speichelabsonderung braucht nicht gestört zu sein, doch klagen manche Patienten über Trockenheit im Munde. Meist besteht Leukopenie mit Vermehrung der Lymphocyten; die Blutsenkung ist nur wenig gesteigert. Mitunter besteht eine leichte Milzvergroßerung. Die Diastasewerte im Harn sind nicht selten erhöht (5.—7. Tag). Die Krankheitsdauer beträgt etwa 1 Woche, bei doppelseitiger Erkrankung 2 Wochen.

Eine haufige *Komplikation* bei Kranken jenseits der Pubertat ist am 8.—10. Tage eine mit Schwellung und heftigen Schmerzen einhergehende Hodenentzündung, die meist einseitig (häufiger rechts) auftritt und gelegentlich von Epididymitis begleitet ist; in zahlreichen Fällen fuhrt die Orchitis zu Hodenatrophie und bei beiderseitiger Affektion zu Sterilitat. Nicht haufig ist Oophoritis.

Seltenere Komplikationen sind eine Otitis media sowie prognostisch ernste Erkrankungen des Innenohrs, entzündliche Miterkrankung des Pankreas mit Druckempfindlichkeit und Koliken in der oberen Bauchgegend sowie mit Erhöhung der Diastasewerte im Serum und Harn, manchmal auch mit Fettstühlen und Glykosurie. Nicht ganz selten, in neuerer Zeit sogar offenbar haufiger, entwickelt sich am Ende der ersten Woche unter erneutem Fieberanstieg eine Meningoencephalitis mit Kopfschmerzen, Nackensteifigkeit, Liquordrucksteigerung und Zell- und Eiweißvermehrung im Liquor. Vestibularis- und Acusticusschadigungen, die mit Gleichgewichts- und Hörstorungen bis zur Taubheit einhergehen können, kommen vor. Die Meningoencephalitis parotidea wird manchmal, etwa bei Pflegerinnen von Mumpskranken, auch ohne Parotisschwellung beobachtet. Die Diagnose kann auf Grund einer Komplementbindungsreaktion gesichert werden.

Meldepflicht besteht nicht. Über die Notwendigkeit und die Dauer der Isolierung der Kranken sind die Meinungen geteilt. In Internaten sind die Kranken auf jeden Fall zu isolieren. Infektiositat wurde gelegentlich 6 Wochen nach der Heilung festgestellt. Überstehen der Krankheit führt zu weitgehender Immunitat.

Die **Diagnose** der epidemischen Parotitis ist ohne weiteres bei *akuter* doppelseitiger Erkrankung zu stellen. Ist sie einseitig, so kommt auch eine *sekundäre* Parotitis in Frage, die sich im Verlauf verschiedener Infektionskrankheiten, bei Otitis media sowie bei kachektischen Kranken einstellen kann. Sie ist dann vielfach eitrig, zeigt meist starke Rotung der Haut und fuhrt oft zu Abscessbildung. Bei *chronischer* doppelseitiger Parotisschwellung kommt die auf zelliger Infiltration der Drüse beruhende MIKULICZsche *Krankheit* in Betracht, bei der oft in gleicher Weise die Tranendrusen eine chronische Schwellung zeigen.

Therapie. Wahrend des Fiebers Bettruhe; Einfetten der Haut zur Verminderung des Spannungsgefuhls, grundliche Spülung des Mundes mit H_2O_2, evtl. Eisblase. Eine wirksame Chemotherapie ist nicht bekannt. Bei Orchitis sind Hochlagerung der Hoden und Anlegen eines Suspensoriums notwendig.

Angina tonsillaris

Unter Angina versteht man eine in der Regel akut verlaufende Entzündung der Gaumenmandeln und des weichen Gaumens.

Die Gaumentonsillen bilden zusammen mit der Rachenmandel, ferner der Tonsilla lingualis, den Follikeln der hinteren Wand des Pharynx und den in dessen Seitenwanden hinter den hinteren Gaumenbögen gelegenen sog. Seitenstrangen sowie den sog. Tubenmandeln einen großen Komplex von lymphatischem Gewebe, den sog. WALDEYERschen *Schlundring*. Dieser dient normalerweise als wichtiges Filterorgan, das die zahlreichen durch die Einatmung sowie die Nahrungsaufnahme eindringenden pathogenen Keime zurückhält. Andererseits ist infolge dieser Funktion der lymphatische Schlundapparat selbst in besonders hohem Maße infektiosen Erkrankungen ausgesetzt und bildet dann seinerseits die Eintrittspforte für zahlreiche bakterielle Krankheitserreger.

Nach neueren Anschauungen ware die Erkrankung der Tonsillen nicht durch das Eindringen der Erreger speziell in diese Organe, sondern vielmehr als Teilmanifestation einer hamatogenen Allgemeinerkrankung aufzufassen, bei der der Erreger einmal durch den genannten Schlundring, ein anderes Mal durch andere Eintrittspforten eindringt. Fur letzteres ist z. B. die luische Angina ein Beispiel.

Die Angina ist eine überaus häufige Krankheit, die hauptsächlich das jugendliche Alter befällt. Unter den Ursachen kommen als disponierende Faktoren Witterungsschädlichkeiten, vor allem Erkältungen, in Betracht, gelegentlich chemische Schädlichkeiten, reizende Dämpfe, Verätzungen usw.; in erster Linie stellen aber Infektionserreger den ausschlaggebenden und auslösenden Faktor dar, am häufigsten Streptokokken und Staphylokokken, möglicherweise auch Virusarten. Gehäuftes Auftreten beobachtet man während der schlechten Jahreszeit. Doch sieht man öfter Epidemien auch während des Sommers. In manchen Häusern, wie Kasernen, Krankenhäusern usw., ist die Angina endemisch. Viele Menschen zeigen eine ausgesprochene Disposition für Anginen, vor allem Individuen mit lymphatischer Konstitution mit großen Tonsillen und Wucherung der Adenoiden (vgl. S. 239). Auch unmittelbar nach Operationen an der Nase und nach Zahnextraktionen treten oft Anginen auf. Es ist stets zu bedenken, daß jede Angina nicht eine lokale, sondern eine *Allgemeinerkrankung* darstellt. Es gibt verschiedene Formen von Angina.

Die **katarrhalische Angina** beginnt mit leichtem Krankheitsgefühl, Schluckschmerz mit Stechen und Kitzeln im Halse und geringer Temperatursteigerung, die unter Frösteln, Kopfschmerz, Abgeschlagenheit im Laufe der nächsten Stunden höhere Grade erreichen kann. Es besteht eine Schwellung und Rötung der Gaumenmandeln sowie Rötung des weichen Gaumens und der Gaumenbögen. Mitunter ist auch die Rachentonsille in der gleichen Weise erkrankt (Rhinoscopia posterior!); bei stärkerer Schwellung der letzteren kann es zur Erschwerung der Nasenatmung kommen. Gelegentlich ist auch die Zungentonsille beteiligt. Die Dauer der Krankheit beträgt in der Regel nur wenige Tage. Diese Form der Angina stellt die leichteste Form dar. *Therapie* s. S. 65.

Unter **Angina follicularis** werden im allgemeinen jene Affektionen verstanden, bei denen die Lymphfollikel der Tonsillen als geschwollene kleine Knötchen sichtbar sind. Die **Angina lacunaris** ist ausgezeichnet durch Beläge, die aus den Buchten der Tonsillen hervorquellen. Übergänge von der einen Form in die andere bzw. gleichzeitiges Auftreten beider Erscheinungen sind die Regel. Angina follicularis und lacunaris beruhen gewöhnlich auf Streptokokkeninfektion, und die Krankheitserscheinungen sind schwerer als bei der Angina catarrhalis. Fast immer beginnt die Krankheit plötzlich mit hohem Fieber bis zu 40°, oft mit Schüttelfrost und zeigt die Allgemeinerscheinungen einer akuten Infektionskrankheit. Die geröteten und geschwollenen Tonsillen meist beider Seiten sehen wie gespickt aus, weil ihre Lacunen gelbliche Pfröpfe enthalten. Diese lassen sich zum Teil mit einem Spatel auspressen und erweisen sich bei mikroskopischer Untersuchung als bestehend aus Leukocyten, Fettsäurenadeln, Leptothrixfäden und reichlich Bakterien enthaltendem Detritus. Die gleichen Veränderungen zeigen bisweilen die Rachentonsille sowie gelegentlich auch die Zungenbalgdrüsen (Kehlkopfspiegel!). Stets besteht eine mäßige Schwellung und Druckempfindlichkeit der regionären Halslymphdrüsen am Kieferwinkel. Da auch der *Scharlach* oft mit einer follikulären bzw. lacunären Angina beginnt, so ist bei *jeder Angina* nicht nur der Rachen zu inspizieren, sondern stets auch auf den Ausbruch eines *Exanthems* zu fahnden. Bei Scharlachangina fällt oft die gleichzeitig vorhandene intensive Rötung der gesamten Rachenschleimhaut auf.

Beachtenswert ist ferner die Tatsache, daß follikuläre und lacunäre Anginen mitunter auch bei nicht vergrößerten oder sogar geschrumpften Tonsillen auftreten und dann leicht übersehen werden. Bei Verdacht auf Angina versäume man daher nicht, die Tonsille durch Seitwärtsdrängung der vorderen Gaumenbögen mittels Spatels oder PÄSSLERschen Hakens sichtbar zu machen.

Bei reichlichem Vorhandensein von Pfröpfen können diese zusammenfließen, so daß der Anschein zusammenhängender membranöser Beläge wie bei Diphtherie erweckt wird. Zum Unterschiede von diesen lassen sich jedoch daneben in der Regel einzelne charakteristische Pfröpfe finden; auch gelingt es oft, mittels Tupfers einen Teil der Beläge zwischen den Pfröpfen wegzuwischen. Niemals entwickeln sich, im Gegensatz zu Diphtherie, bei Angina auf den Gaumenbögen und der Uvula Pfröpfe oder Beläge. Andererseits kann echte *Diphtherie* gelegentlich unter den Erscheinungen einer gewöhnlichen follikulären Angina beginnen. Praktisch ist stets mit dieser Möglichkeit zu rechnen, namentlich wenn kein hohes Fieber besteht.

Bei der sog. *Keratose* der Tonsillen, die bei oberflächlicher Betrachtung mit der follikulären Angina leicht verwechselt wird, handelt es sich um einen fieberlosen stationären Zustand, der auf partieller Verhornung der Schleimhaut beruht. Die weißlichen Flecken lassen sich daher nicht durch Spateldruck entfernen.

Die katarrhalischen Erscheinungen sowie die allgemeinen Krankheitssymptome schwinden bei Angina im Laufe weniger Tage (Entfieberung meist am dritten Tage), desgleichen, wenn auch oft etwas später, die Pfröpfe. Die anfangs vorhandene Leukocytose geht (im Gegensatz zu Scharlach) schnell zurück. In anderen Fällen bleiben die Pfröpfe teilweise bestehen, es erfolgt dann eine Eindickung und nicht selten schließlich eine Verkalkung der Pfröpfe („Mandelsteine"). Für die Rezidive der Angina sowie für die chronische Angina haben sie große Bedeutung. *Therapie* s. S. 65.

Aus einer follikulären Angina entwickelt sich häufig als lokale Komplikation ein sog. **Tonsillarabsceß** (Peritonsillarabsceß, Angina parenchymatosa s. phlegmonosa).

Er ist meist einseitig und entsteht durch Eiterretention in der Tiefe einer verstopften Lacune, am häufigsten am oberen Pol der Tonsille, weniger häufig in den hinteren oder zentralen Bezirken, am seltensten im unteren Teil (hier nicht zu verwechseln mit den von cariösen Zähnen ausgehenden dentalen Abscessen!). Infolge von Infiltration und Ödem der Nachbarschaft entsteht eine enorme Schwellung der Tonsille und der angrenzenden Teile des weichen Gaumens, wodurch das Zäpfchen nach der gesunden Seite herübergedrängt wird.

Das Fieber ist in der Regel nicht sehr hoch. Dagegen bestehen äußerst heftige lokale Beschwerden, namentlich ein stechender Schmerz, der beim Schlucken bis in die Ohren ausstrahlt, so daß die Patienten sehr unter dem Zustande zu leiden haben. Die Erkrankung ist meist schon an der kloßigen oder näselnden Sprache der Kranken zu erkennen. Die Nahrungsaufnahme ist äußerst erschwert und muß sich auf flüssige Nahrung beschränken. Der Mund wird infolge entzündlicher Schwellung in der Nachbarschaft des Kiefergelenks nur mit Mühe geöffnet, so daß eine genaue Inspektion der Mundhöhle auf Schwierigkeiten stößt. Es besteht starker Foetor ex ore, die Zunge ist dick belegt. Bald ist an einer Stelle der Tonsille, häufiger des vorderen Gaumenbogens, eine Vorwölbung zu erkennen, die bei Palpation mit dem Finger Fluktuation erkennen läßt. Sich selbst überlassen bricht der Absceß in der Regel nach einer Reihe von Tagen spontan durch; es kommt zu reichlicher Eiterentleerung, worauf unter Abschwellung der Tonsille Heilung erfolgt. Mitunter beginnt dann der gleiche Prozeß auf der anderen Seite. Selten treten ernstere Komplikationen ein, wenn nämlich die Eröffnung des Abscesses nicht frühzeitig erfolgt. So beobachtet man z. B. Fortkriechen der Eiterung in die Nachbarschaft mit konsekutiver Mundbodenphlegmone *(Angina Ludovici)*, ja sogar Fortleitung ins Mediastinum. Selten ist die durch die Eiterung bewirkte Arrosion größerer Arterien mit gefährlichen Blutungen. Endlich kommt vereinzelt bei Spontandurchbruch im Schlaf durch Aspiration größerer Eitermengen Erstickungsgefahr in Betracht. Der Tonsillarabsceß hat eine ausgesprochene Neigung zu *Rezidiven. Therapie* s. S. 65.

Die **Angina ulcero-membranacea** (PLAUT-VINCENT) ist eine besondere, nicht seltene Form von Angina. Sie beginnt unter den gleichen Erscheinungen wie die gewöhnlichen Anginen, meist mit niedrigem Fieber, das mitunter auch vollkommen fehlt. Die Tonsillen (meist einseitig) sowie gelegentlich auch die Uvula zeigen einen grauweißen schmierigen Belag, der oft an Diphtherie erinnert. Bald entwickelt sich ein unregelmäßiges, mit schmierigem gelblichgrauem Belag überzogenes Geschwür, das mitunter auf den Gaumenbogen übergreift. Die regionären Halslymphknoten sind mäßig geschwollen und druckempfindlich. In einzelnen Fällen beobachtet man gleichartige Ulcerationen an der Wangen- sowie der Lippenschleimhaut. Mitunter nimmt die Angina VINCENTI ihren Ausgang von einer einfachen akuten Angina. Auch mit den *Zähnen* im Zusammenhang stehende Infektionen, speziell eitrige Gingivitis marginalis usw. gehen nicht selten voraus.

Die **Diagnose** darf sich niemals allein auf den klinischen Befund stützen. Abgesehen von der Ähnlichkeit mit Diphtherie ist vor allem eine Verwechslung mit der sehr ähnlichen luischen Angina möglich, die mitunter auch mit geringem Fieber einhergeht. Beide werden günstig durch Salvarsan beeinflußt (s. unten). Auch bei Quecksilbervergiftung beobachtet man gelegentlich ähnliche Bilder. Ausschlaggebend ist ausschließlich der bakteriologische, an Abstrichpräparaten erhobene Befund, d. h. der Nachweis von gleichzeitigem (symbiotischem) Vorhandensein von spindelförmigen Bakterien (Bac. fusiformis) und zahlreichen Spirillen (GIEMSA-Färbung bzw. Tuscheverfahren). Der Bac. fusiformis ist gramnegativ und zeigt mehrere Vakuolen und bei GIEMSA-Färbung einzelne Innenkörper in seinem Leibe. Die Spirillen sind grampositiv. Der diagnostische Wert der fusospirillaren Symbiose wird allerdings durch die Tatsache etwas eingeschränkt, daß sich dieselbe auch sonst oft im Munde, namentlich an den Zähnen und am Zahnfleischrand, nachweisen läßt.

Bei allen schwereren Anginen, besonders den Formen ulceröser Art, denke man stets an die Möglichkeit des Vorliegens einer Agranulocytose; es ist unverzüglich der Blutbefund zu erheben. Insbesondere ist hier auf den S. 320 erwähnten ursächlichen Zusammenhang mit gewissen Medikamenten zu achten.

Die sog. **lymphoidzellige Angina** (Monocytenangina) stellt eine katarrhalische, follikuläre, lacunäre oder auch oft diphtherieähnliche Tonsillitis von oberflächlich nekrotisierendem, pseudomembranösem Charakter mit generalisierter Drüsenschwellung, Milztumor und Fieber dar. Manchmal zeigen sich Conjunctivitiden, Stomatitiden und nicht ganz selten maculose oder papulose oder scarlatiniforme Exantheme. Charakteristisch ist die starke Vermehrung von Lymphocyten und sog. Lymphomonocyten, die sich aus den Reticulumzellen der Lymphdrüsen entwickeln, und von lymphatischen Plasmazellen. Die einkernigen Zellen machen etwa 50—90% der insgesamt vermehrten weißen Blutkörperchen aus. Selten ist die Gesamtzahl der weißen Blutzellen vermindert. Die starke Vermehrung der lymphoiden Zellen dauert wochen- bis monatelang, und zwar sinkt bald die Zahl der atypischen Formen ab, so daß vorwiegend Lymphocyten in der langdauernden „lymphocytären Heilphase" einen hohen Prozentsatz der weißen Blutkörperchen ausmachen. Die lymphoidzellige Angina gehört zu der Gruppe der **infektiösen Mononucleosen,** die als Virusinfektionen sichergestellt sind und nach Überstehen der Krankheit eine bleibende Immunität hinterlassen. Diagnostisch sehr wertvoll ist für diese Krankheitszustände der Nachweis des Vorhandenseins von Antikörpern im Blut der Kranken, die artfremde Blutkörperchen, z. B. diejenigen von Hammeln, agglutinieren (Reaktion von HANGANATZIU und DEICHER bzw. von PAUL und BUNNEL). Die Reaktion ist als positiv und damit als beweisend zu erachten, wenn die Agglutination mindestens in einer Verdünnung von 1 : 64 auftritt. Die Prognose der lymphoidzelligen Angina ist günstig. Geringere Grade von Vermehrung lymphoider Zellen werden übrigens auch bei luischer und PLAUT-VINCENTscher Angina beobachtet. Bisweilen kann die Abgrenzung gegen lymphatische Leukämie (vgl. S. 325) schwierig werden. Bei letzterer läßt sich mit Hilfe der Sternalpunktion eine lymphatische Metaplasie des Knochenmarks nachweisen, bei der Monocytenangina hingegen findet man höchstens geringgradige reticuloendotheliale Zellwucherungen im Knochenmark.

Nahestehend oder vielleicht sogar identisch mit der lymphoidzelligen Angina ist das sog. *PFEIFFERsche Drusenfieber* (EMIL PFEIFFER 1889), eine zum Teil epidemisch auftretende harmlose Krankheit der Kinder. Sie ist ausgezeichnet durch Fieber, Allgemeinsymptome, schmerzhafte Schwellungen der Lymphknoten, Milzvergrößerung, nur selten durch eine Angina mit Belägen. Charakteristisch ist auch hier eine zum Teil hochgradige Vermehrung der Lymphoidzellen bei meist erhöhter, seltener verminderter Gesamtleukocytenzahl. Es ist noch nicht ganz sicher erwiesen, ob die epidemisch in Erscheinung tretenden Fälle von kindlichem PFEIFFERschen Drüsenfieber die erwähnte PAUL und BUNNELsche Reaktion abgeben.

Therapie der Anginen. Bei *katarrhalischer* Angina beschränkt sie sich auf Bettruhe, PRIESSNITZsche Halswickel und Gurgeln mit Wasserstoffsuperoxyd. Bei *follikulärer* Angina werden teils heiße Halswickel, teils Eiskrawatten angenehm empfunden, evtl. Schlucken von Eisstückchen. Bei höherem Fieber und Kopfschmerzen Aspirin (3 mal 0,5), Phenacetin (2 mal 0,25) oder Antipyrin (2 mal 0,5), bei starkem Schluckschmerz Novalgin (0,5—1,0). In schweren Fällen können Antibiotica oder Sulfonamide in Erwägung gezogen werden. Bei *Tonsillarabsceß* zunächst Eiskrawatte sowie fleißiges Spülen mit möglichst heißem Kamillentee, wodurch der Verlauf der Krankheit wesentlich abgekürzt wird und die Beschwerden meist eine erhebliche Linderung erfahren. Nicht selten bewirkt oberflächliche Stichelung der geschwollenen Tonsille Verminderung der Schmerzen. Sobald Fluktuation nachweisbar ist, empfiehlt sich die Eröffnung des Abscesses mit dem Messer.

Nach Pantocainanästhesie incidiert man mit einem schmalen Skalpell, das man vorsichtshalber 2 cm hinter der Spitze mit Heftpflaster umwickelt. Als Incisionsstelle dient der Mittelpunkt einer Verbindungslinie zwischen dem letzten Molaren und der Basis der Uvula; man schneidet sagittal, also parallel der Zahnreihe etwa 1—2 cm tief ein. Bei dieser Schnittführung ist die Verletzung größerer Gefäße nicht zu befürchten. Daran anschließend evtl. Erweiterung der Wunde mit einer Kornzange sowie gründliches Spülen mit H_2O_2 oder warmem Kamillentee. Am darauffolgenden Tage führt man zur Verhütung von Verklebungen eine stumpfe Sonde ein. Auch wenn die Incision keine Entleerung von Eiter bewirkt, hat sie meist ein Zurückgehen der Beschwerden zur Folge.

Therapie der Angina VINCENTI: Die Heilung wird oft wesentlich durch Neosalvarsan 0,3 intravenös oder die lokale Applikation von Neosalvarsan beschleunigt; auch Penicillin ist wirksam. Bei der Lymphoidzellenangina jedoch ist der Effekt der Antibiotica nicht überzeugend. Bei der guten Prognose dieser Zustände beschränkt man sich auf eine symptomatische Therapie.

Hypertrophische Tonsillen sowie Tonsillen mit Pfröpfen sind bei der meist vorhandenen Neigung zu wiederholten Anginen und Tonsillarabscessen, auch wenn die Tonsillen nicht vergrößert sind, am besten operativ zu entfernen, aber nur, nachdem alle akuten Entzündungserscheinungen geschwunden und die Tonsillen völlig reizlos geworden sind, d. h. frühestens 5—6 Wochen nach Abklingen einer Angina. Liegen Gründe gegen die Vornahme einer Tonsillektomie vor, dann muß man sich mit wiederholtem Aussaugen der Tonsillen begnügen.

Chronische Angina und Folgezustände der Anginen. In zahlreichen Fällen bildet sich eine Angina nach Schwinden der akuten Allgemeinerscheinungen nicht vollständig zurück.

Das Zurückbleiben von Pfröpfen wurde schon erwähnt. Es ist besonders zu betonen, daß bei einfacher Inspektion des Rachens die Pfröpfe, besonders bei geschrumpften Tonsillen, leicht übersehen werden (vgl. oben). In zweifelhaften Fällen soll man sich dieselben sichtbar machen, indem man die Mandeln ausdrückt oder aussaugt. Nicht selten wird dann auch etwas Eiter zutage treten.

Häufig ist, namentlich bei von vornherein hypertrophischen Tonsillen, die *chronische superficielle Tonsillitis*, die in besonders hohem Maße zu Rezidiven neigt. Der chronische Entzündungszustand wird bei großen Tonsillen weniger leicht übersehen als bei kleinen, zum Teil hinter den Gaumenbogen versteckt liegenden Mandeln. In beiden Fällen können subjektive Beschwerden vollständig fehlen. In anderen Fällen klagen die Patienten über einen chronischen Reizzustand oder ein Fremdkörpergefühl im Hals, auch leiden sie an starkem Fötor infolge der Zersetzung der Pfröpfe. Mitunter besteht durch Fortleitung ein hartnäckiger Katarrh der Tuba Eustachii mit lästigem Spannungsgefühl im Ohr oder Schwerhörigkeit. Das einzige sichere objektive Zeichen der chronischen Entzündung ist der Nachweis von gelblichem oder bräunlichem Inhalt in den Lacunen der Tonsillen, welche evtl. abzusaugen sind. Ein weiteres Symptom ist das Vorhandensein von geringerer oder stärkerer Schwellung der regionären Halsdrüsen, wofern sich diese nicht auf andere Ursachen zurückführen läßt.

Die außerordentlich *große Bedeutung* der Anginen liegt darin, daß es oft nicht bei der bloßen lokalen Erkrankung mit Neigung zu Rezidiven bleibt, sondern daß in zahlreichen Fällen die Agina, die akute wie namentlich die chronische rezidivierende Form, zum Ausgangspunkt verschiedener schwerer infektiöser Allgemeinerkrankungen wird. Vgl. Fokalinfektion S. 97.

Häufige auf diesem Wege entstehende Allgemeinerkrankungen als *Folgeerscheinungen* von Anginen sind der akute und chronische infektiöse *Gelenkrheumatismus* (nicht die Osteoarthropathia deformans), ferner die akute hamorrhagische *Nephritis* sowie die *Sepsis*. Bei letzterer entsteht auf dem Boden einer Infiltration des bindegewebigen Spatium parapharyngeum eine eitrige Thrombophlebitis der Jugularvenen, die im weiteren Verlauf retrograd zu Thrombose des Sinus cavernosus führen kann; sie ist deshalb praktisch von eminenter Bedeutung, weil durch rechtzeitige operative Ausschaltung der thrombosierten Vene (d. h. möglichst schon nach dem ersten Schüttelfrost) die Patienten gerettet werden können. Die am häufigsten bei den postanginosen Erkrankungen in Frage kommenden Bakterien sind Streptokokken (bei der Sepsis anaerobe), nächstdem Pneumokokken, ferner Staphylokokken u. a. Dieser praktisch überaus wichtige Zusammenhang ist um so mehr zu beachten, als nicht selten, wie oben angedeutet, die subjektiven Beschwerden der chronischen Angina sehr gering sind oder von den Patienten infolge von Gewohnung allmählich völlig ignoriert werden. Der Beweis der ursächlichen Bedeutung der Tonsillen für die genannten Krankheiten liegt in der Tatsache, daß nach Beseitigung der Eintrittspforte durch Entfernung der Tonsillen — oft genugt schon die Schlitzung oder das Absaugen der Mandellacunen — die genannten Nachkrankheiten nicht selten prompt verschwinden.

Andere Krankheiten, die gelegentlich ursächlich mit Anginen im Zusammenhang stehen, sind Appendicitis, ferner Iritis sowie neuralgische Erkrankungen usw. Dagegen sind Lähmungen speziell des Gaumensegels und der Akkommodation nach Anginen so gut wie stets ein Zeichen dafür, daß die vorangegangene „Angina" eine verkannte Diphtherie war.

Die einzig wirksame **Therapie** der chronischen Angina und ihrer Folgezustände ist daher die obengenannte Methode der Ausschaltung dieser Infektionspforte. Unmittelbar nach der Tonsillektomie kommt es gelegentlich zu einer kurzdauernden Exacerbation des vorhandenen Leidens, z. B. einer Verstarkung der Gelenkbeschwerden, Zunahme der Albuminurie usw. Diese Erscheinung ist jedoch bedeutungslos. Die Wunde nach Tonsillektomie weist für mehrere Tage einen grauweißen Belag auf.

Bei jüngeren Individuen und vor allem bei Kindern soll man sich durch die Rhinoscopia posterior gleichzeitig von dem Zustand der *Rachentonsille* überzeugen, wenn auch diese wesentlich seltener eine ähnliche Rolle wie die Gaumentonsillen spielt.

Diphtherie

Die Diphtherie (der Name stammt von PIERRE BRETONNEAU, der die Krankheit 1821 beschrieb; Diphthera griech. = Fell, Haut) ist eine endemische Infektionskrankheit, die hauptsächlich das Kindesalter (Vorschul- und Schulalter) befällt.

Wahrend Säuglinge selten erkranken, ist die Empfänglichkeit am höchsten etwa zwischen dem 2. und 6. Jahre (70%, ab 6. Jahr 50%) und sinkt erst erheblich nach der Schulentlassung (20%). Die Geschichte der Diphtherie läßt übrigens ein eigenartiges Schwanken der Disposition zu verschiedenen Zeiten und ein pandemieartiges Anschwellen der Krankheitsziffer nach jahrzehntelangen Pausen erkennen.

Der Erreger wird durch Diphtheriekranke, vielleicht aber noch häufiger durch gesunde Bacillenträger oder durch Personen, die einmal eine Diphtherie durchgemacht haben (= Dauerausscheider), verbreitet. Außerhalb des Körpers hält er sich besonders in dunkler feuchter Umgebung monatelang virulent; er haftet auch an Gebrauchsgegenständen. Die Übertragung erfolgt hauptsächlich auf dem Wege der Tröpfcheninfektion durch Anhusten, ferner als Schmutz- und Schmierinfektion, gelegentlich wohl auch durch infizierte Gegenstände.

Der von FRIEDR. LÖFFLER 1884 entdeckte *Diphtheriebacillus*, heute bezeichnet als Corynebacterium diphtheriae ist ein grampositives, unbewegliches, plumpes, oft etwas gekrümmtes Stäbchen von der Länge des Tuberkelbacillus mit keulenartiger Auftreibung der Enden und bei LÖFFLER-Färbung sichtbarer korniger Leibesstruktur. Die Bakterien finden sich hauptsächlich in den Membranen und liegen dort oft nesterartig wie die Finger einer Hand zusammen. Zur Identifizierung dient vor allem die NEISSERsche Doppelfarbung (essigsaures Methylenblau und Vesuvin) zur Darstellung der charakteristischen Polkorner nach mehrstündiger Kultur. Die Züchtung erfolgt bei Korpertemperatur auf LÖFFLERschem Blutserum; besonders geeignet ist der Indicator-Tellur-Nahrboden von CLAUBERG. Zum Unterschiede von den morphologisch sehr ähnlichen Pseudodiphtheriebacillen produziert der Diphtheriebacillus das Diphtherietoxin (F. LOFFLER, P. E. ROUX, YERSIN 1887) und bildet in Dextrose-Lackmusnährböden Saure. Ein wichtiges Kriterium ist ferner der Tierversuch: Meerschweinchen zeigen an der Injektionsstelle ein blutiges Ödem und sterben bei großen Dosen nach 2 bis 4 Tagen; besonders charakteristisch ist starke Schwellung und Rötung der Nebennieren. Tierpathogenität und Virulenz für den Menschen sind nicht immer identisch.

Man hat im Hinblick auf Verschiedenheiten der Wuchsform und der Toxizität die Diphtheriebacillen in verschiedene *Typen* eingeteilt (Typus gravis, mitis und intermedius); bei besonders schweren Krankheitsfällen wird angeblich der Typus gravis häufiger als die anderen Typen beobachtet.

Der Diphtheriebacillus erreicht wohl in der Regel von der Eintrittspforte im Nasenrachenraum aus die Tonsillen. Es ist allerdings auch denkbar, daß die Bacillen von der Eintrittspforte aus in den Lymphstrom gelangen und von da aus in das Blut übertreten, um dann von den Tonsillen ausgeschieden zu werden. bzw. in verschiedenen Organen sich anzusiedeln. Die Krankheitserscheinungen beruhen ganz vorwiegend auf dem von dem Erreger produzierten Gift, das lokal die charakteristischen Schleimhautveränderungen erzeugt, sich außerdem aber durch seine Affinität zu verschiedenen Organen, speziell zum Herzmuskel, zum Nervensystem, zu den Nieren und den Nebennieren auszeichnet.

Die diphtherische Schleimhauterkrankung beginnt mit einer Entzündung, die mit der Abscheidung eines sofort gerinnenden fibrinosen Exsudates („Membranen") einhergeht und zu einer im einzelnen Falle verschieden tiefgreifenden Nekrose der Schleimhaut und des Exsudates führt. Die Membranen enthalten demnach Teile der abgestorbenen Schleimhaut. Nach G. BESSAU ist der Diphtheriebacillus als *Saprophyt* anzusehen, der erst dann seine verheerenden Wirkungen entfaltet, wenn seiner Ansiedelung eine Schädigung der Widerstandsfähigkeit der Rachen- und Nasenschleimhaut (Katarrhe, Anginen usw.) vorausgeht.

Krankheitsbild. Die Inkubationszeit beträgt etwa 2—5 Tage. Die Krankheit beginnt in der Regel mit einer akut einsetzenden Störung des Allgemeinbefindens, mit Mattigkeit, Kopfschmerzen, Erbrechen, bei Kindern häufig mit Leibschmerzen. Die Temperatur ist keineswegs immer stark erhöht, oft nicht höher als 38,5 (im Gegensatz z. B. zum Scharlach oder auch zu manchen einfachen Anginen!). Mitunter besteht jetzt schon eine verdächtige Pulsbeschleunigung. Die Haut ist meist auffallend blaß trotz bereits bestehenden Fiebers. Halsbeschwerden sind oft anfangs überhaupt nicht vorhanden oder sehr geringfügig. Trotzdem ergibt bereits die Untersuchung des Rachens eine mäßige Schwellung und Rötung der Rachenschleimhaut und der Tonsillen und auf diesen streifen- und punktförmige grauweiße Fleckchen, die sich nicht wegwischen lassen und bis zum nächsten Tage an Ausdehnung erheblich zunehmen, so daß sich in Kürze die Tonsillen in großer Ausdehnung mit grauweißen oder grünlichweißen zusammenhängenden Membranen überziehen, die weiter oft auch auf die Gaumenbögen und das Zäpfchen übergreifen. Jetzt bestehen starke Schluckbeschwerden, eine etwas schmerzhafte Schwellung der Kieferwinkeldrüsen, welche regelmäßig etwas vergrößert sind, beschleunigter Puls, der höher ist als der Temperatur entspricht, und starkes allgemeines Krankheitsgefühl. Es besteht meist ein für Diphtherie charakteristischer eigenartiger fade-süßlicher Geruch. Bei sehr starker Ausdehnung des Prozesses kann jeder Abschnitt der Mund- und Rachenhöhle (Wangenschleimhaut, Zunge, Zahnfleisch, Rachenwand, Rachentonsille) Membranbildung zeigen. Oft ist eine mäßige Milzvergrößerung nachweisbar sowie geringe Albuminurie. Im Blut ist stets eine Leukocytose mit relativer Vermehrung der Polynucleären und Verminderung oder Fehlen der Eosinophilen vorhanden.

Nach dem Krankheitsverlauf sowie im Hinblick auf die Lokalisation des Prozesses und die Intensität der Krankheitsvorgänge kann man die Diphtherie schematisch in *drei verschiedene Formen* einteilen: die *lokalisierte*, die *progrediente und* die *toxische* Diphtherie, wobei selbstverständlich oft Übergänge zwischen den verschiedenen Formen beobachtet werden.

In vielen Fällen kommt auch ohne Behandlung die Erkrankung nach etwa 8 Tagen zum Stehen, indem der Belag nicht weiter fortschreitet, schärfer begrenzt erscheint und sich schließlich abstößt, wobei eine normale Schleimhaut zum Vorschein kommt.

Ungünstiger Verlauf einer Diphtherie kommt im wesentlichen in *zweifacher* Form vor, einmal durch *mechanische* Verlegung der Atemwege durch die Membranen, andererseits durch die *Vergiftung* des Körpers durch die Bakterientoxine.

Bei schwerem Verlauf dehnen sich die Membranen weiter aus, einmal in die Nasenhöhle (serös-blutiger oder eitriger Ausfluß aus der Nase und Behinderung der Nasenatmung); vor allem aber kann es zu dem gefährlichen Hinabsteigen des Prozesses in den Kehlkopf und die Luftröhre (Croup) kommen. Heiserkeit, Hustenreiz und namentlich der charakteristische bellende sog. Crouphusten (der nicht mit den nächtlichen Anfällen von Pseudocroup zu verwechseln ist, vgl. S. 243) kündigen dies Ereignis an, das sich zugleich durch Unruhe und zunehmende Ängstlichkeit des Kindes verrät. Infolge der Enge des kindlichen Kehlkopfes kommt es rasch zur Stenosierung, die Stimme wird tonlos, die Atemzüge werden laut hörbar, sägend und pfeifend und die Atmung geschieht unter stärkster Anspannung aller Hilfsmuskeln, wobei die Kinder aufrecht sitzend den Kopf rückwärts beugen. Zugleich zeigen die inspiratorisch auftretenden Einziehungen im Epigastrium, im Jugulum und seitlich am Thorax sowie die Cyanose die Erschwerung der Luftzufuhr zu den Lungen an (vgl. auch S. 252).

Nur ganz ausnahmsweise kommt es in diesem Stadium durch Ausstoßung der Membranen nach Hustenstößen oder Erbrechen zu einer spontanen Besserung. Vielmehr tritt in der Regel sehr bald bei nicht rechtzeitiger künstlicher Freimachung der Luftwege (s. unten) die Krankheit in die letzte Phase unter dem Bilde der fortschreitenden Kohlensäurevergiftung; die Erstickungsanfälle werden seltener, der Patient wird ruhiger, bis schließlich im tiefsten Koma der Tod erfolgt. Das gleiche geschieht bei zu spät angewendeter Tracheotomie, wenn die Membranen bereits in den Bronchialbaum hinabgestiegen sind.

In anderen, heute wesentlich häufigeren Fällen ist die Schwere der Infektion, d. h. die Intensität der *Giftwirkung* der Bakterien bzw. die Widerstandslosigkeit des Organismus dieser gegenüber die Ursache für den ungünstigen Verlauf.

Bei dieser sog. *toxischen, malignen* oder *invasiven* Diphtherie besteht meist von vornherein ein schweres Krankheitsbild mit starker Prostration und Apathie sowie anfangs oft mit hohem Fieber. Unter heftigem Erbrechen und häufigem Nasenbluten wird der frequente Puls sehr bald weich und klein, die Zunge trocken, fuliginös, und es besteht eine leichenartige Hautblässe. Trotz der geringfügigen Klagen über den Hals zeigen die Rachengebilde meist schon in den ersten Tagen die schwersten Veränderungen: In rasch wachsender Ausdehnung überziehen sich die Tonsillen, das Gaumensegel und die stark geschwollene Uvula mit Membranen, die sich bald mit Blutungen durchsetzen, eine schwärzlich-grünliche Färbung annehmen und eine rasch fortschreitende faulige Zersetzung mit ausgedehnter Geschwürsbildung und äußerst widerlichem Gangrängeruch erkennen lassen. Das Übergreifen des Prozesses auf die Nase mit Blutungen und Entleerung übelriechender Flüssigkeit aus derselben sowie auf die Augenbindehaut mit heftigem Lidödem ist nicht selten. Frühzeitig besteht sehr starke und schmerzhafte Schwellung der Halsdrüsen mit ausgedehntem periglandulärem entzündlichem Ödem, so daß die Kieferwinkelgegend verstrichen ist und bisweilen sogar ein mumpsartiges Bild entsteht (sog. Cäsarenhals); ferner treten auf Hautblutungen, namentlich auch im Anschluß an Injektionen, schwere Schädigung der Nieren, mitunter heftige, auf der akuten Leberstauung beruhende Schmerzen; Diarrhoen und Meteorismus sowie vor allem eine rasch sich entwickelnde Herzdilatation lassen den meist unfehlbar zum Tode führenden Verlauf schon in den ersten Tagen voraussehen. Unter schnell zunehmender Kreislaufschwäche, unter höchstgradiger Kraftlosigkeit und Kollapstemperaturen erlischt schließlich bei bis zuletzt erhaltenem Bewußtsein das Leben. Nur in ganz vereinzelten Fällen kommt es schließlich trotzdem zu einer Heilung, das Fieber bleibt dann noch wochenlang bestehen, allmählich erfolgt Abstoßung der Beläge und Reinigung der Geschwüre, bisweilen unter Hinterlassung von Narben. Komplikationen (s. unten) seitens des Ohres, Drüsenvereiterung, Lähmungen können die Rekonvaleszenz noch erheblich in die Länge ziehen; mitunter entwickelt sich eine chronische Kachexie (vgl. S. 291). Bei der malignen Diphtherie dürfte in einzelnen (aber sicher nicht in allen) Fällen neben der Toxizität der Diphtheriebacillen eine Mischinfektion mit *Streptokokken* eine Rolle spielen.

Es ist hier darauf hinzuweisen, daß der Anteil des Kehlkopfcroups an den schweren und tödlichen Fällen in den letzten Jahrzehnten außerordentlich stark zurückgegangen ist und dementsprechend die toxische Diphtherie zunahm[1].

Komplikationen. Leichte Nierenreizung mit geringer Albuminurie ist bei Diphtherie sehr häufig und bedeutungslos. Schwere *Nierenschädigungen* mit viel Eiweiß und Cylindern finden sich regelmäßig bei den schweren toxischen Formen, speziell bei maligner Diphtherie in Form einer Nephrose (s. S. 462) ohne Blutdrucksteigerung und ohne Hämaturie, aber auch ohne deutliche Ödembereitschaft.

Besonders wichtig sind die Störungen von seiten des *Zirkulationsapparates*. Sie pflegen namentlich bei schwerer Diphtherie der Tonsillen aufzutreten. Das Diphtheriegift kann sowohl eine Lähmung des Gefäßapparates (des Vasomotorenzentrums und der Gefäßperipherie) wie vor allem schwere Schädigungen des Herzmuskels bewirken. Bei der malignen Diphtherie erfolgt das Ende stets unter dem Bilde der allmählich fortschreitenden Herzlähmung. Aber auch in anderen Fällen ist dem Verhalten des Zirkulationsapparates ganz besondere Aufmerksamkeit zu schenken.

Charakteristisch ist die sog. alterative Myokarditis. Anatomisch manifestiert sie sich als Verfettung mit körnig-schollingem Zerfall der Herzmuskelfasern (Myolyse). Etwa von der 2. Woche ab zeigen sich interstitielle exsudativ-proliferative Veränderungen, die bei Ausheilung in einzelne Narbenherde übergehen (vgl. S. 174). Auch isolierte Schädigungen des Hisschen Bündels sowohl durch Infiltrate wie durch Blutungen sowie ferner subendokardiale Hämorrhagien sind nicht selten.

Die frühzeitig, d. h. auf dem Höhepunkte der Krankheit eintretenden Störungen beruhen in der Regel vorwiegend auf toxischer Gefäßschädigung. Die schwere, oft tödliche Herzmuskelerkrankung hingegen kommt meist erst später zur Ausbildung, am häufigsten in der 2. und 3. Woche (10.—17. Tag), aber gelegentlich auch mehrere Wochen später, selten weit in der Rekonvaleszenz. Fast stets handelt es sich dabei um schwerere Diphtherien oder wenigstens um Fälle mit lange haftenden Belägen[2], fast nie um Fälle von Nasendiphtherie oder descendierendem Croup.

Eine sorgfältige Beobachtung läßt meist schon vorher, selbst wenn noch keinerlei Störungen des subjektiven Befindens bestehen, gewisse, die Katastrophe ankündigende Zeichen erkennen, wie zunehmende Blässe, leichte Steigerungen der Temperatur (die aber auch normal oder subnormal sein kann), Vergrößerung der Leber, die oft schmerzhaft ist, mitunter herabgehende Pulsfrequenz, Sinken des Blutdrucks (evtl. vorher schon Leiserwerden der Gefäßtöne bei der aus-

---

[1] Ein derartiger Wandel im Charakter einer Krankheit wird als *Pathomorphose* bezeichnet (vgl. auch S. 81).

[2] Man halte sich vor Augen, daß, solange noch Beläge vorhanden sind, die Toxinproduktion der unter den Membranen vorhandenen Bakterien andauert!

cultatorischen Blutdruckmessung), bald auch deutliche Verbreiterung der Herzdämpfung mit Leiserwerden der Herztöne. Das Ekg vermag schon sehr frühzeitig Myokardschädigungen anzuzeigen. Leichtere und relativ harmlose Formen der letzteren sind, wie man heute auf Grund der systematischen Ekg-Untersuchungen weiß, wesentlich häufiger, als man früher annahm.

Das Ekg (s. S. 150) zeigt meist Ende der 1. Woche, selten später, bisweilen schon am 2. Tage in der Hauptsache teils leichtere oder schwerere *intraventrikuläre* Leitungsstörungen, teils Störung der *Überleitung* im Reizleitungssystem. Unter ersteren ist am häufigsten (und vorübergehend) ein isoelektrisches oder negatives T_3 sowie Senkung von ST_3; von ernsterer Bedeutung sind die gleichen Veränderungen in Abl. I und II. Sehr häufig sind Veränderungen von QRS (Knotung, Aufsplitterung, Verbreiterung, abnorm niedrige R-Zacken, abnorm tiefes Q_{III}). Ferner kommen Negativwerden oder Fehlen von P_3 sowie Extrasystolen vor. *Reizleitungsstörungen* (vgl. S. 170) finden sich oft bei ungünstig verlaufenden Fällen; es bestehen teils Verzögerung der Überleitung PR, teils Halbrhythmus, teils totaler Block. Vereinzelt bleiben letztere Störungen dauernd bestehen. — Schließlich ist darauf hinzuweisen, daß auch bei der Diphtherie ein normales Ekg nicht absolut sicher eine Herzmuskelaffektion ausschließt.

In anderen Fällen sind Apathie sowie Unruhe und vor allem das Syndrom: Erbrechen, heftiger Leibschmerz sowie Galopprhythmus am Herzen (s. S. 148) ominöse Zeichen der drohenden Katastrophe. Der tödliche Ausgang tritt teils unter langsamem Erlöschen der Herztätigkeit (bei vollkommen klarem Bewußtsein!) ein, teils erfolgt er blitzartig plötzlich und kann bei Übersehen der genannten Warnungszeichen völlig überraschend kommen. Bei Kindern ist der tödliche Ausgang häufiger als bei Erwachsenen. Bei Überstehen der Herzkrankheit verzögert sich die Rekonvaleszenz monatelang. Herzdauerschäden nach Diphtherie sind verhältnismäßig selten.

Wegen des tückischen Charakters der Herzkomplikationen ist vor der Entlassung der Genesenen, besonders nach schwerer Diphtherie, eine genaue Herzuntersuchung, wenn möglich mit Röntgenkontrolle und Ekg, unerläßlich.

Endokarditis bei Diphtherie ist eine große Seltenheit. Bei schweren Diphtherien ist der Blutzucker und oft auch der Rest-N im Blut (s. S. 445) erhöht.

Ein häufige weitere Komplikation sind *Lähmungen*, die sich aus dem neurotropen Verhalten des Diphtheriegiftes erklären. Sie stellen sich um so häufiger ein, je schwerer die Diphtherie ist; andererseits kommen diese im Gegensatz zu den obengenannten Komplikationen, aber auch gerade bei sehr leichten oder klinisch übersehenen Diphtherien vor. Analog den Störungen am Zirkulationsapparat unterscheidet man *Früh-* und *Spätlähmungen*. Erstere treten auf, während die Beläge noch vorhanden sind (Ende der 1. Woche, 2. Woche), letztere setzen zu einer Zeit ein, in der der Rachenprozeß bereits abgeheilt ist (14 Tage bis 7 Wochen nach der Halserkrankung; ganz vereinzelt wurden Lähmungen sogar noch nach 10 Wochen beobachtet!).

Die Gaumensegellähmung (näselnde Sprache[1] besonders deutlich beim Vokal i, sowie Herausfließen des Getrunkenen aus der Nase) tritt in der Regel am frühesten von allen Lähmungen auf. Nachstdem beobachtet man am häufigsten eine Akkommodationslähmung (Lesen in der Nähe ist unmöglich). Ferner kommen vor Abducensparesen, Schlucklähmung, die sich mitunter durch Husten während des Schlafes infolge von Aspiration von Schleim ankündigt, Lähmung der Nacken- und Rückenmuskeln sowie Extremitätenparesen, die besonders spät auftreten und prognostisch ebenfalls günstig sind, ferner Sensibilitätsstörungen sowie tabesartige Ataxie wie bei echter Polyneuritis (s. S. 611) — „Pseudotabes diphtherica"; gelegentlich kommt es nur zum Schwinden der Patellar- und Achillesreflexe. Charakteristisch ist dabei das *symmetrische* Auftreten der Lähmungen. Sehr gefährlich ist als Spätlähmung (oft um den 40. Tag) die Beteiligung des N. phrenicus wegen der Gefahr der Atemlähmung. In der Rekonvaleszenz ist stets auf diese Komplikation zu fahnden (Kontrolle der Reflexe!). In einem Teil der Fälle geht den Lähmungen ein positives CHVOSTEKsches Phänomen (s. S. 504) voraus. Blasen- und Mastdarmlähmung kommt nicht vor.

---

[1] Intonation von a und i gibt bei offener und zugehaltener Nase beim Gesunden keinen Unterschied im Klang, wohl aber bereits bei leichter Gaumensegellähmung.

Vereinzelt kommt es bei Mitbeteiligung des Herzens zu *Hemiplegien* infolge der embolischen Verschleppung von Material wandständiger Thromben aus Vorhof oder Kammer.

Ferner ist das häufige Vorkommen einer serösen *Meningitis* bei schwerem Verlauf zu erwähnen. Ebenso wird *Otitis media* mitunter bei schwereren Fällen beobachtet.

Besondere Verlaufsformen. Häufig bei kleinen Kindern, sehr selten bei Erwachsenen, ist die *primäre Nasendiphtherie*, die mit Membranbildung oder nur — z. B. bei jungen Kindern — mit eitrigem oder sanguinolentem Ausfluß einhergeht und daher mitunter übersehen wird. Die Gefahr, speziell bei jungen Kindern, liegt in dem nicht seltenen direkten Überspringen der Diphtherie auf den Kehlkopf; daher ist bei diesen Fällen stets frühzeitig zu laryngoskopieren. — Eine vereinzelt bei Erwachsenen vorkommende tückische Verlaufsform ist die *primäre Kehlkopfdiphtherie* unter dem Bilde einer akuten Laryngitis mit raschem Hinabsteigen der Membranen in die Bronchien, ohne daß es, im Gegensatz zum kindlichen Kehlkopfcroup, zu stärkerer Stenosierung des Larynx zu kommen braucht. Hier ist auch der Beginn der Krankheit im *Epipharynx* zu erwähnen.

Bei sehr schweren Formen von Diphtherie entwickeln sich, besonders bei marastischen Kindern diphtherische Membranen an der Vulva, an den Conjunctiven, an der Haut und auf Wundflächen (Nabeldiphtherie).

Sehr leichte Fälle, die sich nur durch die bakteriologische Untersuchung identifizieren lassen, verlaufen bisweilen unter dem Bilde einer harmlosen katarrhalischen Angina, deren wahrer Charakter sich teils durch Übertragung auf andere Individuen, teils durch das spätere Auftreten von Lähmungen als Diphtherie offenbart.

Sowohl bei schweren wie bei leichten Fällen können nach der Abheilung des Rachenprozesses mitunter monatelang infektionstüchtige Bacillen zurückbleiben *(Dauerausscheider)*. Weiter ist das Vorkommen von Diphtheriebacillen im Rachen gesunder Personen zu erwähnen *(Keimträger)*, die sich, wie vor allem das Pflegepersonal, in der Umgebung Diphtheriekranker aufhalten[1]. Sie haben naturgemäß eine große epidemiologische Bedeutung; ihre Zahl beträgt in epidemiefreien Zeiten 0,5—2%, bei Epidemien 7% und mehr und ist noch weit höher in der Umgebung von Diphtheriekranken. Ein sicher wirksames Mittel gegen Dauerausscheider und Keimträger wurde trotz mannigfacher Versuche bisher nicht gefunden; Antibiotica (Supracillin, Erycin) beseitigen zwar die Keime für mehr oder weniger lange Zeit, offenbar aber nicht oder nur selten für dauernd. Bei Keimträgern und Dauerausscheidern (bei letzteren einige Monate nach überstandener Krankheit) sollte die Tonsillektomie in Erwägung gezogen werden, die vielfach eine Sanierung gewährleistet.

Die Kombination der Diphtherie mit anderen akuten Infektionskrankheiten, namentlich Masern, Scharlach, Keuchhusten, bedeutet stets eine sehr ernste Komplikation, die häufig zu einem letalen Ausgang führt.

Diagnose. Die ausgebildete Rachendiphtherie mit ihren weißen Belägen macht, namentlich wenn die Umgebung der Tonsillen und die Uvula mitgriffen sind, keine diagnostischen Schwierigkeiten; wohl aber gilt das von den Fällen mit nicht typischem Rachenbefund. So kommen Fälle mit einem von der gewöhnlichen Angina follicularis nicht zu unterscheidenden Rachenbefund vor. Im allgemeinen spricht brüsker Beginn der Krankheit mit hoher Temperatur und Schüttelfrost mehr für Angina (oder Scharlach); hoher Puls bei verhältnismäßig niederer Temperatur ist bezeichnend für Diphtherie. Jedenfalls versäume man nie, in allen derartigen Fällen, namentlich bei Kindern, den Rachen genau zu inspizieren. Unverzüglich ist ein Abstrich zur bakteriologischen Untersuchung vorzunehmen; transportfertige Tupferröhren sind in jeder Apotheke zu haben. Man vermeide die Entnahme unmittelbar nach Applikation eines Antisepticums!

---

[1] Die scheinbar paradoxe Tatsache, daß der Keimträger trotz seiner virulenten Bacillen nicht an Diphtherie erkrankt, hat man neuerdings durch die oben erwähnte Hypothese zu erklären versucht, daß der Diphtheriebacillus erst gegenüber einem bereits geschädigten Gewebe oder bei allgemein herabgesetzter Widerstandsfähigkeit des Körpers zum Krankheitserreger wird (vgl. S. 67).

Gewisse Krankheiten können der Diphtherie sehr ähneln. Zu beachten ist, daß die Wundfläche nach Tonsillektomie sich regelmäßig für kurze Zeit mit einem grauweißen Belag überzieht, der der Diphtherie täuschend ähnlich sein kann. Die PLAUT-VINCENTsche Angina ulcero-membranacea (vgl. S. 64) mit graugelben Belagen oder Membranen, die auf die Uvula übergreifen können, zeigt nur geringes Fieber und oft stark protrahierten Verlauf. Von der ihr sehr ähnlichen Diphtherie unterscheidet sie sich durch den charakteristischen Befund der Spirochaten und des Bac. fusiformis (Färbung des Abstrichpräparates mit verdünntem Carbolfuchsin). Die ulceröse Angina bei Lues II, die beiden Affektionen sehr ähnlich sein kann, läßt sich aus dem gleichzeitigen Bestehen anderer spezifischer Veränderungen (Roseola, Kondylome usw.) und der Wa.R. erkennen. Bei akuter Leukämie sowie Agranulocytose mit ähnlichen Rachenbefunden entscheidet der Blutbefund (s. S. 326 bzw. 319), ebenso beim Drüsenfieber (S. 65). Bei kleinen Kindern ist bei Bestehen von eitrigem Ausfluß aus der Nase dieser stets auf Diphtheriebacillen zu untersuchen.

Prognose. Entscheidend ist einmal die Ausdehnung des Rachenprozesses und die Schwere der Infektion, das Alter des Kranken (die größte Sterblichkeit zeigt das Vorschulalter) und das etwaige Vorhandensein von Komplikationen; bezüglich des Herzens leistet wiederholte elektrokardiographische Kontrolle wertvolle Dienste (bei Veränderungen des Ekg ist in der Regel die Prognose um so günstiger, je später dieselben eintreten; auch gestattet Besserung des Ekg-Befundes eine bessere Prognose). Fälle mit Lähmungen neigen mehr zu Herzmuskelschädigungen. Im übrigen ist ausschlaggebend der Zeitpunkt des Beginnes der Behandlung, d. h. der Serumtherapie, und zwar ist, wenn man von der sehr oft letal verlaufenden malignen Diphtherie absieht, die Prognose um so günstiger, je früher die Serumbehandlung einsetzt. Letzteres gilt zum Teil wenigstens auch hinsichtlich der Verhütung von Komplikationen. Insbesondere vermag die Serumtherapie bei rechtzeitiger Anwendung die nachträgliche Entwicklung des Kehlkopfcroups zu verhindern. Die durchschnittliche Letalität beträgt 4%.

Es ist zu berücksichtigen, daß die einzelnen Epidemien einen verschieden schweren Charakter zeigen, daß aber auch zweifellos die schweren Krankheitsformen früherer Zeiten zum größten Teil in die Vorserumepoche fallen. Im Gegensatz zu Masern und Keuchhusten spielen bei der Diphtherie die sozialen Verhältnisse prognostisch keine wesentliche Rolle.

Im einzelnen Fall spricht neben dem Allgemeinbefinden und der sehr starken Ausdehnung der Membranen eine erhebliche Drüsenschwellung sowie eine Nephrose, die übrigens fast stets mit gleichzeitiger Herzmuskelschädigung einhergeht und oft mit Lähmungen vergesellschaftet ist, für eine schwere Erkrankung. Die Nephrose selbst hat eine günstige Prognose. Als spätester Zeitpunkt, jenseits dessen Lähmungen und andere Komplikationen nicht mehr zu erwarten sind, gilt im allgemeinen der 52. Tag (vgl. jedoch S. 70).

Therapie. Das souveräne Mittel, auf das in keinem Fall verzichtet werden darf, ist das von E. v. BEHRING 1894 eingeführte antitoxische Diphtherieheilserum, das durch aktive Immunisierung von Pferden mit dem das Toxin enthaltenden Filtrat von Diphtheriebacillenkulturen gewonnen wird. Das Diphtherieserum wirkt durch seine Antitoxine neutralisierend auf das im Körper befindliche Toxin, soweit dies nicht schon an giftempfindliche Zellen gebunden ist. Es hat also eigentlich, wie alle antitoxischen Sera, mehr eine *prophylaktische* Bedeutung; zugleich ergibt sich hieraus der entscheidende Wert seiner möglichst frühzeitigen Anwendung.

Herstellung und Laufzeit der Sera unterstehen staatlicher Kontrolle. Die Wertigkeit eines Serums wird mit der Zahl der Antitoxin-Einheiten (AE) in 1 ccm angegeben („500fach" bedeutet also 500 AE in 1 ccm). Es wird in Ampullen abgegeben und ist mit 0,5% Phenol zwecks Konservierung versetzt; letzteres ist bei Verabreichung großer Serummengen zu beachten. Die Anwendung des Serums hat bereits bei bloßem Diphtherieverdacht unverzüglich zu erfolgen, so daß man nicht etwa kostbare Zeit damit verlieren darf, daß man erst das Resultat der bakteriologischen Untersuchung abwartet. Man injiziert nicht subcutan, sondern intramusculär in die Glutäen, je nach dem Alter des Patienten und der Schwere des Falles, 3000—10000 AE, d. h. pro Kilogramm Körpergewicht 50—100 AE bei leichten,

300 bei mittelschweren, bis 500 AE bei schweren Fällen. Für besonders schwere Fälle wurden viel größere Dosen (mehrere 100000 AE), jedoch nicht ohne Widerspruch, empfohlen. Die wirksamste Verabreichungsart ist die intravenöse[1] (cave Anaphylaxiegefahr! s. S. 19). Von ihr ist bei maligner Diphtherie und Croup Gebrauch zu machen, und zwar in der Weise, daß man die Hälfte des Serums intravenös, die andere intramuskulär verabreicht. Eine Wiederholung der Seruminjektion in den darauffolgenden Tagen ist bis zum 6. Tage hinsichtlich der Allergie unbedenklich (vgl. S. 18); sie ist geboten bei den schweren Fällen und dort, wo das Schwinden der Membranen nicht prompt bereits nach der ersten Injektion in Gang kommt. Im allgemeinen kommt es jedoch schon nach 18—48 Stunden zum Stillstand des Rachenprozesses.

Auch die *lokale* Applikation von Serum neben den Injektionen hat sich bei schweren Prozessen bewährt (z. B. bei Augendiphtherie Einträufeln in den Conjunctivalsack und Auflegen von serumgetränkten Tupfern).

Anaphylaktischen Erscheinungen kann man dadurch begegnen, daß man Serum in kleinen Portionen zu je $1/2$, 1 und 2 ccm in Abständen von 15 Minuten subcutan 5 Stunden vor der Volldosis injiziert, wodurch Antianaphylaxie erzeugt wird. Noch sicherer ist ein Zwischenraum von 24 Stunden oder die Anwendung von Sera anderer Tierarten, speziell vom Rind und Hammel, von denen sich seit kurzem ebenso hochwertige (bis 1000fache) Immunsera wie vom Pferd gewinnen lassen (vgl. auch S. 19).

Da die Ursache der Serumkrankheit (vgl. S. 18) nicht auf dem Antitoxingehalt des Serums, sondern lediglich auf seinen artfremden Eiweißkörpern beruht, so hat man Sera hergestellt, die einerseits in der Volumeneinheit möglichst viel Immunitätseinheiten (und zugleich weniger Phenol) enthalten, andererseits von denjenigen Eiweißkörpern befreit sind, die nicht Träger der antitoxischen Wirkung sind. Man gewinnt so hochwertige, d. h. bis 1000fache Sera mit niedrigem Eiweißgehalt von nur 5% („gereinigt eiweißarm"). Durch Einengung der letzteren ließ sich der AE-Gehalt weiter bis zu 2000fach steigern („gereinigt und konzentriert").

Das Heilserum wirkt im wesentlichen antitoxisch, die Bakterien selbst werden daher durch dasselbe nicht zum Schwinden gebracht, woher sich vielleicht auch seine Unwirksamkeit gegen Dauerausscheider erklärt. Gegen die Entwicklung der Herzkomplikationen und der Lähmungen ist die Serumtherapie machtlos. Dies dürfte sich daraus erklären, daß das Toxin, das bereits von den Körperzellen gebunden ist, der Wirkung des Antitoxins entzogen ist; letzteres vermag vielmehr nur in dem Sinne zu wirken, daß es neu gebildetes Toxin unschädlich macht. Neben der entscheidenden Hauptrolle des Antitoxins, d. h. der spezifischen Wirkung des Immunserums, sind sicher auch unspezifische Wirkungen seitens des artfremden Serumeiweißes (Anregung der Phagocytose usw. mit dem Erfolg rascherer Abstoßung der Beläge) mit im Spiel; letzteres hat man z. B. durch intravenöse Pyriferinjektionen ($1/10$—$3/10$ Amp. Stärke I) zu verstärken versucht (W. SCHULTZ). Da Diphtheriebacillen in vitro zu den penicillinempfindlichen Erregern gehören, ist empfohlen worden, bei toxischen Fällen neben dem Serum große Penicillindosen über einige Tage hinweg zu geben. Damit lassen sich zumindest Sekundärerreger, die besonders bei der malignen Diphtherie eine Rolle spielen, ausschalten. Ausgehend von dem Gedanken, das Toxin auswaschen zu können, hat SCHUBERT die sog. Serumwäsche empfohlen (4—5mal täglich eine intravenöse Injektion von 100 ccm Periston N oder tägliche Dauertropfinfusion von 500 ccm).

Die *Lokalbehandlung* des Halsprozesses, die heute von wesentlich geringerer Bedeutung ist, soll deshalb nicht versäumt werden (solange Membranen haften, ist mit weiterer Toxinbildung der unter ihnen befindlichen Bakterien zu rechnen!): Gurgelungen mit Wasserstoffsuperoxyd (3%, 1 Eßloffel auf 1 Glas Wasser) oder Liq. alumin. acet. 1 Teelöffel auf 1 Glas Wasser, ferner Pinselungen mit 5%iger Sulfosalicylsäure mehrmals täglich. Bei schwereren Fällen wird auch Pyocyanase empfohlen, die man mit einem kleinen Sprayapparat im Rachen versprüht. Wichtig ist das Feuchthalten der Zimmerluft (Bronchitiskessel). Bei starken Halsbeschwerden oder schmerzhaften Drüsenschwellungen wirken die Eiskrawatte oder warme Breiumschläge, auch Blutegel oft lindernd.

Schließlich ist zu erwähnen, daß man mit *Freiluftbehandlung* (in den Sommermonaten) gute Erfahrung machte.

Der Nachweis einer serösen Meningitis bildet eine Indikation für Lumbalpunktionen.

Bei Übergreifen der Diphtherie auf den Kehlkopf bildet das Auftreten von Stenosezeichen (Einziehen, Nasenflügelatmung, Cyanose) die Indikation zur *Tracheotomie* (BRETONNEAU wendete sie 1825 als erster bei der Diphtherie an). Dieselbe hat nach chirurgischen Grundsätzen zu erfolgen. Die rechtzeitige Er-

---

[1] Im Tierversuch hat sich nämlich gezeigt, daß die intravenöse Verabreichung des Antitoxins 500mal, die intramuskuläre nur 100mal stärker wirkt als die subcutane.

öffnung der Luftröhre bringt sofort alle Suffokationserscheinungen zum Schwinden. Bei drohender Atemlähmung ist *Lobelin* anzuwenden (vgl. S. 270).

Während des Liegens der Kanüle ist für ausgiebige Anfeuchtung der Atmungsluft mittels eines Inhalationsapparates zu sorgen, das Kind wird dabei zum Schutz gegen Durchnässung mit Billrothbattist bedeckt. Wenn möglich ist der Patient gut zugedeckt im Freien (Balkon usw.) zu halten. Große Aufmerksamkeit ist einer etwaigen Verstopfung der Kanüle durch Schleim oder Membranen zu widmen. Die herausnehmbare Innenkanüle wird von Zeit zu Zeit mit einer Federfahne und Lysollösung gesäubert. Die Kanüle darf nicht länger als unbedingt notwendig liegenbleiben, da sonst leicht Decubitalgeschwüre an der Trachealschleimhaut entstehen. Wenn keine Membranen mehr ausgehustet werden und das Sekret schleimig-katarrhalisch wird, ist die Kanüle zu entfernen, was oft schon am 2. Tage möglich ist. Vorher überzeugt man sich von der Wegsamkeit der Luftröhre dadurch, daß man bei Anwendung von Fensterkanülen nach Entfernung der Innenkanüle und Verschließen der Außenkanüle mit dem Finger oder einem Stöpsel kontrolliert, ob die Atmung unbehindert ist. Das sog. „erschwerte Décanulement" beruht mitunter auf Entwicklung von Granulationsgeschwülsten in der Luftröhre, die zu entfernen sind, bisweilen ferner auf zu kleinem Tracheotomieschnitt, es kann aber auch rein psychisch bedingt sein.

Von vielen Seiten wird an Stelle der Tracheotomie der unblutigen *Intubation* nach I. O'Dwyer (1885) der Vorzug gegeben.

Sie besteht in der Einführung eines konischen durchbohrten Metalltubus vom Munde her in den Kehlkopf mit Hilfe eines Intubator genannten, mit einem Handgriff versehenen Einführungsinstrumentes. Der Tubus, der mittels Seidenfadens außerhalb des Mundes an der Wange befestigt wird, macht den Kehlkopf für die Atmung wegsam. Die Intubation, die große Übung in der Technik voraussetzt, erfordert überdies sehr sorgfältige weitere Beobachtung wegen etwaiger Zwischenfälle und verlangt daher im allgemeinen klinische Beobachtung. Ein Nachteil ist die Gefahr der Entstehung von Decubitalgeschwüren, weswegen der Tubus im allgemeinen nicht länger als 48 (höchstens 100) Stunden liegenbleiben soll. Nutzlos ist die Tracheotomie wie die Intubation in den Fällen, wo die Membranbildung bereits tiefer in die Trachea oder gar bis in die Bronchien hinabgestiegen ist.

Bezüglich der *Komplikationen* ist mit größtem Nachdruck auf eine rechtzeitige therapeutische Berücksichtigung der Zirkulationsschwäche hinzuweisen. Bei allen schwereren Formen sind neben strengster Ruhelage Analeptica (vgl. S. 217) in regelmäßigen 1—2stündigen Abständen anzuwenden, vor allem auch Strychnin. nitric. (bis zu 8mal in 24 Stunden 0,5—1 mg pro dos.). Strophanthin ist nur dann angezeigt, wenn deutliche kardiale Insuffizienzerscheinungen sich geltend machen (Cyanose, Stauungsleber, Ödeme, kardiale Dyspnoe) (s. auch S. 190). Empfehlenswert ist die intravenöse Traubenzuckerzufuhr (20—40%, 10 bis 20 ccm) sowie Zufuhr von Vitamin B_1. Bei schweren Fällen mit erhöhtem Lumbaldruck ist die Lumbalpunktion zu empfehlen. Bei maligner Diphtherie haben mitunter Bluttransfusionen eine günstige Wirkung; auch wendet man hier mit Erfolg große Mengen von Vitamin C (bis zu 1,0 Askorbinsäure intravenös täglich) sowie Nebennierenrindenpräparate (vgl. S. 506) an. Bei Gaumensegel- und Schlucklähmung ist Sondenfutterung mittels der Nasensonde sorgfältig durchzuführen zur Vermeidung von Schluckpneumonien. Lähmungen werden mit Vitamin-B-Präparaten behandelt, im übrigen s. S. 612. Bettruhe ist auch bei den leichtesten Fällen von Diphtherie für mindestens 14 Tage zu fordern, bei Herzschädigung muß sie sich über wesentlich längere Zeit erstrecken.

Prophylaxe. Diphtheriekranke sind so lange zu isolieren, als Bacillen nachgewiesen werden, wenn dies auch bei Dauerausscheidern praktisch oft auf Schwierigkeiten stößt. Die Isolierung ist aufzuheben, wenn mindestens 3malige bakteriologische Abstrichuntersuchung aus Nase und Rachen, in 2tägigen Zwischenräumen vorgenommen, negativ ausfällt. Über die Isolierung von Dauerausscheidern und ihre Wiederzulassung zum Schulbesuch entscheidet der Amtsarzt. Meldepflicht s. S. 17.

Ausgehustete Membranen, Auswurf, gebrauchte Spatel usw. sind mit 5%iger Kresolseifenlösung zu desinfizieren, Tupfer usw. werden verbrannt; Zimmerdesinfektion erfolgt mit Formalin. Die Personen der Umgebung kann man durch eine prophylaktische Seruminjektion von 100 AE pro Kilogramm Körpergewicht (statt Pferdeserum am besten Rinder- oder Hammelserum) schützen; der Schutz hält aber nur etwa $1^1/_2$—2 Wochen an. Überstehen der Krankheit hinterläßt keine zuverlässige, vor allem keine sehr lang anhaltende Immunität. Immerhin pflegen spätere Erkrankungen leichter zu verlaufen. Möglicherweise enthebt die frühzeitige Serumtherapie den Körper der Notwendigkeit eigener Antitoxinbildung.

Eine beträchtliche Zahl von Menschen besitzt auch ohne vorhergegangene Erkrankung, wohl infolge einer latenten Durchseuchung (vgl. S. 6), im Serum Diphtherieschutzkörper.

Diese Tatsache läßt sich durch die SCHICKsche *Reaktion* nachweisen: Von dem als „SCHICK-Test" (Behringwerke bzw. Asid) im Handel befindlichen Diphtherietoxin wird $^1/_{50}$ der tödlichen Meerschweinchendosis intracutan am Arm injiziert; eine nach 24—72 Stunden auftretende positive Reaktion, d. h. umschriebene Rötung, beweist das Fehlen von Antikörpern, mit anderen Worten Diphtherieempfänglichkeit. Nach dieser Probe, die übrigens völlig gefahrlos ist, besitzen Neugeborene infolge der Übertragung von der Mutter her in 84% der Fälle Antikörper, welche Zahl allmählich auf 28% im 2.—3. Lebensjahr sinkt, um dann wieder langsam auf 84% zu steigen. Bei bestehender Infektionsgefahr gibt demnach die Probe einen Anhalt, welche Individuen prophylaktischer Maßnahmen bedürfen, während allerdings die Umkehrung der Regel keine absolute Gültigkeit zu haben scheint.

Prophylaxe mittels *aktiver* Immunisierung hat man durch ein Diphtherietoxinantitoxingemisch oder besser durch ein mit Formol entgiftetes, trotzdem aber immunisierendes Toxin (sog. Anatoxin oder Toxoid) erfolgreich angestrebt. Letzteres z. B. in der Form eines zwecks langsamer Resorption an Aluminiumhydroxyd adsorbierten Formoltoxoides (z. B. Ditoxoid-Asid, Anhalt. Seruminstitut Dessau oder Al.F.T., Behringwerke) wird subcutan im ganzen 2mal zu je 0,5 ccm (0,3 bei Kindern über 6 Jahren) im Abstand von mindestens 4 Wochen injiziert. Der Impfschutz beginnt 2—3 Wochen nach der 1. Injektion und hält nach den bisherigen Erfahrungen 3—5 Jahre an. Erkranken Schutzgeimpfte trotzdem, so scheint die Krankheit kaum jemals tödlich zu verlaufen. Vereinzelte Kinder lassen sich mangels Fähigkeit zur Antitoxinbildung nicht aktiv immunisieren.

Tetanus (Starrkrampf)

Der Starrkrampf ist eine sehr gefährliche, fast immer akut verlaufende Wundinfektionskrankheit. Der Tetanusbacillus (Clostridium tetani) kommt besonders in Gartenerde, Pferdemist, Straßenschmutz, ferner in den Filzpfropfen der Patronen, aber auch im Darmkanal gesunder Menschen (in etwa 35%) vor; gelegentlich findet er sich auch in nicht sterilisierten Medikamenten, z. B. in Gelatine. Am häufigsten erkranken Gärtner, Pferdewärter, Kutscher, Verunglückte mit „Straßenwunden", ferner Puerperae (nach kriminellem Abort!) sowie Neugeborene durch Infektion der Nabelwunde. Trotz häufigen Vorkommens der Bacillen in der Umgebung des Menschen ist die Krankheit selten.

Der Tetanusbacillus (entdeckt 1885 von A. NICOLAIER, gezüchtet 1887 von SH. KITASATO) ist ein anaerobes, geißeltragendes Stäbchen mit äußerst widerstandsfähigen Sporen (Stecknadelform), die sich in der Trockenheit jahrelang halten. Er ist grampositiv. Für die Entwicklung der Krankheit ist die Symbiose der Tetanusbacillen mit anderen (Eiter-) Bakterien, wie z. B. in verschmutzten Wunden begünstigend. Die Bakterien bleiben an der Eingangspforte liegen, wogegen die sehr giftigen Toxine entlang den Nervenbahnen in den Achsencylindern zum Zentralnervensystem aufsteigen. Der bakteriologische Nachweis geschieht am besten durch Verimpfung des Wundsekrets oder excidierter Gewebsstücke mit einem Holzsplitter in eine Hauttasche an weiße Mäuse oder Meerschweinchen, die typisch an Tetanus erkranken.

Krankheitsbild. Die Inkubation dauert 4—14 Tage, selten mehrere Wochen. Prodrome sind meist nicht oder nur unbedeutend in Form von Steifigkeit und Ziehen im Bereich der Wunde vorhanden, bisweilen besteht auch starkes Schwitzen. Das erste und sehr charakteristische Symptom ist eine zunehmende Spannung und Steifigkeit der Masseteren mit Unfähigkeit, den Mund zu öffnen, der sog. *Trismus*, ferner infolge Übergreifens der Starre auf die Gesichtsmuskeln der *Risus sardonicus*, d. h. ein grinsender oder weinerlicher Gesichtsausdruck mit in die Breite gezogenem Mund und gerunzelter Stirn (stehende Stirnfalten), der die Diagnose auf den ersten Blick ermöglicht. Durch Übergreifen der Starre auf die Nacken- und Rückenmuskeln (Tetanus descendens) entsteht bald eine Zwangsstellung des Patienten mit Hohlliegen des Rückens: *Opisthotonus*. Der Kopf wird in die Kissen gebohrt. Die Beine befinden sich in Streck- und Adduktionsstellung, die Thoraxmuskeln in Inspirationsstellung, die Bauchmuskeln sind bretthart. Es besteht Speichelfluß.

Außer dieser *dauernden* Muskelstarre bilden ein zweites Hauptphänomen des Tetanus die infolge gesteigerter Reflexerregbarkeit auftretenden kurzdauernden, sehr schmerzhaften stoßartigen *Krampfparoxysmen* mit Verstärkung des Opisthotonus sowie Krämpfe der Schlundmuskulatur, des Zwerchfells und der Glottis mit Erstickungsgefahr. Die Auslösung der Krämpfe erfolgt durch geringste Reize wie Licht, Luftzug usw., ihre Zahl und Intensität wechselt in den einzelnen Fällen. Die Sensibilität ist vollkommen normal. Die Lumbalpunktion ergibt oft erhöhten Druck.

Die Temperatur ist oft nur wenig erhöht, in anderen Fällen besteht hohes Fieber. Stets ist eine auffallend starke Schweißbildung vorhanden. Der Zirkulationsapparat bleibt oft vollkommen intakt; der Blutdruck ist nicht verändert. Bei gehäuften Anfällen kommt jedoch Kollaps vor. Stuhl- und Harnentleerung ist infolge von Bauchpressenkrampf erschwert. Im Blut findet sich regelmäßig eine Leukocytose. Die Harnmenge ist stark vermindert, Albuminurie ist meist vorhanden. Infolge des ungetrübten Sensoriums und dauernder Agrypnie ist der Tetanus ein äußerst qualvolles Leiden. Der Tod erfolgt durch Erstickung. oft durch Pneumonie, bisweilen durch Herzlähmung. Die Totenstarre pflegt sehr rasch einzutreten; mitunter beobachtet man eine postmortale Temperatursteigerung. Der Tetanus neonatorum (meist in der 2. Woche) verrät sich durch die Unfähigkeit zu saugen und durch die oft rüsselartige Form des Mundes. Spezifische anatomisch-histologische Veränderungen fehlen bei Tetanus.

Komplikationen. Am häufigsten ist Pneumonie, die übrigens gelegentlich auf die Krampfanfälle mildernd wirkt, ferner kommen Muskelhämatome, Neuritiden, Gehirnblutungen vor.

Die *Krankheitsdauer* beträgt in den foudroyanten Fällen wenige Stunden oder Tage, meist mehrere Wochen, selten einige Monate. Nach der Heilung bleiben bei langdauernden Fällen oft Muskelverkürzungen, Wirbelsäulenverkrümmungen, Kieferklemme und Gelenkversteifungen bisweilen jahrelang zurück. Gelegentlich kommt es zu *Rezidiven* nach mehrwöchiger Pause.

Atypische Formen. Die seltene *abortive* Form zeigt nur Muskelstarre ohne Krämpfe, so daß der Aufenthalt außer Bett möglich ist. Bei dem ausschließlich nach Kopfverletzungen auftretenden *Tetanus facialis* kommt es zu Lähmungen einzelner motorischer Hirnnerven derselben Seite, besonders des Facialis, gelegentlich mit Schlundmuskelkrämpfen. Bei dem *lokalen* Tetanus besteht mitunter nur Muskelstarre in der Nachbarschaft der Wunde, in manchen Fällen mit daran anschließender aufsteigender Starre (Tetanus ascendens). Der sog. *Narbentetanus* wird auf die durch Trauma oder Erkältung *(Tetanus rheumaticus)* erfolgte Mobilisierung latenter, in der Narbe zurückgebliebener Keime zurückgeführt. Auch die Aufnahme von Tetanusbacillen durch die katarrhalisch veränderte Respirationsschleimhaut sowie durch den pathologisch veränderten Darm (z. B. bei Typhus) ist möglich (sog. „*idiopathischer*" Tetanus).

Die **Diagnose** ist in den voll ausgebildeten typischen Fällen leicht. Die sehr ähnliche Strychninvergiftung unterscheidet sich durch stärkeres Befallensein der Extremitäten, speziell der Hände, Blutdrucksteigerung sowie Fehlen der Muskelstarre in den anfallsfreien Pausen. Letzteres gilt auch für die Lyssa, bei der der Trismus fehlt. Meningitis mit Nackenstarre ist durch die Lumbalpunktion, Trichinose mit ähnlichem Syndrom durch das Blutbild (Eosinophilie) zu unterscheiden. Allgemeine tonische Muskelstarre kommt auch bei Apoplexie mit Durchbruch der Blutung in die Ventrikel vor; dabei besteht jedoch Bewußtlosigkeit. Bei Hysterie fehlt die Reflexsteigerung. Bei isolierter Kiefersperre ist auf lokale Prozesse in der Mundhöhle, auf Tonsillarabsceß, Kiefergelenkentzündung usw. zu fahnden.

Die **Prognose** richtet sich unter anderem nach der Länge der Inkubationszeit; Fälle mit einer Inkubation von 24 Stunden bis 5 Tagen verlaufen letal, solche von 6—10 Tagen sind als schwer anzusehen, und erst bei einer Inkubation über 10 Tagen verspricht energische Therapie günstige Erfolge. Sehr wichtig ist ferner der Zeitpunkt der Anwendung der Serumtherapie (vgl. unten). Der Kopftetanus ist meist leicht, die puerperale Form fast stets letal, desgleichen oft die Fälle mit hohem Fieber sowie dauernder Tachykardie. Die Letalität schwankt im allgemeinen zwischen 16 und weit über 50%. Meldepflicht besteht nicht.

Therapie. Sofortige Beseitigung der *Eintrittspforte* durch Excision der Wunde, auch wenn diese schon vernarbt ist, gegebenenfalls Amputation des Gliedes, zum mindesten breite Eröffnung zur Förderung des Sekretabflusses; Kauterisation ist nicht zweckmäßig, da die Schorfbildung die Retention begünstigt. Möglichst frühzeitige Anwendung des BEHRINGschen (antitoxischen) *Heilserums*, und zwar zunächst 50000 Antitoxin-Einheiten (AE) intravenös eine Stunde später 20000 AE intralumbal nach Ablassen der entsprechenden Menge Liquor, während der folgenden Tage täglich 10000 AE intramuskulär. Da auch hier, genau wie bei der Diphtherie, nur dasjenige Toxin vom Heilserum neutralisiert wird, das noch nicht in den (Nerven-) Zellen verankert ist, ist die Serumtherapie beim Tetanus, da sie auf ein Abfangen des Toxins abzielt, im Grunde ebenfalls eine prophylaktische.

Als Trockenpräparat[1] kann das Serum auch in die Wunde gestreut werden. Serumwäsche mit Periston N wird empfohlen (s. S. 73). Unerläßlich sind ferner *Narkotica*: Morphium 0,01 mehrmals täglich, und vor allem Chloralhydrat mehrmals täglich 2,0 per os oder 5,0 per Klysma (mit Aqua und Mucil. Amyl. trit. ää 50,0). Empfehlenswert ist die wiederholte Anwendung des narkotisch wirkenden *Magnesiumsulfates* subcutan oder intramuskulär (25% mit 0,5% Novocain, 10—30 ccm); wirksamer, aber gefährlicher ist die intravenöse Injektion (2,5%, bis 2mal täglich 5 ccm bei Kindern, 10—15 ccm bei Erwachsenen); die Lähmungsgefahr hierbei (Atemzentrum!) ist durch gleichzeitige intravenöse Injektion von 2—20 ccm 5%igem Calciumchlorid[2], durch Lobelin (vgl. S. 270) sowie Atropin zu bekämpfen sowie evtl. durch Tracheotomie und Sauerstoffatmung. Auch wiederholte intravenöse Dauertropfinfusion von 50—150 ccm 3%iger MgSO$_4$-Lösung bei ständiger sorgfältiger Kontrolle des Kranken hat sich bewährt. Die Ernährung erfolgt durch Nasenschlauch und Klysma. Wichtig ist auch zur Bekämpfung des Wasserverlustes durch die profusen Schweiße reichliche Flüssigkeitszufuhr (Kontrolle des spezifischen Gewichtes des Harns!). Alle stärkeren Reize sind fernzuhalten (Vermeiden von Geräuschen und grellem Licht), Wasserkissen, gute Polsterung, auch protrahierte warme Bäder sind wichtige Faktoren in der Pflege. Oft ist Katheterismus notwendig. Schließlich denke man an rechtzeitige Behandlung bzw. Prophylaxe von Pneumonien (Sulfonamide und Antibiotica, vgl. S. 13).

Prophylaktisch sind bei verschmutzten Wunden, auch bei Schußverletzungen, möglichst frühzeitig 3000—6000 AE Tetanusserum zu injizieren. Eine aktive Schutzimpfung mit Hilfe von abgeschwächtem Toxin (Formoltoxoid) ist möglich. Sie ruft einen jahrelang anhaltenden und weitgehenden Schutz hervor. Die Impfstoffe der Behringwerke und des Anhaltischen Seruminstituts stehen hierfür zur Verfügung. Sie werden 2mal im Abstand von 6 Wochen subcutan verabreicht.

Lyssa (Tollwut)

Die Krankheit entsteht durch den Biß eines an Tollwut leidenden Tieres (meist sind es Hunde, außerdem kommen in absteigender Häufigkeit Rinder, Pferde, Schweine, Katzen, Schafe, Ziegen, Füchse, Wölfe in Betracht), in dessen Speichel sich das Lyssavirus findet. So kann auch durch Belecken einer Wunde seitens eines wutkranken Tieres die Krankheit hervorgerufen werden.

Das Virus hat eine besondere Affinität zum Zentralnervensystem, speziell zum verlängerten Mark; es passiert Porzellanfilter und ist gegen Fäulnis wie gegen Kälte sehr wider-

---

[1] Aus Trockenserum (100 AE, Hoechster Farbwerke), das unbegrenzt haltbar ist, läßt sich jederzeit durch Auflösen in steriler physiologischer NaCl-Lösung eine dem flüssigen Serum gleichwertige Lösung herstellen. Trockenserum eignet sich daher besonders dort, wo nur selten Serum gebraucht wird. — Da das gewöhnliche Tetanus- (Pferde-) Serum oft starke Serumkrankheit (vgl. S. 18) zur Folge hat, so gebe man in Fällen, die schon früher Pferdeserum erhielten, besser Tetanusrinderserum (Behringwerke). Tetanusserum ist übrigens unter anderem auch Bestandteil des neuen polyvalenten Anaerobenserum-Behring, das prophylaktisch verwendet wird.

[2] Gleichzeitige Anwendung anderer narkotischer Medikamente, speziell von Morphium, hebt jedoch die Calciumwirkung auf.

standsfähig. Unter den von tollwütigen Tieren gebissenen Menschen erkrankt nur eine geringe Zahl, etwa 15—20%.

Die Bekämpfung der Tollwut erfordert genaue Kenntnis der *Tier-Lyssa:* Nach mehrwöchiger Inkubation (vom 8. Tage ab sind sie infektiös!) zeigen die Hunde eine Veränderung ihres Wesens, Launenhaftigkeit, verminderte Freßlust, später Neigung zum Verschlingen unverdaulicher Gegenstände sowie zu planlosem Umherstreifen, ferner Heiserkeit, zunehmende Reizbarkeit, die sich schließlich zu Wutanfällen steigert, in denen sie Menschen und Tiere beißen und infizieren. Unter zunehmender Erschöpfung, Abmagerung, Struppigwerden der Haare und Lähmungserscheinungen verenden die Tiere nach etwa 1 Woche. Bei der „stillen" Wut fehlen die Reizbarkeit und die Wutanfälle.

Krankheitsbild. Die *Inkubation* beträgt 14 Tage bis 2 Monate, selten mehr, gelegentlich sogar 1—2 Jahre. Das verschieden lange Prodromalstadium („*Stadium melancholicum*") ist vor allem durch psychische Alteration und Charakteränderung, wie Verstimmung, Depression, Furcht, Beklemmungszustände, beängstigende Träume, ferner Schmerzen in der Narbe der Bißwunde sowie Parästhesien namentlich längs der von der Bißstelle aufsteigenden Nerven, gekennzeichnet. Auch sind bereits Störungen seitens der Atmung, der Schlingmuskulatur und der Stimmbildung angedeutet.

Diese Störungen steigern sich in dem anschließenden *Erregungsstadium*, das $1^1/_2$—3 Tage dauert. Die Atmung wird unregelmäßig, „schnappend"; ferner treten heftige Schlingmuskelkrämpfe auf, die schon beim Schlucken von Flüssigkeit oder beim bloßen Anblick derselben ausgelöst werden *(Hydrophobie)*, Speichelfluß, ferner klonische Krämpfe der Extremitäten und Rumpfmuskeln und Steigerung der psychischen Erregbarkeit zu schweren, mit heftiger Angst verbundenen Wutanfällen: „*rasende Wut*". Die Auslösung dieser Paroxysmen erfolgt durch geringste Reize wie Berührung, Licht, Geräusche. Ausnahmsweise verläuft auch beim Menschen dieses Stadium als „*stille Wut*", d. h. ohne starkere Reizerscheinungen.

In dem kurzdauernden „*paralytischen Stadium*" entwickeln sich unter Zurücktreten der Reizerscheinungen und Fortschreiten der Erschöpfung Lähmungen im Bereich der Extremitäten und der Hirnnerven. Unter Lähmung der gesamten Körpermuskulatur erfolgt der Tod im Verlauf von Stunden.

Außer diesem typischen, stets letalen Bilde kommen selten *abortive* Formen mit Ausgang in Heilung vor. Wutkranke Menschen müssen isoliert werden.

Histologisch finden sich sowohl *entzündliche* Veränderungen (lymphocytäre Infiltration der Gefäßwände sowie Gliawucherung in Form der sog. Wutknötchen in der Nachbarschaft absterbender Ganglienzellen), und zwar im Rückenmarksgrau und im Mittel- und Nachhirn, als auch *degenerative* Veränderungen, von denen regelmäßig bei Mensch und Tier in verschiedenen Gehirnteilen, namentlich im Ammonshorn, die diagnostisch wichtigen intracellulären NEGRIschen Körperchen nachweisbar sind.

Diagnose. Wenn ein verdächtiger Hund gebissen hat, dann muß er unter fachmännischer Aufsicht gehalten werden. Bleibt er 2 Wochen lang gesund, dann hatte er keine Tollwut. In über 90% der Fälle ergibt die Sektion eines tollwutkranken Tieres die NEGRIschen Körperchen. Die ersten Symptome der Krankheit setzen frühestens erst 2 Wochen nach dem Biß ein, zum Unterschied von der *bald* nach dem Biß beginnenden psychogenen Lyssophobie. Vom *Tetanus*, bei welchem Schlingkrämpfe ähnlich wie bei Lyssa auftreten, läßt sich die Lyssa dadurch unterscheiden, daß bei letzterer der Trismus fehlt; bei Tetanus, aber auch bei der stillen Wut fehlen die Wutanfälle. Erregungszustände bei Psychosen, speziell Delirium tremens, lassen die Bulbärsymptome der Lyssa vermissen.

Die einzig wirksame **Therapie** ist die möglichst frühzeitige, d. h. während der Inkubation beginnende aktive *Schutzimpfung* nach PASTEUR in Form wiederholter Injektionen von mit abgeschwächt virulenten Keimen behaftetem Kaninchen-Rückenmark. Daher hat bei bloßem Verdacht auf Lyssa nach Hundebiß schleunigst die Einweisung des Patienten in ein Wutschutzinstitut (Berlin, Paris, Jassy) zu erfolgen. Eine eingeleitete Impfung kann abgebrochen werden, wenn sich das verdächtige Tier noch nach 2 Wochen als gesund erweist.

Das zunächst vom Rückenmark eines an spontaner Wut verendeten Hundes stammende „*Straßenvirus*" wird durch wiederholte Kaninchenpassagen in seiner Wirksamkeit im Sinne einer konstanten Inkubationszeit modifiziert. Das so erhaltene „*Virus fixe*" wird durch Verdünnung abgeschwächt und zur Impfung verwendet. Die Impfbehandlung dauert 21 Tage. Ganz vereinzelt (in etwa $0,5^0/_{00}$ der Fälle) werden dabei Lähmungen (Paraplegie, Blasen-Mastdarm-Lähmung) beobachtet, sog. „*Impfwut*" mit im allgemeinen guter Prognose. Der Impfschutz, der übrigens in vollem Umfang erst 2—$2^1/_2$ Wochen nach Abschluß der Immunisierung erreicht wird, ist nicht absolut sicher; immerhin ist die Letalität nach Impfung ungleich geringer als bei Nichtgeimpften.

Die *symptomatische* Behandlung beschränkt sich auf die Anwendung von Narkoticis (Morphium, Chloralhydrat, Luminal). Wirksamer noch ist der Pernocton-Dämmerschlaf (5—10 ccm Pernocton, bei den ersten Anzeichen des Erwachens weitere 3—5 ccm). Meldepflicht s. S. 17.

Epidemische Kinderlähmung
(Poliomyelitis acuta, Heine-Medinsche Krankheit)

Die epidemische Kinderlähmung gehört zu den akuten Infektionskrankheiten. Sie befällt nicht nur das Kindesalter, vor allem die ersten (2.—4.) Lebensjahre, sondern auch Erwachsene in zunehmender Häufigkeit. Man beobachtet die Krankheit sowohl sporadisch als namentlich in Form von zum Teil ausgedehnten Epidemien. Sie tritt hauptsächlich im Sommer und im Herbst auf. Die Krankheit ist übertragbar.

Als Virus haben FLEXNER, NOGUCHI u. a. auf Ascites anaerob kultivierbare, außerordentlich kleine kugelförmige Gebilde beschrieben, die Tonkerzenfilter passieren (Durchmesser 10—12 $\mu\mu$). Man kann heute 3 Stämme unterscheiden (LÉON, BRUNHILDE, LANSING). Immunität gegen den einen Stamm bedeutet nicht eine solche gegen die anderen. Der im Elektronenmikroskop sichtbare Erreger findet sich im Nasenschleim und Darm erkrankter Menschen und Tiere und kann experimentell auf Affen und andere Tiere übertragen werden, die an den gleichen Erscheinungen erkranken; auch nach Verimpfung von Rückenmarksubstanz von an Poliomyelitis Verstorbenen auf Affen erkranken diese an typischen spinalen Lähmungen. Es handelt sich um ein *neurotropes* Virus, das auf hämatogenem Weg in das Zentralnervensystem gelangt.

Als Eintrittspforte für den Erreger gilt der Nasenrachenraum, vielleicht noch mehr der Intestinaltrakt. Als Infektionsquelle dürften außer den Kranken unerkannte Abortivfälle, Dauerausscheider sowie gesunde Keimträger eine große Rolle spielen. Das Virus hält sich längere Zeit außerhalb des menschlichen Körpers, z. B. in Abwässern. Als besonders bedeutsamer Infektionsmodus gilt deshalb heute die Fäkalinfektion (beschmutzte Hände, Verschlucken virushaltigen Wassers in Freibädern, Übertragung durch Fliegen, infizierte Nahrungsmittel).

Wahrscheinlich ist eine latente Durchseuchung epidemiologisch von erheblicher Bedeutung (vgl. S. 6).

Krankheitsbild. Die *Inkubation* beträgt 9—18 Tage. In der Mehrzahl der Fälle gehen der Krankheit *katarrhalische Schleimhautaffektionen* (Anginen, Schnupfen, Gastroenteritis usw.) mit Fieber (unspezifischer Vorinfekt?) einige Zeit voraus und nach wenigen fieberfreien Tagen beginnt das eigentliche Krankheitsbild. In manchen Fällen schließt sich die Krankheit an eine andere akute Infektionskrankheit, an eine Durchnässung, eine Übermüdung, eine Hals- oder Nasenoperation usw. an. Auch körperliche, gelegentlich selbst seelische Traumen spielen in Epidemiezeiten eine Rolle. Möglicherweise werden überanstrengte Muskelgruppen besonders schwer gelähmt.

In dem Krankheitsbilde ist zu unterscheiden zwischen dem *meningealen* bzw. *präparalytischen* Stadium und dem *Stadium der Lähmungen*. Das **meningeale (präparalytische) Stadium** beginnt oft mit recht uncharakteristischen Symptomen wie mit Fieber, Kopfschmerz, Gliederziehen und starker Abgeschlagenheit sowie gelegentlich mit Benommenheit bzw. vermehrtem Schlafbedürfnis, Störungen der Blasen- und Darmentleerung; auch treten bisweilen Durchfälle sowie eine Angina ohne Beläge auf. Mitunter besteht eine auffallend hohe Pulsfrequenz. Diagnostisch besonders wichtig sind meningitisähnliche Symptome wie Nackensteifigkeit, Erbrechen, Rückenschmerzen sowie das KERNIGsche Symptom (s. S. 87), welche wenigstens andeutungsweise ungemein häufig vorhanden sind. Auch allgemeine Muskelschwäche (Adynamie) kommt vor. Andere Reizerscheinungen wie einzelne Zuckungen, allgemeine Krämpfe, Zähneknirschen werden mitunter beobachtet. Charakteristisch ist ferner die Neigung zu starken Schweißen sowie eine oft vorhandene außerordentlich starke allgemeine Hyperästhesie bei jeder Berührung oder Bewegung, so daß der Kranke schon beim blosen Herantreten einer Person an das Bett aufschreit. Auch spontane Schmerzen im Rücken und in den später gelähmten Extremitäten sowie starke Druckempfindlichkeit der Nerven und Muskeln werden beobachtet und vielfach als Rheumatismus fehlgedeutet. Ein Milztumor ist meist nicht vorhanden. Im Blut besteht eine Leukopenie mit relativer Lymphocytose. Oft ist schon jetzt eine auffallende *Tonusverminderung* einer oder mehrerer Extremitäten zu konstatieren. Diagnostisch sehr wichtig in diesem Stadium ist das Ergebnis der *Lumbalpunktion* mit dem Befunde der meningealen Reizung (s. S. 82).

Dieses Stadium dauert in der Regel nur wenige Tage, ausnahmsweise einige Wochen, dann fällt das Fieber kritisch oder lytisch ab. Gelegentlich kommen in der Folgezeit noch kleinere Temperatursteigerungen vorübergehend vor, so daß dann die Gesamttemperaturkurve zweigipfelig ist. Selten sind die Allgemeinerscheinungen dieses Stadiums nur wenig ausgeprägt. Jedoch läßt dies keinen Schluß auf den weiteren Verlauf zu. In einzelnen Fällen erwachen die Kranken ohne präparalytische Krankheitserscheinungen nach vollem Wohlbefinden am Vortage mit einer Lähmung am anderen Morgen (sog. „Morgenlähmung").

Auf das meningeale oder *präparalytische* Stadium folgt das **Stadium der Lähmungen.** Diese treten zum Teil schon während des Fiebers ein (am häufigsten zwischen dem 1. und 5. Krankheitstag), und zwar plötzlich oder nach und nach, zum Teil mitunter nach der Fieberperiode, selten noch später. Die Paresen, die stets schlaffe Lähmungen sind, betreffen in der Regel anfangs mehrere Extremitäten, in erster Linie die Beine, z. B. am häufigsten beide Beine oder ein Bein und einen Arm, und zwar gleichseitig oder gekreuzt. Später gehen sie auf diejenige Extremität zurück, die dauernd gelähmt bleibt. Häufig lassen sich anfangs auch an den Rumpfmuskeln Lähmungen konstatieren; es besteht z. B. eine Parese der Hals- und Nackenmuskeln, so daß der Kopf des Kranken beim Aufsetzen nach der Seite oder hintenüber fällt. Bei Befallensein der Rückenmuskeln sinkt das Kind, wenn es auf den Arm genommen wird, in sich zusammen. Die oft vorhandene Beteiligung der Bauchmuskeln, die man beim Betasten an ihrer auffallenden Hypotonie erkennen kann, führt zu Meteorismus; auch fehlen oft die Bauchdeckenreflexe. Gelegentlich ist die Bauchmuskelparese zunächst das einzige Lähmungssymptom, weshalb stets sorgfältig auf dieses Zeichen zu achten ist. Erschwerung der Blasen- und Mastdarmentleerung wird anfangs oft gefunden, während sie später fehlt. Oft scheitert übrigens zunächst eine gründliche Untersuchung an der starken Hyperästhesie. Stärkere Trübung des Bewußtseins gehört nicht zum Bilde.

Die Extremitätenlähmungen zeigen im allgemeinen eine gewisse Vorliebe für die proximalen Muskelgruppen. Diese pflegen frühzeitiger und intensiver zu erkranken. Am Bein werden vor allem der Ileopsoas und der Quadriceps femoris, distal häufig die Peroneusmuskeln befallen, an der oberen Extremität erkranken vornehmlich die Muskeln der Schulter, vor allem der Deltamuskel, später selten auch die Vorderarm- und Handmuskeln. Auch eine partielle Parese der Atmungsmuskeln, speziell der Intercostalmuskeln, wird nicht selten beobachtet, in schweren Fällen kann sie, namentlich bei Übergreifen auf das Zwerchfell, zu einer schweren Gefahr für das Leben werden. Bemerkenswert ist eine bisweilen vorhandene Übereinstimmung in dem Befallensein der verschiedenen Muskelgruppen bei Erkrankung mehrerer Mitglieder der gleichen Familie. Vorübergehende flüchtige Sensibilitätsstörungen lassen sich anfangs, wenn eine genaue Untersuchung möglich ist, oft finden. Später fehlen sie stets. Die Sehnenreflexe sind an der gelähmten Extremität erloschen. Bei abortiven Fällen ohne eigentliche Lähmung ist das Schwinden der Reflexe oft das einzige objektive Symptom, das der Lähmung gleichwertig ist. Im allgemeinen erstreckt sich das Neuauftreten von Lähmungen über den Zeitraum von 3 Tagen.

In den nächsten Wochen nach der Entfieberung entwickelt sich an den gelähmten Muskeln eine zunehmende hochgradige Atrophie sowie typische elektrische Entartungsreaktion entsprechend der Zerstörung der trophischen Zentren im Rückenmark (s. S. 81). Die normale faradische Erregbarkeit schwindet innerhalb der nächsten Wochen vollkommen, während bei galvanischer Reizung träge Zuckungen sowie Dominieren der Anodenschließungszuckung beobachtet werden. Die Haut- und Sehnenreflexe der gelähmten Extremität sind infolge der Unterbrechung des Reflexbogens im Rückenmark erloschen. Bereits einige Tage nach dem Auftreten der Lähmungen können diese sich wieder völlig zurückbilden, in anderen Fällen erreicht das Leiden erst einige Wochen oder Monate später insofern einen stationären Zustand, als nach einer gewissen Besserung Restzustände von Lähmungen bleiben können. Der Umfang des Rückgangs der Lähmungen ist nie voraussehbar. Im allgemeinen bleiben die Lähmungen, die nicht innerhalb eines halben, höchstens eines Jahres zurückgehen, bestehen und machen dann den Träger oft mehr oder weniger zum dauernden Invaliden.

Bei Kindern ist das Knochenwachstum des gelähmten Gliedes gewöhnlich schwer geschädigt oder völlig gehemmt, wodurch zugleich infolge des hochgradigen Muskelschwunds in späteren Jahren oft das groteske Bild entsteht, als wenn der Erwachsene einen Kinderarm besäße. Die Haut des gelähmten Gliedes ist spröde und trocken, bisweilen cyanotisch; sie fühlt sich oft kühl an. Infolge Erschlaffung der Gelenkbänder und der Gelenkkapsel entstehen leicht Schlottergelenke. Ferner beobachtet man häufig als Folge der Lähmungen (stets vermeidbare!) abnorme Wirkungen der Antagonisten der gelähmten Muskeln, z. B. Kontraktur der Wadenmuskeln mit Spitzfußstellung; auch Klumpfußbildung wird oft beobachtet. Ebenso erklären sich Wirbelsäulenverbiegungen bei einseitiger Lähmung der Rumpfmuskeln.

Die *Letalität* (der Tod erfolgt im akuten Stadium meist durch Atemlähmung) schwankt erheblich bei den verschiedenen Epidemien und steigt mit zunehmendem Alter. Sie betrug bisher im Mittel etwa 13%.

Das hier skizzierte Krankheitsbild zeigte im Laufe der letzten Jahrzehnte nicht unwesentliche Abweichungen: Abgesehen von dem Auftreten in zahlreichen kleinen Lokalherden fielen das häufigere Befallenwerden von Individuen über 15 Jahre sowie oft das Fehlen von echten Lähmungen bei Dominieren der encephalitischen und meningitischen Erscheinungen auf; früher war die Prognose hinsichtlich der Letalität wie der Dauerschäden wesentlich günstiger[1]. In zunehmender Häufigkeit werden Fälle beobachtet, bei denen es im Verlauf der Krankheit zu lang anhaltenden Steigerungen des Blutdrucks und zu elektrokardiographisch nachweisbaren Myokardschädigungen kommt. Zeichen der vegetativen und psychischen Labilität sind oft sehr ausgeprägt. Es hat des weiteren den Anschein, als ob die Schmerzempfindungen im Bereich der gelähmten Partien sich intensiver gestalten und länger hinziehen, als es den Schilderungen aus der vergangenen Zeit entspricht.

Pathologisch-anatomisch sind entsprechend den beiden klinischen Abschnitten des Krankheitsbildes zwei grundsätzlich verschiedene Prozesse zu unterscheiden. Dem meningealen Stadium entspricht eine entzündliche Infiltration der Meningen und der Rückenmarksgefäße, die sich zum Teil auch auf den Hirnstamm erstreckt, jedoch nur flüchtig ist und in der Regel wieder schnell abklingt. Das Wesentliche und Entscheidende der Krankheit sind die sich anschließenden schweren destruktiven Veränderungen im Bereich der grauen Substanz[2] der Vorderhörner, d. h. im Gebiet der vorderen Spinalarterie. Es handelt sich um Schädigung bzw. irreparable Zerstörung der motorischen Ganglienzellen, während die übrigen Teile des Rückenmarkquerschnittes verschont bleiben. Mikroskopisch findet man, außer ödematöser Durchtränkung des Gewebes und praller Füllung der Blutcapillaren sowie kleiner Blutungen, in frischen Fällen als Ursache der Lähmungen vor allem schwere Veränderungen der Ganglienzellen (Schwinden der Tigroidschollen, Zerfall und Auflösung der Zellen). Die Gewebsreste werden schließlich phagocytiert (Neuronophagen), wobei es ferner zur Wucherung von Gliagewebe kommt. Zahlreiche Fettkörnchenzellen besorgen den Abtransport des Zerfallsmaterials. Im Gegensatz zum klinischen Bilde deckt die histologische Untersuchung oft eine viel ausgedehntere Ausbreitung des Entzündungsprozesses im Rückenmark auf. Dieser dürfte übrigens nach den Feststellungen im Tierexperiment nicht auf einmal das gesamte Gebiet befallen, sondern mindestens 24 Stunden brauchen, um den Höhepunkt seiner Ausdehnung zu erreichen. Die lumbosacralen Segmente pflegen am häufigsten und stärksten zu erkranken, nächstdem die Segmente der Halsanschwellung. Nach Ablauf des akuten Entzündungsprozesses und Resorption des Ödems (welche den Rückgang der Lähmungen erklärt) entsteht eine narbige Atrophie mit Entwicklung von zellarmem derbem,

---

[1] Vielleicht ein weiteres Beispiel für die *Pathomorphose* einer Krankheit (vgl. S. 69).
[2] Daher die Bezeichnung „Poliomyelitis" (polios griechisch = grau).

faserigem Gliagewebe. Die erkrankte Vorderhorngegend erscheint dementsprechend später auf Schnitten schon makroskopisch stark verschmälert und geschrumpft.

Seltenere Verlaufsarten. Bei Epidemien treten gehäuft *Abortivformen* ohne Lähmungen, mit den genannten Initialsymptomen und geringer Steifigkeit des Halses und der übrigen Wirbelsäule für wenige Tage auf (sog. *Nackenseuche*). Insbesondere in den letzten Jahren fiel es auf, daß zuzeiten einer Poliomyelitisepidemie die Fälle von sog. *aseptischer Meningitis* sich häuften, so daß die Annahme eines beiden Krankheiten gemeinsamen Erregers naheliegt. Mitunter beobachtet man Krankheitsbilder, bei denen unter den gleichen Allgemeinerscheinungen anstatt Lähmungen der Extremitäten solche der Hirnnerven, am häufigsten des Facialis, ferner der Augenmuskelnerven usw. auftreten (sog. *pontine* und *bulbäre* Form). Auch können sich zu den gewöhnlichen Extremitätenlähmungen bulbäre Paresen hinzugesellen. Neuritis optica kommt dagegen nicht vor. Die Hirnnervenlähmungen sind in der Regel nicht schwer und meist flüchtig. Bei vorausgehender Angina ist an eine Verwechslung mit postdiphtherischer Lähmung zu denken. Ferner kann sich das Krankheitsbild der LANDRYschen Paralyse (s. S. 611) mit rasch aufsteigenden Extremitäten- und Stammuskellähmungen entwickeln, zu denen dann eventuell bulbäre Lähmungen (unregelmäßige Atmung, Schluckbeschwerden, Stimmschwäche, Vasomotorenlähmung) hinzutreten. Schließlich kommt bisweilen eine *cerebrale* Form vor, die klinisch dem Bilde einer akuten Encephalitis entspricht.

Die **Diagnose** der akuten Poliomyelitis ist beim Vorhandensein von Lähmungen, zumal in Epidemiezeiten, nicht schwer. Der akute Beginn mit Fieber, starken Schweißen, hochgradiger Hyperästhesie, fehlender Leukocytose und in der Regel normaler Blutsenkung sowie die bald zu konstatierenden schlaffen Lähmungen führen schnell auf die richtige Fährte; spastische Lähmungen gehören nicht zum Krankheitsbilde (die Pyramidenbahnen bleiben stets verschont!). Viel schwieriger aus diagnostischen Gründen und wegen seiner kurzen Dauer ist die rechtzeitige Erkennung des präparalytischen Stadiums; hier kann nur die Lumbalpunktion wichtige Aufschlüsse liefern.

Die Abgrenzung gegen epidemische Meningitis ergibt sich ohne weiteres aus dem charakteristischen *Lumbalpunktionsbefunde* bei dieser (vgl. S. 87). Bei Poliomyelitis hängt der Befund im wesentlichen vom Krankheitsstadium ab (einen für die Poliomyelitis spezifischen Liquorbefund gibt es übrigens nicht). Der Liquor bleibt fast stets völlig klar. Die charakteristischen Befunde sind Druckerhöhung, Pleocytose und Eiweißvermehrung. Die Pleocytose (50,3—500,3 Zellen) klingt schnell wieder ab und besteht beim ersten Beginn der Krankheit in Vermehrung der Leukocyten, dann der Lymphocyten. Der Gehalt an Eiweiß ist dagegen lange Zeit vermehrt, steigert sich sogar vom Ende der ersten Woche ab. Typisch ist anfänglich die Vermehrung des Albumins, nicht des Globulins, woraus sich die nur schwache bzw. negative NONNE-Reaktion und die positive PANDY-Reaktion[1] erklärt (S. 627); bei geringer Zellzahl spricht ein relativ hoher Eiweißgehalt von 50 mg-%, der sich mitunter schon in Frühstadien findet, für Poliomyelitis. Die Kolloidreaktionen (Mastixkurven) geben kein eindeutiges Resultat. Der Zuckergehalt ist normal, jedenfalls im Gegensatz zur Meningitis tuberculosa nicht stärker vermindert. Kaum oder gar nicht abtrennbar ist das meningitische Stadium einer Poliomyelitis, die nicht zu Lähmungen führt, von Meningitiden, die durch andere Virusarten hervorgerufen werden.

Gegen Polyneuritis, mit der die Krankheit anfangs oft die starken Schmerzen sowie die Druckempfindlichkeit der Nerven gemein hat, spricht vor allem der Verlauf der Lähmungen, die bei Polyneuritis im Gegensatz zur Poliomyelitis erst im Laufe von Tagen oder Wochen ihr Maximum erreichen, ferner bei beiderseitiger Erkrankung die stets vorhandene Asymmetrie der Lähmungen bei Poliomyelitis sowie die Bevorzugung proximaler Muskelgruppen gegenüber dem distalen Typus bei Polyneuritis, endlich das Fehlen der bei letzterer häufigen Ödeme. Praktisch ist die Unterscheidung wegen der bei Polyneuritis wesentlich günstigeren Prognose der Lähmungen wichtig. Die bei Erkrankung von Arm und Bein der gleichen Seite entstehende spinale Hemiplegie unterscheidet sich von der gewöhnlichen cerebralen Hemiplegie durch das Fehlen der Pyramidenzeichen (BABINSKI usw., vgl. S. 618) und die bald eintretenden Atrophien. Bei sporadischem Auftreten ist an das Vorkommen der obengenannten abortiven Formen (Fehlen der Reflexe, Hypotonie) zu denken.

Therapie. Die Verwendung von Rekonvaleszentenserum läßt weder im präparalytischen Stadium noch nach ausgebrochener Lähmung irgendwelchen Erfolg erwarten. Diese Behandlung ist deshalb allgemein wieder aufgegeben worden. Ob die Gabe von Gammaglobulinen im präparalytischen Stadium noch etwas zu erreichen vermag, ist höchst fraglich. Wenn bereits Lähmungen aufgetreten sind, versagt dieses Verfahren bestimmt. Eine wirk-

---

[1] Das heißt mit gesättigter wäßriger Carbolsäurelösung.

same Chemotherapie existiert nicht. Symptomatisch ist während des akuten Stadiums strenge Bettruhe (hartes Kissen in der Lendengegend) notwendig. Von der größten Wichtigkeit ist die Vermeidung jeglicher Belastung des Kranken durch überflüssige Untersuchungen. So ist auch die Lumbalpunktion in klaren Fällen mit Lähmungen nicht nur unnötig, sondern möglicherweise sogar schädlich. Die Kopfschmerzen und die oft sehr heftigen initialen Extremitätenschmerzen können durch kühle Kompressen auf den Kopf bzw. antineuralgische Mittel beeinflußt werden. Man hat Urotropin per os oder intravenös empfohlen, das in der Spinalflüssigkeit angeblich Formaldehyd abspaltet (?), sowie kleine Joddosen. Auch intravenöse Injektionen hypertonischer Lösungen (20—40 ccm einer 40%igen Traubenzuckerlösung) werden mit der Absicht gegeben, eine Abschwellung ödematöser Rückenmarksbezirke zu bewirken. Safttage und Abführbehandlung erstreben das gleiche Ziel. Bei Lähmungserscheinungen an der Atmungskultur ist der Kranke so lange künstlich zu beatmen, bis die erhoffte spontane Rückbildung der Lähmungserscheinungen erfolgt (eiserne Lunge, Engströmrespirator, Biomotor, Pulmotor). Bei Schädigung des Atemzentrums in der Medulla oblangata, etwa bei der bulbären Form, werden aber die Verfahren der künstlichen Beatmung leider meist vergeblich sein. Nach Ablauf der akuten Erscheinungen ist der Behandlung der gelähmten Gliedmaßen durch Elektrisieren (galvanisch und faradisch) und Massage sowie in Form orthopädischer Maßnahmen (Stützapparate, Sehnenplastiken) zur Korrektur und Prophylaxe der Contracturen besondere Sorgfalt zu widmen, da die Contracturen später oft mehr an der funktionellen Unbrauchbarkeit der Extremität Schuld tragen als die eigentlichen Lähmungen. Besonders wichtig ist es hier, von vornherein die paretischen *Muskeln vor Überdehnung zu schützen*, die auf die Dauer auch den Rest von erhaltener Funktion vernichtet. Unter Wahrung des physiologischen Abstandes der Insertionspunkte der gelähmten Muskeln ist z. B. bei den Beinen sofort nach dem Eintritt der Lähmungen für gerade Lagerung unter symmetrischer Haltung mittels VOLKMANNscher Schiene und für Hebung des Gesäßes durch hartes Polster zur Vermeidung der Hüftkontraktur zu sorgen. Möglichst frühzeitig ist ein Orthopäde zuzuziehen. Bei dennoch eingetretener Kontraktur ist, wenn möglich, eine unblutige Dehnung durch minimale Kraft anzustreben (bei gröberer Kraft werden Spasmen ausgelöst!); unter Umständen kommt die blutige Sehnenverlängerung in Frage. Bisweilen ist Eingipsen von Vorteil. Die cyanotischen Teile sind warm zu halten.

Die Elektrotherapie und Massagebehandlung soll nicht vor 2—4 Wochen nach dem Krankheitsausbruch begonnen und dann etwa 1 Jahr lang unter Vermeidung jeder Übermüdung durchgeführt werden. Unterstützt wird diese Behandlung durch Strychnininjektionen (täglich etwa $1/2$—1 mg subcutan).

Prophylaktisch kommt die Entfernung noch nicht erkrankter Geschwister aus der Umgebung des Kranken in Frage. Auch ist an die Möglichkeit der Übertragung durch gesunde Erwachsene zu denken. Erkrankten ist frühestens erst 6 Wochen nach Ablauf des akuten Stadiums der Kontakt mit gesunden Kindern erlaubt. Der Kot des Kranken muß desinfiziert werden, denn er enthält Erreger. Auch auf Fliegenbekämpfung im Krankenzimmer ist Bedacht zu nehmen. Krankheitsverdächtige sind so lange zu isolieren, bis sich der Verdacht als unbegründet erweist. Die aktive Immunisierung mit den abgeschwächten (nicht mehr pathogenen) Virusarten ist weitgehend erarbeitet, kann aber nach dem gegenwärtigen Stand noch nicht als absolut gefahrlos bezeichnet werden. Intramuskuläre Einspritzungen von Gammaglobulin (Behringwerke), also derjenigen Fraktion menschlichen Blutserums, die hauptsächlich die Immunkörper enthält, scheinen für einige Wochen einen gewissen Schutz zu verleihen. Man benötigt 0,2 ccm pro Kilogramm Körpergewicht. Wichtig ist in Epidemiezeiten, daß vermeidbare operative Eingriffe unterlassen und Überanstrengungen vermieden werden. Anzeigepflichtig sind Erkrankungen, Todesfälle sowie der Verdacht der Erkrankung.

Coxsackie-Virus-Erkrankungen

Die Coxsackie-Virus-Arten weisen dieselbe Größe wie die Poliomyelitisviren auf. Sie sind die Erreger von Krankheiten unterschiedlichen Charakters beim Menschen und werden bei diesen Krankheiten im Stuhl-, Nasen-, Rachenschleim, Blut und Liquor gefunden. Die Übertragung eines Coxsackie-Virus auf den Menschen erfolgt durch Tröpfchen- oder Schmierinfektion. Mehrfach hat man bei Kranken mit Poliomyelitis neben dem Poliomyelitis-Virus das Coxsackie-Virus gefunden. Ob ein Coxsackie-Virus allein Krankheitszustände mit Lähmungen hervorrufen kann, ist noch nicht entschieden. Krankheiten, die nachgewiesenermaßen durch Coxsackie-Virus-Arten bedingt sind, stellen abakterielle Meningitiden, Herpangina und Bornholmer Krankheit dar.

Abakterielle Meningitiden zeichnen sich durch meningitische Symptome mit Fieber aus und bei der Lumbalpunktion finden sich mäßige Drucksteigerung, geringe Zell- und Eiweißvermehrung und normaler Zuckergehalt im klaren Liquor. Derartige Zustände, die keineswegs immer auf einer Coxsackie-Virus-Infektion beruhen, hat man auch mit den Bezeichnungen Meningitis serosa, Virusmeningitis, gutartige mononucleäre Meningitis belegt.

Solche Krankheiten können in Epidemien auftreten, oft geht ihnen ein katarrhalisches Prodromalstadium voraus. Differentialdiagnostisch kommt immer in erster Linie die Meningitis tuberculosa in Betracht, des weiteren das meningitische Stadium einer Poliomyelitis. Die Prognose der Virusmeningitiden, auch derjenigen, die durch Coxsackie-Virus-Arten hervorgerufen werden, ist günstig, die Behandlung rein symptomatisch.

Der Verlauf der **Herpangina** ist gekennzeichnet durch akuten Krankheitsbeginn mit hohen Temperaturen und anfänglicher Rachenrötung. 1—2 Tage später entwickeln sich im Rachen, vielfach auch am Gaumen, aus Papeln kleine Bläschen, die dann ulcerieren. Es handelt sich um eine rasch zur Heilung kommende Krankheit, die keine besondere Behandlung benötigt. Im Stuhl der Kranken ist Coxsackie-Virus häufig gefunden worden.

Bei der **Bornholmer Krankheit (Myalgia epidemica)** findet sich so regelmäßig Coxsackie-Virus im Stuhl, daß hieraus die Berechtigung abgeleitet werden kann, in ihm den Erreger dieser Krankheit zu erblicken. In den letzten Jahren sind zahlreiche Fälle in Deutschland diagnostiziert worden, zumal in Württemberg und der Bodenseegegend. Nach einer Inkubationszeit von 2—8 Tagen treten unter raschem Temperaturanstieg heftige Schmerzen im Epigastrium und in den Flanken mit Atembehinderung auf. Die Schmerzen dürften auf ein Befallensein des Zwerchfellansatzes zu beziehen sein. Vielfach ist Singultus vorhanden. Nach wenigen Tagen lassen die Schmerzen nach und es kommt zum Absinken des Fiebers. Nicht immer ist damit aber die Krankheit beendet, sondern oft kehren nach wenigen fieberfreien Tagen die Krankheitserscheinungen in der gleichen Weise noch ein- oder mehrmals wieder. Bisweilen stellt sich eine Pleuritis sicca ein. Auch die sog. Meningitis myalgica mit leichter Pleocytose und Eiweißvermehrung kommt vor. Das Blutbild läßt nichts Charakteristisches erkennen, Blutsenkung wenig oder gar nicht beschleunigt. Die sichere Diagnose ist nur möglich durch den Erregernachweis im Stuhl. Da dieser lange Zeit in Anspruch nimmt, kann das Resultat erst nach abgelaufener Krankheit erwartet werden. Die Prognose ist durchaus günstig, therapeutisch kommen Antineuralgica in Betracht.

Encephalitis epidemica s. lethargica

Die Encephalitis epidemica (als neue Krankheit von CONST. V. ECONOMO 1917 beschrieben) ist eine eigenartige Form der akuten Encephalitis, die infolge ihres epidemischen Auftretens in den Jahren 1917 bis 1921 und gewisser klinischer Eigentümlichkeiten eine Sonderstellung beansprucht. Sie wird neuerdings auch als A-Encephalitis bezeichnet. Der Erreger ist wahrscheinlich ein neurotropes Virus. Ihr zeitliches Zusammentreffen mit der Grippe ist bemerkenswert, der Zusammenhang zwischen beiden Erkrankungen jedoch nicht völlig geklärt. Befallen werden alle erwachsenen Altersklassen; Kinder erkranken seltener. Seit 1921 ist die Krankheit nur noch sehr vereinzelt aufgetreten.

Krankheitsbild. Die Erkrankung beginnt meist akut. Schleichender Beginn ist viel seltener. Zu den *Prodromalerscheinungen* gehören mäßiges Fieber, Schwindel, Erbrechen, Kopfschmerzen, mitunter leichte Nackenstarre sowie Krämpfe, ferner bisweilen heftige Schmerzen in den Extremitäten oder auch Leibschmerzen, während katarrhalische Grippesymptome seltener sind. Oft entwickelt sich Somnolenz.

Nach dem weiteren *Verlauf* kann man *drei Krankheitsformen* unterscheiden: die *lethargische* Form, die hyperkinetische Form und die amyostatisch-akinetische Form, wenn auch in praxi häufig Mischformen beobachtet werden. Bei der ersten Form, die in den späteren Epidemien seltener geworden ist, geht die Somnolenz in die charakteristische eigentümliche Schlafsucht über, d. h. einen eigentümlichen Schlafzustand ohne Bewußtlosigkeit, aus dem die Kranken jederzeit erweckbar sind. Sie reagieren auf Fragen, nehmen Nahrung zu sich, verrichten ihre Notdurft usw., verfallen aber unmittelbar hinterher wieder in Schlaf. Statt der Schlafsucht können aber auch andere Schlafstörungen, speziell hartnäckige Schlaflosigkeit, auftreten. Häufig sind ferner motorische Augenstörungen mit Augenmuskellähmungen, Ptose, Strabismus, Doppelsehen, Nystagmus sowie Störungen der Pupillenreaktion, zum Teil reflektorische Pupillenstarre. Die übrigen Hirnnerven werden in der Regel nicht befallen; mitunter entwickelt sich eine Neuritis optica, dagegen niemals eine Stauungspapille. Die Schlafsucht kann Wochen und Monate andauern. Sonstige Störungen seitens des Nervensystems fehlen, sämtliche Reflexe verhalten sich normal. Pyramidenbahnsymptome fehlen in der Regel. Die Intelligenz ist nicht gestört. Oft besteht ein mäßig hohes, nicht charakteristisches Fieber, doch kann es auch fehlen. Obstipation und Harnretention sind oft vorhanden und verlangen Beachtung bei der Pflege. Bisweilen kommen Schmerzen und Parästhesien am Rumpf oder an den Extremitäten vor, die das akute Stadium lange Zeit überdauern können. Die zum Teil sehr heftigen spontanen Schmerzen können zentralen (lokalisiert im Thalamus, S. 639) oder neuritischen Ursprungs sein. Vereinzelt sah man auch *meningitische* und *myelitische* Syndrome mit Reizsymptomen sowie Lähmungen auftreten. Der geschilderte Zustand kann nach einer Dauer von Wochen oder sogar Monaten schließlich zum Tode führen (etwa 15% der Fälle).

Die *hyperkinetische* Form ist durch das Auftreten teils choreatischer, teils myoklonischer Störungen ausgezeichnet. Die *choreatischen* Symptome (vgl. S.669) beschränken sich oft z. B. auf eine Extremität, doch können sie denen der Chorea minor völlig gleich sein (Letalität dieser Form bis über 30%). Die nicht seltenen *myoklonischen* Fälle zeichnen sich durch Muskelzuckungen aus, die zum Teil in einer Muskelgruppe auftreten, um alsbald auf eine andere überzugreifen. Wahrscheinlich gehört auch das Auftreten eines quälenden *Singultus* hierher, der in einzelnen Fällen das Krankheitsbild sogar beherrscht. Selten kommt es zu eigentlichen Lähmungen. Bei Vorhandensein bulbärer Symtome kommt allerdings Schlucklähmung vor, die infolge der sich anschließenden Pneumonie gefährlich ist.

Bei der amyostatisch-akinetischen Form findet man die Kranken mit starren Gesichtszügen bewegungslos vor. Die Sprache ist monoton.

Der Befund bei der *Lumbalpunktion* kann völlig normale Verhältnisse oder eine Lymphocytose mit schwacher Phase-I-Reaktion (S. 627) ergeben; am wichtigsten ist die in etwa 80% der Fälle vorhandene Zuckervermehrung (bis 120 mg-%, statt normal 45—75).

Gelegentlich kommen im akuten Stadium der Krankheit auch *psychotische* Störungen, Delirien, schwere Apathie usw. vor.

Anatomisch handelt es sich um einen encephalitischen Prozeß vorwiegend in der Umgebung des 3. Ventrikels, im Hypothalamus und in der Hirnschenkelhaube, insbesondere im Haubenteil des Mittelhirns am Übergang ins Zwischenhirn (speziell in Corpus striatum, Vierhügelgegend, Substantia nigra, Pons und Oblongata) mit perivasculären Zellinfiltraten und degenerativen Ganglienzellveränderungen. Im Gegensatz zu der hämorrhagischen Influenzaencephalitis (S. 58) ist der makroskopische Befund hier negativ.

Der *weitere Verlauf* der Krankheit gestaltet sich sehr verschieden. Sowohl leichte wie schwere Fälle können ohne Residuen ausheilen, wenn auch die Rekonvaleszenz oft auffallend langwierig ist. Andere Fälle verlaufen nach kürzerer oder längerer Zeit tödlich. Eine dritte Verlaufsform, die nicht selten ist, führt gleich im Anschluß an die akute Krankheit oder erst nach einem längeren Intervall unter Entwicklung charakteristischer *postencephalitischer* Folgezustände zu dauerndem Hirnsiechtum (etwa 30—40% der Fälle).

Diese *Folgezustände* der Encephalitis, die sich entweder an das akute Stadium direkt anschließen oder erst nach einem freien Intervall (oft von $1/2$—1 Jahr, mitunter bis zu 5 Jahren) auftreten und das mittlere Lebensalter bevorzugen, sind für das weitere Schicksal der Kranken von großer Bedeutung. In der Hauptsache handelt es sich dabei um ein *dyskinetisches* Syndrom, das durch Muskelstarre, Bewegungsarmut, Langsamkeit der Bewegungen, mimische Starre (Maskengesicht), daneben mitunter Tremor, mit anderen Worten durch Zeichen des sog. *Parkinsonismus* (vgl. S. 667) ausgezeichnet ist. Speichelfluß, vermehrte Hauttalgsekretion im Gesicht (sog. Salbengesicht), undeutliche monotone Sprache vervollständigen das Bild.

Weiter werden als Folge beobachtet ticartige Zuckungen der Lider, der Wangen, der Zungen- und Kaumuskeln, rhythmische Halsmuskelkrämpfe, Blickkrämpfe (sog. Schauanfälle), ferner eigentümliche Zwangsvorgänge (Zwangsbrüllen, Zählzwang, Pfeifzwang usw.)

Auch auf rein *psychischem* Gebiet kommen nicht selten schwerere Anomalien vor, wobei indessen bezeichnenderweise die Intelligenz intakt zu bleiben pflegt. Mangelnde Initiative bis zu stuporähnlichen Zuständen, schizophrenieartiges Verhalten, ethische Defekte usw. kommen vor. Bei *Kindern*, bei denen übrigens der Parkinsonismus wesentlich seltener beobachtet wird, kommt es häufig zu tiefgreifenden Charakterveränderungen mit Neigung zu Eigensinn, Zanksucht, Zornausbrüchen und sonstigem asozialem Verhalten. Bei einem Teil der Kinder bilden sich später diese Erscheinungen wieder zurück.

Die **Therapie** ist eine rein symptomatische; es kommt in erster Linie auf die sorgfältige pflegerische Betreuung der Kranken an (Nahrungs- und Flüssigkeitszufuhr, Vermeidung von Bronchopneumonien, Harnwegsinfektionen und Decubitus). Erregungszustände und die hyperkinetischen Symptome können mit Scopolamin, Chloralhydrat, Luminal gelindert werden. Über Erfolge mit intravenöser Anwendung von PREGLscher Lösung (je 100 ccm mehrmals wiederholt), mit Urotropin (20—40 ccm einer 10%igen Lösung intravenös) sowie mit Rekonvaleszentenserum (20—50 ccm mehrmals) wurde zwar berichtet, aber erwiesen ist die Wirksamkeit dieser Maßnahmen nicht. Bei meningitischer Reizung wirkt die Lumbalpunktion günstig. Über die Behandlung des Parkinsonismus s. S. 668. Ein beträchtlicher Teil der Postencephalitiker endet in Heil- und Pflegeanstalten und Siechenhäusern.

Meldepflicht s. S. 17. Zu *isolieren* sind akut Kranke bis zur Genesung, Krankheitsverdächtige bis zur Beseitigung des Verdachtes, Ansteckungsverdächtige 14 Tage lang vom Zeitpunkte der vermuteten Ansteckung.

Meningitis cerebrospinalis epidemica (Übertragbare Genickstarre)

Die epidemische Meningitis oder epidemische *Genickstarre* ist eine akute, teils sporadisch, teils in kleinen Epidemien auftretende übertragbare Krankheit, die in eitriger Entzündung der weichen Hirn- und Rückenmarkshäute besteht. Sie befällt vor allem Kinder und jugendliche Individuen (mehr Männer als Frauen) und tritt mit Vorliebe im Frühjahr auf.

Der *Erreger* ist der Meningococcus oder Diplococcus intracellularis (ANTON WEICHSELBAUM 1887), auch Neisseria meningitidis genannt, ein dem Genokokkus sehr ähnlicher gramnegativer Doppelcoccus von Semmelform, der häufig intracellular in den Leukocyten liegt und sich leicht mit LÖFFLERS Methylenblau färbt. Er kommt in mehreren Typen vor, die serologisch unterschieden werden können, und ist sehr empfindlich, besonders gegen Abkühlung und Licht. Zum Nachweis in der Lumbalflüssigkeit (am besten zwischen dem 1. und 5. Krankheitstag) empfiehlt sich wegen der oft geringen Zahl der Kokken ihre *Anreicherung:* 3—5 ccm des frischen, körperwarm[1] gehaltenen und lichtgeschützten Liquors werden mit der gleichen Menge 2—5%iger Traubenzuckerbouillon oder Ascites-Bouillon 12 Stunden bebrütet; das Sediment enthält dann reichlich den Erreger. Er wächst nur auf Nährböden, die menschliches Eiweiß enthalten. Auf Blutagar bildet er örtliche tautropfenartige Kulturen. Die Tierpathogenität ist sehr gering. Bei Kranken und Rekonvaleszenten ist er auch in dem Nasenrachensekret nachweisbar, wo aber die Verwechslung mit mikroskopisch sehr ähnlichen Kokken möglich ist, z. B. mit dem ebenfalls intracellularen gramnegativen Micrococcus catarrhalis, der jedoch auf allen Nährböden leicht wächst. Der ebenfalls von den Meningokokken schwer unterscheidbare Diplococcus crassus ist teils grampositiv, teil negativ, wächst aber auf gewöhnlichem Agar bei 20°. Zur Unterscheidung der Meningokokken dient das Wachstum auf Blutagar sowie die Agglutination.

Krankheitsbild. Die Inkubationszeit beträgt 2—5 Tage. Der Beginn erfolgt plötzlich ohne Prodromalerscheinungen mit schnell ansteigendem Fieber, Frost, Erbrechen, heftigem Kopfschmerz, namentlich im Hinterkopf, schwerem allgemeinem Krankheitsgefühl, Benommenheit sowie oft mit Herpes. Die Krankheit erreicht meist schon in den ersten Tagen ihren Höhepunkt.

Ein großer Teil der Symptome erklärt sich aus der eine Reizung der motorischen und sensiblen Nervenwurzeln bewirkenden eitrigen Entzündung der Meningen: Alle Bewegungen des rückwärts gebogenen Kopfes, vor allem nach vorn,

---

[1] Bei Versendung von Material zur bakteriologischen Untersuchung empfiehlt sich daher die Anwendung von Thermosflaschen.

sind sehr erschwert und schmerzhaft oder unmöglich: sog. *Nackenstarre*. Ebenso führt die Kontraktur der Rückenmuskeln zu Steifheit der Wirbelsäule, die opisthotonisch gekrümmt und druckempfindlich ist. Die Patienten liegen daher oft hohl. Die Anspannung und Einziehung der Bauchmuskeln bewirkt einen „*Kahnbauch*" sowie Erschwerung der Harn- und Stuhlentleerung. Die Beine werden angezogen gehalten, die Streckung der Kniegelenke ist nur bei Streckung in der Hüfte, dagegen nicht bei Beugung möglich: sog. KERNIG*sches Symptom*. Bei passiver Kopfbeugung erfolgt reflektorisch Beugung der Beine in den Knien (BRUDZINSKIS Nackenphänomen). Infolge der starken Hyperästhesie der Haut und der Muskeln sind jede Berührung sowie Druck, ganz besonders der Wadenmuskeln, den Patienten sehr unangenehm, ebenso grelles Licht und Geräusche. Steigerung der Sehnen- und Hautreflexe ist fast immer vorhanden.

Etwas seltener sind Symptome seitens der *Hirnnerven* wie Entzündung des Sehnerven (Augenspiegel!), vorübergehende Augenmuskellähmungen, Schwerhörigkeit infolge Schädigung des Hörnerven sowie Krampf der Kaumuskeln, der oft lautes Zähneknirschen bewirkt.

Die *Lumbalpunktion* ergibt stark erhöhten Druck sowie eitrig getrübten Liquor mit viel Eiweiß und massenhaft Leukocyten; gelegentlich ist das Punktat nur wenig getrübt; in späteren Stadien, in denen man oft statt der Leukocyten Lymphocyten findet, kann es fast klar sein; bei perakutem Verlauf ist es mitunter infolge von Meningealblutungen hämorrhagisch.

Das teils remittierende, teils intermittierende *Fieber* zeigt kein charakteristisches Verhalten, bei ganz schweren Formen kann es fehlen, andererseits kann es aber auch kurz vor dem Tode sehr hohe Grade, über 41°, erreichen. Der Puls ist meist beschleunigt; anatomisch besteht oft eine Myokarditis. Manchmal beobachtet man profuse Schweiße. Stets ist eine erhebliche Leukocytose mit Verminderung oder Fehlen der Eosinophilen vorhanden. Geringe Milzvergrößerung ist häufig. Die Diazoreaktion ist negativ. Manche Fälle zeigen Gelenkschwellungen. Auffallend ist namentlich bei Kindern die sich rasch entwickelnde ganz enorme Abmagerung.

Steht neben den meningitischen Zeichen eine Meningokokkensepticämie im Vordergrund, dann kann diese unter den Zeichen eines schweren Kreislaufkollapses mit Cyanose und hämorrhagischer Diathese einen sehr foudroyanten Verlauf nehmen (WATERHOUSE-FRIDERICHSEN-Syndrom). Die Obduktion ergibt dann meist Blutungen in beide Nebennieren.

Hautausschläge sind besonders bei manchen Epidemien häufig, teils als scharlach-, masern-, roseolaartige oder fleckfieberähnliche Exantheme, teils, besonders bei schwerem Verlauf, in Form von purpuraartigen Petechien.

Die **Dauer** der unbehandelten Krankheit erstreckt sich in der Regel auf mehrere (2—4) Wochen. In besonders bösartigen Fällen erfolgt der Tod bisweilen schon nach wenigen Tagen oder sogar Stunden (Meningitis „siderans"). Bei längerer Dauer ist der Verlauf oft eigentümlich intermittierend, die Symptome zeigen dabei einen auffallenden Wechsel der Intensität. Manchmal beobachtet man einen auffallend schleppenden Verlauf von vielen Wochen mit allmählichem langsamem Sinken des Fiebers. Ferner kommen auch Abortivformen vor mit schwerem Beginn und bereits nach einigen Tagen einsetzender Besserung. Die Todesursache bei Meningitis ist häufig Pneumonie.

Die Bösartigkeit der Krankheit offenbart sich auch in den häufigen schweren *Nachkrankheiten*, insbesondere in Schädigungen des Hörnerven. Taubstummheit ist oft auf eine in der Jugend überstandene Meningitis zurückzuführen. Die zurückbleibende Neigung zu anfallsweise auftretenden Kopfschmerzen, Bewußtlosigkeit und Konvulsionen beruht auf einem nach Meningitis häufigen chronischen Hydrocephalus (vgl. S. 670). Die *Letalität* der Meningitis schwankte früher zwischen 25 und 80%. Die moderne Chemotherapie hat einen grundlegenden Wandel geschaffen und zu einer Letalität von etwa 3% geführt.

Für die **Diagnose** ist zunächst die Abgrenzung erforderlich zwischen sog. „Meningismus" bei anderen akuten Infektionskrankheiten und echter Meningitis, sodann ist bezüglich der letzteren ihre bakteriologische Identifizierung als Meningokokkenerkrankung vorzunehmen. *Meningismus*, der ebenfalls, wenn auch weniger intensiv, mit Kopfschmerzen, cerebralem Erbrechen, Nackenstarre, Kernig, Hyperästhesie der Haut und der Waden usw. einhergeht und als Begleiterscheinung bei den verschiedensten fieberhaften Krankheiten, wie bei Typhus, besonders bei Pneumonie, bei Grippe usw., sowie bei Intoxikationen (Bleivergiftung, Helminthiasis usw.) vorkommt, zeigt bei der Lumbalpunktion außer Druckerhöhung keine oder nur geringe Steigerung des Eiweiß- und Zellgehaltes und keine Bacillen. Fließende klinische Übergänge führen von solchem Meningismus zu den echten Meningitiden verschiedener Ätiologie (Pneumokokken, Streptokokken, Typhusbacillen, Virusarten usw.), die sich im Verlauf von Pneumonie, Typhus, Grippe usw. oder als selbständige Krankheiten entwickeln oder sich sekundär an einen lokalen Infektionsherd namentlich im Bereich des Kopfes anschließen, z. B. an Otitis media, Nebenhöhleneiterungen, Kopferysipel, Gesichtsfurunkel usw. Die *tuberkulöse Meningitis* (s. auch S. 107 u. 672) unterscheidet sich in charakteristischer Weise durch den schleichenden Beginn, das Hervortreten der Hirnbasissymptome, wie Augenmuskellähmungen, langsamen Vaguspuls usw. (bei der epidemischen Meningitis ist hauptsächlich die Hirnkonvexität befallen, sog. Haubenmeningitis), sowie das Vorhandensein anderer Tuberkuloseherde oder einer Miliartuberkulose, endlich durch das Fehlen eines Herpes. Sichergestellt wird die Diagnose der Meningitis epidemica durch den Befund von Meningokokken sowohl im Liquor — die Lumbalpunktion ist beim ersten Verdacht vorzunehmen — als auch bisweilen in der Blutkultur (Meningokokkensepsis vgl. S. 96). Auch wenn im Nasen-Rachen-Raum bei einem Meningitiskranken Meningokokken gefunden werden, so spricht dies für eine Meningitis epidemica. Oft genügt der mikroskopische Befund intracellulärer Kokken; im übrigen ist die Identifizierung durch Kultur und Agglutination zu verlangen.

Therapie. Unerläßlich sind häufige, zunächst gegebenenfalls tägliche *Lumbalpunktionen*, die vorübergehend die Beschwerden, den Kopfschmerz und die Benommenheit bessern; sie bezwecken vor allem die Beseitigung der besonders für die vegetativen Zentren schädlichen Steigerung des Hirndrucks, ferner die Entleerung des bakterien- und toxinhaltigen Liquors. Bei sehr dickem Exsudat ist Spülung mit steriler RINGER-Lösung zu versuchen. Sehr wirksam ist ferner die Einblasung von 10—20 ccm Luft am Schluß der Liquorentleerung, um Verklebungen und Blutungen vorzubeugen. Von gleicher Wichtigkeit ist die möglichst frühzeitig einsetzende Chemotherapie. Den Sulfonamiden gegenüber sind die Meningokokken empfindlich, und es hat sich bewährt, 2 Sulfonamide, etwa Pyrimal und Gantrisin (4 mal täglich je 1 g), oral oder parenteral zu geben. Vor der intralumbalen Anwendung der Sulfonamide ist dringend zu warnen, da diese Rückenmarksschädigungen hervorrufen können. Nahezu ebenso empfindlich sind die Meningokokken gegenüber dem Penicillin, so daß dieses zusätzlich zu den Sulfonamiden verabreicht werden kann (alle 4 Stunden 250000 IE intramuskulär). Penicillin kann auch intrathekal gegeben werden, aber wahrscheinlich wird der Erfolg der Therapie dadurch kaum verbessert. Bis zu einer Woche nach der Entfieberung soll die Chemotherapie, wenn auch mit etwas niedrigeren Dosen, fortgeführt werden. Die früher geubte Immunserumbehandlung ist durch die Chemotherapie überholt. Symptomatische Mittel: Anwendung der Eisblase auf den Kopf, Antineuralgica, Bekampfung der hartnäckigen Obstipation, Achtung auf die Entleerung der Blase, Verhütung von Decubitus (Wasserkissen).

Die **Prophylaxe** hat die Tatsache zu berücksichtigen, daß erfahrungsgemäß in der Umgebung Meningitiskranker sich oft zahlreiche gesunde *Keimträger* befinden, die ebenso wie die Kranken und Rekonvaleszenten im Nasen-Rachen-Raum Meningokokken beherbergen. Die Übertragung erfolgt von Mensch zu Mensch (Tröpfcheninfektion). Die Empfänglichkeit ist im allgemeinen nicht sehr groß. Günstig ist der Umstand, daß die Meningokokken in der Außenwelt infolge ihrer sehr geringen Widerstandsfähigkeit gegen Austrocknung, Belichtung und Abkühlung schnell absterben. Eine Übertragung durch Gegenstände spielt daher nur eine untergeordnete Rolle. Wahrscheinlich ist die Eintrittspforte für die Meningokokken der Nasen-Rachen-Raum. Isolierung der Kranken bis 4 Wochen nach der Entfieberung sowie gründliche Desinfektion, namentlich auch der Wäsche (Taschentücher!), sind unerläßlich. Meldepflicht s. S. 17. Die *Isolierungsvorschriften* sind die gleichen wie bei Diphtherie (s. S. 74).

Virusmeningitis

Abgesehen davon, daß verschiedene Virusarten (z. B. die Poliomyelitis- und Coxsackie-Gruppe, auch die Erreger der Parotitis epidemica, der Masern, der Varicellen, des Herpes zoster) Meningitiden mit Drucksteigerung im Liquor und Zellvermehrung hervorrufen können, liegt der als *Choreomeningitis*, auch als Meningitis serosa (QUINCKE) bezeichneten Krankheit ein erstmals von ARMSTRONG und LILLIE isoliertes Virus zugrunde (vgl. auch S. 83). Das Virus ist pathogen für Affen, Meerschweinchen und Mäuse und konnte aus Blut und Liquor kranker Menschen auf diese Tiere übertragen bzw. gezüchtet werden. Epidemien dieser Krankheit gelangten zur Beobachtung.

Gewöhnlich nach einer Vorkrankheit (Schnupfen, Angina) beginnt die Meningitis akut mit heftigen Kopfschmerzen, Nackensteifigkeit und Temperatursteigerung. Der klare, unter normalem Druck stehende Liquor zeigt eine mäßige Zellvermehrung (einige Hundert), leichte Eiweißvermehrung, normalen Zuckergehalt. Die Symptome dauern gewöhnlich nur wenige Tage an, und Heilung ist die Regel. FANCONI hat der Krankheit deshalb die Bezeichnung „gutartige mononucleäre Meningitis" gegeben. Die Therapie erstreckt sich auf symptomatische Maßnahmen. Die Sicherung der Diagnose ist nur durch die Viruszüchtung sowie durch eine Komplementbindungsreaktion möglich. Hinsichtlich der Differentialdiagnose s. S. 88, auch Meningitis infolge übermäßiger Insolation ist in Betracht zu ziehen.

Dengue

Dengue (sprich Dengé, span.) ist eine akute, im allgemeinen gutartige Infektionskrankheit der warmen Länder (Tropen, Subtropen, Mittelmeerländer), wo sie im Spätsommer und Herbst zum Teil endemisch auftritt; zeitweise beobachtete man Epidemien (so 1927/1928 in Griechenland). Der Erreger ist ein filtrierbares Virus und wird durch Stechmücken (Stegomyia fasciata und Culex fatigans) übertragen. Im Blutserum und in den roten Blutkörperchen der Kranken ist er nur in den ersten Tagen vorhanden. Die Insekten vermögen erst 10 Tage nach dem Saugen die Infektion zu übertragen. Kinder erkranken fast niemals.

Krankheitsbild. Inkubation 6—8 Tage. Der Beginn ist plötzlich, oft blitzartig mit steilem Temperaturanstieg und gelegentlich mit Schüttelfrost und sehr heftigen Schmerzen in den großen Gelenken, namentlich in den Knien (ohne Schwellung der Gelenke). Schweres Krankheitsgefühl, starke Kopfschmerzen, belegte Zunge und Appetitlosigkeit sind stets vorhanden; das Gesicht ist kongestioniert; es besteht Conjunctivitis. Die befallenen Gelenke zeigen mitunter Schwellung und Rötung, auch sind oft in ihrer Nachbarschaft die Ansätze der Muskeln und den Knochen schmerzhaft. Das Fieber hält 1—2 Tage an, fällt dann ab, kann aber nach 2 Tagen wieder ansteigen und hält dann bis zum 6.—7. Tag an (gesattelte Fieberkurve). Zugleich wird zwischen dem 3.—5. Tag oft ein charakteristisches *Exanthem* an dem Gesicht, an den Händen, Füßen, auch an der Brust sichtbar, das masern- oder scharlachähnlich, bisweilen urticariell ist und nach 1—2 Tagen unter feiner Abschuppung verblaßt. Regelmäßig sind Leukopenie und Lymphocytose vorhanden. Oft beobachtet man Schwellung und Druckempfindlichkeit der Lymphdrüsen während des Exanthems. Komplikationen von seiten der inneren Organe wurden bei einzelnen Epidemien beobachtet: Nephritis, Pneumonie, schwere nervöse Symptome, wie Meningitis usw., blutige Diarrhöen; bei anderen Epidemien ist der Verlauf außerordentlich leicht, die Krankheit nach wenigen Tagen abgeklungen. Während der oft lange dauernden Rekonvaleszenz bestehen erhebliche Schwäche sowie seelische Depression und Schlaflosigkeit.

Diagnostisch wichtig sind in erster Linie der akute Beginn und die Gelenkschmerzen, deren Heftigkeit an den Schmerz bei Knochenbrüchen erinnert („breakbone fever"). Von Masern unterscheidet sich Dengue, abgesehen von den Gelenkerscheinungen, durch das zeitliche Auftreten des Exanthems *nach* dem ersten Fieberanfall. Im Gegensatz zur Polyarthritis ist Dengue gegen Salicyl refraktär. Eine Verwechslung mit Grippe läßt sich durch das Fehlen katarrhalischer Erscheinungen vermeiden. Sehr schwierig ist die Abgrenzung gegen Pappatacifieber (s. unten), bei dem aber keine Exantheme vorkommen. Das RUMPEL-LEEDEsche Phänomen ist oft positiv (vgl. S. 332).

Die *Therapie* ist rein symptomatisch.

Die Letalität bei Dengue ist sehr gering, dagegen kann die Morbidität, d.h. die Krankheitsziffer bei Epidemien sehr hoch (bis 90%) sein. Die Krankheit hinterläßt weitreichende Immunität.

Pappatacifieber (Dreitagefieber)

ist eine im südlichen Klima, namentlich in den Mittelmeerländern, Ostasien und Amerika, und zwar in den Niederungen, verbreitete gutartige Infektionskrankheit der warmen Jahreszeit (Fruhsommer). Der unbekannte Erreger ist ein filtrierbares Virus. Die Infektion erfolgt durch eine sehr kleine, 2—2$^1/_2$ mm lange Stechmücke, die sog. Sandfliege (Phlebotomus pappataci), deren Weibchen erst etwa 8 Tage nach dem Saugen infektiosen Blutes die Krankheit zu ubertragen vermögen. Im Blut der Kranken findet sich das Virus nur am 1. und 2. Krankheitstage.

Das **Krankheitsbild** erinnert stark an Dengue (s. S. 89), von dem es sich aber durch seine kurze Dauer unterscheidet. Die Inkubation wahrt 4—10 Tage. Der Beginn ist akut mit hohem Fieber, zwischen 38 und 40°, starker Abgeschlagenheit, heftigen Kopf-, Rucken- und Gliederschmerzen; die Bindehaut ist streifig gerotet. Oft bestehen Lichtscheu, Herpes sowie Magen-Darm-Störungen, wie Erbrechen, Appetitmangel, mitunter Durchfälle. Ein Milztumor fehlt. Bezeichnend sind die Schmerzhaftigkeit und Druckempfindlichkeit der Muskeln (wahrend Gelenkschwellungen nicht beobachtet werden) sowie eine auffallende Bradykardie, die sich in die Rekonvaleszenz erstreckt. Es besteht Leukopenie. Mitunter treten Erytheme, gelegentlich auch Schleimhautblutungen auf. Das Fieber fallt nach einer Dauer von 2 bis 3 Tagen lytisch ab („Dreitagefieber"). Der Ausgang ist stets günstig. Die Rekonvaleszenz ist oft von längerer Dauer infolge von großer Hinfälligkeit und nervöser Schwäche. Die *Therapie* ist rein symptomatisch. *Differentialdiagnostisch* ist außer Grippe und Gastroenteritis vor allem Dengue in Betracht zu ziehen.

Ein mechanischer Schutz gegen die Sandfliege durch Moskitonetze ist schwierig wegen der Kleinheit der Insekten. Wirksamer ist die Beseitigung der Schlupfwinkel der Fliegen und ihrer Larven. Mit DDT ist ein wirksamer Schutz zu erzielen. Überstehen der Krankheit hinterlaßt eine weitgehende Immunität.

Sepsis

Die Bezeichnung Sepsis ist ein Sammelname für eine große Gruppe schwerer bakterieller Allgemeininfektionen, welche nach der Definition von Hugo Schottmüller (1914) dadurch zustande kommen, daß sich innerhalb des Körpers ein Herd bildet, von welchem dauernd oder periodisch bzw. in gewissen Abständen Bakterien ins Blut übertreten und subjektive oder objektive Krankheitserscheinungen bewirken. Der Krankheitsprozeß nimmt seinen Ausgang von einer primären infektiösen Erkrankung als der *Eingangspforte,* die im übrigen aber im klinischen Bild oft ganz in den Hintergrund tritt, bisweilen sogar bei Lebzeiten nur schwer oder nicht aufzufinden ist („kryptogenetische Sepsis"). Durch Verschleppen der Keime in ein bestimmtes Organ entsteht alsdann dort ein sog. *Sepsisherd,* in welchem sich die Keime vermehren und ständig in die Zirkulation ge'angen; oft ist er zugleich der Ausgangspunkt zahlreicher *metastatischer* Herde in den verschiedensten Organen. Fälle der letzteren Art wurden früher auch als *Septikopyämie* bzw. *Pyämie* bezeichnet. Bei der Entstehung der Metastasen sind sowohl die Natur des Erregers wie auch bestimmte disponierende Organfaktoren (frühere Erkrankung des Organs, mechanische Schädigung desselben usw.) von Bedeutung. Eingangspforte und Sepsisherd sind in der Regel nicht gleichbedeutend und nur vereinzelt identisch. Zu erwähnen ist weiter, daß der Sepsisherd von selbst oder durch ärztlichen Eingriff erlöschen kann, wie z. B. beim septischen Abort; dann unterhalten etwa vorhandene Metastasen die Krankheit weiter, zumal jede Metastase sich wiederum zu einem neuen Sepsisherd entwickeln kann.

Nach dieser Definition ist demnach das bloße Zirkulieren von Bakterien im Blut, die sog. *Bakteriämie,* noch nicht identisch mit Sepsis; denn erstere wird auch regelmäßig bei Typhus, häufig auch bei Pneumonie, ja sogar vorübergehend beim gewöhnlichen fieberhaften Abort sowie bei Anginen und bei Furunkulose beobachtet, ohne daß eine Sepsis besteht. Der Unterschied zwischen Bakteriämie und Sepsis ist einmal ein quantitativer hinsichtlich der Bakterienmenge, sodann beruht er auf klinischen Merkmalen, indem bei der Bakteriämie die lokalen Symptome am Einschwemmungsherd, bei der Sepsis dagegen die Allgemeinsymptome das Bild beherrschen (H. Schulten). Im Blute selbst kommt es übrigens niemals zu einer Vermehrung der Keime (im Gegensatz z. B. zu den Parasiten der Malaria, den Trypanosomen usw.). Die Zahl der Keime, die man bei Sepsis aus 1 ccm Blut züchtet, beträgt in der Regel nur mehrere Hundert, höchstens einige Tausend.

Häufige *Ausgangspunkte* bzw. Eingangspforten sind, abgesehen von infizierten Wunden (Panaritien!), Furunkel, Erysipele, Anginen (vgl. S. 66), besonders deren nekrotisierende Form, kranke Zähne, Nebenhöhleneiterungen, Mittelohreiterungen, Pneumonien, Osteomyelitiden, weiter eitrige Cholecystitis, Cholangitis, Appendicitis, ferner Cystopyelitis, Prostataabscesse sowie periurethrale Eiterungen nach mißlungenem Katheterismus (Urogenitalsepsis), ferner der infizierte Uterus (Aborte[1], puerperale Sepsis), vereiterte Hämorrhoiden, Decubitus, verjauchende Carcinome, bei Säuglingen die infizierte Nabelwunde. Der eigentliche *Sepsisherd*, von welchem die Invasion von Keimen ins Blut erfolgt, beschränkt sich nach SCHOTTMÜLLER auf gewisse bevorzugte Orte und ist lokalisiert am häufigsten (60%) in den *Venen* (Thrombophlebitis, vgl. S. 238), weiter im Herzen als *Endokarditis* in etwa 12% der Fälle, schließlich in 10% in den *Lymphgefäßen* (Lymphangitis) oder in einem *Hohlorgan*, wie Uterus, Gallenblase, Nierenbecken, seltener in den Nebenhöhlen und Gelenkhöhlen (nicht dagegen in den großen serösen Körperhöhlen); wahrscheinlich spielt übrigens auch in jenen Fällen oft eine Thrombophlebitis in der nächsten Nachbarschaft des infizierten Hohlorgans die entscheidende Rolle. Auch eine septische Phlebitis einer Lungenvene kommt als wichtiger Sepsisherd öfter vor; sie läßt sich meist in denjenigen Fällen nachweisen, bei denen die Organe des großen Kreislaufs Abscesse aufweisen (falls nicht etwa ein offenes Foramen ovale besteht; vgl. S. 239). Teils ist es ein sekundärer, durch Ansiedelung von einem Primärherd entstandener Sepsisherd, teils handelt es sich, z. B. bei Grippe, um einen primären Lungenherd.

Wenn auch selbstverständlich die Virulenz bzw. Aggressivität der verschiedenen Sepsiserreger einerseits, bestimmte mechanische Bedingungen bei ihrem Eindringen und ihrer Ausbreitung im Körper anderseits wesentliche Faktoren in der Pathogenese des Krankheitsbildes darstellen, so kommt doch auch der Reaktionslage des Organismus und dessen humoralen wie cellulären Abwehrkräften eine große Bedeutung zu; mit Recht wird daher neuerdings gegenüber der rein mechanischen Betrachtungsweise die immunbiologische Seite des Sepsisproblems, insbesondere die Bedeutung verwickelter Reaktionen zwischen Erreger und Wirt betont.

Die häufigsten *Erreger* sind Streptokokken, Staphylokokken, Pneumokokken, Colibacillen, Gonokokken, seltener Tetragenus, Milzbrand, Gasbacillen, Pyocyaneus usw.

Das **Krankheitsbild** wird von der Wirkung der Bakteriengifte beherrscht, zu der oft noch Zeichen der obengenannten Organmetastasen hinzutreten. Das Bild der Sepsis ist äußerst vielgestaltig, die einzelnen Symptome sind jedes für sich allein fast nie absolut spezifisch; erst in ihrer Gesamtheit ergeben sie im Verein mit der Art des Krankheitsverlaufs in der Regel ein charakteristisches Bild.

Der *Verlauf* ist meist akut, mitunter sogar foudroyant, andererseits nicht selten schleichend; bisweilen kommen Remissionen vor. Die Krankheitsdauer ist dementsprechend wechselnd zwischen einigen Tagen, sogar Stunden und vielen Monaten. Der Ausgang ist häufig tödlich, doch kommen vielfach auch Heilungen vor.

Fast immer besteht *Fieber*, das jedoch von Fall zu Fall recht verschieden und nicht für die einzelnen Formen der Krankheit oder ihre Erreger ohne weiteres

---

[1] Besonders häufig kriminelle Aborte.

charakteristisch ist. Immerhin ist eine Kurve mit stark intermittierendem Fieber und zahlreichen Schüttelfrösten am meisten auf Sepsis verdächtig, insbesondere auf die thrombophlebitische bzw. die von Hohlorganen ausgehende Form.

Solche Fieberkurve findet sich namentlich bei der Sepsis nach Angina (vgl. S. 66), Otitis media (Sinusthrombose), nach Appendicitis (Thrombose der Vena ileocolia, Pylephlebitis), nach puerperaler Infektion (Phlebitis des Parametriums), nach Lippenfurunkeln, bei vereiterten Hamorrhoiden (wo die Schüttelfröste bisweilen nach der Stuhlentleerung auftreten) usw. Bei lymphangitischer Sepsis dagegen sind Schüttelfröste selten, oft besteht intermittierendes Fieber oder auch eine Continua. Letztere findet sich auch bei der septischen Endokarditis durch Strepto- und Staphylokokken, während bei Pneumokokken- und Gonokokkenendokarditis öfter intermittierendes Fieber und auch Schüttelfröste beobachtet werden.

Die *Gesichtsfarbe* ist bei den milderen Formen gerötet, oft mit einem Stich ins Gelbliche, bei den schnell fortschreitenden toxischen Formen livid oder blaß-cyanotisch.

Mitunter besteht septischer Ikterus (auch bei leichten Formen), ohne daß eine septische Herderkrankung der Pfortader oder der Gallenwege oder Lebermetastasen zu bestehen brauchen. Die Gelbfärbung beruht in der Regel auf Bilirubin, bei Gasbacillensepsis auch auf Hamatin und Methämoglobin.

Die Stimmung der Kranken ist häufig trotz der Schwere ihres Zustandes merkwürdig gut und optimistisch (Euphorie).

Wichtige *klinische Symptome* zeigen am häufigsten die *Milz*, der *Zirkulationsapparat*, die *Haut*, die *Augen*, die *Nieren* und die *Gelenke*.

Der stets vorhandene *Milztumor* läßt sich immer perkussorisch, seltener auch palpatorisch feststellen. In manchen Fällen nimmt er sehr erhebliche Dimensionen an. Häufig kommen Infarkte vor, die bisweilen Schmerzen verursachen und sich objektiv durch perisplenitisches Reiben verraten.

Sehr wichtig ist das Verhalten des *Pulses*, der stets, auch bei niederer Temperatur oder bei Fehlen des Fiebers stark beschleunigt ist (120—140); er ist immer weich und dikrot, mitunter arrhythmisch. Am *Herzen* entwickelt sich häufig eine maligne ulceröse Endokarditis (S. 183), deren Sitz mit Vorliebe die Mitralis, nächst dem die Aortenklappen sind. Bei Lebzeiten läßt sie sich oft nur vermuten; ein sicheres Zeichen ist das Auftreten diastolischer Geräusche bzw. einer Verdoppelung der 2. Töne, ein indirektes die Entstehung embolischer Herde in anderen Organen. Noch unsicherer ist die Diagnose der ebenso häufigen Myokarditis, zumal deutliche Herzdilatation selten ist. Auch Perikarditis kommt oft vor. Bei allen septischen Kreislaufstörungen ist ferner stets an die häufige toxische Lähmung der Vasomotoren zu denken (vgl. S. 216), die sich durch kleinen frequenten Puls, kühle Extremitäten und blasse verfallene Gesichtszüge verrät; sie führt oft schnell zu schweren Kollapsen.

Die septischen *Hauterscheinungen* sind recht vielgestaltig:

Sie sind haufig hämorrhagisch, bisweilen pustulös, nicht selten erythematös nach Art der akuten Exantheme. Die hämorrhagischen Formen bestehen teils aus zahlreichen purpuraartigen Petechien, teils aus größeren Blutungen, bisweilen in Form von mit Blut gefüllten Blasen, die mitunter in runde Geschwüre übergehen, was namentlich bei Pyocyaneussepsis beobachtet wird. Frühzeitig auftretende Hämorrhagien sind teils toxischen, teils embolischen Ursprungs; im späteren Verlauf können sie besonders bei schwerer Anämie auch eine allgemeine hamorrhagische Diathese anzeigen. Bei Staphylokokkensepsis beobachtet man oft Eruptionen von kleinen oder größeren acneartigen, manchmal pockenahnlichen Pusteln. Differentialdiagnostisch besonders wichtig sind ferner die häufigen scharlachähnlichen Ausschläge, besonders bei puerperaler Sepsis[1], ferner masernartige und urticarielle Exantheme. In ihrem Aussehen und ihrer Flüchtigkeit ahnlen sie oft den Exanthemen bei Serumkrankheit. Bei Meningokokkensepsis treten mitunter fleckfieberartige Exantheme, bei Lentasepsis an den Fingerbeeren gelegentlich kleine rote Papeln auf. Auch größere subcutane Blutungen,

---

[1] Der sog. Scharlach im Wochenbett ist sehr häufig eine Sepsis mit scarlatiniformem Exanthem.

die blauschwarz durch die Haut durchscheinen und oft zu tiefen Nekrosen führen, kommen vor (Staphylokokken). Ferner beobachtet man Efflorescenzen nach Art des Erythema nodosum sowie endlich eine erysipelähnliche Rötung ausgedehnter Hautbezirke, manchmal mit anschließender Zellgewebseiterung.

Die *Augen* zeigen als Sitz septischer Metastasen häufig multiple kleine, ophthalmoskopisch wahrnehmbare *Netzhautherde*, die teils aus hamorrhagischen, teils aus weißen Flecken bestehen; sie treten auch bei benignen Formen auf und können dann wieder verschwinden. Bei der septischen *Ophthalmie* kommt es zu Vereiterung und Zerstorung des ganzen Bulbus.

Die *Nieren* sind regelmäßig beteiligt, anfangs in Form einer einfachen Albuminurie, später teils unter dem Bilde einer Nephrose mit viel Eiweiß ohne Blut, häufiger aber in Form einer hämorrhagischen Glomerulonephritis (anatomisch zum Teil auch als embolische Herdnephritis) mit Hämaturie, die sich in Spuren mikroskopisch oft schon frühzeitig im Sediment nachweisen läßt. Hämaturie kann aber auch von septischen Schleimhautblutungen des Nierenbeckens stammen.

Diagnostisch verwertbar ist die häufig stattfindende Ausscheidung der Erreger mit dem Harn. Blutdrucksteigerung wird bei septischen Nierenaffektionen regelmäßig vermißt. Bei schwertoxischen Formen beobachtet man mitunter Hämoglobinurie (Pneumokokken-, Streptokokken-, Gasbacillen-Sepsis).

Sehr oft sind *Gelenkschwellungen* teils seröser, teils eitriger Art vorhanden, die oft polyartikulär auftreten und dann bei Beginn der Krankheit eine Polyarthritis vortäuschen können, von der sie sich aber durch ihre Nichtbeeinflußbarkeit durch Salicyl unterscheiden; mitunter sind sie monartikulär, so häufig bei Gonokokken- und Pneumokokkensepsis. Auch periartikuläre Schwellungen kommen vor. Manche Gelenkschwellungen erklären sich aus der Nachbarschaft metastatischer Eiterherde im Knochen. Derartige osteomyelitische Herde (Staphylokokken) bevorzugen die unteren Extremitäten.

Auch die *Lungen* sind häufig, besonders bei den thrombophlebitischen Formen Sitz metastatischer Herde, die aber vielfach keine charakteristischen Symptome hervorrufen. (Das wichtige Vorkommen phlebitischer Prozesse an den Lungenvenen ist S. 91 erwähnt.)

Es kommen vor Infarkte, Abscesse und bisweilen Gangränherde mit fötidem Sputum (anaerobe Bacillen!). Bei Lokalisation nahe der Pleura bewirken sie Pleuritis, die dann oft erst auf die Lungenkomplikation hinweist.

Von seiten des *Verdauungsapparates* werden zwei Veränderungen sehr oft beobachtet, vor allem eine trockene fuliginös belegte *Zunge* sowie ferner toxisch bedingte *Diarrhoen*. Die Beschaffenheit der Zunge bietet namentlich bei allen akut verlaufenden septischen Zuständen einen wichtigen Anhaltspunkt in *prognostischer* Hinsicht; wird sie wieder feucht, so ist dies ein gutes Zeichen. Embolisch entstandene Magen-Darm-Blutungen sind selten.

Im Gehirn entstehen mitunter, besonders bei otogener Sepsis, embolische Abscesse oder Erweichungsherde mit entsprechenden Ausfallserscheinungen wie Hemiplegie, Aphasie usw. Ferner beobachtet man namentlich bei Pneumokokken- und Meningokokken-, aber auch bei Staphylo- und Streptokokkensepsis eine metastatische eitrige *Meningitis*.

Blut. Ein spezifisch-septisches einheitliches Blutbild gibt es nicht.

Meist und zum Teil erheblich vermehrt sind die neutrophilen Leukocyten, namentlich bei Fallen mit größeren Eiterherden (besonders hohe Werte finden sich bei der Gasbacillensepsis), vermindert die Lymphocyten und die Eosinophilen — letztere können bei schwerer Sepsis völlig fehlen —, gelegentlich treten vereinzelte Myelocyten auf. Stets besteht eine starke „Linksverschiebung" der Leukocytenkerne, d. h. es finden sich zahlreiche Leukocyten mit jugendlicher Kernform (Stabkernige); regelmäßig finden sich toxisch granulierte Leukocyten. Bei besonders schwerem Verlauf, namentlich bei den hochtoxischen Formen, fehlt die Leukocytose oder es besteht sogar eine prognostisch besonders ungünstige Leukopenie mit relativer Polynucleose. Bei schleichender chronischer Sepsis sind die Leukocytenzahlen oft annähernd normal, die Polynucleären sind jedoch auch hier relativ vermehrt (mit Linksverschiebung), die Eosinophilen vermindert. Immer ist die Blutsenkung stark beschleunigt. Stets entwickelt sich im Verlauf der Krankheit eine progrediente sekundäre *Anämie* mit starker Verminderung des Hämoglobins und niedrigem Färbeindex (vgl. S. 306), mit Polychromasie und bisweilen vereinzelten Erythroblasten. Ausnahmsweise kann ein der perniziösen Anämie ziemlich ähnliches Bild entstehen (Streptococcus viridans). Bei foudroyanter Sepsis (Streptokokken, Pneumokokken, Gasbacillen) findet sich manchmal Hämoglobin im Serum mit Rotfärbung desselben sowie bei Gasbacillensepsis Methämoglobin und Hämatin (s. S. 305 und 314).

Den *einzelnen Erregern* entsprechen zwar nicht absolut spezifische Krankheitsbilder; immerhin aber lassen sich praktisch gewisse **klinische Typen** unterscheiden.

Unter den *Streptokokken*, den häufigsten Sepsiserregern, sind vor allem die hämolytischen (richtiger hämolysierenden) Formen pathogen. Der gewöhnliche hämolytische *Streptococcus* (Str. pyogenes seu erysipelatos), der häufigste Sepsiserreger, erzeugt das Erysipel, zahlreiche Wundinfektionskrankheiten sowie in der Mehrzahl der Fälle die puerperale Sepsis (diese ist allgemein die häufigste Sepsisart); er neigt zur Erzeugung der lymphangitischen Sepsisformen. Er wächst auf Blutagar mit hellem hämolytischen Hof, gedeiht im Gegensatz zu Staphylokokken auf DRIGALSKI-Agar und ist tierpathogen.

Streptokokkensepsis (etwa $^3/_4$ aller Sepsisfälle): Relativ charakteristisch sind das remittierende Fieber, die häufigen Hautblutungen sowie Gelenkaffektionen, ferner die Seltenheit von Metastasen. Die Eintrittspforte zeigt oft nur geringfügige oder keine Veränderungen (kryptogenetische Sepsis). Die otogene Form schließt sich mit Vorliebe an eine Thrombophlebitis an.

Eine besondere Form der chronischen Streptokokkensepsis, die in den letzten Jahrzehnten in Deutschland stark zugenommen hat, ist die sog. **Endocarditis lenta** (Lentasepsis), hervorgerufen durch den nicht hämolysierenden *Strept. viridans*, der auf Blutagar dunkelgrüne Kolonien bildet, wenig virulent und für Tiere nicht pathogen ist. In der normalen Mundhöhle pflegt er reichlich vertreten zu sein. Alte Herzklappenfehler (Polyarthritis) disponieren zu der Erkrankung. Charakteristisch sind der allmähliche Beginn, meist ohne klare Eintrittspforte, der schleichende protrahierte Verlauf mit nicht sehr hohen Temperaturen, selten mit Frösten, der große und im Gegensatz zur akut verlaufenden Sepsis harte Milztumor sowie nicht selten Lebervergrößerung, Trommelschlegelfinger, mäßige Leukocytose (mitunter Leukopenie), fortschreitende Anämie, und ausnahmslos eine hämorrhagische Herdnephritis mit Hämaturie. Die den Sepsisherd darstellende ulceröse Endokarditis ist, wenn es sich nicht um die Aufpfropfung auf ein altes Vitium handelt, oft schwer diagnostizierbar. Herzdilatation und systolische Geräusche treten u. U. auch bei Myokardschädigungen und Anämien auf. Wichtig für die Diagnose sind ein Wechsel des Geräuschecharakters bzw. das Auftreten eines diastolischen Geräusches. Schmerzhafte Embolien beobachtet man an der Milz, hier bisweilen ein Frühsymptom, und an den Nieren. Niemals vereitern die Infarkte. Die Krankheit dauert oft viele Monate; sie verläuft mitunter in Schüben, gelegentlich auch mit fieberfreien Intervallen und wird wegen der wenig alarmierenden Symptome oft nicht als Sepsis erkannt (eine Verwechslung mit perniziöser Anämie oder Tuberkulose kommt vor). Im Spätstadium ereignen sich oft größere Embolien, nicht selten in das Gehirn.

Bisweilen werden gewisse der Lenta-Sepsis ähnliche Krankheitsbilder mit Endokarditis beobachtet, bei denen sich als Erreger der *Enterokokkus* nachweisen ließ. Er tritt in Diplokokkenform auf, hat nur eine geringe Neigung zur Kettenbildung und nimmt eine Mittelstellung zwischen Pneumokokken und Streptokokken ein. Seine charakteristischen Merkmale sind unter anderem Resistenz gegen Temperaturen von 60° und gegen Galle sowie die Spaltung von Aesculin. Er ist ein ständiger Bewohner des Dickdarms und ist der Erreger mancher Formen von Cholecystitis, Cystitis, Urethritis usw.

Der anaerobe *Streptococcus putrificus*, der nicht hämolytisch ist und in Blutagar Gas bildet, verursacht die Thrombophlebitis der Jugularvenen, der Pfortader und der Venen des

Parametriums bei Puerperalsepsis und septischem Abort. Er bewirkt das typische Bild der sog. *Septikopyämie* (besser Sepsis thrombophlebitica) mit steilen Fieberkurven und zahlreichen Schüttelfrösten; Metastasen sind selten, ausgenommen in den Lungen, wo öfter metastatische Gangränherde auftreten.

Der *Streptococcus mucosus* (eigentlich zu den Pneumokokken gehörig, vgl. S. 266) ist ein seltener Sepsiserreger; er findet sich namentlich bei otogener Sepsis nach Otitis media.

Die *Staphylokokken* sind nebst den Streptokokken die häufigsten Sepsiserreger (etwa 10% aller Fälle), vor allem der *Staphylococcus aureus*. Er bildet auf festen Nährböden goldgelbes Pigment, bewirkt auf Gelatine Verflüssigung, auf Blutagar Hämolyse und ist für Tiere wenig pathogen. Auf DRIGALSKI-Agar wachsen Staphylokokken nicht. Eintrittspforten bei dieser Sepsis sind vor allem die Haut (Furunkel usw.), ferner die Schleimhäute, der Harnapparat (unsauberer Katheterismus!). Charakteristisch sind das intermittierende Fieber mit zahlreichen Schüttelfrösten sowie multiple eitrige Metastasen. Häufig ist ulceröse Endokarditis. Als häufige Metastasen kommen die obengenannten charakteristischen Hautveränderungen vor, ferner Nieren-, Lungen-, Leber- und Muskelabscesse. Die Sepsis im Anschluß an Furunkel der Oberlippe und des Gesichts geht meist mit einer Thrombophlebitis der Vena facialis, ophthalmica und des Sinus cavernosus, eventuell mit eitriger Meningitis einher; lymphangitische Sepsis kommt bei diesen Keimen nicht vor.

Eine besondere Rolle spielen namentlich im Anschluß an oft längst abgeheilte Furunkel, die *paranephritischen* Abscesse (S. 484) einerseits, die *osteomyelitischen* Herde andererseits, weil in diesen Fällen diese vereinzelt bleibenden Metastasen als Primärherde imponieren und bisweilen das Krankheitsbild beherrschen.

Der *Staphylococcus albus*, der weiße Kulturen bildet, ist ein weniger häufiger Sepsiserreger, noch seltener der gelbe Staphylococcus citreus.

Pneumokokken (vgl. S. 266) sind seltenere Sepsiserreger. Nächst der Pneumonie, die im allgemeinen aber recht selten zur Sepsis führt, kommen hauptsächlich die Otitis media (hier vor allem Typ III) sowie Anginen als Ursache in Frage, selten Gallenblaseneiterungen und ganz vereinzelt Puerperalinfektionen. Ulceröse Endokarditis, ferner eitrige Meningitis, monartikuläre Arthritis namentlich des Schultergelenks, mitunter Peritonitis sowie Schilddrüsenmetastasen werden beobachtet.

Der FRIEDLÄNDERsche *Pneumobacillus* (S. 266) ist nur selten Erreger von Pneumonien und wird in einzelnen Fällen auch bei Sepsis im Anschluß an Pneumonie sowie an Otitis gefunden. Häufig finden sich metastatische Leberherde. Das Fieber verläuft in steilen Kurven.

Der *Colibacillus* (biologisches Verhalten vgl. S. 37) verursacht in etwa 4% aller Sepsisfälle eine hauptsächlich von den Harnorganen, nächstdem von Darm und Gallenblase ausgehende Sepsis. Kranke mit Nephrolithiasis, Pyelitis, Hypertrophien und Tumoren der Prostata, Blaseninkontinenz bei Rückenmarksleiden usw., Harnröhrenstrikturen (nichtaseptischer Katheterismus!) erleiden oft eine Colisepsis; vielfach sind es Mischinfektionen mit Staphylo- oder Streptokokken. Vom Darm aus entsteht bisweilen Colisepsis nach Appendicitis und Ileus, bei ersterer oft, namentlich bei retrocökalem Absceß auf dem Wege einer Pylephlebitis, die auch bei der von den Gallenwegen, speziell von eitriger Cholangitis ausgehenden Sepsis häufig beobachtet wird. Charakteristisch sind ein stark intermittierendes Fieber mit Schüttelfrösten, häufig Herpes sowie mäßige Leukocytose. Endokarditis, Thrombophlebitis und Metastasen kommen nicht vor.

Die seltene *Gonokokkensepsis*, die stets von den Genitalien ausgeht, zeigt steil intermittierendes Fieber, oft Endokarditis, namentlich an den Aortenklappen, gelegentlich an den Pulmonalklappen (die übrigens von Gonokokken häufiger als von anderen Keimen befallen werden), sowie flüchtige Gelenkschwellungen, ferner manchmal verschiedenartige Exantheme, in der Regel starke Leukocytose, sowie nicht selten Hautblutungen, Milztumor und Nephritis.

Die bei kleinen Kindern weniger selten als bei Erwachsenen vorkommende *Pyocyaneussepsis* (Bacillus des blauen Eiters) ist durch die obengenannten Hautveränderungen (S. 92) charakterisiert.

Sepsis durch den anaeroben FRAENKELschen *Gasbacillus* gehört in der Regel zu der lymphangitischen Form und ist durch besonders schweren und stürmischen Verlauf gekennzeichnet mit Atemnot, Ikterus, schwerer Alteration des Blutes (s. oben) mit Hämoglobinurie, Gasbacillen im Harn und meist reichlich Bacillen in der Blutkultur; trotzdem sind Metastasen selten. Der Tod tritt oft schon nach 24 Stunden ein. Falls nicht Gasbrand vorliegt, welcher übrigens nicht immer von infizierten Wunden, sondern gelegentlich auch von medikamentösen Injektionen seinen Ausgang nimmt, besteht fast stets eine genitale, vom Uterus ausgehende Sepsis.

Der anaerobe BUDAY-*Bacillus*, ein gramnegatives Stäbchen, das in eiweißhaltigen Nährböden Gas bildet, verursacht eine Sepsis, die von infizierten Knochenwunden oder von den Tonsillen ausgeht und eine Neigung zu protrahiertem Verlauf und zu Beteiligung der Leber mit Ikterus und multiplen Nekroseherden in der Leber zeigt.

Schließlich sind noch jene seltenen Fälle von *Typhusbacillen-, Meningokokken-* und *Tuberkelbacillensepsis* (s. diese S.109) zu erwähnen, bei denen im Gegensatz zu dem gewöhnlichen Verlauf die spezifischen Organveränderungen eines Typhus abdominalis, einer Meningitis bzw. Miliartuberkulose vermißt werden und klinisch wie anatomisch lediglich das Bild der gewöhnlichen Sepsis mit großen Mengen der betreffenden Bakterien im Blut, evtl. auch im Liquor gefunden werden.

Für die **Diagnose** Sepsis ist der einmalige bakteriologische Nachweis eines pathogenen Keimes im Blut nicht ausreichend, da vorübergehende Bakteriämie bei den verschiedensten fieberhaften Krankheiten vorkommt (vgl. oben). Größeren Wert hat der *wiederholte* Bakteriennachweis.

Für die Untersuchung kommt vor allem die Blutaussaat (am besten in Zuckeragarvenülen) in Betracht, die des öfteren erst nach wiederholter Ausführung positiv ausfallt (das Blut muß erst die Capillaren des kleinen und großen Kreislaufs passieren, bis es zur Armvene gelangt!), wobei zu berücksichtigen ist, daß, wenn das entnommene Blut nicht sofort mit Agar verdünnt wird, die Bactericidie des Blutes die vorhandenen Keime (so namentlich den Streptococcus viridans) noch vor Anlegen der Kultur abtötet; die Blutentnahme ist bei der mit Schüttelfrösten einhergehenden Form am aussichtsreichsten unmittelbar vor oder auf der Höhe derselben, während bei den endokarditischen Formen eine ständige Bakteriämie besteht und hier übrigens mehr Bakterien als bei den anderen Formen gefunden werden. Stets ist auch auf Anaerobier zu untersuchen. Bleibt die Blutaussaat aus der Armvene steril, so kann trotzdem eine solche aus den regionären Venen des vermuteten Sepsisherdes positiv ausfallen, was dann einen um so größeren diagnostischen Wert hat (sog. bakteriologische Topodiagnostik nach U. FRIEDEMANN). Auch hat man den Vergleich der Keimzahl zwischen venösem und arteriellem Blut zur Feststellung herangezogen, daß ein sekundärer Sepsisherd in den Lungenvenen bzw. eine Endokarditis besteht (wenn namlich die Keimzahl im arteriellen Blut überwiegt; vgl. auch S. 90). Weiterhin kann eine Keimzüchtung aus dem Sternalmark versucht werden. Eine Ergänzung bildet wegen der haufigen Ausscheidung der Bakterien durch die Nieren auch die Verimpfung des mit Katheter steril entnommenen Harns, evtl. seines Sedimentes, aus Ascitesbouillon, in manchen Fallen ferner die Untersuchung der Spinalflüssigkeit (zweckmäßig mit gleichen Teilen 10%iger Dextroselösung vermischt und 24 Stunden lang im Brutschrank gehalten), endlich die Verimpfung von Exsudaten, Abscessen usw. Bakteriologische Leichenuntersuchungen haben nur sehr beschränkten Wert. Kenntnis der Keimart und der Temperaturkurve erlauben oft wichtige Schlußfolgerungen auf Lokalisation und Eigenschaften des Sepsisherdes. Serologische Methoden bei Sepsis haben bisher, weil sie teils zu kompliziert, teils im Ergebnis zu unsicher sind, noch keine praktische Bedeutung gewonnen.

Für die Diagnose hat oft eine eingehende *Anamnese* entscheidende Bedeutung. *Differentialdiagnostisch* kommen Typhus, Grippe, Miliartuberkulose, BANGsche Krankheit, malignes Granulom, Malaria, akute Leukämie, Agranulocytose, WEILsche Krankheit sowie Periarteriitis nodosa in Betracht (vgl. auch S. 43).

Für den *Verlauf einer Sepsis entscheidend* ist, abgesehen von der Art und der Virulenz der Keime und der Widerstandsfähigkeit des Körpers, hinsichtlich welcher man namentlich dem reticuloendothelialen System (vgl. S. 416) eine besondere Bedeutung beimißt, vor allem die Lokalisation des Sepsisherdes (s. auch Therapie) und ferner die Frage, ob Metastasen vorhanden sind oder nicht.

Therapie. Bei der Behandlung einer Sepsis muß es wichtigster Grundsatz sein, zunächst zu überlegen, ob eine operative Entfernung oder Ausschaltung des Sepsisherdes möglich ist. Durchführbar ist eine solche therapeutisch aussichtsreiche Maßnahme leider nur bei einer kleinen Zahl von Fällen, nämlich bei bestimmten Formen der thrombophlebitischen Sepsis. So kommt bei tonsillogener und bei otogener Sepsis die Venenunterbindung in Betracht. Bisweilen ist ein chirurgisches Vorgehen auch bei pylephlebitischer und gelegentlich auch bei puerperaler Sepsis möglich. In Erwägung gezogen werden muß auch die operative Entleerung eines infizierten Hohlorgans (Uterus, Gallenblase, Nierenbecken). Mitunter kann auch die Eröffnung der eitrigen Metastasen besonders dort erfolgversprechend sein, wo z. B. der eigentliche primäre Sepsisherd bereits erloschen ist. Vereinzelt gelang auch eine erfolgreiche Behandlung durch operative Ausschaltung eines Lungenabscesses als des Ausgangspunktes eines sekundären Lungenvenenherdes.

Weiter ist die *Beseitigung der Eintrittspforte* der Keime in Betracht zu ziehen, so bei *chronischer* Angina die Entfernung der Tonsillen (dagegen *nicht* bei *akuter* nekrotisierender Angina!), weiter bei dentaler Sepsis Beseitigung von cariösen Zahnen, Alveolareiterungen, Granulomen, ferner frühzeitige Eröffnung primärer Eiterherde wie Nebenhöhleneiterungen, Ohreiterungen, Osteomyelitis, von Eiterungen im Bereich der Gallenwege, des Nierenbeckens, der Appendix usw., rechtzeitige ausgiebige Spaltung infizierter Wunden, Spaltung von Furunkeln, Ausräumung des Uterus nach infiziertem Abort. Bei der urinogenen Sepsis sind Beseitigung der Harnstauung mittels Dauerkatheters, medikamentöse Desinfektion des Harns durch Sulfonamide bzw. Antibiotica, gründliche Spülungen und gleichzeitige reichliche Zufuhr von Flüssigkeit (Wildunger Wasser) wirksam (vgl. auch S. 488).

Die früher hinsichtlich ihrer Erfolge wenig ergiebige medikamentöse Therapie der Sepsis ist durch die Einführung der Sulfonamide, besonders aber der Antibiotica, wesentlich aussichtsreicher geworden. Solche Chemotherapie ist gleichzeitig mit etwaigen operativen Maßnahmen durchzuführen, selbstverständlich auch dann, wenn der Sepsisherd nicht auffindbar oder nicht erreichbar ist. Von der Art der Erreger und dem Ausfall der anzustrebenden Resistenzprüfung hängt die Wahl des Chemotherapeuticums ab (s. S. 11). Hohe Dosen sind anzuwenden. Wenn bei unbekanntem Erreger auf das zunächst in hinreichender Dosis verabfolgte Mittel kein Einfluß auf die Temperaturkurve ersichtlich ist, dann empfiehlt sich die Verabreichung eines anderen Chemotherapeuticums. Kombination eines Antibioticums mit einem Sulfonamid ist vielfach nützlich. Streptokokken, Pneumokokken, Gonokokken, Meningokokken pflegen auf Penicillin anzusprechen, Staphylokokken oft besser auf Erythromycin (Erycin), Colibacillen auf Aureomycin und Streptomycin. Kranke mit bakterieller Endokarditis, also auch mit *Endocarditis lenta*, bedürfen einer besonders lang fortgesetzten Behandlung mit sehr großen Penicillindosen (täglich 1 000 000 IE) über einen Zeitraum von wenigstens 4 Wochen. Gleich von Anfang an Penicillin mit Streptomycin (täglich 1—2 g) zu kombinieren, wird vielfach empfohlen. Hat sich solche Behandlung auf die Temperaturkurve und den Milztumor günstig ausgewirkt, dann dürfte es auf jeden Fall richtig sein, nach einem Intervall von 4 Wochen noch einmal die gleiche vierwöchige Behandlung zu wiederholen. Versagen Penicillin und Streptomycin, dann ist Aureomycin bzw. Terramycin zu versuchen (täglich 2 g, gleichfalls über 4 Wochen hinweg). Ist die Krankheit durch Enterokokken hervorgerufen, dann müssen die Dosen der Antibiotica beträchtlich gesteigert werden, um erfolgreich zu sein. Die Erfolge sind um so besser, je frühzeitiger die Therapie einsetzt. Im fortgeschrittenen Krankheitsstadium bei schlechtem Allgemeinzustand, bereits dilatiertem Herzen und nach Auftreten von Embolien läßt sich auch durch Antibiotica eine nachhaltige günstige Beeinflussung des Krankheitsverlaufs nicht mehr erzielen.

Gegenüber den Antibioticis und den Sulfonamiden sind früher gebrauchte chemotherapeutische Agentien heute ganz in den Hintergrund getreten. Bei Infektionen mit Gasbacillen wird man neben den Antibioticis Gasödem (Pferde-) Serum-Behring in einer Dosierung von 20—100 ccm intramuskulär oder auch intravenös injizieren.

Die notwendigen symptomatischen Maßnahmen sind in jedem Sepsisfall folgende:

Bei Zirkulationsschwäche sind zur Anregung des Vasomotorentonus frühzeitig Analeptica anzuwenden (Dosierung vgl. S. 217). Empfehlenswert sind reichliche Flüssigkeitszufuhr sowie wiederholte subcutane und intravenöse NaCl- (aber auch Traubenzucker-) Infusionen. In zahlreichen Fällen bewährt sich die Verabreichung größerer Mengen von Alkohol als Kognak, Portwein, die auch von schwächlichen Kranken bei Sepsis oft merkwürdig gut vertragen werden. Großen Wert hat man besonders bei der chronischen Sepsis auf die Ernährung zu legen. Unter den antipyretischen Maßnahmen ist eine milde Hydrotherapie in Form lauer Bäder und kalter Packungen empfehlenswert, des weiteren eine Pyramidon- bzw. Irgapyrinmedikation.

Fokalinfektion

Unter Fokalinfektion oder Herdinfektion (GÜRICH 1905 und vor allem PÄSSLER 1909) versteht man eine Gruppe von Krankheitsbildern, die man als Fernwirkung eines abgeschlossenen bakterienhaltigen Herdes ansieht. Dieser pflegt für sich alleine keine oder wenigstens keine ernsteren Krankheitserscheinungen zu bewirken, so daß seine Anwesenheit dem Kranken oft überhaupt nicht bewußt ist und daher dem Arzt die nicht selten schwierige Aufgabe obliegt, einen derartigen Herd aufzuspüren. In Betracht kommen in erster Linie entzündete Tonsillen, Nebenhöhleneiterungen sowie eitrig-entzündliche Herde im Ohr, in den Gallenwegen, in der Appendix, in der Prostata und Samenblase. Zahnwurzelgranulome, vor allem aber wohl im Bereich der Mundhöhle die Paradentose, müssen als mögliche Herde Berücksichtigung finden. Ob chronische

Entzündungen in den weiblichen Genitalien als Herde wirken können, ist umstritten. *Klinische Manifestationen* der Fokalinfektion sind vor allem die akute und chronische Polyarthritis und ihre Begleiterscheinungen, ferner die Nephritis und ihre Folgezustände, manche Neuralgien und Neuritiden sowie ein Teil der allergiebedingten Krankheiten, z. B. Ekzeme und gewisse Formen von Urticaria und von Bronchialasthma. Entzündliche Gefäßerkrankungen wie die Periarteriitis nodosa und die Thrombangitis obliterans werden auch als herdbedingte Affektionen angesehen. Eiterungen gehören nicht zu den Folgeerscheinungen der Fokalinfektion. Allgemeine *Symptome* sind Beeinträchtigung des Allgemeinbefindens, leichte Steigerungen der Temperatur, die aber auch normal sein kann, sowie Veränderungen des Blutbildes im Sinne einer Linksverschiebung und vor allem eine Beschleunigung der Blutsenkung (doch kann beides fehlen). Diagnostisch wichtig ist der Nachweis einer regionären Drüsenschwellung. Charakteristisch für das Krankheitsbild ist unter anderem der einerseits schleichende, andererseits fluktuierende Verlauf, wobei man die Schübe teils aus der wechselnden Abdichtung des Herdes, teils aus Schwankungen in der Reaktionslage des Organismus erklärt. Die Fernwirkung des Fokus ist denkbar sowohl durch den Übertritt von Bakterien als auch von Toxinen, wobei beide auch als Allergene wirken können. ROESSLE hat die Fokalinfektion als die abgeschwächteste Form der Sepsis bezeichnet. Allerdings dürfte eine bakterielle Streuung von den meist bindegewebig eingehüllten Herden kaum ins Gewicht fallen, vielmehr wird dem schubweisen Übertritt von Toxinen ins Blut Bedeutung zukommen. Die sekundären Krankheitsherde bei der Fokalinfektion sind steril.

Die **Therapie** besteht in der Ausräumung des Infektherdes unter chemotherapeutischem Schutz. Von Wichtigkeit ist, daß die Herdentfernung (im Gegensatz zum Vorgehen bei septischen Erkrankungen) erst dann vorgenommen wird, wenn akute Entzündungserscheinungen des Herdes einige Wochen zurückliegen.

Das Krankheitsbild der Fokalinfektion ist sowohl bezüglich seiner Häufigkeit wie hinsichtlich seiner klinischen Auswirkungen umstritten. Einerseits nämlich ist die Zahl der erwachsenen Individuen mit einem autoptisch sichergestellten Herd, der bei Lebzeiten Ausgangspunkt einer Fokalinfektion hätte sein können, außerordentlich groß (chronische Tonsillitis, Zahngranulome, Residuen einer Appendicitis); andererseits stutzt sich die klinische Feststellung des Zusammenhanges gewisser Beschwerden mit den vermeintlichen Herden lediglich auf die Konstatierung der Besserung ersterer nach Entfernung des Fokus. Es ist aber bekannt, daß eine derartige Diagnostik ex juvantibus oft nur sehr mangelhaft fundiert ist und dem subjektiven Ermessen einen bedenklich großen Spielraum laßt, und es kommt hinzu, daß der der beabsichtigten Sanierung dienende Eingriff keineswegs frei von gewissen suggestiven Wirkungen ist, was leicht zu einer Überschätzung des Erfolges derartiger Maßnahmen verleitet. So erklärt sich die Tatsache, daß die Zahl der Krankheitsbilder, die man als Fokalinfektion deutete, erstaunlich groß ist, und es besteht die Gefahr, daß bei mangelnder Kritik das Leiden zu häufig diagnostiziert wird und überflüssige Eingriffe (Tonsillektomie, Zahnextraktionen) vorgenommen werden[1]. Es ist auch stets an das Vorhandensein einer latenten Tuberkulose als diagnostischer Fehlerquelle zu denken. Nicht zu übersehen ist schließlich die Tatsache, daß, wenn auch selten, nach der Tonsillektomie bzw. der Behandlung von Zahngranulomen das Auftreten einer Endokarditis bzw. die Verschlimmerung einer Nephritis beobachtet wurde.

Pest

Die Pest ist eine äußerst gefahrliche, epidemisch bzw. endemisch auftretende Seuche. In Indien, in der Mongolei, in Südchina, Afrika (Ägypten), Brasilien, Argentinien, Peru bestehen seit langem Endemieherde, welche Zentren für Epidemien bilden. Durch den Schiffs- und Flugverkehr erklärt sich das gelegentlich sporadische Vorkommen der Pest in europaischen Hafenstadten.

---

[1] Auch ist zu beachten, daß selbst in den Fällen eines sicheren Zusammenhanges zwischen Tonsillitis und Zweiterkrankung der Tonsillektomie nach statistischen Ermittlungen nach MORAWITZ nur in 20—25%, nach KISSLING sogar nur in 10—20% der Falle erfolgreich war; andere Autoren berichten allerdings uber gunstigere Erfahrungen.

Der *Pestbacillus* (entdeckt 1894 von KITASATO sowie von YERSIN) ist ein kleines plumpes, an den Enden abgerundetes, ovoides Stäbchen, das unbeweglich ist; es bildet keine Sporen, ist gramnegativ und färbt sich mit basischen Anilinfarbstoffen an den Polen stärker als in der Mitte (charakteristische Polfärbung). Der Pestbacillus (Pasteurella pestis) gehört zur Gruppe der Erreger der bei Tieren häufigen hämorrhagischen Septicämie. In feuchten Medien hält er sich längere Zeit, nicht dagegen in trockenem Staube. Auf Agar und Gelatine bildet er bei 22° nach 2—3mal 24 Stunden Kolonien mit dunklem Zentrum und charakteristischer heller Randzone. Klatschpräparate der Kulturen zeigen eine typische Drahtknäuelform.

Ansteckungsquellen sind der pestkranke Mensch und die pestinfizierte Ratte, daneben auch andere Nagetiere (z. B. Murmeltiere, Tarbagane, Mäuse, Erdhörnchen usw.), wobei für die Übertragung auf den Menschen der Rattenfloh (und sein Kot) eine große Rolle spielen. Verschleppung in überseeische Länder geschieht durch Schiffsratten. Die Ansteckung des Menschen erfolgt durch eine Hautwunde, mitunter aber auch durch die unverletzte Haut, ferner durch den Respirationsapparat.

Krankheitsbild. Die Inkubation dauert 2—5 Tage. Zu unterscheiden sind die *Drüsenpest* und die *Lungenpest*, ferner die *Hautpest*.

Drüsen-, Bubonen- oder Beulenpest: Nach Eindringen des Erregers durch die Haut folgt unter steilem Temperaturanstieg und Schüttelfrost sowie schwerem allgemeinen Krankheitsgefühl gleichzeitig oder kurz danach mit oder ohne vorhergehende Lymphangitis Schwellung der regionären Lymphdrüsen (hämorrhagisch-nekrotisierende Lymphangitis), am häufigsten der Inguinaldrüsen, die bis zu Gänseeigröße anschwellen und sehr schmerzhaft sind. Rasch zunehmende Schwäche, lallende schwere Sprache, taumelnder Gang und verfallenes Aussehen sowie frühzeitig eintretende Herzschwäche kennzeichnen den weiteren Verlauf. Durch Übergreifen der Erkrankung von den Bubonen auf andere Drüsen, meist infolge Einbruchs in die Blutbahn, kommt es zu allgemeiner Lymphdrüsenschwellung. Die Bubonen können vereitern, aufbrechen und geschwürig zerfallen.

Verschleppung der Erreger von den Drüsen auf dem Lymphwege in die Haut bewirkt die Eruption blauroter hämorrhagischer Hautflecken, zum Teil in Form von Infiltraten mit Pustelbildung *(Pestblasen)*, zum Teil als dem Milzbrandkarbunkel ähnliche „*Pestkarbunkel*" mit Zerfall und Geschwürsbildung. Stark remittierendes Fieber, das später lytisch abfällt, schwere Delirien, Milztumor und Nephritis sind regelmäßige Begleiterscheinungen; Herpes wird nicht beobachtet. Der Ausgang ist oft tödlich. Die Drüsenpest bildet etwa 90% aller Pestfälle.

Bei der *Lungenpest* entwickelt sich unter den gleichen schweren Allgemeinerscheinungen einige Tage später das Bild einer schweren, oft doppelseitigen Pneumonie von bronchopneumonischem oder lobärem Charakter. Frühzeitige starke Cyanose und Dyspnoe sowie hämorrhagisches Sputum mit massenhaft Pestbacillen sind regelmäßig vorhanden. Diese gefährlichste Verlaufsart, die fast stets tödlich endet, stellt die seltenste Form der Pest dar (etwa 1% aller Fälle).

Einzelne Fälle verlaufen von vornherein unter dem Bilde der Pestsepticämie und führen sehr schnell zum Tode *(Pestis siderans)*; aber auch sonst treten bei tödlichem Verlauf gegen Ende der Krankheit die Bacillen von den Lungen- oder Drüsenherden aus ins Blut über.

Die **Diagnose** ist wegen des sehr charakteristischen Krankheitsbildes nicht schwierig. Die sehr wichtige Frühdiagnose ist aus dem Vorhandensein schmerzhafter Bubonen und den gleichzeitigen schweren Allgemeinerscheinungen — die Kranken erinnern oft an das Verhalten Betrunkener — zu stellen. Der Befund zahlreicher charakteristischer ovoider Bacillen in dem Drüsenpunktat (Fixierung mit Alkohol abs., Carbolmethylenblaufärbung) sichert die Diagnose[1], ebenso die massenhaft im Sputum vorhandenen Bacillen bei Lungenpest. Das Blutserum Kranker agglutiniert Pestbacillen. Meerschweinchen und Ratten erkranken nach Impfung typisch an Bubonenpest. Differentialdiagnostisch ist die Tularämie in Betracht zu ziehen (s. S. 111).

Therapeutisch bewährte sich die Kombination hoher Sulfonamid-Dosen mit Streptomycin (täglich 2 g). Pestheilserum (von immunisierten Pferden gewonnen) zeitigt in großen Dosen während der ersten Krankheitstage einen gewissen Erfolg.

Epidemiologie und Prophylaxe. Die wirksame Bekämpfung der Pest erfordert strengste Isolierung der Kranken, der Krankheitsverdächtigen und Ansteckungsverdächtigen (Quarantäne 10 Tage), sowie Vernichtung der Ratten und Rattenflöhe. Am leichtesten wird die Lungenpest infolge von Tröpfcheninfektion durch den Husten übertragen, am wenigsten übertragbar ist die Drüsenpest. Auch Rekonvaleszenten scheiden noch eine Zeitlang Bacillen aus. Überstehen der Krankheit hinterläßt eine gewisse Immunität. In Gegenden mit endemischer Pest geht meist dem Ausbruch einer Epidemie ein massenhaftes Sterben von

---

[1] Aus vereiterten Drüsen können die Pestbacillen allerdings fast vollständig verschwinden.

Ratten voraus, ein Warnungssignal für die Bevölkerung. Lungenpest wird hauptsächlich im Winter, Beulenpest im Sommer beobachtet; bei der ersteren spielt im Gegensatz zur Beulenpest die Übertragung von Mensch zu Mensch eine Hauptrolle. In den Seehäfen wird jetzt die Vernichtung der Ratten in den Schiffen systematisch betrieben. *Prophylaktisch* empfiehlt sich die aktive Immunisierung mit abgetöteten Pestbacillen; der Schutz durch Pestimmunserum allein dauert nur etwa 2 Wochen, tritt aber sofort ein. Meldepflicht s. S. 17.

Tuberkulose

Im Sektionsgut bietet eine sehr große Zahl von Individuen (das Säuglingsalter ausgenommen) tuberkulöse Veränderungen dar, und zwar teils als Todesursache, teils als Nebenbefund oder in ausgeheiltem Zustand. Hinsichtlich der Verteilung auf die verschiedenen Altersklassen zeigt die Tuberkuloseempfänglichkeit und -sterblichkeit zwei Maxima, das Säuglings- bzw. frühe Kleinkindesalter sowie die Adoleszentenperiode bis etwa zum 25. Jahr. Demgegenüber ist das Schulalter für Tuberkulose merkwürdig wenig empfänglich.

Die erste anatomische Beschreibung der Lungenschwindsucht (tuberkulöse Kaverne usw.) und die Bezeichnung Tuberkel stammt von dem Leydener Arzt F. DE LA BOË SYLVIUS († 1762). Die streng wissenschaftliche Erforschung der Tuberkulose beginnt mit LAENNEC (1781 bis 1826), der als erster die Zusammengehörigkeit der verschiedenen tuberkulösen Gewebsveränderungen erkannte; auch deutete er die Skrophulose richtig als Drüsentuberkulose. KLENCKE (1843) und VILLEMIN (1865) gelang zum ersten Male die experimentelle Übertragung der Tuberkulose auf Kaninchen und zugleich der Nachweis der Identität von Tuberkel und käsiger Pneumonie. Aber erst durch die 1882 durch ROBERT KOCH erfolgte Entdeckung des Tuberkelbacillus, durch dessen Isolierung mittels Kultur sowie durch die Feststellung, daß ausschließlich der KOCHsche Bacillus die spezifischen Gewebsveränderungen zu erzeugen vermag, wurde das sichere Fundament für die ätiologische Erforschung der Tuberkulose geschaffen.

Der **Tuberkelbacillus** (TB.) ist ein schlankes, oft etwas gebogenes Stäbchen mit abgerundeten Enden; seine Länge beträgt 1,3—3,5 μ, seine Breite 0,3—0,5 μ. Er gehört zur Gruppe der sog. säurefesten Bakterien, die die Eigentümlichkeit haben, die von ihnen aufgenommenen Anilinfarbstoffe trotz Einwirkung von Säuren und Alkohol nicht wieder abzugeben (ähnlich verhalten sich die Smegmabacillen und andere „Pseudotuberkelbacillen"). Hierauf beruht ihre spezifische Färbung (ZIEHLsches Carbolfuchsin in der Wärme, Entfärbung mit salzsaurem Alkohol). Zur Züchtung bei 37° eignet sich besonders der Eiernährboden nach HOHN mit Zusatz von Hämatin und Malachitgrün, auf dem die Bacillen frühestens schon nach 14 Tagen, durchschnittlich nach 4 (spätestens nach 5) Wochen sichtbar werden. Für eine absolut sichere Identifizierung des Bacillus und seine Unterscheidung von Pseudotuberkelbacillen ist ausschließlich der Tierversuch entscheidend: Verimpfung verdächtigen Materials in eine Hauttasche beim Meerschweinchen (vgl. S. 279) bzw. in die vordere Kammer des Kaninchenauges.

Unter den *Tuberkelbacillen*, die beim Menschen jede Form von Tuberkulose erzeugen können, sind zwei kulturell und morphologisch verschiedene Typen zu unterscheiden, der *Typus humanus* und der *Typus bovinus*. Letzterer ist der Erreger der Tuberkulose des Rindviehs (Perlsucht der Kühe usw.); er ist plumper als der humane, wächst auf Nährböden spärlicher und verursacht beim Rindvieh nach der Impfung allgemeine Tuberkulose, während der Typus humanus hier nur eine lokale Reaktion bewirkt. Meerschweinchen sind gegenüber beiden Typen hochempfindlich, wohingegen das Kaninchen bei Infektion mit dem Typus humanus spät und gewöhnlich ohne Generalisation, bei Infektion mit dem Typus bovinus aber an einer generalisierten Tuberkulose rasch zugrunde geht. Beim Menschen können beide Arten von Bacillen tuberkulöse Erkrankungen hervorrufen; der Typus bovinus spielt bei der kindlichen, zumal extrapulmonalen Tuberkulose eine wichtige Rolle. Der Tuberkelbacillus ist wahrscheinlich auf Grund von Wachssubstanzen in seinem Leib sehr widerstandsfähig gegen Austrocknen und hält sich im Staube lange Zeit virulent; durch Sonnenlicht wird er dagegen bald unschädlich gemacht; diese beiden Tatsachen sind von größter epidemiologischer Bedeutung.

Ansteckungsquellen sind im wesentlichen der kranke Mensch mit offener Tuberkulose, zu einem kleinen Teil die perlsüchtige Kuh. Als *Eintrittspforten* für die tuberkulöse Infektion kommen in der Hauptsache *zwei* Wege in Betracht: Die *Atmungsorgane* (sog. aerogene, Inhalations- oder Aspirations-Tuberkulose) und die *Verdauungswege* (Fütterungs- oder Deglutitionstuberkulose), während die

Haut als Eintrittspforte nur eine untergeordnete Bedeutung hat. Besonders wichtig dürfte die aerogene Infektion durch Tröpfcheninfektion und bacillenhaltigen *Staub* sein. Außerdem spielt im Kindesalter die sog. Kriech- und Schmierinfektion eine gewisse Rolle. Ferner ist folgendes zu beachten: Einerseits vermögen die Tuberkelbacillen die unverletzte Mund- und Rachenschleimhaut (Tonsillen, Zungengrundfollikel) ebenso wie auch die Darmschleimhaut zu passieren, ohne daß es dortselbst zu nachweisbaren Veränderungen zu kommen braucht. Andererseits ist es eine Eigentümlichkeit der Tuberkulose, daß jede erstmalige Infektion eines Organs von einer tuberkulösen Erkrankung der regionären Lymphdrüsen begleitet wird (sog. *Lokalisationsgesetz* von CORNET). So erklären sich die Bronchialdrüsentuberkulose bei der aerogenen Lungeninfektion, die Mesenterialdrüsentuberkulose (Tabes mesaraica vgl. S. 415) bei intestinaler Infektion. Die Drüsentuberkulose kann somit in solchen Fällen als ein sicherer Hinweis auf die Eintrittspforte der Infektion gelten.

Von den bis zur Pubertät auftretenden Kindertuberkulosen entstehen etwa 20% durch den Typus bovinus, der hauptsächlich durch den Genuß der ungekochten Milch perlsüchtiger Kühe übertragen wird. Die Tuberkulose der Erwachsenen hingegen hat nur in etwa 4% der Fälle den Typus bovinus zum Erreger.

Kongenitale Tuberkulose durch diaplacentare Infektion bei aktiver Krankheit der Mutter kommt ihrer Seltenheit wegen praktisch kaum in Betracht; in der Regel sind Kinder, die von tuberkulosekranken Müttern geboren werden, frei von Tuberkulose.

Die durch den Tuberkelbacillus hervorgerufene Gewebsveränderung besteht in allen Fällen in einer durch seine Toxine verursachten schweren nekrotisierenden Schädigung des Gewebes. Auf diese vermag der Organismus in einer für die Tuberkulose spezifischen Art in *zweierlei* Form zu reagieren (wie zuerst von R. VIRCHOW sowie J. ORTH betont wurde), einmal durch mehr *produktiv-proliferative* Abwehrvorgänge in Form des sog. Tuberkels, ein anderes Mal durch einen vorwiegend *exsudativ-entzündlichen* Prozeß. Prävalieren der letzteren beobachtet man namentlich bei herabgesetzter Widerstandsfähigkeit. Der *Tuberkel* ist ein Knötchen aus Granulationsgewebe, das sich aus Epitheloidzellen, die von Bindegewebszellen und Gefäßendothelien abstammen dürften, aufbaut, zu denen sich Lymphocyten und Leukocyten hinzugesellen. Durch Färbung lassen sich stets Tuberkelbacillen nachweisen. In der Mitte des Tuberkels finden sich meist einige sog. LANGHANSsche Riesenzellen mit randständigen Kernen. Die Giftwirkung der Bacillen hat eine für die Tuberkulose charakteristische Art der Nekrose des Zentrums des Tuberkels zur Folge, die sog. *Verkäsung*, d. h. die Umwandlung in eine gelblich-weiße krümelige Masse, die histologisch keine Struktur erkennen läßt. Durch Ausdehnung des Granulationsgewebes an der Randzone vergrößert sich der ursprünglich hirsekorngroße Tuberkel, der außerdem später mit Tuberkeln der Nachbarschaft konfluieren kann. Verflüssigung des Käseherdes sowie Durchbruch desselben in die Nachbarschaft führt oft zur Bildung von Höhlen *(Kavernen)*, die durch Zusammenfließen beträchtlichen Umfang annehmen können. Bei der rein *exsudativen* Form handelt es sich ebenfalls um einen entzündlichen Prozeß, wobei das sich bildende Exsudat charakteristischerweise wiederum der Verkäsung mit nachfolgender Kavernenbildung verfallen kann. Ein typisches Beispiel ist die sog. käsige Pneumonie (vgl. S. 283). Die Heilungstendenz der vorwiegend produktiv-proliferativen Gewebsreaktion gibt sich durch Bindegewebsbildung *(Cirrhose)* zu erkennen. Cirrhotisch veränderte Bezirke unterliegen der Schrumpfung. Solche fibröse Umwandlung ist die Regel bei der Abheilung des Primärinfekts (s. S. 276), so daß als Residuum des Prozesses an der Eintrittsstelle und an der zugehörigen Lymphdrüse eine bindegewebige Narbe, oft mit Kalkablagerung, zurückbleibt, die keine Krankheitserscheinungen mehr verursacht, obwohl in ihr sehr oft virulente Tuberkelbacillen (Tierversuch!) erhalten bleiben. Nahezu alle Menschen, wenigstens in den Großstädten, werden einmal infiziert, aber nur 10% werden später tuberkulose*krank*.

Die Tatsache, daß der gleiche Bacillus verschiedenartige anatomische Veränderungen zu erzeugen vermag, ist eine eindrucksvolle Illustration für die Erkenntnis, daß auch hier wie bei jeder anderen Infektionskrankheit neben dem Erreger die besondere Art der Reaktion des Organismus das Entscheidende ist. Maßgebend für letztere sind verschiedene Faktoren: die *erbliche* und *erworbene Disposition* sowie gewisse *Änderungen der Reaktionslage* des Organismus gegenüber späteren tuberkulösen Infekten, verursacht durch die tuberkulöse Erstinfektion.

Die *erbliche Disposition* hat man in gewissen Merkmalen des Körperbaus und in bestimmten Konstitutionstypen[1] erkennen zu können geglaubt, und es wurde auf das auffallend häufige Zusammentreffen der Lungentuberkulose mit dem sog. Habitus phthisicus bzw. asthenicus hingewiesen. Dieser ist gekennzeichnet durch einen flachen Thorax, durch Enge der oberen Brustapertur, Verknöcherung des ersten Rippenknorpels, die Costa X fluctuans, zarten Knochenbau, geringes Fettpolster und Muskelschwäche sowie bisweilen durch Zeichen zurückgebliebener körperlicher, speziell sexueller Entwicklung im Sinne des Infantilismus. Da sich jedoch unter den Tuberkulösen auch ein nicht kleiner Prozentsatz findet, der dem athletischen Typus entspricht, hat man den sicher berechtigten Einwand gemacht, daß die als disponierend geltende Körperbeschaffenheit in Wirklichkeit als Folgeerscheinung einer in der Kindheit erfolgten tuberkulösen Infektion und dadurch bedingten Schädigung der Entwicklung gewertet werden könnte. Auf eine vererbte Disposition hat man aber auch deshalb geschlossen, weil sich anamnestisch für zahlreiche Kranke ein gehäuftes Vorkommen von Tuberkulose unter den nächsten Angehörigen ergibt. Jedoch ist hier daran zu erinnern, daß in Fällen gehäuften Auftretens der Tuberkulose in einer Familie die eminent wichtige Tatsache der erhöhten Exposition wahrscheinlich die bedeutsamere Rolle spielt. Die Widerstandsfähigkeit gegenüber der Tuberkulose ist zumal beim Säugling und Kleinkind besonders gering. Für eine gewisse Bedeutung der vererbten Disposition spricht immerhin recht überzeugend die Zwillingsforschung (DIEHL und v. VERSCHUER 1933). Diese hat ergeben, daß eineiige Zwillinge einen höheren Grad von Konkordanz sowohl bezüglich der Neigung zur Erkrankung an Tuberkulose allgemein (über 66% gegenüber 25% bei erbverschiedenen Zwillingsspaaren) als auch hinsichtlich des Zeitpunktes der Erkrankung und der speziellen Form der Lungentuberkulose erkennen lassen. In den Bereich der erbmäßig bedingten Disposition könnte auch der Umstand einbezogen werden, daß im Sinne von Organminderwertigkeiten beim Einzelindividuum ganz bestimmte Organe oder Organsysteme für fortschreitende tuberkulöse Erkrankungen anfällig sind.

Einer *erworbenen* (z. T. vorübergehenden) *Disposition* kommt ganz sicher eine sehr erhebliche Bedeutung zu. Eine Steigerung der Tuberkuloseempfänglichkeit ist immer dann zu beobachten, wenn Fehl- oder Unterernährung gegeben ist, wenn körperliche oder seelische Überbelastung die allgemeine Widerstandskraft schwächen. Diabetiker sind zur Tuberkulose besonders geneigt, offenbar auch Alkoholiker. Vor allem Masern und Keuchhusten, aber auch andere Infektionskrankheiten vermindern vorübergehend die Resistenz gegenüber dem Tuberkelbacillus. Chronische Bronchialkatarrhe (vgl. Bronchitis deformans S.258) scheinen das Haften von Tuberkelbacillen zu fördern. Mit der schlechten Blutversorgung der Lungen bei Kranken mit Pulmonalstenose erklärt man sich deren Neigung zur Lungentuberkulose. Kranke mit fortgeschrittener Spondylitis ankylopoetica und hochgradiger Einschränkung der Rippenatmung bekommen nicht selten eine Lungentuberkulose. Gravide tuberkulosekranke Frauen sind während und nach der Schwangerschaft wahrscheinlich etwas mehr zu Verschlechterungen des tuberkulösen Prozesses disponiert als außerhalb der Schwangerschaft. Sicher ist es berechtigt, das Stillen solchen Müttern zu widerraten, die einen irgendwie gearteten tuberkulösen Krankheitsprozeß zum Zeitpunkt der Geburt aufweisen, denn eine längere Stillperiode bedeutet der Erfahrung zufolge eine Schwächung

---

[1] *Konstitution* ist die einem Individuum eigentümliche Art der Reaktion sowohl auf Leistungen (physische und psychische) als auch auf krankhafte Einwirkungen von außen. Sie ist zwar vorwiegend *erbbedingt* und als solche gewissen Schwankungen, unter anderem innerhalb der verschiedenen Lebensabschnitte unterworfen; außerdem vermögen aber sicher auch gewisse *äußere* Einflüsse, z. B. manche Krankheiten, die Konstitution dauernd zu ändern.

der Resistenz gegenüber dem Tuberkelbacillus. Selbstverständlich streng untersagt ist im Hinblick auf die Widerstandslosigkeit des Säuglings das Stillen durch eine offentuberkulöse Mutter.

Daß die *tuberkulöse Erstinfektion* für die Reaktionsart des Organismus gegenüber einer späteren tuberkulösen Infektion von fundamentaler Bedeutung ist, lehrte der zuerst von R. Koch (1891) vorgenommene und später modifizierte sog. *Grundversuch:*

Bei einem gesunden Meerschweinchen bewirkt die Impfung mit Tuberkelbacillen nach fieberfreiem Intervall langsamen Temperaturanstieg und eine allmahliche Entwicklung einer Miliartuberkulose und ansgedehnte kasige Herde. Bei einer kunstlichen Neuinfektion eines bereits tuberkulosen Tieres beobachtet man dagegen sofortiges heftiges Fieber, aber nur von kurzer Dauer und nur geringfügige und bindegewebsreiche Herdbildungen mit ausgesprochener Heilungstendenz. Mitunter allerdings ist die beschleunigte Reaktion so stürmisch, daß sie zum Tode führt.

Das besagt: die Erstinfektion verleiht dem Körper gegenüber einer späteren Infektion einmal eine veränderte Reaktionsfähigkeit (= *Allergie*, s. S. 10), die übrigens der Tuberkulinprobe (s. unten) zugrunde liegt, andererseits eine relative *Immunität*.

Diese experimentell am Tier gewonnenen Erkenntnisse haben sich für die Beurteilung der Pathogenese der Tuberkulose des Menschen als außerordentlich bedeutsam erwiesen. Es zeigte sich namlich, daß fur die Entwicklung und den Verlauf der Tuberkulose des *Erwachsenen* zweifellos die in der Regel vorausgegangene erste Infektion in der Jugend von einer gewissen Bedeutung ist, indem hier die obenerwahnten immunisatorischen Vorgange im Sinne einer Umstimmung des Organismus eine wichtige Rolle spielen. Man hat daher die tuberkulose Ersterkrankung geradezu als „Immunisierungskrankheit" bezeichnet. Wahrend sich zwar in manchen Fallen an die Erstinfektion, speziell wenn sie in den ersten Lebensjahren erfolgt, unmittelbar eine weitere Ausbreitung der Tuberkulose in bösartiger Form mit fortschreitender Verkasung sowie Miliartuberkulose anschließt, beobachtet man in zahlreichen Fallen, insbesondere bei älteren Kindern, eine Ausheilung der primaren Lungentuberkulose, wobei die oben beschriebenen Bronchialdrüsenveranderungen als einziges klinisch greifbares Residuum zurückbleiben. Wenn nun spater bei erneuter Tuberkuloseerkrankung durch Aufflackern des ersten Herdes oder durch exogene Neuinfektion die Krankheit oft einen weniger bosartigen und milderen Charakter erkennen laßt, der in der Neigung zu chronischem Verlauf und vor allem ohne starkere Generalisierung, d. h. unter dem Bilde der gewohnlichen Lungentuberkulose des Erwachsenen zum Ausdruck kommt, so laßt sich das so deuten, daß die erste Infektion zwar keinen absoluten Schutz, aber haufig eine relative Immunitat hinterlaßt. Hierfur spricht auch u. a. die Beobachtung über den Verlauf der Tuberkulose bei solchen Erwachsenen, die, wie z. B. gewisse Volker (Neger, Kirgisen usw.), keine Gelegenheit zu einer Kindheitsinfektion hatten und spater nach erfolgter erster Infektion einer bösartigen Verlaufsart nach dem Vorbild der Sauglingstuberkulose erliegen. Daß aber nicht immer ein gewisser Schutz trotz fruherer Infektion besteht, beweist der gelegentliche maligne Verlauf der Tuberkulose Erwachsener, z. B. als kasige Pneumonie. Den Beweis fur die spezifische Umstimmung des Organismus durch die erfolgte Tuberkuloseinfektion bietet auch, wie erwähnt, die Reaktion gegenüber dem spezifischen Gift der Tuberkelbacillen, dem *Tuberkulin*.

Tuberkulinproben. Man unterscheidet Percutan-, Cutan-, Intracutan- und Subcutanproben. *Percutan-* oder *Salbenprobe* (Moro, Hamburger): Nach grundlicher Entfettung der Haut des Brustbeins mit Äther wird in einem Bezirk von etwa 5 cm Durchmesser ein hanfkorngroßes Stuck Tuberkulinsalbe 2 Minuten bis zur Eintrocknung eingerieben; bei positivem Ausfall erfolgt dort nach 24—48 Stunden Rotung und Schwellung. Da bei Erwachsenen trotz vorhandener Tuberkulinallergie diese Probe oft negativ ausfallt, ist die *Cutanimpfung nach* v. Pirquet anzuwenden: Auf der Haut der Streckseite des Vorderarms werden mit einem Impfbohrer oder einem stumpfen Messer an zwei verschiedenen Stellen ganz oberflächliche, nicht blutende Erosionen wie bei der Pockenimpfung gesetzt und auf die eine 1 Tropfen Tuberculinum Koch, auf die andere zum Vergleich sterile NaCl-Losung gebracht. Bei positiver Reaktion tritt an der Impfstelle im Lauf von 24—48 Stunden eine rote Quaddel von etwa 1 cm Durchmesser auf; bloße Rötung ohne Infiltration oder das Fehlen jeder Rötung bedeutet einen negativen Ausfall. Bei negativem Ausfall beider Proben wendet man die besonders empfindliche *Intracutanreaktion* von Mendel-Mantoux an: Man beginnt mit der intracutanen Injektion von 0,01 mg Alttuberkulin (0,1 der frisch bereiteten Losung 1 : 10000) an der Streckseite des Vorderarms; positiv ist die Reaktion, wenn innerhalb von 48 Stunden eine deutlich sichtbare und fühlbare Infiltration mit hyperämischem

Hof auftritt. Bei negativem Ausfall wiederholt man sie mit 0,1 mg (= 0,1 ccm von 1 : 1000) bzw. schließlich mit 1 mg. Noch höhere Konzentrationen sind wegen unspezifischer Reaktionen nicht anzuwenden. Die Probe ist völlig ungefährlich. Eine gelegentlich auftretende stärkere Rötung und Infiltration der Haut ist bedeutungslos[1]. — Die positive Tuberkulinprobe besagt, daß der Untersuchte mit Tuberkelbacillen einmal infiziert worden ist, ohne daß deshalb eine Tuberkuloseerkrankung aufgetreten sein mußte. Das von Tuberkulose vollständig freie Individuum verträgt Tuberkulin reaktionslos. So läßt sich, zumal bei Kindern, mit einer der Tuberkulinproben feststellen, ob eine Begegnung mit dem Tuberkelbacillus bereits stattgefunden hat oder noch nicht. Nachdem bei uns die meisten Erwachsenen eine Tuberkuloseinfektion durchgemacht haben, besitzen im Erwachsenenalter diese Proben keine große Bedeutung mehr. Im zeitlichen Zusammenhang mit Infektionskrankheiten, auch mit schweren tuberkulösen Krankheiten, kann eine vorher positiv gewesene Tuberkulinprobe vorübergehend negativ werden.

Von der Annahme ausgehend, daß nach erfolgter Infektion die Weiterentwicklung der Tuberkulose im wesentlichen von den verschiedenen *Immunitätslagen* des Organismus bestimmt wird, hat K. E. RANKE (1916) den Versuch gemacht, in Analogie zur Lues auch bei der Tuberkulose *drei verschiedene Stadien* zu unterscheiden: Die Krankheit beginnt mit dem sog. *Primärinfekt*, z. B. am häufigsten mit einem circumscripten aerogen entstandenen Lungenherd; an den Primärinfekt schließt sich regelmäßig eine spezifische Erkrankung der regionären Lymphdrüsen an[2], wobei die Drüsenaffektion oft viel mächtiger als der kleine Primärinfekt ist (und dadurch gelegentlich eine primäre Drüsentuberkulose vortäuscht). Dieser sog. *Primärkomplex*, d. h. primärer Organherd plus Drüsenaffektion, kann statt in der Lunge auch am Darm (in etwa 4—16% aller Lungentuberkulosen) und wesentlich seltener an den Gaumenmandeln, im Mittelohr, an der Conjunctiva, der Haut oder an der Wunde nach der rituellen Circumcision lokalisiert sein. Charakteristisch ist einerseits die hohe Empfänglichkeit des Kindesalters für derartige Erstinfektionen, andererseits die für die Mehrzahl der Fälle geltende erhebliche Spontanheilungstendenz des Primärkomplexes, der klinisch oft unbemerkt bleibt (*biologisch* allerdings nicht, wie die im späteren Leben sehr häufige positive Tuberkulinreaktion zeigt). Im gegenteiligen Falle kommt es zu dem ebenfalls fast stets in die Kindheit fallenden sog. *Sekundärstadium* von RANKE. Hier vergrößert sich entweder der primäre Herd oder, was viel häufiger ist, es findet nach seiner Abheilung von den regionär erkrankten Drüsen aus eine hämatogene Ausschwemmung von Tuberkelbacillen statt, wodurch in der Lunge, aber auch in entfernten Organen spezifische Erkrankungen oder toxische Wirkungen, wie skrofulose Ekzeme und Schleimhautkatarrhe, Phlyktänen usw., entstehen. Das Sekundärstadium wird durch die vom Primärinfekt herrührende Allergie (s. oben) erklärt. Charakteristisch ist hier die geringe Reaktion der Lymphdrüsen im Gegensatz zum Primärinfekt, ein Beweis für die eingetretene Umstimmung der Gewebe. Das Sekundärstadium kann sich über Jahre erstrecken; dieser Periode der tuberkulösen Dissemination entsprechen die verschiedenen verkalkten Drüsen und Organherde, die man bei der Sektion Erwachsener findet. Im Gegensatz zu gewissen seltenen deletären Verlaufsformen (Miliartuberkulose) verläuft dies Stadium in der großen Mehrzahl der Fälle oft unter wenig markanten Erscheinungen, bisweilen abortiv, und hat wie das Primärstadium eine ausgesprochene Neigung zur Ausheilung. Das *Tertiärstadium* endlich ist durch eine isolierte Organtuberkulose (Lungen, Nieren usw.) charakterisiert, bei der die intracanaliculare Ausbreitung anstatt der hämatogenen und lymphogenen Ausbreitung eine Hauptrolle spielt. Die Beschränkung der Krankheit auf ein oder wenige Organe wird durch die auch in früheren Stadien erworbene relative Immunität erklärt. Gegen die RANKEsche Stadienlehre und Immunitätstheorie wurden verschiedentlich Einwände erhoben. Insbesondere zeigte sich unter anderem, daß sich anatomisch oft Übergänge zwischen dem Sekundär- und Tertiärstadium nachweisen lassen und daß vor allem auch *unspezifische* Einflüsse mannigfacher Art für den Verlauf einer Tuberkulose eine entscheidende Rolle spielen. Deshalb hat es sich weitgehend eingebürgert, einerseits von einer primären, andererseits von einer postprimären Tuberkulose zu sprechen.

Am Schluß der Abhandlung über immunisatorische Vorgänge bei der tuberkulösen Infektion muß aber nachdrücklich betont werden, daß für das Schicksal

---

[1] Die beschriebenen Proben werden heute auch u. a. bei der Auswahl des Personals zur Pflege Offentuberkulöser verwendet; es werden nur tuberkulinpositive Personen eingestellt, da man bei diesen das Vorhandensein einer relativen Immunität voraussetzen darf (vgl. S. 103, Abs. 4). Von besonderer Bedeutung sind sie ferner bei der Untersuchung von Kindern, die sich in einem tuberkulösen Milieu befinden.

[2] Diese Regel gilt so ausnahmslos, daß bei Fehlen der Drüsenbeteiligung mit Sicherheit geschlossen werden darf, daß der betreffende Lungenherd kein Primärinfekt ist, sondern einer späteren Epoche angehört.

der Gefährdeten wie der Erkrankten die *allgemeine Widerstandskraft* ganz bestimmt wesentlich bedeutsamer ist als jene durch die Erstinfektion eingetretene relative spezifische Immunität.

Die Entwicklung einer Tuberkulosekrankheit kann auf verschiedene Weise vor sich gehen (s. S. 276). Der intrapulmonale Primärinfekt kann sich in Form einer Primärherdinfiltrierung vergrößern und durch Verkäsung *(Primärherdphthise)* ein akutes schweres Krankheitsbild darbieten. Die tuberkulöse Entzündung der regelmäßig miterkrankten mediastinalen Lymphdrüsen kann eine Kompressionswirkung auf die Bronchien ausüben, kann aber vor allen Dingen im Falle der Verkäsung und Erweichung zum *Durchbruch in den Bronchus* führen. Und schließlich stellen die mediastinalen Lymphdrüsen einen für später sehr bedeutsamen Herd dar, weil die in ihm abgesiedelten Tuberkelbacillen jederzeit bei einer Schwächung der allgemeinen Widerstandskraft auf *lympho-hämatogenem Wege* in die Lungen, an die serösen Häute, in Lymphknoten und Milz, in die Nieren, in die Leber, in die Genitalorgane, in die Knochen und Gelenke, in die Nebennieren und in die Haut verstreut werden können. Bei reichlicher Überschwemmung des Körpers mit Tuberkelbacillen entsteht die *Miliartuberkulose* (vgl. S. 106). Wenn die Ausbildung neuer Herde mit dem Primärkomplex insofern in Zusammenhang steht, als nach einem mehr oder weniger langen zeitlichen Abstand von dessen Entstehung entweder der abgekapselte Lungenherd selbst, was sehr selten ist, oder ungleich häufiger der zugehörige Lymphdrüsenherd aktiviert wird, dann spricht man von *endogener Reinfektion*. Unter *exogener Reinfektion* versteht man eine von außen, und zwar gewöhnlich aerogen erfolgende erneute Infektion. Bei der endogenen Reinfektion würde also nur eine Reaktivierung im Bereich des Primärkomplexes durch Momente, die die Widerstandsfähigkeit des Körpers schwächen, erfolgen, während bei der exogenen Reinfektion eine Neuherdbildung nach Wiederansteckung vorliegt. Für das Vorkommen letzterer spricht die statistisch feststehende erhöhte Tuberkulosemorbidität der beruflich mit der Krankheit dauernd in Berührung kommenden Personen (Krankenschwestern usw.).

Von der Reinfektion begrifflich zu trennen ist die sog. *Superinfektion*, welche die Verschlimmerung einer bestehenden aktiven Erkrankung durch erneute Bacillenzufuhr von außen bedeutet. Es handelt sich hierbei um einen zur Zeit noch umstrittenen Fragenkomplex. Gegen die Wahrscheinlichkeit des Vorkommens einer Superinfektion spricht unter anderem die Erfahrung über das Fehlen derartiger Exacerbationen einer vorhandenen Tuberkulose auf den Krankenhausabteilungen mit Offentuberkulosen, wo die Möglichkeit gegenseitiger Superinfektion reichlich gegeben wäre.

Für die Ausbreitung der Krankheit spielt schließlich die Verschleppung des aus erweichten Herden stammenden infektiösen Materials eine sehr große Rolle (sog. *intracanaliculäre Ausbreitung*), so z. B. das Hinabfließen von bacillenhaltigem Sekret aus tuberkulösen Lungenkavernen in die Bronchien der unteren Lungenabschnitte, die sekundäre Entwicklung einer Schleimhauttuberkulose im Kehlkopf und im Darm durch Kontakt mit dem Sputum sowie die tuberkulöse Erkrankung der Harnleiter und der Blase als Folge einer Nierentuberkulose.

Hier sei auf die verschiedenen der Tuberkulose der einzelnen Organe gewidmeten Kapitel hingewiesen (Miliartuberkulose einschließlich Meningitis tuberculosa S. 106, Kehlkopftuberkulose S. 246, Lungentuberkulose S. 276, Darmtuberkulose S. 389, Peritoneal- und Mesenterialtuberkulose S. 411 bzw. 415, Tuberkulose der Nieren und der harnableitenden Wege S. 482, Gehirntuberkel S. 652).

Tuberkulose-Schutzimpfung. Um die erwähnte veränderte Reaktionsfähigkeit und relative Immunität (s. S. 103) künstlich zu erzeugen, haben CALMETTE und GUÉRIN eine Aufschwemmung lebender, aber durch bestimmte Verfahren avirulent gemachter boviner Tuberkelbacillen solchen Kindern einverleibt, bei denen die negative Tuberkulinprobe erwies, daß sie mit dem Tuberkelbacillus noch nicht in Berührung gekommen sind. Man kann die Vaccine peroral geben, pflegt aber heute meist nach dem Vorschlag von WALLGREN den Impfstoff streng intracutan am Oberschenkel zu applizieren (0,1 ccm BCC-Impfstoff der Behringwerke). Dabei bildet sich zunächst eine Quaddel und 3—4 Wochen später ein bläulichrötliches Knötchen, welches ulcerieren kann und regelmäßig eine geringe Schwellung der regionären Lymphdrüsen zeitigt. Im Lymphdrüsenbereich findet aber keine Verkäsung statt. Die Impfung kann als erfolgreich angesehen werden, wenn bei den Geimpften 6—8 Wochen später die Tuberkulinprobe sich als positiv erweist. Die positive Tuberkulinprobe pflegt dann einige Jahre lang bestehen zu bleiben. Es wird empfohlen, diese Impfung bei tuberkulinnegativen Kleinkindern durchzuführen, ebenso bei tuberkulinnegativen Erwachsenen, die röntgenonologisch keine Zeichen eines abgeheilten Primärinfekts aufweisen, aber einer erhöhten Exposition in ihrem Beruf ausgesetzt sind (Pflegekräfte auf Tuberkulosestationen, technische Assistentinnen usw.). Statistisch dürfte der Beweis erbracht sein, daß erfolgreich geimpfte Kinder gegen Primärtuberkulosen und schwere hämatogene Verlaufsformen (Miliartuberkulose) weitgehend gefeit sind. Im Anschluß an Infektionskrankheiten, speziell Masern und Keuchhusten, soll nicht geimpft werden. Geimpfte Kinder sind bis zum Positivwerden der Tuberkulinreaktion besonders streng vor dem Kontakt mit Offentuberkulosen zu bewahren.

Miliartuberkulose

Unter Miliartuberkulose versteht man die auf dem Blutwege erfolgende akute Aussaat zahlreicher Tuberkelbacillen in die verschiedensten Organe, ausgehend von einem bereits im Körper vorhandenen tuberkulösen Herd, wobei die Ansiedelung der Tuberkelbacillen die Entstehung kleinster als Miliartuberkel[1] bezeichneter Wucherungen von tuberkulösem Granulationsgewebe bewirkt (vgl. S. 101). Es handelt sich demnach um eine Tuberkelbacillensepsis.

Der Einbruch tuberkulösen Materials in die Blutbahn erfolgt meist in die Venen, zum Teil durch Vermittlung der Lymphwege, speziell des Ductus thoracicus. Häufigste Ausgangspunkte der Überschwemmung des Körpers mit Tuberkelbacillen sind verkäste Lymphdrüsen, insbesondere Bronchialdrüsen; gelegentlich erfolgt die Aussaat auch von tuberkulösen Herden in den Lungen, von erkrankten Pleuren, Knochen, Gelenken oder Urogenitalorganen. Seltener kommt der tuberkulöse Intestinaltractus als Ausgangspunkt in Frage. Fortgeschrittene Lungentuberkulose, soweit sie nicht ganz akut verläuft, führt bemerkenswerterweise selten (in etwa 2%) zu Miliartuberkulose.

Die Miliartuberkulose befällt vor allem Kinder und *jugendliche* Individuen. Mitunter erfolgt der Ausbruch der Krankheit im Gefolge anderer akuter Erkrankungen, vor allem Masern. Als auslösende Faktoren gelten Traumen, Operationen, Schutzimpfungen, aber auch schon der plötzliche Übergang in ein sog. Reizklima (See, Hochgebirge usw.).

Krankheitsbild. Es lassen sich drei verschiedene Verlaufsarten unterscheiden: die *typhöse*, die *meningitische* und die *pulmonale* Form; doch werden gewöhnlich Mischformen beobachtet. Während die Ansiedlung von Miliartuberkeln in zahlreichen Organen klinisch überhaupt keine Symptome verursacht, bewirkt dieselbe im Gehirn und in der Lunge charakteristische Krankheitsbilder.

Der Beginn der Krankheit erfolgt aus scheinbar voller Gesundheit oder im Verlauf einer bereits bestehenden, d. h. klinisch manifesten, tuberkulösen Erkrankung. Die *typhöse* Form zeigt das Bild einer schweren Allgemeininfektion mit zunehmendem schwerem Krankheitsgefühl, Mattigkeit, Kopfschmerzen, jedoch ohne ausgeprägte Lokalsymptome. Das langsam ansteigende Fieber oder eine Continua erinnert an die Temperaturkurve bei Typhus, in anderen Fällen ist es remittierend oder völlig unregelmäßig. Stets ist Pulsbeschleunigung vorhanden. Ein Milztumor ist nicht konstant. Dagegen beobachtet man schon frühzeitig neben ausgesprochener Hautblässe eine deutliche, wenn auch anfangs geringe Cyanose, die um so auffälliger ist, als sie sich aus dem negativen physikalischen Herz- und Lungenbefund nicht erklären läßt.

---

[1] Milium, latein. Hirsekorn.

Die Diazoreaktion des Harns ist positiv. Die Leukocytenzahl ist nicht vermehrt, oft herabgesetzt, die Eosinophilen sind stark vermindert oder fehlen, und vor allem sind die Lymphocyten stets relativ vermindert, was diagnostisch besonders wichtig ist. Beschleunigung der Senkungsreaktion der Erythrocyten kann fehlen. Schließlich wird mitunter ein roseolaartiger Ausschlag beobachtet. Im Endstadium entwickelt sich oft ein meningitisches Syndrom.

Bei der *pulmonalen Form*, der man häufig bei alten sowie dekrepiden Individuen begegnet, lassen sich frühzeitig Symptome konstatieren, die auf die Beteiligung der Lunge hinweisen. Der Beginn ist teils akut unter dem Bilde einer Pneumonie, bisweilen eingeleitet von einem Schüttelfrost, oder auch hier schleichend. Frühzeitig macht sich eine auffallende Beschleunigung der Atmung bemerkbar, zu der bald wachsende Cyanose hinzutritt, die sehr hohe Grade erreichen kann, ferner trockener Husten.

Der physikalische Lungenbefund ist anfangs, abgesehen von etwaigen älteren Herden, völlig negativ, später wird der Klopfschall etwas tympanitisch, bisweilen unter gleichzeitiger Entwicklung einer mäßigen Lungenblähung. Schließlich kommt es mitunter auch zu kleineren Dampfungsbezirken. Auskultatorisch ist anfangs nur ein rauhes verschärftes Atemgerausch, später spärlich Knisterrasseln sowie gelegentlich pleuritisches Reiben, daneben mitunter auch Giemen infolge der begleitenden Bronchitis zu hören.

Sputum fehlt oder ist nur spärlich, es ist schleimig, seltener hämorrhagisch. Diagnostisch besonders wichtig ist der durch die Röntgenphotographie zu führende Nachweis kleinster Lungenherde, die in Form von hirsekorn- und stecknadelkopfgroßen, unscharf begrenzten, zum Teil miteinander konfluierenden zarten Flecken in ungleichmäßig verschattetem Grunde eine marmorierte Zeichnung bewirken und oft schon im Initialstadium der Krankheit, lange vor Eintritt der Cyanose, Dyspnoe usw. konstatierbar sind. Das Sensorium pflegt bei dieser Form lange Zeit erhalten zu sein. Der Tod erfolgt unter den Erscheinungen des Lungenödems.

Bei der *meningealen* Form, die namentlich bei jugendlichen Individuen, vor allem bei Kindern (oft sind hier Masern oder Keuchhusten vorausgegangen) beobachtet wird — bei letzteren ist sie die typische Form der Miliartuberkulose —, beherrschen die Zeichen der *Meningitis* das Bild: **Meningitis tuberculosa**. Nach unbestimmten Prodromalerscheinungen wie Mattigkeit, Verstimmung, Appetitmangel setzen als erste Symptome Kopfschmerzen mit wachsender Intensität ein, zu denen sich Nackensteifigkeit, Trübung des Bewußtseins mit Delirien und vor allem die für die an der Hirnbasis sich lokalisierende tuberkulöse Meningitis charakteristischen Hirnnervenlähmungen mit Ptose, Strabismus, Facialislähmung hinzugesellen. Letztere können zeitweise wieder verschwinden. Mitunter kommt es zu einer vorübergehenden motorischen Aphasie. Das Fieber ist oft nicht besonders hoch und von unregelmäßigem Verlauf; nicht selten besteht Pulsverlangsamung. Bald pflegt sich das bei der epidemischen Meningitis (S. 80) genauer geschilderte charakteristische volle Krankheitsbild mit Nackenstarre, KERNIGschem Zeichen, Kahnbauch, Neuritis optica, Hyperästhesie der unteren Extremitäten, Lähmung der Harnblase usw. zu entwickeln; bei alten Leuten ist das Bild mitunter weniger charakteristisch, die Nackenstarre kann hier fehlen.

Die Lumbalpunktion ergibt oft einen völlig klaren oder nur wenig getrübten oder auch leicht gelben Liquor, meist mit erhöhtem Eiweißgehalt; im Sediment dominieren unter den stets vermehrten Zellen in der Regel die Lymphocyten (bei Kindern allerdings oft umgekehrt die Leukocyten).

Das beim Stehen des Liquors bei 40° sich fast immer abscheidende schleierartige Fibringerinnsel hat große diagnostische Bedeutung. Mitunter enthält es Tuberkelbacillen. Durch den Tierversuch, auch durch das Kulturverfahren, sind die Tuberkelbacillen fast immer nachweisbar. Reichlich lassen sich Bacillen post mortem im Liquor nachweisen, was u. a. in *den* Fällen praktisch wichtig ist, wo keine Sektion, wohl aber eine Lumbalpunktion nach dem Tode möglich ist. Der Chlorgehalt des Liquors ist stets vermindert (diagnostisch wichtig!);

er beträgt normal 720—750 mg-%; ebenso charakteristisch ist der Zuckerschwund des Liquors (vgl. S. 85) sowie eine Verschiebung der Goldsolkurve mit tiefer Zacke. *Starke* Verminderung des Zuckers etwa auf 30—35 mg-%, des Chlors auf 600 oder 500 sowie ausgepragte lymphocytare Pleocytose genugen bereits zur Sicherung der Diagnose.

Auch im weiteren Verlauf pflegen bei der tuberkulösen Meningitis die übrigen Erscheinungen der Miliartuberkulose völlig im Hintergrunde zu bleiben; in manchen Fällen jedoch kann sich neben dem cerebralen Bilde das oben beschriebene pulmonale Syndrom mit Dyspnoe und Cyanose entwickeln. Die Krankheitsdauer der ausgeprägten und unbehandelten Meningealtuberkulose beträgt etwa 2—3 Wochen. Das Leiden verlief früher bei Kindern ausnahmslos tödlich. Nur selten kamen Remissionen von einigen Wochen Dauer vor, die eine Heilung aber nur vortäuschten. Bei Erwachsenen soll in ganz vereinzelten Fällen eine Spontanheilung beobachtet worden sein.

Von klinisch wahrnehmbaren Veränderungen an anderen Organen ist im Verlauf der verschiedenen Formen der Miliartuberkulose die Entwicklung von ophthalmoskopisch am Augenhintergrund feststellbaren *Chorioidaltuberkeln* hervorzuheben, kleinen gelbweißen, etwas erhabenen Knötchen, die sich hauptsächlich an der Peripherie des Augenhintergrundes entwickeln. Ihre Feststellung ist von größter diagnostischer Bedeutung. Auch Stauungspapille kann gefunden werden.

Anatomischer Befund. In jedem Fall von Miliartuberkulose läßt sich ein, wenn auch kleiner älterer Tuberkuloseherd als Ausgangspunkt der Erkrankung nachweisen. Miliartuberkel finden sich in fast allen Organen, am reichlichsten in den Lungen, nachstdem in Leber, Milz, Nieren, Meningen, Schilddruse usw. Bei langerer Dauer der Krankheit zeigen sie bisweilen ungleiche Große und können sogar bis zu Erbsgröße anwachsen.

Bei der **Diagnose** der Miliartuberkulose hat man anamnestische Daten über frühere Tuberkuloseerkrankungen sowie Drüsen- und Knochennarben, ferner das Bestehen einer floriden Tuberkulose (Lunge usw.) zu berücksichtigen. Das Anfangsstadium, das oft keinerlei alarmierende Zeichen darbietet und weder eine charakteristische Fieberkurve noch markante Organsymptome zeigt, wird oft verkannt.

Der Nachweis der Beteiligung der Lunge im Röntgenbild als Frühsymptom (s. oben) bei allen Formen der Erkrankung ist von hohem diagnostischem Wert, jedoch hüte man sich vor gewissen Verwechslungen (in Betracht kommen vor allem die Stauungslunge, s. S. 294, ferner disseminierte Bronchopneumonien nach Grippe, Metastasen des Chlorionepithelioms sowie die sehr seltene miliare Carcinose). Auch der Morbus BOECK-BESNIER-SCHAUMANN kann Röntgenbilder verursachen, die einer Miliartuberkulose nicht unahnlich sind. Die Entwicklung der Aderhauttuberkel fallt in der Regel erst in die spateren Stadien der Krankheit. Bei der typhosen Form hat man sich im Hinblick auf das allgemeine Krankheitsbild, die positive Diazoreaktion und die etwa vorhandene Leukopenie vor einer Verwechslung mit Abdominaltyphus zu hüten. Der Nachweis von Tuberkelbacillen im zirkulierenden Blut hat keinen diagnostischen Wert, da er oft nach LIEBERMEISTER auch bei chronischen Organphthisen gelingt.

Therapie. Hinsichtlich der früher nahezu infausten Prognose der Miliartuberkulose und der praktisch völlig infausten Prognose der Meningealtuberkulose ist durch die Einfuhrung der tuberkulostatischen Substanzen ein deutlicher Wandel eingetreten. Es handelt sich um das Streptomycin (s. S. 14), um die Isonicotinsaurehydracide (Neoteben, Rimifon) und um die Paraaminosalicylsaure, im Handel unter den Bezeichnungen Pasalon „Bayer", PAS-Casella, PAS „Herbrand" und PAS-Rheinpreußen. Die gleichzeitige Verwendung von zwei der genannten Substanzen zum Zweck einer additiven Wirkung und zur Verminderung der möglichen Resistenzsteigerung der Bakterien ist empfehlenswert, und zwar etwa in folgender Weise: 5 Monate hindurch Rimifon oder Neoteben peroral (taglich 10 mg/kg Körpergewicht). Dazu Streptomycin 2mal taglich 0,5 g intramuskular, und zwar wahrend des 1. Monats täglich, wahrend des 2. und 3. Monats 3mal wochentlich und während des 4. und 5. Monats 2mal wöchentlich. Außerdem Streptomycin intralumbal (zunächst 2 Wochen lang taglich 50 mg, dann 6 Wochen lang 3mal wochentlich 50 mg, dann im 3. Monat 2mal wochentlich und schließlich im 4. und 5. Monat 1mal wochentlich). Nebenerscheinungen einer so lang dauernden Streptomycinbehandlung konnen in Form von Übelkeit, Brechreiz und Schwindel auftreten, insbesondere kann es zu u. U. irreversiblen Schädigungen des N. vestibularis, selbst des N. acusticus kommen. Auch Überempfindlichkeitsreaktionen an der Haut sind möglich, und als gefährlichere Nebenerscheinungen können Anämien und Leukopenien bis zu Agranulocytosen in Erscheinung treten. Besser verträglich und offensichtlich gleich wirksam ist das Dihydrostreptomycin, so daß dessen Verwendung zu den intramuskulären Injektionen empfohlen werden kann. Für die intralumbalen Injektionen ist es jedoch nicht brauchbar, weil es zu starke Reizerscheinungen an den Meningen hervorruft. Isonikotinsäurehydracid soll bei Infektionen mit dem Typus bovinus wirkungslos sein. In solchen Fällen oder auch dann, wenn eine perorale Medikation nicht möglich ist, kann zusammen mit Streptomycin PAS in Form von Infusionen (30—40 g pro Tag) gegeben werden. Wichtig ist ein möglichst frühzeitiger Behandlungsbeginn.

Bei der sehr selten Sepsis tuberculosa acutissima, die in wenigen bis zu 14 Tagen unter einem typhusartigen Bilde (daher die Bezeichnung Typhobacillose) zum Tode führt, finden sich an Stelle der Miliartuberkeln multiple Nekrosen mit Tuberkelbacillen ohne sonstige spezifische tuberkulöse Gewebsreaktionen. Tuberkelbacillen sind im Blut gewöhnlich nachweisbar. Die Krankheit kann zu höchstgradiger Leukocytose mit zahlreichen Myeloblasten im peripheren Blut führen.

Brucellosen

Die Brucellosen umfassen eine Gruppe von Krankheiten, die bakteriologisch, klinisch und serologisch weitestgehende Ähnlichkeit zeigen; übereinstimmend ist auch ihr wesentlicher Charakter als Tierseuchen, die nur gelegentlich den Menschen befallen (genannt sind sie nach dem Entdecker des Maltafiebererregers D. BRUCE). In den Mittelmeerländern ist das *Maltafieber* heimisch, in den gemäßigten Zonen Europas und Nordamerikas die BANGsche *Krankheit*. Neuerdings wurden auch in den Vereinigten Staaten und in der Schweiz Brucellosen, ausgehend vom Schwein *(Brucella suis)* beobachtet. Gemeinsam ist den Brucellen die Affinität zu den männlichen und weiblichen Geschlechtsorganen, einschließlich der Milchdrüsen, bei den befallenen Tieren.

Die Bangsche Krankheit (Febris undulans abortus)

tritt nach dem Genuß von roher Milch infizierter Kühe auf, meist jedoch als Berufskrankheit, und zwar namentlich bei landwirtschaftlichen Berufen und Personen, die mit Vieh in Berührung kommen (Melker, Tierpfleger, Tierärzte, Schlachthofpersonal usw.). Das männliche Geschlecht dominiert: Kinder erkranken auffallend selten. *Infektionsquelle* sind an „fieberhaftem Abort" („seuchenhaftem Verkalben") leidende Kühe.

Der *Erreger* (Brucella BANG, genannt nach dem dänischen Tierarzt BERNH. BANG, Entdecker des Abortusbacillus des Rindes 1896) findet sich reichlich im Scheidensekret, in der Placenta und vor allem in den Organen der Frucht und außerdem oft im Euter (Milch!); er ist ein kleines, unbewegliches, gramnegatives kokkenähnliches Bacterium, das nur schwer zu züchten und gegen Austrocknung ziemlich widerstandsfähig ist. Morphologisch und kulturell ist es nicht sicher vom Maltafiebercoccus zu unterscheiden. Für Laboratoriumsinfektionen eignet sich am besten das Meerschweinchen. *Eintrittspforte* sind der Magen-Darm-Kanal und die Haut. Niemals treten Massenerkrankungen auf; auch ist die Infektiosität des Erregers nicht sehr groß, wie sich einerseits aus dem sehr häufigen Vorhandensein von BANG-Bacillen in der Marktmilch, andererseits aus dem relativ seltenen Auftreten der Krankheit beim Menschen ergibt. Der Erreger ist im Gegensatz zum Maltafiebererreger in den Ausscheidungen des Menschen *nicht* enthalten.

Krankheitsbild. Nach einer Inkubation von 2—4 (3—6) Wochen treten Abgeschlagenheit, Kopfschmerzen, Appetitmangel und Fieber auf (Schüttelfrost ist selten), auch besteht oft Neigung zu starkem Schwitzen. Das Fieber ist teils remittierend, teils intermittierend, seltener zeigt es ein wellenförmiges („undulierendes") An- und Abschwellen. Flüchtige Exantheme kommen anfänglich manchmal vor, bisweilen zeigen sich deutliche Lymphdrüsenschwellungen. Fast stets ist ein Milztumor vorhanden, der mitunter erst im weiteren Verlauf der Krankheit deutlich wird und gelegentlich sehr beträchtlich ist. Auch die Leber ist oft etwas vergrößert. Meist besteht eine relative Bradykardie. Das Blut zeigt Leukopenie, erhebliche Lymphocytose, starke Verminderung der Eosinophilen; die Blutsenkung ist nicht wesentlich beschleunigt. Die Diazoreaktion im Harn ist mitunter positiv. Das Sensorium bleibt dauernd frei. Als *Komplikationen* kommen Orchitis, Mastitis, Parotitis, Thrombophlebitiden sowie bei cutaner Infektion papulöse Dermatitiden, gelegentlich mit Blasenbildung, und manchmal rheumatoide Gelenkschwellungen vor, welche gegen Salicyl und Pyramidon refraktär sind. Gravide Frauen abortieren. Wiederholt wurde die Entstehung einer ulcerösen Endokarditis mit Ansiedlung von BANG-Bacillen auf den Herzklappen beobachtet. Eine fortschwelende Hepatopathie vermag durch chronisch interstitielle Bindegewebsbildung nach Jahren zur Lebercirrhose zu führen. Als spät sich manifestierende Nachkrankheit kommt eine BANG-Bacillen-Osteomyelitis, vor allen Dingen in den Wirbelkörpern, nicht selten zur Beobachtung. Die Dauer der Krankheit beläuft sich auf mindestens einige Wochen, oft auf viele Monate (sogar bis zu 2 Jahren!). Um so auffallender ist die geringe Störung des subjektiven Befindens und das Fehlen stärkerer Gewichtsabnahme. Die Letalität betrug früher 2—5%, dürfte auf Grund der modernen antibiotischen Behandlung heute wesentlich geringer sein. Die Immunität nach Überstehen der Krankheit ist nicht von langer Dauer. Es kommen auch *latente* Infektionen bei Berufspersonal vor. Gegebenenfalls ist die Krankheit als Unfallfolge anzuerkennen.

Pathologisch-anatomisch finden sich in Milz, Leber, Nieren, Knochenmark und Lymphdrüsen granulomartige Wucherungen der reticuloendothelialen Zellen, exsudative Prozesse geringeren Ausmaßes und stellenweise Nekrosen. Innerhalb der infektiösen Granulome finden sich bisweilen Riesenzellen wie in den Tuberkeln.

Die **Diagnose** stützt sich vor allem auf die von der 2.—3. Woche an nachweisbare *Agglutination* der Abortusbacillen mit einem Titer von mindestens 1 : 100, sicherer 1 : 200 (sie bleibt jahrelang positiv); jedoch ist bei Berufspersonal wegen etwaiger latenter Durchseuchung Vorsicht in der Beurteilung geboten. In diesen Fällen ist nur ein Titeranstieg während der Krankheit beweisend. Auch die bis zur Nekrose führende *Lokalreaktion*, verbunden mit Fieber und Drüsenschwellung nach intracutaner Injektion von 0,1—0,3 ccm eines BANG-Bacillenautolysates, läßt sich verwerten. *Differentialdiagnostisch* kommen Typhus, Tuberkulose, Grippe, Lentasepsis, das PFEIFFERsche Drüsenfieber, die abdominelle Form der HODGKINschen Krankheit sowie Maltafieber in Frage.

Therapie. In vitro erweisen sich die BANG-Bazillen als empfindlich gegenüber Streptomycin, Aureomycin, Terramycin und Chloromycetin. Eine Kombination von Streptomycin mit einem der genannten anderen Antibiotica hat sich zumal bei der Behandlung der frischen Brucellose gut bewährt. Dieser Behandlung gegenüber haben die früher geübte Anwendung der Febris undulans-Vaccine und die früher viel gebrauchte unspezifische Fiebertherapie an Bedeutung verloren.

Prophylaktisch kommt bei Tierärzten entsprechender Schutz (Gummihandschuhe, desinfizierende Salben) namentlich bei geburtshilflichen Handlungen in Betracht. Aktive Immunisierung ist noch nicht eingeführt. Milch von BANG-Kühen ist nach dem deutschen Reichsmilchgesetz zu pasteurisieren. Meldepflicht s. S. 17. Isolierung der Kranken ist nicht notwendig.

Das Maltafieber (Febris undulans melitensis)

auch Mittelmeer-, Gibraltar- oder neapolitanisches Fieber bzw. Febris undulans BRUCE genannt, wird in den Küstengebieten des Mittelmeers, aber auch in anderen subtropischen Ländern, wie Amerika, Westindien, beobachtet; endemische Herde kommen nur südlich des 45. Breitengrades vor.

Der *Erreger* ist der sehr kleine, etwas elliptische Mikrococcus (Brucella) melitensis. Er färbt sich leicht mit Anilinfarbstoffen, ist gramnegativ, wenig resistent gegen Sonnenlicht und Wärme, verträgt dagegen längere Zeit Austrocknung. Im Gegensatz zur Brucella abortus läßt er sich leicht züchten und bildet auf Ascitesagar kleine zarte Kolonien; rasches Wachstum erfolgt in Lackmus-Ziegenmilch. Infektionsquelle ist im wesentlichen nur die Ziege (selten Rind und Schaf). Eine Übertragung gelingt leicht subcutan und intravenös bei Affen sowie durch Fütterung bei Ziegen, die, ohne selbst zu erkranken, den Erreger mit der Milch und dem Harn ausscheiden. Eintrittspforten sind vor allem der Verdauungskanal, aber auch die Atmungswege, Augen, Genitalien sowie die Haut. Der Erreger ist viel mehr pathogen als der BANG-Bacillus und sehr viel infektiöser als dieser.

Krankheitsverlauf. Die Angaben über die Inkubation schwanken (20—42 Tage, im Mittel 14 Tage). *Prodromalerscheinungen* sind Kopfschmerz, Appetitmangel, Schlaflosigkeit. Das Fieber, das in der Regel allmählich ansteigt und nur selten mit Schüttelfrost akut beginnt, zeigt morgendliche Remissionen, welche charakteristischerweise von sehr heftigen Schweißausbrüchen begleitet sind. Die Temperaturkurve zeigt im weiteren Verlauf das gleiche Verhalten wie bei der BANGschen Krankheit und weist hier öfter ein wellenförmiges Auf- und Absteigen auf („undulant fever"). Der Puls bleibt hinter der Temperatur zurück. Es bestehen regelmäßig Milztumor sowie Vergrößerung der Leber, oft schmerzhafte Gelenkschwellungen, ähnlich der Polyarthritis, sowie heftiger Kopfschmerz, mitunter ferner eine subikterische Hautfarbe. Im weiteren Verlauf treten häufig Neuralgien, oft auch Orchitis auf. Die Diazoreaktion im Harn ist negativ. Es besteht Leukopenie mit relativer Lymphocytose und starker Vermehrung der Mononuclearen; die Blutsenkung ist nicht beschleunigt.

Die Dauer der Krankheit beträgt meist viele Monate. Eine Anämie erheblichen Grades, starke Entkräftung und erheblich verzögerte Rekonvaleszenz mit Reizbarkeit, Schlaflosigkeit und Neuralgien (Trigeminus, Intercostales, Ischiadicus) sind regelmäßige Begleiterscheinungen. Die Letalität ist größer als bei BANGscher Krankheit und beträgt 3—20%. Gelegentlich werden Abortivformen von wenigen Tagen Dauer beobachtet.

Die **Diagnose** ist infolge der wenig charakteristischen Symptome oft nicht leicht. Die sehr große Ähnlichkeit mit dem Krankheitsbild der Abortus-Brucellose wurde schon erwähnt; jedoch verläuft letztere in der Regel leichter. Beweisend ist die Züchtung des Erregers aus dem Blut, evtl. aus dem Harn. Die positive Agglutination gestattet nicht ohne weiteres eine Unterscheidung von BANGscher Krankheit. Vor der Punktion der Milz, die reichlich Maltafieberkokken enthält, ist wegen der Gefährlichkeit des Eingriffs zu warnen. Die Provenienz der Kranken aus verseuchten Gegenden kann bei unklarem Bilde als Fährte dienen. *Differentialdiagnostisch* kommen Typhus, Paratyphus, Sepsis, Malaria, Polyarthritis, Tuberkulose und Dengue in Betracht. Die frühzeitig sich entwickelnde Anämie ist diagnostisch verwertbar. Die Therapie entspricht derjenigen der BANGschen Krankheit.

Epidemiologisch kommt für die Verbreitung des Maltafiebers fast ausschließlich die Ziege, und zwar der Genuß von roher Ziegenmilch oder Ziegenkäse, aber auch die Verunreinigung mit Ziegenharn in Frage. Vermeidung dieser Infektionsquellen in verseuchten Gegenden führt prompt zum Erlöschen der Krankheit. Der Sommer ist die bevorzugte Jahreszeit. Übertragung von Mensch zu Mensch kommt praktisch selten in Frage. Dagegen werden mitunter schwere Laboratoriumsinfektionen beobachtet, weshalb sich für die Ausführung der Agglutination das Arbeiten mit formalinisierten Kulturen empfiehlt. Da die Kranken die Bacillen mit dem Harn mitunter monatelang ausscheiden, sind hier (im Gegensatz zur BANGschen Krankheit) die gleichen Vorsichtsmaßregeln wie bei Typhus geboten.

Prophylaktisch hat sich Schutzimpfung als wirksam erwiesen; in manchen Laboratorien ist sie obligatorisch.

Tularämie

Die 1920 zuerst in Nordamerika von FRANCIS in der Grafschaft Tulare (Kalifornien) festgestellte, dann in Rußland, Japan und Norwegen, neuerdings auch in Österreich und in der Slowakei beobachtete Tularämie (früher als LEMMING-*Seuche* beschrieben), ist eine durch das sehr kleine kokkenartige Bact. tularense (Pasteurella tularense) verursachte, meist nicht tödlich verlaufende Krankheit. Sie wird von wildlebenden Pelznagetieren (wilde Kaninchen, Hasen, Hamster usw.) übertragen und befällt Pelzjäger, Wildhändler, Metzger, wobei teils direkter Kontakt, teils Fliegen- oder Zeckenbiß eine Rolle spielen, während eine Übertragung von Mensch zu Mensch nicht in Betracht kommt. Wohl aber wurden schwere Laboratoriumsinfektionen beobachtet. Die Inkubationszeit beträgt 2—3 (1—14) Tage. Nach akutem Beginn besteht mehrwöchiges Fieber, und es entwickelt sich ein Krankheitsbild, das auf Beteiligung des lymphatischen Apparates beruht und je nach der Eintrittspforte des Erregers sich in verschiedenen Formen äußert. Bei der sog. äußeren Krankheitsform kommt es oft neben Drüsenschwellungen (glanduläre Form) zu Hautulcerationen (*ulceroglanduläre* Form) oder zu einer meist einseitigen schweren Entzündung der Lidbindehaut unter dem Bilde der sog. PARINAUDschen Conjunctivitis *(oculoglanduläre Form)*. Die *inneren* Krankheitsformen verlaufen unter dem Bilde einer Angina oder mit pulmonaler, abdomineller oder cerebraler Lokalisation. Bei diesen auch als *typhöse* Formen bezeichneten Zustandsbildern bestehen neben den verschiedenen Organsymptomen, wie Pneumonie, Milztumor, Trübung des Sensoriums, allgemeine stärkere Krankheitserscheinungen, wie Kopf- und Gliederschmerzen sowie starke nächtliche Schweiße. Während der meist langdauernden Rekonvaleszenz kommt es häufiger zu kurzen Rückfallen seitens der Drüsen und der Temperatur. Bis zur Genesung können Monate vergehen. Die Krankheit hinterläßt eine zuverlassige und langdauernde Immunität. Die Diagnose erfolgt durch die Hautprobe (Tularämie-Antigen wird intracutan gespritzt; bei positivem Ausfall zeigt sich nach 12—48 Stunden an der Injektionsstelle eine lebhafte Entzündung). Bereits vom 4. Tag der Krankheit an fällt die Probe positiv aus. Ab 2. Krankheitswoche ist die Diagnose durch Agglutination zu sichern. Differentialdiagnostisch ist u. a. an Bubonenpest sowie an Lymphogranuloma inguinalis zu denken. *Therapeutisch* vermögen Streptomycin (2 g täglich intramuskulär), Aureomycin oder Chloromycetin (2 g täglich per os) die Krankheitserscheinungen prompt zu beseitigen. Vereiterte Drüsen müssen eröffnet und lokal mit Streptomycin behandelt werden.

Malaria

Malaria, Sumpf- oder Wechselfieber, ist eine sowohl in den Tropen wie in Süd- und Südosteuropa vorkommende Protozoenkrankheit, deren Erreger die 1880 von CH. L. A. LAVERAN entdeckten sog. Malariaplasmodien sind. Diese werden ausschließlich durch den Stich von Anophelen auf den Menschen übertragen.

Die geographische Verbreitung der Krankheit erstreckt sich zwischen dem 63. Grad nördlicher und dem 40. Grad südlicher Breite. Vorwiegend kommt sie in den tropischen und subtropischen Gebieten in Afrika, Amerika, Asien und Australien, des weiteren in den Mittelmeerländern Europas vor, in einzelnen Herden in Südschweden und Holland, in Deutschland nur noch in der Gegend von Emden. In den Nachkriegsjahren zeigten sich dadurch, daß Heimkehrer aus Malariagebieten die Krankheit mitbrachten und da und dort Anopheles-Mücken vorkamen, einige Endemieherde vorübergehend auch in anderen Bezirken Deutschlands.

Der **Malariaerreger** ist ein einzelliger Parasit, aus Kern und Protoplasma bestehend, der in den Leib der Erythrocyten eindringt und sie zerstört. Im Menschen findet die *ungeschlechtliche* Vermehrung (Schizogonie) in der Weise statt, daß die durch den Moskitostich in das Blut gelangten ersten Parasiten, die länglich zugespitzten *Sporozoiten*, in den Erythrocyten sich zunächst in rundliche Körperchen „Schizonten" (wie sämtliche Parasiten der ungeschlechtlichen Generation heißen) verwandeln, welche amoboide Protoplasmafortsätze zeigen und infolge einer zentralen Vakuole und des exzentrisch gelegenen Kerns zunächst kleine Ringe bilden; unter Aufzehrung des Hämoglobins und Ausscheidung von dunklem Hämatinpigment vergrößern sie sich zu „halberwachsenen" Parasiten. Nach Konzentrierung des gesamten Pigmentes in der Mitte erfolgt die Teilung in eine bestimmte Zahl junger „*Merozoiten*", worauf der Erythrocyt zerfällt. Hierdurch werden die jungen Parasiten frei, dringen alsbald in neue Erythrocyten ein, worauf die Reifung und Teilung sich von neuem abspielt. Das beim Zerfall der Blutkörperchen frei werdende Pigment wird von den Leukocyten aufgenommen und namentlich in die Milz und die Leber transportiert.

Neben dieser geschlechtslosen Generation der Schizonten kommen bei längerer Krankheitsdauer vereinzelt auch *geschlechtlich* differenzierte Formen, „*Gameten*", im Blute vor. Sie unterscheiden sich von den Schizonten durch das Fehlen der Vakuole und der Protoplasmafortsätze, durch einen großen Kern und großes stäbchenförmiges Pigment. Im menschlichen Körper bleiben sie unverändert und bilden der Behandlung gegenüber sehr resistente Dauerformen. Vor allem vermitteln sie die geschlechtliche Fortpflanzung (Sporogonie) im Körper der Mücke, die beim Blutsaugen in ihren Magen die Gameten aufnimmt (die ungeschlechtlichen Formen gehen zugrunde), aus denen schließlich nach erfolgter Befruchtung sichelartige Keime „Sporozoiten" entstehen, die aus der Leibeshöhle der Mücke in deren Speicheldrüse wandern und von hier durch einen neuen Stich auf den Menschen übertragen werden. Mit diesem „*Generationswechsel*" ist dann der Entwicklungskreis des Parasiten geschlossen. Die geschlechtliche Entwicklung dauert 10—20 Tage und ist an höhere Außentemperaturen über 15° (nachts nicht unter 8°) gebunden. Sehr wichtig ist noch eine 3., die *parthenogenetische Entwicklungsmöglichkeit:* Die Rückbildung der im Blute befindlichen weiblichen Gameten in ungeschlechtliche Formen, die wie die Schizonten von neuem in Erythrocyten eindringen, so daß trotz Vernichtung aller aus dem 1. Zyklus stammenden ungeschlechtlichen Formen ein eine Neuerkrankung vortäuschendes Rezidiv *ohne* neue exogene Infektion entstehen kann.

Die bisher allgemein vertretene Lehre von SCHAUDINN, nach welcher die Sporozoiten unmittelbar nach ihrer Verimpfung die Erythrocyten befallen, erwies sich als eine verschiedenen Tatsachen widersprechende Hypothese (lange Inkubation bzw. Latenz, Spätrezidive usw.). Beobachtungen an der experimentellen Vogelmalaria sprechen für das Vorhandensein eines Zwischenstadiums, bei welchem die pigmentlosen Entwicklungsformen sich zunächst außerhalb der Erythrocyten, dagegen in Endothelzellen finden (Endothel- oder Gewebsformen). Manches spricht dafür, daß mit diesem sog. *exoerythrocytären* Stadium (JAMES, 1931) auch beim Menschen zu rechnen ist (sog. E-Stadium).

Nur eine bestimmte Mückengattung, die Gattung *Anopheles*, von der eine größere Zahl von Arten existiert, und zwar nur deren Weibchen, übertragt die Malaria; die Mücke stellt den Wirt des Parasiten, der Mensch den Zwischenwirt dar. Die Infektion erfolgt hauptsächlich abends und nachts. Von der sehr ähnlichen gewöhnlichen Stechmucke, Culex, unterscheidet die Anopheles sich dadurch, daß sie nur abends fliegt und sticht, schwarzgefleckte Flügel hat, beim Sitzen an einer Mauer den Körper, der nicht gekrümmt, sondern gerade gestreckt ist, in einem Winkel zur Wand hält; bei den Weibchen der Anopheles sind Taster und Stechrüssel gleich lang, bei Culex sind die Taster kürzer. Die Anopheleslarve liegt im Wasser parallel zur Oberfläche, Culex dagegen bildet einen Winkel zum Wasserspiegel. Brutstätten sind stehende Gewässer, wie Sümpfe, Tümpel, ferner Zisternen sowie die Pfützen, die sich bei aller Art von Erdarbeiten bilden. Epidemiologisch von Bedeutung ist, daß die infizierten Mücken durch Verkehrsmittel auf weite Entfernungen verschleppt werden können. In Endemiegebieten spielen die scheinbar gesunden Parasitenträger (zu einem erheblichen Teil Kinder) für die Weiterverbreitung eine wichtige Rolle.

Die Eigenart des Krankheitsbildes der Malaria erklärt sich aus dem biologischen Verhalten der Parasiten, insbesondere aus ihrem Entwicklungszyklus. Das hervorstechendste Symptom, das rhythmisch intermittierende oder „Wechselfieber", geht der Entwicklung der Plasmodien in der Weise parallel, daß jeder neue ungeschlechtliche Teilungsprozeß von einer Fieberattacke mit Schüttelfrost begleitet wird, die mit dem Freiwerden junger Merozoiten beginnt und sowohl auf dem Zerfall der Parasiten als auch auf der Auflösung der Erythrocyten beruhen dürfte. Es entsteht dadurch ein sehr charakteristisches *cyclisches* Krankheitsbild. Die verschiedenen Krankheitssymptome erklären sich teils aus der Giftwirkung der Parasiten, teils aus der rein mechanischen Beeinträchtigung der Zirkulation in den kleinen Gefäßen durch die Parasiten, durch Erythrocytentrümmer, Pigment usw., wie überhaupt die allgemeine Schädigung der Gefäße bei der Malaria eine entscheidende Rolle spielt. Nicht oder ungenügend behandelt verläuft die Krankheit als chronisches, zu Rezidiven neigendes Leiden. Unsere Kenntnisse wurden durch die von WAGNER V. JAUREGG 1918 eingeführte therapeutische Malariaimpfung bei metaluetischem Hirnleiden (Paralyse) gefördert. Im Gegensatz zur Inkubationsdauer von 8—30 Tagen bei den verschiedenen Malariaformen bei natürlicher Infektion beträgt sie bei künstlicher Infektion 3—6 Tage (bei Quartana allerdings bis zu 6 Wochen).

Entsprechend den Unterschieden im zeitlichen Ablauf der Teilung der verschiedenen Parasiten unterscheidet man klinisch drei verschiedene Formen der Malaria.

Die Malaria tertiana ist die häufigste Form überhaupt und stellt die in unseren Breiten vorkommende Malariaart dar. Ihre Erreger sind das Plasmodium vivax (weil es im ungefärbten Blutpräparat eine lebhafte amöboide Bewegung zeigt) bzw. das Plasmodium ovale (weil die befallenen Erythrocyten oft ovale Form zeigen).

Die jüngsten Formen auf der Höhe des Fieberanfalls bilden in den Erythrocyten kleine Ringe von der Größe eines $1/4$-Durchmessers der Blutkörperchen („kleine Tertianaringe"). Der Ring färbt sich mit Giemsa hellblau und hat an der einen Seite ein leuchtend rotes Chromatinkorn (Siegelringform), kein Pigment; dies zeigt sich erst nach etwa 18 Stunden. Innerhalb von 24 Stunden wächst er zu einem großen „Tertianaring" aus ($3/4$-Erythrocytendurchmesser). Der Erythrocyt, der etwas an Größe zunimmt und abblaßt, zeigt bei GIEMSA-Färbung bald eine für Tertiana charakteristische, aus hellroten Punkten bestehende Tüpfelung (SCHÜFFNERsche Tüpfelung). Nach etwa 36 Stunden hört die amöboide Beweglichkeit unter Schwinden der Vakuole des Parasiten auf; das Pigment sammelt sich in der Mitte des Parasitenleibes, der Kern zerfällt in 12—20 unregelmäßig um das Pigment gruppierte Teile, die Kernstücke rücken auseinander und das Protoplasma teilt sich durch radiäre Furchen in so viele Teile, als Kerne vorhanden sind. Nach 46—48 Stunden ist die Teilung vollendet, so daß eine Maulbeerform (Morula) entsteht. Im Anfall zerfällt der Erythrocyt, die jungen Merozoiten werden frei und das Pigment wird als sog. Restkörper von den Leukocyten aufgenommen. Von den bei längerer Krankheitsdauer stets vorhandenen sparlichen *Gameten* (s. S. 112) haben die männlichen einen großen Kern und rosa Protoplasma, die weiblichen einen kleinen Kern und blaues Protoplasma. Als Zahl der Parasiten im Blut auf der Höhe des Fiebers wurden 12000—60000 im Kubikmillimeter (nur ausnahmsweise wesentlich mehr) festgestellt.

Die *Inkubation* bei Tertianafieber dauert in der Regel 10—14 Tage; jedoch gibt es Tertianastämme mit einer Inkubationsdauer von etwa $^3/_4$ Jahr. Es treten zunächst unbestimmte Prodromalerscheinungen, wie Kopfschmerz, Mattigkeit, Gliederschmerzen usw., auf; zugleich besteht das sog. *Anfangsfieber* (KORTEWEG), d. h. eine uncharakteristische, 1—6 Tage anhaltende Continua (die übrigens chininresistent ist); erst dann erfolgt plötzlich heftiger Schüttelfrost, dem im Blute reife Teilungsformen entsprechen und auf den nach $^1/_4$—2 Stunden hohes Fieber, bis 41°, mit kleinen Ringformen in den Erythrocyten folgt. Die Dauer des Fiebers beträgt 4—8 Stunden, worauf unter starkem Schweiß rasche Entfieberung erfolgt. (In jedem Fall und bei Verdacht auf Malaria ist die fortlaufende 2—4stündliche Temperaturmessung unerläßlich.) Stets ist ein Milztumor vorhanden, der sich zunächst wieder zurückbildet, desgleichen in geringerem Maß eine Lebervergrößerung.

Während des Schüttelfrostes besteht Verminderung der Gesamtleukocytenzahl, ferner ein sog. Lymphocytensturz und Verminderung der Eosinophilen sowie eine mit der Zahl der Anfälle zunehmende sekundäre Anämie; nach dem Anfall besteht relative Lymphocytose und eine charakteristische starke Vermehrung der Mononucleären. Die Aldehydreaktion im Harn ist während des Anfalls positiv, die Diazoreaktion negativ. Das Hautkolorit ist anämisch und leicht ikterisch (subikterisch); oft ist Herpes vorhanden.

Nach dem Anfall, dem sog. *Erstlingsfieber*, erholen sich die Patienten meist auffallend schnell schon in den nächsten Stunden. Der nächste Anfall erfolgt genau um die gleiche Zeit nach 48 Stunden, d. h. am 3. Tage, wenn man den ersten Fiebertag mitrechnet. Bei fehlender Therapie wiederholt sich dies noch eine Reihe von Malen, bis die Anfälle allmählich an Intensität und Regelmäßigkeit abnehmen; das Blut enthält dabei reichlich Parasiten. Schließlich entwickelt sich unter schwerer fortschreitender Anämie (mit Anisocytose, Polychromasie und basophiler Punktierung) und Ausbildung eines großen harten Milztumors sowie Lebervergrößerung eine chronische Malariakachexie; die Haut zeigt ein fahles, graugelbes Kolorit. Oft besteht Achylia gastrica mit Appetitmangel und Druckgefühl im Magen nach dem Essen. Die Urobilin- und Urobilinogenreaktion ist dauernd positiv.

Bei späteren Fieberanfällen kann sich ihr zeitlicher Eintritt um einige Stunden verfrühen oder verzögern: *anteponierendes* bzw. *postponierendes* Fieber.

In Fällen, wo eine *Doppelinfektion* besteht und der Patient an zwei aufeinanderfolgenden Tagen infiziert wird *(Tertiana duplex)*, verrät sich dies durch tägliche Fieberanfälle und im Blut durch die gleichzeitige Anwesenheit junger und alter Parasiten.

Malaria quartana ist die seltenste Form, die meist nur auf kleine Herde beschränkt ist. Sie wird vor allem in den Tropen (Sumatra), vereinzelt aber auch in Europa beobachtet. Erreger ist das *Plasmodium malariae*.

Die *Inkubation* beträgt 10—20 Tage, bisweilen wesentlich mehr, die Entwicklungsdauer der Parasiten 72 Stunden. Die Fieberanfälle erfolgen jeden 4. Tag. Die Entwicklung des Parasiten, der oft in geringer Anzahl im Blut zu finden ist, entspricht in den ersten 24 Stunden mit seinen Ringformen vollständig jener der Tertiana.

Im Nativpräparat ist er auffallend porzellanweiß. An den Erythrocyten findet sich zum Teil auch eine feine Tüpfelung, die kleiner und feiner ist als die SCHÜFFNER-Tüpfelung. Nach 24 Stunden beginnt sich der Parasit in die Länge zu ziehen, nimmt oft dabei eine charakteristische Bandform an (48 Stunden), die am Rande Pigment enthält; das Band nimmt an Breite und an Pigment zu. Letzteres ist gelblicher und gröber als bei Tertiana und Tropica. Die Teilung, die nach demselben Modus wie bei der Tertiana geschieht, ergibt eine regelmäßige Figur, die aus 5—12, im Mittel aus 8 Merozoiten besteht (Gänseblumchenform). Die Gameten der Quartana verhalten sich wie die der Tertiana, nur haben sie kleinere Dimensionen. Die Parasitenzahl im Blut ist wesentlich geringer als bei Tertiana (etwa 4000—8000 im Kubikmillimeter, max. 20000). *Quartana triplex* mit Quotidianfieber wird bei dreifacher Infektion beobachtet.

Der *klinische Verlauf* ist derselbe wie bei Tertiana; die subjektiven Beschwerden im Fieberanfall sind bisweilen noch heftiger als bei letzterer. Beteiligung der Nieren in Form von Nephrosen kommt des öfteren vor.

Bei beiden Malariaformen erreicht die Zahl der Plasmodien eine gewisse obere Grenze, die sich aus der nunmehr eintretenden Immunisierung erklärt und die auch dann nicht überschritten wird, wenn das Fieber noch längere Zeit anhält.

Malaria tropica s. perniciosa (Ästivoautumnalfieber). Inkubation 5—10 Tage. Der Parasit (Plasmodium immaculatum s. falciparum) ist kleiner als die vorgenannten Parasiten; er braucht bis zur Reifung 24—28 Stunden. Im Gegensatz zur Tertiana und Quartana, die fast niemals tödlich enden, verläuft die Tropica oft bösartig.

Die jüngsten Parasitenformen bilden außerordentlich kleine und feine Ringe von der Größe von $^1/_8$—$^1/_6$ Durchmesser der Erythrocyten; in den späteren Stadien wachsen die Ringformen zur Größe der Tertiana- und Quartanaringe heran (24 Stunden). Nicht selten beherbergt ein Erythrocyt mehrere Ringe. Die die Parasiten enthaltenden Erythrocyten zeigen zuweilen eine Verkleinerung (niemals eine Vergrößerung) und erscheinen stärker gefärbt. Bei intensiver GIEMSA-Färbung zeigen sie eigentümliche violettrote, ungleich große, verschieden gestaltete Flecke, die ausschließlich bei Tropica vorkommen und für diese charakteristisch sind („Perniciosaflecke" nach MAURER). Die Tropicaringe haben nur sehr wenig feinkörniges Pigment. Die großen Tropicaringe sind von denen bei Tertiana und Quartana nicht zu unterscheiden, wohl aber spricht ihre große Zahl, wenn vorhanden, für Tropica.

Da die weitere Entwicklung der Parasiten bis zur Teilung sich im Gegensatz zu den beiden anderen Formen nicht im Blut, sondern ausschließlich in den *Organen* (wo sie auf dem Capillarendothel, vor allem von Milz, Leber, Knochenmark und Gehirn haften) abspielt, bekommt man bei der Tropica von den ungeschlechtlichen Formen in den Blutpräparaten ausschließlich Ringformen zu sehen. Damit hängt ferner zusammen, daß man im Blute oft erst mehrere Stunden nach dem Beginn des ersten Fiebers Parasiten (und auch dann oft nur in sehr geringer Zahl) findet.

Die *Gameten* der Tropica treten erst auf, nachdem mehrere Fieberanfälle vorausgegangen sind; sie bilden Halbmond- oder Wurstformen, in deren Konkavität oft noch der Rest des Erythrocyten als Schatten liegt. Von den Erythrocyten befreit bilden sie die sog. „Sphären". Der Unterschied zwischen den männlichen und weiblichen Gameten ist bezüglich ihres Kerns derselbe wie bei den übrigen Formen (vgl. S. 114).

Während des Fieberanstieges sind nur kleine Ringe, auf der Höhe desselben mittelgroße, während des Absinkens des Fiebers große Ringe zu finden.

Die Bösartigkeit der Perniciosa tut sich unter anderem durch die Tatsache kund, daß sich hier, zum Unterschied von der Tertiana und Quartana, die Plasmodien unbeschränkt vermehren, so daß schließlich unter Umständen fast alle Erythrocyten von Parasiten besetzt sind und damit der Vernichtung verfallen. Ausbleiben der Bildung von Immunkörpern dürfte die Erklärung für die Wehrlosigkeit des Organismus sein.

Im Gegensatz zu den beiden ersten Malariaformen ist das Krankheitsbild der Tropica außerordentlich bunt und vielgestaltig, so daß hier die Stellung der Diagnose lediglich auf Grund klinischer Merkmale sehr oft unmöglich ist. Das Fieber läßt meist einen typischen initialen Schüttelfrost vermissen; es ist oft eine Continua, wenn sich auch in gewissen Fällen bei häufig, speziell auch nachts vorgenommener Messung doch ein an den Tertianatypus erinnernder Fieberverlauf feststellen läßt („Tertiana maligna"); jedoch pflegen Temperaturanstieg und -abfall langsam zu erfolgen. Das Fieber kann bis über 41° erreichen. Zum Teil dürfte das „Quotidianfieber" bei Tropica auf der nicht seltenen Infektion mit 2 Parasitengenerationen beruhen. Aus dem Verhalten der Temperatur erklärt sich, daß Schüttelfröste oft vollständig fehlen.

Das *Krankheitsbild* ist oft sehr schwer, namentlich infolge ernster Störungen seitens des Zirkulationsapparates (kardiale Form) oder des Zentralnervensystems (cerebrale Form, sog. Malariatyphoid). Die auch bei andern Malariaformen sehr häufige Erniedrigung des Blutdrucks wird auf die Schädigung des Vasomotorenzentrums durch die Malariatoxine bezogen; andererseits sind hier ernste Herzmuskelschädigungen (Herzerweiterung, Rhythmusstörungen) häufig; ihre Ursache dürfte in der Hauptsache die Verlegung der Capillaren durch Parasiten mit konsekutiver Entstehung umschriebener Nekrosen sein. Der Perniciosaparasit hat nämlich sowohl die Eigenschaft, an den Capillarwänden kleben zu bleiben als auch die Erythrocyten in der Blutbahn zu kleinen Haufen zusammenzuballen. Benommenheit bis zum tiefen Koma, Meningismus, bisweilen Delirien sowie psychotische Zustände („Tropenkoller") kommen nicht selten vor; anatomisch ist der Nachweis flohstichartiger Blutungen im Mark des Großhirns sowie histologisch der knötchenförmigen sog. Dürckschen pericapillären Granulome (ähnlich dem Befunde bei Fleckfieber) charakteristisch. Ruhrartige Durchfälle, aber auch Komplikation mit echter Dysenterie sowie mit Pneumonie können sich weiter hinzugesellen. So kommt es, daß die Krankheit nicht selten fälschlich für eine Meningitis, Pneumonie, Ruhr oder Cholera gehalten wird. Oft erfolgt unter fortschreitender Anämie der Tod infolge von Herzschwäche bzw. im Koma. Letalen Verlauf beobachtet man namentlich bei Epidemien. Daher ist eine möglichst frühzeitige Diagnose bei dieser Malariaform besonders erwünscht. In anderen Fällen kommt es ohne Behandlung zu allmählichem Abklingen des Fiebers und scheinbarer Heilung, der später Rezidive folgen.

Die **Malariarezidive,** die zum großen Teil auf Umwandlung der Gameten in Schizonten beruhen, werden bei allen 3 Formen beobachtet. Sie kommen nicht selten erst geraume Zeit nach scheinbarer Heilung zur Beobachtung („latente Malaria"), bei Tertiana hauptsächlich im Frühjahr, bei Tropica im Winter. Zum Teil spielen äußere Anlässe wie Infektionskrankheiten (auch Schutzimpfungen), Traumen, Klimawechsel, Erkältungen, Operationen, Alkoholexzesse, Diätfehler, seelische Erregungen eine Rolle. Künstliche Provokation wurde mittels Proteinkörperinjektion, Höhensonne, Milzdusche sowie Adrenalininjektionen bewirkt. Wegen der Rezidive ist die Frage der völligen Ausheilung einer Malaria stets mit Vorsicht zu behandeln. Noch nach Jahren werden mitunter Rezidive beobachtet. Eine Entschädigungspflicht bei einer evtl. als Berufskrankheit oder Kriegsdienstbeschädigung anzusehenden Malaria gilt nur für den Fall, daß in einer malariafreien Gegend höchstens bis zu 6 Jahren nach der Erkrankung Rezidive mit dem sicheren Nachweis des Tertiana- bzw. Tropicaparasiten festgestellt wurden[1]. Bei *chronischer* Malaria fehlt Fieber entweder völlig oder ist nur angedeutet. Verdächtig sind unter anderem auch hartnäckige *Neuralgien*, besonders im Supraorbitalgebiet, namentlich wenn sie einen intermittierenden oder periodischen Charakter haben, wogegen ihre Beeinflußbarkeit durch Chinin in ursächlicher Hinsicht zu sicheren Schlüssen noch nicht berechtigt; jedenfalls ist bezüglich der Feststellung der sog. larvierten Malaria große Zurückhaltung am Platz, da sich hinter dieser Diagnose sehr oft andere Leiden verbergen.

Diagnostisch wichtig ist die Tatsache, daß bei Tertiana und Quartana sowohl bei natürlicher wie bei künstlicher (therapeutischer) Infektion das Fehlen des sog. Anfangsfiebers (s. oben) für eine bereits früher durchgemachte Malaria, also für das Vorliegen eines Rezidivs spricht.

Es verdient noch hervorgehoben zu werden, daß innerhalb einer Malariaart die verschiedenen Stämme in ihrem Verhalten dem Menschen gegenüber zum Teil erhebliche Unter-

---

[1] Bei Quartana ist nach Mühlens die Möglichkeit einer noch längeren Latenz in Betracht zu ziehen.

schiede zeigen, und zwar bezüglich der Inkubationszeit, des Fieberrhythmus, des Verhaltens gegenüber Medikamenten usw., was unter anderem auch bei der künstlichen Impfmalaria zu berücksichtigen ist.

Ein besonderer Folgezustand der *Tropica*, sehr selten der Tertiana oder Quartana, ist das **Schwarzwasserfieber.** Ähnlich wie bei der paroxysmalen Hämoglobinurie (S. 319) entsteht hier plötzlich eine Auflösung zahlreicher Erythrocyten in der Blutbahn unter hohem Fieber, Schüttelfrost, Erbrechen, Kopfschmerzen, Kreuz- und Nierenschmerzen, Gelbsucht und Ausscheidung von Blutfarbstoff (nicht von Blut!) durch die Nieren; gleichzeitig sinken rasch die Erythrocytenzahl und das Hämoglobin, auch die Leukocyten sind vermindert. Einige Stunden später tritt starker Ikterus auf. Infolge von Verstopfung der Nieren durch das gelöste Hämoglobin sinkt die Harnmenge bis zur Anurie, so daß es oft zur Urämie kommt. Hierin sowie in der drohenden Herzschwäche liegt neben der gegebenen Falles rapide zunehmenden hochgradigen Anämie die Hauptgefahr; nicht wenige Falle enden daher tödlich, teils schon nach 3—4 Tagen, teils unerwartet in der Rekonvaleszenz; ein erheblicher Teil verlauft günstig in Form kurzdauernder fieberhafter Hämoglobinurie, gelegentlich mit langanhaltender Rekonvaleszenz oder auch nur mit vorübergehender Verfärbung des Harns ohne wesentliche subjektive Störungen. Die Prognose ergibt sich aus dem Verhalten des Harns, dem Grade der Anämie und der Verfassung des Zirkulationsapparates. Noch ungeklärt ist die Frage, ob es sich bei dem Krankheitsbild um besondere Eigentümlichkeiten einzelner Tropicastämme oder lediglich um eine eigenartige individuelle Disposition der Kranken handelt. In der Regel findet es sich bei chronisch-rezidivierender und unzureichend behandelter Malaria; Männer erkranken häufiger. Die auslösende Ursache ist bei Vorliegen einer besonderen Disposition gewöhnlich das Chinin (schon 0,01) kann wirksam sein, in der Regel liegt jedoch die kritische Dosis höher); viel seltener ist Plasmochin die Ursache; Atebrin führt nicht zum Schwarzwasserfieber. Zu beachten ist, daß die Disposition zu der Krankheit noch $1/2$ Jahr nach Rückkehr in gemäßigtes Klima weiterbestehen kann.

Diagnose. Der typische Fieberverlauf des Tertiana- und Quartanafiebers gestattet bei mehrtägiger Beobachtung meist schon die Ablesung der Diagnose von der Temperaturkurve. Entscheidend ist der beschriebene Blutbefund, der im Groben schon aus dem ungefärbten Blutpräparat erhoben werden kann. Bei echtem Malariafieber finden sich stets (wenn auch bisweilen in sehr geringer Menge) Parasiten im Blut. Viel schwieriger kann die Diagnose der Tropica sein, die mit ihrem uncharakteristischen Fieber häufig zunächst andere Krankheiten, z. B. Typhus, Sepsis oder Meningitis vortäuscht. Bei verschleppten chronischen Fällen, mitunter auch bei Tropica, gelingt der Parasitennachweis im gewöhnlichen Blutausstrich oft nicht ohne weiteres.

Hier wie auch sonst in allen malariaverdächtigen Fällen, in denen das gewöhnliche Blutpraparat etwa im Stich läßt, ist das Verfahren des „dicken Tropfens" von Ronald Ross anzuwenden, das auch u. a. das Auffinden der Tropicahalbmonde erleichtert. Bei latenter Malaria hat man zur Ausschwemmung der Parasiten aus der Milz die oben beschriebenen Provokationsmethoden angewendet. Die Punktion der Milz ist nicht ungefährlich; dagegen hat sich die ungefährliche Sternalpunktion (s. S. 306) auch für diesen Zweck bewährt.

Im übrigen ist chronischer Milztumor, dauernde Urobilinogenurie, Vergrößerung der Leber sowie das Bestehen einer starken relativen Mononukleose und Vermehrung der Eosinophilen im Blut auf Malaria verdächtig. Nicht selten ist bei Malaria anfangs die Wa.R. positiv, später ist sie negativ.

Therapie. Die Behandlung ist eine chemotherapeutische und erzielt zuverlässige Erfolge. An Stelle von *Chinin* (die Chinarinde wurde als Malariamittel 1632 von Peru nach Europa importiert), welches in 2—3 Tagen die Fiebersteigerung beseitigt und die Schizonten aus dem Blut verschwinden läßt, verwendet man heute *Atebrin* oder noch besser *Resochin*, weil Chinin eine sehr lange Behandlungsdauer erfordert und häufig Nebenerscheinungen (Ohrensausen, Schwerhörigkeit, Überempfindlichkeitsreaktionen und vor allem das Schwarzwasserfieber) hervorruft. Atebrin wirkt in kürzerer Zeit ebenso stark und ist besser verträglich. Dosierung: 1 Woche lang 3mal täglich 0,1 per os nach den Mahlzeiten. In 2—3, höchstens 5 Tagen schwinden alle Krankheitszeichen sämtlicher Malariaformen. Atebrin steht auch als Atebrin pro injektione zur Verfügung (2 Tage lang täglich 0,3 i. m.). Es verursacht eine Gelbfarbung der Haut (nicht der Skleren!) und des Harns. Resochin macht diese Hautverfärbung nicht und wird noch besser vertragen als Atebrin. Vom Resochin gibt man zunächst nach einer Mahlzeit 4 Tabletten zu 0,25 g, 6—8 Stunden später 2 Tabletten und dann an den beiden folgenden Tagen am Morgen je 2 Tabletten, insgesamt also 10 Tabletten. Es vernichtet die Schizonten aller 3 Malariaformen, des weiteren die Gameten der Tertiana, nicht aber diejenigen der Tropica. Letztere lassen sich durch *Plasmochin* vernichten. Plasmochin soll außerdem auf die Endothel- oder Gewebsformen bakteriostatisch einwirken, so daß hierdurch die Zahl der Spätrezidive vielleicht vermindert werden kann. Deshalb wird Plasmochin im Anschluß an eine Atebrin- oder Resochinkur gerne gegeben, und zwar über 3 Tage hinweg 2 mal täglich 0,01 peroral. Trotzdem treten in wenigstens $1/_5$ der Fälle von Tertiana und Quartana nach längerer oder kürzerer Zeit Rezidive auf, die jedoch durch eine erneute Behandlung ebenso rasch wieder beseitigt werden können.

Bei Schwarzwasserfieber wird etwa gegebenes Chinin durch Atebrin ersetzt, ferner sind empfehlenswert Leberpräparate und große Dosen von Vitamin C. Bluttransfusionen sowie wiederholte intravenöse NaCl-Infusionen erweisen sich als nützlich.

Die **Prophylaxe** erzielt bei der Malaria große Erfolge. Da die Übertragung ausschließlich durch die Moskitos erfolgt, so besteht die Prophylaxe in erster Linie in Beseitigung der Anophelen und ihrer Brutstätten (Austrocknen von Sümpfen, Tümpeln usw., Vernichtung der überwinternden Mücken durch Ausräuchern usw.), zweitens in dem Schutz der Gesunden gegen den Kontakt mit den Mücken durch Moskitonetze sowie nicht zuletzt durch gründliche Behandlung und Sterilisierung aller Malariakranken als Träger der Plasmodien. Erschwert wird letzteres namentlich in den Tropen durch das Vorkommen von anscheinend gesunden Parasitenträgern unter den Eingeborenen, an denen sich die Moskitos immer wieder von neuem infizieren.

Bei afrikanischen Eingeborenen hat man eine *erworbene Immunität* festgestellt, die auf einer bis in die Kindheit zurückreichenden wiederholten Infektion beruht und die allerdings stets nur gegen eine der 3 Parasitenarten gerichtet ist. Bei Europäern kommt sie nicht vor.

Für alle Gesunden, die eine Malariagegend betreten, ist eine sofort einsetzende und konsequent durchgeführte medikamentöse Prophylaxe unerläßlich. Am besten bewähren sich Resochin (1 mal wöchentlich 0,5 g) oder Atebrin (2 mal wöchentlich jeweils morgens und abends 1 Tablette. Meldepflicht s. S. 17. Eine Isolierungspflicht kommt nur unter besonderen Umständen in Frage. Personen, die eine Malaria durchgemacht haben, selbst wenn diese jahrlang zurückliegt, sollen tunlichst nicht als Blutspender verwendet werden, da Übertragungen von Malaria auf diesem Wege möglich sind.

Toxoplasmose

Vielseitige Krankheitsbilder verursacht beim Menschen der wahrscheinlich zur Gruppe der Protozoen gehörige Parasit Toxoplasma gondii. Er hat eine ovale bis rundliche Form und zeigt bei Giemsafärbung neben dem blautingierten Protoplasma einen roten Zellkern und bläulich-rote Granula. Seine Anwesenheit ruft im Gewebe granulomartige Reaktionen hervor. Vielfach kommt es zu Nekrosen, die dann, zumal im Gehirn, verkalken können. Tiere, auch Haustiere, sind Träger des Erregers, und von diesen Tieren aus kann die Übertragung auf den Menschen erfolgen. Eine Übertragung von Mensch zu Mensch ist unwahrscheinlich, jedoch ist die diaplacentare Übertragung von latent infizierten Müttern auf den Embryo kein ganz seltenes Vorkommnis. Bei dieser konnatalen Form der Erkrankung finden wir vorwiegend Hydrocephalus, Chorioretinitis und Verkalkungen im Gehirn. Die Krankheit des Embryo kann zu dessen Tod führen. Wird die Toxoplasmose im Kinderalter erworben, dann beobachtet man bisweilen eine akute, manchmal eine chronisch verlaufende Encephalomeningitis. Erwachsene, die sich mit dem Toxoplasma gondii infizieren, bieten variable Erscheinungen dar (Encephalomeningitis, Myokarditis, Myositiden, Enterocolitiden, Bronchopneumonien, gelegentlich auch Chorioretinitis). Gewöhnlich ist Fieber vorhanden, im Blutbild findet sich Eosinophilie bei Leukocytose. Die Krankheit kann sich wochen- und monatelang hinziehen, tödliche Ausgänge kommen vor, Defektheilungen werden beobachtet. Sicher machen nicht wenige Menschen die Krankheit unbemerkt oder unter dem Bild eines harmlosen Infekts durch.

Diagnostisch ist der SABIN-FELDMANN-Test dann verwertbar, wenn er einen Titer von 1 : 100 aufweist und bei späteren Untersuchungen weiter ansteigt. Züchtung des Erregers aus Liquor, Blut, Stuhl, Sputum und Organpunktaten ist zwar in lebenden Tieren (weißen Mäusen) möglich, gelingt jedoch nicht immer. **Therapeutisch** wird in akuten Fällen die Darreichung eines Sulfonamids zusammen mit Aureomycin als einigermaßen aussichtsreich empfohlen. Neuerdings soll sich in Amerika die Kombination eines Sulfonamids mit Daraprim (= 2,4-Diaminopyrimidin) bewährt haben. Eine zusätzliche Fiebertherapie verbessert angeblich den Erfolg.

Febris recurrens (Rückfallfieber)

Das Rückfallfieber ist eine akute, durch verschiedene Recurrensspirochäten hervorgerufene Infektionskrankheit, die heute nur in wenig zivilisierten Ländern und unter besonders unhygienischen Verhältnissen teils endemisch, teils epidemisch vorkommt.

Die Recurrensspirochäten finden sich beim Menschen während des Fieberanfalls massenhaft im Blut (nicht in den Se- und Exkreten) und sind schon im frischen ungefärbten Blutpräparat als sehr lebhaft bewegliche Spiralen von der mehrfachen Größe eines Erythrocytendurchmessers leicht zu erkennen, u. a. daran, daß sie die Blutkörperchen in ihrer Nähe stoßweise in Bewegung versetzen; zum Teil kleben sie zu mehreren zusammen. Sie lassen sich durch Impfung auf Affen übertragen. Entsprechend den in verschiedenen Ländern untereinander etwas verschiedenen Recurrensformen unterscheidet man verschiedene Varietäten der Spirochäten: in Europa Spir. Obermeieri, in Afrika Spir. Duttoni und berbera („Afrikanisches Zeckenfieber"), in Indien Spir. Catreri, in Amerika Spir. Novyi, in Spanien Spir. hispanica. Die Übertragung erfolgt durch Ungeziefer, in Europa durch Kopf- und Kleiderläuse, in Afrika zum Teil, aber auch in Spanien durch blutsaugende Zecken (Ornithodorus moubata u. a.), die übrigens die Spirochäten durch die Eier auf die junge Brut übertragen. Die Zecken, die die Feuchtigkeit meiden, finden sich namentlich in dunkeln Schlupfwinkeln der Eingeborenenhütten und in Karawanen-Lagerplätzen. Die Krankheit tritt in der Regel im Winter häufiger auf. In unseren Breiten bilden schmutzige Wohnstätten der armen Bevolkerung, die Herbergen, Asyle usw. den Ausgangspunkt der Erkrankung. Bei der Übertragung auf den Menschen spielt teils der Biß der Tiere, teils die Beschmutzung von Kratzwunden mit dem zerdrückten Ungeziefer oder ihren Faeces eine Rolle.

Krankheitsverlauf. Die Inkubation dauert 5—7 (9) Tage. Es bestehen keine Prodromalerscheinungen. Die Krankheit beginnt mit Schüttelfrost und schnell ansteigendem Fieber, das oft 41° und mehr erreicht. Schweres Krankheitsgefühl, Erbrechen, sehr heftige Kreuzschmerzen, Kopf- und Gliederschmerzen sowie eine sehr starke Druckempfindlichkeit der Wadenmuskulatur sind regelmäßig vorhanden. Die Zunge ist stark belegt. Oft besteht heftiges Nasenbluten. Herpes wird in etwa 5—10% der Fälle beobachtet. Der Puls ist stark beschleunigt. Der von den ersten Tagen ab stets vorhandene erhebliche (weiche) Milztumor reicht meist über den Rippenbogen hervor und verursacht oft Schmerzen. Auch besteht meist mäßige Lebervergrößerung. Bronchitis ist häufig. Die Haut zeigt in der Regel ein schmutziggelbliches, für Rückfallfieber bezeichnendes Kolorit. Stets ist eine Leukocytose vorhanden. Das Sensorium bleibt trotz der Schwere des Zustandes in der Regel klar.

Das meist 5—7 Tage andauernde sehr hohe Fieber zeigt nach einigen fieberfreien Tagen in der Mehrzahl der Fälle mehrere Remissionen, bis sich schließlich unter Schwinden des Milztumors eine auffallend rasche Erholung mit Aufhören aller Beschwerden anschließt. Wahrend der Apyrexie besteht Pulsverlangsamung. Der Temperaturabfall der einzelnen Fieberperiode geht mit Schweißausbruch, Kollapsneigung und vielfach mit Durchfällen einher.

Die *Letalität* ist trotz der schweren Erscheinungen — das hohe Fieber ist prognostisch bedeutungslos — sehr gering (2—5%). Das indische Rückfallfieber pflegt eine besonders schwere Verlaufsform zu zeigen. Komplikationen, die bisweilen einen ungünstigen Ausgang herbeiführen, sind Bronchopneumonien, Vereiterung von Milzinfarkten mit konsekutiver Peritonitis, sowie Milzruptur. Gelegentlich beobachtet man eine Conjunctivitis oder Iritis, ferner ruhrähnliche Diarrhoen sowie Polyneuritiden. Storungen seitens des Zirkulationsapparates sind selten. Durch das unter schlechten hygienischen Verhaltnissen nicht selten zu beobachtende Hinzutreten eines Typhus, einer Ruhr, eines Wolhynischen Fiebers oder gar eines Fleckfiebers (die beiden letzteren Krankheiten werden auch durch Läuse übertragen!) verschlechtert sich naturgemäß die Prognose.

Diagnose. Der plötzliche Beginn mit Schüttelfrost, das Fehlen eines Exanthems, die sehr bezeichnende Fieberkurve mit den Relapsen und die Leukocytenvermehrung sind charakteristisch. Beweisend ist der schon in den ersten Fiebertagen zu führende Nachweis der Spirillen im Blut, die kurz vor der Entfieberung wieder aus dem Blut verschwinden (bei spärlichem Vorhandensein sind Dicke-Tropfenpraparate mit GIEMSA-Färbung anzufertigen). Auch die Agglutination von Recurrensspirochaten durch Zusatz von Serum eines Krankheitsverdachtigen spricht für die spezifische Erkrankung. Gegenüber atypischer tropischer Malaria entscheidet ausschließlich der Parasitenbefund im Blut.

Therapeutisch ist Aureomycin besonders wirksam, auch Neosalvarsan (0,45) fuhrt prompt nach 12—24 Stunden einen dauernden Fieberabfall herbei. Letzteres ist nur kontraindiziert bei sehr dekrepiden und geschwächten Individuen.

Die **Prophylaxe** ist einfach; sie besteht im Schutz gegen Ungeziefer und in der Beobachtung körperlicher Reinlichkeit. Übertragung von Mensch zu Mensch kommt nicht in Betracht, wohl aber eine placentare Übertragung von der Mutter auf die Frucht. Die Krankheit hinterläßt nur eine vorübergehende Immunität. Meldepflicht s. S. 17. Die Isolierungsvorschriften sind die gleichen wie bei Fleckfieber (s. S. 35).

Fünftagefieber (Wolhynisches Fieber, Febris quintana)

Das Funftagefieber, eine früher unbekannte Krankheit, wurde auf verschiedenen Schauplatzen des ersten Weltkrieges, zuerst in Wolhynien, beobachtet. Der Erreger, eine Rickettsie ähnlich der des Fleckfiebers (s. S. 33), findet sich im Blut und wird durch den Biß von Kleider- oder Kopfläusen übertragen.

Nach einer *Inkubation* von 12—25 Tagen (7—9 nach anderen Beobachtern) erfolgt plötzlich der Ausbruch der Krankheit unter Schüttelfrost, Kopf- und Gliederschmerzen, starker Abgeschlagenheit und raschem Temperaturanstieg. Bezeichnend für die Krankheit sind vor allem die sehr heftigen Schienbeinschmerzen, die namentlich im Laufe des Nachmittags und wahrend der Nacht an Intensität zunehmen, sowie reißende Schmerzen an den Sehnen und Muskelansatzen anderer Knochen. Herpes, Durchfalle sowie mäßige Milzvergrößerung kommen vor. Die Diazoreaktion ist negativ. Meist besteht eine Leukocytose. Wahrend des Fiebers wird oft eine relative Pulsverlangsamung beobachtet. Mitunter kommen fluchtige Exantheme wie bei Scharlach, oder auch Roseolen vor. Das Fieber dauert 8—24 Stunden an, um dann wieder mit dem Schwinden der Beschwerden zur Norm abzufallen. Ein erneuter Fieberanfall erfolgt nach 5 (4—6) Tagen unter den gleichen Allgemeinerscheinungen; die Zahl der Anfälle beträgt 1—12. So entsteht eine charakteristische Temperaturkurve, deren Gipfel etwa je 5 Tage voneinander entfernt sind. Doch kommt auch ein weniger typischer Verlauf mit unregelmäßiger oder typhusartiger Temperaturkurve vor. Der Ausgang der Krankheit ist stets günstig. Oft besteht eine langdauernde Rekonvaleszenz. Als Komplikation kann eine Myokarditis auftreten. Es ist beobachtet worden, daß nach Überstehen der Krankheit die Rickettsien noch lange im Blut verbleiben können, so daß diese Rickettsienträger weiterhin Infektionsquellen bleiben. Die Immunitat nach durchgemachter Krankheit ist nicht sicher.

Diagnose. Bei typischem cyclischen Fieberverlauf läßt sich eine Verwechslung mit Malaria oder Recurrens durch das Fehlen der Parasiten im Blut vermeiden. Bei atypischen Fallen ist die Abgrenzung gegenüber Typhus sowie Grippe zunachst oft schwierig. Doch erleichtert auch hier u. a. das Vorhandensein der heftigen Tibiaschmerzen die Entscheidung. Die WEIL-FELIXsche Reaktion (s. Fleckfieber S. 34) ist negativ.

Therapie. Einzelnen Berichten zufolge scheint die Aureomycin- bzw. Terramycinbehandlung erfolgreich zu sein. Analgetica (Novalgin i. v. oder i. m.) dienen der Linderung der meist sehr heftigen neuralgisch-myalgischen Schmerzen. Die wirksame **Prophylaxe** besteht in Beseitigung der Lause.

Die Leptospirosen

bilden eine Krankheitsgruppe, deren Erreger zu den Spirochäten gehören. Die Leptospiren sind zarte Gebilde von 6—9 μ Länge und 0,25 μ Dicke, ihre umgebogenen Enden zeigen Kleiderbügelform, ihre Bewegung (sie werden im Dunkelfeld untersucht) ist schlängelnd. Sie sind Krankheitserreger für viele Tierarten, z. B. Ratten, Mause, Hunde. Für die technisch schwierige Züchtung eignet sich 10%iges Kaninchenserumwasser. Im Krankenserum finden sich Agglutinine und Spirochätolysine ungefähr vom 6.—10. Krankheitstage an.

Zu den Leptospirosen gehören die WEILsche *Krankheit, das Ernte-* und *Schlammfieber* sowie das Canicolafieber. Die Erreger finden sich im Wasser, in feuchter Erde, im Schlamm, wohin sie mit dem Urin kranker Tiere gelangen. Übertragungen von Mensch zu Mensch sind äußerst selten. Die Hauptcharakteristica der Leptospirosen des Menschen sind Fieber, das in 2 oder mehr voneinander abgesetzten Wellen auftritt, Brechdurchfall, Erkrankungen der Nieren, der Leber und der Meningen.

Leptospirosis ictero-haemorrhagiae (Weilsche Krankheit)

Der zuerst von A. WEIL 1886 beschriebene infektiöse Ikterus ist eine akute, teils sporadisch, teils in kleinen Epidemien auftretende einheimische Infektionskrankheit der warmen Jahreszeit. Sie ist nicht häufig und befällt hauptsächlich jüngere Männer. Der Erreger ist die Leptospira icterogenes oder icterohaemorrhagiae (INADA 1914, HÜBENER und REITER, UHLENHUTH und FROMME 1915).

Ihre Kenntnis datiert seit der gelungenen Übertragung auf Meerschweinchen, die die Leptospiren vom dritten Tage ab in der Leber aufweisen und die der Infektion bald erliegen. Auch die Züchtung der Leptospiren ist geglückt sowie im Zusammenhang damit die Immunisierung von Tieren, insbesondere von Kaninchen. Die Fähigkeit der Leptospiren, sich längere Zeit in Wasser zu halten, erklärt die Tatsache der Übertragung der Krankheit durch Badeanstalten (gelegentlich kommt eine Infektion auch durch verschmutztes Trinkwasser vor). In Japan werden die feuchten Kohlengruben sowie die gedüngten Reisfelder für die Übertragung verantwortlich gemacht. Als Zwischenwirte dürften Ratten fur die Übertragung eine große Rolle spielen. Jedenfalls ist festgestellt, daß sich bei einer großen Anzahl gesunder

Ratten in Nieren und Harn die für Meerschweinchen pathogenen WEIL-Spirochäten nachweisen lassen. Wiederholt wurden Laboratoriumsinfektionen beobachtet. Bei der Pflege der Kranken ist die Infektiosität des Harns zu berücksichtigen.

Krankheitsbild. Die Inkubation dauert 7—14 Tage. Der Beginn erfolgt akut mit rasch ansteigendem Fieber und schweren Allgemeinerscheinungen. Bisweilen sind Schüttelfrost sowie nicht selten Diarrhöen, in schweren Fällen Benommenheit und Delirien vorhanden. Glieder- und Kreuzschmerzen und vor allem sehr heftige Wadenschmerzen bilden charakteristische Symptome. Zwischen dem 3.—6. Tag entwickelt sich oft Ikterus. Auch besteht schon frühzeitig ein Milztumor sowie oft eine Vergrößerung der Leber, weiter in zahlreichen Fällen eine hämorrhagische Nephritis mit Verminderung der Harnmenge, jedoch ohne Ödeme und ohne Blutdrucksteigerung. Reststickstofferhöhungen werden recht häufig gefunden. Sie dürften teils durch die Nierenschädigung, vor allem aber hypochlorämisch bedingt sein. Meningismus, selbst Meningitiden, stellen sich nicht selten ein, und es lassen sich dann Leptospiren im Liquor durch den Tierversuch nachweisen.

Im übrigen bestehen oft Zeichen einer hämorrhagischen Diathese, wie vor allem Nasenbluten, ferner Blutbrechen sowie petechiale Exantheme. Doch kommen auch scharlach-, masernartige sowie urticarielle Ausschläge vor. Mitunter entwickelt sich ein Herpes labialis; auch Coniunctivitis und Iritis kommen vor; ferner besteht oft Hautjucken. Die Lungen werden nur selten in Mitleidenschaft gezogen, desgleichen das Herz in Form einer Endomyokarditis. Der Blutdruck ist infolge von Vasomotorenschwäche oft niedrig. Die Faeces bleiben trotz des Ikterus gallehaltig. Es besteht eine neutrophile Leukocytose; die Blutsenkung ist stets stark beschleunigt. Oft entwickelt sich später eine stärkere sekundäre Anämie; prognostisch günstig ist eine frühzeitige postinfektiöse Lymphocytose. Die osmotische Resistenz der Erythrocyten ist normal oder etwas erhöht.

Die Temperatur verläuft zunächst als hohe Continua, welche Anfang der 2. Woche lytisch abfällt.

In zahlreichen Fällen kommt es vor völliger Entfieberung zu fieberhaften Nachschüben, oder es entwickelt sich nach einer fieberfreien Pause von etwa 1 Woche von neuem ein langsam ansteigendes Fieber, das mitunter mehrere Wochen andauert. Eine Verstärkung des Ikterus pflegt dabei nicht einzutreten. Eine oder zwei Fieberwellen können folgen. Die Krankheit hinterläßt große Schwäche; die Rekonvaleszenz zieht sich oft in die Länge. Die Letalität beträgt 10—20%. Der Tod erfolgt infolge von Zirkulationsschwäche, Urämie, Meningitis oder Leberkoma. Überstehen der Krankheit hinterläßt lange dauernde Immunität.

Der **anatomische** Befund entspricht dem einer Sepsis mit starker hämorrhagischer Diathese. Leber- und Nierenparenchym zeigen degenerativ Veränderungen.

Diagnose. Anamnestisch wichtig ist u. a. vorangegangenes Baden in Flußwasser, Sturz in verunreinigtes Wasser, Arbeit in der Kanalisation usw. Bezeichnend sind der akute fieberhafte Beginn, ferner das erst einige Tage später folgende Auftreten des Ikterus (der aber übrigens nur bei etwa 30—40% der Fälle beobachtet wird, dann aber 2—4 Wochen anhält), der heftige Wadenschmerz, der Blutbefund sowie vor allem die Leptospiren, deren Nachweis durch intraperitoneale oder besser intrakardiale Verimpfung von 3—5 ccm Patientenblut an Meerschweinchen, aber nur in den ersten 8 Krankheitstagen gelingt. Später ist der Erregernachweis aus dem Harn vielfach möglich. Bei fehlendem Spirochätennachweis kann die Unterscheidung namentlich gegenüber paratyphösen Darmerkrankungen mit Ikterus schwierig sein. Auch das epidemische Auftreten ist hier nicht ohne weiteres diagnostisch verwertbar, da dies bei beiden Krankheiten vorkommt; andererseits sind Einzelerkrankungen an WEILscher Krankheit nicht so sehr selten. Entscheidend ist einerseits der Nachweis der Paratyphusbacillen, andererseits bei WEILscher Krankheit der noch viele Jahre später mögliche Nachweis von Immunkörpern; die Antikörper werden vom Beginn der 2. Woche ab durch die Agglutination (Titer mindestens 1 : 200) und Lyse der Spirochäten sowie durch eine Komplementbindungsreaktion nachgewiesen. Auch mit der akuten gelben Leberatrophie (s. S. 421) kann das Bild Ähnlichkeit zeigen; vgl. auch Gelbfieber (s. S. 122).

Therapie. Die Magen-Darm-Störungen erfordern diätetische Behandlung, ein Ikterus fettarme Kost. Warme Packungen gegen die Muskelschmerzen, ferner bei Oligurie NaCl-Infusionen sowie Diathermie der Nieren. Gegen Salvarsan sind die Erreger resistent, gegen Penicillin nur wenig empfindlich, hingegen gelten die Tetracycline in Tagesdose von 2—3 g als wirksam, zumal im Beginn der Krankheit. Zusätzlich ist Atebrin empfohlen worden. Die fruhzeitige Injektion von Rekonvaleszenten- (40—60 ccm) bzw. Kaninchen- oder Pferde-Immunserum (Behringwerke) kann als nutzliches Adjuvans der Therapie verwendet werden. Aktive Schutzimpfung für gefahrdete Personen ist möglich.

Meldepflicht s. S. 17. Die Isolierung der Kranken gilt für die Dauer der Krankheit und bis zur Feststellung, daß der Harn frei von Spirochäten ist.

Leptospirosis grippotyphosa (Schlamm- und Erntefieber)

Das Schlamm- und Erntefieber (auch Feldfieber genannt), dessen Erreger die Leptospira grippotyphosa ist, stellt gleichfalls eine akute Infektionskrankheit dar. Der Erreger stammt von der Feldmaus, die ihn mit dem Harn ausscheidet, so daß er sich in Flußniederungen, in nassen Feldern und vor allem bei Überschwemmungen findet und Erntearbeiter, zumal beim Barfußgehen, gefahrdet. Die Krankheit beginnt in der Regel mit hohem Fieber und erheblichem Krankheitsgefuhl, Kopf- und Gliederschmerzen und gastrointestinalen Symptomen. Conjunctivitis, Albuminurie und Milztumor kommen verhaltnismaßig häufig, Ikterus hingegen nur sehr selten vor. Die Krankheitsdauer betragt etwa 1 Woche, ein Fieberrezidiv nach einem kurzen Intervall tritt seltener auf als bei der WEILschen Krankheit auf. Die **Diagnose** wird durch den Nachweis des Erregers bzw. spezifischer Antikorper in der gleichen Weise gestellt wie bei der WEILschen Krankheit. Auch die **Therapie** entspricht der dort angegebenen. Das Schlamm- und Erntefieber stellt eine ungleich viel gutartigere Affektion dar als die WEILsche Krankheit.

Leptospirosis canicola (Canicolafieber)

Hier handelt es sich um eine Zoonose, bei der Hunde schwer erkranken können (Stuttgarter Hundeseuche), die aber auch bei Hunden latent verlaufen kann. Die Ausscheidung des Erregers erfolgt durch den Harn der Hunde, wodurch Schmierinfektionen beim Menschen vorkommen. Nach etwa 2 wöchiger Inkubationszeit bestehen die Krankheitserscheinungen beim Menschen vor allem in Kopfschmerzen bei hohem, oft mit Schüttelfrost beginnenden Fieber. Schmerzen entlang der Beine (nicht nur Wadenschmerzen) werden haufig angegeben. Ikterus auf Grund einer Leberschadigung, Albuminurie auf Grund einer Nierenschadigung finden sich nur bei einem Teil der Kranken. Meningismus stellt sich bei etwa $^2/_3$, eine echte Meningitis bei etwa $^1/_3$ der Kranken ein. Enteritis, Blutungsneigung, Exantheme und Conjunctivitis gelangen bisweilen zur Beobachtung. Blutsenkung und Blutbild verhalten sich ebenso wie bei der WEILschen Krankheit. Fieberrezidive nach freiem Intervall sind häufig. Der Verlauf der Krankheit hinsichtlich ihrer Schwere gestaltet sich verschieden, Todesfalle sind selten. Diagnostisch und therapeutisch gilt das für die WEILsche Krankheit Gesagte.

Gelbfieber

Gelbfieber ist eine in den Tropen zwischen dem 30. und 40. Grad nördlicher und südlicher Breite, namentlich in Mittel- und Südamerika, aber auch im tropischen West- und Mittelafrika endemisch, zeitweise epidemisch auftretende Seuche; sie wurde wiederholt vereinzelt auch nach Südeuropa verschleppt und wird namentlich in der heißen Jahreszeit beobachtet.

Das Gelbfiebervirus zahlt zu den kleinsten Virusarten (18—25 mμ), es ist auf Mäuse und Meerschweinchen übertragbar und kann in der Gewebekultur gezüchtet werden.

Krankheitsbild. Im Mittelpunkt des Krankheitsbildes steht eine außerordentlich schwere Schadigung der *Leber*. Die Inkubation beträgt 3—6 Tage. Der Beginn erfolgt plötzlich mit Schüttelfrost, hohem Fieber sowie schwerem allgemeinen Krankheitsgefühl; es bestehen heftiger Kopfschmerz, Lendenschmerz, Schmerzhaftigkeit der Leber, Erbrechen, Schlaflosigkeit, hochgradige Abgeschlagenheit sowie kongestioniertes gedunsenes Aussehen mit Rötung der Conjunctiven und Albuminurie. Charakteristisch ist der faulig-süßliche Geruch der Kranken. Dieser Zustand hält etwa 3 Tage an; dann erfolgt Abfall des Fiebers und scheinbare Besserung (*erste* oder sog. *Kongestiv-Krankheitsperiode*). In dem nun beginnenden kritischen *zweiten Abschnitt* der Krankheit erfolgt erneuter Temperaturanstieg mit zunehmendem Ikterus; es stellen sich ferner sehr heftige Schmerzen in der Oberbauchgegend, anhaltendes Erbrechen dunkler Blutmassen („Vomito negro") und Blutstühle ein. Hautblutungen werden beobachtet, oft ferner Nasenbluten. Der Harn enthält massenhaft Eiweiß sowie Gallenfarbstoff. Milzvergrößerung fehlt. Das Sensorium ist zunachst frei. Der anfänglich beschleunigte Puls sinkt im weiteren Verlauf. Es besteht anfangs Leukopenie, Fehlen der Eosinophilen und oft Monocytose. Unter zunehmender Benommenheit und bisweilen völligem Versiegen der

Harnsekretion erfolgt in den schweren Fällen am 5.—9. Tag im Koma unter dem Bilde der Urämie und Cholämie der Tod. Bei günstigem Verlauf entfiebert der Kranke lytisch; der Ikterus sowie die Nephritis können sich indessen noch wochenlang hinziehen. Im allgemeinen entscheiden die ersten 14 Tage über den weiteren Verlauf (u. a. auch das Verhalten der Harnmenge). In den Gelbfiebergegenden kommen unter den Eingeborenen häufiger als die beschriebenen schweren Fälle ganz leichte, schwer zu diagnostizierende, als harmlose Infekte imponierende Verlaufsformen vor, namentlich bei Kindern. Diese ganz milden Fälle sind für die Weiterverbreitung der Krankheit, ebenso aber auch für die Durchimmunisierung der Bevölkerung von großer Bedeutung.

Pathologisch-anatomisch bestehen als für das Gelbfieber charakteristisch schwere hämorrhagische Diathese mit Blutungen in die Serosae und die parenchymatösen Organe, versprengte Nekrosen in der Leber (vor allem in der Intermediärzone der Leberläppchen) sowie Bilder einer schweren Nephrose mit Nekrose des tubularen Epithels und Ausbildung von Kalkcylindern. Die Herzmuskelzellen zeigen trübe Schwellung und fettige Entartung.

Diagnose. Das durch die *Symptomentrias* Ikterus, Nephritis und Hämorrhagien gekennzeichnete Bild unterscheidet sich von der ihm ähnlichen WEILschen *Krankheit* (S. 120) durch die Remission am 3.—5. Tag, das spätere Auftreten des Ikterus, die relative Bradykardie und das Fehlen eines Milztumors. Auch das Schwarzwasserfieber (S. 117) kommt differentialdiagnostisch in Frage (Hämoglobin im Harn!), gelegentlich auch Dengue (S. 89).

Epidemiologie und Prophylaxe. Das Auftreten des Gelbfiebers ist, wie FINLAY 1881 entdeckte, an das Vorhandensein bestimmter Mücken gebunden, und zwar gilt als hauptsächlicher Übertrager die Stegomyia fasciata oder calopus (Aëdes aegypti), eine Stechmücke von bräunlicher Färbung mit gestreiften Beinen (vgl. auch Dengue S. 89). Diese, und zwar (wie bei den Anopheles) nur das Weibchen, infiziert sich durch Saugen des Blutes Gelbfieberkranker, in welchem sich das Virus während der ersten 3 Krankheitstage befindet. Erst nach Ablauf von etwa 12 Tagen (je nach der Außentemperatur), d. h. nach vollendeter Entwicklung des Erregers in der Mücke, wird die Krankheit durch einen Stich weiter übertragen. Die Mücken bleiben dauernd infektiös. Übertragung direkt von Mensch zu Mensch kommt nicht vor. Wildlebende Affen erkranken oft an Gelbfieber. Sehr bedeutsam ist die Entdeckung THEILERS (1931), daß das von Affen auf das Gehirn von Mäusen übertragene Virus sich fortlaufend bei Mäusen weiterzüchten läßt und bei diesen eine charakteristische Encephalitis erzeugt, welche durch Zusatz von Immunserum verhindert werden kann (sog. Mäuseschutzprobe). Diese Probe ermöglicht die Entscheidung, ob ein Individuum immun ist oder nicht. Die intraperitoneale Impfung der Mäuse hat sich neuerdings in der gleichen Weise bewährt. Die Bekämpfung des Gelbfiebers erfordert gründliche Isolierung der Kranken unter sorgfältigem Schutz gegen die Mücken und Vernichtung der letzteren (auch in Verkehrsmitteln, Flugzeugen!) und ihrer Brutstätten. Im Gegensatz zum Malariamoskito hält sich die Gelbfiebermücke ausschließlich im Hause, und zwar in offenen Wasserbehältern, dagegen nicht in Sümpfen, auf. Gegen Temperaturen unter 22° ist die Mücke (nicht die Larve) sehr empfindlich. Für die Verbreitung spielen namentlich auch die oben erwähnten rudimentären Erkrankungen, speziell der Eingeborenen, insbesondere der Kinder, eine Rolle. Die Krankheit hinterläßt dauernde Immunität; spezifische Antikörper wurden nachgewiesen. Prophylaxe ist durch aktive Immunisierung möglich, und zwar mit abgeschwächtem neurotropem Mäusevirus oder mit nicht abgeschwächtem Virus zusammen mit Immunserum oder mit einem durch zahlreiche Kulturpassagen abgeschwächten sog. pantropen Kulturvirus allein; die Schutzimpfung wird bereits in großem Umfang mit bestem Erfolg geübt; der Impfschutz tritt nach 10—12 Tagen ein. Meldepflicht s. S. 17. Ansteckungsverdächtige können bis zu 6 Tagen einer Beobachtung in Quarantäne unterworfen werden. Es bestehen Schutzbestimmungen gegen die Einschleppung von Mücken durch Flugzeuge.

Therapie. Reichliche Zufuhr von Kohlenhydraten (Traubenzuckerinfusionen oder Klysmen) mit kleinen Insulindosen, Leberhydrolysaten sowie von Kochsalz (wegen der Gefahr der Hypochlorämie, s. S. 454), stärkste Einschränkung der Eiweiß- und Fettzufuhr; als Analeptica Sympatol oder Ephetonin; cave Alkohol sowie Narkotika der Fettreihe (im übrigen vgl. Cholämie, Schwarzwasserfieber und Urämie).

Rattenbißkrankheit (Sodóku)

ist eine gelegentlich auch in Europa beobachtete, durch den Biß eines Tieres (Ratte, Katze, Wiesel, Maus, Hund) hervorgerufene akute Spirochätose, deren Erreger (Spirillum minus) bekannt ist. Während die unscheinbare Bißwunde nach wenigen Tagen heilt, treten später nach Inkubation von 5—30 Tagen unter Fieber mit Schüttelfrösten Induration und blaurote Verfärbung der Bißstelle, regionäre Lymphadenitis sowie ein charakteristisches makulöses Exanthem auf. Das Fieber kann über Wochen hinweg immer wieder rekurrieren. Zur Zeit des 2. oder 3. Fieberschubes breitet sich, von der Bißstelle ausgehend, ein Exanthem über den ganzen Körper aus. Es bestehen Leukocytose sowie mitunter positive Wa.R. im Blut.

Die Spirochäten finden sich im Blut und in den Lymphdrüsen (Impfung von Mäusen und Meerschweinchen. Die Krankheit kommt auf der ganzen Welt vor, ist am haufigsten in Japan, in Deutschland sehr selten. Die Letalitat unbehandelter Fälle beträgt etwa 10%. Therapeutisch wirkt prompt Salvarsan, auch Penicillin und Aureomycin sind wirksam.

Schlafkrankheit

Die Schlafkrankheit ist eine chronische Protozoenerkrankung, die nur in Afrika vorkommt und dort vor allem die Eingeborenen befällt. Der Erreger gehört zur Gattung der Trypanosomen, einer Flagellatenart. Die Übertragung geschieht durch bestimmte Stechfliegen, die Glossina palpalis. Eine Infektion von Mensch zu Mensch kann durch den Geschlechtsverkehr erfolgen.

Das im Blut und in den Gewebssaften vorhandene *Trypanosoma hominis* (gambiense und rhodesiense) ist doppelt bis dreimal so groß wie ein Erythrocyt, von langlicher, spindelartiger Form und laßt bei GIEMSA-Farbung in der Mitte einen großen Kern, an dem hinteren stumpfen Ende einen kleinen Nebenkern und von diesem ausgehend einen den Korper entlang laufenden Faden erkennen. Das graublaue Protoplasma bildet an der einen Seite eine zarte wellige, ,,undulierende" Membran. Pigment ist nicht vorhanden. Die Trypanosomen sind lebhaft beweglich und versetzen in frischen Praparaten die benachbarten Erythrocyten in stoßende Bewegung. Ihre pathogene Wirkung wird auf gewisse von ihnen erzeugte, bisher aber nicht bekannte Gifte zuruckgefuhrt.

Krankheitsbild. Inkubation 20—30 Tage. Die Krankheit verlauft in mehreren Abschnitten. Sie beginnt schleichend und uncharakteristisch mit Schwachegefühl, Kopfschmerzen sowie mit remittierendem Fieber, das zunachst nur kurze Zeit dauert und oft eine Malaria vortauscht. Nach einem darauffolgenden fieberfreien Intervall von Tagen oder Wochen erfolgt ein neuer Fieberanfall. Objektiv wahrnehmbare Fruhsymptome sind indolente Drüsenschwellungen, namentlich am Halse, sowie bei Weißen haufig flüchtige urticarielle Exantheme mit heftigem Juckreiz. Ferner werden fruhzeitig eine auffallende Hyperästhesie der tiefen Muskeln sowie Erloschen der sexuellen Potenz beobachtet. Vorubergehende Ödeme, besonders im Gesicht, sind haufig.

An dieses wenig charakteristische *Anfangsstadium* (,,Stadium des Trypanosomenfiebers") schließt sich ein *zweites Krankheitsstadium* an, das durch schwere Erkrankung des Zentralnervensystems gekennzeichnet ist. Neben heftigen Kopfschmerzen zeigen die Patienten vor allem psychische Veranderungen; sie werden verstimmt, teils maniakalisch erregbar mit Wahnvorstellungen, durch die sie ihrer Umgebung gefahrlich werden konnen, teils stumpf und teilnahmslos. Die Sprache wird schleppend, der Gang unsicher, die Zunge zeigt Tremor; die Ernährung leidet und es entwickelt sich zunehmende Abmagerung. Allmählich tritt auch das Kardinalsymptom der Krankheit, die zunehmende Schlafsucht mehr und mehr in den Vordergrund. Die Kranken schlafen bei ihrer Beschäftigung, wahrend des Essens usw. ein, sind aber zunachst noch zu wecken, wahrend in spateren Stadien tiefe Somnolenz eintritt. Unter extremer Abmagerung, Decubitus, nicht selten Sepsis, Pneumonie usw. gehen die Kranken schließlich im Koma zugrunde. Spontanheilungen sind nicht bekannt.

Pathologisch-anatomisch findet sich außer einer ausgedehnten Entzündung der Hirnhäute eine charakteristische mantelartige Zellinfiltration um die Gefaße der Hirnrinde.

Fur die **Diagnose** ist der Nachweis der Trypanosomen notwendig. Da dieselben im Blut nur spärlich vorhanden zu sein pflegen, empfiehlt sich die Blutuntersuchung statt am gewohnlichen Blutausstrich am dicken Tropfen. Ein sichereres Ergebnis hat im Initialstadium die Punktion der geschwollenen Cervicaldrüsen. Später ist bei ausgebildeten Störungen des Nervensystems auch die Lumbalpunktion diagnostisch zu verwerten. Der Liquor enthält außer Eiweiß und Zellen auch Trypanosomen. Schließlich ist auch der Tierversuch, die Impfung von Affen mit Blut oder Spinalpunktat der Patienten, heranzuziehen.

Epidemiologisch ist die Tatsache von größter Bedeutung, daß die Krankheit sich nur dort findet, wo Glossinen vorhanden sind, so daß die Übersiedlung von Kranken in von Stechfliegen freie Gegenden dort keine Weiterverbreitung der Krankheit zur Folge hat. Zur Ausrottung der Krankheit gehort demnach vor allem die Beseitigung der Stechfliegen und ihrer Brutstatten. Die Verhältnisse sind also denjenigen bei Malaria analog. Als Zwischenwirt hat man gewisse Wildarten, speziell Antilopen, ermittelt. Affen erkranken nach Infektion durch den Stich der Stechfliege in charakteristischer Form an Schlafkrankheit.

Therapie. Mit dem *Germanin* (früher ,,Bayer 205"), einer kompliziert zusammengesetzten As- und Hg-freien Harnstoffverbindung der aromatischen Reihe, werden glanzende Erfolge auch bei vorgeschrittenen Fallen erzielt (als 10%ige Lösung intravenos, 1—2 g pro Tag in 3 Dosen in Abstanden von 2—3 Tagen, im ganzen 5 g; Wiederholung nach einigen Wochen oder Monaten). Germanin wird gerne kombiniert mit Tryparsamid (Novatoxyl) gegeben. Germanin wirkt auch in vorzuglicher Weise prophylaktisch.

Auch bei rasch eintretender günstiger Wirkung sind die Patienten viele Monate lang zu kontrollieren, da die Trypanosomen sich oft lange Zeit latent in den inneren Organen halten und später Rückfalle verursachen.

Kala-Azar (Tropische Splenomegalie)

Kala-Azar ist eine chronisch verlaufende Protozoenerkrankung, die hauptsachlich in Asien (Indien, China, Turkestan usw.) und anderen tropischen Landern, aber auch in Südeuropa und in Nordafrika sowie in Südamerika beobachtet wird. Die Krankheit befallt vornehmlich jugendliche Individuen.

Der zu den Flagellaten gehorige *Erreger* ist die 2—3 μ große Leishmania Donovani. Er kommt in großer Zahl in den inneren Organen, vor allem in Milz, Knochenmark und Leber, und zwar hauptsachlich im Innern von Zellen, namentlich in den Phagocyten des reticuloendothelialen Systems (s. S. 416), vor. Er ist von ovoider Form und zeigt neben einem rundlichen Hauptkern einen zweiten kleinen strichformigen Kern (Binucleat). Bei der kunstlichen Zuchtung in NOVYschem Kaninchenblutagar verwandelt er sich in typische Flagellaten mit einer Geißel. An den Orten der Ansiedelung des Parasiten vermehren sich die genannten Zellen; auch entwickelt sich Granulationsgewebe, das reichlich Leishmanien enthält. Auch bei Haustieren wie Hunden und Katzen sowie bei Ratten und Mausen wurde die Leishmania gefunden. Hochstwahrscheinlich stellt der Hund einen wichtigen Zwischenträger dar. Als Versuchstier eignet sich hauptsächlich der Hamster. Die Übertragung der Krankheit erfolgt durch Ungeziefer (Wanzen, Flohe), vor allem aber durch Phlebotomen (Sandfliegen). Nicht selten werden Hausendemien beobachtet.

Krankheitsbild. Die Dauer der Inkubation ist nicht genau bekannt (sie liegt angeblich zwischen Tagen und mehreren Monaten).

Die Krankheit beginnt mit mehrere Wochen anhaltendem Fieber, das oft taglich mehrere starke Remissionen zeigt (I. Stadium). Neben allgemeinen Krankheitserscheinungen besteht eine Vergroßerung der Leber und Milz sowie eine zunehmende Anamie. Wahrend das Fieber und die ubrigen Symptome nach einigen Wochen wieder schwinden, nehmen die Milz- und Lebervergroßerung sowie die Anàmie stetig zu.

Die Fieberperioden wiederholen sich des ofteren und die fieberlosen Zwischenräume werden im Laufe von Monaten kürzer (II. Stadium). Der Milztumor nimmt allmählich riesenhafte Dimensionen an und reicht nicht selten ahnlich einer leukamischen Milz bis ins kleine Becken. Neben der Anamie entwickelt sich eine fortschreitende Kachexie und Abmagerung die in den extremen Graden des III. Stadiums im Verein mit der starken Auftreibung des Leibes und der meist eigentümlich erdfarbenen schmutzigen Hautfarbung (Kala-Azar = schwarze Krankheit) den Kranken ein sehr charakteristisches Bild verleiht. Im Blut besteht eine oft sehr hochgradige Leukopenie (oft unter 1000) mit relativer Vermehrung der Lympho- und Monocyten. Die Globuline sind sehr stark vermehrt, die Blutsenkung ist daher erheblich beschleunigt. Nicht selten gesellen sich dysenterieartige Erscheinungen hinzu (Leishmanien im Stuhl!) sowie verschiedenartige, zum Teil ulcerose Hautveranderungen mit Leishmanien in den Geschwuren, ferner Symptome der hamorrhagischen Diathese mit Blutungen in den verschiedensten Organen. Eine Trübung des Sensoriums pflegt wahrend der ganzen Krankheitsdauer zu fehlen, desgleichen Storungen seitens des Zirkulationsapparates. Der Tod erfolgt nach $1/2$—$1^1/_2$jahriger Dauer an Kachexie oder häufiger an Komplikationen (Tuberkulose, Sepsis, Pneumonie usw.). Vereinzelt wurde Spontanheilung beobachtet. Unter der Antimontherapie soll die Sterblichkeit von 90% auf weniger als 10% gesunken sein.

Bei der Stellung der **Diagnose** hat man zunächst das Bestehen einer leukämischen Erkrankung, sodann die chronische Malaria, Sepsis sowie Maltafieber auszuschließen. Beweisend ist der Nachweis der LEISHMAN-DONOVANschen Parasiten, der im Ausstrichpraparat des Sternalmarks farberisch meist gelingt. Oft ist auch Zuchtung des Erregers aus dem peripheren Blut moglich. Diagnostisch verwertbar ist ferner die Formolgelprobe: zu 1 ccm Krankenserum wird 1 Tropfen Formalin gefügt, kraftig geschüttelt. Gerinnt das Serum in 1—2 Minuten, dann ist die Probe positiv.

Therapeutisch sehr wirksam sind Antimonpräparate, so besonders das Neostibosan (täglich oder jeden 2. Tag 0,2, dann 0,3 intravenos oder intramuskular, insgesamt 3,0) und das Solustibosan; Kontraindikation sind Nephritis, Ikterus.

In den Mittelmeerländern (Süditalien, Griechenland usw.) kommt haufig die sog. **Leishmania infantum** vor, eine chronische Krankheit, die ebenfalls wie Kala-Azar mit großem Milztumor, Anamie und Kachexie verlauft und daher auch als infantile Kala-Azar bezeichnet wird. Sie wird durch Leishmanien hervorgerufen, die der Leishmania Donovani sehr ähnlich, wenn nicht mit ihr identisch sind. Auch bei Hunden und Katzen wurde der Erreger gefunden. Die Diagnose stützt sich auf die gleichen Momente wie bei Kala-Azar.

Die **Prophylaxe** besteht, abgesehen von der Feststellung und Isolierung der Kranken, in der Ausrottung der Schlupfwinkel und der Vernichtung der Phlebotomen mittels chemischer

Mittel (DDT); (wegen der Brutstätten im Hühnermist Entfernung der Hühner von menschlichen Wohnungen) sowie in veterinärmedizinischer Kontrolle der Hunde.

Außer der oben beschriebenen *viscéralen* Form gibt es noch *Haut-* (Orientbeule, Aleppobeule usw.) und in Südamerika *Schleimhaut-Leishmaniosen.*

Chagaskrankheit (Amerikanische Trypanosomiasis)

Die in Süd- und Mittelamerika vorkommende, hauptsächlich in Brasilien genau studierte Krankheit beruht auf Infektion mit dem Trypanosoma Cruzi, das durch den Kot infizierter Wanzen (Triatoma megista) übertragen wird; Zwischenwirte sind das Gurteltier, das Opossum sowie der Hund. Es existieren eine *akute* und eine *chronische* Verlaufsform. Die akute hauptsächlich im Kindesalter vorkommende Form ist durch eine Continua, eigentümliche Ödeme (ähnlich denen bei Myxödem), Schilddrüsenschwellung, Leber- und Milzvergrößerung sowie durch reichliche Trypanosomen im peripheren Blut ausgezeichnet; sie endet tödlich, oft infolge von Encephalomeningitis oder geht in die *chronische* Form über. Diese, die typische Verlaufsart beim Erwachsenen, ist einmal durch schwere Herzstörungen wie Arhythmien und namentlich Überleitungsstörungen (Herzblock, vgl. S. 171) charakterisiert — nicht selten ist plötzlicher Herztod —, sodann durch schwere Läsionen im Zentralnervensystem mit Lähmungen, und zwar speziell Diplegien oft mit dem LITTLEschen Syndrom, sowie Aphasie, Athetose, Idiotie, schließlich mitunter auch durch endokrine Störungen. Den genannten Organveränderungen entsprechen histologisch nachweisbare Trypanosomenherde. Im Tierexperiment wurden neurotrope Trypanosomenstämme festgestellt. Es sind aber auch leichtere Verlaufsformen bekannt, deren Krankheitsdauer sich auf einige Wochen beschränkt.

Die *Diagnose* erfolgt bei frischen Fällen durch den Nachweis des Erregers im dicken Tropfen. Die *Therapie* ist bisher lediglich symptomatisch.

Lepra (Aussatz)

Die Lepra hat in Europa als Seuche seit Jahrhunderten an Bedeutung vollständig verloren und ist in zivilisierten Ländern nur noch in ganz vereinzelten kleinsten Herden vorhanden (so z. B. im Kreis Memel); in Afrika, in Asien und in Südamerika dagegen ist sie endemisch und fordert dort viele Opfer.

Der *Leprabacillus* (entdeckt von ARMAUER HANSEN 1880) findet sich in großer Menge im leprös veränderten Gewebe, und zwar zum großen Teil intracellulär („Leprazellen"); er hat morphologisch sehr große Ähnlichkeit mit dem Tuberkelbacillus, ist etwas kürzer und wie dieser (nur in etwas geringerem Grade) säurefest. Anilinfarbstoffe nimmt er rascher als dieser auf. Nach außen entleert werden die Bacillen aus ulcerierten Knoten, ferner durch die Faeces und vor allem mit dem Nasenschleim. Züchtung und Übertragung auf Tiere gelangen bisher nicht.

Krankheitsbild. Die Inkubationsdauer ist sehr beträchtlich, bis zu 12 Jahren. Man unterscheidet *drei Krankheitsformen:* die knotige oder tuberöse Form, die maculo-anästhetische Form und die gemischte Form.

Die *tuberöse Form (Knoten-Lepra)* beginnt an verschiedenen Körperstellen mit dem Auftreten von roten, später braunroten Flecken, denen Infiltrationen und später Knotenbildung folgen. *Frühsymptome* sind Ausfallen der Augenbrauen sowie schmetterlingsflügelförmige Ausbreitung der Flecken bzw. Knoten zu beiden Seiten der Nase, ferner ein trockener, bisweilen mit häufigem Nasenbluten einhergehender Schnupfen, bei dem die Nasenspiegeluntersuchung oft schon frühzeitig Geschwüre mit positivem Bacillenbefund aufdeckt. Das Gesicht und die Extremitäten bilden einen Prädilektionsort für die Leprome: ersteres erhält in späteren Stadien oft infolge der derben wulstigen Infiltrate ein einem Löwenantlitz ähnliches, durch seine maskenartige Starre groteskes Aussehen (Facies leonina, Leontiasis); die ebenfalls befallenen Ohren sind oft erheblich vergrößert. Später kommt es des öfteren infolge von Zerstörung des Knorpelseptums[1] zum Einsinken der Nase ähnlich wie bei Syphilis. An den Extremitäten entwickeln sich häufig Hyperkeratosen. Bei dunkelfarbigen Menschenrassen entsteht fleckweise Pigmentverlust der Haut, die dadurch ein scheckiges Aussehen erhält. Im weiteren Verlauf werden Zunge, Augen, Kehlkopf, Genitalien sowie die Eingeweide von Lepromen befallen; die Krankheit führt unter zunehmender Anämie und Kachexie oft erst im Laufe vieler Jahre zum Tode.

Die *maculo-anästhetische Form (Nervenlepra)* ist außer durch das Vorhandensein von Flecken ähnlich der Knotenlepra durch ausgedehnte Wucherung lepröser Neubildungen namentlich an den peripheren Nerven ausgezeichnet, wodurch klinisch sehr charakteristische Ausfallserscheinungen an Rumpf und Extremitäten entstehen; außer Lähmungen und

---

[1] Im Gegensatz zu Syphilis, bei der der *knöcherne* Teil der Nase zerstört wird.

Muskelatrophien vor allem Anästhesien und trophische Störungen, die namentlich an den Extremitäten zu schwersten Verletzungen und Verstümmelungen unter Beteiligung der Knochen führen (Abstoßung ganzer Fingerglieder ähnlich wie bei der Syringomyelie). Anästhesie der Flecken sowie an den Extremitäten pemphigusähnliche Blasen werden oft frühzeitig beobachtet. Zum Teil bestehen äußerst heftige Reizerscheinungen in Form von Neuralgien oder lanzinierenden Schmerzen, die bisweilen auch das Krankheitsbild einleiten.

Bei der *gemischten Form* handelt es sich um Kombination der tuberösen mit der Nervenlepra.

Der **Verlauf** der Lepra ist in der Regel sehr langwierig. Gelegentlich kommt es zu hochfieberhaften Exacerbationen; spontaner Stillstand, ja sogar Spontanheilung wurde vereinzelt beobachtet.

Die **Diagnose** ist in ausgebildeten Fällen aus dem bloßen Anblick der Kranken zu stellen. Für die Anfangsstadien wird auf das oben Gesagte verwiesen (frühzeitige rhinoskopische Untersuchung ist unerläßlich; evtl. Anreichern des Nasensekrets mit Antiformin). Das Vorhandensein anästhetischer Flecken ist stets sehr verdächtig. Die Wa.R. kann positiv sein.

Therapie. Dem bei den Eingeborenen der Tropen seit langem gebräuchlichen *Chaulmoograol* wird heilende Wirkung nachgerühmt, aber es hat sich gezeigt, daß ihm Sulfonamide und Isonikotinsäurehydracide in der Wirkung überlegen sein dürften. Es müssen nur diese Substanzen über außerordentlich lange Zeit hinweg gegeben werden.

Prophylaxe. Die Infektiosität der Lepra ist bei Beobachtung peinlicher Sauberkeit und sonstiger hygienischer Grundsätze entgegen der früheren Auffassung nicht sehr groß; Ärzte und Pflegepersonal werden nur selten infiziert. Zur Absonderung der Kranken in Lepraherden dienen sog. Leprosorien, z. B. u. a. in Memel, Bergen (Norwegen) Järvsö (Schweden), Orivesi (Finnland), Spinalonga (Insel Kreta), Muuli bei Tartu und Talsi (Lettland), Kapstadt, Culion auf den Philippinen und zahlreiche andere. Meldepflicht in Deutschland s. S. 17[1].

Milzbrand (Anthrax)

Milzbrand ist eine bei *Tieren*, besonders bei Rindern und Schafen vorkommende Infektionskrankheit, die gelegentlich auf den Menschen übertragen wird. Besonders gefährdete *Berufe* sind Landwirte, Viehknechte, Abdecker, Gerber, Bürsten- und Pinselmacher, Kürschner, Lumpensammler.

Die *Milzbrandbacillen* sind große, unbewegliche, grampositive Stäbchen, ihre Enden sind scharfkantig und oft etwas verdickt (Bambusform), zwischen je 2 Stäbchen besteht eine charakteristische Lücke; Kapselbildung findet nur im Tierkörper statt. Aerobes Wachstum erfolgt bei 15—23° auf gewöhnlichen Nährböden. Gelatine wird verflüssigt; die Kultur bildet Locken- oder Mähnenform. Die Entwicklung der außerordentlich resistenten Dauerform (Sporen) erfolgt nicht im lebenden Körper, sondern nur bei Luftzutritt, z. B. an der Oberfläche von Kadavern. Der Milzbrand der *Tiere* hat in Deutschland sehr abgenommen, er hält sich zur Zeit noch in gewissen Distrikten (Oberbayern, Posen, Schlesien, Niederrhein usw.). Er äußert sich bei den Tieren in Form von Magen-Darmaffektionen oder von Karbunkeln der Rachen- und Kehlkopfschleimhaut oder Apoplexie. Harn, Darmentleerungen und Auswurf der Tiere sind infektiös; Hunde und Katzen infizieren sich durch Fressen von Fleisch kranker Tiere.

Beim *Menschen* entsteht je nach der Eintrittspforte 1. Hautmilzbrand, 2. Lungenmilzbrand, 3. Darmmilzbrand.

Der *Hautmilzbrand* entsteht als „Pustula maligna" *(Milzbrandkarbunkel)* nach Hautverletzung oder Insektenstich; am häufigsten werden befallen die Hände und Vorderarme, Gesicht, Hals. *Inkubation* einige Stunden bis 3 Tage. Die Krankheit beginnt mit Jucken und Brennen als rote Papel mit schwarzem Zentrum, auf dem sich ein Bläschen mit seröser, später sanguinolenter Flüssigkeit entwickelt, das nach Eintrocknen sich in einen dunklen Brandschorf verwandelt, der charakteristischerweise unempfindlich ist und sich unter Eruption eines Kranzes neuer Bläschen und starker wallartiger Schwellung und Rötung der Nachbarschaft weiter ausdehnt. Bei Lokalisation im Gesicht entsteht eine besonders hochgradige Schwellung und Ödembildung (Augenlider und Mund), mitunter ein erysipelartiges Bild. Bei gutartigem Verlauf bleibt die Krankheit eine reine Lokalaffektion ohne Störung des Allgemeinbefindens und ohne Fieber. Heilung erfolgt durch Abstoßung des Schorfes und Entwicklung eines granulierenden Geschwürs. Bei Fortschreiten des Prozesses erfolgt Ausdehnung der Schwellung und des Brandschorfes unter Hervortreten der Lymphgefäße als roter harter Strang. Schwellung der Lymphdrüsen, Auftreten neuer Herde als sanguinolente Bläschen in der Nachbarschaft. Als Zeichen der Allgemeininfektion treten dabei Fieber,

---

[1] Ansteckungsverdächtige sind 5 Jahre lang vom Zeitpunkt der letzten Ansteckungsmöglichkeit an zu beobachten.

Schüttelfrost, Brechreiz, Koliken und Diarrhoen, starke Schweiße, bisweilen Hautblutungen, Milztumor, Krafteverfall und Herzschwache auf. Die aus dem Blut angelegten Kulturen ergeben oft Milzbrandbacillen (Milzbrandsepsis). Gelegentlich beobachtet man Meningismus mit Bacillen in der Spinalflussigkeit.

Der *Lungenmilzbrand* („Hadernkrankheit") entsteht durch Einatmung von sporenhaltigem Staub und verlauft als schwere atypische Bronchopenumonie. Sie beginnt mit Schuttelfrost und hohem Fieber, das aber infolge schnell eintretender Kreislaufschwäche rasch wieder sinkt; es bestehen heftige Dyspnoe und Cyanose, oft blutiger Auswurf sowie doppelseitige Pleuritis exsudativa; Verlauf meist in wenigen Tagen letal.

Der durch Genuß von infiziertem Fleisch entstehende seltene *Darmmilzbrand* verlauft als schwere Gastroenteritis mit Bluterbrechen und blutigen, mitunter ruhrartigen Durchfallen, heftigem Oppressionsgefuhl und fruhzeitiger Kreislaufschwache in der Regel todlich; doch kommen auch leichtere Formen mit Ausgang in Heilung vor.

Diagnose. Meist handelt es sich um eine Berufskrankheit. Bei Hautmilzbrand sind die Einzahl des Karbunkels und der schwarze Schorf charakteristisch. Bakteriennachweis im Blut, im Wundsekret, Sputum und Stuhl ist durch Kultur und Tierimpfung (weiße Mause und Meerschweinchen gehen nach 1—2 Tagen ein) zu erbringen.

Therapie. Bei Karbunkel ist keinerlei operativer Eingriff, sondern absolute Ruhigstellung (Suspension bei Lokalisation an den Extremitaten) und Borsalbenverband anzuwenden. Ferner kommen das SOBERNHEIMsche Milzbrandserum (E. Merck) 30—40 ccm intravenös sowie Neosalvarsan in Betracht. Angesichts der Empfindlichkeit der Milzbrandbacillen gegenüber Penicillin und den Tetracyclinen sind diese in hohen Dosen therapeutisch angezeigt. Meldepflicht s. S. 17. Die Isolierung der Kranken ist bis zur Genesung durchzuführen.

Listeriose

Der Erreger, Listeria monocytogenes, ein grampositives bewegliches Stabchen, ruft Krankheiten (bösartiges Katarrhalfieber, Myokarditis) bei Pferden, Rindern, Schweinen, Hühnern und Wildtieren hervor. Durch Kontakt mit kranken Tieren oder Keimträgern, auch durch Schmutz- und Schmierinfektionen kann der Erreger auf den Menschen übertragen werden. Eintrittspforten des Erregers, der außerhalb des tierischen Organismus sehr widerstandsfahig ist, sind Ohr, Conjunctiva, Nase, Tonsillen, Uterus. Von dort aus gelangen die Erreger in das Blut und verursachen miliare und submiliare weiß-gelbliche Herdchen mit zentraler Nekrose, vor allem in Leber, Milz, Niere, Lymphdrüsen, Gehirn und Rückenmark. Dementsprechend bilden sich Krankheitserscheinungen in mancherlei Form aus. Am häufigsten findet sich eine Meningitis bzw. Meningoencephalitis, bei anderen Kranken tritt eine Cystopyelitis auf, bei Frauen eine Metritis. Wenn eine bestehende Gravidität im Sinne der Infektbahnung sich auswirkt, kann es zur Früh- oder Totgeburt kommen. Granulomatöse Conjunctivitis wird bisweilen beobachtet. Gelegentlich sieht man septische Bilder, zumal bei Kindern (Granulomatosis infantiseptica). Die häufige Mononucleose im Differentialblutbild hat daran denken lassen, daß manche infektiöse Mononucleose (s. S. 64) durch Listerien hervorgerufen sein könnte, allerdings erweist sich bei der Listeriose die HANGANATZIU-DEICHERsche Reaktion als negativ.

Diagnose. Die Listerien konnen aus Blut, Liquor, Urin, gegebenenfalls Cervixsekret und aus den Granulomen, in deren Randpartien sie sich befinden, gezüchtet und auf Tiere übertragen werden. Auch der Nachweis agglutinierender bzw. komplementbindender Antikörper ist beweisend.

Therapie. Eine Kombinationstherapie mit Aureomycin bzw. Terramycin und Sulfonamiden verspricht einen guten Erfolg. Ohne Behandlung ist mit einer beträchtlichen Letalität zu rechnen.

Rotz (Malleus)

Der Rotz ist eine sehr ansteckende Krankheit, die beim Menschen durch Übertragung durch rotzkranke Pferde (Esel, Maultiere) entsteht und daher hauptsächlich bei Berufen beobachtet wird, die mit Pferden viel in Berührung kommen (Kutscher, Abdecker, Tierärzte). Gelegentlich kommen Laboratoriumsinfektionen vor. In Westeuropa spielt dank entsprechender hygienischer Maßnahmen die Rotzkrankheit bei Tieren kaum mehr eine Rolle.

Der LÖFFLER-SCHÜTZsche 1882 entdeckte Rotzbacillus (Malleomyces mallei) ist ein gramnegatives, dem Tuberkelbacillus ahnliches Stäbchen, das oft Polfärbung und Körnung wie der Diphtheriebacillus zeigt. Er färbt sich gut mit LÖFFLERs Methylenblau, wächst gut auf Pferdeserum und Kartoffeln, auf diesen in honigartiger Schicht und ist gegen Eintrocknen in Schleim und Eiter ziemlich resistent. Er findet sich im eitrigen Nasensekret der Pferde und in großer Menge in den Rotzknoten; diese sind tuberkelahnliche Granulationsgeschwülste, die massenhaft Bacillen enthalten und später eitrig einschmelzen. Das männliche Meerschweinchen erkrankt nach intraperitonealer Rotzinfektion an einer diagnostisch verwertbaren (jedoch nicht absolut spezifischen) Hodenschwellung: sog. STRAUSSsche Reaktion. Beim Pferde verlauft der Rotz in der Regel als chronische Krankheit, nicht selten von mehrjahriger Dauer. Bisweilen bleibt sie okkult. Eintrittspforten beim *Menschen* sind kleine Wunden der Haut oder der Schleimhaute, ohne daß aber daselbst spezifische Veränderungen zu entstehen brauchen. Sind sie vorhanden, dann entwickelt sich ein Primaraffekt in Form einer entzündlichen Infiltration mit Ulceration sowie heftiger Lymphangitis. Daran pflegt sich die Allgemeininfektion anzuschließen.

Der Verlauf beim *Menschen* ist in der Regel akut als letale Allgemeininfektion, ausnahmsweise chronisch in Form lokal bleibender Rotzkrankheit der Haut oder der Nase.

Bei *akutem Rotz* entwickelt sich nach einer Inkubation von mehreren Tagen ein schweres Krankheitsbild, oft zunachst von unbestimmtem Charakter, bisweilen mit typhusartigem Fieberverlauf, flohstichartigen roten Hautflecken, die in Pusteln (ohne Dellenbildung) und hierauf in scharfrandige Geschwüre übergehen. Weitere Veranderungen sind indolente Rotzknoten in den Muskeln mit konsekutiver Erweichung und mitunter Durchbruch nach außen, ferner schmerzhafte Gelenkschwellungen wie bei Polyarthritis sowie sehr häufig Herde in der besonders disponierten Lunge als Bronchopneumonien oder Abscesse, desgleichen Geschwure im Kehlkopf. Nasenrotz beim Menschen ist nicht so häufig wie beim Tier; er bewirkt serös-eitrigen Ausfluß sowie eine erysipelähnliche Schwellung und Rotung der Nasenwurzel und fuhrt oft zu schweren Zerstorungsprozessen in der Tiefe. Der weitere Verlauf erfolgt in Form einer Sepsis mit todlichem Ausgang in spatestens 3—4 Wochen.

Chronischer Rotz verlauft oft sehr milde und fieberlos, zeigt mitunter nur lokale Erscheinungen, besonders an der Haut, mitunter nur an einer Extremität, ferner Muskelknoten. Die Dauer beträgt oft viele Jahre. Bisweilen beobachtet man Spontanheilung, doch ist auch ein Übergang in tödliche Allgemeinkrankheit moglich.

Diagnose. Von großer Bedeutung ist die Anamnese (Kontakt mit Pferden!) Für den Nachweis der Bakterien sind nach Moglichkeit geschlossene Eiterherde (Vermeiden von Begleitbakterien!) zu wahlen; STRAUSSsche Reaktion (s. oben). Das aus Rotzkulturen hergestellte *Mallein*, das subcutan injiziert wird, ist bisher nur bei Pferden diagnostisch erprobt, aber durch Agglutinationsprobe mit dem Serum des Kranken und die Komplementbindungsprobe kann die Diagnose zuverlässig gestellt werden.

Die **Therapie** erstreckt sich bei lokalem Rotz auf die chirurgische Entfernung der Herde. Bei der Allgemeininfektion sollen Sulfonamide erfolgreich sein. Auch eine Vaccinetherapie ist in Betracht zu ziehen.

Meldepflicht s. S. 17. Kranke sind bis zur völligen Genesung, Krankheitsverdächtige bis zur Beseitigung des Verdachtes zu isolieren.

Stomatitis epidemica
(Aphthenseuche, Maul- und Klauenseuche)

Die als Maul- und Kleuenseuche beim Vieh (Rinder, Schweine, Schafe, Ziegen) vorkommende Infektionskrankheit wird gelegentlich auch auf den Menschen übertragen.

Die Krankheit der *Tiere* äußert sich in Blasenbildung an der Schleimhaut des Maules, zwischen den Zehen und bisweilen am Euter. Die Blasen platzen und gehen in Geschwüre über. Der bisher unbekannte *Erreger* gehort zu den ultravisiblen filtrierbaren Virusarten; er wird durch Erhitzen auf 80° schnell abgetötet. Die *Übertragung* auf den Menschen erfolgt meist durch rohe Milch infizierter Tiere (Butter, Käse) oder durch direkte Kontaktinfektion bei Viehpflegern, Melkern. Die Krankheit befallt vor allem Kinder nach dem Genuß von roher Milch.

Krankheitsbild. Nach einer Inkubation von etwa 8 Tagen beginnt zunächst ein fieberhaftes Initialstadium mit Mattigkeit, Gliederschmerzen und Trockenheit im Munde. Nach einigen Tagen entwickeln sich auf der stark geroteten und geschwollenen Schleimhaut namentlich an den Lippen, der Zunge und den Wangen Blaschen, die alsbald in kleine Geschwure übergehen und lebhaften Schmerz verursachen, so daß die Nahrungsaufnahme stark beeinträchtigt ist. Zuweilen treten Diarrhoen auf. Mitunter entwickeln sich Bläschen auch in der Umgebung des Mundes und im Naseneingang, was fur die Krankheit besonders charakteristisch ist, ebenso wie die bisweilen zu beobachtende Eruption von Bläschen an den Fingern (speziell bei Melkern).

Die **Krankheitsdauer** betragt mehrere Wochen; der Verlauf ist in der Regel günstig, kleinen Kindern kann die Aphthenseuche gefahrlich werden. Die **Therapie** ist symptomatisch.

Die *Unterscheidung* der Krankheit gegenuber den ihr ähnlichen gewöhnlichen Stomatitiden, speziell der Stomatitis aphthosa stützt sich auf die Feststellung des fieberhaften Initialstadiums, das etwaige Vorhandensein von Bläschen auf der äußeren Haut bzw. an den Händen und daneben auf das gleichzeitige Bestehen der Seuche beim Vieh. *Aphthae tropicae* s. S. 383.

Die **Prophylaxe** besteht im Vermeiden des Genusses von roher Milch, in sorgfältiger Händedesinfektion aller mit erkranktem Vieh in Berührung kommenden Personen, strenger Isolierung verseuchter Ställe (Viehseuchengesetz) und Anwendung des LÖFFLER-UHLENHUTHschen Schutzimpfverfahrens beim Vieh. Meldepflicht besteht nicht.

Aktinomykose

Die Aktinomykose ist eine beim Menschen seltene, bei verschiedenen Haustieren, namentlich beim Rind häufigere Krankheit. Sie entsteht durch den Strahlenpilz (Aktinomyces), der zu den Streptotricheen gehört und in einer anaeroben Form als Aktinomyces WOLFF-ISRAELI und in einer aeroben Form als Nocardia asteroides krankheitsauslösend wirken kann. Die Mehrzahl der Erkrankungen wird durch ersteren hervorgerufen, der häufig als harmloser Schmarotzer in der Mundhöhle auffindbar ist. Erst durch Verletzungen oder Zahnwurzelerkrankungen oder Eindringen von Fremdkörpern bildet sich unter Mitwirkung anderer Mikroorganismen die Krankheit aus. Inhalation der Nocardia asteroides, die sich auf Gräsern und Getreideähren vorfinden kann, führt in seltenen Fällen zur Lungenaktinomykose.

Der Erreger findet sich im Eiter und bisweilen auch in anderen Ausscheidungen der Kranken wie Sputum, Faeces in Form (zuerst von B. von LANGENBECK 1845 festgestellter) kleinster, eben sichtbarer gelbgefärbter Körnchen, die an Jodoformkörner erinnern. Mikroskopisch erscheinen diese schon im ungefärbten Zustande als drusige Gebilde, die sich aus zahllosen radiär angeordneten Pilzfäden zusammensetzen, die in glänzende, birnen- oder keulenförmige Enden auslaufen. Im ungefärbten Präparat hüte man sich vor Verwechslung mit ähnlich aussehenden, aus Fett bestehenden Drusen. Wichtig ist der Nachweis zahlreicher verzweigter Fäden[1]. Stets sind gefärbte Präparate (Gramfärbung) zu untersuchen. Bei der Züchtung in Kulturen ergeben sich verschiedene, teils aerob, teils anaerob wachsende Arten.

Der Strahlenpilz erzeugt eine Wucherung von Granulationsgewebe, das zum Teil erweicht und alsdann von Höhlenbildungen durchsetzt wird. Zum Teil erfolgt eine derbe Bindegewebswucherung, die bisweilen eine Abkapselung des Herdes gegen die Nachbarschaft bewirkt.

Krankheitsbild. Bei der häufigsten Form, der Erkrankung der Mundhöhle, entstehen derbe Schwellungen am Kiefer ähnlich einer Periostitis sowie eine entzündliche Schwellung des Mundbodens mit bretthharter Infiltration der darüber befindlichen geröteten oder bläulichroten Haut, namentlich in der Gegend der Kieferwinkel. Bei Erweichung des Infiltrates kommt es zur Bildung von Fisteln, aus denen sich Eiter mit den oben beschriebenen gelben Körnchen entleert. Bisweilen schließen sich Senkungsabscesse an, die in das Mediastinum hinabsteigen und unter Umständen auf die Lunge übergreifen.

Die primäre *Aktinomykose der Lunge* entwickelt sich meist in den Unterlappen unter Erscheinungen eines chronischen, schleichend verlaufenden bronchopneumonischen Prozesses. Unter mäßigem Fieber, das aber auch fehlen kann, Brustschmerzen, Husten und Auswurf, der gelegentlich etwas Blut enthält, entwickelt sich ein Bild, das in den Anfangsstadien einer Lungentuberkulose gleicht, zumal infolge von Gewebseinschmelzung auch hier mitunter Kavernen vorkommen. Das Röntgenbild ist uncharakteristisch und entspricht demjenigen der Bronchopneumonie bzw. der Tuberkulose. Im Sputum finden sich Aktinomycesdrusen. Sehr charakteristisch ist im weiteren Verlauf das Übergreifen des Prozesses auf die Pleura, das subpleurale Gewebe und die äußere Brustwand, wobei äußerst derbe Infiltrate entstehen, die zum Teil von Fistelgängen durchsetzt sind, die nach außen einen dünnflüssigen Eiter mit gelblichen Pilzkörnern entleeren. Beim Fehlen von Fisteln gelingt es oft, durch eine Probepunktion charakteristischen Eiter zutage zu fördern. Oft besteht eine Mischinfektion mit Eiterbakterien. Mitunter greift der Prozeß auf die Wirbel und die Rippen über, die arrodiert und zerstört werden, ferner auf das Perikard; auch kommt es zum Fortkriechen in das retroperitoneale Gewebe mit ausgedehnten Eiterungen, Thrombosen usw.; Amyloidose ist eine häufige Folgeerscheinung.

Die *intestinale* Aktinomykose lokalisiert sich mit Vorliebe am Coecum und Wurmfortsatz und erzeugt dort derbe, höckerige, schmerzhafte Tumoren ähnlich denen einer chronischen Appendicitis, wobei aber die Neigung zu bald eintretender Verlötung mit den Bauchdecken und Infiltration derselben diagnostisch bedeutsam ist. Bei Erkrankung des Sigmas und Rectums treten ruhrartige Erscheinungen, ferner Darmstenosen, umschriebene Exsudate usw. auf. Auch die Darmaktinomykose hat oft einen sehr chronischen Charakter und wird mitunter erst durch plötzliche Exazerbationen, z. B. eine peritonitische Reizung entdeckt.

In einzelnen Fällen kommt es von einem lokalen Herde aus infolge von Durchbruch in die Gefäße zu einer *metastatischen* Verschleppung des Strahlenpilzes in die verschiedensten Organe, u. a. auch in die Haut.

---

[1] Jedoch beobachtet man derartige Verzweigungen gelegentlich auch bei Tuberkelbacillen, Diphtheriebacillen u. a.

Die **Prognose** richtet sich vor allem nach der Art der Lokalisation; am günstigsten ist sie bei Aktinomykose der Haut und des Gesichtes. Auch sonst besteht eine gewisse Neigung zur Spontanheilung. Bei fortgeschrittenen Fällen mit starker Eiterung und ausgedehnten Zerstörungsprozessen ist die Prognose ungünstig.

Therapeutisch haben sich Sulfonamide und Antibiotica (Penicillin, Streptomycin, Aureomycin, Terramycin und Chloromycetin) zweifellos als wirksam erwiesen, wobei die aeroben Erreger mehr auf Antibiotica, die anaeroben besser auf Sulfonamide anzusprechen scheinen. Zweckmäßigerweise kombiniert man ein Sulfonamid mit einem Antibioticum. Vom Stilbamidin sind gleichfalls Erfolge gesehen worden. Es steht des weiteren eine Aktinomyces-Vaccine der Behringwerke zur Verfügung. Bei zugänglichen Herden kommt nach wie vor die operative Beseitigung derselben in Frage. Röntgenbestrahlungen und die früher geübte energische Jodkalibehandlung (4—8 g täglich) sind sicher auch nützlich.

Trichinose

Die Trichinose ist eine bei uns seltene, schwere Krankheit, die auf den Genuß von trichinösem Schweinefleisch zurückzuführen ist.

Die *Trichinella spiralis* ist ein kleiner Wurm, dessen Larve (Dauerform) als *„Muskeltrichine"* in den Muskeln des Schweines eingekapselt lebt und als solche gegen äußere Einflüsse, wie Räuchern, kurze Erhitzung, Kälte usw., sehr widerstandsfähig ist. Das Schwein infiziert sich von der Ratte, dem Wirt der Trichine[1]. In den Magen des Menschen gelangt, werden die Trichinen infolge der Verdauung der Hülle frei, entwickeln sich in 2—3 Tagen zu geschlechtsreifen *„Darmtrichinen"*, fadenförmigen, 1,5 (♂)—3,0 (♀) mm langen Würmern, die sich begatten und während ihres Aufenthaltes im Dünndarm (auf die Dauer von etwa 5 Wochen) vom 5.—7. Tage ab eine sehr zahlreiche junge Brut hervorbringen. Die Darmtrichinen bohren sich in die Darmschleimhaut und setzen ihre 0,15 mm langen Embryonen in den Chylusgefäßen ab, von wo sie auf dem Lymphwege dem Blute zugeführt werden. Sie wandern in die quergestreiften Muskeln, und zwar in deren Primitivbündel ein, wo die Parasiten unter Entzündungs- und Zerfallserscheinungen des Muskels sich spiralig einrollen und vom 6. Monat ab sich mit einer Kalkhülle umgeben. Die spindelförmigen Kapseln sind als grauweiße Punkte mit bloßem Auge eben erkennbar.

Krankheitsbild. Die ersten Krankheitserscheinungen, die auf die Anwesenheit der Darmtrichinen zurückzuführen sind und 3—4 Tage nach dem Genuß von trichinösem Fleisch beginnen, sind Übelkeit, Erbrechen, Koliken, Durchfälle, bisweilen Verstopfung, auch Meteorismus, Fieber mit Frösteln oder sogar Schüttelfröste, mitunter auch bereits ein auffallendes Ermüdungsgefühl in den Muskeln und Steifigkeit. Charakteristisch ist das nach einigen Tagen eintretende Ödem des Gesichts, speziell der Lider; es bestehen Hyperämie der Bindehaut sowie mitunter subconjunctivale Blutungen nahe der Hornhaut. Der Nachweis der Darmtrichinen im Stuhl gelingt nur selten. Das erste Stadium dauert 1 Woche.

Die in der 2. Woche (vom 9. Tag ab) unter weiterem Fieberanstieg einsetzenden, auf der Invasion der Trichinellen in die Muskeln beruhenden Symptome bestehen in äußerst heftigen Schmerzen der befallenen Muskeln, namentlich bei Bewegung, sowie Schwellung derselben. Es sind hauptsächlich die Beuger der Extremitäten, die Augen-, Intercostal-, Bauch-, Nacken- und Kehlkopfmuskeln sowie das Zwerchfell. Der Herzmuskel wird niemals befallen. Das bisweilen sehr hohe Fieber (bis 41°) ist teils eine Continua, teils remittierend. Die Kranken sind oft benommen. Der Puls ist meist beschleunigt, der Blutdruck niedrig. Herpes kommt vor. Oft werden heftige Schweiße, ferner Roseolen oder auch urticarielle Exantheme beobachtet. Milztumor ist selten. Der Harn gibt in der Regel die Diazoreaktion. Neben einer mäßig starken Leukocytose besteht stets eine sehr starke Eosinophilie (bis zu 80%!), die schon in der ersten Woche nachweisbar, am stärksten in der zweiten wird und in geringerem Grade noch Monate später besteht. Infolge der Beteiligung der Atemmuskeln entwickeln sich häufig Bronchitis sowie Pneumonien; bisweilen kommt es infolge Befallenseins der Kehlkopfmuskeln zu Glottisödem. Beachtenswert ist ferner das häufige Schwinden der Patellar- und Achillesreflexe. Gleichzeitige Mischinfektionen mit Bakterien, die von den Trichinen aus dem Darm mitgeführt werden dürften, sind nicht selten; sie komplizieren das Bild.

Die Schwere der Krankheitserscheinungen ist in den einzelnen Fällen sehr verschieden. Es gibt auch leichte Fälle mit nur geringen Muskelbeschwerden. Die Krankheitsdauer ist bei mittelschweren Fällen etwa 3 Wochen, bei schwerem Verlauf bis zu 2 Monaten und länger. Der tödliche Ausgang erfolgt meist in der 4.—6. Woche, oft infolge von Pneumonie. Die Letalität beträgt 5—30%.

---

[1] Außer dem Schwein kommen als Trichinellenwirte noch in Frage: Wildschwein, Hund, Katze, Bär, Waschbär, Fuchs, Dachs, Marder, Iltis, Flußpferd.

Die **Diagnose** ist bei völlig ausgebildetem Krankheitsbild, vor allem auch unter Berücksichtigung der meist gehäuft auftretenden Erkrankungen, aus dem Syndrom von Gastroenteritis, Lidödem, heftigen Muskelschmerzen, Diazoreaktion und namentlich der starken Eosinophilie zu stellen, die nur in ganz schweren Fällen fehlt. In der 1. Woche gelingt der Trichinellennachweis im Blut nach STAEUBLI (1 ccm Venenblut mit 10 ccm 3%iger Essigsäure vermischt wird zentrifugiert, das Sediment mit Methylalkohol fixiert und mit Giemsa gefärbt). Von der 2. Woche ab findet man in Zupfpräparaten von excidierten Muskelstücken (Biceps) die Trichinen. Jüngst wurde auch eine Serodiagnostik der Trichinose ausgearbeitet (Cutan- bzw. Komplementbindungsreaktion mittels Trichinen-Antigens der Behringwerke). Atypische Krankheitsbilder können besonders bei sporadischen Fällen Schwierigkeiten bereiten und zu Verwechslungen führen, namentlich mit *Typhus* (bei beiden Krankheiten bestehen Somnolenz, Roseolen, Diazo, bisweilen Bradykardie) oder mit *Meningitis* infolge der Starre der erkrankten Nackenmuskeln, zumal Meningismus auch hier vorkommt. Befallensein der Masseteren kann Trismus wie bei Tetanus hervorrufen.

Unter den *prophylaktischen* Maßnahmen, die bei der Trichinose von größter Bedeutung sind, ist die wirksamste die in Deutschland bestehende amtliche Trichinenschau, namentlich bezüglich der importierten ausländischen Schweine. Erhitzen des Schweinefleisches auf 70° wie beim Kochprozeß bewirkt sichere Abtötung der Trichinen[1]; oberflächliches Räuchern dagegen ist ungenügend. Am häufigsten erfolgen Ansteckungen nach Genuß von rohem Schweinefleisch, Schinken und Wurst. Meldepflicht s. S. 17. Eine Isolierung der Kranken ist nicht notwendig.

Therapie. Eine spezifische Therapie gibt es vorläufig nicht. Durch reichliche Abführmittel (Ricinus, Kalomel) ist möglichst frühzeitig für gründliche Entleerung des Darmes zu sorgen, in welchem sich die Trichinellen wochenlang aufhalten. Gewisse Erfolge wurden dann, wenn sich die Trichinellen in der Schleimhaut festgesetzt haben, durch Thymol (3 mal täglich 1 g) oder durch Palmitinsäurethymolester 3—5 ccm intramuskular 1—2 mal täglich beobachtet. Auch über günstige Wirkung des Antimonpräparates Fuadin wurde berichtet, das in steigenden Dosen von 1—5 ccm intramuskular in 1—2 tägigen Pausen in der Gesamtmenge von 20—25 ccm verabreicht wird. Neuerdings hat man Erfolge mit ACTH oder Cortison gesehen.

Krankheiten des Zirkulationsapparates
Anatomische, physiologische und pathophysiologische Vorbemerkungen

Der Blutkreislauf wurde von WILLIAM HARVEY 1628 zum ersten Male beschrieben, nachdem das Vorhandensein des Lungenkreislaufs schon von dem Spanier MIGUEL SERVETO († 1553) theoretisch postuliert worden war.

Der Zirkulationsapparat dient der Atmung, der Ernährung, dem Abtransport von Schlacken und Fremdstoffen sowie dem Temperaturausgleich im Körper. Er besteht im wesentlichen aus *vier verschiedenen Abschnitten*, die funktionell miteinander eng verbunden sind, deren jeder aber gesonderte spezielle Funktionen hat: das *Herz* als Triebmotor erzeugt das notwendige Druckgefälle, die *Arterien* verteilen das Blut, die *Capillaren* dienen dem Stoffaustausch zwischen Blut und Geweben, die *Venen* sammeln das Blut und führen es zum Herzen zurück; neben dieser rein passiven Rolle als Blutleiter haben aber die Venen noch eine weitere wichtige Bedeutung: normalerweise bestimmen sie allein durch die Rückführung wechselnder Mengen Blut zum Herzen den Grad der Herzfüllung; sie sind dadurch maßgebend für die vom Herzen auszuwerfenden Blutmengen und damit für die von diesem zu leistende Arbeit.

---

[1] Bei größeren Fleischstücken besteht die Gefahr, daß deren Inneres bei nicht sehr langem Kochen diese Temperatur nicht erreicht, was man an dem Erhaltenbleiben der roten Fleischfarbe dieser Teile erkennt. Nur das durch Kochen grau verfärbte Fleisch (Zersetzung des Hämoglobins bei etwa 70°) ist ungefährlich (vgl. auch das S. 46 und 48 über Fleischvergiftung durch Paratyphusgift Gesagte).

Für die Klinik ist die Tatsache nicht unwichtig, daß das *rechte* Herz wesentlich muskelschwacher als das *linke* ist, die Gewichte der Kammern verhalten sich etwa wie 29 : 54; auch ist der Klappenapparat rechts zarter als links.

Die Funktion des Herzens als Druckpumpe hängt mit der eigentümlichen Fähigkeit des Herzmuskels zu *rhythmischer* Tätigkeit zusammen. Einmal nämlich entstehen die die Kontraktion des Herzmuskels bewirkenden Reize (unter anderem die durch die Zelltätigkeit entstehende Kohlensäure) nicht kontinuierlich, sondern periodisch. Außerdem verliert der Herzmuskel selbst nach erfolgter Reizung vorübergehend seine Reizbarkeit, um erst nach einer kurzen Pause, der sog. *refraktären Phase*, von neuem auf den Kontraktionsreiz anzusprechen.

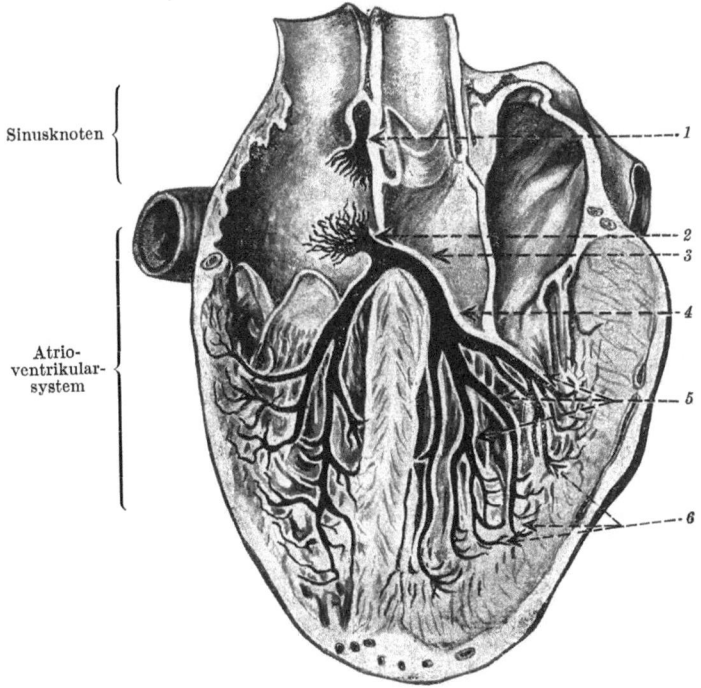

Abb. 1. „Spezifisches Muskelsystem" des Herzens. *1* Sinusknoten; *2* TAWARA-Knoten; *3* Stamm; *4* Schenkel; *5* Astverzweigungen; *6* PURKINJEsches Netzwerk
(Aus E. BODEN: Elektrokardiographie. Dresden: Theodor Steinkopff)

Die *vier Haupteigenschaften* des Herzmuskels sind Reizbildung, Reizbarkeit, Reizleitung und Contractilität.

Der *Entstehungsort* der normalen Reize liegt am sog. Venensinus, d. h. in dem rechten Vorhof zwischen der Mündungsstelle der Vena cav. cranialis und dem rechten Herzrohr (Abb. 1) und wird vom KEITH-FLACKschen Sinusknoten (*primäres* Zentrum) gebildet. Von hier aus werden die Kontraktionsreize den Herzmuskelfasern zugeführt. Das sog. Reizleitungssystem beginnt mit dem ASCHOFF-TAWARAschen Atrioventrikularknoten (A.-V.-Knoten) als *sekundärem* Zentrum in dem Vorhofseptum nahe der Einmündung des Sinus coronarius und findet seine Fortsetzung in dem HIsschen Bündel, ein von der übrigen Muskulatur durch eine bindegewebige Scheide isoliertes, strukturell von ersterer verschiedenes Muskelbündel, das an der rechten oberen Grenze der Kammerscheidewand sich in zwei (sog. TAWARA-) Schenkel teilt, einen stärkeren für die linke, einen schwächeren für die rechte Herzkammer. Klinisch bedeutsam ist das anatomisch verschiedene Verhalten zwischen rechtem und linkem Schenkel. Während der rechte einen spulrunden, dicht gefügten Strang darstellt, der in zusammengefaßtem Verlauf ohne Teilung die Kammer durchläuft und daher Schädigungen als Ganzes leichter ausgesetzt ist, teilt sich der linke Schenkel bereits hoch oben und bildet einen locker gefügten breiten dünnen Strang. Unter dem Endokard weiter nach unten laufend verzweigen sich die Reizleitungsfasern und treten mit den Papillarmuskeln und den PURKINJE-schen Fasern in Verbindung, um sich schließlich mit der Kammermuskulatur zu vereinigen. Unter *pathologischen* Bedingungen treten neben den genannten primaren und sekundaren Zentren auch gewisse im Ventrikel selbst gelegene *tertiare* Zentren als Reizursprungsstellen fur die Herzmuskeltatigkeit in Aktion.

Normalerweise beginnen demnach die Erregungsimpulse fur die rhythmische Herz-tatigkeit an den Hohlvenen und werden den Vorhofen und durch das Reizleitungssytsem der Muskulatur der Kammern, dem sog. *Treibwerk*, zugeführt. Der Rhythmus ihrer Kontrak-tionen wird daher durch den Rhythmus des Sinusknotens vorgeschrieben, der damit ihr Schrittmacher ist. Dieser Rhythmus ist die normale Herzschlagfrequenz (60—80 in der Minute). Ist unter pathologischen Bedingungen die Erregungsstelle des Sinusknotens durch Leitungsunterbrechung vom Herzen abgeschnitten, so ubernimmt der A.-V.-Knoten die rhythmische Fuhrung, und ist auch dieser oder das HIssche Bundel durch pathologische Prozesse ausgeschaltet, so kommt es nicht zum Stillstand des Ventrikels, sondern dieser schlagt nun unter der Fuhrung seiner eigenen, normalerweise latent bleibenden tertiaren Zentren unabhangig von dem Rhythmus der Vorhofe. Dieser Kammerrhythmus ist wesent-lich langsamer als der normale Sinusrhythmus und beträgt etwa 30 in der Minute.

Wahrend das embryonale Herz bereits rhythmisch schlagt, lange bevor Nervenfasern und Ganglienzellen in das Myokard hineingewachsen sind (auch in Gewebskulturen in vitro vermag jede einzelne Herzmuskelzelle zu schlagen!), sind solche spater in großer Zahl vor-handen und beeinflussen weitgehend die Herztatigkeit.

Außer intrakardialen Nerven mit den namentlich in der Vorhofscheidewand reichlich enthaltenen Ganglien spielen vor allem die *extrakardialen Nerven* eine wichtige Rolle, und zwar der *Vagus* und der *Sympathicus* (N. accelerans, vgl. auch Abb. 47a, S. 678).

Beide wirken auf den Sinus- und A.-V.-Knoten sowie das HIssche Bündel ein, und zwar stehen sie zueinander in einem antagonistischen Verhaltnis, indem der Vagus die rhythmische Tatigkeit der genannten Zentren bremst, der Sympathicus sie verstarkt. Auch auf den Grad der Verbrennungsvorgange im Herzen wirken diese Nerven ein. Das Zusammenspiel beider Nerven stellt daher eine uberaus wichtige Steuerungsvorrichtung fur die Herztatigkeit dar und ist eine der Ursachen für die große Anpassungsfahigkeit des Herzens gegenüber wechseln-den Anforderungen, insbesondere auch gegenüber dem Wechsel in der Große des venosen Zustroms (s. unten).

Die normale Funktion des Herzens als Druckpumpe ist an die intakte Be-schaffenheit seiner *Klappen* gebunden, die nach Art von Ventilen die normale Fortbewegung des Blutes innerhalb des Herzens in der Richtung von den Vor-höfen zu den Kammern und von diesen zu den Arterien gewährleisten und ein Zurückfluten des Blutes in entgegengesetzter Richtung verhindern.

Die Zusammenziehung der Vorhöfe geht derjenigen der Ventrikel kurze Zeit, etwa 0,1—0,18 Sek., voraus. Gleichzeitig mit der Zusammenziehung der Ven-trikel, also bei Beginn der Systole, erfolgt die Schließung der Mitral- und Tricus-pidalklappen. Der dabei auscultatorisch wahrnehmbare 1. Herzton entsteht so-wohl durch die Anspannung der Klappen als wahrscheinlich auch durch die Kontraktion des Herzmuskels. Die durch die Systole bewirkte Druckzunahme in den Herzkammern muß erst eine gewisse Höhe erreichen, bis sie den in den Arterien vorhandenen Druck zu überwinden vermag und die Aorten- bzw. Pul-monalklappen sich öffnen. Nachdem alsdann ein gewisses Quantum Blut, das sog. **Schlagvolumen** (im Mittel 50—70 ccm, bei höchster Leistung bis 300 ccm) in die Arterien geworfen ist, sinkt der Druck in den Kammern, und die beiden Semilunarklappen schlagen zu, wodurch der 2. Herzton entsteht. Die Systole ist also die Zeit vom 1. bis zum 2. Ton, der erste Teil derselben bis zur Öffnung der Semilunarklappen heißt **Anspannungs-** oder **Verschlußzeit** und entspricht einer isometrischen Kontraktion, der zweite Teil ist die **Austreibungszeit** (iso-tonische Kontraktion des Herzmuskels). Der Zeitabschnitt vom 2. Herzton bis zum nächsten 1. Ton umfaßt die Diastole. Die Kontraktion der Vorhöfe, die in den letzten Teil der Kammerdiastole fällt, ist auscultatorisch normaler-weise nicht wahrnehmbar, bisweilen dagegen unter pathologischen Verhältnissen (namentlich bei Drucksteigerung im linken Vorhof) als ein dem 1. Ton kurz vorausgehender Auftakt (s. Galopprhythmus S. 148). Verlangsamung und Beschleunigung der Schlagfolge beruht im wesentlichen auf Änderung der Dauer der Diastole, während die Dauer der Systole nur geringe Schwankungen zeigt. Das ist praktisch wichtig, da ja die Diastole die Zeit der Erholung des Herzmuskels darstellt.

Auch bei kräftiger normaler Systole bleibt am Ende der Austreibungszeit ein gewisses Blutquantum im Ventrikel zurück, die sog. Restblutmenge, deren Größe mit Steigen des Blutdruckes zunimmt.

Der Grad der *Füllung des Herzens* hängt vom Druck und von der Menge des ihm aus den Venen zuströmenden Blutes ab, dem das diastolisch erschlaffte Herz nur einen sehr geringen Widerstand leistet. Der während der Diastole erreichte Füllungsgrad der Kammern, d. h. die sog. *Anfangsspannung*, ist seinerseits maßgebend für die Kraft der darauffolgenden systolischen Zusammenziehung, deren Größe in der Norm also mit der Größe der diastolischen Füllung wächst[1]. Zugleich wird daraus erklärlich, daß — was übrigens für andere Hohlorgane in gleicher Weise gilt — starkes Absinken des normalen Dehnungsreizes, etwa infolge von hochgradigem Blutverlust, schon aus diesem Grunde in kürzester Zeit zu einem Versagen des Herzens führen muß. Die systolische Kraft, mit der das Herz das Blut in die Gefäße wirft, hängt aber andererseits auch von dem Druck ab, der in den Arterien herrscht und der für das sich entleerende Herz einen von ihm zu überwindenden Widerstand darstellt. Die **Herzarbeit** ist das Produkt aus Schlagvolumen, Blutdruck und Frequenz der Kontraktionen. Sie beträgt normal täglich etwa 15000 mkg. Unter *Minutenvolumen* versteht man das Produkt aus Schlagvolumen und Pulszahl in der Minute[2]. Seine Größe (in der Ruhe etwa 5, bei Arbeit bis 30 Liter und mehr) ist nicht etwa eine selbständige Funktion des Herzens, sie wird vielmehr bei ausreichender Herzkraft ausschließlich von dem Umfang des venösen Zuflusses bestimmt, während das Herz selbst nur die Aufgabe hat, die ihm zufließende Blutmenge weiterzubefördern (mit anderen Worten: es vermag immer nur so viel Blut herzugeben, als es von den Venen erhält). Normalerweise wird aus Gründen der Ökonomie das Minutenvolumen stets so niedrig wie möglich gehalten.

Die Größe des Schlagvolumens gilt als Ausdruck der Leistungsfähigkeit des Herzens. Zunahme des Minutenvolumens erfolgt unter normalen Verhältnissen, insbesondere bei trainierten Herzen vornehmlich durch Steigerung des Schlagvolumens, nicht allein durch Frequenzzunahme; nur bei muskelschwachem bzw. ungeübtem Herzen mit kleinem Schlagvolumen erfolgt als Notbehelf eine erheblichere Steigerung der Frequenz, um ein normales Minutenvolumen zu erzielen.

---

[1] Die Tatsache, daß die Größe der Anfangsspannung des Herzmuskels die Kraft der Systole bestimmt, womit übrigens die Analogie mit den Gesetzen des Skeletmuskels gegeben ist, läßt sich nach WENCKEBACH durch einen Vergleich mit dem Verhalten eines Bogens illustrieren: Je starker der Bogen gespannt wird, desto größer ist die Kraft des Schusses, desto weiter fliegt der Pfeil.

[2] Zur *Bestimmung des Schlagvolumens* stehen verschiedene Methoden zur Verfügung. Bei derjenigen von BROMSER und RANKE, welche keine absoluten, sondern nur relative Werte liefert, berechnet man es aus der Blutdruckamplitude (s. S.155), dem Aortenquerschnitt und einer Konstanten. Physikalische bzw. sphygmographische Bestimmungsmethoden wurden ferner von WEZLER und BÖGER angegeben. Genauer, aber umständlicher ist die auf dem FICKschen Prinzip beruhende Methode von GROLLMANN. Sie bestimmt die den Lungenkreislauf in einer bestimmten Zeit durchfließende Blutmenge aus der arteriovenösen O_2-Differenz (s. S. 140, Fußnote 1) und dem O_2-Verbrauch pro Minute, und zwar mittels eines mit der Atmung aufgenommenen Fremdgases (Acetylen). Am sichersten ist die Berechnung nach dem *direkten* FICKschen Prinzip (O_2-Aufnahme in ccm/Min: arteriovenöse O_2-Differenz in Vol.-%). Zur exakten Bestimmung der arteriovenösen O_2-Differenz ist es allerdings notwendig, rein venöses Blut direkt aus dem rechten Ventrikel zu entnehmen. Das gelingt nur mittels Herzkatheter. Gleichzeitig ist eine periphere Arterie zu punktieren (A. femoralis).

Das gesunde Herz verfügt über beträchtliche Reservekräfte. Wird von dem Herzen anläßlich einer körperlichen Anstrengung eine Mehrleistung verlangt, dann ist es imstande, seine Anfangsfüllung und die Anfangsspannung seiner Muskulatur zu erhöhen. Damit bewältigt es das größere Blutangebot, welches mit der vermehrten Arbeit verbunden ist. Wenn das Herz ein erhöhtes Schlagvolumen bei verhältnismäßig langsamer Frequenz auswirft, so liegen die Verhältnisse am günstigsten. Sie sind für das Herz wesentlich nachteiliger, wenn dieses der geforderten Mehrleistung dadurch nachkommt, daß es seine Schlagfrequenz steigert. Durch letzteren Umstand wird nicht nur die in der Diastole liegende Erholungszeit des Herzmuskels verkürzt, sondern es verschiebt sich auch das Verhältnis zwischen *Sauerstoffbedarf* und *Sauerstoffzufuhr* in nachteiliger Weise, indem das tachykardisch arbeitende Herz einen sehr hohen Sauerstoffverbrauch aufweist. Ein ursprünglich gesundes Herz arbeitet also bei einer sehr lange dauernden und hochgradigen Tachykardie, wie sie beispielsweise bei der BASEDOWschen Krankheit gegeben ist, so unökonomisch, daß es sich selbst immer mehr schädigt. Der hohe Sauerstoffbedarf des schnellschlagenden Herzens wird nämlich auf die Dauer nicht vollkommen gedeckt. Die unzureichende Sauerstoffversorgung der Herzmuskelfaser führt allmählich unweigerlich zu deren Schädigung, was ein Nachlassen der Contractilität bedeutet. Zunahme des Restblutes im Ventrikel bei gleichbleibendem Zustrom von der Venenseite her bedingt schließlich eine Erschlaffungsdilatation des geschädigten Herzabschnitts mit dessen alsbald nachfolgender Leistungsschwäche (Insuffizienz). Mit der Leistungsschwäche geht Hand in Hand eine Verschlechterung der Coronardurchblutung.

Wenn in diesem Beispiel der verhängnisvolle Weg eingeleitet wurde durch eine hormonal ausgelöste Tachykardie, so kann in anderen Fällen eine infektiöstoxische Ursache (Diphtherie, Polyarthritis rheumatica, Pneumonie, Grippe, Scharlach usw.) die anfängliche Schädigung darstellen. Entzündliche Herde im Myokard zeitigen ebenso wie degenerative Schädigungen der Herzmuskelzellen eine Vermehrung des Sauerstoffverbrauchs im Herzen. Sofern dieses dann noch die Toxineinwirkung mit einer Tachykardie beantwortet, dann summieren sich zwei Umstände, die eine Gefährdung der Sauerstoffbefriedigung bedeuten. Die besonders von BÜCHNER und GREMELS erforschte Wichtigkeit einer ausgeglichenen Sauerstoffbilanz begegnet klinischem Interesse auch bei der Beurteilung jener Herzen, deren Schädigung primär darauf beruht, daß die Herzkranzgefäße infolge funktioneller Engstellung oder organischer Einengung des Lumens die Blutzufuhr zum Myokard behindern.

Wird ein Herz gezwungen, dadurch dauernde Mehrarbeit zu leisten, daß es einen erhöhten Widerstand in der Peripherie überwinden muß, dann steht ihm die nützliche Fähigkeit zur Verfügung, seine contractile Substanz zu vermehren, hypertrophisch zu werden (s. S. 157). Der Hochdruck jeglicher Genese verlangt zunächst vom linken Ventrikel eine Mehrarbeit, die dieser mit einer Zunahme seiner Muskelmasse beantwortet. Einengungen des Lungenkreislaufs beim Emphysem, bei der Kyphoskoliose, bei chronischen Pneumonien und ausgedehnten Pleuraschwarten veranlassen den rechten Ventrikel zur Hypertrophie. Die Klappenfehler des linken Herzens mit Ausnahme der Mitralklappenstenose bedeuten wieder eine dauernde Mehrbeanspruchung der linken Kammer. Mit ihrer Hypertrophie ist also bei längerem Bestehen eines derartigen Klappenfehlers regelmäßig zu rechnen. Der Hypertrophie sind, wie jeder Kompensationsmaßnahme, Grenzen gesetzt. Diese liegen dort, wo durch den Coronarkreislauf die für die vermehrte Muskelmasse notwendige Blutmenge nicht mehr hinreichend zugeführt werden kann. Es folgt nun die bereits geschilderte Schädigung der contractilen Substanz auf Grund ungenügender Sauerstoffzufuhr mit der konsekutiven Schwächedilatation und Insuffizienz.

Vor dem insuffizienten Herzabschnitt kommt es zur Blutstauung. Versagt der linke Ventrikel, dann erfolgt als erstes Zeichen der Insuffizienz eine Rückstauung in den linken Vorhof und alsbald in die Lungenvenen. Es kommt zu einer Lungenstauung. Wird der rechte Ventrikel insuffizient, dann ist die Folge eine Rückstauung in den rechten Vorhof und in die dort einmündenden Venen. Leberstauung und Ödeme im großen Körperkreislauf schließen sich an (s. S.161). Jede primäre Insuffizienz der linken Kammer bringt eine Mehrbelastung des rechten Ventrikels mit sich, weil dieser gezwungen ist, seinen Inhalt in den gestauten Lungenkreislauf zu entleeren. So wird sekundär auch die rechte Kammer hypertrophisch. Über kurz oder lang unterliegt auch sie der mangelhaften Blutversorgung mit der nachfolgenden Schädigung. Die *Linksinsuffizienz* ist demnach gekennzeichnet durch Lungenstauung mit Dyspnoe, Stauungskatarrh und Cyanose infolge mangelhafter Arterialisierung des Blutes. Unter Umständen stellen sich als Symptome der linksseitigen Insuffizienz Anfälle von Asthma cardiale und Lungenödem ein (s. S. 163). Die *Rechtsinsuffizienz* dokumentiert sich durch Venenstauung, besonders durch pralle Füllung der Halsvenen, durch die Erscheinung der gestauten Leber und durch Ödeme im Bereich des großen Körperkreislaufs bzw. durch Transsudate im Bauchraum oder den Pleurahöhlen.

Es verdient noch erwähnt zu werden, daß für die Herztätigkeit auch das *Perikard* als wichtiger Regulator von einer gewissen Bedeutung ist; als unelastische fibröse Hülle vermag es nämlich einer übermäßigen Ausdehnung des Herzens unter pathologischen Bedingungen entgegenzuwirken.

Die normale Hämodynamik ist nicht nur vom Herzen, sondern in hohem Maße auch von dem Gefäßsystem abhängig, insbesondere von der Wandspannung, dem sog. *Tonus* der Gefäße und im Zusammenhang damit von ihrer *Kapazität*.

Die Kenntnis des *histologischen Aufbaues der Gefäßwand* ist auch für die Klinik in mancher Hinsicht bedeutsam. Dies bezieht sich insbesondere auf den Anteil an elastischen und muskulären Elementen, hinsichtlich dessen die Gefäße grundsätzliche Unterschiede zeigen. Beide Komponenten bestimmen aber die zwei Haupteigenschaften der Gefäße, ihre Elastizität und Kontraktilität. Die Wand der Arterien von sog. *elastischem* Typus (Aorta, Pulmonalis, Anonyma, Carotis, Subclavia, Vertebralis sowie der proximale Abschnitt der Iliaca communis) besteht in der Hauptsache aus elastischen Elementen, wogegen diejenige der Arterien von *muskulärem Typ* (Extremitäten- und Eingeweidegefäße) in ihrer mittleren Schicht reichlich muskuläre, in der Hauptsache ringförmig angeordnete Elemente aufweist und die elastischen weitestgehend zurücktreten. Die *Venen* zeigen eine wesentlich geringer entwickelte Muskelschicht, während elastische Fasern reichlich vorhanden sind.

Die *Bedeutung der Arterien* für den Kreislauf liegt einmal in der Regulierung der Geschwindigkeit und Gleichförmigkeit der Blutströmung; diese wird durch die auf der Elastizität der Gefäßwand beruhenden Windkesselwirkung der Arterien gewährleistet, indem die Systole die elastische Gefäßwand mit mechanischer Energie lädt, und letztere während der Diastole des Herzens zur stromfördernden Kraft in den peripherischen Gefäßen wird. Die Elastizität erspart demnach dem Herzen Arbeit; sie dämpft zugleich die Intensität der Stromstöße des Herzens. Hauptaufgabe der Arterien ist die Regelung des Blutdrucks sowie der wechselnden lokalen Blutzufuhr je nach dem augenblicklichen Bedarf eines Organs. Dieser Wechsel erklärt sich in der Hauptsache aus den physiologisch sich vollziehenden Änderungen in der Arterienweite. Deren Regulierung erfolgt auf nervösem und chemischem bzw. hormonalem Wege, und zwar peripher und zentral. Der Gefäßtonus wird nervös durch die sog. Vasomotoren reguliert, sowohl vom Gehirn (Zwischenhirn) wie von den Rückenmarkszentren aus, ferner durch die direkte Erregbarkeit der Gefäßmuskulatur. Die wichtigsten chemischen Reize, die gefäßerweiternd wirken, sind saure Stoffwechselendprodukte (Kohlensäure, Milchsäure), ferner Histamin (= Imidazolyläthylamin, aus Histidin entstehend), Acetylcholin[1] (vgl. S. 370) als Antagonist des Adrenalins, und die Stoffe der Adenyl-

---

[1] *Histamin*, das überall im Körper anwesend ist bzw. sehr schnell gebildet wird (es ist z. B. auch die Ursache der Hautrötung bei lokaler Reizung), erweitert in kleineren Dosen hauptsächlich die *Capillaren*, verengert dagegen in größeren Dosen die Arteriolen und Venen. Das *Acetylcholin* wirkt auf die etwas größeren Gefäße und erweitert die Arteriolen (z. T. auch die Venen). Beide Stoffe sind noch in stärkster Verdünnung wirksam.

säuregruppe (Adenylsäure, Adenosintriphosphorsäure, Adenosin) sowie wohl auch gewisse Produkte des intermediären Stoffwechsels; gefäßverengernd wirken gewisse Hormone wie das Adrenalin (das übrigens nach der Auffassung von H. REIN in den *physiologisch* wirksamen Mengen noch nicht blutdrucksteigernd, sondern lediglich regulierend auf die Blutverteilung wirkt und überdies nur im ruhenden, nicht im arbeitenden Organ vasoconstrictorisch wirksam ist) sowie Hypophysenhinterlappenextrakt (speziell das Vasopressin). Bei den Venen ist die starke Variabilität ihres Fassungsvermögens für das aus den Capillaren einströmende Blut von großer Bedeutung, ferner der geringe in den Venen herrschende Druckabfall. Verengerung der kleinen capillarnahen Venen (Venolen) fördert den Rückfluß zum Herzen, Verengerung der großen Venen hemmt ihn. Änderungen der Venenweite erfolgen, abgesehen von mechanischen Faktoren (Muskeltätigkeit), wie bei den Arterien sowohl lokal auf chemischem und nervösem Wege, als auch zentral durch Venomotoren[1]. Venoconstrictorisch wirken saure Stoffwechselprodukte (also umgekehrt wie bei den Arterien), insbesondere auch die CO_2. Hieraus erklärt sich z. B. die günstige Wirkung von CO_2-Inhalation bei kollapsartigen Zuständen (S. 216), wie auch umgekehrt das Auftreten der letzteren bei übermäßiger Lungenventilation, d. h. bei abnorm starkem CO_2-Verlust des Blutes (sog. *Akapnie* nach Y. HENDERSON).

Von Bedeutung ist weiter die Tatsache, daß gewisse Gefäßprovinzen (vgl. folgenden Absatz) hinsichtlich der von ihnen aufgenommenen Blutmenge sich zeitweise gegensätzlich zueinander verhalten (Gesetz von DASTRE-MORAT); dies hängt damit zusammen, daß die gesamte Blutmenge nicht genügt, um alle Gefäßgebiete gleichmäßig zu füllen.

Im Bereich des großen Kreislaufs lassen sich mehrere derartige Hauptgebiete unterscheiden, und zwar einerseits das Gebiet der von den Nn. splanchnici versorgten Eingeweidegefäße, das zugleich das größte Gefäßgebiet des gesamten Körperkreislaufs darstellt, auf der anderen Seite die Blutgefäße der Haut, der Muskeln und des Gehirns. Eine Erweiterung der Gefäße erfolgt physiologisch bei Funktionssteigerung des entsprechenden Organs, zum Teil wohl infolge stärkerer lokaler Anhäufung von sauren Stoffwechselprodukten im Blut während der Tätigkeit des Organs, zum Teil auf dem Wege umschriebener Axon- (Kurzschluß-) Reflexe, also im Splanchnicusgebiet während der Verdauung, in den Muskeln bei Körperarbeit, in der Haut zur Wärmeabgabe bei Temperaturerhöhung. Bei Erweiterung der Gefäße der einen der genannten Hauptgruppen verengern sich die der anderen in entsprechender Weise (sog. kollaterale Gefäßverengerung, die auf einen Entlastungsreflex zurückgeführt wird), so daß gewaltige Verschiebungen der Gesamtblutmenge sich im großen Kreislauf vollziehen können, ohne daß es normalerweise zu einer wesentlichen Änderung des Blutdrucks im Arteriensystem kommt. Eine Blutdrucksteigerung erfolgt erst dann, wenn es gleichzeitig in zahlreichen Gebieten zu einer Gefäßkontraktion kommt, wie das z. B. unter der Wirkung unphysiologischer Mengen von Adrenalin der Fall ist. Namentlich sind es die kleineren Gefäße der Organe, die sog. präcapillaren Arteriolen, deren Kontraktion erhebliche Steigerungen des Blutdrucks zu bewirken vermag (Näheres über Blutdruck s. S. 154).

Ein sehr wichtiges kreislaufregulatorisches Moment ist die Erhöhung des Schlagvolumens, z. B. bei der Arbeit. Innerhalb kürzester Zeit muß es sich auf das Vielfache zur Vermeidung einer abnormen Drucksteigerung im Kreislauf erhöhen. Gleichzeitig erfolgt notwendigerweise eine erhebliche Erweiterung des Gesamtvenenbettes. Diese starke Erhöhung der Kapazität des Kreislaufs erfordert einen Zuwachs an Blutmenge, für welchen in Anbetracht der Schnelligkeit der Umstellung eine Neubildung von Blut nicht in Frage kommt. Dem Kreislauf müssen demnach für diesen Zweck Reserveblutmengen zur Verfügung stehen, die bei Bedarf in die Zirkulation geworfen werden, um bei Sinken des Schlagvolumens wieder ausgeschaltet zu werden. Zu der gleichen Forderung führt die Tatsache, daß die Voraussetzung eines vermehrten Schlagvolumens stets eine Zunahme des venösen Zuflusses zum Herzen ist, welche ihrerseits sich aber ebenfalls nur aus dem Vorhandensein von blutspeichernden Einrichtungen erklären läßt. Derartige Blutspeicher, auf die zuerst I. BARCROFT hingewiesen hat, sind in erster Linie (allerdings vor allem beim Hund) die Milz[2], welche unter der Einwirkung von Muskelarbeit, Wärme, seelischer Erregung, Blutverlust, Adrenalin, Histamin, im Schock usw. erhebliche Blutmengen an die Zirkulation abgibt, beim Menschen ferner im Bereich des *Pfortadersystems* vor allem die *Leber*, welche zeitweise bis zu $1^1/_2$ Liter Blut aus dem Kreislauf auszuschalten vermag (vgl. S. 416), indem sie hierbei eine Art Nebenschluß zum Hauptkreislauf bildet, weiter der *subpapilläre Venenplexus der Haut*, der hauptsächlich der Wärmeregulation dienen dürfte. Andere Organe hingegen, wie z. B. die Muskeln, vermögen

---

[1] Es ist übrigens zu beachten, daß bereits eine geringe Änderung des Gefäßlumens eine erhebliche hämodynamische Wirkung besitzt, da der Widerstand eines Gefäßes und daher das Stromvolumen sich mit der 4. Potenz des Durchmessers ändern.

[2] Die Speicherfunktion der Milz ergibt sich experimentell unter anderem daraus, daß nach Vergiftung mit CO das Milzblut im Gegensatz zum übrigen Blut sich als CO-frei erweist (und zwar beim ruhenden, nicht dagegen beim sich bewegenden Tier).

zwar für ihre Tätigkeit viel Blut aufzunehmen, sind aber keine eigentlichen Blutspeicher. Die Gesamtmenge der auf diese Weise gespeicherten Blutreserven hat man beim Hunde auf mehr als 40% der gesamten Blutmenge geschätzt. Von der *Gesamtblutmenge* ist also normal stets nur ein Teil als sog. *Zirkulierende* Blutmenge in Umlauf, und letztere wird bei Bedarf durch Freigabe der *Blutdepots* erhöht. Diese „Autotransfusion" dient übrigens unter anderem dort als Schutzmaßregel, wo sonst, wie z. B. bei der akuten Vasomotorenschwäche (S. 216) das Herz Gefahr laufen würde, sich leerzupumpen.

Die Ernährung des Herzmuskels erfolgt durch die **Coronargefäße.** Die Blutzufuhr ist auf zwei Arterien beschränkt. Die A. coronaria sin. entspringt aus dem linken Sinus aortae, verlauft zwischen A. pulmon. und linkem Herzohr nach vorn und teilt sich im Sulcus coronarius in den Ramus descend. anter. (Ram. interventricular.), der in der ventralen Herzfurche bis zur Herzspitze zieht, und den schwächeren Ramus circumflexus, welcher in der Kranzfurche verlaufend nach hinten umbiegt und auf der Herzhinterfläche sich bis zu den Ausläufern der rechten Kranzarterie erstreckt. Die A. coron. dextra geht vom rechten Sinus aortae zwischen A. pulm. und rechtem Herzohr in der Kranzfurche nach hinten und verläuft als Ramus interventricular. poster. in der dorsalen Längsfurche bis zur Herzspitze. Die linke Kranzarterie versorgt die Vorderfläche des linken Ventrikels, die Herzspitze, den vorderen Teil des Kammerseptums, die Hinterwand der linken Kammer, schließlich vom Bündel den rechten Schenkel und den vorderen Teil des linken Schenkels, die rechte Kranzarterie versorgt die rechte Kammer, den hinteren Teil des Septums, teilweise meist die Basis der linken Kammer sowie größtenteils das Atrioventricularbündel, und zwar den A.V.-Knoten, den Bündelstamm und den hinteren Teil des linken Schenkels. Von den häufigen Varietäten der Ostien und des Verlaufs der Kranzarterien sind klinisch wichtig ein doppeltes Ostium mit kleineren Lichtungen an Stelle der normalen Mündung mit späterer Gabelung sowie andererseits die Abzweigung der Coronarien nicht vom Aortensinus, sondern höher oben von der Aorta, so daß es während der Systole zur Drosselung der Gefäße kommen kann.

Wie schon A. v. HALLER 1757 feststellte, sind die Kranzarterien keine Endarterien, sondern anastomosieren vielfach miteinander, so daß funktionell ein Kranzadersystem mit vielfachem Austausch zwischen rechter und linker Kranzarterie besteht.

Die *Coronararterien* zeigen gegenüber den übrigen Gefäßen des großen Kreislaufs eine gewisse Sonderstellung, sie erweitern sich z. B. unter der Einwirkung des Sympathicus und werden durch den Vagus verengert. Gegenüber der früheren Auffassung, daß der Umfang der Blutversorgung des Herzmuskels durch die Kranzadern wesentlich vom mittleren Aortendruck abhänge, ergaben die experimentellen Untersuchungen von H. REIN (1931) mit der Thermostromuhr, daß entscheidend für die Coronardurchblutung nicht der Druck, sondern die Herzleistung und der durch diese bedingte Blutbedarf ist, und daß ferner bei gleicher Leistung der Blutbedarf des Herzens bei höherer Frequenz größer als bei niederer ist; d. h. Steigerung der Herzleistung durch Zunahme des Schlagvolumens ist unverhältnismäßig ökonomischer als diejenige durch Zunahme der Schlagzahl.

Die größeren Herzvenen, welche die Kranzarterien begleiten, münden in den Sinus coronarius an der Hinterwand des Herzens.

Auch die Gefäße des *Lungenkreislaufs* zeigen ein von dem Körperkreislauf abweichendes Verhalten; sie sind zu sehr beträchtlichen Kapazitätsänderungen befähigt und vermögen dadurch unter anderem bei Steigerung des Minutenvolumens abnorme Drucksteigerungen im kleinen Kreislauf zu verhindern.

Die **Capillaren** (von MARCELLO MALPIGHI 1661 entdeckt) endlich bilden funktionell eine besondere Gruppe im Gefäßsystem. Mittels der Capillaren wird der eigentliche Endzweck der Zirkulation, die Ventilation und die Ernährung der Gewebe erreicht.

Ihre Hauptbedeutung liegt einmal darin, daß vermöge der besonderen Beschaffenheit ihrer Wand nur sie überhaupt einen Austausch zwischen Blut und Geweben ermöglichen. Infolge ihrer großen Zahl bildet ihre Gesamtsumme in jedem Organ einen gewaltigen Querschnitt des durch sie hindurchfließenden Blutstromes[1]. Man kann dies Verhalten der Capillaren gegenüber dem zufließenden Strom der Arterien und dem Abfluß in die Venen mit der hydrodynamischen Wirkung eines in einen Strom eingeschalteten Sees vergleichen, woraus sich u. a. die Tatsache erklärt, daß die in den Arterien sich vollziehenden Drucksteigerungen normalerweise an der Grenze der Capillaren haltmachen und nicht auf die Venen übergreifen. So ist der Druck in diesen von dem in den Arterien in weitem Umfange unabhängig. Von großer Bedeutung ist ferner die Tatsache, daß in arbeitenden Organen eine wesentlich größere Zahl von Capillaren der Blutdurchströmung erschlossen wird als in

---

[1] Denkt man sich sämtliche Muskelcapillaren des Menschen aneinandergelegt, so ergibt sich nach KROGH eine Länge von ungefähr 100000 km!

ruhenden; im arbeitenden Muskel steigt so die Zahl der blutführenden Capillaren auf das 10—20fache und damit die Vergrößerung der Kontaktfläche für das Blut auf das 250fache.

Das bei Leistung von Arbeit, bei der Verdauung usw. vermehrte Sauerstoffbedürfnis der Organe kann auf verschiedene Weise befriedigt werden, und zwar durch Erhöhung des Minutenvolumens, ferner durch Umleitung von Blut aus kollateralen Gefäßgebieten, sowie durch Vergrößerung der Oberfläche, d. h. durch Vermehrung der Zahl der durchströmten Capillaren (s. oben) oder bei unveränderter Zirkulationsgröße durch vermehrte Sauerstoffausnützung im Erfolgsorgan *(Utilisation)*[1].

Die frühere Vorstellung, nach welcher das aus dem Herzen ausgeworfene Blut sich in stets gleicher Weise über den ganzen Körper verteilt und sein Strom nur von der Weite der Arterien bzw. vom Blutdruck reguliert wird, ist daher nach dem Vorstehenden dahin zu korrigieren, daß die Venen und das Herz lediglich einen Einfluß auf das Minutenvolumen, nicht aber auf die Verteilung des Blutes auf die einzelnen Organe ausüben. Hierfür sind vielmehr besondere Einrichtungen vorhanden. Erstens verfügt jedes Gewebe über gewisse (vom Zentralnervensystem zum Teil unabhängige) Mechanismen, vermöge deren es das im Augenblick notwendige optimale Quantum Blut bzw. Sauerstoff aus der Zirkulation entnimmt und zweitens: der Organismus bedient sich zur Erfüllung seiner Aufgaben dank der erwähnten Speicherorgane wechselnder Blutmengen, indem unter den verschiedenen Bedingungen (Ruhe, Arbeit usw.) stets gerade so viel Blut in den Gefäßen zirkuliert, als es die Ökonomie des Organismus erfordert.

Herzminutenvolumen, Blutverteilung und das Volumen der *zirkulierenden Blutmenge* sind demnach die drei maßgebenden Größen, die die Leistungen des Zirkulationsapparates bestimmen und die ihrerseits im wesentlichen von den Erfordernissen des *Stoffwechsels* abhängig sind.

Wenn auch übrigens das Sauerstoffbedürfnis der Gewebe zweifellos als wichtigster Faktor die Größe des Blutumlaufs bestimmt, so stellt es doch nicht den einzigen Regulator hierfür dar, wie z. B. die kreislaufsteigernde Wirkung erkennen läßt, welche durch Zuckerverarmung der Gewebe (Hypoglykämie) hervorgerufen wird; auch die z. B. im warmen und kalten Bade auftretenden Änderungen der Zirkulationsgröße beruhen nicht immer auf Änderungen des Sauerstoffbedarfs des Körpers.

Die **Strömungsgeschwindigkeit**, mit der das Blut in den Gefäßen vorwärts getrieben wird, hängt abgesehen von der Funktion des Herzens in erster Linie von der Weite der Gefäße ab, in erheblich geringerem Maße von dem in ihnen herrschenden Druck[2]. Namentlich auch bei den Capillaren ist in erster Linie ihre Weite für die Blutbewegung von ausschlaggebender Bedeutung. Ein Faktor, der die Strömungsgeschwindigkeit beeinflußt, ist ferner die physikalische Beschaffenheit des Blutes, speziell seine Viscosität. Dünnflüssiges Blut leistet den bewegungsfördernden Momenten einen geringeren Widerstand als Blut mit gesteigerter Viscosität[3].

Es sind weiter die außerordentlich wichtigen *Korrelationen zwischen dem Zirkulationsapparat und anderen Organsystemen* des Körpers zu berücksichtigen.

---

[1] Ihr Ausdruck ist die sog. *arteriovenöse Sauerstoffdifferenz*, d. h. der Unterschied des Sauerstoffgehaltes von Arterien- und Venenblut (in der Ruhe etwa 6%).

[2] Nach dem POISEUILLESchen Gesetz ändert sich die Ausflußmenge einerseits proportional dem Druck, andererseits proportional dem Quadrat des Querschnittes, so daß der Blutdruck einen erheblich geringeren Einfluß als die Gefäßweite auf die Durchblutung ausübt.

[3] Methoden zur Bestimmung der *Kreislaufzeit* bestehen darin, daß Decholin oder Äther intravenös injiziert wird und die Zeit bis zum Auftreten von Decholingeschmack oder Äthergeruch registriert wird. Nach der Injektion von Fluorescin kann nach einem zu messenden zeitlichen Intervall eine Fluorescenz an der Fingerbeere beobachtet werden. Die zuverlässigste Bestimmung der Kreislaufzeit erfolgt mittels Einspritzung einer radioaktiven Substanz, wobei durch ein *Geiger*-Zählrohr der Durchgang des Isotops durch eine bestimmte Körperstelle feststellbar ist. Bei Zuständen von Herzschwäche oder bei bestimmten Gefäßerkrankungen erweist sich die Kreislaufzeit als verlängert.

Diese Beziehungen sind zum Teil rein mechanischer Art. Vor allem ist der sehr wichtigen Wechselwirkungen zwischen **Zirkulation und Atmung** zu gedenken.

Die bei der Inspiration erfolgende Druckminderung im Thorax pflanzt sich wahrscheinlich als Sogwirkung auch auf die großen ins Herz mundenden Venen fort, die infolge ihrer Dunnwandigkeit mechanischen Einwirkungen von außen mehr als die Arterien zuganglich sind, und fordert die Bewegung des Blutstromes in ihnen zum Herzen hin, während umgekehrt während der Exspiration die Strömung in den Venen eine Hemmung erfahrt. „Der Thorax atmet nicht nur Luft, sondern auch Blut" (R. STÄHELIN). Die Arterien werden durch die Atembewegungen nicht beeinflußt. Die *Atemmechanik stellt also einen wichtigen Hilfsmotor* für die Zirkulation dar, insbesondere wird die diastolische Füllung der Vorhöfe zu einem beträchtlichen Teil durch die Inspiration unterstützt. Die Beeinflussung der Zirkulation durch die Atmung spielt auch eine nicht unwichtige Rolle bei der *kunstlichen Atmung*, welche übrigens, besonders bei der SILVESTERschen Methode und bei elastischem Thorax neben den die Zirkulation fördernden Druckschwankungen im Thorax eine direkte Wirkung auf den Herzmuskel im Sinne einer Herzmassage auszuüben vermag. Noch auf einem anderen Wege erfährt die Blutbewegung in den großen Venen durch die Atmung eine Förderung. Bei der während der Inspiration erfolgenden Senkung des *Zwerchfells* übt dieses einen starken Druck auf die Leber aus. Diese wird dadurch gegen das Widerlager des Darmpolsters gedrückt und dadurch bis zu einem gewissen Grade wie ein Schwamm ausgepreßt, so daß der Abfluß aus der Leber in die Hohlvene eine Verstarkung erfahrt. Weiteres über die Bedeutung der Leber für die Zirkulation s. S. 140 und 416. Eine Förderung in gleichem Sinne bewirkt die *Bauchpresse*, die im Verein mit dem Zwerchfell den Inhalt der Bauchhöhle vorübergehend unter erhöhten Druck setzt und dadurch dem aus den Bauchorganen der Vena cava inferior zufließenden Blut eine Beschleunigung erteilt.

Diese Verhältnisse sind von größter praktischer Bedeutung am Krankenbett.

Alle Momente, die zu einer Einschränkung der Atemexkursionen führen, wie Pneumonien, Exsudate, Emphysem, Starre des Thorax, Pneumothorax, Pleuraschwarten, müssen wegen der angedeuteten Zusammenhänge zu einer Beeinträchtigung der Zirkulation fuhren, wie umgekehrt eine Beseitigung dieser Storungen nicht nur dem Atmungsapparat, sondern auch der Blutbewegung zugute kommt.

Auch der Zustand der *Abdominalorgane*, speziell der Gasgehalt der Därme wie die Funktionstüchtigkeit der Bauchpresse kann nicht gleichgültig für die Zirkulation sein. Der infolge von starkem *Meteorismus* hervorgerufene Hochstand des Zwerchfells und die Beeinträchtigung seiner Bewegungen werden bei einem funktionsschwachen Herzen sich in ihren Folgen auch an diesem bemerkbar machen und erfordern daher auch im Interesse der Zirkulation Abhilfe. Das gleiche gilt von einer Erschlaffung der *Bauchdecken*.

An den *Extremitäten* ist die Muskulatur für die Blutzirkulation, namentlich in den Venen, von Bedeutung, indem jede Muskelkontraktion eine vorübergehende Auspressung der in den Muskel eingebetteten Gefäße bewirkt. Aktive und passive Bewegung der *Muskeln* trägt daher zur Unterstützung der Zirkulation bei. Auf diesem Wirkungsmechanismus beruht u. a. der therapeutische Einfluß der Kreislaufmassage. Klappen in den Venen sorgen dafür, daß das Blut unter der Muskelkontraktionen zum Herzen hin strömt.

Schließlich sind auch für die *Capillaren* die mechanischen Verhältnisse der *Nachbarschaft*, namentlich unter krankhaften Bedingungen, in Rechnung zu ziehen. Nimmt der Gewebsdruck in einem Organ infolge von Ödem zu und vermag sich das Organ wie beispielsweise die Niere infolge seiner Kapsel nicht entsprechend auszudehnen, so ist die Folge eine Verengerung der Capillaren und eine konsekutive Ischämie des Gewebes. Neben der rein mechanischen Beeinträchtigung der Capillaren kommt aber für die letzteren auch noch als weiterer ungünstiger Faktor hinzu, daß der Gasaustausch zwischen Blut und Gewebe durch die im Ödem liegende gequollene Capillarwand Schaden leidet. Es werden daher in derartigen Fällen nicht selten diejenigen Maßregeln mehr Aussicht auf Besserung der Zirkulation haben, die zunächst eine mechanische Entspannung des Gewebes durch Entleerung der Ödeme bewirken, als die Mittel, die direkt die Triebkraft des Zirkulationsapparates heben.

Auch auf **reflektorisch-nervösem Wege** kommen mannigfache *Wechselwirkungen* zwischen den einzelnen Teilen des Zirkulationsapparates wie zwischen diesem und anderen Organen zustande. Hierzu gehören zunächst gewisse Einrichtungen, die der sog. *Selbststeuerung des Kreislaufs* dienen:

So erfolgt bei Zunahme des arteriellen Blutdrucks Reizung sowohl des in der Wand des Aortenbogens entspringenden, in seinem Ursprungsteil dehnungsempfindlichen zentripetalen N. depressor (eines Vagusastes) als auch des vom Sinus caroticus ausgehenden Sinusnerven (eines Astes des N. glossopharyngeus); diese beiden sog. pressoreceptorischen Nerven bewirken bei Zunahme der Wandspannung der Gefäße reflektorisch über das Vaguszentrum der Oblongata Verstärkung des Vagustonus gegenüber dem Herzen und den Gefäßen, d. h. Verlangsamung der Herzaktion und Abnahme des Vasoconstrictorentonus der Gefäße, die sich erweitern (Entlastungsreflex), wogegen bei Sinken des Blutdrucks das Umgekehrte erfolgt. Ihre Durchschneidung beim Tier bewirkt Erhöhung des Blutdrucks (sog. Entzügelungshochdruck). Sie werden daher nach HERING als *Blutdruckzügler* bezeichnet. Ähnliche Reguliervorrichtungen finden sich an den großen Venen: Ansteigen des Druckes in den präkardialen Venen und in den Vorhöfen bewirkt Zunahme der Herzfrequenz, d. h. vermehrtes Blutangebot beschleunigt reflektorisch die Förderätigkeit des Herzens (BAINBRIDGE-Reflex); nach Vagusdurchschneidung fällt der Reflex fort. Unterbindung der einen A. carotis comm. hat beim Tier reflektorisch Erweiterung der Arterie der anderen Seite zur Folge. Auch von den *Atmungsorganen* können reflektorische Veränderungen der Pulsfrequenz hervorgerufen werden. Hierzu gehört übrigens auch die durch Reizung der Nasenschleimhaut gelegentlich ausgelöste reflektorische Herzarrhythmie.

Eine große Bedeutung haben weiter die von den *Abdominalorganen* ausgehenden, auf das Herz einwirkenden nervösen Reflexe. So führen Aufblähung des Magens sowie Zerrungen an den Eingeweiden (Operationen!) mitunter zu Rhythmusstörungen des Herzens. Ferner kann analog dem GOLTZschen Klopfversuch beim Frosch (diastolischer Herzstillstand) auch beim Menschen die Einwirkung von Schlägen auf das Abdomen (beim Boxen!) oder Bauchverletzungen zu schweren Störungen der Zirkulation mit Kollaps durch Erweiterung der Splanchnicusgefäße führen (Vaguswirkung).

Erwähnt sei schließlich die Beeinflußbarkeit der Herztätigkeit und der Pulsfrequenz durch die *Psyche*. Hier ist ferner an die verhängnisvolle Einwirkung heftiger Affekte auf das Herz zu erinnern; sie erklärt sich aus der für derartige Fälle festgestellten kombinierten Vagus- und Acceleransreizung. Daß ferner auch die *Vasomotoren* in weitem Umfange psychischen Einflüssen unterworfen sind, wird durch die alltägliche Erscheinung des Errötens und Erblassens bei seelischen Emotionen bewiesen.

Auch die verschiedenen **Hormone** greifen in die Zirkulation in wechselndem Maße ein und dürften zu einem beträchtlichen Teil der Regulierung der normalen Zirkulationstätigkeit dienen, wobei den Geschlechtshormonen in therapeutischer Hinsicht eine besondere Bedeutung zukommt.

Auf die Beeinflussung der Gefäße und die Blutdrucksteigerung durch die *Nebennieren-* und *Hypophysenhormone* wurde schon hingewiesen. Zu erwähnen ist hier ferner das *Schilddrüsenhormon*, das durch Sympathicusreizung Beschleunigung der Herztätigkeit bewirkt.

Die klinische Untersuchung des Zirkulationsapparates

Bei **Besichtigung** der Herzgegend sind normalerweise Pulsationen bisweilen in der Spitzenstoßgegend (s. unten) sichtbar; bei Herzkranken mit verstärkter Herztätigkeit, namentlich in den Fällen, wo infolge von gleichzeitiger Lungenschrumpfung ein größerer Teil des Herzens der Brustwand anliegt, sind sie oft in ausgedehnterem Maße wahrnehmbar.

Bei mageren Individuen kann man bei erregter Herzaktion speziell bei Mitralklappenfehlern Pulsationen in dem 2. und 3. Intercostalraum links dicht neben dem Sternum wahrnehmen. Weiter beobachtet man bei sehr starker Hypertrophie und Dilatation des linken Herzens, speziell bei Aorteninsuffizienz mit jeder Systole eine ruckartige Erschütterung des ganzen Thorax auch der linken Seite. Bei Zwerchfelltiefstand, kurzem Sternum und lebhafter Tätigkeit des rechten Ventrikels läßt auch *das Epigastrium* Pulsationen erkennen. Schließlich kann man bisweilen bei Individuen, bei denen sich schon im jugendlichen Alter eine erhebliche Hypertrophie und Dilatation entwickeln, eine Vorwölbung der Brustwand, *Herzbuckel (Voussure)* genannt, feststellen. Die bei Aneurysma aortae durch die Inspektion wahrnehmbaren Veränderungen sind mehr umschriebene pulsierende Vorwölbungen im oberen Brustteil rechts oder links vom Sternum.

Sehr wichtig ist neben der Inspektion der Befund der **Palpation** der Herzgegend, den man durch Auflegen der flachen rechten Hand auf die Herzgegend erhebt. Am häufigsten nimmt man dabei den sog. **Herzspitzenstoß** wahr. Man versteht darunter den am weitesten nach links und unten gelegenen Teil der durch die Palpation wahrnehmbaren Herztätigkeit, die oft auch beim Gesunden als circumscripte Pulsation nachweisbar ist und hier dem linken Ventrikel entspricht. Es ist jedoch zu beachten, daß der anatomische Sitz der Herzspitze in nur etwa 50% der Fälle mit der Lokalisation des Spitzenstoßes bei der Palpation übereinstimmt, wie genaue Röntgenuntersuchungen lehrten.

Der Spitzenstoß liegt beim normalen Mann im 5. Intercostalraum, etwas innerhalb der Medioclavicularlinie, bei Frauen und Kindern oft im 4. Intercostalraum und etwas mehr nach außen. Bei starkerer Füllung des Abdomens (Meteorismus, Ascites, Gravidität usw. wird er nach oben gedrängt, bei Zwerchfelltiefstand tritt er tiefer. Er ist auch beim Gesunden nicht immer nachweisbar und fehlt u. a. bei stärkerem Fettpolster, starker Muskulatur sowie bei Frauen mit starkeren straffen Brüsten. Sind diese schlaff, so kann man ihn ofter nach Hochheben der Brust unter ihr fuhlen. Sein Fehlen ist nicht ohne weiteres pathologisch Schwinden des Spitzenstoßes während einer Krankheit kann auf Entstehung von Flüssigkeit im Herzbeutel, die den Spitzenstoß von der Wand abdrängt, beruhen; die gleiche Wirkung hat die emphysematöse Blähung der Lunge.

Änderungen der Lage und der Beschaffenheit des Spitzenstoßes haben große praktische Bedeutung. *Verstärkung* des Spitzenstoßes kann in *zwei verschiedenen* Formen auftreten. Er ist entweder nur „*erschutternd*", d. h. die Herzspitze wird nur für einen Moment lebhaft der Brustwand genähert, um sich sofort wieder von ihr zu entfernen. Dies beobachtet man unter den verschiedensten Bedingungen, die zu einer stürmischen Herzaktion führen, wie starke körperliche Anstrengung, seelische Erregung, ferner im Fieber, bei nervösen Herzen sowie bei BASEDOWscher Krankheit. Oder er ist „hebend", d. h. er wird nicht nur mit verstärkter Energie, sondern mit einem gewissen Nachdruck, oft nicht beschleunigt, sondern eher langsam (im Gegensatz zu dem erschütternden Spitzenstoß) gegen die Brustwand gepreßt, so daß der palpierende Finger an dieser Stelle für kurze Zeit einen erheblichen Widerstand empfindet, den er nicht zu überwinden vermag.

Hebender Spitzenstoß zeigt stets eine Erschwerung der Entleerung der Ventrikel an, die meist mit Hypertrophie des Herzmuskels verbunden ist. Je nach Beteiligung des *linken* oder *rechten* Ventrikels besteht ein verschiedenes Verhalten des Spitzenstoßes. Bei Hypertrophie der *linken* Kammer bildet der Spitzenstoß eine circumscripte, scharf begrenzte Stelle am äußersten Rand der linken Herzgrenze, er ist dabei etwas nach außen und oft nach unten in den 6. Intercostalraum verlagert. Im Gegensatz hierzu beschränkt sich bei Hypertrophie des *rechten* Ventrikels die verstärkte Pulsation nicht auf eine scharf umschriebene Stelle, sondern ist in weiterer Ausdehnung im Bereich der rechten Kammer nachweisbar, also links neben dem Sternum (Conus arteriosus), was man bei kräftigem Aufdrucken der flachen Hand auf diese Gegend wahrnimmt; ferner ist bei tiefer Inspiration namentlich bei kurzem Sternum dicht unter seinem unteren Ende und am Rande des linken Rippenbogens in der gleichen Weise ein verstärkter pulsatorischer Widerstand zu fuhlen. In diesen Fällen kann man nicht selten Pulsationen im Epigastrium auch mit dem Auge wahrnehmen. Wird der Spitzenstoß bei fehlender Hypertrophie der linken Kammer ausschließlich von der hypertrophischen rechten Kammer gebildet, so ist er breiter als bei linksseitigem Spitzenstoß und geht in das Gebiet der übrigen Kammerpulsation ohne scharfe Grenze über. Weiter beobachtet man bei erheblichen Dilatationen des rechten Vorhofes Pulsationen rechts vom Brustbein. Schließlich ist im Bereich der Herzbasis rechts bzw. links vom Sternum der Schluß der Aorten- bzw. Pulmonalklappen zu fühlen, wenn dieser unter erhöhtem Druck erfolgt. Liegt infolge von Schrumpfung der Lunge ein abnorm großer Teil des Herzens der Brustwand an, so kann auch dieser Umstand bereits zu besonderen sicht- und fühlbaren Pulsationen in der Herzgegend führen.

Veränderungen der Lage des Spitzenstoßes haben großen diagnostischen Wert. Einmal können sie zustande kommen durch Verschiebung des Herzens in toto unter dem Einfluß der Nachbarorgane. Ein Pleuraexsudat oder Pneumothorax der rechten Seite bewirkt eine Verlagerung nach links, der gleiche Prozeß der linken Seite eine solche nach rechts. Eine geschrumpfte Lunge zieht das Herz nach der erkrankten Seite herüber. Formänderungen des knöchernen Thorax, speziell Kyphoskoliosen, bilden eine weitere Veranlassung für eine abnorme Lage von Herz und Spitzenstoß. Vor allem bewirken auch Veränderungen des Herzens selbst Verlagerungen des Spitzenstoßes, so nach links bei Hypertrophie mit Dilatation des Herzens sowie bei Flüssigkeitsansammlung im Herzbeutel. Bei erregter Herzaktion hüte man sich, aus dem Ort des Spitzenstoßes auf die Lage der linken Herzgrenze zu schließen, die in diesem Fall irrtümlich zu weit nach außen verlegt wird (vgl. S. 142). Bei erheblicher Verschiebung des Spitzenstoßes nach links ist dieser infolge des schrägen Verlaufs der Rippen im 6.—8. Intercostalraum zu fühlen.

Schließlich ist als pathologischer, der Inspektion und Palpation zugänglicher Befund noch das *systolische Einsinken der Spitzenstoßgegend* zu nennen, das man bei Verwachsung der beiden Blätter des Herzbeutels beobachtet (vgl. S. 219). Hierbei zeigen aber auch die benachbarten Intercostalräume, bei jugendlichen Individuen auch die Rippen, eine systolische Einziehung. In besonderen Fallen, wo außer der Verwachsung der Perikardialblätter unter sich auch eine solche mit der Brustwand besteht, beobachtet man bisweilen das diagnostisch wichtige sog. *diastolische Thoraxschleudern*, das in einem kräftigen diastolischen Rückstoß der vorher systolisch eingezogenen Brustwand besteht.

Die Bestimmung der **Herzgröße** geschieht durch Perkussion und durch die Röntgenuntersuchung.

Die *Größe* des Herzens ist keine durch eine fixe Zahl ein für allemal definierbare Größe, sie schwankt vielmehr schon beim normalen Menschen innerhalb gewisser individueller Grenzen und auch beim einzelnen gesunden Individuum kommen gewisse noch als physiologisch anzusehende Schwankungen der Herzgröße vor. Maßgebend ist, abgesehen von der Körpergröße und dem Körpergewicht, vor allem die Form und Breite des Thorax. Die bei einem gesunden Individuum mit breitem Brustkorb gefundenen Herzmaße können beispielsweise bei einem Menschen mit schmalem Thorax bereits pathologisch sein und umgekehrt. Beim Weibe sind die Herzmaße c. p. etwas kleiner als beim Mann, desgleichen beim noch nicht ausgewachsenen Individuum. Von Wichtigkeit ist die Körperlage, da das Herz im Stehen in der Regel kleiner als im Liegen ist. Ferner ist der Zwerchfellstand von der allergrößten Bedeutung: Bei Zwerchfelltiefstand hängt das Herz steil herab, so daß sein Querdurchmesser kleiner wird; das gleiche findet bei tiefer Inspiration statt. Umgekehrt erfolgt bei Zwerchfellhochstand bzw. starker Exspiration eine Querlagerung des Herzens mit entsprechender Verbreiterung seines queren Durchmessers. Gravidität, Meteorismus, Ascites, Abdominaltumoren täuschen daher leicht eine Verbreiterung des Herzens vor. Es ist somit die Feststellung des Zwerchfellstandes sowie die Untersuchung des Abdomens bei jeder Herzuntersuchung unerläßlich; letztere hat mit der Konstatierung der rechten unteren Lungengrenze in der Mamillarlinie entsprechend dem Stande des Zwerchfells zu beginnen. Normalerweise liegt sie am unteren Rand der 6. oder am oberen Rand der 7. Rippe.

Bei der **perkussorischen Feststellung der Herzgröße** sind die *absolute* und die *relative Dämpfung* zu unterscheiden.

Die **absolute Herzdämpfung** durch leise Perkussion dargestellt, ergibt denjenigen Teil der Vorderfläche des Herzens, der der Brustwand direkt anliegt, d. h. von der Lunge nicht bedeckt ist. Sie liefert daher kein sicheres Maß für die Herzgröße, ist dagegen zur Beurteilung mancher Veränderungen der *Lunge*, insbesondere von Schrumpfungen derselben sowie zum Nachweis der Vermehrung von Flüssigkeit im Perikard brauchbar.

So ist sie z. B. bei Lungenblähung und Emphysem, unabhängig von der wirklichen Herzgröße, verkleinert; ferner fehlt die normalerweise bei Inspiration auftretende vorübergehende Verkleinerung der absoluten Herzdämpfung bei pleuritischen, nahe dem Herzen gelegenen Adhäsionen.

Bei Erwachsenen liegt die obere Grenze der absoluten Herzdämpfung am unteren Rand der linken 4. Rippe oder etwas tiefer, die rechte Grenze wird durch den linken Sternalrand gebildet, die linke läuft in einem nach links konvexen Bogen vom 4. Rippenknorpel herab bis zum Spitzenstoß, den sie jedoch nicht immer erreicht, oft liegt sie 2—3 cm einwärts von ihm. Die untere Grenze ist in der Regel perkussorisch nicht zu bestimmen, da hier an die Herzdämpfung meist die den gleichen Klopfschall gebende Leber anstößt; nur ausnahmsweise erlaubt der tympanitische Magen- oder Darmschall eine Abgrenzung der Herzdämpfung nach unten.

Die **relative Herzdämpfung**, die in der Vor-Röntgenära als zuverlässiger Ausdruck der wirklichen Herzgröße galt und in der Herzdiagnostik das Hauptinteresse beanspruchte, beginnt oben links vom Sternum zwischen der 3. und 4. Rippe; ihre linke Grenzlinie zieht von da im Bogen nach unten bis zum Spitzenstoß. Die rechte Grenzlinie, die individuell verschieden ist, kann normal ein wenig den rechten Sternalrand überragen und bis zu 3 bis 4,5 cm von der Medianlinie reichen, doch liegt sie oft bereits direkt am rechten oder linken

Sternalrand. Am deutlichsten gelingt die Darstellung der relativen Herzdämpfung bei tiefer Exspiration. Da wie bei der Perkussion der Lunge so auch bei der des Herzens stets der knöcherne Thorax mitperkutiert wird, so hängt das Ergebnis der Perkussion zu einem nicht unbeträchtlichen Teil auch von dessen physikalischer Beschaffenheit, speziell von seiner Elastizität ab. Verminderung derselben wie bei Emphysem sowie bei älteren Leuten beeinträchtigt die Genauigkeit der Perkussion, und zwar fällt hier die relative Dämpfung meist kleiner aus, ohne daß deshalb ein Schluß auf die wirkliche Herzgröße erlaubt ist. Wie die Röntgenkontrolle erwies, bietet die relative Herzdämpfung besonders in pathologischen Fällen keinen zuverlässigen Anhalt für die Beurteilung der Herzgröße.

Als *Richtlinien* für die Herzdämpfungsfigur am Brustkorb pflegt man die Medioclavicularlinie, die Sternal-, die Parasternal- und die Axillarlinie anzuwenden.

Bei der Feststellung der linken Herzgrenze ist noch folgender Umstand zu berücksichtigen. Die Herzdämpfung stellt die Projektionsfläche des Herzens auf die *vordere* Brustwand dar. Bei schmalem und vor allem bei seitlich stark abfallendem Thorax ebenso wie bei sehr großen Herzen besteht nun die Gefahr, daß man bei der Perkussion sich nicht auf die Vorderwand des Thorax beschränkt, sondern im Bereich der vorderen Axillarlinie bereits seitliche Bezirke der Thoraxwand perkutiert. Die mit dem Bandmaß festgestellten Entfernungen fallen alsdann zu groß aus, weil sie über einer gekrümmten Fläche gemessen werden. Speziell für diese Fälle, aber auch sonst empfiehlt sich daher ganz allgemein statt des Meßbandes die Anwendung des in der Gynäkologie gebräuchlichen großen Tasterzirkels. Im übrigen bietet das Röntgenverfahren die beste Kontrolle.

Die folgenden *Zahlen* stellen die normalen *Grenzwerte* dar, innerhalb welcher je nach der Körperlänge und dem Körpergewicht die individuellen Maße für die Herzdämpfung schwanken; beim Weibe sind sie bei gleicher Länge und gleichem Gewicht um etwa 0,5 cm kleiner. Gemessen wird der größte Abstand der relativen Herzdämpfung von der Medianlinie (M) nach rechts bzw. links: $Mr = 3-4,5$ cm; $Ml = 8-11$ cm.

Beim Suchen nach einer konstanten Relation zwischen der Herzgröße und einem linearen Körpermaß glaubte man letzteres in der Thoraxbreite verwerten zu können, die man feststellt, indem man mit einem Winkelmesser die Entfernung derjenigen symmetrischen Punkte seitlich an der rechten und linken Thoraxhälfte, und zwar in den Intercostalräumen mißt, die in der Höhe der Herzdämpfung voneinander am weitesten entfernt sind. Die hierbei aufgestellte Proportion $Mr + Ml$: Thoraxbreite $= 1 : 1,92$ hat sich jedoch wie andere Herzkörperproportionen als nicht völlig befriedigend erwiesen. Zuverlässige Beziehungen scheinen zwischen Herzgröße und Körperlänge zu bestehen.

Die **Röntgenuntersuchung** in der gewöhnlichen Form als Durchleuchtung und Photographie ist zwar zur Konstatierung der *Lage* des Herzens, beträchtlicher Abweichungen von der normalen *Größe* sowie namentlich zur Feststellung der *Herzform* ausreichend. Für die exakte Feststellung der Herzgröße ist sie jedoch ungeeignet.

Die von der Röntgenröhre ausgehenden divergierenden Strahlen bilden nämlich einen Kegel, so daß das in demselben liegende schattengebende Objekt, das Herz, je nach der Distanz von dem Röhrenfokus in verschiedener Größe, stets aber größer erscheinen wird, als es tatsächlich ist. Diesem Übelstand hilft ab 1. die *Orthodiagraphie* nach MORITZ und 2. die *Fernphotographie* nach KÖHLER.

Mit Hilfe des *Orthodiagraph* genannten Apparates werden bei der Durchleuchtung sämtliche von der Röhre ausgehenden divergierenden Strahlen abgeblendet und nur das schmale Bündel der sog. Zentralstrahlen, die senkrecht von der Röhre auf den Durchleuchtungsschirm fallen, verwendet, indem man dieselben mittels eines besonderen Mechanismus an dem Rande der Herzsilhouette des fixierten Patienten entlang führt und die verschiedenen Punkte markiert.

Bei der *Telephotographie* wird die durch die Divergenz der Strahlen bewirkte Verzerrung des Herzbildes dadurch vermieden, daß der mit der Brust an die photographische Platte angepreßte Patient in eine so große Entfernung (2 Meter) von der genau zentrierten Röntgenröhre gebracht wird, daß die von ihr ausgehenden Strahlen praktisch als parallel angesehen werden können, zumal die wirkliche Abweichung nur wenige Millimeter beträgt. Die Herzsilhouette der auf diese Weise gewonnenen Photographie entspricht daher der wirklichen Herzgröße. Eine Fehlerquelle des Verfahrens beruht in der Nichtberücksichtigung der Atemphase, da z. B. Preßatmung zu vorübergehender Verkleinerung des Herzens führt.

Außer den obengenannten Größen Mr und Ml stellt man hier außerdem die Summe $Mr + Ml = Tr$ (Transversaldurchmesser) sowie $L =$ Längsdurchmesser des Herzens fest, d. h. die Entfernung zwischen dem Winkel von Vorhof und Ven. cav. sup. und der Herzspitze. L ist aber nur dann exakt zu bestimmen, wenn die Herzspitze sich deutlich vom Zwerchfell abhebt, was indessen nur selten der Fall ist, da sie meist in den keilförmigen

146   Krankheiten des Zirkulationsapparates

Raum eintaucht, der zwischen dem nach vorn abfallenden Teil des Zwerchfells und der Brustwand liegt.

Für den gesunden erwachsenen Mann ergeben sich unter Berücksichtigung der Körperlänge und des Körpergewichtes folgende orthodiagraphisch bzw. durch Fernaufnahme festzustellenden **Maße**:

Körperlänge 145—154, mittleres Gewicht 47 kg Mr 3,7; Ml 8,5; Tr 12,2; L 13,4 cm;
Körperlänge 175—187, mittleres Gewicht 71 kg Mr 3,7; Ml 9,3; Tr 13,0; L 14,9 cm.

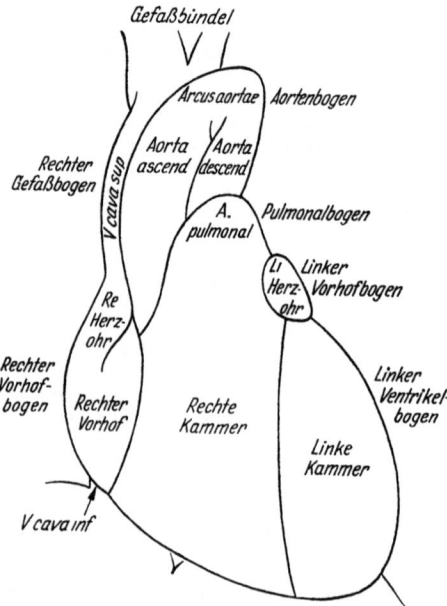

Abb. 2. Anteil der verschiedenen Herz- und Gefäßabschnitte an der Herzsilhouette bei sagittaler Durchleuchtung. (Nach GROEDEL)

Bei jeder Herzgrößenbestimmung ist demnach stets die Körperlange, das Körpergewicht, die Körperlage sowie die während der Untersuchung bestehende Atmungsphase mit zu berücksichtigen.

Abgesehen von der Größenbestimmung des Herzens ist die Röntgenuntersuchung auch für die Feststellung der **Herzform** sowie die Untersuchung der großen Gefäße („Gefäßband") von erheblichem Wert. Die einzelnen Teile, die die Form der normalen Herzsilhouette bei dorsoventraler Richtung der Strahlen bilden, sind aus Abb. 2 ersichtlich. Sie zeigt, daß die rechte Kontur des Herzens sich aus 2 Bogen, dem oberen Gefäßbogen und dem unteren Vorhofsbogen, die linke aus 3 Bögen, und zwar I.: Aortenbogen, II.: Pulmonalbogen, III.: Ventrikelbogen zusammensetzt. Es ist besonders zu betonen, daß bisweilen bereits geringe Abweichungen von der normalen Herz*form* wichtige Schlußfolgerungen dort erlauben, wo die Herz*größe* sich noch im normalen Rahmen bewegt.

Es empfiehlt sich in jedem Fall, wo nicht eine Photographie angefertigt wird, wenigstens eine Zeichenpause herzustellen. Neben der *dorsoventralen* Durchleuchtung in sagittaler Richtung ist es oft notwendig, den Patienten in Schrägstellung (sog. I. schräger Durchmesser: rechte Schulter vorn; II. schräger Durchmesser: linke Schulter vorn) sowie ferner auch in querer, d. h. frontaler Richtung, und zwar von rechts nach links zu durchleuchten. Hierdurch wird einmal die Übersicht über die Aorta, ferner die Feststellung des Tiefendurchmessers und des Neigungswinkels des Herzens sowie ein Überblick über den zwischen Sternum und Herz bzw. Mediastinum befindlichen Retrosternalraum bzw. den zwischen Wirbelsäule und den großen Gefäßen bzw. dem Herzen gelegenen Retrovasal- und Retrokardialraum ermöglicht. Drehung des Patienten bei der Durchleuchtung bietet überdies oft genaueren Einblick in das Volumen des Herzens, insbesondere in seine von Fall zu Fall wechselnde Tiefenausdehnung. Überhaupt bietet in manchen nicht sehr ausgeprägten Fällen die Durchleuchtung eine wertvolle Ergänzung der Photographie.

Unter krankhaften Verhältnissen kann die Herzsilhouette dadurch eine andere Form annehmen, daß einzelne Teile derselben bzw. des Gefäßbandes sich vergrößern und stärker vorspringen, oder es findet eine Verlagerung des Herzschattens in toto statt. Bei pathologischen Veränderungen der Aorta (Aneurysma) ist die Konstatierung einer Pulsation oft diagnostisch wichtig zur Unterscheidung von Schatten, die anderen Gebilden des Mediastinums angehören. Neben der Photographie ist daher möglichst stets auch eine Schirmdurchleuchtung vorzunehmen.

Einen weiteren Fortschritt stellt die sog. *Röntgenkymographie* des Herzens dar. Hierbei photographiert man mittels eines Bleirasters mit schmalen Spalten auf einen vorbeiziehenden Film den Herzrand, dessen Bewegungen sich in Zackenform darstellen. Amplitude und Form der Zacken lassen diagnostische Schlüsse über die Pulsation und Funktion der Randteile des Herzens und der großen Gefäße zu.

Eine perkussorisch oder im Röntgenbilde nachweisbare **Vergrößerung des Herzens** beruht auf *Dilatation*, wogegen die Zunahme an Muskulatur, d. h. die

Hypertrophie allein keine Vergrößerung bewirkt. Praktisch ist oft beides miteinander kombiniert (s. S. 157).

Dilatation des linken Ventrikels bewirkt perkussorisch Verbreiterung der Herzdämpfung nach links, im Röntgenbild Zunahme des Breiten- und Längendurchmessers nach links sowie eine starkere Querlagerung des Herzens in toto. Dilatation des rechten Ventrikels führt zu einer Verbreiterung der Herzdämpfung nach oben, dagegen nur wenig nach rechts (was aus Abb. 5 und 6 verständlich wird), im Röntgenbild Zunahme des Höhendurchmessers des Herzschattens, welcher Kugelform zeigt. Dilatation des rechten Vorhofs bewirkt Verbreiterung des Herzens nach rechts bei der Perkussion und im Röntgenbild. Bei Verbreiterung des linken Vorhofs, die sich dem perkussorischen Nachweis entzieht, ist im Röntgenbild ein starkes Vorspringen des II. linken Bogens, verbunden mit starker Pulsation desselben, zu finden.

Vergrößerung der Herzdämpfung und der Röntgensilhouette findet sich ferner bei *Flüssigkeitsansammlung im Herzbeutel*. Die *Dämpfungsfigur* ist dabei nach allen Dimensionen verbreitert und hat die Form eines gleichschenkligen Dreiecks, dessen Spitze oben im 2. oder 1. Intercostalraum liegt. Charakteristisch ist ferner, daß hierbei die linke Grenze der Herzfigur mehr nach außen als der Spitzenstoß liegt, der übrigens bei einem größeren Exsudat zu schwinden pflegt. Die rechte Grenze pflegt sehr weit nach rechts vorgeschoben zu sein. Der Beginn einer Flüssigkeitsansammlung verrät sich mitunter dadurch, daß der von der rechten Herzgrenze mit dem oberen Leberrand gebildete normalerweise spitze Winkel sich in einen stumpfen Winkel umwandelt.

Die **Auscultation** des Herzens setzt die Kenntnis der anatomischen Lage der 4 Herzklappen bzw. ihrer Hörstellen am Lebenden voraus (vgl. Abb. 3).

Die Pulmonalklappe liegt am Sternalende des 2. linken Intercostalraumes und wird hier auscultiert; die Aortenklappe liegt hinter dem Sternum in der Höhe des 2. Intercostalraums, ihre Hörstelle im 2. rechten Intercostalraum neben dem Sternum; die Mitralklappe befindet sich hinter dem Sternalende der 3. linken Rippe, Hörstelle ist die Herzspitze; die Tricuspidalklappe erstreckt sich vom Sternalende der 3. linken Rippe bis zum Sternalrand der 5. rechten Rippe, sie wird auscultiert am rechten Sternalrand über dem 6. Rippenknorpel.

Wenn als Auscultationsstellen für die Herzklappen Punkte gewählt wurden, die nicht immer mit deren anatomischen Lage übereinstimmen, so hat das seinen Grund darin, daß die Herztöne an den Orten ihrer Entstehung zum Teil voneinander akustisch nicht zu trennen sind, sich wohl aber an anderen Stellen infolge der Fortleitung des Schalles deutlich voneinander unterscheiden lassen.

Über allen Teilen des Herzens sind 2 Töne hörbar. Über der Mitralis und Tricuspidalis ist der 1. Ton lauter als der 2., über der Aorta und Pulmonalis umgekehrt der 2. Ton lauter als der 1. Der 1. Ton über den venösen Klappen entsteht durch deren Schließung sowie durch die Muskelkontraktion der Ventrikel. Er wird nach den Hörstellen der Aorta und Pulmonalis fortgeleitet. Die 2. Töne über den arteriellen Klappen sind auf deren Schließung zurückzuführen. Der 2. Pulmonalton ist beim Erwachsenen in der Norm ebenso laut wie der 2. Aortenton, gelegentlich etwas lauter, da die Arteria pulmonalis der Brustwand näher liegt. Bei Kindern und jugendlichen Individuen bis zum 18. Jahr ist er dagegen schon normal etwas akzentuiert. Die 2. Töne über Mitralis und Tricuspidalis sind von der Aorta und Pulmonalis fortgeleitet.

Akzentuation des 2. Aortentones zeigt eine Drucksteigerung in der Aorta an; Verstärkung des 2. Pulmonaltones beweist (aber nur beim Erwachsenen) eine Erschwerung der Zirkulation bzw. Stauung im kleinen Kreislauf, die Akzentuation fehlt bei Erlahmen des rechten Ventrikels sowie bei Insuffizienz der Tricuspidalklappe. Der 1. Ton an der Herzspitze ist verstarkt bei lebhafter Herzaktion wie bei körperlicher Arbeit und im Fieber, ferner bei nervösem Herzklopfen, bei BASEDOWscher Krankheit und bei Mitralstenose; Abschwächung des 1. Tones kommt bisweilen vor bei Fällen von Herzmuskelerkrankung, bei Ohnmachtsanfallen, bei Aortenstenose und mitunter bei Mitralinsuffizienz. Abschwachung sämtlicher Herztöne findet sich bei Herzschwäche, bei Erguß von Flüssigkeit in den Herzbeutel, aber auch bei Emphysem und Fettsucht.

Fehlt der Unterschied in der Starke des 1. und 2. Tones, so kann man beide Töne nur auf Grund des längeren diastolischen Zeitintervalles zwischen dem 2. und dem nächsten 1. Ton identifizieren. Bei beschleunigter Herzaktion fällt auch dieser zeitliche Unterschied fort, so daß der gleiche akustische Eindruck entsteht wie beim Herzschlag des Fetus, die sog. *Embryokardie*. Aber auch ohne Frequenzsteigerung kann es zur gleichen Rhythmusanderung kommen, indem beide Töne gleich laut und in gleichem Abstand voneinander erfolgen, sog. *Pendelrhythmus*. Der 1. Ton läßt sich hier an dem zeitlichen Zusammentreffen mit dem Spitzenstoß oder dem nur unwesentlich verspäteten Carotispuls erkennen[1]. Pendelrhythmus kommt bei Herzschwäche vor.

Spaltung bzw. *Verdoppelung* der Herztöne ist zum Teil ohne besondere Bedeutung, so z. B. vor allem die Spaltung des 1. Tones. Die Verdoppelung des 2. Tones ist u. a. charakteristisch für eine Mitralklappenstenose.

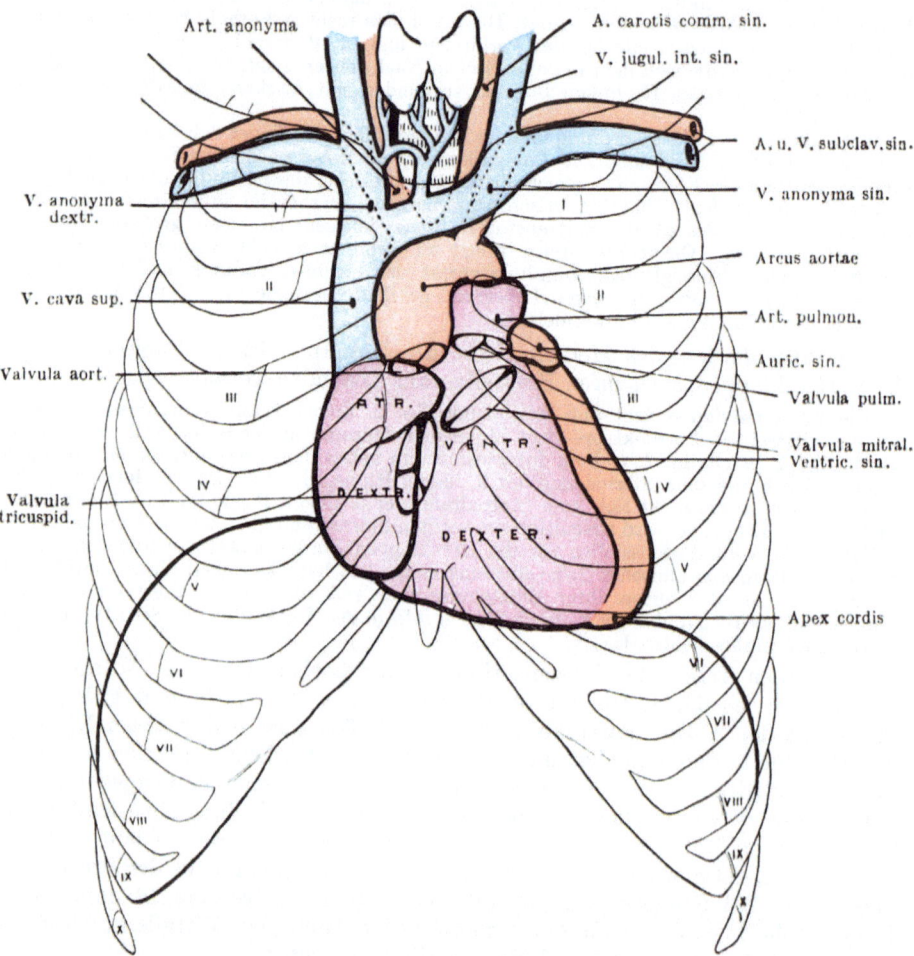

Abb. 3. Herz und große Gefäße in ihrer Lage zur vorderen Brustwand mit Projektion der Herzostien auf dieselbe. (Halbschematisch. Nach CORNING)

Der sog. *Galopprhythmus* (vgl. S. 135) ist durch das Hinzutreten eines deutlichen 3. Tones zu den zwei normalen Herztönen charakterisiert. Der *präsystolische* Galopprhythmus, bei dem der 3. Ton unmittelbar dem 1. vorausgeht (über der Herzspitze etwa: tatáta) findet sich besonders bei Mitralstenose und beruht auf Hypertrophie des linken Vorhofs; er braucht hier keine üble Bedeutung zu haben. Der *protodiastolische* Galopprhythmus, bei dem der 3. Ton unmittelbar dem 2. folgt, d. h. noch in den ersten Teil der Diastole fallt (tátata), wird u. a. bei Myokarditis, bei Coronarsklerose, im Finalstadium der Hypertension sowie bei Schrumpfniere beobachtet und ist ein Zeichen von Schwäche des linken Ventrikels. Schwierig kann die Unterscheidung von der Spaltung des 1. Herztones sein.

---

[1] Der Puls an der *Radialis* zeigt dagegen gegenüber dem Spitzenstoß physiologisch eine erhebliche Verspätung (vgl. S. 152, Abs. 1).

Änderung der *Klangfarbe* der Herztöne hat mitunter diagnostische Bedeutung, so z. B. das Metallischklingen des 2. Aortentones bei Arteriosklerose und der laut paukende Charakter des 1. Tones an der Herzspitze bei Mitralstenose.

Herzgeräusche, die sich zu den Herztönen hinzugesellen oder sie ersetzen, entstehen teils im Innern des Herzens (endokardiale), teils auf seiner Oberfläche (perikardiale) oder in seiner Nachbarschaft (pleuroperikardiale Geräusche). Im Vergleich zu den Herztönen haben sie einen anderen akustischen Charakter, sind meist von längerer Dauer als erstere und klingen langsamer ab als diese.

Endokardiale Geräusche entstehen an den Stellen, wo der Blutstrom eine Verengerung seiner Bahn zu passieren hat. Steigerung der Strömungsgeschwindigkeit fördert ihre Entstehung. Man unterscheidet *organische*, auf anatomischen Veränderungen beruhende Geräusche und akzidentelle Geräusche ohne anatomischen Befund. Während die Verschiedenheiten des Schallcharakters der Geräusche (blasend, kratzend, rollend, gießend, musikalisch usw.) diagnostisch im allgemeinen belanglos sind, ist der *Zeitpunkt* ihres Auftretens im Laufe einer Herzrevolution sowie der *Ort* ihrer Entstehung von großer Bedeutung. Es gibt *systolische* und *diastolische* Geräusche. Systolische Geräusche liegen zwischen dem 1. und 2. Ton, diastolische zwischen dem 2. und dem nächsten 1. Ton. Bisweilen sind sie von so kurzer Dauer, daß sie nur einen Teil der Systole oder Diastole einnehmen. Bei den diastolischen Geräuschen dieser Art unterscheidet man daher protodiastolische und präsystolische Geräusche, je nachdem sie in den ersten oder letzten Teil der Diastole fallen. In Fällen, wo das Geräusch den 1. Ton übertönt oder derselbe fehlt, dient zur Feststellung des Beginns der Systole die Palpation des Spitzenstoßes. Bei sehr leisen Geräuschen kann man versuchen, dieselben durch Steigerung der Strömungsgeschwindigkeit, d. h. durch verstärkte Herzaktion deutlicher zu machen, indem man den Patienten (wenn es sein Zustand erlaubt!) einige Kniebeugen oder ähnliches ausführen läßt oder ihn hintereinander im Liegen und Stehen untersucht.

Wichtig ist auch die Tatsache, daß die Geräusche in der Richtung des sie erzeugenden Blutstromes akustisch weitergeleitet werden, so daß sie auch an anderen Punkten als nur an dem Orte ihrer Entstehung zu hören sind. Dies ist oft diagnostisch von Wert. So erklärt sich auch, daß man bisweilen gewisse leise Geräusche sogar besser an anderen Stellen als direkt über der Herzklappe, an der sie entstehen, wahrnimmt.

Sind an verschiedenen Stellen des Herzens zwei Geräusche gleichzeitig in derselben Herzphase zu hören, z. B. je ein systolisches Geräusch an der Herzspitze und in der Gegend der Herzbasis, so ist zu entscheiden, ob es sich um zwei verschiedene oder nur um ein einziges fortgeleitetes Geräusch handelt. Ersterer Fall liegt vor, wenn ein deutlicher Unterschied im Schallcharakter beider Geräusche besteht (z. B. das eine gießend, das andere kratzend) oder wenn an den beiden verschiedenen Stellen die Stärke der Geräusche ihr Maximum hat und sie zwischen denselben schrittweise an Intensität abnimmt.

Im allgemeinen nimmt die Intensität der Geräusche mit dem Grade der Verengerung des Strombahn zu, sie sind daher vor allem bei den Klappenstenosen (Mitralstenose, Aortenstenose usw.) besonders laut, und zwar um so lauter, je stärker die Stenose ist. Das Umgekehrte gilt für die Klappeninsuffizienzen; hier wird das Geräusch um so leiser, je ausgeprägter die Insuffizienz ist; schließlich kann es daher unhörbar werden. Leiserwerden der Geräusche beobachtet man ferner bei Erlahmen der Herzkraft. Im allgemeinen haben diastolische Geräusche eine größere diagnostische Bedeutung als systolische, da diese auch akzidentell sein können.

Akzidentelle Herzgeräusche sind fast ausnahmslos systolisch. Am häufigsten beobachtet man ein systolisches Geräusch im 2. linken Intercostalraum bei gesunden jugendlichen Individuen mit flachem Thorax. Charakteristisch ist seine während der Ausatmung sowie durch Druck mit dem Stethoskop erfolgende Verstärkung sowie der Wechsel in seiner Intensität. Akzidentelle systolische Geräusche finden sich ferner vor allem bei anämischen Zuständen, bei hohem Fieber und bei BASEDOWscher Krankheit, endlich über der Aorta bei Erweiterung derselben. Zum Teil dürften die Geräusche auf relativer Klappeninsuffizienz infolge von Dilatation der Ventrikel und Erweiterung des Klappenansatzringes beruhen. Vielfach läßt sich der Charakter der Geräusche aus ihrem raschen Schwinden nach Aufhören des Grundleidens nachträglich schließen. Jedenfalls bestehen niemals die bei den echten Klappenerkrankungen vorhandenen sonstigen Symptome. Immerhin ist oft die Unterscheidung sehr schwierig (vgl. auch S. 183).

Die Kontrolle der Herzgeräusche auf auskultatorischem Wege ist mit verschiedenen Mängeln behaftet, welche auf der Unzulänglichkeit des menschlichen Ohres beruhen; insbesondere ist letzteres bei gleicher Schwingungsamplitude weniger empfindlich gegenüber tiefen als hohen Tönen, auch mangelt dem Ohr das feinere Unterscheidungsvermögen für kurze Zeitintervalle. Diese Tatsachen sowie der Wunsch, zeitlichen Verlauf und Charakter der Geräusche objektiv festzulegen und zu Vergleichszwecken für später zur Verfügung zu haben, führte zu der heute sehr exakt arbeitenden *Herzschallregistrierung*. Mit Hilfe von Mikrophon, Verstärker und Spiegeloszillograph werden die in elektrische Energie umgesetzten mechanischen Schwingungen mittels Lichtstrahlen auf einem gleichmäßig vorbeibewegten Film photographiert und gleichzeitig zur Kontrolle des zeitlichen Ablaufs der Herzschallkurve ein Ekg aufgenommen. Mit diesem Verfahren gelingt es, nicht nur die Herztöne und Herzgeräusche objektiv darzustellen, sondern es ist darüber hinaus möglich, einen Vorhofston und einen 3. Herzton zu registrieren und ferner charakteristische Unterschiede der Herzgeräusche zu ermitteln, die vom Ohr nicht wahrgenommen werden, für die Diagnostik aber von erheblicher Bedeutung sind.

Perikardiale Geräusche entstehen dadurch, daß die beiden entzündeten Blätter des Herzbeutels sich infolge der Bewegungen des Herzmuskels aneinander reiben. Näheres S. 218. *Pleuroperikardiale* oder *extraperikardiale* Geräusche sind pleuritische Reibegeräusche, die bei Lokalisation einer trocknen *Pleuritis* in der Nachbarschaft des Herzens entstehen. Sie sind nicht nur von der Atmung, sondern auch von den Herzbewegungen abhängig und hören daher im Gegensatz zu den gewöhnlichen pleuritischen Geräuschen bei Atemstillstand nicht vollkommen auf.

Das **Elektrokardiogramm** (*Ekg*) erhält man durch graphische Registrierung der bei der Herztätigkeit entstehenden Aktionsströme.

In jedem lebenden Gewebe, so auch im Muskel, verhalten sich die erregten Teile elektrisch negativ gegenüber den in Ruhe befindlichen Teilen. Der dadurch entstehende Aktionsstrom läßt sich mit bestimmten Meßinstrumenten nachweisen. Das Ekg ist die graphische Darstellung der Änderungen des Aktionsstromes des Herzens. Von A. D. WALLER 1887 entdeckt, wurden die Aktionsströme systematisch zuerst mit dem Saitengalvanometer von W. EINTHOVEN 1903 registriert. Aus technischen und praktischen Gründen findet das Saitengalvanometer als Elektrokardiograph in der Klinik keine Anwendung mehr. Heutzutage werden nur noch Verstärkerelektrokardiographen benutzt. Die Herzaktionsströme werden von Verstärkerröhren viele tausend Male verstärkt und auf ein „Schleifen"-Galvanometer übertragen: Eine Schleife ist in einem Magnetfeld aufgehängt. Sobald ein Strom die Schleife durchzieht, dreht sich diese infolge des elektromagnetischen Momentes. Sie trägt einen Spiegel, auf den ein Lichtstrahl fällt. Dieser wird reflektiert und beschreibt die Kurve auf vorbeiziehendem lichtempfindlichen Papier. Direktschreibende Elektrokardiographen zeichnen die Kurve unmittelbar auf ein Spezialpapier, so daß das Ekg sofort abzulesen ist. Mittels einer BRAUNschen Röhre kann man den Kurvenverlauf auf einem Leuchtschirm direkt erscheinen lassen.

Die bei der Herztätigkeit auftretenden Aktionsströme können in verschiedener Weise abgeleitet werden. Die Standardableitungen sind die klassischen von EINTHOVEN eingeführten. Es sind *bipolare* Ableitungen, da es sich um die Messung des Potentialunterschiedes zweier Extremitäten handelt, und zwar von beiden Armen (Ableitung I), vom rechten Arm und linken Bein (Ableitung II), vom linken Arm und linken Bein (Ableitung III). Bei den *unipolaren* Ableitungen (nach WILSON, modifiziert nach GOLDBERGER) wird die Potentialvariation jeder Extremität für sich gemessen. Die „indifferente" Elektrode (aus der Zusammenfassung von 2 Extremitätenableitungen) besitzt ein praktisch konstantes Potential. Die „Tastelektrode" wird der Reihe nach an den rechten Arm (aVR), an den linken Arm (aVL) und an das linke Bein (aVF) gelegt. Dabei bedeutet das „a" (augmented), daß es sich um die verstärkten Unipolarableitungen nach GOLDBERGER handelt. Das „V" zeigt an, daß es sich um unipolare Ableitungen handelt (Zeichen für Potential in der Elektrophysik). „R" bedeutet rechter Arm, „L" linker Arm und „F" linker Fuß. Außer diesen Extremitäten- oder Fernableitungen wendet man die herznahen *Brustwandableitungen* an. Es sind ebenfalls unipolare Ableitungen. Die Tastelektrode wird an bestimmten Stellen des Brustkorbes angelegt, unabhängig von der Herzfigur. V_1: rechter Sternalrand im 4. Intercostalraum. V_2: linker Sternalrand im 4. Intercostalraum. V_3: in der Mitte einer gezogenen Linie zwischen Punkt 2 und Punkt 4. V_4: Schnittpunkt der linken Medioclavicularlinie mit dem 5. Intercostalraum. V_5: Schnittpunkt der linken vorderen Axillarlinie mit einer durch Punkt 4 gezogenen Horizontallinie. V_6: Schnittpunkt der linken Medioaxillarlinie mit der durch Punkt 4 gezogenen Horizontallinie. Die Ableitung von weiteren Punkten des Brustkorbes, aus dem Ösophagus und vom Perikard direkt, sowie Modifikationen der Ableitungsart und die Vektorenbestimmung finden nur bei speziellen Fragestellungen Anwendung.

Das Ekg des normalen Menschen zeigt eine typische Form, die ein Abbild der Art und der Zeitverhältnisse des *Erregungsablaufs* in den einzelnen Teilen des Herzens darstellt.

Es zeigt drei charakteristische, aufwärts gerichtete Zacken, welche sich oberhalb der sog. isoelektrischen oder Nullinie erheben und die mit Buchstaben bezeichnet werden (vgl.

Abb. 4). Je nach der Ableitungsart pflegt man die Buchstaben, die die einzelnen Abschnitte und Zacken des Ekg bezeichnen, mit entsprechenden Zahlen zu versehen. So bedeutet z. B. P_1 die Vorhofzacke bei Ableitung I, R_3 die Ventrikelzacke bei Ableitung III. Bei dem sog. konkordanten Typ des Ekg sind die Ausschlage der Kurve in allen drei Ableitungen gleichgerichtet, beim diskordanten Typ sind sie bei verschiedenen Ableitungen entgegengerichtet. Die P-Zacke stellt den ersten Teil des Herzzyklus dar. Sie entspricht der Ausbreitung der Erregung uber die Vorhofe. Die Erregung entsteht normalerweise im Sinusknoten. Die QRS-Gruppe entspricht dem Eindringen der Erregung in die Kammern. Die T-Zacke stellt den Erregungsruckgang dar. Große Bedeutung hat der zeitliche Abstand der einzelnen Zacken. Normal betragt PQ 0,12—0,2 Sekunden, ist am langsten in der II. Ableitung und ist beim alteren Menschen langer als in der Jugend. QRS dauert 0,06—0,10 Sekunden. Verlängerungen sind pathologisch und von diagnostischer Bedeutung. Die Länge von QT ist unter anderem abhangig von der Herzfrequenz, sie verkürzt sich, wenn letztere sinkt; umgekehrt verlangert sich TP bei sinkender Frequenz. Auch die Höhe der Zacken ist von Bedeutung; normal gilt die Regel: $R_2 = R_1 + R_3$. Hierbei ist der jeweilige *Zwerchfellstand* zu berucksichtigen, da er die Stellung der Längsachse des Herzens beeinflußt und diese eine wesentliche Rolle fur die Hohe von R in den verschiedenen Ableitungen spielt.

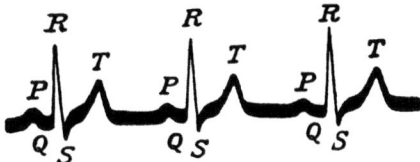

Abb. 4. Schema des normalen Ekg.
P Vorhofzacke. R Initialzacke. T Finalschwankung

Im normalen Ekg sind die 3 Hauptwellen monophasisch, d. h. bei der gewohnlichen Art der Ableitung nach oben oder unten gerichtet; unter pathologischen Bedingungen kommen auch diphasische Zacken mit Schwankungen nach oben und unten vor, z.B. bei ventrikularen Extrasystolen. Weitere pathologische Abweichungen sind z. B. das Fehlen der P-Zacke, eine negative T-Zacke (namentlich bei Vorhandensein in mehreren Ableitungen), ferner unregelmäßige Abstande zwischen den Ventrikelzacken, Aufsplitterung der Zacken usw. Auch ist zu beachten, daß Lage, Hohe und Abstand der einzelnen Zacken voruber gehend unter den verschiedensten Einflussen (Pharmaca, Hormone, Elektrolyte usw.) sich andern können, so daß Zurückhaltung in der Bewertung am Platze ist.

Die *Überlegenheit* des elektrokardiographischen Verfahrens ist in folgendem begründet: Das Ekg gestattet eine getrennte Analyse von Vorhofs- und Kammertatigkeit; es laßt den Ursprungsort der Erregung für den Kontraktionsreiz an normalem oder pathologischem Ort, sowie ferner den Weg und den zeitlichen Verlauf der Ausbreitung der Erregung im Herzmuskel erkennen. Der Sinusreiz selbst kommt im Ekg nicht zum Ausdruck. Pathologische, durch das Ekg nachweisbare Veranderungen beziehen sich im wesentlichen auf die Reizbildung und die Ausbreitung der Erregung.

Es ermoglicht nicht nur eine genaue Analyse der Arrhythmien (eine Ausnahme bildet in der Regel der sog. Alternans, s. S. 171); oft ist es auch bei *normalem* Rhythmus moglich, aus der Form des QRS-Komplexes, der T-Zacke, ferner aus der Zeitdauer von PQ, aus der Form der ST-Strecke usw. auf Erkrankungen des Herzmuskels zu schließen. Immerhin können mitunter auch schwerkranke Herzen ein normales Ekg aufweisen, wie denn auch sogar in der Agone nach Schwinden des Pulses und der Herztöne im Ekg bisweilen eine Zeitlang noch hohe Ausschläge beobachtet werden. Als Abbild des elektrischen Aktionsstromes des Herzens vermag das Ekg grundsätzlich weder über die motorische Kraft des Herzmuskels noch über die Große des Herzens Auskunft zu erteilen oder das Vorliegen einer anatomischen Veränderung unmittelbar zu beweisen (oft z. B. geht der letzteren eine Veränderung des Ekg voraus, die andererseits aber im Gegensatz zum anatomischen Befund mitunter nur vorübergehend ist). Die Formveränderungen des Ekg sind einzig und allein Ausdruck elektrischer Phänomene. *Direkte* Schlüsse auf Insuffizienz, Dilatation usw. aus dem Ekg sind daher unzulassig. Wenn aus letzterem trotzdem Schlußfolgerungen auf die Leistungsfahigkeit des Herzens usw. gezogen werden, so sind sie *indirekter* Natur und haben oft mehr prognostischen als diagnostischen Charakter. Mit speziellen Ableitungsarten (s. oben) kann die Diagnostik allerdings wesentlich verfeinert werden.

Untersuchung der Gefäße

Die Arterien. An erster Stelle steht die palpatorische Prüfung des *Arterienpulses*. Normal läßt sich nur die Pulswelle, aber nicht das Arterienrohr tasten. In Betracht kommen hierfür alle oberflächlich gelegenen Arterien wie die A. radialis, carotis, temporalis, dorsalis pedis usw.

Die der Systole des Herzens entsprechenden Pulsationen der Gefäße zeigen je nach ihrer Entfernung vom Herzen eine verschieden starke Verspätung; die Fortpflanzungsgeschwindigkeit der Pulswelle in den Arterien beträgt 5—6 m in der Sekunde. Die Entstehung eines Gefäßpulses setzt eine gewisse Kraft der einzelnen Herzkontraktion voraus; ist diese so gering, daß es nicht zur Öffnung der Aortenklappen kommt, wie bei manchen Störungen der Herzmuskeltätigkeit, so wird eine solche Kontraktion zwar am Spitzenstoß, nicht aber am Arterienpuls wahrnehmbar sein: sog. „*frustrane*" Ventrikelkontraktionen. In allen Fällen von unregelmäßiger Herztätigkeit ist daher zur Vermeidung von Fehlern das Verhalten des Arterienpulses durch gleichzeitige Palpation des Spitzenstoßes zu kontrollieren. Zu beachten ist ferner die Tatsache, daß in vereinzelten Fällen die Radialarterie der einen Seite wegen abweichender anatomischer Lage nicht zu fühlen ist, was natürlich keinen Schluß auf die Funktion des Herzens erlaubt; man prüfe daher in zweifelhaften Fällen den Puls beider Seiten.

Bei der palpatorischen Pulsuntersuchung lassen sich in jedem Fall folgende **fünf Eigenschaften des Pulses** unterscheiden.

1. Die Zahl der Pulsschläge in der Minute oder die *Pulsfrequenz* beträgt bei einem gesunden Erwachsenen 60—80, bei Kindern bis 140, bei Greisen 70—90.

Pulsbeschleunigung (Pulsus frequens, Tachykardie) tritt physiologisch bei Muskelarbeit, nach reichlicher Nahrungsaufnahme sowie bei psychischer Erregung auf. Besonders ausgeprägt sind diese Arten von Pulsbeschleunigung bei Rekonvaleszenten sowie bei Schwächezuständen. Unter krankhaften Verhältnissen ist am häufigsten Fieber Ursache des Pulsus frequens, und zwar entspricht in der Regel einer Temperatursteigerung um 1° eine Frequenzsteigerung von 6—10 Schlägen (der KEITH-FLACKsche Sinusknoten ist sehr temperaturempfindlich). Weitere Ursachen sind Myokarditis, Endokarditis, Perikarditis, ferner Herzmuskelschwäche und Dekompensation eines Klappenfehlers, Vasomotorenlähmung (Kollaps), Herzneurosen, BASEDOWsche Krankheit und thyreotoxische Zustände, Sympathicusreizung (Coffein) sowie Vaguslähmung (Atropin bzw. Belladonna; Endstadium des Hirndrucks bei Meningitis). Anfallsweise auftretende Pulsbeschleunigung kommt bei der paroxysmalen Tachykardie vor (vgl. S. 168).

Pulsverlangsamung (Bradykardie, Pulsus rarus) kommt vor im Beginn der Rekonvaleszenz nach Infektionskrankheiten, im Puerperium und bei Sportsleuten, ferner unter pathologischen Verhältnissen bei Vagusreizung, z. B. durch Druck von Tumoren auf den peripheren Nerven oder durch Erhöhung des Gehirndrucks wie bei Meningitis und Hirntumor, weiter unter der Wirkung der Gallensäuren (Ikterus) sowie von Digitalis, unter den Herzklappenfehlern ausschließlich bei Aortenstenose, endlich bei Störungen der Reizleitung im Herzen wie bei Herzblock (vgl. S. 170).

2. Der Rhythmus des Pulses. Die normalen Pulsschläge folgen in gleichen Intervallen und in gleicher Stärke aufeinander. Störungen des regelmäßigen Rhythmus heißen *Arrhythmien* (vgl. S. 165). Rhythmischer Puls gestattet noch keinen Schluß auf intakte Beschaffenheit des Herzens.

3. Die Größe des Pulses stellt ein Maß der Druckschwankung im Arterienrohr zwischen dem Druckzuwachs bei der systolischen Füllung und dem Absinken des Druckes während der diastolischen Entleerung des Arterienrohres dar.

Sie ist also die Amplitude zwischen dem höchsten und niedrigsten Stand der pulsierenden Wand des Gefäßrohres. Ihre Größe hängt im wesentlichen von 2 Faktoren ab, dem Schlagvolumen des Herzens und der Elastizität bzw. dem Tonus der Arterienwand; sie nimmt daher zu bei Steigerung des Schlagvolumens sowie bei Erschlaffung der Gefäßwand.

Die Höhe der Pulswelle läßt sich gut durch die *Palpation* mit dem Finger feststellen. Sehr deutlich veranschaulicht wird sie bei Pulsschreibung mit dem *Sphygmographen* oder der heutzutage in der Klinik üblichen elektrischen Registriermethode. Einen zahlenmäßigen Ausdruck für die Pulsgröße bietet bei der *Blutdruckmessung* die Größe des sog. Pulsdruckes (s. S. 155).

Pulsus magnus findet sich im Fieber sowie bei Aorteninsuffizienz, *Pulsus parvus* im Fieberfrost, bei Aortenstenose, Mitralstenose und vor allem bei peripherer Kreislaufschwäche (sog. fadenförmiger Puls).

Ungleich große Amplituden der einzelnen Pulse kennzeichnen den *Pulsus inaequalis*. *Pulsus alternans* ist ein inäqualer Puls, bei dem regelmäßig auf einen großen Pulsschlag ein kleiner in gleichem Abstand oder etwas verspätet folgt. Bei dem sog. *Pulsus paradoxus* (auch KUSSMAULscher Puls) wird der Puls während der Einatmung kleiner oder sogar unfühlbar, bei der Ausatmung wieder größer. Man beobachtet ihn bei Kompression der A. subclavia zwischen Schlüsselbein und 1. Rippe, ferner mitunter bei schwieliger Mediastinitis und bei Mediastinaltumoren, bisweilen bei Perikarditis.

4. Die Spannung oder Härte des Pulses wird bei der Palpation nach dem Widerstand beurteilt, den der Puls dem Versuch, ihn zu unterdrücken, entgegensetzt.

Dementsprechend unterscheidet man harten und weichen Puls. Ein exaktes Maß für die Harte des Pulses ist die Höhe des Blutdrucks (s. u.). *Pulsus durus* findet sich bei hohem Widerstand in den Gefäßen und entsprechender Herzkraft. Er wird beobachtet vor allem bei Hypertonie, Schrumpfniere, ferner bei Bleivergiftung. Bei sehr hochgradiger Harte des Pulses spricht man von drahtförmigem Puls. *Pulsus mollis* besteht bei Kreislaufschwäche, Fieber sowie den verschiedensten Infektionskrankheiten (Wirkung der Bakterientoxine) und bei ADDISONscher Krankheit.

Streng zu unterscheiden von dem harten Puls ist die Verhärtung der Arterienwand durch arteriosklerotische Prozesse. Hier ist das Gefäßrohr infolge von Veränderungen wie Kalkablagerung usw., hauptsächlich in der Media, unregelmäßig verdickt, oft stärker geschlangelt und zeigt eine höckerige Oberfläche, so daß die Arterie an das Verhalten einer Gansegurgel erinnert. Man kann derartige Arterien unter den Fingern rollen.

5. Die Geschwindigkeit des Anstieges des Pulses (nicht zu verwechseln mit der Pulsfrequenz!) gibt das Tempo an, in dem der palpierende Finger durch jeden einzelnen Puls gehoben wird, und ist bedingt durch die Art des Druckanstieges in den Arterien.

Beim „schnellenden" Puls (Pulsus celer) spürt der palpierende Finger nur für einen kurzen Augenblick den Anschlag der Pulswelle, die gleichzeitig in der Regel kräftig ist. Mit dem Sphygmographen aufgeschrieben zeigt er steil ansteigende und steil abfallende Wellen. *Pulsus celer* kommt vor allem bei Aorteninsuffizienz vor, bei Aortitis, ferner infolge von erregter Herzaktion bei kräftigem linken Ventrikel, so z. B. mitunter bei BASEDOWscher Krankheit. *Pulsus tardus* oder träger Puls verrät den langsamen Druckanstieg; er ist meist zugleich ein Pulsus parvus und findet sich bei Aortenstenose sowie bei Arteriosklerose und im Greisenalter.

Gleichzeitige Kontrolle des Pulses der korrespondierenden Arbeiten *beider Seiten* ergibt bisweilen Differenzen, die von diagnostischem Wert sind, so Ungleichheit oder Verspatung des Radialpulses der einen Seite bei Aneurysmen, ferner Verschwinden des Pulses bei embolischem oder arteriosklerotischem Gefäßverschluß.

Auscultation der Arterien. Beim *Gesunden* hört man über der Carotis (Hörstelle: Insertion des Sternocleido an der Clavicula oder Innenrand des Sternocleido in der Höhe des Schildknorpels) und über der Arteria subclavia (Hörstelle: MOHRENHEIMsche Grube bzw. lateraler Teil der Fossa supraclavicularis) mit bloßem Ohre oder mit ganz leise ohne Druck aufgesetztem Stethoskop zwei sog. Spontantöne, von denen der 1. durch herzsystolische Anspannung der Gefäßwand, der 2. durch Fortleitung des 2. Aortenklappentons erzeugt wird. Über den übrigen Arterien sind normalerweise Spontantöne nicht zu hören. Übt man dagegen bei der Auscultation einen Druck mit dem Stethoskop aus, so treten über vielen Arterien, auch den entfernteren wie der Brachialis und Femoralis bei leichtem Druck ein Druckgeräusch, bei stärkerem Druck ein Druckton auf, die der Systole des Herzens, also der Diastole der Gefäße entsprechen. *Pathologische* Bedingungen fuhren teils zu einem Schwinden der normalen Töne, teils zum Auftreten von Tonen und Gerauschen an entfernteren Gefäßen. Bei Aorteninsuffizienz fehlt häufig der zweite Spontanton über Carotis und Subclavia. Bei manchen Krankheiten, wie bei Aorteninsuffizienz, Cor nervosum, Bleivergiftung, hort man nicht selten über der Brachialis, Femoralis und den Arterien der Hohlhand einen dumpfen Spontanton oder den sog. TRAUBEschen Doppelton und bei leisem Stethoskopdruck das Doppelgeräusch von DUROZIEZ; das gleiche beobachtet man mitunter in der Gravidität, bei anämischen Zuständen, bei Fieber sowie bei BASEDOWscher Krankheit und Mitralstenose. Endlich besteht über der Carotis ein mit der Systole synchrones Geräusch konstant bei Aortenstenose (hier fehlt der 1. Ton), mitunter auch bei Aorten- und Mitralinsuffizienz.

Die **Röntgenuntersuchung der Arterien** kommt sowohl für die *Aorta* wie gelegentlich auch für die *peripheren Arterien* in Frage. An der Aorta lassen sich aneurysmatische Erweiterungen auch in den Fallen, in denen sie sich dem perkussorischen Nachweis entziehen, beobachten (vgl. S. 229). Die Arterien der Extremitäten, die normalerweise auf dem Röntgenbild nicht sichtbar sind, erscheinen bei stärkeren arteriosklerotischen Veränderungen (besonders der Media) mitunter als deutliche Strange. Durch intraarterielle Einführung von Kontrastmittel können die Arterien des Gehirns und der Extremitäten dargestellt werden *(Arteriographie)*. Mit besonderem Verfahren gelingt es auch, die Aorta mit Kontrastmittel zu füllen *(Aortographie)*. Schnell verabfolgte intravenöse Gabe vom Kontrastmittel in hoher Dosierung bringt die großen Gefäße und die Herzinnenräume zur Darstellung *(Angiokardiographie)*.

Die Venen. Diagnostisch wichtige Veränderungen an den Venen sind ihre *abnorm starke Füllung*, gewisse *pulsatorische Bewegungen*, auscultatorisch wahrnehmbare *Geräusche* sowie endlich palpatorisch feststellbare *Stromhindernisse* (Thrombosen).

Als Ursache *abnorm starker Füllung der Venen* kommen in Betracht:
1. *Lokale Stromhindernisse* wie Mediastinaltumoren, Pforaderthrombose, Abdominaltumoren, Thrombose des Sinus longitudinalis usw. Der lokale Charakter der Venenstauung ergibt sich aus der auf das geschädigte Stromgebiet beschränkten Storung. Lokale Störungen sind z. B. auch die als Krampfadern bezeichneten Venenerweiterungen der unteren Extremitäten.
2. *Herzschwäche*, speziell des rechten Ventrikels mit Blutüberfüllung im rechten Vorhof; die hierauf beruhende Venenstauung ist an der allgemeinen venosen Stauung (Cyanose) zu erkennen. Ferner ist vor allem die pralle Füllung der V. jugul. externa zu nennen, die schräg über den Sternocleido verlaufend besonders bei Seitwartsdrehung des Kopfes eine abnorme Füllung erkennen läßt. Die Füllung wird stärker, auch beim Gesunden bei starkem exspiratorischen Pressen unter gleichzeitigem Glottisschluß (VALSALVAsche Preßdruckprobe), so auch beim Husten. Starkere Fullung der Vena jug. interna bei hochgradiger Stauung bewirkt Verwölbung des Sternocleido, und der Bulbus derselben kann einen starken Wulst bilden. Die bei starker Stauung vorhandene Erweiterung der Vena cava cran. verrat sich perkussorisch durch eine Dampfung rechts neben und auf dem Manubrium sterni. Endlich ist an den Armvenen das Ausbleiben des normalen Kollabierens derselben beim Erheben des Arms über die Hohe des Herzens ein Zeichen für den erschwerten Abfluß zum Herzen.

Pulsationen an der Jugularvene lassen sich mit Sicherheit nur bei graphischer Registrierung des Venenpulses analysieren.

Venengeräusche hört man unter pathologischen Bedingungen über der Jugularvene, besonders rechts beim leisen Aufsetzen des Stethoskops auf den Winkel zwischen Clavicular- und Sternalportion des Sternocleido. Dortselbst ist bei aufrechter Korperhaltung und Wendung des Kopfes nach der anderen Seite, speziell bei Anamie, ein kontinuierliches Sausen horbar, das als Nonnensausen bezeichnet wird (Nonne = Brummer, Kinderspielzeug).

Bei *Thrombosen* der oberflächlichen Venen verwandeln sich diese in derbe, palpatorisch fühlbare Stränge.

Die Kenntnis des **Blutdrucks** in den peripheren Aterien ist von großer praktischer Bedeutung. In unvollkommener Form läßt er sich aus der Beschaffenheit des Pulses beurteilen. Jedoch ist dieses Verfahren ungenau und unzuverlässig. Weicher Puls entspricht niedrigem, harter Puls hohem Blutdruck.

Seine *exakte Messung* (zum ersten Male am Menschen von S. v. BASCH 1880 durchgeführt, nachdem am Tier schon ST. HALES 1708 als erster den Blutdruck gemessen hatte) geschieht heute hauptsächlich mit dem *Blutdruckmesser nach* RIVA-ROCCI (1896) bzw. H. v. RECKLINGHAUSEN (1906); es wird eine um den Oberarm[1] gelegte breite Gummimanschette mittels Geblases so lange mit Luft aufgeblasen, bis der Radialispuls bei der Palpation verschwindet. Der hierbei am Manometer abgelesene Druck entspricht dem maximalen herzsystolischen Druck in den Arterien, während bei langsamem Sinken des Manschettendrucks der Moment des Wiederkehrens des Pulses in seiner ursprünglichen Große den *minimalen*, während der Herzdiastole in den Arterien herrschenden Druck anzeigt.

Zur Feststellung beider Werte wird heute allgemein statt der Palpation des Radialpulses die *Auscultation* der Arterie in der Ellenbeuge angewendet (Methode von KOROTKOFF, 1905). Man treibt den Druck zunächst so hoch, daß der Puls vollständig verschwindet und die Arterie stumm wird; dann laßt man den Druck langsam heruntergehen. Die Bestimmung erfolgt bei sinkendem Druck. Der maximale oder systolische Druck entspricht demjenigen Manschettendruck, bei dem mit dem Stethoskop eben ein leiser Ton hörbar wird. Bei weiterem Sinken des Drucks wird der Ton immer lauter, bis er plötzlich wieder leiser wird und verschwindet; der letzterem Punkt entsprechende Druck ist der diastolische oder minimale Druck. Es ist jedoch zu betonen, daß der auscultatorischen Methode, die zwar leicht ausführbar ist und scharfe akustische Kriterien liefert, schwere Mangel namentlich hinsichtlich der Bestimmung des diastolischen Drucks anhaften.

Folgende *Fehlerquellen* verdienen noch bei der Blutdruckmessung Beachtung: Zu kurze, den Arm nicht vollkommen umgreifende Manschetten, etwa bei Adipositas, ergeben falsche

---

[1] Es empfiehlt sich, den *rechten* Arm zu wählen; Kompression der linken Brachialarterie fuhrt namlich bei Kreislaufkranken reflektorisch bisweilen zu Blutdrucksenkung. Jedenfalls ist zu notieren, auf welcher Seite gemessen wurde.

(meist zu hohe Werte). Bei rasch aufeinander folgenden Messungen kann länger anhaltender Manschettendruck das Resultat der nächsten Messung beeinflussen. Rasches Ablassen der Luft aus der Manschette ist daher erwünscht. Weiter ist bei der Auscultation das Phänomen der sog. *auscultatorischen Lücke* als etwaige wichtige Fehlerquelle zu beachten: Sinkt der Druck nach Erreichen der maximalen Grenze, so tritt mitunter eine stumme Zone auf, unterhalb welcher bei weiterem Sinken des Drucks erneut laute Töne hörbar werden, welche beim Übersehen der stummen Zone fälschlich als systolischer Druck gewertet werden, der indessen in derartigen Fällen tatsächlich höher liegt. Man vermeidet mit Sicherheit diesen Fehler, wenn man in jedem Fall bei Beginn der Messung den Druck zunächst auf über 200 mm Hg herauftreibt.

Die auscultatorische Methode bietet zugleich den Vorteil, gewisse Schlußfolgerungen auf die Herztätigkeit zu ziehen: Die Tonstärke der Arterientöne ist ein relatives Maß für das Schlagvolumen. Laute Töne zeigen ein großes Schlagvolumen an (so nach körperlicher Anstrengung, im Fieber, bei Basedow usw.), leise Töne ein kleines (z. B. bei Kollaps, bei Mitralstenose, Herzinfarkt). Das Versagen des Kreislaufs, z. B. im Verlauf einer akuten Infektionskrankheit, läßt sich bisweilen früher aus dem Leiserwerden der Arterientöne als aus dem Sinken des Blutdrucks erkennen. Der Herzalternans schließlich läßt sich mit Sicherheit aus den abwechselnd lauten und leisen Tönen feststellen.

In dem besonderen Fall, wo der Arterienton abnorm laut ist und selbst bei stärkstem Druck in der Manschette nicht schwindet (infolge von Knochenleitung), wie bisweilen bei Aorteninsuffizienz, ist die *palpatorische* Methode anzuwenden.

Der Blutdruck ist beim Gesunden nicht absolut konstant. Während der Nacht erweist er sich am niedrigsten, gegen Abend läßt er eine Erhöhung erkennen, oft sehr ausgeprägt bei vegetativ Labilen. Körperliche Anstrengungen führen zu einer Steigerung des Blutdruckmaximums. Steigerungen, vor allem der systolischen Werte, werden auch bei Normotonikern im Zusammenhang mit Schmerzen und Erregungen beobachtet. Mit zunehmendem Alter steigt physiologischerweise der Ruheblutdruck etwas an. Nach M. BÜRGER beträgt der systolische Druck bei Jugendlichen durchschnittlich 106 mm Hg. Nach dem 20. Lebensjahr steigt er dann auf etwa 120 mm Hg und bei männlichen Individuen nach dem 47. Lebensjahr auf etwa 140 mm Hg an. Bei Frauen ist der Blutdruckanstieg vom 39. Lebensjahr ab in der Regel etwas steiler als beim Mann, so daß bei 57—59 Jahre alten Frauen die Durchschnittsnorm mit etwa 150 mm Hg angegeben werden kann. Auch der diastolische Druck zeigt nach M. BÜRGER eine Abhängigkeit von Alter und Geschlecht. Männer in den 20er Jahren weisen ein Blutdruckminimum von etwa 70 mm Hg auf. Dieses steigt bis in das höchste Alter auf durchschnittlich 78 mm Hg, während es sich bei Frauen früher und steiler bis etwa 89 mm Hg erhebt. Das als Blutdruckamplitude *(Pulsdruck)* bezeichnete Intervall zwischen systolischem und diastolischem Druck beträgt normal etwa 50—60 mm; seine Größe hängt zwar wesentlich vom Schlagvolumen ab, außerdem aber auch von der Elastizität und der Spannung der Gefäßwand.

Beim Übergang vom Liegen zum Stehen sinkt der systolische Druck oft schon normal um 5—15 mm, während der diastolische ein wenig ansteigt.

Die *Höhe des Blutdrucks* ist im wesentlichen von *drei Faktoren* abhängig: Von der Größe der Herzarbeit, d. h. dem *Schlagvolumen*, von dem elastischen Widerstand des arteriellen *Windkessels* (d.h. der Aorta) sowie von der Weite und Wandspannung der kleinen Arterien (Arteriolen), d. h. vom *Widerstand der Peripherie*.

Der Blutdruck unterliegt ständig einer automatisch-physiologischen Steuerung. Der adäquate Reiz für diese ist einmal der in den Gefäßen selbst herrschende Druck (vgl. *Selbststeuerung*, S. 141) sodann der Chemismus des Blutes — CO_2-Vermehrung erhöht sofort den Vasomotorentonus — (sog. *chemische Steuerung*). Somit stellt der normale Blutdruck das Resultat einer dauernden Reizung und Zügelung dar. *Vasomotorenzentren* befinden sich außer im Rückenmark (LANGLEY) vor allem in der *Oblongata* (in der Formatio reticularis über dem Calamus scriptorius; medulläres Zentrum von C. LUDWIG, 1864), sodann im *Zwischenhirn* in der Umgebung der hinteren Wand des 3. Ventrikels und im hinteren-seitlichen Hypothalamus (KARPLUS und KREIDL, 1918, vor allem W. R. HESS, 1938). Letzteres ist dem Oblongatazentrum übergeordnet.

Der am Lebenden gemessene Druckwert stellt die Resultante aus den obengenannten 3 Faktoren Herz, Windkessel und Peripherie dar, ohne über die einzelnen Größen direkt

Aufschluß zu geben, wenn man auch praktisch, und zwar bei pathologischer Drucksteigerung, in den Druckwerten ein Maß für den *peripheren* Widerstand erblicken darf[1]. Während nämlich der Druckabfall von der Aorta zu den kleinen Arterien sehr gering ist, sinkt der Druck in den Capillaren auf etwa $1/10$ des Aortendrucks. Der Druckverbrauch muß sich somit in der Hauptsache in den pracapillaren Arteriolen vollziehen; diese zeichnen sich übrigens anatomisch durch eine besonders muskelstarke Media sowie durch Reichtum an constrictorischen und dilatatorischen Nerven aus, d. h. denjenigen Nerven, die die normale Regulierung des Blutdrucks besorgen. Hauptsächlich sind es die Gefäßgebiete der Nieren sowie vor allem der Bauchhöhle (A. coeliac., mesenter. sup. und inf.), die für diese Frage eine große Rolle spielen. Das Gebiet des Nervus *splanchnicus* stellt überhaupt einen besonders wichtigen *Regulator* des Blutdrucks dar.

Dem Verhalten des *diastolischen* Drucks kommt bei der Beurteilung des Kreislaufes eine mindestens ebenso große Bedeutung wie dem des systolischen zu, unter anderem vor allem deshalb, weil erst die Kenntnis beider Werte eine Beurteilung der Druckamplitude ermöglicht. Aus der Größe der letzteren aber kann man auf die Strömungsgeschwindigkeit des Blutes schließen. Sinkt die Amplitude, so ist Steigerung der Herzarbeit notwendig, um die Strömungsgeschwindigkeit zu steigern. Der Anteil der genannten Faktoren an der Höhe des Blutdrucks erklärt, daß sowohl schwere Körperarbeit vorübergehend zu einer Steigerung des systolischen (um etwa 20—30%), in geringerem Maße des diastolischen Drucks führt, wie auch psychische Erregung sowie Schmerz durch Erhöhung des Gefäßtonus eine Steigerung zu bewirken vermögen; im Schlaf sinkt der Blutdruck. Bei der Blutdruckmessung ist daher körperliche und seelische Ruhe des Patienten eine wichtige Vorbedingung.

Bei nervösen Individuen ist aus diesem Grunde das Resultat der ersten Blutdruckmessung, wenn erhöhte Werte gefunden werden, nur mit Vorbehalt zu verwenden und durch weitere Messungen zu kontrollieren, zumal hier oft schon die Furcht vor dem in Laienkreisen berüchtigten hohen Blutdruck genügt, denselben während der Untersuchung in die Höhe zu treiben. Beruhigt man alsdann den Patienten durch den Hinweis auf das normale Verhalten seines Blutdrucks, so kann man nicht selten bereits nach wenigen Minuten tatsächlich normale Werte konstatieren. Zugleich ist aber dieses labile Verhalten des Blutdrucks in solchen Fällen als Zeichen starker vasomotorischer Erregbarkeit diagnostisch verwertbar.

Blutdrucksteigerung findet man unter zahlreichen *pathologischen* Bedingungen (vgl. S. 231). *Erniedrigung* des Blutdrucks findet sich im Fieber, im Kollaps und unter der Einwirkung von Bakterientoxinen. Hier ist zunächst vor allem der *diastolische* Druck herabgesetzt, und zwar infolge von Vasomotorenlähmung. Abnahme der Herzkraft verrät sich durch Sinken des *systolischen* Drucks; hierbei steigt oft zugleich der diastolische Druck, ein ungünstiges Zeichen vermehrten Widerstandes in der Peripherie infolge von Stauung. Niedriger Blutdruck findet sich auch bei der essentiellen Hypotension (S. 234).

Die **graphische Registrierung** der Herztätigkeit und der Gefäßpulsationen stellt eine wichtige Ergänzung der bisher beschriebenen Untersuchungsmethoden dar, zumal sie die Beobachtung gewisser auf andere Weise nicht kontrollierbarer Vorgänge ermöglicht.

Die Pulsschreibung wird in neuerer Zeit nur noch elektrisch vorgenommen. Eine kleine Pelotte wird auf die Abnahmestelle gelegt. Aus dieser führt ein Schlauch heraus. Der Pulsdruck pflanzt sich im Luftsystem des Schlauches fort, welcher in einer sog. Druckdose endet. Elektrische Vorgänge ergeben ein Schwingungsbild, welches im Elektrokardiographen in der obenbeschriebenen Weise (s. S. 150) verstärkt und registriert wird. Noch günstiger ist die in letzter Zeit entwickelte Registrierung nach dem Infratonsystem. In der Anordnung unterscheidet sie sich von der soeben beschriebenen im wesentlichen nur dadurch, daß die „Druckdose" fortfällt. Der Vorteil der elektrischen Registrierung liegt in der Trägheitslosigkeit, im Gegensatz zu den Apparaten nach JAQUET und FRANK-PETTER. Außerdem kann gleichzeitig das Ekg mitgeschrieben werden, was diagnostisch von Bedeutung ist. Jeder moderne größere Ekg-Apparat ist so ausgerüstet, daß gleichzeitig Pulsdruck, Ekg und Herzschall registriert werden können.

Der *zentrale* Puls beginnt mit der kleinen Vorhofswelle, an die sich eine durch die Anspannungszeit bedingte sog. Vorschwingung anschließt. Der durch die Öffnung der Aortenklappen erfolgende plötzliche Druckanstieg wird durch den steil ansteigenden sog. *anakroten* Schenkel dargestellt, dem eine flachere systolische Nebenwelle folgt. Infolge der Abnahme des Drucks gegen Ende der Systole erfolgt der Übergang des anakroten in den absteigenden sog. *katakroten* Schenkel, dessen oberster Teil noch in die Systole fällt. Der Schluß der Aorten-

---

[1] Eine *Ausnahme* hiervon bildet allein die *Aorteninsuffizienz* (vgl. S. 186), bei der die Steigerung des systolischen Blutdrucks lediglich auf der Steigerung des Herzschlagvolumens beruht, dagegen nicht auf Steigerung der peripheren Widerstände.

klappen verrät sich durch eine Incisur des katakroten Schenkels (auch Rückstoßelevation genannt). Die Austreibungszeit des Ventrikels umfaßt somit an der Pulskurve den anakroten Schenkel und den oberen Teil des katakroten Schenkels. Dann sinkt der letztere langsam weiter, worauf der nächste Puls wieder mit der Vorhofswelle beginnt.

Die *Form der Pulskurve* hängt nicht nur von den Schwankungen des Blutdrucks ab, sondern auch von Eigenschwingungen der Gefäßwand und der Interferenz der zentrifugalen mit den von der Peripherie reflektierten Wellen. Dies erklärt das veränderte Aussehen der Pulskurve an peripherischen Gefäßen (Radialis). An diesen sind die dem anakroten Schenkel vorausgehenden Vorschwingungen verschwunden; auch ist die systolische Nebenwelle meist weniger deutlich oder bei niedrigem Blutdruck überhaupt nicht vorhanden. Dafür ist in der Regel in der Gegend der Klappenschlußzacke des zentralen Pulses die als „*dikrotische* Welle" oder Rückstoßelevation bezeichnete Erhebung deutlich ausgeprägt, namentlich in den Fällen, in denen niedriger Blutdruck besteht; hier wird diese Welle höher und rückt tiefer am absteigenden Schenkel herab. Man kann dann die dikrote Welle auch mit dem Finger mitunter als zweiten Schlag wahrnehmen.

Im *Fieber*, wo die Dikrotie oft besonders stark ausgeprägt ist, erscheint die dikrote Welle erst, nachdem der katakrote Schenkel den Fußpunkt der Kurve erreicht hat, so daß er wie eine zweite kleinere Pulswelle erscheint; beim sog. *überdikroten* Puls fällt die dikrotische Welle in den aufsteigenden Schenkel des nächsten Pulses. Bei Aorteninsuffizienz entspricht dem Pulsus celer eine spitze Kurve mit steilem anakrotem und katakrotem Schenkel. Umgekehrt ist der gespannte Puls bei erhöhtem Blutdruck gekennzeichnet durch einen stumpfen Gipfel sowie stärkere Ausprägung der systolischen Nebenwelle, die sogar höher sein kann als die erste systolische Welle. Der Puls bei Aortenstenose endlich ist ausgezeichnet durch eine langsam ansteigende und langsam absteigende Pulswelle, die nur eine geringe Höhe zeigt.

Sehr deutlich kommen *Arrhythmien* im Pulsbilde zum Ausdruck. Abgesehen von den Extrasystolen (s. u.) reicht aber für ihre genauere Analyse die Pulskurve allein nicht aus, es bedarf dazu vielmehr der gleichzeitigen Registrierung des Ekg.

Hypertrophie und Dilatation des Herzens

Hypertrophie des Herzens. Länger dauernde vermehrte Inanspruchnahme eines Herzabschnitts führt zu dessen Volumenzunahme, und zwar durch Verdickung der einzelnen Muskelfasern. Die Hypertrophie ist die wichtigste Maßnahme, die das Herz befähigt, für längere Zeit gesteigerten Ansprüchen zu genügen. *Da physiologisch ein gewisser Parallelismus zwischen der Masse der Skeletmuskeln und derjenigen des Herzmuskels besteht*, so bewirkt normal die Zunahme der ersteren infolge stärkerer körperlicher Arbeit nach einiger Zeit auch eine Zunahme des letzteren. Ihre Ursache liegt im wesentlichen in der durch die vermehrte körperliche Arbeit bewirkten Zunahme des Schlagvolumens (s. S. 134) des Herzens, indem analog dem Verhalten des Skeletmuskels innerhalb gewisser Grenzen die Arbeitsleistung des Herzmuskels mit der Zunahme seiner Anfangsspannung, d. h. der Füllung der Ventrikel wächst. Die damit zum Ausdruck kommende *Akkommodationsfähigkeit* des Herzmuskels gegenüber vermehrten Anforderungen, die sich aus dem Vorhandensein der sog. *Reservekraft* erklärt, wird in stark erhöhtem Maße unter pathologischen Bedingungen in Anspruch genommen, wo der Herzmuskel oft lange Zeit infolge seiner Hypertrophie ein Vielfaches seiner normalen Arbeit zu leisten vermag.

Bei der *pathologischen* Herzhypertrophie handelt es sich im Gegensatz zu den im Bereich des Physiologischen liegenden Vorgängen stets um eine Zunahme des Herzmuskels *im Mißverhältnis zur Körpermuskulatur*. Die die Hypertrophie bewirkenden unmittelbaren Ursachen sind hier innerhalb des Kreislaufs selbst zu suchen. Es sind einerseits vermehrte Widerstände, gegen welche einzelne Herzabschnitte zu arbeiten haben, wie erhöhter Blutdruck und bestimmte, den Durchtritt des Blutes erschwerende Verengerungen der Herzklappen bei Herzklappenfehlern (Stenosen) sowie andererseits dauernde Vermehrung des Schlagvolumens infolge von Schlußunfähigkeit (Insuffizienz) einer Herzklappe. Dauernd abnorm große Blutmengen sind in diesem Fall während der Systole vom Herzen auszutreiben. Die hierbei entstehende Hypertrophie ermöglicht für lange Zeit eine *Kompensation* der durch die Stromhindernisse bewirkten Störungen; Versagen der Kompensation ist gleichbedeutend mit *Insuffizienz* des Herzens. Voraussetzung für die Hypertrophie ist ein gesunder Herzmuskel und dessen genügende Blutversorgung; hieraus erklärt sich, daß z. B. bei Krankheiten der Coronararterien eine Hypertrophie oft vermißt wird.

Es ist zu betonen, daß der pathologisch-hypertrophische Herzmuskel von vornherein stets den Keim der Insuffizienz in sich trägt und insbesondere dann versagen muß, wenn es auf die Inanspruchnahme der Reservekraft ankommt. Es wurde festgestellt, daß im hypertrophischen Muskel die Zunahme an Masse in höherem Maße die Muskelfaser als die Muskelkerne betrifft; diese Tatsache hat man als Erklärung für das schließlich eintretende Versagen des hypertrophischen Muskels herangezogen; aber auch seine Blutversorgung dürfte relativ ungünstiger als unter normalen Verhältnissen sein.

Hypertrophie des linken Ventrikels beobachtet man bei Aortenklappenfehlern und Mitralinsuffizienz sowie bei Blutdrucksteigerung jeglicher Genese; das Ekg zeigt oft sog. Linkstyp, d. h. hohes R_1 und tiefes S_3. Hypertrophie des rechten Ventrikels findet sich bei Mitralklappenfehlern, Schrumpfungsprozessen der Lunge, Pleuraschwarten, Emphysem, bei chronischer Bronchitis, Kyphoskoliose, endlich bei Aneurysma arteriovenosum; das Ekg zeigt Rechtstyp, d. h. niedriges R_1, negatives S_1 und hohes R_3 *. In jedem Falle vergewissere man sich hierbei über den Stand des Zwerchfells bzw. der Herzlängsachse (vgl. S. 144).

Im jugendlichen Alter pflegt die Hypertrophie stärker als im höheren Alter zu werden.

Idiopathische Herzhypertrophie nannte man eine solche, für die eine Ursache nicht zu ermitteln war; seit regelmäßiger Anwendung der Blutdruckmessung wird sie kaum mehr diagnostiziert. Unentschieden ist, ob stark vermehrtes Angebot von Nahrungsmitteln und Flüssigkeit (Bierherz, Schlemmerherz) mitfördernd wirkt.

Unter *konzentrischer* Herzhypertrophie versteht man eine solche ohne, unter *exzentrischer* Herzhypertrophie eine Hypertrophie mit gleichzeitiger Dilatation.

Es ist ausdrücklich hervorzuheben, daß eine konzentrische Hypertrophie des Herzens sich nicht durch die Perkussion feststellen läßt, da die Dickenzunahme der Ventrikelwand zu geringfügig ist, um eine Vergrößerung der Dämpfungsfigur zu bewirken. Nachweis der Hypertrophie vgl. S. 142[1].

Das kleine Herz. Kleinheit der Herzdämpfungsfigur gestattet niemals einen Schluß auf die tatsächliche Größe des Herzens. Dagegen ergibt in einzelnen Fällen die Röntgenuntersuchung ein auffallend schmales, median liegendes, steil gestelltes Herz, das an dem oft besonders langen Gefäßband wie ein Tropfen hängt, sog. *Tropfenherz*; meist ist die Herzspitze abgerundet, oft besteht eine schmale Aorta. Häufig handelt es sich dabei um asthenische Individuen mit langem flachem Thorax. Mitunter besteht zugleich allgemeine Enteroptose (STILLERscher *Habitus*). Doch kann auch abnormer Tiefstand des Zwerchfells ein Tropfenherz vortäuschen (sog. Cor pendulum); hier pflegt der linke Ventrikel langgestreckt, nicht abgerundet zu sein. Der GLÉNARDsche Handgriff (Hinaufdrücken der Baucheingeweide) bringt diese Anomalie vorübergehend zum Schwinden. Eine *sekundäre* Verkleinerung des Herzens beobachtet man bei akuten starken Blutverlusten (als vorübergehende Folge), endlich infolge von brauner Atrophie des Herzmuskels bei Tuberkulose und Kachexie. Vorübergehend bewirkt auch der VALSALVAsche Versuch (S. 154) namentlich bei asthenischen Individuen eine Verkleinerung des Herzens. Bei der Röntgenphotographie eines derartigen Herzens versichere man sich daher, in welcher Atempause die Aufnahme gemacht wurde. In der funktionellen Bewertung des kleinen Herzens sei man zurückhaltend. Allein entscheidend für die klinische Diagnose eines hypoplastischen Herzens ist die verminderte Leistungsfähigkeit gegenüber körperlicher Arbeit.

Genauere (Röntgen-) Untersuchungen haben ferner gelehrt, daß starke körperliche *Arbeit* infolge von Beschleunigung der Herztätigkeit und erhöhten Zuströmens von Blut zu den Skeletmuskeln oder Sinkens des Vasomotorentonus *vorübergehend* durch Abnahme der Füllung des Herzens auch eine *Verkleinerung* desselben bewirken kann. Daß auch die Größe

---

* Es wurden jedoch neuerdings Zweifel geltend gemacht, ob die Diagnose der Hypertrophie unmittelbar aus dem Ekg in dieser Form zu stellen ist. Wahrscheinlicher ist, daß es sich bei dem sog. *Überwiegen* des einen Ventrikels tatsächlich um eine Leitungsverzögerung in dem entsprechenden TAWARA-Schenkel (s. S. 133) handelt, zumal dabei öfter gleichzeitig eine Verbreiterung von *QRS* angetroffen wird.

[1] Akzentuation des 2. Aorten- bzw. Pulmonaltons ist nur mit Vorsicht im Sinne einer Hypertrophie des linken bzw. rechten Ventrikels zu verwerten, zumal sie im Grunde lediglich eine Drucksteigerung in dem betreffenden Gefäßabschnitt anzeigt.

der zirkulierenden *Blutmenge* auf die Große des Herzens von Einfluß ist, wurde schon erwähnt. Ein besonders instruktives Beispiel hierfür ist die Beobachtung bei arteriovenösen Aneurysmen. Hier bewirkt der Kurzschluß eine Herzvergrößerung durch Vergrößerung der zirkulierenden Blutmenge, die sofort zurückgeht, wenn das Aneurysma ausgeschaltet wird, so daß das Herz kleiner wird.

Herzdilatation. Für die Entstehung der Erweiterung einer Herzhöhle ist die Vermehrung des Blutrückstandes in der Kammer während der *Systole* entscheidend. Eine Dilatation kommt unter *zwei* verschiedenen Bedingungen zustande. Einmal entwickelt sie sich regelmäßig, wenn das Herz in der Systole gegen vermehrten Widerstand arbeitet, wenn z. B. ein erhöhter Blutdruck oder eine Stenose eines arteriellen Ostiums vorliegt. An diese als *akkommodative*, kompensatorische oder *tonogene* bezeichnete Dilatation schließt sich im Laufe der Zeit eine Hypertrophie des entsprechenden Herzmuskelabschnittes als Folge des vermehrten Schlagvolumens an. Beides zusammen ermöglicht für lange Zeit eine ungestörte Bewältigung erhöhter Anforderungen des Herzens und ist die Erklärung für die „Kompensation" der vorhandenen Kreislaufhindernisse. Voraussetzung für die tonogene Dilatation ist ein *gesunder* Herzmuskel. Als gewissermaßen physiologische Reaktion beobachtet man sie bei sportlich Trainierten, die Dauerleistungen vollbringen (Ruderer, Radfahrer, Langstreckenläufer). Diese „Sportherzen" lassen auch eine Hypertrophie, zumal des rechten Herzens, erkennen.

Eine prinzipiell andere und prognostisch ernste Art von Dilatation ist die sog. *Erschlaffungsdilatation*, auch *myogene* Dilatation genannt. Diese entwickelt sich dann, wenn der *Herzmuskel selbst* geschädigt ist, so z. B. bei der Diphtherie, bei schweren Anämien, bei Vergiftungen (CO-Vergiftung), bei hormonalen Störungen (Myxödem) oder infolge von Vitaminmangel (Beri-Beri). Hier braucht die dem Herzen zugemutete Leistung keineswegs abnorm groß zu sein. Derartige Herzen zeigen die Tendenz, ihr Restvolumen (s. S. 135) ständig zu vergrößern; dies führt zu einer pathologischen Dehnung des Herzmuskels, womit das Versagen des Herzens gegenüber seinen Anforderungen zum Ausdruck kommt. Nach Aufhören der Ursache kann eine derartige Dilatation sich wieder zurückbilden. Häufig beobachtet man diese Art von Dilatation in der Form der sog. *Stauungsdilatation* bei Herzen, die aus einem der früher genannten Gründe vorher hypertrophisch geworden waren oder eine tonogene Dilatation zeigten und nach einiger Zeit erlahmen. Oft sind hier die Anlässe des Überganges der tonogenen in myogene Dilatation ein Mißverhältnis zwischen dem Sauerstoffbedarf des hypertrophischen Herzmuskels und der Sauerstoffzufuhr durch das Coronararteriensystem oder das Hinzutreten oder Wiederaufflackern einer Myokarditis. Dieser Zustand kann vorübergehend sein, wenn er einer Rückbildung fähig ist, oder er ist dauernd und zeigt dann einen progredienten Charakter[1]. Bei Herzklappenfehlern ist er die Erklärung für ihre „*Dekompensation*"[2].

Anatomisch und im *Röntgenbilde* kennzeichnet sich die *tonogene* Dilatation durch Verlängerung, die *myogene* durch Verbreiterung des betroffenen Ventrikels; daher ist klinisch letztere leichter nachweisbar als erstere.

Die *Herzgröße* ist also abhängig sowohl vom Füllungszustand des Herzens als auch vom Zustande seiner Muskulatur.

---

[1] Häufig ist hier der zeitliche Verlauf der, daß sich anfangs zunächst eine *tonogene* Dilatation, im Anschluß an diese eine Hypertrophie und schließlich eine *myogene* Dilatation einstellt. Übrigens besteht z. B. bei dekompensierten Klappenfehlern gleichzeitig eine tonogene und myogene Dilatation.

[2] Mit der ominösen „Herzerweiterung" ist am Krankenbett stets die myogene Dilatation gemeint.

Das Syndrom der Herzschwäche (Herzinsuffizienz)

liegt vor, wenn subjektive und objektive Zeichen eines Versagens des Herzens gegenüber den normalen Anforderungen bestehen. Infolge des engen funktionellen Zusammenhanges zwischen Herz und Gefäßsystem werden indessen Störungen im Bereich des Zirkulationsapparates oft auch dann sich geltend machen, wenn primär nicht das Herz selbst, sondern andere Teile des Kreislaufs insuffizient werden — das gilt namentlich für *akute* Störungen —, und umgekehrt bleibt bei Störungen des Herzmotors eine Rückwirkung auf das Gefäßsystem nicht aus. Praktisch-klinisch empfiehlt es sich daher, das Krankheitsbild der Herzinsuffizienz unter dem allgemeineren Gesichtspunkt der **"Kreislaufinsuffizienz"** (cardiovasculäre Insuffizienz) zu betrachten, wobei es allerdings namentlich für die Therapie von größter Bedeutung ist, beide Komponenten hinsichtlich ihres Anteils am Krankheitsbilde getrennt möglichst genau zu erfassen.

In der großen Mehrzahl der Fälle, vor allem bei denen mit chronischem Verlauf, handelt es sich allerdings um primär im Herzen lokalisierte krankhafte Vorgänge. Diese können im Bereich der Muskulatur des Herzens hervorgerufen werden durch die Vorgänge, die einer Myokarditis eigen sind, durch Ernährungsstörungen der Herzmuskulatur bei Coronarsklerose und entzündlichen Affektionen der Coronargefäße, durch die luische Mesaortitis, durch chronische Blutdruckerhöhung, chronische Widerstandserhöhung im kleinen Kreislauf, durch Folgen von Herzklappenfehlern und perikardialen Verwachsungen. Auch der umschriebene Ausfall eines Herzmuskelgebietes infolge von Coronarthrombose kann zur Insuffizienz Veranlassung geben. Bei der langdauernden Tachykardie des BASEDOW-Kranken, bei der ADDIsonschen Krankheit, auch bei Kaliummangel und beim Mangel an Vitamin B_1 (Aneurin) im Verlauf der Beri-Beri-Krankheit treten auf dem Boden energetischer Insuffizienz die Symptome der dynamischen Leistungsschwäche des Herzens in Erscheinung.

Schwerere Insuffizienzerscheinungen am Zirkulationsapparat gehen zwar oft mit *anatomisch* nachweisbaren Veränderungen einher, aber diese sind keineswegs eine unerläßliche Bedingung für das Zustandekommen der ersteren, da Störungen der *Funktion* eines Organs nicht notwendigerweise mit morphologisch greifbaren Alterationen desselben einherzugehen brauchen. Gerade beim Herzen ist zu bedenken, daß den dynamischen Leistungen *energetische* Vorgänge zugrunde liegen und die mechanische Energie erst durch Umwandlung von chemischer Energie entsteht. Der insuffiziente Herzmuskel arbeitet unökonomisch, da er einen größeren Sauerstoffverbrauch aufweist; die mechanische Insuffizienz geht also mit einer energetischen Hand in Hand. Darüber hinaus hat man bei der Herzinsuffizienz festgestellt (EPPINGER), daß ganz allgemein auch die Skeletmuskulatur Störungen des Kohlenhydratstoffwechsels in dem Sinne aufweist, daß als Folge des Sauerstoffmangels schon in der Ruhe der Gehalt des Blutes an Milchsäure (vgl. S. 522, Abs. 1) gesteigert ist, da hier letztere offenbar nicht wie in der Norm genügend oxydiert wird. Um so größer wird andererseits der Bedarf an Sauerstoff. So erklärt sich die insbesondere bei Muskelarbeit in diesen Fällen eintretende *"Sauerstoffschuld"*, die im Gegensatz zur Norm noch längere Zeit nach Ende der Arbeit weiterbesteht, bis sie durch eine abnorm vermehrte, der Oxydation der angehäuften Milchsäure dienende Sauerstoffaufnahme ausgeglichen wird.

Auf die wichtigen Beziehungen zwischen Herzmuskelinsuffizienz und Coronardurchblutung sowie auf den hiermit zusammenhängenden Begriff der *Coronarinsuffizienz* wird S. 177 näher eingegangen.

Man hat daher bei der Prüfung der Frage nach dem Vorhandensein einer Insuffizienz des Kreislaufs das *Hauptgewicht auf das Verhalten seiner Funktion* zu legen[1]. Funktionsstörungen des Kreislaufs äußern sich teils durch *subjektive* Beschwerden, teils durch *objektiv* nachweisbare Veränderungen. Zu den *subjektiven* Beschwerden gehören peinliche Empfindungen in der Herzgegend wie Druckgefühl, Schmerzen, Herzklopfen sowie vor allem Atemnot und gesteigerte Ermüdbarkeit. Doch kommen diese Zeichen in gleicher Weise auch bei rein nervösen Zuständen vor. Zum Unterschiede von diesen zeigen sie aber eine Verstärkung durch körperliche Anstrengung; auch schwinden sie nicht bei Ablenkung der Aufmerksamkeit. Man unterscheidet eine *relative* oder *latente* und eine

---

[1] Vgl. auch den Abschnitt über Funktionsprüfung S. 172.

absolute Insuffizienz. Erstere, die sich im Initialstadium zeigt, kommt nur bei erhöhter Inanspruchnahme des Kreislaufs zur Geltung, z. B. beim Gehen (sog. Bewegungsinsuffizienz), letztere als höherer Grad auch schon bei völliger Ruhe (sog. Ruheinsuffizienz).

Objektiv äußert sich die Zirkulationsschwäche in ihren ersten Anfängen oft zunächst durch Störungen in der Funktion *anderer* Organe, die für Zirkulationsstörungen besonders empfindlich sind. Hierher gehören in erster Linie die Lungen, sodann die Nieren, ferner die Leber. Eines der ersten auch *objektiv* wahrnehmbaren Symptome ist *Atemnot* bei stärkeren Anstrengungen, z. B. nach Treppensteigen, seelischen Erregungen, nach dem Essen usw.; bisweilen ist dabei die Dyspnoe dem Patienten subjektiv nicht bewußt. Verminderung der *Harnmenge*, namentlich wenn dieselbe zugleich mit sog. *Nykturie* auftritt, d. h. wenn der Patient tagsüber nur wenig Harn läßt, dagegen nachts, wo das Herz sich ausruht, gezwungen ist, größere Harnmengen zu lassen, ist ein wichtiges Frühsymptom[1]. Von Nykturie spricht man dann, wenn die Nachtmenge mehr als $2/3$ der Tagmenge beträgt. Sehr charakteristisch ferner ist die als *Cyanose* bezeichnete bläuliche Färbung der Lippen, Wangen, Fingernägel usw. Auch sie ist zunächst nur nach körperlicher Anstrengung zu konstatieren.

Die Cyanose ist im wesentlichen auf Venenstauung und Erweiterung der Hautcapillaren zurückzuführen, während die sog. Venosität des Blutes, insbesondere die Herabsetzung des Sauerstoffgehaltes des Arterienblutes, hierbei eine erheblich geringere Rolle spielt. Hochgradige Cyanose kann bei normalem Gasaustausch in den Lungen und ohne den geringsten O_2-Mangel des arteriellen Blutes bestehen. Im einzelnen ist zu unterscheiden die *flächenhafte* Cyanose, wie sie namentlich bei Vasomotorenlähmung (Kollaps, s. S. 216) vorkommt, und die Cyanose der *Acra* (Fingernägel, Nasenspitze, Lippen) bei dekompensierten Herzleiden.

Nimmt die Herzmuskelschwäche zu, so setzt die Dyspnoe bereits bei der gewohnten leichten Tätigkeit ein und verläßt schließlich den Patienten auch bei vollständiger Ruhe nicht mehr; bei extremen Graden muß der Kranke aufrecht im Bett sitzen, da in liegender Stellung ein unerträglicher Lufthunger eintritt (Orthopnoe). Stauungskatarrh in den *Lungen* erzeugt eine hartnäckige Bronchitis, die häufig, namentlich bei Herzklappenfehlern, die diagnostisch wichtigen Herzfehlerzellen im Sputum aufweist (vgl. Stauungslunge, S. 294); oft treten asthmaartige Attacken von Atemnot auf (Asthma cardiale, S. 163), die bisweilen nachts den Patienten unerwartet im Schlafe überfallen. Stauungserscheinungen machen sich frühzeitig auch an der *Leber* bemerkbar, die sowohl an Volumen wie an Konsistenz zunimmt und infolge der Anspannung ihrer Kapsel Druckgefühl in der Magengrube und im rechten Hypochondrium, bei akuten Fällen sogar heftige Schmerzen verursacht (Stauungsleber s. S. 426); die Urobilinogenreaktion im Harn wird frühzeitig positiv, das Urobilin ist vermehrt. Oft zeigen die Skleren eine Spur Gelbfärbung, desgleichen mitunter die Haut. Auch das Auftreten von *Ödemen* infolge von Behinderung des venösen Blutabflusses ist häufig ein Charakteristicum des insuffizienten Herzens. Kardiale Ödeme treten stets zunächst an den abhängigen Körperteilen auf, bei herumgehenden Patienten an den Knöcheln, bei Bettlägerigen in der Kreuzgegend. Bei höheren Graden der Herzschwäche entwickeln sich allgemeines Anasarka sowie Höhlenhydrops (Ascites, Hydrothorax, Hydroperikard). Oft ist schon frühzeitig zunächst rechts (wohl infolge der meist instinktiv bevorzugten rechten Seitenlage der Kranken) ein Pleuraerguß zu finden. Der Urin zeigt die Merkmale des Stauungsharns, nimmt stark an Menge ab, ist hochgestellt und enthält wechselnde Eiweißmengen (Stauungsniere). Der Schlaf ist oft gestört. Mitunter treten kleinere oder größere

---

[1] Die Nykturie ist aber auch Begleiterscheinung mancher Nierenkrankheiten (vgl. S. 444).

Stauungsblutungen an verschiedenen Organen auf (Conjunctivalblutungen, Nasenbluten, Uterusblutungen).

Erhöhung des *Blutdrucks* wird bei unkomplizierter Herzinsuffizienz in der Regel nicht beobachtet, wohl aber in besonderen Fällen, wo Stauung mit einem Nierenleiden kombiniert ist. Die sog. *Hochdruckstauung* (besser Stauungshochdruck), d. h. erhebliche Blutdrucksteigerung bei einem schweren dekompensierten Herzleiden, welche auf asphyktischer Reizung des Vasomotorenzentrums beruht, läßt sich in der Regel nur aus dem weiteren Verlauf dadurch erkennen, daß unter wirksamer Behandlung der Blutdruck zur Norm zurückkehrt (ebenso wie der zunächst erhöhte Blutzucker). Nicht zu verwechseln ist sie mit Herzinsuffizienz bei primärer Hypertension.

Die Untersuchung des *Herzens* selbst kann in den ersten Stadien der Herzinsuffizienz einen völlig negativen Befund ergeben. In anderen Fällen bestehen von früher her Veränderungen wie Klappenfehler mit Geräuschen, Dilatation, Arrhythmien. Doch bilden diese Symptome an sich noch keinen Beweis für eine Herzinsuffizienz. Sichere Zeichen sind dagegen eine in kurzer Zeit sich entwickelnde Dilatation[1], Leiserwerden der Herztöne[2] (Galopprhythmus vgl. S. 148), kleiner, weicher und frequenter Puls sowie Sinken eines vorher höheren Blutdrucks. Derartige unter den Augen des Arztes sich vollziehende Veränderungen treten indessen in der Regel nur bei der akut entstehenden Herzschwäche auf, dagegen fehlen sie häufig in den ersten Stadien der schleichend sich entwickelnden chronischen Insuffizienz[3]. Zur Diagnose letzterer ist man deshalb auf den Nachweis der Stauung im kleinen oder großen Kreislauf bzw. in beiden Kreislaufabschnitten angewiesen.

Veränderungen am *Elektrokardiogramm*, die auf eine schwere Herzmuskelschädigung schließen lassen, sind das Fehlen und vor allem das Negativwerden der Finalzacke T in mehreren Ableitungen, ferner Verbreiterung und Spaltung oder Aufsplitterung des Ventrikelkomplexes QRS sowie Deformation, d. h. Wellung bzw. Senkung von ST, schließlich abnorm niedrige Zacken in allen 3 Ableitungen.

Bei beginnender Herzmuskelschwäche *überwiegt* nicht selten anfänglich die Insuffizienz der einen der beiden Kammern, und es kann einige Zeit vergehen, bis auch die andere Kammer stärker insuffizient wird, da zunächst die zwischen beiden Kammern liegenden Stromgebiete als Sammelbecken wirken und die Wirkung auf die andere Kammer dadurch abschwächen. Daraus ergeben sich gewisse charakteristische Unterschiede im klinischen Bilde:

Versagen der rechten Kammer (sog. *Rechtsinsuffizienz*) bewirkt einerseits verminderte Blutfüllung der Lungen und der Arterien, andererseits Rückstauung in den Venen. Sie verrät sich in erster Linie durch frühzeitige Stauungsleber; vielfach findet sich ein hartnäckiger Meteorismus, der sich aus der verschlechterten Gasresorption aus dem Darm infolge von behinderter Blutdurchströmung desselben erklärt; auch sind die Körpervenen, besonders die Halsvenen überfüllt, häufig besteht Cyanose; oft finden sich ferner Erhöhung des Venendrucks, Ikterus oder wenigstens Erhöhung der Serumbilirubinwerte, Albuminurie, Ödeme, Ascites sowie oft Vermehrung der Erythrocytenzahl. Der Puls ist stark beschleunigt, mitunter klein. Im Röntgenbild springt der Pulmonalbogen stark vor. Dyspnoe kann charakteristischerweise vollkommen fehlen, so daß die Kranken sogar Rückenlage vertragen. Wohl aber besteht Atemnot bei Vorhandensein von Lungenveränderungen (Emphysem, Kyphoskoliose usw.); bei starker Stauung können Blutbrechen und Teerstühle auftreten; bei akut eintretender Insuffizienz tritt ein hochgradige Cyanose auf.

Ursache der Rechtsinsuffizienz ist am häufigsten Überlastung infolge von Drucksteigerung im Lungenkreislauf. Diese läßt sich auf *drei* verschiedene Gruppen von Krankheiten zurück-

---

[1] Nicht zu verwechseln mit einfacher *Querlagerung* des Herzens infolge des bei diesen Zuständen häufigen Zwerchfellhochstandes, wodurch eine Dilatation vorgetäuscht wird. Letzterer beruht auf Meteorismus als einer Folge der verschlechterten Zirkulation. Andererseits wird nicht selten bei Besserung der Zirkulation Verkleinerung eines dilatierten Herzens vorgetäuscht durch veränderte Lagerung des Herzens infolge von Abnahme des Meteorismus. — Die Dilatation bleibt übrigens aus bei Syncretio pericardii (S. 219).

[2] Leise Herztöne findet man aber auch ohne Herzinsuffizienz bei Emphysem und bei Adipositas.

[3] *Prognostisch* gelten Herzdilatationen mit einem Transversaldurchmesser (s. S.145) über 19 cm als dauernder Schonung und ärztlicher Behandlung bedürftig. Dies gilt allerdings hauptsächlich für Dilatationen nach *Myokarditis*, nicht immer für Klappenfehlerherzen.

führen: 1. auf pathologische Veränderungen im *Lungenparenchym* (Emphysem, Bronchiektasen, Bronchialasthma, Pneumonien, Pleuraschwarten, Pneumothorax, Kyphoskoliose), 2. auf Prozesse in den *Lungengefäßen*, wie die Pulmonalstenose, sowie die Sklerose der Pulmonalarterie (vgl. S. 226), 3. auf Schädigung des *linken Herzens*, namentlich die Mitralstenose. Eine *primäre* Schädigung des rechten Herzens kommt bei Beri-Beri vor sowie selten bei rechtsseitiger Coronarsklerose. Im übrigen erlahmt oft auch bei Schädigung *beider* Ventrikel der rechte nicht nur deshalb früher, weil er muskelschwächer ist, sondern weil er das von der Peripherie rückfließende Gesamtblut aufzunehmen gezwungen ist. Andererseits entlastet das Eintreten der Rechtsinsuffizienz den linken Ventrikel dadurch, daß diesem weniger Blut zufließt. So erklärt sich z. B., daß bei der Mitralstenose die Lungenstauung und damit die Dyspnoe mit zunehmender Rechtsinsuffizienz in dem Maße abnimmt, als sich nunmehr eine Stauungsleber entwickelt, wie auch umgekehrt, z. B. unter Digitalis, Rückgang der Stauungsleber wiederum eine Zunahme der Lungenstauung zur Folge hat.

Isolierte Insuffizienz des *linken Herzens* stellt sich ein bei Herzklappenfehlern wie Aorten- und Mitralinsuffizienz, bei Hypertension, bei linksseitiger Coronarsklerose; sie bewirkt verminderte Füllung der Körperarterien, Verschlechterung des Pulses sowie Sinken des systolischen Blutdrucks und vor allem Lungenstauung mit frühzeitiger starker Dyspnoe, ferner Asthma cardiale, CHEYNE-STOKESsches Atmen (s. S. 252), gegebenenfalls Lungenödem; dagegen fehlen hier Stauungsleber[1] und Stauung der Körpervenen. Starke Dyspnoe, verbunden mit Stauung der Körpervenen und Verschlechterung des Pulses, spricht für Schwäche des gesamten Herzens.

Abgesehen von den vorstehend beschriebenen, von dem Entstehungsmodus der Insuffizienz abhängigen Unterschieden bedingen aber auch das *Tempo*, mit der sich die Herzinsuffizienz entwickelt, sowie die *Lebensweise* des Kranken gewisse Verschiedenheiten in den einzelnen Zügen des Krankheitsbildes. Bei akuter Entwicklung der Herzschwäche stehen die Dyspnoe und das kardiale Asthma sowie gegebenenfalls die Cyanose im Vordergrund, desgleichen klagen *diejenigen* Patienten frühzeitig über Atembeschwerden, die sich körperlich stark betätigen, während bei Individuen, die sich schonen, eine langsam sich entwickelnde Herzinsuffizienz sich oft zuerst ausschließlich durch Zeichen abdominaler Stauung, durch Leberschwellung und Verdauungsbeschwerden verrät. Zu beachten ist ferner, daß sich mitunter im Verlauf eines Herzleidens eine sog. *wandernde Stauung* entwickelt, indem sich z. B. an eine primäre Linksinsuffizienz allmählich eine Rechtsinsuffizienz mit deren Folgezuständen anschließt.

Praktisch kann man ferner — namentlich auch hinsichtlich ihrer therapeutischen Beeinflußbarkeit — *zwei Typen* von chronischer Herzschwäche unterscheiden: 1. Die Herzinsuffizienz mit gestörter Blutverteilung (mit Leber-, Lungen- und peripherer Stauung) und Neigung zu fortschreitender Herzdilatation; charakteristisch ist hier die gute Beeinflußbarkeit durch Digitalis. 2. Die sog. trockene Herzschwäche ohne Stauungen und ohne wesentliche Dilatation (röntgenologisch annähernd normal großes Herz), wie sie bei toxisch-infektiöser, hormonaler (Basedow), Alkoholschädigung sowie bei Coronarkrankheiten beobachtet wird; diese Form pflegt auf Digitalis ungenügend anzusprechen.

Das Problem der Herzschwäche ist mit der Erörterung der genannten Phänomene keineswegs erschöpft. Eine bedeutsame Rolle dürfte u. a. auch der Größe der *zirkulierenden Blutmenge* (vgl. S. 138) zukommen, für die z. B. bei den dekompensierten Herzfehlern eine Erhöhung wahrscheinlich gemacht wurde, die unter einer erfolgreichen Therapie wieder zurückgeht.

Ein besonders schweres und gefährliches Syndrom stellt das **Asthma cardiale** dar. Es besteht in Anfällen heftigster Atemnot mit Erstickungsgefühl sowie bei längerer Dauer in Symptomen von Lungenödem (vgl. S. 164[2]).

Meist tritt der Anfall nachts während des Schlafes auf; er dauert bis zu einer Stunde und hinterläßt große Schwäche. Stets besteht Insuffizienz des *linken* Ventrikels bei relativ intaktem rechtem Ventrikel; das Grundleiden ist oft Aortenklappeninsuffizienz, Hypertonie oder Coronarsklerose. Die Lungen sind mit Blut überfüllt; entsprechend der Lungenstarre stehen die Lungengrenzen tief und sind auffallend wenig verschieblich. Nicht selten endet der Anfall letal. Kardiales Asthma und Angina pectoris können zusammen vorkommen. Bevorzugt treten die Anfälle von Asthma cardiale während der Nacht auf, oft hat tags zuvor

---

[1] Es ist zu beachten, daß der linke Ventrikel ganz allgemein empfindlicher gegen Sauerstoffmangel ist als der rechte. So erklärt sich, daß bei einer ein normales Herz treffenden plötzlichen Erschwerung der Sauerstoffversorgung wie bei einem starken Blutverlust sich das Bild der Linksinsuffizienz einstellt.

[2] Über den Entstehungsmechanismus der verschiedenen Arten von Dyspnoe vgl. auch S. 252.

eine körperliche Überanstrengung stattgefunden oder die abendliche Mahlzeit war voluminös und flüssigkeitsreich. Der Anfall von Asthma cardiale kann übergehen in einen Zustand von Lungenödem.

Unter *Lungenödem* versteht man das Eindringen großer Mengen von seröser eiweißreicher Flüssigkeit aus den Lungencapillaren in die Alveolen. Neben einer hochgradigen Stauung im kleinen Kreislauf dürfte eine Schädigung der Wand der Lungencapillaren eine mitbedingende Rolle spielen. Bei schon lange bestehender Lungenstauung infolge von chronischer Linksinsuffizienz des Herzens erfährt die Wand der Capillaren eine Verdickung. Das akute Versagen des linken Ventrikels trifft jedoch auf Lungencapillaren mit noch zarten Wänden. Oft beobachtet man Lungenödem als agonale Erscheinung im Verlauf anderer Krankheiten.

Stauung im Lungenkreislauf führt, wie man annimmt, dann zu Lungenödem, wenn bei Erlahmen des linken Ventrikels der rechte Ventrikel noch relativ kräftig ist und infolgedessen große Mengen Blut in die Lunge gepumpt werden. Abnorme Durchlässigkeit der Capillaren entsteht auch unter dem Einfluß toxischer oder bakterieller Schädigungen, wie das Lungenödem bei Nephritis und bei Pneumonie sowie bei Kampfgasvergiftung zeigt.

Die *klinischen Symptome* sind zunehmende Atemnot mit Blässe und Cyanose sowie meist schon in der Entfernung hörbares Rasseln, das „Kochen auf der Brust". Unter starkem Hustenreiz wird reichlich dünnflüssiger, schaumiger Auswurf entleert, der oft etwas rötlich ist, im Glase geschlagenem Eiweiß gleicht und starke Eiweißreaktion (s. S. 258) zeigt; bei Pneumonie ähnelt der sanguinolente Auswurf einer Pflaumenbrühe. Der Lungenklopfschall ist nicht gedämpft, sondern tympanitisch; auscultatorisch hört man massenhaft feuchte, mittel- und kleinblasige Rasselgeräusche über beiden Lungen; bei ungünstigem Ausgang wird schließlich unter dauernder Verschlechterung des Pulses und Benommenheit die Atmung laut röchelnd (Trachealrasseln).

Anatomisch zeigt die Lunge vermehrte Konsistenz; von ihrer Schnittfläche fließt reichlich mit Luftblaschen vermischte Flüssigkeit. Mikroskopisch sind die Alveolen mit einer beim Kochen gerinnenden Flüssigkeit erfüllt, die desquamierte Alveolarepithelien enthält.

Lokal kann in einem Lungenlappen ein akutes Ödem bei zu rascher Entleerung großer Mengen von Pleuraexsudat entstehen; dies äußert sich durch die sog. *albuminöse Expektoration*, d. h. durch vorübergehende Entleerung eines dünnen schaumigen Sputums.

Therapie s. S. 199.

Störungen der Frequenz und des Rhythmus der Herzaktion

Anomalien der Frequenz der Herzaktion. Eine **Bradykardie,** d. h. ein Puls unter 60[1] kann physiologisch sein; oft aber ist sie als ein pathologisches Phänomen zu deuten. Nicht selten ist der Puls gleichzeitig gespannt. Bradykardie kann *extrakardial* durch Vagusreizung und dadurch bewirkte Verminderung der Reizbildung im Sinusknoten (sog. *Sinusbradykardie*) oder durch Veränderungen des *Herzens selbst* verursacht sein. Das Ekg ist im ersteren Fall völlig normal, der $T-P$-Abschnitt (d. h. die Diastole) verlängert.

Zur *Unterscheidung* zwischen Vagus- und kardialer Bradykardie kann das Verhalten gegenüber 1 mg Atropin subcutan verwertet werden. Bleibt sie danach weiterbestehen, so ist sie kardial bedingt und eine Vaguswirkung auszuschließen (aber nicht umgekehrt!).

Zu den *physiologischen* Sinusbradykardien gehören diejenige im Puerperium, ferner die bei trainierten Sportsleuten mitunter beobachtete Pulsverlangsamung, endlich die bisweilen familiär vorkommende von Kindheit an bestehende Bradykardie.

Steigerung des Hirndrucks (Meningitis, Hirntumor) bewirkt Vagusbradykardie; das gleiche gilt von der seltenen, dem ADAMS-STOKESschen Syndrom (Bradykardie, Schwindel-

---

[1] Wegen der Möglichkeit frustraner Kontraktionen (vgl. S. 166) ist in diesen Fällen die Schlagzahl stets durch Auscultation am Herzen zu kontrollieren.

und Krampfanfälle, S. 171) ähnlichen, aber zentral durch Erkrankung der Oblongata verursachten sog. MORGANIschen Form der ADAMS-STOKESschen Anfalle.

Eine Vagusbradykardie beobachtet man auch öfters bei Patienten mit Vagotonie (mit Hyperacidität, spastischer Obstipation usw., s. S. 681); sie tritt hier mitunter nur zeitweise auf. Langsamer Puls kommt auch nach Erbrechen vor.

Im Herzen selbst begründete Pulsverlangsamung findet man vor allem bei den Überleitungsstörungen, bei denen im Gegensatz zu der Vagusbradykardie an der Verlangsamung nicht das gesamte Herz, sondern nur die Ventrikel beteiligt sind. Verlangsamung auf 40 und weniger laßt in der Regel auf Überleitungsstörungen schließen. Naheres s. S. 170. Kardiale Bradykardien finden sich haufiger im Verlauf von akuten Infektionskrankheiten (so namentlich bei Beginn der postdiphtherischen Myokarditis), ferner bei Aortenstenose, bei schnell entstehender Blutdrucksteigerung im Verlauf einer akuten Nephritis, bei Coronarsklerose, und zwar vor allem bei der mit Fettsucht einhergehenden Form. Auch die Gallensäuren bewirken Bradykardie, wie die Beobachtung bei Ikterus zeigt. Die auf Digitalis erfolgende Bradykardie beruht teils auf Vaguswirkung, teils ist sie kardialen Ursprungs; bei größeren Dosen kann sie durch Überleitungsstörungen hervorgerufen werden.

Tachykardie (Sinustachykardie), d. h. eine starke Beschleunigung der Herztätigkeit findet sich physiologisch bei starker körperlicher Arbeit, und zwar in erhöhtem Maße bei Rekonvaleszenten sowie bei vasolabilen Individuen, ferner nach der Nahrungsaufnahme und unter Coffeineinfluß. Unter pathologischen Verhältnissen beobachtet man sie vor allem beim Fieber, wo jedem Grad Temperaturerhöhung eine Pulssteigerung um etwa 6—10 in der Minute entspricht, ferner bei Herzschwäche, wo das Ansteigen der Pulsfrequenz oft eines der ersten Zeichen des Versagens des Herzmuskels ist, ebenso im Kollaps. Auch Anämien pflegen mit einer Tachykardie einherzugehen. Thrombophlebitiden kündigen sich oft durch eine der Fiebersteigerung vorhergehende Tachykardie an. Die Tachykardie bei thyreotoxischen Zuständen und BASEDOWscher Krankheit ist dauernd vorhanden, während sie bei vegetativ Labilen Schwankungen zeigt und bei seelischer Beruhigung vorübergehend schwindet. Schließlich findet man auch Pulsbeschleunigung bei Prozessen, die den Hirndruck erhöhen und die kurz ante exitum nach vorhergehender Bradykardie durch Vagusreizung zu terminaler Vaguslähmung führen (z. B. bei Basilarmeningitis).

Bei der Sinustachykardie ist das Ekg normal; lediglich besteht eine starke Verkürzung des $T-P$-Intervalls, die bei hochgradiger Tachykardie so weit gehen kann, daß die P-Zacken schon in den absteigenden Schenkel von T fallen.

Unter den *Störungen der rhythmischen* Tätigkeit des Herzens, den *Arrhythmien*, läßt sich eine Reihe verschiedener Typen unterscheiden, die klinisch eine sehr verschiedene Wertigkeit besitzen.

Ihre Analyse ist nur in sehr beschränktem Maße durch die bloße Auskultation des Herzens und die Inspektion oder Palpation der Gefaße möglich, wahrend für alle genaueren Untersuchungen die graphische Registrierung des Spitzenstoßes und des Venenpulses sowie vor allem die Elektrokardiographie herangezogen werden müssen.

Die *Ursache* der Arrhythmien ist nicht immer im Herzen selbst zu suchen; sie können u. a. reflektorisch durch Vagusreizung zustande kommen. Dies gilt z. B. für manche Arrhythmien bei abdominellen Erkrankungen (Meteorismus, Affektionen der Gallenwege sowie der Adnexe usw.), deren Beseitigung die Herzunregelmaßigkeit zum Schwinden bringt.

Man unterscheidet drei große Gruppen von Arrhythmien, und zwar *Störungen der Reizbildung, Störungen der Reizleitung* und *Störungen* der Contractilität. Auf Störungen der Reizbildung beruhen die respiratorische und extrasystolische Arrhythmie, der Knotenrhythmus, die paroxysmale Tachykardie sowie die Arrhythmia absoluta.

Die respiratorische Arrhythmie (Pulsus irregularis respiratorius) besteht lediglich in der Verstärkung der schon normal vorhandenen Beschleunigung der Herzfrequenz während der Einatmung und Verlangsamung während der Ausatmung.

Sie beruht auf der Zunahme des zentral bedingten Wechsels des Vagustonus wahrend der Atmungsphasen infolge des schwankenden CO_2-Gehaltes des Blutes. Sie gehort zu den sog. *normotopen* Reizbildungsstorungen, d. h. sie entsteht an normaler Stelle im Sinusknoten *(Sinusarrhythmie)*; der Wechsel betrifft nur die Dauer der Diastolen.

Man beobachtet sie hauptsächlich bei jugendlichen Individuen und Rekonvaleszenten; sie nimmt zu bei Ablenkung der Aufmerksamkeit und im Schlaf (ein Beweis für die Beeinflussung des Vagus durch höhere Zentren). Eine pathologische Bedeutung hat sie nicht. Soweit sie stärker ausgeprägt bei Erwachsenen vorkommt, betrifft sie vasolabile, häufig etwas infantile Individuen.

Im Gegensatz zu den normotopen stehen die *heterotopen Reizbildungsstörungen:*

Extrasystolen, die häufigste Form der Arrhythmien, entstehen, wenn außer den physiologischen regelmäßigen Reizen im Sinusknoten Extrareize auftreten, die die Einschaltung von vorzeitigen Kontraktionen bewirken und dadurch den normalen Rhythmus des ganzen Herzens oder eines Herzanteiles stören. Sie treten teils spärlich und vereinzelt, teils häufiger nach einer bestimmten Zahl von Normalschlägen, teils so gehäuft auf, daß der Normalrhythmus vollkommen gestört ist.

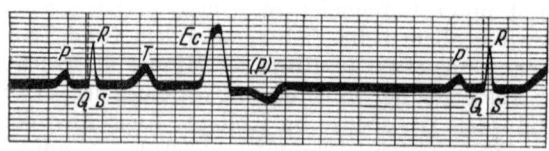

Abb. 5.
Kammerextrasystole. (Aus dem Atlas der Elektrokardiographie von O. RITTER und V. FATTORUSSO Verlag S. Karger, Basel 1951)

Je nach dem Entstehungsort des Extrareizes unterscheidet man verschiedene Arten von Extrasystolen, und zwar *ventrikulare* und *supraventrikulare* Formen. Ursache fur die Entstehung der Extrareize ist teils eine pathologische Reizbarkeit des Herzmuskels, teils die Bildung von Reizen an abnormen Stellen (vgl. S. 133); man spricht in diesem Fall von *heterotopen* Reizbildungsstorungen. Die Unterscheidung der verschiedenen Extrasystolien ist nur durch die Elektrokardiographie moglich.

Die am haufigsten vorkommende *Kammerextrasystolie* ist durch das Vorhandensein der sog. *kompensatorischen Pause* ausgezeichnet. Man versteht darunter das abnorm lange Intervall zwischen der pathologisch vorzeitigen Extrasystole und der nachsten regulären Kontraktion; dieses erklart sich daraus, daß der auf die Extrasystole unmittelbar folgende normale Reiz auf einen durch die erstere voruborgehend unerregbar gewordenen Herzmuskel („refraktare Phase" vgl. S. 133) trifft, so daß erst der nachstfolgende regulare Reiz eine normale Kontraktion auszulösen vermag, und zwar ist bei sog. kompensierten Extrasystolen das Zeitintervall zwischen der der Extrasystole vorausgehenden und der ihr folgenden normalen Kontraktion genau doppelt so groß wie zwischen zwei normalen Kontraktionen. Das verkürzte der Extrasystole unmittelbar vorausgehende Intervall heißt Kuppelung. Bei mehrfach auftretenden Extrasystolen ist dies Intervall in der Regel zeitlich konstant (sog. feste Kuppelung), seltener variiert es (sog. gleitende Kuppelung). Infolge der Entstehung in der Kammer fehlt bei diesen ventrikularen Extrasystolen eine diesen entsprechende Vorhofskontraktion im Venenpuls und im Ekg (s. Abb. 5). Im Ekg sind die ventrikularen E.S. in der Regel sofort zu erkennen: der vollig atypische *QRS*-Komplex ist meist verbreitert und vor allem diphasisch, indem beim Rechtstyp die Anfangsschwankung in Ableitung II und III nach oben, die Nachschwankung nach abwarts unter die Grundlinie gerichtet ist, wahrend der Linkstyp sich entgegengesetzt verhalt; schließlich sind die Ausschläge großer als die der normalen Ventrikelkomplexe. Fallt eine ventrikulare Extrasystole mit einer Vorhofskontraktion zeitlich zusammen, so wird das Blut aus dem Vorhof, da es nicht in die sich gleichzeitig kontrahierende Kammer einstromen kann, in die Venen zurückgeschleudert, die eine starke Pulsation zeigen (sog. *Vorhofspfropfung*). Ein typisches Beispiel der ventrikularen Extrasystolie ist der sog. *Bigeminus*, bei dem jedesmal auf eine normale Kontraktion eine Extrasystole folgt (Abb. 6). Derart periodisch wiederkehrende Störungen des Herzrhythmus heißen *Allorrhythmien* (Gruppenbildung). Die Bigeminie tritt ofter im Verlauf der Digitalisbehandlung ein (vgl. S. 212). Mitunter bilden die E.S. das Vorstadium der paroxysmalen Tachykardie (s. unten). Vereinzelte E.S. haben fur den Kreislauf keine nachteiligen Folgen, ihre Häufung aber kann die Herzarbeit beeinträchtigen, so daß Anfalle von Schwindel und Ohnmacht auftreten. Ist die der Extrasystole entsprechende Kontraktion sehr gering, so kommt es zu keinem peripheren Gefäßpuls: sog. *frustrane Kontraktion*. Bei Häufung der letzteren wird dann durch den Puls eine Bradykardie vorgetäuscht, während die wirkliche Herzfrequenz sich nur durch Auscultation des Herzens oder Palpation des Spitzenstoßes feststellen läßt.

Kammerextrasystolen kommen sowohl bei organischen Herzerkrankungen wie bei nervosen Individuen vor, so daß ihr Vorhandensein keineswegs immer zur Annahme einer Herzmuskelerkrankung berechtigt. Vorübergehend werden sie z. B. nach Tabakabusus, bei gastrointestinalen Störungen (vgl. S. 221), nach geistiger Überanstrengung, seelischen Erregungen

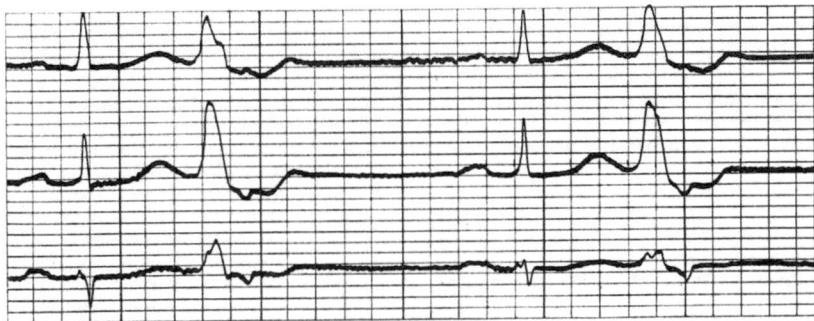

Abb. 6. Bigeminus

u. a. beobachtet, ferner bei raschem Ansteigen des Blutdrucks. Subjektive Beschwerden in Form von Stolpern in der Herzgegend bisweilen mit Hustenreiz finden sich hauptsächlich bei nervöser Extrasystolie; letztere beobachtet man besonders bei jüngeren Individuen.

Treten dagegen Extrasystolen bei alteren Individuen oder erst nach körperlichen Anstrengungen auf bzw. schwinden sie unter Digitalis, so spricht das für ihren organischen Charakter, ebenso wenn im Ekg verschiedene Typen von Extrasystolen, die dann also an verschiedenen Orten entstehen (polytope E.S.), gleichzeitig nachweisbar sind. Die im Verlaufe einer Infektionskrankheit auftretenden Extrasystolen haben meist eine gute Prognose. Therapie s. S. 210.

Zu den *supraventrikulären* Extrasystolen, die an Häufigkeit gegenüber den Kammer-E.S. stark zurücktreten, gehören die Sinus-E.S., die Vorhofs- und die atrioventrikulären oder Knoten-E.S. Da sie sämtlich oberhalb der Teilung des Hisschen Bündels entspringen, so unterscheidet sich ihr Ekg grundsätzlich von dem der ventrikulären E.S. dadurch, daß sie einen normal geformten QRS-Komplex zeigen, da sie sich bei ihrer Ausbreitung in der Kammer der normalen Leitungswege bedienen. Die seltenen *Sinusextrasystolen* zeigen bei normaler Form von P und QRS lediglich verfrühtes Auftreten von P, während aber die auf den Ventrikelschlag folgende Pause nicht kompensatorisch verlängert, sondern von normaler oder sogar verkürzter Dauer ist.

Bei *Vorhofs-E.S.* (aurikulären E.S.) wird der Grundrhythmus wie bei ventrikulären E.S. durch vorzeitige auscultatorisch und am Puls wahrnehmbare Kontraktionen gestört; die darauffolgende Pause ist also meist nicht kompensatorisch. Im Ekg ist der Abstand zwischen dem vorausgehenden T und dem P der E.S. verkürzt, die Überleitungszeit ist normal oder verlängert, die Form von QRS normal (Abb. 7). Erfolgt die

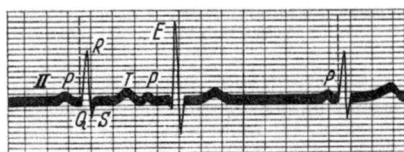

Abb. 7. Vorhofextrasystole (Aus dem Atlas der Elektrokardiographie von O. RITTER und V. FATTORUSSO. Verlag S. Karger, Basel 1951)

E.S. sehr frühzeitig, so verschmilzt das vorhergehende T mit dem P der E.S. (evtl. nur an der Spaltung, Knotung oder Erhöhung von T erkennbar). P ist meist aufwärts gerichtet, aber von etwas abweichender Form, die Pause nach der E.S. ist länger als die normale (im Gegensatz zu der Verkürzung bei Sinus-E.S.), zusammen aber mit der Vorhofsperiode meist kürzer als 2 Normalperioden, d. h. im Gegensatz zu den ventrikularen E.S. in der Regel nicht vollkompensierend. Diese Pause und die Deformierung des vorausgehenden T legen in erster Linie den Verdacht auf aurikulare E.S. nahe. Sie sind seltener als die ventrikulären E.S. und werden u. a. als Vorläufer von Vorhofsflattern und Flimmern sowie beim Abklingen einer Arrhythmia absoluta (s. unten) beobachtet.

Bei den im a-v-Knoten oder im Hisschen Bundel oberhalb der Teilung entstehenden *atrioventrikulären* E.S. ist im Ekg der QRS-Komplex normal; charakteristisch ist vor allem die Verkürzung der Überleitungszeit $P-Q$ (da der Weg für die Leitung der Erregung kürzer als in der Norm ist) sowie das Verhalten von P; dieses liegt dicht vor R, verschmilzt evtl. mit ihm oder erscheint erst hinter dem Ventrikelkomplex je nach der Ursprungsstelle der E.S.; meist ist P negativ. Die auf die E.S. folgende Pause ist länger als ein Normalintervall, jedoch nur zum Teil vollkompensierend. Die a-v-E.S. treten teils vereinzelt auf, teils vor allem auch gruppenweise, so bei manchen Formen von paroxysmaler Tachykardie (s. unten); mitunter gehen sie letzterer als Vorboten voraus.

Der sog. **Knotenrhythmus** (auch nodaler oder a-v-Rhythmus genannt) ist ein weiteres Beispiel für heterotope Reizbildungsstörungen. Er ist dadurch ausgezeichnet, daß die Kontraktionen der Vorhöfe und Kammern nahezu gleichzeitig erfolgen, da hier an Stelle der pathologisch ausgeschalteten normalen Reizbildung im Sinus letztere vom Atrioventrikularknoten ausgeht, von welchem Impulse gleichzeitig dem Vorhof und dem Ventrikel zugeführt werden. An Stelle des Sinus diktiert hier also der a-v-Knoten dem Herzen den Rhythmus; seine Eigenfrequenz ist niedriger (etwa 40—50), klinisch besteht daher Bradykardie. Auch hier beobachtet man wie bei der Tricuspidalinsuffizienz einen positiven Venenpuls. Infolge der gleichzeitigen Kontraktion von Vorhof und Kammer kann es hierbei zu Zirkulationsstörungen sowie infolge des systolischen Regurgitierens in die Halsvenen zu subjektiven Beschwerden kommen. Eine sichere Erkennung des nodalen Rhythmus ist nur durch das Ekg möglich; es besteht, außer Bradykardie und einem normalen QRS, in der II. und III. Ableitung ein negatives P vor (oberer) oder nach QRS (unterer) oder die P-Zacke fehlt (mittlerer Knotenrhythmus).

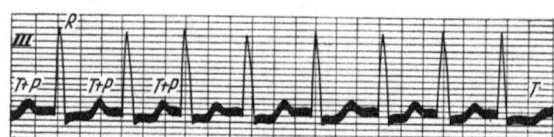

Abb. 8. Supraventrikuläre paroxysmale Tachykardie. (Aus dem Atlas der Elektrokardiographie von O. RITTER und V. FATTORUSSO. Verlag S. Karger, Basel 1951)

Die **paroxysmale Tachykardie**, das anfallsweise auftretende *Herzjagen*, kann durch vermehrte Sinusreize oder mindestens sinusnahe Reize ausgelöst werden, ist aber in der Regel mit extrasystolischen Unregelmäßigkeiten zu erklären, indem heterotop, d. h. an Stelle der normalen Sinusimpulse in irgendeinem anderen Reizzentrum (Vorhöfe, a-v-Knoten oder Kammern) hochfrequente rhythmische Reize entstehen. Beim Beginn und beim Abklingen des Anfalles sind oft typische Extrasystolen nachweisbar. Am häufigsten sind supraventrikuläre, und zwar Vorhofstachykardien, seltener die ventrikulären (Kammer-) Tachykardien, am seltensten ist die (supraventrikuläre) Knotentachykardie. Die supraventrikuläre Form, die öfter das Vorstadium des Vorhofsflimmerns bildet, ist prognostisch günstiger; die ventrikuläre Form dagegen ist sehr ernst zu bewerten, zumal im Anschluß an sie tödliches Kammerflimmern eintreten kann.

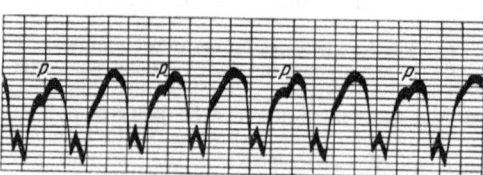

Abb. 9. Paroxysmale Kammertachykardie. (Aus dem Atlas der Elektrokardiographie von O. RITTER und V. FATTORUSSO. Verlag S. Karger, Basel 1951)

Das Ekg (Abb. 8 und 9) ist oft schwer zu deuten, da infolge der Tachykardie und der Verkürzung der Diastole die P-Zacken häufig mit dem Ventrikelkomplex bzw. mit T verschmelzen. Charakteristisch für die supraventrikulären Formen ist der normal geformte QRS-Komplex, während P eine atypische Form zeigt und bei der aurikulären Tachykardie positiv, bei den a-v-Formen dagegen negativ ist und hier zum Teil auf QRS folgt; in diesem Falle erscheinen öfter die miteinander verschmolzenen P und T als eine einzige auffallend steile Welle. Mitunter ermöglicht die durch den Carotisdruck (vgl. S. 173) bewirkte kurze Unterbrechung der Tachykardie einen Vergleich mit der Norm hinsichtlich Lage und Form von P. Für die ventrikuläre Form ist die starke Deformierung des QRS-Komplexes charakteristisch.

Die paroxysmale Tachykardie ist eine nicht seltene Erscheinung, die man sowohl bei im übrigen intaktem Herzen als auch im Verlauf verschiedener Herzkrankheiten beobachtet. Sie kommt in allen Lebensaltern, bisweilen schon in der Kindheit vor und besteht in Anfällen hochgradiger Tachykardie von 150—200 und mehr Schlägen in der Minute; sie beginnt plötzlich, dauert einige Minuten bis zu mehreren Tagen und hört gewöhnlich auch wieder plötzlich (oft mit einem fühlbaren Ruck), seltener allmählich auf. Im Anfall sind die Patienten blaß, neigen zu Ohnmacht und klagen über quälendes Herzklopfen und Oppressionsgefühl, das zuweilen sogar dem Bild der Angina pectoris entsprechen kann. Am Herzen hört man die Herztöne in Form der Embryokardie (S. 147), dabei aber regelmäßigen Rhythmus. Im Röntgenbild verkleinert sich bisweilen der Herzschatten infolge der mangelhaften Füllung des Herzens, die ein Sinken des Minutenvolumens zur Folge hat. Der Radialpuls wird fadenförmig und ist oft nicht zählbar. Der Blutdruck ist erniedrigt. Bei längerem Bestehen des Anfalls können sich Insuffizienzerscheinungen entwickeln: Verbreiterung der Herzdämpfung nach rechts, Cyanose und Dyspnoe, Stauungsleber und mäßige Ödeme, was aber nach Aufhören des Anfalls prompt wieder schwindet. Bei Steigerung der Herzfrequenz über 180 (sog. kritische Frequenz) fallen die Vorhofssystolen mitunter mit den Ventrikelsystolen zusammen, wodurch es zur Vorhofspfropfung (vgl. S. 166) mit deutlichen systolischen Venenpulsen und einer sog. Einflußstauung (vgl. S. 220) kommt. Häufig ist die Harnmenge während des Anfalls vermindert; nach Aufhören desselben erfolgt reichliche Entleerung von hellem dünnem Harn. Die Dauer der Zwischenräume zwischen den einzelnen Anfällen ist sehr wechselnd und beträgt teils nur wenige Tage, teils Jahre. In der Zwischenzeit besteht ein völlig normales Verhalten.

Die Bedingungen, unter denen das Herzjagen zustande kommt, sind unbekannt. Man beobachtet es bei nervösen Individuen, häufig bei Arteriosklerose, speziell bei Coronarsklerose, ferner bei Thyreotoxikosen (Basedow), gelegentlich bei Epilepsie und Migräne, wo die Herzanfälle ein Äquivalent dieser Krankheiten bilden dürften. Auslösend wirken bei vorhandener Disposition Magen-Darm-Störungen, körperliche Überanstrengung sowie seelische Erregungen.

Therapie s. S. 212.

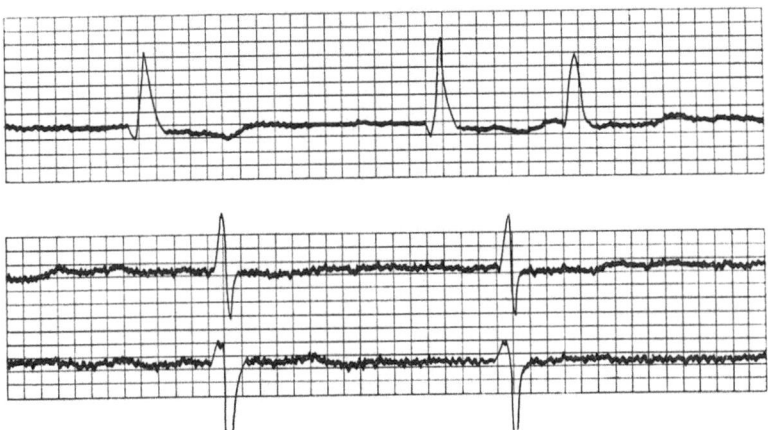

Abb. 10. Vorhofflimmern mit absoluter Arrhythmie

Die **Arrhythmia absoluta** (Pulsus irregularis perpetuus) ist durch eine Rhythmusstörung gekennzeichnet, bei der das Herz völlig regellos schlägt („Delirium cordis"). Sie beruht auf einer Störung der Tätigkeit der Vorhöfe, die an Stelle normaler Kontraktionen äußerst zahlreiche feine Flimmerbewegungen (bis etwa 600 in der Minute) ausführen, durch die die Blutbewegung keine Förderung erfährt, so daß der Zustand in seiner Wirkung einer Vorhofslähmung gleichkommt.

Im Ekg fehlt hier die *P*-Zacke, an deren Stelle die Kurve in eine Reihe feiner Zacken aufgesplittert ist (Abb. 10). Der Ventrikel, dem vom Vorhof aus völlig unregelmäßige Reize zufließen, zeigt dementsprechend eine vollständig regellose Tätigkeit. Statt des *Vorhofflimmerns* kommt bisweilen auch sog. *Vorhofsflattern* vor, bei dem die Frequenz der Vorhofsbewegungen geringer als bei ersterem ist (etwa bis 350). Der rechte Vorhof ist bei Arrhythmia absoluta meist stark gestaut. Oft beobachtet man positiven ventrikulären Venenpuls. Die A. absoluta tritt bisweilen zunächst nur anfallsweise auf, wobei sich die Anfälle in völlig unregelmäßigen Abständen wiederholen; später ist sie dauernd vorhanden. Sie findet sich bei schweren organischen Herzaffektionen, ohne aber im einzelnen einen Schluß auf die Art der Störung zu ermöglichen. Am häufigsten wird sie bei dekompensierten Mitralfehlern, namentlich bei Mitralstenose, beobachtet, zumal sie durch starke Vorhofsdehnung gefördert wird; sie ist hier dann meist dauernd vorhanden und ein ungünstiges Zeichen. Tritt sie bei Abwesenheit eines Vitiums im höheren Alter auf, so beruht sie meist auf Coronarsklerose. Absolute Arrhythmie beobachtet man ferner sehr häufig in den späteren Stadien von thyreotoxischen Zuständen, insbesondere bei Basedow (speziell auch bei Jodbasedow, vgl. S. 497); hier handelt es sich um ein ernstes Symptom. Sehr selten kommt sie im Verlauf akuter Infektionskrankheiten vor. Man unterscheidet eine langsame und eine schnelle Form der Arrhythmia absoluta. Bemerkenswert ist schließlich, daß in manchen Fällen (etwa 10%) die funktionelle Leistungsfähigkeit des Herzens durch sie so wenig beeinträchtigt wird, daß die Patienten sogar längere Zeit schwere körperliche Arbeit zu leisten vermögen und bisweilen dabei recht alt werden. Schließlich ist zu beachten, daß die Arrhythmia absoluta infolge der Neigung zu Thrombenbildung in den Vorhöfen in besonders hohem Maße, namentlich bei therapeutischer Besserung, zur Emboliegefahr disponiert. Therapie der Arrhythmia absoluta s. S. 212.

Kammerflimmern ist, falls es nicht von ganz kurzer Dauer ist, stets tödlich, es wird als Ursache des sog. *Sekundenherztodes* angesehen. Es kommt zustande u. a. durch elektrischen Starkstrom, bei fehlerhafter Narkose, bei Coronarverschluß, Digitalisvergiftung u.a. Sekundenherztod ist in der Regel auf den *rechten* Ventrikel zu beziehen.

Die sog. **Reizleitungsstörungen**[1] des Herzens beruhen auf Erschwerung oder vollkommener Aufhebung der Erregungsleitung im Bereich des spezifischen Reizleitungssystems des Herzmuskels.

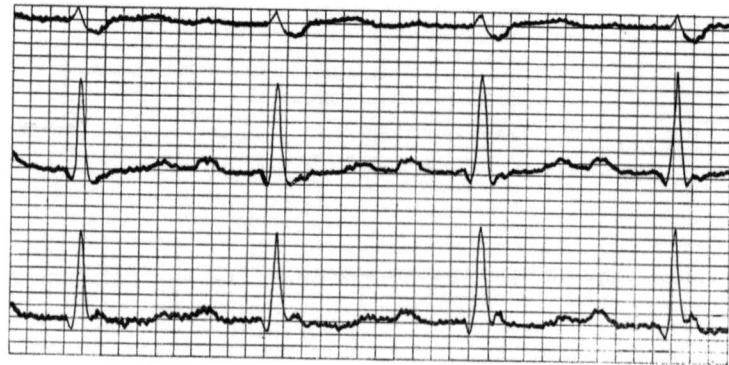

Abb. 11. Verlängerte Überleitungszeit. $PQ = 0,24$ sec

Sie lassen sich durch das Ekg feststellen. Es können die verschiedenen Abschnitte des spezifischen Leitungssystems vom Sinusknoten an über das HISSche Bündel bis zu den Verzweigungen in den PURKINJEschen Fasern befallen werden, und es ist weiter bemerkenswert, daß die Leitungsbahnen elektiven Schädigungen unterliegen können auch in solchen Fällen, wo das Treibwerk des Herzens und seine Klappen intakt bleiben. Die Ursachen der Schädigungen sind teils funktioneller, teils organischer Natur. Die häufigsten und wichtigsten sind die *atrioventrikulären* und die *intraventrikulären* Leitungsstörungen.

Die leichteste Form der *atrioventrikulären* Überleitungsstörung, d. h. zwischen Vorhof und Kammer, besteht in einer Verlängerung des zeitlichen Abstandes zwischen P und Q bzw. R über 0,2 Sekunden (Abb. 11); sie tritt öfter im Gefolge akuter Infektionskrankheiten (Anginen, Diphtherie, Polyarthritis u. a.) auf, wo sie bisweilen als einziges Symptom eine Schädigung des Herzmuskels verrät, kommt aber auch unter Digitalis usw. vor und pflegt wieder zu verschwinden. Bei längerem Bestehen einer Verlängerung von $P-Q$ beobachtet man mitunter gute körperliche Leistungsfähigkeit. Ein günstiges Zeichen ist die Rückkehr der Dauer des $P-Q$-Intervalls zur Norm nach Arbeit (Treppensteigen). (Verkürzung von $P-Q$ s. S. 167). Eine ernstere Form stellt der sog. *partielle Block* dar: Durch Zunahme des Intervalls zwischen Vorhofs- und Kammerkontraktionen kommt es schließlich zum Ausfall einer Ventrikelkontraktion, so daß erst auf die nächste Vorhofssystole eine Kammersystole folgt, d. h. die Zahl der Vorhofskontraktionen ist größer als die der Kammerkontraktionen, und zwar ist oft das Frequenzverhältnis 2 : 1 (sog. Halbrhythmus). Findet eine vollständige Unterbrechung der Erregungsleitung statt, z. B. durch einen myokarditischen Herd oder durch eine Blutung oder selten durch einen luisch-gummösen Herd im HISSchen Bündel, so daß überhaupt kein Erregungsimpuls des Vorhofs die Kammer er-

---

[1] Korrekter ist die Bezeichnung Störung der *Erregungsleitung*, da ja tatsächlich die Erregung und nicht der Reiz weitergeleitet wird.

reicht, so schlagt diese im Tempo ihrer eigenen Zentren, deren Frequenz etwa 30 oder noch weniger beträgt. Diese sog. Ventrikelautomatie wird auch als *totaler Herzblock* bezeichnet (Abb. 12). Jede Pulsverlangsamung mit einer derart niedrigen Frequenz ist stets auf atrioventrikuläre Leitungsstörung verdächtig. Bei vollständiger Dissoziation ist die Bradykardie sehr ausgeprägt, und es kann infolge von Gehirnanämie vorübergehend zu Schwindel- und Ohnmachtsanfällen sowie epileptiformen Krampfen kommen (ADAMS-STOKESsches Syndrom). Beim sog. Typus I des totalen Herzblocks nimmt die Verzögerung der Überleitung bis zum Ausfallen der Kontraktion des Ventrikels stetig zu, beim Typus II erfolgt das Ausfallen der Kammerkontraktion unvermittelt bei regelrechter Überleitungszeit. Eine Übergangsform zwischen Leitungsverzögerung und vollkommener Unterbrechung stellen die sog. WENCKEBACHschen *Perioden* dar. Hier wächst der PR-Abstand von Schlag zu Schlag, bis schließlich der Ventrikelkomplex völlig ausfällt; die nachstfolgende Kammerkontraktion steht dann wieder an normaler Stelle, worauf alsbald das gleiche Spiel sich wiederholt.

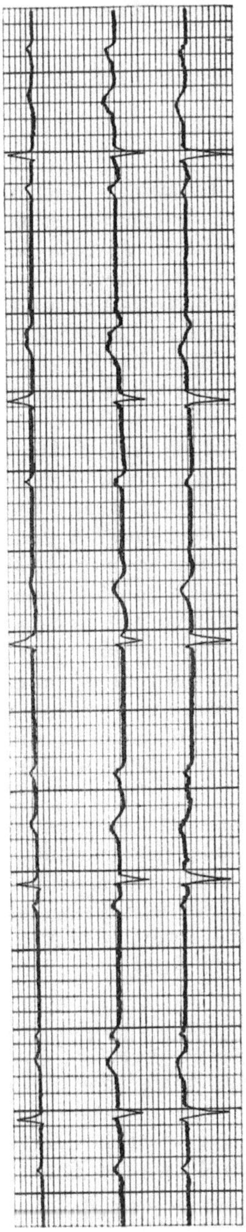

Jede Überleitungsstörung kann ein Symptom einer Myokarditis, häufiger einer Mangeldurchblutung sein. Es gibt Überleitungsstörungen, die nur vorübergehend auftreten.

Bei den *intraventrikulären* Leitungsstörungen sind die Schenkel des Bündels bzw. die feineren Verzweigungen derselben befallen: sog. Schenkel- bzw. Verzweigungsblock. Leichtere Grade beobachtet man bisweilen bei akuten Infektionskrankheiten (mit meist guter Prognose!) sowie mitunter als Digitaliswirkung. Kennzeichen des *Schenkelblockes* — infolge seiner anatomisch begründeten leichteren Verletzlichkeit (s. S. 133) wird der rechte Schenkel viel häufiger betroffen — sind vor allem Verbreiterung von QRS, ferner Aufsplitterung, Knotung oder Inversion von QRS in mindestens 2 Ableitungen,

Abb. 12 Totaler atrioventrikulärer Block

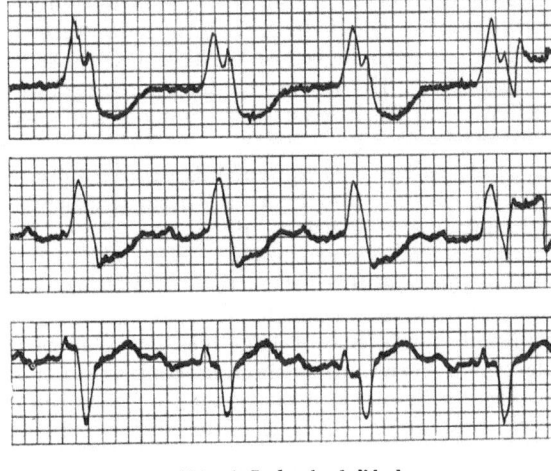

Abb. 10. Linksschenkelblock

Verlängerung von PR, entgegengesetzte Richtung von T und QRS (Abb. 13). Beim *Verzweigungsblock* (sog. Arborisationsblock oder inkompletter Schenkelblock) besteht ebenfalls Verbreiterung von PR und QRS mit Knotung oder Aufsplitterung der R-Zacken bei mindestens 2 Ableitungen, während die hohen QRS-Ausschläge im Gegensatz zum kompletten Schenkelblock fehlen.

Auf *Störung der Contractilität* des Herzmuskels beruht der **Pulsus alternans**. Bei diesem folgt regelmäßig auf eine kräftige eine schwächere Ventrikelkontraktion, und zwar in annähernd gleichem Intervall, zum Unterschiede von dem häufigeren *Pseudoalternans*, der auf Extrasystolen beruht (Bigeminie s. S. 166) und sich von ersterem dadurch unterscheidet, daß der kleinere Puls verfrüht erfolgt. Pulsus alternans ist ein ominöses Zeichen für eine schwere Schädigung des Herzmuskels und findet sich bisweilen bei Herzschwäche, namentlich bei erhöhtem Blutdruck. Mit Sicherheit läßt er sich nur durch mechanisch-graphische Registrierung sowie durch die auscultatorische Blutdruckmessung (s. S. 154), in der Regel aber nicht durch das Ekg nachweisen.

Therapie der Störungen der Frequenz und des Rhythmus der Herzaktion s. S. 210.

Kreislauf-Funktionsdiagnostik

Während die ausgesprochene Herzinsuffizienz so charakteristische Zeichen darbietet, daß ihre Erkennung und Deutung auf keine Schwierigkeiten stößt (vgl. auch S. 160), kann die *Diagnose der beginnenden* bzw. *versteckten Insuffizienz* recht schwierig sein. Auch ist oft die Abgrenzung gegenüber rein *nervösen* Zuständen, die prognostisch und therapeutisch völlig anders zu bewerten sind, nicht leicht. In allen derartigen Fällen ist, abgesehen von einer sehr eingehenden Anamnese, eine besonders sorgfältige Untersuchung nicht allein des Herzens, sondern auch der übrigen Organe erforderlich; finden sich doch oft die ersten sicheren Symptome von Herzschwäche nicht am Herzen selbst, sondern an anderen Organen in Form von Funktionsstörungen oder Stauung (vgl. S. 161). In allen fraglichen Fällen ist eine Funktions- bzw. Leistungsprüfung heranzuziehen[1]. Diese kommt schließlich auch bei denjenigen Personen in Frage, die auf Eignung für etwaige *Höchstleistungen*, wie z. B. beim Sport, zu prüfen sind.

Die Leistungsfähigkeit des Herzens und des gesamten Kreislaufs ist individuell sehr verschieden und hängt normalerweise von einer ganzen Reihe von Faktoren ab. Bestimmend sind u. a. die Gesamtkonstitution des Individuums, sein Lebensalter, seine Lebensgewohnheiten und sein Beruf. Übung in körperlicher Arbeit steigert die Leistungsfähigkeit des Herzens. Ermüdung, schlechte Ernährung, seelische Erregung, Mangel an Schlaf, ferner die Rekonvaleszenz von schweren Krankheiten, beim Weibe die Menstruation u. a. können vorübergehend die Funktionstüchtigkeit des Zirkulationsapparates herabsetzen, ohne daß man daraus auf ein pathologisches Verhalten schließen darf.

Krankhafte Herabsetzung der Leistungsfähigkeit wird man erst annehmen dürfen, wenn Insuffizienzerscheinungen auch nach Ausschaltung der genannten vorübergehenden Faktoren bestehenbleiben und namentlich, wenn sie gegenüber Aufgaben zutage treten, denen das Individuum bisher gewachsen war. Dabei ist übrigens für die Diagnostik zu berücksichtigen, daß *subjektiv* krankhafte Veränderungen am Kreislauf, die ganz *allmählich* entstehen, oft lange Zeit vom Kranken nicht wahrgenommen werden.

Von den die Herzarbeit (vgl. S. 135) darstellenden Faktoren, nämlich der Volumen- und der Druckleistung, ist die Ermittlung des *Minutenvolumens* (sowohl auf hämodynamischem wie auf chemischem Wege) zu kompliziert, um allgemeine Verwendung am Krankenbett zu finden. Der *Widerstand*, gegen den das Herz arbeitet, läßt sich dagegen leicht durch Messung des arteriellen *Blutdrucks* bestimmen, desgleichen die *Frequenz* des Herzens durch Zählen des Pulses.

Zur *Ausführung* der Funktionsprüfung läßt man den Patienten ein dosiertes Maß von körperlicher Arbeit leisten, die innerhalb der Anforderungen des täglichen Lebens liegt, z. B. Treppensteigen oder das Ausführen von 10 Kniebeugen innerhalb von 15—20 Sekunden, und bestimmt die Pulsfrequenz und den Blutdruck vorher und unmittelbar sowie einige Minuten hinterher. Bei Gesunden geht der Puls nach vorübergehender Zunahme um höchstens 36 Schläge in der Minute spätestens 1—2 Minuten nachher wieder zur Norm zurück. Eine

---

[1] Insbesondere auch vor Narkosen und größeren Operationen sollte man sich genaue Rechenschaft über den Zustand des Zirkulationsapparates geben.

wichtige Fehlerquelle bildet jedoch hierbei psychische Erregung, die ebenfalls zu erheblicher Pulsbeschleunigung führen kann. Der *Blutdruck* steigt normal bei körperlicher Arbeit (aber nicht über 150 mm) und kehrt nach 5 Minuten zur Norm zurück; Sinken desselben ist ein Zeichen von Insuffizienz des Kreislaufs. Doch kann dies Phänomen ausbleiben, wenn nur eine geringe Herzinsuffizienz besteht, da die Blutdrucksenkung erst bei erheblicheren Graden von Kreislaufschwäche einzutreten pflegt (vgl. auch das S. 155 über den diastolischen Druck Gesagte). Auch spielen bei dieser Reaktion daneben andere extrakardiale, im Verhalten der Vasomotoren beruhende Faktoren eine Rolle. Sinken des Drucks bei angehaltenem Atem bedeutet Funktionsschwäche.

Es muß aber betont werden, daß eine Funktionsprüfung, die sich allein auf das Verhalten von Puls und Blutdruck nach Kniebeugen stützt, falls sie ein normales Resultat ergibt, *unzulänglich* ist.

Treten nach der Belastung etwa Rhythmusstörungen wie Galopprhythmus (s. S. 148) oder Herzalternans (s. S. 171) auf, so ist natürlich die Herzschädigung erwiesen.

Einfach ist zwar die von KAUFFMANN angegebene Funktionsprobe; sie besteht in der Prüfung des Verhaltens der Harnmenge beim liegenden Kranken nach Hochlagern der Beine, wodurch beim Vorhandensein latenter Ödeme die Diurese ansteigt (stündliche Harnentleerung). Die Methode ist jedoch nicht eindeutig.

Bei der blutigen *Messung des Venendrucks* nach MORITZ-TABORA spricht eine Erhöhung desselben (normal 4—8 cm Wasser) für Schwäche des rechten Ventrikels; maßgebend darf aber hierbei nur der niedrigste abgelesene Wert sein. Auch läßt sich die Beobachtung verwerten, daß die Venen des in oder über Herzhöhe erhobenen Armes nicht wie normal kollabieren, sondern gefüllt bleiben. Tatsächlich läßt aber die Messung des Venendrucks praktisch oft im Stich, da letzterer nicht nur vom Herzen, sondern auch von einer Reihe extrakardialer Faktoren, wie z. B. vom intrathorakalen Druck, abhängig ist und daher z. B. bei Thoraxstarre trotz Herzschwäche niedrig sein kann.

Eine zuverlässige Funktionsdiagnostik ist von BRAUER sowie von KNIPPING und dessen Schule mit Hilfe der Spiroergometrie ausgearbeitet worden. Durch Feststellen des Sauerstoffverbrauchs in Ruhe und während meßbarer Arbeit und durch Errechnung einzelner Atemwerte können Rückschlüsse auf die Herz- und Kreislauffunktion gezogen werden. Diese Funktionsprüfung ist allerdings an eine größere Apparatur gebunden. Die körperliche Leistung läßt sich objektiv ausdrücken bei Zuhilfenahme eines standardisierten Ergometers. Der Patient dreht eine Kurbel oder tritt Fahrradpedale. Der Mechanismus wird elektrisch gebremst. Somit kann die Messung der Leistung in Watt (1 mkg/sec = 9,81 Watt) erfolgen.

Nicht so genau, aber in der Praxis leicht verwendbar, ist die Durchführung des Atemanhaltetestes (Apnoe-Zeit): Man läßt den Prüfling den Atem in Inspirationsstellung anhalten und zählt die Sekunden, die verstreichen, bis der Untersuchte zu atmen wieder gezwungen ist. Die Normalwerte liegen beim Mann etwa bei 50—70 Sekunden, bei der Frau bei 40—60 Sekunden. Niedrigere Werte legen den Verdacht auf eine zirkulatorische Insuffizienz nahe. Natürlich hängen die Werte auch weitgehend ab von der nervösen Erregbarkeit, dem guten Willen des Prüflings und seinem körperlichen Trainingszustand.

Eine sehr brauchbare *indirekte* Methode ist die intravenöse Verabreichung von 0,3 mg *Strophanthin*: Überschießende Diurese (Kontrolle des Körpergewichtes unmittelbar vor und nach der Probe!), Nachlassen von Beschwerden, Besserung des Schlafes, insbesondere auch die Angabe des Patienten, daß er sich freier fühle, beweisen das Vorhandensein einer, wenn auch latenten Herzinsuffizienz (ALB. FRAENKEL).

Änderungen im Verhalten des Pulses und Blutdrucks bei *Lagewechsel* sind vor allem Symptome einer Labilität des *Gefäßsystems*.

An Veränderungen am *Herzen selbst* sind hier, abgesehen von den groben Symptomen, die früher erwähnt wurden und die bei schwerer Insuffizienz beobachtet werden[1], zu nennen:

1. Der Ausfall des Sinus-*Druckversuches*: die durch Fingerdruck auf den (rechten) Sinus caroticus in der Höhe des Schildknorpels bewirkte starke Verlangsamung oder das Aussetzen oder Kleinerwerden des Pulses macht eine Schädigung der Herzfunktion wahrscheinlich, wenn der Effekt bereits bei geringem Druck erfolgt (Vorsicht!). Ausbleiben der Reaktion schließt letztere indessen nicht aus. 2. Vergleicht man auscultatorisch die Intensität des 2. Aortentons mit der des 2. Pulmonaltons in der Ruhe und findet man nach der Arbeit

---

[1] Nicht angängig ist es, allein aus dem Vorhandensein einer *Vergrößerung des Herzens* bereits auf eine Insuffizienz zu schließen, wie dies oft irrigerweise geschieht. Invidiuen mit vergrößerten Herzen, z.B. bei einem Herzklappenfehler oder bei Hypertension, sind zwar stärker gefährdet als Gesunde; sie können aber noch längere Zeit voll leistungsfähig sein.

(z. B. Kniebeugen) eine Abnahme der Stärke von A_2 bzw. eine Zunahme von P_2, so deutet dies auf eine Insuffizienz des linken Ventrikels. 3. Das Vorhandensein von *Arrhythmien* allein darf dagegen niemals als Beweis für eine Herzinsuffizienz herangezogen werden (vgl. S. 164). 4. Sehr wichtigen Aufschluß über vorhandene organische Herzschädigungen vermag oft das *Ekg* auch dort zu geben, wo Arrhythmien fehlen (vgl. auch S. 150 und 175). Zum Beispiel findet sich ein verbreitertes oder sattelförmiges bzw. gespaltenes P oft bei Vorhofshypertrophie, insbesondere bei Mitralstenose, ferner ein besonders hohes und spitzes P bei abnormer Belastung des Lungenkreislaufs (sog. *P*-pulmonale). Weiter bedeutet ein negatives T in Ableitung I und II eine schwere Herzmuskelschädigung, ebenso wenn T in allen Ableitungen R entgegengerichtet ist; noch schwerer ist die Schädigung, wenn außerdem Spaltung und Verbreiterung von QRS oder Verlängerung von PR vorliegt (vgl. S. 170 bzw. 171). Auch die nach körperlicher Arbeit auftretende zeitliche Verlängerung des in der Ruhe normalen QRS bedeutet für sich allein schon den Beweis eines Herzmuskelschadens (SCHELLONG), desgleichen ein abnorm tiefes Q_3 (wenn seine Länge mehr als $1/4$ der längsten R-Zacke beträgt). Anomalien im Ekg treten mitunter erst nach dem Carotisdruckversuch oder erst im Stehen bzw. erst nach leichter Arbeit auf, z. B. nach mehrmaligem Aufsitzen und Niederlegen im Bett, nach Kniebeugen, nach ergometrischen Belastungen.

Krankheiten des Herzmuskels

Krankheiten des Myokards sind anatomisch teils *entzündlicher*, teils *degenerativer* Art. In zahlreichen Fällen ist die Myokardaffektion nur Begleiterscheinung einer gleichzeitig bestehenden Endo- oder Perikarditis. Da die klinischen Erscheinungen der letzteren einen wesentlich ausgesprochenen Charakter haben und ihre Symptome das Krankheitsbild oft beherrschen, so wird die gleichzeitig bestehende Herzmuskelkrankheit nicht selten erst auf dem Sektionstisch festgestellt.

Die akute Myokarditis

tritt teils im Zusammenhang mit Entzündungen des Endo- oder Perikards auf, wobei oft alle 3 Affektionen gleichzeitig vorhanden sind — sog. *Pankarditis* —, teils bildet sie eine selbständige Affektion.

Anatomisch besteht eine teils diffuse, teils herdförmige zellige Infiltration des interstitiellen Gewebes des Herzmuskels, zu der in wechselndem Maße degenerative Veränderungen der Muskelfasern (Verfettungen, wachsartige und vacuoläre Degeneration usw.) hinzukommen. Letztere können zu erheblichem Muskelfaserschwund führen. Nach Ausheilung bleiben die aus derbem Bindegewebe bestehenden *Myokardschwielen* zurück. Beide Komponenten, die interstitielle Entzündung und die degenerativen Muskelveränderungen, zeigen bei den verschiedenen Krankheitsfällen eine ziemlich weitgehende Unabhängigkeit voneinander, indem einmal die eine, das andere Mal die andere Form der Schädigung überwiegt. Von Fall zu Fall verschieden dem Grade und der Ausdehnung nach ist ferner die Beteiligung des Reizleitungssystems; gelegentlich tritt letztere sogar in den Vordergrund des Bildes.

Krankheitsbild. Die anatomischen Veränderungen erklären eine Reihe von *Funktionsstörungen*, die die Diagnose am Krankenbett ermöglichen: Herabsetzung der Kraft des Herzmuskels, Schädigung des Herzmuskeltonus mit konsekutiver Dilatation, Schädigung der rhythmischen Tätigkeit sowie bei Lokalisation des Prozesses im Hisschen Bündel Beeinträchtigung der Reizleitung.

Die akute Myokarditis tritt im Gefolge von akuten Infektionskrankheiten unter der Einwirkung von Bakterientoxinen auf. Am häufigsten handelt es sich um die Diphtherie und die akute Polyarthritis (besonders der jugendlichen Individuen); seltener kommen Typhus, Paratyphus, Scharlach, Poliomyelitis sowie Grippe in Frage. Über Myocarditis rheumatica s. S. 572. Durch besonders schwere anatomische Veränderungen ausgezeichnet ist die Myokarditis bei *Diphtherie* (vgl. S. 69).

Die *klinischen Symptome* sind teils subjektiver, teils objektiver Art.

Die *subjektiven Symptome*, die aber nur in einem Teil der Fälle vorhanden sind und anfangs vollkommen fehlen können, sind zunehmende Mattigkeit und Apathie, in anderen Fällen ängstliche Erregtheit, weiter Übelkeit, bisweilen heftiges Erbrechen. Unmittelbar auf die Herzerkrankung hinweisende Zeichen sind mitunter Oppressionsgefühl, d. h. Druck auf der

Brust sowie gelegentlich Zeichen von Angina pectoris (vgl. S. 178). Bei sehr schnell sich entwickelnder Stauung in der Leber kann ein dortselbst lokalisierter heftiger Schmerz durch Anspannung der Leberkapsel auftreten (der bisweilen eine akute Gallensteinkolik vortäuscht).

Objektiv findet man regelmäßig eine auffallend blasse Gesichtsfarbe, oft Unruhe und vor allem frühzeitig Veränderungen am Pulse, der weich, klein und frequent wird. Jede Bewegung steigert seine Frequenz, oft ist er außerdem unregelmäßig, teils bestehen Extrasystolen, Arrhythmia absoluta sowie gelegentlich Überleitungsstörungen mit erheblicher Bradykardie, die aber auch ohne Bündelläsion vorkommt.

Oft ergibt das Ekg charakteristische Veränderungen, auch ohne daß Arrhythmien oder Bradykardie nachweisbar sind, so vor allem Knotenbildung sowie Verbreiterung von QRS über 0,1 Sekunden, Verlängerung von PQ, Senkung der ST-Strecke und Abflachung der T-Zacke, ferner abnorm niedrige Ventrikelkomplexe in allen 3 Ableitungen (sog. Nieder-Voltage).

Herzdilatation ist meist erst im weiteren Verlauf nachweisbar; sie kann sehr erhebliche Grade erreichen und sowohl das rechte wie das linke Herz (dieses häufiger) betreffen; doch kann sie auch fehlen. Im Röntgenbild erkennt man die Erschlaffung des Herzmuskels an der sog. Käseglockenform. Die Herztöne sind oft leise und dumpf, nicht selten ist ein systolisches Geräusch über der Spitze oder nahe der Herzbasis zu hören, ohne daß eine Endokarditis zu bestehen braucht; auch beobachtet man Galopprhythmus (s. S. 148) oder den Herzalternans (s. S. 171).

Die übrigen Symptome erklären sich als Folgeerscheinungen der *Herzschwäche*, so die erwähnte perkussorisch nachweisbare Stauung der Leber, die damit zusammenhängende oft positive Aldehyd- und Zinkacetatreaktion des Harns, die Abnahme der Harnmenge im Verein mit Albuminurie und Ansteigen des spezifischen Gewichts (Stauungsharn).

In der Regel besteht neben der Myokarditis als weitere Wirkung der Bakteriengifte eine *Lähmung der Vasomotoren*, speziell im Gebiet der Splanchnici, mit Ansammlung größerer Blutmengen in den Bauchorganen (vgl. S. 216). Daraus wird zugleich das Fehlen der Cyanose, der Dyspnoe sowie peripherer Ödeme bei diesen Fällen verständlich. Der Blutdruck ist auffallend niedrig. Differentialdiagnostisch ist es nicht immer möglich, die einzelnen Symptome nach ihrer Zugehörigkeit zum Herzen oder zu den Gefäßen scharf zu trennen. Plötzliche Kollapszustände im Verlaufe der Krankheit sind hauptsächlich auf Rechnung der Vasomotorenschwache zu setzen.

Der *Verlauf* der akuten Myokarditis ist in den einzelnen Fällen verschieden, wobei die Art der Grundkrankheit von großer Bedeutung ist. Ihre Dauer kann sich auf eine Reihe von Wochen erstrecken; schließlich kommt es zu völliger Heilung; in anderen Fällen erfolgt der Tod schon nach wenigen Tagen oder nach längerer Krankheit. Besonders ungünstig ist die Myokarditis bei Diphtherie (2.—3. Woche), da sie in etwa $1/3$ der Fälle letal verläuft (vgl. S. 69). In manchen Fällen beobachtet man einen Übergang in chronische Myokarditis. Als Residuum der überstandenen Krankheit bestehen dann mäßige Dilatation, leichte subjektive Beschwerden nach Anstrengungen usw.

Therapie s. S. 203.

Chronische Myokarditis

Die chronische Myokarditis ist entweder die Fortsetzung einer akuten Myokarditis oder sie verläuft von vornherein als chronisches schleichendes Leiden. Als Ursache kommt auch hier nicht selten eine vorausgegangene Infektionskrankheit in Frage, u. a. der rezidivierende Gelenkrheumatismus. Auch Fokalinfekte können eine rezidivierende, chronische Myokarditis unterhalten.

Anatomisch sind teils die oben beschriebenen zelligen Infiltrate im interstitiellen Gewebe sowie degenerative Veränderungen an den Muskelfasern, teils als Endprodukt der interstitiellen

Entzündung und des Muskelschwundes die bindegewebigen Myokardschwielen vorhanden, deren Prädilektionsort die Herzspitze und die Hinterwand der linken Kammer sind.

Die *klinischen Erscheinungen* decken sich nur zum Teil mit denen der akuten Myokarditis; sie sind im allgemeinen viel weniger scharf ausgeprägt und entsprechen häufig lediglich den Symptomen einer fortschreitenden Herzmuskelschwäche mit Atemnot, Druck auf der Brust und Beklemmungsgefühl.

Der *objektive* Befund am Herzen ist oft sehr gering. Verbreiterung der Herzdämpfung kann fehlen, in anderen Fällen besteht Dilatation teils der linken, teils der rechten, teils beider Kammern. Die Pulsfrequenz ist oft nicht verändert, doch beobachtet man nicht selten Pulsbeschleunigung mit oder ohne Rhythmusstörungen, letztere teils in Form von Extrasystolen, teils als absolute Arrhythmie (S. 169). Stärkere Bradykardie ist verdächtig auf Lokalisation des Prozesses im Überleitungsbündel. Die Herztöne sind bisweilen dumpf oder leise. Systolische Geräusche über der Mitralis kommen auch hier ohne organische Klappenerkrankungen vor. Temperatursteigerungen werden mitunter, namentlich während einer Verschlimmerung des Prozesses beobachtet.

Die **Diagnose** muß oft per exclusionem gestellt werden, da sich mit Sicherheit oft nur die Herzmuskelinsuffizienz diagnostizieren läßt. Bei älteren Individuen hat man das Bestehen einer Coronaraffektion auszuschließen. Stets ist an die Möglichkeit einer luischen Myokarderkrankung zu denken, zumal diese einer spezifischen Therapie zugänglich ist. Am sichersten läßt sich die Diagnose bei jugendlichen Individuen stellen, bei denen die übrigen ursächlichen Momente einer Herzmuskelinsuffizienz (Arteriosklerose usw.) nicht in Frage kommen. Zum Teil finden sich die S. 151 beschriebenen Veränderungen im Ekg als Hinweis auf einen Herzmuskelschaden.

Therapie s. S. 205.

Herzlues

Sowohl die kongenitale wie die erworbene Lues kann zu spezifischer Erkrankung des Herzens führen. Die tertiäre Herzlues ist eine seltene Krankheit; sie tritt in der Regel erst nach einer längeren Reihe von Jahren nach der Infektion auf.

Anatomisch handelt es sich teils um circumscripte gummöse Prozesse im Myokard, teils um eine diffuse interstitielle Myokarditis. Auch Endokard und Perikard sind bisweilen beteiligt. Prädilektionsort der Gummen ist das Hissche Bündel.

Die Krankheit verläuft oft unter dem Bilde der gewöhnlichen Herzmuskelinsuffizienz ohne besondere charakteristische Symptome. Die Anamnese, die Wa.R. im Blut sowie der Nachweis auf Lues verdächtiger Symptome anderer Organe ist hier von großem Wert. Wesentlich häufiger besteht das S. 228 beschriebene Bild der Aortitis syphilitica. Reizleitungsstörungen (vgl. S. 170) bilden ein für Herzlues besonders charakteristisches Symptom, namentlich in der Form des dauernden vollkommenen Herzblocks. Die *Prognose* richtet sich vor allem nach dem Zeitpunkt des Beginns der spezifischen Behandlung.

Therapie s. S. 230.

Das sogenannte Fettherz

Die bei Fettsucht häufigen Herzbeschwerden hat man früher als Folge einer stärkeren Durchwachsung des Myokards (speziell der rechten Kammer) mit Fettgewebe und dadurch bedingter Schädigung des Herzmuskels erklärt. Das Vorhandensein einer derartigen Fettanhäufung am Herzen ist übrigens mit den klinischen Untersuchungsmethoden nicht diagnostizierbar, die Diagnose „Fettherz" in diesem Sinne daher unmöglich. Andererseits bietet eine derartige *Obesitas cordis* die anatomische Erklärung für manches akute Versagen des Herzens. Die richtiger als „**Herzbeschwerden bei Fettleibigkeit**" zu bezeichnenden Zustände haben vielmehr andere Gründe: vor allem das der schwach entwickelten Muskulatur Fettleibiger entsprechende *muskelschwache Herz*, welches bei dem Mißverhältnis gegenüber dem abnorm großen Körpergewicht leicht insuffizient wird; ferner die bei Fettsucht häufige *Coronarsklerose*, weiter allgemeine *Arteriosklerose* (S. 224) sowie *Hypertension* (S. 231). Dementsprechend sind die Symptome teils die einer einfachen Herzmuskelinsuffizienz, teils die der Angina pectoris usw.

Auch der infolge großer Fettmassen im Abdomen bewirkte Zwerchfellhochstand fördert seinerseits in Form des sog. *gastrokardialen* Symptomenkomplexes (s. S. 221) die Herzbeschwerden. — Mitunter besteht insofern ein Circulus vitiosus, als Herzkranke infolge der durch ihren Zustand bedingten Einschränkung körperlicher Bewegung fettsüchtig werden, wodurch wiederum ihre Herzbeschwerden sich verstärken.

Therapeutisch ist durch diätetische Maßnahmen eine vorsichtige Entfettung anzustreben, vor allem aber die Herzinsuffizienz zu behandeln (vgl. S. 190). Rücksicht auf letztere muß auch bei der Entfettung wie bei der Übungstherapie zur Kräftigung der Muskulatur entscheidend mitsprechen.

Krankheiten der Coronargefäße

Krankhafte Veränderungen der Kranzgefäße können eine Beeinträchtigung der Durchblutung des Herzmuskels verursachen und dadurch ein ernstes Leiden bedeuten. Am häufigsten liegt eine Arteriosklerose zugrunde, in deren Anfangsstadien vielleicht auch nicht ganz selten eine entzündliche (arteriitische) Gefäßaffektion, so z.B. beim visceralen Rheumatismus (s. S. 571). Je mehr diese mit einer Einengung des Lumens der Gefäße einhergehenden Wandveränderungen sich in die feinen Verzweigungen der Coronararterien hinein erstrecken, desto stärker ist die Blutversorgung der Herzmuskelzellen gefährdet. Eine unzureichende Sauerstoffversorgung der Zellen führt zu Entartungen in den Zellen, und den höchsten Grad der Entartung stellt die Nekrobiose dar. Nekrobiotisch gewordene Bezirke werden durch Bindegewebe ersetzt. So finden sich bei ausgedehnter Arteriosklerose der feineren Coronararterienäste neben degenerativen Zellveränderungen verschiedenen Grades multiple kleinste Bindegewebsschwielen im Myokard (Myodegeneratio cordis). Degenerative Herzmuskelzellveränderungen mit Einbuße an Kontraktionskraft sind das pathologisch-anatomische Substrat der kardialen Insuffizienz. Am stärksten ist bei der Arteriosklerose der Kranzgefäße gewöhnlich die Arteria coronaria sinistra mit ihren Verzweigungen erkrankt, so daß sich die kleinen disseminierten ischämischen Herzmuskelnekrosen, welche sich in bindegewebige Schwielen verwandeln, vor allem in den inneren Wandschichten des linken Ventrikels vorfinden. Die Funktionsbeeinträchtigung zeigt sich dementsprechend zunächst als Insuffizienz des linken Herzens.

Nicht ganz selten beruht die mangelhafte Blutversorgung des Herzmuskels darauf, daß eine Aortenlues infolge von Schrumpfung des luischen Granulationsgewebes die Abgangsstellen der Coronarien aus der Aorta einengt. Es kann bis zu einem den Tod herbeiführenden Verschluß eines Coronarostiums kommen. Auch rheumatisches Granulationsgewebe hat man in der Aortenwand und an den Coronarostien als Ursache ihrer Stenosierung gefunden. Schließlich ist bisweilen eine anlagebedingte Hypoplasie der Coronarien oder einzelner ihrer Äste der Grund für eine herabgesetzte Durchblutung einzelner Herzmuskelteile. Bei Hinzutreten einer Gefäßkrankheit leidet dann die Blutversorgung besonders erheblich.

Ereignet sich eine Thrombosierung in einem Coronararterienast, dann bilden sich im Bereich des von der Blutversorgung ganz abgeschnittenen Bezirks ausgedehnte, makroskopisch sichtbare Nekrosen mit schwerwiegenden, u. U. katastrophalen Folgen aus (s. S. 179).

Eine Arteriosklerose der Coronargefäße, zumal der größeren Äste, wird bei älteren Menschen autoptisch oft festgestellt, ohne daß bei Lebzeiten ernstere Herzstörungen bestanden hätten. Andererseits sind bei jüngeren Menschen, die während des Lebens sehr lebhafte pectanginöse Beschwerden hatten oder ganz plötzlich bei dem ersten Schmerzanfall dahingerafft wurden, weil sich eine Coronarthrombose eingestellt hat, die organischen Wandveränderungen vielfach auffallend geringfügig. Man nimmt an, daß zu den anatomischen Veränderungen funktionelle Störungen der Coronargefäße in Form von neurogen ausgelösten Spasmen hinzutreten können, wie überhaupt die Ansprechbarkeit im Vegetativum und die psychische Verfassung beim Zustandekommen der Coronarbeschwerden häufig eine wichtige Rolle zu spielen scheinen. Nicotin steigert gewöhnlich die Beschwerden.

Von H. REIN ist der funktionelle Begriff der Coronarinsuffizienz aufgestellt worden, welcher besagt, daß ein Mißverhältnis zwischen Blutbedarf des Herzmuskels und Blutangebot durch die Coronarien besteht. Ein solches Mißverhältnis kann sich auch dann einstellen, wenn an den Herzmuskel besonders hohe Anforderungen gestellt werden. Als Beweis dafür, daß mangelhafte Blutversorgung des Herzmuskels auch ohne organische Coronarerkrankung vorkommt, wird auf Beobachtungen bei paroxysmaler Tachykardie (s. S. 168), ferner bei Kohlenoxydvergiftung sowie endlich bei extremer körperlicher, z. B. sportlicher Überanstrengung hingewiesen. Es wurde bereits erwähnt, daß ungenügende Blutversorgung des Herzmuskels zu dessen Schädigung und schließlich zu dessen Insuffizienz fuhren kann. Nun ist auch noch zu bedenken, daß jede Herzinsuffizienz ihrerseits eine Steigerung des Sauerstoffverbrauchs im Herzmuskel mit sich bringt. Auch eine Tachykardie geht mit Sauerstoffverbrauchssteigerung im Herzmuskel einher. Durch Stärkung des Herzmuskels, z. B. durch Strophanthin, oder durch die Beseitigung einer Tachykardie wird die Sauerstoffbilanz im Herzmuskel verbessert.

Klinisch sind häufig, sogar bei schwerem anatomischem Befund, lediglich die Zeichen der Herzmuskelschwäche vorhanden, so daß die Beteiligung der Coronarien erst durch das Ekg oder überhaupt nur bei der Sektion gefunden wird, während zu Lebzeiten Erscheinungen in Form von Schmerzen vermißt wurden; das kommt sogar gelegentlich bei dem schwersten Folgezustand der Störung der coronaren Blutversorgung vor, den es überhaupt gibt, bei ausgedehntem Herzinfarkt.

Ein, wenn es vorhanden ist, führendes Symptom bei der Coronarsklerose stellt der *Angina pectoris*-Anfall dar. Er besteht in heftigen, beklemmenden Schmerzen in der Herzgegend und ist vielfach mit elementarer Todesangst verbunden. Die erste klassische Beschreibung des Krankheitsbildes stammt von W. HEBERDEN (1798).

Intensität und Dauer der *Anfälle* sind sehr verschieden; sie wechseln von leichtem Oppressionsgefühl bis zu furchtbaren Schmerzen mit Todesangst und Vernichtungsgefühl und dauern oft nur wenige Minuten, bisweilen aber auch viele Stunden. Der hinter dem Brustbein, selten in der Gegend der Herzspitze lokalisierte, teils bohrende, teils krampfende Schmerz strahlt oft in den linken Arm und die ulnare Hälfte der linken Hand aus, seltener in die rechte Seite und in den Kopf. Bisweilen beginnt er statt in der Herzgegend an anderen Stellen, z. B. im Abdomen. Man unterscheidet *zwei Arten* von Anfällen, solche, die nach körperlicher Anstrengung und andere, die in der Ruhe, z. B. nachts im Schlafe auftreten; letztere sind im allgemeinen prognostisch ernster zu bewerten. Der Patient sieht in einem schweren Anfall blaß, verfallen und schwer leidend aus; er vermeidet jede Bewegung, muß beim Gehen stehenbleiben, vermeidet zu sprechen, hat gelegentlich Brechreiz, bisweilen Speichelfluß und ist oft mit kaltem Schweiß bedeckt. Im Anfall, der eine reversible Durchblutungsstörung im Gegensatz zur irreversiblen Durchblutungsstörung bei Conorarthrombose darstellt, findet sich gewöhnlich Blutdrucksteigerung.

Für die Diagnose der Coronarsklerose ist in erster Linie der Nachweis echter stenokardischer Anfälle entscheidend; sodann ist das Ekg von erheblicher Bedeutung, zumal es bisweilen auch eine retrospektive Diagnose ermöglicht. Charakteristisch sind Veränderungen des *ST*-Stückes und der *T*-Zacke (vgl. S. 151): Tiefertreten des oft etwas muldenförmigen *ST*-Stückes unter die isoelektrische Linie sowie Abflachung bzw. Negativwerden von *T*, beides in mindestens 2 Ableitungen. In zweifelhaften Fällen mit negativem Ekg-Befund hat man durch einen (keineswegs immer harmlosen!) Arbeitsversuch, z. B. durch Treppensteigen oder durch Einatmen eines O_2-armen Luftgemisches (8% O_2 und 92% N), ein pathologisches Ekg erzielt und damit die Diagnose bestätigt. Im übrigen ist zu beachten, daß der Ekg-Befund stets nur im Zusammenhang mit dem klinischen Bilde bewertet werden soll (ähnliche Veränderungen des *ST*-Stuckes beobachtet man z. B. vorübergehend auch nach stärkerer Digitalisierung sowie bei Hypoglykämie usw.).

Die Entstehung der Schmerzen, die man früher teils in der Aortenwand, teils in der Wand der Kranzgefäße lokalisierte, wird heute mit dem akuten Sauerstoffmangel (Hypoxämie, F. BÜCHNER) des Herzmuskels erklärt. Hierfur sprechen der Schmerz im arbeitenden Skeletmuskel, dessen Gefäße abgeschnürt sind, sowie der von F. BUCHNER erbrachte Beweis, daß im Experiment Arbeit bei Sauerstoffmangel die gleichen Ekg-Veränderungen wie bei Coronarsklerose bewirkt. Immerhin spricht vieles dafür, daß bei der Entstehung der charakteristischen stenokardischen Anfalle neben der Hypoxämie auch eine pathologische Reizbarkeit der kranken Coronararterien eine Rolle spielt.

Die Anfalle können häufig oder in großen Zwischenräumen auftreten. Sie werden oft durch Aufregungen, körperliche Anstrengung, Hautreize (Kälte), durch einen vollen Magen sowie durch Rauchen ausgelöst, treten aber auch nachts im Schlaf auf. Eigenartig ist die nicht selten zu konstatierende Tatsache, daß mit Zunahme der Herzschwäche die stenokardischen Anfalle an Heftigkeit abnehmen oder bisweilen sogar völlig verschwinden.

Ähnlich, aber harmlos ist das Bild der nervosen *Pseudoangina* (Angina pectoris vasomotorica) als Ausdruck einer vegetativen Labilität (s. S. 220). Anginaartige Zustande werden ferner durch eine akute Myokarditis, durch eine Perikarditis sowie bei hochgradiger Dilatation des linken Vorhofs infolge von mechanischer Kompression der Coronarien, mitunter auch bei pyroxysmaler Tachykardie beobachtet. Differentialdiagnostisch kommen, wenn die stenokardischen Schmerzen besonders in das Epigastrium ausstrahlen, Steinkoliken, akute Pankreasnekrose, Magenperforation, Beschwerden bei Hiatushernien (vgl. S. 369) sowie tabische Krisen in Betracht.

Ein besonders schwerer und langdauernder stenokardischer Anfall (Status anginosus) ist verdächtig auf einen **Herzinfarkt,** also auf eine irreversible Durchblutungsstörung auf dem Boden einer Coronararterienthrombose. Solcher Anfall ist dadurch ausgezeichnet, daß er mit starkem Schweißausbruch und Kollapssymptomen vergesellschaftet ist und daß der Schmerz auf Nitropräparate nicht reagiert. Der Blutdruck ist während des schweren Schmerzanfalles gelegentlich gering erhöht, viel weniger allerdings als bei dem auf einer reserviblen Durchblutungsstörung beruhenden Angina pectoris-Anfall, oft aber schon im Anfall pathologisch erniedrigt. Die Diagnose Herzinfarkt erfährt eine Bestätigung, wenn nach Aufhören des Schmerzes der Blutdruck in der Folgezeit niedrig bleibt, wenn 1 oder 2 Tage nach dem Anfall Temperatursteigerung über längere Zeit hinweg auftritt und wenn sich eine Leukocytenvermehrung und eine Erhöhung des Nüchternblutzuckers einstellen. Bei nach vorne zu gelegenen Infarkten kann einige Tage nach dem Anfall perikarditisches Reiben hörbar werden. Der in der Regel im Bereich des linken Ventrikels anzutreffende Infarkt kann eine akute Insuffizienz dieses Herzabschnitts herbeiführen, wobei von der geringfügigen Lungenstauung bis zum Lungenödem alle Schweregrade in Erscheinung treten können.

Die Lokalisation eines Infarktes ergibt sich aus folgender Aufteilung der Kranzadern: Der absteigende Ast der linken Coronararterie versorgt die Vorderwand des linken Ventrikels, die Herzspitze und die vordere Hälfte des Ventrikelseptums. Die rechte Coronararterie versorgt die Wand des rechten Ventrikels, die hintere Septumhälfte und einen Teil der Hinterwand des linken Ventrikels. Der andere Teil der Ventrikelhinterwand fällt der Versorgung des Ramus circumflexus der linken Coronararterie zu. Die Kranzarterien des Herzens sind zwar durch Anastomose miteinander verbunden. Diese Austauschmöglichkeit im Kranzgefäßsystem hat jedoch ihre Grenzen. Somit bedeutet eine embolische Verstopfung in einer der Verzweigungen eine oft lebensbedrohliche Abdrosselung eines Herzmuskelabschnittes von der arteriellen Blutversorgung (BÜCHNER).

Wenn auch die topographische Diagnose für die **Prognose** im allgemeinen unbedeutend ist, so kommt dem Ekg nicht nur in der Erkennung, sondern auch bezüglich der Lokalisation eines Infarktes eine wesentliche Bedeutung zu. Vor allem mittels der Brustwandableitungen läßt sich der Infarkt qualitativ und quantitativ genau beschreiben (Abb. 14 und 15).

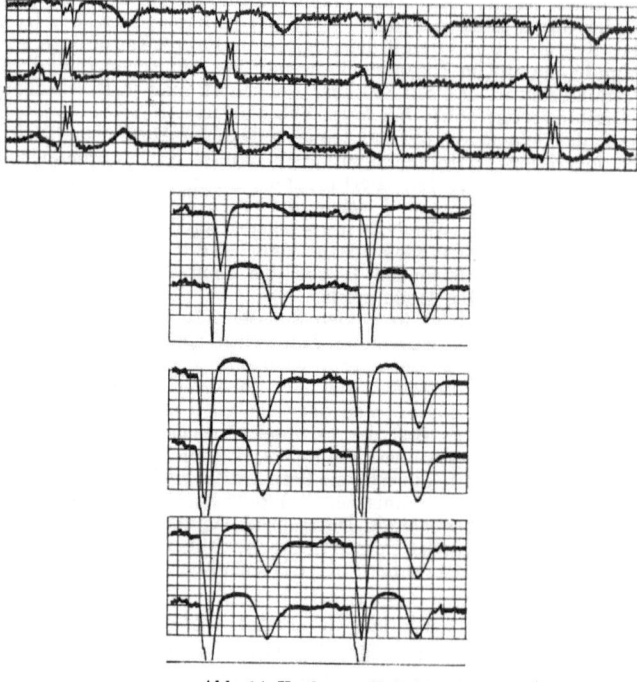

Abb. 14. Vorderwandinfarkt

Das *elektrokardiographische* Bild bietet folgende Merkmale: Die T-Welle erfährt eine Umkehr, wird negativ und zugespitzt. Bei tiefer greifenden und andauernden Veränderungen kommt es zu einer Verlagerung der ST-Strecke. Die Ableitungen, die sich über der ver-

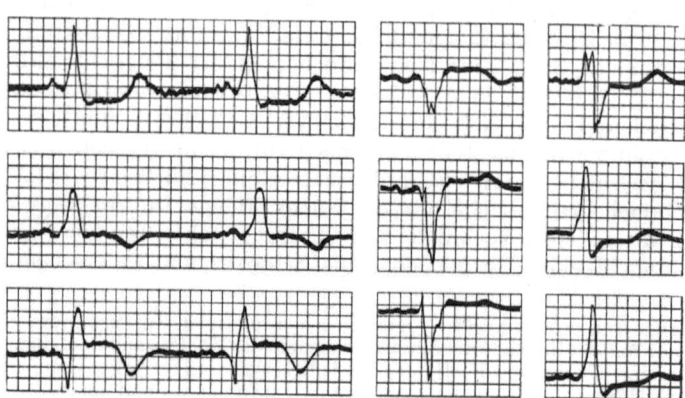

Abb. 15. Hinterwandinfarkt

letzten Gegend befinden, weisen eine gehobene ST-Strecke auf. In den diametral gegenüberliegenden Ableitungen ist die ST-Strecke gesenkt. Die Verlagerung der ST-Strecke bewegt sich immer in entgegengesetzter Richtung der T-Welle. Zu Veränderungen des QRS-Komplexes kommt es erst bei entstandenen Nekrosen. Die Art und der Grad der Veränderungen werden von der Lage dieser Nekrosen im Myokard und ihren räumlichen Beziehungen zu den Elektroden bestimmt. Die über den Nekrosen liegenden Ableitungen beschreiben eine Anfangsnegativität (negative Q-Zacke) mit einer R-Zacke von verkleinerter Amplitude. Diese Veränderungen sind meist irreversiel. Die Infarktzeichen laufen etwa folgendermaßen ab: Im akuten Stadium kommt es zu einer Hebung und zu einer konvexen Deformierung der ST-Strecke. Nach einigen Tagen tritt die tiefe Q-Zacke in Erscheinung. Die ST-Deformierung beginnt sich auszugleichen, die T-Welle erscheint deutlich negativ. Das wird als Folge des verzögerten Erregungsrückganges an den Grenzen der infarzierten Myokardbezirke gedeutet. Nach mehreren Wochen kann die ST-Strecke sich völlig normalisiert haben (zumindest in den Extremitätenableitungen), das T dagegen ist noch negativ, wenn auch nicht mehr so ausgeprägt.

Es muß betont werden, daß die elektrokardiographische Entwicklung des Infarktes streng von dem klinischen Verlauf zu trennen ist.

Bei einem Vorderwandinfarkt finden sich die charakteristischen Veränderungen in den Ableitungen I, VL und in allen medianen Brustwandableitungen. Es handelt sich dabei zumeist um einen Verschluß des Ramus descendens der linken Coronararterie.

Der Hinterwandinfarkt ist in den Brustwandableitungen oft nicht zu erkennen. Die Infarktzeichen finden sich dagegen angedeutet in den Ableitungen V1—V4, noch deutlicher in den Extremitätenableitungen III und VF. Dabei ist eine ausgeprägte Q-Zacke in VF beweisend. Es handelt sich bei diesen Veränderungen meistens um eine Thrombose im Stamm der rechten oder im Ramus circumflexus der linken Kranzarterie.

Außerdem lassen sich mehr oder weniger deutlich lokalisieren die Lateral-, die Innenschicht- und die Septuminfarkte. Letztere gehen verständlicherweise mit Störungen in der Erregungsausbreitung einher.

Der Herzinfarkt ist in jedem Fall eine sehr ernste Affektion. Gleich im Beginn des Anfalls kann das tödliche Ende eintreten (Sekundenherztod vgl. S. 170). Wird der Anfall überwunden, dann besteht die Gefahr einer weiteren Thrombose in einem anderen Coronararterienast. Auch durch Apposition von thrombotischem Material stromaufwärts kann ein weiterer von der befallenen Arterie abgehender Ast verlegt und damit ein noch größerer Bezirk von der Zirkulation abgeschlossen werden. Ferner drohen Gefährdungen durch eine Insuffizienz des linken Ventrikels und durch Thromben, die sich am Endokard im Bereich des Infarkts absiedeln oder durch Thrombosen in den großen Körpervenen bei dem Kranken, der mit schlechter Kreislaufleistung zu strenger Ruhelage gezwungen ist. So sind Embolien in den großen Kreislauf, zumal ins Gehirn, von wandständigen Thromben im linken Ventrikel oder Lungenembolien von Thromben in den großen Körpervenen her noch wochenlang mögliche Ursachen für einen letalen Ausgang. Des weiteren kann der nekrobiotische Infarktbereich dem intraventrikulären Blutdruck allmählich nachgeben, so daß schließlich ein Herzwandaneurysma resultiert, das der Gefahr einer Ruptur mit abundanter Blutung in die Perikardhöhle und Herzbeuteltamponade unterliegt. Die bindegewebige Organisation des nekrobiotischen Bereichs nimmt etwa 6 Wochen in Anspruch. Es gibt Herzinfarkte, die, ohne das typische Schmerzsyndrom hervorzurufen, als sog. stumme Infarkte lediglich das Bild einer akuten Herzschwäche darbieten. Herzinfarkte werden wie die essentielle Hypertonie in zunehmender Häufigkeit beobachtet, zumal bei Menschen, die einer übermäßigen beruflichen Beanspruchung ausgesetzt sind (vgl. S. 232). Oft finden sich unter den Kranken mit Herzinfarkt starke Raucher.

Therapie der Coronarsklerose s. S. 206, des Herzinfarkts S. 209.

Krankheiten des Endokards

Endokarditis

Entzündungen des Endokrads lokalisieren sich in der Hauptsache an den Herzklappen, und zwar mit besonderer Vorliebe an denjenigen der Mitralis und Aorta, während die Tricuspidal- und Pulmonalklappen viel seltener befallen werden. Häufig sind Mitralis und Aortenklappen gleichzeitig erkrankt. Man *unterscheidet* anatomisch die *Endocarditis simplex* s. *verrucosa* und die *Endocarditis septica* s. *ulcerosa*, die auch klinisch voneinander zu trennen sind.

Der **anatomische** Befund bei frischer *Endocarditis verrucosa* besteht in kleinen warzenartigen Auflagerungen von grauweißer Farbe, die sich anfangs abwischen lassen; sie finden sich hauptsächlich am Schließungsrand der Klappen und bestehen aus Blutplättchen, Leukocyten, Erythrocyten und geringen Mengen von Fibrin; sie sitzen dem an diesen Stellen vom Endothel beraubten Klappengewebe auf. Bei längerem Bestehen werden sie bindegewebig organisiert, wodurch Verdickungen und Schrumpfungen der Klappen sowie Verwachsungen derselben untereinander zustande kommen (Endocarditis fibrosa). Die Folge ist eine Störung der Ventilfunktion der Klappe (bleibender Herzklappenfehler). Während in einem Teil der Fälle der Prozeß damit sein Ende erreicht und unter Hinterlassung der Klappenveränderungen ausheilt, kommt es in anderen Fällen zu neuen Schüben, indem sich auf den von früher her veränderten Klappen neue Warzchen niederschlagen, die in der gleichen Weise organisiert werden und zu einer weiteren Deformierung und Erstarrung der Klappensegel führen: sog. *rekurrierende Endokarditis*. Bisweilen lösen sich Teile der Auflagerungen von den Klappen ab, werden vom Blutstrom fortgerissen und in andere Organe geschwemmt, so daß *Embolien* entstehen.

Bei der *ulcerösen* Endokarditis kennzeichnet sich die Bösartigkeit des Prozesses durch sein schnelles Eindringen in die Tiefe des Klappengewebes und die in kurzer Zeit sich entwickelnden schweren Zerstörungen mit Geschwürsbildung. Gleichzeitig entwickeln sich die gleichen thrombotischen Auflagerungen wie bei der Endocarditis simplex, nur daß sie oft eine viel größere Mächtigkeit besitzen. In den erkrankten Teilen findet man im Gegensatz zu ersterer massenhaft Bakterien. In viel höherem Grade besteht hier die Neigung zur Loslösung und embolischen Verschleppung von nekrotischem und thrombotischem Material, wodurch massenhaft Keime über den ganzen Körper ausgestreut werden. Embolische miliare Abscesse und eitrige Infarkte sind eine häufige Folgeerscheinung. Häufig ist die Endokarditis mit *Myokarditis* und *Perikarditis* vergesellschaftet, so daß eine sog. *Pankarditis* besteht.

Am Krankenbett diagnostizierbar sind nur die Klappenveränderungen; Wandendokarditis sowie wandständige Thromben selbst von beträchtlicher Größe bewirken keine klinischen Symptome.

Endocarditis simplex. Sie tritt als akute Krankheit vor allem im Verlauf des Gelenkrheumatismus (in etwa 60% bei Kindern, in 35% bei Erwachsenen). und zwar mit Vorliebe in der 2. Woche auf, ferner bei Chorea minor, Pneumonie, Scharlach (Anfang der 3. Woche), Pocken, Masern, Gonorrhoe sowie im Anschluß an Anginen. Erfahrene Kliniker haben früher immer wieder darauf hingewiesen, daß sich in der Anamnese von Kranken, besonders von Frauen, die eine abgelaufene Endokarditis aufweisen, sehr oft tuberkulöse Lungenerkrankungen finden. Nicht selten finden sich endokarditische Veränderungen als zufälliger Sektionsbefund, ohne klinisch in die Erscheinung getreten zu sein.

Krankheitsbild. Zu den Allgemeinerscheinungen, die den Eintritt einer Endokarditis anzeigen, gehört vor allem *Fieber*, namentlich wenn, wie z. B. bei Polyarthritis oder Scharlach, vorher bereits Entfieberung eingetreten war. Das Fieber ist nie sehr hoch; gelegentlich kann es auch vollkommen fehlen. Im übrigen beschränkt sich das Bild in der Hauptsache auf subjektive und objektive *Symptome seitens des Herzens:* vor allem Herzklopfen, nicht so häufig Druckgefühl und Schmerzen in der Herzgegend. Die *objektiven* Zeichen können sehr spärlich sein und sind oft nicht eindeutig. Die Herztätigkeit ist erregt, der Puls beschleunigt, weich, meist regelmäßig oder zeitweise infolge einzelner Extrasystolen unregelmäßig. Bei Lokalisation an der Mitralis wird der 1. Ton an der Spitze oder an der Pulmonalis unrein, woran sich die Entwicklung eines systolischen Geräusches dortselbst anzuschließen pflegt. Bedeutung erhält dieses namentlich, wenn sich weiter auch eine Akzentuation des 2. Pulmonaltons herausbildet. Gleichzeitig ist oft eine mäßige Herzdilatation nach links, bisweilen auch nach rechts zu konstatieren. Vielfach jedoch fehlen Geräusche und Dilatation.

Während diese Symptome der Mitralendokarditis namentlich anfangs wenig charakteristisch sind und systolische Geräusche insbesondere an der Spitze und der Mitralis bei den verschiedensten fieberhaften Erkrankungen ohne Endokarditis vorkommen, ist die seltenere Erkrankung der *Aortenklappen* an dem frühzeitig auftretenden charakteristischen diastolischen Geräusch der Aorteninsuffizienz (S. 186) mit größerer Sicherheit zu erkennen. Dilatation des Herzens wird auch hier beobachtet. Der für diesen Klappenfehler bezeichnende Pulsus celer pflegt erst später in die Erscheinung zu treten. Lokalisation der Endokarditis an der *Tricuspidalis* und *Pulmonalis*, vor allem an der letzteren, ist sehr selten. Auf eine Tricuspidalerkrankung weist unter Umständen ein rasch auftretender positiver Venenpuls (vgl. S. 154) hin.

Die Deutung des Krankheitsbildes der Endokarditis ist namentlich im Anfang oft deshalb schwierig, weil die eine Endokarditis erzeugenden Noxen ebensooft eine Schädigung des Herzmuskels bewirken und diese infolge von Herzdilatation ebenfalls nicht selten zum Auftreten von systolischen Geräuschen als Ausdruck einer muskulären Klappeninsuffizienz führt (vgl. Klappenfehler, S. 185). Auch die im Verlauf einer Endokarditis frühzeitig eintretende Herzverbreiterung, ferner Überleitungsstörungen oder Herzblock mit starker Bradykardie (namentlich bei Gelenkrheumatismus) sind nicht auf die Endokarditis, sondern auf die daneben bestehende Herzmuskelerkrankung zu beziehen. In vielen Fällen wird man die Endokarditis mit Sicherheit erst *retrospektiv* einige Wochen nach ihrem Beginn diagnostizieren können, wenn es zur vollen Entwicklung eines Klappenfehlers gekommen ist.

Zu den nicht häufigen *Folgeerscheinungen* der Endocarditis simplex gehört die *embolische* Verschleppung von thrombotischem Material der Herzklappen speziell in Nieren, Milz, Gehirn, Darm usw. mit entsprechenden klinischen Erscheinungen.

Die **Prognose** der Endocarditis simplex ist quoad vitam in der Regel günstig, während hinsichtlich der restlosen Ausheilung oder der Größe des hinterbleibenden Klappendefektes sich im einzelnen Fall nichts Sicheres voraussagen läßt. Relativ am günstigsten sind die Fälle von Endokarditis nach Chorea im Kindesalter. Auch bezüglich des späteren Rekurrierens einer Endokarditis ist die Prognose völlig unsicher. Therapie s. S. 203.

Die **Endocarditis septica** stellt eine Teilerscheinung einer allgemeinen Sepsis dar, bei der sie in etwa 20% aller Fälle beobachtet wird. Die häufigsten Erreger sind Streptokokken, Staphylokokken, Pneumokokken u. a. In der Regel gelingt es, aus dem Blute die entsprechenden Erreger zu züchten.

Das *Krankheitsbild* entspricht dem im Abschnitt Sepsis (S. 90) geschilderten Verhalten. Es sei daher auf dieses Kapitel verwiesen. Auch hier ist das linke Herz, und zwar vor allem die *Mitralis*, wesentlich häufiger als das rechte befallen. Die klinischen Erscheinungen seitens des Herzens sind die gleichen wie die bei der Endocarditis simplex. Nicht selten treten jedoch die Symptome der Endokarditis bei der Schwere der übrigen Krankheitssymptome der Sepsis in den Hintergrund.

Da wie auch bei anderen hochfieberhaften Zuständen bei Sepsis sehr häufig systolische Herzgeräusche ohne den anatomischen Befund einer Endokarditis auftreten, so ist bei der Diagnose Vorsicht geboten. Auch hier hat vor allem das Auftreten *diastolischer* Geräusche besonderen diagnostischen Wert. *Beweisend* für eine septische Endokarditis sind ferner das Auftreten multipler *Embolien* in der Haut sowie unter Umständen gewisse Veränderungen der Retina. Die Hautembolien bestehen aus linsen- bis pfennigstückgroßen Hämorrhagien, die zum Teil im Zentrum nekrotisch werden und sich mitunter in Eiterpusteln verwandeln, die zu Geschwursbildung führen. Auch die Netzhautveränderungen bestehen aus kleinen hämorrhagischen Herden oder weißen Flecken. Doch haben sie nur dann diagnostischen Wert, wenn nicht gleichzeitig eine schwerere Anämie besteht, bei der ganz ähnliche Netzhautveränderungen auftreten. Mitunter schließt sich eine eitrige Ophthalmie an, die die Diagnose sichert. Embolien in anderen Organen bewirken in der Regel keine so charakteristischen Erscheinungen, daß sie sich von den gewöhnlichen blanden Embolien sicher unterscheiden lassen.

Die chronische *Endocarditis lenta* bei Viridanssepsis vgl. S. 94.

Die *Prognose* der septischen Endokarditis ist mit geringen Ausnahmen absolut infaust. Die *Therapie* entspricht derjenigen bei Sepsis (s. S. 96).

Herzklappenfehler (Vitium cordis)

Klappenfehler sind anatomisch begründete und daher dauernde Störungen in der Ventilfunktion einer Herzklappe. Dieselben können erstens auf Schlußunfähigkeit (Insuffizienz) einer Klappe beruhen, die zur Folge hat, daß der

Blutstrom das Ostium zu einem Zeitpunkt passiert, wo dasselbe normalerweise verschlossen ist. Die Stromrichtung ist dabei der Norm entgegengesetzt. Das Pendelblut bedeutet eine vermehrte Volumenbelastung für den Ventrikel, der es zu bewältigen hat. Eine zweite Art von Klappenfehlern entsteht, wenn die Klappensegel untereinander narbig verwachsen (vgl. Endokarditis S. 181) und dadurch in ihrer vollen Entfaltung behindert sind, und das Ostium in dem Moment, in dem es sich normal für den Blutstrom weit öffnen soll, verengert bleibt: Klappenstenose. Derjenige Ventrikel, der die Stenose zu überwinden hat, unterliegt einer gesteigerten Druckbelastung (bei der Aortenstenose der linke, bei der Mitralstenose der rechte Ventrikel). Da die Verengerung oft mit gleichzeitiger Erstarrung der erkrankten Klappensegel verbunden ist, so erklärt sich das häufige Hinzutreten einer Insuffizienz zu einer Stenose; aber auch das Umgekehrte kommt vor, wie überhaupt kombinierte Klappenfehler recht häfuig sind. Es gibt *erworbene* und *angeborene* Herzklappenfehler. (Die sog. relative Insuffizienz s. S. 185.) Ursachen der erworbenen Klappenfehler sind in erster Linie Endokarditis, ferner Arteriosklerose und Lues, in seltenen Fällen Traumen. Die Heredität spielt eine gewisse Rolle. Bezüglich der Herzgeräusche sei auch auf S. 149 verwiesen.

Erworbene Klappenfehler finden sich hauptsächlich am *linken* Herzen, wahrend am *rechten* im wesentlichen nur angeborene Vitien und relative Insuffizienzen vorkommen.

Die Mitralinsuffizienz ist der häufigste aller Klappenfehler.

Während der Systole flutet hier ein Teil des Blutes aus dem linken Ventrikel durch die insuffiziente Mitralklappe in den linken Vorhof zurück, so daß dieser und der ganze Lungenkreislauf mit Blut überfüllt sind und die dadurch bewirkte Stauung sich bis in den rechten Ventrikel fortsetzt. Die unmittelbaren Folgen der Schlußunfähigkeit der Mitralis sind folgende: 1. Dilatation des linken Vorhofs, der von zwei Richtungen Blut erhält, und zwar von den Venen und durch die insuffiziente Klappe von der linken Kammer. 2. Die aus dem linken Vorhof während der Diastole in die linke Kammer fließende vermehrte Blutmenge bewirkt eine Dilatation der linken Kammer, die zugleich hypertrophiert, da sie ein größeres Blutvolumen systolisch auszutreiben hat. 3. Auch die rechte Kammer hypertrophiert, da sie die Stauung im kleinen Kreislauf zu überwinden hat. Solange sie dieser Aufgabe gerecht wird, macht die Kreislaufstörung an der rechten Kammer halt, ohne auf den rechten Vorhof überzugreifen.

Symptome. Der verstärkte, d. h. hebende Spitzenstoß befindet sich an normaler Stelle oder ist etwas nach links und bisweilen nach unten (6. Intercostalraum) verlagert und zugleich ein wenig nach rechts verbreitert. Bei jugendlichen Individuen ist die Herzgegend bei längerem Bestehen des Vitiums etwas vorgewölbt (Voussure). Besonders bei kurzem Sternum sowie nach tiefer Inspiration ist die Hypertrophie der rechten Kammer an der verstärkten epigastrischen Pulsation mit dem Auge und palpatorisch wahrzunehmen. Mit der aufgelegten Hand spürt man mitunter in der Gegend der Herzspitze ein mit der Systole synchrones Schnurren („Katzenschnurren"). Die Dämpfungsfigur ist entweder vollkommen normal oder nach links und meist auch etwas nach oben verbreitert, so daß eine etwa viereckige Form resultiert. Auscultatorisch besteht ein systolisches Geräusch über der linken Kammer, das einen scharfen oder blasenden Charakter hat und nicht selten den ersten Ton verdeckt. Am lautesten ist es über der Herzspitze und pflanzt sich von da namentlich nach der Gegend der Pulmonalis und des linken Herzohrs (Richtung des regurgitierenden Blutstroms!) fort. Der 2. Pulmonalton ist deutlich akzentuiert, auch kann man mit der Hand den verstärkten diastolischen Schluß der Pulmonalklappen deutlich tasten. Der Radialpuls verhält sich ungefähr normal.

Dekompensation der Mitralinsuffizienz verrät sich durch die Erweiterung des rechten Vorhofs mit Verbreiterung der Dämpfung nach rechts, mitunter durch Verringerung der

Akzentuation des 2. Pulmonaltons, ferner durch Cyanose wechselnden Grades und die übrigen Stauungserscheinungen als Zeichen der Herzinsuffizienz.

Im Röntgenbild zeigt das „Mitralherz" eine rundliche, kugelförmige Gestalt. Bisweilen ist der 2. linke Bogen (vgl. S. 146) stärker vorgewölbt; doch wird er oft bei stärkerer Dilatation der linken Kammer infolge von Ausdehnung derselben nach oben von dieser überlagert.

Die *Diagnose* der Mitralinsuffizienz ist oft schwierig; nicht selten ist sie bei einmaliger Untersuchung nicht mit Sicherheit zu stellen, was vor allem daran liegt, daß systolische Geräusche über dem linken Herzen auch ohne Klappenerkrankung sehr häufig sind (vgl. auch S. 149). Über der Pulmonalis ist ein lautes systolisches Geräusch bei älteren Kindern bis zum 14. Jahre ungemein häufig, es findet sich besonders bei flachem Thorax und ist völlig bedeutungslos. Fast jede Anämie stärkeren Grades geht mit einem systolischen Geräusch einher. Schließlich kommt im Verlauf von akuten fieberhaften Erkrankungen sehr häufig an der Herzspitze ein systolisches Geräusch vor, das man durch die unter der Einwirkung der Erkrankung zustande kommende mangelhafte Kontraktion des Herzmuskels und speziell der Papillarmuskeln erklärt; es kommt dann auch bei intakten Klappen zu einer Schlußunfähigkeit derselben, demnach zu dem gleichen Effekt wie bei echter Mitralinsuffizienz. Man spricht hier von muskulärer oder *relativer Mitralinsuffizienz* und nennt die Geräusche akzidentelle oder muskuläre. Nach Ablauf der Grundkrankheit schwinden auch die Geräusche wieder; ferner werden sie oft leiser bei stärkerer Tätigkeit des Herzens, nach Bewegung oder unter Digitalis, so daß der Wechsel der Intensität des Geräusches sich mit Vorsicht im Sinne des akzidentellen Charakters des Geräusches verwerten läßt. Hingegen sind die akustischen Eigenschaften des Geräusches für die Diagnose nicht verwertbar, wenn auch ein sehr lautes Geräusch mehr für einen organischen Klappenfehler spricht. Entscheidend für letzteren ist vor allem der Nachweis der Herzhypertrophie durch den Spitzenstoß, wenn dieselbe keine andere Erklärung findet, sowie in Verbindung damit der klappende 2. Pulmonalton, während dieser allein auch bei manchen besonders jugendlichen Personen ohne Vitium gefunden wird. Zu erwähnen ist schließlich, daß bei Arteriosklerose sehr häufig systolische Geräusche an der Herzspitze bestehen, die auf einer sklerotischen Erkrankung des vorderen Mitralsegels beruhen.

Bei der **Mitralstenose** ist der Abfluß des Blutes aus dem linken Vorhof in die linke Kammer während der Diastole erschwert, die Kammer erhält zu wenig Blut und entleert in die Aorta weniger Blut als in der Norm.

Infolge der Blutüberfüllung im linken Vorhof kommt es zu Dilatation und Hypertrophie desselben (die Dilatation kann so enorm sein, daß der Vorhof sich bis zur rechten Herzgrenze ausdehnt; in extremen Fällen faßt er bis zu 1 Liter Blut!), ferner zu Stauung im Lungenkreislauf wie bei Mitralinsuffizienz und zu vermehrter Inanspruchnahme des rechten Ventrikels mit konsekutiver Hypertrophie und später sich daran anschließender Dilatation, wenn er erlahmt. Der linke Ventrikel kann, da ihm infolge des Klappenfehlers ständig zu wenig Blut zufließt, atrophieren.

Starke diffuse Pulsation in der Herzgegend zwischen dem linken Sternalrand und der linken Herzgrenze sowie im Epigastrium zeigt die Hypertrophie der rechten Kammer an, die mitunter die linke Kammer von der Brustwand wegdrängt. Der hauptsächlich von der rechten Kammer gebildete Spitzenstoß befindet sich an normaler Stelle oder ist etwas nach links verlagert und nach rechts verbreitert.

Die *Herzdämpfung* ist bei reiner Stenose nicht nach links, wohl aber infolge der Dilatation des linken Vorhofs oft nach oben verbreitert, so daß auch hier eine annähernd viereckige Figur entsteht. *Auscultatorisch* ist ein diastolisches Geräusch über der Herzspitze oder etwas links und oberhalb derselben charakteristisch, das nach den übrigen Herzabschnitten nur schwach fortgeleitet wird und über Aorta und Pulmonalis nicht gehört wird. Ihm entspricht ein meist sehr deutliches diastolisches Schwirren an der Herzspitze. Sehr bezeichnend ist ferner der oft sehr laute paukende 1. Ton über der Spitze sowie ferner die starke Akzentuation des 2. Pulmonaltons.

Das diastolische Geräusch kann in verschiedener Form auftreten. Am häufigsten erfüllt es die ganze Diastole, beginnt also unmittelbar nach dem 2. Ton und nimmt an Intensität bis zum folgenden 1. Ton zu: sog. Crescendogeräusch; oder es beschränkt sich häufig als präsystolisches Geräusch auf den letzten Teil der Diastole. Es kann sich auch als protodiastolisches Geräusch im Anfangsteil der Diastole kundtun. Man erklärt sich die Deutlichkeit der Geräusche in den verschiedenen Phasen der Diastole damit, daß im Beginn der Diastole durch die Erschlaffung der Kammern und am Ende der Diastole durch die Vorhofskontraktion der Blutstrom jeweils eine Beschleunigung erfahrt. Ein präsystolisches Geräusch kann deshalb verschwinden, wenn es zum Vorhofflimmern mit absoluter Arrhythmie kommt. In anderen Fällen fehlt jedes Geräusch; statt dessen hört man einen 3. Ton kurz nach dem normalen 2. Ton, den sog. Wachtelschlag, der über dem ganzen Herzen wahrnehmbar, aber über der Spitze am deutlichsten ist. Das diastolische Geräusch wird bisweilen nach Körperbewegung besser horbar (Beschleunigung des Blutstroms!).

Der *Radialpuls* ist oft klein und weich. Der systolische Blutdruck ist oft relativ niedrig, der diastolische dagegen erhöht, so daß der Pulsdruck (s. S. 155) klein ist. Mitunter bewirkt die starke Dilatation des linken Vorhofs durch Druck eine Recurrenslahmung links (Kehlkopfspiegel!).

Das *Röntgenbild* ist durch *drei Merkmale* charakterisiert: Eine zum Teil sehr erhebliche Erweiterung der Pulmonalis (II. linker Bogen, Erweiterung der rechten Kammer, die am linken Herzrand wenigstens im Bereich des Conus randbildend wirkt, schließlich die für den Mitralfehler besonders charakteristische im schrägen Durchmesser und seitlich nachweisbare Erweiterung des linken Vorhofs; ausnahmsweise kann jedoch bei voller Kompensation das Röntgenbild normal sein.

Viel häufiger als eine reine Mitralstenose ist eine Kombination derselben mit Mitralinsuffizienz, die aus dem gleichzeitig vorhandenen systolischen Geräusch, der Hypertrophie der linken Kammer und dem stärker ausgebildeten linken Ventrikelbogen im Röntgenbild zu erkennen ist. Der 1. Ton ist hier oft nicht so laut wie bei reiner Stenose. Ist klinisch nur eine Stenose und keine Insuffizienz nachweisbar, so spricht das für eine hochgradige Verengerung der Klappe. Die Stärke der Hypertrophie der rechten Kammer läßt keinen Schluß auf den Grad der Stenose zu.

Bei dekompensierter Mitralstenose entsteht wie bei Mitralinsuffizienz Dilatation des rechten Ventrikels und des rechten Vorhofs mit Verbreiterung der Dämpfung nach rechts, mitunter auch etwas nach links, da der erweiterte rechte Ventrikel den linken Ventrikel nach links verschiebt.

Die Mitralstenose, die übrigens beim weiblichen Geschlecht wesentlich häufiger vorkommt, ist im allgemeinen ernster als die Mitralinsuffizienz zu bewerten, wenn auch die Kranken bei Vermeidung höherer Anforderungen jahrelang sich leidlich halten können. Doch verursacht das Vitium öfter subjektive Beschwerden. Die Kranken geraten leicht in Atemnot und zeigen oft Zeichen der Lungenstauung mit Herzfehlerzellen im Sputum (s. Stauungslunge S. 294), dagegen auffallend selten Anfälle von Asthma cardiale; oft ist in späteren Stadien hochgradige Stauungsleber[1] vorhanden (oft sogar kardiale Cirrhose, s. S. 426), während charakteristischerweise die Neigung zu Ödemen gering ist. Stärkere Anstrengungen vertragen die Kranken sehr schlecht (z. B. oft auch die Gravidität und vor allem Geburten), doch läßt sich dem Erlahmen des rechten Ventrikels oft längere Zeit therapeutisch durch kleine Digitalis- oder Strophanthingaben gut entgegenwirken.

In den *Anfangsstadien* gehört die Mitralstenose zu den am schwersten diagnostizierbaren Vitien und wird daher zunächst oft übersehen bzw. verkannt (z. B. wird sie als harmlose Herzneurose aufgefaßt).

Bei Mitralfehlern, namentlich Mitralstenosen, kommen oft *Arrhythmien* vor, und zwar vor allem die Arrhythmia absoluta (S. 169) sowie Extrasystolen, besonders in der Form der Bigeminie (S. 166). Bemerkenswert ist ferner die Tatsache, daß bei Mitralstenosen mitunter eine leichte interkurrente *fieberhafte* Erkrankung, wahrscheinlich infolge von Verminderung der zirkulierenden Blutmenge, vorübergehend günstig im Sinne einer Kompensation wirkt.

Die **Aorteninsuffizienz** entsteht bei Aortenlues (vgl. S. 228), weiter durch Endokarditis mit Schrumpfung oder Zerstörung der Aortenklappen, auch im Verlauf der Polyarthritis, ferner durch eine arteriosklerotische Erkrankung, ganz selten durch traumatische Abreißung der Klappen, außerdem als relative Insuffizienz bei normalen Klappen infolge von Erweiterung der Aortenwurzel

---

[1] Auf das gegensätzliche Verhalten von Lungenstauung mit Dyspnoe einerseits und Leberstauung andererseits wurde S. 163, Abs. 1, hingewiesen.

bei Arteriosklerose und Aneurysmen. Die häufigste Ursache ist die Lues (bezüglich des disponierenden Faktors einer früher vorausgegangenen Klappenaffektion im Verlauf von Polyarthritis sind die Meinungen unterschiedlich). Die Insuffizienz bewirkt, daß während der Diastole mit dem normal aus dem Vorhof in den Ventrikel strömenden Blut gleichzeitig Blut aus der Aorta in die Kammer regurgitiert. Die linke Kammer, in die somit diastolisch dauernd ein vermehrtes Blutvolumen einströmt, muß vermehrte systolische Arbeit leisten. Die Folge ist Dilatation und Hypertrophie der linken Kammer, während die übrigen Abschnitte des Herzens zunächst unverändert bleiben.

Der Spitzenstoß ist nach außen und unten verlagert (6. Intercostalraum) und deutlich hebend; mitunter reicht er bis an die vordere Axillarlinie. Die Herzdämpfung ist beträchtlich vergrößert, und zwar in ihrem Längsdurchmesser; die linke Grenze ist stark nach außen, dagegen nicht nach oben gerückt. Die rechte Grenze ist entweder normal oder infolge starker Vergrößerung des linken Ventrikels nach rechts verlagert. Charakteristisch ist ein rauschendes oder gießendes diastolisches Geräusch über der Aorta im 2. rechten Intercostalraum, das jedoch oft am lautesten an dem Sternalende der 3. linken Rippe (sog. 5. Punkt) ist und entsprechend der Richtung des regurgitierenden Blutstroms auch an der Herzspitze wahrnehmbar ist. Mitunter wird es beim Liegen deutlicher oder dann erst überhaupt hörbar. Im Gegensatz zur Mitralstenose beginnt es unmittelbar nach dem 2. Ton (protodiastolisch). Über der Aorta (2. und 3. Intercostalraum) ist oft diastolisches Schwirren zu tasten. Oft ist der 1. Ton über der Auscultationsstelle der Aorta von einem systolischen Geräusch begleitet, das wohl durch die vermehrte Strömungsgeschwindigkeit des Blutes zu erklären ist. Fast stets besteht ferner ein akzidentelles systolisches Geräusch über der Mitralis, das indessen keine Erkrankung dieser Klappe zu beweisen braucht (vgl. S. 185, Abs. 3).

Das *Röntgenbild* zeigt in ausgebildeten Fallen eine sehr charakteristische Ei- oder Walzenform („Entenform") des Herzens; infolge Zunahme des Breitendurchmessers kommt es zu einer Querlagerung des Herzens, während seine Höhe unverändert bleibt; der Aortenbogen ist links starker vorgebuchtet. Bei voller Kompensierung kann jedoch das Röntgenbild ziemlich normal sein.

Auch das Verhalten des *Blutdrucks* ist sehr bezeichnend, indem infolge des durch den Klappendefekt bewirkten diastolischen Zurückflutens des Blutes der Minimaldruck auf 50—25 mm oder noch niedrigere Werte, ja bis auf 0 sinkt. Da gleichzeitig der systolische Druck häufig auf 170—200 erhöht ist, resultiert eine abnorm große Pulsdruckamplitude von 80—100 gegenüber 40—60 in der Norm. Die Große des Pulsdrucks läßt einen gewissen Schluß auf die Größe des Klappendefektes zu. Man findet dieses Verhalten bisweilen bereits bei initialen Fällen, wo es namentlich dort von Wert ist, wo das diastolische Geräusch noch vermißt wird. Eine Folge der Pulsdruckerhöhung ist ein ausgesprochen *schnellender Puls* (P. celer) mit steilem hohem Anstieg und jähem Abfall der Pulswelle.

Der hüpfende Puls ist an zahlreichen peripheren Arterien mit dem Auge zu erkennen, so an der Temporalis, der Carotis, der Cruralarterie usw. und auch an den Retinaarterien im Augenspiegelbilde. Bisweilen beobachtet man auch am Kopf rhythmische, mit der Pulswelle synchrone Nickbewegungen. Auch tastbare pulsatorische Volumschwankungen größerer Organe, wie z. B. Leber, sind oft vorhanden, ferner Pulsieren der Rachenorgane. Charakteristisch ist ferner das Auftreten von *Capillarpuls* in Form von abwechselnder Rötung und Erblassen von Hautstellen, die man durch Reiben rötet, ferner das Pulsieren des Gaumensegels; das gleiche beobachtet man am Nagelbett der Finger, wenn man auf den Nagelrand einen ganz leichten Druck ausübt. Die Pulswelle macht bei diesem Vitium nicht, wie in der Norm an der Grenze des Capillargebietes halt, sondern pflanzt sich in dieses fort.

Die Aorteninsuffizienz macht von allen Klappenfehlern oft lange Zeit die geringsten Beschwerden, so daß die Patienten mitunter von ihrem Vitium nichts wissen und viele Jahre arbeitsfähig bleiben können und bisweilen sogar z. B. auf sportlichem Gebiet Erhebliches leisten. In anderen Fällen bestehen lästiges Herzklopfen oder gelegentlich auch Klagen über quälende Ohrgeräusche von rhythmischem Charakter sowie Neigung zu Ohnmachten. Die Patienten zeigen meist eine starke Hautblässe ohne Cyanose. Ein Teil der Herzbeschwerden beruht oft auf gleichzeitig bestehender Coronarsklerose, auf Aneurysmen usw. Auf erstere ist das bei diesem Vitium häufige Auftreten von Asthma cardiale sowie von Angina pectoris (vgl. S. 163 bzw. 178) zu beziehen. Die luische Aorteninsuffizienz ist oft durch eine spezifische Herzmuskelkrankheit kompliziert. Die Kranken zeigen eine Neigung zu *Blutungen*, zu starkem Nasenbluten, Gehirn- und Netzhauthämorrhagien. Die Herzaktion ist in der Regel beschleunigt; die Verkürzung der Dauer der Diastole hat hier gegenüber dem diastolischen Zurückfluten des Blutes einen kompensatorischen Charakter. Aus diesem Grund ist auch die die Diastole verlängernde Digitalismedikation nur mit Zurückhaltung anzuwenden und die Strophanthinbehandlung zweckmäßiger (s. S. 201). Gelegentlich kommen Anfälle von *Tachykardie* vor.

Im Gegensatz zu dem nach Endokarditis entstandenen Vitium hat die *arteriosklerotische* (auch die luische) Aorteninsuffizienz progredienten Charakter. — Nach Eintritt von Kompensationsstörungen (Cyanose, Dyspnoe, Ödeme) kommt es bei Aorteninsuffizienz seltener als bei den Mitralfehlern wieder zu einer Erholung des Herzmuskels, meist schreitet dann die Zirkulationsstörung unaufhaltsam vorwärts.

Die **Aortenstenose** ist in reiner Form ein *seltener* Klappenfehler; häufiger findet sie sich kombiniert mit Aorteninsuffizienz. Die reine Stenose ist bisweilen angeboren; sie kommt bei Männern häufiger als bei Frauen vor und beruht niemals auf Lues. In einzelnen Fällen wurde eine Verengerung des linken Ventrikels als sog. „wahre *Herzstenose*" beobachtet. Der gegen den vermehrten Widerstand arbeitende linke Ventrikel hypertrophiert zunächst ohne Dilatation. Die Herzdämpfung ist etwas nach links verbreitert, der Spitzenstoß wenig nach außen verlagert und mitunter hebend. Die Röntgensilhouette zeigt wie bei Aorteninsuffizienz liegende Eiform des Herzens. Sehr charakteristisch ist ein ungemein lautes, langgezogenes systolisches Geräusch über der Aorta, das auch über den Halsgefäßen und in geringem Maße auch über den übrigen Herzteilen wahrnehmbar ist; oft überdeckt es die übrigen Herztöne. Der 2. Aortenton ist sehr leise oder unhörbar. Der Radialpuls ist klein, langgezogen und träge (P. tardus), also das Gegenteil des Pulses bei Aorteninsuffizienz, seine Frequenz ist oft herabgesetzt. Der Blutdruck kann sich lange Zeit normal verhalten, später sinkt er. Infolge der mangelhaften Blutversorgung des Gehirns kommt es oft zu Anfällen von Bewußtlosigkeit und Krämpfen. Besteht das Vitium seit der frühen Jugend, so bleibt die körperliche und geistige Entwicklung mitunter stark zurück.

Die **Tricuspidalinsuffizienz** kommt in der Regel kombiniert mit Mitralfehlern vor, und zwar als relative Insuffizienz infolge von Erweiterung des Ansatzringes der Klappen. Durch das insuffiziente Ostium regurgitiert mit jeder Systole Blut in den rechten Vorhof und von dort in die Venen. Die Dilatation des rechten Vorhofs bewirkt Erweiterung der Herzdämpfung nach rechts, auch findet sich oft Pulsation rechts vom rechten Sternalrand. Über der Horstelle der Tricuspidalis besteht ein systolisches Geräusch, das sich jedoch oft nicht sicher von dem gleichzeitig bestehenden Geräusch des Mitralfehlers abgrenzen läßt. Eine diagnostisch wichtige Folge der Tricuspidalinsuffizienz ist ein positiver Venenpuls (vgl. S. 154), der durch die mit jeder Systole der Kammer synchrone rücklaufige Bewegung des Blutes in die Venen zustande kommt. Er fällt zeitlich mit seiner Hauptwelle mit dem Carotispuls zusammen; der systolische Kollaps des normalen Venenpulses fehlt. Die Leber zeigt infolge des rhythmischen Zurückflutens des Blutes in ihre Venen einen tastbaren Lebervenenpuls, den man durch bimanuelle Palpation von einer fortgeleiteten Pulsation unterscheiden kann. Eine weitere Folge des Vitiums ist die Herabsetzung der zu den Lungen fließenden Blutmenge, was sich bei vorher infolge des Mitralfehlers bestehender Akzentuation des 2. Pulmonaltons durch Abschwächung derselben verrät. Im Röntgenbild ist starke Vorbuchtung des rechten Vorhofbogens und mitunter Pulsieren des rechten Randes des Gefäßbandes (Vena cava cran.) charakteristisch. Das Auftreten einer Tricuspidalinsuffizienz im Gefolge anderer Klappenfehler hat stets eine ernste Prognose, da es das Erlahmen des Herzmuskels anzeigt.

Klappenfehler der **Pulmonalis** sind sehr selten. Bei *Pulmonalstenose*, die teils angeboren vorkommt (s. unten), teils durch Kompression von außen durch Tumoren, Aneurysmen usw. entsteht, beobachtet man starke Hypertrophie der rechten Kammer, ein sehr lautes systolisches Geräusch über der Pulmonalis mit systolischem Schwirren im 2. linken Intercostalraum, bisweilen einen leisen 2. Pulmonalton und kleinen Puls. Die Kranken neigen zu tuberkulöser Erkrankung der Lunge.

Verlauf und Prognose der erworbenen Klappenfehler. Da wirkliche Ausheilungen von Klappenfehlern kaum vorkommen dürften, so ist praktisch, nachdem einmal ein Vitium im Gefolge von Endokarditis oder Lues usw. entstanden ist, stets mit Weiterbestehen dessen auch nach Abheilung des ursächlichen Krankheitsprozesses zu rechnen, ganz abgesehen von der Möglichkeit eines erneuten Aufflackerns desselben in Form rekurrierender Klappenerkrankungen bzw. der nicht seltenen Aufpfropfung einer bakteriellen Endokarditis. Sieht man von dem Hinzutreten neuer Klappenfehler zu einem alten Vitium oder vom Fortschreiten anatomischer Veränderungen einer Klappe wie bei Arteriosklerose und Lues ab, so ist für den weiteren Verlauf und die Prognose eines Falles praktisch ausschließlich das *Verhalten des Herzmuskels* entscheidend; von ihm hängt der Zeitpunkt ab, wann das bis dahin kompensierte Vitium in den Zustand der Dekompensation übergeht. Eine gleichzeitig bestehende Myokarditis oder ihre Residuen wie Herzschwielen oder diffuse Sklerose des Myokards müssen daher von vornherein die Prognose eines Vitiums ungünstiger gestalten, als wenn der Herzmuskel intakt ist. Das gleiche gilt von der das Vitium begleitenden Krankheit der Coronargefäße. Es sind dies u. a. die Gründe für die schlechte Prognose arteriosklerotischer, luischer, aber auch mancher akut-infektiöser Klappenerkrankungen, wie z. B. bisweilen bei Polyarthritis. Ist dagegen der Herzmuskel intakt, so kann unter sonst günstigen Bedingungen ein Klappenfehler lange Zeit, bisweilen jahrzehntelang gut kompensiert bleiben. Die Lebensdauer eines Individuums mit einem Klappenfehler schwankt vom Beginn der Erkrankung zwischen einigen Monaten und vielen Jahren.

Von den einzelnen *objektiven* Zeichen am Herzen darf der Wechsel im Verhalten der *Herzgeräusche*, etwa ihr Leiserwerden oder Schwinden zur Bewertung des jeweiligen Zustandes des Herzens nicht verwertet werden. Das gleiche gilt für die Arrhythmien, speziell für Extrasystolen und die Arrhythmia absoluta, wenn auch bei ihrem dauernden Bestehen eine Minderleistung des Zirkulationsapparates und dadurch wiederum eine vermehrte Inanspruchnahme des Herzens eine häufige Folge ist. Viel wichtiger ist das Verhalten des Pulses, und zwar seine Frequenz und der Grad seiner Füllung. Frequent- und Kleinerwerden des Pulses ist stets als ungünstiges Zeichen zu deuten.

Auch die Dilatation ist nur mit Vorbehalt für die Beurteilung der Leistungsfähigkeit des Herzmuskels zu bewerten. Denn wenn einerseits bei manchen Herzfehlern die Dilatation keine notwendige Begleiterscheinung ist, so wird sie andererseits als akkomodative Dilatation doch ungemein häufig angetroffen, ohne daß die Leistungsfähigkeit des Herzens deshalb beeinträchtigt ist; dilatierte Klappenfehlerherzen können bei gleichzeitiger Hypertrophie sogar jahrelang Erstaunliches an körperlicher Arbeit leisten. Wohl ist dagegen eine schnell zunehmende Dilatation (Stauungsdilatation vgl. S. 159) stets ein ungünstiges Zeichen, was namentlich von derjenigen des rechten Vorhofs gilt. Doch können andererseits höchstgradige, schnell entstandene Dilatationen unter rationeller Therapie wieder teilweise zurückgehen und sich damit zugleich als Stauungsdilatation kennzeichnen. Es kann dann bei mittlerer Beanspruchung des Herzens die allgemeine körperliche Leistungsfähigkeit wieder für eine Zeitlang eine relativ gute werden. Bisweilen tritt das dem Kranken bis dahin unbewußte, weil gut kompensierte Vitium erst dann plötzlich in die Erscheinung, wenn er seinem Herzen eine für seine Verhältnisse zu große Leistung körperlicher oder seelischer Art zumutet oder eine interkurrierende Erkrankung, z.B. eine Pneumonie, erheblich vermehrte Ansprüche an den Zirkulationsapparat stellt. Zu erwähnen ist hier auch die mitunter plötzlich eintretende ungünstige Wendung, wenn es nach Besserung der Dekompensation infolge von Hebung der Herzkraft dadurch zur Mobilisierung von Thromben und zu Embolien im Gehirn oder in der Lunge kommt. In der Mehrzahl der Fälle allerdings entwickelt sich langsam fortschreitend das Bild der Dekompensation, wobei die Aussicht auf die Wiederherstellung der Kompensation, abgesehen von der besonderen Art des Klappenfehlers (vgl. S. 187 den Unterschied zwischen Mitralfehlern und Aorteninsuffizienz), auch von der allgemeinen Konstitution und den übrigen somatischen Verhältnissen des Individuums abhängig ist. Arteriosklerose, Alkoholismus, Fettleibigkeit, Kyphoskoliose, chronische Bronchitis, Emphysem, Obliteration des Herzbeutels, Schrumpfniere usw. trüben als Komplikation die Prognose jedes Vitiums. Eine praktisch sehr wichtige Frage ist das Verhalten der Herzklappenfehler bei der *Gravidität*.

Schon *physiologisch* bewirkt jede Gravidität als Folge des gesteigerten Minutenvolumens eine gewisse Massenzunahme des Herzens, die unter Umständen perkussorisch und im Rontgenbilde nachweisbar wird und lediglich einen normalen Akkommodationsvorgang darstellt („Schwangerschaftsreaktion des Herzens" nach H. SELLHEIM); sie ist nicht zu verwechseln mit der Querlagerung des Herzens durch Zwerchfellhochstand. Bei Bestehen eines Klappenfehlers ist u. a. der Zustand des Herzmuskels von entscheidender Bedeutung. Besonders gefährdet sind die Mitralstenosen. Jedoch steht man heute auf dem Standpunkt, nur dann die Schwangerschaft, und zwar in den ersten Monaten zu unterbrechen (evtl. mit gleichzeitiger Sterilisierung), wenn es nicht gelingt, durch die Digitalisierung usw. eine volle Kompensation zu erreichen. Eine spätere Unterbrechung bietet das gleiche Risiko wie die Geburt. Letztere ist mit allen Kautelen (Schnittentbindung) durchzuführen. Nicht zu unterschätzen ist übrigens die starke Belastung der Mutter nach der Geburt durch die Betreuung des Kindes.

Schließlich ist entgegen der früheren Auffassung zu betonen, daß Herzfehler, insbesondere Mitralvitien, keineswegs einen Schutz gegen die Entwicklung einer Lungentuberkulose bilden.

Das *Syndrom der Dekompensation* zeigt je nach der Art des Klappenfehlers und dem dabei hauptsächlich beteiligten Herzabschnitt in seinen einzelnen Zügen gewisse Unterschiede, die sich aus dem früher (S. 162) Gesagten erklären.

Bei der Dekompensation von *Aortenfehlern* dominiert in der Regel, namentlich wenn sie sich schnell entwickelt, das Versagen der linken Kammer mit starker Atemnot, schlecht gefülltem Puls und starker Hautblässe, während Cyanose fehlt und Ödeme und Stauungsleber nur angedeutet sind. Auch bei der *Mitralinsuffizienz* steht meist im Beginn der Dekompensation, oft aber auch im weiteren Verlauf die Schwäche des linken Ventrikels ebenfalls im Vordergrund, wozu aber hier auch Erscheinungen der Insuffizienz der rechten Kammer hinzutreten. Man beobachtet daher zuerst Dyspnoe, dann erst Ödeme, Cyanose, Stauungsleber, mitunter mit Ikterus. Bei der *Mitralstenose*, die je nach dem Grad der mechanischen Behinderung des Abflusses des Blutes aus den Lungenvenen zu Atemnot und Hustenreiz, auch zu Hämoptoen führt, kann von einer kardialen Insuffizienz erst dann gesprochen werden, wenn die überlastete rechte Kammer versagt, was sich durch Stauungserscheinungen im großen Kreislauf (Leberstauung, Ödeme) kundgibt.

Im übrigen sei hier auf das im Abschnitt über die Herzmuskelschwäche S. 160 Gesagte verwiesen. *Therapie:* s. nächster Abschnitt.

Therapie der Herzinsuffizienz

Die Therapie der Herz- und Kreislaufschwäche bildet ein um so wichtigeres Gebiet, als überall die Häufigkeit der hierhergehörigen Krankheitsfälle ständig im Zunehmen begriffen ist.

Die Behandlung der **akuten** Kreislaufschwäche hat scharf zu unterscheiden zwischen einem Versagen des Herzens selbst und einer Schwäche des peripheren Kreislaufs, zumal die therapeutischen Maßnahmen zum Teil völlig verschiedener Art sind. Es ist aber zu bedenken, daß beim Versagen des Zirkulationsapparates oft — insbesondere im Verlaufe akuter Infektionskrankheiten — beide Komponenten beteiligt sind. Über die Behandlung der peripheren Kreislaufschwäche s. S. 216.

Nur beim Vorliegen von *Insuffizienzzeichen* (Lungenstauung, Cyanose der Acren, pralle Füllung der Halsvenen, Leberstauung, Ödeme) sind die eigentlichen

Herzmittel, die Glykoside aus der *Digitalis* und der *Meerzwiebel* und das *Strophanthin* therapeutisch angezeigt und erfolgversprechend. Eine Ergänzung braucht dieser Grundsatz lediglich noch zu erhalten bei der Besprechung der Behandlung der coronaren Insuffizienz und der absoluten Arrhythmie. Aus der Tatsache, daß nur das insuffiziente Herz die Domäne für die Anwendung eines der genannten Körper ist, geht folgendes hervor: Es ist zwecklos, ein gesundes Herz vor Operationen oder im Beginn von Infektionskrankheiten mit Digitalis oder Strophanthin prophylaktisch zu behandeln. Ebenso zwecklos ist es, die periphere Kreislaufschwäche, wie sie im Zusammenhang mit Infektionskrankheiten durch Toxinwirkung auf die Gefäße oder das Vasomotorenzentrum häufig vorkommt, mit Digitalis oder Strophanthin angehen zu wollen. Anders liegen die Dinge natürlich dann, wenn ein lang dauernder Zustand von peripherer Kreislaufschwäche dazu geführt hat, daß der Herzmuskel sekundär unter der mangelhaften Blutzufuhr Schaden nahm und insuffizient wurde. Eine akute infektiös-toxische Herzschädigung ohne Insuffizienzzeichen zu digitalisieren, kann sogar Nachteile bringen. Weder Herzklopfen noch Unregelmäßigkeiten des Herzschlags, weder Druckempfindungen in der Herzgegend noch ein niedriger Blutdruck mit Ohnmachtszuständen, nicht die Feststellung eines krankhaften Auscultationsbefundes am Herzen oder eines noch so pathologischen Elektrokardiogramms geben die Indikation für eine Digitalis- oder Strophanthinbehandlung ab, wenn diese Erscheinungen nicht mit den *allein* maßgebenden Insuffizienzsymptomen verbunden sind. Ein Herz, das durch Digitalis oder Strophanthin in seiner Leistung verbessert werden soll, muß sensibilisiert sein für die Einflüsse dieser Substanzen und eine solche Sensibilisierung ist nur dann anzunehmen, wenn das Herz insuffizient geworden ist. Natürlich spricht ein Herz, welches so hochgradig geschädigt ist, daß es alle seine Reservekräfte eingebüßt hat, auch auf diese Körper nicht mehr an. Beachtenswert ist, daß im allgemeinen eine günstige Wirkung von der Digitalisdroge nur dann erwartet werden kann, wenn ein Herz nicht nur insuffizient, sondern wenn gleichzeitig eine oder beide Kammern hypertrophisch sind (EDENS). Strophanthin bedarf zur Entfaltung seiner Wirkung dieser Hypertrophie weit weniger.

Digitalis und Strophanthin, ebenso auch die Glykoside aus der Meerzwiebel (Bulbus scillae) wirken beim regelmäßig schlagenden Herzen vorwiegend über den Vagusnerven pulsverlangsamend. Die Digitalis purpurea zeitigt diesen Effekt sehr ausgeprägt, Digitalis lanata, Bulbus scillae und vor allem Strophanthin setzen die Pulsfrequenz weniger stark herab. Alle die genannten Körper hemmen des weiteren die Reizleitung im Herzen, und zwar auch hier Digitalis purpurea in ausgeprägterem Maß als Strophanthin. Hinsichtlich der Steigerung von Kraft und Schnelligkeit der Systole dürfte ein praktisch ins Gewicht fallender Unterschied zwischen Digitalis und Strophanthin nicht bestehen. Die Verbesserung der Sauerstoffbilanz durch Herabsetzung des Sauerstoffverbrauches im insuffizienten Herzen steht nach GREMELS am Anfang der erwünschten Wirkung. Durch die zur Rede stehenden Substanzen wird der Blutdruck nicht gesteigert, der periphere Widerstand also nicht erhöht. Die Verbesserung der Herzleistung führt dazu, daß die venösen Rückstauungen behoben, der Lungenkreislauf und der Körperkreislauf in normaler Weise ausgeschöpft werden und sich dadurch die Arterialisation des Blutes wieder günstiger gestaltet.

Art und Grad der Herzschädigung sind entscheidend für die Wahl des Mittels und dessen Dosierung. Auf diese Fragen wird bei der therapeutischen Besprechung der einzelnen Herzschäden eingegangen. Es kann nur einstweilen vorausgeschickt werden, daß im allgemeinen um so kleinere Dosen zu wählen sind, je mangelhafter die Blutversorgung des geschädigten Herzens ist, beispielsweise des Herzens eines Schrumpfnierenkranken mit allgemeiner Arteriosklerose. Besondere Zurückhaltung in der Dosierung muß bei den insuffizienten Herzen alter Organismen geübt werden. Sehr empfindlich gegenüber größeren Dosen sind auch jene Herzen, deren Insuffizienz nicht mit Flüssigkeitstranssudationen höheren Grades einhergeht, wie es bei coronarsklerotisch geschädigten Herzen häufig der Fall ist. Bei diesen „trockenen Insuffizienzen" (s. S. 206) fehlt eine ausgesprochene Ödembildung im Bereich des großen Kreislaufs, und ein durch Rasselgeräusche in den abhängigen Lungenpartien sich kundgebender Stauungskatarrh ist auch nicht vorhanden. Nur die Dyspnoe weist auf die „trockene" Lungenstauung hin.

Die Präparate aus der Digitalis purpurea, der Digitalis lanata und der Meerzwiebel können peroral, rectal und parenteral angewandt werden. Strophanthin hingegen ruft weder per os noch rectal gegeben einen befriedigenden Effekt hervor. Ist eine Insuffizienz sehr hochgradig, dann muß der verhängnisvolle Circulus vitiosus zwischen Insuffizienz und progressiver Herzschädigung (s. S. 136) möglichst rasch durchbrochen werden, was nur durch intravenöse Strophanthininjektionen zu erzielen ist. Dies gilt für die schwere chronische Insuffizienz wie insbesondere für jedes akute, lebensbedrohliche Versagen des Herzens. So kann eine akute Insuffizienz des linken Herzens mit Lungenödem nur erfolgreich mit Strophanthin angegangen werden, denn die per os oder rectal zugeführten Präparate würden einige Tage brauchen, bis sie infolge entsprechender Anhäufung im Herzmuskel ihre Wirkung entfalten.

Ob man zum g-Strophanthin (Purostrophan) oder zum k-Strophanthin (Kombetin) oder zum genuinen, krystallisierten k-Strophanthosid, das unter dem Namen Strophosid im Handel sich befindet, greift, ist gleichgültig, weil ein Wirkungsunterschied zwischen den Strophanthinarten nicht besteht. Myokombin (Kombetin mit Novocainzusatz), welches intramuskulär gespritzt werden kann, wird nur dann in Betracht kommen, wenn sich intravenöse Injektionen aus technischen Gründen nicht durchführen lassen. Natürlich ist bei der Verwendung des Myokombins die sehr nützliche Stoßwirkung erheblich geringer als bei den intravenös zugeführten Präparaten.

Die rectale Verabfolgung eines Digitalispräparats ist dann in Erwägung zu ziehen, wenn der Intestinaltrakt eines Organismus gegenüber oral gegebenen Digitaliskörpern sehr empfindlich ist, vor allem aber, wenn eine hochgradige Leber- und damit Pfortaderstauung die Resorption vom Magen her erschwert. Die Reinglykoside jedoch, besonders Digitoxin und Cedilanid, werden selbst beim Vorliegen einer Pfortaderstauung vorzüglich vom Intestinaltrakt aus resorbiert.

Bei leichteren Insuffizienzen und nicht sehr beträchtlicher Leberstauung ist die perorale Medikation natürlich das für Patienten und Arzt einfachste Verfahren. Es kommt vornehmlich bei chronischer Digitalisierung in Frage. Peroral kann die Digitalis purpurea verordnet werden in Form von Pulvern oder Pillen der Fol. digit. titr. zu 0,1 oder 0,05 g. Die durchschnittliche Dosis ist dann dreimal täglich ein Pulver bzw. eine Pille. Von den absolut zuverlässigen Fabrikpräparaten, die in großer Anzahl im Handel sind, seien nur Digalen, Digipurat, Digitalysat, Digitoxin und Verodigen genannt. Eine Tablette bzw. 20 Tropfen bzw. ein Suppositorium dieser Präparate entsprechen etwa der 0,1 g der Folia titrata.

Den Digitalis lanata-Präparaten kommt die schon erwähnte Eigenschaft zu, daß sie in geringerem Maße pulsverlangsamend wirken als die Purpureazubereitungen. Außerdem wird von der Digitalis lanata behauptet, daß sie den Magen-Darm-Kanal weniger reize. Bekannte Fabrikpräparate sind Pandigal, Digilanid und Cedilanid. Die Durchschnittsdosis ist bei Verwendung der beiden ersteren die gleiche wie bei den Purpureapräparaten, während Cedilanid wesentlich geringer dosiert werden muß. Es ist empfehlenswert, daß der einzelne Therapeut nur eines oder wenige der durchaus gleichwertigen Digitalis-Fabrikpräparate in seinen Arzneischatz aufnimmt und sich hinsichtlich der Dosierung selbst die notwendige Übung verschafft.

Von den Glykosiden der Meerzwiebel ist zu sagen, daß diese gegenüber der Digitalis purpurea auch weniger bradykardisch wirken, daß ihnen ein guter diuretischer Effekt zukommt und daß sie sich manchmal bei den Insuffizienzen der rechten Kammer auffallend gut bewähren. Bekannte Fabrikpräparate sind Scillaren in Tabletten- und Zäpfchenform, Scilloral in Tropfen- und Zäpfchenform.

Ergänzend ist diesen allgemeinen Vorbemerkungen noch hinzuzufügen, daß Strophanthin bei einem bereits digitalisierten Herzen erst dann angewandt werden soll, nachdem 2—3 digitalisfreie Tage eingelegt wurden.

Es ist im allgemeinen anzustreben, eine Strophanthin- bzw. Digitalisbehandlung so lange durchzuführen, bis sich die Dekompensationszeichen zunächst einmal in Ruhe vollkommen verloren haben. An Testphänomenen hierfür besitzen wir das Schwinden der Ödeme und ein dann konstant bleibendes Körpergewicht, welches darauf hinweist, daß latente Ödeme nicht mehr zur Ausscheidung gebracht werden. Weitere Testphänomene sind das Schwinden der Dyspnoe und eines etwaigen Stauungskatarrhs, das Schwinden der Cyanose und eine normale Frequenz des Herzschlags. Ist dieses Ziel einmal erreicht, dann kann eine Pause in der medikamentösen Behandlung eingelegt werden. Es zeigt sich hierauf ja beim Aufstehen des Patienten, ob bei anfänglich geringer und später ganz langsam gesteigerter körperlicher Beanspruchung das Kreislaufverhalten eine chronische oder intermittierende Digitalis- bzw. Strophanthinbehandlung notwendig macht.

Symptome, die zur Erwägung Veranlassung geben müssen, ein Digitalispräparat abzusetzen, ein anderes Präparat zu wählen oder die Dosis zu verringern, sind im Verlauf der Behandlung auftretende Extrasystolien, zumal in Form eines Pulsus bigeminus, sowie die Erscheinung eines vorher nicht dagewesenen Vorhofflimmerns oder -flatterns mit absoluter Arrhythmie. Hierzu zählen des weiteren neu sich geltend machende Reizleitungsstörungen und schließlich auch erheblichere Intoxikationserscheinungen von seiten des Magen-Darm-Kanals. Man pflegt diese Vorkommnisse auf kumulative Eigenschaften der Digitaliskörper zurückzuführen. Die Erfahrung lehrt nun aber, daß ein gesundes Herz recht beträchtliche Digitalisdosen anstandslos verträgt, während ein schwer geschädigtes Herz bereits auf verhältnismäßig kleine Dosen hin und schon in den ersten Tagen der Behandlung mit Rhythmusstörungen reagieren kann. Es wird also weniger die quantitative Anhäufung der Droge im Herzmuskel als vielmehr eine Überempfindlichkeit des Herzens ausschlaggebend sein für das Auftreten der unerwünschten Symptome. Überempfindlichkeitserscheinungen eines geschädigten Herzens fallen aber eigentlich nicht unter den Begriff der Kumulation, wenn man hierunter die nützliche Speicherung des Glykosids im Herzmuskel versteht. Der Zustand des Herzens ist maßgebend für den Zeitpunkt, zu welchem Intoxikationssymptome auftreten, und es kann die Regel gelten, daß diese um so früher sich bemerkbar machen, je schwerer die Schädigung des Myokards ist. Die Digitalisdosis, unter der sich Rhythmusstörungen des Herzens oder gar eine Diuresehemmung einstellen, war für das betreffende Herz zu groß. Unter die Überempfindlichkeitsreaktionen dürften auch jene Oppressionsgefühle in der Herzgegend einzureihen sein, die sich oft während einer Digitalis- oder Strophanthinbehandlung früher oder später kundgeben. Auf ein Insuffizientwerden der Coronardurchblutung mit Myokardschädigung werden mit guten Gründen die Intoxikationssymptome bezogen. Herzen, deren Sauerstoffversorgung als mangelhaft erachtet werden muß, sind von vornherein als glykosidempfindlich anzusehen und dementsprechend sehr vorsichtig mit kleinen Dosen zu behandeln. Es wird später bei der Besprechung der einzelnen Krankheitszustände des Herzens hierauf noch verwiesen.

Als überaus wichtige Regel bei der Behandlung kardialer Insuffizienzen mit nachweisbaren Stauungserscheinungen muß hervorgehoben werden, daß *Ruhelage* unbedingtes Erfordernis ist. Meist ist es ziemlich zwecklos, eine Digitalis- oder Strophanthinbehandlung einzuleiten, ohne daß der Kranke weitgehende körperliche Ruhe einhält. Erst müssen in Ruhe alle Stauungszeichen verschwunden sein, ehe wieder eine allmählich ansteigende Ausführung körperlicher Bewegungen erlaubt werden kann. Die schwer dekompensierten Herzkranken mit Ruhedyspnoe sind mit hoch aufgerichtetem Oberkörper zu betten, weil bei flacher Lage der Lufthunger noch unangenehmer empfunden wird. Es ist gar nichts dagegen einzuwenden, wenn solche Patienten mehrere Stunden des Tages, vor allem der Nacht, in einem bequemen Lehnstuhl sitzen, wobei sie oft wesentlich freier atmen. Zur Dämpfung einer sehr belästigenden kardialen Dyspnoe ist Morphium wegen seiner beruhigenden Wirkung auf das Atemzentrum sehr geeignet, ebenso natürlich Pantopon und Eukodal (jeweils 0,01—0,02 g subcutan). Wenn auch von großen Dosen dieser Alkaloide befürchtet werden muß, daß sie die Diurese hemmen, so wird diese nachteilige Eigenschaft bei kleinen und mittleren Dosen kaum ins Gewicht fallen. Hierdurch zu erzielende ruhigere Nächte sind bestimmt von großem Vorteil für das insuffziente Herz. Bei der häufig zu findenden Unruhe herzkranker Patienten bewahren sich auch kleine Dosen von Luminal (2—3mal täglich 0,03 g). Den gleichen Effekt ruft Brom hervor, welches in Form des gut verträglichen Präparats Nervophyll dargereicht werden kann (3mal täglich ein Teelöffel oder ein Dessertlöffel voll). Kombinationen von Brom und Luminal sind Lubrokal und Nervocomp.

Wesentlich ist in allen Fällen die Schonung des Kreislaufs durch *diätetische Maßnahmen*. Eine salzfreie Kost wirkt entwässernd und damit entlastend für das Herz. Es bewährt sich immer außerordentlich, die Behandlung einer schweren kardialen Dekompensation mit drei sog. Karelltagen einzuleiten, an denen der Kranke nichts anderes als 5mal täglich eine Tasse Milch, jeweils zusammen mit zwei Zwieback, bekommt. Da die Milch nicht salzfrei, sondern nur salzarm ist, außerdem vielen Patienten widersteht, auch leicht ein gesteigertes Durstgefühl hervorruft und manchmal Durchfälle oder Obstipation erzeugt, sind Obsttage vielleicht noch vorteilhafter. Man gibt einige Tage hintereinander pro Tag lediglich ein Kilogramm Obst in rohem oder gekochtem Zustand, nebenher natürlich keine Flüssigkeit.

Die *Flüssigkeitszufuhr* soll während jeder Herzbehandlung, auch in der Folgezeit, wenn dem Kranken wieder normale, selbstverständlich aber für dauernd salzarme Kost zugestanden wird, nicht höher sein, als 1—1^1/$_2$ Liter pro Tag. Von großem Nutzen ist es, die Flüssigkeitszufuhr so einzuteilen, daß in den späteren Nachmittags- und in den Abendstunden, also etwa von 17 Uhr an, möglichst gar keine Flüssigkeit mehr aufgenommen wird.

Kranke, die einmal aus einer schweren kardialen Dekompensation herausgeholt worden sind, tun gut daran, jede Woche einen Tag lang völlige Ruhe einzuhalten und sich an diesem Tag auf reine Obst- oder Karellkost zu beschränken. Solch ein Tag bedeutet dann jeweils eine merkliche Erholung des in seinen Reservekräften doch immer beeinträchtigten Herzens. Es gilt des weiteren für alle Kranke, die einmal schwer dekompensiert waren, als unbedingtes Erfordernis, daß sie ganz regelmäßig den Tag durch eine 1—2stündige Mittagsruhe unterbrechen. Diese Mittagsruhe ist auch ein recht gutes Prophylakticum bei all jenen Menschen, deren geschädigte Herzen Gefahr laufen, über kurz oder lang in einen Dekompensationszustand zu geraten. In diätetischer Beziehung ist noch nachzutragen, daß voluminöse Mahlzeiten das Herz belasten. Ein wesentliches Prinzip ist deshalb, kleine, dafür aber häufigere Mahlzeiten einzunehmen. Solche Kranken, die auf meteoristische Auftreibungen des Leibes mit Herzbeschwerden reagieren, werden natürlich die cellulosehaltigen, blähenden Nahrungsmittel vermeiden müssen.

Hinsichtlich der *körperlichen Bewegung* gilt der Grundsatz, daß sie in bestimmtem Umfang geschädigten Herzen, die kompensiert sind, nicht nur nicht nachteilig, sondern meist vorteilhaft ist. Das Ausmaß richtet sich nach dem Zustand des Kreislaufs und ist im Einzelfall auszuprobieren. Die körperliche Bewegung wird bei den einmal dekompensiert gewesenen Personen in Form von Spaziergängen und höchstens ganz leichten Sportarten durchzuführen sein. Alle Rekordleistungen, schwer Tragen und Heben, rasches Treppensteigen, längeres Radeln und Schwimmen ist den Trägern solcher Herzen immer zu widerraten.

Vom *Nicotin* steht so viel fest, daß es innerhalb des vegetativen Nervensystems erregend wirkt, auf diesem Wege vasokonstriktorische Effekte zeitigt, und zwar nicht zuletzt an den Coronarien. Bei entsprechender Veranlagung stehen funktionelle Gefäßstörungen am Anfang des Geschehens, welches mit angiosklerotischen Veränderungen endigt. Zentrale Skotome und Migräne in der Anamnese von Cerebralsklerotikern, die schließlich einer Apolexie erliegen, sind zu häufig, als daß man achtlos an ihnen vorübergehen dürfte. Es wird sich deshalb bewähren, solche Menschen, die familiär durch vasculäre Krankheitsneigung belastet sind, frühzeitig darauf aufmerksam zu machen, daß bei ihrer Konstitution ein Nicotinabusus schädlich sein könnte und solchen Kranken, die unter funktionellen oder gar bereits sklerotischen Gefäßstörungen leiden, das Rauchen zu widerraten. Die ärztliche Erfahrung lehrt eindringlich, daß in sehr zahlreichen Fällen die Herzinfarkte starke Raucher betreffen. Der *Alkohol*, besonders der konzentrierte, ruft so häufig wahrnehmbare Beschwerden bei Herzkranken hervor, daß ein nachteiliger Einfluß befürchtet werden muß. Der Biergenuß ist gewöhnlich mit einer dem Herzkranken schädlichen zu großen Flüssigkeitszufuhr verbunden. Zu einer schonenden Lebensweise gehört auch die Reduktion der *sexuellen Betätigung* auf jenes Maß, das ohne Beschwerden vertragen wird. Es lohnt sich, mit dem herzgeschädigten Patienten jeden einzelnen dieser Punkte durchzusprechen.

Bei schwerem *Hydrops* ist es dringend notwendig, größere Transsudate in den Pleuraräumen oder in der Peritonealhöhle durch Punktion zu entleeren. Man kann es oft beobachten, daß eine Digitalis- oder Strophanthinbehandlung erst dann zum Erfolg führt, wenn ein das Mediastinum und das Herz verdrängendes Stauungstranssudat im Pleuraraum punktiert worden ist. Bei erheblicher allgemeiner Wasseransammlung im Gewebe kommt man vielfach ohne *diuretische Mittel* nicht zum Ziel. Beachtenswert hierbei ist aber immer, daß eine durch starke Diuretica hervorgerufene brüske Entwässerung Schaden stiften kann; denn eine massive Diurese erfordert vom Herzen eine beträchtliche Arbeit. Es ist in jedem Fall zu empfehlen, erst über einige Tage hinweg durch Ruhe und durch Strophanthin bzw. Digitalis die Herztätigkeit ökonomischer zu gestalten, bevor man mit einer unterstützenden Diuresetherapie beginnt. Oft sieht man dann, daß eine zusätzliche Behandlung mit diuretischen Substanzen sich erübrigt. Die wirksamsten diuretischen Mittel sind die *Quecksilberpräparate*. Es handelt sich bei ihnen um lösliche Quecksilbersalze, die injiziert werden müssen, weil sie bei peroraler Einnahme in ihrem therapeutischen Effekt weniger zuverlässig sind und leichter Intoxikationserscheinungen hervorrufen. Ein viel gebrauchtes Präparat ist Salyrgan. Auch Novurit und Esidron (Quecksilbersalz-Theophyllinverbindungen) bewähren sich gut. Bei all diesen Mitteln beginnt man mit der Dosis von 0,5 ccm. Treten bei dieser Menge keine Überempfindlichkeits- bzw. Intoxikationserscheinungen (Fieber, Hauterytheme, Kopfschmerzen, Kollaps, Durchfälle) auf, dann können das nächste Mal 2 ccm gegeben werden. Die Quecksilberpraparate dürfen unter keinen Umständen täglich, sondern höchstens 2mal wöchentlich verabreicht werden. Die Ausscheidung der Quecksilbersalze hängt nämlich von dem Grad der Diurese ab, und wenn diese sich nicht genügend lebhaft gestaltet, dann verweilt das Quecksilber länger im Körper, und es kann zur Kumulation kommen, sofern die nächste Spritze zu bald gegeben wird. Die Injektionen werden am besten intravenös gemacht, wobei die Einspritzung sehr langsam erfolgen soll. Wird gleichzeitig Strophanthin gebraucht, so können mit ihm die Quecksilberpräparate in der gleichen Spritze gemischt werden. Man kann notfalls die Quecksilberpräparate auch tief intramuskulär, selbst intraperitoneal oder intrapleural mit Erfolg geben. Subcutan verabreicht rufen sie äußerst schmerzhafte Hautschädigungen bis zur Nekrose hervor. Die Quecksilberpräparate bewirken nicht nur eine gesteigerte Wasserausscheidung, sondern auch eine sehr erwünschte Entsalzung des Körpers. Falls der diuretische Effekt eines der genannten Mittel ungenügend ist, kann der Versuch gemacht werden, es zu kombinieren mit einer Ampulle Decholin (= Dehydrocholsäure), wodurch sich die Wirkung oft verstärkt. Eine ziemlich sichere Wirkungssteigerung der Quecksilberpräparate erzielt man durch eine Ansäuerung des Organismus. Diese geschieht am besten dadurch, daß man zwei Tage vor der Quecksilbersalzinjektion und am Tag der Einspritzung selbst die offizinelle Mixtura solvens (5mal täglich ein Eßlöffel) verabfolgt oder noch besser das zur Ansäuerung nötige Ammoniumchlorid in Form des Präparats Gelamon gibt. Von letzterem sollen an den genannten Tagen 5mal täglich 3 Tabletten genommen werden.

Kontraindiziert sind die Quecksilberpräparate bei akuten und chronischen Nephritiden, auch bei der Nephrosklerose, also bei jenen Nierenaffektionen, die mit dem Symptomenbild des blassen Hochdrucks einhergehen. Die Stauungsalbuminurie hingegen verbietet die Anwendung nicht. Oft ist es nicht ganz leicht, die Stauungsalbuminurie abzugrenzen von den Affektionen, welche die Quecksilbersalze als nicht zulässig erscheinen lassen. Hier ist die Bestimmung des spezifischen Gewichts des Urins in der gesammelten 24-Stundenmenge entscheidend. Dieses liegt bei der Stauungsniere hoch, bei den schweren chronischen Nierenerkrankungen ist es isosthenurisch um 1010—1012. Auch die Harnfarbe kann zur Beurteilung herangezogen werden. Der Harn ist bei der Stauungsniere ziemlich dunkel, bei den bösartigen Nierenaffektionen hingegen hell, selbst bei Dekompensationen des Kreislaufs. Eine weitere Gegenanzeige für die Anwendung der Quecksilbersalze stellen entzündliche Erkrankungen des Dickdarms und schwere Leberschädigungen dar.

In all den Fällen, die die Verwendung von Quecksilbersalzen verbieten, können die sog. *Purinkörner* als diuretische Substanzen versucht werden. Hierzu gehören das Theobrominum purum bzw. das Theobrominum natrium-salicylicum (= Diuretin). Um eine entsprechende Wirkung zu erzielen, gibt man Diuretin am besten in großen Dosen innerhalb kurzer Zeit, z. B. im Laufe eines Nachmittags 4mal 1 g. Manche Menschen reagieren hierauf allerdings mit Magenstörungen und Kopfschmerzen, weshalb es vorsichtig ist, am ersten Tag nur 2 g zu verabreichen und bei guter Verträglichkeit am nächsten Tag die Volldosis.

Dann wird ein Tag Pause eingelegt und dann nochmals die Volldosis zugeführt. Oft ist das Theophyllinum purum (= Theocin) noch wirksamer. Stöße von 3mal täglich 0,3 g, nur 2mal wöchentlich gegeben, sind meist effektvoller als die tägliche Verabfolgung kleinerer Dosen. Das viel gebrauchte Euphyllin ist Theophyllin-Äthylendiamin. Selbst wenn es injiziert wird, ist seine diuretische Wirkung gering, aber es wird ihm ein coronarerweiternder Einfluß zugeschrieben. Letzteren Effekt gewährleistet auch Cordalin (= Oxyäthyltheophyllin).

Der als Diureticum bekannte *Harnstoff* kann nach folgendem Rezept gegeben werden: Urea pur. 60,0, Aq. Petroselin. 150,0 Oxymel scill. 20,0. S. Innerhalb eines Tages in 2 Portionen zu nehmen. Der auch in dieser Mischung noch zu beanstandende schlechte Geschmack des Harnstoffs ist in dem Harnstoffpräparat Ituran wesentlich abgeschwächt. Man muß hiervon 12 Tabletten über den Tag verteilt geben, um eine Wirkung zu erhalten.

Als quecksilberfreies Diureticum hat sich Diamox (= 2 Acetylamino-1,3,4-thiadiazol-5-sulfonamid) sehr gut bewährt. Es genügt täglich 1 Tablette, oft auch schon jeden 2. Tag 1 Tablette, um eine befriedigende Diurese auszulösen. Bei längerem Gebrauch jedoch treten intestinale Störungen häufig auf.

Nur in ganz verzweifelten Fällen, wenn alle Diuretica in Ergänzung der Strophanthintherapie die Ödeme nicht verringern, kann man die *Hautdrainage* mit den CURSCHMANNschen Nadeln durchführen, riskiert allerdings eine Infektion der Stichkanäle, besonders das Auftreten eines Erysipels. Immerhin ist der Versuch gerechtfertigt, denn bisweilen reagieren die Kranken dann wieder auf diuretische Mittel, wenn durch dieses Verfahren eine weitgehende Entwässerung erzielt worden ist.

Behandlung einer Herzinsuffizienz bei Hochdruck

Jeder länger bestehende Hochdruck führt infolge der vermehrten Widerstandsbelastung des linken Ventrikels zu dessen Hypertrophie. Wenn es zu einer Insuffizienz der linken Kammer kommt, dann sind die Voraussetzungen für eine wirksame Digitalisbehandlung gegeben. Angesichts des Krankheitsbildes eines blassen Hochdrucks ist in Betracht zu ziehen, daß dieser mit einer universellen Engstellung des Arteriolensystems einhergeht, wovon die Äste der Coronararterien nicht ausgenommen sind. Von der Widerstandsbelastung ist erwiesen, daß sie in dem besonders beanspruchten Herzanteil eine beträchtliche Sauerstoffverbrauchssteigerung hervorruft (GREMELS, GOLLWITZER-MEYER). Die hypertrophische Muskulatur benötigt an sich schon mehr Sauerstoff als die Muskelmasse eines normal starken Ventrikels. Die Insuffizienz führt als solche zu einer Erhöhung des Sauerstoffverbrauchs im Myokard. Wenn schließlich das insuffiziente Hochdruckherz, wie es oft der Fall ist, auch noch tachykardisch arbeitet, bedeutet das nach den früher bereits gemachten Ausführungen noch einen zusätzlichen Sauerstoffmehrverbrauch. Diesen Vorgängen stehen gegenüber die erwähnte Engstellung der Arteriolen und die Tatsache, daß die Coronarien hypertrophischer Herzen vorzeitig von sklerotischen Veränderungen befallen zu werden pflegen. Die Sauerstoffbilanz liegt also bei den Herzen der Träger eines blassen Hochdrucks keineswegs günstig. Nicht nur bei den Hochdruckherzen, sondern bei jedem Herzfall ist diese *energetische Insuffizienz* zu berücksichtigen, weil sie die therapeutischen Entschlüsse maßgebend beeinflußt. Je erheblicher die energetische Insuffizienz ist, desto empfindlicher ist erfahrungsgemäß das betreffende Herz gegenüber Digitalis. Kleine Dosen müssen also zur Behandlung gewählt werden. Es ist auch eine oft getroffene Feststellung, daß Zustände von Urämie und Suburämie, wie sie sich ja bei Kranken mit blassem Hochdruck häufig finden, sehr digitalisempfindlich sind. Muß mit einer erheblichen Digitalisempfindlichkeit eines Herzens gerechnet werden, dann eignet sich Strophanthin aus den schon angeführten Gründen besser zur Behandlung. Angesichts deutlicher energetischer Insuffizienzen wird man auch hiervon anfänglich kleinste Dosen nehmen und die Einzeldosis nicht zu häufig geben. Mit Strophanthin und Digitalis läßt sich eine Sparwirkung hinsichtlich des Sauerstoffverbrauchs im Myokard erzielen, jedoch nur im Bereich gewisser Dosen. Wird die Grenzdosis überschritten, dann kehrt sich die Sparwirkung in das Gegenteil um (GREMELS).

Ein mit *blassem Hochdruck* vergesellschaftetes insuffizientes Herz mit Lungenstauung, vielleicht sogar mit Leberstauung und Ödemen, wird also am zweckmäßigsten zunächst mit $1/8$ mg Strophanthin pro Tag angegangen. Führt diese Menge nicht zu einem allmählichen Zurückgehen der Insuffizienzzeichen, dann kann der Versuch gemacht werden, die tägliche Strophanthinmenge auf 2mal $1/8$ mg zu erhöhen. Treten nun aber vorher nicht dagewesene extrasystolische Unregelmäßigkeiten auf, so war diese Dosis zu groß und man wird sie in der Folgezeit nur noch jeden 2. Tag verabreichen. Schwinden die Extrasystolen nicht sehr bald wieder, dann ist es ratsam, jeden 2. Tag nur $1/8$ mg zu spritzen. Die bereits besprochenen Grundsätze hinsichtlich Ruhebehandlung, Flüssigkeitsbeschränkung und diätetischer Maßnahmen gelten für die Therapie *aller* insuffizienten Herzen und brauchen fürderhin bei der Erörterung der einzelnen Krankheitszustände nicht jedesmal erwähnt zu werden. Für eine unterstützende diuretische Behandlung kommen die Quecksilberpräparate bei den Fällen blassen Hochdrucks nicht in Frage, weil ja eine renale Schädigung hierbei regelmäßig in Rechnung zu stellen ist. Es können also nur die Purinkörper bzw. das Diamox dazu herangezogen werden.

Etwas günstiger hinsichtlich der energetischen Insuffizienz liegen die Verhältnisse bei den Herzkranken mit *rotem Hochdruck*. Hier fällt die Engstellung der Arteriolen weg. Man erzielt infolgedessen bei solchen kardialen Insuffizienzen auch gute Erfolge mit peroraler Digitalisierung, zumal wenn es sich um verhältnismäßig jugendliche Organismen handelt, bei denen die Coronarsklerose noch keine höheren Grade angenommen hat. Liegt bei ihnen gerade keine akute, lebensbedrohliche Insuffizienz vor, dann kann Digitalis per os oder rectal versucht werden, und zwar zunächst in der Durchschnittsdosis von 3mal täglich 0,1 g Fol. titr. Wird diese Dosis gut vertragen und schwinden darunter die Insuffizienzsymptome, so kann diese Menge weitergegeben werden, bis eine Gesamtdosis von etwa 3 g erreicht ist. Hierauf wird man einige Tage Pause einlegen und dann je nach dem Zustand der Insuffizienz nochmals über einige Zeit hinweg die gleiche oder auch eine geringere Dosis verabfolgen. Erweist sich wegen höhergradiger und hartnäckiger Ödeme eine zusätzliche Diuresetherapie als erforderlich, dann ist weder gegen die Verwendung eines Quecksilberpräparates noch gegen die Darreichung von Purinkörpern oder Diamox etwas einzuwenden. Bei älteren Patienten mit dem Krankheitsbild des roten Hochdrucks und kardialer Insuffizienz spielt wahrscheinlich eine Coronarsklerose mit herein und damit eine stärkere energetische Insuffizienz. In diesen Fällen können kleinere Digitalisdosen (3mal täglich 0,05 g Fol. titr.) versucht werden, sicherer jedoch wird der gewünschte therapeutische Effekt eintreten, wenn man gleich zum Strophanthin greift. Dieses kann in den Fällen sichergestellten roten Hochdrucks etwas höher dosiert werden, als beim blassen Hochdruck angegeben wurde.

Die Unterscheidung zwischen rotem und blassem Hochdruck (s. S. 231) ist in ausgesprochenen Fällen leicht, gestaltet sich aber schwierig angesichts der häufig zu findenden Übergangsformen bei älteren Menschen. Ein lange bestehender roter Hochdruck führt ja doch allmählich zur Arteriolosklerose und damit auch zur arteriolosklerotischen (= primären oder genuinen) Schrumpfniere (s. S. 465). Im Zweifelsfall gebührt dem Strophanthin in kleinen Dosen aus den bereits erwähnten Gründen der Vorzug, wenn eine kardiale Insuffizienz zu beheben ist.

Fälle von rotem wie von blassem Hochdruck neigen, wenn sie einmal aus einer kardialen Insuffizienz herausgeholt wurden, vielfach zu erneuten Dekompensationen ihres Kreislaufs. Die Reservekräfte solcher Herzen sind eben gering geworden und jede körperliche Überanstrengung kann wieder den Circulus vitiosus einer Insuffizienz anbahnen. Man ist infolgedessen oft gezwungen, solche Kranke chronisch oder intermittierend arzneilich zu behandeln. Die dazu nötige Dosis muß für jeden einzelnen Fall ermittelt werden. Die Wahl des Mittels, ob Strophanthin oder Digitalis, hängt von den schon genannten Überlegungen ab. Manche Kranke können in ordentlichem Zustand gehalten werden, wenn sie täglich nur 0,05 g Fol. titr. nehmen, andere brauchen diese Dosis 2—3mal täglich. Bei wieder anderen genügt es, sie jeweils nur während der 1. und 3. Woche jedes Monats kleine Digitalismengen nehmen zu lassen. Zwingt die Schwere der Herzschädigung zur Strophanthinverwendung, dann reicht bisweilen eine 2mal wöchentlich vorzunehmende Injektion von $^1/_4$ mg aus. Eine dem Zustand des Herzens angepaßte schonende Lebensweise ist in all diesen Fällen natürlich unbedingtes Erfordernis.

Da Hochdruckkranke zusammen mit Coronarsklerotikern das Hauptkontingent derjenigen Fälle darstellen, die besondere Formen von Insuffizienz der linken Kammer zeigen, soll hier die Behandlung des *Asthma cardiale*, des *Lungenödems* und des kardial bedingten CHEYNE-STOKESschen *Atemtypus* besprochen werden.

Beim Asthma cardiale wie beim Lungenödem handelt es sich in der Hauptsache um ein akutes Versagen der linken Herzkammer (s. S. 163). Zur Behebung des gefährlichen Zustandes ist das sofort wirkende, intravenös verabreichte Strophanthin die Therapie der Wahl. Auf die Ausnahmestellung des durch eine Mitralklappenstenose bedingten Lungenödems und seine Behandlung wird später eingegangen. Wegen der symptomatischen Ähnlichkeit eines Asthma cardiale-Anfalls mit demjenigen eines Asthma bronchiale kommt es in der Praxis häufig genug vor, daß auch beim Asthma cardiale Asthmolysin verabreicht wird, jenes Mittel, welches neben Hypophysenhinterlappenextrakt Adrenalin enthält. Der Erfolg ist manchmal nicht schlecht, was darauf zurückzuführen sein dürfte, daß eine bronchospastische Komponente bzw. eine aktive Kontraktion der kleinen Lungenvenen mit sekundärer Dilatation der Capillaren und Exsudation (TSUJI) auch im Asthma cardiale-Anfall eine Rolle spielt. Da aber das Adrenalin eine Blutdrucksteigerung hervorruft und damit die linke Kammer belastet, dürfte es nicht ohne Gefahr für das geschädigte Herz sein. Weniger Nachteile für das Herz bringt das Ephedrin, welches in der Dosis von 0,05 g per os bei einem Anfall von Asthma cardiale neben dem Strophanthin gegeben werden kann. Das ephedrinhaltige Präparat Puraeton E hat sich als vielleicht noch wirksamer erwiesen.

Die Kranken mit Asthma cardiale und Lungenödem drängen regelmäßig aus dem Bett und nehmen ganz von selbst eine sitzende Haltung ein, womöglich mit Herabhängen der Beine. Die Vorstellung, daß hierdurch größere Blutmengen in den unteren Extremitäten zurückgehalten werden, legt es nahe, diesen „unblutigen Aderlaß" durch die Vornahme einer ausgiebigen Blutentnahme aus der Vene zu verstärken. Wohl mit Recht ist es eine weitverbreitete Gepflogenheit, die Behandlung eines Anfalls von Lungenödem mit einem kräftigen Aderlaß zu beginnen und gleich im Anschluß daran Strophanthin zu injizieren.

Zweifellos befindet sich das Atemzentrum im Asthma cardiale-Anfall in einem Zustand gesteigerter Erregung. Morphium wirkt infolgedessen ausgezeichnet. In der Dosis von 0,02 g kombiniert man es zweckmäßigerweise mit $^1/_2$ mg Atropin. Nicht nur im Anfall selbst ist das Morphium von meist großartiger Wirkung, sondern es ist darüber hinaus oft auch imstande, die nächtlichen Anfälle von Asthma cardiale zu verhüten, wenn es abends gegeben wird. Bei sehr ausgeprägtem Lungenödem nun auch Morphium zu verabreichen, hat deswegen etwas Bedenken, weil prinzipiell jede pulmonale Dyspnoe (z. B. bei Pneumonie, Bronchiolitis, schwerem Lungenemphysem) eine Kontraindikation für Morphium abgibt. Eine Verringerung der respiratorischen Fläche führt zu verminderter Sauerstoffsättigung und zur Kohlensäureanhäufung im Blut, so daß die Erregung des Atemzentrums mit Beschleunigung der Atmung als nicht zu störender Kompensationsvorgang aufgefaßt werden muß. Beim kardialen Lungenödem liegen die Verhältnisse nun so, daß die Ursache im Versagen des linken Herzens liegt, sich durch starke Exsudation aber eine pulmonale Dyspnoe darauf pfropft. Man wird als therapeutische Regel gelten lassen dürfen, daß beim leichten Lungenödem Morphium erlaubt und segensreich ist, daß es aber bei Fällen mit übermäßiger Transsudation in die Alveolen besser vermieden wird.

Von Hochdruckkranken, besonders älteren, auch von Coronarsklerotikern hören wir oft die Klage, daß trotz der Verabreichung verhältnismäßig großer Schlafmitteldosen die Nachtruhe außerordentlich gestört sei und die Kranken immer wieder sich gezwungen fühlen, außer Bett zu sitzen oder im Zimmer etwas auf und ab zu gehen. Dabei ist es weniger die Empfindung der Atemnot als ein Gefühl von innerer Unruhe, das die Kranken belästigt. Wenn man danach sucht, dann findet man in solchen Fällen nicht selten, daß die Patienten, wenn sie ruhig liegen und nicht irgendwie abgelenkt sind, eine unregelmäßige Atmung im Sinne des Cheyne-Stokesschen Atemtypus aufweisen (s. S. 252). Dieser abnorme Atemtypus, der sich in angedeuteter bis ausgeprägter Weise auch bei cerebralen Erkrankungen der verschiedensten Art und bei Vergiftungen findet, kann bei Herzgeschädigten als Insuffizienzsymptom der linken Kammer gewertet werden, ebenso wie die kardiale Dyspnoe, das Asthma cardiale und das kardiale Lungenödem. Ein nahezu spezifisch wirkendes Mittel, um solchen Kranken die nächtliche Unruhe zu nehmen, stellt das Cordalin bzw. das Euphyllin dar. Es wird am besten abends als intravenöse Spritze gegeben, wobei die Injektion möglichst langsam erfolgen soll. Peroral zeigt es leider in dieser Hinsicht keinerlei Effekt. Der gefäßerweiternden Eigenschaft verdanken Cordalin und Euphyllin in diesen Fällen ihren günstigen Einfluß wohl kaum allein, da andere Substanzen, wie das Nitroglycerin, ihnen dabei an Wirksamkeit erheblich nachstehen. Auch die durch Cordalin bzw. Euphyllin hervorgerufene zentralnervöse Erregung erklärt nicht den Erfolg, weil Lobelin, auch Coffein weit weniger ausrichten (Scherf). Hochdruckkranke und Coronarsklerotiker, die unter diesen beschriebenen schlechten Nächten leiden, erhalten am besten erst am Abend ihr Strophanthin zusammen mit Cordalin bzw. Euphyllin oder dem ihm verwandten Deriphyllin. Absichtlich wird von der Strophanthinspritze gesprochen, denn ein Effekt mit Digitalis ist bei diesen Kranken, die doch meist in höherem Alter stehen, gewöhnlich nicht zu erzielen. Es ist sogar nicht selten unter Digitalis eine Verschlechterung feststellbar. Wenn man den zur Rede stehenden Patienten noch abends ein Sedativum (Luminal 0,05) gibt, so dämpft man damit die zentral erregende Wirkung der Theophylline, welche den Kranken mit Cheyne-Stokesscher Atmung zwar Ruhe in der Nacht verschaffen, aber oft den Schlaf rauben. Morphium ist in vielen Fällen von Cheyne-Stokesschem Atemtypus kontraindiziert, zumindest in größeren Dosen, da es das Atemzentrum in seiner Erregbarkeit herabsetzt und wir annehmen müssen, daß eine Untererregbarkeit des Atemzentrums infolge mangelhafter Blutzufuhr in der Pathogenese dieser Störung eine Rolle spielt.

Behandlung einer Herzinsuffizienz bei Klappenfehlern

Von der *Aortenklappeninsuffizienz* (s. S. 186) lehrt die ärztliche Erfahrung, daß ihre Träger über sehr lange Zeit hinweg keine Beschwerden zu verspüren brauchen, oft sogar imstande sind, recht ansehnliche körperliche Leistungen zu vollbringen. Mit Hilfe einer vermehrten Anfangsfüllung und Anfangsspannung und unter Ausnützung der Fähigkeit zu hypertrophieren bewältigt der linke Ventrikel das ihm durch den Klappenfehler aufgebürdete vergrößerte Schlagvolumen. Kommt es aber eines Tages zur Insuffizienz der linken Kammer, dann sind die dem Herzen selbst innewohnenden Kompensationsmöglichkeiten ausgeschöpft. Die Sauerstoffversorgung ist dann in ein sehr erhebliches Mißverhältnis zur hypertrophischen und lange Zeit überlasteten Muskulatur geraten. Die Insuffizienzsymptome pflegen sich meist plötzlich und brüsk einzustellen und nicht selten machen sich Anfälle von Asthma cardiale als erstes Kennzeichen der versagenden linken Kammer geltend. Zur Behebung der Dekompensation Digitalis zu wählen, stößt nach den bisherigen Darlegungen von vornherein deswegen auf Bedenken, weil die energetische Insuffizienz so sehr ausgeprägt ist. Es kommt nun noch hinzu, daß die Wirkung der Digitalis auf den Vagus eine Pulsverlangsamung zeitigt, die bei diesem Klappenfehler unerwünscht sein kann. Während einer langen Diastole fließt entsprechend viel Blut aus der Aorta durch die schlußunfähigen Aortenklappen in die linke Kammer zurück. Das nutzlos hin und her pendelnde Blut wird also durch die Bradykardie nur vermehrt. Gewiß ist zuzugeben, daß bei vielen dekompensierten Aortenklappeninsuffizienzen mit geschickt dosierten Digitalispräparaten, besonders aus der Digitalis lanata, gute Erfolge zu erzielen sind, aber sicherer und einfacher gestaltet sich die Strophanthinbehandlung, da Strophanthin — wie schon erwähnt — die Schlagzahl weniger herabsetzt und auf die Sauerstoffbefriedigung des Myokards einen wohl noch besseren Einfluß ausübt. Es erweist sich bei der Aortenklappeninsuffizienz meist als notwendig, über längere Zeit hinweg täglich $1/4$ mg Strophanthin zu spritzen. Nach Erreichung leidlicher Kreislaufbedingungen muß man es oft dauernd weitergeben, wenn auch natürlich seltener. Eine einmal dekompensiert gewesene Aortenklappeninsuffizienz bleibt vielfach am Rande der Dekompensation. Ist die Aortenklappeninsuffizienz nicht anläßlich einer Polyarthritis entstanden, sondern beruht sie darauf, daß eine luische Mesaortitis übergegriffen hat auf die Klappen, dann sind nicht selten auch die Ostien der Coronarien in den Krankheitsprozeß mit einbezogen, was eine besonders starke Beeinträchtigung der Herzernährung bedeutet. Hierauf wird der Umstand zurückzuführen sein, daß dekompensierte luische Aortenklappeninsuffizienzen ziemlich strophanthin- und noch wesentlich mehr digitalisempfindlich sind. Diese Erfahrungstatsache muß uns veranlassen, in sehr vorsichtiger Weise nur kleine Dosen von Strophanthin zu geben, durchschnittlich vielleicht nur $1/8$ mg pro Tag. Für das einzelne Herz zu großen Dosen verstärken nicht nur die eine luische Aortenklappeninsuffizienz oft begleitenden stenokardischen Beschwerden, sondern sie verschlechtern unter Umständen sogar die Kreislaufverhältnisse. Es fehlt solchen Herzen eben die Möglichkeit einer besseren Durchblutung. Jede kardiale Insuffizienz höheren Grades verbietet bei luischer Aortenklappeninsuffizienz die gleichzeitige Behandlung des Grundleidens mit Penicillin, Salvarsan und Wismut. Eine derartige spezifische Therapie verschlimmert regelmäßig die kardiale Insuffizienz. Es kommt also nur in Frage zu versuchen, mit Hilfe von Jod den Prozeß an der Aorta zu beeinflussen. Zu diesem Zweck kann neben der Herzbehandlung 3mal täglich ein Eßlöffel der Sol. kalii jodat. 20,0/200,0 gegeben werden. Gewöhnlich verabreicht man das Jod 3 Wochen lang, macht dann eine Pause von einer

Woche und gibt es dann noch 2mal über 3 Wochen hinweg, wieder mit einer dazwischenliegenden einwöchigen Pause. Sind hierauf 2 Monate verstrichen, kann eine zweite derartige Jodkur stattfinden. Über die spezifische Behandlung nach etwa erreichter vollständiger Kreislaufkompensation s. S. 230.

Bei der *Aortenstenose* (s. S. 188), in deren Genese übrigens die Lues keine Rolle spielt, ist der linke Ventrikel ebenso wie bei der Aortenklappeninsuffizienz imstande, kraft der ihm eigenen Angleichsmöglichkeiten das Strömungshindernis über lange Zeit hinweg so zu überwinden, daß der Gesamtkreislauf nicht oder kaum darunter leidet. Führt dann aber einmal die ungenügende Sauerstoffbefriedigung der hypertrophischen Herzkammer zur Leistungsschwäche, so stellen sich die Zeichen der Insuffizienz ebenfalls meist rasch und erheblich ein. Den Merkmalen der Linksinsuffizienz pflegen sehr bald diejenigen der Rechtsinsuffizienz zu folgen. Letztere bedingt die übliche Stauung im rechten Vorhof, die eine Behinderung des Abflusses aus den Coronarvenen nach sich zieht und dadurch eine Verstärkung des Sauerstoffhungers im Myokard zeitigt. Auch bei dekompensierten Aortenklappenstenosen ist die Strophanthinbehandlung erfolgversprechender und überdies leichter zu handhaben als eine Digitalismedikation. Als Durchschnittsmenge dürfte $1/4$ mg Strophanthin pro Tag hinreichend sein.

Wie aus den bisherigen Ausführungen leicht abzuleiten ist, muß die Sauerstoffbefriedigung des Herzens überaus schlecht gelagert sein, wenn sich eine Aortenklappenstenose mit einer Aortenklappeninsuffizienz kombiniert. Gerät ein solches Vitium in einen Dekompensationszustand, dann erfordert die Rücksichtnahme auf die energetischen Verhältnisse sehr kleine Strophanthinmengen, weil sich unter größeren Dosen bald Überempfindlichkeitsreaktionen geltend machen werden.

Eine *Mitralklappeninsuffizienz* (s. S. 184) pflegt dann, wenn sie zur Kreislaufdekompensation neigt, im Gegensatz zu den Aortenvitien relativ frühzeitig Stauungssysmptome darzubieten. Anfänglich sind diese gering und sie verstärken sich nur langsam. Infolge der gewöhnlich zu findenden Pulsbeschleunigung und der dauernd erhöhten Anfangsspannung des linken Ventrikels werden die Reservekräfte erheblich beansprucht, was zur Herzinsuffizienz führen kann, bevor sich schwerere Ernährungsschäden der Muskulatur einstellen. So sieht man nicht selten junge Menschen infolge einer Mitralklappeninsuffizienz im Zustand der Dekompensation. Die pulsverlangsamende Wirkung der Digitalis purpurea ist nur erwünscht, und in der Tat können hiermit bei diesem Klappenfehler gute und nachhaltige Erfolge erzielt werden. Die Durchschnittsdosis von 3mal täglich 0,1 g Fol. titr. wird so lange verabreicht, bis die Herzfrequenz normal geworden ist und die Insuffizienzzeichen geschwunden sind. Oft bleibt in der Folgezeit der Zustand so befriedigend, daß über viele Jahre hinweg keine neuerliche Digitalisierung mehr stattzufinden braucht. Etwas anders liegen die Verhältnisse bei Trägern von Mitralklappeninsuffizienzen in höherem Alter. Ergibt sich bei ihnen ein Dekompensationszustand, dann ist meist eine coronarsklerotisch bedingte Myokardschädigung mit im Spiele und dann leistet Strophanthin gewöhnlich die besseren Dienste. Strophanthin wird natürlich auch für die Fälle vorzuziehen sein, die eine sehr schwere Insuffizienz mit Ruhedyspnoe aufweisen. Gar nicht selten ist die Mitralklappeninsuffizienz vergesellschaftet mit einer Hypertension, wofür dann die im Abschnitt Hochdruck dargelegten Behandlungsgrundsätze maßgebend sind.

Eine Sonderstellung unter den linksseitigen Klappenfehlern nimmt die *Mitralklappenstenose* (s. S. 185) ein, und zwar deshalb, weil bei ihr keineswegs der linke Ventrikel überbeansprucht wird, sondern zunächst lediglich der linke Vorhof. Seine schwache Muskulatur kann eine höhergradige Klappenverengerung nicht hinreichend überwinden, und deshalb leiden Kranke mit diesem Vitium leicht unter Atemnot bei körperlichen Anstrengungen. Behandelt man diese Atemnot mit Digitalis, dann wird der Effekt nur sehr unbefriedigend sein, denn der linke Vorhof wird hierdurch keiner Leistungsverbesserung teilhaftig. Die vorhandene Lungenstauung bürdet dem rechten Ventrikel eine Mehrarbeit auf, der infolgedessen hypertrophisch wird. Läßt er in seiner Leistung nach, dann sind Leberstauung und Ödeme im großen Kreislauf die Folge. Strophanthin oder Digitalis, in diesem Stadium angewandt, verankert sich am hypertrophischen Herzabschnitt, also am rechten Ventrikel, und befähigt diesen zur besseren Ausschöpfung der Peripherie. Dadurch erhält die Lunge eine größere Blutmenge zugeführt, und es kann passieren, daß infolge des Strömungshindernisses an der Mitralklappe die Lungenstauung sich akut verstärkt, ja sogar ein lebensbedrohliches Lungenödem auftritt. Es hat demnach als Grundsatz zu gelten, bei Mitralklappenstenosen mit Ödemen im großen Kreislauf zunächst den Lungenkreislauf durch einen Aderlaß zu entlasten, hierauf durch diuretische Mittel den Organismus zu entwässern, durch strenge Bettruhe das Herz zu schonen und erst dann durch kleine Strophanthindosen eine Leistungssteigerung des rechten Ventrikels anzustreben. Für die bei Mitralklappenstenosen meist erforderliche Dauerbehandlung eignet sich neben Strophanthin auch die Meerzwiebel erfahrungsgemäß sehr gut. Sie kann als Scillaren oder Scilloral dargereicht werden. Besonders wichtig ist bei jeder Mitralstenose die Regelung der Lebensweise mit dem Ziel, den Kreislauf möglichst wenig zu belasten.

Trifft eine Mitralklappenstenose zusammen mit einer Mitralklappeninsuffizienz, dann liegen die therapeutischen Aussichten im allgemeinen günstiger als bei der reinen Mitralstenose. Aber auch hierbei wird man im Auge behalten müssen, bei schweren Dekompensationszuständen immer erst durch Ruhe und diuretische Mittel zu entwässern und Digitalis bzw. Strophanthin vorsichtig tastend und in kleinen Dosen zu geben.

Angesichts des Unvermögens, mittels einer konservativen Therapie die quälenden und die Leistungsfähigkeit der Kranken erheblich einengenden Symptome der Abflußbehinderung aus den Lungenvenen beeinflussen zu können, wird heute bei jeder Mitralstenose mit Dyspnoe die operative Sprengung des verengten Mitralostiums mit dem Finger oder mit dem BAILEYschen Messer in Erwägung zu ziehen sein. Die besten Chancen bietet die Operation bei solchen Kranken, deren Herztätigkeit noch rhythmisch ist und bei denen sich noch keine stärkere Pulmonalsklerose ausgebildet hat. Beim kombinierten Mitralvitium ist operatives Vorgehen dann angezeigt, wenn der ausbleibende Effekt einer Digitalisbehandlung neben speziellen Untersuchungsmethoden den Schluß zuläßt, daß die Mitralstenose funktionell vorherrscht.

Gegenüber den linksseitigen Klappenfehlern spielen diejenigen des rechten Herzens praktisch eine ganz untergeordnete Rolle. Erworbene isolierte organische Klappenfehler des rechten Herzens sind selten. Für die Behandlung der verhältnismäßig häufig anzutreffenden und prognostisch ungünstigen *relativen Tricuspidalklappeninsuffizienz* (s. S. 188) infolge starker Erweiterung der rechten Kammer ergeben sich keine neuen Prinzipien.

Hinsichtlich der angeborenen Vitien und Defektbildungen s. S. 221.

Behandlung der akuten Karditiden

Es wurde bereits dargelegt, daß akute entzündliche Erkrankungen des Herzmuskels, wie sie sich im Zusammenhang mit Infektionskrankheiten einstellen können, häufig mit endokarditischen und perikarditischen Affektionen verbunden sind. Bisweilen ist es sehr schwierig, angesichts einer akuten Myokarditis zu sagen, ob diese durch eine frische Endokarditis kompliziert ist, da systolische Geräusche bei infektiös-toxisch geschädigten Herzen nicht viel besagen (vgl. S. 175). Für die therapeutischen Entschlüsse ist diese diagnostische Schwierigkeit ohne Belang, weil sich die für eine akute Myokarditis erforderlichen Behandlungsmaßnahmen nicht ändern, wenn gleichzeitig eine Endokarditis vorliegt. Eine begleitende Perikarditis, die ein gesondertes Vorgehen nur dann erfordert, wenn sich ein größerer Perikarderguß ausgebildet hat, ist klinisch und röntgenologisch unschwer feststellbar, sofern man nur an ihr Vorhandensein denkt (s. S. 218).

Bei einem vorher gesunden und nicht durch vermehrte Widerstände im großen oder kleinen Kreislauf belasteten Herzen liegt im Stadium der akuten Karditis eine Hypertrophie einer der beiden Kammern nicht vor. Diese kann sich nur allmählich entwickeln, wenn eine begleitende Endokarditis zu einem Klappenfehler führt, der einem Herzabschnitt Mehrarbeit aufbürdet. Stoffwechselmäßig betrachtet ist die Tatsache zu berücksichtigen, daß die entzündlichen Herde im Herzmuskel einen Sauerstoffmehrverbrauch bedeuten und daß dieser Mehrverbrauch an Sauerstoff noch eine Steigerung bei denjenigen Herzen erfährt, die sehr tachykardisch arbeiten. Da bei den Infektionskrankheiten vielfach eine Kollapsneigung besteht, ist mit einer schlechteren Herzfüllung und mit einer Herabsetzung der Blutversorgung des Herzmuskels zu rechnen (vgl. S. 216). Gröbere Stauungserscheinungen, etwa im Sinne eines Stauungskatarrhs über den Lungen oder in Form von stärkerer Leberstauung oder Ödemen, sind als Folgen einer akuten Karditis gar nicht sehr häufig. Dabei sind Leberstauung und Ödeme wohl noch etwas öfter zu beobachten als Stauungen im kleinen Kreislauf.

Der Mangel eines hypertrophischen Herzabschnitts ist — wie schon mehrfach betont — gleichbedeutend mit dem Fehlen einer wichtigen Voraussetzung für einen Nutzen der Digitalisdroge. Es entspricht auch der allgemeinen klinischen Erfahrung, daß Digitalispräparate bei den Insuffizienzen entzündlich erkrankter Herzen so gut wie gar nicht wirken. Besser, aber auch nicht immer voll befriedigend, ist der Strophanthineffekt, zu dessen Erzielung die Hypertrophie ja weniger wesentlich zu sein scheint. Recht häufig kann man bei der Digitalisierung oder der Strophanthinbehandlung der akut entzündlich erkrankten Herzen wahrnehmen, daß sehr bald üble Rhythmusstörungen resultieren. Der Grund für die Überempfindlichkeit dieser Herzen dürfte in ihrer Verarmung an energieliefernden Substanzen zu suchen sein. Die Herzmuskelverfettung (s. S. 174) ist ein untrügliches Kennzeichen für die weitgehende Glykogenverarmung. Mit guten Gründen nimmt GREMELS an, daß eine toxische Glykosiddosis durch die Zuckerbildung infolge der Glykogenspaltung gepuffert wird. Ein in seinem Glykogenbestand schwer reduzierter Herzmuskel verliert diese funktionelle Pufferungsfähigkeit, so daß ein solches Herz bereits durch verhältnismäßig kleine Dosen Digitalis oder Strophanthin gefährdet ist. Man wird also eine akute Karditis — selbstverständlich nur dann, wenn Insuffizienzzeichen vorliegen — mit kleinsten Dosen behandeln, und zwar zweckmäßiger mit Strophanthin als mit Digitalis. Dabei muß auf Grund vielfältiger Erfahrungen empfohlen werden, bei der *diphtherischen Myokarditis* ganz besonders zurückhaltend zu sein und Strophanthin bloß dann in kleinsten Mengen ($1/_8$ mg) zu verabreichen, wenn sehr deutliche Stauungszeichen nachzuweisen sind. Solange das nicht der Fall ist, beschränkt man sich besser auf die Verordnung strengster Ruhelage und gibt, wenn der Kranke unruhig ist, lediglich einige Luminaletten oder etwas Brom. Zur strengen Bettruhe gehört es, daß alles überflüssige Aufsetzen zum Untersuchen oder zum Waschen vermieden wird. Die Anstrengung, welche die Stuhlentleerung erfordert, soll durch milde Abführmittel oder durch Einläufe vermindert werden. Leichtere Stauungszeichen pflegen allein durch die wochenlange Bettruhe wieder zurückzugehen. Ungleich viel besser als bei der diphtherischen Myokarditis ist erfahrungsgemäß die Verträglichkeit von Strophanthin bei rheumatischen Karditiden, auch bei den akuten Karditiden einer Pneumonie, eines Grippeinfekts oder einer pyogenen bzw. putriden Allgemeininfektion. Hier darf man infolgedessen im Bedarfsfall etwas höher dosieren ($^1/_4$ mg pro dosi). Die bakteriellen Endokarditiden (Endocarditis septica, Endocarditis lenta) sind hingegen wieder auffallend empfindlich gegenüber Digitalis und Strophanthin. Anginöse Beschwerden, Reizbildungs- und Reizleitungsstörungen treten bei der Verabreichung dieser Mittel oft schon nach wenigen Tagen auf. Übrigens treten auffälligerweise Stauungserscheinungen im großen und kleinen Kreislauf bei den bakteriellen Endokarditiden gewöhnlich erst in ziemlich spaten Stadien der Krankheit auf. Als unzutreffend muß die weitverbreitete Meinung bezeichnet werden, daß fiebernde Kranke im Falle der Notwendigkeit einer Herzbehandlung besonders große Glykosiddosen benötigen. Wenn bei Fiebernden die durchschnittlichen Dosen unwirksam sind, dann ist auch mit großen Dosen kein Nutzen zu erzielen, manchmal kann sogar Schaden gestiftet werden. Bezüglich der nur in stationärer Behandlung zu empfehlenden ACTH- bzw. Cortisontherapie der akuten schweren Carditis s. S. 574.

Ein therapeutisch sehr schwieriges Kapitel stellen jene Patienten dar, die nach einer akuten Myokarditis über Jahre hinweg in wechselnder Intensität unter Herzklopfen, Druckempfindungen auf der Brust, Atemnot bei körperlichen Anstrengungen und den Symptomen einer verminderten Leistungsfähigkeit leiden. Die Untersuchung ergibt bei diesen Fällen gewöhnlich nicht viel, nachweisbare Stauungserscheinungen fehlen und lediglich im Elektrokardiogramm zeigen sich die Kennzeichen der Myokardschädigung, manchmal verbunden mit Reizbildungs- und Reizleitungsstörungen. Diese Kranken werden vielfach digitalisiert, meist in ambulanter Behandlung, ohne daß ein Erfolg erzielt würde. Bisweilen verspüren die Kranken dabei sogar eine Steigerung ihrer Beschwerden. Andere Kranke bekommen Strophanthin, auch meist ohne gleichzeitige Bettruhe und ebenfalls mit unbefriedigendem Effekt. Gewöhnlich folgen, ob nun behandelt wurde oder nicht, auf Phasen schlechteren Befindens solche besseren Ergehens. Man kommt bei deratigen Kranken immer noch am weitesten, wenn sie in den Zeiten mäßigen Befindens veranlaßt werden, über 1—2 Wochen hinweg Bettruhe einzuhalten und sich in der übrigen Zeit jenen Regeln einer schonenden Lebensweise zu unterziehen, von welchen bereits gesprochen wurde. Die Sachlage ist natürlich eine grundlegend andere, wenn diese Patienten Insuffizienzsymptome aufweisen. Solche Herzen enthalten fibröse Myokardveränderungen im Gefolge von entzündlichen Herden. Diese Herzmuskelschäden sind bei älteren Menschen klinisch schwer zu unterscheiden von coronarsklerotisch bedingten Myokardveränderungen. Bis zur Erzielung der Kreislaufkompensation ist bei den Insuffizienten eine systematische Ruhe- und Strophanthinbehandlung selbstverständlich angezeigt. Sofern solche Myokardschäden verbunden sind mit einem Klappenfehler oder mit einem Hochdruck und infolgedessen hypertrophische Herzabschnitte aufweisen, kann nach den angegebenen Richtlinien auch mit Aussicht auf Erfolg zur peroralen Digitalismedikation gegriffen werden. Ergeben sich Anhaltspunkte, daß den schlechteren Phasen jeweils ein neuer infektiös-toxischer Schub an das Myokard zugrunde liegt, dann ist die Entfernung toxinstreuender Herde therapeutisch ebenso wichtig wie die Schonung und Behandlung des geschädigten Herzens. Der große Nutzen einer elektrokardiographischen

Untersuchung bei den myokardialen Schädigungen beruht nicht nur darauf, daß diese oft allein durch diese diagnostische Methode zu erkennen sind, sondern es wird dadurch auch eine etwa bestehende Reizleitungsstörung aufgedeckt. Von der therapeutischen Einstellung hierzu wird später gesprochen.

Behandlung der Coronarsklerose mit und ohne kardiale Insuffizienz

Zahlreiche kardiale Insuffizienzen bei Kranken im mittleren und höheren Alter beruhen darauf, daß sklerotisch veränderte Coronararterien der optimalen Ernährung des Herzens hinderlich sind. Die degenerativen Erscheinungen an den Herzmuskelfasern und die vielfältigen kleineren und größeren Schwielen im Herzfleisch sind einer mangelhaften Sauerstoffversorgung des Myokards zuzuschreiben. Die Coronarsklerose veranlaßt das Herz natürlich nicht zur Hypertrophie, die nur dann gefunden wird, wenn vermehrte periphere Widerstände oder Klappenfehler einen Herzabschnitt belasten. Die Symptomatologie coronarsklerotisch geschädigter Herzen ist, wie S. 177 auseinandergesetzt wurde, keineswegs einheitlich. In vielen, aber absolut nicht in allen Fällen steht der Angina pectoris-Schmerz im Vordergrund des Beschwerdekomplexes, in anderen Fällen äußert sich der coronarsklerotische Myokardschaden vorwiegend dadurch, daß nächtliche Asthma cardiale-Anfälle den Kranken belästigen. Bei wieder anderen Patienten manifestiert sich allmählich unter den Erscheinungen der Lungenstauung mit Stauungskatarrh, der nachweisbaren Leberstauung und unter Ödembildung die kardiale Insuffizienz. Schmerzen sind dabei kein obligates Begleitsymptom. Nicht selten kommt es vor, daß Kranke mit coronarer Sklerose vorzugsweise im Beginn einer körperlichen Anstrengung, z. B. im Beginn des Gehens, Atemnot verspüren. Dieses Gefühl des Luftmangels, das mit Schmerzempfindungen auf der Brust kombiniert sein kann, bessert sich, wenn eine Strecke Weges zurückgelegt worden ist. Bei solchen Kranken sucht man oft vergeblich nach Stauungszeichen im großen oder kleinen Kreislauf, man findet keine Rasselgeräusche über den abhängigen Partien der Lungen, keine gestaute Leber und keine Ödeme. Das Herz zeigt keine Dilatation, nur elektrokardiographisch ist die Herzschädigung meist nachzuweisen. Diese Zustände wurden von KROETZ als trockene kardiale Insuffizienzen bezeichnet, und es ist bemerkenswert, daß die betreffenden Kranken in besonders großer Häufigkeit durch einen plötzlichen Herztod gefährdet sind. Es ist auch von KROETZ mit Recht darauf aufmerksam gemacht worden, daß diese Herzen überaus strophanthinempfindlich sind. Zu dem Versuch, die genannten Zeichen der coronaren Insuffizienz zu beeinflussen, dürfen deshalb nur kleinste Dosen ($1/_8$ mg) Strophanthin verwandt und nicht zu häufig gegeben werden. Oft klagen solche Kranke schon auf kleine Mengen von Strophanthin hin über Oppressionsgefühle nach den Einspritzungen und ihre Herzen reagieren häufig sehr bald mit Rhythmusstörungen. Wenn derartige Kranke später in den Zustand einer Insuffizienz mit deutlichen Stauungserscheinungen im kleinen und großen Kreislauf, also in die „feuchte Insuffizienz" geraten, dann vertragen sie auffallenderweise ohne unangenehme Folgeerscheinungen höhere Dosen des Strophanthins. Unbedenklich und mit Erfolg kann nun pro Tag $1/_4$ mg verabreicht werden. Versucht man, einen Coronarsklerotiker, dessen kardiale Insuffizienz durch Strophanthin gebessert wurde, auf Digitalis umzustellen, so erlebt man meist die Enttäuschung, daß sich die Dekompensationserscheinungen alsbald wieder verstärken. Gerade die Gruppe der Coronarsklerotiker zeigt deutlich, daß nicht jeder Strophanthineffekt auch mit Digitalis herausgeholt werden kann. Es wurde zu Beginn dieses Kapitels ja schon darauf hingewiesen, daß die Digitalis- und Strophanthinempfindlichkeit dem Grade der energetischen Insuffizienz parallel läuft. Die Coronarsklerose mit der Einengung der coronaren Strombahn führt unweigerlich zur mehr oder weniger ausgeprägten energetischen Insuffizienz, woraus hervorgeht, daß die Eigenschaften des Strophanthins für solche Herzen vorteilhafter sein müssen als diejenigen der Digitalis purpurea. Es ergibt sich aus der Betrachtung der Energetik des weiteren, daß die Dosis um so niedriger zu wählen ist, je schlechter sich die Sauerstoffversorgung des Myokards darstellt. Patienten in hohem Alter sind infolge der bei ihnen häufigen Coronarsklerose entsprechend strophanthinempfindlich, und größere Dosen von Strophanthin oder gar von Digitalis gereichen ihnen oft zum Nachteil. Bei leichten Insuffizienzen, besonders bei ,,trockenen Insuffizienzen" betagter Menschen, soll man daher versuchen, ohne oder höchstens nur mit ganz wenig Strophanthin auszukommen. Solch gering dekompensierter Kreislauf kann nämlich auch durch Ruhe, Flüssigkeitsbeschränkung, diätetische Schonung gebessert werden, zumal wenn man mit Hilfe von Cordalin, Euphyllin oder Coffein die Coronardurchblutung hebt. Auch sind die leichten Insuffizienzzeichen bei alten Menschen durch die über lange Zeit sich erstreckende Einnahme anderer Digitaloide, wie Oleander, Convallaria majalis und Adonis vernalis, oft recht ordentlich zu beeinflussen.

Für die Therapie jener Coronarsklerotiker, die bloß an Asthma cardiale leiden, gelten die im Abschnitt Hochdruck hierüber gemachten Ausführungen.

Wenn bisher Stauungserscheinungen über der Lunge, Leberstauung und Ödeme als hauptsächlichste Insuffizienzsymptome erwähnt wurden, die eine Digitalis- bzw. Strophanthinbehandlung erfordern, so muß jetzt bei der Besprechung der coronarsklerotisch geschädigten Herzen noch ein Symptom hinzugefügt werden, welches die Anwendung von Strophanthin rechtfertigt. Es ist der pectanginöse Schmerz, der sich im Zusammenhang mit körperlichen Anstrengungen bei Coronarsklerotikern einstellt. Die Strophanthintherapie dieser ,,Bewegungsangina" geht auf EDENS zurück und hat sich trotz vielfacher Einwände doch ziemlich allgemein durchgesetzt. Es darf nur nicht der Fehler begangen werden, diese Zustände, bei denen regelmäßig eine bedeutende energetische Insuffizienz vorliegt, mit zu großen und zu häufigen Dosen zu behandeln. Zunächst kann man jeden 2. Tag $^1/_8$ mg geben und nur dann, wenn diese Menge gut vertragen wird, aber nicht genügend wirkt, auf $^1/_4$ mg jeden 2. Tag ansteigen. Es gibt eine große Anzahl Kranker, die unter einer dauernden Strophanthinzufuhr — pro Woche etwa 2 Spritzen — von den Erscheinungen der Bewegungsangina frei bleiben.

Der pektanginöse Schmerz, der in Anfällen auftritt und keine Abhängigkeit von der körperlichen Bewegung aufweist, rechtfertigt als solcher absolut keine Strophanthintherapie, da diese ja doch — wie nun schon oft erwähnt wurde — nur beim Vorliegen eines der Insuffizienzsymptome angezeigt ist. Man kann bei Coronarsklerotikern, die in ihrem Kreislauf kompensiert sind, unter Strophanthin und noch mehr unter Digitalis eine Häufung der stenokardischen Anfälle erleben. Die therapeutischen Maßnahmen bei Angina pectoris-Kranken ohne kardiale Insuffizienz haben zum Ziel, das coronarsklerotisch geschädigte Herz zu schonen, um es möglichst lange vor der Insuffizienz zu bewahren, die Bereitschaft zu stenokardischen Anfällen herabzumindern und trotzdem auftretende Anfälle schnellstens zu beseitigen. Die Schonung des in seiner Sauerstoffversorgung beeinträchtigten Herzens erfordert eine Reduktion der körperlichen Leistungen auf dasjenige Maß, welches ohne Beschwerden vertragen wird. Eine Besserung der Durchblutung bei höhergradiger Coronarstenose ist natürlich kaum möglich, aber durch die Verringerung der Ansprüche an das Herz kann doch das Mißverhältnis zwischen Sauerstoffzufuhr und Sauerstoffbedarf günstiger gestaltet werden. Rasches Laufen, rasches Treppensteigen, Gehen gegen den Wind, schwer Tragen und Heben, körperliche Bewegung unmittelbar nach der Nahrungsaufnahme, voluminöse Mahlzeiten und die Aufnahme großer Flüssigkeitsmengen wirken sich besonders nachteilig auf ein schlecht durchblutetes Herz aus. Man wird jedem Coronarsklerotiker überdies raten, beim Gehen zunächst sehr langsam zu treten und erst dann, wenn er sich eingegangen hat, etwas flotter in der Bewegung zu werden. Gehetzte Arbeit an verantwortungsvollem Posten belastet Kreislauf und Herz erheblich. Nicotin mit seiner erregenden Eigenschaft auf das vegetative Nervensystem soll vom Coronarsklerotiker gemieden werden. Die durchgehende Bürozeit ist für ein energetisch insuffizientes Herz eine unökonomische Arbeitsweise, und oft wird diesen Herzen ein großer Dienst erwiesen, wenn durch eine ausgiebige Mittagsruhe der Tag eine Unterbrechung erfährt. In dem Bestreben, dem Herzen ein vorteilhaftes Verhältnis zwischen Arbeit und Ruhe zu verschaffen, ist die Einschaltung entsprechend langer und nicht zu seltener Urlaube ein wichtiger Umstand. Soweit es möglich ist, sollen all diese Faktoren berücksichtigt werden.

Die aufgezahlten Schonungsmaßnahmen tragen auch dazu bei, die Bereitschaft des Coronarsklerotikers zu Angina pectoris-Anfällen herabzusetzen. Darüber hinaus dienen der Verhütung von Schmerzzuständen Medikamente, welche gefäßerweiternd auf die Coronarien und sedativ auf das unwillkürliche Nervensystem und die Psyche einwirken. Einen coronarerweiternden Einfluß üben die *Nitrokörper* und die sog. Purinsubstanzen aus. Auch vom Atropin und Papaverin ist mit Wahrscheinlichkeit anzunehmen, daß sie die Coronarien zu erweitern imstande sind. Das gleiche wird vom Chinin behauptet. Den gewünschten sedativen Effekt zeitigt das Luminal. Demnach ist theoretisch zweckdienlich und in der Praxis vielfach erprobt die SCHERFsche Pulvermischung von folgender Zusammensetzung: Erythroltetranitrat 0,005, Theobromin 0,15, Atropin 0,0002, Papaverin 0,04, Chinin hydrochl. 0,1, Luminal 0,01. S. Dreimal täglich ein Pulver zu nehmen. Dieses Pulver läßt man etwa einen Monat lang einnehmen, läßt dann einen Monat pausieren und kann es in der Folgezeit mit solchen Unterbrechungen mehrmals geben. Ein viel gebrauchtes Präparat ist bei der pektanginösen Anfallsbereitschaft auch das Theominal, welches aus Theobromin und Luminal zusammengesetzt ist und sich, am Abend genommen, für die Nacht nützlich auswirkt. Die angeblich gefäßerweiternden Organextrakte (Embran, Eutonon, Lacarnol, Padutin und Muskeladenosinphosphorsäure) haben für die Beschwerden des Coronarsklerotikers nicht das gehalten, was ihnen nachgerühmt wurde. Jod ist in der Behandlung der nicht luischen Coronarsklerose kontraindiziert, weil die durch Jod immer mögliche Steigerung des Gesamtumsatzes das geschädigte Herz nur belasten würde. Handelt es sich jedoch um einen luischen Prozeß, der von der Aortenwand auf die Coronarostien übergreift, dann ist eine Jodmedikation angezeigt.

Der möglichst raschen Beseitigung eines Angina pectoris-Anfalles dienen in erster Linie die Nitrite. Nitroglycerin kann in Form von Kompretten zu 0,0005 g verordnet werden mit dem Hinweis, gleich im Beginn des Anfalls 1—2 Kompretten auf der Zunge zergehen zu lassen. Vielleicht noch vorteilhafter wird es in flüssiger Form gereicht (Nitroglycerin 0,01, Spir. vin. ad 10,0. S. Im Anfall 5—10 Tropfen in wenig Wasser auf die Zunge zu nehmen). Das Präparat Nitrolingual enthält Nitroglycerintinktur in Gelatinekapseln, die in den Mund genommen und zerkaut werden. Nitroglycerin wird seines Namens wegen von vielen Kranken mit Unbehagen betrachtet, und es wird oft geglaubt, daß äußerst sparsam damit umgegangen werden müßte. Jedoch ist auch durch häufige Einnahme kein Schaden und keine Gewöhnung zu befürchten. Man muß es den Kranken schon sagen, daß Nitroglycerin unschädlich ist, ein länger dauernder Anfall dem Herzen aber Nachteile zufügen kann. Amylnitrit wird am besten in Form des Amyl. nitros. „Merck" verordnet. Das sind kleine Röhrchen, die Amylnitrit enthalten und im Taschentuch zerbrochen werden müssen, so daß man das Medikament einatmen kann. Das mit der Einnahme der Nitrite verbundene Hitzegefühl im Kopf beruht auf der gleichzeitigen Erweiterung der Gefäße des Gesichts und hat nichts zu sagen. Stenokardische Anfälle treten oft regelmäßig auf, wenn die Patienten des Morgens ihre warme Wohnung verlassen und in die kalte Luft hinaustreten. Hierbei bewährt es sich, das Nitroglycerin oder das Amylnitrit prophylaktisch unmittelbar vor dem Weggehen nehmen zu lassen. Wenn die Nitrite nicht imstande sind, einen bestehenden Anfall zu coupieren, dann kann ein Versuch mit Euphyllin, 0,24 g langsam in die Vene injiziert, gemacht werden. Bleibt diese Maßnahme, unterstützt durch heiße Kompressen auf die Herzgegend und durch heiße Armbäder, auch erfolglos, dann ist Morphium (0,02 g) mit Atropin (0,00025 g) als subcutane Einspritzung angezeigt. Die Einwirkung des Morphiums auf Atem- und Vasomotorenzentrum und seine diuresehemmende Eigenschaft spielen im Falle einer Stenokardie keine Rolle.

Sehr schwere und langdauernde Angina pectoris-Attacken müssen immer daran denken lassen, daß eine *Coronarthrombose* mit *Myokardinfarkt* vorliegt, zumal wenn der Blutdruck, der bei dem gewöhnlichen stenokardischen Anfall erhöht zu sein pflegt, auf sehr niedrige Werte absinkt und tief bleibt und wenn sich in den folgenden Tagen Fieber, perikarditische Reibegeräusche, Leukocytenvermehrung und die entsprechenden Ekg-Veränderungen einstellen (vgl. S. 179). Der Schmerz des Myokardinfarkts reagiert kaum oder gar nicht auf die Nitrite, auch nicht auf Euphyllin, und muß deshalb mit Morphium bekämpft werden. In zahlreichen Fällen sistiert der schwere Schmerz während der intravenösen Injektion von Heparin, zumal wenn dieses innerhalb der ersten Stunden des Anfalls verabreicht wird. Der jedem Kranken mit Myokardinfarkt zu erteilende wichtigste Ratschlag erstreckt sich auf die Einhaltung einer sechswöchigen strengen Bettruhe. Diese muß verbunden sein mit größter diätetischer Schonung, d. h., es dürfen nur leicht verdauliche Nahrungsmittel in kleinsten Portionen gegeben werden, in weitgehender Flüssigkeitsbeschränkung und der Sorge für regelmäßige und nicht anstrengende Stuhlentleerung. Letztere hat selbstverständlich auf dem Steckbecken zu erfolgen. Der Kranke darf sich nicht ohne Unterstützung im Bett aufrichten und die Psyche erregende Nachrichten sind nach Möglichkeit von ihm fernzuhalten. Die mit dem Myokardinfarkt verbundene und oft lange anhaltende Kollapsneigung wird, wenn sie bedrohliche Grade annimmt, durch Noradrenalinpräparate (Aktamin, Novadral) oder durch laufende Sympatolgaben und abendliche Verabreichung eines Campherdepots beeinflußt. Durch kleine, über den Tag verteilte Luminaldosen (3mal 2 Luminalotten), auch durch Phenothiazine, z. B. Megaphen oder Atosil, läßt sich die meist zu findende allgemeine Unruhe dämpfen. Ein noch umstrittenes Gebiet ist die Strophanthinbehandlung des Myokardinfarkts. Einerseits wird empfohlen, Strophanthin in jedem Fall von Myokardinfarkt zu geben, andererseits wird hiervor gewarnt und Strophanthin nur als geboten erachtet, wenn Stauungserscheinungen die vitale Indikation hierfür abgeben. Die erstere Einstellung geht davon aus, daß die Strophanthinwirkung für die Sauerstoffbefriedigung des durch die Hypotonie energetisch noch besonders insuffizienten Herzens einen therapeutischen Faktor darstellt, der bei dem äußerst bedrohlichen Zustand verwertet werden sollte. Schließt man sich dieser Überlegung an, dann muß aber bedacht werden, daß Herzen mit Myokardinfarkt gegenüber Strophanthin sehr empfindlich sind. Die Einzeldosis ist deshalb auf jeden Fall nicht höher zu wählen als zu $1/8$ mg, und diese Menge ist vorsichtshalber nur jeden 2. Tag in Kombination mit Euphyllin oder Cordalin zu spritzen. Manifeste dynamische Insuffizienzen erfordern selbstverständlich mehr Strophanthin, u. U. 2mal täglich $^1/_8$ mg. Eine systematische antikoagulierende Behandlung (s. S. 238) des Herzinfarkts dürfte imstande sein, das Weiterwachsen des Thrombus im Coronararterienbereich stromaufwärts hintanzuhalten, ferner die Ausbildung wandständiger Thromben am Herzen und Venenthrombosen im großen Körperkreislauf zu verhüten. Manche Statistiken lassen eine erhebliche Senkung der Gesamtsterblichkeit durch die antikoagulierende Therapie erkennen. Selbstverständlich ist die Gefahr der Ausbildung eines Herzwandaneurysmas hierdurch nicht zu bannen, es besteht sogar der Eindruck, daß die Herzruptur bei Kranken, die mit antikoagulierenden Substanzen behandelt worden sind, etwas häufiger auftritt, als sie früher beobachtet worden ist.

Behandlung der Reizbildungs- und Reizleitungsstörungen des Herzens

Eine gegenüber der Norm erhöhte Frequenz des Herzschlags gibt für sich allein ebensowenig wie eine abnorm langsame Herztatigkeit die Indikation für eine Behandlung mit Digitalis oder den verwandten Körpern ab. Dasselbe gilt von allen Unregelmäßigkeiten des Herzschlags. Wiederum ist nur das Vorhandensein einer Insuffizienz für eine Glykosidbehandlung ausschlaggebend. Dabei fällt allerdings die Art einer gleichzeitig bestehenden Frequenzabweichung bzw. einer Arrhythmie entscheidend mit ins Gewicht für die Wahl des Pharmakons und dessen Dosierung.

Sinustachykardien (s. S. 165) in Begleitung einer kardialen Insuffizienz sind durch eine Herzbehandlung gewöhnlich zum Rückgang zu bringen. Werden sie aber ausgelöst durch bakterielle Toxine, durch Fieber, durch Schilddrüsenüberfunktion, durch eine ausgeprägte Anämie, einen schweren Diabetes, eine Vasolabilität oder einen Abusus von Nicotin und Coffein, dann ist jeder Versuch, sie durch Herzmittel zu beseitigen, von vornherein zum Scheitern verurteilt. Nur durch eine Behandlung des Grundleidens oder eine Beseitigung der auslösenden Schädlichkeit ist ihre Beeinflussung möglich. In diesem Zusammenhang sei darauf hingewiesen, daß es sich oft bewährt, in der Herzbehandlung von Basedowkranken eine etwaige Strophanthin- oder Digitalistherapie durch zusätzliche Thiouracilmedikation (s. S. 502) zu ergänzen.

Sinusbradykardien auffälliger Art finden sich — wie S. 164 ausgeführt — als konstitutionelle Eigentümlichkeit und außerdem vielfach bei alten Menschen. Sie sind belanglos und keineswegs ein Symptom von schwachen Herzen. Als Begleiterscheinung kommen sie bei Ikterus, gesteigertem Hirndruck und Unterfunktion der Schilddrüse vor. Eine Behandlung erfordert auch die Sinusbradykardie als solche nicht. Eine durch Digitalisüberdosierung hervorgerufene Bradykardie vergeht wieder nach Absetzen des Mittels.

Von den Unregelmäßigkeiten des Herzschlags stellt die *respiratorische Arrhythmie* (s. S. 165), also die Pulsbeschleunigung während der Inspirationsphase und die Pulsverlangsamung während der Ausatmung, kein pathognomonisches Zeichen dar. Es handelt sich um eine Sinusarrhythmie, in ihrem Ausmaß abhängig von der Ansprechbarkeit der vegetativen Zentren und Bahnen. Eine Behandlung dieser Arrhythmieform kommt nicht in Frage.

Extrasystolische Unregelmäßigkeiten (s. S. 166) sind bei nervös übererregbaren Menschen, auch bei Kindern, zu finden. Nicotinempfindliche Organismen reagieren oft mit dieser Rhythmusstörung und verlieren sie wieder, wenn die Noxe gemieden wird. Bei Basedowkranken sind Extrasystolen keine Seltenheit. Gewöhnlich ist das Basedowherz als mehr oder weniger geschädigt zu erachten, womit der Übergang zur Erwähnung derjenigen Extrasystolen geschaffen ist, die Ausdruck einer organischen Myokardaffektion sind. Myokarditiden polyarthritischer, diphtherischer oder anderer Art können Extrasystolen darbieten, des weiteren vorzugsweise Herzen mit coronarsklerotischer Myokardschädigung.

Eine Behandlung extrasystolischer Unregelmäßigkeiten erübrigt sich dann, wenn bei nervösen, aber herzgesunden Menschen die Rhythmusstörung keine subjektiven Mißempfindungen hervorruft. In diesen Fällen braucht man die harmlose Angelegenheit dem Kranken gegenüber gar nicht zu erwähnen. Da aber gerade die harmlosen Extrasystolen oft sehr unangenehme Sensationen verursachen, wird vielfach der Wunsch bestehen, sie zu beseitigen. Vegetativ labile Personen nehmen zur Dämpfung ihrer nervösen Übererregbarkeit mit Erfolg leichte Sedativa und verlieren hierunter oft ihre Extrasystolen. Ein besonders nützliches Präparat für diese Zwecke besitzen wir im Bellergal, welches Bellafolin, Gynergen und Luminal in gut gewähltem Mengenverhältnis enthält. Im Falle einer Hyperthyreose ist genau so, wie es für die Beeinflussung der Tachykardie eben erwähnt wurde, eine Herabsetzung der Schilddrüsenüberfunktion anzustreben, um extrasystolische Unregelmäßigkeiten zu verringern. In zahlreichen Fällen werden Extrasystolen durch einen Meteorismus hervorgerufen, der diätetisch und medikamentös angegangen werden muß. Die Tatsache, daß manchmal heiße Getränke und Dampfbäder Extrasystolen auslösen, ist dem Kranken gegenüber zu erwähnen. Die Häufung extrasystolischer Arrhythmien bei schwüler Witterung und bei Frauen um die Zeit der Menses ist eine immer wieder anzutreffende Erscheinung. Der Ort, von welchem die Reize stammen, die zu Extrasystolen Veranlassung geben, kann mit Hilfe des Ekg weitgehend ermittelt werden, beeinflußt aber die therapeutischen Maßnahmen nicht.

Extrasystolische Unregelmäßigkeiten aller Art, auch diejenigen organisch geschädigter Herzen, reagieren meist sehr gut auf *Chinin*. Eine tägliche Darreichung von 0,2—0,3 g Chinin. hydrochl. genügt gewöhnlich, um die Extrasystolen zum Verschwinden zu bringen. Sie kehren allerdings häufig wieder, wenn man das Medikament absetzt. Auf der Eigenschaft des Chinins, die Reizbarkeit der Muskulatur herabzusetzen, beruht der Erfolg. WENCKEBACH hat empfohlen, bei der Behandlung der Extrasystolen zum Chinin noch etwas Strychnin hinzuzufügen, so daß sein Rezept folgendermaßen lautet: Chinin. hydrochl. 0,3, Strychnin. nitr. 0,002, M. f. pulv. S. Dreimal 10 Tage lang mit je 10 tägigen Intervallen nach dem Abendessen ein Pulver zu nehmen. Ein bewährtes Kombinationspräparat, welches Chinin. Theophyllin und Luminal enthält, stellt das Cardiotrat dar.

Finden sich Extrasystolen bei Herzen, die insuffizient sind, so erheischt die Insuffizienz eine Digitalis- oder Strophanthinbehandlung. Eine zusätzliche Chininmedikation der Extrasystolen wegen ist dabei zu unterlassen, weil Chinin eine bei Insuffizienzen unerwünschte negativ inotrope Wirkung ausübt. Wenn in diesen Fällen die Extrasystolen der Herzmuskelschädigung ihre Entstehung verdanken, verlieren sie sich oft gleichzeitig mit der Besserung der Sauerstoffbilanz im Myokard. Der Erwähnung der Tatsache, daß gewisse Extrasystolen unter einer Digitalisierung verschwinden, ist nun hinzuzufügen, daß als Folge einer Digitalisintoxikation Extrasystolen entstehen können. Wie schon erörtert wurde, deuten derart ausgelöste Extrasystolen auf eine erhöhte Glykosidempfindlichkeit eines geschädigten Herzens hin und es darf der Standpunkt eingenommen werden, daß die Digitalisdosis für das betreffende Herz zu hoch war. Es muß dann eben, wenn noch bestehende Stauungserscheinungen eine weitere Digitalismedikation verlangen, nach kurzer Pause, in der die Extrasystolen zu verschwinden pflegen, eine kleinere Dosis angewandt werden. Noch besser stellt man den Patienten auf Strophanthin um, wählt aber auch hiervon die Dosis so gering, daß die Extrasystolen nach Möglichkeit nicht wieder zum Vorschein kommen. Die Digitalis- bzw. Strophanthinextrasystolie äußert sich nicht selten in Form der Bigeminie, wobei auf jeden regulären Schlag ein extrasystolischer folgt.

Zu extrasystolischen Unregelmäßigkeiten in engster Beziehung stehen die *paroxysmalen Tachykardien* (s. S. 168), die plötzlich beginnenden und ebenso rasch wieder aufhörenden Anfälle von Herzjagen mit einer Herzfrequenz von 150—250 Schlägen in der Minute. Herzen von vegetativ Labilen und von Basedowkranken, auch Herzen mit einer Mitralklappenstenose zeigen bisweilen diese Anfälle, aber noch häufiger läßt sich kein Moment ermitteln, das ursächlich mit den Anfällen in Beziehung gebracht werden kann. Manches spricht für die Annahme einer zentralnervösen Auslösung, u. a. der Umstand, daß die paroxysmalen Tachykardien ebenso wie manche Migräneanfälle von einer Urina spastica gefolgt sind. Kranke, die zu paroxysmalen Tachykardien neigen, kann man vorbeugend mit Chinin behandeln, und zwar in der soeben zur Beseitigung von Extrasystolen angegebenen Weise. Jedoch führt nicht in allen Fällen dieses Verfahren zum Erfolg. Liegt eine Hyperthyreose vor, dann schwinden manchmal gleichzeitig mit deren Beeinflussung die paroxysmalen Tachykardien. Im Anfall selbst, den man deswegen abkürzen will, weil er bei längerem Bestand dem Herzen Nachteile bringen muß und außerdem den Kranken höchst unangenehm belästigt, versucht man zunächst, durch einen kräftigen Druck auf den rechten Carotissinus (Vagusreizung!) an der Innenseite des Musc. sternocleidomastoideus den Zustand zu coupieren. Bleibt ein Effekt aus, dann wird der Druck links ausgeübt und schließlich beiderseits. Beim Eintritt einer Verlangsamung des Pulses muß der Druck sofort aufgehoben werden. Empfohlen wird auch ein Druck auf die Augenbulbi, der aber, um überhaupt etwas durch ihn zu erreichen, so kräftig sein muß, daß er ausgesprochen schmerzt. Ferner kommt intensives Pressen bei geschlossener Glottis (VALSALVA) in Frage und, wenn auch das nichts nützt, künstlich hervorgerufenes Erbrechen. Zu diesem Zweck können 0,01—0,02 g Apomorphin subcutan gespritzt werden. Genug Fälle reagieren auf alle diese Maßnahmen nicht, so daß man einer vielfachen Empfehlung zufolge schließlich den Versuch machen wird, entweder 4 ccm Digipurat oder 0,4 g Chinin. dihydrochlor. carbamid. intravenös zu injizieren. Letzteres darf bei guter Verträglichkeit am nächsten Tag auf 1,0 g gesteigert werden. Erweisen sich selbst diese Injektionen als nutzlos, dann spritze man unbedenklich 0,02 g Morphium subcutan. Dieses hat manchmal schon einen durch nichts anderes zu beeinflussenden Zustand von paroxysmaler Tachykardie beseitigt, was übrigens eben daraufhin deutet, daß zumindest in einzelnen Fällen die zentralnervöse Erregbarkeitssteigerung eine ursächliche Rolle spielt.

Neben den Extrasystolen gehört zu den Reizbildungsstörungen das *Vorhofflimmern* bzw. *Vorhofflattern mit absoluter Arrhythmie* (s. S. 169). Wiederum ist zuvörderst die Hyperthyreose zu nennen, die zu dieser Arrhythmieform recht oft Veranlassung gibt. Außer ihr sind es die Mitralklappenstenosen, die ursächlich gehäuft in Betracht kommen. Aber auch die anderen Klappenfehler, das Hochdruckherz und die Coronarsklerose sind imstande, die genannte Irregularität nach sich zu ziehen. Wenn ein großer Teil der extrasystolischen Unregelmäßigkeiten als harmlos betrachtet werden konnte, so ist von der absoluten Arrhythmie zu sagen, daß sie so gut wie immer auf eine organische Myokardschädigung schließen läßt.

Kranke mit der *raschen* Form der absoluten Arrhythmie sind eigentlich stets dekompensiert und zeigen bei schon geringfügigen körperlichen Anstrengungen eine kardiale Dyspnoe. Beim Vorhofflimmern und -flattern kommt das kreislauffördernde Moment einer geordneten Vorhofskontraktion in Wegfall und die Vorhöfe können nur durch den Sog der Ventrikel während der Diastole entleert werden. Ist bei sehr rasch hintereinander erfolgenden Ventrikelkontraktionen die diastolische Erschlaffung nur von kurzer Dauer, dann muß in den Vorhöfen eine Blutstauung auftreten, was nach P. TRENDELENBURG das erste Anzeichen der dynamischen Insuffizienz darstellt. Die absolute Arrhythmie von hoher Frequenz, die gewöhnlich zahlreiche frustrane Kontraktionen aufweist, ist ein äußerst dankbares Gebiet für die Behandlung mit der Digitalis purpurea. Die dieser Droge zukommenden Eigenschaften der nachhaltigen Pulsverlangsamung und der Hemmung der Reizleitung sind uns hierbei nur erwünscht. Wenn nicht erhebliche Coronarsklerosen die Anwendung von Strophanthin ratsam erscheinen lassen, dann kann man meist mit Erfolg von einem Purpureapräparat die Durchschnittsdosis geben, welche 3 mal täglich 0,1 g Fol. titr. entspricht, und zwar so lange, bis die Pulsfrequenz auf 80 Schläge pro Minute oder etwas darunter abgesunken ist. Zu diesem Zeitpunkt pflegen dann auch die Stauungserscheinungen behoben zu sein, denn die Verlängerung der Diastole ermöglicht nunmehr eine hinreichende Ansaugung des Blutes aus den Vorhöfen. Setzt man jetzt Digitalis ab, so macht sich meist alsbald wieder die nachteilige raschere Form geltend. Kranke mit absoluter Arrhythmie raschen Typs benötigen deshalb gewöhnlich eine *dauernde* Digitalisierung. Die kleinstmögliche Dosis, welche ausreicht, um die Frequenz ruhig zu halten, ist im Einzelfall jeweils auszuprobieren und kann dann unbedenklich über viele Jahre hinweg ohne Unterbrechung gegeben werden. Ganz unberechtigterweise scheuen sich nicht nur die Patienten, sondern auch viele Ärzte, solche Dauerdigitalisierung vorzunehmen. Hierdurch entsteht keinerlei Schaden, hingegen gereicht es dem Herzen zum großen Nachteil, wenn man immer wieder Phasen sehr tachykardischer Arrhythmie mit den unvermeidlichen Insuffizienzzeichen aufkommen läßt. Die beliebte Kombination Digitalis-Coffein ist bei diesen Fällen unzweckmäßig, weil Coffein die Reizleitung beschleunigt und es uns doch hauptsächlich auf deren Hemmung ankommt.

Jene Formen der absoluten Arrhythmie, die von vorn herein mit einer *langsamen* Kammerfrequenz einhergehen, führen oft gar nicht zu Insuffienzerscheinungen und bedürfen dann keiner besonderen Behandlung außer einer allgemeinen Schonung des geschädigten Herzens. Sind sie mit leichten Stauungserscheinungen verbunden, dann wird man die Kompensation durch Ruhe und durch coronarerweiternde Mittel zu erreichen trachten. Gelingt das aber nicht oder sind die Insuffizienzzeichen sehr beträchtlich, so muß Strophanthin zur Anwendung gelangen, welches weniger pulsverlangsamend wirkt als die Digitalis purpurea.

Der naheliegende Wunsch, ein Vorhofflimmern und damit eine absolute Arrhythmie zu beseitigen, ist meist unerfüllbar, wenn die Irregularität schon längere Zeit besteht. Liegt ihre Entstehung aber erst kurz zurück, dann ist bei der raschen Form manchmal schon die Digitalisierung imstande, die Arrhythmie dadurch zu beheben, daß die Durchblutung des Myokards verbessert wird. Tritt dieser therapeutische Erfolg aber nicht ein, dann kann man einen Versuch der Regularisierung mit Chinin. hydrochl. oder vielleicht noch besser mit Chinidin. pur. machen. Dabei ist jedoch zu berücksichtigen, daß diese Substanzen — wie schon einmal erwähnt — negativ inotrop wirken. Ein Herz im Zustand der Dekompensation soll mit größeren Chinindosen nicht angegangen werden. Man kann diese Medikation nur zulassen, wenn der Kreislauf von Anfang an oder nach vorangegangener Digitalisierung gut kompensiert ist. Dann sind zunächst 0,2 g Chinin oder Chinidin zu geben, damit man hieraus ersieht, ob das Mittel vertragen wird, also keine Schwindelerscheinungen, kein Ohrensausen, kein Erbrechen und keine Urticaria erzeugt. Bei guter Verträglichkeit steigert man am folgenden Tag die Dosis auf 3mal 0,2 g und, wenn auch diese Menge keine Nebenerscheinungen hervorruft, auf 3mal täglich 0,3 g. Die große Menge kann 10 Tage lang eingenommen werden. Bleibt ihr ein Erfolg versagt, dann hat die weitere Fortführung dieser Therapie keinen Zweck. Sollte aber die Regularisierung gelingen, so ist es meist notwendig, Rückfälle dadurch zu verhüten, daß man eine kleine Chinindosis, etwa täglich 0,2 g, über Monate hinweg verabreicht, was keinerlei Bedenken hat. Ein übler Zufall kann sich bei der Regularisierung einer absoluten Arrhythmie ereignen, nämlich derjenige, daß Thromben, die sich während des Vorhofflimmerns an der Wand der Vorhöfe, vor allem in den Herzohren, abgelagert haben, durch eine nunmehr einsetzende kräftige Vorhofskontraktion gelöst und auf embolischem Wege verschleppt werden. Die unangenehmsten Folgen zeitigt natürlich eine hierdurch entstandene Hirnembolie.

Reizleitungsstörungen (s. S. 170) können ebenso wie Reizbildungsstörungen durch Digitalis oder Strophanthin ausgelöst und andererseits manche von ihnen durch die nämlichen Drogen zum Verschwinden gebracht werden. Bilden sie sich aus als Folge einer Digitalis- oder Strophanthinüberdosierung, dann ist genau so wie bei den arzneilich hervorgerufenen Reizbildungsstörungen das betreffende Mittel abzusetzen oder in verringerter Menge zu geben. Für die Reizleitungsstörungen hat der Grundsatz zu gelten, daß nur sehr ausgeprägte kardiale Insuffizienzen die Anwendung von Digitalis oder Strophanthin rechtfertigen, wobei gleich nachdrücklich zu betonen ist, daß unbedingt dem Strophanthin der Vorzug gebührt und daß dieses jeweils nur in sehr zurückhaltender Dosierung gegeben werden darf. Eine nicht durch Digitalis verursachte, übrigens bloß auf elektrokardiographischem Wege erkennbare *Verlängerung der Überleitungszeit* mit rhythmischen Kontraktionen des Herzens beruht regelmäßig auf einer organischen Myokardschädigung. Ist dabei der Kreislauf dekompensiert, dann sollte man erst versuchen, ihn durch Ruhe, Coffein, Euphyllin, Sympatol- oder Ephedrin zu kompensieren. Diese Substanzen sind ja imstande, die Reizleitung zu fördern. Nur wenn die Stauungszeichen gar nicht verschwinden wollen, dann bleibt nichts anderes übrig, als ganz kleine Mengen von Strophanthin anzuwenden, von denen erhofft werden kann, daß auf dem Umweg über eine bessere Sauerstoffbilanz im Herzmuskel die Reizleitung nicht etwa noch mehr verzögert, sondern im Gegenteil die Störung vielleicht sogar behoben wird.

Auch für die WENCKEBACHschen *Perioden* und den *partiellen Block* gelten die eben genannten therapeutischen Richtlinien, deren wichtigste in dem gänzlichen Verbot einer Digitalisanwendung und in dem Rat bestehen, Strophanthin nur bei deutlicher Insuffizienz und dann bloß in kleinsten Dosen zu verabreichen. Jede zu hohe Dosierung kann nämlich eine vollständige Blockierung nach sich ziehen. Chinin ist wegen seiner hemmenden Wirkung auf die Reizleitung natürlich auch kontraindiziert.

Beim *totalen Block*, vorzugsweise beim schon länger bestehenden, ist diese ängstliche Vorsicht bei der Strophanthinanwendung nicht erforderlich, weil es sich ja bereits um eine vollkommene Unterbrechung handelt. Vom Strophanthin ist auch nicht zu befürchten, daß es die langsame Frequenz einer Kammerautomatie noch nennenswert verstärkt, zumal wenn gleichzeitig Coffein eingenommen wird. Es ist übrigens erstaunlich, wie verhältnismäßig selten eine totale Blockierung die Veranlassung zur Strophanthinbehandlung abgibt. Meist handelt es sich um ältere und nicht mehr berufstätige Menschen, deren Kreislauf bei sehr ruhiger Lebensführung leidlich kompensiert bleibt. Manche Kranke mit totalem Block neigen zu den ADAMS-STOKESschen Zuständen. Zur Verhütung dieser lebensbedrohenden Anfälle hat sich die regelmäßige Einnahme von Ephedrin (3 mal täglich 0,25 g) gut bewährt. Bei jedem totalen Block ist an die Möglichkeit einer luischen Gummigeschwulst im Bereich des Reizleitungssystems zu denken, weil in diesen Fällen die systematische Behandlung mit Jod, Quecksilber und Wismut oft schon erfreuliche Erfolge gezeigt hat.

Schenkelblock und Verzweigungsblock ergeben in therapeutischer Beziehung keine speziellen und keine neuen Gesichtspunkte. Diese Störungen der intraventrikulären Erregungsleitung sind regelmäßig Kennzeichen einer beträchtlichen organischen Myokardschädigung infektiös-toxischer oder vasculärer Genese. Behandlungsmäßig ist in jedem Fall Schonung des geschädigten Herzens und in allen Fällen mit Insuffizienzsymptomen die Verabreichung von Strophanthin angezeigt. Letzteres wird zweckmäßig zusammen mit Cordalin, Euphyllin oder Deriphyllin gespritzt, weil man von diesen Purinkörpern eine Verbesserung der Coronardurchblutung erhofft.

Im Rahmen dieses Abschnitts seien noch der Pulsus alternans und der Pulsus paradoxus erwähnt. Auch diese Abwegigkeiten sind in diagnostischer Beziehung wichtig, da sie Fingerzeige in bestimmter Richtung geben können, aber therapeutisch bedingt ihre Erkennung keine speziellen Maßnahmen. Wiederum ist für die Einleitung einer Herztherapie nur entscheidend, ob diese Zeichen Begleitsymptome einer kardialen Insuffizienz sind oder nicht.

Die **physikalische Therapie** Herzkranker ist nur in *den* Fällen erlaubt, wo in der Ruhe keine Zeichen von Herzinsuffizienz bestehen; sie darf erst dann beginnen, wenn der Kranke bereits den größten Teil des Tages außer Bett zuzubringen vermag.

Die Behandlung mit **Kohlensäurebädern** (*natürliche* in Nauheim, Kissingen, Oeynhausen, Kudowa, Altheide, Marienbad, Franzensbad usw. sowie *künstliche*), die 1859 von F. W. BENEKE bei Herzkranken eingeführt wurde, eignet sich nur für *leichtere* Fälle, keinesfalls aber für Fälle mit Ruheinsuffizienz, stärkerer Stauung usw.; sie ist stets unter ärztlicher Kontrolle auszuführen. Hinsichtlich ihrer Wirkung sind 3 Faktoren zu unterscheiden, *mechanische*, *thermische* und *spezifische*: Die *hydrostatische* Wirkung, welche jedem gewöhnlichen Vollbad zukommt, beruht auf dem Druck des Wassers auf den Körper; vor allem erfolgt eine Zunahme des intrathorakalen Drucks und Abnahme des Luftgehalts der Lungen, was bei Herzkranken mit Stauungslunge nicht gleichgültig ist, zumal die Coronardurchblutung leidet; der Venendruck steigt an. Bei Herzkranken werden daher nur Halb- oder Dreiviertelbäder angewendet. Die *thermische* Wirkung macht sich bei Temperaturen unter- und oberhalb des sog. Indifferenzpunktes von 34—35° geltend. Das kühle Bad verengert die Hautcapillaren, steigert den Blutdruck und senkt das Minutenvolumen, die Pulsfrequenz sinkt; im warmen Bad erfolgt das Gegenteil. Die *spezifische* Wirkung der CO_2 (zu der bei den CO_2-Solbädern die Salzwirkung hinzutritt) ist eine mehrfache: Bei den üblichen Temperaturen von 33—28° fehlt infolge der CO_2 das Kaltegefühl, die Hautcapillaren werden erweitert, die Körpertemperatur sinkt, dementsprechend die Pulsfrequenz; der Blutdruck sinkt oder bleibt unverändert, das Schlagvolumen nimmt dagegen anfangs zu, was eine Mehrarbeit des Herzens bedeutet. Die Badertherapie setzt demnach eine genügende Reservekraft des Herzens voraus. Sinken der Temperatur und Steigen des CO_2-Gehaltes verstarken die Wirkung, weshalb man schrittweise zu niederen Temperaturen und höherem CO_2-Gehalt überzugehen pflegt. Die Zahl (zunächst 2, höchstens 3 die Woche) und die Dauer der Bäder ist streng zu überwachen und nicht schematisch zu handhaben; sehr wichtig ist längere Bettruhe nach jedem Bad. Die Dauer einer Badekur beläuft sich auf 6—8 Wochen. Oft wird in einem Falle zunächst längere Behandlung mit Digitalis usw. vorauszugehen haben, bis die Baderbehandlung erlaubt ist; auch empfiehlt es sich in vielen Fällen, während der ersten Hälfte der Badekur zugleich Digitalis bzw. Strophanthin zu geben, während der zweiten Hälfte ab Übungsbehandlung die Balneotherapie unterstützt. *Kontraindikationen* sind auch bei leichter Insuffizienz starke Blutdrucksteigerung, Aneurysmen, starke Arteriosklerose, Schrumpfniere, Apoplexie, Netzhautblutungen, Thrombophlebitis und höheres Alter.

Kohlensäureteilbäder üben auf den gesamten Kreislauf und das Herz keinen Einfluß aus, dagegen wirken sie günstig auf Durchblutungsstörungen der Peripherie.

Ansteigende Teilbäder nach SCHWENINGER-HAUFFE (Beginn als Handbad von 35° in einer Armbadewanne und langsames Zugießen von Wasser, ansteigend bis zu 45°, Dauer 20 Min.) lindern oft subjektive Beschwerden wie Beklemmungen, Kopfschmerzen und lokale Zirkulationsstörungen.

Bei leichter Herzmuskelschwäche ist ferner für die Nachbehandlung vorsichtig dosierte *Gymnastik* sowie *Massage* von Vorteil. Beide verbessern die periphere Zirkulation und bewirken überdies durch *Übung* der Muskulatur eine Kräftigung des Herzmuskels; sie sind daher vor allem bei muskelschwachen und fettleibigen Personen, die an Unmäßigkeit und an Mangel an Bewegung leiden, indiziert und haben hier auch prophylaktische Bedeutung. Man beginnt mit *passiven* Bewegungen, die man langsam steigert, z. B. durch schwedische Gymnastik oder Zander-Apparate; sorgfältige Kontrolle des subjektiven und objektiven Befindens ist unerläßlich. Ganz besonders zu warnen ist vor selbständigen Übungen der Patienten ohne ärztliche Kontrolle; Vorsicht ist auch bei der OERTELschen Terrainkur geboten. Ungemein wichtig ist schließlich für jeden Herzkranken geistige und seelische Ausspannung.

Das Syndrom der akuten peripheren Kreislaufschwäche und seine Behandlung

Lange Zeit wurde jede Art von Versagen des Zirkulationsapparates als Herzschwäche aufgefaßt. ROMBERG, PÄSSLER u. a. waren die ersten, die die grundsätzliche Trennung von Herzschwäche und Vasomotorenschwäche (Kollaps) vornahmen. Die hämodynamische Grundlage der peripheren Kreislaufschwäche ist ein Mißverhältnis zwischen der zirkulierenden Blutmenge und dem Fassungsvermögen des Gefäßsystems. Solches Mißverhältnis kann durch eine Verminderung der Blutmenge entstehen, etwa bei starken Blutverlusten oder bei großen Wasserverlusten durch den Darm bzw. bei hochgradigem Flüssigkeitsaustritt aus den Capillaren, wie er sich in Zusammenhang mit Infektionen, Intoxikationen, ausgedehnten Verbrennungen und Erfrierungen einstellen kann. Wenn das Gefäßsystem nicht durch entsprechende Engerstellung sich der verringerten zirkulierenden Blutmenge anzupassen vermag, dann kommt es zum Kollaps. Des weiteren kann das Mißverhältnis zwischen zirkulierender Blutmenge und Fassungsvermögen des Gefäßsystems dadurch eintreten, daß der Tonus der Gefäße eine Minderung erfährt. Sowohl im arteriellen wie im venösen System kann sich die ausschlaggebende Tonusverminderung einstellen. Als Folge des Mißverhältnisses kommt es in jedem Fall zu einem unzureichenden Rückfluß von Blut zum Herzen, zu einer Herabsetzung des Schlag- und Minutenvolumens des Herzens, zum Absinken des arteriellen und des venösen Drucks. Bei der peripheren Kreislaufschwäche ist hämodynamisch also ein ganz anderer Sachverhalt gegeben als bei der kardialen Insuffizienz. Bei dieser erfolgt eine Rückstauung des Blutes in die herznahen Venen mit Druckerhöhung in den Herzvorhöfen, wohingegen bei der peripheren Kreislaufschwäche infolge des mangelhaften Rückflusses von Blut zum Herzen der Druck in den Herzvorhöfen eine Verringerung erfährt.

Die Folgen der abnormen Weitstellung der Arterien und Arteriolen bei entspanntem Windkessel haben DUESBERG und SCHROEDER als *Entspannungskollaps* bezeichnet. Durch Absinken des systolischen und diastolischen Blutdrucks, blasse Haut, spitze Nase, eingefallene, umschattete Augen, kalten Schweiß und Druckverminderung in den Venen ist dieser Kollaps charakterisiert. Oft ist eine Bradykardie vorhanden. Die Kranken sind apathisch, bei stärkerer Ausprägung des Kollapses bewußtseinsgetrübt oder sogar bewußtlos. Bedingungen, unter denen dieser Kollaps reflektorisch auftritt, sind schwere Traumen, peritoneale Reizungen, Lungenembolien, Coronarthrombosen, vor allem aber wird diese Kollapsform als Folge von Infektionen und Intoxikationen beobachtet.

Handelt es sich um eine abnorme Weitstellung im Venensystem mit venöser Blutüberfüllung im Splanchnicusbereich, bei Stehen auch in den unteren Extremitäten, dann wird dem Herzen zu wenig Blut zugeführt und es leidet bei aufrechter Körperhaltung besonders die Gehirndurchblutung. Zunächst empfindet der Kranke ein Schwindelgefühl, es wird ihm schwarz vor den Augen, und in kurzer Zeit kann es zur Ohnmacht kommen (*orthostatischer Kollaps*). Die Gesichtsfarbe des Patienten ist blaß, die Haut gewöhnlich trocken, Pulsfrequenz beschleunigt, systolischer Blutdruckwert deutlich gesenkt, diastolischer hingegen normal oder sogar erhöht. Die Blutdruckamplitude gestaltet sich infolgedessen besonders klein.

Die Gegenregulationsbemühungen des Organismus bei diesen beiden Kollapsformen wie auch bei hochgradigem Flüssigkeitsaustritt aus den Capillaren bestehen darin, daß er im arteriellen Windkesselbereich eine Tonuszunahme und eine Engerstellung von Arterien versucht (*Zentralisation des Kreislaufs*). Je nach dem Ausmaß der Gegenregulation ist dann eine eben noch ausreichende Durchblutung des Herzens und des Gehirns gewährleistet. Je nach dem Ausmaß der Gegenregulation verhält sich der Blutdruck, der u. U. sogar annähernd normale Werte zeigen kann. Am Kranken beobachtet man unter dieser Gegenregulation weiterhin Blässe und Kühle der Haut, Cyanose der Acren, Schweiß, Tachykardie, motorische Unruhe (*Spannungskollaps*). Bei hochgradig verminderter zirkulierender Blutmenge reicht die Gegenregulation jedoch nicht aus, um den Tod des Kranken zu verhüten. Ein anhaltender Spannungskollaps kann durch hypoxämische Lähmung des Vasomotorenzentrums und durch Capillarschädigung mit zusätzlichem Austritt von Flüssigkeit aus der Strombahn unter Absinken des Blutdrucks und Bewußtseinstrübung den Tod herbeiführen.

Therapie. Horizontale Lagerung des Kranken ist in allen Fällen von peripherem Kreislaufversagen notwendig. Der leichtere orthostatische Kollaps ist allein hiermit zu beheben. In schwereren Fällen empfiehlt sich Kopftieflagerung und Hochlagerung der Beine. Ein festes Wickeln der Beine, in der Peripherie beginnend, vermag eine gewisse Blutmenge der Zirkulation zuzuführen. Wegen ihrer verengernden Wirkung auf die Gefäße sind beim Entspannungskollaps die sog. Analeptica anzuwenden, die teils eine Wirkung auf die Kreislaufzentren besitzen, teils vorwiegend peripher an den Gefäßen angreifen, vasoconstrictorisch wirken. Zu ersteren zählen Campher, Cardiazol, Coffein, Coramin, Cormed, Strychnin, zu letzteren Effortil, Ephedrin, Ephetonin, Sympatol, Veritol. Peripherin und Pervitin dürften sowohl zentral als auch peripher angreifen. Mit diesen Mitteln, subcutan oder intramuskulär gegeben, versucht man die Gegenregulation im Sinne der Zentralisation des Kreislaufs zu unterstützen. Die Wirkung der Analeptica setzt rasch ein, klingt aber auch bald wieder ab, so daß sie u. U. in $1/2$- bis 1stündigen Intervallen gegeben werden müssen, im Bedarfsfall selbstverständlich auch nachts. Als sehr wirksam zur Herbeiführung einer Zentralisation des Kreislaufs hat sich Noradrenalin (Aktamin „Schering" bzw. Arterenol „Hoechst") erwiesen, am besten in Form der intravenösen Dauertropfinfusion (1 mg auf 500 ccm Flüssigkeit). Als Ultimum refugium beim schweren Kollaps hat die intravenöse bzw. intrakardiale Adrenalinverabfolgung zu gelten ($1/2$ bis 1 Ampulle Suprarenin). Ist eine hinreichende Zentralisation des Kreislaufs spontan eingetreten oder durch Analeptica herbeigeführt, dann besteht die wichtigste therapeutische Maßnahme in einer Vermehrung der zirkulierenden Flüssigkeitsmenge durch intravenöse Infusionen von physiologischer Kochsalzlösung, Periston, Tutofusin oder durch Bluttransfusion. Die Flüssigkeitsauffüllung ist natürlich auch die wesentlichste Maßnahme beim Kollaps nach starken Blutverlusten und beim Kollaps, der auf hochgradigem Flüssigkeitsaustritt durch die Capillaren beruht (*Volumenmangelkollaps*). Beim Kollaps bzw. Schock, der reflektorisch bei schweren Traumen auftritt, sind Analeptica nur angezeigt, wenn eine Blutdrucksenkung vorliegt; ist dies nicht der Fall, dann sind Sedativa nützlicher.

Eine periphere Kreislaufschwäche tritt — wie schon erwähnt — gehäuft im Verlauf von Infektionskrankheiten (zumal Diphtherie, Fleckfieber, Grippe, Pneumonie, Typhus) sowie bei exogenen und endogenen Vergiftungen auf. Ferner sind Kollapserscheinungen nach Operationen und in den Endzuständen konsumierender Krankheiten (Tuberkulose, bösartige Tumoren) oft zu beobachten. Es handelt sich bei diesen Krankheiten vielfach um rezidivierende Kollapszustände oder um eine sich über Tage erstreckende periphere Kreislaufschwäche (*protrahierter Kollaps*). Letzterer ist gerade bei Infektionskrankheiten ein nicht seltenes Vorkommnis, so daß die laufende Kontrolle des Blutdrucks und der Pulsfrequenz bei diesen Kranken wichtig ist, um den Präkollaps rechtzeitig erkennen und behandeln zu können. Beim protrahierten Kollaps muß mit einer sekundären hypoxämischen Myokardschädigung gerechnet werden. Trifft diese ein vorgeschädigtes Herz, dann sind die Symptome seines akuten Versagens vom klinischen Bild des Kollapses oft schwer zu trennen. Die Aufrechterhaltung eines hinreichenden Rückflusses von Blut zum Herzen ist deshalb bei Kranken mit vorgeschädigtem Herzen besonders wichtig und die Verbesserung der Herzleistung durch Strophanthin ist bei solchen Kranken angezeigt. Bei der Diphtherie, auch bei anderen akuten Infektionskrankheiten, besteht neben der peripheren Kreislaufschwäche oft gleichzeitig eine infektiös-toxische Herzmuskelschädigung (vgl. S. 174).

Krankheiten des Herzbeutels

Perikarditis

Die Entzündung des Perikards kommt vor sowohl als *Pericarditis sicca* mit Abscheidung von Fibrin auf den beiden Perikardblättern, als auch als *exsudative Form* mit einem entzündlichen, meist hämorrhagischen Erguß; in selteneren Fällen ist dieser rein eitrig oder jauchig. Oft sind gleichzeitig Endokarditis und Myokarditis vorhanden.

In der Regel ist die Perikarditis Begleiterscheinung einer anderen Grundkrankheit, am häufigsten der Polyarthritis, nächstdem der Tuberkulose; sie kommt ferner vor bei Sepsis, Scharlach und anderen Infektionskrankheiten (hämatogen), weiter bei Nephritis (Schrumpfniere), endlich durch Übergreifen eines Krankheitsprozesses von der Nachbarschaft auf das Perikard, so bei Pneumonie und Pleuritis sowie speziell als eitrige und jauchige Perikarditis im Anschluß an verjauchte und perforierte Ösophaguscarcinome, Pyopneumothorax und andere infektiöse Prozesse in der Brusthöhle. Die sog. *idiopathische* Perikarditis beruht in der Regel auf Tuberkulose.

Objektiver Herzbefund bei Pericarditis sicca. Charakteristisch ist das über dem Herzen hörbare Reibegeräusch, das durch die Rauhigkeiten des Perikards zustande kommt.

Dasselbe ist oft zuerst nur an der Herzbasis im Bereich des Conus arteriosus, später oft auch an anderen Stellen zu hören. Es ist rauh, schabend, dem Ohre naheklingend, oft mehrteilig als sog. Lokomotivgeräusch und palpatorisch wahrnehmbar. Zum Unterschiede von endokardialen Geräuschen wird es durch Druck mit dem Stethoskop verstärkt, ist ferner oft auf einzelne umschriebene Stellen beschränkt, wird auscultatorisch nicht fortgeleitet und wird durch Lagewechsel stark beeinflußt. Oft ist es nur von ganz kurzer Dauer. Pleuroperikardiale Geräusche s. S. 150.

Befund bei Pericarditis exsudativa. Die Flüssigkeitsansammlung im Herzbeutel bewirkt eine charakteristisch gestaltete Vergrößerung der Herzdämpfungsfigur.

Die Flüssigkeit sammelt sich zunächst zwischen dem rechten Vorhof und der Leber in dem sog. *Herzleberwinkel*, später am linken Herzrande. Die Umwandlung des normal rechtwinkligen Herzleberwinkels in einen stumpfen Winkel bildet daher eines der ersten Symptome.

Bei größeren Exsudaten zeigt die Herzdämpfung schließlich die Form eines gleichschenkligen Dreiecks mit der Spitze nach oben, wobei der Spitzenstoß ein beträchtliches Stuck innerhalb der linken Herzgrenze liegt[1]. Als weitere Unterscheidung gegenüber der Herzdilatation dient die schnelle Zunahme der Dämpfung sowie der geringe Abstand zwischen absoluter und relativer Dampfung (vgl. S. 144). Partielle Obliteration des Perikards kann völlig atypische physikalische Befunde bewirken. Große Exsudate komprimieren den linken unteren Lungenlappen, der bisweilen atelektatisch wird. Gelegentlich beobachtet man als Kompressionswirkung eine linksseitige Recurrenslahmung.

Die wenig charakteristischen *subjektiven Beschwerden* bei Perikarditis bestehen mitunter nur in Druckgefühl sowie in schmerzhaften Empfindungen in der Herzgegend, gelegentlich in stenokardischen Beschwerden, oft aber lediglich in Zeichen allgemeiner Kreislaufschwäche; der Puls wird klein, weich, frequent. Große Exsudate können durch Behinderung der diastolischen Ausdehnung des Herzens unmittelbar lebensgefährlich werden. Gelegentlich kommt bei ihnen Pulsus paradoxus (vgl. S. 152) vor. Fieber kann fehlen. Im übrigen wird der Allgemeinzustand wesentlich durch das Grundleiden bestimmt.

Die *Prognose* richtet sich vor allem nach dem Grundleiden. Viele Falle heilen; am gunstigsten ist die Prognose bei Polyarthritis. Eitrige Perikarditis ist oft tödlich. Von der größten Bedeutung fur die Prognose ist der Zustand des Herzmuskels. Zahlreiche Falle fuhren zu Obliteration des Perikards, namentlich die Perikarditis im Kindesalter.

Therapie. Strenge Bettruhe, Eisblase aufs Herz (Herzflasche), Sedativa, evtl. Excitantien, bei Herzschwäche Digitalis und Strophanthus. Bei exsudativer Perikarditis von Kranken mit akuter Polyarthritis sind ACTH und Cortison in Betracht zu ziehen, bei tuberkulöser Perikarditis (Sicherung der Diagnose durch Nachweis des Erregers im Punktat) Tuberkulostatica, bei eitriger Perikarditis Antibiotica (auch intraperikardial) sowie Erwägung der operativen Eröffnung der Perikardhöhle. Immer ist bei großem Exsudat die Entlastung durch Punktion erforderlich.

Nach vorheriger Probepunktion punktiert man mit einer CURSCHMANNschen Nadel unter Äthylchloridanästhesie (keine Narkose!) in oder außerhalb der Mamillarlinie im linken 5. oder 6. Intercostalraum.

Hydroperikard (Herzbeutelwassersucht) findet sich oft bei allgemeiner Wassersucht. Der physikalische Befund ist der gleiche wie bei Pericarditis exsudativa; das gleiche gilt für das **Hämoperikard**, d. h. Blutung in den Herzbeutel bei Perforation von Aneurysmen, Herzruptur usw. Bei **Pneumoperikard** (Luft im Herzbeutel) nach penetrierenden Verletzungen oder jauchiger Zersetzung eines Exsudates mit Gasbildung tritt an die Stelle der Herzdämpfung lauter tympanitischer Klang.

Herzbeuteloblíteration (Concretio pericardii)

Obliteration des Perikards entwickelt sich stets als Folge einer Perikarditis (unter Umständen schon innerhalb von 1—3 Wochen), wenn auch diese bisweilen anamnestisch nicht zu eruieren ist; dies gilt speziell für die tuberkulöse Form. Oft wird die Obliteration erst bei der Autopsie entdeckt.

Einfache Verwachsung des Perikards mit dem Herzen ist für dessen Funktion so lange gleichgültig, als der Herzbeutel zart und dehnbar bleibt und den Bewegungen des Herzens nachgibt. Sie ist kljnisch nicht diagnostizierbar. In schweren Fällen dagegen ist das Herz vollkommen von derbem schrumpfenden Bindegewebe umklammert (sog. Concretio pericardii), so daß seine *diastolische* Erweiterung erschwert wird. Auch kann es zu Kalkeinlagerungen kommen (sog. Panzerherz). Aber auch das mediastinale Bindegewebe kann schwielig verandert sein und dann die großen Gefaße fixieren *(schwielige Mediastino-Perikarditis)*; in solchen Fällen ist das Herz an der Brustwand, mitunter auch an der Wirbelsaule fixiert (Accretio pericardii) und wird dadurch wiederum mechanisch schwer beeinträchtigt, indem es hier bei jeder *Systole* den Widerstand der starren Brustwand, an die es fixiert ist, überwinden muß. Haufig ist übrigens auch gleichzeitig eine Pleuritis adhaesiva vorhanden.

---

[1] Er wird deutlicher, wenn sich der Patient vornuber beugt.

Je nachdem die äußere Verwachsung mit der Brustwand oder die wesentlich schwerere schwielige Umklammerung des Herzens dominiert, ergeben sich *zwei verschiedene klinische Syndrome:* Im *ersteren* Falle bestehen außer Herzmuskelschwäche und Unverschieblichkeit der Lungenränder und des Herzens bei Atmung und Lagewechsel in erster Linie systolische Einziehung der Herzgegend und der ganzen Brustwand (Vergleich mit dem Carotispuls!) sowie Vorschleudern derselben während der Diastole; für den *zweiten* Fall, d. h. bei Umklammerung des Herzens, ist dagegen charakteristisch das Mißverhältnis zwischen hochgradiger kardialer Stauung, der sog. „Einflußstauung" von F. VOLHARD (Cyanose, starke Stauung der Halsvenen und der Leber, Dyspnoe, Hydrothorax, frühzeitiger Ascites, Ödeme) und der auffallenden Geringfügigkeit des Herzbefundes: kleines Herz, meist keine Dilatation des rechten Herzens, kaum sichtbare Pulsation im Röntgenbild, besonders im Kymogramm, sehr leise reine Herztöne, fehlender Spitzenstoß; bisweilen steht hier jahrelang der Ascites „praecox" im Vordergrund des Bildes. Die *Leber* bietet oft mit ihrem derben weißen Bindegewebsüberzug das Bild der sog. *Zuckergußleber* (perikarditische Pseudolebercirrhose). Öfter ist Pulsus paradoxus (vgl. S. 152) nachweisbar. Auch beobachtet man mitunter diastolischen Venenkollaps, ferner bei der Inspiration anstatt der normalen Hebung des unteren Brustbeinendes eine Einziehung desselben. Ein weiteres Symptom ist die systolische Einziehung am Rücken in der Höhe des linken unteren Rippenrandes (BROADBENTS Zeichen). Schließlich wird auch das nach OLIVER und CARDARELLI benannte *Symptom*, d. h. rhythmische Abwärtsbewegung des Kehlkopfes bei Inspirationsstellung des Thorax, beobachtet (vgl. S. 230).

Das *Krankheitsbild* entspricht dem einer zunehmenden Herzmuskelinsuffizienz. Nicht selten ist gleichzeitig eine *Polyserositis*, d. h. Pleuritis, chronische Peritonitis sowie die obengenannte Zuckergußleber mit Erschwerung des Pfortaderkreislaufs und Ascites vorhanden; sie kann sogar das Bild beherrschen.

Therapie. Die durch Perikardverwachsungen erzeugten Symptome sind durch Digitalis oder Strophantin nicht zu beeinflussen. Sie werden ja auch nicht verursacht durch die Insuffizienz eines geschädigten Myokards, sondern durch extramyokardiale Faktoren. Die weitgehende Beseitigung des die Kranken gewöhnlich am meisten belästigenden Ascites gelingt vielfach mit Hilfe der Quecksilberdiuretica nach Ansäuerung des Organismus (s. S. 196). Hierdurch erübrigt sich dann manche der sonst in kurzen Abständen immer wieder erforderlich werdenden Ascitespunktionen. Dies ist von Vorteil, weil gehäufte Punktionen einen nicht gleichgültigen Eiweißverlust bedeuten. In entsprechend gelagerten Fällen ist die operative Kardiolyse nach BRAUER mit Resektion einiger Rippen im Bereich des Herzens und Freipräparieren des Herzens aus der schwieligen, oft mit Kalksalzen inkrustierten Umklammerung (Perikardektomie) das Verfahren der Wahl. Der Erfolg ist bisweilen wundervoll, allerdings ist die Mortalität bei diesem schweren Eingriff hoch. Eine Beseitigung der Stauungserscheinungen wird aber leider dann zur Unmöglichkeit, wenn auch die großen Venen von dicken Schwarten umhüllt sind. Ein Lospräparieren der dünnwandigen Venen ist begreiflicherweise undurchführbar.

Nervöse Herzleiden (Cor nervosum)

Ein nervöses Herzleiden ist charakterisiert durch eine Reihe verschiedener auf das Herz hinweisender Beschwerden, ähnlich denen bei organischen Herzleiden, aber ohne anatomische Grundlage.

Die *Beschwerden* sind in erster Linie Herzklopfen[1], ferner Gefühl von Aussetzen der Herzaktion, Druck auf der Brust, Beklemmung, Atemnot, Angstgefühl, Schmerzen und Stiche in der Herzgegend. Oft treten sie anfallsweise auf und können dann gelegentlich an Angina pectoris („Pseudoangina", s. S. 221) erinnern. Daneben bestehen oft Klagen über kalte Hände und Füße sowie über

---

[1] Über Herzklopfen klagen häufiger Kranke mit nervösem Herzen als mit organischen Herzleiden. Nach FRIEDRICH MÜLLER beruht das Herzklopfen auf einer rascheren und mehr stoßweise erfolgenden Kontraktion des Herzmuskels mit Verkürzung der Systole.

Wallungen zum Kopf. Objektiv finden sich in einem Teil der Fälle Pulsbeschleunigung (die übrigens im Gegensatz zur Tachykardie bei Basedow im Schlafe schwindet), oft sicht- und fühlbar verstärkte Herzaktion mit „erschütterndem" (niemals hebendem!) Spitzenstoß, nicht selten ventrikuläre Extrasystolen, während andere Arten von Arrhythmien nicht zum Krankheitsbilde gehören. Bei manchen Patienten besteht starke Labilität des Blutdrucks, der z. B. bei der ersten ärztlichen Untersuchung in die Höhe schnellt, um alsbald wieder zur Norm zurückzukehren.

Bei vorhandener vegetativer und psychischer Labilität sind als auslösende Faktoren für die Beschwerden zu nennen vor allem psychische Erregungen, geistige Überanstrengung, aber auch körperliche Übermüdung, Verdauungsstörungen namentlich auch in der Form des sog. *gastrokardialen Symptomenkomplexes* (Zwerchfellhochstand infolge von Meteorismus oder großer Magenblase, besonders bei Männern), sehr häufig Anomalien im Geschlechtsleben wie Masturbation, Coitus interruptus, ferner Kaffee- und Nicotinabusus.

Diagnose. Entscheidend ist neben der allgemeinen nervösen Übererregbarkeit (Steigerung der Reflexe, Tremor) vor allem das Fehlen objektiver organischer Symptome.

Es fehlen Herzdilatation, Cyanose, Ödeme und alle sonstigen Zeichen von Herzinsuffizienz; die Beschaffenheit des Harns an Menge, Farbe und spezifischem Gewicht ist normal. Bezeichnend ist der oft vorhandene Wechsel der Symptome, die, wie namentlich die Tachykardie, nicht selten unter den Augen des Arztes bei abgelenkter Aufmerksamkeit schwindet. Charakteristisch ist gewöhnlich im Gegensatz zu organisch Herzkranken die Redseligkeit, mit der der Patient, z. B. während des Treppensteigens oder der Ausführung von Kniebeugen, seine Herzbeschwerden beschreibt. Das gleiche gilt für die *Pseudoangina pectoris*, für die die nervöse Unruhe gegenüber dem Stillhalten des Kranken mit echter Angina sowie das Fehlen des für letztere charakteristischen kalten Schweißes bezeichnend sind; sie kommt u. a. bei Rauchern (vgl. S. 179, Abs. 3), ferner als Teilerscheinung einer vasomotorischen Neurose bei jungen Frauen sowie im Klimakterium vor. Andererseits denke man beispielsweise bei dem gastrokardialen Symptomenkomplex bei älteren Leuten stets an die Möglichkeit einer Coronarsklerose.

Therapie. Beseitigung der schädlichen Ursachen; körperliche und seelische Ruhe; Regelung der Lebensweise, Vermeiden von blähenden Speisen und CO_2-haltigen Getränken sowie von Kaffee und Tabak. Brom (z. B. Bromural, Lubrokal, Nervophyll, Sedobrol), auch Luminaletten bzw. Hovaletten forte sind nützlich. Milde Hydrotherapie, körperliches Training. Die Anwendung von Digitalis ist nicht nur überflüssig, sondern sogar schädlich, weil damit der Patient fälschlich zum organisch Herzkranken gestempelt wird, was für einen Neurotiker die übelsten Folgen auf seelischem Gebiet haben kann. Auch Jod ist kontraindiziert. Sehr wichtig ist die Psychotherapie: man überzeuge den Kranken davon, daß er nicht „herzleidend" ist, daß sein Leiden harmlos ist usw. Herzneurosen gehören nicht in Herzheilbäder.

Angeborene Herz- und Gefäßmißbildungen

Die spezielle Diagnostik der durch eine Störung in der normalen Entwicklung des Herzens und der großen Gefäße entstandenen mannigfaltigen Mißbildungen ist nur mit Hilfe besonderer, an die Klinik gebundener Verfahren möglich. Zu ihnen gehören der Herzkatheterismus mit Druckmessung in den einzelnen Herz- und Gefäßabschnitten, die Blutgasanalysen und die Angiokardiographie. Von dem Ausfall dieser Untersuchungen hängt in der Regel die Indikationsstellung für einen operativen Eingriff ab.

Für die Entstehung solcher Mißbildungen kommen vornehmlich endogene, im Keim angelegte Faktoren in Betracht, des weiteren aber auch exogene Faktoren, beispielsweise eine Rötelnerkrankung der Mutter während der ersten Schwangerschaftsmonate (vgl. S. 28). Bestimmte Mißbildungen gehen mit dem auffälligen Symptom der Cyanose einher (Morbus caeruleus), andere ohne eine solche.

Die wichtigsten *Mißbildungen mit Cyanose*: Die FALLOTsche *Tetralogie* als häufigste mit Cyanose einhergehende Mißbildung läßt 1. eine Hypertrophie des rechten Ventrikels, 2. einen

Ventrikelseptumdefekt, 3. eine uber dem Defekt reitende (dextroponierte) Aorta und 4. eine Pulmonalstenose erkennen. Von fruhester Kindheit an findet sich die Cyanose, die körperliche Entwicklung der Trager dieser Mißbildung ist gehemmt, die Leistungsfahigkeit beeinträchtigt. Die Kinder nehmen instinktiv mit Vorliebe Hockerstellung ein, weil eine dadurch erzielte Drucksteigerung im großen Kreislauf die Menge des venosen Blutes vermindert, die aus dem rechten Ventrikel durch den Septumdefekt in den linken Ventrikel gelangt. Es entwickeln sich bei den Kranken Trommelschlegelfinger und -zehen, durch den inneren Sauerstoffmangel eine Polyglobulie. Durch die Hypertrophie des rechten Ventrikels, dessen Pulsation fuhlbar ist, bildet sich gewohnlich eine Ausbuckelung der Thoraxwand im Herzbereich aus. Auscultatorisch ist ein lautes, schabendes systolisches Geräusch, meist am deutlichsten uber dem ERBschen Punkt, wahrnehmbar. Rontgenologisch ist festzustellen, daß die vergrößerte rechte Kammer den linken Ventrikel nach hinten drangt und der rechte Ventrikel links randbildend wird und daß der Pulmonalbogen fehlt. Die hierdurch entstehende Formveränderung des Herzens wurde mit einem Holzschuh verglichen. Auffalig sind die hellen Lungenfelder mit stark zurucktretender Lungengefäßzeichnung. Elektrokardiographisch finden sich regelmaßig die Zeichen des Rechtsuberwiegens. Mit dem Herzkatheter, der durch die Vena cava cranialis in den rechten Vorhof und in die rechte Kammer gelangt, ist es möglich, von hier aus in die Aorta vorzudringen, wodurch die Existenz des Ventrikelseptumdefekts erwiesen wird. Damit wird verständlich, daß die Cyanose auf der Beimischung venösen Blutes zum arterialisierten Blut der Aorta beruht. Druckmessungen ergeben, daß der Druck im rechten Ventrikel demjenigen im linken Ventrikel angenahert ist, was die Fullung der uber dem Defekt reitenden Aorta sowohl aus dem linken wie aus dem rechten Ventrikel erklart. Der Druck in der stenosierten Arteria pulmonalis ist gegenuber der Norm erheblich herabgesetzt. Auch angiokardiographisch wird es sichtbar, daß Blut aus dem rechten Ventrikel in die Aorta einstromt. Die schlechte Prognose dieser Mißbildung (Tod meist schon vor Eintritt in das Pubertatsalter) laßt sich verbessern und es laßt sich eine durch konservative Maßnahmen nicht erreichbare Leistungssteigerung erzielen durch die BLALOCK-TAUSSIGsche Operation, bei der die Arteria subclavia einer Seite in einen Ast der Arteria pulmonalis eingenaht wird. Auf diese Weise durchstromt ein Teil des Mischblutes der Aorta die Lungen und wird dort arterialisiert. Außerdem erhoht sich die dem linken Ventrikel zufließende Blutmenge, was für das Ausmaß des Rechts-Links-Shuntes von Bedeutung ist.

Die FALLOTsche *Trilogie* ist ausgezeichnet 1. durch Hypertrophie des rechten Ventrikels, 2. durch einen Vorhofseptumdefekt, 3. durch Pulmonalstenose. Die Pulmonalstenose bedingt eine Verminderung des Blutstroms durch die Lungen. Unter korperlichen Anstrengungen erhoht sich der Druck im rechten Vorhof, was ein Einstromen von venosem Blut aus dem rechten Vorhof in den linken Vorhof zur Folge hat. Dadurch erklart sich die bei der FALLOTschen Trilogie zu beobachtende Erscheinung, daß unter korperlicher Belastung die Cyanose erheblich zunimmt, wahrend sie in Ruhe wenig oder gar nicht vorhanden ist. Die Rechtshypertrophie ist der vermehrten Druckarbeit zuzuschreiben, die der rechte Ventrikel bei der Überwindung der Pulmonalstenose zu leisten hat. Eine auf den Vorhofseptumdefekt zuruckzufuhrende Volumenmehrleistung fuhrt auch zur Hypertrophie des linken Ventrikels, kenntlich am hebenden und seitlich verlagerten Spitzenstoß. (Der Tetralogie kommt die Linkshypertrophie nicht zu.) Mit dem Herzkatheter gelangt man aus dem rechten Vorhof in den linken Vorhof, und bei der Angiokardiographie ist der Rechts-Links-Shunt im Vorhofbereich mit vorzeitiger Kontrastfullung der Aorta erkennbar. Da es sich in zahlreichen Fällen von FALLOTscher Trilogie um eine Pulmonal*klappen*stenose handelt, besteht die operative Therapie in einer Klappensprengung nach BROCK.

Unter *Eisenmengersyndrom* versteht man das Zusammentreffen eines hochsitzenden Ventrikelseptumdefekts mit einer über diesem Defekt reitenden Aorta bei *erweiterter* Pulmonalarterie. Arterielles Blut fließt aus dem linken Ventrikel durch den Septumdefekt in den rechten (Links-Rechts-Shunt), weil der Druck in ersterem höher als in letzterem ist. Die Lungendurchblutung ist dadurch vermehrt, die Lungengefäßzeichnung verstärkt, Pulsation der Hauptäste der Arteria pulmonalis kann röntgenologisch wahrgenommen werden. Das Auftreten einer Cyanose in diesen Fallen hängt vom Widerstand in der Lungenstrombahn ab. Die vermehrte Belastung der Lungenarterien führt bei großen Ventrikelseptumdefekten bald, bei kleineren erst spater zur sekundären Pulmonalarteriensklerose, auch der feineren Äste. Darunter leidet der Gasaustausch, was das Auftreten einer Cyanose begünstigt, vor allem aber führt der vermehrte Widerstand im kleinen Kreislauf zu zunehmenden Hypertrophie und Drucksteigerung im rechten Ventrikel. Letztere kann schließlich den Druck im linken Ventrikel übersteigen und zum Rechts-Links-Shunt Veranlassung geben. Hierdurch wird die Cyanose bedeutend verstärkt. Bei dieser Mißbildung ist eine operative Verbesserung der Kreislaufverhaltnisse noch nicht möglich.

Weitere mit Cyanose vergesellschaftete Mißbildungen: Der seltene *Truncus arteriosus communis persistens* zeitigt eine gewohnlich nicht sehr hochgradige Cyanose, weil aus dem gemeinsamen Truncus weite Pulmonalarterien abgehen und dadurch die Lungendurchblutung gesteigert ist. Die *Tricuspidalatresie* ist, wenn die Träger am Leben bleiben, mit einem Vorhofseptumdefekt und einem Ventrikelseptumdefekt verbunden. Venöses Blut fließt aus dem rechten Vorhof in den linken Vorhof. Das in den linken Ventrikel gelangende Mischblut wird zum größten Teil in die Aorta entleert (dadurch ausgeprägte Cyanose!), zum kleineren Teil durch den Ventrikelseptumdefekt in die hypoplastische rechte Kammer und von hier aus in die Arteria pulmonalis. Die Mehrleistung der linken Kammer führt zu deren Hypertrophie. In den Fällen mit herabgesetzter Lungendurchblutung kann die BLALOCKsche Anastomose die Cyanose verringern. Die *Transposition der großen Gefäße*, wobei die Arteria pulmonalis aus dem linken, die Aorta aus dem rechten Ventrikel abgeht, ist mit dem Leben nur dann vereinbar, wenn entweder der Ductus arteriosus offenbleibt oder ein Vorhofs- bzw. ein Ventrikelseptumdefekt vorhanden ist. Nur so wird dem großen Kreislauf eine gewisse Menge arterialisierten Blutes beigemischt. Wenn die Aorta aus dem rechten Ventrikel, die Arteria pulmonalis aber über einem hochsitzenden Ventrikelseptumdefekt reitend abgeht, dann spricht man vom TAUSSIG-BING-Syndrom. Bei Kranken mit diesem Syndrom ist durch den Ventrikelseptumdefekt und dadurch, daß die Arteria pulmonalis ihr Blut sowohl aus dem rechten wie aus dem linken Ventrikel erhält, die Arterialisierung besser als bei der vollständig gekreuzten Transposition. Auf dem Boden von *arteriovenösen Fisteln*, von Hämangiomen und von cystischen Fehlbildungen in der Lunge kann eine Mischung arteriellen und venösen Blutes zu geringerer oder auch stärkerer Cyanose führen. Auf *eine* Lunge beschränkte Fisteln oder Cysten können durch Lobektomie oder Pneumektomie entfernt werden. Hämangiome sind meist multipel, bergen außerdem die Gefahr der malignen Entartung in sich.

Die wichtigsten *Mißbildungen ohne Cyanose:* Gar nicht selten kommt eine *isolierte Pulmonalstenose*, entweder als Infundibularstenose oder als valvuläre Stenose, vor, letztere möglicherweise als Folge einer intrauterin erworbenen Endokarditis. Dyspnoe tritt bei körperlichen Anstrengungen auf, auscultatorisch findet man ein systolisches Geräusch über der Pulmonalis, Abschwächung des 2. Pulmonaltones. Oft ist das Geräusch als schwirrend fühlbar. Röntgenologisch ist das Herz verbreitert, es springt bei poststenotischer Erweiterung der Arteria pulmonalis der Pulmonalbogen vor. Elektrokardiographisch findet sich Rechtsüberwiegen. Durch den Herzkatheter läßt sich eine starke Erhöhung des Drucks im rechten Ventrikel nachweisen. Demgegenüber ist der Druck im Anfangsteil der Pulmonalis auffallend niedrig. Die Klappensprengung nach BROCK wird in Fällen mit stärkeren Beschwerden und bei sehr hohem Druck im rechten Ventrikel in Erwägung zu ziehen sein.

Ein *Vorhofseptumdefekt* führt infolge des physiologisch etwas höheren Drucks im linken Vorhof zum Links-Rechts-Shunt. Dieser bedingt eine Dilatation des rechten Vorhofs und eine Volumenmehrleistung des rechten Ventrikels, der sich erweitert und hypertrophiert. Der Shunt bedingt ein systolisches Geräusch, die Zunahme des Stromvolumens im Lungenkreislauf eine verdichtete Gefäßzeichnung im Röntgenbild. Herzkatheterismus und Angiokardiographie sichern die Diagnose. Der Vorhofseptumdefekt ist durch das von BAILEY angegebene Verfahren operativ angehbar. Tritt zum Vorhofseptumdefekt eine Mitralstenose hinzu, dann wird bei der pathologischen Drucksteigerung im linken Vorhof der Links-Rechts-Shunt ungewöhnlich groß und es kommt zur extremen Erweiterung der Arteria pulmonalis (LUTEMBACHER-*Syndrom*).

Bei dem *isolierten Ventrikelseptumdefekt* (*Morbus* ROGER) strömt Blut aus dem linken in den rechten Ventrikel. Ein systolisches Geräusch wird hierdurch erzeugt, des weiteren eine Volumenmehrbelastung des rechten Ventrikels. Diese führt aber erst bei größeren Defekten zu deutlicheren Formveränderungen des Herzens und zu Beschwerden. Auch hier sind zur Sicherung der Diagnose Herzkatheterisierung bzw. Angiokardiographie erforderlich. Die Möglichkeit einer operativen Behandlung ist gegenwärtig noch nicht gegeben.

Der *offene Ductus arteriosus* BOTALLI läßt wegen des höheren Drucks in der Aorta arterialisiertes Blut in die Pulmonalarterie gelangen. Eine von der Weite des offenen Ductus Botalli abhängige zusätzliche Blutmenge durchströmt den Lungenkreislauf, wodurch dem rechten Ventrikel eine stärkere Druckleistung, dem linken Ventrikel eine vermehrte Volumenleistung aufgebürdet wird. Verbreiterung des Herzens nach links, hebender Spitzenstoß, große Blutdruckamplitude, zumal nach Belastung, ein systolisches, gegen Ende der Systole lauter werdendes und gewöhnlich in die Diastole hineinreichendes Geräusch, am besten hörbar links vom Sternum in Höhe des 2. I.C.R. oder am ERBschen Punkt machen die klinische Symptomatologie aus. Röntgenologisch sind vorspringender Pulmonalbogen und vermehrte Lungenzeichnung charakteristisch. Die Gefährdung der Kranken liegt in der allmählich sich einstellenden Pulmonalsklerose mit nachfolgender Rechtsinsuffizienz, in der erfahrungsgemäß sehr großen Anfälligkeit hinsichtlich des Erwerbs von Endokarditiden und in der Möglichkeit der Absiedlung von Bakterien im offenen Duktus. Es ist deshalb die frühzeitige operative Unterbindung und Durchtrennung des offenen Duktus wünschenswert. Gesichert wird die Diagnose durch Herzkatheter mit Gasanalysen, die erkennen lassen, daß der Sauerstoffgehalt des Blutes im distalen Teil der Pulmonalarterie höher ist als im rechten Ventrikel. Möglich und der Erkennung dienlich ist auch das Vorschieben eines Katheters von der Arteria brachialis aus bis in die Aorta und Applikation eines Kontrastmittels, mit dessen Hilfe sich der offene Ductus BOTALLI darstellt.

Zu den operativ angehbaren Mißbildungen gehort auch die *Aortenisthmusstenose*, bei der in der Gegend der Einmundung des ehemaligen Ductus arteriosus Botalli eine Lumeneinengung besteht. Fur diese vorwiegend beim mannlichen Geschlecht vorkommende Mißbildung ist charakteristisch die krankhafte Steigerung des Blutdruckes im Bereich der Arme, hingegen eine Senkung des Blutdrucks in den unteren Extremitaten. Blutandrang zum Kopf, auffallendes Warmegefühl in den oberen, Kaltegefuhl in den unteren Extremitaten werden als Beschwerden angegeben. Im weiteren Verlauf drohen Aortensklerose, Linksinsuffizienz und cerebrale Apoplexie. Über Sitz und Ausdehnung der Stenose unterrichtet die Angiokardiographie bzw. die retrograde Aortographie. Kombinationen mit Mißbildungen am Herzen kommen vor.

Krankheiten der Gefäße

Arteriosklerose (Atherosklerose)

Die Arteriosklerose ist eine außerordentlich häufige Krankheit der Arterien, zumal älterer Menschen. Sie ist bei Männern noch häufiger als bei Frauen und bildet eine der am meisten zu beobachtenden Krankheits- und Todesursachen jenseits des 40. Lebensjahres. Sie kann sich aber auch bereits früher in recht ausgedehntem Maß entwickeln. Unterschiede zwischen den einzelnen Bevölkerungsschichten und zwischen Stadt- und Landbewohnern bestehen nicht. Anatomisch handelt es sich teils um produktive, teils degenerative Veränderungen in der Arterienwand.

Histologisch beginnt der Prozeß mit einem *herdförmigen Ödem* in der Gefaßintima. Darauf erfolgt eine Einlagerung mucoider, d. h. schleimähnlicher, spater homogener, glanzender Substanzen *(Hyalinose)*. Fettablagerungen, die zum größten Teil aus Cholesterinestern und freien Cholesterinen bestehen, führen in diesen Herden zum Bild der *Lipoidose*. In den Hyalinoseherden können sich aber auch Faserneubildungen einstellen, die schließlich zur Verhartung der Herde *(Sklerose)* führen. In Bezirken mit fettigen Ablagerungen vermögen sich Kalksalze festzusetzen, es kann aber auch zu Atheromen kommen, die oft zu Durchbruch in das Gefaßlumen mit Geschwürbildung führen und ihrerseits zu lokaler Thrombose Anlaß geben können. Auch die Media zeigt Veranderungen, und zwar in Form von Verkalkung. Mediaverkalkung zeigen namentlich die Extremitäten- und Beckenarterien sowie die Aorta abdominalis. Sie findet sich hauptsächlich an den Arterien mit stark *muskulöser* Media (vgl. auch S. 137), wie z. B. an den Extremitäten, und unterscheidet sich von der ersten Form außer durch die Lokalisation durch die Tatsache, daß hier die Verkalkung ohne vorhergehende Verfettung eintritt. An den Extremitäten spielt sie im Gegensatz zu den Arterien, deren Media hauptsächlich *elastische* Elemente enthält wie die Aorta und Carotis, eine größere Rolle als die Intimasklerose. Verschieden ist von Fall zu Fall der Anteil der produktiven bzw. degenerativen Prozesse, ebenso wechselnd ist die Beteiligung der verschiedenen Gefäßgebiete an der Erkrankung, die bald vorwiegend die Aorta, bald die peripheren Gefäße oder einzelne Bezirke wie die Hirngefäße oder die Coronarien befällt. Je nach der Ausdehnung und der speziellen Art des Prozesses unterscheidet man eine *circumscripte oder nodöse Form*, wie an den großen und mittleren Arterien (Aorta, Carotis, Gehirn- und Coronararterien), und die *diffuse* Form an den Extremitäten- und Splanchnicusarterien, ferner eine gutartige, zu schneller Verkalkung führende und eine atheromatöse, oft geschwürige und bösartige Form. Komplizierende Vorgänge bei der Arteriosklerose sind außer der erwähnten lokalen Thrombosierung umschriebene Aneurysmabildungen und Einengungen des Gefäßlumens. Im höheren Alter allerdings bildet sich oft die eben genannte relativ gutartige, zu schneller Verkalkung führende Form aus, wobei das Gefäßlumen keine Einengung zu erfahren braucht.

Hinsichtlich der *ätiologischen Bedingungen*, unter denen eine Arteriosklerose sich einstellt, ist zunächst bemerkenswert, daß die Heredität eine bedeutsame Rolle spielt. Des weiteren ist sicher die funktionelle Überbeanspruchung der Gefäße, namentlich infolge von Steigerung und starken Schwankungen des Blutdrucks (vgl. S. 231), von großer Wichtigkeit. So erklärt sich die arteriosklerotische Erkrankung der Arteria pulmonalis bei Hypertrophie und Mehrleistung des rechten Ventrikels (Herzmißbildungen, Mitralstenose, Lungenemphysem, Kyphoskoliose,

Silicose), so erklärt sich die früher oder später zu findende Arteriosklerose bei der Hypertonie jeglicher Genese und so erklärt sich die starke Erkrankung der Extremitätenarterien bei schwerer körperlicher Arbeit. Die Aortenisthmusstenose führt zu ausgeprägter Aortensklerose vor dem Strömungshindernis. Es erkranken ferner besonders bevorzugt Arterien, die fest an die Umgebung fixiert sind, so am stärksten die Beckenarterien, nächstdem die Bauchaorta. Vasolabilität, gesteigert durch seelische Spannungszustände, durch Mißbrauch von Tabak, Kaffee und Tee, sind sicher auch einflußreiche Faktoren. Chronische Krankheiten, die mit Hypercholesterinämie einhergehen (manche Fälle von Diabetes mellitus und Fettsucht, manche chronische Glomerulonephritiden, vor allem die Hypothyreose), sind oft von frühzeitig auftretender und ausgedehnter Arteriosklerose begleitet, so daß dem Faktor Hypercholesterinämie möglicherweise auch ätiologische Bedeutung zukommen dürfte. Von großer praktischer Bedeutung ist es, daß besonders bei Diabetikern die Arteriosklerose frühzeitig auftritt und bis hinaus in die feineren Arterien reicht. Es ist des weiteren damit zu rechnen, daß Intoxikationen (Blei), vor allem aber Bakteriengifte herdförmige entzündliche Insudationen in der Gefäßwand, selbst zellige Infiltrationen bedingen können, die die Grundlage für die Entwicklung einer Arteriosklerose abgeben. Besondere Bedeutung besitzt in dieser Beziehung die Polyarthritis (s. S. 571) und die Lues (s. S. 228).

Die *Folge der Erkrankung* der Gefäßwand ist die Abnahme ihrer Elastizität, infolgedessen Einbuße der normalen, für die Gleichmäßigkeit des Blutstromes wichtigen Windkesselfunktion der Gefäße, demnach Erschwerung der Zirkulation sowie vor allem Verminderung der normalen Anpassungsfähigkeit des Gefäßkalibers an wechselnde Ansprüche der Organe. Verminderung der Elastizität hat ferner die Verlängerung und Schlangelung, zum Teil auch Erweiterung des Gefäßrohres zur Folge. Die Erkrankung im Bereich der kleineren Arterien bewirkt schwere Störungen in der Blutversorgung, z. B. Gangrän der Extremitäten, ferner Faseruntergang im Myokard mit Schwielenbildung, Erweichungen im Gehirn usw. Die Brüchigkeit der degenerierten Gefäßwand ermöglicht Rupturen (Blutungen). Die Folgen sind demnach sowohl *allgemeiner* wie *lokaler* Art.

Krankheitsbild. Die sehr mannigfaltigen Krankheitserscheinungen hängen davon ab, welche Gefäßbezirke von der Arteriosklerose besonders befallen sind. Sie hängen ferner weitgehend davon ab, ob eine Einengung des Lumens der Gefäße die Blutversorgung von Organen beeinträchtigt. Es wurde bereits darauf hingewiesen, daß eine Hypertonie infolge der stärkeren Belastung des Arteriensystems zur Arteriosklerose prädisponiert. So findet sich in der Regel bei denjenigen Kranken, die nach einer langdauernden Hypertonie sterben, eine mehr oder weniger ausgeprägte Arteriosklerose. Es findet sich aber bei den Kranken mit langdauernder fixierter Hypertonie regelmäßig noch eine weitere, sehr kennzeichnende Arterienveränderung, nämlich eine Hyalinose und Lipoidose der feinsten Arterienäste, die sog. *Arteriolosklerose* (s. S. 233). Diese führt zur erheblichen Einengung der Lichtung der feinsten Arterien und damit zu den Symptomen der besonders ausgeprägten Durchblutungsnot, etwa im Bereich des Herzens, der Nieren und des Gehirns. So sind die sehr bedrohlichen Erscheinungen an diesen Organen beim Hypertoniker wohl mehr der Arteriolosklerose als der Arteriosklerose zuzuschreiben (arteriolosklerotische Schrumpfniere mit Urämie, Insuffizienz des vasculär geschädigten, hypertrophischen Herzens, Gehirnblutungen des Hypertonikers).

Die Arteriosklerose der Aorta und der größeren Arterien kommt zwar, wie man annimmt, als Folge eines Hochdrucks vor, sie kann sich aber auch bei Normotonikern einstellen. So ist auch bei Normotonikern die *Aortensklerose* ein häufiger Befund, nicht selten schon in verhältnismäßig jungen Jahren. Subjektiv bleibt sie oft symptomlos. Im Bereich der Bauchaorta pflegt sie besonders ausgeprägt zu sein. Sie läßt sich röntgenologisch nur dann diagnostizieren, wenn Kalkablagerungen erfolgt sind. Oft erstreckt sich die Sklerose der Bauchaorta weiter auf die Splanchnicusgefäße, besonders die Arteria mesenterica superior. Sie soll dann Schmerzanfälle in der Oberbauchgegend in der Nachbarschaft des Nabels mit vorübergehendem Meteorismus des Colon ascendens und transversum ohne Druckempfindlichkeit und ohne Bauchdeckenspannung bedingen können (*Dyspraxia intermitterns intestinalis angiosklerotica*). Eine Arteriosklerose des Brustteils der Aorta führt höchstens zu einer geringfügigen Erweiterung. Das Röntgenbild zeigt diese mäßige Verbreiterung, vor allem ein knopfförmiges Vorspringen des linken oberen Randbogens als Folge der Verlängerung der Aorta, weiterhin Zunahme der Schattendichte der Aorta und bisweilen sichelförmige Kalkeinlagerungen im Aortenbogen. Herzhypertrophie (Folge des Ausfalls der Windkesselfunktion der Aorta), leichte Steigerung des systolischen Blutdruckwerts (Elastizitätsverminderung der Aorta) können vorhanden sein. Akzentuation sowie Klingen des 2. Aortentones, mitunter ein systolisches Geräusch, lassen sich nachweisen. Wichtig ist die Unterscheidung von Aortenlues (s. S. 228). Sehr oft besteht gleichzeitig mit der Aortensklerose eine Coronarsklerose (vgl. S. 177).

Die *Pulmonalsklerose* (auch als AYERZAsche Krankheit bezeichnet) beruht, wie ausgeführt, oft auf Strömungshindernissen in der Peripherie der Arteria pulmonalis. Teils liegen primär endarteriitische Prozesse vor (sog. primäre Pulmonalsklerose), teils handelt es sich um Folgeerscheinungen von Mitralfehlern, vor allem Mitralstenose, oder von chronischen Lungenaffektionen (Emphysem, Bronchitis, Schrumpfungsprozesse in der Lunge oder an der Pleura, Kyphoskoliose, Silicose). In höheren Graden besteht Cyanose bei relativ geringer Dyspnoe. Das rechte Herz ist stark hypertrophisch, in späteren Stadien verbreitert. Der 2. Pulmonalton erweist sich als akzentuiert. Das Röntgenbild zeigt Vorspringen des Pulmonalbogens, Verbreiterung der Hiluszeichnung, manchmal Kalkschatten im Verlauf der Hauptäste der Arteria pulmonalis.

Die *Arteriosklerose der Cerebralgefäße* gibt sich unter verschiedenartigen Bildern kund, teils als schwere herdförmige Störung bei Erweichungen infolge von Thrombosen, die sich in den arteriosklerotisch veränderten Gefäßen einstellen, teils in Form seelischer und intellektueller Änderungen des Betreffenden (Näheres s. S. 647). Patienten mit Cerebralsklerose zeigen die Zeichen vorzeitigen Alterns und machen oft einen auffallend verbrauchten Eindruck. Sie klagen über Abnahme der körperlichen Leistungsfähigkeit und der geistigen Spannkraft, über Nachlassen des Konzentrationsvermögens und über eine Einschränkung der Merkfähigkeit für neuere Eindrücke. Typisch ist die zunehmende Verlangsamung aller jener Reflexbewegungen, die beim Gehen, Bücken, Greifen und Schreiben nach Abschluß der ersten Kindheitsjahre mit so großer Geschicklichkeit und Zielsicherheit ausgeführt werden. Diagnostisch besonders wichtig ist die durch die Augenspiegeluntersuchung sichtbare Veränderung der Netzhautarterien.

Die *periphere Form* an den Extremitäten macht häufig keine Beschwerden, obgleich oft deutliche objektive Veränderungen bestehen, die auf die starken Mediaveränderungen (s. oben) zu beziehen sind. Das Gefäßrohr ist verhärtet[1] („Gänsegurgelpuls") und geschlängelt (z. B. an der Temporalis); im Röntgenbilde wird es oft als Strang sichtbar. Die Arteriosklerose im Bereich der unteren Extremitäten bildet vielfach die Grundlage für das intermittierende Hinken

---

[1] Doch besteht zwischen dem Tastbefund und dem anatomischen Verhalten nicht immer Übereinstimmung, zumal man palpatorisch zwischen vermehrter Spannung der Gefäßwand und arteriosklerotischen Veränderungen nicht immer sicher zu unterscheiden vermag. Es ist ferner zu beachten, daß zwischen peripherer und zentraler Sklerose keinerlei Parallelismus besteht, so daß alle diesbezüglichen Schlußfolgerungen unzulässig sind.

(*Claudicatio* oder *Dysbasia intermittens*). Die Störung tritt in der Regel nur beim Gehen auf und besteht in Parästhesien, Vertaubungsgefühl und mitunter lebhaften Schmerzen im Unterschenkel und Fuß. Zumal die Schmerzen zwingen nach kurzer Wegstrecke zum Stehenbleiben, woraufhin die Beschwerden alsbald wieder schwinden, um bei weiterem Gehen dann erneut aufzutreten. Der Fuß der befallenen Extremität ist oft kühl und blaß beim Liegen, leicht cyanotisch beim Stehen. Nicht selten fehlen die Fußpulse. Die Röntgenuntersuchung ergibt manchmal Kalkablagerungen, oscillographische Untersuchungen, auch eine Arteriographie lassen die organische Gefäßkrankheit diagnostizieren. Möglicherweise bedingen zusätzliche Gefäßspasmen eine Verstärkung der Ischämie. Unter den schweren Folgeerscheinungen ist relativ häufig, speziell im Alter und bei Diabetes, die durch Gefäßverschluß bewirkte *Gangrän* der Extremitäten (Zehen, Fuß und Unterschenkel).

Symptome. Das Glied wird blaß und kühl, später schwarzblau; es ist gefühllos oder es bestehen sehr schmerzhafte Parästhesien. Die Arterien (A. tib. post. hinter dem Malleol. intern. und die Art. dorsal. pedis) sind pulslos. Die brandige Partie ist entweder trocken und schrumpft (Mumifikation) wie beim sog. *Altersbrand*; oder häufig ist sie, speziell bei Diabetes (s. S. 541), infolge des Hinzutretens von Infektionen, welche für den weiteren Verlauf von entscheidender Bedeutung sind, feucht. Bei nicht rechtzeitiger Amputation schließt sich bei letzterer oft eine Sepsis an, während der Altersbrand eine etwas bessere Prognose hat. Äußerer Anlaß zur Gangrän sind meist kleine Verletzungen, Stiefeldruck, Hühneraugen usw.

Therapie der Arteriosklerose. An erster Stelle steht die Vermeidung aller das Gefäßsystem und das Vegetativum belastenden Faktoren. Hinreichende Ruhepausen, vor allem eine regelmäßige Mittagsruhe, sind nötig, über die Ermüdungsgrenze hinaus soll der Kranke nicht arbeiten. Von Vorteil sind leichte Sedativa, zumal am Abend (Bellergal, Hovaletten forte, kleine Dosen Lubrokal, Luminaletten, Persedon, Theominal). In größerer Dosis werden Schlafmittel, zumal der Barbitursäurereihe (Luminal, Medinal, Veronal), oft schlecht vertragen. Die Ernährung soll, besonders bei adipösen Arteriosklerotikern, mengenmäßig eingeschränkt werden; häufige kleine Mahlzeiten sind besser als voluminöse seltene Mahlzeiten. Beschränkung des Eiweiß- und Fettkonsums ist empfehlenswert, die Kost soll salzarm sein, und in den Abendstunden soll die Flüssigkeitszufuhr möglichst gering gehalten werden. Nicotin ist sicher schädlich, hingegen kann gegen Alkohol in mäßiger Menge sowie gegen Kaffee und Tee nichts eingewandt werden. Coffein dürfte sogar bei cerebralsklerotischen Erscheinungen nützlich sein. Sehr wichtig ist die Bekämpfung einer etwaigen Obstipation. Aufenthalte im Hochgebirge sind besser zu vermeiden, dagegen sind jährliche klimatische Kuren in mittlerer Höhenlage vorteilhaft. Hydrotherapie bei Extremitätensklerose oder Coronarsklerose erfordert ein sehr vorsichtiges Vorgehen. Gefäßerweiternde Mittel (Dilatol, Opilon, Padutin, Priscol, Reflexan bei Durchblutungsstörungen in den Extremitäten, Cordalin, Euphyllin, Ronicol bei coronaren und cerebralen Durchblutungsstörungen) können versucht werden. Vielfach erweisen sich Keimdrüsenhormone als erfolgreich für das Allgemeinbefinden. Daß Jod, das seit langem zur Prophylaxe und Behandlung der Arteriosklerose Verwendung findet, die Ausbildung einer Arteriosklerose verhüten oder ihr Weiterschreiten verhindern kann, ist äußerst unwahrscheinlich. Bei unerkannten leichten Hyperthyreosen kann es sogar Nachteile bringen. Fokalsanierung sollte bei jüngeren Arteriosklerotikern immerhin überlegt werden. Bei intermittierendem Hinken und beginnender Gangrän sei man sehr vorsichtig mit massiver Wärmeapplikation. Die Syncardon-Massage nach FUCHS zeitigt bisweilen überzeugende Erfolge, wahrscheinlich durch Eröffnung von Kollateralen. Bei ausgedehnterer, zumal feuchter Gangrän darf die rechtzeitige Amputation nicht versäumt werden.

Die Endangiitis obliterans

(zuerst von F. v. WINIWARTER 1879, später von BUERGER 1908 beschrieben) besteht in einer primären produktiven chronischen Entzündung der Intima der Arterien und Venen vornehmlich der unteren Extremitäten und führt langsam zum Verschluß des Lumens. Mit Arteriosklerose hat das Leiden nichts zu tun. Befallen werden fast ausschließlich jüngere Männer zwischen 20 und 40 Jahren. Abgesehen von einer gewissen konstitutionellen Bereitschaft dürften Kälteeinwirkung, Nicotin, Infektion usw. (kaum aber wohl Traumen) auslösend wirken. Symptome sind anfangs zeitweise auftretende unbestimmte Schmerzen und Parästhesien im Fuß sowie in der Wade, beim Gehen, später auch in der Ruhe, die sich langsam zu sehr heftigen krampfartigen Sensationen steigern und besonders beim Gehen, aber auch in horizontaler Lage im Bett sich verstärken, so daß sich allmählich ein qualvoller Zustand einstellt. Starke Cyanose beim Herabhängen, Leichenblässe bei Hochlagerung der Extremität und insbesondere Fehlen des peripheren Pulses sind charakteristische Zeichen. Schließlich kann es zur Gangrän der Zehen oder der ganzen Extremität kommen (sog. *juvenile Gangrän*). Venenthrombosen mit erheblichen Schmerzen, auch Thrombosierungen in den Arterien mit geringen Restlichtungen im Lumen, kommen vor. Möglichst frühzeitiges Erkennen des gewöhnlich uber viele Jahre sich ausdehnenden Leidens ist von größter Bedeutung für die Therapie. Oszillographie und Angiographie können zur Diagnose beitragen. Unbedingt nötig ist das Verbot des Nicotingenusses, Vermeidung von Abkuhlung der befallenen Extremitäten, Beseitigung etwaiger Fokalherde. Gefäßerweiternde Mittel (s. S. 227), Keimdrüsenhormone und Syncardon-Massage können versucht werden. Gute Erfolge erzielt für längere Zeit die Resektion des Sympathicus im lumbosacralen Abschnitt (L_3—S_2), aber nur, wenn die vorher durchgefuhrte Novocaininfiltration in dieser Hohe eine Erwärmung der betroffenen Extremität durch Beseitigung der begleitenden Vasokonstriktion zur Folge hatte. Gangrän macht die Amputation notwendig. Das Leiden befällt nicht nur die Gefäße der Extremitäten, sondern zumindest in späteren Stadien auch diejenigen innerer Organe (Herz, Gehirn, Nieren), auch die Aorta.

Panarteriitis (Periarteriitis) nodosa

Hierbei handelt es sich um eine fieberhafte Erkrankung, die durch eine multiple knotenförmige Entzündung aller Schichten der Wand der mittleren bis kleinsten Arterien charakterisiert ist und zu Thrombosen, Hämorrhagien, Aneurysmen führt. Ihre Symptome sind Fieber und je nach der hauptsächlichen Lokalisation heftige Schmerzen im Abdomen oder im Bereich der Extremitäten. Es können sich die Zeichen einer hämorrhagischen Nephritis mit Blutdrucksteigerung, Angina pectoris-Anfälle, Leukocytose, oft Eosinophilie und progressive Anämie einstellen. Gelegentlich treten scharlachartige oder Purpura-Exantheme auf. Die Dauer der Krankheit schwankt zwischen wenigen Wochen und einigen Monaten. Sie verläuft schubweise, meist letal. Todesursache ist, abgesehen von inneren Blutungen oder Marasmus, vor allem Urämie (Schrumpfniere). Nur in einem Teil der Fälle lassen sich am Lebenden kleine Knötchen an oberflächlich gelegenen Arterien durch die Haut palpieren. Probeexcision sichert dann die Diagnose. Die Ätiologie der Krankheit ist unbekannt, wahrscheinlich bestehen Beziehungen der hyperergischen Entzündung zu infektiös-toxiscLen Vorgängen. Zur Behandlung in den Anfangsstadien werden Salicyl bzw. Pyramidon in großen Dosen, des weiteren Irgapyrin und schließlich ACTH oder Cortison empfohlen. Fokalsanierung soll versucht werden.

Die Aortitis syphilitica

Die **Aortitis syphilitica** ist eine Krankheit, die meist zwischen dem 35. und 50. Jahr, im allgemeinen früher als die Arteriosklerose auftritt. Meist entwickelt sie sich erst 10 bis 15 Jahre oder auch noch später nach der Infektion. Es handelt sich um eine hämatogene Invasion von Spirochäten in die Wand der Aorta, wohin sie durch die Vasa nutritia gelangen.

Die Annahme der Forderung tertiär luischer Prozesse, also auch der Aortenlues durch die antisyphilitische Behandlung ist widerlegt durch die Beobachtung der gleichen Häufigkeit der genannten Krankheiten in Landern mit endemischem Vorkommen ohne spezifische Behandlung (Mongolei).

Anatomisch handelt es sich hauptsächlich um eine Erkrankung der Media („Mesaortitis"), in der sich kleinzellige Infiltrate und Bindegewebswucherung, zum Teil typisch gummöses Gewebe entwickeln, die zu Zerstörung der elastischen Elemente und Narbenbildung oft mit starker Verdünnung der Wand fuhren. Auch die Adventitia beteiligt sich unter Erkrankung der Vasa vasorum daran. Die Intima zeigt über den erkrankten Partien eine entsprechende Proliferation. Makroskopisch zeigt die Innenoberflache der Aorta häufig Furchen und strahlige Narben, die stellenweise wie gepunzt aussehen, wodurch namentlich bei Fehlen von Verkalkungen haufig schon makroskopisch eine Unterscheidung von Arteriosklerose möglich ist. Doch kommt auch eine Kombination mit Arteriosklerose vor. Im Gegensatz zu letzterer finden sich erstens die stärksten Veränderungen an der Aorta ascendens, speziell an der Aortenwurzel am Klappenring; ferner beschränkt sich der Prozeß auf die Brustaorta. Eine regelmäßige Folge der Krankheit ist Erschlaffung, Erweiterung und Verlängerung der Aorta, nicht selten ferner eine aneurysmatische Ausbuchtung.

Je nach dem Sitz der Krankheit unterscheidet man eine *Aortitis supracoronaria, coronaria, valvularis* und *aneurysmatica*, die einzeln verschiedene Symptome machen, oft aber miteinander kombiniert sind.

Krankheitsbild. Das Leiden ist schleichend und progredient, es bleibt lange Zeit symptomlos. *Subjektive* Zeichen sind Beklemmungsgefühl sowie Brennen oder Schmerz hinter dem oberen Teil des Brustbeins, Dyspnoe sowie ähnlich wie bei Angina pectoris in die linke Schulter und den linken Arm ausstrahlende Schmerzen, teils in der Ruhe, teils erst nach Bewegung. *Objektiv* findet sich ein verstärkter und klingender 2. Aortenton, obwohl der systolische Blutdruck nicht erhöht zu sein pflegt (der diastolische ist infolge der Abnahme der Elastizität der Aorta oft herabgesetzt), mitunter auch ein systolisches Aortengeräusch. Ganz besonders wichtig ist der *Röntgenbefund*: Verbreiterung der Aorta, die, wie die Durchleuchtung im I. schrägen Durchmesser ergibt, sich meist auf die Aorta ascendens bezieht, sowie oft vermehrte Krümmung und Verlängerung der Aorta. Herzypertrophie kann fehlen; ist sie vorhanden, so erklärt sie sich aus der vermehrten Inanspruchnahme des linken Ventrikels infolge der Herabsetzung der Windkesselfunktion der Aorta. Sternale Dämpfung sowie Pulsationen an der vorderen Brustwand sind inkonstant. Die Wa.R. ist meist positiv (jedoch in etwa 20% der Fälle negativ!). Außerdem kommen häufig je nach dem Sitz der Erkrankung Symptome der Aorteninsuffizienz (S. 186), der Coronarsklerose (S. 177) oder eines Aneurysma (s. unten) hinzu. Sehr oft finden sich gleichzeitig Symptome einer *Nervenlues* (Pupillenstarre usw.); im übrigen gilt die Regel, daß, wenn bei einem Individuum überhaupt irgendwelche luischen Veränderungen gefunden werden, in bis zu 80% der Fälle gleichzeitig eine Aortenlues besteht. Der plötzliche Herztod um das 50. Jahr beruht nicht gar so selten auf luischen Veränderungen der Aorta ascendens.

Das Aortenaneurysma ist eine hauptsächlich bei Männern vorkommende Folgeerscheinung der Aortenlues; es wird im gleichen Lebensalter wie diese beobachtet. In der Regel handelt es sich um eine circumscripte, sackförmige Ausstülpung der Aortenwand, viel seltener um eine spindelförmige Erweiterung derselben.

Ursache ist die durch die oben beschriebenen pathologischen Veränderungen bedingte abnorme Nachgiebigkeit der Gefäßwand, speziell der Media, die dem Blutdruck nicht standzuhalten vermag. *Traumen* können die Entstehung wesentlich fördern. Der *Aneurysmensack*, der schließlich bis zu Kopfgröße anwachsen kann, steht mit der Aorta oft nur durch einen schmalen Hals in Verbindung; er ist im Innern mit geschichteten Thromben ausgefüllt. Zu *unterscheiden* ist das Aneurysma der Aorta ascendens, des Arcus aortae und der Aorta descendens, von denen das der letzteren die seltenste Form darstellt.

Wenn sich ein Aortenaneurysma ausgebildet hat, nimmt die Aortalgie gewöhnlich stärkere Grade an. Nicht selten ist eine fühlbare Pulsation im Jugulum, die aber auch bei der gewöhnlichen Aortensklerose vorkommt. Häufig ist ferner schon früh eine Dämpfung im 1. und 2. Intercostalraum rechts bei Aneurysmen der Aszendens, links bei Aneurysmen des Arcus oder der Deszendens nachweisbar, desgleichen über dem Manubrium sterni. Der gedämpfte Bezirk kann pulsieren. Akzentuation sowie Klingen des 2. Aortentones, ferner ein systolisches Aortengeräusch sind bei Aneurysma der Aszendens häufig, bei letzterem findet sich mitunter auch daneben eine Aorteninsuffizienz mit diastolischem Geräusch. In diesem Falle besteht auch eine sonst bei Aneurysma fehlende Hypertrophie des linken Ventrikels. Außerordentlich wichtig und für die Frühdiagnose unerläßlich ist die *Röntgenuntersuchung* (sowohl dorsoventral wie im I. und II. schrägen Durchmesser), durch die überhaupt erst viele Aneurysmen entdeckt werden,

Der *Rontgenbefund* ergibt eine rundliche, scharf begrenzte, mit dem Mittelschatten zusammenhangende Prominenz, deren Kontur bei kleinen Aneurysmen oft, bei größeren selten pulsatorische Expansionsbewegungen nach *mehreren* Richtungen zeigt (eine Verwechslung mit einer von der Aorta fortgeleiteten Pulsation ist moglich, z.B. bei Tumoren, die übrigens beim Schluckakt im Gegensatz zu Aneurysmen unbeweglich zu bleiben pflegen).

Aneurysmen des Arcus zeigen mitunter infolge von Verziehung oder Verlegung der Abgangsstellen der Carotiden und der Armarterien erhebliche Unterschiede sowie Verspatungen der Pulse dieser Gefaße an symmetrischen Stellen. Da der Aortenbogen auf dem linken Bronchus reitet, so bewirken Aneurysmen häufig pulsatorisch-rhythmische, mit der Herzaktion synchrone Abwartsbewegungen des Kehlkopfs, die man bei rückwärts gebeugtem Kopf fuhlen kann (Zeichen von OLIVER-CARDARELLI, s. auch S. 220). Verschiedene Symptome erklaren sich durch den wachsenden Druck des Aneurysma auf die Nachbarschaft. Diagnostisch sehr wichtig ist eine bisweilen als Frühsymptom auftretende linke, seltener rechte *Recurrenslahmung*, desgleichen Störungen seitens des Sympathicus *(Pupillendifferenz)*. Es kommt ferner Kompression eines Bronchus vor, desgleichen eine solche des Ösophagus mit *Schluckstörungen*, namentlich bei Aneurysma des Arcus und der Deszendens. Stärkere Entwicklung der Hautvenen über der Brust fehlt bei den Aneurysmen im Gegensatz zu malignen Tumoren des Mediastinums oder des Sternums. Oft *usuriert* das Aneurysma auch die benachbarten Knochen (Rippen, Sternum, Wirbel) und dringt bis unter die Haut als große, pralle, rundliche, pulsierende Geschwulst im Bereich der vorderen oberen Brustwand, seltener (Deszendens) hinten zwischen Wirbelsaule und linkem Schulterblatt vor.

Der *Verlauf* ist fast stets letal; immerhin kann man hoffen, bei sehr fruhzeitiger Diagnose durch energische spezifische Behandlung den Prozeß aufzuhalten (beachtenswert ist jedenfalls, daß die ganz großen Aneurysmen seltener geworden sind). Die *Dauer* beträgt wenige Monate bis etwa $1^1/_2$ Jahr, selten mehrere Jahre. Mitunter kommt es vorübergehend zu kleinen *Blutungen*. Viele Fälle enden letal durch Verbluten, andere durch Pneumonie.

Therapie der Aortitis syphilitica. Bei bestehender Herzinsuffizienz ist zunachst diese zu behandeln (vgl. S. 201). Erst nach Rekompensation erfolgt die Einleitung einer spezifischen Behandlung: Beginn mit Jodkali (3mal täglich 1 g, 1 Monat lang). Hierauf 2mal wochentlich 1 ccm Bismogenol intramuskular, insgesamt 12 Injektionen. Erst im Anschluß daran Penicillin, und zwar wahrend der ersten Tage nur 20000 I.E. taglich, dann allmahlich steigend bis 600000 I.E. taglich. Die Gesamtmenge des Penicillins soll 10 Millionen I.E. betragen. Dieses vorsichtige Vorgehen ist deshalb nötig, weil eine HERXHEIMERsche Reaktion die Coronararterienostien einengen oder sogar verschließen kann. An die Penicillinbehandlung kann dann noch eine Neo-Salvarsankur angeschlossen werden (1. Injektion 0.15 g, dann 0,3 g; diese Dosis 2mal wochentlich bis zur Gesamtdosis von 4,5 g verabreichen). In den folgenden Jahren ist die geschilderte Kur wenigstens 2mal jährlich durchzufuhren.

Lues der Gehirngefaße s. S. 660.

Funktionelle Gefäßstörungen

Die **Raynaudsche Krankheit** beruht auf einem Krampf der Fingerarterien, seltener auch der Zehenarterien. Ganz symmetrisch treten im Bereich der Finger, am starksten an den Endphalangen, zunachst Parasthesien und Schmerzen auf, wobei die betroffenen Partien kalt und anfangs blaß, spater nach Losung des Krampfes unter Schmerzen blau werden (Capillaratonie). Kalteeinwirkung ruft die Anfalle regelmaßig hervor. Nach Jahren kann sich schließlich Gangran der Fingerkuppen einstellen, nachdem sich vorher schon trophische, sklerodermieartige Störungen der Haut und trophische Storungen der Nagel gezeigt haben. Das Leiden tritt fast nur bei jungen Frauen auf. Therapeutisch ist auf Vermeidung von Kalteeinflüssen zu achten, die gefaßerweiternden Mittel (s. S. 227) sind zu versuchen. Progynon ist manchmal erfolgreich, in schweren und sonst unbeeinflußbaren Fällen kommt die Resektion des Ganglion stellatum in Betracht, die bisweilen ein sehr gutes Ergebnis zeitigt.

Haufig kommt es vor, daß einzelne Finger nachts oder bei Kalteemwirkung blaß werden und damit das Aussehen eines Leichenfingers darbieten *(digitus mortuus)*. Es durfte sich um eine lokale Vasomotorenstorung handeln, wobei gelegentlich spondylarthrotische oder spondylarthritische Veränderungen an der Halswirbelsäule auslösend wirken. Nachts oder morgens im Bereich eines ganzen Armes auftretende schmerzhafte Parasthesien unbekannter Genese werden als *Brachialgia nocturna* bezeichnet. Therapeutisch hat sich hierfur Roßkastanienextrakt (Venostasin) als nützlich erwiesen.

Auch das **Quinckesche akute circumscripte Ödem** gehört zu den vasomotorischen Neurosen. Es besteht in einer umschriebenen, schnell entstehenden, flüchtigen serosen Durchtränkung des Gewebes, die mit Spannungsgefühl, bisweilen auch mit Schmerz einhergeht und sich meist in der Haut der Extremitaten, namentlich nahe den Gelenken, selten in den Schleimhäuten lokalisiert (Glottisodem!). Fingerdruck hinterläßt keine Delle. Mitunter bestehen gleichzeitig Magenbeschwerden sowie Erbrechen. Vgl. auch den Hydrops articulorum intermittens (S. 575).

Hypertension, Hypertonie (Blutdrucksteigerung)

Blutdrucksteigerung kommt unter sehr verschiedenen pathologischen Bedingungen vor. Sie kann verursacht sein durch Verminderung des Elastizitatsmoduls des arteriellen Windkessels sowie andererseits durch Erhöhung der peripheren Widerstande des Kreislaufs, die in der Hauptsache in den Arteriolen (d. h. den kleinen präcapillaren Arterien) zu suchen sind. Abgesehen von den mehr physiologischen kurzdauernden Steigerungen geringen Grades (s. S. 155) kommt pathologische Druckerhöhung vor allem bei Nierenleiden (vgl. S. 449), bei Bleivergiftung, Polycythämie, bei manchen Formen von dekompensierten Herzleiden (sog. Hochdruckstauung) und bei der essentiellen Hypertonie vor. Es gehen ferner manche Krankheiten endokriner Drüsen mit hohem Blutdruck einher, so vor allem Nebennierenmarktumoren (Phaochromocytome) und die Cushingsche Krankheit. Auch bei Basedowscher Krankheit ist der Druck bisweilen erhöht. Drucksteigerung bei Messung am Arm findet sich bei der Isthmusstenose der Aorta. Harnabflußstörungen, z. B. bei Prostatikern, gehen mit Blutdrucksteigerung einher, die prompt schwindet, wenn das Hindernis beseitigt worden ist. Daß auch bei Läsionen im Bereich der Zentren im Hypothalamus (vgl. S. 155) langer dauernde Blutdrucksteigerung erfolgen kann, wurde durch Experimente wahrscheinlich gemacht (Naunyn-Schreiber 1881; Dixon-Heller; Blockierung des Liquorabflusses durch Kaolininjektion in die Cysterna cerebello-medullaris), aber auch verschiedene klinische Beobachtungen sprechen dafür, daß über die vegetativen Zentren eine Steigerung des Blutdrucks zustande kommen kann, so z. B. die Blutdrucksteigerung im Zusammenhang mit der Poliomyelitis anterior acuta, nach Encephalitiden, nach Kohlenoxydvergiftungen, Starkstromunfallen, Schadeltraumen sowie Schußverletzungen der Schädelbasis.

Zunahme der Viscosität des Blutes oder Vermehrung der Blutmenge ist fur sich allein kein hinreichender Grund für eine Drucksteigerung, wie deren haufiges Fehlen unter diesen Umständen beweist.

Der Arteriosklerose als solcher kommt keine Druckerhöhung zu (vgl. S. 224). Die ehedem vertretene Annahme, daß jeder längerdauernden beträchtlichen Blutdrucksteigerung stets anatomische, d. h. irreparable Gefäßveränderungen zugrunde liegen müssen, hat sich als unrichtig erwiesen. Vielmehr ist es wahrscheinlich, daß anfangs *funtionelle* Ursachen im Vordergrund stehen. Dies geht sowohl aus dem Vorkommen hochgradiger Druckerhöhung ohne jeden anatomischen Befund an den Gefäßen als auch aus den bei häufigen Messungen oft zu konstatierenden Schwankungen der Druckwerte bei Hypertonie hervor. Umgekehrt sind vielmehr die vielfach zu konstatierenden Gefäßveränderungen, insbesondere hyperplastische Prozesse der Gefäßintima (Arteriosklerose, Arteriolosklerose) als Folgezustande, vielleicht sogar als Anpassungserscheinungen gegenüber dem erhöhten Druck aufzufassen.

Während noch E. v. Romberg (1921) jede dauernde Hypertonie auf eine Nierenkrankheit zurückführte, trat F. Volhard 1923 für eine Aufteilung der Hypertonien in *weißen* und *roten* Hochdruck ein, die weitgehende Anerkennung fand. Ersterer ist stets renal bedingt und wird auf gewisse im Blut kreisende gefäßverengernde Stoffe bezogen, die eine Erhöhung des peripheren Gefäßwiderstands bewirken. Bei dem roten Hochdruck soll dagegen eine abnorme Blutdruckregulation vorliegen, welche darauf beruhe, daß die Dehnbarkeit der Wand der großen Arterien abgenommen habe (nach A. Böger und K. Wezler sog. *Elastizitätshochdruck* im Gegensatz zum sog. *Widerstandshochdruck* bei Nierenleiden). Im übrigen wird von verschiedenen Seiten auch heute noch eine besondere Bedeutung der zentralen Genese der Hypertonie beigemessen, die in den obengenannten Beobachtungen uber die Rolle des Zwischenhirns eine Stutze zu finden scheint (sog. *zentrogener Hochdruck* nach Kahler 1924). Wahrscheinlich ist mit einer vielfachen Ätiologie der Hypertonie zu rechnen.

Wenn bei einem Kranken der Ruheblutdruck deutlich oberhalb der seinem Alter und Geschlecht entsprechenden Normalwerte liegt, dann ist zunächst daran zu denken, daß die Blutdrucksteigerung Symptom einer Nierenaffektion (vgl. S. 449) sein könnte. Es ist des weiteren die Möglichkeit in Betracht zu ziehen, daß ein Phäochromocytom die Drucksteigerung hervorzurufen vermag. Und schließlich sind die im Vorstehenden aufgeführten Krankheitszustände, die mit Blutdrucksteigerung einhergehen bzw. eine solche nach sich ziehen können, zu berücksichtigen. Nach Ausschluß dieser Grundleiden bleiben jene Zustände von Hypertonie übrig, die von F. MUNK als *essentielle* oder *genuine Hypertonie* bezeichnet wurden, um dadurch zum Ausdruck zu bringen, daß zumindest im Beginn der Krankheit organische Veränderungen nicht auffindbar sind. Dieses Leiden, das ständig in Zunahme begriffen ist, befällt zwar hauptsächlich Menschen im 6. und 7. Lebensjahrzehnt, jedoch erkranken oft auch wesentlich jüngere Individuen. Eine konstitutionelle Disposition zu hypertonen Regulationsstörungen ist bisweilen unverkennbar. Oft ist die Familienanamnese dieser Kranken ausgezeichnet durch gehäuftes Vorkommen von Hypertonie und deren Folgen, auch von Krankheiten, die mit dem Vegetativum bzw. dem Inkretorium etwas zu tun haben dürften (Migräne, Asthma bronchiale, Fettsucht, Diabetes mellitus, Gicht). Frauen zeigen oft die ersten Erscheinungen im Beginn des Klimakteriums. Hochdruckkranke mit einer belastenden Familienanamnese, häufig genug aber auch ohne eine solche, lassen in ihrer persönlichen Vorgeschichte oft langdauernde seelische Spannungen, chronische Konfliktsituationen erkennen, und nicht gering ist die Zahl der an Hochdruckkrankheit, d. h. an genuiner Hypertonie Leidenden, auf denen ein hohes Maß von geistiger Arbeit und Verantwortung liegt.

Genuine Hypertonie und Coronarinfarkt werden in neuerer Zeit vielfach mit der Bezeichnung *Managerkrankheit* belegt. Abgesehen davon, daß diese Zustände keineswegs *nur* bei Managern vorkommt, d. h. bei den ein Übermaß an Arbeit und Verantwortung tragenden Großstadtmenschen, dürfte dieser Begriff einen einzigen Faktor im unüberschaubaren Bedingungskomplex dieser Geschehnisse allzusehr in den Vordergrund stellen. Es ist höchst unwahrscheinlich, daß selbst ein sehr großes Maß von produktiver Arbeit und von Verantwortung pathogenetisch wirkt. Vielmehr muß in Betracht gezogen werden, daß die bei Vielbeschäftigten unerledigt bleibenden Dinge ebenso wie die mit der Tätigkeit verbundenen Sorgen das Vegetativum und Endokrinium wesentlich mehr belasten. Abusus in Weckmitteln und Genußgiften spielt bei starkbeanspruchten Menschen auch oft eine große Rolle.

Nicht selten handelt es sich bei den Kranken mit essentieller Hypertonie um gutgenährte Individuen, vielfach sogar um Fettsüchtige. Häufig sind ein emphysematöser Thorax und ein aufgetriebener Bauch (Schlemmertypus) vorhanden. Die Kranken weisen besonders im Gesicht eine frischrote Hautfarbe auf (daher „roter" Hochdruck). Zuweilen ist die Gesamtblutmenge vermehrt (Plethora), vor allem aber dürfte eine Erweiterung der venösen Capillarschenkel die rote Hautfarbe bedingen.

Ein anhaltender hoher Blutdruck jeglicher Genese bedeutet eine Mehrbelastung für das linke Herz, und die Ausbildung einer Hypertrophie des linken Ventrikels ist etwas Gesetzmäßiges. Daher zeigen sich auch bei einer länger bestehenden genuinen Hypertonie eine Akzentuation des 2. Aortentones, ein hebender Spitzenstoß, ein Linkstyp im Elektrokardiogramm. Es finden sich ferner charakteristische Befunde am Augenhintergrund (sog. *Fundus hypertonicus*); die Arterien und Venen sind prall gefüllt, die Reflexstreifen der Arterien verbreitert und von goldgelber Farbe (sog. Kupferdrahtarterien), die Venen z. T. korkzieherartig geschlängelt; weiter besteht das GUNNsche sog. Kreuzungsphänomen, wobei die Vene dort, wo sie von einer Arterie gekreuzt wird, verdünnt oder unterbrochen erscheint. Später zeigen die Arterien als Ausdruck zunehmender Sklerose Kaliberschwankungen sowie grauweiße Scheiden; auch treten gelbliche Degenerationsherde sowie gruppenförmige Blutungen auf; beide können wieder schwinden, aber auch wiederkehren.

Bisweilen kommt es zu akuter, krisenartiger weiterer Steigerung des Blutdrucks mit Anfällen von Angina pectoris, Dyspnoe, migränoiden Kopfschmerzen, abdominellen Schmerzanfällen usw. Diese sog. PALschen Gefäßkrisen beruhen wahrscheinlich auf akuten Gefäßspasmen. Besonders ausgeprägt finden sie sich bei den Kranken mit einem Phäochromocytom.

Es ist übrigens zu bemerken, daß manche Kranke trotz eines dauernden Drucks über 200 mm Hg keine Beschwerden empfinden, sich dagegen bei rascher Senkung des Drucks schlecht fühlen.

Während einer interkurrenten fieberhaften Erkrankung pflegt der Druck stark zu sinken, mitunter bis zu Normalwerten. Den gleichen Effekt konnen starke Durchfälle haben. Die Tagesschwankungen des Blutdrucks sind in den Anfangsstadien der genuinen Hypertonie oft sehr erheblich; morgens pflegt der Druck niedriger als abends zu sein. Die Blutdrucksteigerung infolge von Schmerz ist beim Hypertoniker besonders beträchtlich. Bei Frauen mit Hochdruck finden sich auffallend oft Myome.

Der *Verlauf* des Leidens ist wechselnd. Immerhin lassen sich in der Regel *drei Stadien* der Krankheit, wenn auch mit fließenden Übergängen unterscheiden; im *ersten Stadium* werden subjektive Beschwerden oft ganz vermißt. Wenn sie auftreten, sind sie anfallsweise und bestehen aus Schwindelerscheinungen, Schweißen, Kopfschmerzen migränoiden Charakters, namentlich morgens, schlechtem Schlaf, Herzklopfen, seelischen Verstimmungen, wechselnder körperlicher und geistiger Leistungsfähigkeit. Der Blutdruck erweist sich als labil, durch längere Ruhepausen und seelische Entspannung als beeinflußbar und selbst in Zeiten einer Steigerung des Blutdruckmaximums ist der diastolische Druck annähernd normal. Im *zweiten Stadium* ist der Hochdruck bereits fixiert (der diastolische Druck oft schon etwas erhöht). Die subjektiven Beschwerden sind anhaltender, hartnäckige Kopfschmerzen sind häufig, die Beeinträchtigung der Leistungsfähigkeit wird deutlicher. Hinzu treten Tachykardie, Dyspnoe bei Anstrengung, gesteigerte nervöse Reizbarkeit. Die therapeutische Ansprechbarkeit ist schlecht. Im ersten und zweiten Stadium des Leidens ist der Harn völlig normal, höchstens besteht eine minimale Albuminurie. Auch die Nierenfunktionsproben fallen normal aus. Oft ist der Cholesteringehalt, mitunter auch der Harnsäurewert des Blutes erhöht. Das *dritte Stadium* ist ausgezeichnet durch eine gesetzmäßige Folgeerscheinung jedes länger bestehenden fixierten Hochdrucks. Die dauernde Drucksteigerung führt zu sklerosierenden Gefäßveränderungen, nicht zuletzt zur Hyalinose der feinen Arterien, zur *Arteriolosklerose* (vgl. S. 225). Die Einengung des Lumens der kleinen Arterien bedingt eine Verschlechterung der Sauerstoffversorgung der Organe. Diese zeigt sich in gefahrdrohender Weise am Herzen (Dilatation und Insuffizienz des hypertrophischen linken Ventrikels, Stenokardie, elektrokardiographisch Senkung der ST-Strecke, Abflachung und später Negativwerden von T I und T II), an den Nieren mit dem Ausgang in eine vasculäre Schrumpfniere (vgl. S. 465) mit entsprechend pathologischem Ausfall der Nierenfunktionsproben und am Gehirn. Ein erhebliches Kontingent der Hypertoniker erleidet eine Hirnblutung, welcher anatomisch regelmäßig Veränderungen der Wandung der Gehirngefäße zugrunde liegen. Der massiven Hirnblutung gehen häufig leichtere angiospastische Gehirnstörungen mit kurzdauernden Lähmungen voraus. Am Augenhintergrund finden sich in diesem Stadium Bilder nach Art der *Retinitis angiospastica* (s. S. 452). Das dritte Stadium der genuinen Hypertonie läßt neben dem fixierten, sehr hohen Blutdruckmaximum eine starke Erhöhung auch des diastolischen Blutdruckwertes als Zeichen eines Widerstandshochdrucks erkennen. In diesem Stadium tendiert die ursprüngliche rote Gesichtsfarbe zur zunehmenden Blässe, so daß ein Übergang vom Elastizitätshochdruck zum Widerstandshochdruck erweisbar ist. Auf Grund der durch die Arteriolosklerose bedingten Durchblutungsstörung der Nieren dürfte das Endstadium der genuinen Hypertonie als renaler Hochdruck aufzufassen sein.

Therapie der essentiellen Hypertonie. Im ersten Stadium (labiler Hochdruck) genügt oft ein längeres berufliches Ausspannen (Krankenhausaufenthalt oder mehrwöchiger Urlaub in mittlerer Höhenlage), um wieder normale Blutdruckwerte und das Verschwinden etwaiger subjektiver Störungen zu erreichen. Es wird bei diesen Kranken in der Folgezeit darauf zu achten sein, daß sie die Tagesarbeit durch eine ausgiebige Mittagsruhe unterbrechen, eine hinreichende Nachtruhe einhalten, Mäßigkeit im Essen und Trinken walten lassen, Kochsalz in der Kost und konzentrierte alkoholische Getränke einschränken und sich des Nicotingenusses am besten ganz enthalten. Es gibt Kranke mit essentieller Hypertonie, bei denen dann, wenn ein entsprechender psychischer Sachverhalt erweisbar ist, eine psychotherapeutische Behandlung in diesem Stadium Erfolge zeitigt. Im Stadium des fixierten Hochdrucks sind die genannten Schonungsmaßnahmen gleichfalls angezeigt, die Einschränkung der Kochsalzaufnahme muß noch rigoroser vollzogen werden (höchstens 1 g pro Tag). Darüber hinaus soll die Kost wenig Eiweiß enthalten. Von der Vorstellung ausgehend, daß in diesem Stadium die Arteriosklerose droht (vgl. S. 224), ist es zu empfehlen, auch diejenigen Nahrungsmittel knapp zuzuführen, die reichlich Cholesterin enthalten (Butter, Sahne, Eigelb). Medikamentös ist die Verordnung leichter Sedativa, besonders vor dem Zubettgehen, gerechtfertigt (Bellergal, Lubrokal, Luminaletten, Persedon, Prominal, Theominal usw.). Mitunter übt das Ergotaminpräparat Hydergin auf Grund seiner zentral-sedativen und sympathicolytischen Effekte eine blutdrucksenkende Wirkung aus. Auch von Raupinapräparaten (Raupina „Boehringer", Serpasil „Ciba") sieht man gelegentlich Erfolge. Des weiteren kann Nepresol in Betracht gezogen werden, besonders das Kombinationspräparat Adelphan. Von Keimdrüsenhormonen (Progynon) darf man beim klimakterischen Hochdruck Nutzen erwarten. Im dritten Stadium, in welchem es bereits zu arteriolosklerotischen Gefäßveränderungen gekommen ist, kann mit einer nennenswerten und dauerhaften Senkung des Blutdruckes nicht mehr gerechnet werden. Es ist anzunehmen, daß in diesem Stadium der Hochdruck im Sinne eines „Erfordernishochdrucks" aufgefaßt werden muß und eine starke Herabsetzung des Druckes die ohnedies beeinträchtigte Blutversorgung der Organe noch mehr verschlechtern würde. Die Entscheidung, ob bei jüngeren Hypertonikern im zweiten Stadium eine Grenzstrangresektion im Bereich von Th X bis L II mit Splanchniektomie einen allerdings meist nur temporären Erfolg verspricht, kann erst nach Vornahme spezieller Untersuchungen gefällt werden. Wichtig ist bei der Betreuung von Hypertonikern die möglichst frühzeitige Behandlung einer beginnenden Herzinsuffizienz (s. S. 190), der um so mehr Aufmerksamkeit zu schenken ist, als sie in ihren ersten Anfängen dem Kranken oft nicht bewußt wird. Von Bedeutung ist stets auch die Regelung der Darmtätigkeit, insbesondere die Bekämpfung der Obstipation und des Meteorismus.

Hypotension (Hypotonie)

Abnorm niedriger Blutdruck, d. h. unter 105 beim Mann und unter 100 beim Weibe, findet sich vorübergehend im Fieber und bei akuten Infektionskrankheiten, ferner dauernd bei Tuberkulose, bei ADDISONscher Krankheit, beim Myxödem sowie bei kachektischen Zuständen. Niedriger Blutdruck kommt auch sehr oft schon im Frühstadium des Magencarcinoms, aber auch bei anderen Magenleiden vor. Akut tritt ferner Blutdruckerniedrigung bei starken Blutverlusten, bei frischer Coronarthrombose, im Coma diabeticum und namentlich infolge von Vasomotorenlähmung, z. B. bei Diphtherie und Fleckfieber und insbesondere auch beim traumatischen und anaphylaktischen Schock auf (vgl. S. 19). Auch bei paroxysmaler Tachykardie ist der Blutdruck im Anfalle erniedrigt.

Häufig trifft der Beginn einer Hypotension als Ausdruck einer Erschöpfung zeitlich zusammen mit einer Phase übermäßiger geistiger Beanspruchung oder langdauernder psychischer Belastung. Bei Frauen schließt sich der niedrige Blutdruck gemeinsam mit den Symptomen einer vegetativen Labilität nicht selten an Geburten an, denen eine lange Zeit des Stillens folgte. Die Erscheinungen der vegetativen Labilität lassen an eine Hyperthyreose denken, aber bei der Grundumsatzbestimmung pflegen sich erniedrigte Werte zu ergeben. Schließlich geht schwere Inanition (Hungerdystrophie) mit Erniedrigung des Blutdrucks einher.

Als Gegenstück zur essentiellen Hypertension hat man auch eine *essentielle Hypotension* kennengelernt. Die hierher gehörenden Individuen sind in der Regel Astheniker mit schmalem, flachem Thorax, Hautblässe, schlaffer Haut und Muskulatur, mangelhaftem Fettpolster und oft vorzeitig gealtertem Aussehen.

Die Kranken mit Hypotension klagen über abnorme körperliche und geistige Ermüdbarkeit, Herzklopfen und Oppressionsgefühl, Schmerzen im Hinterkopf, Neigung zu Schwindel und Ohnmachten, mangelhafte sexuelle Leistungsfahigkeit und haben ein großes Schlafbedurfnis; weitere Begleiterscheinungen sind Neigung zu Hypochondrie, Phosphaturie (s. S. 491) und allerhand Storungen im Bereich des vegetativen Nervensystems wie kalte Hande und Füße, Neigung zum Schwitzen, nervöse Durchfälle sowie spastische Obstipation. Oft besteht Bedürfnis nach gehäufter Nahrungsaufnahme, mitunter findet sich eine Tendenz zu niedrigen Blutzuckerwerten. Wahrscheinlich spielen hier Störungen der inneren Sekretion eine wichtige Rolle. Bemerkenswerterweise machen sich alle Krankheitszeichen des hypotonischen Syndroms nur beim Aufsein, niemals aber im Liegen geltend. Oft ist bei diesen Kranken im Stehen ein Abfallen des systolischen und vielfach auch des diastolischen Blutdruckwerts zu konstatieren. Zum Kreislaufkollaps scheinen bei den Kranken mit Hypotension keine Beziehungen zu bestehen, denn es ist ihnen weder die allgemeine Tonusverminderung im Bereich der Arteriolen, noch die Verringerung der zirkulierenden Blutmenge, noch die Herabsetzung des Venendrucks eigen. Die *Therapie* ist eine allgemein roborierende (Arsen, Phosphor als Recresal, Phosvitanon oder Tonophosphan); eine Hormontherapie mit Schilddrusen-, Hypophysen-, Keimdrüsen- und vor allem Nebennierenrinden-Praparaten ist zu versuchen. Gut wirken oft Percorten, Cortiron, Peripherin, Effortil, Ephetonin sowie besonders Strychnin nitric. (2—3 mal täglich 0,5 mg). Pervitin ist schon wirksam, aber der Suchtgefahr wegen nicht unbedenklich. Therapeutisch erfolgversprechend sind leichte Sportarten und gymnastische Übungen, Hautreize durch Luftbader, Burstenbäder und Massagen. Menschen mit konstitutioneller essentieller Hypotension fuhlen sich gewohnlich leistungsfahig und frisch, wenn es ihnen moglich ist, zweimal jahrlich einen Urlaub in einem Reizklima, am besten im Hochgebirge, zuzubringen.

Die Varicosen

Die sich am auffälligsten an den Beinen geltend machenden *Varicenbildungen* sind häufig kombiniert mit Venenerweiterungen in anderen Gebieten, auch mit X-Beinen und Senkfüßen. Ein erblicher Faktor ist meist erkennbar. Bei Frauen fällt der Beginn der Varicenausbildung oft zusammen mit einer Gravidität, und zwar schon mit den frühen Schwangerschaftsmonaten. Zu dieser Zeit kann der Uterus noch keine Abflußbehinderung für die Beinvenen verursachen. Stärkere Varicen lassen das Bandagieren mit elastischen Binden oder das Tragen von Gummistrümpfen ratsam erscheinen, um die Stagnation des Blutes zu verhüten. Zirkulär einschnürende Strumpfbänder sind unzweckmäßig, weil sie den Rückfluß erschweren. Beschwerden brauchen oberflächliche Beinvaricen nicht zu machen, jedoch verursachen tiefere, subfascial gelegene Varicen oft ein schmerzhaftes Müdigkeitsgefühl beim Gehen, vielfach nächtliche krampfartige Schmerzen in den Waden. Rezidivierende Phlebitiden mit Thrombosierungen in den varicös erweiterten Gefäßen, zu denen Traumen oder Infekte Veranlassung geben können, erfordern Ruhelage bis zum Abklingen der entzündlichen Erscheinungen. Bei erheblichen Varicen kann deren operative Exstirpation oder ihre Veródung mit Hilfe einer 20%igen Kochsalzlösung bzw. einer 50%igen Traubenzuckerlösung in Erwägung gezogen werden. Die künstliche Thrombosierung mit diesen Lösungen ist allerdings nicht ohne Gefahr hinsichtlich einer etwaigen Embolie, zumal wenn die Venektasien über das Knie hinaufreichen.

Postvaricose Hautveränderungen entstehen infolge odematoser Durchtrankung des Gewebes und Erythrodiapedese. Durch letztere kommt es zu gelblich-bräunlichen Hyperpigmentationen. Verstarkte Faserbildung in der Haut verleiht den odematos durchtränkten Bezirken eine derbe Beschaffenheit. Trockene, schuppende, auch nässende exzematöse Veränderungen konnen sich aufpfropfen. Roßkastanienextrakten (Venostasin) wird eine gefäßabdichtende, odembeseitigende Wirkung zugeschrieben. In dem ernahrungsgestörten Bereich konnen schon geringfügige Traumen und bakterielle Schadigungen die Ausbildung eines *Ulcus cruris* begunstigen. Die Ulcera cruris mit Nekrosebildung und sekundärem geschwurigen Zerfall sind meist allein durch sehr ausgedehnte Bettruhe zur Heilung zu bringen. Unterstützend durften zunachst Umschläge mit Borwasser oder Salicyl-Resorcinlösung, später Lebertransalben oder Perubalsam wirken. Nützlich erscheinen auch die von W. RICHTER angegebenen Eigenblutverbände, unter denen man eine auffallend rasche Reinigung der Ulcera und eine kräftige Anregung der Granulationen zu sehen pflegt. Nach der Abheilung der Ulcera verbleibt eine harte, schwielige, mit hamosiderotischem Pigment imbibierte Haut.

Von den Erweiterungen anderer Venenbezirke sind zu nennen die am Plexus pampiniformis sich ausbildenden *Varicocelen*, vor allem aber als praktisch am bedeutsamsten die *Hämorrhoiden*. Man versteht darunter die varicöse Erweiterung der Mastdarmvenen. Je nach ihrem Sitz außerhalb, innerhalb oder im Bereich des Schließmuskels unterscheidet man *äußere, innere* und *intermediäre* Hämorrhoiden. Erstere, auch als *subcutane* Hämorrhoiden (Plexus haemorrhoidales inf.) bezeichnet, sind bei der Inspektion des Afters sichtbar, die beiden letztgenannten (auch *submuköse* Hämorrhoiden genannt — Plexus haemorrhoidales sup. —), zum Teil bereits nach Entfaltung des Afters, mit Sicherheit aber nur nach Ansaugen vermittels einer auf den After aufgesetzten BIERschen Saugglocke (evtl. mit dem Proktoskop, nicht aber mit dem Rektoskop; auch die digitale Untersuchung ist unsicher). Sie bestehen aus kleineren oder größeren, durch die Haut bzw. Schleimhaut hindurchschimmernden blauroten Prominenzen, die, meist in Mehrzahl vorhanden, den After umgeben. Nicht zu verwechseln mit Hämorrhoiden sind die bei älteren Leuten häufigen perianalen Hautläppchen (sog. Carunculae ani), die lediglich gefäßarme Hautduplikaturen darstellen.

Männer werden wesentlich häufiger von Hämorrhoiden befallen. Ursächliche Faktoren einer venösen Stauung im Plexus haemorrhoidalis sind Obstipation (vor allem Dyschezie, vgl. S. 398), abdominelle Zirkulationsstörungen, Leberleiden mit Pfortaderstauung, sitzende Lebensweise (Büroarbeit), Alkoholabusus, Fettsucht, bisweilen Gravidität (hier meist nur vorübergehend für die Dauer der Schwangerschaft), Beckentumoren sowie Mißbrauch von Abführmitteln. Ein unterstützendes Moment dürfte die Einwirkung der Schwere des Blutes auf die Wand der Hämorrhoidalvenen sein, zumal diese keine Klappen besitzen. Nicht selten ist das Leiden vergesellschaftet mit Varicen an den Beinen (sog. *Status varicosus*).

Gewöhnliche Hämorrhoidalvaricen machen sehr oft überhaupt keine Beschwerden und werden nur zufällig entdeckt oder sie verursachen geringfügiges Spannungsgefühl und Jucken, Brennen, Nässen bzw. Schleimabgang, zeitweise auch leichten Tenesmus. Sie sind zunächst weich und elastisch; erst nach der häufig eintretenden Thrombosierung verwandeln sie sich in derbe „Knoten" bis zu Kirschgröße. Nach ihrer verschiedenen *Symptomatologie* sind streng zu unterscheiden die *inneren* und die *äußeren* Hämorrhoiden. Charakteristisch für erstere ist die Tendenz zu Blutungen, die entweder massiv auftreten oder chronisch unbemerkt bestehen und dann bisweilen schließlich zu gefährlicher, oft lange Zeit unerklärlicher Blutarmut führen. Eine stärkere Blutung aus der „goldenen Ader" geht übrigens öfter mit dem Gefühl allgemeiner körperlicher Erleichterung einher. An den äußeren Hämorrhoiden entstehen thrombophlebitische Prozesse, die oft der Reihe nach einen Varix nach dem anderen befallen. Sie verursachen Schmerzen sowie Tenesmus, starkes Jucken und Brennen am After, gehen oft auch mit geringem Fieber einher und bieten in manchen Fällen ein ernsteres Krankheitsbild dar, besonders wenn es zur Ulceration kommt; mitunter wiederholen sich die entzündlichen Schübe in kurzen Abständen. Gelegentlich bricht ein Knoten auf, worauf die Spontanausstoßung des Gerinnsels erfolgt, oder er vereitert, so daß ein Absceß entsteht, der spontan durchbricht oder incidiert werden muß. *Intermediäre* Hämorrhoiden führen bisweilen zu deren Einklemmung mit sehr heftigen Schmerzen, starkem Tenesmus, Blasenkrampf usw., mitunter zur Gangrän des eingeklemmten Knotens; stets kommt es dabei zu Mastdarmvorfall (bezeichnend für diesen ist die Klage der Patienten, daß sie ständig die Wäsche beschmutzen).

Die Entzündung führt in der Regel zur Verödung der thrombosierten Varicen, die dann kleine läppchenartige, nicht mehr schwellungsfähige Gebilde darstellen.

Infolge von Kot- und Sekretretention in ihnen geben diese oft noch nachträglich Anlaß zu nässenden Ekzemen mit Pruritus und erneuter Infektion. Stets ist bei Hämorrhoiden gleichzeitig eine starke Proktitis (s. S. 377) vorhanden. In vereinzelten Fällen schließt sich eine aufsteigende septische Thrombophlebitis an Hämorrhoiden an. Häufiger sind periproktitische Abscesse, Mastdarmfisteln sowie Analfissuren. Das Vorhandensein von Hämorrhoiden bewirkt oft infolge der Beschwerden rückwirkend proktogene Obstipation (S. 398). Differentialdiagnostisch ist stets an *Mastdarmcarcinom* zu denken; auch sind Polypen, Condylome sowie Prolapsus recti auszuschließen.

In der **Therapie** der Hämorrhoiden ist die Vermeidung von Obstipation das wichtigste Ziel. Wesentlich sind ferner peinliche Säuberung des Afters nach jeder Defäkation am besten mit Schwamm oder Watte sowie körperliche Bewegung (dagegen ist Reiten und Radfahren zu widerraten). Bei Bestehen einer kardialen Stauung wirkt bisweilen Digitalis günstig auch auf die Hämorrhoiden. Gegen die lokalen Beschwerden Anusol-, Bismolan- oder Lenireninsuppos., Hamamelissalbe (z. B. Aq. Hamamel., Lanolin āā 5,0, Vaselin flav. 40,0) oder -Suppositor. (Extr. Hamamel. 1,0, Ol. Cacao 19,0; f. suppos. Nr. X). Warme Sitzbäder (Kamillen) oder Dampfsitzbäder. Bei *Thrombophlebitis* das gleiche sowie Suppos. mit 1 mg Suprarenin oder 0,03 Extr. Bellad., ferner Setzen von Blutegeln in der Nachbarschaft. Bei schweren Formen sowie bei Einklemmung ist Bettruhe notwendig. Bei stärkeren *Blutungen* Suprareninsuppositorien. Bei besonders hartnäckigen Fällen versuche man die Verödung der Hämorrhoiden durch Injektion von 0,5—1 ccm 70%igem Alkohol, und zwar nach Heraussaugen der Hämorrhoiden mit der Saugglocke. Die besten Resultate hat die Operation (Methode der Wahl: Abtragung der Knoten mit dem Thermokauter; evtl. zirkuläre Exstirpation). Bei *Analekzem* empfehlen sich Pinselungen mit Tumenol (z. B. Tumenol ammon. 2,5, Zinc. oxyd., Talc., Glycerin āā 10,0; Spirit. dil. ad 100,0).

Die **Fissura ani**, die in Rhagaden oder kleinen Ulcerationen in den Schleimhautfalten des Afters besteht, ist trotz ihrer Unscheinbarkeit eine praktisch wichtige Affektion, die sich auf dem Boden von chronischer Proktitis, vor allem aber als Residuum eines vorher rupturierten oder nekrotisch gewordenen Hämorrhoidalknotens entwickelt und den Patienten infolge der Schmerzen bei der Stuhlentleerung große Beschwerden bereitet. Auch ist sie eine häufige Ursache von Obstipation, wie auch umgekehrt verhärteter Stuhl die Schleimhautdefekte unterhält. Zur Feststellung des Leidens ist Entfaltung des Afters nach Cocainisierung notwendig.

Therapie. Gegen die Beschwerden das gleiche wie bei Hämorrhoiden, außerdem Ätzen mit Argent. nitric. oder Ichthyolbehandlung nach KLEMPERER: Zuerst Reinigung mit 0,5°/₀₀ Sublimat, dann Anästhesieren durch 10% Cocain mittels Wattetupfers, der 3—5 Min. in der Fissur liegenbleibt, hierauf reines Ichthyol; dies Verfahren wird 5—6 Tage lang wiederholt. In hartnäckigen Fällen wird die Dehnung des Sphincters in Narkose empfohlen.

Die Venenthrombose

Als begünstigende Momente für das Zustandekommen eines Gerinnselpfropfes in einer Vene sind zu nennen Störungen der Blutströmung wie Stase und Wirbelbildung, Änderungen in der Blutbeschaffenheit, vornehmlich Verschiebungen innerhalb des Albumin-Globulinverhältnisses, und schließlich lokale Gefäßendothelschädigungen an den Venen. Auch Absinken der Alkalireserve und Chlorverarmung scheinen sich thrombosefördernd auswirken zu können. Veränderungen dieser Art vermögen eine Verminderung der elektrischen Ladung der Thrombocyten herbeizuführen, was eine Steigerung der Agglutinationstendenz der Blutplättchen zur Folge hat. Höheres Alter und alle Zustände mit allgemeiner Schwäche des Organismus disponieren zur Thrombose. Sie kommt vor bei Herzleiden, Kachexie, verschiedenen Blutkrankheiten (insbesondere bei den mit Plättchenvermehrung einhergehenden), speziell bei Chlorose (dagegen fast nie bei perniziöser Anämie), nach Operationen, nach Geburten, in der Rekonvaleszenz und überhaupt bei längerem Krankenlager. In der weitaus überwiegenden Mehrzahl der Fälle werden die Venen im Verzweigungsgebiet der *unteren Hohlvene* befallen, am häufigsten die V. femoralis, wobei allerdings der Erstsitz für die Entwicklung der Thrombose sehr häufig die Unterschenkel-, bisweilen die Plantarvenen sein sollen. Aber auch die Venen des Plexus prostaticus und der Adnexe des Uterus sind Prädilektionsorte; artifizielle ausgedehnte Thrombosierung im Gefolge intravenöser Injektionen kommt gelegentlich im Bereich der Oberarmvenen vor. Verkalkung der Thromben erzeugt die röntgenologisch sichtbaren Phlebolithen. *Entzündliche* Prozesse in der Nachbarschaft einer Vene können ebenfalls zu Thrombosierung führen: *Thrombophlebitis*.

Symptome einer beginnenden Thrombose sind Schmerzen, bei Beinvenenthrombosen häufig in den Fußsohlen, Anstieg der Pulsfrequenz und vielfach auch der Temperatur. Bei ungenügender Ausbildung von Kollateralen kommt es infolge von Stauung zu regionärem Ödem. Letzteres ist bei Thrombophlebitis stärker als bei einfacher Thrombose. Nach Thrombosen der tiefen Venen schwillt das Bein bei längerem Aufsein noch über Monate hinweg etwas an.

Therapie. Bei oberflächlich gelegenen, fühlbaren Thrombophlebitiden im Bereich des Unterschenkels kann nach mehrtägiger Ruhebehandlung mit Alkohol- oder essigsaure Tonerde-Umschlägen ein Zinkleimkompressionsverband angelegt werden und der Kranke sich damit bewegen. In den Fällen von Thrombose bzw. Thrombophlebitis tieferer Venen (Femoralis, Beckenvenen) ist absolute Ruhe, am besten auf einer Schiene, über wenigstens 3 bis 4 Wochen hinweg nötig. Die Ruhe dient der Vermeidung der Mobilisierung von Teilen des Thrombus. Bei beginnender Thrombophlebitis haben sich tägliche Irgapyrin-Injektionen bewährt, bei eingetretener Thrombose wirkt oft die lokale Anwendung von Blutegeln günstig. Von gerinnungsverzögernden Stoffen kennen wir die Heparingruppe (Heparin, Liquemin, Thromcid, Vetren) und die Gruppe der Dicumarine (Dicuman, Dicumarol, Marcumar, Tromexan). Beide Gruppen verlängern die Gerinnungszeit, erstere hat außerdem eine fibrinolytische Wirkung, letztere nicht. Das Weiterwachsen eines Thrombus dürfte durch diese Substanzen verhindert werden. Die Präparate der Heparingruppe werden intravenös gegeben, ihre Wirkung setzt rasch ein, erstreckt sich aber nur auf einige Stunden, so daß das jeweilige Präparat mindestens 3mal täglich gegeben werden muß. Die Präparate der Dicumaringruppe üben bei peroraler Darreichung den gewünschten Effekt aus, und bei einem Wirkungseintritt erst nach einigen Stunden erstreckt sich die Wirkung über einige Tage hinweg. Die antikoagulierende Behandlung wird deshalb gewöhnlich mit einem Präparat der Heparingruppe begonnen und dann fortgeführt mit einem Präparat der Dicumaringruppe. Die Dosierungsvorschrift liegt den Packungen bei. Da die laufende Kontrolle des Prothrombinspiegels nötig ist, um nicht durch Überdosierung schwere Blutungen herbeizuführen, ist diese Therapie nur in Zusammenarbeit mit einem entsprechend eingerichteten Laboratorium durchführbar. Unterdosierung, auch ein zu frühes Absetzen der Therapie kann Lungenembolien begünstigen. Kontraindiziert sind diese Substanzen bei Krankheiten mit hämorrhagischer Diathese und bei Leberparenchymerkrankungen. Von einer prophylaktischen antikoagulierenden Therapie wird bei thrombosegefährdeten Patienten nach Operationen Gebrauch gemacht. In vorbeugender Beziehung ist es aber vor allem wichtig, bei bettlägerigen, vor allem adipösen und kardial insuffizienten Kranken die venöse Zirkulation durch leichte Massage sowie aktive und passive Bewegungsübungen anzuregen.

Von der einfachen sog. statischen bzw. marantischen Thrombose streng zu trennen ist die **septische Thrombose**, richtiger *septische Thrombophlebitis*. Ausgehend von einem Infektionsherd (Angina, Furunkel usw.) entsteht eine Lymphangitis der Venenwand mit anschließender Endophlebitis und Thrombenbildung. Letztere führt nach eitriger Erweichung bzw. Zerbröckelung zu embolischer Verschleppung mit dem Bilde der thrombophlebitischen Sepsis (s. S. 91). Selbstverständlich kann aber bei einem infektiösen Bild der genannten Art auch eine gewöhnliche statische Thrombose vorkommen.

Embolie

Die embolische Verschleppung von Gerinnseln oder Thrombusmaterial in eine Arterie hat ihren Ursprung meist im Herzen oder in den Venen, und zwar oft in den tiefer gelegenen, der Palpation nicht zugänglichen, seltener in den

Arterien. Die septische Endokarditis sowie unter den Herzfehlern die Mitralstenose (Gerinnselbildung in den Herzohren!) geben den häufigsten Anlaß zur Embolie, nächstdem die Venenthrombosen. Gelegentlich können auch Gerinnsel, in einem Aortenaneurysma oder auf dem Boden geschwüriger Aortenatherome entstanden, Embolien verursachen.

Nach der *Häufigkeit* der befallenen Organe sind in absteigender Reihenfolge zu nennen: Lunge, Niere, Milz, Gehirn, Darm, Myokard, Extremitäten, Schilddrüse, Auge. Die Embolien bei septischer Endokarditis verursachen embolische Abscesse (vgl. S. 92); blande Emboli machen je nach den anatomischen Verhältnissen des befallenen Organs teils Infarkte, teils Erweichungen, teils fehlen bisweilen stärkere mechanische Folgen. Lungenembolie kann unmittelbar tödlich sein (vgl. S. 293).

Emboli aus dem rechten Herzen und den Körpervenen gelangen durch die Arteria pulmonalis in die Lunge, Emboli aus dem linken Herzen, der Aorta und den Lungenvenen gelangen in die Arterien des großen Kreislaufs. Bei offenem Foramen ovale kann es zu paradoxer Embolie kommen (vgl. S. 91).

Venenthrombosen verursachen in etwa der Hälfte der Fälle Embolien; hier handelt es sich meist um Thrombosen der Femoralis, wo bei tödlicher Lungenembolie Gerinnsel bisweilen von 40 cm Länge und mehr in der A. pulmonalis gefunden werden. Varicen dagegen sind fast niemals Ursache von Embolien, ebensowenig die öfter im Anschluß an therapeutische intravenöse Injektionen auftretenden Thrombosierungen der Cubitalvenen. Praktisch sehr wichtig ist die Emboliegefahr nach Operationen, vor allem nach Laparotomien bei Appendicitis, Myomen usw. (6.—20. Tag post operationem), wo die Thrombosen hauptsächlich im Quellgebiet der unteren Hohlvene als Ausgangspunkt in Frage kommen.

Eine aktive *Therapie* kommt im allgemeinen nur beim Verschluß von Extremitätenarterien in Frage, wo die baldige *chirurgische* Entfernung des Embolus oft von Erfolg ist (Therapie bei Lungenembolie s. S. 294). Da aber der mechanische Verschluß des Gefäßrohres zugleich außerdem eine spastische Kontraktion desselben zur Folge hat, so empfiehlt sich der Versuch einer *Spasmolyse*, und zwar sowohl in Form der paravertebralen Leitungsanästhesie mit Novocain (LÉRICHE) als auch mittels intravenöser Eupaverininjektionen. Es werden 5 ccm Eupaverin forte (= 0,15 g) gegeben, und dieselbe Dosis wird nach einigen Stunden nochmals wiederholt. Dieses Verfahren durfte besonders bei den Spasmen peripherer Arterien von muskulärem Typus aussichtsreich sein. Der Versuch einer spasmolytischen Behandlung soll dem chirurgischen Eingreifen vorausgeschickt werden. Gleichzeitig kann mit antikoagulierenden Heparinpräparaten vorgegangen werden. Das Schicksal des embolischen Gefäßverschlusses entscheidet sich innerhalb der ersten 6 Stunden; spater kommt es zu irreparablen distalen Thrombosierungen des Gefäßes.

Eine besondere Form der Embolie, die **Luftembolie,** kommt u. a. bei operativen Eingriffen, namentlich an der Lunge (therapeutischer Pneumothorax!) vor; die in die Lungenvenen eindringende Luft gelangt durch das linke Herz ins Gehirn und bewirkt Bewußtlosigkeit, Krämpfe und mitunter Halbseitensymptome wie Lähmungen, Parasthesien. Ein charakteristischer Herzbefund bei Anwesenheit von Luft im rechten Herzen ist ein laut brausendes Geräusch, das sog. *Mühlengeräusch.* Der Anfall geht oft vorüber, kann aber auch tödlich verlaufen. *Therapeutisch* wirken hier ein *sofort* ausgeführter ausgiebiger Aderlaß, Tieflagerung des Kopfes, künstliche Atmung, stärkste Flexion der Oberschenkel im Hüftgelenk, Campher, Coffein sowie evtl. eine intrakardiale Injektion von 0,5 mg Strophanthin unter Umständen lebensrettend.

Krankheiten des Respirationsapparates
Krankheiten der Nase

Physiologische Vorbemerkungen. Normal erfolgt die Ein- und Ausatmung durch die Nase bei geschlossenem Mund. Der Luftraum streicht bei der Inspiration über die infolge der Muscheln sehr ausgedehnte Fläche der Nasenschleimhaut, wird dabei *erwärmt* und *angefeuchtet* und infolge des klebrigen Schleimüberzuges der Mucosa und mit Hilfe der Flimmerhaare von *Verunreinigungen* wie Staub und Bakterien zum großten Teil befreit. Die Innervation der Schleimhaut mit dem N. olfactorius gestattet zugleich die Prüfung der eingeatmeten Luft auf riechende Bestandteile. Werden die Choanen, die die Verbindung zwischen Nasen- und Rachenhöhle bilden, durch krankhafte Prozesse, am häufigsten Wucherungen des lymphatischen Gewebes, die sog. *adenoiden Vegetationen* verstopft, so ist die Nasenatmung unmöglich[1]; der Patient halt dann dauernd, auch im Schlaf, den Mund offen, was bei Kindern oft fälschlich als Unart ausgelegt wird. Mundatmung infolge von Schleimhautschwellung beobachtet man auch bei Rhinitis (s. u.) sowie bei manchen schweren Infektionskrankheiten (vgl. Typhus S. 39). Eine Folge der Mundatmung ist die Ausschaltung der genannten Schutzvorrichtungen und die dadurch bedingte Austrocknung und Reizung der Rachen-, Kehlkopf- und Luftrohrenschleimhaut. Die sensible Innervation der Nasenschleimhaut geschieht durch den N. trigeminus (N. ethmoidalis), der auch verschiedene Reflexe, z. B. den Nießreflex, vermittelt. Über den nervosen Konnex zwischen Nase und Lunge vgl. Asthma S. 262 und 264. Klinisch wichtig sind ferner die Beziehungen des Nasenrachenraums zu den Nasennebenhöhlen (Kiefer- oder Highmorshohle, Stirn-, Keilbeinhöhle und Siebbeinzellen), auf die öfter infektiöse Erkrankungen der Nase übergreifen; gleiches gilt von der benachbarten Tuba Eustachii.

Rhinitis acuta (Schnupfen, Coryza)

Die akute Rhinitis ist ein oberflächlicher Katarrh der Nasenschleimhaut mit Schleim- und Eitersekretion. Sie wird wahrscheinlich durch ein ultravisibles Virus hervorgerufen, wofür die sog. Erkältung häufig den Boden bereitet. Durch Tonkerzen filtriertes Sekret von Kranken mit akuter Rhinitis konnte bei gesunden Menschen und Anthropoiden nach einer Inkubation von 36—48 Stunden typisches Schnupfenfieber erzeugen. Sehr leicht wird die Krankheit auf andere Menschen übertragen.

Symptome und Verlauf. Beginn meist im Rachen mit lastigem Brennen und Kratzen, Schwellung der Tonsilla pharyngea sowie oft mit leichter Rötung der Rachenschleimhaut. Kitzelgefühl in der Nase mit starkem Nießreiz (sternutatio) sowie lebhafte Sekretion von zunächst rein waßrig-serösem, in den folgenden Tagen schleimig-eitrigem Sekret (sekundare Mischinfektion mit Kokken!) sind von zunehmender Verstopfung eines oder beider Nasengänge begleitet, so daß die Nasenatmung aufgehoben ist und die Stimme den charakteristischen nasalen Klang („gestopfte Nasenstimme[2]") annimmt. Das Geruchsvermögen, zum Teil auch der Geschmack, sind herabgesetzt oder ganz aufgehoben. Oft leidet für kurze Zeit auch das Allgemeinbefinden: Mattigkeit, Gliederziehen, leichte Temperatursteigerung („Schnupfenfieber"). In der Regel ist die Erkrankung nach wenigen Tagen abgelaufen; oft jedoch leitet sie eine Laryngitis und Tracheitis ein. Höheres Fieber sowie sehr heftiger Kopfschmerz sprechen für komplizierende Nebenhohlenerkrankungen; starker Stirnkopfschmerz wird bei Stirnhöhlen-, dumpfer Druck und Schmerz im Oberkiefer bei Kieferhohlenerkrankung beobachtet. In der Regel schwinden diese Symptome mit dem Abklingen der Rhinitis. Mitunter greift der Katarrh auf die Tube mit Schwellung des Porus tubarius über, was sich durch Spannungsgefühl im Ohr sowie Schwerhörigkeit (Einziehung des Trommelfelles) verrät. Bisweilen schließt sich eine Otitis media an.

In anderen Fallen kommt es zu Eiterungen *(Empyem)* der *Nebenhohlen*, für die u. a. einseitiger Eiterabfluß aus der Nase spricht. Die Rhinoscopia anterior ergibt bei Eiterung der Stirn- und Kieferhöhle und der vorderen Siebbeinzellen Hervorquellen von Eiter vorn am unteren Rand der mittleren Muschel, bei derjenigen der hinteren Siebbeinzellen und der Keilbeinhöhle das gleiche hinten oberhalb der mittleren Muschel und in der Rima olfactoria. Röntgenuntersuchung der Nebenhöhlen ist unerläßlich.

Masern, Pertussis sowie oft *Grippe* beginnen mit einer Rhinitis.

Auch *chemische* Reize können eine Rhinitis bewirken; so erzeugt z. B. der innerliche Gebrauch von Jod mitunter Schnupfen, Tränenträufeln und Stirnkopfschmerz. Ferner spielt bei dazu disponierten Individuen eine große Reihe von Stoffen eine Rolle, deren Wirkung auf *anaphylaktische* Vorgänge im Körper bezogen wird und die oft zugleich Asthma bronchiale erzeugen (vgl. S. 262). Ein typisches Beispiel ist der *Heuschnupfen* (s. unten).

Therapie der Coryza. Energische Schwitzprozedur (heißer Lindenblüten- oder Fliedertee, heiße Packung im Bett, Aspirin), Solluxlampe, ferner lokal Schnupfpulver (z. B. Rp. Menthol, Novocain āā 0,1, Sol. Suprarenin 1°/₀₀ gutt. III, Acid. boric. subt. pulv., Sach. lact. āā ad 5,0) oder als Sozojodolschnupfenpulver (Natr. sozojodol. + Menthol); Einsprayen von Privin oder Einstreichen von Ephetonin- bzw. Inspirolsalbe in die Nase schaffen vorübergehende Erleichterung.

---

[1] Es ist übrigens bemerkenswert, daß bei Nasenatmung die *Zwerchfellexkursionen* geringer als bei Mundatmung sind.

[2] Im Gegensatz zur „offenen Nasenstimme" bei Gaumensegellähmung (vgl. S. 70).

Heuschnupfen (Catarrhus aestivus, Heufieber, Rhinitis anaphylactica) ist eine zur Zeit der Gräserblüte (Mai—Juli) bei dazu disponierten Individuen mittleren Alters auftretende intensive Schwellung und Sekretion der Nasenschleimhaut, die von starkem Jucken in der Nase und Nießreiz sowie oft gleichzeitig von heftiger Conjunctivitis mit Brennen in den Augen und Lichtscheu sowie Ödem der Lider begleitet ist. Gelegentlich gesellt sich auch echtes Bronchialasthma (S. 261) dazu. Ursache ist die Reizwirkung der Pollenkörner mancher Gräser und Baumblüten. Zur Auslösung der Beschwerden genügt bei vorhandener Idiosynkrasie die Nähe einer blühenden Wiese. Viele Patienten erkranken regelmäßig jedes Frühjahr. Die Beschwerden können wochenlang anhalten. Im Blut findet sich gewöhnlich Eosinophilenvermehrung.

Therapie. Vermeiden der Gräserblüte durch Aufenthalt im Frühjahr an der See oder im Hochgebirge, Verstopfen der Nase mit Watte. Symptomatisch günstig wirken Suprarenin (1 : 5000) oder 2%ige Pantocainlösung (mit Suprareninzusatz) mit Spray oder Tampon appliziert, oder Einträufeln von Adrianol-Emulsion. Ephedrin bzw. Ephetonin per os ist zu empfehlen, besonders in Kombination mit Atosil. Pervitin wirkt deutlich erleichternd, bringt aber Suchtgefahr mit sich. Calciumgluconat intramuskulär oder intravenös kann versucht werden. Die Wirkung von Antihistaminicis (s. S. 19) ist unterschiedlich. Mit Helisen „Bayer", einem Pollenextrakt, können die Krankheitserscheinungen abgeschwächt, manchmal kann sogar das Auftreten des Heuschnupfens verhindert werden, wenn dieses 2—3 Monate vor Einsetzen der Gräserblüte in steigenden Dosen gespritzt wird.

Die **Rhinitis vasomotorica** (Coryza nervosa) ist durch plötzliches Auftreten einer Verstopfung der Nase mit massenhafter Entleerung eines dünnflüssigen wasserklaren Sekretes und heftigen Nießanfällen sowie durch Fehlen echter Entzündungserscheinungen charakterisiert. Sie beruht auf konstitutioneller Überempfindlichkeit ähnlich wie das Bronchialasthma, mit dem sie auch zusammen oder mit ihm alternierend auftritt; auch hat man ähnliche Allergene wie bei diesem angeschuldigt (s. S. 262). *Therapeutisch* wirksam sind mitunter Antihistaminica, außerdem die Kombination von Kalk und Atropin (z. B. Atrop. sulf. 0,0015, Calc. lact. und chlorat. ää 2,5, Sirup. Aurantii 25,0, Aq. Menth. pip. ad 125,0 2—3 mal täglich 1 Eßlöffel).

Die Rhinitis chronica

kommt als hypertrophische und atrophische Form vor. Die **hypertrophische Rhinitis** (Stockschnupfen) entsteht bisweilen nach wiederholter akuter Rhinitis, häufig auch auf Grund lange einwirkender exogener Schäden (Dämpfe, Rauch usw.). Die Rhinoscopia anterior und posterior ergibt starke Schwellung der meist dunkelrot verfärbten unteren und mittleren Muschel manchmal mit Polypenbildung; oft ist gleichzeitig die Rachenmandel hyperplastisch. Symptome sind schleimig-eitrige Sekretion, Behinderung der Nasenatmung, nasale Sprache, bisweilen Neigung zu Nasenbluten. Mitunter leiden die Patienten gleichzeitig an Asthma, ferner häufig an nächtlichem Alpdrücken. Stets sind die Nebenhöhlen zu revidieren.

Therapie. Nasendusche mit körperwarmer 1%iger NaCl- oder Borsäurelösung, galvanokaustische Entfernung eines Teiles der Muscheln sowie der Polypen, Kuren in Reichenhall, Ems oder an der See. Pinselungen mit Targesinlösung, Verwendung von Sozojodolschnupfenpulver.

Die **atrophische Rhinitis** ist meist ein selbständiges Leiden, das in langsam fortschreitender Atrophie der Schleimhaut und des Knochengerüstes der Nasenhöhle mit Verschmächtigung der Muscheln und Umwandlung des Flimmerepithels in Pflasterepithel besteht und zu starker Erweiterung der Nasenhöhle führt. Es entsteht bisweilen nach Nebenhöhleneiterungen. In manchen Fällen zeigen die bräunlich-grünlichen Sekretborken, die die Schleimhaut bedecken, fötide Zersetzung: *Rhinitis atrophica foetida* oder **Ozaena**; dieselbe ist durch einen widerwärtigen Geruch gekennzeichnet, der den Patienten infolge des Verlustes des Geruchsvermögens (Anosmie) meist unbewußt ist. Subjektiv besteht oft nur Trockenheit in der Nase oder auch im Rachen, da der Prozeß häufig auch auf den Nasenrachenraum, mitunter auch auf den Kehlkopf übergreift. Die Krankheit beginnt meist im jugendlichen Alter, zum Teil besteht gleichzeitig Skrofulose oder Anämie, teils handelt es sich um äußerlich vollkommen gesunde

Individuen. Häufig fällt an den Kranken die Breite des Nasenrückens auf. Völlige Heilung kommt nicht vor, doch schwindet im höheren Alter die Neigung zu Krustenbildung sowie der üble Geruch.

Die **Therapie** bezweckt die Beseitigung der Sekretborken durch Spülungen mit lauwarmer NaCl-Lösung, 0,3°/₀₀ Kaliumpermanganat (Nasendusche, Spray oder Irrigator), bzw. tägliche Einlagen von Wattetampons mit Jodglycerin (MANDLsche Lösung: Jodi pur. 0,1, Kal. jodat. 0,5, Glycerin 30,0) oder Eintraufeln von Jod-Turipol. Zweckmäßig ist gleichzeitige Verabreichung von Roborantien (Eisen, Arsen).

Auch die *tertiäre Lues*, speziell die hereditäre Form, kann Ozaena bewirken; sie geht oft mit schweren Zerstörungen des Knochengerüstes der Nase, speziell des Vomer, einher und führt zu schweren Entstellungen in Form der sog. *Sattelnase*.

Nasendiphtherie vgl. S. 71.

Nasenbluten (Epistaxis)

ist in vielen Fällen traumatischen Ursprungs. Das sog. „*habituelle Nasenbluten*", das oft schon nach starkem Schnauben, stärkeren Anstrengungen, aber auch konstitutionell (so z. B. bisweilen als Vorläufer der Gicht) auftritt, hat oft als Prädilektionsort eine an Capillaren besonders reiche Stelle vorn am Septum, den sog. Locus KIESSELBACHII. Nasenbluten beobachtet man ferner als Begleiterscheinung von *Allgemeinerkrankungen*. Bisweilen ist es das erste auf die Krankheit hinweisende Symptom. Häufig ist es z. B. bei Blutkrankheiten und speziell bei hämorrhagischen Diathesen: bei Leukämie, Polycythämie, schweren Anämien, Hämophilie, Morbus WERLHOF, Skorbut, Cholämie, ferner bei Schrumpfniere, Herzfehlern, Arteriosklerose, schließlich bei manchen Infektionskrankheiten (Variola, Typhus, Fleckfieber, Scharlach.) Starkes Nasenbluten ohne ersichtlichen Grund verdient daher stets die Aufmerksamkeit des Arztes.

Therapie. Ruhe und Vermeiden des Schneuzens genügen oft; Kalteapplikation (Eisblase) in den Nacken; bei hartnäckigen Blutungen Tamponade mittels Jodoformgaze, Eisenchloridwatte oder mit Suprarenin (1°/₀₀) getränkter Tampons (höchstens 12 Stunden liegenlassen); evtl. hintere Tamponade mit BELLOCQscher Röhre; intravenös 10 ccm einer 10%igen sterilen NaCl-Lösung oder Calcium bzw. Clauden. Sangostop kann parenteral bzw. lokal, Rutinion parenteral, peroral und rectal gegeben werden. Ätzung mit Chromsäure oder Kauterisation des Locus KIESSELBACHII sind in hartnäckigen Fällen in Erwägung zu ziehen. Bei Hämophilie werden mit frischem Blutserum getränkte Tampons empfohlen.

Familiär auftretende Neigung zu Nasenbluten bereits in der Kindheit ist ein Symptom der **Oslerschen Krankheit** (Teleangiektasia hereditaria haemorrhagica), die mit Teleangiektasien im Gesicht, an den Händen und den Schleimhäuten innerer Organe und mit Blutungen aus den verschiedensten inneren Organen (Nasenbluten ist am häufigsten) einhergeht, dominant vererbbar bei beiden Geschlechtern ist und meist eine gute Prognose hat.

Krankheiten des Kehlkopfs

Vorbemerkungen. Der Kehlkopf ist ein Schutzorgan für die tieferen Luftwege; er wacht darüber, daß an der Kreuzungsstelle von Schluck- und Atemstraße keine Fremdkörper in die Luftröhre eindringen. Während des Schluckens wird der Kehlkopf gehoben und sein Eingang geschlossen, und zwar normal sowohl durch die Epiglottis als durch Zusammenrücken der Plicae aryepiglotticae und der falschen und wahren Stimmbänder. Dieser Verschluß kommt auch noch nach Zerstörung der Epiglottis zustande. Voraussetzung ist die normale Funktion der *Kehlkopfnerven*. Diese stammen sämtlich aus dem N. vagus. Der N. laryng. sup. ist der *sensible* Nerv der Kehlkopfschleimhaut; motorisch versorgt er nur den Musc. cricothyr. und die Epiglottis. Der N. laryng. infer. oder *Recurrens vagi* zweigt sich rechts in der Höhe der oberen Thoraxöffnung ab und steigt zwischen der Pleura der Lungenspitze und der Art. subclavia nach oben; links zweigt er sich erst in der Brusthöhle ab und schlingt sich um den Arcus aortae; beide laufen zwischen Trachea und Ösophagus nach oben. Der Recurrens ist ein rein *motorischer* Nerv und innerviert sämtliche Kehlkopfmuskeln, ausgenommen den M. cricothyr. und die Epiglottis. Reizung der Kehlkopfschleimhaut durch Fremdkörper, reizende Dämpfe usw. erzeugt reflektorisch Verschluß der Glottis; eine gleiche Schutzmaßregel ist der *Husten*, der in einem reflektorisch ausgelösten kräftigen Exspirationsstrom unter Sprengung des Glottisverschlusses mit entsprechendem Geräusch besteht und ein Herausschleudern von Fremdkörpern oder Schleim bewirkt.

Auslösung des Hustenreflexes (das Zentrum liegt in der Oblongata) erfolgt in erster Linie von der hinteren Kehlkopfwand (Regio interarytaenoidea) sowie von der Luftröhre

(Bifurkation) und den Bronchien, wogegen Reizung des Lungenparenchyms keinen Husten auslöst. Aber auch andere sensible Reize, z. B. der Haut und mancher anderen Organe, können Husten hervorrufen. Zerstörung oder Lähmung der Stimmbänder, Störung der Sensibilität des Kehlkopfes sowie Benommenheit lassen Husten nicht zustande kommen, wodurch schwere Gefahren entstehen (vgl. Schluckpneumonie S. 272). Der Kehlkopf dient weiter zur Erzeugung der *Stimme* und *Sprache*, wobei die als sog. Ansatzrohr funktionierende Mund-, Rachen- und Nasenhöhle wichtige Resonatoren bilden, die den einzelnen Lauten erst ihren besonderen akustischen Charakter verleihen. Krankhafte Prozesse in diesen wie an dem Kehlkopf selbst beeinflussen daher auch die Lautbildung der Sprache und Singstimme (vgl. S. 70 und 240), was diagnostisch von Wert sein kann. Willkürliche Erweiterung der Glottis ist nicht möglich; bei der Atmung erfolgt sie unwillkürlich.

Kehlkopfkatarrh (Laryngitis)

Die **Laryngitis acuta** tritt oft als Teilerscheinung eines allgemeinen absteigenden Katarrhs der oberen Luftwege (Schnupfen, Rachen- und Luftröhrenkatarrh, Angina), namentlich nach Erkältungen, auf, gelegentlich auch nach starker Reizung durch schädliche Dämpfe, wie Osmiumsäure, Ammoniak sowie Einatmung von Staub, endlich mitunter nach starker Inanspruchnahme der Stimme durch Reden, Singen oder Schreien (vgl. auch S. 339). Es bestehen Heiserkeit bis zu völliger Aphonie, Gefühl von Kratzen, Husten, aber keine Atemnot. Die *Laryngoskopie* ergibt stärkere Rötung und Schwellung der Kehlkopfschleimhaut; *beide* Stimmbänder sind gleichmäßig oder fleckig gerötet, zeigen bisweilen kleine Hämorrhagien sowie oberflächliche Erosionen und erscheinen oft infolge von Schwellung der Taschenbänder verschmälert. Die Glottis zeigt oft bei der Phonation einen feinen ovalen Spalt, d. h. sog. Spannerlähmung (vgl. Abb. 18, S. 244). Da gelegentlich primäre Kehlkopfdiphtherie unter dem zunächst harmlosen Bild der akuten Laryngitis auftritt, versäume man niemals die Laryngoskopie (s. auch S. 71).

Schwellung der Schleimhaut *unterhalb* der Glottis (**Laryngitis subglottica**), im Kehlkopfspiegel als roter, unter dem freien Rand der Stimmbänder vorspringender Wulst erkennbar, ist seltener bei Erwachsenen, häufiger bei Kindern und verursacht hier, namentlich nachts, Anfälle von Stridor sowie rauhen bellenden Hustens; er erinnert an den Krupphusten bei Diphtherie („Pseudokrupp"). Vgl. auch Masern S. 25. Die Anfälle sind meist nur von kurzer Dauer und harmloser, als sie aussehen. Manche Kinder zeigen eine besondere Disposition dazu, die auch familiär vorkommt. Niemals finden sich bei Pseudokrupp diphtherische weiße Beläge im Larynx.

Therapie der akuten Laryngitis. Schonung der Stimme; am besten ist es, das Zimmer zu hüten; zu vermeiden ist kalte sowie staubige und rauchige Luft. Heiße Getränke, z. B. heiße Milch mit Emser Salz. Inhalieren von 1%iger NaCl-Lösung oder Emser Wasser; heiße Kompressen um den Hals; bei starkem Hustenreiz Codein. phosphor. 0,025—0,05, Acedicon 0,005, Paracodin oder Dicodid je 0,01. Wichtig ist *Prophylaxe* durch Abhärtung (kalte Waschungen).

Die **Laryngitis chronica** tritt im Anschluß an akute Laryngitis sowie häufiger im Gefolge der chronischen Katarrhe der Nase und des Rachens auf, vor allem als Begleiterscheinung der Verlegung der Nasengänge, ferner bei Berufsrednern und Sängern usw., bei Bleiarbeitern, bei Müllern und bei Arbeitern in Bergwerken infolge des anhaltenden Einatmens von Staub, schließlich häufig bei Säufern, hier zusammen mit chronischer Pharyngitis. *Symptome* sind hartnäckiges Belegtsein der Stimme und Heiserkeit bis zur Aphonie, Hustenreiz mit spärlichem Sekret, Räuspern sowie Kratzen und Trockenheit im Hals. *Laryngoskopisch* besteht Schwellung und Rötung der Kehlkopfschleimhaut, wobei die Stimmbänder (stets beide!), Taschenfalten und Epiglottis in wechselndem Maße beteiligt sind, sowie häufig Adductorenschwäche (s. unten). Die Farbe der Schleimhaut ist oft ein schmutziges Graurot.

Oft zeigt die Regio interarytaenoidea die stärkste Veränderung; an den Stimmbändern kommt es mitunter zu Epithelverdickung und Entstehung kleiner grauweißlicher Flecke, bisweilen mit Zacken- und Furchenbildung sowie schalenformigen Wulsten an den Processus vocales. Diese sog. Pachydermie des Kehlkopfes wird besonders bei Potatoren beobachtet, auch bei Sängern (Sängerknötchen); mitunter gibt sie Anlaß zu Verwechslung mit Carcinom (das aber in dieser Gegend kaum vorkommt) sowie mit Tuberkulose. Einseitigkeit des Befundes ist allerdings stets verdächtig auf Neoplasma bzw. Tuberkulose. Bei jedem Fall von chronischer Heiserkeit ist die Laryngoskopie unerläßlich. Stets ist auch die Nase zu untersuchen.

Therapie. Schonungsbehandlung wie bei akuter Laryngitis. Lokalbehandlung: Einpinseln mit MANDLscher Lösung (Rezept S. 242) oder 10%igem Tanninglycerin oder 1 bis 5%iger Protargollösung. Inhalieren (siehe S. 243). Badeorte: Ems, Reichenhall, Soden i. T., Salzungen; evtl. Schwefelbäder: Eilsen, Nenndorf.

Kehlkopflähmungen

Vorbemerkungen. Die Kehlkopfmuskeln bilden folgende Gruppen. *1. Stimmbandspanner:* M. cricothyr. anticus (N. laryng. sup.) und M. thyreoarytaen. (N. recurrens). *2. Glottisöffner* oder Abductoren: M. cricoarytaen. post. oder „Posticus" (N. recurrens).

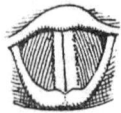 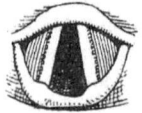

Normaler Kehlkopf
Abb. 16. Phonation   Abb. 17. Respiration

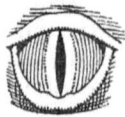 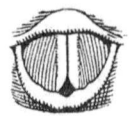 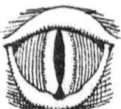

Abb. 18   Abb. 19   Abb. 20. Spanner- und
Spannerlähmung   Transversuslähmung   Transversuslähmung

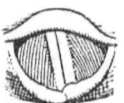 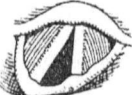 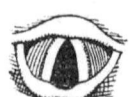 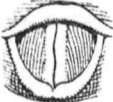

Abb. 21   Abb. 22   Abb. 23   Abb. 24
Phonation   Respiration   Kadaverstellung   Anticuslähmung
Linksseitige   bei beiderseitiger
Recurrenslähmung   Recurrenslähmung

3. Glottisschließer oder Abductoren: M. cricoarytaen. later. und arytaen. transvers. (N. recurrens). Die Innervation der Kehlkopfmuskeln erfolgt vom Gehirn aus bilateral, d. h. von beiden Großhirnhemisphären; einseitige Lähmung spricht daher stets für deren peripheren Sitz. Bei Recurrenslähmungen gilt das SEMON-ROSENBACHsche *Gesetz:* die Nerven der Glottisöffner erlahmen schneller als die der Schließer.

Lähmung des N. laryng. sup. bewirkt Anästhesie des gesamten Kehlkopfes sowie der Epiglottis, ferner motorische Lähmung des M. cricothyr. („Anticuslähmung"). Die Stimmbänder sind schlaff und etwas geschlängelt (Abb. 19), die Stimme ist heiser, die Epiglottis ist unbeweglich und steht aufrecht. Die Lähmung ist gefährlich infolge der Gefahr des Fehlschluckens. Sie wird nach Diphtherie beobachtet.

Die **Lähmung des N. recurrens** (Abb. 21—23) ist häufig, namentlich links; sie kommt vor allem als Drucklähmung bei Aneurysmen des Arcus aortae (links), bei Strumen, Tumoren im Mediastinum, Ösophaguscarcinom (links), ferner durch den Druck des dilatierten linken Vorhofs sowie bei großen perikarditischen Exsudaten, rechts bei pleuritischen Schwarten oder bei Schrumpfung der Lungenspitze, seltener nach Diphtherie, sowie ferner bei Läsion des Vaguskerns in der Oblongata, so bei Syringomyelie, multipler Sklerose, Bulbärparalyse, Tabes. Solange es sich nicht um eine totale Lähmung handelt, besteht nur Abductorenparese

(s. oben), d. h. eine *Posticuslähmung*, wobei das Stimmband bei der Atmung und Phonation nahe der Mittellinie stehen bleibt. Die Stimme braucht dabei nicht alteriert zu sein, Heiserkeit kann fehlen, Atemnot ist nicht vorhanden. *Beiderseitige* Posticuslähmung dagegen bewirkt hochgradige Atemnot mit Stridor bei erhaltener Stimmbildung.

Vollständige Lähmung des einen Recurrens, die hauptsächlich als Drucklähmung (siehe S. 230) sowie gelegentlich nach Kropfoperationen (Durchschneidung bzw. Quetschung) beobachtet wird, ist gekennzeichnet durch völliges Stillstehen des Stimmbandes, das eine Mittelstellung zwischen Respirations- und Phonationsstellung zeigt (sog. Kadaverstellung, Abb. 23), wobei bei der Phonation das Stimmband die gesunde Seite überschreitet und sich dem gelahmten Stimmband so weit nahert, daß Stimmbildung zustande kommt (Abb. 21). Die Glottis steht dann schief, der Aryknorpel der kranken Seite liegt etwas vor dem der gesunden. Oft wird die Lähmung erst durch die Laryngoskopie entdeckt. Selten ist *beiderseitige* totale Recurrenslähmung (z. B. bei großen Tumoren der Schilddruse); beide Stimmbander stehen hier dauernd unbeweglich in Mittelstellung, Atemnot fehlt, Phonation und Husten sind unmöglich.

Doppelseitige Parese der Mm. vocales (thyreorytaenoidei), die sog. *Internusparese* oder **Spannerlähmung** (Abb. 18) ist die *häufigste* Lähmung und Begleiterscheinung einer Laryngitis, bei der sie die Ursache der Heiserkeit ist. Die Glottis bildet bei der Phonation ein schmales Oval, der Rand der Stimmbander ist exkaviert; es bestehen Heiserkeit oder Aphonie, aber keine Dyspnoe.

Mit ihr kombiniert oder selbständig kommt ferner beiderseitige **Lähmung der Mm. interarytaenoidei** (*Transversuslahmung*) vor, deren Symptom starke Heiserkeit ohne Dyspnoe ist. Bei Phonation schließt der vordere Teil der Glottis, während der hintere, die Glottis cartilaginea, einen dreieckigen offenen Spalt zeigt (Abb. 19). Bei gleichzeitiger Thyreoarytaenoidlahmung bleibt auch vorn die Glottis respiratoria offen; charakteristisch ist dabei das Vorspringen der Processus vocales in die Glottis, die sog. Sanduhrform (Abb. 20). Sie kommt hauptsächlich bei Laryngitis vor.

Die hysterischen Lähmungen sind vor allem durch so hochgradige Aphonie ausgezeichnet, wie sie bei organischen Lahmungen kaum vorkommt. Charakteristisch ist ihr plötzlicher Eintritt, namentlich nach psychischen Erregungen, sowie die Tatsache, daß im Gegensatz zur tonlosen Stimme (Flusterstimme) der Husten klangvoll ist. Laryngoskopisch ergibt sich bei dem Versuch der Phonation ein unvollkommener Schluß der Glottis, die ein Dreieck bildet. *Niemals* zeigt diese eine *einseitige* Bewegungsstorung. *Letztere beweist stets eine organische Lähmung.*

Die **Therapie** hat nur bei den katarrhalisch, toxisch oder ohne erkennbare Ursache entstandenen Lähmungen Erfolg: Elektrisieren (farad. und galvan.), Strychnin. nitric. 0,005 bis 0,01 pro die subc. Behandlung eines vorhandenen Katarrhs. Bei beiderseitiger Posticuslahmung ist die Intubation (s. S. 74) oder Tracheotomie evtl. mit Ventilkanüle, die nur die Inspiration gestattet, notwendig. Bei *hysterischen* Lahmungen genügt oft die während der Laryngoskopie an die Patienten gerichtete Aufforderung a zu sagen, zweckmäßig unter gleichzeitiger Anwendung des elektrischen Stromes.

Laryngospasmus (Spasmus glottidis)

Stimmritzenkrampf befällt vor allem *Sauglinge*, insbesondere solche mit Zeichen allgemeiner erhöhter Erregbarkeit der motorischen Nerven, wie sie bei der *Spasmophilie* (= infantile Tetanie) besteht (Steigerung der galvanischen Erregbarkeit, CHVOSTEKsches Symptom, vgl. Tetanie, S. 503). Auch leiden die Kinder häufig an *Rachitis*. Mitunter beobachtet man familiare Disposition. Es handelt sich um anfallsweise auftretenden krampfhaften Glottisverschluß von kurzer Dauer, während dessen die Atmung vollkommen unterbrochen ist. Der Anfall tritt meist ohne besondere Vorboten ein, mitunter nach starkem Schreien oder Schreck. Er beginnt mit einigen tonenden (wie bei Pertussis) oder schnappenden Inspirationen, denen völlige Apnoe folgt; der Kopf sinkt zuruck. das Gesicht wird blaß, livid und cyanotisch, bisweilen schwindet das Bewußtsein, die Daumen werden eingeschlagen; auch kommen tonisch-klonische Krämpfe vor. Der Anfall schwindet nach wenigen Sekunden, worauf das Kind sich bald wieder erholt. Doch kann im Anfall der Tod erfolgen. Oft treten die Anfalle äußerst zahlreich auf.

Selten werden *Erwachsene* von Laryngospasmus befallen, gelegentlich nach lokaler Applikation von Medikamenten im Kehlkopf (Einblasen von Pulvern oder Pinseln des Larynx), ferner bei Einklemmung von Stimmbandpolypen in die Glottis, schließlich bei Epilepsie, Lyssa, Tetanus sowie mitunter bei Tabes (sog. Larynxkrisen).

Therapie. Zur Verhütung gehäuft auftretender Anfalle Chloralhydratklysma, Luminal intramuskular, Pernocton intravenos. Im Anfall selbst Calcium intravenös oder Magnesiumsulfat 0,2 g pro kg/Korpergewicht in 10%iger Losung intramuskular. Vigantol dient zur Behandlung der begleitenden Rachitis.

Perichondritis laryngea. Glottisödem

Eine Entzündung der Knorpelhaut des Kehlkopfes schließt sich in der Regel als *sekundäre* Infektion an Entzündungsprozesse im Kehlkopf an, namentlich wenn dieselben in die Tiefe fortschreiten.

Sie wird vor allem bei Tuberkulose, Lues und malignen Neoplasmen des Larynx sowie bei manchen akuten Infektionskrankheiten, speziell bei schwerem Typhus, bei Fleckfieber, Pocken beobachtet. Infolge eitriger Zerstörungen des Perichondriums kommt es zu Nekrose des Knorpels, oft mit Abszeßbildung. Der Knorpelsequester wird bisweilen ausgehustet unter Hinterlassung eines eitrigen Geschwürs, oder es bildet sich eine Fistel.

Am häufigsten lokalisiert sich die Perichondritis am *Aryknorpel*, speziell bei Tuberkulose (s. unten). *Laryngoskopisch* zeigt diese Gegend Rötung und Schwellung von Kugel- oder Birnform sowie Unbeweglichkeit, die auch am entsprechenden Stimmband auffällt. *Subjektiv* bestehen heftige, in das Ohr ausstrahlende Schmerzen. Mitunter wird auch der *Ringknorpel* von einer Perichondritis befallen (Typhus, Fleckfieber, Pocken), welche bei größerer Ausdehnung zu schweren Zerstörungsprozessen des ganzen Kehlkopfgerüstes führen kann und nicht selten eine narbige *Larynxstenose* mit völliger Aphonie nach sich zieht, so daß bisweilen die Tracheotomie notwendig wird. Auch eine Perichondritis der *Epiglottis* kommt vor.

Eine häufige und gefährliche Komplikation der Perichondritis ist das **Glottisödem**, das in einer Schwellung der aryepiglottischen Falten sowie der Epiglottis, der Arygegend und mitunter der Taschenfalten, also der Regionen mit lockerer Submucosa besteht (die Glottis selbst ist dagegen nie Sitz eines Ödems, so daß die Bezeichnung Glottisödem eigentlich unzutreffend ist).

Nächst der *Perichondritis* (speziell bei Tuberkulose) als der häufigsten Ursache — hier ist das Ödem bisweilen einseitig — wird Glottisödem nach Einatmung *ätzender Dämpfe*, z. B. von Osmiumsäure, ferner bei allgemeinem *Hydrops* wie bei Nephritis sowie als *kollaterales* Ödem bei Entzündungen der Nachbarschaft (Tonsillen usw.), bei *Stauung* infolge von Geschwülsten an der oberen Thoraxapertur, bei *Fremdkörpern* im Larynx sowie selten als *neurotisches* Ödem, z. B. bei Urticaria sowie bei QUINCKEschem Ödem, endlich selten nach *Jodmedikation* beobachtet. Entzündliches Ödem findet sich bei *Erysipel* sowie bei *Phlegmonen der* Kehlkopfschleimhaut.

Glottisödem kann sich sehr schnell entwickeln und führt zu Dyspnoe und Erstickungsgefahr. *Laryngoskopisch* beobachtet man eine intensive wurstförmige Schwellung der Epiglottis und der Plicae aryepiglotticae. *Therapie*: Intravenöse Calciumgaben, erforderlichenfalls Scarifikation oder Incision der vorher mit 2%igem Pantocain (mit Suprareninzusatz) anästhesierten geschwollenen Teile, starke Hautreize am Halse (Senfblätter), Blutegel, schließlich die Tracheotomie.

Kehlkopftuberkulose

Wenn auch in außerordentlich seltenen Fällen Larynxtuberkulose *primär* vorkommt, so entsteht sie doch in der Regel erst *sekundär* im Verlauf einer offenen Lungentuberkulose und ist bei dieser in vorgerückteren Stadien eine häufige Begleiterscheinung ($1/4-1/3$ aller Fälle); Männer werden erheblich häufiger als Frauen befallen.

Histologisch handelt es sich zunächst um subepithelial entstehende, miliare Knötchen, die teils *diffuse* Infiltrate, teils einen umschriebenen *Tumor* bilden und mitunter pachydermische Epithelverdickungen hervorrufen; sehr bald kommt es zu Verkäsung und geschwürigem Zerfall, gelegentlich mit anschließender Perichondritis (s. oben).

Subjektive Beschwerden sind im Anfang lediglich hartnäckige Heiserkeit; bei bestehendem Husten wird derselbe oft auffallend rauh und heiser, bisweilen bestehen jedoch zunächst überhaupt keine Symptome. Später bewirken die Geschwüre oft heftigen Schmerz, besonders beim Schlucken, der namentlich bei Lokalisation an den Aryknorpeln und den aryepiglottischen Falten in das Ohr ausstrahlt. Der intensive Schluckschmerz entsteht bei Ulcerationen an der Epiglottis und an der vorderen Pharynxwand sowie bei Perichondritis. Bei stärkerer Ulceration der Stimmbänder wird die Stimme fast oder ganz aphonisch.

Der *laryngoskopische* Befund bietet verschiedene Bilder. Prädilektionsort sind die Stimmbänder und die hintere Kehlkopfwand. Einseitige Chondritis mit Rötung,

Schwellung und Walzenform des Stimmbandes ist ein stets sehr verdächtiges Frühsymptom, desgleichen Schwellung der Schleimhaut der Regio interarytaenoidea, wo sich auch frühzeitig Geschwüre zeigen. Im weiteren Verlauf beobachtet man Infiltrate, die an allen Stellen der Kehlkopfschleimhaut auftreten können, gelegentlich Tumoren bilden (z. B. an den Taschenbändern) und häufig von Geschwürsbildung begleitet sind. Die Ulcera zeigen einen eitrigen Grund, scharf gezackte wallartige Ränder und können sehr ausgedehnt sein. Ulcerierte Stimmbänder sehen wie angenagt aus.

Glottisödem ist eine häufige Begleiterscheinung. Diagnostisch ist der Befund von Tuberkelbacillen im Sputum bei gleichzeitiger Lungentuberkulose bedeutungsvoll. Sehr wichtig ist die Unterscheidung eines tuberkulösen Tumors vom Carcinom (s. unten). Unterscheidung von Larynxlues siehe unten.

Die **Therapie** des durch intrakanalikuläre Ausbreitung als Sekundärerkrankung entstandenen Zustandes deckt sich mit der Behandlung des Grundleidens. Durch Tuberkulostatica (s. S. 108) ist die Kehlkopftuberkulose in der Regel gut beeinflußbar. Bis zum Eintritt der Wirkung helfen gegen die Schluckbeschwerden manchmal Mentholdragees mit Novocain und Antineuralgica; auch Einblasen von Anasthesinpulver, Pantocainspray ist nutzlich. Röntgenbestrahlungen mit kleinen Dosen sind oft erfolgreich, insbesondere bei produktiven Prozessen im Anfangsstadium. Eine Anasthesie des N. laryngeus sup. kann versucht werden. Bei starkeren Stenosen ist bisweilen eine Tracheotomie nötig.

Kehlkopflues

Zu unterscheiden sind *Frühformen* im sekundären Stadium, die teils in einer wenig charakteristischen Form der nicht spezifischen, katarrhalischen *Laryngitis* ähneln, teils als grauweißliche *Papeln* mit oberflächlichen Ulcerationen auftreten, namentlich an der oberen Fläche und dem Rande der Epiglottis sowie an den Stimmbandern. *Haufiger* sind die im *tertiären* Stadium oder bei *kongenitaler* Lues vorkommenden circumscripten oder diffusen gummösen Infiltrate mit Pradilektion für die Hinterwand des Larynx und mit starker Neigung zu Zerfall und tiefen Ulcerationen, die einen scharfen Rand und speckigen Grund zeigen. Von Tuberkulose sind sie nicht immer sicher zu unterscheiden; sie haben besondere Neigung zur Bildung strahliger Narben. Schweren Zerstorungen fällt vor allem oft die Epiglottis anheim. Nach Ausheilung bleiben mitunter hochgradige *Larynxstenosen* zurück, die oft Tracheotomie sowie dauerndes Tragen einer Kanüle notwendig machen. *Differentialdiagnose:* Fehlen einer Lungentuberkulose sowie von Tuberkelbacillen im Sputum; positive Wa.R. und rascher Erfolg einer antiluischen Therapie.

Tumoren des Larynx

Die *benignen Geschwülste* sind stets scharf gegen die Umgebung begrenzt. Sie sind beim Manne häufiger als beim Weibe. Die Papillome sind warzige oder himbeerartige, gelegentlich multiple Geschwülstchen mit breiter Basis, die meist vorn an den Stimmbändern sitzen; sie kommen oft bei Kindern vor, bewirken Heiserkeit, mitunter auch Atemnot und zeigen nach Exstirpation Neigung zu Rezidiven.

Die **Kehlkopfpolypen**, die häufigste gutartige Geschwulst, sind gestielte, in der Regel verschiebliche, meist den Stimmbändern aufsitzende kleine *Fibrome* von rötlicher oder roter Farbe bis zu Erbsengröße. Sie können die gleichen Beschwerden wie die Papillome machen und sind ebenfalls operativ zu entfernen.

Von den *malignen Neoplasmen* kommt hauptsächlich das **Kehlkopfcarcinom** (Plattenepithelkrebs in Betracht. Seine Pradilektionsorte sind vor allem die Stimmbänder, seltener die Taschenbänder oder der MORGAGNIsche Ventrikel. Es bildet entweder eine mehr umschriebene Geschwulst oder eine diffuse Infiltration. *Frühsymptom* ist eine chronische Heiserkeit sowie laryngoskopisch bisweilen Beschränkung der Beweglichkeit des befallenen Stimmbandes. Der Tumor sieht teils wie ein Knötchen, das oft kreidigweiß gefärbt ist, teils wie ein gutartiges Papillom aus. Husten pflegt zu fehlen. Im weiteren Verlauf stellen sich

Störungen des Allgemeinbefindens, Schwäche und Abmagerung, gelegentlich Drüsenmetastasen am Halse (Lymphoglandula praelaryngea), Schluckschmerzen, Atemnot, bisweilen Perichondritis, ferner Blutungen sowie schließlich mitunter Aphonie ein. Die Ulceration des Tumors bewirkt oft sehr starken fötiden Geruch und Auswurf. Die Kranken gehen an Kachexie oder oft an Schluckpneumonie zugrunde.

Diagnostisch wichtig ist die Tatsache, daß anfangs bis auf geringe Heiserkeit das Leiden völlig latent bleiben kann und die Patienten sich oft des besten Wohlbefindens erfreuen. Da aber der Kehlkopfkrebs, insbesondere der der Stimmbänder, oft lange Zeit eine rein *lokale* Erkrankung bleibt, so ist für die Therapie die *möglichst frühzeitige* Erkennung besonders wichtig. In allen zweifelhaften Fällen sind sofort (evtl. wiederholt) endolaryngeal Probeexcisionen zwecks Untersuchung vorzunehmen. Bei Tuberkulose oder Lues ist das Infiltrat im Gegensatz zum Carconim stets von heftigen Entzündungserscheinungen umgeben, während bei letzterem nur ein chronischer Katarrh besteht.

Die **Therapie** besteht in der möglichst frühzeitigen operativen Entfernung des Tumors, der nicht an den Stimmlippen seinen Sitz hat. Zur Behandlung von Stimmlippencarcinomen wird im allgemeinen Radium bevorzugt. Kombination von Radiumbehandlung und chirurgischem Vorgehen kann auch in Erwägung gezogen werden. In fortgeschrittenen Fällen ist die Behandlung rein symptomatisch; mitunter wird die Tracheotomie notwendig.

Krankheiten der Luftröhre, der Bronchien und der Lungen

Vorbemerkungen. Die Trachea reicht vom 6. Halswirbel bis zur Bifurkation, die in der Höhe des 4.—5. Brustwirbels liegt. In der Brusthöhle verläuft sie etwas rechts vor dem Ösophagus, so daß dieser später den linken Bronchus kreuzt. Dem untersten Teil der Luftröhre liegt dicht über der Bifurkation der Arcus aortae auf. Beim Kinde befindet sich der Thymus vor der Trachea. Gegen Kompression ist die Luftröhre durch Knorpelringe geschützt. Die Schleimhaut besitzt Flimmerepithel.

Von den beiden Hauptbronchien ist der rechte weiter als der linke, auch verläuft er steiler abwärts als letzterer. Die großen Bronchien tragen ebenfalls Knorpelspangen in der Wand, die in den feinen Ästen bei einer Weite von 1 mm aufhören. Die zirkuläre Wandmuskelschicht reicht bis zu den sog. Bronchioli respiratorii. Hier beginnt bei einer Weite von etwa 0,5 mm die respiratorische Funktion der feinen Bronchialäste. Charakteristisch ist für dieselbe das reichlich sie umspinnende Capillarnetz sowie die Umwandlung des Flimmerepithels in respiratorisches Epithel, das aus flachen Zellen mit kleinen Zwischenräumen besteht, in die die darunter gelegenen Alveolarcapillaren hineinreichen. Hier finden sich bereits einzelne Ausstülpungen der Wand, die Alveolen, die in den sog. Alveolargängen an Zahl zunehmen. Die terminalen Luftsäckchen sind dicht mit Alveolen besetzt. Ungefähr je 15 Luftsäckchen mit ihren Bronchioli bilden ein von Bindegewebe umgebenes Lungenläppchen (Lobulus); letztere bedingen das gefelderte Aussehen der Lungenoberfläche. Die Gesamtoberfläche der Alveolen, d. h. die totale, der Atmung dienende Fläche der Lunge wird auf 130 qm geschätzt. Die *Nerven* der Bronchien und der Lunge stammen vom Vagus und Sympathicus. Ersterer ist der sensible Nerv und wirkt auf die Muskulatur der Bronchien constrictorisch ein, wohingegen der Sympathicus einen dilatatorischen Effekt ausübt. Das Zwerchfell wird vom N. phrenicus (3.—5. Cervicalsegment) innerviert; in über 60% findet sich ein Nebenphrenicus, der teils vom N. subclavius, teils selbständig aus C_5 oder C_4 oder C_3 stammt.

Der *Lungenkreislauf* ist von dem im großen Kreislauf herrschenden Druck in hohem Maße unabhängig. Damit hangt die praktisch nicht unwichtige Tatsache zusammen, daß Körperbewegungen mäßigen Grades für den kleinen Kreislauf keine wesentliche Bedeutung haben. Dagegen vermögen eine Reihe pathologischer Momente drucksteigernd zu wirken, so u. a. die bindegewebige Verödung ausgedehnterer Bezirke der Lungen, ferner vor allem kräftige Hustenstöße. Für die Physiologie des Lungenkreislaufs ist weiter von Bedeutung, daß einerseits in großer Zahl arteriovenöse Anastomosen insbesondere in der Nachbarschaft der kleinsten Bronchien vorhanden sind, die für den Kreislauf einen Nebenschluß bilden, während andererseits den den Hauptschluß bildenden Capillarnetzen der Alveolen ein stark erweiterungsfähiger Abschnitt in den Präcapillaren als eine Art Staubecken vorgeschaltet ist (H. v. HAJEK). Über vasoconstrictorische Nerven analog denen am großen Kreislauf ist nichts Sicheres bekannt.

Die Lunge ist luftdicht in den Thorax eingespannt, ihre Bewegung während der Atmung ist rein passiv, indem sie, solange die Brusthöhle nicht eröffnet ist, den Bewegungen des Thorax folgt, da die elastischen Kräfte der Rippen und Intercostalmuskeln einerseits und diejenigen der Lunge andererseits sich das Gleichgewicht halten. Der hohe Grad von Elastizitát der Lunge erhellt aus dem vollkommenen Zusammenschnurren derselben bei Eindringen von Luft in den Pleuraraum. Zwischen Pleura pulmonalis und costalis besteht normal nur ein feiner capillarer Spalt. Ein negativer Druck kommt hier erst zur Geltung, wenn Gas oder Flüssigkeit zwischen die beiden Pleurablätter eindringt, z. B. wenn ein Pneumothorax angelegt wird. Das für die Atmung außerordentlich wichtige *Zwerchfell* ist seinerseits wesentlich auch vom intraabdominellen Druck, dem Gasgehalt der Därme sowie dem Zustand der Bauchpresse abhängig. Beim Mann spielt das Tiefertreten des Zwerchfells, beim Weib die Hebung der Rippen (Mm. intercostales externi) die Hauptrolle bei der inspiratorischen Erweiterung des Brustkorbes (costoabdominaler bzw. costaler Atemtypus). Normal steht die rechte Zwerchfellhälfte höher als die linke, da links die Ansaugung des Zwerchfells durch die Lunge geringer ist, und zwar weil hier die Fläche durch das aufliegende Herz kleiner als rechts ist. Es ist ferner zu beachten, daß im oberen Teil der Bauchhöhle ein gewisser Unterdruck herrscht, der mitbestimmend für den Stand des Zwerchfells ist und den u. a. den Hochstand des letzteren bei Abnahme der Bauchdeckenspannung (Hängebauch) erklärt. Bei *angestrengter* Einatmung wirken als *Hilfsmuskeln* mit: 1. die Mm. scaleni, sternocleidomastoid., serrat. post. sup.; 2. die Heber des Schultergürtels: Mm. trapez., rhomboid., levatores ang. scapul.; 3. bei festgestelltem Schultergürtel der M. serratus und die beiden Mm. pectorales. Stark dyspnoische Kranke nehmen daher zur Fixierung des Schultergürtels eine sitzende Stellung mit aufgestützten Armen ein (Orthopnoe). Die Exspiration erfolgt normal hauptsächlich infolge der Elastizität der Lunge und des Brustkorbes. Bei forcierter Exspiration treten neben der stärkeren Aktion der Mm. intercostales interni vor allem die Muskeln der Bauchwand (Bauchpresse) in Tätigkeit. Bei ruhiger Atmung wird ein erheblicher Teil der Lunge nur schlecht ventiliert; eine Entfaltung dieser Lungenabschnitte erfolgt erst bei tiefer Atmung (beim Tier wurden sogar normalerweise in der Lunge atelektatische Bezirke festgestellt, die erst bei tiefer Inspiration zur Entfaltung kommen).

Mit Hilfe der sog. *Pneumotachographie* ist es technisch möglich, den zeitlichen Verlauf von Ein- und Ausatmung, die Form der Atmung sowie die Geschwindigkeit der Atemluft graphisch zu registrieren (HOCHREIN).

Die mit dem *Spirometer* (HUTCHINSON) gemessene Luftmenge, die nach tiefster Inspiration durch tiefste Exspiration entleert wird *(Vitalkapazität)*, beträgt normal beim Mann 3—5000, beim Weib 2—3000 ccm; sie ist geringer bei Kindern und alten Leuten, sowie bei Erkrankungen der Atmungsorgane. Praktische Bedeutung gewinnen ihre Werte aber erst, wenn man sie zur Körperlänge, zum Körpergewicht, Alter und Geschlecht bzw. zur *Körperoberfläche* des Individuums (s. S. 526) in Beziehung setzt; in der Norm ist die Vitalkapazität beim Mann = 2,5-, beim Weibe 2,0mal Oberfläche. Auch besteht ein bestimmtes Verhältnis zum Grundumsatz (s. S. 525), wobei sich zeigte, daß die Vitalkapazität normal das 2,3 bis 2,4fache des normalen Grundumsatzes beträgt. Der trotz stärkster Ausatmung in den Atmungswegen noch zurückbleibende Luftrest *(Residualluft)* beträgt 1000—1500 ccm[1], die bei mittlerer, nicht angestrengter Atmung ein- und ausgeatmete Luftmenge *(Atem-* oder *Respirationsluft)* etwa 500 ccm; die Luftmenge, die nach ruhiger Atmung noch durch forcierte tiefste Inspiration eingeatmet werden kann *(Komplementarluft)* und desgleichen diejenige, die nach ruhiger Atmung noch maximal ausgeatmet wird *(Reserveluft)* beträgt etwa 1500—2500 ccm. Die Vitalkapazität ist demnach die Summe aus Respirationsluft + Komplementar- + Reserveluft. Unter *Atemvolumen* versteht man die Luftmenge, die bei ruhiger Atmung ventiliert wird; hierbei wird nur ein kleiner Teil, etwa $1/7$ des möglichen Volumens Luft hin- und herbewegt. Das *Atemminutenvolumen* ist das Produkt aus Atemvolumen und Frequenz der Atmung. Das *Atemäquivalent* ist der Quotient aus dem Atemvolumen je Minute dividiert durch den Sollverbrauch an O_2 je Minute. Bei Arbeit wird das Atemvolumen größer; Atemnot sowie Emphysem bewirken Vermehrung der Residualluft und Verminderung der Vitalkapazität. Für die Beurteilung pathologischer Verhältnisse hat die Bestimmung der Residualluft große Bedeutung; sie erfolgt jetzt exakt mittels der sog. Wasserstoffmischmethode und beträgt normal $1/3$ der Vitalkapazität. Die atmosphärische Luft, die eingeatmet wird, besteht im Durchschnitt aus 78% N, 20,9% O_2, 1% Argon und 0,03% CO_2; die ausgeatmete Luft enthält 15—17% O_2 und 3—4,6% CO_2 und ist stets mit Wasserdampf gesättigt (die Luft in den Alveolen enthält etwa 6% CO_2). Abnahme des O_2-Gehaltes der Luft bis auf etwa 11% bewirkt noch keine Schädigung. Die Luftmenge, die der Mensch in 24 Stunden in der Ruhe aufnimmt, wird auf 10000 Liter, bei Anstrengung auf weit mehr, geschätzt. Die Atmung stellt einen reinen Diffusionsvorgang dar, wobei übrigens die Diffusion des O_2 durch die Alveolarwand wesentlich träger als die für CO_2 ist.

---

[1] Das Kollabieren der Lunge wie beim Pneumothorax treibt nur einen Teil der Residualluft, die sog. *Kollapsluft*, aus; der zurückbleibende Rest, die „*Minimalluft*", wird erst bei völliger Atelektase ausgetrieben. Daher ist Residualluft = Kollapsluft + Minimalluft; ferner ist die Totalkapazität = Vitalkapazität + Residualluft.

Die Atmung vollzieht sich automatisch. Normal beträgt die Zahl der Atemzüge in der Ruhe 16—20, beim neugeborenen Kinde 44, im ersten Lebensjahrzehnt 20—25 in der Minute; das Verhältnis von Atmungs- zu Pulsfrequenz beträgt normal etwa 1:4. Die *Innervation* und *Regulierung* der Atmung erfolgt durch das in der Oblongata in der Nähe des Vaguskerns gelegene Atemzentrum. Maßgebend für dessen Tätigkeit ist die *chemische Beschaffenheit des Blutes* bzw. der das Atemzentrum umgebenden Gewebsflüssigkeit, indem insbesondere Anwachsen des CO_2-Gehaltes des Blutes anregend wirkt und eine Zunahme und Vertiefung der Atemzüge hervorruft, während im umgekehrten Fall bei Überventilation der Lungen vorübergehend Atemstillstand erfolgt. Auch der Calcium-, Kalium- und Phosphorsäure-ionengehalt des Blutes ist für die Tätigkeit des Atemzentrums von Bedeutung. Eine weitere Beeinflussung des Atemzentrums geschieht durch die zentripetalen Äste des Lungenvagus infolge ihrer *mechanischen* Erregung durch die inspiratorische Dehnung und den exspiratorischen Kollaps der Lunge (sog. *Selbststeuerung* nach HERING-BREUER). Außerdem kommen reflektorisch, z. B. von der Haut aus (Kältereize), Impulse für das Atemzentrum in Betracht.

Anregend auf das Atemzentrum wirken in erster Linie das Lobelin (s. S. 270), weiter das Coffein sowie vor allem auch bei intravenöser Verabreichung in großen Dosen Cardiazol und Coramin (s. S. 217), ferner die Kohlensäure, die man therapeutisch zu 10% in einem Gemisch mit Sauerstoff einatmen läßt. Herabgesetzt wird die Erregbarkeit des Atemzentrums durch Morphin.

Die wichtigen Beziehungen zwischen Atmung und Zirkulation sind S. 141 besprochen.

Trotz der früher beschriebenen *Schutzwirkung* der oberen Luftwege gegenüber *Verunreinigungen* der Atmungsluft dringen dennoch feinste Staubteilchen sowie Bakterien zum Teil in die Tiefe der Lungen ein. Die Bakterien werden unter normalen Verhältnissen durch die Schleimhaut alsbald abgetötet, so daß man das normale Lungengewebe praktisch als steril ansehen kann. Einen außerordentlich wichtigen Anteil an der Rückbeförderung der Verunreinigungen nach außen hat in der Norm das Flimmerepithel, dessen Wirkung noch durch Husten unterstützt wird. Im übrigen erfolgt die Reinigung durch den Lymphapprat der Bronchien und der Lunge. Die Lymphgefäße begleiten die Bronchien, die von kleinen „peribronchialen" Lymphdrüsen umgeben sind. Die Lymphgefäße der Lunge und des untersten Teiles der Trachea führen zu den hauptsächlich in den Verzweigungswinkeln von Trachea und Bronchien liegenden Lymphoglandulae tracheobronchiales sup. und inf. an der Bifurkation sowie zu den Lymphoglandulae bronchopulmonales. Die Bronchialdrüsen spielen praktisch-diagnostisch eine große Rolle, da ihre Erkrankung oft den ersten Hinweis auf einen Prozeß in der Lunge bildet. Lymphgefäße der Lungenunterlappen stehen mit retroperitonealen Lymphdrüsen in Verbindung.

Untersuchung des Thorax und der Lunge

Bei der **Inspektion** hat man zunächst auf die Form des Thorax sowie auf etwaige Asymmetrien zu achten. Höhe, Tiefe und Wölbung des Brustkorbs, Beschaffenheit der Zwischenrippenräume und der Verlauf der Rippen, Größe des Rippenwinkels (normal etwa 90°), Ausbildung der Atemmuskeln, Beschaffenheit der Supraclaviculargruben, Bau der Wirbelsäule unter Berücksichtigung von Verbiegungen (Kyphose, Skoliose, Gibbus) sowie das Verhalten der Schulterblätter sind dabei zu prüfen.

Bei der Besichtigung hat man ferner festzustellen, ob beide Brusthälften sich gleichmäßig bei der Atmung heben und senken. Nachschleppen einer Seite findet man bei verschiedenen Prozessen der Lunge und Pleura wie bei Pneumonie, bei pleuritischen Exsudaten, Tumoren, Schrumpfungsprozessen, auch bei Halbseitenlähmung (Hemiplegie). Verengerung einer Thoraxhälfte deutet auf Schrumpfungsprozesse hin; in geringerem Maß kommt dies durch Unterschiede in der Weite der Intercostalräume der beiden Seiten zur Geltung. Erweiterung findet sich bei Exsudaten, wo bisweilen, speziell bei Empyem, gleichzeitig eine teigige Schwellung der Haut vorhanden zu sein pflegt.

Pathologisch wichtige Thoraxformen. Der *paralytische Thorax* ist lang, schmal und flach, zeigt weite Intercostalräume und steil abfallende Rippen sowie spitzen Rippenwinkel, schwächliche Atemmuskeln, oft flügelförmiges Abstehen der Schulterblätter und bisweilen tiefe Supraclaviculargruben. Der *Thorax piriformis* zeigt eine taillenartige Verengerung seines unteren Teils, während der obere Teil relativ breit gebaut ist (daher die Form einer umgekehrten Birne); er findet sich oft bei allgemeinem Habitus asthenicus mit Enteroptose. Der *emphysematöse Thorax* ist kurz und faßförmig, d. h. breit und tief mit engen Intercostalräumen, horizontal verlaufenden Rippen und weitem Rippenwinkel, er erscheint in Inspirationsstellung fixiert; der Hals ist kurz. Der *rachitische Thorax* zeigt oft das als Hühnerbrust oder Pectus carinatum bezeichnete kielförmige Vorspringen des Sternums mit Abflachung der seitlichen Thoraxpartien und bisweilen Auftreibung der Rippen an der Knorpelknochengrenze (rachitischer „Rosenkranz"); oft ist gleichzeitig Kyphose oder Kyphoskoliose der Brust- und Lordose der Lendenwirbelsäule vorhanden. Bei der sog. *Schusterbrust* besteht eine Umbiegung des Schwertfortsatzes und des unteren Teils des Brustbeins nach innen; sie wird beruflich bei manchen Handwerken erworben, kommt aber auch als *Trichterbrust* angeboren vor. Bei manchen Individuen besteht ein winkliger Vorsprung zwischen Manubrium und Corpus sterni in der Höhe des Ansatzes der 2. Rippe, der sog. *Angulus Ludovici*.

Bei der *Bestimmung des Brustumfanges* führt man das Bandmaß hinten dicht unter den Schulterblättern, vorn dicht unter den Brustwarzen herum und mißt bei gesenkten Armen bei maximaler Ein- und Ausatmung (Differenz = *Atemweite*). Bei einer Körperlänge zwischen 1,54—1,57 beträgt normal der Brustumfang 1—2 cm mehr als eine halbe Körperlänge, die Atemweite mindestens 5 cm. Bei zunehmender Körperlänge nimmt die Atemweite zu, während der Brustumfang hinter der halben Körperlänge zurückbleibt.

Bei Emphysem besteht großer Brustumfang bei geringer Atemweite. Kleiner Brustumfang bei großer Atemweite ist ohne klinische Bedeutung.

Körperlänge m	Brustumfang cm	Körperlänge m	Brustumfang cm
1,90	90—98	1,66	83—89
1,85	89—96	1,63	82—87
1,80	88—95	1,60	81—86
1,75	86—93	1,57	80—85
1,70	84—91	1,54	79—84

Die Messung *beider* Thoraxhälften ist wertvoll zur Kontrolle des Verhaltens von Pleuraexsudaten, über deren Zunahme oder Zurückgehen die Messung oft bessere Auskunft als die Perkussion gibt. Das gleiche gilt vom Pneumothorax. Man mißt den Umfang rechts und links sowohl in der Höhe des oberen Brustbeinendes wie in der Höhe des Schwertfortsatzes. Doch ist die physiologisch bei Rechtshändern vorhandene Differenz von 0,5—1,5 cm zugunsten der rechten Seite, bei Linkshändern eine entsprechende etwas geringere Differenz zu berücksichtigen. Zu beachten ist ferner, daß bei großen Mengen von Exsudat oder Luft in der Pleurahöhle auch der Umfang der gesunden Seite wegen der vikariierenden Ausdehnung der normalen Lunge zunimmt. Der mit dem Tasterzirkel gemessene Abstand zwischen Sternum und Wirbelsäule beträgt in der Höhe des Manubriums etwa 16, in der Höhe des unteren Endes des Sternums 19 cm beim Mann, etwas weniger beim Weib; der Breitendurchmesser des Thorax (Tasterzirkel) in der Höhe der Brustwarze ist etwa 26 cm beim Mann, weniger beim Weib.

Die **Betastung** des Brustkorbs ergibt, abgesehen von gröberen Befunden wie Formänderungen des Skelets, bisweilen diagnostisch wichtige Aufschlüsse über abnorme Rigidität der Muskeln. Druckempfindlichkeit des Intercostalraums findet man außer bei Intercostalneuralgie auch bei Pleuritis. Die Palpation ist schließlich diagnostisch sehr wichtig bei der Feststellung des *Pectoralfremitus*, den man durch Auflegen der flachen Hand prüft, während der Patient mit möglichst tiefer Stimme zählt. Er ist verstärkt bei Infiltration des Lungengewebes, wenn die Bronchien nicht verstopft sind, und abgeschwächt bei Pleuraexsudaten, Pneumothorax sowie bei Pleuraschwarten.

Das **Verhalten der Atmung** zeigt oft sowohl bezüglich der *Frequenz* wie der *Tiefe* der Atemzüge Abweichungen von der Norm. Zunahme des CO_2-Gehalts des Blutes bewirkt zunächst Vertiefung, dann auch Vermehrung der Atemzüge. Physiologisch ist dies bei körperlicher Arbeit. Pathologisch besteht Atemnot bei vielen Herz- und Lungenleiden, bei denen die O_2-Zufuhr beeinträchtigt ist. Hier handelt es sich demnach um einen Kompensationsvorgang.

Zur **Atmungsinsuffizienz** (= respiratorische Insuffizienz) führen Zustände, bei denen auf Grund von Störungen des Gaswechsels das Blut ungenügend Sauerstoff bekommt oder die Kohlensäure unzureichend abgegeben wird. Wie bei der Zirkulationsinsuffizienz unterscheidet man zwischen der Insuffizienz in der Ruhe und einer solchen nach Muskelarbeit[1]. Die Ursachen sind mannigfacher Art: Störungen der Lungenventilation infolge von mechanischen Hindernissen in den Luftwegen, infolge von Starre des Thorax (BECHTEREWsche Krankheit[1]), von Kyphoskoliose, von Lähmungen der Atemmuskeln oder von Verminderung der respiratorischen Oberfläche der Lunge, z. B. bei Pneumonie usw., weiter Herabsetzung der Erregbarkeit des Atemzentrums wie z. B. bei Morphinvergiftung, ferner die Acidose im diabetischen und urämischen Koma mit ungenügender Entfernung der CO_2 infolge von Abnahme der Alkalireserve (s. S. 523) sowie ferner die Hypoxämie, d. h. Verminderung des O_2-übertragenden Hämoglobins im Blute wie bei Anämien (besonders bei Muskelarbeit) oder Blockierung desselben bei der CO-Vergiftung. Auch Stoffwechselstörungen mit erheblicher Steigerung des O_2-Bedarfs (z. B. Hyperthyreosen) führen bei Muskelarbeit zu respiratorischer Insuffizienz. Eine besondere Form von Atmungsinsuffizienz, die sog. *Pneumonose* (L. BRAUER), beruht, wie man annimmt, auf einer pathologischen Verminderung der Gasdurchlässigkeit

---

[1] Zum Begriff Muskelarbeit gehört z. B. auch schon die starke motorische Unruhe bei Fieberdelirien.

der Wand der Alveolen insbesondere für O_2 derart, daß trotz normaler O_2-Spannung der Alveolarluft das arterielle Blut ein O_2-Defizit aufweist, ohne daß andere Gründe, insbesondere Stauungen usw., in der Lunge vorliegen. Die Frage, unter welchen Umständen diese Anomalie vorkommt, ist noch umstritten; lediglich für die Phosgenvergiftung wird sie heute als sicher bestehend allgemein angenommen. Daß schließlich auch eine zirkulatorische Insuffizienz sekundär zur Atmungsinsuffizienz führt, versteht sich von selbst. Eine klinische Manifestation der Atmungsinsuffizienz ist die Dyspnoe; zum Teil besteht gleichzeitig Cyanose (s. S. 161).

Unter **Dyspnoe** versteht man eine teils vermehrte, teils vertiefte, aber stets deutlich angestrengte Atmung unter Zuhilfenahme der Hilfsmuskeln. Vielfach ist die objektiv vorhandene Dyspnoe subjektiv dem Patienten nicht bewußt. Zum Teil ist nur die *eine* Phase der Respiration an der Dyspnoe beteiligt. So beobachtet man *inspiratorische* Dyspnoe bei Stenosen des Kehlkopfs, z. B. bei Diphtherie, wo besonders bei Kindern die charakteristischen Einziehungen im Jugulum, ferner an den Schlusselbeingruben, den Intercostalraumen, den

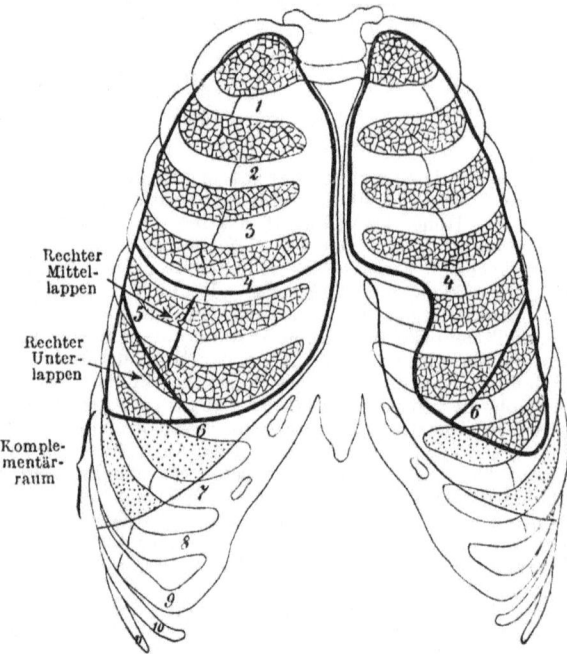

Abb. 25. Lungengrenze, Grenzen der Lungenlappen, Pleuragrenzen, Komplementärraum der Pleura. Ansicht von vorne. (Nach KÜLBS)

unteren Rippen und der Gegend des Schwertfortsatzes beobachtet werden. Der Kehlkopf steigt dabei inspiratorisch herab (bei der Trachealstenose fehlt dieses Symptom), die Atmung ist verlangsamt. Erschwerung der Einatmung kommt auch bei Pneumonie sowie bei Pneumothorax vor. Vorwiegend *exspiratorische Dyspnoe* beobachtet man bei Bronchialasthma sowie bei Emphysem. Besondere Formen der Dyspnoe entstehen bei chemischer Änderung der Blutzusammensetzung im Sinne der Acidose (s. S. 539), wie die Fieberdyspnoe, die Dyspnoe bei Urämie sowie die sog. KUSSMAULsche große Atmung im diabetischen Koma.

Atemnot kann somit auf sehr verschiedenen Ursachen beruhen; teils handelt es sich um eine rein *mechanische* Hemmung der Atembewegungen, teils um Erschwerung des *Gasaustausches in den Lungen*, teils um eine zirkulatorisch bedingte mangelhafte Blutversorgung des *Atemzentrums* infolge von *Krampf* der dasselbe versorgenden Arterien (sog. cerebrales Asthma), teils um Reizung des Atemzentrums infolge von *Acidose*. Die Analyse der verschiedenen Formen von Dyspnoe hat durch die moderne Lungenfunktionsprüfung eine wesentliche Vertiefung erfahren (s. S. 256).

Auch der *Rhythmus* der Atmung kann verändert sein. Bei dem von CHEYNE und STOKES beschriebenen Phänomen werden die Atemzuge periodenweise immer flacher, hören schließlich für kurze Zeit auf, um alsbald wieder langsam an Tiefe zuzunehmen und so fort; die Erscheinung beruht auf verminderter Empfindlichkeit des Atemzentrums und findet sich bei manchen Gehirn- und Herzleiden (namentlich bei Erlahmen des *linken* Ventrikels) sowie bei Intoxikationen (Urämie, Morphium usw.), doch beobachtet man auch beim normalen Menschen im Schlaf ein periodisches Tiefer- und Flacherwerden der Atemzüge, gelegentlich sogar mit kurzen Atempausen. Die BIOTsche Atmung besteht in einer von längeren Atempausen unterbrochenen stoßweise erfolgenden Atmung, die besonders bei gesteigertem Hirndruck beobachtet wird (Hirntumor, Meningitis). Rein *subjektive Dyspnoe* findet man mitunter bei nervösen Individuen; ebenso klagen manche Patienten darüber, daß sie nicht ordentlich durchatmen können. Hochgradige Tachypnoe mit bis 60 und mehr Atemzügen zeigen manche Hysterische. Diese *psychogene* Dyspnoe wird durch körperliche Anstrengungen nicht gesteigert. Verlangsamung der Atmung kommt bisweilen bei organischen Gehirnleiden, z.B. bei Hirntumoren, vor.

Starke Vertiefung der Atembewegungen ruft auch beim Gesunden eine schnell vorübergehende Erweiterung der Lungen mit Tiefstand ihrer Grenzen hervor *(Volumen pulmonum auctum)*. Erst recht führt Vermehrung des Sauerstoffbedarfs nicht nur zu einer gesteigerten

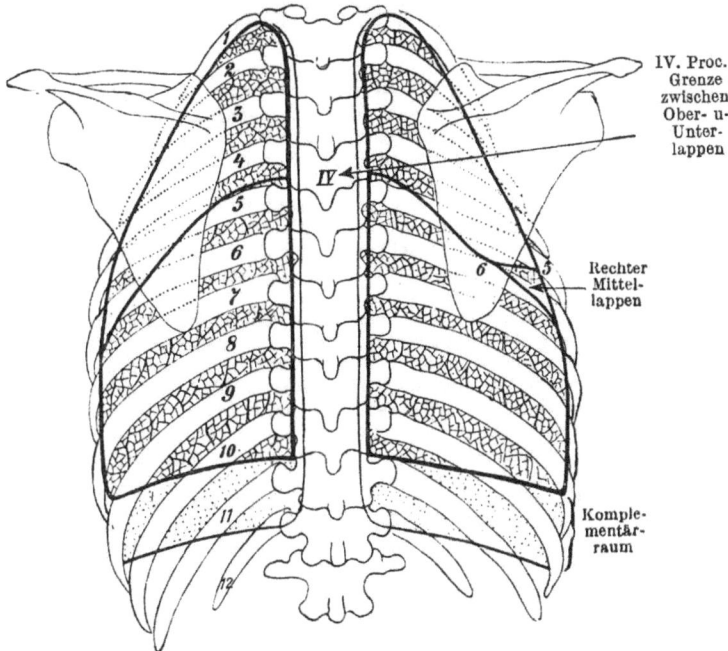

Abb. 26. Grenzen der Lungenlappen, Komplementärraum der Pleura. Ansicht von hinten. (Nach KÜLBS)

Ventilation, sondern auch zu einer stärkeren Ausdehnung der Lungen. Gleiches gilt von der Wirkung des *Hustens* und in höherem Maße von den Formen der Dyspnoe, die vom Atemzentrum ausgelöst werden (s. oben). Hierbei ist die Ausatmung behindert, was evtl. die Atemnot weiter fördert.

Die **Perkussion** der Lungen (entdeckt durch L. AUENBRUGGER 1761, wissenschaftlich begründet durch J. SKODA 1839) vermag schon frühzeitig krankhafte Prozesse der Lunge aufzudecken, sofern man die Leistungsfähigkeit der Methode und ihre Fehlerquellen genau berücksichtigt. Sie darf stets nur *vergleichend* angewendet werden, d. h., es sollen immer symmetrische Stellen beider Thoraxhälften miteinander verglichen werden, wobei sich der Untersucher einer absolut gleichmäßigen Technik der Perkussion zu befleißigen hat, um nicht Unterschiede zu erhalten, die lediglich auf seine wechselnde Methode zurückzuführen sind. Ferner ist stets vorher festzustellen, ob der Thorax etwa Asymmetrien zeigt. Die Perkussion der normalen Lunge gibt einen lauten, nicht tympanitischen Schall, der sich aus dem Schall der Lunge selbst und dem des knöchernen Thorax zusammensetzt.

Die Lunge reicht oben vorn (Lungenspitze) 3—4 cm über den oberen Rand des Schlüsselbeins, hinten bis zum Dornfortsatz des 7. Halswirbels. Die untere Lungengrenze liegt hinten in der Höhe des Dornfortsatzes des 11. Brustwirbels, in der Schulterblattlinie an der 9. Rippe, in der vorderen Axillarlinie am unteren Rand der 7., in der rechten Mamillarlinie am unteren Rand der 6. oder am oberen Rand der 7. Rippe, am rechten Sternalrand auf der 6. Rippe. Links vorn geht der Lungenschall in die Herzdämpfung über. Vorn unten läßt sich die Lunge gegen den tympanitischen Magenschall nicht scharf abgrenzen. Die *topographische Abgrenzung* der einzelnen *Lungenlappen* ergibt sich aus den Abb. 25 und 26. Zu beachten ist noch, daß die *Lungenspitzen* nur ganz wenig das Niveau der 1. Rippe überragen. Praktisch überaus wichtig ist ihre genaue Abgrenzung (namentlich zum Nachweis etwaiger Schrumpfung). Man perkutiert die Lungenspitzen am besten am sitzenden Patienten, wobei er den Kopf vornüber neigt und die Schultermuskeln vollkommen entspannt. Fehlerquellen, welche Dämpfungen im Bereich der Lungenspitzen hervorrufen können, sind u. a. einseitig stärker entwickelte Muskulatur des Schultergürtels (bei Rechtshändern rechts), ferner die nicht seltene Skoliose der Hals- und oberen Brustwirbelsäule. Die *Verschiebung* der unteren Lungengrenze ist bei ruhiger Atmung nicht beträchtlich; bei tiefer Einatmung beträgt sie in der Mamillarlinie 3—5 cm und in der Axillarlinie bei Seitenlage sogar bis zu 10 cm. Auch die Lage des Körpers ist auf den Stand der unteren Lungengrenze von Bedeutung; bei Rückenlage rückt der vordere untere Rand etwa 2 cm tiefer als bei aufrechter Haltung. Viel genauere Auskunft über die Verschieblichkeit der Lungengrenzen, das Verhalten des Zwerchfellrippenwinkels und die Beweglichkeit des Zwerchfells ergibt die Röntgendurchleuchtung (s. unten).

Bei der **Auscultation** (entdeckt durch LAENNEC 1819) ist sowohl die *Qualität* des Atemgeräusches (vesicular, bronchial oder unbestimmt) wie seine *Intensität* zu unterscheiden. Zu beachten ist, daß das in den Bronchien entstehende hauchende („ch")-Atemgeräusch normal vom lufthaltigen Lungengewebe nicht fortgeleitet, sondern von ihm ausgelöscht wird, so daß nur das weiche schlürfende Vesiculäratmen hörbar ist. Bedingung für reines Vesiculäratmen ist u. a., daß der Patient mit offenem Mund möglichst geräuschlos, d. h. ohne Schnaufen oder Schnarchen atmet.

Entstehungsort des *Bronchialatmens* sind die größeren Bronchien bis herab zu einem Lumen von etwa 4 mm. In den feinen Bronchien von 3—2 mm werden die charakteristischen hohen Teiltöne ausgelöscht. Die Schichtdicke der das Bronchialatmen fortleitenden Verdichtungen der Lunge muß mindestens 3—5 cm, in der Nähe der Wirbelsäule wenigstens 1—2 cm betragen, damit es hörbar wird.

Ein dem Bronchialatmen sehr ähnliches, aber weniger scharfes Atemgeräusch ist in der Norm über der Luftröhre zu hören, ferner ist das Atemgeräusch in der nächsten Nachbarschaft der obersten Brustwirbel sowie über dem Manubrium sterni eine Mischung von Vesicular- und Bronchialatmen. Verschärftes Vesiculäratmen über der ganzen Lunge, namentlich im Exspirium, findet sich als sog. pueriles Atmen bei Kindern gelegentlich bis zur Pupertät. Über der rechten Lungenspitze ist ein verschärftes und verlängertes Exspirium oft physiologisch vorhanden, was mit dem besonderen Verlauf des rechten Spitzenbronchus zusammenhängt. Bronchialatmen findet sich pathologisch überall dort, wo Lungengewebe seinen lufthaltigen schaumigen Charakter verloren hat, d. h. verdichtet ist, sei es, daß es infiltriert ist wie bei Pneumonie, Tuberkulose oder Tumoren und unter Umständen bei Kavernen, sei es, daß die Lunge komprimiert ist wie z. B. durch anderswo gelegene Exsudate. Bei unsicheren Befunden kann man das Bronchialatmen dadurch deutlicher machen, daß man den Patienten während der Auscultation das Wort „achtundsechzig" aussprechen läßt. Das sog. unbestimmte Atemgeräusch, ein Mittelding zwischen Vesicular- und Bronchialatmen, wird einmal dort gehört, wo die Lunge nur teilweise infiltriert ist, d. h. wo z. B., wie bei beginnender Tuberkulose, lufthaltiges neben infiltriertem Lungengewebe sich findet, ferner dort, wo das Atemgeräusch infolge von Abschwächung durch Exsudate oder Überdeckung durch Rasselgeräusche abnorm leise und in seinem Klangcharakter undeutlich geworden ist.

Der Nachweis von *Rasselgeräuschen* (Rg.) hat diagnostisch großen Wert, und zwar sowohl direkt, weil sie das Vorhandensein von Sekret bzw. Eiter, Blut, Ödemflüssigkeit in den Luftwegen anzeigen, indirekt, weil gleichzeitig aus dem akustischen Charakter der Rasselgeräusche zum Teil Schlüsse auf den Zustand des Lungengewebes gezogen werden können. Es sind nämlich klingende Rasselgeräusche diagnostisch gleichbedeutend mit Bronchialatmen, da sie unter den gleichen Umständen entstehen; metallisch klingende Rasselgeräusche hört man über großen Kavernen und über einem Pneumothorax. Da die Rasselgeräusche speziell über den Spitzen oft spärlich sind, ihr Nachweis aber gerade hier von großer Bedeutung ist, so versäume man nicht, in Zweifelsfällen das Auftreten der Rasselgeräusche durch Hustenlassen zu provozieren und den ersten Atemzug nach einem Hustenstoß zu auscultieren. Bezüglich des Knisterrasselns, das nur inspiratorisch hörbar ist, sei daran erinnert, daß dasselbe in den hinteren unteren Lungenabschnitten oft bei bettlägerigen Patienten ohne Lungenerkrankung während der ersten tiefen Atemzüge gehört wird, wogegen es nach einigen tiefen Atemzügen wieder verschwindet (sog. Entfaltungsrasseln).

Das *pleuritische Reibegeräusch*, das wie das perikarditische Reiben durch fibrinöse Auflagerungen der Pleuren, und zwar während der Respiration entsteht, ist mitunter von trockenen Rasselgeräuschen schwer zu unterscheiden. Charakteristisch ist, daß es dem Ohre nahe klingt, nur während der Atmung zu hören ist und durch Druck mit dem Stethoskop mitunter verstärkt wird; auch hört man es mit letzterem deutlicher als mit bloßem Ohr. Bisweilen überdauert es eine Atemphase. Im Gegensatz zu den Rasselgeräuschen wird es durch

Husten nicht beeinflußt. Nicht selten ist es an der Brustwand als Reiben fühlbar, doch kann der gleiche Eindruck durch Rasselgeräusche hervorgerufen werden. Reibegeräusche können bei Vorhandensein von Flüssigkeit oder Verwachsungen nicht zustande kommen.

Die *Auscultation der Sprechstimme* läßt normal nur ein undeutliches Summen erkennen, wogegen infiltriertes und komprimiertes Lungengewebe die Stimme gut leitet, so daß sie an der Brustwand deutlich hörbar wird: *Bronchophonie*. Diese ist diagnostisch dem Bronchialatmen gleichzuachten und dadurch in *den* Fällen wertvoll, wo ersteres nicht nachweisbar ist.

Der *Pectoralfremitus*, das fühlbare Mitschwingen der Brustwand während des Ertönens der Stimme, erfolgt normal hauptsächlich dann, wenn die Tonhöhe der Stimme dem Eigenton von Lunge und Thorax entspricht, was bei tiefem Baß in weit stärkerem Grade der Fall ist als bei hohen Tonlagen. Er kommt daher beim Manne mehr zur Geltung als beim Weibe. Wegen der größeren Weite des rechten Bronchus ist der Stimmfremitus rechts etwas stärker als links. Unter pathologischen Verhältnissen ist Voraussetzung für sein Zustandekommen, daß die entsprechenden Bronchien nicht verstopft sind. Verstärkter Pectoralfremitus kommt vor bei Verdichtung des Lungengewebes (Infiltrate bzw. Kavernen); Verminderung oder Fehlen desselben findet sich bei Flüssigkeit im Pleuraraum, bei Pneumothorax und bei Verlegung der großen Bronchien. Diagnostisch verwertbar ist jedoch die Abschwächung im allgemeinen nur, wenn sie einseitig besteht. Auf beiden Seiten ist das Stimmschwirren schwach bei Frauen und Kindern (s. oben), bei kraftlosen Individuen und solchen mit dickem Fettpolster.

Röntgenuntersuchung. Man unterlasse nie, vor der Photographie auch eine Durchleuchtung (sowohl dorsoventral wie ventrodorsal und frontal) vorzunehmen. Die beiden Lungenfelder, die von den Rippenschatten durchzogen sind und median an den Mittelschatten (Herz + Gefäßband) angrenzen, zeigen eine feine netzartige oder marmorige Zeichnung (Anwendung weicher Röhren!). Im Bereich der Lungenwurzel sieht man ferner beiderseits eine den sog. Hilusschatten bildende baumartige Verzweigung, die rechts in größerem Umfang als links sichtbar ist und sich nach oben und vor allem nach unten reiserbesenartig ausbreitet. Normal wird der Hilusschatten mit seinen radiären Ausläufern von den Bronchien und den Lungengefäßen gebildet. Erstere erkennt man zum Teil als helle doppelkonturierte Stränge oder auf dem Querschnitt als Kreise oder Ovale mit hellem Zentrum. Infolge der Überkreuzung der genannten Gebilde sieht man außerdem an einzelnen Stellen circumscripte Schattenbildung ohne pathologische Bedeutung. Die Darstellung der normalen Hilusdrüsen ist in der Regel nicht möglich. Dort findet man bei gesunden Erwachsenen häufig umschriebene, infolge von Anthrakose oder Verkalkung sichtbare Drüsenschatten ohne pathologische Bedeutung. Sehr wichtig sind die auf dem Schirm wahrnehmbaren normalen Veränderungen bei der Atmung. Bei der Einatmung sieht man neben der Erweiterung der Intercostalräume eine Aufhellung der Lungenfelder, am stärksten in den basalen Abschnitten. Hustenstöße bewirken Aufhellung auch der Spitzenfelder, wobei man auf Unterschiede beider Seiten zu achten hat. Man beobachte ferner die Form des Zwerchfells, speziell den Stand beider Hälften, von denen die rechte normal etwas höher als die linke steht. Bei emphysematösem Thorax verläuft das Zwerchfell mehr horizontal, bei asthenischem Habitus fällt es steil nach beiden Seiten ab. Stark entwickelte Brüste können Schattenbildung der unteren Lungenabschnitte vortäuschen; man hebe daher bei der Durchleuchtung die Mammae in die Höhe. Während der Atmung kontrolliert man, ob beim Tiefertreten beide Hälften des Zwerchfells sich gleichmäßig verhalten oder ob die eine bei der Atmung zurückbleibt, ferner ob beiderseits eine ausgiebige Entfaltung der Komplementarräume erfolgt. Bei pleuritischen Adhäsionen kann tiefe Inspiration mitunter eine zeltförmige Zipfelbildung der einen Zwerchfellkuppel bewirken. Abnorme Trübung der Lungenfelder in toto beobachtet man bei Stauung im kleinen Kreislauf, umgekehrt eine Aufhellung bei Emphysem. Eine große Verbesserung in der Darstellung feinerer Details der Lungenzeichnung und insbesondere der Trennung der bei der gewöhnlichen Röntgenphotographie (Summationsbild) optisch sich deckenden Strukturen stellen die sog. *Röntgenschichtaufnahmen (Tomographie)* dar. Mit Hilfe der Tomographie lassen sich vor allem Hohlraumbildungen und Einengungen des Bronchiallumens in einer den Patienten nicht belastigenden Weise erkennen. Auch die Tiefenbestimmung krankhafter Prozesse wird hierdurch möglich. Ferner wendet man zur Darstellung von Passagehindernissen oder Erweiterungen im Bronchialbaum die *Bronchographie* an, d. h. die Füllung der Bronchien mit Kontrastmitteln, z. B. mit Perabrodil oder Joduron.

Für chirurgisch angehbare Krankheitsherde genügt nicht allein die Bestimmung, in welchem Lungenlappen sie gelegen sind, sondern es muß oft die Lokalisation innerhalb des einzelnen bronchopulmonalen Segments diagnostiziert werden. Die Anzahl der Segmentbronchien entspricht derjenigen der Lungensegmente. Die Bezeichnung der Segmentbronchien ist nach der Londoner Nomenklatur von 1949 festgelegt.

Ein besonders wertvolles diagnostisches Verfahren, zumal zur Feststellung einer Bronchialtuberkulose, ist die *Bronchoskopie*.

Unter Zuhilfenahme bestimmter *Funktionsprüfungen der Lungen* (BRAUERsche Schule, KNIPPING u. a.) ist es möglich, auch feinere und auf anderem Wege nicht faßbare Anomalien der Atmung und ihre Beziehungen zum Zirkulationsapparat aufzuhellen. Die Methodik beruht auf der Kombination einer exakten Spirometrie (s. S. 249) bei genau dosierter Arbeitsleistung (Ergometrie) mit der Analyse der Blutgase, insbesondere des Sauerstoffgehaltes des Blutes (Voraussetzung ist natürlich ein intakter Zirkulationsapparat). Ein solches „*Spirogramm*" orientiert über die einzelnen Faktoren der Atmung und den Grad der Arterialisierung des Blutes und gibt einen Einblick in vorhandene Störungen, die mitunter auf anderem Wege nicht ohne weiteres zu ermitteln sind, und ermöglicht ein Urteil über den Grad der bei einem bestehenden Lungenleiden verbliebenen Arbeitsfähigkeit sowie schließlich über die Zulässigkeit schwerer Operationen am Thorax (Plastiken usw.).

Krankheiten der Bronchien

Akute Bronchitis (Tracheobronchitis)

Der akute Bronchialkatarrh ist ein häufiges Leiden. Er entwickelt sich in der Regel im Anschluß an einen Katarrh der oberen Luftwege, auch im Zusammenhang mit Nebenhöhleneiterungen, und ist dann meist von katarrhalischer *Tracheitis* begleitet (Tracheobronchitis). In den meisten Fällen ist die akute Bronchitis eine bakteriell- oder virusbedingte Krankheit, wobei der Faktor Erkältung die Disposition zur Erkrankung schafft. Auch Verminderung der allgemeinen Widerstandskraft durch andere Infekte oder konsumierende Leiden kann von Bedeutung sein. So entwickelt sich beispielsweise eine Bronchitis oft sekundär im Gefolge von Grippe, Masern, Typhus, Keuchhusten, Fleckfieber. *Chemische* Reize (Dämpfe von Chlor, Brom, salpetriger Säure, Äthernarkose usw.), ferner Einatmung von Staub kommen gelegentlich als auslösende Momente in Betracht. Endlich kann eine akute Bronchitis als Exacerbation eines chronischen Bronchialkatarrhs auftreten.

Die *Beschwerden* sind, abgesehen von allgemeiner Abgeschlagenheit und Mattigkeit und den Zeichen eines oft vorhandenen Katarrhs der oberen Luftwege mit Schnupfen, Heiserkeit usw., ein trockener Reizhusten, der bei gleichzeitiger *Tracheitis* von einem, bisweilen sehr quälenden Gefühl von Kratzen und Wundsein im Bereich der Luftröhre, d. h. unterhalb des Kehlkopfs und im Jugulum bis hinter das Sternum begleitet ist. Der quälende Husten ist bei stärkerem Katarrh sehr anstrengend; er wird durch kalte Luft, Rauch und Staub verstärkt. Leichte Temperaturerhöhung ist oft vorhanden. Stärkere Dyspnoe fehlt. Während der ersten Tage besteht kein Auswurf oder es finden sich nur Spuren eines zähen schleimigen Sputums. Vom dritten Tage ab pflegt der Auswurf reichlicher zu werden und eine schleimig-eitrige Beschaffenheit zu zeigen.

Der *objektive* Befund an den Lungen kann völlig negativ sein, insbesondere fehlt stets Änderung des Perkussionsschalles und des Atemgeräusches. Bei Beschränkung des Katarrhs auf die großen Bronchien vermißt man auch Rasselgeräusche. Bei Beteiligung der mittleren und feineren Bronchialäste hört man bei spärlichem und zähem Sekret Schnurren, Pfeifen und Giemen (Rhonchi sibilantes), und zwar hauptsächlich exspiratorisch. Bei reichlicherem Sekret finden sich feuchte, *nicht* klingende Rasselgeräusche. Dieselben sind groß- bzw. mittelblasig bei Katarrh der gröberen, feinblasig bei Beteiligung der feineren Bronchien. Charakteristisch ist bei der unkomplizierten Bronchitis, daß der Befund sowohl über beiden Lungen wie über den einzelnen Teilen derselben ungefähr der gleiche ist.

Finden sich die genannten katarrhalischen Erscheinungen nur über einer umschriebenen Stelle, so handelt es sich nicht um einfache Bronchitis, sondern einen anderen Prozeß (Lungenspitzenkatarrh, Bronchiektasien usw. vgl. unten). Zu dieser Annahme berechtigt namentlich längeres Bestehen der Veränderungen.

Der *Verlauf* der Krankheit richtet sich nach der Konstitution des Patienten und hängt ferner davon ab, ob die Lunge im übrigen intakt ist. Sieht man von besonderen Fällen, wie z. B. der oft schwer verlaufenden Grippebronchitis ab, so überwinden kräftige und sonst gesunde Individuen den Katarrh oft in einer Reihe von Tagen bis zu einigen Wochen. Bei geschwächten Personen, im Greisenalter, bei Herzleiden sowie Kyphoskoliose ist er eine ernste Erkrankung, desgleichen bei schon vorher bestehenden anderweitigen Lungenerkrankungen. Die Gefahr besteht in dem Übergreifen auf die Bronchiolen und in der Entstehung von Bronchopneumonien (vgl. S. 271).

Therapie s. S. 259.

Chronische Bronchitis

Chronischer Bronchialkatarrh kann sich aus einer akuten Bronchitis entwickeln, namentlich wenn dieselbe mehrfach rezidiviert. Häufiger entwickelt er sich von vornherein schleichend. Bedingungen hierfür sind teils die dauernde Einwirkung von chemischen oder mechanischen Reizen (Berufskrankheit bei Gewerben, die mit Staubbildung einhergehen: Müller, Bäcker, Kohlen-, Woll- und Steinbrucharbeiter, Schleifer), ferner Stauungszustände im kleinen Kreislauf — hier ist die Bronchitis oft das erste Zeichen beginnender Herzinsuffizienz —, chronische Nierenleiden, Potatorium, starkes Rauchen mit Inhalation des Rauchs, weiter Kyphoskoliose sowie andere mechanische, die normale Ventilation der Lungen hindernde Momente (Pleuritis adhaesiva usw.). Bezüglich des Zusammenhanges der Bronchitis mit Emphysem vgl. S. 264. Bisweilen stellt das Leiden das Residuum einer Erkrankung im Kindesalter, speziell von Keuchhusten oder Masern dar.

Anatomisch besteht Hyperämie der Bronchialschleimhaut teils mit Schwellung, teils mit Atrophie derselben, d. h. Veränderungen, die im Gegensatz zur akuten Bronchitis nur teilweise rückbildungsfähig sind. In den unteren Lungenabschnitten entwickeln sich oft Bronchiektasen (s. S. 260).

Die *Beschwerden*, wie Husten, Auswurf, Atemnot treten hauptsächlich während der schlechten Jahreszeit in Erscheinung und können im Winter so weit exacerbieren, daß der Patient ans Bett oder wenigstens ans Zimmer gefesselt ist, während sie im Sommer sich verringern oder vorübergehend sogar verschwinden. So kann es viele Jahre gehen, bis der Kranke einer Bronchopneumonie oder infolge von fortschreitendem Emphysem und konsekutiver Überanstrengung des rechten Ventrikels einer Herzinsuffizienz erliegt.

Die chronische Bronchitis verläuft oft fieberlos; nicht selten sind jedoch zeitweise leichte Temperatursteigerungen vorhanden, namentlich bei Sekretstauung. Der physikalische Befund verhält sich im allgemeinen wie der bei akuter Bronchitis beschriebene. Dämpfungen fehlen, dagegen kann der Klopfschall über den hinteren unteren Partien geringe Tympanie zeigen; auch stehen nicht selten die unteren Grenzen etwas tiefer. Das Atemgeräusch ist stets vesiculär, oft aber etwas abgeschwächt. Die Rasselgeräusche sind teils trocken, teils feucht, und zwar groß- und mittelblasig, jedoch wie bei der akuten Bronchitis niemals klingend.

Es gibt *verschiedene Formen* der chronischen Bronchitis:

Der sog. *trockene Katarrh* ist ausgezeichnet durch trockenen Husten und Expektoration von geringen Mengen zähen Schleims, hauptsächlich morgens; derselbe enthält oft sagokornartige Klümpchen, mikroskopisch häufig Kohlepigment sowie Myelintropfen und nur wenig Leukocyten. Oft besteht Atemnot, bisweilen mit asthmaartigen Anfällen. Über beiden Lungen hört man lautes Giemen und Pfeifen, dagegen keine feuchten Rasselgeräusche. Emphysem sowie Herzinsuffizienz sind häufige Folgeerscheinungen.

Die *mukopurulente Form*, deren Prädilektionsort die unteren Lungenabschnitte sind, zeigt reichlicheren Auswurf, weniger Atemnot. Auscultatorisch finden sich reichlich grob-

und mittelblasige, nicht klingende Rasselgeräusche, namentlich hinten unten beiderseits. Diese Form kann sich aus dem trockenen Katarrh entwickeln.

Der sog. *Bronchoblennorrhoe* liegt eine Schleimhautatrophie der Bronchien, oft mit Erweiterung derselben zugrunde. Es wird massenhaft dünnflüssiges, fast rein eitriges, nicht fötides Sputum entleert, das in der Spuckschale konfluiert und in größeren Mengen oft Dreischichtung zeigt. Das in der Regel sehr chronische Leiden bewirkt oft schließlich eine allgemeine Schädigung des Körpers mit Hinfälligkeit, Anämie und Kachexie.

Bei der seltenen *Bronchitis pituitosa* werden große Mengen eines dünnen schaumigen Sputums entleert, das demjenigen bei Lungenödem (vgl. S. 164) gleicht, sich von diesem aber durch den geringen Eiweißgehalt unterscheidet (Ferrocyankaliumprobe am Filtrat des mit Essigsäure gefällten Sputums). Oft treten der Husten sowie die Atemnot anfallsweise, zum Teil unter dem Bilde des Asthmas auf, sog. *Asthma humidum*. Auch können Patienten mit echtem Asthma diesen Zustand zeigen. In einzelnen Fällen dürften nervöse Einflüsse (N. vagus) eine Rolle spielen. Dem Bronchialasthma nahestehend ist die sog. *eosinophile Bronchitis*, ein chronisch rezidivierender Katarrh mit zahlreichen Eosinophilen im Sputum, zum Teil auch mit Vermehrung dieser Zellen im Blut.

Infolge von Schrumpfung benachbarter anthrakotischer Lymphdrüsen kommt es namentlich in höherem Alter nicht selten zur Verengerung oder Verziehung des Lumens mittlerer und kleiner Bronchien (sog. *Bronchitis deformans*) mit konsekutiver Bronchiektasenbildung (vgl. S. 260), namentlich im Bereich der Lungenspitzen. Dies fördert gelegentlich das Haften von Tuberkelbacillen dortselbst.

Die *Prophylaxe* der chronischen Bronchitis besteht vor allem im Schutz vor Staub, Rauch, Witterungsschädlichkeiten sowie vor körperlicher Überanstrengung, daneben in vorsichtig durchgeführter Abhärtung.

Therapie s. S. 259.

Capillarbronchitis (Bronchiolitis)

Das Hinabsteigen eines Bronchialkatarrhs bis in die feinsten Bronchien kommt häufig bei kleinen Kindern vor, bei Erwachsenen dagegen nur unter besonderen Umständen, so im Greisenalter, bei konsumierenden Krankheiten, wie Typhus, Sepsis usw., und mitunter bei Grippe. Es besteht heftiger Husten und infolge von Verlegung zahlreicher feinster Bronchialäste hochgradige Atemnot (Zuhilfenahme der Auxiliarmuskeln, bei Kindern Nasenflügelatmen sowie inspiratorische Einziehungen am Thorax). Infolge der erschwerten Exspiration entwickelt sich bald Lungenblähung mit tympanitischem Klopfschall (Schachtelton) Tiefstand der Grenzen, sowie speziell bei Kindern Erweiterung des Brustkorbes. Neben Giemen und Schnurren hört man reichlich feuchte, kleinblasige Rasselgeräusche. Bei völligem Verschluß der Bronchiolen ist das Atmungsgeräusch aufgehoben; auch kommt es namentlich in der kindlichen Lunge zur Entwicklung von *Atelektasen*, d. h. Herden, in denen die Luft vollkommen resorbiert ist. Der nicht reichliche Auswurf ist schleimig-eitrig. Meist besteht hohes Fieber. Nicht selten schließen sich Bronchopneumonien an. Therapie s. unten.

Die seltene **akute Bronchiolitis obliterans** entwickelt sich mitunter nach Einatmung ätzender Dämpfe (Kampfgase usw.) und verläuft unter Fieber, stärkerer Dyspnoe und Cyanose meist letal. Der Auswurf ist oft hämorrhagisch. Der Lungenbefund ergibt zunächst reichliche Rasselgeräusche. Das Röntgenbild erinnert an das der Miliartuberkulose (vgl. S. 108). Wird das akute Stadium überwunden, so kommt es zu ausgedehntem narbigem Verschluß der Bronchiolen.

Therapie s. unten.

Bronchitis fibrinosa resp. pseudomembranacea

Ausscheidung von Fibrin in die Bronchien mit Bildung von Pseudomembranen kommt *sekundär* bei schwerer Diphtherie sowie bei Pneumonie vor. Die selbständige *primäre* fibrinöse Bronchitis ist eine seltene Erkrankung, die in *zwei* Formen auftritt.

Bei der *akuten Form* stellen sich unter Fieber (bisweilen Schüttelfrost) hochgradige Atemnot mit Erstickungsgefühl sowie krampfartiger Husten ein, der im Gegensatz zu der nach Larynxdiphtherie deszendierenden fibrinösen Bronchitis nicht heiser und, mitunter erst nach mehreren Tagen, mit Expektoration der charakteristischen Bronchialgerinnsel einhergeht. Diese stellen derbe, verzweigte, zum Teil rohrenförmige Bronchialabgüsse aus Fibrin dar. Zugleich wird ein zum Teil hämorrhagisches, später schleimig-eitriges Sputum entleert. Der objektive Lungenbefund kann völlig negativ sein oder abgeschwächtes Vesiculäratmen zeigen. Die Ätiologie (wohl infektiöser Art) ist unbekannt.

Von der akuten Form prinzipiell verschieden ist die *chronisch-rezidivierende Form*. Man findet sie bei Individuen mit exsudativer Diathese in der Anamnese und Neigung zu chronischen Reizzuständen der Haut. Sie verläuft in anfallsweise ohne Fieber auftretenden asthmaähnlichen Zuständen, bei welchen aus Schleim (nicht aus Fibrin) bestehende Bronchialabgüsse entleert werden, die oft CHARCOT-LEYDENsche Krystalle (S. 263) enthalten. Im Blut sind die Eosinophilen vermehrt. Die Krankheit kann sich über viele Jahre erstrecken.

Therapie s. S 260.

Therapie der akuten und chronischen Bronchitis und Bronchiolitis

Bei *akutem Katarrh* Bettruhe sowie *Schwitzprozeduren*, z. B. mittels heißer Getränke (heiße Milch mit Emser Salz, Species pectoral., Glühwein) sowie Aspirin. Sehr wirksam ist die Applikation feuchter Brustwickel nach PRIESSNITZ, 3mal täglich 2 Stunden ein nasses Handtuch um Brust und Rücken, darüber Flanell; kein BILLROTH-Batist dazwischen!); sie sind fest anzulegen und dürfen sich nicht lockern; bisweilen ist Zusatz von Spiritus zum Wasser von Vorteil. Bei stärkerer Atemnot haben *Senfpflaster* oder bei schweren Zuständen *Senfwickel* wohltuende Wirkung: 0,5 kg frisches Senfmehl wird in einer Waschschüssel mit 1 Liter warmen Wassers (unter 70°) bis zur Entwicklung von starkem Senfgeruch zu einem Brei verrührt, der auf ein Handtuch aufgestrichen und mit einer Mullschicht bedeckt wird. Man läßt den Wickel so lange liegen (einige Minuten), bis starkes Brennen und Rötung der Haut, aber noch keine Blasenbildung entsteht, reinigt die Haut von etwa anhaftenden Senfkörnern mit Öl und kann hinterher evtl. noch einen gewöhnlichen Prießnitz anlegen. Die Wirkung zeigt sich sofort in der freieren Atmung und im Schwinden des Oppressionsgefühls. Bei Kindern und Greisen mit Bronchiolitis empfehlen sich immer Sulfonamide oder Antibiotica. Bei Kindern können *Senfbäder* (200 g Senfmehl werden in einem Beutel in die Badewanne gehangt oder 50,0 g Senfspiritus dem Bade zugesetzt) angewandt werden. Bei gleichzeitigem Katarrh der oberen Luftwege *Inhalation* mit 0,5—1%iger NaCl-Lösung oder Emser Wasser (bzw. 1 Messerspitze Salz auf 100,0). In allen Fällen ist für die *Anfeuchtung der Luft* zu sorgen, am besten durch den sog. Bronchitiskessel, evtl. mit Zusatz von Ol. Terebinth. Bei mangelhafter Expektoration und vorhandenem Sekret sind *Expektorantien* erforderlich: z. B. Mixt. solvens (Ammon. chlorat., Liq. Ammon. anisat., Succ. liquirit.) 2stündlich 1 Eßlöffel oder Infus. Ipecac. 0,5:150,0, Sirup. simpl. 20,0 3stündlich 1 Eßlöffel; ferner Infus. Fol. Jaborandi 2,0 : 150,0 sowie Decoct. Rad. Senegae 10,0 : 150,0, Sir. simpl. 20,0 2stündig 1 Eßlöffel. Als Ersatz für Rad. Senegae kommen in Betracht: Infus. Rad. Primulae officin. (3%) oder Extr. Primulae fluid. mehrmals täglich 20 Tropfen sowie Decoct. Radic. Saponariae 10,0 : 150,0. Bei quälendem Reizhusten ohne Sekret (trockene Rasselgerausche) Codein. phosphor. 0,02 1—2mal täglich, oder Dicodid 0,01, Acedicon 0,005, Paracodin 0,01 oder Pulv. Ipecac. opiat. 0,2, sach. lact. 0,3 (DOWERsches Pulver) 1—2mal täglich 1 Pulver, evtl. Verstärkung dieser Mittel durch Luminal (3—4mal täglich 0,02), ferner Ephetoninhustensaft (enthält Dionin) 3—5mal täglich ½—1 Eßlöffel, dagegen möglichst *kein* Morphium.

Bei der *chronischen Bronchitis* ist die Behandlung etwaiger Nasennebenhöhlen- bzw. Rachenaffektionen erforderlich; ferner vorsichtige Abhärtung sowie Vermeiden der bekannten Schädlichkeiten, u. a. auch des Rauchens. Brustwickel (s. oben) sind zur Schonung der Haut mit Unterbrechungen anzuwenden; empfehlenswert sind elektrische Lichtbäder. Die *medikamentöse Therapie* ist verschieden je nach dem Verhalten der Sekretion. Bei trockenem Katarrh evtl. Jodkalium 3mal täglich 0,1—0,25 sowie Ipecac. (s. oben) oder Mixt. solvens. Bei profuser Sekretion sind die Balsamica indiziert: Ol. terebinth. 3mal täglich 15 Tropfen in Milch oder Terpinhydrat 3mal täglich 2 Pillen zu 0,1 oder Kreosot. carbon. in Gelatinekapseln 2,0—6,0 pro die. Gut bewährte sich das injizierbare Guajacolpräparat Anastil (jeden 2. oder 3. Tag je 1 ccm = 0,05 Guajacol intramuskulär, bis zu 10 Injektionen). Sehr zweckmäßig ist auch die *Inhalation* von balsamischen Mitteln (Eucalyptus), die jedoch nur in Form sehr fein verteilter Nebel in die tieferen Luftwege einzudringen vermögen (z. B. durch den SPIESSschen Vernebler). Die Balsamica sind auch besonders bei fötider Bronchitis empfehlenswert. Bei kräftigen Individuen empfiehlt sich zur Einschränkung der Sekretion der Versuch einer starken Verminderung der Flüssigkeitszufuhr in Form einer Durstkur, z. B. SCHROTHsche Trockendiät (vgl. S. 557), die aber möglichst NaCl-arm sein muß und die man periodenweise für mehrere Tage verordnet. *Brunnen- und Inhalierkuren* in Reichenhall, Ems, Soden i. T.; Schwefelquellen: Nenndorf, Bentheim; *klimatische Kuren*: Wiesbaden, Baden-Baden, Oberitalien, Riviera, Nordafrika (Wüstenklima). Wichtig sind auch die Regelung der Darmtätigkeit, insbesondere Bekämpfung der Obstipation, ferner speziell bei älteren Leuten sowie bei Kyphoskoliose usw. dauernde Kontrolle des Herzens, evtl. kleine Digitalisdosen. Bei *alten Leuten* ist längere Bettruhe gefährlich wegen der Neigung zu hypostatischer Pneumonie, sie sind daher frühzeitig aus dem Bett in einen Lehnstuhl zu setzen. Anwendung der

Narkose ist bei Bronchitis gefährlich (Äther ist streng kontraindiziert); wenn möglich ist vor einer Operation zuerst die Bronchitis zu beseitigen. Bei *sekundärer* Bronchitis (Herzfehler, Nierenleiden) richtet sich die Therapie gegen das Grundleiden.

Bei *Bronchitis fibrinosa* versuche man Inhalationen von Aqua Calcariae sowie bei kräftigem Herzen die Anwendung von Brechmitteln (z. B. Apomorphin. hydrochlor. 0,005—0,01 subcutan). Sauerstoffbeatmung ist oft erforderlich, manchmal ist Ephedrin von Nutzen. Bei chronischer Bronchitis pseudomembranacea kann Arsenbehandlung (z. B. Liquor arsenic. Fowleri, Aq. Amygd. amar. āā, langsam steigend bis 3×10 Tropfen) von Vorteil sein.

Bronchiektasen (Erweiterung der Bronchien)

Erweiterung der Bronchien ist stets, von den seltenen Fällen *angeborener* Bronchiektasen abgesehen, Folgezustand eines anderen Grundleidens der Bronchien oder Lungen. *Anatomisch* sind zu unterscheiden *zylindrische* oder *diffuse* und *sackförmige* oder *circumscripte* Bronchiektasen.

Die *zylindrischen Bronchialerweiterungen* pflegen über größere Abschnitte beider Lungen ausgebreitet zu sein. Sie befallen die mittleren und feineren Bronchien und gehen mit Atrophie der Schleimhaut einher; sie finden sich bei der bronchoblennorrhoischen Form der Bronchitis (s. S. 258). Klinisch kann man ihr Vorhandensein bei Bronchoblennorrhoe höchsten vermuten.

Die *sackförmigen Bronchiektasen*, die sich auf einen bestimmten Lungenabschnitt beschränken, sind wesentlich häufiger. Die Erweiterung der Bronchien entsteht hier dadurch, daß das benachbarte Lungengewebe einer Schrumpfung verfällt, wobei es einen allseitigen Zug auf die Wand der Bronchien ausübt. Das ist der Fall bei chronischen Entzündungsprozessen der Lunge mit Ausgang in Karnifikation, bei Bronchitis deformans (S. 258) sowie bei denjenigen schweren Fällen von Pleuritis adhaesiva, die mit bindegewebiger Verödung des benachbarten Lungengewebes einhergehen. Die Wand der Bronchiektasen zeigt hochgradige Atrophie der Schleimhaut (Umwandlung des Cylinder- in Pflasterepithel), der elastischen Elemente sowie des Knorpels, so daß ein schlaffer, dünnwandiger Sack resultiert; oft sind die Blutgefäße stark erweitert; in anderen Fällen ist die Wand hypertrophisch. Nicht selten finden sich schließlich auch Ulcerationen der Schleimhaut. Meist ist die Erkrankung einseitig, sie befällt mit Vorliebe die unteren Lungenlappen, häufiger den linken.

Die *Beschwerden* lassen sich nicht selten bis in die Jugend zurückverfolgen, indem, wie die Patienten angeben, nach einer Pneumonie, besonders nach einer Bronchopneumonie im Gefolge von Masern, Keuchhusten, Grippe oder nach Pleuritis der Husten nicht mehr völlig geschwunden ist und im Laufe der Jahre der Auswurf an Menge zugenommen hat. *Charakteristisch* für Bronchiektasen sind die, besonders morgens, auftretenden heftigen Hustenanfälle, die mit Entleerung großer Massen eines rein eitrigen Sputums einhergehen. Diese sog. „maulvolle" Expektoration erfolgt bezeichnenderweise besonders bei bestimmten von der Lokalisation der Bronchiektase abhängigen Lagen des Oberkörpers, die der Patient im Laufe der Zeit einzunehmen lernt, um sich von dem Auswurf zu befreien.

Das fade-süßlich riechende *Sputum* zeigt im Glase Dreischichtung, zuoberst eine schaumigschleimige Schicht, in der Mitte trübe Flüssigkeit und als Bodensatz Eiter. Infolge der Anwesenheit von Fäulniserregern ist der Auswurf häufig faulig zersetzt, so daß dann der Atem und das Sputum einen widerlichen Gestank verbreiten. Der Bodensatz des Sputums enthält oft sog. Dittrichsche Pfröpfe, weißlichgelbe, stecknadelkopf- bis erbsengroße stinkende Bröckel, die beim Zerreiben mikroskopisch Bakterien, Fettsäurenadeln (die im Gegensatz zu den elastischen Fasern in der Wärme schmelzen) sowie mit Jod sich violett färbende Leptothrixfäden zeigen. Nicht selten sind Blutbeimengungen im Sputum.

Häufig kommt es auch zu stärkerer *Hämoptoe*, die eine Tuberkulose vortäuschen kann. Der objektive *Lungenbefund* zeigt starken Wechsel der Erscheinungen je nach der Sekretfüllung der Bronchien. Bezeichnend für die Bronchiektase ist das dauernde Vorhandensein von feuchten Rasselgeräuschen an einer circumscripten Stelle (meist im Unterlappen). Dieselben können bei Infiltration des benachbarten Lungengewebes klingend sein, wobei oft gleichzeitig Bronchialatmen sowie mitunter Dämpfung mit Tympanie bestehen kann. Je nach dem Füllungszustand der Bronchien wechselt auch der Auscultationsbefund, namentlich bezüglich der Intensität des Atmungsgeräusches und der Rasselgeräusche. Kavernensymptome (vgl. S. 282) fehlen. Im *Röntgenbild* ist die befallene Partie meist verschattet.

Fieber kann bei Bronchiektasen vollkommen fehlen; bei Sekretverhaltung sind jedoch oft Temperatursteigerungen vorhanden. Höhere Temperaturen deuten auf häufig vorkommende *bronchopneumonische* Prozesse in der Nachbarschaft der Bronchiektase mit oder ohne gleichzeitige *Pleuritis*. Lungengangrän als Komplikation kommt vor. Bei jahrelangem Bestehen der Erkrankung kann die dauernde Eiterung allgemeine *Amyloidose* (Nieren, Leber, Darm), Anämie und Kachexie bewirken; auch führt die Stauung im kleinen Kreislauf infolge von Verödung ausgedehnter Lungencapillarbezirke oft zu *Insuffizienz* des rechten Ventrikels. Gelegentlich beobachtet man bei Bronchiektasen metastatische *Hirnabscesse* sowie eitrige *Meningitis*. Oft beobachtet man, namentlich in Fällen, die sich in jugendliche Jahre zurückverfolgen lassen, kolbige Auftreibung der Endphalangen der Finger und Zehen mit entsprechender starker Krümmung der Nägel *(Trommelschlegelfinger)*, gelegentlich auch Epiphysenverdickung an den Knochen der Extremitäten sowie Schwellung und Schmerzhaftigkeit der Gelenke (sog. Ostéoarthropathie hypertrophiante pneumique von PIERRE MARIE). Spontane Heilungen von Bronchiektasen sind nicht zu erwarten.

Die **Diagnose** hat sich u. a. auf die oft charakteristische Anamnese zu stützen. Der physikalische Befund kann bei zentral gelegener Bronchiektase im Stiche lassen, hier hilft mitunter die Röntgenuntersuchung (Vergleich der Bilder vor und nach gründlicher Entleerung der Bronchiektasen). Vor allem ist die Heranziehung der Bronchographie (s. S. 255) von Vorteil, zumal zur genauen Lokalisation der Bronchiektasen. Diagnostisch sehr wichtig ist die Wirkung bestimmter Lagerung des Oberkörpers bzw. der sog. QUINCKEschen Schiefoder Hängelage auf die Expektoration: bei Tief- oder Seitenlagerung des Oberkörpers entleert der Patient große Mengen Sputum.

Therapie. Bei Fieber Bettruhe. Stets ist für ausgiebige Entleerung des Sekrets zu sorgen (am besten durch mehrmals täglich wiederholte entsprechende Lagerung, s. oben). Morphin ist zu meiden. Eventuell ist eine Durstkur zu versuchen (vgl. Bronchitis S. 259). Zur Verringerung der Sekretion und der Neigung zur fötiden Zersetzung Anwendung von Kreosotpräparaten (Guájacol, Anastil s. S. 259), ferner Inhalation von Terpentinöl (mit 2% Menthol) bzw. Eucalyptus- oder Latschenkiefernöl. Mit Hilfe der *Aerosolinhalation*, bei der vernebelte Medikamente in winziger Teilchengröße bis in die feinsten Bronchien einzudringen vermögen, können Antibiotica (Penicillin, Streptomycin, Aureomycin) in Anwendung gebracht werden. Neosalvarsaninjektionen sind angezeigt, wenn sich im Auswurf Fäulnisbakterien, Spirillen, und fusiforme Stäbchen finden. Sorgfältiges Vermeiden schädlicher Einflüsse, wie Staub, Rauch und Erkältung; empfehlenswert sind klimatische Kuren im Süden. In jedem Fall von Bronchiektasen muß die Frage geprüft werden, ob ein chirurgischer Eingriff (Lobektomie, Segmentresektion) durchführbar ist, denn nur hierdurch sind die aufgeführten mannigfachen Komplikationen sicher zu verhüten. Bei beginnendem Erlahmen des Herzens gebe man frühzeitig Digitalis bzw. Strophanthin.

Asthma bronchiale (Bronchialasthma)

Unter Bronchialasthma versteht man ein in Anfällen von hochgradiger Atemnot verlaufendes Leiden, das auf vorübergehender spastischer Kontraktion der feinen Bronchialäste sowie Schwellung und Sekretion der Schleimhaut derselben beruht.

Vieles spricht dafür, daß das Asthma auf abnormen Erregbarkeitsverhältnissen im Bereich des *N. vagus* beruht, die einen Bronchospasmus verursachen, wie denn auch vaguslahmende Pharmaca (Atropin) den Asthmaanfall zu beseitigen vermögen. In demselben Sinne läßt sich auch die besondere Art der Sekretion (s. unten) deuten, die in ähnlicher Form auch bei anderen vegetativen Neurosen, z. B. bei der Colica mucosa, vorkommt.

Konstitutionelle Momente spielen bei Asthma, wie die Anamnese fast in jedem Fall zeigt, eine sehr erhebliche Rolle. Asthmatiker stammen aus Familien, in denen Psycholabilität und vegetative Labilität, Migräne, Gicht, Heuschnupfen, Hautleiden (chronische Ekzeme, Urticaria, QUINCKEsches Ödem) oder exsudative Diathese vorkommen und an denen zum Teil die Patienten selbst leiden oder in der Kindheit gelitten haben. Nicht selten ist auch das Asthma selbst vererbt. Sehr häufig lassen sich Pneumonien sowie andere akute infektiöse Erkrankungen des Atmungsapparates eruieren, an die sich der erste Anfall anschloß. Zahlreiche Asthmatiker haben eine auffallend schmale, schlecht durchgängige Nase. Oft besteht ferner Schleimhautschwellung oder Hypertrophie der Muscheln. Häufig ist gleichzeitig Tuberkulose vorhanden.

Streng zu *trennen* ist das Bronchialasthma als selbständiges Leiden von den *sekundären* asthmaartigen Zuständen bei Insuffizienz des linken Herzens, Lungen- und Mediastinaltumoren, Urämie usw. In einem hohen Prozentsatz der Fälle ist als bedingender Faktor des Anfalls eine hyperergische Reaktion bei der Begegnung eines Antigens mit einem spezifischen Antikörper anzunehmen (vgl. S. 10 und 18), zumal beim experimentellen anaphylaktischen Schock des Meerschweinchens sowohl Bronchialmuskelkrampf mit Dyspnoe als auch lokale Eosinophilie in den Bronchien beobachtet wird. Die Antigene dringen, wie man annimmt, teils durch den Atmungs-, teils durch den Verdauungsapparat, teils durch die Haut ein. Zu ihnen gehören neben Klimaallergenen die verschiedensten *Staubarten* vegetabilischer und animalischer Herkunft (Blumen, speziell Veilchen und Primeln, Ipecacuanha, Heu, Mehl, Tierhaare, Staub in Pferdeställen, manche Matratzenfüllungen u. a. m.), gewisse *Nahrungsmittel* (Erdbeere, Eier, Weizen, Hafer usw.), ferner gewisse Anilinfarbstoffe, wie das Ursol (als Ursache des Asthmas bei Fellfärbern), auch Arzneistoffe und Bakterientoxine. In manchen Fällen leiden die Asthmatiker gleichzeitig an *Heuschnupfen* (vgl. S. 241) und bekommen ihre Anfälle unter den gleichen Umständen wie diesen. Bisweilen gelingt es, eine Überempfindlichkeit durch *Cutanimpfungen* mit den entsprechenden Substanzen nachzuweisen. Es muß aber betont werden, daß ein gewisser Prozentsatz der Fälle weder anamnestisch noch auf Grund der Allergenproben eine allergische Genese erkennen läßt. Nicht selten sind seelische Inhalte im Bedingungskomplex von Asthmaanfallen zu eruieren.

Krankheitsbild. Das Leiden beginnt mitunter schon in der Kindheit, in zahlreichen Fällen jedoch erst später. Zum Teil sind die Patienten, zumal die jugendlichen, typische Astheniker mit zartem Knochenbau und mangelhaftem Fettpolster; sehr häufig sind Zeichen nervöser Erregbarkeit vorhanden. In anderen Fällen besteht pyknischer Habitus. Bei solchen Kranken stellt sich dann später vielfach eine Kombination von bronchialem und kardialem Asthma ein, zumal wenn eine Neigung zur essentiellen Hypertonie besteht. Zahlreiche Patienten fühlen sich in der Zeit zwischen den Anfällen völlig gesund. Der *Anfall* selbst tritt oft ganz unerwartet ein, in anderen Fällen mit gewissen Vorboten, wie Reizzuständen in der Nase, im Kehlkopf, Beklemmungsgefühl usw., mit Vorliebe des Nachts. Der Patient erwacht plötzlich mit starkem Beklemmungs- und Angstgefühl sowie hochgradiger Atemnot, die ihn zwingt, aufrecht im Bett zu sitzen (Orthopnoe) oder sogar dasselbe zu verlassen. Lautes expiratorisches Keuchen sowie giemende und pfeifende Geräusche während der Atmung machen den Anfall weithin kenntlich. Die Atmung ist deutlich verlangsamt und geschieht unter Zuhilfenahme der Atemhilfsmuskeln; es besteht Cyanose sowie starke Schweißabsonderung. Der Thorax ist erweitert, die Lungengrenzen stehen tief (tonische Starre der Zwerchfellmuskulatur?), die Lungen sind gebläht (Volumen pulmonum auctum), der Klopfschall zeigt Schachtelton (Tympanie), die absolute Herzdämpfung ist verkleinert. Über beiden Lungen hört man verlängertes Exspirium, das oft von den zahlreichen pfeifenden und schnurrenden Rasselgeräuschen vollkommen überdeckt ist. Die Dauer eines Anfalls schwankt zwischen $^1/_2$ Stunde und mehreren Tagen, bisweilen noch länger (Status asthmaticus). Gegen Ende des Anfalls tritt Husten und Expektoration von zähem glasigem Schleim ein, der für Asthma *charakteristische* Bestandteile zu enthalten pflegt:

1. Die CURSCHMANNschen *Spiralen*, d. h. mit bloßem Auge (besonders auf schwarzem Grunde) erkennbare spiralig gewundene Schleimfäden, die mikroskopisch oft einen helleren Zentralfaden erkennen lassen; 2. reichlich *eosinophile* Leukocyten[1]; 3. CHARCOT-LEYDENsche *Krystalle*, d. h. spitze Oktaeder, die sich zum Teil haufenweise hauptsächlich in gelblichen Faden oder hirsekornartigen Pfröpfen im Sputum finden. Die Krystalle sieht man gelegentlich auch im Sputum in der Zeit zwischen den Anfällen.

Fieber gehört nicht zum unkomplizierten Asthma. Der Puls ist im Anfall frequent und klein. Diagnostisch sehr wichtig ist eine Vermehrung der *Eosinophilen im Blut* oft schon in der anfallsfreien Zeit, vor allem aber in hohem Grade gegen Ende eines Anfalls, wogegen sie im Beginn desselben in der Regel vermindert sind.

Die Häufigkeit sowie die Intensität der Anfälle sind individuell, aber auch im einzelnen Falle sehr verschieden. Während viele Patienten in der Zwischenzeit völlig beschwerdefrei und leistungsfähig sind, leiden andere auch in dem Intervall an mäßigem Beklemmungsgefühl mit etwas Giemen und Pfeifen. Eine große Rolle spielt für die Anfallsbereitschaft bei einem Teil der Patienten die psychische Situation.

Die Asthmatiker haben oft ein kleines Herz und in der Regel einen niedrigen Blutdruck, zumindest außerhalb des Anfalls. Bei längerem Bestehen des Leidens geht die Lungenblähung nicht mehr zurück; es entwickelt sich allmählich ein Emphysem mit nachfolgender Hypertrophie des rechten Ventrikels. Asthmatiker neigen sehr zu Pneumonien.

Die **Prognose** ist bei dem in der Kindheit entstandenen Asthma günstiger, da es oft in späteren Jahren allmählich schwindet. Aber auch bei den später einsetzenden Formen pflegt im höheren Alter eine Abschwächung des Leidens einzutreten.

Diagnostisch sind vor allem der typische Sputumbefund sowie die Bluteosinophilie von Bedeutung. Die Atemnot bei Hysterie ist u. a. durch Tachypnoe (bei Asthma ist die Atmung verlangsamt!) und Vertiefung der Inspiration (bei Asthma besteht exspiratorische Dyspnoe) gekennzeichnet. Nicht leicht ist manchmal die Trennung von bronchialem und kardialem Asthmaanfall. Bei letzterem häufig Hochdruck, Coronarsklerose, Aortenklappeninsuffizienz, Nachweis von Herzfehlerzellen im Sputum.

Therapie. Im Anfall erweist sich als besonders wirksam Suprarenin ($^1/_2$—1 ccm der Stammlösung 1:1000 subcutan), zumal in Kombination mit Hypophysenhinterlappenextrakt (Asthmolysin). Bei älteren Kranken mit Blutdrucksteigerung sei man vorsichtig mit Adrenalin und bevorzuge Atropin. sulf. $^1/_4$—$^1/_2$ mg oder Papaverin 0,04 g subcutan. Auch Ephedrin und Ephetonin (0,05 g subcutan) sind oft erfolgreich. Bisweilen können intravenöse Injektionen von Eupaverin 0,03 vorteilhaft sein. Eine große Zahl von parenteral verabreichbaren Kombinationen sympathicuserregender und vagusdämpfender Substanzen sind im Handel und die Ansprechbarkeit der einzelnen Kranken auf die verschiedenen Mittel ist offenbar unterschiedlich. Leichtere Anfälle lassen sich nicht selten durch Aerosolinhalationen oder Inhalationen mittels eines Handzerstäubers beheben. Als Inhalationslösung kann beispielsweise die alte STAEUBLISCHE Mischung verwandt werden, bestehend aus I. Atrop. sulf. 0,1, Cocain. muriat. 0,25, Aq. dest. 10,0. II. Adrenalin-Stammlösung. 2 Tropfen der Lösung I und 18 Tropfen der Lösung II werden zerstäubt. Mehrere im Handel befindliche Fertigpräparate (Aludrin, Bronchovydrin, Glycirenan compos., Jerrofan) enthalten Adrenalin und Parasympathicolytica und eignen sich gleichfalls zur Inhalationsbehandlung. Asthma-Zigaretten, Fol. stramonii enthaltend, bzw. Asthma-Räucherpulver schaffen vielfach Linderung. Im schweren Status asthmaticus, der allen bisher aufgeführten Maßnahmen trotzt, kann die allgemein entzündungshemmende Wirkung des adrenocorticotropen Hormons (ACTH) des Hypophysenvorderlappens ausgenützt werden, sofern nicht gleichzeitig eine Tuberkulose, ein Diabetes oder eine Herzinsuffizienz bestehen. Auch das Nebennierenrindenhormon selbst (Cortison, Decortin) kann angewandt werden. Man gibt im Anfang eine täg-

---

[1] Vgl. eosinophile Bronchitis S. 258.

liche Dosis von 100 mg Depot-ACTH oder 200 mg Cortison, soll dann aber bald die Dosis verringern und sich auf kurze Behandlungszeiten beschränken. Diese u. U. lebensrettende Therapie ist ihrer Nebenwirkungen wegen jedoch nur unter klinischer Kontrolle empfehlenswert. Das gleiche gilt von der neuerdings empfohlenen Schlaftherapie mit Megaphen und Atosil in Verbindung mit Luminal. Hierbei muß sehr vorsichtig dosiert und der Kranke laufend überwacht werden. Morphium ist im Asthma bronchiale-Anfall streng kontraindiziert, auch Sauerstoffinhalationen bringen die Gefahr einer Beeintrachtigung der Erregbarkeit des Atemzentrums mit sich.

In der Zeit zwischen den Anfallen ist eine systematische Atemgymnastik und Reflexzonenmassage oft von Vorteil. Bei bestehender, gewöhnlich chronischer Bronchitis und etwa schon eingetretener Emphysembildung gelangen medikamentos Jodkali (Vorsicht bei Kropfträgern und Hyperthyreotikern!), Ammoniumchlorat, Ephedrin und Bulbus scillae (Leistungssteigerung des rechten Ventrikels!) zur Anwendung, etwa in der Form folgender Mixtur: Ephedrin 1,0, Infus. bulb. scill. 4,0/160,0, Kal. jodat 8,0, Ammon. chlorat. 6,0, Elixier. c. succ. liquir. ad 200,0, 3mal taglich 1 Eßlöffel. Die peroral einnehmbaren Praparate Combaludrin, Felsol, Puraeton E, Taumasthman und mehrere andere im Handel stehende Antiasthmatica bewahren sich bei den verschiedenen Patienten in unterschiedlicher Weise. In allen Fallen kontrolliere man die Nase auf Durchgangigkeit bzw. Reflexpunkte, deren Reizung mitunter einen Asthmaanfall auslost. Cocainisierung oder Durchschneidung des N. ethmoidalis oder Beseitigung von Wucherungen in der Nase kann in manchen — keineswegs in allen — Fallen gunstig wirken. Etwaige Fokalherde sollen beseitigt werden. Mit der Anwendung sog. allergenfreier Kammern (die Luft wird hier filtriert) hat man gelegentlich Erfolge gesehen. Eine Desensibilisierungstherapie hat beim Asthma bronchiale wie auch bei anderen allergischen Krankheiten nur mitunter einen Effekt. Steigende Dosen des Allergens, sofern es bekannt ist, werden verabreicht. Natürlich ist dann aber in erster Linie die Ausschaltung des Allergens von Erfolg. Bei nicht ermitteltem Allergen kann man einen Versuch mit einer 5%igen sterilen Wittepeptonlösung machen (2mal wöchentlich je 0,1 allmählich steigend bis 0,5 ccm) oder, insbesondere bei Verdacht auf alimentäre Allergie, 0,5 Pepton sicc. per os 1 Stunde vor den Mahlzeiten. Gegenuber klimatischen Einwirkungen verhalten sich die Patienten sehr verschieden, einzelne fuhlen sich sogar am wohlsten in der Stadt. Bei anderen wirkt Hochgebirge bzw. die See günstig, wohl hauptsächlich wegen der Staubfreiheit der Luft; Asthmatikern aus dem Hochgebirge tut mitunter die See gut. Heilbäder: Ems, Reichenhall, Soden. Unter entsprechender Indikation, nämlich wenn eine Neurose als mehr oder weniger ausschlaggebend im Bedingungskomplex der Krankheit nachgewiesen werden kann, ist Psychotherapie manchmal von Erfolg. Kindliche Asthmafälle reagieren bisweilen auffallig gut auf eine Arsenkur, etwa mit der FOWLERschen Lösung.

Krankheiten der Lungen

Emphysem

Unter Emphysem versteht man einen Zustand dauernder Erweiterung der Lungenalveolen, der mit Atrophie der elastischen Elemente und dadurch bedingtem Elastizitätsverlust der Lunge einhergeht.

Je nachdem forcierte Inspiration oder erschwerte Exspiration ursächlich in Frage kommen, unterscheidet man *inspiratorisches* oder *exspiratorisches* Emphysem; ersteres entsteht bei länger dauernder Atemnot und lokalisiert sich an den unteren und seitlichen, letzteres in den oberen Lungenabschnitten. In der Regel handelt es sich um sog. *gemischtes* Emphysem.

Ursachen des Emphysems sind hauptsächlich chronische Bronchitis, speziell die trockene Form sowie alle dieselbe fördernden Momente (Staub, Tabakabusus, Potatorium), chronischer Husten und Bronchialasthma. Im höheren Alter kommt als weiterer ungünstiger Faktor die Abnahme der Elastizität der Rippenknorpel hinzu. Die Bedeutung mancher Berufe wie das Blasen von Musikinstrumenten oder das Glasblasen besteht darin, daß solche Betätigungen die weitere Verstärkung des konstitutionell bedingten Emphysems begünstigen. Das Leiden kommt meist erst nach dem 40. Jahr zur Geltung.

Die **anatomischen** Veränderungen sind sehr charakteristisch. Im Gegensatz zur normalen Lunge sinkt bei Eröffnung der Brusthöhle die emphysematöse Lunge nicht zurück, sondern bleibt wie ein Luftkissen stehen und überlagert den Herzbeutel; die freien Lungenränder sind abgerundet und zeigen ebenso wie die Lungenspitzen zum Teil blasenartige Auftreibungen. *Mikroskopisch* findet man Vergrößerung der Alveolen, von denen mehrere infolge der Atrophie der Wände zu größeren gemeinsamen Hohlräumen verschmolzen sind. Mit der Atrophie der Alveolarwände ist gleichzeitig eine ausgedehnte Verödung von Capillaren verbunden; auch findet sich oft eine ausgedehnte Arteriosklerose der feinen Äste der Lungenarterie. Aus der erheblichen Erschwerung des kleinen Kreislaufs erklärt sich die Hypertrophie und Dilatation des rechten Ventrikels.

Die *Beschwerden* bei Emphysem sind vor allem Atemnot bei jeder körperlichen Anstrengung. Infolge von Verminderung der Elastizität der Lunge ist die Exspirationskraft stark herabgesetzt; u. a. ist es charakteristisch, daß der Emphysematiker ein Licht nicht auszublasen vermag. Es besteht Herabsetzung der Vitalkapazität, Vermehrung der Residualluft sowie Verminderung der Komplementär- und Reserveluft (s. S. 249). Bei höheren Graden des Leidens kann die Störung der Exspiration gefährliche Formen dadurch annehmen, daß die Expektoration von Schleim aus den Bronchien unmöglich wird.

Der *objektive Befund* gestattet meist schon bei der Inspektion die Feststellung des Leidens: Ein dauernd in Inspirationsstellung erweiterter, stark gewölbter Brustkorb mit gehobenen Rippen, stumpfem epigastrischen Winkel und Vergrößerung des Sternovertebraldurchmessers; starkes Hervortreten der Auxiliärmuskeln, speziell des Sternocleido und der Scaleni, polsterartige Auftreibung der Supraclaviculargruben. Die Thoraxstarre verrät sich auch durch die auffallend geringe Differenz des Thoraxumfanges bei In- und Exspiration.

Der *Klopfschall* ist auffallend laut und tief (Schachtelton); Tiefstand der Lungengrenzen bis zum ersten Lendenwirbel und rechts vorn unten dicht bis an den Rippenbogen, Herabsetzung der Verschieblichkeit der Lungengrenzen. *Auscultatorisch* bestehen abgeschwächtes Vesiculäratmen und bisweilen verlängertes Exspirium, daneben fast stets trockene oder feuchte Rasselgeräusche infolge der Bronchitis.

Das *Röntgenbild* ergibt auffallend helle Lungenfelder, sowie dadurch bedingtes stärkeres Hervortreten der Hiluszeichnung[1], ein flaches, wenig ausgiebig bewegliches Zwerchfell, sowie oft in großer Ausdehnung verknöcherte Rippenknorpel. Emphysematiker machen meist einen vorzeitig gealterten Eindruck und leiden oft an starker Arteriosklerose. Die Herzdämpfung ist verkleinert, die Herztöne sind leise, P_2 ist oft akzentuiert; eine epigastrische Pulsation ist infolge des Zwerchfelltiefstandes häufig vorhanden.

Der *Verlauf* der Krankheit ist vor allem von dem Verhalten der Bronchitis und insbesondere von der Leistungsfähigkeit des Herzens abhängig. Emphysem mäßigen Grades ist eine nahezu regelmäßige, physiologische Begleiterscheinung des Alters. Die Krankheit pflegt sich auf viele Jahre zu erstrecken. Höhere Grade vom Emphysem machen den Patienten arbeitsunfähig, doch kann auch bei vorgerückteren Stadien bei Besserung der Bronchitis, insbesondere während der guten Jahreszeit vorübergehend ein leidlicher Zustand bestehen. Als Folge des chronischen Hustens sind Leistenbrüche auffallend häufig. Viele Kranke erliegen schließlich der zunehmenden Herzinsuffizienz; andererseits erreichen zahlreiche Patienten ein relativ hohes Alter. Bezüglich der Kombination von Emphysem mit Tuberkulose vgl. S. 283).

Die **Therapie** richtet sich sowohl gegen die ursächlichen Momente, die chronische Bronchitis, das Asthma als auch gegen die Lungenblähung selbst. Gegen letztere ist empfehlenswert eine systematische aktive und passive Atemgymnastik, wobei bei letzterer vor allem manuelle rhythmische Kompressionen der seitlichen und unteren Teile des Thorax während der Exspiration vorgenommen werden. Sehr wirksam ist die klimatische Behandlung (vgl. Therapie der Bronchitis S. 259), namentlich wenn sie konsequent jedes Jahr wiederholt wird. Ganz besonders wichtig in der Therapie des Emphysems ist die möglichst frühzeitige Behandlung der auf die Dauer nicht ausbleibenden Insuffizienz des rechten Herzens.

---

[1] Andererseits erklärt der starke Luftgehalt der Lungen, daß kleinere, z. B. tuberkulöse Herde unter Umständen im Röntgenbild nicht deutlich zur Darstellung kommen.

Von dem substantiellen alveolären Emphysem streng zu unterscheiden ist das sog. **interstitielle Emphysem,** welches dadurch entsteht, daß nach Verletzung der Lunge Luft aus den Alveolen in das interstitielle Lungengewebe und die der Lunge benachbarten Gewebe wie das perikardiale, subpleurale und das mediastinale Bindegewebe durch die Atmung in Form kleiner Luftblaschen hineingepreßt wird. Außer Traumen der Lunge (z. B. auch bei dem künstlichen Pneumothorax) konnen heftige Hustenstoße sowie sehr starkes Pressen, z. B. beim Heben von Lasten, beides jedoch nur bei bereits pathologisch verändertem Lungengewebe, infolge der Zerreißung von Alveolen diesen Zustand herbeiführen. *Symptome* sind Verschwinden der Herzdampfung. bisweilen herzsystolisches Knistern, sowie bei stärkerer Ausbreitung der Luftinfiltration kissenartige Auftreibung der Haut der Supraclaviculargruben, am Hals und an der Brust mit palpatorisch und auscultatorisch wahrnehmbarem Knistern. In der Regel wird in wenigen Tagen die Luft wieder resorbiert. Ausnahmsweise kann jedoch starkes Mediastinalemphysem durch Kompression der Luftwege oder der großen Venen einen lebensgefährlichen Zustand herbeiführen.

Genuine croupöse Pneumonie

Unter Pneumonie versteht man die unter der Einwirkung verschiedener Infektionserreger erfolgende Entwicklung eines fibrinhaltigen, gerinnenden Exsudates in kleineren oder größeren Bezirken der Lunge, und zwar in den Alveolen und den kleinen Bronchien, wodurch dieselben in luftleere, von der Atmung ausgeschaltete Teile umgewandelt werden. Während sich pneumonische Prozesse zum großen Teil sekundär im Verlauf anderer Erkrankungen entwickeln und klinisch wie anatomisch ein wechselndes Verhalten zeigen, stellt die genuine oder croupöse Pneumonie ein ätiologisch, klinisch und anatomisch selbständiges und wohl charakterisiertes Krankheitsbild dar.

R. T. H. LAENNEC[1] (1816) beschrieb als erster ausführlich das klinische Bild der Pneumonie, die er scharf gegen die Pleuritis abgrenzte; C. ROKITANSKY (1842) trennte als erster die lobäre Pneumonie von der Bronchopneumonie.

Der *Erreger* der genuinen Pneumonie ist der Pneumococcus FRAENKEL-WEICHSELBAUM (1884); er findet sich in über 90% aller Pneumonien und meist auch bei den Pneumonien im Verlauf anderer Krankheiten; aber auch im Speichel Gesunder ist er oft nachweisbar (s. unten). Er ist ein grampositiver lanzettförmiger Doppelcoccus, der im Tierkörper von einer schleimigen Hülle umgeben ist und sich in großer Menge im Sputum findet (Farbung mit verdünntem Carbolfuchsin). Hier bildet er bisweilen Ketten wie Streptokokken. Auf Blutagar wachst er in grünen Kolonien ohne hellen Hof ähnlich dem Streptococcus viridans. Zu seiner Identifizierung dienen folgende Merkmale: 1. Im Gegensatz zu Staphylo- und Streptokokken wird er durch $0,01^0/_{00}$ Optochin. hydrochlor. in Ascitesbouillon abgetötet. 2. Zum Unterschied von Streptokokken wird er durch Galle aufgelöst (Zusatz von 10% Natr. taurochol. Merck zur Kultur). 3. Er vergärt Inulin. 4. Er ist stark pathogen für Mäuse, die nach subcutaner Infektion (Sputumflocke, die in steriler Schale mit sterilem Wasser vorher gründlich abgespült wird) nach 3 Tagen eingehen und massenhaft Pneumokokken im Blut zeigen; schon 4 Stunden nach intraperitonealer Injektion des Sputums läßt sich das durch Punktion gewonnene Peritonealexsudat zur Agglutination verwenden. Zur *Züchtung* aus dem Blut der Kranken eignet sich am besten eine 10%ige Peptonbouillon, 400 ccm vermischt mit 20 ccm Blut. Zuckerzusatz zu den Nährböden ist wegen Herabsetzung der Virulenz der Keime ungeeignet.

Nach NEUFELD und HAENDEL (1912) sind zahlreiche *Pneumokokkentypen* als Pneumonieerreger zu unterscheiden, die zwar morphologisch und in der Kultur sich gleich verhalten, dagegen charakteristische Unterschiede gegenüber den verschiedenen Immunseren bezüglich Agglutination und Schutzwirkung der letzteren zeigen; hierdurch lassen sie sich differenzieren. Die Typenspezifität beruht auf dem chemischen Verhalten der Kohlenhydrate der Schleimhülle. Am häufigsten sind Typ I und II, von denen bei der croupösen Pneumonie der Typ I bei weitem dominiert.

Der Pneumococcus *mucosus* (Typ III der obigen Einteilung), wegen seiner Neigung zur Kettenbildung als Streptococcus mucosus bezeichnet, zeigt die gleichen biologischen Kriterien wie die übrigen Pneumokokken. Doch weisen seine Kolonien eine schleimige Beschaffenheit auf. Durch ihn erzeugte Pneumonien sind besonders bösartig. IV oder X bezeichnet keinen festen Typus, sondern eine serologisch uneinheitliche größere Sammelgruppe. Zu dieser gehören im Gegensatz zu Typ I—III die auch beim Gesunden nachweisbaren Pneumokokken.

---

[1] Sprich LANNEK.

Die croupöse Pneumonie tritt am häufigsten im Winter und Frühjahr auf, was die Rolle von *Witterungsschädlichkeiten* als Hilfsursachen beleuchtet; im Tierexperiment hat man übrigens nach Abkühlung des Körpers Stauung und Ödem in den Lungen beobachtet. *Männer* werden häufiger befallen. Die Infektion erfolgt wahrscheinlich durch die *Einatmung*, zumal sich auch im Staube von Wohnräumen oft Pneumokokken nachweisen lassen. Eine Infektiosität im Sinne der direkten Übertragbarkeit von Mensch zu Mensch besteht in der Regel nicht, so daß man Pneumoniekranke nicht zu isolieren braucht. Der Grund hierfür dürfte darin zu suchen sein, daß nur bei geänderter (hyperergischer) Reaktionslage des Organismus die Krankheit zustande kommt. Nur mitunter wird ein *epidemieartiges* Auftreten in Kasernen, Bergwerken, Schulen usw. beobachtet. Starke Abkühlung (wie z. B. Sturz ins Wasser), Hitzschlag sowie Brusttraumen haben gelegentlich eine Pneumonie ausgelöst (vgl. Inkubation!). Beachtenswert ist die Tatsache, daß Neugeborene bis zum 5. Monat niemals an lobärer Pneumonie erkranken, falls sie nicht von einer pneumonischen Mutter geboren werden.

Der Pneumococcus ist gelegentlich auch der Erreger von Meningitis, Peri- und Endokarditis, Peritonitis, Gehirnabszeß. Pneumokokkensepsis vgl. S. 95.

Ein seltener Erreger der croupösen Pneumonie ist der *Pneumobacillus*-FRIEDLÄNDER (Klebsiella pneumoniae). Es handelt sich um zu zweien angeordnete ovale Stäbchen, die auch von einer Schleimkapsel umgeben, aber gramnegativ sind und sich biologisch anders als die Pneumokokken verhalten. Weiteres s. S. 270.

Krankheitsbild. Die *Inkubationsdauer* beträgt wenige Stunden bis zu 6 Tagen. Die Krankheit beginnt meist ohne jede Vorboten akut mit Schüttelfrost und gleichzeitigem Einsetzen schweren allgemeinen Krankheitsgefühls mit Erbrechen, Kopfschmerz und hochgradiger Mattigkeit. Sofort oder im Verlauf der nächsten Stunden treten Brustbeschwerden, namentlich Seitenstechen und Atemnot sowie Husten auf. Stets ist mehr oder minder hohes Fieber vorhanden, dessen weiterer Verlauf sehr charakteristisch ist. Bei Ausbruch der Krankheit steigt es sofort bis gegen 40° und bleibt in unbehandelten Fällen während der nächsten Tage als Continua, mitunter mit geringen Remissionen hoch. Herpes facialis ist sehr häufig (3. Tag). Vom 2. Tage ab kommt es zur Expektoration eines charakteristischen zähen, glasigen Sputums, das infolge seines Blutgehalts teils rost-, teils pflaumenbrühfarben, in anderen Fällen hellrot gefärbt ist. Es enthält massenhaft rote Blutkörperchen und Pneumokokken und zum Teil Fibrinabgüsse der feineren Bronchien. Bei Betrachtung des Brustkorbes fällt ein Nachschleppen der erkrankten Seite bei der Atmung auf. Die Atmung ist angestrengt und stark beschleunigt. Die physikalische Untersuchung ergibt selten schon am 1., meist erst am 2. oder 3. Tage über der erkrankten Lunge, und zwar häufiger über dem Unterlappen zunächst tympanitischen Schall, der aber bald einer Dämpfung mit etwas tympanitischem Beiklang weicht. Auscultatorisch besteht zunächst das sehr charakteristische Knisterrasseln, die sog. Crepitatio indux. Später ist lautes Bronchialatmen, zum Teil mit klingenden Rasselgeräuschen hörbar. Der Pektoralfremitus ist verstärkt. Auf der Höhe der Erkrankung nimmt der Prozeß die Ausdehnung eines ganzen Lungenlappens ein („lobäre" Pneumonie). Vielfach ist dann über dem befallenen Lungenlappen Bronchialatmen ohne Nebengeräusche hörbar. In manchen Fällen, wo trotz des typischen Krankheitsbildes der physikalische Befund zunächst auf sich warten läßt oder überhaupt nicht zu voller Ausbildung kommt, zeigt die Röntgenuntersuchung in der Hilusgegend pneumonische Herde, die nicht bis an die Peripherie der Lunge reichen (sog. zentrale Pneumonie). Die rechte Lunge wird häufiger als die linke befallen; die Spitzenfelder bleiben stets frei.

Stets ist der Puls beschleunigt, etwa bis 120, seine Qualität und Frequenz bieten sehr wichtige Handhaben zur Beurteilung des Gesamtzustandes des Kranken.

Häufig bestehen heftiger Kopfschmerz, ferner Benommenheit sowie oft Delirien, die namentlich bei Potatoren eine große Rolle spielen. Meist ist Stuhlverstopfung vorhanden, doch beobachtet man auch Diarrhoen. Bei schwerem Verlauf entwickelt sich nicht selten ein stärkerer, toxisch bedingter Meteorismus. Auch treten mitunter Schmerzen in der Ileocöcalgegend auf, die im Verein mit dem initialen Erbrechen eine Appendicitis vortäuschen können. Mäßige Milzvergrößerung ist oft nachweisbar. Die Patellarreflexe können im Beginn der Krankheit fehlen.

Stets ist von Anfang an eine starke Vermehrung der Leukocyten (mit toxischer Granulierung) und Verminderung der Eosinophilen vorhanden, die bei schweren Fallen oft vollständig fehlen. In zahlreichen Fallen lassen sich ferner in dem durch Venenpunktion gewonnenen Blut in der Kultur (s. oben) Pneumokokken züchten. Sehr zahlreiche Kolonien deuten auf einen schweren Fall. — Der Harn ist stets hochgestellt, enthalt in der Regel Spuren Eiweiß und gibt meist eine starke Urobilinogenreaktion (Benzaldehydprobe). Charakteristisch ist sein geringer NaCl-Gehalt ($AgNO_3$-Losung gibt bei Gegenwart von HNO_3 nur geringe Trübung).

Die **Dauer** der Krankheit beträgt in den typischen unbehandelten Fällen ohne Komplikationen etwa 1 Woche. Nicht selten gehen eine oder mehrere vorübergehende tiefe Temperatursenkungen voraus, die sich durch Hochbleiben des Pulses und der Atemfrequenz als sog. Pseudokrisen kennzeichnen; meist am 5. oder 7. Tag kommt es dann unter Schweißausbruch zu einem kritischen Absinken der Temperatur zur Norm, bisweilen auf subnormale Werte, woran sich sofort die Rekonvaleszenz anschließt. In anderen Fällen verteilt sich die Entfieberung auf mehrere Tage. Physikalisch ist die Lösung der Pneumonie an dem Verschwinden des Bronchialatmens und dem reichlichen Auftreten von feuchten Rasselgeräuschen sowie vor allem an dem Wiedererscheinen des Knisterrasselns, der „Crepitatio redux" und der Aufhellung der Dämpfung zu erkennen. Jedoch ist zu betonen, daß der physikalische Befund oft erst spät nach erfolgter Krise diese Veränderungen zeigt (vgl. S. 5). Das Sputum wird schleimig-eitrig, um bald ganz zu schwinden.

Anatomisch lassen sich 2 Stadien in der Entwicklung der Pneumonie unterscheiden: Im Stadium der „*Anschoppung*" (1.—2. Tag) zeigt die stark hyperämische Lunge bereits verminderten Luftgehalt, die Alveolen enthalten flüssiges, hamorrhagisches, noch nicht geronnenes Exsudat. Im Stadium der „*roten Hepatisation*" ist das Exsudat geronnen, die Schnittfläche des Organs ist rot, erinnert in der Konsistenz an Leber und zeigt eine körnige Beschaffenheit entsprechend den Fibrinpfropfen der Alveolen. Dieses 2. Stadium geht allmahlich in das 3. Stadium der „*grauen oder gelben Hepatisation*" über, welches durch geringeren Blutgehalt sowie regressive Metamorphose des Alveolarinhaltes (Verfettung und Zerfall der Leukocyten) ausgezeichnet ist. Die „Resolution" der Pneumonie erfolgt durch Auflosung des Exsudates unter der Einwirkung autolytischer Fermente, wobei die Hauptmasse resorbiert, ein kleinerer Teil expektoriert wird. In der Regel ist ein ganzer Lungenlappen in den Prozeß einbezogen.

Von der Regel abweichende Verlaufsformen. Das Vorkommen der sog. zentralen Pneumonie wurde schon erwahnt. Fortschreiten des pneumonischen Prozesses von einem Lappen zum anderen, die sog. *Wanderpneumonie* verrät sich, abgesehen von dem Ergriffenwerden neuer Bezirke, durch das Nebeneinanderbestehen verschiedener Stadien des physikalischen Befundes. Hier findet sich fast stets der Typ II als Erreger. Die *Greisenpneumonie* läßt meist die stürmischen Erscheinungen des Verlaufs bei jugendlichen Individuen vermissen. Der Beginn ist oft milder, das Fieber weniger hoch oder sogar fehlend, die Gefahr der Herzschwäche sehr groß. Auch als *interkurrierende* Erkrankung bei bestehenden anderen Krankheiten, wie Herzleiden, Emphysem, Nierenleiden, Fettsucht usw., verläuft die Pneumonie mit weniger typischen Symptomen, namentlich pflegt bei konsumierenden Krankheiten das Fieber niedriger zu sein und frühzeitig tritt die Gefahr einer Herzschwäche auf. Sehr schwer verläuft die Pneumonie in der Regel bei *Potatoren*. Während hier der Husten und die übrigen Brustbeschwerden meist sehr gering sind oder völlig fehlen, beherrschen das Bild heftige Delirien, oft unter den typischen Zeichen des *Delirium tremens*: Zittern der Hände, oft eine euphorische Gemütsstimmung sowie Halluzinationen, die sowohl die berufliche Tätigkeit des Patienten zum Gegenstand haben als auch durch das Sehen von kleinen Tieren sowie wunderlichen Gestalten sich in charakteristischer Weise kennzeichnen. Das scheinbar gute subjektive Befinden darf hier über die Schwere des Zustandes nicht hinwegtäuschen, zumal ein großer

Teil dieser Fälle tödlich verläuft (Lungenödem, Herzschwäche). Croupöse Pneumonie bei *Kindern* verläuft ebenfalls häufig unter heftigen Delirien sowie Konvulsionen; jüngere Kinder expektorieren kein Sputum (weil sie es verschlucken).

Die sog. *asthenische* (besser *maligne*) Pneumonie ist durch eine besonders schwere Verlaufsart charakterisiert. Häufig ist sie im Oberlappen lokalisiert; sie zeigt von vornherein eine auffallend starke Beeinträchtigung des Allgemeinbefindens, hochgradige Prostration, Trockenheit der Lippen und Zunge, Muskelzittern und Benommenheit. Das Fieber ist sehr hoch, der initiale Schüttelfrost fehlt oft, desgleichen mitunter der Husten, auch ist das Sputum oft nicht typisch rostfarben. Erbrechen, Durchfälle, starker Meteorismus, Milztumor und stärkere Albuminurie vervollständigen das Bild, das einen typhösen Charakter annehmen kann. Während geringe ikterische Verfärbung, speziell bei Pneumonie des rechten Unterlappens, eine häufige und belanglose Erscheinung ist, ist der bei manchen asthenischen Pneumonien vorkommende starke Ikterus ein Zeichen für die Schwere der Infektion (sog. biliöse Pneumonie). Das Sputum ist bisweilen grasgrün. Derartige Pneumonien treten mitunter in kleinen Epidemien auf.

Komplikationen. Während trockene *Pleuritis* mit dem charakteristischen Reibegeräusch eine sehr häufige Begleiterscheinung der Pneumonie ist und mit der Lösung der Pneumonie schwindet, ist die eitrige Pleuritis, das sog. metapneumonische *Empyem* der Pleura, eine wichtige, die Heilung verzögernde Komplikation (vgl. auch S. 298). Sie fällt meist in die Zeit der Resolution und verrät sich zunächst durch Wiederansteigen oder Hochbleiben der Temperatur trotz Chemotherapie in hinreichender Dosierung. Symptome sind zunehmende Härte der Dämpfung mit Abschwächung des Atemgeräusches sowie des Pektoralfremitus, bei größerer Ausdehnung der Flüssigkeit der Nachweis von Verdrängungserscheinungen am Herzen und am TRAUBEschen Raum (vgl. S. 297). Unerläßlich ist eine Probepunktion, die Eiter meist mit Pneumokokken ergibt. Erfolgt keine künstliche Entleerung des Eiters, so kommt es nach weiterer Zunahme des Exsudates zum Spontandurchbruch nach außen oder in die Lunge. Vom *metapneumonischen* Empyem sind die *parapneumonischen* Empyeme zu unterscheiden, Empyeme, die sich im Gegensatz zu ersterem im Höhestadium der Pneumonie entwickeln; hier sind zu unterscheiden gutartige, oft sterile Formen, die sich meist rasch spontan wieder resorbieren (eine Entleerung durch Punktion ist nicht notwendig), andererseits auf der Höhe der Krankheit auftretende bösartige Empyeme, die eine sehr ernste Begleiterscheinung darstellen. Weitere Komplikationen sind die Entwicklung von Lungengangrän (s. S. 274) sowie eines Lungenabscesses (s. S. 273). Beide befallen hauptsächlich wenig widerstandsfähige, dekrepide Individuen. Seitens des Herzens wird seltener Endokarditis, häufiger Perikarditis namentlich bei linksseitiger Pneumonie beobachtet, vor allem toxische Schädigung des Myokards. Praktisch sehr wichtig ist die schnell auftretende kollapsartige *Zirkulationsschwäche* mit Klein- und Frequentwerden des Pulses, Absinken der Temperatur sowie des Blutdrucks und kühlen cyanotischen Extremitäten. Sie beruht hauptsächlich auf der durch die Bakterientoxine bedingten Schädigung des Vasomotorenzentrums (vgl. S. 216). Mitunter stellen sich *meningitische* Symptome ein, bei denen zu unterscheiden ist zwischen harmlosem Meningismus (mit klarem Liquor), der oft besonders bei Kindern das Krankheitsbild einleitet und flüchtig ist, und der schweren eitrigen Pneumokokkenmeningitis.

Die **Prognose** richtet sich zunächst nach der Konstitution, nach dem Lebensalter sowie dem Kräftezustand des Patienten. Jenseits des 40.—45. Jahres ist die Prognose stets ernster zu stellen. Ein ungünstiges Zeichen ist der Pneumokokkennachweis in der Blutkultur in den ersten Krankheitstagen. Prognostisch wichtig ist auch der nachgewiesene Pneumokokkentyp (s. oben). Bei jugendlichen Individuen ohne vorhergehende konsumierende Erkrankung verlieft auch früher die Pneumonie in der Regel günstig. Hohes Fieber ist in diesen Fällen kein schlechtes Zeichen. Höheres Alter, Herzleiden, Emphysem, Kyphoskoliose, Diabetes, Fettsucht, Nephritis und andere Komplikationen, Potatorium, desgleichen die Gravidität, Befallensein mehrerer Lungenlappen sowie Fehlen der Leukocytose (oder gar Leukopenie) trüben die Prognose. Von der größten Bedeutung ist die Beschaffenheit des Zirkulationsapparates, insbesondere des Pulses, dem daher dauernd besondere Aufmerksamkeit zu widmen ist. Ansteigen des Pulses über 120 sowie Abnahme seiner Spannung und Sinken des Blutdrucks sind ernste Symptome.

Prognostisch ungünstig sind Lokalisation im Oberlappen sowie sehr große Ausdehnung des Prozesses, ferner Wanderpneumonien, vor allem asthenische Pneumonien sowie stärkerer Ikterus, endlich heftige Delirien. In der Mehrzahl der Fälle beruht der tödliche Ausgang auf Versagen des Zirkulationsapparates. Dünnes, sanguinolentes Sputum von dem Aussehen einer Pflaumenbrühe kündigt als Zeichen von Lungenödem Schwäche des linken Herzventrikels an. Sämtliche obengenannten Komplikationen beeintrachtigen die Prognose, am schwersten die eitrige Meningitis. Zu beachten ist die Neigung der Pneumoniker zu wiederholter Erkrankung, wobei trotz früherer völliger Ausheilung oft der gleiche Lungenlappen befallen wird.

Therapie. Der Sulfonamid- und Penicillinbehandlung sind die Pneumokokken aller Typen zugänglich. Bei frühzeitiger Anwendung ist in den allermeisten Fällen nach 24—48 Stunden Entfieberung zu erzielen. Gleichzeitig bessern sich Allgemeinbefinden, Atemnot und Kreislaufverhältnisse. Große Statistiken belegen deutlich, daß der Nutzen der Chemotherapie um so größer und die Letalität um so geringer ist, je früher im Krankheitsgeschehen die Mittel angewandt werden. Eine zuverlässige Vermeidung etwaiger Komplikationen, wie sie oben erwähnt wurden, kann trotz noch so rechtzeitiger antibakterieller Behandlung nicht erwartet werden.

Spricht eine croupöse Pneumonie nicht prompt auf die Chemotherapie an, dann muß in Betracht gezogen werden, daß sich entweder eine der genannten Komplikationen anbahnt oder daß die Pneumonie durch andere Erreger als durch Pneumokokken verursacht worden ist. Das Vorhandensein einer biliösen Pneumonie ergibt keine Kontraindikation gegen die Chemotherapie. Über die Durchführung der Sulfonamid- bzw. Penicillintherapie s. S. 11.

Symptomatische Behandlung: Ältere Personen mehrfach täglich aufsetzen, um eine bessere Durchatmung zu gewährleisten! PRIESSNITZSCHE Brustwickel, wenn sie angenehm empfunden werden; Abklatschen mit kühlen, feuchten Tüchern zur Anregung der Atmung; kühle Wadenwickel. Bei starken Pleuraschmerzen bewirkt ein Senfbrustwickel oft Erleichterung. Bei initialem qualendem Husten Acedicon, Codein, Dicodid, jedoch nur abends, um dem Kranken ein paar ruhige Stunden zu verschaffen. Medikamentös helfen bei Pleuraschmerzen Antineuralgica, notfalls Dolantin oder Polamidon, jedoch sind Morphium und seine Derivate zu vermeiden, zumal im Kindesalter. Später evtl. Expektorantien wie Infus. Ipecacuanhae und Liquor Ammon. anis.

Sehr wichtig ist die möglichst frühzeitige Behandlung der Kreislaufschwäche, wobei vor allem die den Vasomotorentonus hebenden Medikamente unter Umständen schon prophylaktisch anzuwenden sind (vgl. S. 217). Bei toxischen Fällen sind wiederholte intravenöse NaCl-Infusionen anzuwenden. Sehr wichtig ist ferner reichliche C-Vitaminzufuhr (am besten intravenös täglich bis zu 1,0 Ascorbinsäure). Bei den ersten Anzeichen kardialer Insuffizienz gebe man Digitalis oder besser Strophanthin, erst recht bei älteren Herzmuskelleiden und Klappenfehlern (näheres vgl. S. 190). Bei Zeichen von Lungenödem ist rechtzeitig ein Aderlaß von 300—500 ccm vorzunehmen, daneben ist Calcium intravenös zu verabreichen.

Ausgezeichnet hat sich bei schweren Pneumonien das das Atmungszentrum anregende *Lobelin* (Ingelheim) bewährt: 4 stündlich je 0,01 subcutan (bei schwersten Fällen evtl. zunächst einmal 0,003 intravenös, dann 0,01 subcutan).

Bei der Pneumonie der Potatoren Alkohol (Wein), große Dosen Vitamin B_1, sowie laue Bäder mit kühlen Übergießungen. Metapneumonische Empyeme erfordern oft chirurgische Behandlung, die mitunter auch bei Lungenabsceß und Gangrän in Frage kommt. Bei *Pneumokokkenmeningitis* sind häufige Lumbalpunktionen und intensive chemotherapeutische Behandlung erforderlich.

Die seltene FRIEDLÄNDER-**Pneumonie** (vgl. S. 267), welche meist einen schweren Charakter hat, zeigt teils eine akute Verlaufsform wie die Pneumokokkenpneumonie und lobäre Ausbreitung; in anderen Fällen verläuft sie als atypische chronische Pneumonie, meist mit zentraler Lokalisation, mit schleppendem, unregelmäßigem und zu Rezidiven neigendem Verlauf und uncharakteristischer Temperaturkurve, so daß Verwechslungen mit Tuberkulose vorkommen. *Anatomisch* ist charakteristisch die schleimig-klebrige glatte Schnittfläche mit wenig Fibrin im Gegensatz zu dem trockenen körnigen Aussehen der Hepatisation bei Pneumokokkenpneumonien. Das Exsudat ist fadenziehend; bei längerem Verlauf der Krankheit kann es zu Einschmelzungsherden kommen. Das Sputum ist ebenfalls oft fadenziehend und schmutzig-rostbraun, mitunter fötid. Herpes facialis wird meist vermißt. Therapeutisch sind Aureomycin und Terramycin zu bevorzugen, da die Empfindlichkeit dieser Keime gegenüber Penicillin und den Sulfonamiden gering ist.

Bronchopneumonie

Die *Bronchopneumonie* (lobuläre oder katarrhalische Pneumonie) entwickelt sich im Anschluß an eine akute oder chronische Bronchitis durch Übergreifen der Entzündung auf die benachbarten Alveolen; der einzelne Entzündungsherd ist meist nicht größer als etwa von Nußgröße, oft aber auch kleiner. Nicht selten handelt es sich um disseminierte bzw. *multiple* Herde, die zum Teil konfluieren. Vorliebe zur Erkrankung zeigen die abhängigen Lungenpartien, also die hinteren und unteren Teile, deren Ventilation beim Liegen mangelhaft ist, zumal bei kardialer Stauung im kleinen Kreislauf.

Mikroskopisch enthalten die entzündeten Alveolen eine eiweißreiche Flüssigkeit, desquamierte Alveolarepithelien, Leukocyten, Erythrocyten, dagegen im Gegensatz zur genuinen Pneumonie nur wenig oder kein Fibrin, in späteren Stadien reichlich Leukocyten, die zusammen mit Schleim in großer Menge auch die zugehörigen Bronchiolen erfüllen. Die bronchopneumonischen Herde bei Masern und Diphtherie pflegen etwas mehr Fibrin zu enthalten.

Krankheitsbild und Verlauf. Das Leiden entwickelt sich einmal im Anschluß an eine primäre Bronchitis und Bronchiolitis, namentlich im Kindes- und Greisenalter, sowie bei bettlägerigen decrepiden Individuen, ferner als Komplikation anderer Krankheiten, vor allem im Verlauf akuter Infektionskrankheiten (Typhus, Grippe usw., und besonders bei Masern und Pertussis), wo aber ebenfalls eine Bronchitis vorangeht.

Der Beginn der Erkrankung prägt sich im Gegensatz zur croupösen Pneumonie oft nicht scharf aus, besonders wenn bereits eine fieberhafte Bronchitis besteht. Ansteigen des Fiebers über 38°, Frösteln und Verschlechterung des Allgemeinbefindens, und vor allem Beschleunigung der Atmung sowie zunehmende Dyspnoe sind bei Bestehen einer Bronchitis wichtige Symptome, die auf Bronchopneumonie hinweisen, desgleichen Zunahme der Pulsfrequenz. Schüttelfrost und Herpes fehlen in der Regel. Der Husten wird quälender und ist oft schmerzhaft. Der Auswurf ist uncharakteristisch schleimig-eitrig, mitunter etwas bluthaltig, jedoch nie rostfarben wie bei croupöser Pneumonie. *Bakteriologisch* enthält der Auswurf in der Regel eine gemischte Flora, meistens Pneumokokken (und zwar im Gegensatz zur croupösen Pneumonie nicht die Typen I und II, sondern oft Typ III oder ein Typ aus der Gruppe X, vgl. S. 266), Staphylokokken und Streptokokken, gelegentlich auch den Mikrococcus catarrhalis, Influenzabacillen usw. Auch die Klebsiella pneumoniae (FRIEDLÄNDER-Bacillus) kann Bronchopneumonien hervorrufen. Viruspneumonie s. S. 59.

Der *physikalische Nachweis* der bronchopneumonischen Herde ist abhängig von ihrer Lage und Größe. In vielen Fällen, wo es sich um kleine, in der Tiefe gelegene Herde handelt, bestehen weder Dämpfung noch Bronchialatmen, sondern nur die Zeichen der Bronchitis, trockene und feuchte Rasselgeräusche. Wenn letztere an einer Stelle *klingenden* Charakter zeigen, so ist dies ein sicherer (und oft der einzige) Beweis) für die Infiltration; mitunter ist an dieser Stelle auch die Bronchophonie deutlich. Oft ist der Klopfschall der befallenen Lunge etwas tympanitisch; das Atemgeräusch ist entweder normal vesiculär oder unbestimmt. Erst größere Herde von über Fünfmarkstückgröße bewirken, wenn sie oberflächlich liegen, mäßige Dämpfung, Bronchialatmen sowie verstärkten Pectoralfremitus. Bisweilen hört man an der entsprechenden Stelle pleuritisches Reiben.

Auch die *Röntgenuntersuchung* ergibt nur bei größeren Herden eine diagnostisch verwertbare Schattenbildung, wobei aber Verwechslungen mit älteren, bereits abgeheilten und vernarbten Prozessen nicht immer sicher auszuschließen sind; bezeichnend ist oft die verschiedene Größe der einzelnen Schatten. Kleine Herde entziehen sich dem Nachweis. In jedem Fall hat die Minderbeweglichkeit der entsprechenden Zwerchfellhälfte, die oft auch noch in der Rekonvaleszenz nachweisbar ist, erhebliche diagnostische Bedeutung.

Der *Krankheitsverlauf* ist im Vergleich zur croupösen Pneumonie wenig typisch, die Fieberkurve uncharakteristisch. Als Komplikation anderer Grundleiden bilden die Bronchopneumonien oft die Todesursache.

Eine besondere Form der Bronchopneumonie ist die **Schluck- oder Aspirationspneumonie**, die durch Eindringen von Speisepartikeln in die Luftwege beim Fehlschlucken (Benommene oder Narkotisierte, Gelähmte), bei Aspiration von erweichtem und verjauchtem Geschwulstmaterial bei Tumoren der oberen Luftwege, der Mundhöhle und Speiseröhre, ferner beim Neugeborenen durch Aspiration von Fruchtwasser oder Vaginalschleim entsteht. Prädilektionsort sind die Unterlappen. Auch das bei einer Hämoptoe in den Bronchialbaum hinabfließende Blut führt oft zu Aspirationspneumonien.

Eine andere Form ist die **hypostatische Pneumonie**: Bei bettlägerigen Kranken, namentlich solchen mit Zirkulationsstörungen, kommt es häufig in den hinteren unteren Lungenabschnitten zur Blutanschoppung sowie infolge von mangelhafter Ventilation dieser Teile und vor allem infolge von Verlegung des zugehörigen Bronchus durch Sekret zur Resorption von Luft aus den Alveolen, die teilweise kollabieren (**Atelektase**). Anfangs kann man durch regelmäßiges Aufsetzen der Kranken, welche zu tiefer Atmung zu veranlassen sind, diese Teile wieder zur normalen Entfaltung bringen, wobei man während der ersten Atemzüge das sog. *Entfaltungsrasseln*, d. h. Knisterrasseln, hört. Bei längerem Bestehen dieses Zustandes tritt ein flüssiges, mäßig zellreiches Exsudat in die Alveolen; die Konsistenz dieser „*hypostatischen*" Teile wird milzartig („Splenisation"). Schließlich entwickeln sich infolge von Ansiedelung von Bakterien im Bereich der Hypostase einzelne derbere pneumonische Herde von etwa Nußgröße. Der Entstehung der Atelektasen als dem Vorläufer pneumonischer Herde ist daher besondere Aufmerksamkeit zu widmen.

Die Hypostase, die sich mit Vorliebe bei marastischen und decrepiden Individuen, bei Gelähmten, speziell bei Hemiplegie, ferner nach Operationen, vor allem Laparotomien einstellt, verrät sich durch Beschleunigung der Atmung und Cyanose, Dämpfung der hinteren unteren Lungenabschnitte, Bronchialatmen und klingende Rasselgeräusche. Husten ist oft nicht vorhanden, ebenso fehlt Fieber bei der einfachen Hypostase. Zunahme der Symptome sowie Temperatursteigerungen zeigen die hypostatische Pneumonie an, doch kann das Fieber bei geschwächten Personen auch dann fehlen. Sputum wird häufig infolge der bestehenden Schwäche nicht expektoriert.

Einer besonderen Form von hypostatischer Pneumonie begegnet man bei kleinen Kindern, wo die hinteren Partien des Ober- und Unterlappens im Bereich eines Streifens längs der Wirbelsäule pneumonisch infiltriert sind, sog. *Streifenpneumonie*.

Die **Therapie der Bronchopneumonie** deckt sich namentlich bezüglich der symptomatischen Behandlung im allgemeinen mit dem S. 259 und 270 Gesagten. Hinsichtlich der Chemotherapie ist ausschlaggebend der Erreger, sofern er zu ermitteln ist. Vielfach liegen Mischinfektionen vor. Wenn es sich vorwiegend um Kokken handelt, sind Sulfonamide bzw. Penicillin anzuwenden. Bleibt auf die Verabreichung von Sulfonamiden oder Penicillin der Erfolg aus, dann ist eine Antibiotica-Kombination (etwa Supracillin) oder ein Antibioticum mit breitem Wirkungsspektrum (Aureomycin, Terramycin) zu versuchen.

Atelektasen ganzer Lungenlappen werden gelegentlich nach Operationen als Folge von Sekretanhäufung in einem Bronchus beobachtet (sog. *massiver Lungenkollaps*). Daß Atelektasen in einem beschränkten Bezirk bei der Lungentuberkulose, und zwar hier als Folge der Kompression eines Bronchus durch eine vergrößerte Lymphdrüse vorkommen, ist S. 280 beschrieben.

Chronische Pneumonie (Karnifikation der Lunge)

Während in der Regel bei der Ausheilung einer croupösen oder Bronchopneumonie das Exsudat in den Alveolen und Bronchien resorbiert wird und die erkrankten Gebiete wieder vollkommen normal und lufthaltig werden, kann ausnahmsweise die Resorption des Exsudates ausbleiben; in diesen Fällen sproßt junges Bindegewebe von den Alveolen und dem peribronchialen Gewebe in das Exsudat. Die befallene Partie nimmt dann eine fleischartige Farbe und Konsistenz an, sog. *Karnifikation* der Lunge.

Später bewirkt Schrumpfung (Induration) des Bindegewebes Verkleinerung des Herdes und oft außerdem infolge von Zugwirkung an den benachbarten Bronchien bronchiektatische Erweiterungen derselben. Jede Form von Pneumonie kann gelegentlich zu chronischer Induration führen; besonders häufig tritt dies im Gefolge der Bronchopneumonien bei *Masern* und *Keuchhusten* ein. Bei Erwachsenen beobachtet man nach *Grippe* nicht selten das Bild der chronischen Pneumonie teils in Form sehr langwieriger Verdichtungsprozesse, die schließlich doch ausheilen, teils mit dauernden Residuen der beschriebenen Art. Auch jenseits von *Bronchostenosen* pflegen sich chronische Schrumpfungsherde zu entwickeln.

Krankheitsbild. Charakteristisch ist, daß nach der akuten pneumonischen Erkrankung die Aufhellung der Dämpfung und das Schwinden des Bronchialatmens sowie der Rasselgeräusche ausbleibt und das Fieber nur ganz allmählich im Laufe von vielen Wochen schwindet. Husten bleibt oft weiter bestehen (bei Entwicklung von Bronchiektasen nimmt er später an Heftigkeit zu). Im Laufe einiger Wochen stellen sich alsbald die *Symptome der Schrumpfung* ein: bei der Atmung deutliches Zurückbleiben der befallenen Thoraxseite, deren Umfang meßbar abnimmt, Verengerung der Intercostalräume, infolge der Schrumpfung Verziehung der Herzdämpfung nach der kranken Seite und Zwerchfellhochstand ebendort, sowie bei Kindern oft eine nach der gesunden Seite konvexe Skoliose. Der befallene Bezirk zeigt Dämpfung mit Tympanie, Bronchialatmen, oft klingende Rasselgeräusche, Verstärkung des Pectoralfremitus und Bronchophonie. Die ausgedehnte Verödung von Capillaren im Schrumpfungsgebiet führt zu Hypertrophie des rechten Ventrikels mit Akzentuation des zweiten Pulmonaltons. Bisweilen finden sich Trommelschlegelfinger. *Röntgenbefund:* Verschattung der indurierten Teile und Heranziehung von Herz, Mediastinum und Luftröhre nach der kranken Seite sowie Zwerchfellhochstand auf der kranken Seite.

Die *subjektiven Beschwerden* können lange Zeit gering sein und nur in mäßiger Atemnot nach Anstrengungen sowie mitunter in Husten bestehen. Später entwickelt sich oft das Bild der Herzinsuffizienz wie bei Mitralfehlern; in anderen Fällen beherrschen die Bronchiektasen das Krankheitsbild.

Diagnostisch ist von der größten Bedeutung die *Anamnese* (s. oben), da ein ähnlicher Lungenbefund sich auch bei chronischer indurierender Tuberkulose (Sputumuntersuchung!), hier allerdings selten im Unterlappen, ferner bei Lungenlues und bei abgekapselter Pleuritis, speziell der interlobären Form, vgl. S. 297 (Probepunktion!), findet.

Die **Therapie** ist eine rein symptomatische: Fernhalten von Schädlichkeiten und klimatische Kuren wie bei Bronchitis und Bronchiektasen (vgl. S. 259). In frühen Stadien der Krankheit ist Röntgenbestrahlung am Platz; auch versäume man niemals konsequente Atemübungen (tiefe Atemzüge beim Liegen auf der gesunden Seite mit über den Kopf erhobenem Arm der anderen Seite); bei Zeichen von Herzinsuffizienz ist frühzeitig Digitalis anzuwenden.

Lungenabsceß

Der Lungenabsceß stellt eine solitär oder in multiplen Herden auftretende, nicht putride, eitrige Einschmelzung von Lungengewebe dar.

Ätiologie. Multiple Abscesse beruhen auf embolischer Verschleppung von infektiösem Thrombusmaterial bei allgemeiner Pyämie (eitrige Thrombophlebitis, Osteomyelitis); solitäre Abscesse entstehen gelegentlich nach Vereiterung einer Pneumonie, vor allem nach Influenzapneumonie sowie nach Aspirationspneumonien. Auch nach Brusttraumen, Rippenfrakturen sowie nach Aspiration von Fremdkörpern kommt es bisweilen zum Lungenabsceß, häufiger allerdings zu Lungengangrän (s. S. 274). Auch nach Steckschüssen der Lunge können Abscesse auftreten, hier nicht selten als Spätfolge. Vereiterung von Infarkten, auch von Lungentumoren können Lungenabsceß hervorrufen.

Krankheitsbild. Die *multiplen* Lungenabscesse als Teilerscheinung einer Sepsis treten klinisch nicht in Erscheinung. Der *solitäre* Absceß, der sich an eine andere Grundkrankheit (z. B. Pneumonie) anschließt, verrät sich durch schwere Störung des Allgemeinbefindens, unregelmäßiges, zum Teil intermittierendes Fieber, bisweilen mit Schüttelfrösten, starke Prostration, schlechten Puls. Der *physikalische Nachweis* des Abscesses richtet sich nach seiner Lage und Größe. Kleinere und zentral gelegene Abscesse können sich der Erkennung entziehen; in anderen Fällen besteht Dämpfung, mitunter mit Bronchialatmen und klingenden Rasselgeräuschen oder abgeschwächtem Atemgeräusch, gelegentlich pleuritischem Reiben. Kavernensymptome wie amphorisches Atmen sowie großblasige metallische Rasselgeräusche sind anfangs selten. Charakteristisch sind u. a. die Veränderlichkeit der physikalischen Phänomene sowie ferner eine bisweilen vorhandene circumscripte Druckempfindlichkeit des Thorax in der Nachbarschaft des Abscesses. Häufig erfolgt Durchbruch des Abscesses in einen Bronchus, worauf plötzlich eine größere Eitermenge expektoriert wird und damit die Diagnose ihre Bestätigung findet. Gelegentlich kommt es bei Lungenabsceß zu Lungenblutungen.

Der *Eiter* ist nicht putrid und zeigt beim Stehen Zweischichtung: eine dünnflüssige grünliche Oberschicht und rein eitrigen Bodensatz mit Lungengewebsfetzen; beim metapneumonischen Absceß ist der Eiter oft bluthaltig und braun gefärbt. Mikroskopisch enthält er außer Leukocyten und massenhaft Bakterien, Fettsäurenadeln, Cholesterin, bisweilen Kohlepigment und vor allem *elastische Fasern*, die indessen in einzelnen Fällen auch fehlen können, sowie die charakteristischen *Hämatoidinkrystalle* als braunrote Nadeln oder rhombische Tafeln.

Auf die Eiterentleerung erfolgt meist Temperaturabfall. Physikalisch lassen sich jetzt oft Kavernensymptome nachweisen. Während es bei vielen Fällen nach dem Eiterdurchbruch infolge der Entleerung der Absceßhöhle zur Heilung kommt, bisweilen mit Schrumpfungserscheinungen des befallenen Lungenabschnittes, entwickelt sich in anderen Fällen ein *chronischer Absceß* mit dauernder Eitersekretion und zeitweise auftretendem Retentionsfieber; im Sputum pflegen jetzt die Gewebsfetzen zu fehlen.

Die übliche *Röntgenuntersuchung* versagt oft bei den innerhalb pneumonischer Infiltrate gelegenen Abscessen wegen der allgemeinen Verschattung; dann hilft u. U. eine Tomographie weiter. Bei größeren Abscessen besteht ein intensiver, rundlicher, scharf begrenzter Schatten, der nach Durchbruch des Abscesses das charakteristische Bild der teilweise mit Luft gefüllten Höhle mit beweglichem Flüssigkeitsspiegel darbietet.

Häufig findet sich gleichzeitig eine seröse oder eitrige *Pleuritis*. Bisweilen erfolgt der Durchbruch des Abscesses in die Pleura mit konsekutivem Empyem oder Pyopneumothorax. Der Verdacht auf Empyem, das öfter übersehen wird, liegt nahe, wenn die Menge des Auswurfs sehr groß (über 500 ccm) ist, das Sputum homogene Beschaffenheit zeigt und der Kranke bei gewissen Körperstellungen unter starkem Hustenreiz große Sputummengen auswirft.

Auch das Fehlen der Gewebsfetzen und der elastischen Fasern ist für das Empyem charakteristisch. Die Unterscheidung eines abgesackten, und zwar interlobären (S. 297) oder eines an der Lungenbasis sitzenden Empyems vom Lungenabsceß ist oft unmöglich. Die mit Vorsicht ausgeführte Probepunktion (lange Kanüle!) kann hier, auch wenn Eiter gefunden wird, ebenfalls differentialdiagnostisch versagen.

Die **Prognose** ist beim metapneumonischen Absceß relativ günstig, indem in etwa der Hälfte der Fälle der Absceß ausgehustet wird und dann eine narbige, Ausheilung erfolgt. Manche Fälle rezidivieren, andere führen zur Pyämie mit der Gefahr metastatischer Hirnabscesse. **Therapie.** Da es sich meist um Streptokokken und Staphylokokken handelt, große Dosen von Penicillin oder Erycin. QUINCKEsche Hangelage (s. S. 261), um bei Kommunikation mit dem Bronchialbaum eine möglichst ausgiebige Entleerung des eitrigen Sekrets zu bezwecken. Freiluftliegekur, und zwar tags und nachts, Inhalation von Terpentinöl, Eucalyptusöl usw. (vgl. S. 259). Mitunter wirken wiederholte intravenöse Injektionen von 33%igem Alkohol (steigend von 10 auf 30 ccm) günstig. Wenn bei Solitärabscessen nach einer konservativen Behandlung von 8—12 Wochen keine Heilung eingetreten ist, dann kommt die operative Eröffnung in Frage.

Lungengangrän

Lungengangrän ist die in Form einzelner oder multipler Herde auftretende Nekrose von Lungengewebe, die im Gegensatz zum Lungenabsceß auf der Tätigkeit von *Fäulnisbakterien* beruht.

Unter den *Entstehungsweisen* der Gangrän ist haufiger die *bronchogene*; seltener ist die *embolisch* entstehende Form. Im Anschluß an eine fotide Bronchitis, ferner durch putride Zersetzung von Bronchiektaseninhalt können Faulniserreger auf das Lungenparenchym übergreifen. Nicht selten entsteht Gangran durch Aspiration von infiziertem Material, z. B. durch Hinabfließen von jauchiger Flussigkeit aus einem zerfallenden Krebs der oberen Luftwege oder der Mundhöhle, von einem perforierenden Ösophaguscarcinom oder einer Diphtherie, ferner durch Aspiration von Speisebrei bei Benommenen, von abgebrochenen cariosen Zahnen usw. Die Entstehung der Gangran wird durch allgemeinen Marasmus gefördert. *Embolisch* entsteht Gangran durch Metastasierung, z. B. von einer putriden Endometritis, Gangran eines Beines usw. Es gibt auch eine *metapneumonische* Gangrän, namentlich bei Influenzapneumonie, ferner bei Potatoren sowie Diabetikern.

Anatomisch sind die befallenen Teile der Lunge in eine graugrünliche morsche, höchst übelriechende Masse verwandelt, durch deren Erweichung mit jauchiger Flüssigkeit gefüllte Höhlen entstehen. Das umgebende Lungengewebe ist pneumonisch infiltriert. Sitz der Herde ist meist der Unterlappen; hier können bis faustgroße Herde entstehen; die embolischen Herde sind klein, häufig dicht unter der Oberfläche gelegen. Sehr oft besteht in der Nachbarschaft eine adhasive Pleuritis; auch kommt es nicht selten zu einer serösen oder putriden Pleuritis sowie bei Durchbruch eines Gangränherdes zu Pyopneumothorax (S. 301).

Krankheitsbild. Es gibt akut verlaufende Fälle mit sehr stürmischen Erscheinungen und solche von mehr chronischem Verlauf. Stets besteht Fieber, das bei der ersteren Form sehr hoch sein und mit Schüttelfrösten verlaufen kann. Es besteht starker Kräfteverfall und oft ein septischer Habitus, bei längerer Dauer ausgesprochener Marasmus. Im Vordergrund steht quälender Husten, der mit Expektoration eines reichlichen schleimig-eitrigen Sputums mit charakteristisch-fauligem Geruch einhergeht. Sie erfolgt bei Vorhandensein größerer Höhlen anfallsweise („maulvolle Expektoration").

Das schmutzig-graugrüne Sputum zeigt Dreischichtung, der Bodensatz enthält DITTRICH-sche Pfröpfe (vgl. S. 260), massenhaft Bakterien, nicht selten Fetzen von Lungengewebe, Kohlepigment, mitunter auch elastische Fasern, die aber im Gegensatz zu Tuberkulose und Lungenabsceß häufig fehlen, weil sie fermentativ aufgelöst sind. Mitunter findet man säurefeste, den Tuberkelbacillen ähnliche Stäbchen. Eine ursächliche Rolle dürfte der anaerobe Streptococcus putrificus spielen.

Die *physikalische Untersuchung* ergibt bei größeren, nicht in der Tiefe liegenden Höhlen (über 6 cm Durchmesser) Kavernensymptome; im übrigen besteht bei ausgedehnteren Prozessen meist Dämpfung, zum Teil mit den gewöhnlichen pneumonischen Symptomen (Bronchialatmen, klingende Rasselgeräusche); bei größeren Exsudaten bestimmen diese den physikalischen Befund. Trommelschlegelfinger (S. 261 und 273) werden bei längerem Bestehen der Krankheit beobachtet.

Besonders schwer pflegen die akut auftretenden Fälle mit rasch fortschreitender Gewebszerstörung zu verlaufen (z. B. multiple Gangrän nach Aspiration); sie enden oft schnell tödlich. Milder sind die chronischen Fälle z. B. bei fötider Bronchitis oder Bronchiektasen. Es kommt bisweilen Spontanheilung durch Sequestrierung des Gangränherdes vor, z. B. nach Pneumonien. *Komplikationen:* Hämoptysen sowie metastatische putride Abscesse in allen möglichen Organen; der Hirnabsceß macht oft die eklatantesten Symptome.

Diagnose. Fötides Sputum ist dann beweisend, wenn es Fetzen von Lungengewebe enthält. Fehlen letztere, so ist der Kavernennachweis von Bedeutung, der jedoch fehlt, wenn die Herde klein sind oder in der Tiefe liegen, oder wenn ein größeres Exsudat besteht. In manchen Fällen findet man zunächst nur eine putride Pleuritis. Vorsicht ist bei Punktion eines Gangränherdes sowohl wegen Infektion der Pleura wie wegen etwaiger Blutung geboten.

Die **Therapie** erstreckt sich auf die Verabreichung hoher Dosen von Antibioticis intramuskulär und mittels Aerosolinhalation. Zusätzlich ist Neosalvarsan intravenös nützlich. Lagerung des Kranken und Desodorierung des Auswurfs wie bei Lungenabsceß. Bluttransfusionen sollen der rasch sich entwickelnden Kachexie entgegenwirken. Beschränkung der Gangran auf einen umschriebenen Bereich läßt operatives Vorgehen in Erwägung ziehen.

Lungentuberkulose

Die Lungentuberkulose ist ein außerordentlich verbreitetes Leiden und nach wie vor eine der wichtigsten Volkskrankheiten. Von der Gesamtzahl an Tuberkulosetodesfällen entfallen 85% auf die Tuberkulose der Atmungsorgane. Näheres über die Tuberkulose im allgemeinen, den Tuberkelbacillus und die Histologie der Tuberkulose vgl. S. 101. Lebensalter, Beruf sowie soziale Lage spielen für die Empfänglichkeit wie für den Ablauf einer Tuberkulose eine große Rolle. Die ersten Lebensjahre, vor allem das Säuglings- und Spielalter, sowie das Alter zwischen 15 und 30 Jahren sind besonders gefährdet, von den Berufen diejenigen, die unter ungünstigen hygienischen Bedingungen, in staubhaltiger Luft, in geschlossenen, schlecht ventilierten Räumen usw. sich abspielen (Glas- und Nadelschleifer, Feilenhauer, Steinmetze, Tabakarbeiter, Bäcker, Schneider, Fabrikarbeiter[1]). In dichtbevölkerten Bezirken mit ungünstigen Wohnungsverhältnissen sozial schlecht gestellter Menschen erfährt die Tuberkulose, vornehmlich die Lungentuberkulose, eine Häufung, zumal wenn unzureichende Ernährung die allgemeine Widerstandskraft schwächt. So erklärt sich auch die nach den letzten beiden Kriegen erfolgte Zunahme der Tuberkuloseerkrankungen in Deutschland. Schwächung des Körpers durch Hunger, erschöpfende Krankheiten, vor allem Diabetes, Infektionskrankheiten wie speziell Masern, Keuchhusten, Grippe, Typhus, ferner Alkoholismus, Hyperthyreose sind wichtige, die Entstehung und das Fortschreiten der Krankheit fördernde Faktoren.

Die offene Lungentuberkulose ist eine *ansteckende* Krankheit. Die Infektion erfolgt überwiegend aerogen, d. h. durch Inhalation, und zwar vor allem durch die sog. Tröpfcheninfektion (vgl. S. 6), d. h. durch Anhusten, also direkt von Mensch zu Mensch, ferner auch durch Einatmung des eingetrockneten verstäubten Sputums Tuberkulöser. Die intestinale Infektion spielt beim Erwachsenen im Gegensatz zum jungen Kinde eine ganz untergeordnete Rolle (vgl. S. 101).

Phthisiogenese und pathologische Anatomie. Die *Erstinfektion* stellt der S. 101 erwähnte, zuerst von G. Kuess 1898 und vor allem von A. Ghon 1912 beschriebene *Primärinfekt* dar, der in der Regel in der Kindheit (viel seltener vom Erwachsenen, gelegentlich sogar im Greisenalter), und zwar aerogen erworben wird. Er besteht histologisch aus einem exsudativ-pneumonischen Herd in den Alveolen mit Fibrinausscheidung und nachfolgender Verkäsung. In der Regel bleibt der Herd umschrieben und ist oft nicht größer als ein Hanfkorn; alsbald pflegt er von einer Bindegewebshülle eingekapselt zu werden. Er findet sich an den verschiedensten Stellen, aber nicht in der Lungenspitze, und hat eine Vorliebe für die subpleuralen Regionen. Seine Ausdehnung dürfte von der Menge der infizierenden Bacillen abhängen. Zu diesem Primarinfekt gesellt sich stets die S. 101 beschriebene regionäre, d. h. bronchopulmonale oder Hilus-Lymphdrüsentuberkulose, bei welcher es dann zum ersten Male histologisch zur Entwicklung typischer Tuberkel kommt (vgl. S. 100). Gelegentlich treten statt eines mehrere Primarherde auf mit entsprechend intensiver Drüsenreaktion. Durch Druck der Drüsenpakete auf die Wand der Bronchien entsteht der oft auch klinisch nachweisbare sog. Hiluskatarrh. Meist heilt der primäre Lungenherd, der klinisch oft unbemerkt bleibt und eine sehr große Heilungstendenz besitzt, aus, so daß eine winzige verkalkte oder verknöcherte Narbe zurückbleibt (die Verknöcherung ist für den Primärinfekt besonders charakteristisch); es bilden dann hauptsächlich die zurückgebliebenen augenfälligen Veränderungen der verkästen bzw. verkalkten oder fibrösen Drüsen den Hinweis auf die überstandene Infektion. Stets ist die Drüsenaffektion als Folge einer primären Lungenerkrankung aufzufassen (auch wenn ein primärer Herd nicht mehr gefunden wird!), wogegen eine primäre Bronchialdrüsentuberkulose nicht vorkommt. In den verkalkten Drüsen erhalten sich die Tuberkelbacillen meist virulent. Die positive Tuberkulinreaktion ist nicht nur ein Beweis dafür, daß der Organismus einmal mit dem Tuberkelbacillus in Berührung kam, sondern auch wahrscheinlich dafür, daß in dem betreffenden Organismus noch lebende Tuberkelbacillen vorhanden sind. Im Greisenalter wurden gelegentlich neben den Resten eines alten Primärkomplexes tuberkulöse Herde angetroffen, die mit Rücksicht auf die gleichzeitige

---

[1] Demgegenüber ist der auffallend geringe Tuberkuloseprozentsatz unter den Kohlenarbeitern bemerkenswert.

Drüsenbeteiligung nicht anders denn als neue Primarkomplexe zu deuten sind. Man kann diese Herde nur dadurch erklaren, daß bei diesen alten Organismen der erste Primarkomplex nicht nur klinisch, sondern auch biologisch ausheilte, die Bacillen also abstarben. Der neuen Infektion gegenuber hat sich der alte Organismus dann so verhalten wie in der fruhen Kindheit.

Kommt der Primarinfekt nicht zur Ausheilung, so kann sich der Prozeß in Form einer käsigen Pneumonie rasch und ausgedehnt ausbreiten und infolge von Einschmelzung derselben zur Bildung von Kavernen (sog. primäre Kaverne) fuhren — kavernose Säuglingstuberkulose bzw. *primäre Lungenphthise* (vgl. S. 103). Auf dem Wege uber die Bronchien durch Aspiration erfolgt dann oft eine weitere massive Ausbreitung des Prozesses in den Lungen, die aber auch infolge Durchbruchs der verkasten Drusen in die Bronchien erfolgen kann. Durchbruch in die Blutbahn kann zur Entwicklung einer Miliartuberkulose fuhren oder bei nur geringer Keimzahl hamatogene Metastasen in einem einzelnen Organ (Knochen, Genitalien usw.) bewirken.

Bei der sog. *postprimaren Lungentuberkulose des Erwachsenen*, die als *Reinfektion* (s. S. 105) zu deuten ist, spielte fruher in der Lehre von den Anfangsstadien derselben die Lokalisation des Prozesses in den Lungenspitzen eine erhebliche Rolle. Man nahm an, daß sie infolge der besonderen Disposition der apikalen Bezirke mit ihrer mangelhaften Durchluftung sowie ihrer weniger gunstigen Blutversorgung zustande kommt, die ubrigens auch bei der Miliartuberkulose eine stärkere Beteiligung dieser Abschnitte erklart. Tatsache ist, daß in einem hohen Prozentsatz der Sektionen die Lungenspitzen tuberkulose Herde oder Narben aufweisen (wobei die rechte Lunge haufiger als die linke befallen ist). Andererseits lehren die Erfahrungen, daß der Übergang einer Lungenspitzenaffektion in eine typische Lungenphthise sich nur in einer beschrankten Zahl von Fallen nachweisen laßt (s. unten).

In der Regel erweist sich — wenigstens klinisch bzw. im Röntgenbild — als Ausgangspunkt besonders bei jugendlichen Individuen ein umschriebener Herd in einem Oberlappen unterhalb des Schlüsselbeins (sog. *infraclaviculares Fruhinfiltrat* von H. ASSMANN 1925 beschrieben). Dieser Herd, der im Gegensatz zum Primarinfekt nicht mit Drüsenbeteiligung einhergeht, zeigt häufig ausgesprochene Heilungstendenz, in anderen Fällen kommt es dagegen rasch zu Einschmelzungsvorgangen und Bildung von Kavernen; im letzteren Fall kann sich im weiteren Verlauf, mitunter schon im Laufe von Monaten eine progrediente Lungentuberkulose daraus entwickeln.

Strittig ist zur Zeit einmal die Frage der allgemeinen klinischen Bedeutung der häufigen Spitzenherde, weiter die Frage des Zusammenhanges letzterer mit dem infraclaviculären Fruhinfiltrat. ASCHOFF sowie LOESCHKE sehen alle Lungenspitzennarben als tuberkulös an und erblicken in ihnen den Ausgangspunkt für eine fortschreitende apicocaudale Phthise. Die Entstehung der Spitzenherde dürfte zumeist auf eine hamatogene Streuung zu beziehen sein, die von den beim Primärinfekt infizierten Hiluslymphdrüsen ausgeht. Sicher nachgewiesen ist, daß ein nur sehr kleiner Prozentsatz (etwa 7%) der Spitzenaffektionen spater in eine fortschreitende Tuberkulose übergeht, woraus die relative Gutartigkeit ersterer sich zu ergeben scheint. Die Beziehung der Spitzenaffektionen zum Frühinfiltrat wird verschieden interpretiert. Teils nimmt man an, daß der Prozeß in der Spitze beginnend durch Aspiration in Form von Schüben hinabsteigt und zu dem klinisch erstmalig nachweisbaren Frühinfiltrat führt; teils soll aber auch umgekehrt ein Aufsteigen von letzterem in die Spitze durch Aspiration erfolgen können.

Die *Ausbreitung* der Tuberkulose in den Lungen erfolgt in verschiedener Weise; zu unterscheiden ist der *lymphogene*, der *hämatogene* und der *intracanaliculäre*, d. h. *bronchogene* Weg der Ausbreitung. Bei chronischem Verlauf sind oft alle 3 Formen, wenn auch in einem von Fall zu Fall stark wechselnden Maße miteinander kombiniert. Der Lymphweg spielt besonders bei Kindern eine große Rolle. Es kann bei einem massiven Befall von Hiluslymphdrüsen in zeitlichem Zusammenhang mit dem Primarinfekt oder auch nach Abheilen des primären Lungenherdes zu Krankheitserscheinungen kommen (Bronchialdrüsentuberkulose). Die Kinder brauchen dabei nur geringfügige Beschwerden zu haben, können aber auch unter sich hinziehendem Fieber mit trockenem Husten ohne Auswurf, Appetitlosigkeit und Blässe erkranken. Röntgenologisch ist die Diagnose zu stellen. Im allgemeinen erfolgt Heilung, gefährlicher Verlauf ist nur dann zu befürchten, wenn eingeschmolzene Drüsen in den Bronchus perforieren oder wenn es zu hämatogenen Streuungen kommt. Bei Erwachsenen erfolgt bisweilen das Weiterschreiten der Krankheit auch fast ausschließlich in den Lymphbahnen der Lunge, und zwar als knötchenförmige Lymphangitis peribronchialis (sog. tuberkulöse *Peribronchitis*) und perivascularis mit Verkäsung. Das makroskopische Bild entspricht einer Maulbeer- oder Kleeblattform der Herde. Zum Teil bleibt der Prozeß vollkommen auf das interstitielle Gewebe beschrankt, zum Teil kommt es in den benachbarten Alveolen zur Exsudatbildung, d. h. zu tuberkulos-pneumonischen Infiltraten. Obwohl der Prozeß nicht an den Grenzen eines Acinus haltzumachen pflegt, bezeichnet man diese Form als *acinose* und bei Konfluieren derartiger Herde zu erbsen- bis haselnußgroßen Knoten als *acinösnodöse Form*. Frischeren derartigen Veranderungen begegnet man besonders in den Unterlappen. (Für die Entstehung der acinösen bzw. acinös-nodösen Streuherde ist übrigens die *bronchogene* Form weitaus häufiger als die lymphogene, beim Erwachsenen bildet die bronchogene Form sogar die Regel.) Bei mildem Verlauf kommt es teilweise oder vollkommen zu bindegewebiger Umwandlung, wobei derbe Knötchen mit käsigem Zentrum entstehen; im anderen Falle tritt Einschmelzung ein. Später werden auch größere Bronchien ergriffen, teils durch Übergreifen des Prozesses aus der Nachbarschaft auf die Bronchialwand, teils durch Aspiration von infektiösem Material aus den oberen Lungenregionen (*bronchogene* Ausbreitung). Die *hämatogene* Ausbreitung durch Einbruch eines tuberkulösen Herdes in die Blutbahn spielt nicht nur bei der allgemeinen Miliartuberkulose (s. S. 106) die entscheidende Rolle, sondern kann auch in der Lunge selbst zu einer oft schubweise erfolgenden Streuung mit Bildung kleinster Herde führen (sog. *Miliaris discreta*); bei den protrahierten Formen kommt es dabei oft zu Indurationsvorgängen; zum Teil entwickelt sich dabei ausgedehntes Emphysem (sog. Emphysemtuberkulose). Die weitere Entwicklung der geschilderten verschiedenen Ausbreitungsformen hängt in maßgeblicher Weise davon ab, ob produktive oder exsudative Prozesse vorherrschen. Im ersteren Falle kann es durch allmähliche fibröse Umwandlung der Herde zum Bilde der chronischen *indurierenden* oder *cirrhotischen Tuberkulose* mit erheblicher Heilungstendenz kommen. Eine ausschließlich exsudativ-tuberkulöse Entzündung dagegen mit besonders ungünstiger Prognose stellt die tuberkulöse oder käsige Pneumonie in lobulärer oder lobärer Ausbreitung dar. Hier verfällt das Exsudat in den Alveolen, dessen Aussehen zunächst dem Bilde der grauen Hepatisation bei der croupösen Pneumonie ähnelt, vollkommen der Verkäsung. Einschmelzung und Erweichung sowohl des verkästen Granulationsgewebes der obenbeschriebenen Herde wie auch des Exsudates der käsigen Pneumonie führt zur Entwicklung von Kavernen *(kavernöse Phthise)*, deren Inhalt auf dem Wege der Aspiration, d. h. bronchogen, über die verschiedenen Teile des Bronchialbaumes weiter verschleppt wird.

Wenn, wie oben gesagt, bei ein und demselben Krankheitsfall mehrere der beschriebenen Formen nebeneinander vorkommen, wird man sich mit der Feststellung begnügen müssen, welche Veränderungen dominieren.

Krankheitsbilder. Die Lungentuberkulose kann unter sehr verschiedenen Bildern verlaufen. Abgesehen von der miliaren Form, die nur eine Teilerscheinung allgemeiner Miliartuberkulose ist und an anderer Stelle (s. S. 106) besprochen wurde, sind vor allem zu unterscheiden die *chronische Lungentuberkulose* in ihren verschiedenen Graden und Stadien sowie die *akute* Form, speziell die *käsige Pneumonie*. Zwischen diesen Verlaufsformen gibt es zahlreiche Übergänge.

Die beginnende Lungentuberkulose hat eine Neigung zur Lokalisation in den kranialen Abschnitten. Fortschreiten des Leidens erfolgt in kraniocaudaler Richtung.

Die *ersten* **Symptome** sind oft *allgemeiner Art*. Mattigkeit und starke Ermüdbarkeit, angegriffenes Aussehen, Blässe, Appetitmangel, Herzklopfen und vor allem auffallende Gewichtsabnahme, bei Frauen daneben Störungen der Menstruation. Außerdem bestehen in der Regel Zeichen eines Katarrhs der Luftwege, der oft von den Patienten auf Erkältung zurückgeführt wird, geringer Reizhusten sowie oft, mitunter nur morgens etwas schleimiger oder schleimigeitriger Auswurf. Als *lokale* Beschwerden werden oft ziehende „rheumatische" Schmerzen zwischen den Schulterblättern, gelegentlich Druck auf der Brust, auch geringe Kurzatmigkeit angegeben. Sehr charakteristisch ist auch die dem Patienten auffallende Neigung zu starkem Schwitzen nachts, besonders gegen Morgen. In anderen Fällen fehlen alle diese Symptome oder werden vom Patienten übersehen, bis ein plötzlich auftretender Bluthusten auf das Lungenleiden aufmerksam macht. Häufig findet man, besonders bei Jugendlichen, Anisokorie (Ungleichheit der Pupillen mit Erweiterung auf der erkrankten Seite durch Sympathicusreizung). Als regelmäßige Begleiterscheinung ist eine Tachykardie vorhanden.

Der blutige Auswurf bei *Hämoptoe*, der stets mit Husten entleert wird, ist hellrot, schaumig und geruchlos (der von Hysterischen bisweilen durch Saugen am Zahnfleisch erzeugte sanguinolente Speichel hingegen dünnflüssig, von fade-süßlichem Geruch und reich an Pflasterepithelien aus der Mundhöhle). Mitunter enthält der Auswurf nur Spuren von Blut in Form von roten Streifen.

Bei der *Untersuchung* achte man zunächst auf das Verhalten beider Thoraxhälften bei der Atmung, auf Nachschleppen der einen Seite, etwaige Einziehungen der Brustwand sowie auf Asymmetrien der Supraclaviculargruben (Eingesunkensein der einen Seite). Lungentuberkulöse leiden oft infolge der Schweiße an Pityriasis versicolor am Rumpf. Die Palpation ergibt häufig im Bereich des oberen Trapeziusrandes der erkrankten Seite starke Druckempfindlichkeit.

Handelt es sich um eine beginnende Spitzenaffektion, dann zeigt sich perkussorisch oft keine Änderung, bei ausgedehnteren Prozessen geringe Schallverkürzung mit oder ohne Tympanie. Da nur Schalldifferenzen zwischen *symmetrischen* Punkten beider Seiten zu verwerten sind, sei man bei geringen Unterschieden in der Beurteilung vorsichtig und achte insbesondere auf etwaige Differenzen im Muskelpolster speziell des M. supraspinatus (bei Rechtshändern oft rechts stärker entwickelt) sowie auf, wenn auch nur geringfügige, Verbiegungen der Hals- und Brustwirbelsäule, welche Schallunterschiede hervorrufen können.

Auscultatorisch findet man (der Patient soll leise und tief mit offenem Mund atmen) in den ersten Stadien einer Lungenspitzenerkrankung zunächst eine Änderung des Exspiriums, das verlängert und verschärft ist. Später verändert sich auch das Inspirium, das teils einen schärferen rauhen Charakter annimmt, teils abgeschwächt ist, während das Exspirium nun rein bronchial klingt. Bei vollständiger Infiltration wird auch das Inspirium bronchial. Über den übrigen Lungenabschnitten kann der Befund vollkommen normal sein.

Dämpfung und Veränderung des Atemgeräusches über einer Spitze beweisen mit Sicherheit nur das Bestehen einer Verdichtung, die aber ebensowohl einen frischen Prozeß wie eine ausgeheilte Narbe bedeuten kann. Erst der gleichzeitige Nachweis von *Rasselgeräuschen* (Rg.), die man oft durch Hustenlassen provoziert, weisen auf das Bestehen eines floriden Katarrhs hin, falls der Befund auf die betreffende Lungenspitze beschränkt ist.

Fehlerquellen bei der Deutung der physikalischen Befunde sind: Die physiologische Verlängerung des Exspiriums rechts hinten oben infolge größerer Weite des rechten Bronchus; Vortäuschung von Rg. durch Muskelgeräusche; ferner die den beschriebenen ähnlichen nichttuberkulösen Spitzenatelektasen bei behinderter Nasenatmung (man kontrolliere stets die Nase!), bei Skoliosen, bei Strumen sowie bei Gravidität, desgleichen Residuen eines nichtspezifischen akuten Katarrhs der Luftwege, schließlich Dämpfung und Änderung des Atemgeräusches über der linken Spitze bei starker Vorhofserweiterung infolge von Stauung bei Mitralfehlern.

Einen besonders großen diagnostischen Wert für die Feststellung einer Tuberkulose hat das *Verhalten der Körpertemperatur*, da genaue Messungen (am besten rectale oder Mundmessung) in der Mehrzahl der Fälle geringe subfebrile Steigerungen, namentlich im Laufe des Nachmittags oder Abends ergeben.

Sie sind oft den Patienten subjektiv nicht bewußt. Bei Frauen werden sie namentlich zur Zeit der Menstruation beobachtet. Diagnostisch verwertbar ist ferner die starke *Labilität* der Temperatur, die bereits nach geringen Anstrengungen, z. B. nach einem Spaziergang etwas erhöht ist. Man mißt erst $1/2$ Stunde, nachdem der Patient sich wieder hingelegt hat.

Großen diagnostischen Wert hat ferner die *Untersuchung des Auswurfs* auf Tuberkelbacillen, die aber in zahlreichen initialen Fällen zunächst vermißt werden. In negativen Fällen ziehe man die *Anreicherung* des 24stündigen Sputums mit Antiformin, ferner die Untersuchung des nüchternen Magensaftes bzw. des Magenspülwassers (verschlucktes Sputum!) sowie den *Tierversuch*, d. h. Impfung eines Meerschweinchens heran.

Eine mit steriler physiol. NaCl-Lösung gründlich abgespülte eitrige Sputumflocke wird in steriler NaCl-Lösung aufgeschwemmt, einem Tier unter die Haut nahe der Leistengegend injiziert, nachdem man die Drüsen dortselbst in der aufgehobenen Hautfalte zwischen den Fingern gequetscht hat, um die Erkrankung zu beschleunigen. Nach 8—12 Tagen lassen sich in den Drüsen mit der Antiforminmethode Tuberkelbacillen nachweisen.

Auch die *Blutuntersuchung* bietet oft eine wertvolle Unterstützung. Einmal spricht Beschleunigung der *Blutsenkung* bei Ausschluß anderer Prozesse für die Aktivität des Lungenherdes (sie fehlt bisweilen bei ganz initialen Fällen sowie andererseits bei den schwersten Formen), und ihr Wert kommt besonders bei fortlaufender Kontrolle zur Geltung, da sie Schlüsse auf Stillstand oder Fortschreiten des Prozesses erlaubt.

Die *Leukocytenformel* vermag häufig Aufschluß über die Gesamtverfassung und die Reaktionslage des Körpers im Kampfe gegen die Krankheit zu geben. Ungünstige Zeichen, die sich aber nur bei fortgeschritteneren Fällen finden, sind Leukocytenvermehrung über

10000, Zunahme der Neutrophilen über 75%, stärkere Linksverschiebung (s. S. 305) sowie Verminderung der Lymphocyten unter 20%. Günstig ist die Vermehrung der Lymphocyten und der Eosinophilen. Auch hier steigt der Wert der Untersuchung mit ihrer Wiederholung.

Die *Röntgenuntersuchung* in Form der Photographie bildet eine außerordentlich wichtige Ergänzung des physikalischen Befundes, da sie nicht nur kleine und der Perkussion und Auscultation nicht zugängliche Veränderungen aufzudecken vermag, sondern auch über den anatomischen Charakter des Leidens und seine Ausbreitung so wichtige Aufschlüsse liefert, daß sie heute die entscheidende Untersuchungsmethode darstellt und der Verzicht auf sie einen Kunstfehler bedeutet. Auch hier wird außerdem oft mit großem Vorteil die sog. Tomographie herangezogen (vgl. S. 255).

Die Veränderungen des Lungengewebes bewirken bei hinreichender Größe Schatten, deren Intensität von der Dichte des Herdes, aber auch von der Durchlässigkeit des umgebenden Gewebes abhängig ist. Fibröse und verkalkte Herde sind daher wesentlich deutlicher als frische Infiltrate; andererseits kann selbst ein Kalkherd unsichtbar bleiben, wenn daselbst z. B. die Pleura stark schwielig verdickt ist. Weiter ist als wichtige Fehlerquelle zu beachten, daß manche ein Infiltrat vortäuschende Schatten tatsächlich darauf zurückzuführen sind, daß es infolge von Verlegung des zugehörigen Bronchus durch eine Lymphdrüse usw. zu einer vorübergehenden *Atelektase* (s. S. 272) gekommen ist (Resorptionsatelektase). Da das Röntgenverfahren gerade *die* Veränderungen, die als Residuen abgeheilter Prozesse für den augenblicklichen Status klinisch oft belanglos sind, deutlicher darstellt als frische Veränderungen, so kann bei der Bewertung der Befunde nur viel Übung und Kritik vor falschen Schlüssen schützen. Zu warnen ist insbesondere auch vor der Verwertung geringer Unterschiede beim Vergleich mehrerer von einem Patienten zu verschiedenen Zeiten vorgenommener Aufnahmen, da hierbei nicht zu vermeidende, in der Aufnahmetechnik begründete Differenzen Anlaß zu fehlerhafter Beurteilung geben können.

Bei der beginnenden Lungentuberkulose sind Trübungen einer Spitze, namentlich in Form zarter rundlicher Flecken, und wolkiger Schatten für frischere Veränderungen charakteristisch, während stärkere diffuse Trübungen oder scharf umschriebene Flecke häufiger obsolete Veränderungen anzeigen. Oft deckt erst die Photographie auch gewisse subapikale, unmittelbar unter dem Schlüsselbein in der Tiefe gelegene Herde auf (s. unten), sowie ferner strangartige Züge, die zum Hilus führen. Letzterer zeigt sehr oft scharf sich abzeichnende Schatten von verkalkten bzw. fibrösen Drüsen. Nicht selten erscheint die ganze Hilusgegend der kranken Seite diffus getrübt. Auch die Deutung dieser Befunde erfordert große Vorsicht, zumal ein Teil der Zeichnung von den Hilusgefäßen gebildet wird, die z. B. auch bei Stauungszuständen im kleinen Kreislauf an Deutlichkeit zunehmen. Bei der *Durchleuchtung* achte man auch auf etwaige Unterschiede in der Bewegung beider Zwerchfellhälften, die besonders bei Pleuraadhäsionen gefunden werden.

Sehr charakteristisch kann das Röntgenbild bei der *kindlichen Tuberkulose* sein. Es stellt sich nämlich in der Umgebung sowohl des Primärinfektes wie der zugehörigen Bronchialdrüsen oft eine sog. perifokale Entzündung (auch *Epituberkulose* genannt) ein; das hierbei resultierende Infiltrat (Primärinfiltrierung von Franz Redeker), welches recht ausgedehnt sein kann, ist übrigens durch eine auffallend starke Rückbildungsfähigkeit ausgezeichnet. Entsprechend den genannten beiden Herden plus perifokaler Entzündung ergibt sich dann besonders nach Aufsaugung des sie einhüllenden flüchtigen Infiltrates (bzw. Resorption der begleitenden Atelektase) oft ein hantelförmiger Schatten im Röntgenbild.

Ein wichtiges diagnostisches Verfahren stellt auch die *Bronchoskopie* dar, mit deren Hilfe Bronchialschleimhauttuberkulosen und Durchbrüche von tuberkulösen Lymphdrüsen in das Bronchiallumen nachweisbar sind.

Von eminenter praktischer Bedeutung unter den initialen Fällen ist das S. 277 genannte *infraclaviculäre Infiltrat*, dessen möglichst frühzeitige Diagnose von größter Tragweite für den Kranken wie für seine Umgebung ist. In der Regel sind es jugendliche Individuen, die in erheblicher Zahl dem lymphatischen oder exsudativen Typus angehören und häufig anamnestisch mit offenen Tuberkulosen in Kontakt gekommen waren. Die klinischen Erscheinungen sind oft auffallend geringfügig, so daß z. B. eine leichte Grippe und ähnliches vorgetäuscht wird; das Fieber ist meist niedrig. In einzelnen Fällen stellt sich eine initiale Hämoptoe ein. Der physikalische Befund ist entweder völlig negativ oder es bestehen unbedeutende katarrhalische Erscheinungen. Sputum ist nicht oder nur in geringer Menge vorhanden und von uncharakteristischer Qualität. Dagegen finden sich bei gründlicher mikroskopischer Untersuchung nicht selten bereits reichlich Tuberkelbacillen. Die einzig sichere Möglichkeit einer frühzeitigen Diagnose bietet bei negativem Sputumbefund die Röntgenphotographie der Lungen, die in derartigen Fällen bei negativem oder relativ normalem Spitzenbefund einen circumscripten Herd unterhalb des Schlüsselbeins im Oberlappen (gelegentlich auch im Unterlappen) aufdeckt, wobei der Befund anatomisch demjenigen eines käsigpneumonischen Prozesses entspricht. Häufig schwinden die klinischen Erscheinungen unter Abheilung des Röntgenbefundes innerhalb weniger Wochen. Bisweilen heilt der Prozeß unter bindegewebiger Induration allmählich ab. Auch kommt es vor, daß eine bindegewebige Abkapselung des zentral verkäsenden Herdes erfolgt. Dieser bleibt dann als runder Herd bestehen und wird auch als Tuberkulom bezeichnet. In anderen Fällen jedoch ist das Leiden progredient, so daß es — meist schubweise — unter Kavernenbildung zum Bild der in kraniocaudaler Richtung fortschreitenden Lungenphthise kommt (s. S. 282).

Krankheitsverlauf. Die Lungentuberkulose ist keineswegs ein unheilbares Leiden; viele *inzipiente* Fälle heilen nach einiger Zeit teils spontan, teils unter der Behandlung aus. Fieber, Husten, Auswurf sowie die Rasselgeräusche werden geringer und schwinden schließlich unter entsprechender Besserung des Allgemeinbefindens, wobei vor allem auch die Zunahme des Körpergewichtes eine Gewähr für die Besserung bietet. Schließlich sind objektiv nur noch die oben beschriebenen Zeichen der Vernarbung des Lungenherdes nachweisbar. Derartige Fälle können nach erneuter Schädigung infolge von Erkältung oder sonstigen ungünstigen Einflüssen (s. oben) gelegentlich wieder aufflackern, um bisweilen nach einiger Zeit wieder zur Ruhe zu kommen.

In anderen Fällen zeigt das Leiden von vornherein Neigung zum *Fortschreiten*. Das Fieber bleibt weiter bestehen, wird meistens sogar höher, die Gewichtsabnahme dauert an und der lokale Lungenbefund breitet sich aus. Vor allem werden die feuchten Rasselgeräusche über größeren Bezirken hörbar, nicht nur über der Ausgangsregion, sondern auch über tiefer gelegenen Teilen, zugleich nimmt oft auch die Dämpfung zu. Die Patienten bekommen das als hektisch bezeichnete Aussehen, d. h. eine fleckige Rötung der Wangen, oft mit einer Spur Cyanose, sowie glänzende Augen. Die Brustbeschwerden, die Stiche beim Atmen, die Rückenschmerzen werden stärker. Das Sputum wird reichlicher und ist schleimig-eitrig; es konfluiert nicht im Speiglase im Gegensatz zum Sputum bei Bronchitis und Bronchiektasen, sondern besteht aus einzelnen Ballen (Sputum globosum oder nummosum); meist sind jetzt Tuberkelbacillen nachweisbar sowie bei progredienter Gewebseinschmelzung elastische Fasern, deren Vorhandensein stets von übler Bedeutung ist. Oft besteht heftiger Husten; in anderen Fällen ist er gering, wobei der Auswurf dann mitunter nur durch einfaches Räuspern herausgebracht wird.

Nicht selten tritt erneut eine Hämoptyse ein, die oft infolge des Hinabfließens von Blut in die Bronchien eine Aussaat der Tuberkulose in den Unterlappen zur Folge hat, was aus dem Ansteigen des Fiebers und dem reichlichen Auftreten feuchter Rasselgeräusche über den Unterlappen zu erkennen ist. Dämpfungen pflegen hier zu fehlen; bisweilen tritt Tympanie auf.

Eine derartige Dissemination erfolgt oft auch ohne ersichtlichen äußeren Grund und geschieht nicht selten schubweise. Sie bedeutet stets eine ernste Verschlimmerung des Zustandes. Das Fieber hat jetzt typisch hektischen Charakter, es ist intermittierend, steigt am späteren Nachmittag oder abends erheblich an, um gegen Morgen unter starker Schweißbildung zur Norm abzufallen. Seltener ist der umgekehrte sog. Typus inversus mit hohen morgendlichen Temperaturen. Auch in diesem Stadium kann es, zumal unter entsprechender Behandlung, zum Stillstand oder sogar zur Heilung kommen, indem ausgedehnte Bindegewebswucherungen den Herd abkapseln, und klinisch bald deutliche Schrumpfungserscheinungen (s. oben) sich bemerkbar machen; es entwickelt sich das Bild der *fibrösen* oder *cirrhotischen Phthise*.

Die in derartigen Fällen sich öfter stärker geltend machende Neigung zu *Atemnot* bereits bei geringfügigen Anstrengungen ist nicht nur auf die durch die Fibrose bewirkte Einengung der Strombahn im kleinen Kreislauf sowie die Verkleinerung der Atemfläche der Lunge, sondern zum Teil auch auf das Emphysem als Folge der Überbeanspruchung der unbeteiligt gebliebenen Lungenbezirke zurückzuführen. Dazu kommt schließlich, daß der Herzmuskel des Chronisch-Tuberkulösen sehr oft nicht intakt ist.

Bisweilen erlischt der Krankheitsprozeß zwar nicht vollständig, zeigt jedoch einen relativ benignen chronischen Charakter mit nur geringen oder zeitweise völlig fehlenden Temperatursteigerungen, Verminderung des Auswurfs, aus dem die Tuberkelbacillen schwinden können, und leidlichem Allgemeinbefinden.

Manche Fälle von cirrhotischer Phthise zeigen eine besondere Neigung zu häufigen Hämoptoen, die sich hier durch das Klaffen der freiliegenden arrodierten Gefäße infolge des Narbenzuges im Bereich des schrumpfenden Gewebes erklärt.

In anderen Fällen geht die Krankheit in das Bild der kavernösen *Phthise* über, die durch den progredienten Charakter der Zerstörungsprozesse der Lunge und den fortschreitenden allgemeinen Körperverfall ausgezeichnet ist. Charakteristische *Symptome* sind einmal das Vorhandensein von Einschmelzungsherden oder Hohlgeschwüren, d. h. Kavernen[1], deren sichere Anzeichen amphorisches Atmen und großblasige metallische Rasselgeräusche sowie umschriebene Tympanie sind; weniger konstant sind der WINTRICHsche und GERHARDTsche Schallwechsel sowie das Geräusch des gesprungenen Topfes; charakteristisch sind im Röntgenbild größere helle rundliche Flecke mit scharfer Umrandung, ferner Konfluieren des bis dahin geballten Sputums, beträchtliche Zunahme seiner Menge bei 24stündiger Messung; für den malignen Charakter des Leidens sprechen weiter größere Dämpfungen, Ausbreitung von reichlichen feuchten Rasselgeräuschen über beiden Lungen, zahlreiche elastische Fasern im Auswurf. Die rapide Gewichtsabnahme wird in diesem Stadium durch die oft gleichzeitig vorhandene Kehlkopftuberkulose (vgl. S. 246) sowie durch Darmtuberkulose (S. 389) gefördert, so daß die Patienten bald in einen Zustand extremer Abmagerung und hochgradigen Kräfteverfalls geraten, gegen den nicht selten ihre auffallend optimistische Gemütsstimmung merkwürdig kontrastiert. Die Diazoreaktion im Harn ist positiv (oft vorher schon die WEISSsche Urochromogen-Probe[2]. In besonders bösartigen Fällen kommt es bei der weiteren Ausbreitung des Prozesses nicht zur Entwicklung größerer Infiltrate mit Dämpfung und Bronchialatmen, sondern zur Disseminierung zahlreicher kleiner Herde, die sich nur durch die weit ausgebreiteten ominösen feuchten Rasselgeräusche verraten. Diese Form der sog. *galoppierenden Schwindsucht*, die oft unter hohem kontinuierlichem Fieber verläuft und hauptsächlich *jugendliche* Individuen befällt, endet meist in wenigen Monaten letal. Endlich wird ein beschleunigter Verlauf beobachtet, wenn eine käsige Pneumonie sich im Verlauf der Phthise entwickelt.

---

[1] Für die Prognose und Therapie ist zu *unterscheiden* zwischen *Früh-* und *Spätkavernen*; erstere, die sich häufig im Bereich des S. 277 und 280 erwähnten infraclaviculären Infiltrate entwickeln, haben eine bessere Heilungstendenz als letztere.

[2] Nach Verdünnung des Harns mit Aq. dest. im Reagensglas bis zum Verschwinden der Eigenfarbe und Zusatz von 3—10 Tropfen einer $1^0/_{00}$-Kal.-Permanganatlösung tritt bei positivem Ausfall intensive goldgelbe Färbung (etwa wie die des ESBACHschen Reagens) auf.

Die sog. *pneumonische Form* der Lungentuberkulose *(käsige Pneumonie)* kann sowohl als selbständiges Krankheitsbild wie im Anschluß an eine bereits klinisch manifeste Lungentuberkulose auftreten. Im ersteren Fall ähnelt der akute Beginn mit hohem Fieber, ausgedehnter Dämpfung und Bronchialatmen sowie rostfarbenem Sputum vollständig dem Bilde der croupösen Pneumonie. Sie befällt häufiger den Unter- als den Oberlappen. Die *Diagnose* wird meist erst im weiteren Verlauf gestellt, wenn eine Entfieberung wie bei genuiner Pneumonie nicht eintritt, das Sputum stark eitrig wird und schließlich Tuberkelbacillen in diesem nachgewiesen werden. Später kommt es auch zu klinisch nachweisbaren Erweichungserscheinungen mit zahlreichen klingenden Rasselgeräuschen, reichlich Bacillen sowie elastischen Fasern. Die Diazoreaktion ist stets positiv. In zahlreichen Fällen entwickelt sich die käsige Pneumonie nach Aspiration von tuberkulösem Material in die Unterlappen, z. B. nach Hämoptyse. Stets bedeutet sie ein rasches Fortschreiten der Lungenkrankheit, die meist innerhalb von Wochen oder wenigen Monaten zum Tode führt. Immerhin, zumal bei frühzeitiger Behandlung, kommen Fälle vor, wo größere Infiltrate mit pneumonischen Erscheinungen nach einiger Zeit wieder zurückgehen. Auch *käsige Bronchopneumonien* kommen vor; es sind das namentlich die Fälle, die sich im Anschluß an Masern, Pertussis, Grippe sowie Typhus entwickeln und unter dem Bilde von nicht zur Lösung kommenden bronchopneumonischen Herden verlaufen.

Im *höheren Lebensalter* beobachtet man Phthisen mit benignem Charakter und weitgehender Beschwerdefreiheit, sehr geringer Progredienz oder stationärem Verhalten; es handelt sich in der Regel um seit langem bestehende cirrhotisch-kavernöse Formen, die die Lebensdauer ihres Trägers nicht beeinträchtigen (sie sind also mehr alte Phthisen als Altersphthisen) und bei der Perkussion sowie im Röntgenbilde infolge des Altersemphysems oft übersehen werden; als Tuberkulose nicht erkannt können sie für ihre Umgebung gefährlich werden. In anderen Fällen zeigt die Greisentuberkulose die Neigung zu frischen käsigen Exacerbationen; auch kommt es nicht ganz selten zu einer Generalisierung (Miliartuberkulose, Tuberkulose der weiblichen Genitalien und der Meningen). Schließlich kommen hier eigenartige Tuberkulosen im Unterlappen mit schleichendem Verlauf vor. Primärkomplex im Greisenalter s. S. 276.

Die Lungentuberkulose bei *Diabetikern* ist dadurch charakterisiert, daß hier auch bei alteren Individuen ausgedehnte teils verkäsende und einschmelzende, teils rasch sich wieder resorbierende Infiltrate nach Art der Kindertuberkulose zum Teil mit abnormer Lokalisation, z. B. im Unterlappen, auftreten, deren weiterer Verlauf in weitem Maße von demjenigen des Diabetes abhangt. Bis zu einem gewissen Grade bezeichnend ist ferner das fast ausschließliche starke Befallensein *einer* Lungenseite beim Diabetiker. Tuckisch ist, daß die Tuberkulose hier oft weder klinisch noch physikalisch markante Symptome erkennen laßt.

Von den **Komplikationen** der Lungentuberkulose ist, abgesehen von den schon oben erwähnten, vor allem die *Pleuritis* (S. 295) zu nennen. Auf trockne Pleuritis oder Adhäsionen sind die sehr häufigen Klagen über Brustschmerzen und Seitenstechen usw. zu beziehen. Mitunter findet sich trockene Pleuritis mit einem dem Patienten selbst palpatorisch wahrnehmbaren Knarren ohne jeglichen Schmerz. Einseitige seröse *Exsudate* sind ein häufiges Frühsymptom, an das sich später mitunter eine weitere Entwicklung der Lungenerkrankung anschließt. *Empyeme* (vgl. S. 298) kommen bei fortgeschrittenen Fällen namentlich dort vor, wo rapider Zerfall von Lungengewebe stattfindet, ferner im Anschluß an gleichzeitige Rippencaries sowie namentlich in Verbindung mit *Pneumothorax* (vgl. S. 300). Dieser entsteht spontan dort, wo dicht unter der Pleura ein Gewebszerfall sich abspielt bzw. eine Kaverne, z. B. nach starkem Husten, einreißt. Häufig entwickelt sich gleichzeitig alsbald ein seröses oder eitriges Pleuraexsudat. *Emphysem* (S. 264) schließt die Entwicklung einer Tuberkulose keineswegs aus, macht aber deren Diagnose oft außerordentlich schwierig (*Röntgen*, häufige Sputumuntersuchung!). Häufig leiden die Kranken bereits im Initialstadium an *Analfisteln* (S. 237). *Rheumatische* Beschwerden, speziell der Gelenke, die nicht auf spezifischen tuberkulösen Veränderungen beruhen, treten nicht selten auf, teils in Form multipler flüchtiger Gelenkschwellungen, teils auch mit chronischen Veränderungen, ähnlich einer chronischen Polyarthritis (PONCETsches Rheumatoid), zum Teil führen sie zu Versteifung; gegen Salicyl sind sie refraktär. *Neuritiden* sind nicht selten, namentlich Ischias. Vorgeschrittene Fälle zeigen häufig Symptome von *Amyloidose* verschiedener Organe, was sich u. a. durch Schwellung und vermehrte Konsistenz von Leber und Milz, Beteiligung des Darms (heftige Durchfälle) sowie der Nieren (hochgradige Albuminurie) verrät. Mitunter entwickelt sich auch eine Tuberkulose des *Harnapparates* (vgl. S. 482).

Diagnose. Während die Diagnose der progredienten Phthise in der Regel leicht ist, ist die sichere Feststellung der inzipienten Tuberkulose oft recht schwierig.

Auf Fehlerquellen des physikalischen und Röntgenbefundes wurde schon hingewiesen.

Hinsichtlich des Röntgenbildes der Lungen ist daran zu erinnern, daß bisweilen nichttuberkulöse Prozesse, wie abheilende Pneumonien, beginnende Lungentumoren usw., Bilder hervorrufen, die von einer Tuberkulose zunächst nicht sicher zu unterscheiden sind. Das BOECKsche *Sarkoid* (s. S. 108 und 331) kann bei Lokalisation in den Lungen ebenfalls erhebliche diagnostische Schwierigkeiten verursachen; es tritt teils als tumorförmige, nicht verkäsende Bronchialdrüsenschwellung, teils als zerstreute kleinherdige Aussaat, teils als mehr umschriebene, streifig-fleckige Schattenbildung bei Freibleiben der Spitzen auf (H. ALEXANDER). Auch das sog. *flüchtige eosinophile Lungeninfiltrat* (s. S. 292) kommt hier in Frage; es handelt sich um stets gutartige Krankheitsbilder mit nur kurzdauernden pneumonieartigen Verschattungen und einer Eosinophilie. Andererseits kann eine *Cysten-* bzw. *Wabenlunge* (s. S. 294) eine kavernöse Phthise vortäuschen.

Bei febrilen auf Tuberkulose verdächtigen Temperaturen kontrolliere man sorgfältig die oberen Luftwege und die Mundhöhle, um etwaige Katarrhe, Anginen bzw. Herde in den Tonsillen, ferner Nebenhöhlenkrankheiten, chronische Otitiden ausschließen zu können. Menstruelle und pramenstruelle Temperatursteigerungen beobachtet man auch bei Genitalaffektionen sowie nicht selten bei Pyelitis. Mitunter wird ferner bei jungen Mädchen die heute sehr seltene Chlorose mit einem beginnenden Lungenleiden verwechselt, da beiden gewisse Eigentümlichkeiten, namentlich die starke Ermüdbarkeit, gemeinsam sind, doch fehlt der Chlorose die progrediente Gewichtsabnahme, während andererseits eine Hb.-Verminderung nicht zum Bilde der Tuberculosis incipiens gehört (vgl. auch Chlorose S. 311). Noch schwieriger kann die Unterscheidung gegenüber gewissen Formen von Hyperthyreose junger Mädchen sein, zumal erstens auch hier leichte Temperatursteigerung, starke Gewichtsabnahme und die gleichen subjektiven Beschwerden vorkommen und zweitens sichere Tuberkulosen mitunter gleichzeitig Zeichen von Hyperthyreose aufweisen. In derartigen und vielen anderen Fallen vermag oft eine einmalige Untersuchung die Diagnose nicht zu stellen, die vielmehr nur durch stationäre Beobachtung mit gegebenenfalls wiederholter Rontgenuntersuchung geklärt werden kann.

Tuberkulindiagnostik s. S. 103.

Die **Prognose** der Lungentuberkulose richtet sich sowohl nach dem Charakter und der Ausdehnung des Lungenprozesses wie nach dem allgemeinen Kräfte- und Ernährungszustand.

Die im Anschluß an akute Infektionskrankheiten (s. S. 283), im Verlauf von Diabetes, ferner auf dem Boden chronischer Lungenerkrankungen (Steinhauerlunge usw. vgl. S. 294), entstehende Tuberkulose hat eine schlechte Prognose. Fälle aus stark mit Tuberkulose belasteten Familien verlaufen oft ungünstig. Die Bedeutung einer Hamoptoe wird von Laien oft überschätzt. Nicht selten gibt erst sie dem Patienten den Anlaß, seinem Leiden größere Aufmerksamkeit als bisher zu widmen und sich einer Behandlung zu unterziehen, die oft zur Ausheilung führt.

Man hat die Lungentuberkulose zur prognostischen Kennzeichnung des einzelnen Falles in verschiedene *Stadien* geteilt. Zunächst ist zu unterscheiden zwischen *geschlossener* Form ohne und *offener* mit Tuberkelbacillen im Auswurf. Diese Unterscheidung ist vor allem in hygienischer Hinsicht von größter Bedeutung im Hinblick auf die Weiterverbreitung der Krankheit. Für die Prognose ist der Befund und die Zahl der Tuberkelbacillen im Sputum nur mit Vorsicht zu verwerten, da zahlreiche initiale offene Tuberkulosefälle nicht schlechter oder langsamer als geschlossene Fälle heilen.

Das *Einteilungsschema* nach GERHARDT-TURBAN unterscheidet 3 Stadien, und zwar: I. Leichte, auf kleine Bezirke eines Lappens beschränkte Erkrankung, die z. B. an den Lungenspitzen bei Doppelseitigkeit des Falles nicht über die Schulterblattgrate und das Schlüsselbein, bei Einseitigkeit vorn nicht über die zweite Rippe hinunterreichen darf. II. Leichte, weiter als I, aber höchstens auf das Volumen eines Lappens, oder schwere, höchstens auf den Raum eines halben Lappens ausgedehnte Erkrankung. III. Alle über II hinausgehende Erkrankungen und alle mit erheblicher Höhlenbildung. — Unter *leichter* Erkrankung sind zu verstehen disseminierte Herde, die sich durch leichte Dämpfung, unreines, rauhes, abgeschwächt vesiculares, vesicobronchiales bis bronchovesiculäres Atmen und feinblasiges bis mittelblasiges Rasseln kundgeben. *Schwere* Erkrankung ist durch Infiltrate charakterisiert, welche mit starker Dämpfung, stark abgeschwächtem („unbestimmtem") bronchovesiculärem bis bronchialem Atmen mit und ohne Rasseln einhergehen. Erhebliche Höhlenbildungen, die sich durch tympanitischen Schall, amphorisches Atmen, ausgebreitetes, gröberes, klingendes Rasseln usw. kennzeichnen, fallen unter Stadium III. Pleuritische Dämpfungen bleiben hierbei, wenn sie nur einige Zentimeter hoch sind, außer Betracht; sind sie erheblich, so soll die Pleuritis unter den tuberkulösen Komplikationen besonders genannt werden.

Dieses Schema ist unzureichend, da es weder dem anatomischen Charakter noch dem klinischen Verlauf Rechnung trägt.

In den meisten Fällen ist es demgegenüber möglich, die prognostisch wichtige *Einteilung* in *broncho-pneumonische* und *lobär-pneumonische* bzw. *fibrös-indurative Formen* vorzunehmen, für deren Feststellung oft schon allein der physikalische Befund ausreicht, wobei allerdings zu berücksichtigen ist, daß praktisch viele Fälle gleichzeitig verschiedenartige Veränderungen nebeneinander aufweisen. Als *ausschlaggebend für die Prognose* kann indessen allein nur der gesamte *klinische Verlauf* (Temperatur, Körpergewicht, Allgemeinbefinden, Blutbefund) angesehen werden, auf Grund dessen der Arzt unbeirrt durch den physikalischen und Röntgenbefund sich ein Urteil über die Bewertung des Falles bilden soll. Selbst in progressen Stadien kann es gelegentlich zum Stillstand des Leidens kommen.

Die **Prophylaxe** spielt bei der Tuberkulose eine außerordentlich große Rolle. Man unterscheidet eine Expositions- und eine Dispositionsprophylaxe. In der überwiegenden Mehrzahl der Fälle bildet der kranke Mensch mit offener Tuberkulose die Infektionsquelle.

Expositionsprophylaxe. Eine Isolierung der Offentuberkulösen in Krankenhäusern oder Heilstätten findet oft nur in fortgeschrittenen Fallen und nicht selten auch dann nicht statt, so daß dauernd Gelegenheit zur Übertragung auf die Umgebung vorhanden ist. Da *Kinder* in den ersten Lebensjahren ganz besonders gefährdet sind, so müssen in erster Linie diese dem Bereich des Kranken entzogen werden; außerdem ist die Umgebung der Kinder sorgfältig auf etwaige Tuberkulose zu untersuchen (Ammen; häufig Warten der Kinder durch die Großmutter[1]!). Der Kranke selbst ist anzuhalten, beim Husten stets den Kopf abzuwenden und die Hand vor den Mund zu halten, ferner größte Vorsicht in der Behandlung seines Sputums zu beobachten, dieses insbesondere stets nur in mit etwas Wasser (mit etwa 2% Soda) gefüllte Spuckschalen oder DETTWEILERsche Taschenspuckflaschen zu entleeren, damit Eintrocknung des Auswurfs und Verschleppung der Tuberkelbacillen verhütet wird, ferner sich überhaupt größter Reinlichkeit zu befleißigen. Die Wäsche des Kranken ist vor dem Waschen zu desinfizieren (2 Stunden in $2\frac{1}{2}$%igem Kresolwasser). Der Fußboden ist stets nur feucht aufzuwischen, jede Staubentwicklung, zu vermeiden; nach dem Tode des Patienten ist für gründliche Desinfektion des Zimmers sowie aller Gegenstände zu sorgen.

Dispositionsprophylaxe. Individuen, die hereditär oder durch ihre Konstitution für Tuberkulose besonders disponiert erscheinen, d. h. die sog. *Prophylaktiker*, sollen durch Hebung ihres Ernährungszustandes und Wahl günstiger Lebensbedingungen (viel frische Luft, sonnige Wohnräume usw.) sowie durch Vermeiden schädlicher Berufe (u. a. Fabrikarbeit) und anderer körperlicher Schädigungen, wie Alkoholismus, Ausschweifungen, Geschlechtskrankheiten, ferner durch frühzeitige Behandlung von Katarrhen der oberen Luftwege, von Bronchitiden usw. auf die Vorbeugung der Tuberkulose bedacht sein, wenn dies auch in Wirklichkeit oft nur ein frommer Wunsch bleibt.

Die Infektion durch infizierte Nahrung, speziell Milch perlsüchtiger Kühe und Butter hat für den Erwachsenen keine Bedeutung, wohl aber für das kleine Kind. Die Milch ist daher stets nur in gekochtem Zustande zu verabfolgen (kurzes Aufkochen; längeres Kochen schädigt die Milch).

Das Eingehen der *Ehe* ist bei fortgeschrittener oder offener Tuberkulose wegen der Gefahr für den anderen Ehepartner zu widerraten. Bei leichteren oder scheinbar ausgeheilten

---

[1] Die *Greisentuberkulose* verläuft oft unter dem Bilde einer scheinbar harmlosen Bronchitis! (vgl. S. 283).

Fällen muß nach Schwinden der manifesten Krankheitssymptome, wie Fieber, Auswurf, Rasselgeräusche usw., etwa 1 Jahr in voller körperlicher Leistungsfähigkeit vergangen sein, bevor die Eheschließung statthaft ist.

Hinsichtlich der Unterbrechung einer Schwangerschaft bei einer tuberkulösen Frau ist man, zumal im Zeitalter der Beeinflußbarkeit des Prozesses durch Chemotherapeutica und Kollapsbehandlung, wesentlich zurückhaltender geworden; sie ist indiziert bei einer in den ersten Schwangerschaftsmonaten auftretenden Verschlechterung einer offenen bzw. früher offenen oder zwar geschlossenen, aber ausgedehnten aktiven Tuberkulose, ferner bei doppelseitigem Pneumothorax und auch dann, wenn neben der Tuberkulose ein Diabetes mellitus besteht. Die Verschlimmerung der Tuberkulose bei den Frauen fällt übrigens viel häufiger in die Zeit nach der Schwangerschaft. Sehr wichtig ist selbstverständlich sorgfältigster Schutz des Kindes vor Infektion.

Die Einrichtung von *Tuberkulosefürsorgestellen* dient zur unentgeltlichen Erfassung, Beratung und Betreuung der Kranken und Krankheitsbedrohten sowie zur Sorge für die geeignete Behandlung der Kranken bzw. Feststellung von Infektionsquellen.

Meldepflicht bei der Tuberkulose s. S. 17. Eine amtliche Isolierungspflicht besteht nicht bei Offentuberkulosen mit guter Hustendisziplin und spärlichem Auswurf, wohl aber bei Massenbacillenausscheidern und unsozialen und unbelehrbaren sowie obdachlosen Kranken mit offener Tuberkulose. Der Entlassung Offentuberkulöser nach Hause hat eine amtsärztliche Prüfung der Wohnungsverhältnisse und die evtl. notwendige Information der Tuberkulose-Fürsorgestelle vorauszugehen.

Behandlung. *Chemotherapie.* Die im Kapitel Miliartuberkulose erwähnten Tuberkulostatica Streptomycin, Isonikotinsaurehydracid (INH) und Paraaminosalicylsäure (PAS) erweisen sich auch bei der Lungentuberkulose als wirksam. Hinzu kommt 4-Acetylaminobenzaldehyd-thio-semicarbazon (Conteben).

Streptomycin soll in der Behandlung der Lungentuberkulose reserviert werden für akute exsudative Schübe, etwa käsige Pneumonien, für frische und ausgedehnte Streuungen mit exsudativer Reaktionsform und als Schutz bei operativen Eingriffen im Lungenbereich. Im Lauf einer Streptomycinbehandlung pflegt sich verhältnismäßig bald eine Resistenz von Tuberkelbacillen einzustellen. Tagesdosis 1 g, auf 2 intramuskulare Spritzen verteilt, Gesamtdosis 40 — 50 g. Die gegenüber Streptomycin resistent gewordenen Erreger behalten diese Resistenz bei, wenn sie auf andere Menschen übertragen werden. Nebenerscheinungen des Streptomycins s. S. 14.

Die Isonikotinsaurehydrazid-Präparate (Neotoben, Rimifon) werden in einer Tagesdosis von etwa 10 mg pro kg Körpergewicht peroral gegeben. Gesamtdosis 60—80 g. Nach Verabreichung dieser Menge wird auch bei diesem Mittel eine Resistenzentwicklung der Erreger beobachtet. Angezeigt ist es bei frischen tuberkulösen Herden. Eine vorzügliche Wirkung entfaltet es bei den sekundären Schleimhauttuberkulosen am Kehlkopf und Darm. Nebenerscheinungen sind gering, bisweilen allergische Hautreaktionen, manchmal Akroparästhesien. Auffallend ist oft die appetitsteigernde Wirkung des Mittels.

Paramaminosalicylsäure kann oral, intravenös und lokal als Inhalation verabreicht werden. Für den Effekt ausschlaggebend ist eine hohe Dosierung, 12—15 g pro Tag, Gesamtdosis 2000 g. Auch diese Substanz wirkt vorzugsweise auf frische exsudative Herde und auf die sekundären Schleimhauttuberkulosen. Oral genommen führt es häufig zu Appetitlosigkeit, manchmal zu Schädigungen des Pankreas und bisweilen zu depressiven Verstimmungen. PAS-Calcium-Präparate haben den Vorteil, daß sie langsamer ausgeschieden werden als PAS-Natrium-Präparate. Allmählich auftretende Resistenz der Tuberkelbacillen auch dieser Substanz gegenüber ist nachgewiesen worden.

Conteben beeinflußt ebenfalls frische exsudative Prozesse, besonders gut auch die sekundären Schleimhauttuberkulosen. Peroral werden anfänglich kleine Dosen, täglich 0,05 g, nach einigen Tagen dann 0,1—0,15 g täglich gegeben. Gesamtdosis 25—30 g. Appetitstörungen, Überempfindlichkeitsreaktionen an der Haut, Nieren- und Leberschädigungen, Anämien und Agranulocytose (in diesem Fall Auftreten von hohem Fieber!) sind als Nebenerscheinungen beobachtet worden. Während bei der Behandlung der Miliartuberkulose die INH-Präparate das Conteben verdrängt haben, hat dieses in der Behandlung der Lungentuberkulose deshalb nach wie vor eine Bedeutung, weil es zum Zwecke der Hintanhaltung oder wenigstens der Hinauszögerung der Resistenzentwicklung der Bacillen im Wechsel mit INH gegeben werden kann. Aus demselben Grund ist die kombinierte Behandlung in voller Dosis auch von INH und PAS empfehlenswert.

Es geht aus dem Gesagten hervor, daß eine planmäßige chemotherapeutische Behandlung der Lungentuberkulose nur bei gleichzeitiger laufender Kontrolle der Resistenz der Erreger gewährleistet ist, daß ferner auch produktive Herde und insbesondere eingeschmolzene Prozesse unzureichend beeinflußt werden. Ein ungeheurer Wert der Chemotherapie der Lungentuberkulose liegt in der Möglichkeit, zahlreiche Fälle von kavernöser Phthise so zu beeinflussen, daß sie einer Kollapstherapie bzw. einer chirurgischen Behandlung zugeführt werden können und daß alle Eingriffe unter dem Schutz dieser Mittel weniger gefährlich sind, weil postoperative Streuungen beherrscht werden können.

In zahlreichen Fällen hat die sog. **Kollapstherapie**, d. h. die Entspannung und Ruhigstellung des erkrankten Lungenabschnittes, i. e. seine Ausschaltung von der Atmung durch entsprechende mechanische bzw. operative Maßnahmen einen therapeutischen Erfolg. Als solche kommen einmal in Frage *reversible* Methoden, wie der Pneumothorax (einschl. Oleothorax) und die Phrenicusquetschung, andererseits *starre* Kollapsmaßnahmen, welche einen endgultigen Zustand schaffen, wie die Phrenicusexhairese, die Thorakoplastik sowie die Plombierung von Kavernen. Von den genannten Maßnahmen kommt an erster Stelle der *Pneumothorax* in Betracht, und zwar als leichtester und ungefährlicher Eingriff, der zugleich die für die anderen Methoden wichtige Frage klärt, ob der Pleuraspalt frei ist oder ob und inwieweit Verwachsungen bestehen, zumal nicht selten im weiteren Verlauf die anderen Verfahren an den Pneumothorax angeschlossen werden. Die *Indikation* für den Pneumothorax wie für jede Art von Kollapsbehandlung ist die offene, nicht allzu ausgedehnte kavernöse Lungentuberkulose. Eine fieberhafte exsudativ-kavernöse Phthise soll erst durch Allgemeinbehandlung und Chemotherapie einigermaßen zur Ruhe gebracht werden, ehe die Kollapstherapie einsetzt. Bei den chronischen Formen machen die meist vorhandenen starken Pleuraverwachsungen den Eingriff illusorisch, so daß eine andere Art von Kollapsbehandlung in Erwägung gezogen werden muß. Doppelseitige Tuberkulose ist keineswegs immer eine Kontraindikation. Eine weitere wichtige Indikation für den Pneumothorax sind schwere, nicht zu stillende Lungenblutungen, vorausgesetzt, daß sich die Seite, von der die Blutung stammt (Kaverne), feststellen läßt. Im Gegensatz zu der ursprünglich einseitigen Anwendung wird jetzt mitunter ein doppelseitiger Pneumothorax angelegt. Besonders wirksam ist die möglichst frühzeitige Anwendung des Pneumothorax bei dem S. 277 beschriebenen infraclavicularen Infiltrat.

Die Anlegung des *künstlichen Pneumothorax* (von FORLANINI 1882 theoretisch begründet und 1888 zuerst ausgeführt) durch Einblasen von Luft oder CO_2 (besser als N) bis etwa 600 ccm mittels Punktionsnadel in den Pleuraraum unter sorgfältiger Kontrolle des Drucks (Manometer!) bewirkt bei Fehlen ausgedehnter Adhäsionen ein Kollabieren der erkrankten Lunge, wodurch nicht selten Infiltrate und Kavernen zur Schrumpfung und Ausheilung gebracht werden (vgl. S. 300). Besonders bewährt hat es sich zur Vermeidung der Luftemboliegefahr, die erstmalige Füllung mit CO_2 zu beginnen und mit Luft fortzusetzen. Beim Einstechen der Punktionsnadel muß das Manometer, bevor die Füllung beginnt, deutlich negativen Druck anzeigen zum Beweis, daß sich die Spitze der Nadel im freien Pleuraspalt und nicht etwa in der Lunge befindet. In letzterem Fall besteht, wenn man trotzdem die Lufteinblasung versucht, die Möglichkeit sowohl einer Luftembolie als auch eines Spontanpneumothorax (s. S. 301)[1]. Der Druck darf den Atmosphärendruck nicht übersteigen. Wegen der Resorption der Gase muß die Füllung von Zeit zu Zeit erneuert werden. Nach der Füllung ist eine Röntgenkontrolle notwendig. Aus der Tatsache übrigens, daß bei Erwachsenen infolge der Häufigkeit von Pleuraadhäsionen nur selten ein vollkommen freier Pleuraraum gefunden wird, erklärt es sich, daß ein idealer Pneumothorax nur in etwa 5% der Fälle erreicht wird. Bei ausgedehnten Pleuraverwachsungen kommt die extrapleurale Pneumolyse in Betracht. Die Nachfüllungen (evtl. ambulant) erfolgen zunächst in kurzen, dann in immer längeren Intervallen (begonnen mit etwa 2 Tagen Abstand bis zu 14 Tagen und $1^1/_2$ Monaten). Der künstliche Pneumothorax soll bei gutartigen Fällen $1^1/_2$ Jahre, bei erhöhter Aktivität der Tuberkulose 2—3 Jahre (wenn im letzten $^1/_2$ Jahr das Sputum negativ war) unterhalten werden; endgültige Heilung darf erst 4—5 Jahre nach Abschluß der Pneumothoraxbehandlung angenommen werden. Anzustreben ist Schwinden der Kavernen und Negativwerden des Sputums; gelingt dies nicht innerhalb von spätestens 4 Jahren, so ist eine weitere Pneumothoraxbehandlung zwecklos. Zum Teil werden die Kranken mit ihrem Pneumothorax, wenn es sich um einen relativ gutartigen (also produktiven bzw. produktiv-cirrhotischen Lungen-

---

[1] Nicht nur der Manometerdruck, sondern auch vor allem die Manometerschwankungen dienen dabei als Wegweiser zur Vermeidung von Gefahren. Die Anlegung des Pneumothorax ist unbedenklich, wenn zu Beginn erhebliche Schwankungen (unter 0) zwischen Inspiration und Exspiration auftreten (z. B. etwa von — 11 bis — 4). Das Vorliegen ausgedehnterer Verwachsungen mit nur sehr beschränktem Pleuraspalt erkennt man aus der geringen negativen inspiratorischen und der noch geringeren exspiratorischen (aber negativen!) Schwankung. Die sich hieraus ergebende abnorm geringe Amplitude zwischen beiden Werten mahnt zur Vorsicht hinsichtlich der einzublasenden Luftmenge; Forcierung kann durch Zerreißen von Adhäsionen zu Luftembolie führen. Eindringen der Kanüle in lufthaltiges Lungengewebe ist daran zu erkennen, daß der Druck um sehr geringe Beträge um Null pendelt und exspiratorisch positiv ist. Bei Eindringen in eine Lungenvene sinkt der negative Druck sukzessive mit jeder Einatmung zu stärkeren negativen Werten. In beiden Fällen ist die Kanüle sofort zu entfernen.

prozeß handelt), wieder arbeitsfähig; jedoch soll die Arbeit erst $^1/_4$—$^1/_2$ Jahr nach seiner Anlage begonnen werden.

Kontraindikationen sind schwere doppelseitige Prozesse, ferner stärkere Adhäsionen, die das Eindringen des Gases unmöglich machen, sowie schwere Komplikationen anderer Organe. Gesondert zu nennen ist die *Bronchustuberkulose*. Weder Pneumothorax noch Thorakoplastik führen hierbei zum Erfolg, weil die Bacillenstreuung von der Schleimhauttuberkulose aus weiterhin vor sich geht. Es ist deshalb der Wunsch wohl berechtigt, vor jeder Kollapstherapie sich durch die Vornahme einer Bronchoskopie davon zu überzeugen, daß keine Bronchustuberkulose vorliegt. Bei Fällen von Bronchustuberkulose kann zunächst chemotherapeutisch vorgegangen werden, später aber, zumal wenn die Erreger resistent geworden sind, bleibt nur die Resektion (s. u.).

Da jeder Pneumothorax eine Mehrbeanspruchung des Zirkulationsapparates bedeutet, ist auch der Zustand des letzteren stets mit in Rechnung zu ziehen. Die Gefahr der cerebralen Luftembolie durch Eindringen von Luft in Gefäße der Lunge oder der Pleura während des Anlegens oder der Nachfüllung des Pneumothorax läßt sich durch vorsichtiges Vorgehen (Kontrolle mit dem Wassermanometer usw.) stark verringern, jedoch nicht absolut sicher vermeiden (in diesem Fall sind sofort Analeptica sowie ein ausgiebiger Aderlaß anzuwenden! Vgl. S. 239). Die beim künstlichen Pneumothorax häufig sich einstellenden serösen Pleuraexsudate, die oft die Wirkung des Pneumothorax unterstützen, sind nur bei schnellem Ansteigen und größerem Umfange abzulassen. Größere Exsudate finden sich in etwa bis zu $^1/_4$ der Fälle; sie können durch Schwartenbildung der späteren Entfaltung der Lunge hinderlich sein. Besonders gilt letzteres für eitrige Exsudate (vgl. S. 298). Die prognostisch besonders ungünstigen mischinfizierten Empyeme (Durchbruch von Kavernen oder von erweichten Randherden) erfordern Spülbehandlung oder die BÜLAUsche Heberdrainage (s. S. 299).

Eine Ergänzung der Pneumothoraxbehandlung stellen die *Thorakokaustik* nach JACOBÄUS und der *Oleothorax* nach BERNOU dar. Bei ersterer werden unter Kontrolle des Auges im Thorakoskop (analog dem Cystoskop) mittels elektrischen Brenners die den völligen Kollaps hindernden Pleuraadhäsionen durchtrennt. Die Einfüllung von Öl (z. B. von Jodipin mit 5% Jod) in die Pleurahöhle nach Anlegung eines Pneumothorax bezweckt einmal die Verhinderung der schädlichen aufsteigenden Verschwartung der Pleura, besonders nach Exsudatbildung, sodann die Verstärkung der Kompression der Lunge (nicht aber etwa die Sprengung von Adhäsionen!). Höchstmenge des Öls sind etwa 200 ccm. Ein Nachteil ist mitunter das Auftreten einer Lungenfistel. Das Indikationsgebiet des Oleothorax ist ziemlich beschränkt. — Die künstliche einseitige *Zwerchfellähmung* (STÜRTZ) kommt als weiterer Eingriff in Frage. Teils handelt es sich um eine selbständige Maßnahme, teils dient sie lediglich als Vorbereitung zur späteren Plastik (gelegentlich auch zur Vervollständigung des Pneumothorax). Die Ausschaltung der Nerven erfolgt entweder nur vorübergehend (für die Dauer einiger Monate) durch Vereisung oder Quetschung oder dauernd durch Exhärese. Indikationen für den Eingriff sind vor allem Prozesse in den Unterlappen, ferner ein durch Verwachsungen des Unterlappens mit dem Zwerchfell unvollständig gebliebener Pneumothorax sowie schließlich die Vorbereitung der plastischen Operationen am Thorax. Unerwünscht und nicht immer zu vermeiden sind eine starke Verminderung der respiratorischen Oberfläche der Lunge sowie abnorm starke Schrumpfungsprozesse. — Ruhigstellung der Lunge zwecks Ausschaltung größerer Kavernen, speziell in schrumpfenden Lungenbezirken wird ferner durch die *chirurgische Thorakoplastik* (BRAUER und FRIEDRICH, SAUERBRUCH) dort mit Erfolg durchgeführt, wo die Pneumothoraxbehandlung an starken Adhäsionen scheitert, andererseits aber der Allgemeinzustand und das Alter des Kranken (der im allgemeinen nicht älter als 45 Jahre sein soll) die immerhin recht eingreifende Operation noch zulassen. Die Operationen bezwecken eine Entknochung der Brustwand unter Schonung der Pleura und bestehen in der Resektion paravertebraler Stücke einzelner oberer (Spitzen- und Obergeschoßplastik) oder aller Rippen (totale Plastik). Die sog. *Plombierung* schließlich bezweckt die Kompression von Kavernen speziell im Bereich der mittleren und unteren Lungenpartien, wo plastische Operationen oft nicht zum Ziele führen. Nach Rippensektion und Lösung der costalen Pleura wird eine aus knetbarem Paraffin bestehende Plombe genau an der vorher im Röntgenbilde (am besten stereoskopisch) bestimmten Stelle angebracht. Die Methode ist weniger eingreifend, aber ihr Erfolg weniger sicher. Allen den vorgenannten Eingriffen hat stets der Versuch, einen Pneumothorax anzulegen, vorauszugehen.

Einen großen Fortschritt bedeutet die Kontrolle des Ergebnisses der Kollapsmethoden mittels der sog. *Spirographie* (s. S. 256). Sie orientiert nicht nur über das Ausmaß der Ruhigstellung der Lunge, sondern auch über den Grad der verbliebenen Arbeitsfähigkeit des Kranken. Auch für die Untersuchung vor operativen Eingriffen ist sie aufschlußreich.

Weitere chirurgische Methoden. Bestehen Kontraindikationen gegen eine Kollapstherapie, dann kann in große Kavernen unter Röntgenkontrolle ein Troikart von außen eingeführt werden. Durch ihn wird dann in die Kaverne ein dünner Gummidrain gelegt, der mit einer Saugvorrichtung zu verbinden ist. Durch diese „*Saugdrainage*" kann eine Kaverne sich verkleinern. Heute wird dieses Verfahren besonders dazu benützt, um Tuberkulostatica direkt in die Kaverne zu instillieren.

Dank der neuzeitlichen Operations- und Narkosetechnik wird auch bei der Behandlung der Lungentuberkulose zunehmend von *Lungensegmentresektionen* (bei einzelnen Kavernen, bei Tuberkulomen, bei Fisteln in den Pleuraraum) von *Lungenlappenresektionen* (bei auf einen Lappen begrenzten Einschmelzungsherden und bei der Bronchustuberkulose) und selbst von *Pneumektomien* (bei Einschmelzungsherden in allen Lappen einer Seite) Gebrauch gemacht.

Symptomatische Therapie. Kreosotpräparate, die, ohne spezifisch zu wirken, die *Expektoration* günstig beeinflussen, z. B. Kreosoti 6,0, Tct. Gentian. 24,0, MDS. 3mal täglich 5—15 Tropfen in Milch; ferner Kreosotderivate wie Guajacol. carbon. oder Thiocol 3 mal täglich 1 Messerspitze oder Sirolin 3mal täglich 1 Teelöffel. Gegen die *Nachtschweiße* bewähren sich Abreibungen mit Franzbranntwein sowie Atropinpillen zu $1/_2$ mg oder Agaricinpillen zu 5 mg oder Agaricin 0,01—0,05 mit Pulv. Doveri 0,2, Mf. pulvis, abends 1 Pulver, ferner Salvysat 3mal täglich 20 Tropfen sowie Acid. camphor. 0,5—1,0. Bei sehr hartnäckigen Schweißen helfen oft für mehrere Tage eine hypertonische (10%) NaCl- oder Chlorcalciumlösung intravenös 5 ccm, bisweilen auch schon 2 Eßlöffel pulverisierten Rohrzuckers mit wenig Wasser per os, schließlich Gynergentabletten zu 1 mg (je eine um 18 und 20 Uhr täglich bzw. bei längerem Gebrauch 3mal die Woche 2 Wochen lang, dann 1 Woche Pause). Als *Antipyretica* Pyramidon mehrmals täglich 0,25 oder Chinin. hydrochlor. 4mal täglich 0,25 in capsul. gelodur. — Bei quälendem Husten Codein, Dicodid, Dionin, Acedicon, evtl. Morphin. Letzteres ist in vorgerückten Stadien nicht zu entbehren. Im übrigen soll der Kranke — von fortgeschrittenen Stadien abgesehen — lernen, den Hustenreiz möglichst zu unterdrücken. — Bei *Hämoptoe* strenge Bettruhe mit Sprechverbot, Eisblase auf die Brust; bei hartnäckiger Blutung 1 Eßlöffel NaCl in Wasser per os oder 10 ccm 10%iger NaCl- bzw. $CaCl_2$- oder besser NaBr-Lösung intravenös sowie Sango-Stop (s. S. 45); bei starkem Hustenreiz evtl. Codein oder Paracodin, dagegen *keine stärkeren Narkotica* wie Morphin, da sie die Exspektoration verhindern; aus letzterem Grunde ist auch die längere Zeit durchgeführte Rückenlage nicht immer unbedenklich; vorsichtiges Aufsetzen kann daher sogar günstig wirken; evtl. ist ein Pneumothorax anzulegen. Sichergestellte tuberkulöse Hämoptoe läßt die Verabreichung von Streptomycin über 10 Tage hinweg als gerechtfertigt erscheinen (Gefahr der Erregerverschleppung bei Blutungen aus tuberkulösen Kavernen!). Bei sehr hartnäckigen Blutungen ist an die Möglichkeit von Stauungen im Lungenkreislauf als einer Hilfsursache zu denken und gegen die etwaige Herzmuskelschwäche versuchsweise mit kleinen Digitalisdosen vorzugehen.

Allgemeine Therapie. Schonung in körperlicher und seelischer Hinsicht, Kräftigung des Organismus und zweckmäßige Ernährung sind die Hauptfaktoren, die an Bedeutung auch im Zeitalter der Chemotherapie und der chirurgischen Behandlungsmöglichkeiten nicht im geringsten verloren haben. Bewährt haben sich vor allem konsequent während vieler Wochen durchgeführte *Liegekuren* unter strenger ärztlicher Kontrolle in Sanatorien und Heilstätten, namentlich unter günstigen klimatischen Verhältnissen, d. h. bei Schutz gegen rauhe Winde und Nebel. Von großer Wichtigkeit ist die diatetische Behandlung der Tuberkulösen; obenan steht die Ernährung in Form einer fett- und eiweißreichen Kost (viel Milch, Butter, Mehlsuppen usw., sehr zweckmäßig ist auch Lebertran). Alkohol in geringen Mengen als Bier und Wein ist erlaubt, da er oft die Stimmung und den Appetit der Patienten hebt. Anstaltsbehandlung (deren Wert ebenso wie die Tatsache der Heilbarkeit der Tuberkulose zuerst von H. BREHMER klar erkannt und von ihm in der 1858 gegründeten Anstalt Görbersdorf, nächst ihm von DETTWEILER, verwirklicht wurde) ist u. a. erwünscht schon wegen der im Charakter des Tuberkulösen begründeten, zu einem gewissen Leichtsinn neigenden optimistischen Auffassung seines Zustandes, sodann auch zur Belehrung der Patienten über gewisse hygienische Grundsätze (Behandlung ihres Auswurfs, Durchführung der Liegekur speziell der Freiluftliegekur usw.). Bestrahlungen mit *Sonnenlicht* (zuerst von BERNHARD in Sankt Moritz, dann von ROLLIER in Leysin angewendet) sowie mit *Höhensonne* dürfen bei aktiven Lungenprozessen nur mit größter Vorsicht durchgeführt werden. Bezüglich der Lichtbehandlung wie hinsichtlich jeglichen Reizklimas (Hochgebirge, Seeluft) ist mit größtem Nachdruck zu betonen, daß jedes Zuviel schwere Schäden durch Aktivierung ruhender Herde (Aussaat, Hämoptoe) verursachen kann und man daher bei allen initialen Fällen häufig gut tut, auf diese Maßnahmen zunächst zu verzichten.

Lungenlues

Die bei Erwachsenen relativ seltene Lues der Lungen entspricht dem tertiären Stadium der Krankheit und tritt meist als „*indurative Lungensyphilis*" auf, d. h. als chronisch-infiltrativer Prozeß nach Art einer chronischen Pneumonie mit starker Bindegewebswucherung, speziell im peribronchialen und interlobären Gewebe, namentlich in der Nähe des Hilus. Diese

Form zeigt Neigung zu starker Schrumpfung; auch ist die Pleura oft schwielig verdickt. Seltener sind größere Gummen. Im Gegensatz zur Tuberkulose lokalisiert sich die Lues häufiger in den Unterlappen als in den Spitzen sowie im rechten Mittellappen. Stärkerer Zerfall mit Kavernenbildung ist selten; dagegen kommen infolge der Schrumpfung Bronchiektasen vor.

Das *Krankheitsbild* ist dem einer chronischen Lungentuberkulose ahnlich, auch bezüglich des physikalischen Befundes (Dampfung, Bronchialatmen, Rasselgerausche). Es bestehen Husten, schleimig-eitriger Auswurf sowie Fieber, bisweilen von hektischem Charakter. Jedoch kann Fieber auch fehlen. Lungenblutungen sind nicht selten. Der *Rontgenbefund* ist teils der der gewöhnlichen chronischen Pneumonie, teils bestehen speziell in der Hilusgegend ausgedehntere Infiltrate mit strahlenartigen Auslaufern; Kalkherde fehlen im Gegensatz zur Tuberkulose. Die Kranken werden anämisch und marastisch. Die Unterscheidung von Tuberkulose ist meist recht schwierig, zumal Kombination mit Tuberkulose vorkommt; sie stutzt sich auf das dauernde Fehlen von Tuberkelbacillen im Sputum, ferner auf die Lokalisation sowie das etwaige Vorhandensein luischer Ulcera auch am Kehlkopf und in der Trachea, wogegen luische Veranderungen an anderen Organen (Pupillenstarre usw.) sowie die Wa.R. noch nicht ohne weiteres beweisend fur die Diagnose sind; sehr wichtig dagegen bei Vorhandensein eines pleuritischen Exsudates ist es, wenn dieses eine starkere serologische Reaktion als das Blut gibt.

Eine frühzeitig durchgeführte spezifische *Therapie* (in erster Linie Penicillin, aber auch Quecksilber, Wismut, Jod, Neosalvarsan) kann zur Ausheilung fuhren, wenn auch die derberen Bindegewebsmassen einer Behandlung trotzen und die sich anschließenden Schrumpfungsprozesse dadurch nicht aufgehalten werden.

Bei der nicht selten *angeborenen* Lungensyphilis zeigen die Kinder oft das Bild der sog. *weißen Pneumonie* mit ausgedehnten zelligen Infiltraten der Alveolen und des interstitiellen Gewebes; oft sterben sie kurz nach der Geburt oder werden tot geboren.

Lungentumoren

Lungengeschwülste sind nicht selten. Klinisch wichtig sind nur die *malignen* Tumoren, von denen die *primären* und die *sekundären* Geschwülste zu unterscheiden sind. Unter den primären Tumoren spielt die Hauptrolle das *Carcinom*, das fast stets (in etwa 95%) von den *Bronchien* ausgeht. Männer werden ungleich viel häufiger befallen als Frauen. Das Leiden zeigte in den letzten Jahrzehnten eine beträchtliche Zunahme. Bemerkenswert ist das gehäufte Auftreten in bestimmten Bergwerksbetrieben, wie der sog. Schneeberger und Joachimsthaler Lungenkrebs zeigt (Radiumwirkung?), sowie bei den Chromatarbeitern.

Pathologisch-anatomisch sind *drei* verschiedene Arten von *Bronchialkrebs* zu unterscheiden: die *haufigste* Form ist das *infiltrierend* wachsende, hauptsächlich in der Hilusgegend lokalisierte, stark anaplastische Carcinom, das die Hauptbronchien oft auf weite Strecken quasi einmauert und fruh zu Bronchostenose mit Atelektase und Bronchopneumonie fuhrt. Frühzeitiger Einbruch ins Mediastinum kommt oft vor, gelegentlich ins Perikard. Seltener ist das großknotige, zu frühem Zerfall neigende verhornende *Plattenepithelcarcinom*: seine große Ausdehnung sowie die Beschrankung auf einen Lappen ist charakteristisch. Selten ist die *polypöse*, zunächst rein intrabronchiale Form mit fruhzeitiger Infiltration der Bronchialwand und Übergreifen auf das Mediastinum und die Gegend der Bifurkation sowie bald einsetzender Bronchostenose. Im Gegensatz zum Carcinom der Bronchien ist das sehr seltene eigentliche *Lungencarcinom* ein Alveolarepithelkrebs, der im charakteristischen Gegensatz zu ersterem die Neigung zum primär multiplen, kleinknotigen Auftreten hat und makroskopisch dem Bilde der metastatischen Carcinose stark ähnelt.

Krankheitsbild. In einer Reihe von Fällen gehen andere chronische Lungenleiden jahrelang voraus, insbesondere chronische Bronchitis, Bronchiektasen, Tuberkulose. Der Beginn der Krankheit ist in der Regel schleichend, meist ohne markante Symptome; nur selten zeigt sich das Leiden als akut fieberhafte Erkrankung. Oft besteht zunächst nur hartnäckiger Reizhusten mit schleimigeitrigem Sputum. In manchen Fällen ist das erste Symptom ein hämorrhagischer Auswurf, der bisweilen in der Form eines himbeergeleeähnlichen Sputums diagnostischen Wert hat. Das Allgemeinbefinden kann längere Zeit gut bleiben, später treten meist Abnahme der Kräfte, Abmagerung und Anämie ein, wiewohl stärkere

Kachexie[1] oft bis zuletzt vermißt wird. Dyspnoe, ziehende Schmerzen zwischen den Schulterblättern, Intercostal- und Plexusneuralgien werden besonders in späteren Stadien beobachtet. Der *lokale Befund* ist der einer langsam wachsenden Infiltration eines Lungenlappens (häufiger rechts, oft des Oberlappens), welche allmählich intensive Dämpfung, die oft unregelmäßig begrenzt ist, häufig Bronchialatmen und erhaltenen Pectoralfremitus zeigt. Beides kann aber abgeschwächt sein, wenn es wie häufig zur Stenosierung des Bronchus kommt.

Für die Diagnose ist, abgesehen von den genannten physikalischen Symptomen, möglichst frühzeitig die *Röntgenuntersuchung* heranzuziehen, die allerdings auch nicht immer die Abgrenzung gegenüber andersartigen Leiden (Tuberkulose, Lymphogranulom usw.) sicher ermöglicht. Im Röntgenbild kann man *hilusnahe* und *hilusferne* Carcinome unterscheiden. Erstere erinnern an die Bilder bei Tuberkulose, letztere bewirken ausgedehntere Infiltrate bzw. bei Ausbreitung längs der Bronchien (Lymphangitis carcinomatosa) strahlige Bilder; nicht selten ist z. B. ein ganzer Oberlappen bis zum Interlobarspalt infiltriert.

Ergänzen kann man die Untersuchung durch die *Bronchographie* (s. S. 255), ferner durch Röntgen-Schichtaufnahmen (Tomographie), die es erlauben, den in seinem Lumen eingeengten bzw. verschlossenen Hauptbronchus zu sehen.

Die *Bronchostenose* läßt sich bei der Durchleuchtung durch inspiratorische Ansaugung des Mediastinums nach der erkrankten Seite (besonders beim sog. Schnupfversuch) sowie durch paradoxe Zwerchfellbewegung an dieser bzw. durch Zwerchfellhochstand nachweisen.

Oft treten im weiteren Verlauf der Krankheit Halsdrüsenmetastasen, einseitige Recurrenslähmung sowie Venenstauung und Ödem am Gesicht, Hals und Arm infolge von Druck, ferner Schluckbeschwerden auf, desgleichen exsudative Pleuritis, deren hämorrhagische Beschaffenheit stets auf Tumor verdächtig ist, zumal wenn sich das Exsudat nach der Punktion schnell wieder ergänzt. Auch besteht zeitweise Fieber, namentlich bei den Fällen mit Neigung zu stärkerem Zerfall. Fernmetastasen finden sich bevorzugt im Skelet und im Gehirn.

Das *Sputum* ist keineswegs immer hämorrhagisch; die oft mikroskopisch vorhandenen Fettkörnchenkugeln sind nicht für Tumor spezifisch; Tumorzellen im Sputum haben nur dann sicheren diagnostischen Wert, wenn sie als Zellkomplexe mit Stroma vorkommen.

Infolge von Einschmelzung der Geschwulst kann es zu zentraler Hohlenbildung, mitunter mit brandiger Infektion kommen (Phthisis carcinomatosa). Die dabei entstehenden Kavernen sind infolge der Stenosierung des Bronchus fast immer stumm. Ähnliche Bilder wie die Lungencarcinome erzeugen die vom Mediastinum in die Lunge hineinwachsenden *Sarkome (Lymphosarkome)*.

Die *Prognose* der Bronchialcarcinome ist sehr schlecht. Von therapeutischen Röntgenbestrahlungen kommt man, zumal bei größerer Ausdehnung des Tumors, immer mehr ab, weil durch die Bestrahlung hervorgerufene Zerfallsherde und -hohlen die Qual für den Patienten vermehren. Auch beobachtet man nicht selten im Anschluß an die Bestrahlungsbehandlung eine rasch um sich greifende Metastasierung des Tumors. Wird die Diagnose rechtzeitig gestellt, dann ist die Pneumektomie, gegebenenfalls die Lobektomie in Erwägung zu ziehen. In manchen Fällen kann hierdurch wenigstens für einige Zeit geholfen werden. In nicht operierten Fällen erstreckt sich die Lebensdauer der Kranken auf durchschnittlich 1—2 Jahre.

Unter den *sekundären* Lungentumoren sind Metastasen von Schilddrüsencarcinomen, von Hypernephromen, von Chorionepitheliomen sowie Sarkommetastasen relativ häufig. Im *Röntgenbild* präsentieren sie sich meist als kleinere multiple, rundliche, zum Teil scharf begrenzte Schatten; klinisch bewirken sie öfters hämorrhagisches Sputum.

Tierisch-parasitäre Lungenerkrankungen

Der **Echinococcus der Lunge** entwickelt sich meist im Anschluß an die gleiche Erkrankung anderer Organe, besonders der Leber; er ist daher häufig im rechten Unterlappen lokalisiert.

---

[1] Unter *Kachexie* versteht man einen Zustand eigentümlichen körperlichen Verfalles, der charakterisiert ist durch gelbfahles Aussehen, matten Gesichtsausdruck, trübe Stimmung, zunehmende Kraftlosigkeit und hochgradigen Appetitmangel; es bestehen starke Gewichtsabnahme, Wasserverarmung, Anämie und Darniederliegen aller Lebenstriebe; der Gesamtstoffwechsel (Ruhenüchternwert) ist beträchtlich gesteigert.

Der *Echinococcus* (Blasenwurm) ist das Finnenstadium der 3—6 mm langen Taenia echinococcus, die im Hundedarm lebt. Aus den in den menschlichen Darm gelangten Eiern der Tänie entstehen junge Embryonen, die nach Durchwanderung der Darmwand in verschiedene Organe verschleppt werden und dort zu kirschkern- bis zu kindskopfgroßen blasenartigen Gebilden anwachsen. Ihre Wand (Chitin) zeigt parallelstreifige Schichtung; der wasserklare sterile Inhalt enthält kein Eiweiß, aber NaCl und bernsteinsaure Salze. An der Innenwand sprossen die sog. Skolices, d. h. die Köpfe der späteren Tänie mit Saugnäpfen und einem Kranz von kleinen Hakchen. Oft enthält die große Blase mehrere kleine Tochterblasen. Außen umgibt meist eine bindegewebige Hülle die Cyste. Der Echinococcus kommt besonders in Dalmatien sowie in Deutschland, namentlich in Mecklenburg und Pommern, vor. Außer dieser sog. *unilokulären* Blasenform kommt seltener (speziell in Süddeutschland, Tirol) die *multilokuläre* oder alveoläre Form des Echinococcus vor, die aus zahlreichen kleinen mit Gallerte gefüllten Hohlräumen besteht; diese Form, die übrigens fast ausschließlich die Leber befällt, soll nicht durch Hundekot, sondern durch Fuchslosung übertragen werden.

Das *erste Symptom* ist oft Husten mit schleimigem, bisweilen etwas blutigem Auswurf, der oft eine Tuberkulose vortäuscht, zumal wenn leichtes Fieber besteht. In anderen Fällen tritt unvermittelt ein pneumonisches Bild mit Schüttelfrost, Dyspnoe und Pleurareizung auf, das aber mitunter nach einiger Zeit wieder abklingt. Wächst der Echinococcus, so macht er charakteristische *physikalische Symptome:* eine oft scharf begrenzte Dämpfung mit bronchialem oder meist abgeschwächtem Atemgeräusch sowie Zurückbleiben der befallenen Seite. Vereiterung des Echinococcus bewirkt Fieber, bisweilen Schüttelfrost. Mitunter stirbt der Echinococcus ab und hinterläßt einen schrumpfenden oder verkalkenden Herd. Häufig kommt es zu Durchbruch in den Bronchus mit krampfhaftem Husten und Expektoration von klarer Flüssigkeit oder Eiter, in welchem Tochterblasen und die charakteristischen Membranfetzen und Häkchen enthalten sind; Perforation in die Pleura bewirkt unter stürmischen Erscheinungen (Kollaps, Dyspnoe, Seitenstechen) Empyem oder Pneumothorax. Das Platzen des Echinococcus ist oft von Urticaria begleitet, die auf Allergie gegenüber dem Echinokokkeneiweiß beruht.

Diagnostisch wichtig ist vor allem das *Röntgenbild*. Es zeigt oft einen auffallend scharf begrenzten, rundlichen intensiven Schatten im Lungenfeld (übrigens wie bei Dermoidcysten), wobei auf eine sichelformige Aufhellung am oberen Pol der Verschattung Wert gelegt wird; im Laufe der Zeit können Formveränderungen des Schattens auftreten; schwieriger wird seine Erkennung bei gleichzeitigem Bestehen einer pneumonischen Infiltration oder eines pleuritischen Exsudates. Diagnostisch wichtig ist ferner eine öfter vorhandene Eosinophilie des Blutes, weiter die der Wa.R. ähnliche Komplementbindungsreaktion (Serum des Patienten + E-Flüssigkeit + Komplement), schließlich eine der Pirquet-Reaktion ähnliche Cutanreaktion mit Echinokokkenantigen; letztere ergibt die zur Zeit sichersten Resultate. Die Probepunktion ist gefährlich (Intoxikationserscheinungen!). Gleichzeitiges Bestehen eines Leberechinococcus erleichtert die Diagnose. Sichergestellt wird dieselbe durch die charakteristischen Bestandteile (s. oben) im Sputum bzw. im Empyemeiter. Vereinzelt wird ockergelbe Färbung des Sputums oder des Pleuraexsudates beobachtet.

Therapeutisch kommt die chirurgische Behandlung (Lobektomie bzw. Pneumektomie), namentlich nach Vereiterung der Echinokokken oder nach ihrer Perforation in die Pleura in Frage. Nach Durchbruch in die Bronchien beobachtet man Spontanheilung; die Häufigkeit der letzteren durch Aushusten wird sogar ziemlich hoch angegeben.

Bei Anwesenheit von **Distomum pulmonale** in der Lunge, einem kleinen, in den Tropen vorkommenden Wurm, besteht Reizhusten (meist morgens) mit schleimigem, zum Teil bluthaltigem Sputum, das mikroskopisch reichlich ovale, oft mit einem Deckel versehene Distomum-Eier sowie oft Charcot-Leydensche Krystalle enthält.

Sehr flüchtige, mit Bluteosinophilie einhergehende Lungeninfiltrate Löfflers *eosinophile Infiltrate*) werden nicht selten dadurch hervorgerufen, daß durch den Magensaft aufgelöste Eier des *Ascaris lumbricoides* die Larven freigeben, die dann nach Durchtritt durch die Darmwand auf dem Blutweg in die Lungen gelangen. Auch andere tierische Parasiten, ferner offenbar Bakterien oder Arzneimittel können bei sensibilisierten Personen solche eosinophilen Infiltrate bedingen. Symptome sind Husten mit etwas schleimigem Auswurf, der gewöhnlich zahlreiche Eosinophile enthält, und mäßiges Fieber. Letzteres kann aber auch fehlen. Der physikalische Befund ist meist minimal, nur das Rontgenbild läßt die Infiltrationen in verschiedener Größe und Dichte und von auffallender Fluchtigkeit erkennen. Eine Therapie der fluchtigen Lungeninfiltrate erübrigt sich in der Regel. Wurmkuren sind gegebenenfalls angezeigt, natürlich erst dann, wenn sich die geschlechtsreifen Parasiten ausgebildet haben.

Lungenembolie, Lungeninfarkt

Lungenembolie entsteht, wenn losgelöstes Thrombusmaterial aus den Venen des großen Kreislaufs oder aus dem rechten Herzen durch die Arteria pulmonalis in die Lungen eingeschwemmt wird (Thromboembolie).

Häufigste Ursachen. Thrombose der Schenkelvenen sowie der Beckenvenen, letzteres besonders bei Frauen, und zwar namentlich im Puerperium sowie nach gynakologischen Operationen; ferner Thrombenbildung im Herzen bei Herzschwäche, besonders bei Mitralfehlern sowie bei absoluter Arrhythmie mit Vorhofflimmern und Bildung wandständiger Gerinnsel in Vorhof oder zwischen den Trabekeln bzw. den Musculi pectinati; hier tritt die Embolie mitunter infolge von Besserung der Herzaktion auf, z. B. dann, wenn die Regularisierung einer absoluten Arrhythmie mit Hilfe von Chinin gelingt, wenn also das Flimmern der Vorhöfe wieder abgelöst wird von kraftigen Vorhofkontraktionen, oder auch dann, wenn durch Digitalis oder Strophanthin eine Kraftigung der Kammersystole erreicht ist. Seltener führt Endokarditis der Pulmonal- oder Tricuspidalklappe zur Embolie. Zu unterscheiden sind blande und infizierte Emboli (vgl. S. 239).

Das *klinische Bild* hängt von der Größe des Embolus ab. Große Emboli, die einen Hauptast der Pulmonalarterie verstopfen, bewirken plötzlichen Tod, den sog. Lungenschlag. Verschluß eines mittelgroßen Lungenarterienastes hat einen Anfall von schwerer Dyspnoe, Angstgefühl und Cyanose sowie kleinen frequenten Puls zur Folge. Nach Vorübergehen der akuten Erscheinungen besteht weiter die Gefahr einer fortschreitenden Thrombose der Pulmonalarterie im Anschluß an die Embolie, wodurch noch nach einigen Tagen der Exitus erfolgen kann.

Tritt der Tod nicht ein, wie bei kleineren Emboli, so entwickelt sich ein *hämorrhagischer Lungeninfarkt,* d. h. ein keilförmiger, dunkelrot gefärbter Herd in der Lunge, dessen Spitze an der Stelle des Embolus in der Arterie und dessen Basis nahe der Oberfläche der Lunge, d. h. an der Pleura liegt. In seinem Bereich ist das Lungengewebe mit Erythrocyten vollgestopft. Wohl sind die Lungengefäße sog. Endarterien, aber sie haben reichliche Capillarverbindungen und Anastomosen mit den Bronchialarterien. Deshalb schließt sich an eine *kleinere* Embolie keine Infarktbildung an, sondern erst wenn gleichzeitig eine venöse Stauung besteht wie bei den Mitralfehlern und bei Linksinsuffizienz. Prädiktionsorte sind die peripheren Abschnitte beider Unterlappen (häufiger des rechten) sowie des rechten Mittellappens. Größere Infarkte gehen oft mit einem pleuritischen Exsudat einher.

Klinisch schließen sich den Symptomen der Embolie (s. S. 239), die bei kleinen Embolien auch fehlen können, als Zeichen des Infarktes Atemnot, Seitenstechen (Pleurareizung!) sowie Reizhusten meist mit hämorrhagischem Sputum an; letzteres ist dunkler als das pneumonische und frei von Fibrinfasern. Für kurze Zeit wird oft Temperatursteigerung beobachtet. Bei Lokalisation an der Lungenbasis kommt es zuweilen zu charakteristischem Schulterschmerz; auch können eigentümliche Symptome von Magen- und Darmatonie ein abdominelles Bild vortäuschen.

Bisweilen sind Knisterrasseln und Bronchialatmen, desgleichen zuweilen trockenes Pleurareiben nachweisbar, schließlich eine Dämpfung in den hinteren unteren Partien, die aber oft durch das gleichzeitig vorhandene pleuritische Exsudat hervorgerufen ist. Mitunter finden sich in der nächsten Zeit Herzfehlerzellen im Sputum (S. 294). Das Exsudat schwindet in den nächsten Wochen. Vereinzelt tritt auch eine trockene Perikarditis auf. Die *Röntgenuntersuchung,* die aber erst nach Schwinden der akuten Gefahr erlaubt ist, zeigt, abgesehen vom Bilde der allgemeinen Stauungslunge (S. 294), bisweilen eine herdförmige Trübung.

Bei *infiziertem* Embolusmaterial (septische Endokarditis, puerperale Thrombophlebitis) entstehen embolische Lungenabscesse (s. unten) bisweilen als Teilerscheinungen einer Pyämie.

Prophylaxe der Lungenembolie. Bei Bestehen von Venenthrombosen absolute Ruhe (Schienung des erkrankten Beines); das Aufrichten des Patienten ist verboten, weil meist dabei oder im Zusammenhang mit Pressen bei der Defäkation die Embolie erfolgt. Antikoagulierende Behandlung der Thrombose s. S. 238. Bei den ersten Zeichen des Infarktes (blutiges Sputum) ist zur Vermeidung eines Rückfalles Rückenlage und Verbot des Aufsetzens notwendig; genauere Untersuchung des Patienten ist auf später zu verschieben. Zur Linderung des Pleuraschmerzes und des Hustens: Acedicon, Codein, Dicodid, evtl. Morphin. Über Eupaverinbehandlung s. S. 239. Analeptica sind vielfach nötig. In vereinzelten Fällen gelang es, große Emboli aus der Pulmonalarterie durch die sog. TRENDELENBURGsche Operation zu entfernen.

Nach Knochenbrüchen, heftigen Körpererschütterungen sowie nach Operationen an Fettleibigen kann es zur *Fettembolie* der Lunge kommen, die bei gleichzeitiger Herzschwäche oder Verstopfung sehr zahlreicher Lungengefäße lebensbedrohend werden kann.

Stauungslunge

Stauung im Lungenkreislauf stellt sich bei Erlahmen des linken Ventrikels bzw. bei Strömungshindernissen in ersterem besonders dann ein, wenn die rechte Kammer relativ kräftig ist. Man findet sie vor allem bei Mitralfehlern, besonders bei Mitralstenose, bei Schwäche des linken Ventrikels infolge von Klappenfehlern oder Hochdruck, infolge von coronarsklerotischer Herzmuskelschädigung sowie bei Kyphoskoliose.

Anatomisch findet sich Konsistenz- und Volumenzunahme der Lunge, die nicht wie in der Norm zusammensinkt (Lungenstarre). Die Capillaren sind sehr stark erweitert, prall gefüllt und springen knopfförmig in die Alveolen vor, deren Volumen dadurch vermindert wird. Letztere enthalten desquamierte Epithelien, in denen sich braunschwarzes eisenhaltiges Blutpigment findet, die sog. *Herzfehlerzellen*. Bei längerem Bestehen der Stauung kommt es zur Bindegewebsvermehrung und Braunfärbung der Lungen, der sog. *braunen Induration* der Lunge.

Klinisch bestehen Cyanose, Atemnot, Husten und Auswurf, bei der *physikalischen* Untersuchung Tiefstand der unteren Lungengrenzen mit verminderter Verschieblichkeit, ferner die Zeichen der Bronchitis und häufig hinten unten Knisterrasseln. Das zum Teil spärliche Sputum ist zähschleimig und gelblich oder auch bräunlich gefärbt; es enthält die charakteristischen Herzfehlerzellen, welche mit 2% Ferrocyankaliumlösung und 1—3 Tropfen HCl Eisenreaktion (Berliner Blau) geben. Ihre Anwesenheit, selbst in spärlichster Menge, hat als sicherstes Symptom der Stauung großen diagnostischen Wert. *Röntgenbefund*: Diffuse Trübung beider Lungenfelder sowie starke Hiluszeichnung infolge von Erweiterung der Lungenwurzelgefäße. Zu beachten ist, daß gelegentlich in Fällen, wo hochgradige Stauung nur sehr geringe physikalische Symptome bewirkt und das Sputum fehlt, erst das Röntgenbild die Sachlage klärt; letzteres ist auch zur Kontrolle des Erfolges der Therapie besonders instruktiv.

Die **Therapie** der Stauungslunge richtet sich gegen das Grundleiden, die Herzschwäche (vgl. S. 190). Subjektiv wirken hier bei stärkeren Beschwerden besonders die Senfpackungen (S. 259) sowie Sauerstoff-Einatmung erleichternd.

Cysten-, Sack- oder Wabenlunge

Die auf Entwicklungsstörungen der Alveolen beruhende, nicht häufige Anomalie besteht in dem Vorhandensein lufthaltiger Hohlräume in der Lunge; dieselben sind teils klein und zahlreich (Waben- oder Schwammlunge), teils in anderen Fällen erheblich größer (Cysten- oder Sacklunge), so daß sie einen ganzen Lungenlappen einnehmen. Je nachdem sie mit den Bronchien in offener Verbindung stehen oder nicht, unterscheidet man *offene* oder *geschlossene* Formen. Erheblichere praktische Bedeutung hat die offene Wabenlunge, während die anderen Formen sehr selten sind. *Klinisch* macht sie oft erst bei Eintreten von Komplikationen unter dem Bilde von Bronchopneumonien (evtl. Sekretspiegel in den Cysten) Erscheinungen; auch kann sich ein Spontanpneumothorax oder ein Empyem anschließen. Die *differentialdiagnostische* Abgrenzung gegenüber kavernöser Tuberkulose ist im Röntgenbild mittels Bronchographie und Schichtaufnahmen (Tomographie) möglich.

Pneumokoniosen (Staubinhalationskrankheiten)

Das Eindringen von Staub in die Atmungswege in mäßigen Mengen ist klinisch infolge der beschriebenen Schutzvorrichtungen des Organismus in der Regel bedeutungslos. In die Alveolen vermögen nur Teilchen unter 5μ Größe (sog. schwebender Staub) einzudringen.

Die Ablagerung von Kohlenruß in den Lungen ist beim Städter gewissermaßen physiologisch. Größere Mengen von Staub sowie dessen besondere *chemische* Eigenschaften (insbesondere seine Löslichkeit und chemische Aktivität) führen dagegen zu krankhaften Veränderungen der Bronchien und der Lunge, welche übrigens durch Behinderung der Nasenatmung gefördert werden. Meist handelt es sich um *Berufskrankheiten*.

Soweit nicht die Flimmerbewegung der Bronchialschleimhaut und der Husten die Staubpartikel wieder nach außen zu fördern vermögen, werden sie von den Alveolen den Lymphbahnen zugeführt, die sie über die peribronchialen Lymphknoten zu den Tracheobronchialdrüsen transportieren. Bei Überschwemmung mit Staub kommt es zur Ablagerung desselben in den interalveolaren Septen, weiter zur Verlegung der Lymphbahnen und zur chronisch-entzündlichen Bindegewebsreizung mit Induration, die zu Knotenbildung und Schrumpfung führt.

Am gefährlichsten sind siliciumhaltige Staubarten, die das Krankheitsbild der *Silicose* hervorrufen. Kieselsäure Salze (Silicate) finden sich in der Erdrinde (Sandstein, Granit, Quarzgestein), im Asbest (= Magnesium–Calciumsilicat), im Talcum (= Magnesiumsilicat). Silicate führen im Mesenchym der Lunge zu knotenförmigen fibrösen Reaktionen. Die Silicoseknoten können konfluieren. Eine gleichartige fibröse Reaktion findet sich in den Lymphdrüsen des Lungenhilus. Zwischen den Lungenherden wird das Lungengewebe emphysematös oder atelektatisch. Ein Übergreifen des Prozesses auf die Pleura kommt oft vor. Bindegewebige Intimawucherungen werden auch an den Blut- und Lymphgefäßen beobachtet. Die Kranken leiden unter Husten mit wenig Auswurf und unter allmählich sich steigernder Atemnot. Je mehr die Sauerstoffbefriedigung leidet, desto deutlicher macht sich eine Cyanose bemerkbar. Die Überlastung des rechten Herzens führt zu dessen Hypertrophie. Röntgenologisch ist der Hilusschatten immer erheblich vergrößert, die Zeichnung in beiden Lungen ist gleichmäßig verstärkt und es kommt später zu besenreiser- oder netzförmiger Lungenzeichnung. Schließlich entsteht ein aus kleinen Flecken sich zusammensetzendes getüpfeltes Bild („Schrotkornlunge") und gröbere Schatten, stets scharf konturiert, können zur tumorartigen Staublunge führen. Die Vergesellschaftung der Silicose mit einer Tuberkulose, die sich in der Regel als produktiv-cirrhotische Form darbietet, ist häufig (*Silicotuberkulose*). Bei durch Asbest hervorgerufenen Pneumokoniosen *(Asbestose)* sind in späteren Stadien Lungencarcinome gehauft beobachtet worden. Die *Therapie* der Silicose, die ein unaufhaltsam fortschreitendes Leiden darstellt, ist rein symptomatisch. Sehr wichtig ist die Prophylaxe durch gewerbehygienische Maßnahmen, Überwachung und Belehrung der Arbeiter, Wiederherstellung der Nasenatmung, gegebenenfalls durch Beseitigung von Polypen. Zwischen der Silicatstaubeinwirkung und der Ausbildung einer Pneumokoniose liegt eine mehr oder weniger lange Latenz. Die Silicose ist eine meldepflichtige Berufskrankheit. Besonders gefährdet sind Arbeiter in Steinbrüchen und Bergwerken, in Porzellanfabriken, des weiteren Arbeiter, die an Sandsteingebläsen tätig sind, sowie Schleifer und Griffelmacher.

Ablagerung von Kohlenstaub *(Anthracose)* bewirkt erst bei sehr großen Mengen (Kohlenarbeiter, Heizer, Schornsteinfeger) deutlichere Veränderungen, und zwar hauptsächlich in den Lungenoberlappen mit sog. schiefriger Induration, teilweise mit Erweichung des von Ruß überladenen Gewebes. Durch fibröse Veränderungen ist diese durch organischen Staub hervorgerufene Affektion nicht gekennzeichnet, sie gehört deshalb nicht zu den bösartigen Pneumokoniosen. Das schwärzliche Sputum zeigt zahlreiche mit Rußpigment vollgestopfte Alveolarepithelien. Eine etwa gleichzeitig bestehende Tuberkulose zeigt in der Regel milden Verlauf (vgl. Fußnote 1 S. 276). Hingegen fallen Tabakarbeiter sehr häufig der Tuberkulose zum Opfer. Die *Tabakstaublunge* als solche gehört auch zu den nicht bösartigen Affektionen. Sie führt zum Bild der chronischen Bronchitis.

Krankheiten der Pleura

Pleuritis (Brustfellentzündung)

Entzündungen der Pleura sind überaus häufig. Sie kommen als trockene (fibrinöse) sowie als exsudative (seröse, eitrige, hämorrhagische) Pleuritis vor. Ein *primär* in der Pleura lokalisierter Entzündungsprozeß ohne anderweitige Erkrankung kommt nur nach Traumen, z. B. bei Rippenfrakturen, vor. In der Regel ist die Pleuritis *sekundär*, indem sie sich vor allem an Entzündungsprozesse in der Lunge anschließt, wenn auch diese oft klinisch nicht direkt nachweisbar sind; in erster Linie kommt sie bei Pneumonien und Tuberkulose vor. Die Tuberkulose ist in der Mehrzahl der Fälle Ursache der Pleuritis; in 30—50% der Fälle entwickelt sich bei Erwachsenen nach einer serösen Pleuritis im Laufe von durchschnittlich bis zu 4 Jahren eine Lungentuberkulose. Der Pleuritis tuberculosa liegt wohl meist ein pleuranaher tuberkulöser Lungenherd zugrunde. Bei Jugendlichen kommt eine Pleuritis im Zusammenhang mit der Primärinfektion vor. Ferner wird Pleuritis nach Anginen und anderen eitrigen Affektionen sowie bei Gelenkrheumatismus beobachtet, hier mitunter als Teilerscheinung einer Polyserositis mit gleichzeitiger Perikarditis und Bauchfellerkrankung. Endlich beobachtet man bisweilen bei infektiösen Prozessen unterhalb des Zwerchfells eine sog. *Durchwanderungspleuritis*. Des weiteren sind Lungeninfarkte regelmäßig, Lungentumoren häufig von Pleuritis begleitet. Dem Verlauf nach gibt es *akute* und *chronische* Pleuritiden.

Pleuritis sicca. Die entzündete Pleura verliert anatomisch ihren normalen spiegelnden Glanz und wird stellenweise trübe infolge von feinen oder derberen, zum Teil zottigen Fibrinauflagerungen. Oft verkleben an dieser Stelle beide Pleurablätter, wobei es infolge von bindegewebiger Organisation schließlich zu den häufigen flachenhaften oder bandartigen Adhäsionen kommt. Bakterien sind meist nicht nachweisbar.

Klinisch verrät sich die akute Pleuritis durch heftiges Seitenstechen und Husten (nur die parietale Pleura ist schmerzempfindlich); es besteht oft mäßiges Fieber, Mattigkeit und infolge des Schmerzes Behinderung der Atmung, so daß der Patient die Neigung hat, zur Ruhigstellung der kranken Seite sich auf diese zu legen. Meist schleppt bei tiefer Atmung die betroffene Brusthälfte etwas nach. Objektiv hört man als charakteristisches Symptom das S. 254 beschriebene Reibegeräusch, dem mitunter ein palpatorisch wahrnehmbares Knarren entspricht. Der übrige physikalische Befund hängt von dem Vorhandensein oder Fehlen stärkerer Veränderungen der Lunge ab; er ist oft negativ.

Zu beachten ist, daß das Reibegeräusch oft nur an einer ganz umschriebenen kleinen Stelle hörbar ist. Man suche daher auscultatorisch sorgfältig die ganze Lunge auf etwaiges Reiben ab. Dies ist um so wichtiger, als es oft das einzige, auf eine Lungenerkrankung hinweisende Symptom ist! In manchen Fällen ist es nur für sehr kurze Zeit hörbar.

Bei Lokalisation der Pleuritis zwischen Zwerchfell und Lungenbasis *(Pleuritis diaphragmatica)* bestehen außer Brustschmerzen namentlich bei Inspiration intensiver Schmerz im Bereich der unteren Abschnitte des Thorax vorn, seitlich und hinten sowie bisweilen Schmerz in der Schulter und beim Schlucken (Durchtritt der Speisen durch den Hiatus oesophageus) und bei Aufstoßen. Reiben ist nicht nachweisbar. Im Röntgenbild zeigt sich mitunter Hochstand des Zwerchfells der kranken Seite. Die Pleuritis diaphragmatica schließt sich öfter an abdominelle Prozesse an.

Bezüglich der pleuroperikardialen und extraperikardialen Geräusche sei auf S. 150 verwiesen.

Oft ist die Pleuritis sicca Vorläufer der **Pleuritis exsudativa,** speziell der **serösen Form.** Hierbei besteht Atemnot namentlich bei jeder Anstrengung sowie Oppressionsgefühl. Die Dyspnoe pflegt beim Wachsen des Exsudates zuzunehmen. Sehr große Exsudate bedeuten eine ernste Gefahr für die Zirkulation. Der *objektive Befund* besteht in Nachschleppen der kranken Seite sowie mitunter in Erweiterung derselben mit Verstrichensein der Intercostalräume (bei größeren Exsudaten), ferner bei der physikalischen Untersuchung, wenn die Exsudatmenge etwa $1/4$ Liter überschreitet, in einer nach unten an Intensität zunehmenden Dämpfung mit Abschwächung oder Aufhebung des Atemgeräusches und des Pectoralfremitus.

Die Dämpfung, die zunächst nur hinten unten vorhanden ist und erst bei größeren, bis zur Schulterblattmitte reichenden Exsudaten nach vorn übergreift, ist nach oben nicht horizontal, sondern durch die parabolische Kurve von DAMOISEAU-ELLIS begrenzt, deren höchster Punkt nahe der hinteren Axillarlinie liegt, während sie nach vorn und hinten abfällt. Der dadurch hinten entstehende dreieckige, freie Raum zwischen der DAMOISEAUschen Linie und der Wirbelsäule ist das für Exsudate charakteristische GARLANDsche Dreieck. Weiter ist bei großen Exsudaten hinten unten auf der gesunden Seite neben der Wirbelsäule eine schmale dreieckige Dämpfungsfigur nachweisbar, deren obere Spitze annähernd der Höhe des Exsudates entspricht (RAUCHFUSS-GROCCOsches Dreieck); Ursache ist die durch das Exsudat bewirkte Verminderung der Schwingungsfähigkeit dieses Teils der Wirbelsäule.

Der Beginn der Exsudatbildung verrät sich meist zuerst durch Aufhebung der Verschieblichkeit des seitlichen unteren Lungenrandes; dort tritt auch die erste Dämpfung auf. Bezüglich Messung des Thorax vgl. S. 251. Große Exsudate führen zu Verschiebung des Mediastinums, insbesondere der Herzdämpfung nach der gesunden Seite; diese Verdrangungserscheinungen erklaren sich jedoch nicht aus dem Druck des Exsudates (denn bei Ergüssen bis zu etwa 2 Litern bleibt der Druck in der befallenen Thoraxseite trotzdem sogar noch negativ), sondern aus der Saugwirkung der gesunden Seite mit ihrem starker negativen Druck, während die Lunge der kranken Seite eine Entspannung erfahrt, wodurch ihr negativer Druck geringer wird. Außerdem bewirken rechtsseitige Exsudate Tiefertreten der Leberdämpfung, linksseitige sehr große Exsudate Verkleinerung oder Ausfüllung, d. h. Dämpfung des sog. TRAUBEschen Raumes zwischen Milz, linkem Leberrand und Rippenbogen. Lagewechsel des Patienten ruft keine Änderung der Dampfungsfigur hervor. Das vorherige Vorhandensein von Adhäsionen hat atypische Dampfungsfiguren zur Folge.

Der Lungenklopfschall oberhalb eines Exsudates zeigt infolge der Entspannung der Lunge Tympanie; bei größeren Exsudaten kommt es teilweise zur Atelektase der Lunge mit Bronchialatmen. Die auscultierte Stimme zeigt in dem oberen Bezirk des Exsudates meckernden Klang, die sog. Ägophonie. Sinkt das Exsudat, so tritt an seinem oberen Rande oft Reiben auf (letzteres beweist stets das Fehlen von Flüssigkeit an der betreffenden Stelle). Das *Röntgenbild* zeigt bei kleinen Exsudaten Ausfüllung des Zwerchfellrippenwinkels, bei größeren intensive, seitlich ansteigende Verschattung ohne Niveauverschiebung bei Lagewechsel.

In allen diagnostisch unklaren Fällen versäume man nicht die *Probepunktion*; man nimmt sie an der Stelle intensivster Dampfung, aber stets oberhalb des Zwerchfells (Vergleich mit der gesunden Seite!) mittels etwa 10 cm langer, nicht zu dünner Punktionsnadel vor. Bezüglich der gekammerten Exsudate vgl. S. 300.

Seröses Exsudat, welches dem Blutserum ahnelt, hat ein spezifisches Gewicht über 1018 (Unterscheidung von Transsudaten), scheidet beim Stehen Fibrin aus und gibt mit 3%iger Essigsäure in der Kälte deutliche Trübung. Die RIVALTAsche Probe (Technik s. S. 414) ist positiv. *Mikroskopisch* sind insbesondere die tuberkulösen Exsudate reich an Lymphocytem, während die rheumatischen (vgl. jedoch S. 573) und akuten Exsudate anderer Genese mehr Leukocyten aufweisen. *Bakterien* fehlen; Tuberkelbacillen lassen sich meist durch Tierimpfung (10 ccm Exsudat, Meerschweinchenimpfung vgl. S. 279) oder durch Kultur auf Eiernährböden nach HOHN nachweisen.

In der Regel ist bei serösem Exsudat *Fieber* vorhanden, und zwar während des Ansteigens eine nicht sehr hohe Continua, die, wenn die Exsudation zum Stehen kommt, in remittierendes Fieber übergeht; es schwindet, wenn das Exsudat resorbiert wird. Der Harn ist zuerst an Menge vermindert, hochgestellt und NaCl-arm, später erfolgt als erstes Zeichen der Resorption Harnflut. Bei jugendlichen Individuen geschieht die Resorption oft innerhalb weniger Wochen, bei älteren wesentlich langsamer und oft unvollkommen. Erwachsene sind nach Abheilung einer Pleuritis bis zu 4 Jahren ständig auf das Auftreten einer Lungentuberkulose zu kontrollieren.

Sehr große Exsudate können infolge von plötzlicher Abknickung der großen Gefäße lebensbedrohend werden, kleinere sind ungefährlich. Stets aber ist mit der Möglichkeit zu rechnen, daß es bei längerem Bestehen zu bindegewebiger Organisation des Exsudates mit Adhäsionen oder Schwartenbildung und nachträglicher Schrumpfung kommt. Auch bleibt später bei längerer Kompression der Lunge ihre Entfaltung aus, zumal wenn sich gleichzeitig pneumonische Prozesse abspielen; hier kommt es öfter zum Ausgang in chronische Pneumonie (vgl. S. 272). Stärkere *Schrumpfungserscheinungen* bewirken bei größerer Ausdehnung Abflachung der Thoraxwand, Schultertiefstand, Heranziehung des Mediastinums und des Zwerchfells nach der kranken Seite, Skoliose der Wirbelsäule, Fehlen der respiratorischen Verschieblichkeit. *Pleuraschwarten* bewirken Schallverkürzung, Abschwächung des Atemgeräusches und des Pectoralfremitus, im Röntgenbild Trübungen, Minderbeweglichkeit des Zwerchfells, das manche eine zeltartige Zipfelbildung zeigt. Eine häufige Folgeerscheinung sind chronische Bronchitis und Bronchiektasen sowie Zirkulationsstörungen infolge der Mehrbelastung des rechten Ventrikels. Subjektiv machen sich oft ziehende Schmerzen namentlich bei schlechter Witterung, oft auch Atemnot bei Anstrengungen bemerkbar.

Durch besondere Lokalisation ausgezeichnet ist die **interlobäre Pleuritis** mit abgekapseltem Exsudat zwischen Ober- und Unterlappen bzw. Mittel- und Unterlappen. Sie ist mit Sicherheit nur im Röntgenbild zu erkennen und hinterläßt nach der Resorption oft einen schmalen, der Grenze zwischen beiden Lappen entsprechenden dunklen Streifen vom Hilus zur Peripherie (s. auch S. 298).

Die **eitrige Pleuritis,** das **Pleuraempyem,** entsteht in der Regel als Begleit- oder Folgeerscheinung in erster Linie von Krankheitsprozessen in der Lunge. Hierher gehören Pneumonien (besonders bei Grippe), Abscesse und Gangrän der Lunge, Tuberkulose, Lungeninfarkte, Aktinomykose, Echinococcus. Ferner beobachtet man Empyeme nach penetrierenden Brustwandverletzungen, bei eitrigen Prozessen im Mediastinum (z. B. auch bei Ösophaguscarcinom), aber auch in der Bauchhöhle oder im Bereich der Achselhöhle. Metastatischen Empyemen nach Anginen oder bei Sepsis dürften meist (klinisch oft nicht nachweisbare) kleine Abscesse in den Randpartien der Lunge zugrunde liegen. Somit stellt das Empyem fast stets eine *Komplikation* eines vorhandenen Grundleidens dar.

Bakteriologisch finden sich Pneumokokken, Streptokokken und Staphylokokken am häufigsten.

Das allgemeine *Krankheitsbild* des Empyems richtet sich einmal nach der Art des bestehenden Grundleidens, zu dem es hinzutritt, sodann nach der speziellen Beschaffenheit des Exsudates und nach seiner Größe. Neben der rein mechanischen Wirkung größerer Empyeme stellen die Bakterientoxine, ferner die Produkte des fermentativen Eiweißabbaues im Exsudat (z. B. auch bei sterilen Eiterungen) und schließlich bei jauchigen Empyemen die reichliche Bildung giftiger Zersetzungsprodukte schädigende Faktoren dar. Das Gesamtbild, namentlich der *akuten* Form, ist wesentlich schwerer als das der serösen Pleuritis. Höheres, oft intermittierendes Fieber, häufig im Beginn Schüttelfrost, schnelles Ansteigen des Exsudates sowie nicht selten heftige Schmerzen der befallenen (gelegentlich aber auch der kontralateralen) Seite, ferner starke Prostration mit Schweißen, kleiner weicher Puls weisen auf den eitrigen Charakter der Pleuritis hin. Lokale Druckerscheinungen treten vor allem bei abgesackten Empyemen auf; hier findet man auch häufiger lokal ein Ödem sowie einen Druckschmerz. Da der physikalische Befund genau der gleiche wie bei der serösen Pleuritis ist, die Unterscheidung aber praktisch-therapeutisch von größter Bedeutung ist, ist unverzüglich die *Probepunktion* vorzunehmen, die hier Eiter zutage fördert[1].

Pneumokokkeneiter ist dick und von grünlicher Farbe, Streptokokkeneiter ist dünner, flockig und zeigt oft beim Stehen Schichtung. Putrider, jauchiger, dünnflussiger Eiter kommt vor allem bei Lungengangrän, gelegentlich auch bei septischen Prozessen vor. Bakterienfreier Eiter ist stets auf Tuberkulose verdächtig. Bakterienarm sind auch manche parapneumonische Empyeme (vgl. S. 269). Diagnose des Echinococcus s. S. 292, der Aktinomykose s. S. 130. Interlobäre abgesackte eitrige Exsudate kommen häufiger nach Pneumonie vor; ohne Rontgenuntersuchung und nachfolgende Probepunktion (IV. Intercostalraum in der Axillarlinie) werden sie oft übersehen. Akute Empyeme gehen mit starker Leukocytose einher.

Der *Verlauf eines Empyems* ist viel ungünstiger als der einer serösen Pleuritis. Mit der Spontanresorption rein eitriger Exsudate ist praktisch nicht zu rechnen (ausgenommen gewisse bakterienarme parapneumonische Empyeme, vgl. S. 269). Bei längerem Bestehen entwickelt sich (von dem Verlauf des Grundleidens abgesehen) allmählich Marasmus sowie mitunter Amyloidose; oft, besonders bei abgekapseltem, aber auch bei freiem Empyem kommt es zum Durchbruch in die Bronchien (Bronchialfistel) mit Expektoration großer Eitermassen (vgl. Lungenabsceß und Lungengangrän (S. 273 und 274) und Zurückbleiben einer dauernd sezernierenden Empyemhöhle oder, insbesondere bei Tuberkulose, zur Perforation der Brustwand mit Bildung einer Fistel (sog. Empyema necessitatis). Stets entsteht in diesen Fällen massive Schwartenbildung, und zwar häufig (bis zu fast 20% der Fälle) mit Entwicklung einer sog. Empyemresthöhle. Ganz

---

[1] Versagen der Punktion kann hier auf Verstopfung der Kanüle durch dicken Eiter oder Fibrinflocken beruhen. Letzteres läßt sich dadurch vermeiden, daß man mit einer Spritze punktiert, die zum Teil mit steriler NaCl-Lösung gefüllt ist, mit der sich die verstopfte Kanüle durchspritzen laßt.

besonders gefährlich sind die namentlich bei Lungengangrän auftretenden putriden Empyeme, auch wenn sie nur geringe Ausdehnung haben, wegen ihrer schweren toxischen Allgemeinwirkung; jedoch führt hier die unverzüglich vorgenommene Entleerung oft eine wesentliche Besserung durch Beseitigung der Toxine herbei. Eine sehr ernste Komplikation des Empyems, die sich nicht ganz selten an Operationen (speziell an diejenigen zur Beseitigung der Resthöhle) anschließt, ist eine Meningitis.

Therapie der Pleuritis. Bei *trockener* Pleuritis Bettruhe. Sofern es sich um eine nichttuberkulose Pleuritis handelt, Schwitzprozeduren sowie feuchte Brustwickel; lokal gegen die Schmerzen: heiße Kompressen, Senfpflaster, Jodvasogeneinreibungen, Antiphlogistinpackungen, ferner Salicylate, Pyramidon, Butazolidin. Zur Ruhigstellung der kranken Seite sind Heftpflasterstreifen zweckmäßig. Bei heftigem Husten Acedicon, Codein, Dicodid. Bei *seröser* Pleuritis die gleiche Therapie sowie Reduktion der Trinkmenge. Probepunktion (10—20 ccm) aus diagnostischen Gründen.

Indikation zur teilweisen Entleerung eines serösen Exsudates ist gegeben bei erheblicher Große desselben, d. h. wenn es vorn die IV. Rippe, hinten die Mitte des Schulterblattes erreicht, sowie bei stärkeren Verdrangungserscheinungen wegen der dadurch bedingten Lebensgefahr. Die Entleerung erfolgt unter aseptischen Kautelen mittels Hohlnadel, an die zwecks Heberwirkung ein 1 m langer Gummischlauch mit Borlosung oder der POTAINsche Aspirationsapparat mit Spritze zum Ansaugen angeschlossen ist. Die Entleerung soll so schonend wie möglich unter Kontrolle des Pulses und des Allgemeinbefindens bewerkstelligt werden. Plötzlicher starker Hustenreiz sowie schaumiges Sputum (vgl. Lungenödem S. 164) gebieten sofortige Unterbrechung der Punktion. Das Maximum der entleerten Menge soll $1^{1}/_{2}$ Liter nicht überschreiten. Liegen die genannten Indikationen nicht vor, so soll 4 bis 6 Wochen auf die spontane Resorption des Ergusses gewartet werden. Zeigt sich dann eine verzogerte Resorption, so können Mengen von 200—400 ccm abpunktiert werden, wodurch oft die Aufsaugung in Gang gebracht wird. Gekammerte Exsudate resorbieren sich vielfach besonders langsam ohne Punktion. Wenn langere Zeit Fieberfreiheit bestanden hat, die Blutkorperchensenkungsgeschwindigkeit normal geworden ist und die völlige Resorption des Exsudates angenommen werden kann, dann soll zur Dehnung und Lockerung der sich ausbildenden Schwarten eine Atemgymnastik einsetzen. Die sehr häufige *tuberkulose Pleuritis exsudativa* hat bei entsprechend langer Schonung und mehrmonatiger Rekonvaleszenz des Patienten eine gute Prognose. Kleine subpleurale Herde scheinen gewohnlich spontan auszuheilen, da sie nach der Resorption des Exsudats gewohnlich nicht mehr nachweisbar sind. Es durfte deshalb die Verabreichung tuberkulostatischer Mittel, die zur Entwicklung resistenter Bacillen Veranlassung geben können, bei dieser in der Regel zur Heilung kommenden Krankheit nicht erforderlich sein. Da bei einem Teil der Kranken spater eine Lungentuberkulose sich entwickelt, wird man für diesen Fall die Tuberkulostatica in Reserve halten. Kranke, deren durchgemachte Pleuritis exsudativa verdachtig auf tuberkulöse Genese gewesen ist, müssen uber 4 Jahre hinweg in Abstanden röntgenologisch kontrolliert werden.

Die **Therapie des Empyems** strebt zwei Ziele an, nämlich die möglichst vollständige Entleerung des Eiters und die vollkommene Wiederentfaltung der entspannten Lunge. Bei den haufigen parapneumonischen und postpneumonischen Empyemen pflegt man heute taglich durch Punktion den Eiter abzusaugen, an die Punktion eine Spulung mit steriler physiologischer Kochsalzlosung anzuschließen und dann Penicillin (400000—800000 IE) bzw. je nach Art und Ansprechbarkeit der Erreger Aureomycin oder Terramycin (1 g) in die Pleurahöhle zu instillieren. Des weiteren hofft man, durch die Einbringung fibrinolytischer Fermente in die Pleurahohle die Bildung dicker Fibrinflocken und eine ausgedehnte Schwartenbildung etwas hintanhalten zu können. Diesem Zweck dienen Streptokinase und als Nucleoproteinase Streptodornase. Bistreptase „Behring" und Varidase „Grünenthal" enthalten beide Stoffe. Neben der intrapleuralen Antibiotica-Instillation werden Penicillin (taglich bis zu 1 Million IE) intramuskular bzw. Tetracycline (taglich 2 g) oder Sulfonamide in der üblichen Dosierung (s. S. 13) peroral verabreicht. Die geschilderte Behandlung ist so lange fortzuführen, bis Entfieberung erreicht und das Exsudat serose Beschaffenheit angenommen hat. Dann können Punktionen und Spulungen in Abstanden von einigen Tagen vorgenommen werden. Pleuraempyeme kann man auch einer geschlossenen Dauerdrainage in Form der POTAIN-BULAUschen Heber- oder besser Saugdrainage unterziehen, wodurch ein dauernder Eiterabfluß erfolgt. Unter Lokalanästhesie wird nach Spaltung der Haut und der Muskelfascien ein 7 mm weiter Troikar behutsam eingeführt, sein Stilett entfernt, an dessen Stelle ein weicher Katheter eingeführt und alsdann die Hulse des Troikars herausgezogen (Nahte werden vermieden). Den Katheter verbindet man unter Einschaltung einer Druckflasche, die zugleich als Sammelgefäß dient, mit einer Wasserstrahlpumpe oder mit einem aus zwei großen Flaschen zusammengestellten Flaschenaspirator. Die Drainage bleibt bestehen, bis die Sekretion anfangt seros zu werden und ihre Menge in 24 Stunden auf 10—20 ccm gesunken ist. Wenn dann die Lunge wieder voll ausgedehnt und größtenteils mit der Brustwand verklebt ist, wird die geschlossene Drainage durch ein offenes kurzes Drainrohr ersetzt. Wenn es sich um sehr fibrinreiches Exsudat handelt, kommt es oft zur Verstopfung des Schlauches. Vereinzelt treten als Folge der Saugdrainage Brustwandphlegmonen sowie Intercostalneuralgien auf.

Handelt es sich um putride Empyeme oder um interlobäre Empyeme, die der täglichen Punktion nicht ohne Gefahr zugänglich sind, bzw. um mehrkammerige Empyeme, dann ist die Indikation zum chirurgischen Vorgehen gegeben, und zwar ist in diesen Fällen der Eiter durch Drainage nach Rippenresektion zu entleeren, selbstverständlich unter gleichzeitiger Allgemeinbehandlung mit Antibioticis oder Sulfonamiden.

Empyemresthöhlen und starke Schwielenbildungen, die die Ausdehnung der Lunge verhindern, erfordern spezielle chirurgische Verfahren (plastische Operationen, Dekortikation).

Therapeutisch eine Sonderstellung nehmen die tuberkulösen Empyeme ein. Sie können auf Grund der Perforation einer tuberkulösen Kaverne in die Pleurahöhle entstehen, auch nach Thorakokaustiken und im Gefolge einer Pneumothoraxbehandlung. Mischinfektionen tuberkulöser Empyeme sind häufig. Es ist zunächst der Versuch zu machen, das Empyem durch Punktionen und Pleuraspülungen sowie intrapleurale Instillationen tuberkulostatischer Stoffe zu behandeln. Zur definitiven Ausheilung erweist sich allerdings noch ein chirurgischer Eingriff als erforderlich, weil durch die konservative Therapie die häufig vorkommenden Bronchialfisteln nicht ausheilen, weil Empyemresthöhlen oft entstehen und weil ausgedehnte Verschwartungen die Lunge an der Wiederausdehnung hindern. Dekortikation bzw. Segment- oder gar Lappenresektion kommen in Betracht, um die bei nicht ausgeheilten tuberkulösen Empyemen drohende Amyloidose zu verhüten.

Hydrothorax und Hämatothorax

Der **Hydrothorax** (Brustwassersucht) ist eine nichtentzündliche Flüssigkeitsansammlung in der Pleurahöhle, die sich prinzipiell sowohl bezüglich ihrer Entstehung wie durch die Beschaffenheit der Flüssigkeit von der Pleuritis exsudativa unterscheidet. In der Regel handelt es sich lediglich um Teilerscheinung eines allgemeinen Hydrops, oft mit gleichzeitiger Transsudation in andere Höhlen (Bauchhöhle, Perikard). Hydrothorax wird hauptsächlich bei kardialer Stauung, bei hydropischen Nierenkrankheiten, Kachexien und schweren Anämien beobachtet.

Er besteht meist doppelseitig, macht physikalisch die gleichen Symptome wie ein Exsudat, von dem er sich aber durch sein niedriges spezifisches Gewicht (unter 1015), den geringen Gehalt an Fibrin und an Zellen sowie durch Fehlen der Essigsäuretrübung in der Kälte unterscheidet. Er pflegt zuerst hinten unten nachweisbar zu sein und ist dann anfangs wegen des annähernd gleichen Standes auf beiden Seiten vom einfachen Zwerchfellhochstand schwer zu unterscheiden. Nach Lagewechsel zeigt er im Verlauf einiger Stunden Änderung der Dämpfungsfigur, da entzündliche Verklebungen fehlen. Reiben wird stets vermißt. Einseitiger Hydrothorax kommt bei lokaler Kompression der Venen oder des Ductus thoracicus durch Tumoren vor. Nach Thoraxtraumen mit Verletzung des Ductus thoracicus und manchmal auch bei hochgradiger Stauung in demselben infolge von Mediastinaltumoren kann sich ein *Chylothorax* entwickeln mit trübem, feinste Fetttröpfchen enthaltenden Erguß. Die *Therapie* richtet sich gegen das Grundleiden. In Fällen größerer Flüssigkeitsansammlung kann infolge der Behinderung der Atmung eine Punktion notwendig werden.

Hämatothorax, d. h. Blutansammlung in der Pleurahöhle, kommt hauptsächlich bei penetrierenden Brustwandverletzungen, Lungenschüssen, bei Ruptur von Aneurysmen, Verletzung einer Intercostalarterie im Zusammenhang mit Rippenbrüchen usw. vor. Oft ist er mit Pneumothorax kombiniert. Die physikalischen Symptome sind die gleichen wie bei exsudativer Pleuritis. Das Blut gerinnt nicht in der Pleura. Bei großen Blutungen kann die Punktion notwendig werden. Im Gegensatz zur hämorrhagischen Pleuritis besteht die Flüssigkeit aus reinem Blut. Während der Resorption des Blutes kann bei großem Hämatothorax höheres, ein Empyem vortäuschendes Fieber auftreten, das sich hier aus der Aufsaugung der sterilen Produkte der autolytischen Zersetzung des Blutes erklärt.

Pneumothorax

Unter Pneumothorax versteht man die Anwesenheit von Luft oder Gas in der Pleurahöhle. Ursache des Eindringens von Luft sind penetrierende Verletzungen der Brustwand (z. B. auch die Empyemoperation). Vor allem aber bedingen ihn Risse in der Pleura pulmonalis, letzteres am häufigsten bei berstenden pleuranahe gelegenen Emphysemblasen, bei dicht unter der Pleura liegenden Lungenkavernen, insbesondere bei rasch fortschreitenden Phthisen, seltener bei Lungenabsceß und Lungengangrän: *Spontanpneumothorax.* In bestimmten Familien gehäuft und beim Einzelnen oft rezidivierend tritt der sog. *idiopathische Pneumothorax* auf. Man glaubt, eine konstitutionell bedingte Vulnerabilität der Pleura visceralis und des subpleuralen Lungengewebes dafür anschuldigen zu können. Bisweilen entsteht Pneumothorax durch Gasbildung infolge von putrider Zersetzung von Pleuraexsudaten. Therapeutischer Pneumothorax s. S. 287.

Das Eindringen von Luft in den Pleuraraum bewirkt ein Zusammensinken der Lunge, die sich infolge ihrer Elastizitat nach dem Hilus hin zuruckzieht (*totaler* Pneumothorax), falls keine Verwachsungen bestehen. Im letzteren Fall entsteht ein *partieller* oder *abgesackter* Pneumothorax. Bei dem sog. *offenen* Pneumothorax besteht eine dauernde Verbindung mit der Außenluft, z. B. nach Rippenresektion bei Empyem. In den anderen Fällen handelt es sich in der Regel um *geschlossenen* Pneumothorax, da der den Luftdurchtritt bewirkende Pleuradefekt meist schnell verklebt. In diesen Fallen wie auch beim therapeutischen Pneumothorax wird die Luft (und zwar zuerst der O, viel langsamer der N) wieder resorbiert, worauf sich die Lunge allmahlich wieder entfaltet. Beim sog. *Ventil-Pneumothorax* wird während der Inspiration Luft von der Lunge in die Pleura gepreßt, wogegen wahrend die Exspiration die Perforationsstelle sich ventilartig schließt, so daß der in der Pleura herrschende positive Druck allmahlich zu gefahrlicher Hohe ansteigt. Der bei Perforation einer krankhaft veranderten Lunge entstandene Pneumothorax ist infolge des Eindringens von Infektionserregern in die Pleura oft von Exsudatbildung *(Seropneumothorax)* oder einem Empyem *(Pyopneumothorax)* begleitet. Letzterer entsteht z. B. auch bei Durchbruch eines Lungenabscesses oder eines Echinococcus in die Pleura.

Symptome. Die plötzliche Entstehung eines Pneumothorax bewirkt infolge der Ausschaltung der Lunge hochgradige Atemnot mit Blässe und Cyanose, kleinem weichem Puls, Schweißausbruch. Diese Symptome gehen mit Ausnahme der Atemnot nach einigen Tagen wieder zurück. Bei langsamerer Entstehung sind die Beschwerden weniger markant; selten wird der Pneumothorax erst bei einer gelegentlichen Untersuchung festgestellt. Auch ein (infolge von Adhäsionen) partieller Pneumothorax kann symptomlos bleiben. *Physikalisch* zeigt die befallene Brusthälfte eine Erweiterung und bei der Atmung Unbeweglichkeit, lauten und abnorm tiefen, in der Regel nicht tympanitischen Schall, der infolge der Verdrängung des Mediastinums und des Zwerchfells die normalen Lungengrenzen in der Mitte und unten überschreitet. Bei rechtsseitigem Pneumothorax ist die Leber nach unten verdrängt. Bei Plessimeterstäbchenperkussion hört man wie bei Kavernen Metallklang. Der Stimmfremitus ist abgeschwächt, desgleichen das Atemgeräusch, welches amphorischen Charakter hat oder oft vollkommen fehlt. Bei Vorhandensein eines Exsudates zeigt der untere Abschnitt Dämpfung; bei Lageänderung des Patienten findet die für Pneumothorax charakteristische sofortige horizontale Einstellung des Flüssigkeitsspiegels statt (im Gegensatz zu pleuritischen Exsudaten und Hydrothorax). Beim Schütteln des Patienten vernimmt man metallisch klingendes Plätschern, die sog. Succussio Hippocratis.

Sehr charakteristisch ist das *Röntgenbild*, das ein abnorm helles Feld im Bereich der Luftansammlung zeigt, wahrend die Lunge (bei totalem Pneumothorax) auf einen kleinen dunklen Schatten nahe der Mittellinie reduziert ist. Flussigkeit im Pneumothorax ist als intensiver horizontal begrenzter Schatten zu erkennen, der jedem Lagewechsel des Patienten prompt folgt und beim Schutteln sowie infolge der Herzpulsationen Wellenbewegung erkennen laßt. Herz und Mediastinum zeigen eine Verschiebung nach der gesunden Seite, und zwar um so mehr, je höher der Druck im Pneumothorax ist. Oft erscheint im Rontgenbild die Lunge nicht vollkommen kollabiert, und zwar infolge von Adhasionen, die speziell bei Lungentuberkulose sich besonders im Bereich des Oberlappens oder der Spitze finden. Bei ausgedehnten Verwachsungen kann der abgesackte Pneumothorax zu recht komplizierten Bildern führen. Dies beobachtet man auch öfter beim Anlegen des künstlichen Pneumothorax.

Der *Verlauf* des Pneumothorax richtet sich vor allem danach, ob bei seiner Entstehung gleichzeitig infektiöses Material in die Pleura eingedrungen war oder nicht. Im ersteren Fall bildet der Pneumothorax eine langwierige und ernste Komplikation, zumal es oft zur Bildung eitriger Exsudate kommt und vor allem die Perforationsstelle der Pleura eine nicht heilende Fistel bildet. Ein aseptischer Pneumothorax pflegt sich dagegen im Verlauf von 8—14 Tagen vollkommen zurückzubilden.

Beim therapeutischen Pneumothorax zeigt die Pleura, insbesondere bei Anwendung des schwer resorbierbaren N, eine im Verlauf der wiederholten Neufullungen abnehmende Resorptionsfahigkeit, so daß der Pneumothorax sich hier schließlich viele Wochen hindurch unverandert halt.

Therapeutisch sind beim akuten Entstehen des Pneumothorax zunachst die Zirkulationsschwache und die Atemnot zu bekampfen (Campher, Coffein, Sauerstoff, Morphin). Im übrigen bildet die Zunahme der Verdrangungserscheinungen sowie der Dyspnoe und Cyanose die Indikation zur Verminderung der Gasansammlung, besonders bei Ventilpneumothorax. Man entleert mittels Punktion oder besser durch Absaugen mit einem Pneumothoraxapparat. Serose Ergusse indizieren die Entleerung nur bei betrachtlicher Große wegen der Gefahr fur den Zirkulationsapparat, eitrige Exsudate erfordern sie in jedem Fall, wobei fur die Art der Entleerung die Grundsatze der Empyembehandlung maßgebend sind (S. 299; vgl. den Unterschied zwischen tuberkulosen und nichttuberkulosen Empyemen).

Tumoren der Pleura

Abgesehen von *metastatischen* Neoplasmen, die in der Regel ihren Ausgang von einem Mamma- oder Lungenkrebs, seltener von einem Ösophagus- oder Magencarcinom nehmen, kommen flachenhaft sich ausbreitende *primare* Sarkome und Endotheliome der Pleura nicht ganz selten vor. *Klinisch* zeigen sie in der Regel das Bild einer exsudativen Pleuritis, wobei meist eine auffallend massive Dämpfung sowie der hamorrhagische Charakter des Exsudates die Diagnose erleichtern; oft finden sich im Punktat reichlich Fettkörnchenzellen sowie bei Endotheliomen mitunter sog. Siegelringformen (Zellen mit großer Vakuole und wandstandigem Kern) oder auch abnorm große Tumorzellen und Mitosen. Die Prognose ist vollig infaust.

Krankheiten des Mediastinums

Das Mediastinum ist der zwischen Brustbein und Wirbelsaule gelegene Raum, der seitlich von der Pleura mediastinalis, unten vom Zwerchfell begrenzt wird; oben steht er an der oberen Brustapertur ohne schärfere Grenze mit der vorderen Halsregion in Verbindung. In ihm sind untergebracht das Herz, die großen Gefaße, die Luftrohre und die großen Bronchien, die Bronchialdrüsen, die Speiseröhre, der Vagus, Sympathicus und Phrenicus, der Ductus thoracicus, endlich in den Lücken lockeres Bindegewebe mit zahlreichen Lymphspalten. Überdies stellt es eine Trennungswand zwischen beiden Lungen dar, die dadurch bezüglich ihrer Druckverhaltnisse eine gewisse Unabhangigkeit voneinander erhalten. Infolge der Unterbringung der genannten wichtigen Gebilde in dem engen Raum erklaren sich die erheblichen Wirkungen, die oft durch Erkrankungen des Mediastinums hervorgerufen werden. Einblick in die topographischen Verhaltnisse gibt beim Lebenden vor allem die Röntgenuntersuchung in sagittaler sowohl in S. 146 und frontaler Durchleuchtung wie vor allem auch in den schragen Durchmessern (vgl. S. 146).

Unter den Krankheiten des Mediastinums kommen hauptsächlich Geschwülste sowie Entzündungen des mediastinalen Bindegewebes in Frage.

Mediastinaltumoren. Vergrößerung der Schilddrüse bewirkt, wenn diese sich als *Struma substernalis* unter das Brustbein erstreckt, durch Kompression der Trachea, vor allem dadurch, daß deren Knorpelringe allmählich erweicht werden, gefährliche Zustände von Atemnot mit Stridor. *Röntgenbild:* Ein nach oben sich verbreiternder, der Aorta aufgesetzter Mittelschatten mit scharfer Begrenzung (cave Verwechslung mit Aneurysmen!); mitunter zeigt eine frontale Röntgenphotographie Abplattung der Trachea. Durch Messung der Strahlung nach diagnostisch verabreichtem radioaktivem Jod kann die Struma substernalis identifiziert werden. *Thymushyperplasie* bei kleinen Kindern macht sternale Dämpfung und ruft bisweilen Dyspnoe hervor. An *gutartigen Tumoren* kommen Dermoidcysten, Teratome, Lipome und Hämangiome vor, des weiteren vom sympathischen Grenzstrang ausgehende Ganglioneurome mit HORNERschem Symptomenkomplex. *Maligne Mediastinaltumoren*, vor allem Sarkome, nehmen von den Lymphdrüsen oder vom Thymusrest ihren Ursprung. Auch beim HODGKINschen Granulom (s. S. 329), bisweilen auch bei Leukämie (s. S. 325), zeigen sich ausgedehnte lymphomatöse Geschwülste.

Die Symptome erklären sich vor allem aus dem mechanischen Druck auf die Nachbarschaft. Der physikalische Befund läßt, wenn der Tumor nach vorne zu gelegen ist, eine sternale Dämpfung erkennen, die sich lateral in den Bereich der Lunge, oft nach beiden Seiten erstreckt. Die Kompressionserscheinungen bestehen anfangs oft nur in neuralgischen Schmerzen in der Brustwand oder in den Armen. Weitere Symptome sind Recurrenslähmung, Sympathicusläsion mit HORNERschem Syndrom (enge Lidspalte, Zurücksinken des Bulbus, enge Pupille) und mitunter halbseitigem Schwitzen sowie bisweilen Vaguslähmung mit Tachykardie. Im weiteren Verlauf beobachtet man oft starke, bisweilen halbseitige Venenstauung mit Cyanose und Ödem des Gesichtes, gelegentlich auch der Arme, ferner Schluckstörung infolge von Druck auf den Ösophagus sowie vor allem Kompression der Trachea mit Stridor und Atemnot. Eine besonders starke ödematöse Schwellung des Halses als Folge der Einflußstauung wird als STOKESscher Kragen bezeichnet. Die Atemnot wird durch das häufig im weiteren Verlauf sich entwickelnde pleuritische Exsudat, das oft hämorrhagisch ist, verstärkt.

Im *Rontgenbild* sieht man oft von dem Mittelschatten in die Lungenfelder hineinreichende intensive knollige Schatten, die nicht selten durch Fortleitung von der benachbarten Aorta pulsatorische Bewegungen ähnlich einem Aneurysma zeigen und von diesem bisweilen nur schwer zu unterscheiden sind, namentlich wenn sie scharf begrenzt sind. In anderen Fällen verrät die unscharfe Kontur den Tumor. Der Nachweis von Drüsenmetastasen, speziell an Hals und Achsel (evtl. Probeexcision), sowie mitunter gewisse klinische Eigentümlichkeiten beim Granulom (vgl. S. 329) sichern die Diagnose. Man versäume niemals die Blutuntersuchung. Zunahme der Atemnot, der Anämie und Kachexie, mitunter unregelmäßiges Fieber sowie bisweilen hämorrhagische Nephritis stellen sich im weiteren Verlauf ein, der schließlich oft mit Erstickung, in anderen Fällen von Mediastinaltumor unter allgemeinem Marasmus letal endet.

Die **Therapie** der gutartigen Tumoren (z. B. Strumen) sowie bösartiger Primärtumoren im Mediastinum besteht in ihrer operativen Entfernung. Wird chirurgischerseits die Operabilität verneint oder finden sich bereits Metastasen, dann ist Rontgen-, gelegentlich auch Radiumbestrahlung in Betracht zu ziehen. Für die leukämischen bzw. lymphogranulomatosen Drüsenschwellungen im Mediastinum gelten die bei diesen Krankheiten aufgeführten Behandlungsverfahren.

Entzündung des Mediastinums. In *akuter* Form tritt dieselbe als diffuse *eitrige Mediastinitis* oder als *Mediastinalabsceß* auf, hauptsachlich infolge von Fortleitung von Entzündungen aus der Nachbarschaft, so z. B. nach Retropharyngealabscessen, Vereiterung der Schilddrüse oder des Kehlkopfs, Mundbodenphlegmonen, Durchbruch eines Ösophaguscarcinoms (auch nach Durchbohrung der Speiseröhre durch falsche Sondierung), nach Durchbruch eines Lungenabscesses, einer Gangrän oder eines Empyems, nach Bronchialdrüsenvereiterung, weiter als metastatische Entzündung im Verlauf von Sepsis, Typhus, Erysipel, endlich nach penetrierenden Stichverletzungen von außen. *Symptome* sind hohes Fieber mit Schüttelfrösten, lebhafter Brustschmerz, namentlich retrosternal sowie mitunter einzelne der obenbeschriebenen Kompressionssymptome. Unter raschem Kräfteverfall endet das Leiden meist in wenigen Tagen letal. Antibiotische Behandlung ist angezeigt, bei circumscripten Eiterungen hat die chirurgische Eröffnung Aussicht auf Erfolg.

Die *chronische Mediastinitis* hat vor allem in ihrer von vornherein schleichend verlaufenden, zur Narbenbildung führenden Form als sog. *schwielige Mediastinitis* klinisches Interesse. Sie pflegt sich an chronische tuberkulöse oder rheumatische Entzündungen der Pleura oder des Perikards anzuschließen und ist oft Teilerscheinung einer Polyserositis.

Anatomisch besteht ausgedehnte Umwandlung des lockeren mediastinalen Bindegewebes in derbe Schwarten und Schwielen, in die das Herz und die großen Gefäße eingebettet sind und die diese Gebilde mit dem Brustbein fest verlöten. Adhäsive Pleuritis und Verwachsung der Perikardblätter begleiten in der Regel die Erkrankung.

Infolge der mechanischen Behinderung der Herztätigkeit und der Beeinträchtigung der großen Gefäße stellen sich die S. 220 beschriebenen charakteristischen *Symptome* ein. Der Pulsus paradoxus (vgl. S. 152) kommt infolge von inspiratorischer Einschnürung der großen Gefäße durch Narbengewebe zustande. Im weiteren Verlauf pflegen sich Erscheinungen zunehmender Herzinsuffizienz zu zeigen. *Therapeutisch* kommt, soweit es sich um schwere Zirkulationsstörungen handelt, die chirurgische Thorakolyse oder Kardiolyse in Frage.

Blutkrankheiten

Vorbemerkungen. Unter normalen Verhältnissen zeichnet sich das Blut durch eine außerordentliche Konstanz seiner morphologischen und physikalisch-chemischen Zusammensetzung aus, so daß schon geringe Abweichungen von der Norm als krankhaft aufzufassen sind. Da das Blut einen innigen Konnex zwischen allen Organen des Körpers vermittelt, insbesondere auch am Stoffaustausch beteiligt ist, so geben seine Zusammensetzung und Änderungen derselben nicht nur Aufschluß über den Zustand der Blutbildungsorgane, sondern bilden in vielen Fällen einen getreuen Spiegel der auch im übrigen Körper sich abspielenden Krankheitsprozesse. Die hierbei zu beobachtenden Blutveränderungen (insbesondere Änderungen der Zahl und des Hämoglobingehaltes der Erythrocyten sowie der Leukocytenzahl) wurden in ihrer *symptomatischen* Bedeutung bereits wiederholt in den vorangehenden Kapiteln erwähnt. Sie haben für die Erkennung einer großen Reihe von Krankheiten einen hohen diagnostischen Wert. Unter *Blutkrankheiten* versteht man diejenigen Krankheitsbilder, bei denen die Alteration der hämatopoetischen Organe bzw. des zirkulierenden Blutes eine führende Rolle spielt.

Zu den *geformten Bestandteilen* des Blutes gehören die roten und weißen Blutkörperchen und die Blutplättchen. Die Bildungsstätte der Erythrocyten, der polymorphkernigen Leukocyten und der Thrombocyten ist beim Erwachsenen das Knochenmark; die Lymphocyten entstehen in der Hauptsache im Lymphadenoidgewebe der Lymphknoten und in der Milz. Bei krankhaft gesteigerter Hämatopoese können die Milz, die Leber und das Bindegewebe analog ihrer Funktion in der Fetalzeit bei der Bildung sämtlicher Blutzellen mitwirken. Die *Erythrocyten* (4,5—5 Mill. in 1 cmm) entstehen normalerweise im roten Knochenmark der platten Knochen und Wirbelknochen, während das gelbe Fettmark der langen Röhrenknochen unbeteiligt bleibt. Bei gesteigerter *Erythropoese*, z. B. nach Blutverlusten, wandelt sich auch das Fettmark in rotes Zellmark um. Mutterzellen der kernlosen Erythrocyten sind die kernhaltigen Erythroblasten, und zwar normalerweise Normoblasten von der gleichen Größe wie die Erythrocyten; abnorm große Formen mit starker basophilem Protoplasma heißen Makroblasten. Sie finden sich bei zahlreichen Anämien. Charakteristisch für beide ist die Struktur des Kernes, die grobbalkig ist und Radspeichenform zeigt. Unter pathologischen Verhältnissen (Perniciosa) finden sich die erheblich größeren Megaloblasten, die im embryonalen Leben die normalen Vorstufen der Erythrocyten sind; charakteristisch ist auch hier vor allem die Kernstruktur, die bei den völlig unreifen Vorstufen (Proerythroblasten) locker und feinmaschig ist, bei den reiferen Formen dagegen nicht aus Balken, sondern aus Chromatinklumpen besteht und niemals Radspeichenform zeigt. Kernhaltige Rote kommen normalerweise im zirkulierenden Blut nicht vor. Bei Färbung unfixierter Blutpräparate, z. B. mit alkoholischer Brillantkresylblaulösung (sog. *Vitalfärbung*), zeigen normal einige Erythrocyten (zwischen 1—15⁰/₀₀) eine eigenartige als Substantia reticulofilamentosa bezeichnete fädignetzartige oder Granulastruktur (Vitalgranulierte, Retikulocyten); es handelt sich um jugendliche Erythrocyten. Der durchschnittliche Durchmesser der normalen Erythrocyten beträgt $7,2\,\mu$, die durchschnittliche Dicke $2—2,5\,\mu$. Die Lebensdauer der einzelnen Erythrocyten ist beschränkt, so daß eine beständige Blutmauserung stattfindet. Die zugrunde gehenden Erythrocyten werden aus der Zirkulation hauptsächlich von der Milz abgefangen, wobei das bei dem Abbau der Blutkörperchen frei werdende Hb-Eisen bei der Blutregeneration wieder Verwendung findet. Unter pathologischen Verhältnissen kann die Milz einen bedeutsamen hemmenden Einfluß auf die Blutbildung im Knochenmark ausüben. In einigen Krankheitsfällen ist die Bestimmung der *Resistenz* der Erythrocyten gegenüber hypotonischen Kochsalzlösungen von Wichtigkeit (vgl. S. 317).

Die normale Zahl der *Leukocyten* beträgt 5000—7000 in 1 cmm. Hinsichtlich ihrer Entstehung *(Leukopoese)* sind die Granulocyten und die Ungranulierten, unter den letzteren die Lymphocyten und die Monocyten (diese umfassen die großen Mononucleären und die sog. Übergangsformen) zu unterscheiden. Die Lebensdauer eines Leukocyten beträgt 2 bis 4 Tage.

Die granulierten polynucleären (oder besser polymorphkernigen) *Leukocyten* des zirkulierenden Blutes (70—75% der Gesamtleukocytenzahl), die in ihrer Gesamtheit auch als *Granulocyten* bezeichnet werden, entstehen im Knochenmark aus granulierten Vorstufen, den sog. *Myelocyten*, die sich von den reifen Leukocyten durch ihre einfache Kernform unterscheiden. Entsprechend den verschiedenen Granulationen der letzteren gibt es neutrophile, eosinophile und basophile Myelocyten. Bei den weißen Zellen der myeloischen Reihe ergibt die Peroxydasereaktion eine dunkelviolette Protoplasmagranulation. Die Granulocyten lassen sich ihrerseits von ungekörnten Mutterzellen, den sog. *Myeloblasten*, ableiten, Zellen mit großem Kern und schmalem granulationsfreiem Protoplasma, in welchem während der Entwicklung zu Myelocyten allmählich Granulationen entstehen. So läßt sich eine lückenlose Reihe der einzelnen Entwicklungsstadien der granulierten Leukocyten aufstellen, angefangen mit dem rundkernigen ungranulierten Myeloblasten über die unvollkommen („Promyelocyten") bzw. vollstandig granulierten Myelocyten zum reifen granulierten Leukocyten mit polymorphem Kern. Das Vorkommen von Myeloblasten und Myelocyten im zirkulierenden Blut ist pathologisch. Den Leukocyten kommt eine wichtige Rolle im Organismus zu. Ihrer Bedeutung bei der Abwehr pathogener Bakterien wurde schon S. 3 gedacht. Die Leukocyten enthalten zahlreiche Fermente. Es darf als sichergestellt gelten, daß die Leukopoese zentralnervosen Einflüssen unterworfen ist. Die Kernform der neutrophilen Leukocyten hat diagnostische Bedeutung insofern, als das Erscheinen weniger differenzierter Kernformen, speziell der sog. Stabkernigen und Jugendformen, die von Jos. ARNETH 1909 entdeckte sog. Linksverschiebung, pathologische Verhältnisse, in der Regel infektiose Prozesse andeutet[1]. Schließlich treten unter dem Einfluß letzterer oft auch bedeutsame Veränderungen in der Beschaffenheit des Protoplasmas und der Granulationen der Leukocyten auf, so Basophilie sowie Vakuolenbildung des Protoplasmas, anderseits an Stelle der normalen staubformigen rotvioletten Granula grobere plumpe Körner von unregelmäßiger Form und Größe, die sich z. T. infolge starkerer Basophilie blauschwarz färben (sog. toxische Granulierung).

Von den Granulocyten unabhangig entsteht der *Lymphocyt* im lymphatischen Gewebe des Korpers, und zwar in den Keimzentren der Follikel; seine Mutterzelle ist der große Lymphocyt oder Lymphoblast, der morphologisch mit dem Myeloblasten weitgehend übereinstimmt. Die Lymphocyten bilden etwa 30% der Gesamtleukocytenzahl. Die Mehrzahl der reifen Lymphocyten weist normalerweise einen schmalen Protoplasmasaum auf, nur ein kleinerer Teil einen breiteren. Ein Teil der letzteren läßt im Protoplasma vereinzelte, rotviolett sich farbende Kornchen (Azurgranula) erkennen.

Die *Monocyten*, die zu 2—5% im normalen Blut zu finden sind, besitzen gewöhnlich ein ziemlich breites, graublau sich färbendes Protoplasma und einen Kern mit Balkenstruktur. Zum Teil zeigen diese Zellen eine positive Peroxydasereaktion. Man faßt sie auf als Abkömmlinge des Reticulums des Knochenmarks, der Lymphdrüsen und der Milz. Die Gesamtheit der ungranulierten Zellen, d. h. Lymphocyten und Monocyten, wird auch als Lymphoidzellgruppe bezeichnet.

Dem *Hamoglobin* (Hb) wohnt die Fähigkeit inne, als Sauerstoffträger zu dienen. Diese Funktion ist an das Eisen gebunden (100 ccm Blut enthalten 50 mg, 100 g Hb enthalten 335 mg Fe). Normal enthalten 100 ccm Blut mit 5 Mill. Erythrocyten 16 g Hb (bei den von der Deutschen Gesellschaft für innere Medizin geeichten Hamometern mit dem Stempel G.I.M. entsprechen diesem Hb-Wert 100 Hamometer-Einheiten). Die Sauerstoffkapazität des arteriellen Blutes beträgt maximal 20—21 Vol.-% (gegenüber 12—14% beim venosen Blut); aber auch auf die Bindung der CO_2 scheint das Hb maßgebenden Einfluß (s. S. 523), Das Hamoglobin gehört zu den sog. Chromoproteiden und besteht aus einer Eiweißkomponente, und zwar dem albuminartigen Globin, und einer sog. prosthetischen Gruppe, dem *Häm* (fruhere Bezeichnung *Hamochromogen*), welches die Farbstoffkomponente darstellt und den O_2 bindet. Eine Zerlegung in die beiden Anteile erfolgt unter anderem durch Hitze sowie durch Sauren (HCl im Magensaft sowie z. B. bei der Hb-Bestimmung mit SAHLIschen Hamometer). Bei der HCl-Spaltung entsteht *Hämin* (sog. TEICHMANNsche Krystalle). Das Ham besteht aus 4 substituierten, ringformig verbundenen Pyrrolkernen mit zweiwertigem leicht oxydablem Eisen; durch Oxydation geht es in Oxyham (früher *Hämatin* genannt) über. Die O_2-Bindung ist locker und reversibel. Die gleiche Struktur wie das Oxyhamin, jedoch mit dreiwertigem Fe, hat das unter pathologischen Bedingungen auftretende *Methamoglobin*, das infolge fester irreversibler Bindung des O_2 nicht mehr abzugeben vermag und daher für die Gewebsatmung ausfällt. Das gleiche gilt übrigens auch für das Kohlenoxyd-Hb, in welchem das CO infolge seiner im Vergleich zum O_2 etwa 300mal größeren Affinität zum Hb mit diesem fest verbunden ist. Hb, Oxy-Hb und ihre verschiedenen Derivate lassen sich spektroskopisch voneinander unterscheiden.

Das Grundskelet des Hams (s. oben) ohne Eisen liegt der Gruppe der *Porphyrine* zugrunde, die in der Natur weitverbreitet sind und auch im menschlichen Organismus vorkommen, wo verschiedene Vertreter derselben zum Teil mit dem Harn und Kot ausgeschieden werden (Naheres s. S. 560). Die genauere Kenntnis der Struktur des Blutfarbstoffs und die Synthese der prosthetischen Gruppe ist HANS FISCHER (1927) zu verdanken. Über die Beziehungen zwischen Blut- und Gallenfarbstoff s. S. 416.

Die *Blutplättchen* (Thrombocyten) entstehen im Knochenmark aus den Knochenmarksriesenzellen und besitzen eine große Bedeutung fur die Gerinnung des Blutes wie für die intravasale Thrombenbildung. Sie finden sich stets angehäuft an der Spitze eines Thrombus.

---

[1] Mit der pathologischen Linksverschiebung nicht zu verwechseln ist die bei *Gesunden* vorkommende seltene sog. PELGER-HUETSCHE *familiare Kernanomalie*. Hier zeigt der Kern eines großen Teils der Leukocyten ebenfalls Stabform oder höchstens Zweiteilung; sein Chromatin aber ist nicht wie bei den jugendlichen pathologischen Stabkernigen locker, sondern plump und klumpig zusammengeballt wie bei gealterten Zellen.

Ein aus den Thrombocyten stammender Faktor verursacht zusammen mit 3 im Blutplasma vorhandenen Faktoren und einem von zerstörtem Gewebe gelieferten Faktor die Thrombokinasebildung im peripheren Blut. Die Thrombokinase wirkt auf das in der Leber unter Mithilfe von Vitamin K gebildete Prothrombin und auf einen anderen, gleichfalls aus der Leber stammenden Faktor VII derart ein, daß sich Thrombin bildet, wenn Calcium vorhanden ist. Ein sog. Faktor V beschleunigt die Thrombinbildung. Thrombin zusammen mit einem weiteren Faktor aus den Thrombocyten läßt aus flüssigem Fibrinogen festes Fibrin entstehen. Die Retraktion des Blutkuchens bei der Gerinnung ist durch einen wieder anders gearteten Faktor aus den Thrombocyten bedingt. Das körpereigene Heparin, die synthetischen Heparinoide und Dicumarol wirken auf den Gerinnungsvorgang hemmend ein (vgl. S. 238).

Bei einer capillaren Blutung hangt das Stehen derselben nicht nur von einem intakten Gerinnungsmechanismus ab, sondern auch von dem funktionellen Verhalten des Gefäßsystems (Zusammenziehung und Verklebungsfahigkeit der durchschnittenen Gefäßenden). Aufschlußreich zur Beurteilung pathologischer Verhältnisse kann die Bestimmung der Blutungszeit (normal 2—3 Minuten nach einem einige Millimeter tiefen Einstich in die Haut mit der FRANKESchen Nadel) und die Bestimmung der Gerinnungszeit (normal 6—8 Minuten) sein. Die Prüfung der Capillarresistenz laßt sich mit Hilfe des RUMPEL-LEEDESchen Stauungsversuchs durchfuhren. Pathologische Verhältnisse sind daran zu erkennen, daß 3 Minuten nach venöser Stauung am Oberarm Blutpunkte in der Ellenbeuge erscheinen.

Zur Beurteilung des Blutes hinsichtlich krankhafter Veränderungen ist eine exakte Blutuntersuchung notig. Zu ihr gehoren die Feststellungen der Erythrocyten- und Leukocytenzahl in 1 ccm, des Hamoglobingehaltes in % der Norm oder durch Mengenangabe in Gramm Hb auf 100 ccm Blut. Aus dem prozentualen Hb-Wert, der durch die mit 2 multiplizierten ersten beiden Ziffern der Erythrocytenzahl dividiert wird, ergibt sich der Färbeindex (FI). Aus der Angabe in Gramm Hb auf 100 ccm Blut läßt sich der mittlere Hb-Gehalt der Erythrocyten (Hb_E) dadurch errechnen, daß man den Hb-Wert in Grammprozent mit 10 multipliziert und durch die Erythrocytenzahl in Millionen dividiert. Der normale Wert liegt zwischen 30 und 34. Erforderlich sind zur genauen Beurteilung des Blutstatus auch die Zählung der Blutplattchen (normal etwa 200000 im cmm) sowie die Herstellung eines gefärbten Blutausstrichpraparates, mittels dessen man u. a. auch die prozentuale Beteiligung der einzelnen Leukocytenformen feststellt.

Die *normale prozentuale Zusammensetzung der Leukocyten* ist etwa folgende:

Polymorphkernige { neutrophile Leukocyten . . . . 60—65%
eosinophile Leukocyten . . . . bis 3%
basophile Leukocyten (Mastzellen) 0,5%
Lymphocyten . . . . 30—35%
Große Mononucleäre und Übergangsformen (zusammen „Monocyten") 3— 6%

Ein weiteres diagnostisches Verfahren, dem eine außerordentliche Bedeutung zukommt, ist die Knochenmarkuntersuchung am Lebenden, die in Form der 1928 von ARINKIN eingeführten, leicht durchführbaren sog. *Sternalpunktion* wichtigste Einblicke in die Hämatopoese liefert.

Die *Gesamtblutmenge* des erwachsenen Mannes beträgt ungefähr 5 Liter, diejenige einer Frau etwa 4 Liter. Die in der Zirkulation sich befindliche Plasmamenge laßt sich mit Hilfe der Kongorotmethode ermitteln, das Gesamterythrocytenvolumen durch Einatmung von Kohlenoxyd, das sich an die Erythrocyten bindet, oder durch Injektion von Erythrocyten, die durch radioaktive Substanzen markiert sind. Im *Hämatokrit* laßt sich das Verhältnis von Erythrocyten- und Plasmavolumen bestimmen, so daß eine Berechnung der gesamten zirkulierenden Blutmenge möglich ist. Normalerweise entfallen 54—58% des Blutgesamtvolumens auf die Blutflüssigkeit, 46—42% auf die corpusculären Elemente.

Das *Blutplasma* weist im gesunden Organismus eine sehr konstante Zusammensetzung auf, hingegen können sich bei Erkrankungen Änderungen des Gesamteiweißgehalts und des Verhältnisses der einzelnen Bluteiweißkörper zueinander ergeben. In 100 ccm Plasma finden sich als Norm 6—8 g Eiweiß. Die Haupteiweißbildner dürften die Zellen des reticuloendothelialen Systems, vor allem die Plasmazellen im Knochenmark, in den Lymphdrüsen, in der Milz und in der Leber sein. Mit Hilfe der *Elektrophorese* nach TISELIUS lassen sich auf Grund der verschiedenen Wanderungsgeschwindigkeit der einzelnen Bluteiweißkörper im elektrischen Feld diese trennen und ihr prozentualer Anteil ist hierdurch bestimmbar. Die Albumine (etwa 4 g-% = 65—70% der Bluteiweißkörper) dienen weitgehend der Erhaltung des kolloidosmotischen Drucks, besitzen Vehikelfunktion und vermögen Farbstoffe zu binden. Die Globuline (1,5 g-% = etwa 35% der Bluteiweißkörper) werden in α-Globuline, in β-Globuline und in γ-Globuline unterteilt. α- und β-Globuline haben Vehikelfunktion und binden Lipoide an sich, die γ-Globuline sind die Träger der Antikörper. Der Fibrinogengehalt beträgt 0,1—0,4 g-% (= 3—6% der Bluteiweißkörper). Die wichtige Rolle des Fibrinogens im Gerinnungsvorgang wurde bereits erwähnt.

Großenteils auf einer Verschiebung der Bluteiweißkörper, zum Teil aber auch auf der Erythrocytenzahl und bestimmten Eigenschaften der Erythrocyten beruht eine Beschleunigung der *Blutkörperchensenkungsgeschwindigkeit* (LINZENMEYER, WESTERGREN). Sie findet sich bei entzündlichen Prozessen, bei bösartigen Tumoren, Nephrosen, Lebercirrhosen und in der Gravidität, ebenso bei Anämien, Leukämien und Plasmocytomen. Abnorm starker Erythrocytengehalt in der Raumeinheit (Polyglobulie, Polycythämie) bedingt eine Verlangsamung der Blutsenkungsgeschwindigkeit, die nach der Methode von WESTERGREN normalerweise bei Männern etwa 5 mm nach 1 Stunde, 10 mm nach 2 Stunden, bei Frauen 7—10 mm nach 1 Stunde, 15—20 mm nach 2 Stunden beträgt.

Der Farbstoffgehalt des Blutplasmas, den man bei der Besichtigung des Plasmas nach der Sedimentierung der Erythrocyten in den Senkungsröhrchen abschätzen kann, hat insofern diagnostische Bedeutung, als hämolytische Anämien eine Erhöhung, hypochrome Anämien eine Verminderung der Farbstoffe im Plasma erkennen lassen. Genaue Messungen sind nach HEILMEYER mit dem Stufenphotometer möglich. Erhöhter Bilirubingehalt im Plasma verleiht diesem eine intensive gelbe Färbung.

Eine überragende Bedeutung hat die Feststellung der sog. *Blutgruppen* sowohl als unerläßliche Vorbedingung für die Ausführung von Transfusionen als auch, da es sich dabei um vererbbare Merkmale handelt, zur Feststellung gewisser Verwandtschaftsbeziehungen (Vaterschaftsprobe), ferner forensisch zur Beurteilung der Herkunft von Blutspuren. Nach der Entdeckung von K. LANDSTEINER 1901 beruht die Tatsache, daß beim Zusammenbringen von Blut mit dem anderer Individuen bisweilen Agglutination und Hämolyse erfolgen, auf dem Vorhandensein von Isoagglutininen und Isohamolysinen, die dann wirksam werden, wenn die Erythrocyten die entsprechende agglutinable Substanz enthalten; von dieser existieren 2 Arten A und B. Die entsprechenden Agglutinine im Serum werden mit α und β bezeichnet. Je nach dem getrennten oder gemeinsamen Vorhandensein der beiden Gruppen oder ihrem völligen Fehlen unterscheidet man die vier verschiedenen Blutgruppen A, B, AB und O. Es kommen ferner in einem Blut niemals A und α oder B und β zugleich vor, da sonst die Agglutination des Erythrocyten durch das eigene Serum unvermeidlich wäre; vielmehr enthält das Blut mit A-Erythrocyten stets ein β-Serum, umgekehrt Blut mit der Gruppe B nur α-Agglutinin, die Gruppe AB hat kein Agglutinin, und die Gruppe O, der die agglutinable Substanz fehlt, enthält im Serum α und β (Träger der letzteren Gruppe werden für Zwecke der Transfusion als Universalspender bezeichnet; jedoch soll nach Möglichkeit gruppengleiches Blut transfundiert werden). Die Blutgruppenmerkmale eines Individuums bleiben während des ganzen Lebens konstant und erfahren durch äußere Einflüsse keine Änderung. In Deutschland ist das Prozentverhältnis O : A : B : AB etwa wie 40 : 40 : 15 : 5.

Neben den 4 klassischen Gruppen wurden noch weitere vererbbare Eigenschaften M, N, P usw. in den Erythrocyten festgestellt. Sie haben für die Vaterschaftsprobe große Bedeutung gewonnen. Außerdem entdeckten LANDSTEINER und WIENER im Jahre 1940 bei Rhesusaffen ein Blutkörperchenmerkmal, und zwar ein Agglutinogen, das imstande ist, in Blut, das diesen Faktor nicht enthält, die Bildung von Agglutininen hervorzurufen. Der Rh-Faktor, der sich auch bei 85% der Menschen unserer Breiten vorfindet, vererbt sich in dominanter Weise. Er kann Veranlassung zu Transfusionsschäden geben, wenn wiederholt Rh-positives Blut auf einen Rh-negativen Menschen übertragen wird. Durch die erste Transfusion wird im Rh-negativen Empfänger die Antikörperbildung angeregt; bei einer erneuten Blutübertragung liegt dann eine Antigen-Antikörperreaktion im Bereich der Möglichkeit. Eine Rh-negative Frau, die eine Frucht mit vom Vater ererbten Rh-positiven Blutkörpercheneigenschaften trägt, kann von der Frucht her sensibilisiert, d. h. zur Bildung von Antikörpern veranlaßt werden. Erhält diese Frau später auf dem Wege einer Transfusion Rh-positives Blut, so vermag unter Umständen die Antigen-Antikörperreaktion hämolytische Vorgänge hervorzurufen. Mit der Auseinandersetzung zwischen Rh-negativer Mutter und Rh-positiver Frucht steht auch das Krankheitsbild der fetalen Erythroblastose im Zusammenhang (s. S. 319). Das Rh-System besteht aus einer Vielzahl von Faktoren, was sich daran erkennen läßt, daß es gelang, verschiedene Untergruppen herauszudifferenzieren. Neben den Agglutininen kommen auch sog. blockierende Antikörper in Rh-sensibilisierten Seren vor, so daß die Erkennung der Rh-Sensibilisierung besondere Untersuchungsverfahren erheischt.

Vor jeder Bluttransfusion ist bei Spender und Empfänger die Blutgruppe festzustellen, da nur gruppengleiches Blut übertragen werden darf. Zu diesem Zweck können die käuflichen Testsera verwendet werden, bei denen die Verwendbarkeitsdauer streng zu beachten ist. Mit je einem Tropfen der Testsera A und B wird ein Tröpfchen Blut des zu Untersuchenden auf einem Objektträger verrührt. Eine ausgiebige Durchmischung des Serumtropfens mit dem Blut läßt sich dadurch erzielen, daß der Objektträger hin und her geschwenkt wird. Die Reaktion tritt nach längstens 5 Minuten ein. Agglutination in beiden Tropfenmischungen beweist die Gruppe AB, Agglutination nur im A-Serumtropfen die Gruppe B, Agglutination lediglich im B-Serumtropfen die Gruppe A. Bei fehlender Agglutination in beiden Tropfenmischungen handelt es sich um Gruppe O.

Auch bei der Übertragung gruppengleichen Blutes kann eine sichere Gewähr für Vermeidung von Transfusionsschäden nicht gegeben werden. Diese bestehen in den schwersten Fällen in Hämolyse mit Kreislaufkollaps, Leibschmerzen und Erbrechen. Bei den ersten derartigen Anzeichen muß die Transfusion sofort abgebrochen werden, da sonst der Tod oder später infolge Anurie eintreten kann. Weniger bedenklich sind Fiebersteigerungen im Anschluß an eine Transfusion. Bisweilen sieht man allergische Erscheinungen verschiedenster Art beim Empfänger. Gegen Zwischenfälle, die durch den genannten Rh-Faktor bedingt werden, und die allerdings äußerst seltenen durch A-Untergruppen und M-, N- und P-Merkmale verursachten Störungen kann man sich sicher durch den als Vorprüfung dienenden sog. Kreuzversuch in der von Dahr modifizierten Weise. Auf dem Objektträger erfolgt 1. eine Prüfung des Empfängerserums gegenüber den Spenderblutkörperchen in physiologischer Kochsalzlösung, 2. eine Prüfung des Empfängerserums gegenüber den Spenderblutkörperchen in menschlichem AB-Serum. Außerdem werden in einem Röhrchen geprüft 3. das Empfängerserum gegenüber den Spenderblutkörperchen, aufgeschwemmt in physiologischer Kochsalzlösung, und 4. das Empfängerserum gegenüber den Spenderblutkörperchen, aufgeschwemmt in AB-Serum. Bei der Herstellung der Aufschwemmungen für die Versuche 1 und 2 gibt man einen Tropfen Blut auf 1 ccm physiologische Kochsalzlösung bzw. AB-Serum. Für die Versuche 3 und 4 verwendet man 2 Tropfen Empfängerserum und 2 Tropfen der beiden genannten Blutkörperchenaufschwemmungen. Die Versuche 1 und 2 sind nach 20 Minuten abgeschlossen. Bei den Versuchen 3 und 4 werden die Röhrchen 1 Stunde lang einer Temperatur von 37° C ausgesetzt. Unverträglichkeit gibt sich in den Versuchen 1 und 2 durch feinkörnige Agglutination, in den Versuchen 3 und 4 durch teilweise bis vollständige Hämolyse zu erkennen. Mit Hilfe des bei den Versuchen 2 und 4 verwendeten menschlichen AB-Serums werden auf sog. blockierende Rh-Antikörper zurückzuführende Unverträglichkeitsreaktionen festgestellt. Eine hinreichende Sicherung gewährt, zumal wenn der Kreuzversuch nicht durchführbar ist oder zu zeitraubend wäre, die biologische Vorprobe nach Öhlecker. Man gibt zunächst nur 10 ccm des Spenderblutes intravenös und wartet dann 5 Minuten ab. Verläuft diese Frist erscheinungsfrei, dann kann die Transfusion vorgenommen werden. Außer Frischblut kann heute auch Konservenblut zu Transfusionen verwendet werden. Dieses ist hinsichtlich seiner Blutgruppeneigenschaften genau markiert.

Ein Blutspender muß unbedingt frei sein von ansteckenden Krankheiten, insbesondere von Syphilis und Tuberkulose. Er darf auch nicht malariakrank gewesen sein und darf in der jüngeren Vergangenheit keine Gelbsucht durchgemacht haben; denn es sind bei Hepatitis epidemica Krankheitsübertragungen durch Bluttransfusionen beobachtet worden.

Die Anämien

Unter Anämie versteht man eine Verarmung des Blutes an Hämoglobin, die häufig mit einer Herabsetzung der Erythrocytenzahl in der Volumeneinheit einhergeht. Als *Oligochromämie* bezeichnet man Fälle mit ausschließlicher Blutfarbstoffverminderung, als *Oligocythämie* solche mit Reduktion der Hämoglobin- und der Erythrocytenwerte; Oligämie bedeutet eine Herabsetzung der Gesamtblutmenge. Von den Anämien streng zu trennen sind diejenigen Zustände, bei denen eine blasse Hautfarbe eine Anämie vortäuscht, während tatsächlich der Blutbefund normal ist (sog. *Schein-* oder *Pseudoanämie*). Hautblässe und Anämie sind daher keineswegs identisch, was praktisch von größter Bedeutung ist.

Eine Anämie kann durch Blutverlust (Blutungen) oder durch gesteigerten Untergang von Erythrocyten innerhalb des Körpers zustande kommen, sie kann aber auch durch verminderte Blutbildung entstehen (Versagen der Hämatopoese oder Zerstörung bzw. Substitution größerer Teile des Knochenmarks durch fremdes Gewebe, z. B. Tumoren). Bei der perniciösen Anämie begegnet uns eine Kombination von verzögerter Erythrocytenreifung und vermehrtem Untergang von Erythrocyten.

In der großen Mehrzahl der Fälle ist die Anämie nur Begleiterscheinung oder Folge anderer bekannter Krankheiten; diese Arten von Anämien wurden daher früher als sog. „*sekundäre Anämien*" gewissen anderen Anämien, speziell der *Chlorose* und der *perniziösen Anämie* gegenübergestellt. Auch in hämatologischer

Beziehung bestehen gewisse, zum Teil grundsätzliche Unterschiede, die eine Trennung in verschiedene Arten von Anämie praktisch erfordern. Ein wesentliches Unterscheidungsmerkmal ist das Verhalten des Färbeindex bzw. des Hb_E (s. S. 306). Je nachdem, ob der Färbeindex unter 1 und der Hb_E vermindert oder der Färbeindex über 1 und der Hb_E vermehrt ist, unterscheidet man *hypochrome* und *hyperchrome* Anämien. Diejenigen hypochromen Anämien, die durch Eisenmangel gekennzeichnet sind bzw. durch Eisenzufuhr geheilt werden können, bezeichnet man als *Eisenmangelanämien*. Solche entstehen vor allen Dingen als Folgeerscheinung eines über längere Zeit sich erstreckenden Eisenverlusts, etwa durch chronische Blutungen (s. unten) oder dadurch, daß während der Laktationsperiode der mütterliche Organismus mit der Milch viel Eisen abzugeben gezwungen ist. Ein Eisenmehrverbrauch und damit die Möglichkeit der Entstehung einer Eisenmangelanämie ist in der Schwangerschaft gegeben. Zu Eisenmangelanämien kann es des weiteren durch eine Insuffizienz der Eisenresorption aus dem Magen-Darm-Kanal kommen. Anämien, die im Zusammenhang mit chronischen Infekten oder als Begleiterscheinung maligner Tumoren sich ausbilden, dürften auch wenigstens zum Teil auf Eisenmangel beruhen, indem nämlich bei diesen Zuständen von den Zellen des reticuloendothelialen Systems Eisen gespeichert und nicht wieder abgegeben wird. Hypochrome Anämien, die *nicht* auf Eisenmangel beruhen, sind teils auf Vitaminmangel, teils auf Eiweißmangel infolge langdauernden Hungers oder infolge chronischer Eiterungen zurückzuführen.

Die akute Blutungsanämie

Die **posthämorrhagische Anämie** tritt in **akuter** Form nach plötzlichen größeren Blutverlusten ein. Die klinischen Zeichen sind starke Blässe der Haut, welche trocken ist (im Gegensatz zum Kollaps), und der Schleimhäute, große Schwäche, ferner als Ausdruck der unzureichenden Sauerstoffversorgung des Zentralnervensystems Ohnmachten, Kopfschmerzen, Ohrensausen, Schwindelgefühl, Flimmern vor den Augen, Schläfrigkeit. Schließlich macht sich regelmäßig starker Durst bemerkbar. Der Puls ist klein, weich und beschleunigt sowie sehr labil, die Atmung ist bei schwerer Anämie beschleunigt, der Blutdruck erniedrigt. Akzidentelle systolische Geräusche am Herzen und stenokardische Beschwerden können sich einstellen.

Blutbefund. Ein großer Blutverlust führt zunächst zu einer Oligämie, also zu einer Verminderung der Gesamtblutmenge, wobei ganz im Anfang keine prozentuale Verringerung des Blutfarbstoffgehalts, auch keine Herabsetzung der Erythrocytenzahl im Kubikmillimeter feststellbar ist. Die Verminderung des Hämoglobinspiegels und der Erythrocytenzahl im Kubikmillimeter tritt erst dann zutage, wenn der Organismus im Bestreben, seine Blutmenge gleichzuhalten, Gewebswasser in die Blutbahn einströmen läßt. Der Gefahr des Leerlaufens des Kreislaufs wird durch das Einströmen von Gewebswasser begegnet. Dabei geschieht die Auffüllung des Kreislaufs mit Hilfe von eiweißarmem Gewebswasser. Später erst erfolgt der Ersatz der Plasmaeiweißkörper und noch später erst derjenige der zelligen Elemente. Um letzteres zu bewerkstelligen, ist der Organismus imstande, sein funktionierendes Knochenmark an Masse auszudehnen, so daß Anteile, die normalerweise aus ruhendem Fettmark bestehen, von der Möglichkeit der Umwandlung in blutbildendes Mark Gebrauch machen. Bei der Leistungssteigerung des Knochenmarks kommt es zur Ausschwemmung verhältnismäßig noch junger Erythrocyten, die durch die Substantia reticulofilamentosa ausgezeichnet sind. Langsamer als der Ersatz verlorengegangener Erythrocyten gestaltet sich die Wiederherstellung eines normalen Hämoglobinspiegels. Damit ist die Erscheinung erklärbar, daß nach starken Blutungen eine Phase eintritt, in welcher die Erythrocytenzahl sich der Norm anzunähern beginnt, das einzelne Blutkörperchen aber mit relativ wenig Hämoglobin beladen ist. Die Hämoglobinwerte sind daher einige Zeit nach dem Blutverlust stärker herabgesetzt als die roten, die Erythrocyten sind hypochrom. Als Ausdruck der verstärkten Regenerationstätigkeit des Knochenmarks findet man vorübergehend eine neutrophile Leukocytose und eine Thrombocytenvermehrung im zirkulierenden Blut. Da im Regenerationsstadium viel Eisen für die Blutfarbstoffbildung benötigt wird, sinkt der Serumeisenspiegel gewöhnlich beträchtlich ab. Das Tempo der Blutregeneration richtet sich, abgesehen von der Größe des Blutverlusts, vor allem nach dem gesamten übrigen Gesundheitszustand, dem Alter und dem Ernährungszustand des Kranken.

Im Blutausstrichpräparat sind die Erythrocyten blaß, zeigen eine abnorm große Delle sowie Größenverschiedenheiten (Anisocytose) und Abweichungen von der Scheibenform (Poikilocytose). Infolge verstärkter Regenerationstätigkeit des Knochenmarks findet man im zirkulierenden Blut manchmal kernhaltige Erythrocyten, und zwar Normoblasten, ferner Polychromasie. Die Farbe des Serums und auch des Harns ist auffallend hell.

Die **Therapie** der akuten posthämorrhagischen Anämie besteht in der Auffüllung des Flüssigkeitsvolumens, um der Kollapsgefahr entgegenzuwirken. Wenn irgend durchführbar, ist eine Transfusion von Frisch- oder Konservenblut zu machen. In Ermangelung einer Transfusionsmöglichkeit kann auch eine subcutane, besser noch eine intravenöse Infusion einer isotonischen Salzlösung (0,9% NaCl-Lösung, besser Normosal, Tutofusin usw.) vorzunehmen. Diese hat jedoch den Nachteil, daß sie die Blutbahn infolge von Mangel an Kolloiden sehr schnell wieder verläßt; bei Vorhandensein einer noch nicht zum Stehen gebrachten inneren Blutung besteht ferner die Gefahr, daß die Salzlösung das noch in den Gefäßen befindliche Blut auswascht. Eine Hebung des Blutdrucks durch die üblichen Analeptica (vgl. S. 217) gelingt hier nicht, da keine Tonusabnahme der Peripherie besteht (s. S. 309). Wichtig ist Wärmezufuhr (heiße Tücher usw.). Gefährlich ist in diesem Zustand die Anwendung einer Narkose. Nach Abwendung der akuten Gefahr ist die Therapie einmal eine ätiologische, gegen das Grundleiden gerichtete, sodann bezweckt sie die Anregung der Blutregeneration auf pharmakologischem Wege (Eisen, Arsen).

Der akute Verlust von mehr als der Hälfte der Gesamtblutmenge ist meist tödlich. Hierbei spielt neben der Verminderung des Hb- und dem dadurch bedingten Sauerstoffmangel vor allem die plötzlich eintretende Flüssigkeitsverminderung im Gefäßsystem eine entscheidende Rolle. Gelingt es rechtzeitig, das Flüssigkeitsvolumen aufzufüllen, so kann ein Hb-Verlust bis zu $^2/_3$ überstanden werden. Größere Blutverluste brauchen im besten Falle mehrere Wochen bis zur völligen Restitutio ad integrum; am schnellsten vollzieht sich dieselbe bei der einfachen traumatisch entstandenen Anämie.

Die chronische Blutungsanämie

Als Quelle dauernder oder häufig wiederkehrender, kleinerer Blut- und damit Eisenverluste kommen hauptsächlich in Betracht verstärkte Genitalblutungen, Hämorrhoidalblutungen, vor allem aber Sickerblutungen bei Ulcus ventriculi oder duodeni, Blutungen aus dem Magen bei Zwerchfellhernie und Blutungen aus Carcinomen des Magen-Darm-Kanals. Die hypochrome Anämie, die sich hierdurch einstellt und bei der das Hb stärker vermindert ist als die Zahl der Erythrocyten, macht klinisch weniger stürmische Erscheinungen als die akute Blutungsanämie, obwohl sie extreme Grade erreichen kann. Wenn der Ausgleich des chronischen Blutverlusts trotz verstärkter Regeneration nicht möglich ist, so liegt das am schließlich auftretenden Eisenmangel. Die Kerne der Erythroblasten im Knochenmark entwickeln sich zwar normal, jedoch kommt es zur Reifungshemmung der Zellen dadurch, daß im Protoplasma nicht zeitgerecht und genügend Hb eingelagert werden kann. Die neugebildeten und ausgeschwemmten Erythrocyten werden immer ärmer an Hb, woraus ein besonders niedriger Färbeindex resultiert. Neben dem niedrigen Färbeindex finden sich bei der Blutuntersuchung Polychromasie, Anisocytose, Leukocytose, helles Blutserum. Die

Körpertemperatur zeigt häufig subfebrile Steigerungen. Am Herzen bestehen oft laute systolische akzidentelle Geräusche (vgl. S. 149). Die Größe des Herzens im Röntgenbild ist bisweilen vermindert (vgl. S. 158). In manchen Fällen entwickelt sich später Dilatation. Nicht selten ist Nonnensausen feststellbar (vgl. S. 154). Geringe Ödeme, speziell an den Knöcheln und über dem Kreuzbein, sind bei stärkeren Anämien vielfach zu finden. Der Harn zeigt stets eine sehr helle Farbe, oft Spuren von Eiweiß.

Als anatomischer Befund bei schwereren Anämien bestehen außer hochgradiger Blutarmut sämtlicher Organe Fettablagerungen im Herzmuskel, in der Leber und in den Nieren. Leber und Milz zeigen keine verstärkte Eisenablagerung, die Milz ist nicht vergrößert. An Stelle des roten, zellreichen Knochenmarks mit lebhafter Neubildung junger Erythrocyten kann sich bei alten Leuten oder sehr geschwächten Individuen ein zellarmes Fettmark als Ausdruck des schließlichen Versagens der Knochenmarksregeneration darbieten.

Von besonderer Wichtigkeit sind die frühzeitige Erkennung und nach Möglichkeit die Beseitigung der Quelle der chronischen Blutung. Darmparasiten, welche hochgradige Anämien durch Blutverlust erzeugen können, sind das Ankylostomum duodenale und der Necator americanus.

In der **Therapie** der auf Eisenmangel beruhenden Anämien steht an erster Stelle das Eisen, das sowohl als Hb-Baustein (sog. Materialeisen) als auch als Reizmittel (sog. Reizeisen) für die Hämatopoese wirken dürfte. Es wird im Magen-Darm-Kanal, besonders im Duodenum, resorbiert. Von den zahlreichen Eisenpraparaten im Handel sind diejenigen am besten wirksam, welche zweiwertiges Ferroeisen enthalten (W. HEUBNER, STARKENSTEIN) bzw. Eisenkomplexsalze, die das Eisen in ionisierbarer Form als Anion enthalten. Nicht wirksam sind die verschiedenen Hämoglobinpraparate. Damit das Eisen im Magen in lösliches, d. h. resorbierbares Ferrochlorid ubergeführt wird, muß bei Bestehen von Subacidität bzw. Achylie gleichzeitig Salzsaurepepsin und vielleicht auch Folsaure gegeben werden. Besonders empfehlenswerte Eisenpraparate sind die Plastulen (Ferrosulfat und Hefekonzentrat), Ferrostabil (ein haltbares Ferrochlorid), Ceferro (Ferroeisen mit Ascorbinsäure), Ferro 66 (gleichfalls mit Ascorbinsäure). Die Durchschnitts-Tagesdosis des 2wertigen Eisens liegt bei etwa 200 mg. Sämtliche Eisenpraparate sind auf vollen Magen zu nehmen[1]. Eisen kann auch intravenös zugeführt werden, wofür Ceferro, Ferronascin, Ferritret in flüssiger Form in den Handel gebracht werden (Dosis 80—100 mg). Unerwünschte Nebenwirkungen einer Eisentherapie konnen Übelkeit, Erbrechen, Leibschmerzen und Durchfälle sein. Besonders bei der intravenosen Darreichung machen sich verhältnismäßig oft Hitzegefühl, Übelkeit und Erbrechen bemerkbar. Es empfiehlt sich deshalb, äußerst langsam zu spritzen und zunächst nur die Hälfte einer Ampulle zu verwenden. Bei den folgenden Einspritzungen kann dann die Dosis allmählich bis zur Verträglichkeitsgrenze gesteigert werden. Oft tritt ein besonders guter und rascher Erfolg ein, wenn das Eisen gleichzeitig peroral und intravenös gegeben wird. Das Arsen kann hochstens nur als Mittel zur Unterstützung der Eisenwirkung gelten, vermag aber niemals das Eisen zu ersetzen. Eine starke Reizwirkung auf das Knochenmark durch Kobalt konnte WEISSBECKER nachweisen und eine Reihe von Präparaten, die Eisen und Kobalt enthalten, ist in den Handel gebracht worden.

Chlorose (Bleichsucht)

Die Chlorose ist heute ein sehr *seltenes* Leiden. Sie befallt ausschließlich das *weibliche* Geschlecht, und zwar in jüngerem Alter, und ist durch Verminderung des Hämoglobins sowie eine Reihe verschiedener anderer charakteristischer Störungen gekennzeichnet.

Bei Männern wird die Krankheit niemals beobachtet. Die vermuteten Beziehungen der Krankheit zu einer mangelhaften Funktion der Keimdrüsen sind sehr problematisch. Jedenfalls haben sich Keimdrüsenhormone in der Behandlung der Chlorose als völlig zwecklos

---

[1] Die Bedeutung der seit langem geübten Eisentherapie ist in ein neues Licht gerückt, seitdem man *Eisenbestimmungen im Blutserum* vornahm (HEILMEYER-PLOTNER). Es zeigte sich, daß das Serumeisen (normal 126 γ-% beim Mann, 89 γ-% beim Weibe) nicht nur bei den hypochromen Anämien vermindert ist, sondern auch mitunter bei verschiedenen infektiösen Prozessen, ohne daß eine deutliche Anämie besteht. Auch hier wirkt medikamentöse Eisenzufuhr, und zwar auf den Allgemeinzustand, günstig.

erwiesen. Äußere schädliche Einflüsse sind nur von untergeordneter Bedeutung. Die Krankheit kommt in allen Bevölkerungsklassen ungefähr gleich häufig vor; auf dem Lande ist sie etwas seltener als in der Stadt. In manchen Familien beobachtet man gehäuftes Auftreten. Die Bedingungen, unter denen sich der nachgewiesene Eisenmangel entwickelt, sind noch nicht aufgeklärt.

Krankheitsbild. Die ersten Anzeichen der Krankheit lassen sich in der Regel bis in den Beginn der Pubertät verfolgen. Die Symptome sind starke Blässe der Haut und der Schleimhäute, große Ermüdbarkeit und Mangel an körperlicher Leistungsfähigkeit sowie Teilnahmslosigkeit, Ohnmachten, Ohrensausen, Flimmern vor den Augen. Der Ernährungszustand ist dabei oft auffallend gut; auch zeigen die Mädchen nicht selten kräftigen Körperbau. Der Schlaf ist gut, oft besteht großes Schlafbedürfnis.

Die Hautfarbe zeigt in manchen Fällen einen Stich ins Grünliche (daher die von dem Griechischen abgeleitete Bezeichnung Chlorose). Bei den sog. *blühenden* Chlorosen täuscht das frische Rot der Wangen über die bestehende Blutarmut. Oft zeigen die Patienten einen *pastösen* Habitus; das Unterhautzellgewebe ist schwammig, das Gesicht erscheint etwas gedunsen. Für das *psychische* Verhalten der Bleichsüchtigen ist bezeichnend, daß sie trotz der vorhandenen Mattigkeit und Apathie bei entsprechender Anregung oft lange Zeit an gesellschaftlicher (Tanz) oder sportlicher Betätigung Erstaunliches leisten.

Die *Körpertemperatur* ist stets normal. Oft wird über Herzklopfen geklagt. Regelmäßig sind akzidentelle systolische Geräusche über der Pulmonalis, der Mitralis und der Herzspitze zu hören, desgleichen Nonnensausen (vgl. S. 154). Die Pulsfrequenz ist nicht erhöht, der Blutdruck normal. Die frühere Hypothese von der Hypoplasie des Herzens sowie der Enge der Aorta als Ursache der Chlorose hat sich als irrig erwiesen. Schwerere Fälle zeigen Neigung zu *Thrombosen*, speziell der unteren Extremitäten, gelegentlich auch der Hirnsinus.

Blut. In leichteren Fällen besteht eine mäßige Hb-Verminderung bei im übrigen normalem Blutbefund; bei schweren Fällen findet sich neben stärkerer Reduktion des Hb eine mäßige Verminderung der Erythrocyten.

Stets ist wie bei allen hypochromen Anämien der Farbeindex kleiner als 1, der Hb_E vermindert. Die Erythrocyten sind daher im Abstrichpräparat auffallend blaß und zeigen eine große Delle, einzelne Erythrocyten sind infolge von Quellung vergrößert. Normoblasten und punktierte Erythrocyten sind nicht häufig. Die Leukocytenzahl ist in der Regel normal. Das Serum ist auffallend hell. Symptome einer hämorrhagischen Diathese werden stets vermißt.

In zahlreichen Fällen beherrschen Beschwerden seitens des *Verdauungsapparates* das Bild: Appetitmangel oft verbunden mit den für Chlorose charakteristischen eigentümlichen Geschmacksgelüsten (Verlangen nach sauren Speisen, Essen von Kreide, Kohle usw.), Klagen über Magendruck, Aufstoßen sowie hartnäckige Obstipation.

Der *Harn* ist oft von auffallend heller Farbe, frei von pathologischen Bestandteilen; die Urobilin- und Aldehydprobe sind stets negativ. Bei den pastösen Formen ist die Harnmenge herabgesetzt; die Besserung verrät sich durch Zunahme derselben sowie zugleich durch entsprechende Abnahme des Körpergewichtes. Bisweilen beobachtet man Polydipsie mit vermehrter Harnmenge. Beides schwindet bei Besserung der Krankheit. Mit der Störung des Wasserstoffwechsels hängt auch das bei schweren Formen oft vorhandene Knöchelödem zusammen. Die *Genitalien* zeigen oft einen etwas infantilen Habitus, die Menstruation ist meist schwach oder bleibt längere Zeit ganz aus. Sehr häufig ist starker Fluor albus.

Verlauf. Die Chlorose ist ein gutartiges Leiden, das einer rationellen Therapie fast stets zugänglich ist. Andererseits zeichnet sie sich durch hartnäckige Neigung zu Rückfällen aus, die mit Vorliebe im Frühjahr und Herbst auftreten. Schwerere Fälle brauchen mitunter Monate bis zur Heilung. Sehr oft hat die Ehe, speziell die Gravidität, einen günstigen Einfluß, so daß aus bleichsüchtigen Mädchen später oft leistungsfähige gesunde Mütter werden.

Für die **Diagnose** ist der *Blutbefund* allein *nicht ausreichend*. Erst die Feststellung des beschriebenen klinischen Gesamtbildes sowie der Ausschluß aller eine Anämie erklärenden Ursachen (insbesondere z. B. okkulter Magen-Darm-Blutungen) gestattet die Diagnose. In praxi wird die Chlorose viel zu häufig diagnostiziert. *Differentialdiagnostisch* kommen vor allem die achylische Chloranämie, ferner die latente oder inzipiente Lungentuberkulose sowie gewisse Formen von Hyperthyreoidismus bei jungen Mädchen in Frage. In einzelnen Fällen kann auch der Hypothyreoidismus ein der Chlorose ähnliches Bild bewirken. Konsequent durchgeführte Temperaturmessungen, Kontrolle des Pulses, die Röntgenuntersuchung der Lungen sowie die Grundumsatzbestimmung sind zur Entscheidung heranzuziehen. *Niemals* stelle man die Diagnose auf die *bloße Hautblässe* hin.

Therapeutisch steht die Eisenbehandlung obenan; nicht selten wird allerdings ihre Durchführung durch die bestehenden Magen-Darm-Störungen erschwert. Oft bewährt sich die Kombination mit Arsenpräparaten. Dauernde Bettruhe bei allen schweren Formen (unter 50% Hb); später Liegekuren. Eiweißreiche, leicht verdauliche Kost; reichlich Obst. Bekämpfung der Obstipation durch milde Abführmittel.

Achylische Chloranämie (essentielle hypochrome Anämie)

Diese Form der Anämie, die vor allem von KNUD FABER (1909) sowie von P. KAZNELSON, REIMANN und WEINER (1929) beschrieben wurde, ist nicht selten, sie kommt hauptsächlich bei Frauen zwischen 30 und 50 Jahren vor und zeigt einen allmählichen, unmerklichen Beginn. Sie äußert sich durch Blässe, Mattigkeit, Appetitmangel sowie Völle und Druckgefühl im Magen, Brennen an der Zunge (wie bei perniziöser Anämie), aber auch im Hals und Schlund (Dysphagie) sowie häufig durch eigenartige Veränderungen an den Nägeln, welche brüchig werden und eine Eindellung zeigen (Hohlnägel, Koilonychie). Auch können Zeichen einer leichteren funikulären Spinalerkrankung (s. S. 315) mit Parästhesien vorhanden sein.

Das *Blut* zeigt das Bild der gewöhnlichen hypochromen Anämie, d. h. mit niedrigem Färbeindex, ohne Megalocyten, ferner normale Leukocytenzahlen oder Leukopenie mit Lymphocytose sowie mäßige Übersegmentierung der Leukocytenkerne. Die Zahl der Erythrocyten ist meist nur wenig, das Hämoglobin stärker herabgesetzt (auf 50, bisweilen auf erheblich niedrigere Werte). Die Blutplättchen verhalten sich normal.

Es findet sich reichlich *rotes* Knochenmark. Die *Sternalpunktion* zeigt eine Reifungshemmung der Erythrocyten mit vermehrter Zahl von Normo- und Proerythroblasten (s. S. 304), dagegen im Gegensatz zur perniziösen Anämie keine Megaloblasten.

Das Blutserum ist hell, sein Bilirubingehalt normal oder vermindert. An den Mundwinkeln bestehen oft Rhagaden; häufig ist Atrophie der Zungenschleimhaut mit Schwund der Papillen, Neigung zu Bläschenbildung und kleinen Ulcerationen. Man hat diese Erscheinungen im Verein mit der Dysphagie als PLUMMER-VINSONSCHES Syndrom bezeichnet. Der Magensaft ist sehr oft achylisch, enthält aber im Gegensatz zur perniziösen Anämie das antipemiziöse Prinzip von CASTLE (s. S. 316) und ist häufig nicht histaminrefraktär (vgl. S. 350). In anderen Fällen besteht nur eine Subacidität. Bisweilen findet sich eine Neigung zu Diarrhoen. Die Milz ist oft mäßig vergrößert. Zeichen vermehrten Blutzerfalls wie verstärkter Urobilin- und Urobilinogengehalt in Stuhl und Harn fehlen; dieser ist auch nicht abnorm dunkel, sondern hell. Eine hämorrhagische Diathese kommt dem Krankheitsbilde nicht zu.

Die Krankheit verläuft ausgesprochen chronisch, ohne in der Mehrzahl der Fälle gefährliche Gerade zu erreichen, so daß es nur selten zu letalem Ausgang kommt; andererseits neigt sie zu Rückfällen. Eigentliche Spontanremissionen sind selten. Vereinzelt kommt Übergang in perniziöse Anämie vor.

Differentialdiagnostisch ist das Krankheitsbild gegen die seltene Chlorose (sog. Spatchlorose), bei der die Achylie, die Zungen- und Nagelveranderungen fehlen, sowie vor allem gegen die verschiedenen hypochromen sekundaren Anamien bei Tumoren, Parasiten, Infektionen sowie chronischen Blutungen und schließlich gegen rudimentare Formen von Pellagra (s. S. 569) abzugrenzen. Von der perniziosen Anamie unterscheidet es sich abgesehen vom Blutbefund durch die weiße Blasse der Haut, der der Stich ins Gelbliche fehlt.

Als *ursächlicher* Faktor wird allgemein die Störung der Resorption des Eisens aus der Nahrung angesehen, wofür der eklatante Erfolg der Eisentherapie spricht, wogegen die Bedeutung der (nicht absolut konstanten) Achylie fraglich ist. Jedoch dürften auch konstitutionelle Faktoren (gemeinsames Auftreten von achylischer Chloranämie und von perniziöser Anämie in der gleichen Familie) sowie endokrine Momente (Dominieren des weiblichen Geschlechts) von Bedeutung sein. Bei der Frau ist ja der Eisenbedarf recht beträchtlich, solange die monatliche Regelblutung immer einen Ersatz für das abgehende Blut erfordert. Vor der Menarche und nach der Menopause ist der Eisenverbrauch naturlich geringer. Die Eisenmangelanamien (Chlorose und achylische Chloranamie) treten demnach besonders häufig in dem Zeitabschnitt zwischen dem Beginn und dem Ende der Periodenblutungen auf. Eine Phase gesteigerten Eisenbedarfs ist auch die Schwangerschaft, weil vornehmlich in deren letzten Monaten die fetalen Eisendepots angelegt werden. Wahrend des Stillens verliert der mütterliche Organismus auch reichlich Eisen mit der Milch.

Therapie. Als typische *Eisenmangelanämie* ist die achylische Chloranämie vor allem mit großen Dosen von Eisenpräparaten (s. S. 311) zu behandeln. Die Lebertherapie ist unwirksam. Außerdem muß eine Substitutionstherapie der Achylie durchgeführt werden (s. S. 350).

Perniziöse Anämie (Biermersche Anämie)

Die perniziöse Anämie (in Deutschland ausführlich zuerst von ANTON BIERMER 1868, vorher 1849 von TH. ADDISON beschrieben) nimmt unter den Anämien in klinischer und anatomischer Beziehung eine *Sonderstellung* ein. Sie ist relativ häufig und befällt mit Vorliebe das mittlere und höhere Lebensalter. Blutverluste, Vergiftungen, ungünstige Lebensbedingungen usw. spielen keine Rolle. Mitunter geht eine essentielle hypochrome Anämie (s. S. 313) dem Leiden voraus. Man unterscheidet eine *kryptogene Form*, d. h. ohne bekannte Ursache (eigentliche BIERMERsche Anämie), und Formen mit *bekannter Ätiologie*. Hierher gehören die hyperchromen Anämien bei Bothriocephalusträgern (s. S. 403), bei Gravidität, bei Sprue (s. S. 382), nach Magenresektionen, bei Dünndarmstrikturen.

Krankheitsbild. Der Beginn des Leidens ist in der Regel so unmerklich und schleichend, daß die Patienten meist keinen genauen Zeitpunkt anzugeben wissen. Die ersten Beschwerden sind die gleichen wie bei jeder anderen Anämie (vgl. S. 309), auch wird oft über Appetitmangel und mitunter über Diarrhoe geklagt. Ferner bestehen nicht selten schon frühzeitig ein Gefühl von Wundsein oder Stumpfheit an der Zungenspitze sowie Klagen über Einschlafen, Taubsein und Unsicherheit der Füße.

Objektiv fällt die starke Blässe der Haut und der Schleimhäute auf. Die Haut zeigt meist einen Stich ins Strohgelbe, manchmal findet sich auch ganz leichte Gelbfärbung der Skleren; es beruht dies auf dem hohen Gehalt des Plasmas an Bilirubin und Hämatin (s. S. 305). Das meist vorhandene gute Fettpolster gibt zusammen mit der Hautfarbe den Kranken ein charakteristisches Aussehen, das sich wesentlich von dem der hypochromen Anämien unterscheidet. Die Temperatur ist während des Fortschreitens des Leidens oft erhöht. Die Herzdämpfung ist nicht selten verbreitert; regelmäßig sind akzidentelle systolische Geräusche vorhanden, bisweilen hier auch diastolische Geräusche ohne anatomischen Befund. Der Puls ist dauernd erhöht. Meist besteht Knöchelödem. Thrombosen werden fast niemals beobachtet. Nur selten stellen sich im weiteren Verlauf Zeichen der hämorrhagischen Diathese ein. Beschleunigung der Atmung wird bei stärkeren Graden der Anämie bemerkbar. Der Verdauungsapparat zeigt in der Regel Störungen. Die Zunge ist oft infolge von Schleimhautatrophie auffallend glatt, an der Spitze finden sich häufig Bläschen oder kleine Schleimhautdefekte, die die obengenannten Beschwerden erklären. Immer besteht eine histaminrefraktäre Achylie (s. S. 350), verbunden mit beschleunigter Entleerung des Magens. Auffallend häufig findet man im Dünndarm eine abnorme Bakterienflora, speziell Colibacillen, wahrscheinlich eine Folge der Achylie. Geringe Milzvergrößerung kommt vor, dagegen fehlen stets Drüsenschwellungen.

Blutbefund. Im Gegensatz zu den hypochromen Anämien ist hier die Erythrocytenzahl stärker als das Hb herabgesetzt, d. h. der Färbeindex ist größer als 1,0, der Hb_E erhöht; der einzelne Erythrocyt ist also abnorm Hb-reich und zeigt daher eine auffallend gute Färbung (daher die Bezeichnung *„hyperchrome"* Anämie); charakteristisch ist ferner das Vorhandensein von abnorm großen, gut gefärbten bzw. hyperchromen Erythrocyten, den sog. Megalocyten, die, wenigstens in geringer Zahl, nie vermißt werden (nicht zu verwechseln mit den sog. Makrocyten, die auch abnorm groß, aber hämoglobinärmer und daher schlechter gefärbt sind); häufig sind auch einzelne Megaloblasten vorhanden. Reichlich pflegen auch Mikrocyten vorzukommen. Regelmäßig zu finden ist eine Vergrößerung des durchschnittlichen Durchmessers der Erythrocyten, der 8 μ und darüber beträgt (normal 7,3—7,6 μ). Die Bestimmung des Erythrocytendurchmessers erfolgt am leichtesten mit Hilfe des Erythrocytometers nach Bock. Die Leukocyten, deren Kerne charakteristischerweise zum Teil eine abnorm starke Segmentation („Übersegmentation") aufweisen, sind stets, mitunter sehr erheblich, vermindert, desgleichen die Blutplättchen. Das Blutserum ist dunkler als normal (nicht im Remissionsstadium). Der Eisenspiegel im Serum erweist sich als normal oder sogar erhöht.

Die übrigen Veränderungen der Erythrocyten wie Anisocytose, Poikilocytose, basophile Punktierung, Cabotsche Ringe sind die gleichen wie bei anderen schweren Anämien. Die Anisocytose kann sehr hohe Grade erreichen. Häufiger treten in größerer Zahl Normoblasten auf. Wichtig ist das Verhalten der *Reticulocyten* (s. S. 304); ihre Zahl ist zunächst normal oder subnormal, steigt aber bei erfolgreicher Behandlung stark an (bis über 30%). Diese sog. Reticulocytenkrise, die zwischen dem 4. und 9. Tag nach Beginn der Therapie ihren Höhepunkt erreicht, also zu einer Zeit, wo sonstige Besserungen des Blutbildes noch nicht zu beobachten sind, hat daher große Bedeutung. Die Leukopenie entsteht auf Kosten der Granulocyten, daher besteht relative Lymphocytose; die Eosinophilen sind stark vermindert oder fehlen, ebenso die Monocyten; Myelocyten kommen in einzelnen Exemplaren vor. Die Blutgerinnung verhält sich normal. Die *Blutsenkung* ist stets, und zwar oft erheblich, beschleunigt. Rückgang der Senkung bildet oft ein frühes Zeichen der Besserung.

Von größter diagnostischer Bedeutung ist der Befund der *Sternalpunktion* besonders auf der Höhe der Krankheit. Charakteristisch ist das Vorherrschen bestimmter kernhaltiger roter Zellen als Vorstufen der Erythrocyten. Statt der sonst vorhandenen Normoblasten finden sich Megaloblasten und vor allem reichlich deren völlig unreife Vorstufen, d. h. sog. Proerythroblasten mit noch stark basophilem Protoplasma. An den Megaloblasten fällt die lockere Kernstruktur bei reifem Protoplasma auf. Die Kernentwicklung hinkt also nach. Unter den weißen Zellen finden sich auffallend große Exemplare mit Stabkernen. Die Megakaryocyten pflegen vermindert zu sein. Mit der Besserung unter Leberstoff, Folsäure, Thymin oder Vitamin B_{12} erfolgt in kürzester Zeit (24—48 Stunden) ein vollkommener Umschlag des Markbildes mit Wiedererscheinen zahlreicher Normoblasten, Schwinden der Megaloblasten und ihrer Vorstufen und Normalisierung der Leukocyten. Im Remissionsstadium ist das Markbild normal, eine Diagnose aus letzterem daher nicht möglich.

Der *Harn* ist stets farbstoffreich und dunkel gefärbt, die Urobilinogenreaktion positiv, die Porphyrinausscheidung erhöht; diese Symptome gehen bei Besserung zurück und schwinden schließlich. Oft findet sich leichte Albuminurie. Der Duodenalsaft pflegt infolge der Pleiochromie der Galle sehr dunkel zu sein. Die *Faeces* enthalten abnorm große Urobilinmengen.

Sehr häufig bestehen Symptome seitens des *Zentralnervensystems*, die auf disseminierten degenerativen Herden im Rückenmark beruhen (funikuläre Spinalerkrankung, vgl. S. 621): Babinskis Zehenphänomen, Par- und Anästhesien an den unteren Extremitäten, mitunter auch an den Händen, Ataxie wie bei Tabes, Neuritis optica (dagegen niemals Pupillenstarre) usw. Diese Symptome können sich erst nach längerem Bestand der Anämie einstellen, sie können aber auch der Ausbildung der Anämie jahrelang vorausgehen. Mitunter begegnet man auch *psychischen* Alterationen in Form von Reizbarkeit und bestimmten schizoiden Reaktionen. Häufig findet man starke Druck- und Klopfempfindlichkeit der langen Röhrenknochen und des Brustbeins. *Ophthalmoskopisch* lassen sich oft Retinablutungen konstatieren.

Der *Verlauf* der Krankheit ist in der Regel chronisch und führte früher vielfach unter stetiger Zunahme der Anämie schließlich zum Tode. Sehr charakteristisch waren die häufig zu beobachtenden vorübergehenden Remissionen mit erheblicher Besserung des Allgemeinbefindens und des Blutbefundes, die spontan eintraten, gelegentlich monatelang anhielten und sogar bis zu zeitweiliger Wiederherstellung der Arbeitsfähigkeit führten. Ausnahmslos folgten aber Rezidive, denen der Patient schließlich unter den Zeichen extremer Anämie (Hb oft unter 10%, Erythr. unter 1 Mill.) erlag. Die Krankheitsdauer erstreckte sich nur selten über 2 Jahre. Das ist seit Einführung der Leberbehandlung (s. unten) wesentlich anders geworden. Durch sie hat das Leiden den Charakter einer unbeeinflußbaren „perniziösen" Krankheit verloren.

Pathologische Anatomie. Stets findet sich hochgradige Anämie sämtlicher Organe mit Verfettung der Parenchyme, speziell „Tigerung" des Herzmuskels, namentlich des linken Ventrikels, Umwandlung des Fettmarks der langen Röhrenknochen in rotes geleeartiges Mark, das reichlich Erythroblasten, vor allem Megaloblasten enthält. Die stets etwas vergrößerte Milz zeigt Verkleinerung der Follikel sowie Fe-haltiges Blutpigment in der Pulpa. das indessen in viel reichlicherer Menge in den Sternzellen der Leber und meist auch in der Niere vorhanden ist (Berliner-Blau-Reaktion). Oft finden sich in Leber und Milz Herde von myeloidem Gewebe mit Megaloblasten, Myelocyten usw. (sog. myeloische Metaplasie oder extramedulläre Erythropoese). Regelmäßig besteht hochgradige Atrophie der Magenschleimhaut, an der allerdings die Regio pylorica oft nicht beteiligt ist.

Pathogenese der BIERMERschen Anämie. Da es im Experiment bisher weder durch Gifte noch durch sonstige Eingriffe gelang, beim Tier eine echte chronische perniziöse Anämie zu erzeugen, ist man in der Frage der Pathogenese auf Beobachtungen am Menschen angewiesen. Tatsache ist, daß einerseits ein abnorm starker Blutzerfall im Körper stattfindet (Hämosiderose!) und andererseits die Blutregeneration nicht nach dem gewöhnlichen Typus der hypochromen Anämie, sondern nach dem Vorbilde embryonaler Blutbildung (Megaloblasten, Erhöhung des FI) erfolgt. Die Ursache suchte man früher in hypothetischen Giften, zumal es Krankheitsbilder mit bekannter toxischer Ursache gibt, deren Blutbild mit dem der BIERMERschen Anämie übereinstimmt. Hierher gehört die perniziöse Anämie in der *Gravidität*, die in der zweiten Hälfte derselben Mehrgebärende befällt, desgleichen die bisweilen durch den *Bothriocephalus* latus (breiter Bandwurm) hervorgerufene Anämie, die nach Abtreibung des Wurms heilt, falls sie noch nicht zu weit fortgeschritten ist (charakteristisch ist hier neben dem typischen Blutbild der perniziösen Anämie Vermehrung statt Verminderung der Eosinophilen). Man untersuche daher in allen Fällen von perniziöser Anämie den Stuhl! Bemerkenswert ist aber bei den genannten exogen entstandenen Fällen, daß die dabei oft nachweisbare hereditär-familiäre Belastung auch hier auf einen *konstitutionellen* Faktor hinweist.

Grundsätzlich völlig neue Gesichtspunkte ergaben sich aus den therapeutischen Erfolgen. die von den amerikanischen Forschern MINOT und MURPHY (1926) mit der *Leberbehandlung* der Krankheit erzielt wurden, nachdem es vorher WHIPPLE gelungen war, bei Hunden die durch Aderlässe und eisenarme Ernährung erzeugte Anämie durch Verabreichung von Leber günstig zu beeinflussen. Als dann W. B. CASTLE zeigte, daß Fleisch, das im Magen Gesunder verdaut ist, bei Perniciosakranken, denen man dieses Verdauungsgemisch durch die Sonde verabfolgt, die gleiche Wirkung wie Leber entfaltet, schloß er, daß der normale Magensaft das antiperniziöse Prinzip enthält. Man nimmt heute an, daß es sich bei diesem um zwei verschiedene Faktoren handelt: Der thermolabile fermentähnliche „intrinsic factor" oder CASTLEsches Ferment (Hämogenase) als Bestandteil des normalen Magensaftes erzeugt im Zusammenwirken mit einem von ihm aus der Nahrung freigemachten thermostabilen „extrinsic factor" oder Hämogen den wirksamen Antiperniciosastoff. Hämogen ist übrigens besonders reichlich in Hefe enthalten. Produktionsort des CASTLE-Ferments ist hauptsächlich die Region der Pylorusdrüsen sowie der BRUNNERschen Drüsen im Duodenum. Daß seine Entstehung von der Gegenwart von HCl und Pepsin im Magen unabhängig ist, geht aus seinem Vorhandensein im Magen von Achylikern hervor, die nicht an perniziöser Anämie leiden. Nachgewiesen wurde ferner, daß die Leber reichlich sowohl Antiperniciosaprinzip als auch Hämogen enthält und daß die Leber von Schweinen, denen der Magen exstirpiert ist, eine therapeutische Wirkung bei der perniziösen Anämie nicht mehr zeigt. Die Leber ist daher als Stapelplatz für das im Magen und Duodenum gebildete antianämische Prinzip anzusehen. Es ergibt sich die Schlußfolgerung, daß die perniziöse Anämie eine *Mangelkrankheit* ist, die auf funktioneller Störung im Bereich der Magenschleimhaut beruht. Die Leberbehandlung führt nicht nur das Blutbild und den Knochenmarksbefund wieder zur Norm zurück, sondern hebt auch das Allgemeinbefinden und beseitigt bzw. bessert den Zungenund Rückenmarksbefund (nicht dagegen die Achylie). Der wirksame Leberstoff dürfte identisch sein mit dem Vitamin B_{12}.

Therapie. Zufuhr von Leberextrakten bzw. von Vitamin B_{12} behebt mit Zuverlässigkeit die Anämie. Sog. leberrefraktäre Fälle dürften nicht existieren; fehlerhafte Diagnose, unzureichende Dosierung bzw. Komplikationen sind in Erwägung zu ziehen, wenn der Erfolg ausbleibt. Leberextrakte und Vitamin B_{12} können sowohl peroral wie parenteral angewandt werden. Bei Zuständen hochgradiger Anämie beginnt man zweckmäßigerweise mit parenteraler Verabreichung. Injizierbare hochkonzentrierte Leberpräparate sind Campolon forte, Heparhorm forte und Pernaemyl forte (zunächst täglich 4 ccm, später dann mit Besserung des Blutbefundes geringere Dosen in größeren Abständen bzw. Übergang zu peroraler Verabreichung von Hepatrat. Verwendet man Vitamin B_{12}, von dem es mehrere Präparate im

Handel gibt (z. B. Cytobion, Docigram, Vitamin-B_{12}-„Organon"), dann verabreicht man bis zum Eintritt der Reticulocytenkrise große Dosen (täglich 60 γ) und geht dann bis zur Erreichung normaler Blutwerte auf täglich 15—30 γ zurück. Als Erhaltungsdosis genügen hierauf gewöhnlich 30 γ alle 2 Wochen. Vitamin B_{12} ist auch peroral wirksam, so daß hiervon in der Dauerbehandlung Gebrauch gemacht werden kann. Da eine Heilung bei der perniziösen Anämie nicht erreicht wird, sondern nur eine Kompensation, ist die Behandlung dauernd fortzusetzen. Bei peroraler Leberextrakt- oder Vitamin-B_{12}-Behandlung erleichtert die Zugabe von Folsäure die Resorption. Ein peroral verwendbares Kombinationspräparat von Vitamin B_{12} und Folsäure ist beispielsweise B_{12}-Fol-Vicotrat. Folsäure allein soll bei der perniziösen Anämie nicht angewandt werden; obwohl sie das Blutbild zu normalisieren vermag, wurden das Auftreten oder die Verschlechterung von funikulären Symptomen beobachtet. Funikuläre Symptome machen über lange Zeit hinweg eine sehr hohe Vitamin-B_{12}- bzw. Leberextraktdosierung notwendig.

Als Ergänzung der Lebertherapie erweist sich die Anwendung von Eisen bei denjenigen Fällen als wirksam, in denen im Laufe der Besserung des Blutbildes der hyperchrome Charakter einem hypochromen Bild weicht und die Fortsetzung der Vitamin-B_{12}- oder Leberextraktzufuhr keinen weiteren Erfolg mehr zeitigt.

Die von der Leberbehandlung unbeeinflußbare Achylie bedarf der Substitutionstherapie mit Salzsäure, Pepsin und Pankreon.

Das perniziös-anämische Blutbild bei Botriocephalus-Trägern reagiert genauso wie das Blutbild der kryptogenetischen Perniciosa. Abtreibung des Wurms bringt in der Regel die Anämie zur Heilung. Die hyperchromen, megaloblastischen Anämien in der Schwangerschaft lassen sich durch Vitamin-B_{12}- bzw. Leberextraktbehandlung kompensieren, so daß eine Schwangerschaftsunterbrechung nicht nötig ist.

Hämolytische Anämien

Im Gegensatz zu den posthämorrhagischen Anämien, bei denen der Blutverlust nach außen erfolgt, liegt anderen Anämien eine Zerstörung der Erythrocyten innerhalb des Körpers zugrunde. Ein wichtiger Unterschied gegenüber den Blutungsanämien ist die Tatsache, daß hier der bei der Zerstörung der Erythrocyten frei werdende Blutfarbstoff und seine eisenhaltigen Derivate (Hämosiderin) dem Körper nicht verlorengehen, sondern in verschiedenen Organen, speziell in Milz und Leber, abgelagert werden (Hämosiderose) und diese Depots bei der Blutneubildung wieder Verwendung finden können, was die Regeneration wesentlich erleichtert. Zeichen vermehrter Blutzerstörung sind positiver Ausfall der Aldehyd- und Zinkacetatreaktion im Harn, vermehrter Farbstoffgehalt der Faeces sowie mitunter die Vergrößerung der Milz (falls der Milztumor nicht infektiösen Ursprungs ist). Der Harn pflegt bei dieser Art von Anämien farbstoffreich zu sein, desgleichen das Blutserum. Abhängig vom Ausmaß des Blutzerfalls erhöht sich das Serumbilirubin (positive indirekte Diazoreaktion!), doch geht das Bilirubin nicht in den Harn über. Subikterus der Skleren und der Haut kann auftreten. Die entstehende Anämie ist gewöhnlich normochrom (FI um 1, Hb_E um 32). Die gesteigerte Erythrocytenneubildung im Knochenmark ist daran kenntlich, daß eine sehr große Zahl von Reticulocyten im peripheren Blut erscheint und sogar einige kernhaltige Rote ausgeschwemmt werden.

Der *hämolytische Ikterus* (O. MINKOWSKI 1900) oder richtiger die *konstitutionelle hämolytische Anämie* ist ein Krankheitsbild, das mit einer Anämie infolge von erhöhtem Blutzerfall einhergeht. Es handelt sich um ein kongenitales, familiär auftretendes Leiden mit dominanter Vererbung (sog. hämolytische Konstitution nach M. GANSSLEN). Das *Krankheitsbild* besteht in Ikterus, einem großen Milztumor und Anämie. Der Ikterus verläuft ohne Acholie der Stühle und ohne Hautjucken und Bradykardie, da das Blutserum keine Gallensäuren enthält (sog. dissoziierter Ikterus); der Harn enthält meist kein Bilirubin, dagegen viel Urobilin bzw. Urobilinogen. Der FI ist mitunter wie bei perniziöser Anämie > 1,0, die Leukocytenzahl oft erhöht. Charakteristisch sind der verkleinerte Zelldurchmesser bei vergrößertem Volumen der Erythrocyten, wodurch kugelförmige Zellen (Mikrospharocytose) resultieren, die Herabsetzung der Resistenz der Erythrocyten gegen hypotonische NaCl-Lösung (die Hämolyse beginnt oft schon bei 0,6% NaCl anstatt erst bei 0,4%) sowie das sehr reichliche Vorhandensein von vitalfärbbaren Erythrocyten (Retikulocyten), namentlich während der Krisen, und von Polychromasie. Das Serum zeigt Dunkelfärbung wie bei perniziöser Anämie.

Die Krankheit verläuft außerordentlich chronisch. Die Patienten fühlen sich oft nicht eigentlich leidend und sind mitunter „mehr ikterisch als krank". In anderen Fällen ist das Allgemeinbefinden dauernd oder zeitweise beeinträchtigt. Bezeichnend sind die anfallsweise unter Temperatursteigerung auftretenden „Krisen" mit Zunahme des Ikterus und der Anämie sowie heftigen Schmerzen in der Oberbauchgegend, die von dem Milztumor herrühren oder auf die Gallenwege bezogen werden müssen. Steinbildung in der Gallenblase ist keine seltene Komplikation. Bisweilen kommen hartnäckige Ulcera cruris als Symptom der Krankheit vor. Manche Kranke haben einen sog. Turmschädel; hoher spitzer Gaumen wird oft beobachtet. *Anatomisch* zeigt die Milz enormen Blutreichtum, viel Blutpigment, Verkleinerung der Follikel und oft Entwicklung von Myeloidgewebe, die Leber starke Hämosiderose; das Knochenmark (Sternalpunktion) ist zellreiches, rotes Regenerationsmark mit viel Normoblasten, während Megaloblasten fehlen. *Therapeutisch* bewirkt die *Milzexstirpation* in denjenigen Fällen, in denen die Milz stark vergrößert ist, deutliche Besserung. Leber- und Eisenpräparate helfen gar nichts und Bluttransfusionen wende man nur bei ganz schweren Fällen aus vitaler Indikation heraus an. Bisweilen sind nämlich selbst nach Transfusionen gruppengleichen Blutes Hämoglobinurien und Todesfälle beobachtet worden.

Weitere einer Erythrocytenminderwertigkeit *(Erythropathie)* zuzuschreibende Anämien: bei Negern und Mulatten, hin und wieder auch bei Weißen, findet sich gelegentlich eine, besonders in der feuchten Kammer nachweisbare *Sichelform* der Erythrocyten. Diese Anomalie wird vererbt und kann zu schwerer hämolytischer Anämie *(Sichelzellenanämie, Depranocytenanämie)* Veranlassung geben, kann aber auch bestehen, ohne daß es zu Anämie kommt. Die Prognose wird mit zunehmendem Alter günstiger. In schweren Fällen ist die Milzexstirpation in Erwägung zu ziehen, die die Anämie weitgehend behebt, nicht jedoch die Sichelzellbildung beeinflußt.

Das gleichfalls vererbliche Vorkommen von Erythrocyten mit *Ellipsenform* ist oft nur ein Zufallsbefund bei Gesunden. In seltenen Fällen bestehen eine prognostisch günstige, meist leichte hämolytische Anämie *(Elliptocytenanämie)* und Anklänge an den hämolytischen Ikterus.

Auf Grund einer vererbten Bildung pathologischer Erythrocyten und gestörter Hb-Synthese entwickelt sich bei Kindern von Mittelmeerbewohnern eine tödlich verlaufende hämolytische Anämie mit Milztumor, Leberschwellung und oft mongoloidem Habitus, bisweilen mit Turmschädel. Im Blutbild finden sich zahlreiche verunstaltete Erythroblasten, Leukocytose mit ausgeprägter Linksverschiebung bis zu den Myelocyten und Myeloblasten. Neben dieser schweren als *Thalassaemia major* bezeichneten Krankheit gibt es gutartigere Verlaufsformen *(Talassaemia minor)*.

Eine chronisch-hämolytische Anämie, bei der es während des Schlafes infolge ansteigenden CO_2-Gehaltes im Blut zur Hämoglobinurie oder wenigstens zur Hyperchromurie kommt, beruht auf einer Erythrocytenanomalie noch ungeklärter Herkunft (chronisch-hämolytische Anämie mit nächtlicher Hämoglobinurie, Typ *Marchiafava*). Die nach Jahren zum Tode führende Krankheit ist nur vorübergehend durch Milzexstirpation, durch Übertragung von Erythrocyten ohne Serum und durch Dicumarolmedikation zu beeinflussen.

Hämolytische Anämien *akuter* Art kommen bei Vergiftungen mit hämolytisch wirkenden Substanzen (Lorchelgift, Arsenwasserstoff Extr. filicis maris, Schlangengifte) vor. Eine Anämie mit Methämoglobinbildung (s. S. 305) entsteht durch Vergiftung mit Kal. chloricum, ferner durch Anilin und seine Derivate, wie Antifebrin, Phenacetin, Lactophenin, weiter durch Nitrobenzol sowie Nitrite, endlich durch Phenole (Lysol usw.). Schließlich werden hämolytische Anämien akuter Art bei Schwarzwasserfieber (s. S. 117), nach Transfusionen gruppenungleichen Blutes sowie unter dem Einfluß von Bakterientoxinen (Sepsis) beobachtet.

Hämolytische Anämien können auch durch atypische Antikörper des Blutserums, die auf normale Erythrocyten einwirken, bedingt sein *(serogene hämolytische Anämien)*. Eine auf diese Weise zustande kommende, nicht ererbte, sondern erworbene hämolytische Anämie kann durch *Wärmeagglutinine* hervorgerufen werden. Solches Geschehnis findet sich gelegentlich als Begleiterscheinung einer Krankheit, vornehmlich des lymphatischen Systems (Lymphadenose, Lymphogranulomatose, Retothelsarkom), kann aber auch vorkommen, ohne daß eine Grundkrankheit erkennbar ist. Der Nachweis der Agglutinine geschieht mit Hilfe des COOMBS-Testes. Neben den Symptomen der hämolytischen Anämie zeigen die Kranken zum Teil einen Milztumor, meist eine stark beschleunigte Blutsenkung. Gelegentlich findet sich Mikrocytose, manchmal Makrocytose, bisweilen herabgesetzte osmotische Resistenz der Erythrocyten. Krisenartige Steigerung der Symptomatologie kommt vor. Bei zahlreichen Fällen verschwindet die hämolytische Anämie wieder von selbst, andere Fälle endigen tödlich. Therapeutisch wurden ACTH, Cortison und Stickstofflost versucht, und zwar von der Vorstellung ausgehend, daß diesen Stoffen eine hemmende Wirkung auf die Antikörperbildung zukommt.

Auch eine krankhafte Vermehrung von *Kälteagglutininen* und *-hämolysinen* kann hämolytische Anämien erzeugen. Die Kranken beobachten, daß sie in kalter Umgebung cyanotisch werden. Infolge der Agglutination der Erythrocyten bereits bei Zimmertemperatur ist deren Zählung oft erschwert.

Durch ausgeprägte hämolytische Krisen mit Fieber, Übelkeit, Erbrechen, Kopfschmerzen, Nierenschmerzen und Ausscheidung eines roten bis braunroten Harns nach starker Abkühlung ist die paroxysmale *Kältehämoglobinurie* ausgezeichnet. Im Urin sind keine, höchstens vereinzelte Erythrocyten auffindbar. Während des Anfalls besteht starke Verminderung der Lymphocyten und Eosinophilen sowie Blutdrucksteigerung. Der Anfall geht stets schnell vorüber, um sich nach einiger Zeit zu wiederholen. Zwischenzeitlich herrscht völliges Wohlbefinden. In der Regel zeigt die positive WASSERMANNsche Reaktion eine Lues an. Lokal läßt sich bei den Patienten auch in der anfallsfreien Zeit Hämolyse in der Weise künstlich hervorrufen, daß man einen abgeschnürten Finger in Eiswasser und nachher in lauwarmes Wasser taucht. Das Serum des aus dem Finger entnommenen Blutes enthält dann gelöstes Hb. Eine Erklärung des Wesens der Krankheit bietet die Tatsache, daß sich im Serum der Patienten auch in der Zwischenzeit ein komplexes Hämolysin findet, welches sich nur in der Kälte mit den Erythrocyten verbindet, um sie in der Wärme zu lösen (Versuch von DONATH-LANDSTEINER). *Therapie:* Bei Vorliegen einer Lues antisyphilitische Kur. *Prophylaxe:* Schutz vor starker Abkühlung und körperlichen Anstrengungen, weil auch im Zusammenhang mit körperlichen Anstrengungen Paroxysmen bei den betreffenden Personen gesehen werden.

Die *fetale Erythroblastose* (vgl. S. 307) beruht auf dem Zusammentreffen einer Rh-positiven Frucht mit einer Rh-negativen Mutter. Durch die vom mütterlichen Organismus gebildeten Rh-Antikörper werden die kindlichen Erythrocyten zerstört. Das erste Kind eines Rh-positiven Vaters und einer Rh-negativen Mutter kommt gewöhnlich gesund zur Welt, wenn nicht schon vorher die Mutter Antikörper zu bilden Gelegenheit hatte. Dann aber nimmt die fetale Schädigung von Kind zu Kind zu. Einleitung einer Frühgeburt zu einem Zeitpunkt, zu dem die Schädigung des Kindes noch nicht ausgeprägt ist und gleich nach der Geburt vorzunehmende Austauschtransfusionen sind die therapeutischen Maßnahmen.

Anhang
Anämien im Kindesalter

Anämien in den ersten Lebensjahren zeichnen sich hämatologisch durch die im Vergleich zum Erwachsenen besonders starke Reaktionsfähigkeit der hämatopoetischen Organe aus. Sie können verschiedene Ursachen haben. Echte perniziöse Anämie wurde beim Kind kaum beobachtet, dagegen kommen mitunter perniciosaähnliche Bilder vor (s. unten). Im Gegensatz zum Erwachsenen haben im Kindesalter Anämien infolge von fehlerhafter Ernährung (sog. *alimentäre Anämien*) eine erhebliche Bedeutung. Zu lange durchgeführte einseitige Kuhmilchnahrung führt infolge von Eisenmangel zu Blutarmut. Die Frauenmilch ist eisenreicher als die Kuhmilch. Auch bei Mehlnährschaden gegen Ende des 1. Jahres kommt es bisweilen zu Anämie. Meist handelt es sich um Kinder mit Konstitutionsanomalien, wie exsudativer Diathese, Rachitis oder Neuropathie. Zweifellos spielt in manchen Fällen neben Eisenmangel auch *Vitaminmangel* der Nahrung eine Rolle (vgl. S. 562). Das Blutbild zeigt eine hypochrome Anämie, spärlich Normoblasten und Neigung zu Leukopenie mit Lymphocytose. Der alimentäre Charakter der Anämie wird durch den Erfolg einer diätetischen Therapie mit gemischter Kost, Fruchtsäften, Gemüsen (im Zusammenhang mit Eisenzufuhr) bestätigt.

Einseitige Ernährung mit *Ziegenmilch* bewirkt oft eine zum Teil hochgradige Anämie, die mit einem hyperchromen Blutbild im Gegensatz zur Kuhmilchanämie der perniziösen Anämie nahekommt. Hierbei besteht oft das Bild der sog. *Anaemia pseudoleucaemica infantum* (JAKSCH-HAYEM-LUZET) mit Vergrößerung von Milz und Leber, ausgedehnter myeloischer Metaplasie in diesen Organen (vgl. S. 316) und einem Blutbefunde, der durch zahlreiche Erythroblasten (Normo- und Megaloblasten) und eine starke Leukocytose mit viel Lymphocyten gekennzeichnet ist. Es finden sich die Symptome eines gesteigerten Blutzerfalls, kenntlich an Urobilinurie und Hämosiderose der Organe. Die extramedullären Bildungen von roten und weißen Blutkörperchen sind reversibel. Heilung erfolgt oft durch Kuhmilch mit gemischter Kost und Leberbehandlung.

Agranulocytose (Granulocytopenie)

Die von WERNER SCHULTZ 1922 beschriebene Agranulocytose *(Granulocytopenie, maligne Neutropenie)* stellt ein sehr ernstes Syndrom dar, das durch akuten bzw. perakuten Beginn mit hohem Fieber und vor allem durch schwerste gangränescierende Prozesse speziell in der Mundhöhle (insbesondere an Tonsillen), aber auch an den Genitalien, im Magen-Darm-Kanal usw. gekennzeichnet ist; während diese Symptome gelegentlich fehlen, ist das konstante Hauptmerkmal hochgradige Verminderung der Leukocyten (hauptsächlich der Neutrophilen und Eosinophilen), deren Zahl auf wenige Hundert sinken kann. Blutplättchen dagegen sind reichlich vorhanden; hämorrhagische Diathese und Anämie fehlen, dagegen besteht häufig Ikterus. Die oft im weiteren Verlauf sich einstellende Sepsis wird als Folge des Leukocytenschwundes gedeutet. Die Krankheit befällt Frauen häufiger als Männer, und zwar aller Altersklassen in gleicher Weise etwa zwischen 20 und 80 Jahren (im Gegensatz zu den gewöhnlichen Anginen); sie verläuft in einem sehr hohen Prozentsatz letal entweder schon nach wenigen Tagen oder im Anschluß an eine Komplikation (häufig z. B. infolge der Aspiration von gangränösem Material). Bei Ausgang in Heilung pflegt die Leukocytenzahl nach 5—7 Tagen wieder zur Norm zurückzukehren; in einzelnen Fällen wird dabei die normale Zahl sogar überschritten und es tritt eine erhebliche Leukocytose vorübergehend auf, wobei gelegentlich durch das reichliche Erscheinen von Myelocyten sogar leukämieähnliche Blutbilder entstehen können. Schließlich gibt es Fälle, bei denen trotz Heilung eine Neigung zu niedrigen Leukocytenzahlen zurückbleibt. *Ätiologisch* sprechen bei manchen Fällen Beobachtungen über die ursächliche Rolle bestimmter Medikamente, speziell des Pyramidons und des Butazolidins, für eine *allergische* Natur des Leidens; hierher gehört insbesondere die Tatsache, daß es bisweilen bei vorher an dem Leiden Erkrankten nach ihrer Ausheilung gelingt, durch erneute Zufuhr des Medikamentes ein Rezidiv auszulösen, und daß die hierfür erforderliche Medikamentenmenge weit unter der toxischen Dosis liegt (etwa 0,2 Pyramidon); auch Salvarsan, Hg-, Wismut-, Gold- und Barbitursäurepräparate sowie Sulfonamide und Cytostatica müssen ätiologisch in Betracht gezogen werden. In auffallender Häufigkeit kamen Agranulocytosen im Zusammenhang mit der Behandlung von Hyperthyreosen durch die ersten Thiouracilpräparate zur Beobachtung. *Pathogenetisch* ist eine krankhafte Reifungshemmung der Leukopoese anzunehmen, der sich gelegentlich ein gesteigerter Leukocytenzerfall in der Peripherie hinzugesellt. Im *Sternalpunktat* findet man auf der Höhe der Krankheit sehr zellarmes aplastisches Mark mit Fehlen der Granulocyten und nur sehr spärlichen Vorstufen derselben mit gleichzeitiger Wucherung der Reticulumzellen, in anderen Fällen dagegen zwar ein zellreiches Mark mit viel unreifen myeloischen Elementen, dem aber die reifen Formen vollkommen fehlen; Besserungen lassen sich frühzeitig im Punktat aus der Wiederkehr reiferer Formen erkennen.

Agranulocytosen kommen auch vor als Vorstadien akuter Leukämien und bei anderen Affektionen des Knochenmarks. Es gibt nicht selten auch Übergänge des geschilderten Syndroms zur Panmyelophthise, und zwar im Verlauf schwerer Infektionen oder infolge hoher Dosen toxischer Stoffe.

Die Prognose des agranulocytotischen Syndroms ist stets ernst; u. a. sind die etwa festgestellte Grundkrankheit, die Dauer des Leidens, der Umfang der Nekrosen und die Beschaffenheit von Mark- und Blutbild entscheidend; Vorhandensein von myeloischen Zellen im Mark und Zunahme der Monocyten sowie Wiederkehr der Eosinophilen im Blut ist relativ günstig.

Therapie. In erster Linie sind sofort alle Medikamente der obengenannten Art abzusetzen. Ferner sind wiederholte Bluttransfusionen anzuwenden. Ein Versuch mit großen Dosen antibiotischer Substanzen ist angezeigt. Gerade die oben genannten Thiouracil-Agranulocytosen gelangten mehrfach unter Penicillin zur Heilung. ACTH und Cortison sind bei den allergisch bedingten Agranulocytosen oft sehr erfolgreich. Der Wert der die Leukopoese angeblich anregenden Injektionen von Nucleotiden (Nucleotrat usw.) sowie von Knochenmarksextrakten ist vorläufig noch nicht sicher erwiesen. Röntgenreizbestrahlung der Knochen, die empfohlen wurde, ist — weil unberechenbar in ihrer Wirkung — nicht ungefährlich. Von großem Wert ist die sorgfältige Mundpflege.

Unter

Panmyelophthise (aplastische Anämie, hämorrhagische Aleukie)

versteht man schwere, in der Regel letal verlaufende Zustände mit Verminderung des Hämoglobins, der Erythrocyten, der Leukocyten und der Thrombocyten. Die meist jugendlichen Fälle zeigen häufig einen schleichenden Beginn oder werden durch Blutungen eingeleitet und führen unter den Zeichen extremer Anämie sowie oft mit hämorrhagischer Diathese und ulcerativen Schleimhautprozessen (u. a. ulceröse Angina) schneller oder langsamer zum Tode. Der Farbeindex ist meist 1,0, selten niedriger. Die Leukocyten, deren Zahl bis auf 1000 und darunter sinken kann, zeigen vor allem Verminderung der Granulocyten. Die Senkung der Erythrocyten ist sehr stark beschleunigt. Manchmal zeigt sich Milzvergrößerung. Die finalen Stadien entsprechen septischen Krankheitsbildern, wobei meist Bakterien aus dem Blut gezüchtet werden können (Sekundärinfektion).

Der Knochenmarksbefund bei der Sternalpunktion ist wechselnd. Neben Fällen mit extremer Zellarmut und Fettmark gibt es Fälle mit zellreichem Mark und Zeichen der Reifungshemmung der Erythrocyten und Leukocyten.

Chronische Benzolvergiftung vermag das Bild der Panmyelophthise zu erzeugen; gleiches wurde vom Tetrachlorkohlenstoff gesehen. Dieselben Arzneistoffe, wie sie als ätiologisch bedeutsam für die Agranulocytose erwähnt wurden, kommen auch hier in Betracht, besonders die Goldpräparate. Ferner spielen mitunter Röntgen- und Radiumstrahlen eine ursächliche Rolle (früher besonders als Berufsschädigung der Röntgenologen). Schließlich können die verschiedenartigsten Infekte das Krankheitsbild bedingen, wie auch andererseits bei ausgedehnter Ansiedelung von Tumormetastasen im Knochenmark Panmyelophthise beobachtet wird. Mitunter hat sich ein Übergang solcher Zustandsbilder in eine akute Leukämie beobachten lassen. Zahlreiche Fälle bleiben ätiologisch dunkel.

Therapeutisch haben Bluttransfusionen eine das Leben verlängernde Wirkung, manchmal können ACTH und Cortison eine vorübergehende Besserung herbeiführen. Heilungen kommen nur ganz selten zur Beobachtung.

Splenogene Markhemmung (Morbus Banti)

G. BANTI beschrieb 1894 ein Krankheitsbild, das durch Milztumor, Anämie, Lebercirrhose, Ascites und Kachexie gekennzeichnet ist. Das oft über Jahre sich erstreckende Leiden läßt mitunter drei Abschnitte erkennen, und zwar zuerst eine anämische Periode mit Milzvergrößerung (Anaemia splenica), eine zweite mit Lebervergrößerung und Subikterus und eine dritte mit fortschreitender Ausbildung einer Lebercirrhose und eines Ascites. Manchmal ist der Ascites schon im zweiten Stadium nachweisbar, in welchem noch keine Lebercirrhose, sondern erst eine zellreiche interstitielle Hepatitis sich entwickelt hat. Das Blutbild zeigt eine progrediente hypochrome Anämie, Leukopenie und Thrombopenie. Die histologische Untersuchung der Milz ergibt zunächst eine hyperplastische Milzpulpitis, später starke Bindegewebsentwicklung mit Schwund der Follikel (Milzfibrose). Das Endstadium der Krankheit entspricht dem Bild der Lebercirrhose (splenomegale Lebercirrhose). Magen-Darm-Blutungen und andere Zeichen einer hämorrhagischen Diathese sind dabei häufig. Die Ätiologie der Krankheit ist unklar; Lues kommt nicht in Frage, hingegen werden chronische Infekte, vornehmlich innerhalb der Bauchhöhle, in Betracht gezogen. Eine Reihe von Forschern lehnt den selbständigen Charakter der Krankheit ab. Häufig ist sie in unseren Breiten offenbar nicht. Therapeutisch ist die Beseitigung der Hypersplenie durch Exstirpation der Milz um so erfolgreicher, je früher der Eingriff vorgenommen wird.

Zu beachten ist, daß die BANTIsche Krankheit einer Reihe anderer seltener Krankheitsbilder ähnlich sein kann; hierher gehören die **chronische Malaria** (vgl. S. 116), gewisse Formen von kongenitaler oder auch erworbener **Lues** sowie die chronische **Pfortaderthrombose** (s. S. 429). Auch die isolierte großknotige **Milztuberkulose** ist in diesem Zusammenhang zu erwähnen, zumal sie ebenfalls sehr chronisch verläuft und mitunter lange Zeit nur wenig Beschwerden verursacht. In einzelnen Fällen wurden dabei erhöhte Erythrocytenwerte beobachtet. Etwaige Verkalkung der Tuberkel, die für die Diagnose entscheidend ist, läßt sich im Röntgenbild nachweisen.

Polyglobulie und Polycythaemia vera

Im Gegensatz zu den Anämien handelt es sich hier um Krankheitsbilder, die durch *Vermehrung* der Erythrocyten und des Hämoglobins über die Norm hinaus ausgezeichnet sind.

Hierbei sind zu unterscheiden Fälle, bei denen infolge von Bluteindickung die Erythrocyten eine nur *relative* Zunahme erfahren, und solche Fälle, welche ohne Konzentrationszunahme des Plasmas eine *absolute* Vermehrung der Erythrocyten aufweisen. Relative Erythrocytose durch Bluteindickung kommt vor nach großen Wasserverlusten des Körpers, z. B. nach starkem Schwitzen sowie heftigen Diarrhöen (besonders bei Cholera), nach reichlichem Erbrechen (Pylorusstenose), bei ungenügender Wasserzufuhr (etwa in Fällen von Diabetes insipidus oder bei Cardiastenose), schließlich bei schweren Formen von Kreislaufkollaps als Folge des Austritts von Plasma aus den Capillaren.

Polyglobulien oder Erythrocytosen (die Wortbildung entspricht der Leukocytose) entstehen physiologisch unter Einwirkung verminderter Sauerstoffspannung der Luft, die einen Reiz für die Blutbildung darstellt, z. B. im Höhenklima, pathologisch aus dem gleichen Grunde bei chronischer Atemnot wie etwa bei dekompensierten Herzfehlern (besonders angeborenen), bei Pulmonalsklerose, bei Emphysem, bei Hochdruckkranken usw., ferner bei verschiedenen Intoxikationen (z. B. Kohlenoxyd, Phosphor, Arsen, Antifebrin). Auch bei chronischer Tuberkulose, bei Milztuberkulose, gelegentlich bei Trichinose sowie mitunter bei Malaria wird eine sekundäre Polyglobulie beobachtet.

Die pathologische Vermehrung der Erythrocyten kann aber auch als *selbständiges Leiden* ohne erkennbare Ursache auftreten, wie von VAQUEZ 1892 zuerst erkannt wurde. Dieser als *Polycythaemia vera* bezeichnete Zustand ist ein chronisches Leiden, das im Alter zwischen dem 35. und 55. Jahr auftritt. Hereditäre Momente spielen keine Rolle.

Die Patienten klagen über lästiges Hitzegefühl, Schwindelanfälle, Kopfschmerzen oder Migräne, Ohrensausen, bisweilen Druckgefühl im linken Hypochondrium, ferner über Angstgefühle, Depressionen, Erregungszustände, Störungen der Merkfähigkeit. Die Beschwerden pflegen sich in der warmen Jahreszeit und in geschlossenen geheizten Räumen zu steigern.

Die Kranken zeigen meist eine eigentümliche rote Gesichtsfarbe, als wenn sie stark echauffiert wären; auch die Schleimhäute sind düster rot gefärbt. Die Färbung ist von Cyanose verschieden. Zum Teil zeigen die Patienten den bei der Hypertonie (S. 231) beschriebenen Habitus. Das Blut ist von erheblich gesteigerter Viscosität und besitzt erhöhtes Gerinnungsvermögen. Die Erythrocytenzahl ist beträchtlich vermehrt (mitunter bis 10 Mill. und mehr), das Hb in geringerem Maße gesteigert; es finden sich polychromatische sowie einzelne kernhaltige Erythrocyten; die Leukocytenzahl ist teils normal, teils vermehrt; die Blutplättchen sind zahlreich. Eine Vergrößerung der Milz ist regelmäßig zu finden und der Milztumor kann einen beträchtlichen Grad annehmen.

Oft besteht mäßige Herzhypertrophie, besonders bei vorhandener Blutdrucksteigerung. Mitunter kommt es zu spontanen Blutungen seitens der Haut, des Zahnfleisches, des Uterus sowie Nasenbluten, wonach die Patienten meist vorübergehend Erleichterung ihrer Beschwerden empfinden. Auch der Augenspiegel läßt oft durch die Schlängelung und Verbreiterung der Venen auf dunkelrotem Hintergrunde die Blutkrankheit erkennen. Thrombosen der Schenkelvenen werden häufiger beobachtet, ebenso Uratsteinbildungen in den Harnwegen.

Die *Leber* ist oft etwas vergrößert, Ikterus wird nicht beobachtet. Im Harn sind geringe Mengen Albumen sowie spärliche Cylinder häufig vorhanden, die Urobilin- und Urobilinogenreaktion ist oft positiv. Der Grundumsatz ist häufig etwas gesteigert. Seitens des *Nervensystems* ist die wiederholt beobachtete Steigerung des Liquordrucks bei der Lumbalpunktion als Ursache der heftigen Kopfschmerzen zu erwähnen, desgleichen die Neigung zu Hirnblutungen.

Die Krankheit *verläuft* chronisch mit Perioden der Besserung und Verschlechterung und erstreckt sich oft über viele Jahre. Die Leistungsfähigkeit der Kranken ist zwar herabgesetzt, braucht aber nicht völlig aufgehoben zu sein. Schließlich führen Apoplexien, in selteneren Fällen profuse Magen-Darm-Blutungen den Tod herbei. Übergang in Leukämie bzw. aplastische Anämie ist beobachtet worden.

Anatomisch und bei der Sternalpunktion wird stets ein in lebhafter Erythropoese befindliches rotes Knochenmark gefunden. Extramedulläre Herde zeigen sich in Milz und Leber. Das Fettmark der langen Rohrenknochen ist umgewandelt in hyperaktives Mark.

Über die *Pathogenese* der Krankheit ist nichts Näheres bekannt. An Neoplasie, centrogene Dysregulation der Blutbildung, Hypoxämie des Knochenmarks ist gedacht worden.

Therapeutisch wirken große Aderlässe günstig auf die Beschwerden, allerdings nur vorübergehend. Häufig wiederholte Aderlässe führen zusammen mit einer eisenarmen Diät zu einem Eisenmangel, der der Blutbildung hinderlich ist. Die auf Zerstörung der Erythrocyten abzielende medikamentöse Therapie mit Phenylhydrazin (1—3mal täglich 0,1 bis zum Sinken der Zahl der roten Blutkörperchen) ist wegen der langen Nachwirkung der Substanz und wegen der Möglichkeit einer Intoxikation nicht unbedenklich. Cytostatica erweisen sich bei dieser Krankheit in ihrer Wirksamkeit gewöhnlich als unbefriedigend. Röntgenbestrahlungen der langen Röhrenknochen sind empfohlen worden, aber hinsichtlich der Zuverlässigkeit eines guten Effekts ist zur Zeit die Therapie der Wahl die Behandlung mit radioaktivem Phosphor (P^{32}). Bei entsprechender Dosierung erfahren regelmäßig die Erythrocyten-, Leukocyten- und Thrombocytenzahlen eine Normalisierung über Monate hinweg. Die Behandlung kann mehrfach wiederholt werden.

Die Leukämien (Leukosen)

Die Leukämien (als selbständiges Krankheitsbild zuerst von R. VIRCHOW 1845 beschrieben und gegen die Pyämie abgegrenzt) stellen eine Krankheit im Bereich des hämatopoetischen Gewebes dar, das in pathologisch gesteigertem Maße große Mengen weißer Blutzellen produziert und das zirkulierende Blut mit ihnen oft überschwemmt. An dieser krankhaften Wucherung beteiligen sich nicht nur die normalerweise im extrauterinen Leben tätigen Blutbildungsstätten wie das Knochenmark, sondern alle Organe und Gewebe, die im fetalen Leben bei der Leukopoese eine Rolle spielen, Milz, Leber, Lymphdrüsen und das übrige Lymphadenoidgewebe, Thymus und das gesamte Bindegewebe des Körpers. Entsprechend den Bestandteilen des leukopoetischen Gewebes (vgl. Vorbemerkungen S. 304), der *myeloischen*, d. h. die Granulocyten produzierenden, und der *lymphatischen*, die Lymphocyten erzeugenden Komponente gibt es auch *zwei verschiedene Arten von Leukämie, die myeloische Form (Myelose)* und die *lymphatische Form (Lymphadenose)*. Die leukämischen Myelosen und Lymphadenosen sind dadurch ausgezeichnet, daß die vermehrte Zellbildung sich nicht nur auf reife Leukocyten beschränkt, sondern daß infolge überstürzter Leukopoese zahlreiche unreife Elemente der Leukocyten, also Myelocyten und Myeloblasten bzw. große Lymphocyten in die Blutbahn gelangen.

Wenn auch die hochgradige Vermehrung der Leukocyten und ihrer Mutterzellen im zirkulierenden Blut oft eine wichtige Begleiterscheinung ist, so ist dennoch zu betonen, daß dieselbe gelegentlich weniger stark ausgeprägt ist und in einzelnen Fällen vorübergehend oder dauernd, und zwar spontan oder unter äußerer Einwirkung (Therapie) fehlen kann, obschon auch hier anatomisch genau die gleiche hochgradige leukopoetische Hyperplasie besteht. Derartige Bilder, die demnach anatomisch mit den obigen Fällen identisch sind und sich nur durch den fehlenden Blutbefund von ihnen unterscheiden, werden *Aleukämien* genannt. Jede Leukämie kann zeitweise aleukämisch werden.

Die mit der gesteigerten Leukopoese einhergehende Gewebszunahme führt fast stets zu entsprechender *Volumvergrößerung* der befallenen Organe: Milztumor, Drüsenschwellungen, Lebervergrößerung. Eine regelmäßige Begleiterscheinung ist ferner eine progrediente *Anämie*, die sich zum Teil durch die fortschreitende Substitution des erythropoetischen durch leukopoetisches Gewebe erklärt, vor allem aber durch die Wirkung gewisser, wahrscheinlich von dem leukämischen Gewebe ausgehender toxischer Stoffe; sie dürften die in späteren Stadien sich entwickelnde *Kachexie* (Definition s. S. 291, Fußnote) wie auch sonst bei den malignen Neoplasmen erklären, ebenso wie das häufig vorhandene *Fieber*. In einzelnen Fällen kommt die Übereinstimmung mit den bösartigen Tumoren auch in lokaler *geschwulstartiger Wucherung* von leukopoetischem Gewebe zum Ausdruck.

Die Leukämien und Aleukämien stellen ein progredientes Leiden dar, das regelmäßig zum Tode führt. Ihre *Ätiologie* ist nicht bekannt.

Nur in vereinzelten Fällen ließen sich einmal die chronische Einwirkung von Benzol, sodann Strahlenschädigungen in Form einer Berufskrankheit der Röntgenologen als ursächlicher Faktor nachweisen. Auch läßt sich in seltenen Fallen die Rolle der Vererbung nicht bestreiten.

Auch uber das *Wesen der Leukämien* lassen sich vorlaufig keine bestimmten Angaben machen. Vielfach wird die Auffassung vertreten, daß es *Systemkrankheiten* der hamatopoetischen Gewebe in dem Sinne seien, daß unter der Einwirkung eines unbekannten Agens das myeloische bzw. lymphatische Gewebe im gesamten Korper *hyperplasiere*, wobei auch die jenigen Organe in den Wucherungsprozeß einbezogen werden, die embryonal hamatopoetisch tatig waren (O. NAEGELI u. a.). Demgegenüber wird von anderer Seite der *Tumorcharakter* der Leukamien verfochten. Argumente fur diese Theorie sind gewisse Leukamieformen beim Menschen, wie die Leukosarkomatose und das Chlorom (s. S. 327) sowie bestimmte Beobachtungen bei Leukamien der Tiere, ferner die Tatsache, daß die gleichen Agentien, die Krebs zu erzeugen vermogen (Benzpyren usw., Rontgenstrahlen, unter Umstanden Leukamien hervorrufen.

Nach der Verlaufsart unterscheidet man *chronische* und *akute* Leukämien.

Die chronische myeloische Leukämie (chronische leukämische Myelose) ist die häufigste aller Leukämien. Ihr Beginn ist unmerklich schleichend. *Symptome* sind anfangs zunehmende Mattigkeit und Blässe, Appetitmangel, Schweiße, gelegentlich Nasenbluten, häufig Druck- und Völlegefühl in der Oberbauchgegend, das auf Vergrößerung der Milz beruht. Der regelmaßig vorhandene *Milztumor* kann enorme Dimensionen annehmen und reicht oft bis ins Becken hinab; charakteristisch sind seine harte Konsistenz sowie mehrere fühlbare Kerben an seinem Innenrand. Nicht selten entstehen im Verlauf der Krankheit Infarkte, die sich durch heftige Schmerzen sowie durch auscultatorisch hörbare Reibegeräusche über der Milz (Perisplenitis) verraten. Oft sind die Knochen, namentlich das Sternum, stark klopfempfindlich.

Blutbefund. Die Leukocytengesamtzahl ist enorm gesteigert (sie beträgt oft einige Hunderttausend); die der myeloischen Reihe angehörenden granulierten Zellen (Neutrophile, Eosinophile, Mastzellen) sind sowohl absolut wie relativ an Zahl vermehrt, außerdem finden sich in mehr oder weniger großer Menge unreife Markzellen, d. h. Myelocyten der 3 Granulationsarten und deren Vorstufen, die Myeloblasten.

In den Anfangsstadien uberwiegen noch die Polymorphkernigen unter relativer Vermehrung der Eosinophilen und Mastzellen, spater nimmt die Zahl der Myelocyten zu, auch pflegen bei Verschlimmerungen Myeloblasten sowie die zwischen diesen und den Myelocyten stehenden partiell granulierten Promyelocyten aufzutreten. Im weiteren Verlauf entwickelt sich stets eine hypochrome Anamie. Regelmaßig sind von Anfang an zahlreiche Normoblasten vorhanden.

Die *Temperatur* ist oft erhöht und zeigt bisweilen hektischen Typus (vgl. S. 281). Der Grundumsatz erweist sich als erheblich gesteigert. Die am *Zirkulationsapparat* auftretenden Erscheinungen entsprechen den bei Anämie beschriebenen Symptomen. Die *Leber* ist oft vergrößert. Seitens der *Genitalien* kommt vereinzelt Priapismus vor, bisweilen als Frühsymptom; er beruht teils auf Gerinnselbildung in den Schwellkörpern, teils auf Kompression der Venen durch den Milztumor. Der *Harn* enthält sehr große Harnsäuremengen, die aus den Kernen der massenhaft zerfallenden Blutzellen stammen; ein reichliches Ziegelmehlsediment fällt oft den Patienten selbst als Frühsymptom auf (besonders stark tritt es übrigens im Beginn der Röntgenbestrahlungen auf). Harnsäuresteine bei Kranken mit Leukämie sind keine Seltenheit. Am Augenhintergrund finden sich manchmal streifenartige oder flächenhafte Blutextravasate, bisweilen weiße Flecke. Sonstige Zeichen der *hämorrhagischen Diathese* (s. S. 331) werden mitunter in späteren Krankheitsstadien beobachtet. Blutungen nach einfachen Zahnextraktionen können schon bei Beginn des Leidens durch ihre Hartnäckigkeit zu einer Gefahr werden. *Lymphdrüsenschwellungen* fehlen fast immer, selten treten sie in vorgeschritteneren Stadien, und zwar als Inguinal-,

Achsel- und Halslymphome auf; sie sind weich, indolent, mit der Haut und der Unterlage nicht verwachsen.

Im weiteren *Verlauf* des Leidens nehmen die Kachexie und Anämie zu, das Blutbild zeigt steigende Mengen Myelocyten und vor allem ungranulierte Myeloblasten. Besserungen unter Einwirkung der Therapie verraten sich durch Hebung des Allgemeinbefindens, Abnahme der Leukocytenzahl und Besserung der Anämie, Verminderung der Myelocytenzahl, Zurückgehen des Milztumors und Schwinden des Fiebers. Auch interkurrente fieberhafte Erkrankungen vermögen vorübergehend eine weitgehende Besserung der leukämischen Symptome zu bewirken.

Anatomischer Befund. Es besteht eine über den ganzen Körper ausgedehnte Wucherung von myeloischem Gewebe, namentlich in der Milz, in der Leber, in den Lymphdrüsen. Das gelbgrüne Knochenmark zeigt oft eine eiterähnliche Beschaffenheit. Mikroskopisch finden sich in großer Menge die gleichen wie die im Blut vorhandenen Zellen.

Therapie s. S. 326.

Die *aleukämische* Verlaufsform der chronischen Myelose unterscheidet sich von dem beschriebenen Bild lediglich dadurch, daß die Gesamtzahl der weißen Blutkörperchen normal oder subnormal ist. Manchmal sind unreife Zellen im peripheren Blut auffindbar. Häufig zeigt sich eine Vermehrung der eosinophilen und basophilen Zellen. Starnalpunktion und Milzpunktion können zur Diagnose verhelfen. Eine hochgradige Anämie beendet oft das Leiden.

Die **chronische lymphatische Leukämie (chronische leukämische Lymphadenose),** welche seltener als die Myelose ist, besteht in einer generalisierten Wucherung von lymphatischem Gewebe, wobei in erster Linie die lymphatischen Organe, Milz, Lymphdrüsen, Thymus, Tonsillen usw. befallen sind.

Das *Krankheitsbild* ist dem der Myelosen sehr ähnlich. Initialsymptome sind hier meist Drüsenschwellungen am Hals, in der Achsel und der Leistengegend; der in der Regel vorhandene Milztumor bleibt meist hinter dem myeloischen an Größe erheblich zurück. Die Lymphome sind weich, unter der Haut und auf der Unterlage verschieblich, nicht schmerzhaft und vereitern niemals.

Blutbefund: Es besteht ebenfalls hochgradige Vermehrung der Leukocyten, an der sich prozentual ganz überwiegend die Lymphocyten beteiligen, während die granulierten Zellen (Neutrophile, Eosinophile, Mastzellen) im Blutbild vollkommen zurücktreten. Verminderung der Thrombocyten und hämorrhagische Diathese kommen nicht selten vor.

Während meist die kleinen Lymphocyten dominieren, sind in manchen Fällen auch große Lymphocyten, zum Teil in größerer Menge, vorhanden. Häufig finden sich durch das Ausstreichen des Blutes lädierte Lymphocyten in Form der sog. GUMPRECHTschen Schatten. Anämische Veränderungen fehlen anfangs, sind später aber oft stark ausgeprägt.

Charakteristisch sind die in manchen Fällen vorkommenden knotenförmigen lymphatischen Infiltrate der Haut, speziell des Gesichts, die es bisweilen stark verunstalten (sog. Facies leonina).

Der *Verlauf* der chronischen Lymphadenosen entspricht dem der Myelosen. Unter fortschreitender Anämie und Kachexie erfolgt im Laufe von mehreren Jahren der Tod.

Histologisch besteht in den genannten Organen eine diffuse Hyperplasie von lymphatischem Gewebe, das die ursprüngliche Organstruktur vollkommen verwischt. Auch in vielen anderen Organen sowie im Bindegewebe trifft man Anhäufungen von lymphatischem Gewebe.

Die *aleukämische Lymphadenose* bietet das gleiche Bild wie die leukämische Lymphadenose, nämlich Lymphdrüsen- und Milzschwellung. Das Blutbild allerdings zeigt bei annähernd normaler Gesamtleukocytenzahl vielfach gar keine Abweichungen, gelegentlich nur eine relative Lymphocytose. Diagnostisch entscheidend ist der Nachweis einer lymphatischen Metaplasie des Knochenmarks mittels der Sternalpunktion.

Die **akuten unreifzelligen Leukämien,** die mit Vorliebe jugendliche Individuen, vor allem das Kindesalter befallen, unterscheiden sich in mehrfacher Hinsicht von den chronischen Leukämien. Abgesehen von dem akuten, bisweilen foudroyanten Verlauf besteht oft ein Krankheitsbild, das infolge des hohen Fiebers und des schweren Allgemeinzustandes dem einer akuten Infektionskrankheit, insbesondere einer Sepsis gleicht, zumal sich bisweilen in der Blutkultur Bakterien nachweisen lassen, die aber in der Regel nur die Bedeutung einer Sekundärinfektion haben. Regelmäßige Begleiterscheinung ist eine meist frühzeitig einsetzende hämorrhagische Diathese mit Nasenbluten, Haut-, Zahnfleisch- und Augenhintergrundsblutungen, Menorrhagien usw. auf Grund einer meist starken Verminderung der Blutplättchen. Häufig sind ulceröse Prozesse der Mundschleimhaut und an den Wangen, vor allem gangränöse Angina sowie skorbutartige Stomatitis, speziell Gingivitis. Es besteht starker Foetor ex ore.

Milztumor bzw. Lymphome pflegen im Gegensatz zu den chronischen Leukämien weniger stark ausgeprägt zu sein, Drüsenschwellungen werden sogar gewöhnlich vollkommen vermißt.

Das *Blutbild* bei der *akuten Myelose* ist charakterisiert durch eine meist nur mäßig hohe Gesamtleukocytenzahl, wobei die unreifsten Vorstufen der Granulocyten dominieren, also die Myeloblasten oder Promyelocyten, d. h. nicht oder unvollkommen gekörnte Zwischenstufen zwischen ersteren und den Myelocyten; zum Teil begegnet man Myeloblastenformen, die mit ihrem gelappten Kern eine starke pathologische Atypie zeigen und im normalen Mark nicht vorkommen (sog. Paramyeloblasten nach O. NAEGELI). In manchen Fällen finden sich sehr kleinzellige Myeloblasten (Mikromyeloblasten). Eosinophile und Mast-Myelocyten sind im Gegensatz zu den chronischen Myelosen in nur ganz geringer Zahl oder überhaupt nicht zu finden. Besonders charakteristisch für die akuten Leukämien ist die als *Hiatus leucaemicus* (O. NAEGELI) bezeichnete Eigenart, daß, wenn neben den unreifen auch reife Leukocytenformen vorhanden sind, keine Zwischenformen zwischen diesen angetroffen werden. Stets entwickelt sich eine rasch fortschreitende Anämie.

Die Existenz einer akuten Lymphadenose ist für das Erwachsenenalter bisher nicht sicher bewiesen, im Kindesalter scheint sie vorzukommen.

Die akuten Leukämien verlaufen vielfach innerhalb weniger Wochen oder sogar nur Tagen tödlich.

Therapie der Leukämien und Aleukämien. Bei den *akuten* Leukämien sind die therapeutischen Erfolge höchst unbefriedigend. Man kann bestenfalls eine Remission von wenigen Monaten Dauer herbeiführen, dann aber setzt regelmäßig ein neuer Schub dem Leben der Kranken ein Ende. Neben Bluttransfusionen und der Gabe antibiotischer Mittel (zur Beeinflussung der Sekundärinfektionen) wird Aminopterin, ein Folsäureantagonist bzw. Mercaptopurin empfohlen. ACTH und Cortison können vorsichtig versucht werden. Angesichts der Nebenerscheinungen dieser Mittel ist ihre Anwendung wohl nur in klinischer Beobachtung zu verantworten.

Günstiger liegen die therapeutischen Aussichten bei den *chronischen* Leukämien, die es namentlich seit der Einführung der Röntgentherapie durch NICHOLAS SENN 1903 u. a. zwar nicht zu heilen, aber doch so weit in Schach zu halten gelingt, daß Remissionen bis zur Wiederkehr der Arbeitsfähigkeit für die Dauer von Monaten, oft sehr Jahren erreicht werden. Im Gegensatz zum normalen Gewebe ist das leukämische Gewebe sehr strahlenempfindlich. Man bestrahlt mit mittelharten Strahlen, bei den Myelosen vor allem die Milz, bei den Lymphadenosen außerdem die Lymphome. Bemerkenswert ist die Fernwirkung der Bestrahlung der Milz oder der Lymphome, die sich auf den ganzen Körper überträgt. Der Erfolg zeigt sich im Zurückgehen des Milztumors und der Drüsenschwellungen, im Schwinden des Fiebers, in der Besserung des Allgemeinbefindens sowie der Anämie, ferner im Sinken der Leukocytenzahl und in der Verminderung der unreifen Zellformen; letzteres zeigt sich besonders bei den Myelosen, die sich gelegentlich bis zu fast normalen Blutbildern zurückbilden. Da stets nach einigen Wochen oder Monaten ein Rückfall eintritt, sind die Bestrahlungen zu wiederholen, bis schließlich die Krankheit nach individuell verschieden langer Dauer strahlenrefraktär wird und auch die Röntgentherapie das Fortschreiten des Leidens nicht mehr aufzuhalten vermag. Oft wird namentlich in den Anfangsstadien der Fehler einer zu energischen Strahlentherapie begangen, trotz guten Allgemeinbefindens und Fehlens einer Anämie in Überschätzung der Bedeutung der Leukocytenzahl, wogegen tatsächlich am wenigsten letztere, vor allem vielmehr der Milztumor, die Lymphome, die Anämie, das Fieber und das Allgemeinbefinden maßgebende Indikationen für die Anwendung der Strahlentherapie abgeben sollen. Fortlaufende Kontrolle des Blutbefundes ist unerläßlich. Sinken der Leukocytenzahl unter 50000 macht die Unterbrechung der Bestrahlung notwendig, zumal mit einer Nachwirkung derselben zu rechnen ist. Bei zu intensiver Bestrahlung sinken die Leukocytenzahlen unter die Norm, die Hb-Werte vermindern sich, statt wie bei erfolgreicher Behandlung zu steigen, auch kommt es bisweilen plötzlich zu einer Überschwemmung des Blutes mit Myeloblasten; allein schon die Zunahme der letzteren bildet eine strikte Gegenanzeige gegen die Fortsetzung der Strahlentherapie. Auch mit *Thorium X* kann man mitunter ähnliche Erfolge wie mit Röntgenstrahlen erreichen, desgleichen mit dem viel längerlebigen Radiothorium, welches Thorium X liefert. Auch die *Aleukämien* lassen sich mit Röntgenbestrahlung erfolgreich behandeln; bei letzteren ist jedoch sehr behutsam und unter sorgfältigstem Verfolgen des Blutbildes zu verfahren.

Im Hinblick auf die ausnahmslos in jedem Fall auf die Dauer zu beobachtende Erschöpfbarkeit der Strahlenwirkung hat man seit langem versucht, den Zustand zunächst *medikamentös* günstig zu beeinflussen und das Einsetzen der Strahlenbehandlung zeitlich hinauszuschieben. Zweifellos wirksam ist das *Arsen*, das von den Patienten auch in höheren Dosen auffallend gut vertragen wird, z. B. als Natr. arsenicos. subcut. und als Pil. asiat. zu 1 mg As_2O_3. Der Versuch, mit Benzol auf die Leukopoese einzuwirken, ist wegen dessen toxisch-anamisierender Eigenschaften bald wieder verlassen worden. Auch die Ausnützung der cytostatischen Wirksamkeit des Colchicins führte zu keinen befriedigenden Ergebnissen, weil bei den erforderlichen Dosen Übelkeit und Durchfalle unausbleiblich waren. Ungleich viel bessere Erfolge ließen sich dann aber mit dem Cytostaticum Urethan erzielen, dessen Verwendung auf HADDOW, PATERSON, THOMAS und WADKINSON zurückgeht. Vom Äthylurethan werden täglich 2—4 g oral, intravenös oder rectal gegeben. Die Höhe der Dosis ist nach der Verträglichkeit und der laufend zu kontrollierenden Leukocytenzahl einzurichten. Man fängt gewöhnlich mit relativ großen Dosen an, um dann in der Dosierung zurückzugehen, sobald ein deutliches Absinken der Leukocytenzahl erkennbar wird, und setzt das Mittel ab, bevor die Normgrenze erreicht ist. Bei Wiederanstieg der Leukocytenzahl kann es erneut gegeben werden. Chronische myeloische Leukämien pflegen auf Äthylurethan meist besser anzusprechen als chronische lymphatische Leukämien. In der weiteren Entwicklung der cytostatischen Substanzen ist man im Hinblick auf eine Beeinflussung der chronischen myeloischen Leukämie zu dem Mittel Myleran gelangt. Für die Therapie der chronisch-lymphatischen Leukämie hat sich das Triäthylenmelamin (TEM) besonders gut bewährt. Die richtige Dosierung dieser Substanzen erfordert große Erfahrung und eine laufende Überwachung der Patienten und ihres Blutbildes. Der Erfolg der cytostatischen Therapie zeigt sich, ebenso wie derjenige einer Röntgenstrahlenbehandlung, im Absinken der Gesamtleukocytenzahl, in einer Verminderung der unreifen Zellformen, in einer Besserung der Anämie, in der Rückbildung des Milztumors und in einer günstigen Entwicklung des Allgemeinbefindens. Die mit cytostatischen Mitteln erzielbaren Remissionen erstrecken sich auf unterschiedlich lange Zeiträume. Nach mehreren Wochen bzw. nach einigen Monaten pflegt sich das Vollbild der Erkrankung wiederum herausgebildet zu haben. Eine laufende Behandlung mit einem Cytostaticum in Form der Darreichung einer sog. Erhaltungsdosis scheint nicht selten zu langer anhaltenden Remissionen zu führen. Wie bei der Röntgenbehandlung, so zeigt sich auch bei der cytostatischen Therapie ein Nachlassen und schließlich ein Aufhören der Ansprechbarkeit. — Mit allen nicht lebensnotwendigen, auch geringfügigen operativen Eingriffen sei man bei Leukämikern wegen der (evtl. latenten) hämorrhagischen Diathese äußerst vorsichtig und warte womöglich eine Remissionsperiode ab.

Chlorom und Chloroleukämie

Aus Zellen der myeloischen Reihe, und zwar aus Myeloblasten, bestehen die sog. *Chlorome*. Ausgedehnte subperiostale Geschwülste befallen vor allem die glatten Schädelknochen und geben sich bereits am Lebenden als grünlich gefärbte, durch die Haut durchschimmernde Tumoren zu erkennen. Die Grünfärbung ist auf einen Porphyrinabkömmling zu beziehen. Oft kommt es zu mechanischen Schädigungen einzelner Hirnnerven oder zum Einbruch der Tumoren in Gefäße. Eine systematisierte myeloblastische Umwandlung der Blutbildungsstatten und Metaplasien in Lymphdrüsen, Milz, Leber, Nieren, Darm und Haut kommt vor *(Chloroleukämie)*. Mit und ohne Ausschwemmung der unreifen Zellen in das strömende Blut, also leukämisch und aleukämisch kann diese Krankheit verlaufen. Isolierte Chlorome können operativ oder durch Bestrahlung angegangen werden, multiple Chlorome und gar die Chloroleukämie sind therapeutisch unbeeinflußbar.

Lymphosarkom und Lymphosarkomatose

Lymphosarkome auf Grund maligner Entartung der Lymphocyten können ihren Ausgang von den verschiedensten Teilen des lymphadenoiden Apparates nehmen. Häufig entwickeln sie sich zunächst im mediastinalen und mesenterialen Raum. Sie neigen zur Bildung sehr großer Tumoren. Alsbald werden weitere Lymphdrüsengruppen ergriffen *(Lymphosarkomatose)* und schließlich kommt es zu Metastasen in den inneren Organen und in der Haut. Das Blutbild zeigt oft Leukocytosen unter Zurückdrängung der Lymphocyten. Die klinische Abgrenzung vom malignen Granulom (s. S. 331) kann manchmal sehr schwierig sein, zumal bei den Lymphosarkomatosen mit ihren weitverbreiteten Tumorbildungen. Die nicht vorhandene Milzvergrößerung sowie das Fehlen einer Eosinophilie und der dem malignen Granulom eigenen lange sich hinziehenden Fiebersteigerung kann verwertet werden. Die Prognose des Lymphosarkoms ist immer infaust. Eine Röntgenbestrahlung führt nur im Beginn zu allerdings oft recht guten Remissionen. Manche Lymphosarkome verhalten sich aber den Strahlen gegenüber von Anfang an refraktär. In diesen Fällen kann eine cytostatische Behandlung versucht werden. Die engen Beziehungen zwischen Lymphosarkom und lymphatischer Leukämie werden dadurch illustriert, daß einerseits Fälle beobachtet wurden, bei denen sich in Lymphomen einer lymphatischen Leukämie sarkomatöse Entartungen vorfanden, andererseits manchmal von einer primären Lymphosarkombildung eine lymphatische Leukämie auszugehen schien.

Wucherungen des reticuloendothelialen Gewebes

Aus unreifen Plasmazellen setzt sich das durch geschwulstartige Bildungen charakterisierte *Plasmocytom* zusammen. Diese nicht ganz seltene Krankheit, für die man früher die Bezeichnung *multiple Myelome* (KAHLERsche *Krankheit*) verwendet hat, läßt multiple Tumoren des Marks verschiedener Knochen erkennen. Vornehmlich werden die Wirbelsäule, die Rippen und die Schädelkalotte befallen. Die Knochen werden druckempfindlich und es stellen sich neuralgiforme Schmerzen, bisweilen Kompressionssymptome ein. Die Knochensubstanz schwindet, es kommt zu Osteoporose, zu Knochenverbiegungen und zu Spontanfrakturen. In fortgeschrittenen Fällen zeigen sich im Röntgenbild zahlreiche rundliche Aufhellungen, manchmal allerdings handelt es sich nicht um umschriebene, sondern um diffuse gleichmäßige Wucherungen der Plasmazellen in den befallenen Skeletteilen. Man pflegt dann auch von einer Plasmocytose zu sprechen. Metastasen in den inneren Organen sind gelegentlich beobachtet worden. Von der Krankheit werden bevorzugt die Menschen im mittleren und höheren Alter heimgesucht. Diagnostisch von großer Bedeutung sind die Bluteiweißveränderungen mit Vermehrung des Gesamteiweißgehaltes und dem Vorkommen pathologischer Eiweißkörper. Mittels des Elektrophoreseverfahrens lassen sich die verschiedenen Eiweißfraktionen voneinander trennen, und so ist man in die Lage versetzt worden, auf Grund einer jeweiligen besonders starken Vermehrung einer der Globulinfraktionen zu unterscheiden zwischen α-, β- und γ-Plasmocytomen. Prognostisch und therapeutisch ist diese Unterscheidung ohne Belang. Charakteristisch und leicht auffindbar ist in manchen Fällen der sog. BENCE-JONESsche Eiweißkörper im Harn, der bei einer Temperatur von 40—60° C ausfällt, um bei weiterem Erwärmen sich wieder zu lösen. Das Blutbild weist, abgesehen von einer Anämie in den späteren Stadien, keinen typischen Befund auf. Hin und wieder allerdings erfolgt eine beträchtliche Plasmazellenausschwemmung in das periphere Blut (unscharfe Grenze zwischen geschwulstartigem und leukämischem Geschehen!). Die Blutsenkung ist regelmäßig stark beschleunigt, die

TAKATA-ARA-Reaktion oft positiv. Den wichtigsten diagnostischen Aufschluß ergibt die Sternalpunktion. Im Knochenmarksausstrich erkennt man nämlich die Wucherungen der Plasmazellen mit ihren großen Kernkörperchen und ihrem meist exzentrisch gelegenen Kern. Zahlreiche Exemplare sind mehrkernig. Differentialdiagnostisch ist an Metastasen von Prostata-, Mamma-, Bonchial- und Schilddrüsencarcinomen sowie an Hypernephrommetastasen zu denken.

Therapeutisch sind Cyren B und Urethan, vor allem aber Stilbamidin und Pentamidin insofern erfolgreich, als wenigstens Schmerzlinderung oder sogar Schmerzfreiheit erzielt wird, wenn auch nur vorübergehend. Der Effekt von Röntgenbestrahlungen ist gewöhnlich sehr wenig eindrucksvoll. Die Kranken sterben schließlich unter den Zeichen der allgemeinen Kachexie.

Isolierte und mehr oder weniger generalisierte Wucherungen der Reticulumzellen werden als *Retothelsarkome* bzw. *Retothelsarkomatosen* bezeichnet. Ausgehend von einer Lymphdrüsengruppe breiten sich diese Tumoren meist rasch aus und greifen häufig im weiteren Verlauf auf andere Drüsengruppen über. Auch das Knochenmark kann befallen werden und Metastasen in inneren Organen können entstehen. Das hervorgerufene klinische Bild deckt sich weitgehend mit demjenigen, welches durch ein Lymphosarkom verursacht wird, so daß meist nur die histologische Untersuchung eines exstirpierten Tumorstückes die Differentialdiagnose klärt. Das sog. EWING-*Sarkom* ist histologisch ein Retothelsarkom, das primär die langen Röhrenknochen bevorzugt und zu frühzeitiger Metastasierung in anderen Knochen und auch in inneren Organen führt. Im Anfangsstadium lassen lokalisierte Retothelsarkome oft eine gute, wenn auch nur vorübergehende Beeinflußbarkeit durch Röntgenstrahlen oder Cytostatica erkennen. Die multipel auftretenden Affektionen dieser Art sind dann aber gewöhnlich nicht oder kaum mehr beeinflußbar.

Eine Wucherung reticulärer Zellen liegt dem Krankheitsbild der *Makroglobulinämie* (WALDENSTRÖM) zugrunde. Lymphknotenschwellungen, gelegentlich ein Milztumor, mäßige Anämie, manchmal allerdings auch Polyglobulie charakterisieren zusammen mit einer sehr stark erhöhten Blutsenkungsgeschwindigkeit den Zustand. Diagnostische Klarheit schafft erst eine sehr subtile Eiweißanalyse (Vermehrung der β- oder γ-Globuline, Aufdeckung einer Paraproteinämie mit Eiweißkörpern von abnorm hohem Molekulargewicht). Die Krankheit scheint verhältnismäßig gutartig zu sein, eine Therapie ist nicht bekannt.

Ein 1925 von BRILL und Mitarbeitern beschriebenes, im deutschen Sprachbereich als *großfollikulares Lymphoblastom* oder auch als BRILL-SYMMERSsche *Krankheit* bezeichnetes Zustandsbild, das langsam und fieberlos beginnend zunächst gewöhnlich schmerzlose Lymphdrüsenschwellungen am Hals zeitigt, dann allmählich zur Generalisation neigt, einen Milztumor und Infiltrate in inneren Organen nach sich ziehen kann, bietet als charakteristisches histologisches Substrat vergrößerte Lymphfollikel dar. Innerhalb dieser Follikel finden sich verschiedene Zelltypen. Man glaubt, daß es sich bei den lymphocyten- bzw. lymphoblastenähnlichen Zellen hauptsächlich um gewucherte Reticulumzellen handelt. Mehrfach ist Übergang in Retothelsarkom, Lymphosarkom oder Lymphogranulomatose beobachtet worden. In der Therapie dieses prognostisch ungünstigen Leidens stehen Röntgenbestrahlungen an erster Stelle.

Malignes Granulom (Lymphogranulom, Hodgkinsche Krankheit)

Es handelt sich um eine zuerst von THOMAS HODGKIN 1832 beschriebene Krankheit, die hauptsächlich Individuen in mittleren Jahren befällt.

Die *Ätiologie* des Leidens ist noch nicht aufgeklärt. Einerseits wird an die Möglichkeit einer virusbedingten reaktiven Gewebsveränderung, andererseits an ein bösartiges Neoplasma gedacht. Der Annahme von GORDON (1932) des gelungenen Nachweises eines spezifischen Erregers durch Erzeugung einer Encephalitis bei Kaninchen und Meerschweinchen nach intracerebraler Verimpfung von HODGKIN-Lymphdrüsensubstanz (sog. GORDON-Test) widerspricht die Tatsache, daß die Reaktion auch mit anderem Material positiv ausfallen kann.

Krankheitsbild. Das häufige Leiden beginnt mit Schwellung im Bereich einer Lymphdrüsengruppe, am häufigsten der Halsdrüsen, die oft bis zu hühnereigroßen Tumoren anwachsen. Sie sind nicht schmerzhaft, sind mäßig derb, unter der Haut und auf der Unterlage verschieblich und vereitern nicht. Mitunter beobachtet man spontane Volumenschwankungen. Später werden auch andere Drüsengruppen, wie Achsel-, Inguinal- und Mediastinaldrüsen, befallen und wandeln sich in große Geschwulstpakete um. Entwickelt sich das Leiden im Bereich der Lymphdrüsen des Mesenteriums, dann besteht in der Regel ein beträchtlicher, bisweilen unebener Milztumor; auch die Leber ist dann oft vergrößert. Beschränkt sich der Prozeß zunächst auf die nichtfühlbaren Retroperitonealdrüsen, dann ist die Diagnose oft äußerst schwierig. Im weiteren Verlauf der Krankheit kann es zu lymphogranulomatösen Infiltrationen des Knochenmarks (Wirbelkörper!), der Lungen, des Instestinaltrakts und der Haut kommen. Bei Darmbefall bestehen hartnäckige Diarrhoen. Pruritus findet sich häufig, bisweilen als Initialsymptom. Gelegentlich ist eine auffällige Alkoholintoleranz zu beobachten. Im Harn ist häufig die Diazoreaktion positiv. Fieber ist meist schon in den Anfangsstadien zu beobachten, später besteht es ausnahmslos; oft tritt es periodisch als sog. chronisches Rückfallfieber auf (PEL-EBSTEIN). In den fieberfreien Intervallen bessert sich das Allgemeinbefinden. In manchen Fällen zeigen sich vollkommen unregelmäßige Temperaturen, zum Teil von hektischem Typus. Die Drüsengeschwülste bewirken oft Drucksymptome, wie Venenstauung, lokale Ödeme, Ascites, Ikterus, Neuralgien usw.

Das Blutbild zeigt in der Mehrzahl der Fälle eine Leukocytose, häufig mit absoluter Vermehrung der Eosinophilen; die Lymphocyten sind vermindert, vor allem in den späteren Stadien der Krankheit. Normale oder verminderte Gesamtleukocytenzahl kommt seltener vor. Die Eosinophilen können bei Verschlechterungen abnehmen oder völlig verschwinden. Im Verlauf der Krankheit entwickelt sich eine sekundäre Anämie.

Die *anatomische* Untersuchung ergibt in der Regel eine erheblich' stärkere Ausbreitung des Prozesses als der klinische Befund vermuten läßt. Die stark vergrößerte Milz zeigt häufig ein gesprenkeltes Aussehen infolge eingesprengter Granulomherde (sog. Porphyrmilz), desgl. bisweilen die Leber sowie das Knochenmark. Mikroskopisch finden sich in einem bindegewebigen Stroma gewucherte Reticulumzellen, aus denen wahrscheinlich die mit großen Kernkörperchen ausgestatteten STERNBERGschen Riesenzellen hervorgehen, ferner Fibroblasten, Leukocyten, oft reichlich eosinophile Leukocyten, Lymphocyten und Plasmazellen. Das Bindegewebe neigt in älteren Herden und bei behandelten Fällen zur Schrumpfung. Im Gegensatz zu den leukämischen Prozessen finden sich beim Granulom auch bei stärkster Ausbreitung der Krankheit stets einzelne normale Drüsen. Oft findet man gleichzeitig eine Tuberkulose.

Der *Krankheitsverlauf* ist in der Regel chronisch und erstreckt sich nicht selten über mehrere Jahre.

Die **Diagnose** ist in den Anfangsstadien mitunter schwierig. Typisch sind das Fortschreiten von Drüsengruppe zu Drüsengruppe, das periodische Fieber, das Blutbild (Leukocytose oft mit Eosinophilie), die positive Diazoreaktion, die aber nicht selten fehlt. Die Drüsen sind anfangs weich, später im Gegensatz zu den aleukamischen Lymphomen oft hart; auch verbacken sie des öfteren miteinander. Charakteristisch sind die spontanen Schwankungen ihrer Größe. In unklaren Fallen kann die Probeexcision oder die Drüsenpunktion entscheiden; in initialen Fallen versagen jedoch gelegentlich diese Untersuchungsverfahren. Die bei vorwiegend abdomineller Lokalisation des Prozesses vorhandenen diagnostischen Schwierigkeiten sind oben erwähnt.

Therapeutisch verspricht die Rontgenbestrahlung der Lymphome und der Milz einen temporaren Erfolg, zumal bei noch nicht zu ausgedehnter Generalisation. Von Cytostaticis sind hauptsächlich intravenöse Stickstofflostinjektionen und das peroral zu nehmende TEM empfehlenswert. Die Dosierung ist individuell zu handhaben. Die Gefahr der Ausbildung einer Knochenmarksinsuffizienz muß bei der Behandlung mit cytostatischen Stoffen im Auge behalten werden. Das cytostatisch wirkende Antibioticum Sanamycin (= Actinomycin), welches intravenös gegeben werden muß, hat sich bisweilen als wirksam erwiesen. Frühzeitig diagnostizierte, isolierte, einem Eingriff zugängliche Herde sollen möglichst radikal entfernt werden, da gelegentlich dadurch eine Dauerheilung erzielt worden sein soll.

Differentialdiagnostisch ist an Lymphosarkom, Retothelsarkom, großfollikuläres Lymphoblastom, aleukämische Lymphadenose, Lymphdrüsentuberkulose und an das BOECKsche *Sarkoid* (Morbus BOECK-BESNIER-SCHAUMANN, Lymphogranuloma benignum) zu denken. Bei dieser letzteren, chronischen, meist gutartigen Krankheit ohne Fieber und ohne starkere Beeinträchtigung des Allgemeinbefindens bestehen schmerzlose Lymphome, Milzvergrößerung, an Tuberkulose erinnernde Lungenherde (s. S. 284) sowie cystische Veränderungen und Auftreibungen an den Knochen, besonders der Hände und Füße. Charakteristische Befunde an der Haut werden als Lupus pernio oder miliares Lupoid bezeichnet. Noch zahlreiche andere Organe können, wie bei HODGKINscher Krankheit, befallen sein. Haufig sind auch eine chronische Iritis, Conjunctivitis und Parotitis zu finden. *Anatomisch* liegt eine mit Epitheloidzellknotchen, wie bei Tuberkulose, aber ohne Verkasung einhergehende Granulomatose vor, die durch die Sternalpunktion oder die Untersuchung exstirpierter Drüsen oder Tonsillen festzustellen ist. Die Beziehungen des Leidens zur Tuberkulose sind nicht geklart (die Tuberkulinprobe ist oft negativ). Arsenbehandlung soll gunstig wirken.

Hämorrhagische Diathesen

Unter hämorrhagischen Diathesen versteht man Krankheitszustände, deren auffälligstes Symptom die Neigung zu multiplen Blutungen (Petechien) in die Haut, in die Schleimhäute, die Serosae, die Gelenke, den Augenhintergrund usw. ist. Es handelt sich dabei um ätiologisch sehr verschiedenartige Krankheitsgruppen.

Den Blutungsübeln dürfte in den meisten Fällen eine Kombination von Störungen zugrunde liegen, und zwar derart, daß gleichzeitig Beeinträchtigungen der Knochenmarkstätigkeit und Schädigungen der Capillarwände gegeben sind. Auf eine Affektion des Knochenmarks wird es zu beziehen sein, wenn eine *Herabsetzung der Thrombocytenzahl*, eine *Verzögerung der Blutgerinnung* oder eine *Verlängerung der Blutungszeit* aufzudecken ist. Die bei jeder Blutungsneigung anzunehmende *Capillarschädigung* kann mit und ohne morphologische Veränderungen der Gefäßwand einhergehen.

Anlagemäßig bedingte Blutungsübel. Eine exquisit erbliche, und zwar recessiv geschlechtsgebundene Konstitutionskrankheit stellt die *Hämophilie* (Bluterkrankheit) dar. Sie wird hauptsächlich bei den weißen Rassen beobachtet und befällt so gut wie ausschließlich männliche Individuen. Bei Frauen sollen Fälle nur dann beobachtet worden sein, wenn beide Eltern aus Bluterfamilien stammten. Die Frauen übertragen als sog. Konduktoren in Bluterfamilien von ihrem Vater her die Krankheit auf dessen männliche Enkel (NASSEsche Erbregel[1]). Bereits in der Kindheit pflegen Krankheitserscheinungen aufzutreten, und zwar in Form von Blutungen in der Haut, in den Schleimhäuten, den Muskeln und Gelenken, aus den Nieren, in der Regel nach geringfügigen Traumen, seltener spontan. Die Abnabelung, der Zahnwechsel, die rituelle Circumcision und vieles andere kann zu äußerst hartnäckigen, tagelang anhaltenden Blutungen Anlaß geben. Namentlich Schleimhautwunden zeigen hochgradige Blutungstendenz. Oft besteht hartnäckiges Nasenbluten. Bisweilen wird die Hämophilie zuerst anläßlich einer Operation entdeckt. Die häufigen blutigen Gelenkergüsse, die das Knie- und Fußgelenk bevorzugen und sich in plötzlicher schmerzhafter Schwellung mit Fieber äußern, können die einzige Manifestation der Hämophilie bilden und dann zu unberechtigten chirurgischen Maßnahmen verleiten. Mitunter stellen sich in

---

[1] Bei dem häufigsten Fall, der Verheiratung einer Konduktorin mit einem gesunden Mann, ist unter den Söhnen die eine Halfte hämophil, die andere gesund, und unter den Töchtern, die sämtlich phänotypisch gesund sind, die eine Halfte genotypisch gesund, die anderen dagegen sind Konduktorinnen. Sohne von Hämophilen sind stets gesund (auch erbbiologisch); dagegen können Bruder oder Vettern, die über die Mütter verwandt sind, an Hämophilie leiden. — Die sog. LOSSENsche Regel, nach welcher hamophile Manner, wenn sie gesunde Frauen heiraten, die Krankheit nicht vererben, hat sich als irrig erwiesen.

Blutergelenken Veränderungen nach Art der Osteoarthropathia deformans (vgl. S. 582) ein; gelegentlich kommt es auch zu Ankylosenbildung.

Krankheitsverlauf. In den schwersten Fällen erliegen die Kranken oft bereits im jugendlichen Alter einer tödlichen Blutung; bei weniger hochgradiger Blutungsdiathese kommt es, namentlich bei sorgfältiger Vermeidung aller schädlichen Momente nur in größeren Abständen und in geringerem Maße zu Blutungen, bis allmählich etwa vom 4.—5. Dezennium die Neigung zu Hämorrhagien mehr und mehr abnimmt. Nach nicht allzu schweren Blutungen pflegen sich die Patienten relativ schnell wieder zu erholen.

Der morphologische *Blutbefund* ist in der Regel normal; mitunter findet sich eine sekundäre Anämie als Folge der Blutungen.

Die *Blutplättchen* sind nicht vermindert, oft vermehrt. Die Gerinnungsfähigkeit des Blutes ist dagegen stark verzögert, was auf einer Hemmung der Bildung des Thrombins aus dem Prothrombin beruht, Fibrinogen ist in normaler Menge vorhanden. Unmittelbar nach schweren Blutungen ist die Gerinnung normal. Das RUMPEL-LEEDEsche Phänomen, d. h. das Auftreten von Petechien in der Ellenbeuge nach kurzdauernder Stauung (5 Minuten) ist negativ.

Die *Therapie* kann sich naturgemäß nicht gegen die erbliche Diathese richten und zielt lediglich symptomatisch auf die Blutungen ab: abgesehen von den gewöhnlichen Mitteln lokaler Blutstillung (Eisenchloridwatte, Tampons mit Thrombinlösung), Verabreichung von Gelatine, Clauden, Koagulen, Sangostop. Sehr zweckmäßig, besonders als Vorbereitung operativer Eingriffe, aber auch bei hartnäckigen Blutungen sind Bluttransfusionen, auch wiederholte Infusionen von antihämophilem Globulin.

Die *Prophylaxe* bei der Hämophilie besteht vor allem im Vermeiden jeglicher, auch der geringfügigsten Traumen (bei Kindern Turnverbot!), sowie im Zusammenhang damit aller Berufsarten, die stärkere körperliche Betätigung verlangen. Operative Eingriffe auch harmloser Art sind nur bei absoluter Notwendigkeit erlaubt.

Blutungsneigungen auf Grund *hereditärer Fibrinogenopenien* sind seltene Vorkommnisse. Das Blut solcher Fälle ist infolge des Mangels an Fibrinogen nahezu oder völlig ungerinnbar. Die Blutungen sind gewöhnlich sehr stark und die Kranken sterben meist schon als Kinder. Der Erbgang trägt recessiven Charakter. Therapeutisch kommen nur wiederholte Bluttransfusionen in Frage.

Hereditäre Thrombopathien dominanten Erbgangs mit Blutungsneigung sind mehrfach beschrieben worden. Sie lassen keine Gerinnungsstörung, auch keinen ausgeprägten Blutplättchenmangel erkennen, jedoch morphologische Veränderungen der Thrombocyten und Störungen ihrer Funktion. Im Blutpräparat fallen ihre ungleiche Größe (Riesenformen) sowie Abweichungen der Granulastruktur auf. Der Blutkuchen zeigt nicht die normale Retraktion. Die Krankheitszustände unterscheiden sich von der Hämophilie durch die Art des Erbgangs, insbesondere durch das Fehlen der strengen Geschlechtsgebundenheit. Bei der konstitutionellen Thrombopathie von v. WILLEBRAND-JÜRGENS besteht eine Bevorzugung des weiblichen Geschlechts und die hereditäre Thrombasthenie von GLANZMANN wird rein dominant auf beide Geschlechter vererbt. Eine dominant sich vererbende Krankheit, deren begleitende hämorrhagische Diathese auf einem nachweisbaren Blutplättchenmangel beruht, liegt im Morbus Gaucher vor (s. S. 560). Bei dieser Krankheit wird die Thrombopenie als Folge der Hypersplenie angesehen, wofür der therapeutische Erfolg der Splenektomie spricht.

Eine durch Haut- und Schleimhautblutungen ausgezeichnete Erbkrankheit, bei welcher Gefäßmißbildungen in Form von Teleangiektasien erkennbar sind, stellt die *hereditäre hämorrhagische Angiomatose* (OSLER) dar (s. auch S. 242). Die Gefäßwände sind im Bereich der Mißbildungen verdünnt. Die Mißbildungen können sich an der Haut, an den Schleimhäuten des Respirations- und Intestinaltraktes und an den Harnwegen vorfinden. Veränderungen im Blut selbst und in den Blutbildungsstätten sind niemals gefunden worden. Therapeutisch sind bei Blutungen die schon genannten Verfahren der lokalen und allgemeinen Blutstillung anzuwenden, außerdem an zugänglichen Stellen elektrochirurgische Maßnahmen. Rutinpräparate (Birutan, Rutinion) oder das Rutin enthaltende Kombinationspräparat Haemocavit haben sich gut bewahrt.

Symptomatische Blutungsübel. Bei einer großen Anzahl von Krankheiten können Haut- und Schleimhautblutungen ein Begleitsymptom sein. Teils durch schwere Infekte oder durch Leberschädigungen erworbene Fibrinogenmangelzustände, teils Schädigungen der Gefäße durch die Grundkrankheit, teils Alterationen der Blutbildungsstätten, teils eine Kombination der genannten Umstände bedingen die Blutungsbereitschaft. Infolge der Verschiedenartigkeit der Auswirkungen gestalten sich Gerinnungs- und Blutungszeit sowie Zahl und Funktion der Blutplättchen sehr wechselnd. In besonders großer Häufigkeit sind es Infektionskrankheiten, die eine Blutungsneigung nach sich ziehen *(infektiöse Purpura)*. Septische Erkrankungen, Variola, Scharlach, Typhus und Masern, WEILsche Krankheit und Gelbfieber gehen manchmal mit hämorrhagischer Diathese einher.

Knochenmark und Capillaren sind Organe, die sich an Überempfindlichkeitsreaktionen besonders lebhaft zu beteiligen pflegen. So ist es nicht verwunderlich, wenn anaphylaktische Zustände bisweilen das Symptom der Blutungsneigung aufweisen *(anaphylaktische Purpura)*. Gleichzeitige Gelenkerscheinungen und urticarielle Exantheme sind diesen Krankheitsbildern oft eigen. Charakteristisch für die anaphylaktische Purpura ist ihr unter Fiebersteigerung wiederholtes Auftreten, natürlich immer nur dann, wenn das betreffende Allergen erneut einwirkt. Als Allergene kommen Chemikalien (z. B. Chinin, Goldpräparate, Salvarsan, Sulfonamide), Nahrungsmittel und bakterielle Gifte in Frage. Die fast nur bei Kindern und Jugendlichen zu beobachtende Purpura abdominalis (HENOCH). welche mit Fieber, hämorrhagischer Enteritis (heftige Koliken!) und hämorrhagischer Nephritis einhergeht und mitunter zu tödlichem Ausgang führt, gehört wahrscheinlich der Gruppe der anaphylaktischen Purpuraformen an. Vielleicht ist auch das als Purpura oder Peliosis rheumatica bezeichnete Krankheitsbild hier einzureihen. In diesen Fällen sind die Haut- und Schleimhautblutungen mit multiplen Gelenkschwellungen kombiniert, wobei erstere gleichzeitig mit den Gelenksymptomen oder bisweilen schon vorher in Erscheinung treten.

Leukämische Prozesse, einschließlich der aleukämischen Zustandsbilder, führen oft zu ausgeprägter Blutungsbereitschaft *(leukämische Purpura)*. Insbesondere bei der akuten Myeloblastenleukämie, die fast keine Megakariocyten mehr im Knochenmark aufweist, beobachtet man schwerste Purpura. Die Knochenmarksalteration liegt ja fast bei allen in das Gebiet der leukämischen Erkrankungen hineinreichenden Zuständen klar zutage. Daneben ist aber auch oft eine leukämische Infiltration der Gefäßwände histologisch feststellbar, so daß wieder beide Organsysteme ein faßbares Substrat für die Blutungsneigung abgeben. Eine Beteiligung des Knochenmarks am krankhaften Geschehen liegt auch bei Lymphogranulomfällen und bei der Knochenmarkscarcinose vor und solche Kranke bieten manchmal eine Blutungsneigung dar. Vielfach wurden in dieser Gruppe Fibrinogenopenien gefunden.

Von den Anämien pflegen weder die noch so schweren Blutungsanämien, noch die Chlorose, noch die achylische Chloranämie mit hämorrhagischer Diathese einherzugehen. Nur die konstitutionelle hämolytische Anämie und die perniziöse Anämie, letztere fast nur in ihren Endstadien, führen bisweilen zu Haut- und Schleimhautblutungen mit außerordentlicher Verminderung der Thrombocyten *(anämische Purpura)*.

Manche unter den Begriff der hepato-lienalen Erkrankungen fallende Zustände zeitigen auch hämorrhagische Diathese *(hepato-lienale Purpura)*. Vor allem sind splenomegale Lebercirrhosen und die akute gelbe Leberatrophie durch

Blutungsneigung ausgezeichnet. Diese dürfte vorwiegend durch den bestehenden Fibrinogenmangel bedingt sein.

Symptom eines Mangels an C-Vitamin in der Nahrung ist eine ausgeprägte Neigung zu Haut- und Schleimhautblutungen *(avitaminotische Purpura)*. Beim Erwachsenen wird dieses Blutungsübel als Skorbut (s. S. 565), beim Säugling als MÖLLER-BARLOWsche Krankheit (s. S. 566) registriert. Wahrscheinlich ist die Blutungsbereitschaft auf eine Schädigung der Capillarwände zu beziehen. Um K-Vitaminmangelzustände dürfte es sich bei den postoperativen Haut- und Schleimhautblutungen und den Blutungen aus den Gallenwegen jener Kranker handeln, die lange Zeit unter einem mechanischen Ikterus gelitten haben. Ein Prothrombindefizit wird ursächlich angeschuldigt. Das mit der Nahrung zugeführte K-Vitamin kommt nur dann zur Resorption, wenn Gallensäuren im Darm anwesend sind. Ein Prothrombinmangel liegt auch der hämorrhagischen Diathese der Neugeborenen zugrunde. Eine Hypoprothrombinämie ist zwar beim Neugeborenen physiologisch, aber der Prothrombingehalt nimmt rasch zu, wenn der ursprünglich sterile Darm von Colibacillen besiedelt wird.

Essentielle Blutungsübel. Für Krankheitszustände mit niedriger Blutplättchenzahl und hämorrhagischer Diathese, bei denen weder ein exogener Schaden noch eine anlagemäßige Ursache aufgedeckt werden kann, ist die Bezeichnung *essentielle Thrombopenie* üblich. Meist handelt es sich um eine chronisch rezidivierende Angelegenheit, wobei eine gewisse Blutungsneigung bereits in der Kindheit auftreten und sich dann über Jahre und Jahrzehnte hinziehen kann *(chronische intermittierende Purpura, Morbus maculosus Werlhofii)*. Neigung zu Nasenbluten, heftige Blutungen beim Zahnwechsel, Blutungen unter die Haut auf geringfügige Traumen hin, starke und langdauernde Menstruationsblutungen und in schweren Fällen Blutungen in die inneren Organe, einschließlich des Gehirns, in die Muskulatur, in die Gelenke und in die Glaskörper der Augen charakterisieren das Krankheitsbild. In Phasen gehäuft auftretender Blutungen ist die Plättchenzahl hochgradig, in blutungsfreien Zeiten weniger stark erniedrigt. Die Gerinnungszeit des Blutes stellt sich als normal, die Blutungszeit aber als verlängert dar. Oft ist die Milz etwas vergrößert. Die vasculäre Komponente, welche neben dem Blutplättchenmangel beim Zustandekommen der Blutungen sicher eine Rolle spielt, findet in dem, auch im Stadium der Latenz meist positiven RUMPEL-LEEDEschen Phänomen einen sichtbaren Ausdruck (s. S. 332). Eines Tages kann es spontan und ziemlich plötzlich zu einem Anstieg der Blutplättchen auf mehr oder weniger normale Werte kommen, zu einem Aufhören der Blutungsneigung und zu einer Behebung der gewöhnlich vorhandenen Anämie. Ein Rückfall liegt jedoch jederzeit im Bereich der Möglichkeit. Neben den chronischen Formen gibt es auch akute Fälle, die im Verlauf weniger Tage oder Wochen zum Tode führen *(Purpura fulminans)*. Besonders bei Kindern ist die akute Form gefürchtet.

Therapie der symptomatischen und essentiellen Blutungsübel. In jedem Fall Bettruhe während des Bestehens der Petechien und Blutungen. An die Spitze der therapeutischen Maßnahmen ist bei all diesen Blutungsübeln die Transfusion gruppengleichen Blutes zu stellen. Ihre blutstillende Wirkung übertrifft alle andern Mittel wie Calcium, Seruminjektionen, Sangostop, Stryphnon, Clauden, Gelatine, hochprozentige Kochsalzlösung usw. Zusätzlich sind aber auch diese Präparate sicher von einem gewissen Nutzen. Stryphnon und Clauden sind sogar unentbehrlich durch die Möglichkeit ihrer lokalen Anwendung zur Stillung von Blutungen aus Nase, Zahnextraktionsstellen und anderen zugänglichen Wunden. Wo bei den symptomatischen Blutungsübeln eine kausale Therapie möglich ist, hat sie natürlich baldigst einzusetzen. Bei der anaphylaktischen Purpura, wie sie durch Medikamente hervorgerufen werden kann, ist die sofortige Ausschaltung des auslösenden Stoffes zwingendes Gebot. Bei Kombinationen mit polyarthritischen Erscheinungen (Peliosis rheumatica) sind zur Behandlung Pyramidon, Salicyl und Melubrin neben Vitamin C und Rutinion angezeigt und womöglich im freien Intervall etwa verdachtige sensibilisierende Eiterherde zu entfernen.

Hämorrhagische Diathesen bei chronischen Leukämien und Lymphogranulomen geben keine Kontraindikation gegen die auf Grund des sonstigen Befundes heranzuziehende Bestrahlungsbehandlung ab. Vorsicht mit cytostatischen Substanzen ist allerdings geboten.

Die verhältnismäßig seltene Blutungsneigung im Gefolge einer Perniciosa erfordert, da es sich gewöhnlich gleichzeitig um hochgradige Anämien handelt, zunächst eine Bluttransfusion und dann die Verabreichung der S. 316 erwähnten Mittel.

Der Skorbut und die MOLLER-BARLOWsche Krankheit sind heilbar durch die hinreichende Zufuhr von C-Vitamin, wobei aber beachtenswert ist, daß C-vitaminhaltige Nahrungsmittel (frisches Obst und Gemüse) wirksamer zu sein scheinen als die Präparate Cebion, Redoxon oder Cantan. Jene Zustände, die auf einem Prothrombinmangel beruhen, sind durch parenterale Verabreichung von K-Vitamin (Karan, Sankavit, täglich 1—2 Ampullen intramuskulär) beeinflußbar. Auch die prophylaktische Darreichung eines dieser Präparate vor operativen Eingriffen wegen lange bestehenden Choledochusverschlusses schafft sicher Nutzen.

In der Therapie der essentiellen thrombopenischen Purpura mit der oft lebensbedrohlichen Anämie ist wiederum die Bluttransfusion an erster Stelle zu nennen. Da bei dem genannten Krankheitsbild auch die vasculäre Schädigung eine maßgebende Rolle spielt, ist die intravenöse oder intramuskuläre Verabreichung von Calcium Sandoz zur Abdichtung der Gefäße viel im Gebrauch und auch gerechtfertigt. Anfänglich große, dann geringere Dosen von AT 10 werden des weiteren empfohlen. Auch die gefäßabdichtende Wirkung der Rutinpräparate ist ausnützbar. Die schwerstwiegende therapeutische Erwägung bei der essentiellen Thrombopenie erstreckt sich auf die Frage einer etwaigen Splenektomie. Mit der Milzexstirpation glaubt man eine Hemmungswirkung aufheben zu können, die von der Milz auf die Blutplättchenbereitung ausgeübt wird. In der Tat kann man nach Splenektomie bei Kranken mit essentieller Thrombopenie ein sofortiges und rapides Ansteigen der Thrombocytenzahl beobachten, ein Aufhören der Blutungsneigung und eine rasche Besserung der eingetretenen Anämie. Der Erfolg kann aber nicht garantiert werden, da auch Fälle beobachtet wurden, in welchen die Milzexstirpation keinen nachhaltigen Einfluß ausübte, bei denen über kurz oder lang die charakteristischen Krankheitssymptome wieder in Erscheinung traten. Nach Möglichkeit soll die Splenektomie in einem blutungsfreien Intervall ausgeführt werden, auch nur bei guter Allgemeinverfassung des Kranken und auf jeden Fall nach vorheriger Bluttransfusion. Die Größe der Milz ist für den Entschluß zur Operation nicht maßgebend, weil auch von einer kleinen Milz eine splenogene Knochenmarkshemmung ausgehen kann.

Krankheiten des Verdauungsapparates
Krankheiten der Mundhöhle

Stomatitis catarrhalis. Katarrhalische Entzündung der Mundschleimhaut kann sowohl circumscript als auch diffus auftreten und kommt als akute, teils als chronische Krankheit vor. Prädilektionsorte sind das Zahnfleisch, die Spitze und der Rand der Zunge und die Innenfläche der Wangen. Zu den *Ursachen* gehören mechanische Schädigungen wie Durchbruch der Zähne, fehlerhafte künstliche Gebisse, länger dauernde Mundatmung infolge von Unwegsamkeit der Nase, Genuß zu heißer Speisen, chemische Reize wie Tabak, Schnaps, Verätzungen usw., die Quecksilbervergiftung (Stomatitis mercurialis) und vor allem bakterielle Noxen. Letztere spielen bei den Stomatitiden im Verlauf der verschiedensten akuten Infektionskrankheiten eine Rolle, besonders bei mangelhafter Mundpflege, zumal hier oft infolge der Apathie der Patienten die normale mechanische Selbstreinigung der Mundhöhle durch lebhaftes Kauen und Bewegen der Zunge fortfällt. Auch Krankheiten der Nachbarorgane der Mundhöhle sind meist von Stomatitis begleitet.

Symptome sind Schwellung, Rötung der Schleimhaut, mitunter Abstoßung des Epithels, Schmerzen und Hitzegefühl sowie Trockenheit, oft auch Speichelfluß, belegte Zunge, pappiger Geschmack sowie Foetor ex ore. Die Schleimhautschwellung ist oft an den Zahnimpressionen der Zungenränder und der Wangenschleimhaut zu erkennen. Bei heftigerem Katarrh besteht schleimig-eitriger Belag.

Der Allgemeinzustand pflegt nur bei Kindern infolge der gestörten Nahrungsaufnahme stärker zu leiden. Die Dauer der akuten Stomatitis beträgt 8—14 Tage, die der chronischen Monate oder Jahre.

Therapie. Spulen der Mundhohle mit Tinct. Myrrh. oder Ratanhiae je 10—15 Tropfen auf 1 Glas Wasser oder als beider Ersatz Tinct. Tormentillae; 1—4%ige Borsaure; Liqu. Alumin, acet. 5% 1 Eßloffel auf 1 Glas Wasser; 2% H_2O_2; von 1% Kal. permangan. 1 Teeloffel auf 1 Glas Wasser. Gegen den Schmerz Spulungen mit warmem Kamillen- oder Salbeitee, evtl. Eisstuckchen. Bei starkerem Katarrh hilft Pinseln mit Boraxglycerin (Borax 2,5, Glycerin 25,0). Reizlose flussige Kost; Tabakverbot; Beseitigung etwaiger mechanischer ursachlicher Momente. Wahrend des Bestehens der Krankheit sind etwaige Gebißprothesen zu entfernen.

Die **Stomatitis ulcerosa,** eine mit Geschwürsbildung einhergehende Entzündung der Mundschleimhaut findet sich gelegentlich als Steigerung der gewöhnlichen katarrhalischen Stomatitis, häufiger infolge von gewerblicher oder medikamentöser Quecksilbervergiftung sowie als *idiopathische* infektiöse Erkrankung *(Stomacace* oder *Mundfäule)*. Letztere, die hauptsächlich bei Kindern beobachtet wird, entwickelt sich namentlich unter ungünstigen hygienischen Verhältnissen, bisweilen epidemisch. Sie befallt vor allem das Zahnfleisch, wo sie als *Gingivitis marginalis* am Rande der Schneidezähne sowie der hinteren Molaren beginnt und mit Geschwürsbildung und schmierig-eitrigem Belag sowie Auflockerung des graurötlich verfärbten, leicht blutenden Zahnfleisches einhergeht. Heftiger Fötor, Speichelfluß, Drüsenschwellungen am Kieferwinkel und Kinn, bisweilen Zahnausfall sowie mäßige Temperatursteigerung mit geringer Störung des Allgemeinbefindens sind häufige Begleiterscheinungen. Heilung tritt bei Behandlung nach 1—2 Wochen ein. Die *gonorrhoische* Stomatitis macht ein ähnliches Bild.

Die *Therapie* ist die gleiche wie oben. Oft empfehlen sich Ätzungen mit Hollenstein, Jodtinktur oder Chromsaure; bei starken Schmerzen wirkt die Applikation von Anasthesinpulver lindernd. Mitunter wirkt Salvarsan lokal und intravenos gunstig.

Ulceröse Gingivitis oder Stomatitis wird auch als *Begleiterscheinung* im Verlauf von *anderen schweren Krankheiten*, speziell bei Skorbut, Leukämie, Typhus und schwerer Nephritis beobachtet.

Eine besondere Form schwerster ulceröser Stomatitis mit Übergang in Gangran ist die seltene als **Noma** (Wasserkrebs) bezeichnete *Stomatitis gangraenosa*, die bei Kindern mit stark herabgekommenem Ernahrungszustand sowie bisweilen im Verlauf mancher Infektionskrankheiten, speziell Masern vorkommt, und zwar ohne erkennbaren außeren Anlaß. Das Leiden beginnt als kleines schmerzloses Geschwur der Wangenschleimhaut mit graugrünem Belag meist nahe dem Mundwinkel, dehnt sich sehr schnell auch in die Tiefe aus und führt in Kurze zu ausgedehnten Zerstorungen, bisweilen mit Durchbruch durch die Wange nach außen. Es besteht ein aashafter Fotor. Hohes Fieber bei anfangs nur wenig gestörtem Allgemeinbefinden, zunehmender Kräfteverfall, Benommenheit sowie Pneumonien oder Lungengangran infolge Aspirierens der herabfließenden Jauche stellen sich im weiteren Verlaufein, der in der Mehrzahl der Falle tödlich endet. *Therapeutisch* versuche man moglichst frühzeitig lokal und intravenos Neosalvarsan, da wiederholt in den Geschwuren Spirochaten und fusiforme Bacillen (vgl. S. 64) gefunden wurden. Auch Penicillin ist zu empfehlen, zumal bei andersgearteter Bakterienflora. Frühzeitige Kauterisation mit dem Paquelin bzw. radikale chirurgische Entfernung des nekrobiotischen Gewebes ist angezeigt. Der Defekt erfordert dann spater plastische Operationen. Ausgeheilte Falle hinterlassen immer starke Narben.

Die **Stomatitis aphthosa** ist eine, hauptsächlich *Kinder* während der 1. Dentition befallende, stets gutartige Affektion der Mundschleimhaut. Sie besteht in multiplen kleinen graugelben, leicht erhabenen Flecken bis zur Linsengröße mit rötlichem Hof und führt nicht zu Ulceration. Prädilektionsorte sind der Zungenrand, das Zungenbändchen, die Innenfläche der Lippen, auch die Wange. Gleichzeitig ist meist eine katarrhalische Stomatitis vorhanden. *Histologisch* bestehen die Aphthen aus Fibrin, das in die Epithelschicht eingelagert ist und kleine Pseudomembranen bildet. Nach Abstoßung derselben überhäuten sich die kleinen Erosionen rasch wieder. Schmerz und Temperatursteigerung, bisweilen Konvulsionen, beeinträchtigen das Allgemeinbefinden; die Nahrungsaufnahme, insbesondere das Saugen ist erschwert. Die Krankheit verläuft oft in mehrfachen Schüben; ihre Dauer beträgt nicht selten mehrere Wochen.

Die bei *Erwachsenen* vorkommenden Aphthen zeichnen sich als *chronisch-rezidivierende* Form durch *hartnäckige* Rückfälle aus und erschweren das Kauen und Sprechen.

Differentialdiagnostisch denke man stets an syphilitische Schleimhautplaques, die aber ein weniger durchscheinendes und mehr flächenhaftes Aussehen zeigen, nicht akut beginnen und mit anderen luischen Symptomen vergesellschaftet sind (WaR.!). Der Spirochätennachweis gelingt hier leicht im Dunkelfeld oder Tuschepräparat. Man denke an die Ansteckungsgefahr durch das Eßgeschirr.

Die sog. BEDNARschen *Aphthen* des Säuglings sind harmlose kleine weißliche Efflorescenzen am harten Gaumen zu beiden Seiten der Mittellinie, die durch das Saugen mechanisch erzeugt werden.

Die *Therapie der Aphthen* besteht in Mundspülungen mit Salbeitee, Kal. permangan. (s. oben), Pinseln mit Boraxglycerin bzw. Ätzen mit dem Lapisstift oder mit Chromsäure. Bei starken Schmerzen Einpinseln mit 2% Pantocain.

Soor ist eine durch den *Soorpilz* (Oidium albicans) hervorgerufene Krankheit der Mundschleimhaut, die sich bei schlecht gepflegten oder unsauber gehaltenen Kindern, aber auch bei Erwachsenen mit chronischen, zu Marasmus führenden Leiden (Phthise, Carcinom) einstellt. Unter langdauernder Antibiotica-Behandlung wird infolge der Verschiebung der normalen Bakterienflora das Auftreten von Soor in der Mundhöhle und im Rachen, darüber hinaus im Ösophagus und in den Luftwegen nicht ganz selten beobachtet. Der Soor beginnt an der Zunge, dem Gaumen oder den Wangen in Form kleiner punktförmiger grauweißlicher Beläge, die sich anfangs wegwischen lassen; die Schleimhaut zeigt leichte Schwellung und Rötung, beim Fortschreiten dehnt sich der Prozeß zu größeren, zuerst weißen, später gelbbräunlichen Rasen aus. Zugleich besteht Stomatitis. Die *Diagnose* ist ohne weiteres aus dem mikroskopischen Befund der ohne Verletzung leicht abhebbaren Auflagerungen zu stellen, die massenhaft verzweigte Pilzfäden sowie stark glänzende, den Hefezellen ähnliche Sporen enthalten. Saure Reaktion des Speichels ist Vorbedingung für die Entwicklung des Pilzes. Beschwerden fehlen oft vollständig oder sind durch die begleitende Stomatitis verursacht. Bei schwächlichen Säuglingen können sich schwerere Zustände mit Diarrhoen einstellen, während bei gesunden Kindern die Pilzerkrankung ziemlich harmlos ist. Bei Erwachsenen ist sie, abgesehen von den Fällen, die unter Antibiotica-Therapie auftreten, ein Zeichen des schweren Darniederliegens des Organismus. In seltenen Fällen wurden Soormetastasen im Gehirn beobachtet.

Die **Therapie** besteht in sorgfältigem Mundspülen namentlich nach der Nahrungsaufnahme und nach Erbrechen, sowie in Pinseln der erkrankten Stellen mit Boraxglycerin oder 2%iger Trypaflavinlösung, bei hartnäckigen Fällen mit $0,1^0/_{00}$ Sublimat.

Krankheiten der Zunge

Zu den häufigsten Veränderungen gehört der **weiße Belag** der Zunge; an ihren hinteren Abschnitten ist er bedeutungslos, da er dort auch in der Norm vorkommt, während sein Vorhandensein auf der vorderen Zunge pathologisch ist. Er besteht aus abgestoßenen Epithelien, Schleim, Leukocyten, Nahrungsresten und Pilzen und läßt sich in einzelnen Fetzen mit einem stumpfen Spatel abheben. Der pathologische Belag ist dicker und enthält mehr Bakterien. Er findet sich sowohl bei fieberhaften Allgemeinkrankheiten verschiedenster Art, z. B. bei Typhus, wo er sich in schweren Fällen in eine braune lederartige Schicht verwandelt (fuliginöser Belag); ferner vor allem bei Krankheiten der Verdauungsorgane, speziell bei akutem und chronischem Magenkatarrh, wogegen er bei

Hyperacidität, Ulcus ventriculi und Carcinom zu fehlen pflegt. Belegte Zunge wird auch bei manchen nervösen Dyspepsien beobachtet.

Eine erhebliche *diagnostische* Bedeutung hat die Verminderung der *Feuchtigkeit* der Zunge. Insbesondere bei septischen sowie schweren fieberhaften abdominellen Krankheitsbildern, speziell bei Peritonitis verrät sich meist schon im Beginn der Krankheit oder bei einer Verschlimmerung der Ernst des Zustandes durch Trockenwerden der Schleimhaut, und zwar im Bereich eines mittleren Streifens des Zungenrückens.

Atrophie der Zungenschleimhaut, die an der auffallend glatten Beschaffenheit derselben erkannt wird, findet sich häufig bei perniziöser Anämie sowie bei Lues III, wo sich aber die Atrophie bisweilen auf die Papillae circumvallatae am Zungengrunde beschränkt. Man versäume daher niemals die Untersuchung dieser Gegend mit dem Kehlkopfspiegel!

Akute Glossitis, eine diffuse oder circumscripte entzündliche Infiltration der Zunge im Anschluß an Verletzungen, Verätzungen, Insektenstiche usw., kann in schwereren Fällen starke Schwellung mit Erschwerung der Nahrungsaufnahme und sogar der Atmung bewirken und zur Bildung eines Abscesses führen, der, falls er sich nicht, wie häufig, spontan öffnet, einen chirurgischen Eingriff erfordert. Im Gefolge von Vitaminmangel kann Glossitis mit Rötung und Schwellung der Papillen, besonders im Bereich der Zungenspitze, vorkommen, z. B. bei Pellagra, Sprue, schweren Darmkrankheiten. Nicotinsäureamid bei Pellagra, Folsäure bei Sprue sind erfolgreich. Man versuche auch B-Vitamin-Komplex-Präparate.

Die **Lingua geographica** (*Psoriasis linguae*) beruht auf circumscripter Verdickung des Epithels und teilweiser Abstoßung desselben, so daß glänzend rote und weiße Partien nebeneinander liegen und eine landkartenartige Zeichnung bewirken, die während langer Zeiträume zu bestehen pflegt und sich namentlich bei Individuen mit exsudativer Diathese findet. Klinisch ist sie bedeutungslos. Ihr nahe steht die **Leukoplakie der Mundhöhle**. Man versteht darunter weiße Schleimhautflecke oft von über Markstückgröße, die scharf begrenzt, von glänzend weißer oder grauweißer Farbe und zum Teil etwas erhaben sind und meist multipel in der Schleimhaut der Wange, der Zunge oder der Lippen, selten am Gaumen vorkommen. Als chronisches Leiden findet sie sich bei Rauchern, bei Lues inveterata, sowie bei chronischen Verdauungsstörungen. Die nicht selten heftigen Beschwerden, die namentlich beim Kauakt auftreten, machen eine *Behandlung* notwendig, zumal sich mitunter daraus später *Carcinome* entwickeln: Ätzung mit Milchsäure oder 10% Chromsäure (nicht Argent. nitric.!), reizlose Kost, sorgfältige Mundpflege. Rauchverbot.

Die **Lingua dissecata** ist eine angeborene Anomalie, die in dem Vorhandensein kreuz- und querverlaufender Furchen und Falten der Zungenoberfläche besteht, die aber meist keine Beschwerden verursachen. Bei besonderer Tiefe der Furchen spricht man von *Lingua scrotalis*. Bisweilen entstehen in den Furchen schmerzhafte Erosionen und kleine Ulcera, die mit dem Lapisstift oder Chromsäure zu ätzen sind.

Bei der seltenen **Melanotrichia** oder **Nigrities linguae** (schwarze Haarzunge) entsteht auf dem Zungenrücken ein allmählich an Größe zunehmender dunkler Fleck, der scheinbar mit schwarzen Haaren, d. h. mit stark verlängerten, verhornten und pigmentierten Papillae filiformes besetzt ist und ein harmloses Leiden darstellt. Seine Ätiologie ist unbekannt. In vereinzelten Fällen fand man mikroskopisch einen schwarzen Pilz (Mucor niger). Die geringen Beschwerden bestehen in Trockenheit, üblem Geschmack und Foetor ex ore. *Therapie:* Pinselungen mit 10%igem Salicylsäurespiritus oder 0,1 °/₀₀iger Sublimatlösung.

Foetor ex ore, oft mit einem unangenehm-pappigen oder sogar fauligen Geschmack verbunden, ist ein häufiges und sehr vieldeutiges *Symptom*, welches vor allem bei den mannigfachsten Erkrankungen der Mund- und Rachenhöhle (Stomatitis, cariöse Zähne, insbesondere Mandelpfröpfe usw.), bei Ösophagusdivertikeln, bei Gastritis und mitunter bei abgekapselten Eiterherden im Körper (Empyem der Gallenblase, Pyonephrose) beobachtet wird.

Krankheiten der Speicheldrüsen

Entzündungen der Speicheldrüsen befallen vor allem die Parotis (vgl. Parotitis epidemica S. 61).

Nicht selten finden sich *Konkremente* im Ductus parotideus, die zeitweise dessen Lumen verlegen und zu Schwellung der Drüse, meist ohne Vereiterung führen. Sie bestehen aus $CaCO_3$. Die Schwellung der Parotis pflegt nach einigen Tagen wieder abzuklingen. Oft bleiben die Konkremente völlig latent; bisweilen kann man sie palpatorisch oder durch Einführung einer Sonde in den Ductus, am sichersten durch Röntgenuntersuchung feststellen. Wegen der Möglichkeit erneuter Entzündung sind die Speichelsteine chirurgisch zu entfernen. Cystenbildung als Folge der Speichelretention wird bisweilen beobachtet.

Auch die *Submaxillar-* und *Sublingualdrüsen* können, wenn auch erheblich seltener, sich entzünden oder vereitern, teils im Anschluß an Stomatitis, teils infolge von Konkrementen.

Eine sehr ernste Folgeerscheinung der Vereiterung der Submaxillardrüse ist die als *Angina Ludovici* bezeichnete phlegmonöse Entzündung des Mundbodens, die sich durch eine unter hohem Fieber sich ausbreitende, sehr schmerzhafte Schwellung und Rötung der Gegend zwischen den Unterkieferästen und dem Zungenbein zu erkennen gibt, das Kauen, Schlucken und Sprechen infolge des Drucks der Zunge vom Mundboden gegen den Gaumen stark erschwert und durch Fortschreiten zu Glottisödem mit Atemnot, in manchen Fällen zu Gangrän der Weichteile, zuweilen sogar zu Sepsis führt. Möglichst frühzeitiges chirurgisches Eingreifen ist neben antibiotischer Therapie erforderlich.

Anomalien der Speichelsekretion. *Speichelfluß* (Ptyalismus, Salivation) tritt als Folge mechanischer Reize, z. B. beim Zahnen, ferner als Symptom verschiedener Intoxikationen wie Jod-, Hg- usw. Vergiftung ein, häufig in der Gravidität sowie bei Hysterie. Der Flüssigkeitsverlust kann so beträchtlich sein, daß es zur Verminderung der Harnmenge kommt. *Therapeutisch* sind am wirksamsten Atropin 3mal täglich 1 Pille zu $^1/_2$ mg bzw. Eumydrintabletten. Verminderung oder Versiegen der Speichelsekretion *(Aptyalismus)* ist selten, findet sich bei Nervenleiden, auf psychogener Grundlage sowie verursacht durch entzündliche Prozesse. Es besteht lästige Trockenheit im Munde *(Xerostomie)*. Man versuche Faradisieren der Parotis sowie Pilocarpin (subcutan 5 mg, allmählich steigend oder von einer 2%igen Lösung 2mal täglich 5, steigend bis auf 10 Tropfen).

Unter den Tumoren der Speicheldrüsen ist der gut abgrenzbare Mischtumor der Parotis am häufigsten. Mit maligner Entartung ist in einem Teil der Fälle zu rechnen. Auch primäre Speicheldrüsencarcinome kommen vor.

Krankheiten des Rachens

Vorbemerkungen. Der Rachen zerfällt anatomisch in den Nasen- und den Mundrachen. Ersterer gehört zum Cavum pharyngo-nasale und besitzt eine mit cylindrischem Flimmerepithel überzogene Schleimhaut, während der Mundrachen mehrschichtiges Pflasterepithel hat, das sich in den Ösophagus fortsetzt. Die Rachenschleimhaut enthält in großer Menge Lymphadenoidgewebe in Form von Lymphknötchen. Im übrigen vgl. S. 61.

Pharyngitis *(Rachenkatarrh)* kommt in akuter und chronischer Form vor. Der *akute Katarrh* tritt oft als Begleiterscheinung des S. 240 und 243 beschriebenen Katarrhs der oberen Luftwege auf oder leitet häufig eine katarrhalische Rhinitis ein. Außerdem stellt er sich nicht selten im Verlauf verschiedener akuter Infektionskrankheiten, ferner bei gewissen Intoxikationen (Jod, Hg) ein; endlich entsteht er infolge von mechanischen und chemischen Reizen. *Beschwerden* sind vor allem lästiges Kratzen und Trockenheitsgefühl im Hals. *Objektiv* sind Rötung und Schwellung der Schleimhaut sowie Schleim- und Eitersekretion in wechselndem Maß vorhanden.

Die Notwendigkeit einer Behandlung besteht nur bei heftigen Beschwerden: Gurgeln mit warmem Kamillentee oder Tinct. Ratanhiae (15 Tropfen auf 1 Glas Wasser), wenn auch der Vorteil des Gurgelns meist überschätzt wird; Solluxlampe, ferner Inhalieren mit Emser oder NaCl-Lösung oder bei sehr heftigen Beschwerden mit einer anästhesierenden Lösung, z. B. Pantocain 0,1, Bromnatr. 5,0 auf 200,0 Aqua dest.

Die **chronische Pharyngitis** ist ein sehr häufiges Leiden. Sie entsteht vor allem unter der Einwirkung chronischer Schädlichkeiten, in erster Linie bei Rauchern sowie Schnapstrinkern, weiter als Berufskrankheit bei Lehrern, Sängern, Ausrufern, fast regelmäßig ferner bei dauernder Mundatmung infolge von Unwegsamkeit der Nase. Häufig ist sie Begleiterscheinung einer chronischen Rhinitis oder Laryngitis.

Die *Symptome* beschränken sich auf lokale Beschwerden, bestehend in Kratzen, Brennen und Trockenheitsgefühl im Hals, häufigem Zwang zum Räuspern und oft trockenem Reizhusten namentlich morgens, mitunter mit spärlichem schleimigen Auswurf. In zahlreichen Fällen bemerkt der Patient den Katarrh erst bei akuten Verschlimmerungen. *Objektiv* konstatiert man einen Katarrh der hinteren und seitlichen Pharynxwand auf Grund abnorm starker Rötung der Schleimhaut, erweiterten und geschlängelten Venen, eingetrockneten Schleimborken sowie häufigem Foetor ex ore. Oft sind die sog. Seitenstränge (S. 61) geschwollen. Bei der *Pharyngitis granularis* bewirkt die Schwellung der Follikel zahlreiche kleine graue, etwas prominente Knötchen, die mitunter ulcerieren. Der *hypertrophische Katarrh* ist bei jugendlichen Patienten oft mit erheblicher Wucherung des lymphatischen Gewebes in Form der adenoiden Vegetationen (vgl. S. 61 und 239) vergesellschaftet. Der *atrophische Katarrh* (Pharyngitis sicca) ist durch eine blasse wie lackiert aussehende Schleimhaut charakterisiert. Er kommt bisweilen zusammen mit atrophischer Rhinitis vor und findet sich u. a. bei Individuen mit chronischen konsumierenden Krankheiten.

Die **Therapie** der chronischen Pharyngitis besteht im Fernhalten der genannten Schädlichkeiten, Beseitigung eines etwaigen Nasenleidens sowie in lokaler Behandlung: Pinseln mit Mandlscher Lösung (vgl. S. 242) oder 5% Argent. nitric., 10—20% Tanninlösung; vor dem Pinseln ist das Sekret stets sorgfältig zu entfernen. Nasenspray sowie Spülungen der Nase mit 1% Borsäure wirken oft günstig, desgleichen Jodkali intermittierend in kleinen Dosen (3 mal täglich 0,1—0,3). Eventuell Jodtropontabletten. Bei der hypertrophischen Pharyngitis haben oft wiederholte Ätzungen namentlich auch der Seitenstränge mit Chromsäure oder Trichloressigsäure Erfolg. Kuren (Inhalieren, Gradierwerke, Trinkkur) in Badeorten wie Ems, Kreuznach, Soden i. T., Reichenhall, Salzbrunn, Salzungen usw. wirken namentlich bei wiederholter Anwendung günstig; oft ist Klimawechsel auch ohne Badekur vorteilhaft.

Der **Retropharyngealabsceß** ist eine hauptsächlich bei Kindern in den ersten Lebensjahren auftretende eitrige Entzündung zwischen der Wirbelsäule und der hinteren Wand des Pharynx, die sich teils im Anschluß an eine Caries der Halswirbel, teils als idiopathisches Leiden oder metastatisch bei akuten Infektionskrankheiten entwickelt, wobei Ausgangspunkt der Entzündung die hinter dem Pharynx in der Höhe des 2. und 3. Halswirbels gelegenen Lymphdrüsen sind. *Symptome* sind hohes Fieber, zunehmende Erschwerung des Schluckens sowie Atemnot und Stridor infolge von Druck auf den Larynx, auch Cyanose. Wie bei der Gaumensegellähmung kommt es des öfteren zum Regurgitieren von Flüssigkeit durch die Nase sowie zum Fehlschlucken. Sichere Zeichen sind vor allem Vorwölbung der Rachenwand mit palpatorisch wahrnehmbarer Fluktuation, ferner starke Drüsenschwellung am Kieferwinkel und Steifigkeit der Wirbelsäule. Bei nicht rechtzeitiger Entleerung des Abscesses durch Incision (bei hängendem Kopf wegen der Aspirationsgefahr) besteht die Möglichkeit einer Mediastinalphlegmone oder bei Spontandurchbruch Erstickungsgefahr infolge von Eiteraspiration bei rechtzeitigem Eingriff ist die Prognose günstig. Bei Senkungsabscessen infolge von Wirbelcaries empfiehlt sich mehr die Eröffnung von außen am Hals durch den Chirurgen.

Krankheiten des Ösophagus

Vorbemerkungen. Der Ösophagus reicht von der Höhe des 6. Halswirbels hinter dem Ringknorpel bis zum 11. Brustwirbel; er hat eine Länge von etwa 25 cm, von denen 2—3 cm auf den Abschnitt zwischen Zwerchfell und Kardia entfallen. Im Thorax verläuft er im Mediastinum posticum, wo er den Aortenbogen und den linken Hauptbronchus kreuzt, ferner mit den Nn. recurrentes bis zur Bifurkation der Trachea, mit dem linken Lungenhilus und dem linken Herzvorhof sowie beiden Pleuren in Berührung kommt. Die Entfernung von der Zahnreihe bis zum Beginn der Speiseröhre beträgt 15 cm, so daß eine eingeführte Sonde die Kardia in 40—45 cm, die Stelle der Bifurkation in 25 cm Entfernung von den Zähnen erreicht. An der Grenze zwischen Schlundkopf und Ösophagus verschließt ein in der Wand befindliches polsterartiges Venennetz in der Ruhe den Eingang zur Speiseröhre, deren Lumen sich beim Schlucken oder bei Einführung der Sonde öffnet; die maximale

Weite beträgt etwa 2 cm. Unter den *physiologischen Engen* des Ösophagus sind praktisch am wichtigsten, weil am stärksten ausgeprägt, diejenige hinter dem Ringknorpel, ferner die in der Höhe der Bifurkation sowie die Stelle des Hiatus oesophageus. Der *Schluckakt* zerfällt in zwei Phasen, die *buccopharyngeale* Periode, in welcher der in der Mundhöhle geformte Bissen durch die Zungen- und Zungenbeinmuskulatur (Mylohyoideus und Hyoglossus) in den hinteren Rachenraum und von dort durch die Pharynxmuskulatur in die Speiseröhre befördert wird, und die *ösophageale* Periode, in der er durch die Peristaltik der Speiseröhre in dieser zur Kardia fortbewegt wird. Die Kardia ist in der Ruhe geschlossen und öffnet sich vorübergehend zum Schlucken. Der *Schluckreflex* läßt sich besonders von der hinteren Pharynxwand und von der Zungenwurzel auslösen. Der Ösophagus erhält die Impulse für die Peristaltik von den ihn umflechtenden Nerven und Ganglien; er steht außerdem unter dem Einfluß des Vagus und Sympathicus. Erregung des Vagus bewirkt Kontraktion der Ösophagusmuskulatur und Öffnung der Kardia. Bei *Auscultation* des Ösophagus im Epigastrium zwischen Schwertfortsatz und linkem Rippenbogen oder hinten neben der Wirbelsäule in der Höhe des 11. Brustwirbels ist kurz nach jedesmaligem Schlucken ein kurzes (bei Flüssigkeiten) plätscherndes, sog. Durchspritzgeräusch, sowie häufig nach 5—7 weiteren Sekunden, besonders bei dickflüssigen Speisen, ein etwas länger dauerndes, das sog. Durchpreßgeräusch wahrzunehmen (auch primäres bzw. sekundäres Schluckgeräusch genannt). Verzögerung oder Fehlen des Durchpreßgeräusches deutet auf Stenosierung des Ösophagus hin. Die beste Methode, um sich über die Lage und Funktion des Ösophagus ein Urteil zu bilden, ist die *Röntgenuntersuchung*. Der Patient schluckt einen „Kontrastbrei", d. h. eine Aufschwemmung von Bariumsulfat oder eine daraus bereitete dünne Emulsion und wird im I. schrägen Durchmesser (vgl. S. 146) in sog. Fechterstellung durchleuchtet. Auf diese Weise kann man das Hinabgleiten der einzelnen Bissen von der Mundhöhle bis in den Magen genau verfolgen. Sondenuntersuchung s. S. 343. Mit Hilfe des *Ösophagoskops* vermag man die Schleimhaut der Speiseröhre direkt zu betrachten.

Entzündungen und Ulcerationen des Ösophagus

Praktisch bedeutungsvoll sind die durch Verschlucken ätzender Substanzen, namentlich von Säuren und Laugen entstehenden Veränderungen, bei denen die Schleimhaut nekrotisch wird und sich in graue oder schwärzliche mit Blut durchsetzte Massen verwandelt (*Oesophagitis corrosiva*). Bei sehr schwerer Verätzung dringt diese bis in die Muskelschicht und es kann sogar zur Perforation mit konsekutiver eitriger oder jauchiger Mediastinitis kommen. In weniger schweren Fällen entstehen oberflächliche Geschwüre oder es stoßen sich die nekrotischen Schleimhautteile in kleineren oder größeren Fetzen ab. Die Beschwerden sind teils gering oder sie treten hinter den übrigen schweren Krankheitserscheinungen zurück, teils bestehen sie in starken Schmerzen, die zum Teil in den Rücken zwischen die Schulterblätter ausstrahlen und namentlich beim Schlucken sich bemerkbar machen; letzteres ist oft völlig unmöglich. Regelmäßig hinterbleiben narbige Verengerungen. Die Therapie besteht, wenn der Kranke sofort nach der Verätzung in Behandlung kommt, bei Säureverätzungen in der Verabreichung von Bicarbonat- oder Magnesia usta-Aufschwemmungen, bei Laugenverätzungen in der Verabreichung von Zitronenwasser, Essigwasser oder Milch. Narkotica sind zur Schmerzstillung meist erforderlich. Schlucken von eisgekühlten Flüssigkeiten ist manchmal möglich, wenn nicht, dann muß die Flüssigkeit rectal oder parenteral zugeführt werden. Nach Abklingen der akuten Erscheinungen beginne man rechtzeitig mit der Sondierung (s. S. 343) als Prophylaxe gegen Stenosenbildung.

Erweiterungen des Ösophagus

Es gibt diffuse und umschriebene Dilatationen der Speiseröhre. Die **diffuse Erweiterung** kommt vor einmal als Folge einer *organischen* Verengerung der Kardia, speziell bei Narbenstenose und bei Kardiacarcinom (s. S. 343), sodann als *funktionelle* Störung ohne anatomische Verengerung der Kardia (sog. *idiopathische Ösophagusdilatation*).

Dieses Leiden, das sich öfter bei Patienten mittleren Alters, häufiger bei Männern findet und oft mit Psycholabilität bzw. vegetativer Labilität vergesellschaftet ist, macht anfangs nur wenig Beschwerden, bisweilen Druckgefühl hinter dem Sternum beim Schlucken; später ist der Schluckakt erheblich gestört, es entsteht das Gefühl des Steckenbleibens des Bissens insbesondere beim Schlucken von festeren Speisen, schließlich regurgitiert Speiseröhreninhalt, da immer nur ein Teil desselben in den Magen gelangt. Charakteristisch ist, daß dies im Gegensatz zu den organischen Stenosen meist nicht sofort, sondern erst einige Zeit bis zu einigen Stunden nach dem Schlucken erfolgt; ferner enthalten die heraufgewürgten Massen, da sie nicht aus dem Magen stammen, keine HCl. Der Grad der Dysphagie zeigt zu verschiedenen Zeiten Schwankungen, die mitunter dem psychischen Verhalten des Patienten parallel gehen. Untersuchung des Ösophagus mit dicker Sonde ergibt meist eine auffallend leichte Passierbarkeit der oberen Teile, wogegen die Kardia vorübergehend der Öffnung durch die Sonde Widerstand leistet. Sehr charakteristisch ist das *Röntgenbild*, das eine starke, teils spindelförmige, teils sackförmige Erweiterung des Ösophagus sowie eine nur spärliche Entleerung durch die Kardia zeigt. Das Leiden dürfte auf neurogen-funktionellen Störungen beruhen, als deren Folge sich ein Fehlen des Öffnungsreflexes der Kardia ergibt. Auf die Dauer erfolgt unter dem Einfluß der stagnierenden Massen Reizung und Entzündung der Schleimhaut, die die Dysphagie weiter verschlimmern. Im Verein mit der sich häufig entwickelnden Phobie der Patienten vor weiterer Zunahme der Beschwerden infolge des Essens bewirkt das Leiden auf die Dauer oft gefährliche Grade von Unterernährung. Nur in einzelnen Fällen kann man sich die Motilitätsstörung dadurch erklären, daß eine organische Schädigung des N. vagus, z. B. durch Kompression oder Einmauerung von seiten tuberkulös oder tumorös veränderter mediastinaler Lymphknoten statt hat.

Therapie. Langsames Schlucken, flüssige und breiige Kost, evtl. Sondenfütterung. Bougierung (z. B. mit der SCHREIBERschen Dilatationssonde) oder Dehnung der Kardia durch den STARCKschen Metalldilatator; doch soll man es stets vorher mit Sedativa wie Brom, Luminal (speziell Luminaletten), mit Injektionen von Papaverin, hydrochlor. 0,06 und mit psychischer Behandlung versuchen. In manchen Fällen erzielt die Hypnose ausgezeichnete Erfolge. Vereinzelt wurden Erfolge mit Adrenalin bzw. Sympatol beobachtet. Versagen alle diese Maßnahmen, dann kommt operatives Vorgehen in Betracht (Kardiotomie nach HELLER).

Zu den **circumscripten Erweiterungen** des Ösophagus gehören die **Divertikel**, unter denen Traktions- und Pulsionsdivertikel zu unterscheiden sind.

Die **Traktionsdivertikel** sind kleine trichterförmige Ausstülpungen der Wand der Speiseröhre meist vorn, die dadurch entstehen, daß eine mit der letzteren verwachsene Lymphdrüse schrumpft und auf sie einen Zug ausübt. Der häufigste Sitz ist die Gegend der Bifurkation. Klinisch machen sie in der Regel *keine* Erscheinungen, insbesondere ist das Schlucken nicht gestört. Im *Röntgenbild* präsentieren sie sich als zelt- oder zahnförmige Zipfel. Ausnahmsweise führen sie durch Perforation zu eitriger Mediastinitis, Pleuritis oder zu Durchbruch in die Bronchien mit konsekutiver Lungengangrän.

Erheblich seltener sind die **Pulsionsdivertikel**, deren Prädilektionsort die hintere Wand an der Grenze zwischen Pharynx und Ösophagus ist (ZENKERsches Divertikel). Sie finden sich vor allem bei alteren Männern und entstehen in der Weise, daß nach Traumen, Steckenbleiben von Fremdkörpern usw. die Ösophagusschleimhaut an umschriebener Stelle sich hernienartig zwischen den Muskelbündeln ausstülpt und schließlich unter dem Druck der vorbeigleitenden und zum Teil sich darin fangenden Bissen einen größeren kugel- oder birnförmigen Blindsack bildet, der zwischen Ösophagus und Wirbelsäule herabhängt. *Symptome* sind vor allem die mit Zunahme des Divertikels wachsenden Schluckbeschwerden, die darauf beruhen, daß nach der Nahrungsaufnahme es zur Stagnation von Speiseresten im Divertikel kommt, die sofort oder nach einigen Stunden regurgitiert werden (keine HCl nachweisbar!); auch entsteht faulige Zersetzung des Divertikelinhalts mit starkem Fötor. Außerdem komprimieren große Divertikel, wenn sie stark gefüllt sind, den Ösophagus von außen und können ihn dadurch für Speisen völlig unwegsam machen. Mitunter bilden sie nach dem Essen vorübergehend einen außen am Halse neben der Luftröhre sichtbaren Tumor. Druck mit der

Hand entleert den Inhalt in die Mundhöhle. Bei der *Sondierung* ist ein wechselndes Verhalten charakteristisch, indem die Sonde einmal alsbald auf den Widerstand stößt, weil sie sich im Divertikel fängt, das andere Mal den Ösophagus glatt passiert. Sehr charakteristisch ist das *Röntgenbild,* das einen rundlichen, nach unten bogenförmig begrenzten Schatten ergibt. In fortgeschrittenen Fällen kommt es zu hochgradiger Unterernährung, manche Kranke verhungern buchstäblich.

Therapie. Manche Patienten verfügen über eine gewisse Technik, mit Hilfe deren sie wenigstens einen Teil der Nahrung in den Magen gelangen lassen. Wichtig ist die regelmäßige Sondierung des Divertikels, um eine Stagnation zu vermeiden; viele Kranke vermögen sich selbst regelmäßig zu sondieren. Die einzig rationelle Therapie ist die operative Behandlung.

Verengerungen des Ösophagus (Ösophagusstenosen)

spielen praktisch eine große Rolle. Als Ursache kommen in Frage am häufigsten Tumoren (Carcinome), ferner narbige Strikturen namentlich nach Verätzungen, im Gefolge luischer Ulcerationen sowie nach Ulcus pepticum cardiae, seltener Kompression des Ösophagus von außen durch Geschwülste, Drüsenpakete, Aneurysmen, Perikardexsudate sowie Ösophagusdivertikel (s. oben), weiter steckengebliebene Fremdkörper sowie endlich Muskelspasmen. Die Stenosen nach Verätzungen lokalisieren sich mit Vorliebe an den physiologischen Engen (s. S. 341). Druck von außen durch Tumoren usw. pflegt nur eine mäßige, niemals eine vollständige Stenosierung zu bewirken. Die *Symptome* der Ösophagusstenose sind sehr charakteristisch. Das Schlucken ist in zunehmendem Maße erschwert, was sich zunächst nur durch leichten Druck hinter dem Brustbein während der Deglutition und beim Schlucken gröberer und fester Bissen zeigt, später bleibt auch breiige und schließlich sogar flüssige Nahrung stecken. Oft wird schon frühzeitig ab und zu ein Bissen wieder heraufgewürgt; später gehört das Regurgitieren der genossenen Nahrung zur Regel.

Die entleerten Massen sind unverändert, enthalten keine freie HCl; Milch erscheint ungeronnen wieder. Die Muskulatur des Ösophagus oberhalb der Stenose pflegt zu hypertrophieren, bisweilen jedoch stellt sich eine Tonusverminderung ein, infolge deren der Ösophagus sich in einen weiten schlaffen Sack verwandelt, eine Erklärung dafür, daß die Entleerung mitunter trotz eines noch nicht vollkommenen Verschlusses fast unmöglich wird.

Im weiteren *Krankheitsverlauf* stellt sich zunehmende Inanition ein, die Kranken gehen schließlich unter den Zeichen extremer Abmagerung zugrunde. Die *Diagnose* stützt sich, abgesehen von den charakteristischen Beschwerden, auf den Befund der *Sondierung* und vor allem der *Röntgenuntersuchung* bzw. der *Ösophagoskopie.*

Die *Sondierung* erfolgt am besten zunächst mit einer dicken Magensonde oder einer Quecksilbersonde. Geht sie durch, so ist die Annahme einer organischen Stenose widerlegt, im andern Falle versuche man es mit steifen Sonden, am besten mit Fischbeinsonden mit Schlundschwamm. Die Höhe der Stenose ergibt sich aus der Zentimeterlänge des eingeführten Sondenteils (vgl. S. 340). Cardiospasmus (S. 341) wird durch dicke Sonden namentlich unter Morphin- und Atropinwirkung überwunden. Steckenbleiben der Sonde hoch oben ist auf Divertikel verdächtig (s. S. 342). Die Sondierung, speziell bei Carcinom, ist wegen der Gefahr des falschen Weges und evtl. Perforation mit größter Vorsicht auszuführen. Stets schließe man vor der Sondierung Aneurysmen sowie Lebercirrhose wegen der bei dieser häufig vorhandenen Ösophagusvaricen aus. Völlig ungefährlich und oft ergebnisreicher ist die *Röntgenuntersuchung* mit Kontrastspeise, die nicht nur das Vorhandensein der Stenosen und ihre genaue Lage, sondern mitunter auch ihre Ursache erkennen läßt, indem Narbenstenosen glatte, Carcinome unregelmäßige Umrisse der Kontrastspeise im Bereich der Stenose zu zeigen pflegen. Probeexcisionen mit Hilfe des Ösophagoskops gestatten die histologische Diagnose.

Die **Therapie** der Narbenstenosen besteht in systematischer Sondierung zwecks Dehnung der Narben, z. B. mit TROUSSEAUscher Olivensonde oder GOTTSTEINscher durch Wasserdruck ausdehnbarer Sonde usw. Man schreitet von dünnen zu immer dickeren Sonden vor und läßt sie jedesmal 5 Min. liegen. Stärkere Ektasie des Ösophagus oberhalb der Stenose erfordert regelmäßige Spülungen. Die Nahrung sei möglichst konzentriert (Sahne, Butter,

Eier), evtl. Nährklysmen. Gelingt die Erweiterung der Stenose nicht (Kontrolle des Körpergewichtes!), so ist die chirurgische Gastrostomie (Magenfistel) bzw. eine Ösophagusplastik erforderlich. Therapie des Carcinoms s. unten.

Ösophaguscarcinom

Der Speiseröhrenkrebs ist ein häufiges Leiden, das vor allem Männer in höherem Alter, namentlich Potatoren, befällt. Prädilektionsorte sind die Höhe der Bifurkation sowie nächstdem das untere Drittel des Ösophagus und die Kardia.

Es handelt sich stets um ein Plattenepithelcarcinom, und zwar teils um weichen Medullarkrebs, teils um harten Scirrhus; es pflegt in der Höhe von mehreren Zentimetern eine ringförmige Stenose, seltener eine flache nicht stenosierende Geschwulst zu bilden. Ulceration des Tumors ist die Regel.

Die *Symptome* sind die der S. 343 beschriebenen Ösophagusstenose, und zwar wird hier das Schluckhindernis außer durch den Tumor durch den häufig begleitenden Krampf der Speiseröhre in der Nachbarschaft desselben gebildet. Nicht selten kann im Verlauf des Leidens infolge geschwürigen Zerfalls der Geschwulst vorübergehend eine Besserung der Schlingbeschwerden eintreten. Häufig sind Blutungen, die sowohl spontan wie insbesondere nach Sondierung auftreten. Letztere ist daher mit größter Vorsicht auszuführen auch wegen der Möglichkeit der Perforation (vgl. Ösophagusstenose). Von größter Bedeutung für die frühzeitige Erkennung ist die Röntgenuntersuchung (vgl. S. 146). Im weiteren *Krankheitsverlauf* entwickelt sich neben der durch die Stenose bewirkten Inanition zunehmende Kachexie (Definition vgl. S. 291, Fußnote). Metastasen entstehen in den Drüsen im Mediastinum sowie im Verlauf des Ductus thoracicus; häufig ist eine palpatorisch wahrnehmbare Drüsenmetastase in der linken Supraclaviculargrube, ferner infolge von Druck auf den Recurrens linksseitige Stimmbandparese, gelegentlich auch eine Bronchostenose (vgl. S. 291). Nicht selten vereitert das Carcinom oder perforiert in die Nachbarschaft; es entstehen z. B. eine Ösophagobronchialfistel mit konsekutiver Lungengangrän, ferner jauchige Perikarditis oder Pleuritis. Carcinome des unteren Drittels gehen mitunter auf den Magen über. Metastasen in den anderen Organen kommen relativ selten vor; Lebermetastasen beobachtet man häufiger bei Krebs des unteren Abschnitts. In seltenen Fällen kann der Tumor, wenn es sich um ein flaches, nicht stenosierendes Carcinom handelt, bei Lebzeiten unerkannt bleiben oder erst durch die Folgeerscheinungen (z. B. Lungenkomplikationen) bemerkbar werden. Die Kranken gehen entweder an Marasmus und Inanition oder häufig infolge der erwähnten Komplikationen, oft auch an Schluckpneumonie zugrunde, in der Regel im Laufe eines Jahres nach dem Beginn der ersten Symptome.

Therapie. Wenn irgend möglich, soll die chirurgische radikale Entfernung des Tumors angestrebt werden. Bei nicht mehr operablen oder bereits metastasierenden Carcinomen kann Röntgenbestrahlung vorübergehend die Stenose und damit die Beschwerden beheben. Daneben gibt man Narkotica bzw. Spasmolytica gegen die die Stenose verstärkenden Begleitspasmen. Als Ultima ratio bei völliger Unwegsamkeit wird die Anlage einer WITZELschen Magenfistel in Erwägung zu ziehen sein.

Krankheiten des Magens

Vorbemerkungen. Die *Inspektion des Abdomens* ergibt oft auch bezüglich des Magens diagnostische Anhaltspunkte. Man achte auf den Zustand der Bauchdecken und den Füllungszustand des Abdomens bzw. auf das Vorhandensein von Meteorismus (das Niveau des Abdomens erhebt sich dabei im Liegen über das des Thorax) sowie auf etwaige sichtbare Teile der Baucheingeweide, insbesondere von Tumoren herrührende Vorwölbungen und an den Bauchdecken sich abzeichnende Teile des Magens. Oft ist das einzige bei der Inspektion wahrnehmbare, auf eine abdominelle Erkrankung hinweisende Zeichen das Verstrichensein des Nabels. Zur Inspektion gehört nicht zuletzt auch die Besichtigung der Zunge sowie des Gebisses. Die *Palpation* ergibt oft wichtige Befunde, vorausgesetzt, daß es gelingt, den Patienten zu völliger Entspannung der Bauchdecken zu bringen; hierzu dienen verschiedene Kunstgriffe, vor allem Ablenkung der Aufmerksamkeit, z. B. durch ein Gespräch, ferner Anziehen der Beine und tiefes Atmen und endlich die oft recht aufschlußreiche Untersuchung im warmen Bade.

Man verabsäume übrigens nicht, auf *epigastrische Hernien* in der Mittellinie zu fahnden, die oft infolge ihrer Kleinheit übersehen werden.

Der Magen zerfällt *anatomisch* in die Pars cardiaca, weiter den unmittelbar unter der Zwerchfellkuppe gelegenen Fornix, dessen Konvexität den höchsten Punkt des Magens bildet, das sich daran anschließende Corpus als Pars media sowie die Pars pylorica (Antrum pyloricum). Feste Punkte des Magens sind die Kardia, durch die er mittels des Ösophagus an dem Zwerchfell, sowie der Pylorus, an welchem er mittels des Lig. hepatoduodenale an der Leber befestigt ist. Die übrigen Teile sind in erheblichem Umfange beweglich und in ihrer Lage und Form von dem jeweiligen Füllungszustand des Magens wie auch von dem Verhalten der benachbarten Baucheingeweide abhängig. Im Gegensatz zur Leiche zeigt der Magen beim Lebenden im leeren Zustand die Form eines Stierhorns, dessen Spitze dem Pylorus entspricht, in gefülltem Zustand die Form eines schlauchförmigen, mehr oder weniger vertikal herunterhängenden Sackes. Im einzelnen spielen individuelle Unterschiede, der Einfluß der Körperlage, ferner der Kontraktionszustand der Magenmuskulatur sowie der Bauchdecken eine große Rolle.

Genaueren Aufschluß über die Magenform lieferte erst die *Röntgenuntersuchung* mit einer Kontrastmahlzeit (Brei mit 120 g Bariumsulfat puriss. für Röntgenzwecke, Merck-Darmstadt). Hier zeigt der Magen normal die sog. Angelhakenform, d. h. einen längeren absteigenden vertikalen (Fornix[1] + Corpus) und einen kurzen aufsteigenden pylorischen Teil. Der Abstand zwischen dem tiefsten Teil der großen Kurvatur („Magenpol") und dem Pylorus ist die sog. Hubhöhe. Der Pylorus reicht bis zu etwa 3 cm über die Mittellinie nach rechts herüber. Der Magenpol reicht normal bis 3 cm unter den Nabel (Nabelhöhe = 3. Lendenwirbel). Die gelegentlich beim Mann vorkommende sog. Stierhornform des Magens, bei der der Pylorus den tiefsten Punkt bildet, so daß eine Hubhöhe zu fehlen scheint, beruht tatsächlich nur auf einer Drehung der Pars pylorica nach hinten, wie die Durchleuchtung in Schrägstellung zeigt. In Rückenlage geht normal die Angelhakenform in die Stierhornform über. Wichtige Aufschlüsse ergibt das Röntgenstudium des Magenschleimhautreliefs unter Anwendung besonderer Technik.

Die *Muskulatur* des Magens bildet 3 Schichten, die in Längs-, Quer- und schrägen Zügen verlaufen; auf ihnen beruhen die *peristolische* Funktion oder der *Tonus* des Magens, d. h. die Fähigkeit der Wand, sich um den Inhalt zu kontrahieren, sowie die als *Peristaltik* bezeichneten Bewegungsvorgänge. Nach der Stärke der Muskulatur zerfällt der Magen in *zwei funktionell verschiedene Abschnitte*, den Fornix- und Corpusteil mit relativ schwacher und den Pylorusabschnitt mit stark entwickelter Muskulatur. Ersterer, der sog. *Hauptmagen* (Saccus digestorius), dient der Verdauung, während dem *Pylorusmagen* (Canalis egestorius) die Rolle des *Motors* obliegt. An der Grenze beider liegt eine am Leichenmagen besonders deutliche Enge, der sog. *Isthmus ventriculi* von ASCHOFF.

Im einzelnen besteht die *motorische Funktion* des Magens darin, den ankommenden Speisebrei zunächst in Schichten derart anzuordnen, daß die zuletzt geschluckten Portionen zentral liegen, alsdann ihn im pylorischen Abschnitt durcheinanderzumischen und schließlich in den Darm auszupressen. Die *Röntgenuntersuchung* vor dem Leuchtschirm ergibt folgendes: die Kontrastspeise sammelt sich zunächst dicht unter der Kardia in Form eines Keiles an, dessen Spitze mit zunehmender Füllung nach unten fortschreitet, während zugleich im Fornix eine als Magenblase bezeichnete Luftansammlung (normal quergestellt) sichtbar wird, die dauernd vorhanden ist. Bei weiterer Füllung gleitet ein Teil des Breies von der Spitze des Keiles nach unten zum Magenpol. Beide Depots vereinigen sich später unter Zunahme des Längs- und Breitendurchmessers des Magens, der schließlich die obenbeschriebene Form zeigt. Eine des öfteren vorhandene schmale, weniger intensive Schattenschicht zwischen Magenblase und Breischatten beruht auf Ansammlung von Magensaft (sog. Intermediärschicht). Die normale *Peristaltik* besteht in vom Fornix fortschreitenden zunächst flachen, nach dem Pylorus zu tiefer werdenden Wellen namentlich an der großen Kurvatur. Kurz vor dem Pylorus erfolgt vorübergehend eine ringförmige, sphincterartige Einschnürung der großen und kleinen Kurvatur, so daß es zeitweise zur völligen Abtrennung vom Corpus kommt. In dem zwischen ersterer und dem Pylorus gelegenen Antrum pyloricum erfolgt eine ausgiebige Pendel- bzw. Mischbewegung mit fortwährender Formveränderung dieses Abschnittes, bis der Pylorus den Inhalt schubweise ins Duodenum entleert. Normal ist der Magen nach 6 Stunden völlig leer.

---

[1] Früher auch als Fundus bezeichnet.

In Ermangelung des Röntgenverfahrens kann man zur Prüfung der Motilität den Magen nach einer Probemahlzeit (s. unten), mit Zusatz von 1 Teelöffel Korinthen zum besseren Nachweis, nach einigen Stunden ohne Zwischenmahlzeit bzw. am andern Morgen aushebern; unter normalen Verhältnissen werden schon nach 7 Stunden keine Speisereste mehr gefunden.

Sekretorische Funktion des Magens. Ihre Kenntnis datiert seit der Einführung der Magensonde (AD. KUSSMAUL 1867, W. O. LEUBE, 1879). Der nüchterne Magen ist leer oder enthält nur geringe Mengen schwachsaurer Flüssigkeit. Der Magensaft wird hauptsächlich von den Schleimhautdrüsen des Fundus und Corpus sezerniert, der Reiz zur Sekretion geht besonders vom Antrum aus (wie Beobachtungen nach operativer Entfernung dieses Teils lehren). Er enthält HCl, Pepsin, Katepsin und Labferment. Pepsin gelangt in stark saurem Milieu, Katepsin bereits in weniger saurem Milieu zur Wirksamkeit. Beide dienen der Eiweißverdauung. Das Labferment bewirkt die Gerinnung der Milch. Ein in der Schleimhaut des Antrums sich bildender Wirkstoff ist der sog. Intrinsicfaktor, ein Mucoprotein, mit Bedeutung für die normale Blutbildung (s. S. 316). Im Magen sowie im oberen Dünndarm erfolgt die Bildung eines hormonartigen Stoffes (Secretin) der auf dem Blutwege die Fundus- und Corpusdrüsen zur Tätigkeit anregt. Die annähernd konstante Konzentration der HCl beträgt 0,3—0,5% (was einem p_H von 1,5—2,2 entspricht), die Menge des Magensaftes in 24 Stunden 3—5 Liter. Die Sekretion erfolgt vor allem bei Anwesenheit von Speisen im Magen, namentlich von Fleisch und extraktivstoffhaltigen Nahrungsmitteln wie Fleischbrühe usw., sowie von Gewürzen, ferner unter der Einwirkung der Röstprodukte tierischen und vegetabilischen Ursprungs, aber auch auf psychischem Wege beim Anblick, Geruch oder der bloßen Vorstellung von appetitreizenden Speisen (sog. Appetitsaft), schließlich auch unter der Einwirkung des Kauens. Sie wird gehemmt durch die Anwesenheit von Fett (insbesondere von Butter, dagegen nicht von anderen Fetten, wie z. B. von Margarine, die oft sogar umgekehrt wirken). *Histamin* (0,5 mg subcutan) regt besonders intensiv die HCl-Sekretion an. Neben der direkten Bedeutung für die Verdauung steht die Ausscheidung von HCl im Magen auch im Dienste der Säurebasenregulation des Blutes; beispielsweise kompensiert der Organismus die bei starker Muskelarbeit entstehende Milchsäurezufuhr zum Blut außer durch Atmung und Nierenfunktion durch vermehrte HCl-Sekretion des Magens.

Wissenswert ist sowohl die HCl-*Konzentration* wie die *Menge* des abgeschiedenen Saftes. Erstere, der sog. aktuellen Reaktion, d. h. dem Gehalt an freien Ionen[1] entsprechend, ist von ausschlaggebender Bedeutung für die optimale Wirksamkeit des Pepsins, welche bei einem p_H von 1,8 liegt. Die HCl-Menge ist ein Ausdruck für die sekretorische Leistung des Magens.

Zur *Prüfung des Chemismus* verabreicht man eine *Probenahrung* von konstanter Zusammensetzung, z. B. das EWALDsche Probefrühstück: 1 Tasse Tee und 2 Semmeln oder besser, weil sie den Magensaft stärker lockt, 1 Tasse Fleischbrühe aus 1 Bouillonwürfel oder 5 g Liebigextrakt sowie 1 Semmel; man hebert 45 Min. später mit dem Magenschlauch aus, oder man gibt eine RIEGELsche Probemahlzeit: 1 Teller Fleischbrühe, 150 g Beefsteak oder Fleischpüree, 100 g Kartoffelpüree, 50 g Brot, 1 Glas Wasser, Aushebung nach 3 Stunden. *Untersuchung des Ausgeheberten:* Feststellung der Menge sowie des etwaigen Vorhandenseins zahlreicher gröberer Brocken (normal feine Verteilung; man vergesse nicht, auf die Beschaffenheit der Zähne zu achten!) sowie des Geruchs, der normal nicht unangenehm aromatisch ist. Bei normaler Saftmenge bildet diese etwa die Hälfte des in einem Meßzylinder sich absetzenden Volumens des Ausgeheberten (*Schichtungsquotient* 50%). Besser verwendet man anstatt des Probefrühstücks den sog. *Alkoholprobetrunk* (300 ccm 5%iger Alkohol; Aushebung nach 30 Min.) oder eine *Coffeinreizlösung* (0,2 Coffein. pur., 300 Aq. dest., evtl. mit 2 Tropfen 2% Methylenblaulösung); mit einer sog. *Verweilsonde* erhält man Aciditätskurven, die diagnostisch von hohem Wert sind. Aus dem Magen stammender Schleim ist mit dem Inhalt innig vermischt und pflegt sich am Boden des Gefäßes zu sammeln, verschluckter Schleim schwimmt oben. Prüfung mit blauem Lackmuspapier, das sich normal rot färbt. Saure Reaktion wird erzeugt durch freie HCl, ferner durch an Eiweiß und organische Basen gebundene HCl sowie pathologische organische Säuren (Milch-, Essig- und Buttersäure). Ein spezifisches, absolut sicheres Reagens auf freie HCl ist die GÜNZBURGsche Probe mit Phloroglucin-Vanillin (Purpurrotfärbung bei vorsichtigem Abrauchen auf Porzellandeckel). Für die Feststellung der aktuellen Reaktion (s. oben), die genau nur mit komplizierter elektrometrischer Methode gemessen werden kann, genügt in praxi die Anwendung gewisser Farbindicatoren, so vor allem die Probe mit Kongorotpapier, das sich bei genügend freier HCl intensiv blau ([H·] > 10^{-3}), im andern Fall bräunlich-violett färbt. Die *quantitative* Bestimmung der HCl-Menge, der sog. Acidität, durch Titration mit n/10 NaOH (4 g Ätznatron in 1 Liter Aqua dest.) geschieht zweckmäßig für die freie HCl mit GÜNZBURG (s. oben) oder besser mit TOPFERschem Reagens (0,5% Dimethylaminoazobenzol); letzteres färbt sich durch HCl rot, sein Umschlag in Lachsfarben bei Zusatz von NaOH entspricht der aktuellen

---

[1] Vgl. S. 522.

Acidität[1] (s. oben). Die Gesamtacidität wird mit Phenolphthalein als Indicator titriert; dieses ist in saurer Lösung farblos (so daß es die Titration der freien HCl nicht beeinträchtigt), während es bei alkalischer Reaktion in Rot umschlägt. Durch Kombination mit dem TOPFERschen Reagens ist es somit möglich, in fortlaufender Titration an der gleichen Magensaftprobe sowohl die freie HCl wie die Gesamtacidität zu bestimmen. Bei Fehlen der freien HCl ist es mitunter von Wert, das HCl-Defizit kennenzulernen, das man durch Titration mit n/10 HCl mit GÜNZBURG feststellt. Hierfür ist besonders das Alkohol- bzw. Coffein-P.F. (s. S. 346) geeignet, da sie im Gegensatz zu der Probenahrung keinerlei HCl-bindende Substanzen enthalten[2]. Von *pathologischen Säuren*, die sich bei Fehlen der freien HCl finden, ist diagnostisch die wichtigste die *Milchsäure*, deren Nachweis aber nur bei Fehlen derselben in der genossenen Nahrung (Brot, saure Milch, Sauerkraut!) von Wert ist, am besten daher am Probefrühstück geführt wird. Zu ihrer Feststellung dient UFFELMANNS Reagens (1% Carbolsäure 30 ccm + 3 Tropfen offic. Eisenchlorid), dessen Farbe bei positivem Ausfall von Violett in Gelbgrün umschlägt. Einfacher und sicherer ist der mikroskopische Nachweis von Milchsäurestäbchen im Magensaft (s. unten).

Bei Kontraindikationen der Anwendung der Magensonde, z. B. bei Aneurysma aortae, bei Lebercirrhose (Varicen des Ösophagus!) sowie bei Ulcus und Ulcusverdacht (vorher ist eine Stuhluntersuchung auf okkultes Blut vorzunehmen!) vermag die SAHLISCHE *Desmoidprobe* über das Verdauungsvermögen des Magens zu orientieren; mit Methylenblau gefülltes Gummibeutelchen, das mit Catgutfaden (d. h. rohem Bindegewebe, s. unten) zugebunden ist, öffnet sich nur dann im Magen, wenn letztere durch den Magensaft verdaut und gelöst werden; normal erfolgt innerhalb 20 Stunden Blaugrünfärbung des Harns infolge von Resorption des Farbstoffs.

Die Gesamtacidität beträgt normal auf 100 ccm Magensaft nach einem Probefrühstück 30—60, nach einer Probemahlzeit 50—80, die freie HCl 20—40. Bei Fehlen der freien HCl prüfe man auch auf das Vorhandensein von *Pepsin*: mehrere scharfkantig zugeschnittene Stückchen von hartgekochtem Hühnereiweiß werden mit 10 ccm Magensaft + 2 Tropfen offic. HCl im Brutschrank gehalten; nach spätestens 12 Stunden findet man normal entweder völlige Auflösung der Stückchen oder wenigstens Andauung der Kanten.

Von diagnostischer Bedeutung ist ferner auch die *mikroskopische Untersuchung* des Magensaftes. Speisereste wie Stärkekörner (Blaufärbung mit LUGOLscher Lösung), quergestreifte Muskelfasern, Pflanzenteile, Erythrocyten sowie eine größere Zahl von Leukocyten im nüchternen Magen sind pathologisch. Die langen BOAS-OPPLERschen Bacillen weisen auf Milchsäuregärung hin; Sarcinehäufchen (gelbe warenballenartige Tetraden) sowie Hefezellen sprechen für Stagnation.

Sehr wichtige Aufschlüsse und Ergänzungen zur Röntgenuntersuchung vermag die *Gastroskopie* zu geben, deren Technik aber große Übung voraussetzt.

Auch die *Untersuchung der Faeces* liefert oft Anhaltspunkte zur Beurteilung von Krankheiten des Magens, so insbesondere die Anwesenheit von Blut sowie von größeren Mengen von Bindegewebe (s. S. 374).

Die *resorptive* Tätigkeit des Magens ist nur unbedeutend; resorbiert werden in geringer Menge aus wäßrigen Lösungen Zucker, Pepton, NaCl, gleichzeitig wird von der Schleimhaut Wasser in den Magen als sog. *Verdünnungssekretion* ausgeschieden. Wasser wird nicht resorbiert, dagegen in erheblichem Maße Alkohol.

Die physiologische Bedeutung des Magens besteht einmal darin, daß er ein *Reservoir* für die Speisen bildet, wodurch die Nahrungszufuhr sich auf wenige Mahlzeiten in 24 Stunden beschränken läßt, und ferner darin, daß in ihm die Verdauung speziell *der Eiweißkörper* eingeleitet wird. Letztere werden bis zu den Albumosen und Peptonen (aber nicht weiter) zerlegt; *rohes Bindegewebe wird ausschließlich vom Magen, nicht vom Darm verdaut*. Voraussetzung für die Eiweißverdauung ist das Vorhandensein von freier HCl. Auch die Lockerung von *pflanzlichem* Stützgewebe, der sog. Mittellamelle, ist eine wichtige Aufgabe der Magenverdauung. Ebenso wird das Klebergerüst des Brotes verdaut. Das Resultat der Magenverdauung ist somit ein Auseinanderfallen der Speisebrocken in kleine Partikel. Das vom Mundspeichel stammende *Ptyalin* setzt zunächst auch noch im Magen seine Wirkung, d. h. die Verzuckerung der Kohlenhydrate fort, soweit es sich in den zentralen, mit HCl noch nicht vermischten Abschnitten des Inhaltes befindet (vgl. oben), zumal immer nur die peripheren

---

[1] Aktuelle und Titrationsacidität fallen hier praktisch nur deshalb zusammen, weil die HCl als starke Säure maximal dissoziiert ist, wenigstens so lange, als, wie z. B. auch beim EWALDschen P.F., nicht andere die Dissoziation herabsetzende Substanzen, wie Eiweißkörper, organische Säuren usw., anwesend sind. Anders liegt der Fall bei Stagnation, wie z. B. bei Pylorusverengerung.

[2] Voraussetzung ist allerdings hierbei, daß der Magensaft weder Duodenalsaft (Galle), noch Blut, Schleim oder größere Mengen von Speichel enthält, die sämtlich HCl zu binden vermögen.

Teile des letzteren mit dem Magensaft in Berührung kommen und durch die Verdauung in Lösung gehen. Der verflüssigte Teil des Inhaltes gelangt in das Antrum pyloricum. Bei Anwesenheit größerer Fettmengen kommt es häufig zu einem Rückfluß von Duodenalsaft mit Galle und *Trypsin* in den Magen. Das gleiche findet bei heftigem Erbrechen statt. Endlich kommt dem Magensaft eine gewisse bactericide Kraft gegenuber pathogenen Keimen, demnach eine Desinfektionswirkung zu.

Die *Entleerung* des Magens durch Öffnung des Pylorus erfolgt nicht regellos, sondern nach einem gewissen Rhythmus, der von der Qualität der Nahrung und den Sekretionsverhältnissen des Magens abhängt und vom sog. *Pylorusreflex* geregelt wird. Übertritt von saurem Mageninhalt sowie von Fett in den Darm führt vom *Duodenum* aus reflektorisch vorübergehend Verschluß des Pylorus herbei, bis der Mageninhalt weiter verdaut ist, so daß eine Überladung des Duodenums vermieden wird. Damit hängt zusammen, daß hohe HCl-Werte oder Speisen, die viel HCl anlocken, wie z. B. Fleisch, eine langsamere Entleerung des Magens bewirken. Das gleiche gilt auch vom Fett sowie von Süßigkeiten. Da nun das sog. *Sättigungsgefühl* zu einem Teil von der Zeitdauer der Magenfüllung abhängt, wird erklärlich, wie letzteres bei niedrigen Säurewerten bzw. z. B. bei vegetabilischer Kost mit geringem Gehalt an „Safttreibern" oder bei fettarmer Kost nur kurze Zeit anhält. Reflektorischer Pylorusverschluß vom *Magen* aus erfolgt gegenüber festen Bestandteilen des Mageninhalts, abnorm kalten und heißen Speisen sowie anisotonischen Lösungen, außerdem bei Schmerzreizen.

Unter normalen Sekretionsverhältnissen zeigen die verschiedenen Speisen je nach ihrer Qualität und ihrer chemischen und physikalischen Beschaffenheit eine verschiedene *Verweildauer* im Magen. So verlassen den Magen innerhalb 1—2 Stunden z. B. 100—200 g gekochte Milch, 100 g weiche Eier, innerhalb 2—3 Stunden 200 g Kaffee mit Sahne, 100 g Rührei, 250 g gesottenes Kalbshirn, je 150 g Kartoffelbrei, Salzkartoffeln, Kirschenkompott, 200 g gesottener Schellfisch, 70 g Weißbrot oder Zwieback; innerhalb 3—4 Stunden 230 g junges gesottenes Huhn, 250 g gesottene Taube, 195 g gebratene Taube, 160 g roher oder gekochter Schinken, 100 g magerer Kalbsbraten, 100 g gebratenes Beefsteak, je 150 g Schwarzbrot, Reis, Spinat; 4—5 Stunden: 210 g gebratene Taube, 250 g gebratenes Beefsteak, 100 g Rauchfleisch in Scheiben, je 250 g gebratener Hase und Gans, 140 g Linsen als Brei, 200 g Erbsbrei, 150 g gesottene Schnittbohnen (ausführliche Tabelle nach Penzoldt, vgl. Lehrbücher). Geringe Verweildauer der Speisen ist im allgemeinen identisch mit ihrer „*Bekömmlichkeit*", was aber nur für den *Magen* gilt. Im übrigen ist diese ein relativer Begriff, dessen genauere Präzisierung jeweils von der Art des zu behandelnden Leidens abhängt.

Motilität und Sekretion des Magens sind von seiten des vegetativen Nervensystems und auf dem Wege über das vegetative Nervensystem von der Psyche her beeinflußbar. Vagusreizung führt zur Steigerung der Sekretion und der Motilität.

Gastritis (Magenkatarrh)

Die Gastritis stellt einen sowohl in akuter wie chronischer Form auftretenden entzündlichen Reizzustand der Magenschleimhaut dar. Sie ist gekennzeichnet durch vermehrte Schleimbildung, Schwellung und Rötung der Schleimhaut; gelegentlich kommen auch kleine Blutungen vor, in ganz schweren Fällen beobachtet man circumscripte Nekrosen mit Schorfbildung. Die Gastritis ist ein häufiges Leiden. Ihre genauere Kenntnis beim Lebenden datiert seit Einführung der Gastroskopie. Ihre Bedeutung liegt u. a. in der ursächlichen Beziehung zur Achylie (s. S. 350).

Als *ursächliche* Momente der *akuten* Gastritis sind für die leichteren Formen Überladung des Magens, Genuß von zu heißen oder zu kalten Speisen, schlecht gekaute Nahrung, ein mangelhaftes Gebiß sowie vor allem verdorbene Nahrungsmittel (infektiöse Gastritis), gelegentlich wohl auch Verschlucken von infektiösem Material bei Anginen oder Nebenhöhleneiterungen zu nennen. Schwere Gastritis mit Schleimhautnekrosen beobachtet man bei Vergiftungen mit ätzenden Substanzen (Säuren, Laugen, Carbol, Sublimat, Phosphor, Arsen). Außer diesen, eine *direkte* Läsion der Magenschleimhaut bewirkenden Noxen kommt als *zweite* Gruppe unter den Ursachen der Gastritis die *hämatogen-toxische* Entstehung in Frage, wie sie z. B. im Verlauf von Infektionskrankheiten beobachtet wird; nachgewiesen wurde sie bei Pneumonie, Scharlach, Sepsis. Auch Arzneistoffe, besonders Digitalis, Sulfonamide, Salicylate, sind imstande, eine Gastritis hervorzurufen, entweder durch direkte Einwirkung auf die Magenschleimhaut oder auf hämatogenem Wege.

Der **akute Magenkatarrh**, der am häufigsten nach Diätfehlern vorkommt („Magenverstimmung"), äußert sich in dyspeptischen Beschwerden wie Druck in der Magengegend, Appetitlosigkeit, Widerwillen gegen Nahrungsaufnahme, der sich bis zu wiederholtem Erbrechen steigern kann, fadem pappigen Geschmack, dick belegter Zunge, sowie meist ziemlich heftigem Foetor ex ore. Das Allgemeinbefinden pflegt stets beeinträchtigt zu sein; Mattigkeit und gemütliche Verstimmung sind in der Regel vorhanden. Auch die Darmtätigkeit ist oft gleichzeitig gestört, teils in Form von Obstipation, teils von Diarrhoe. Temperatursteigerungen bis 38° kommen vor; höheres Fieber spricht gegen einfache Gastritis, ebenso der Nachweis einer Milzvergrößerung. Herpes beobachtet man mitunter bei fieberhaftem Verlauf.

Bei Untersuchung des Mageninhalts nach Probefrühstück (meist überflüssig) findet man vielfach Hyperacidität, gelegentlich Sub- oder Anacidität, regelmäßig vermehrt Schleim und reichlich Leukocyten. Bei *fieberhaften* Fällen ist stets mit der Möglichkeit einer leichten Typhus- oder Paratyphusinfektion zu rechnen. Man versäume nicht die entsprechenden Stuhl- und Blutuntersuchungen.

Bei den *schweren*, auf *Verätzung* durch Gifte beruhenden Gastritiden weisen zunächst die regelmäßig an der Mund- und Rachenschleimhaut sichtbaren Schorfe auf den Charakter der Erkrankung hin. Blutiges Erbrechen sowie die Ausstoßung von Schleimhautfetzen können auch auf Verätzung der Speiseröhre beruhen, dagegen zeigen eine starke Druckempfindlichkeit und Schmerzen in der Magengegend die schwere Schädigung des Magens an.

Mitunter hinterläßt die akute Gastritis dauernde Schleimhautveränderungen.

Die chronische Gastritis ist ein keineswegs seltenes Leiden. Sie wird ausgelöst zum Teil durch die gleichen Schädlichkeiten wie die akute Gastritis. Unzweckmäßige Beschaffenheit der Speisen infolge mangelhaften Kauens, dauernd zu hastiges Essen, häufiger Genuß zu heißer Speisen (beruflich bei Köchinnen), Tabakabusus (speziell Kautabak), vor allem aber dauernder Genuß konzentrierter alkoholischer Getränke bilden die Hauptursachen des chronischen Magenkatarrhs. Auch ist er eine häufige Begleiterscheinung des Ulcus ventriculi und des Carcinoms des Magens. Schließlich ist oft die Gastritis der Folgezustand einer chronischen Stauung im Bereich der Baucheingeweide bei Herz- und Lungenleiden, woraus sich das häufige Vorkommen von Magenbeschwerden bei diesen erklärt. Krankheiten der Leber und der Gallenwege sind oft, urämische Zustände regelmäßig von einer chronischen Gastritis begleitet.

Anatomisch erweist sich die Schleimhaut als geschwollen, sie ist häufig infolge von Pigmentablagerung schiefergrau verfärbt und mit zähem Schleim überzogen; in einzelnen Fällen besteht hyperplastische Wucherung mit starker Schwellung und lymphocytärer Infiltration, welche umschriebene warzenartige Prominenzen und Wülste hervorruft (sog. état mamelonné); in anderen Fällen führt der Prozeß schließlich zu Atrophie mit starker Verdünnung der Schleimhaut und teilweisem Schwund der Magendrüsen.

Krankheitsbild. Die allgemeinen dyspeptischen Symptome sind zum Teil die gleichen wie bei der akuten Gastritis: Belegte Zunge, Appetitmangel, Magendruck nach jeder Nahrungsaufnahme, häufig Sodbrennen[1] sowie Aufstoßen und besonders beim Säuferkatarrh morgendliches Erbrechen von wäßrigen und schleimigen Massen (Vomitus matutinus). Der Brechreiz wird hier oft durch die gleichzeitig bestehende Pharyngitis ausgelöst. Häufig sind Schädigung des gesamten Ernährungszustandes mit Gewichtsabnahme und Störung des Allgemeinbefindens mit Klagen über Kopfdruck, Schwindel (sog. Magenschwindel), Herabsetzung der Leistungsfähigkeit, seelische Verstimmung vorhanden; auch kommen besonders

---

[1] *Sodbrennen* findet sich keineswegs nur bei Hyperacidität, sondern auch bei Subacidität, insbesondere auch beim Regurgitieren alkalischen Duodenalsaftes.

bei den mit chronischer Enteritis komplizierten Formen des öfteren hypochrome Anämien mit Leukopenie vor.

Aushebertung nach Probefrühstück oder Probemahlzeit ergibt statt des fein verteilten Speisebreies grobe Brocken, Verminderung, bei schweren Fällen mit Schleimhautatrophie sogar völliges Fehlen der HCl und des Pepsins, sowie große Mengen von zähem, glasigem Schleim (besonders deutlich beim Übergießen des Magensaftes in ein anderes Gefäß oder beim Umrühren mit einem Glasstab), außerdem oft reichlich Leukocyten. Bei der *Röntgenuntersuchung* beobachtet man meist beschleunigte Entleerung als Folge des HCl-Mangels. Doch ergibt in manchen Fällen eine Probemahlzeit leichte Grade von Retention, gelegentlich mit Vorhandensein von Zersetzungsprodukten, speziell von Essigsäure und Buttersäure. Die Röntgendarstellung des Schleimhautreliefs zeigt oft verstärkte Wulstung der Schleimhaut. Eine Folge des HCl-Mangels ist der häufige Befund von unverdautem Bindegewebe im Stuhl (vgl. S. 374). Vereinzelt kommen auch erhöhte HCl-Werte vor (*Gastritis acida*).

Die **Diagnose** der akuten Gastritis stößt meist auf keine Schwierigkeiten, dagegen ist diejenige der chronischen Form nicht immer leicht zu stellen, da insbesondere die wenig charakteristischen Beschwerden auch anderen Magenleiden zukommen, speziell dem Carcinom, dem Ulcus und den funktionellen, oft weitgehend psychogenen Sekretions- und Motilitätsstörungen. Ausschlaggebend ist der Befund bei der Röntgen- und der gastroskopischen Untersuchung, wichtig ist des weiteren die Anamnese (Potatorium, schlechtes Gebiß usw.), wogegen der Allgemeineindruck wie Ernährungszustand, körperliche Leistungsfähigkeit usw. diagnostisch nicht entscheidend sein können, da letztere bei den verschiedensten chronischen Magenleiden schwer in Mitleidenschaft gezogen sind.

Von *Achylie* spricht man dann, wenn völliger Mangel an HCl und Pepsin, selbst nach Histamindarreichung, nachweisbar ist. Eine Achylie dürfte in vielen Fällen das Endstadium einer chronischen Gastritis atrophicans darstellen (KNUD FABER). Nach Säure- oder Laugenverätzung stellt sie sich beispielsweise nicht selten später ein. Oft findet sich Achylie als Begleiterscheinung beim Magencarcinom, vielfach bei fortgeschrittenen Lungentuberkulosen, nicht ganz selten nach Dysenterie. Auch bei Diabetikern findet man sie vielfach. Regelmäßig begegnen wir einer Achylie bei der perniciösen Anämie, auch gehäuft bei nicht anämischen Mitgliedern von Familien, in denen die perniciöse Anämie vorkommt. Mitunter macht die Achylie gar keine oder nur sehr geringfügige Beschwerden und wird bisweilen nur zufällig entdeckt.

Vereinzelt beobachtet man im Gefolge der Achylie *Darmstörungen*, insbesondere Durchfälle als sog. **gastrogene Diarrhoen**, die auf die mangelhafte Magenverdauung, das Fehlen der desinfizierenden Wirkung der HCl und die beschleunigte Entleerung des Magens zurückzuführen sind, und die auf therapeutische Verabreichung größerer Mengen HCl schwinden. Häufiger ist allerdings Obstipation. Sehr oft lassen sich ferner Colibacillen im Magen und im oberen Dünndarm nachweisen. Bei Anacidität findet sich sehr oft freie krystallinische Harnsäure im Harn.

Die **Therapie** der *akuten Gastritis* besteht vor allem in energischer Schonung des Magens, evtl. für 1—2 Tage völlige Karenz, höchstens Tee und Zwieback sowie Schleimsuppen, in den nächsten Tagen allmählich Übergang über Fleischbrühe, Geflügel, Reis usw. zu gewöhnlicher Kost; zweckmäßig ist die Verabreichung von Acid. hydrochlor. dilut. 3 mal täglich 20—30 und mehr Tropfen in 1 Glas Wasser *während* des Essens. Bei Vorhandensein schädlicher Ingesta im Magen ist für ihre schleunige Entfernung zu sorgen, entweder durch Magenspülung mit lauwarmem Wasser oder durch Applikation von Emeticis, am besten 0,005 bis 0,01 Apomorphin. hydrochlor. subcutan, im Anschluß daran Abführmittel, z. B. 2—3 Eßlöffel Ricinusöl (möglichst heiß, da es dann dünnflüssig ist oder z. B. mit heißem Kaffee vermischt weniger Widerwillen erregt). In der Rekonvaleszenz bei Appetitmangel HCl-Tropfen sowie Stomachica und Amara, z. B. Tct. Gentian. 10,0 Tct. aromat. 5,0 oder Tct. amar. 10,0, Tct. aromat. 5,0 je 15—20 Tropfen mehrmals täglich oder Vin. Condurango 3 mal täglich 1 Eßlöffel.

Die **Therapie** *der chronischen Gastritis* ist einmal eine ätiologische durch Beseitigung der ursächlichen Schäden: Gebiß, gründliches Kauen, langsames Essen, Vermeiden von Spirituosen, Gewürzen sowie stark gesalzenen, ferner sehr sauren, sehr heißen und sehr kalten Speisen. Einschränkung bzw. Verbot des Rauchens, Bekämpfung der Stauung bei Zirkulationsstörungen. Genaue *Diätvorschriften: Verboten* sind grobes sowie frisches Brot, zähes Fleisch, grobe Gemüse, alle Fette außer Sahne und Butter, auf der Pfanne gebratene Fleischspeisen, Bratkartoffeln, fette Backwaren, fette Saucen und Mayonnaisen, Räucherwaren, desgleichen ein Übermaß an gärungsfähigen Kohlehydraten. Anfangs sollen alle Speisen in pürierter bzw. fein zerkleinerter Form genossen werden. Getränke: dünner Tee, Wasser mit Rotwein, Selters abgebraust; starker Kaffee ist verboten. Häufige kleine Mahlzeiten; nach der Mittagsmahlzeit Ruhe 1 Stunde lang, am besten mit warmen Kataplasmen (Leinsamen, Grützbrei usw.) oder Prießnitz auf die Magengegend. Häufig sind, namentlich bei Zeichen von Stagnation oder Gärung regelmäßige *Magenspülungen* nüchtern mit NaCl- oder Natr. bicarb (1%)-Lösungen oder bei starker Schleimsekretion mit Kalkwasser (3 Eßlöffel Aq. Calc. pro Liter) von Vorteil. *Medikamentös* wird von Targesin (s. S. 360) und Kamillentee gern Gebrauch gemacht; bei subaciden oder anaciden Fällen Acid. hydrochlor. dil. (s. oben), Pepsin. german. 0,5, 3mal täglich nach dem Essen bzw. Pepsin-Salzsäure oder Acidol-Pepsintabl., bei Achylie evtl. außerdem Pankreon oder Pankreatin 3 × 2 Tabletten $1/2-3/4$ Stunden nach der Mahlzeit; besonders empfehlenswert sind die Panpeptal-Dragees, zur Anregung des Appetites Amara (s. S. 350), Condurangopräparate, z. B. Vin. Condurango eßlöffelweise, oder Extr. Condurango fluid. 3mal täglich 1 Teelöffel; ferner Tct. Strychni, Tct. Chin. comp., Tct. Rhei vinos. ää 1,0, 3mal täglich 20 Tropfen sowie Orexin. tannic.-Tabl. 0,5, 1–2 Stunden vor dem Essen. Bei Hyperacidität mit Sodbrennen Magnesiumperhydrol, Aluminiumsilikat oder Aluminiumhydroxyd (s. S.360). Oft bewähren sich *Brunnenkuren*, z. B. Karlsbader Mühlbrunnen, warm etwa 250 ccm nüchtern und 1 Stunde vor den Mahlzeiten, ferner bei Anacidität NaCl- Quellen wie Homburg, Kissingen, Wiesbaden; als alkalische Quelle bei normalen oder gesteigerten HCl-Werten besonders Neuenahr. Der Vorteil der Kur in Badeorten besteht u. a. in dem Umstand, daß die Patienten mit größerer Sorgfalt und Gründlichkeit die vorgeschriebene Behandlung zu absolvieren pflegen als zu Hause. Bei seit längerer Zeit bestehender chronischer Gastritis ist die Behandlung oft sehr langwierig, zumal nicht selten die geringsten Diätfehler Rückfälle und Verschlimmerungen bewirken. Das Körpergewicht ist fortlaufend zu kontrollieren.

Superacidität und Supersekretion

Unter *Superacidität* versteht man krankhafte Zustände, die durch Magenbeschwerden sowie abnorm hohe Magensäurewerte gekennzeichnet sind. Die Beschwerden, die ein bis zwei Stunden nach dem Essen aufzutreten pflegen, bestehen in Druck und Brennen in der Magengegend, saurem Aufstoßen oder heftigem Sodbrennen (Pyrosis), gelegentlich in Erbrechen sauren Mageninhalts. Mit Vorliebe treten die Beschwerden nach bestimmten Speisen auf, insbesondere nach Süßigkeiten, extraktivstoffhaltigen Speisen, Bratensaucen, Einbrennsaucen, ungenügend zerkleinerten Speisen, Hülsenfrüchten, sauren oder stark gesüßten alkolischen Getränken, Salaten. Die Säurewerte überschreiten oft 45 für freie HCl und 70 Gesamtacidität. Die Höchstwerte pflegt man nach Verabreichung einer sog. Appetitmahlzeit (bestehend aus frei gewählten, dem Patienten besonders zusagenden, am besten pikanten Speisen) zu erhalten. Die Verweildauer der Speisen im Magen (s. S. 348) ist oft erheblich verlängert. Infolge der Abscheidung abnorm großer Säuremengen in den Magen ist der Harn vielfach alkalisch und läßt die Salze der Erdalkalien als weißliche Trübung ausfallen (Phosphaturie vgl. S. 491).

Bei der *Supersekretion* kommt es teils dauernd, teils vorübergehend zur Abscheidung abnorm großer Magensaftmengen.

Ein aus trockenem Zwieback ohne Tee bestehendes Probefrühstück, das bei der Aushebung nach 30 Minuten normalerweise als dicker Brei erscheint, wird in diesen Fällen als dünne Flüssigkeit entleert. Bei der Röntgenuntersuchung erkennt man eine auffallende Höhe der Intermediärzone (s. S. 345).

Kontinuierlicher Magensaftfluß, bei dem auch nüchtern saurer Magensaft produziert wird, wird als Gastrosuccurrhoe, auch als REICHMANNsche Krankheit bezeichnet. In der Regel findet sich bei dieser Störung ein pylorusnahes oder duodenales Ulcus. In anderen Fällen tritt die sog. alimentäre Form der Supersekretion in Erscheinung, wobei nur nach Nahrungsaufnahme der abnorme Magensaftfluß zu konstatieren ist. Und in wieder anderen Fällen bietet sich eine intermittierende Form dar, die in größeren Abständen, aber meist gleichzeitig mit heftigen Attacken von Magenschmerz und Erbrechen und den Zeichen des Pylorusspasmus einhergeht (paroxysmale Gastroxynsis); sie findet sich unter anderem im Verlauf tabischer Krisen sowie mitunter bei Migränekranken.

Beim Vorhandensein einer Superacidität oder Supersekretion oder auch beim häufigen Zusammentreffen beider Störungen ist sowohl nach einer Gastritis wie nach einem Ulcus zu fahnden (Prüfung auf okkulte Blutungen, Röntgenuntersuchung, Gastroskopie). Des weiteren sind entzündliche Erkrankungen der Gallenwege und chronische Appendicitiden offenbar imstande, Begleitgastritiden, manchmal mit Superacidität und Supersekretion, manchmal mit Sub- oder Anacidität zu unterhalten. Auch ist — wie erwähnt — die Tabes dorsalis differentialdiagnostisch in Betracht zu ziehen. Es gibt fernerhin Menschen, bei denen ständig schon ganz geringfügige Diätfehler Superaciditätsbeschwerden bedingen. Man spricht vom „empfindlichen" Magen und darf wohl annehmen, daß eine Gastritis vorliegt.

Therapie. Vermeiden aller als „Safttreiber" bekannten Speisen (gewürzte und salzige Speisen, Süßigkeiten, Fleischextrakt, Bratensaucen, Essig, pikante Käse, saure Weine, Hülsenfrüchte, rohes Obst, Salate, starker Kaffee, stark gesüßte Speisen, Liköre; auch einzelne Gemüse wie z. B. Spinat, ferner rohe Zwiebeln sind Saftlocker). Oft wirkt *eiweißreiche Kost* wegen der Bindung der HCl günstig, am besten als Milch; Fleisch nur in gekochter Form, feingeschnitten, ferner Trinkeier, weißer Käse, sowie Plasmon, Sanatogen. Mitunter ist eine während längerer Zeit durchgeführte NaCl-*arme* Kost (5 g NaCl pro die) zweckmäßig. Die Zulässigkeit größerer Mengen *Kohlenhydrate* ist im Einzelfall auszuprobieren (Mondamin, Reis, Kartoffelpüree). Sehr günstig ist oft die Wirkung der *Fette*, die sekretionshemmend wirken, aber nur als Butter und Sahne oder Mandelmilch erlaubt sind oder als sog. Ölkur (z. B. 3 mal täglich 1 Eßlöffel Olivenöl nach dem Essen), die zwar gleichzeitig günstig auf die Obstipation wirkt, oft aber auf Widerwillen stößt. Alkohol ist als Säurelocker in jeder Form verboten, ebenso Tabak. Alle Speisen sollen zur Beschränkung der Saftsekretion möglichst fein zerkleinert sein. Häufige kleine Mahlzeiten. In vielen Fällen, namentlich bei denen mit Supersekretion bzw. verzögerter Entleerung, ist Einschränkung der Flüssigkeitsaufnahme von Vorteil. *Medikamentöse Therapie:* Zur Neutralisierung werden seit langem Alkalien angewendet, z. B. Magnesia usta oder Magnesiumperhydrol (Merck) 3 mal täglich $^3/_4$ Stunden p. c. 1 gestrichener Teelöffel; da dieses oft stark abführend wirkt, ist in diesen Fällen Neutralon bzw. Palliacol oder Gastro-Sil zweckmäßiger. Vorteilhaft besonders bei Schmerzen und zur Hemmung der Sekretion sind ferner Belladonna und seine Derivate, wobei Wechsel der Präparate sich empfiehlt, z. B. Bellafolin (3 mal tgl. 1—2 Tabl.), Belladonnysat (3 mal tgl. 10 Tropfen); Atropin als Pillen 3 mal täglich $^1/_2$—1 mg (oder Atrop. methylobromat. 3 mal täglich 1 mg) oder Rp. Extr. Belladonn. 0,5, Eumydrin 0,05, Papaverin. hydrochlor. 2,0, f. pil. Nr. L, 3 mal täglich 1 Pille. Bei Supersekretion außerdem Magenspülungen nüchtern mit alkalischem Wasser (1% Natr. bicarb. oder 1 Teelöffel Karlsbader Salz pro Liter). Gegen den Schmerz bei paroxysmaler Gastroxynsis, speziell auch gegen den Pyloruskrampf heiße Breiumschläge. Zu Brunnenkuren eignen sich Karlsbad, Marienbad, Kissingen, Neuenahr.

Nervöser Reizmagen (sog. Magenneurose)

Trotz subtilster Untersuchung ist beim Vorhandensein schmerzhafter Empfindungen im Magenbereich und Störungen der Motilität und Sekretion oft kein Befund im Sinne einer Gastritis oder einer organischen Wandveränderung des Magens zu erheben. Hingegen lassen sich Zeichen ermitteln, die auf eine gesteigerte Erregbarkeit im vegetativen Nervensystem und auf eine psychische Labilität des Patienten deuten. Nicht selten sind die Magenbeschwerden mit spastischer Obstipation (s. S. 397) kombiniert, in ihrer Intensität wechselnd und deutlich abhängig von psychischen Emotionen. Vielfach besteht eine hypochondrische Gemütsverfassung, oft auch Furcht vor Krebs. Der innige Konnex zwischen Psyche und Magenfunktion ist durch exakte Untersuchungen, insbesondere der PAWLOWschen Schule, erwiesen. Die Beschwerden sind keineswegs einheitlich. Verhältnismäßig häufig wird über Druck- und Völlegefühl nach jeder Mahlzeit, über Appetitmangel oder vorzeitiges Sättigungsgefühl geklagt, ferner über hartnäckiges Aufstoßen, auch über Neigung zu Erbrechen. Auf eingehendes Befragen stellt sich vielfach heraus, daß gar keine deutliche Abhängigkeit von der Qualität der Nahrung besteht, mitunter sogar schwere Speisen besser vertragen werden als leichte. Sehr ausgesprochen ist hingegen gewöhnlich die Abhängigkeit der Beschwerden von seelischen Erregungen (Ärger, Kränkungen, Schreck, Angst, Sorge) u. U. auch freudigen Erregungen. Erbrechen oder Anorexie der Schulkinder morgens infolge Angst vor der Schule gehört hierher. In manchen Fällen ist der Ernährungszustand im Mißverhältnis zu den geäußerten lebhaften Beschwerden auffallend gut, allerdings in anderen Fällen, namentlich bei hartnäckigem Erbrechen, kann sich eine erhebliche Unterernährung einstellen. Zumal bei jungen Mädchen sind Magenbeschwerden mit extremer Appetitlosigkeit auf psychischer Grundlage dazu angetan, den Allgemeinzustand in hochgradiger Weise zu beeinträchtigen *(Anorexia nervosa)*. Häufig findet sich dann gleichzeitig Oligo- oder Amenorrhoe, des weiteren Eisenmangel. STILLERscher Habitus (s. S. 366) ist diesen jungen Mädchen oft eigen. In Fällen stärkerer Abmagerung kann röntgenologisch eine Enteroptose gefunden werden. In den Fällen mit heftigem Aufstoßen sieht man bisweilen eine abnorm große Magenblase im Röntgenbild, die sich durch dem Patienten unbewußtes Luftschlucken (Aerophagie) erklärt und gelegentlich sehr hohe Grade annehmen kann (sog. Pneumatosis des Magens). Die hierbei vorhandenen Beschwerden entsprechen oft denjenigen des gastrokardialen Symptomenkomplexes (s. S. 221). Motorik und Sekretion des Magens verhalten sich wechselvoll, hin und wieder kommt ein sprunghafter Wechsel von superaciden und subaciden Magensaftwerten vor (sog. Heterochylie).

Die **Diagnose** Magenneurose darf erst nach gründlichster Untersuchung des gesamten Körpers gestellt werden. Solch eingehende Untersuchung wirkt nicht nur beruhigend auf die ängstliche Gemütsverfassung der Patienten, sondern schützt vor allem vor der gefährlichen Klippe der hier besonders häufigen Fehldiagnosen. Neben den organischen Krankheiten des Magens (Gastritis, Ulcus, Pylorusstenose, Carcinom) sind organische Krankheiten des Nervensystems (Tabes!) auszuschließen sowie bei hartnäckigem Erbrechen Gravidität. Auch denke man stets an Krankheiten wie Cholecystitis, Appendicitis, Pankreatitis, abdominelle Adhäsionen, bei Frauen auch stets an gynäkologische Affektionen. Mit der Lungentuberkulose sind recht häufig Magenbeschwerden ohne organischen Befund am Magen verbunden. Wichtig für die Diagnose ist natürlich die genaue Anamnese, die den Zusammenhang mit seelischen Einwirkungen aufdeckt. Immer ist vor allem daran zu denken, daß jahrelange Störungen ohne organischen Befund eines Tages dann doch auf Grund erneuter Röntgenuntersuchung zur Diagnose Ulcuskrankheit zwingen (s. S. 355).

Die **Therapie** ist vor allem eine psychische und bezweckt, durch eingehende Belehrung des Patienten über die Gegenstandslosigkeit seiner Besorgnisse in ihm wieder Vertrauen zu seinem Verdauungsapparat zu wecken. Diätetische Vorschriften brauchen gewöhnlich nicht besonders streng zu sein, häufige Mahlzeiten sind meist zweckmäßig. Genügende Ruhepausen und vor allem die Auseinandersetzung mit etwaigen Konfliktstoffen sind wichtig. Die Übererregbarkeit im vegetativen Nervensystem kann durch leichte Sedativa (Valeriana, Brom, kleine Luminaldosen) gedämpft werden. Auch milde Hydrotherapie ist vielfach von Nutzen. Bisweilen kommt man ohne psychoanalytische Verfahren nicht zum Ziel, manchmal stellt die Hypnose ein erfolgreiches Behandlungsverfahren dar.

Ulcus pepticum ventriculi et duodeni

Das Ulcus pepticum ist ein bei Männern und Frauen sehr häufiges Leiden, das hauptsächlich das jugendliche und mittlere Lebensalter befällt und eine gewisse familiäre, hereditäre Disposition zeigt. Besonders unter den jugendlichen Kranken mit Ulcus duodeni ist die hereditäre Disposition oft erkennbar. Außer im Anfangsteil des Duodenums befindet sich die Ulceration im Magenbereich mit Vorliebe an der kleinen Kurvatur, besonders in Höhe des Angulus ventriculi, außerdem in der Gegend des Pylorus. Andere Lokalisationen (Nähe der Kardia, Bereich der großen Kurvatur, der Vorder- und Hinterwand des Magens) sind erheblich seltener. Ulcerationen im untersten Ösophagusabschnitt kommen fast nur bei gleichzeitiger Pylorusstenose oder bei Sanduhrmagen vor. Man unterscheidet pylorusferne und pylorusnahe Geschwüre.

Anatomischer Befund. Während Ulcera, die erst kurze Zeit bestehen, einen nur oberflächlichen Schleimhautdefekt darbieten (*Ulcus simplex*), dringen ältere Geschwüre häufig unter Zerstörung der Muscularis bis zur Serosa vor, so daß die Gefahr der Perforation in die Bauchhöhle (*Ulcus perforans*) oder Penetration in benachbarte Organe (*Ulcus penetrans*) gegeben ist. Die Form derartiger Geschwüre ist meist die eines schraglaufenden Trichters. Frische Ulcera sind scharfrandig, ältere zeigen oft verdickte Ränder (*Ulcus callosum*). Größere Geschwüre hinterlassen bei der Ausheilung ausgedehnte schrumpfende Narben; letztere bewirken am Corpus mitunter ringformige Stenosen mit *Sanduhrform* des Magens, am Pylorus Verengerung desselben. Am Bulbus duodeni, d. h. also am Anfangsteil des Zwolffingerdarms, der noch der HCl-Pepsineinwirkung des Magensafts ausgesetzt ist, findet man häufig multiple Narben als Residuen abgeheilter Ulcera. Des öfteren sind Doppelulcera („kissing ulcers") feststellbar. Pradilektionsorte für die Ulcusbildung sind Hinterwand und Vorderwand des Bulbus duodeni.

Ätiologie. Sowohl für die Entstehung als auch für die charakteristische Chronizität der Ulcuskrankheit wurden sehr verschiedene bedingende Faktoren angeschuldigt, ohne daß es bisher gelungen wäre, eine voll befriedigende Erklärung zu finden. Die zuerst von R. VIRCHOW 1853 aufgestellte sog. *Gefäßtheorie* (Erkrankung der Magenarterien) sowie die später von G. HAUSER verfochtene Infarkttheorie stand mit der Eigentümlichkeit des Ulcus im Widerspruch, das jugendliche Alter mit in der Regel intakten Gefäßen zu bevorzugen. Die wichtige Rolle der peptischen Andauung der Schleimhaut bei der Genese des Ulcus ventriculi und duodeni durch den Magensaft ergibt sich aus folgenden Tatsachen: Die seltene Lokalisation eines Ulcus im Ösophagus dicht über der Kardia oder in einem MECKELschen Divertikel wird nur dann beobachtet, wenn sich dort Inseln von Magenschleimhaut finden; ferner kommt das Ulcus jejuni pepticum (s. S. 363) niemals bei anacidem Magensaft vor. Gegen die alleinige Bedeutung der Superacidität (sog. *Ätztheorie* nach GÜNSBURG, ASCHOFF, BÜCHNER) jedoch wurde geltend gemacht, daß ein erheblicher Prozentsatz der Fälle, zumal von Ulcus ventriculi, normale, ja sogar subacide Säurewerte zeigt. Nach KONJETZNY ist eine vorausgehende Gastritis eine wesentliche Vorbedingung, wie schon CRUVEILHIER betont hatte. Die sog. *neurogene* oder *spasmogene* Theorie G. v. BERGMANNs, nach welcher es sich um Gefäßkrämpfe in der Magenwand handelt, die infolge der dadurch verursachten umschriebenen Ernährungsstörung der Mucosa zu peptischer Verdauung und Ulceration führen, findet u. a. in der Tatsache eine Stütze, daß häufig Ulcusträger auch sonst Zeichen erhöhter Erregbarkeit, insbesondere im Bereich des vegetativen Nervensystems (Vagus und Sympathicus), zeigen. Diese vegetativ Labilen oder „vegetativ Stigmatisierten" sind u. a. gekennzeichnet durch Motilitätsstörungen auch im Darmbereich (spastische Obstipation) und durch ein sehr labiles Vasomotorensystem (kalte feuchte Hände und Füße, rasches Erblassen und Erröten, Cutis marmorata). Sie reagieren auf bestimmte Pharmaca, wie Pilocarpin, Adrenalin usw., intensiver als der Gesunde. Unter diesem Gesichtspunkt betrachtet wäre dann die Superacidität nicht ulcusbedingendes Faktum, sondern Begleiterscheinung eines allgemeinen konstitutionellen Reizzustandes im vegetativen Nervensystem. Der Erfolg einer gegen letzteren gerichteten Therapie bildet in vielen Fällen eine Bestätigung für die Richtigkeit der neurogenen Theorie. Dafür sprechen auch die nicht ganz seltenen Fälle, wo im Verlauf von Gehirnkrankheiten (Hirntumoren, multiple Sklerose usw.), insbesondere in der Nachbarschaft des dritten Ventrikels, Magenblutungen auf dem Boden von Ulcerationen auftreten. Allerdings besteht gegenüber der Betonung der Bedeutung von Gefäßspasmen der Einwand, daß zwischen Ulcuslokalisation und anatomischer Gefäßverteilung kein Zusammnehang existiert, wie überhaupt für die Frage der Prädilektionsorte des Ulcus die genannten Erklärungsversuche im Stiche lassen. Zweifellos dürften lokale Verhältnisse des Magens an der kleinen Kurvatur und am Pylorus Gründe für die geringe Heilungstendenz eines einmal vorhandenen Ulcus bilden, welches seinerseits durch den dauernd von ihm ausgehenden Reiz wiederum zu Spasmen Anlaß gibt. In sehr seltenen Fällen kann eine traumatische Entstehung angenommen werden. Mitunter scheint es, daß man Infekte, vornehmlich chronische, auch Allergisierungsvorgänge in Verbindung mit der Ulcuskrankheit bringen kann. Möglicherweise wird hierdurch ein gesteigerter Erregungszustand im vegetativen Nervensystem hervorgerufen. Zahlreiche Ulcuskranke sind starke Raucher, und man weiß vom Nicotin, daß es eine Stimulierung vegetativer Zentren bewirkt. Im Zusammenhang mit einer Nebenniereninsuffizienz (ADDISONsche Krankheit) und nach ausgedehnten Hautverbrennungen werden in einem hohen Prozentsatz der Fälle peptische Ulcera gefunden.

Je mehr in neuerer Zeit darauf geachtet wurde, um so häufiger ließ sich ermitteln, daß Ulcuskranke zum Zeitpunkt der Entstehung ihrer Beschwerden seelisch belastet gewesen sind. Innere Spannungen bei anhaltenden Konfliktsituationen, Enttäuschung, unbefriedigter

Ehrgeiz und Furcht können gekoppelt sein mit Erregbarkeitssteigerungen im vegetativen Nervensystem. Steigerung der Motilität und der Sekretion des Magens sowie Hyperämisierung der Magenschleimhaut ließen sich unter seelischen Einwirkungen einwandfrei beobachten. So dürften also seelische Gegebenheiten die funktionellen Störungen bedingen können, auf Grund derer es auf dem Weg über zirkulatorische Behinderungen in der Magenwand zu einem lokalisierten pathologisch-anatomischen Substrat in Form des Substanzdefekts der Schleimhaut kommen kann.

Krankheitsbild. In zahlreichen Fällen bestehen längere Zeit hindurch Beschwerden, die auf eine Superacidität (s. S. 351) hindeuten, die außerdem in Druck-, Völle- und Schmerzgefühl in der Magengegend mehr oder weniger lange Zeit nach der Nahrungsaufnahme bestehen und die bisweilen von hartnäckiger Obstipation, Übelkeit und Brechreiz begleitet werden, ohne daß bei subtiler Untersuchung mittels Röntgenstrahlen oder Gastroskopie eine Ulcusbildung gefunden werden kann. Solche Beschwerdephasen, die von Zeiten völligen Wohlbefindens unterbrochen sind, wiederholen sich dann, bis anläßlich einer späteren Untersuchung bei gleichen Beschwerden schließlich ein Ulcus nachweisbar wird. Trotz Weiterbestehens einer Ulcusnische können die Beschwerden abklingen und es können andererseits Beschwerden derselben Art anhalten, obwohl der objektive Befund für eine narbige Abheilung des Geschwürs spricht. Es scheinen also die Beschwerden des Kranken mit *unkompliziertem* Ulcus vorwiegend auf den funktionellen Störungen zu beruhen, die in Spasmen der Muscularis mucosae, möglicherweise auch der Gefäße im Magenbereich, manchmal vielleicht in Dehnung der Magenwand und vielfach in Hypersekretion und Hyperacidität bestehen. Verhältnismäßig häufig ist zu beobachten, daß die Kranken mit dem pathologisch-anatomischen Substrat eines *Ulcus ventriculi* die schmerzhaften Empfindungen ziemlich bald nach der Nahrungsaufnahme (etwa im Abstand von $1/2-1^{1}/_{2}$ Stunden) bekommen *(Frühschmerz)*, hingegen Kranke, bei denen sich ein *pylorusnahes Geschwür* oder vor allem ein *Ulcus duodeni* feststellen läßt, durch die Schmerzempfindungen erst in einem größeren zeitlichen Abstand von der Mahlzeit belästigt werden *(Spätschmerz)*. Die zuletzt genannten Fälle zeichnen sich darüber hinaus dadurch aus, daß sie bei leerem Magen, vor allem nachts, Schmerzempfindungen aufweisen, die in typischer Weise durch Nahrungsaufnahme vorübergehend behoben werden *(Nüchtern- oder Hungerschmerz)*. Zu erwähnen ist, daß im Zusammenhang mit einer größeren Blutung die vorher bestandenen Schmerzen gewöhnlich verschwinden. Zwischen den Beschwerdephasen, die vielfach im Frühjahr und Herbst in Erscheinung treten, liegen Zeiten von Wochen und Monaten, in denen die Kranken keinerlei unangenehme Sensationen verspüren und gewöhnlich alle Speisen vertragen.

Objektiver Befund. Die Patienten zeigen manchmal gewisse Grade von Unterernährung, zumal dann, wenn aus Furcht vor den Schmerzen die Nahrungsaufnahme immer mehr eingeschränkt wird. Bei chronisch blutenden Geschwüren kann eine auf Eisenmangel beruhende Anämie entstehen. Die Zunge ist oft, besonders in ihren hinteren Abschnitten, weißlich belegt. Lokal besteht mitunter eine Druckempfindlichkeit der Magengegend, häufiger jedoch eine Druckempfindlichkeit in der Mitte zwischen Schwertfortsatz und Nabel. Manchmal ist die Nachbarschaft des Nabels (Pylorus!) druckempfindlich, wobei allerdings nach den Erfahrungen der Röntgenuntersuchung die druckempfindlichen Punkte keineswegs exakt mit dem Magen oder gar dem Ulcussitz zusammenfallen.

Eine circumscripte, diagnostisch wertvolle Schmerzhaftigkeit läßt sich nicht selten beim Beklopfen der Magengegend mit dem Perkussionshammer nachweisen, besonders beim stehenden Patienten. Ferner findet sich beim Ulcus ventriculi bisweilen ein Druckpunkt hinten links neben der Wirbelsäule zwischen dem X. und XII. Brustwirbel; auch zeigt mitunter die Haut im Bereich des VII. bis

IX. Dorsalsegments links eine hyperästhetische, sog. HEADsche Zone[1]. Beim Vorhandensein eines Ulcus duodeni ist die Druckschmerzhaftigkeit oft mehr nach rechts gelegen und die Kranken klagen auch über nach rechts und in den Rücken ausstrahlende Schmerzen. Zuweilen zeigt in diesen Fällen der Musculus rectus abdominis rechts oben eine vermehrte Rigidität.

Ein wichtiges objektives Symptom ist der Nachweis des Abgangs geringer Blutmengen mit dem Stuhl. Diese okkulten Blutungen können auf chemischem oder spektroskopischem Wege im Stuhl oder im Erbrochenen nachgewiesen werden. Nach Aushebung sind Blutspuren im Magensaft oft durch mechanische Läsionen hervorgerufen. Der Nachweis der okkulten Blutung (sofern er exakt geführt wird) setzt voraus, daß der Kranke mindestens 3 Tage vorher fleisch- und fischfrei ernährt wird und seit der letzten Fleischnahrung einige Darmentleerungen gehabt hat. Die Mindestmenge des im Stuhl nachweisbaren Blutes aus dem Magen oder Duodenum beträgt 1—2 ccm. Das Fehlen von okkultem Blut ist diagnostisch gegen die Annahme des Bestehens eines Ulcus nicht zu verwerten, da zahlreiche Ulcera kein Blut absondern. In solchen Fällen ist mitunter zu beobachten, daß durch intensive und protrahierte Anwendung heißer Kataplasmen eine okkulte Blutung provoziert wird.

Die Untersuchung des Magensaftes mittels ausgeheberten Probefrühstücks oder der fraktionierten Magensaftgewinnung durch eine Verweilsonde ist nur zu einer Zeit erlaubt, wo kein okkultes Blut nachweisbar ist, um nicht durch die mechanische Alteration eine stärkere Blutung herbeizuführen. Bei Kranken mit Ulcus duodeni ist das Vorhandensein einer Superacidität häufiger als bei Kranken mit Ulcus ventriculi.

Den Beweis für das Vorliegen eines Ulcus kann nur die Röntgenuntersuchung bzw. die gastroskopische Untersuchung erbringen. Ein sicheres röntgenologisches Zeichen eines Geschwürs ist das Vorhandensein einer vorspringenden sog. HAUDEKschen Nische. Die Darstellung des Schleimhautreliefs läßt oft eine Konvergenz von Schleimhautfalten auf das Ulcus hin erkennen. Bei Ulcerationen der kleinen Kurvatur beobachtet man tiefe spastische Einziehungen an der großen Kurvatur, die gewöhnlich gegenüber dem Ulcus sich finden und auf dieses gewissermaßen wie ein Finger weisen. Ein noch nach 6 Stunden vorhandener größerer Rest von Kontrastmahlzeit im Magen kann die Folge eines abnormen Kontraktionszustandes des Pylorus sein, wie er bei pylorusnahem Ulcus oft vorkommt. Ein organischer Sanduhrmagen, der durch Narbenbildung im Bereich des Corpus ventriculi entsteht, läßt sich von der erwähnten spastischen Sanduhrform unterscheiden durch einen meist längeren kanalartigen Isthmus mit oft unregelmäßiger Konturierung, ferner durch Persistenz nach subcutaner Gabe von $1/_2$ mg Atropin. Die auf einer abgelaufenen Perigastritis beruhenden Verwachsungen verraten sich bei der Palpation des Magens vor dem Röntgenschirm durch mangelhafte Verschieblichkeit einzelner Punkte des Magens und durch Verlagerung besonders des Pylorus nach rechts. In letzterem Fall treten häufig nach dem Essen Beschwerden beim Liegen auf der linken Seite infolge von Zerrungen auf. Der Magen von Kranken mit Ulcus duodeni zeigt oft eine erheblich verstärkte Peristaltik mit tief einschneidenden Wellen und auffallend rascher Entleerung (sog. hyperperistaltischer Typ des Ulcus duodeni), die im Widerspruch mit der vorhandenen Superacidität steht. Trotz anfänglicher Entleerungsbeschleunigung beobachtet man aber später oft einen Sechs-Stundenrest. Diese Kombination ist für Ulcus duodeni charakteristisch. Auch gibt es Fälle, die durch erhebliche Größe der intermediären Saftschicht vermehrte Sekretion erkennen lassen (sog. maximalsekretorischer Typ). Am *Duodenum* sind abgesehen von circumscripter Druckempfindlichkeit, vor dem Leuchtschirm die Dauerfüllung sowie Formänderungen des Bulbus duodeni wichtige Befunde. Bei dem evtl. noch 8 Stunden p. c. sichtbaren sog. Dauerbulbus fällt oft die abnorme Größe desselben auf; Nischen- und Zapfenbildung, welche die entscheidenden Symptome sind, deren Darstellung aber eine vollendete Röntgentechnik voraussetzt, können sowohl auf Geschwüren oder Narben wie auf Spasmen beruhen. Auf narbige Schrumpfung deutet Form-

---

[1] Die HEADschen *Zonen*, die sich bei Krankheiten verschiedener innerer Organe finden, werden durch Ausstrahlung der abnormen Erregung der Organe über die Rami communicantes auf die zugehörigen cerebrospinalen Nerven erklärt. Neben der segmentaren Hyperästhesie kommen gelegentlich auch noch andere Anomalien im gleichen Bezirk vor, welche auf das autonome Nervensystem hinweisen, wie abnorme Schweißabsonderung, veränderte Hauttemperatur, lokale Blutarmut, Störungen der Pilomotoren usw. Die Hyperästhesie zeigt sich oft nur bei leisester Berührung, nicht dagegen bei stärkeren Reizen, in anderen Fällen umgekehrt erst bei Druck oder Kneifen tieferer Schichten. Charakteristisch ist ferner eine gewisse Inkonstanz sowohl nach Ausdehnung als auch nach Intensität des Phänomens. Mitunter sind schließlich die HEADschen Zonen mit einer palpatorisch feststellbaren Tonuszunahme derjenigen Muskelgruppe vergesellschaftet, die vom gleichen Spinalsegment innerviert wird wie die Dermatome der HEADschen Zonen.

veränderung bzw. abnorme Kleinheit des Bulbus hin. Mitunter beobachtet man am Leuchtschirm Retroperistaltik der Pars descendens duodeni. Gelegentlich ist eine dem penetrierenden Ulcus ventriculi analoge Nische mit daruberstehender Luftblase feststellbar. Endlich ist der Pylorus oft nach rechts verlagert (Rechtsdistanz) als Folge periduodenitischer Verwachsungen.

Diagnose. Den Verdacht auf das Bestehen eines Ulcus erwecken die Periodizität des Leidens, die charakteristische Schmerzanamnese (Fruhschmerz, Spatschmerz, Nüchtern- oder Hungerschmerz) und eine große Magenblutung in der Anamnese, den Beweis für ein Ulcus erbringt aber allein die rontgenologische bzw. gastroskopische Untersuchung.

Okkultes Blut kann auch auf anderen Prozessen im Verdauungskanal beruhen. Abgesehen von verschlucktem Blut nach Nasenbluten oder Zahnfleischblutungen kommen Blutungen vor bei Ösophagusvarien (Lebercirrhose), bei Hiatushernien, bei Magencarcinom, bei Ulcerationen und Neoplasmen in den oberen Darmabschnitten, bei Darminfarkt, Darminvagination, bei MECKELschem Divertikel (s. S. 396), bei Arteriosklerose, hämorrhagischer Diathese (Cholämie) sowie bei Sepsis, während Hämorrhagien im unteren Dickdarm oder Mastdarm, beispielsweise bei Hämorrhoiden, sich durch dem Stuhl aufgelagertes und als solches erkennbares Blut verraten.

Superacidität schließt speziell das Magencarcinom mit hoher Wahrscheinlichkeit aus. Dagegen können gastrische Krisen bei Tabes an das Bild des Magengeschwürs erinnern, zumal auch hier gelegentlich stark saurer Magensaft, bisweilen sogar mit geringer Blutbeimengungen, erbrochen wird (Nervenstatus!). Der Zeitpunkt des Auftretens der Schmerzen nach der Nahrungsaufnahme erlaubt in gewissem Umfang eine *Lokalisation des Ulcus:* Schmerzen sofort nach dem Essen sind auf ein Ulcus des Magenkörpers, der sog. Spätschmerz einige Stunden p. c. hingegen auf ein pylorusnahes bzw. duodenales Geschwür verdachtig.

Kurz erwähnt sei hier noch das **Duodenaldivertikel**, eine hernienartige Ausstülpung der Darmschleimhaut mit Lokalisation vorzugsweise an der VATERschen Papille. Druck auf die Nachbarschaft, insbesondere auf die Gallenwege (Ikterus) sowie Entzündungen infolge Zersetzung des gestauten Inhaltes können das Leiden aus seiner Latenz treten lassen; es ist lediglich *röntgenologisch* zu diagnostizieren.

Die *große Blutung* ist als solche sofort zu erkennen, wenn es zum Bluterbrechen kommt. Blut im Erbrochenen ist im Gegensatz zu dem hellroten schaumigen Lungenblut infolge des Einwirkens der Magensalzsäure braun-schwarz (bisweilen kaffeesatzartig). Im übrigen verrät sich die große Blutung durch wiederholtes Gähnen, Schwindelerscheinungen, Übelkeit, Kollapsneigung und dadurch, daß der Stuhl teerfarben wird. Neben dem Ulcus ventriculi neigt besonders das Hinterwandulcus am Bulbus duodeni zu Blutungen, während vom Vorderwandulcus im Bulbus duodeni hauptsächlich die Perforation droht.

Konservative Therapie beim Ulcuskranken. Bei der akuten abundanten *Blutung* (Kontrolle des Blutbefundes!) ist, wenn irgend möglich, baldigst eine *Transfusion* vorzunehmen, weil diese nicht nur dem Ersatz des verlorengegangenen Blutes dient, sondern auch das beste blutstillende Mittel ist. Die intravenöse Zufuhr von 10 ccm einer 5—10%igen Kochsalzlösung oder einer 10%igen Calcium chloratum-Lösung, auch intravenose Claudeninjektionen bzw. subcutane Serum- oder Gelatineeinspritzungen stehen der Bluttransfusion an blutstillender Wirkung zweifellos nach. Auf strenge Bettruhe in Rückenlage (Bettschüssel!) muß bei stark blutenden Ulcera gedrungen werden. Von einer leichten Eisblase auf die Magengegend ist anzunehmen, daß das Stehen der Blutung begünstigt wird. Vollkommene Nahrungsenthaltung wahrend der ersten Tage nach einer massiven Blutung stellt sicher das vorsichtigste diätetisch-therapeutische Verfahren dar und ist immer durchführbar, wenn übermäßiges Durstgefuhl durch Tropfeinläufe (Normosal mit 5% Traubenzucker) gelindert wird. Diese absolute Nahrungskarenz wird allerdings nicht von allen auf diesem Gebiet besonders erfahrenen Therapeuten für nötig bzw. nützlich gehalten. So hat LENHARTZ empfohlen, unmittelbar nach der Blutung mit einer calorien- und eiweißreichen Ernährung zu beginnen, da er hierdurch eine baldige Kraftigung des durch die Blutung geschwächten Kranken und auf diesem Wege eine schnellere Ausheilung des Ulcus erwartet. H. KALK gibt während der ersten Tage Rohrzuckerlösung, vom 4. Tage ab Milch (s. die beiden Tabellen S. 358 und 359). Am weitesten geht E. MEULENGRACHT, der von der Darreichung gemischter, pürierter Kost in 5 Mahlzeiten je Tag selbst im Stadium der Blutung keine Nachteile gesehen hat. In jedem Fall dürfte es sich empfehlen, einer größeren Magenblutung eine mindestens vierwöchige Liegekur mit Schonkost anzuschließen.

Handelt es sich nicht um eine stärkere Blutung, sondern um die Beeinflussung einer erstmaligen oder rezidivierenden Beschwerdephase eines Ulcus, dann kann bei nicht zu hochgradigen Störungen zunächst einmal der Versuch gemacht werden, mit Hilfe einer ambulanten, die Berufstätigkeit nicht unterbrechenden Behandlung zum Ziel zu gelangen. In diesem Fall sind folgende Behandlungsmaßnahmen zu empfehlen: Unmittelbar nach dem Mittag- und Abendessen mindestens eine Stunde lang Ruhelage, dabei Warme auf die Magengegend! (In sitzender oder stehender Stellung, vor allem im Zusammenhang mit körperlicher Arbeit, ist zu befürchten, daß durch den gefüllten Magen eine Zerrung der

Ulcus-Diätschema

Tage nach der Magenblutung	1	2	3	4	5	6
Eier	2	3	4	5 eingeschlagen	6	7
Zucker (zum Ei)	—	—	20	20	30	30
Milch	200	300	400	500	600	700
Rohes Hackfleisch	—	—	—	—	—	35
Milchreis	—	—	—	—	—	—
Zwieback	—	—	—	—	—	—
Roher Schinken	—	—	—	—	—	—
Butter	—	—	—	—	—	—
Calorien	280	420	637	777	955	1135

Ulcus-Diätschema

		1. Tag	2. Tag	3. Tag	4. Tag	5. Tag
Intravenös	25—40%ige Traubenzuckerlösung . . ccm	3×20	3×20	3×20	2×20	1×30
Per rectum	Tropfeinlauf 5,4%ige Invertzuckerlösung . . . . ccm	1000	1000	1000	1000	1000
Per os	5%ige Rohrzuckerlösung . . . . . . ccm	—	200	400	400	300
	Milch . . . . ccm	—	—	—	100	200
	Mondamin . . . . g	—	—	—	—	10
	Zucker . . . . g	—	—	—	—	10
	Haferschleimsuppe . . . . ccm	—	—	—	—	200
	Eier	—	—	—	—	—
	Grießbrei . . . . g	—	—	—	—	—
	Mondamin oder Reisstärke . . . . . . g	—	—	—	—	—
	Zwieback (aufgeweicht in Milch)	—	—	—	—	—
	Grießbrei oder Reisbrei . . . . g	—	—	—	—	—
	Butter (ungesalzen) . . . . g	—	—	—	—	—
	Grieß-, Reis- oder Haferbrei . . . . . g	—	—	—	—	—
	Kartoffelbrei . . . . g	—	—	—	—	—
	Schleim-, Grieß- oder Reissuppe . . ccm	—	—	—	—	—
	Schinken (roh, entsalzen, geschabt) . . g	—	—	—	—	—
	Schleim-, Grieß-, Reis- oder Nudelsuppe . . . . ccm	—	—	—	—	—
	Weißbrot (ohne Rinde) . . . . g	—	—	—	—	—
	Nudeln	—	—	—	—	—
	Alle Suppen (außer Fleischbrühe, Erbsen-, Bohnen-, Linsen- und Fruchtsuppe) . . . . g	—	—	—	—	—
	Leichte Mehlspeisen, Pudding (ohne Fruchtsoßen), Creme . . . . g	—	—	—	—	—
	Zartes gewiegtes Fleisch (Kalb, Huhn, Taube) . . . . g	—	—	—	—	—
	Gemüse (keine Rüben, Rettich, Salat, Weißkraut, Rotkraut, rote Rüben, Bohnen, Linsen) . . . . g	—	—	—	—	—
	Calorien etwa	250 bis 300	300 bis 350	350 bis 400	400 bis 430	550

Ulcus pepticum ventriculi et duodeni

nach LENHARTZ

7	8	9	10	11	12	13	14—28
8	8	8	8	8	8	8	8
4 eingeschlagen	4 eingeschlagen	4 gekocht					
40	40	50	50	50	50	50	50
800	900	1000	1000	1000	1000	1000	1000
2×35	2×35	2×35	2×35	2×35	2×35	2×35	2×35
100	100	200	200	300	300	300	300
—	20 g=1 Stück	40	40	60	60	80	100
—	—	—	50	50	50	50	50
—	—	—	20	40	40	40	40
1588	1721	2138	2478	2941	2941	3007	3073

nach H. KALK

6. Tag	7. Tag	8. Tag	9. Tag	10.Tag	11.Tag	12.Tag	13. Tag	14.—15. Tag	16.—17. Tag	18. Tag	19.—22. Tag	22.—27. Tag
—	—	—	—	—	—	—	—	—	·	—	—	—
1000	—	—	—	—	—	—	—	—	—	—	—	—
200	100	—	—	—	—	—	—	—	—	—	—	—
300	300	400	500	500	500	500	500	500	500	500	500	500
20	20	—	—	—	—	—	—	—	—	—	—	—
15	15	20	20	20	20	20	20	20	20	20	20	20
400	500	500	500	500	500	—	—	—	—	—	—	—
1	2	2	2	2	2	3	3	3	3	3	3	3
—	200	200	—	—	—	—	—	—	—	—	—	—
—	—	20	20	20	20	20	20	—	—	—	—	—
—	—	2	2	4	6	6	6	6	6	2	—	—
—	—	—	400	—	—	—	—	—	—	—	—	—
—	—	—	20	30	40	50	50	50	60	60	60	60
—	—	—	—	400	400	500	500	500	300	300	300	300
—	—	—	—	—	100	200	200	200	200	200	200	200
—	—	—	—	—	—	500	500	—	—	—	—	—
—	—	—	—	—	—	—	40	40	40	—	—	—
—	—	—	—	—	—	—	—	500	500	—	—	—
—	—	—	—	—	—	—	—	100	100	150	150	150
—	—	—	—	—	—	—	—	—	200	200	200	200
—	—	—	—	—	—	—	—	—	—	500	500	500
—	—	—	—	—	—	—	—	—	—	200	200	200
—	—	—	—	—	—	—	—	—	—	50	100	100
—	—	—	—	—	—	—	—	—	—	—	—	100
820	1040	1190	1650	1810	2090	2490	2570	2760	2860	3100	3100	3200

kleinen Kurvatur, des Lieblingssitzes des Ulcus ventriculi, ausgeubt wird. Wärme wirkt lösend auf reflektorische Spasmen.) Keine langen Nahrungspausen, sondern 5mal täglich nicht zu voluminöse Mahlzeiten einnehmen! (Jede Mahlzeit bindet die Salzsäure, die bei Ulcuskranken vielfach auch vom leeren Magen produziert wird. Eine übermäßige Dehnung der Schleimhautfalten des Magens soll durch die wenig voluminosen Mahlzeiten vermieden werden.) Langsam essen und sorgfältig kauen! (Hierdurch Verhütung einer mechanischen Irritation der Magenschleimhaut.) Übermäßig heiße und eisgekühlte Speisen und Getränke vermeiden! (Hierdurch Verhütung einer thermischen Schädigung der Magenschleimhaut.) Hinsichtlich der Auswahl seiner Speisen ist dem Kranken die Befolgung der auf S. 352 gegebenen Richtlinien anzuraten, wobei die sog. Saftlocker ausgeschaltet sind, von der sekretionshemmenden Eigenschaft der leicht verdaulichen Fette, also der Sahne, der Butter und des Olivenöls, Gebrauch gemacht und das säurebindende Milch-, Fleisch- und Eiereiweiß ausgenützt wird. Im Streben nach einer Vermeidung mechanischer Reizung der Magenschleimhaut empfiehlt es sich außerdem, in der Kost kleiehaltiges Brot, Hülsenfrüchte, Kohl, ungekochte Gurken und Zwiebeln, Rettich, Radieschen, rohes Obst, besonders die Schalen und Kerne, wegzulassen. Die Absicht, über das Ulcus mehrfach täglich eine schützende Schleimdecke zu breiten, hat BOAS zu dem sehr nützlichen Rat veranlaßt, den Hauptmahlzeiten eine kleine Tasse Hafer-, Gersten- oder Reisschleim vorauszuschicken. Bei Ulcuskranken besteht die Gefahr, daß in dem begreiflichen Bestreben, für jeden Schmerzzustand eine Ursache zu finden, ein Nahrungsmittel nach dem anderen angeschuldigt wird, Schmerzen auszulösen. So engen die Patienten ihre Kost immer mehr ein, worunter schließlich der allgemeine Ernährungs- und Kräftezustand und damit auch die Ernährung der Magenwand leiden. So weit darf natürlich die Beschränkung der Kost nicht getrieben werden. Calorisch ausreichend muß die Nahrungszufuhr schon gestaltet werden, sie soll nur möglichst wenig Sekretionsreize enthalten und leicht assimilierbar und schlackenarm sein. Nicotin wirkt erregend auf das vegetative Nervensystem und ist deshalb dem Ulcusmagen, der sich ja vielfach bei vegetativ labilen Menschen findet, meist nachteilig.

Medikamentös kann die adstringierende Wirkung des Argentum nitricum (0,1 : 150,0, 3mal täglich ein Eßlöffel auf leeren Magen) ausgenützt werden. Sehr zu empfehlen ist Targesin, eine Tannin-Silber-Eiweißverbindung. Von einer 2%igen Lösung läßt man morgens nüchtern einen Eßlöffel voll in einem Weinglas lauwarmen Wassers im Lauf einiger Minuten trinken. Dann soll der Kranke noch mindestens eine halbe Stunde im Bett liegenbleiben. Auch die Bismutverbindungen besitzen adstringierende Eigenschaften (Bismoterran, 3mal täglich vor dem Essen ein Teelöffel voll in etwas Wasser aufgeschwemmt). Bei übermäßiger Saft- und Säureproduktion ist die Verabreichung von Alkalien nützlich. Magnesiumperhydrol, Aluminiumsilicat (= Neutralon), Aluminiumhydroxyd (= Palliacol), Calciumsilicat (= Gastro-Sil) sind den früher gebrauchten Alkalien (Magn. usta, Natrium bicarbonicum, Calcium carbon. puriss.) gegenüber vorzuziehen, weil letztere nach anfänglicher Neutralisierung der vorhandenen Salzsäure einen Reiz zu besonders starker reaktiver Säureproduktion ausüben. Man gibt von den Alkalien 3mal täglich nach den Mahlzeiten, im Bedarfsfall auch nachts je 1 gestrichenen Teelöffel voll bzw. 2 Tabletten. Bei vagotonischen Individuen mit Ulcus und Superacidität wirkt Atropin oft günstig, über mehrere Wochen hinweg 2mal täglich $1/4 - 1/2$ mg. (Hierdurch Lösung von Spasmen der Gefäße und der Muscularis mucosae.) Zu beachten ist, daß Atropin auf die Dauer kumuliert. Weniger giftig als Atropin ist Eumydrin (2 mg) oder Papaverin (0,04 g) oder Extr. Belladonnae (0,02 g). Nützliche Fabrikpräparate aus dieser Reihe sind Belladonnysat, Bellafolin, Eupaco, Papavydrin. Ein spasmolytisches Medikament, das nicht zu den narkotischen Alkaloiden gehört, ist das Octinum = Methyloctenylamin). Es wird in Dosen von 0,15—0,3 g 3mal täglich gegeben. Wichtig ist die Beeinflussung einer gleichzeitig bestehenden spastischen Obstipation (s. S. 397). Viel von sich reden machte einige Zeit die Proteinkörpertherapie des Ulcus, speziell mit Novoprotein. Eindeutig sind die Erfolge nicht gewesen. Bei männlichen Ulcuskranken hat man die Verwendung von Progynon propagiert, von dem man annehmen kann, daß es den zirkulatorischen Betrieb anregt, also die Durchblutung der Geschwürspartie verbessert, und spasmolytisch auf die Gefäße und die glatte Muskulatur einwirkt. Über 3 Wochen hinweg kann man 2mal wöchentlich eine Ampulle Progynon B oleos. zu 10000 internat. Benzoat-Einheiten spritzen. Einmal wöchentlich eine Ampulle Testoviron ist daneben deshalb zu empfehlen, damit der Kranke nicht durch eine schmerzhafte Schwellung der Brüste belästigt wird. Der Nutzen dieser Therapie läßt sich schwer beurteilen, immerhin scheint zum mindesten ein recht guter Einfluß auf die allgemeine Kräftigung damit erzielt zu werden. Ein einfaches und sehr wirksames Verfahren zur Roborierung heruntergekommener Ulcuskranker, vielleicht auch zur rascheren Abheilung eines Ulcus, besteht in der Verabreichung von Lebertran. Übermäßig starke Schmerzen, die den Ulcuskranken oft besonders nachts quälen, können durch Milch mit etwas Weißbrot oder Zwieback gelindert werden, aber sehr haufig erweist sich doch auch eine schnell wirkende medikamentöse Schmerzbeeinflussung als unumgänglich notwendig. Durch Atropin und die anderen eben genannten Alkaloide ist diese nicht immer zu erzielen. Morphium kommt seiner Suchtgefahr wegen bei dem chronischen Leiden nicht in Frage, es hat außerdem den großen Nachteil, daß es die Säureproduktion steigern und Spasmen hervorrufen kann. Nichts einzuwenden ist gegen Codein, das diese nachteiligen Eigenschaften nicht hat. Überaus wirksam ist Dolantin, bei dessen Verwendung nur auch die Suchtgefahr im Auge behalten werden muß. Es darf deshalb nur in schweren Fällen vorübergehend verabreicht werden. Die aufgeführten Arzneistoffe können einzeln oder in einer dem Befund und den Erfahrungen, die der Ulcuskranke bei früheren Beschwerdephasen schon gesammelt hat, angepaßten Kombination angewandt werden. Als wesentlich ist noch für die Allgemeinbehandlung nachzutragen, daß der Ulcuskranke alle stärkeren Hautreize (intensive Sonnenbestrahlung, Höhensonne, Duschen, Bürstenbäder) vermeiden soll. Die Möglichkeit einer gesteigerten Abgabe von histaminartigen Stoffen seitens der Haut birgt hier erhebliche Gefahren (Blutungen!).

Führt eine ambulante Ulcusbehandlung nicht zum Ziel, dann ist eine konsequent durchgeführte vierwöchige *Liegekur* mit viel feuchtwarmen Umschlägen und strenger diätetischer Schonung in den meisten Fällen imstande, die Beschwerden zum Verschwinden zu bringen. Die Liegekur ist in der Zuverlässigkeit ihres Effekts ohne Zweifel einer ambulanten Behandlung weit überlegen. Gewöhnlich erübrigt sich dabei sogar eine zusätzliche medikamentöse Therapie, und man kann es oft beobachten, daß bereits nach wenigen Tagen der Bettruhe und der Durchführung der Magenschonkost die Schmerzempfindungen behoben sind. Es wäre falsch, den Kranken zu diesem Zeitpunkt schon wieder aufstehen zu lassen, weil dann alsbald die alten Krankheitserscheinungen erneut auftreten würden. Nach einer vierwöchigen Ruhekur bleiben einzelne Fälle für dauernd und zahlreiche Fälle wenigstens für längere Zeit beschwerdefrei. Ein zuverlässiges Verfahren zur sicheren Verhütung von Rezidiven besitzen wir leider nicht. Die Aussicht, nach einer oder mehreren Behandlungen beschwerdefrei zu bleiben, scheint für diejenigen, deren Krankheit sich durch ein Ulcus im Magenkörper manifestiert, größer zu sein als für diejenigen, deren Beschwerden mit einem pylorusnahen oder gar duodenalen Ulcus verbunden sind. Als wesentlicher Vorteil bei der Liegekur kommt hinzu, daß der nervös-labile Ulcuskranke den täglichen seelischen Beunruhigungen im Beruf usw. entzogen wird. Nach jeder erfolgreich vollzogenen Ulcuskur empfiehlt es sich, den Kranken zu veranlassen, sich noch mindestens für ein Jahr weitgehender diätetischer Schonung zu befleißigen mit Vermeidung von Durchkältungen und Durchnässungen und mit möglichster Ausschaltung psychischer Erregungen. Bei längeren und strengen Diätkuren darf übrigens die reichliche Zufuhr von Vitamin C, zunächst durch Verabreichung von Vitamin-C-Präparaten, später in Form von wenig gesüßten Fruchtsäften und Gemüsepreßsäften, nicht versäumt werden.

Bei denjenigen Fällen, die durch eine strenge Liege- und Diätkur, auch durch zusätzliche medikamentöse Behandlung ihre Beschwerden gar nicht verlieren, wird man ein operatives Vorgehen erwägen.

Fastenkuren sind bei der Ulcuskrankheit zweckwidrig wegen der damit verbundenen Leersekretion des Magens. Hingegen bewährt sich bei manchen Fällen von superacider Dauersekretion (besonders beim Ulcus duodeni) die Gabe von je 50 ccm einer 50%igen Dextroselösung im Abstand von 1—2 Stunden (evtl. auch nachts). Bei hartnäckigen Geschwüren ist die Fütterung mittels einer Jejunalsonde in Vorschlag gebracht worden. Dieses Verfahren bewirkt zwar eine mechanische Schonung des Magens, ist jedoch mit dem Nachteil behaftet, daß im Anschluß an die Sondenfütterung jeweils eine Leersekretion in den Magen erfolgt, welche unerwünscht ist.

Komplikationen eines Ulcus. Von dem pathologisch-anatomischen Substrat können Komplikationen in Form der Perforation, der Penetration, der großen Blutung, der Stenosierung und der malignen Entartung ausgehen. Die *Perforation* kann in die freie Bauchhöhle unter den Erscheinungen der akuten diffusen Peritonitis oder der „gedeckten Perforation" erfolgen; im ersteren Falle tritt plötzlich, oft aus scheinbar voller Gesundheit, ein überaus intensiver Schmerz in der Magengegend auf, die Bauchdecken sind sofort, und zwar in ganzer Ausdehnung, bretthart gespannt und dabei vielfach eingezogen, das Gesicht sieht verfallen aus, der Puls ist zunächst verlangsamt, später hebt sich seine Frequenz, die Temperatur steigt an, auch kommt es dann zur Auftreibung des Leibes. Bei der gedeckten Perforation sind die Symptome erheblich weniger stürmisch. Sind ausgedehnte Verwachsungen vorhanden, so führt die Perforation gelegentlich zu einem subphrenischen Abszeß (s. S. 410); mitunter zeigt das Auftreten einer („Durchwanderungs"-) Pleuritis oder eines Empyems links die latente Perforation an. Unter *penetrierendem* Ulcus versteht man das langsame Hineinfressen des Geschwürs in solide Nachbarorgane, vor allem in Pankreas oder Leber (Röntgen: Nischenbildung mit Fixation an dieser Stelle). Bisweilen penetriert ein Geschwür in das Colon hinein. Beim penetrierenden Ulcus ändert sich vielfach der Charakter der Beschwerden. Die Schmerzen bestehen fast dauernd und in sehr intensivem Grad und zeigen nicht mehr die Abhängigkeit von der Nahrungsaufnahme. Auch ist der Nüchternschmerz nicht mehr so prompt beeinflußbar durch Nahrungsaufnahme oder Alkalien.

Pylorus- bzw. Duodenalstenose s. S. 367.

Die Möglichkeit, daß ein Ulcus *krebsig entarten* kann, steht außer Zweifel, wenn auch hinsichtlich der Häufigkeit der malignen Entartung die Mitteilungen divergieren. So gut wie immer handelt es sich um Ulcera ventriculi, die diesen Entwicklungsgang nehmen, und zwar sind es meist solche, die keine Heilungstendenz aufweisen und deren Ränder durch Bindegewebsbildung starr und verdickt sind (Ulcus callosum). Dauernde Mikromelaena, Beschleunigung der Blutsenkungsgeschwindigkeit, Nachlassen des Appetits und die röntgenologisch zu erweisende fehlende Heilungstendenz des Ulcus müssen deshalb, zumal bei Menschen jenseits des 40. Lebensjahres, den Verdacht auf eintretende Malignität erwecken.

Perforation und hochgradige organische Pylorusstenose, ebenso Verdacht auf maligne Entartung, stellen absolute Indikationen für die chirurgische Behandlung des Ulcus dar. Zu den Fällen mit relativer Indikation zur Operation gehören das penetrierende und das callose Ulcus, der organisch bedingte Sanduhrmagen sowie in einzelnen Fällen ausgedehntere, die Magenmotilität erheblich störende perigastritische Verwachsungen. Auch bei Kranken, die trotz mehrfacher und sachgemäß durchgeführter konservativer Behandlungsverfahren schon bald wieder heftige Beschwerdephasen erleiden, wird man im Interesse ihres Befindens und ihrer Berufsfähigkeit schließlich eine Operation in Erwägung ziehen, zumal es sich in solchen Fällen nicht mehr um ein oberflächliches Ulcus simplex zu handeln pflegt, sondern um ein Ulcus, das zu pathologisch-anatomischen Veränderungen im Sinne von schwereren adhäsiven Prozessen geführt hat oder das penetrierende Eigenschaften aufweist.

Große Blutungen behandelt man wegen der hohen Operationsmortalität der ausgebluteten Patienten in der Regel konservativ, zumal im Falle jüngerer Patienten, bei denen die Blutungen gewöhnlich zum Stehen kommen. Wenn jedoch Kranke jenseits des 40. Lebensjahres trotz ausgiebiger Bluttransfusionen im Hb-Gehalt und in der Erythrocytenzahl rasch absinken und kein Abfall der Pulsfrequenz eintritt, dann muß an eine unstillbare arterielle Blutung gedacht und unter dem Schutz von Bluttransfusionen die Operation vorgenommen werden. Wiederholte Blutungen rechtfertigen die Operation im Intervall.

Die Operation der Wahl bei der Ulcuskrankheit ist die Anlage einer Gastroenterostomie mit Resektion des Antrum- und Pylorusanteils des Magens. Die Größe der Resektion richtet sich natürlich nach dem Sitz des Ulcus.

Die Nachbehandlung des operierten Magens ist von großer Bedeutung, weil der verkleinerte Magen und ebenso der Darm Zeit brauchen, um sich den neuen, unphysiologischen Verhältnissen anzupassen, auch die Gefahr einer Überlastung des Darms mit bedenklichen Folgezuständen besteht. Die Wirkung der Operation auf den Darm beruht auf der stark beschleunigten Beförderung von Mageninhalt in denselben, ihre Wirkung kommt daher dem Fehlen der Magenverdauung gleich, und zwar bezüglich der Bindegewebsverdauung, der Vorverdauung pflanzlicher Bestandteile und der bactericiden Wirkung gegenüber eingeschleppten Keimen. Die postoperativen Beschwerden, die keineswegs selten sind (20—40% der Fälle) und oft erst später nach Ablauf einiger Monate auftreten, bestehen in meist linksorientiertem Druck- und Schmerzgefühl gleich nach der Nahrungsaufnahme oder erst in einem gewissen zeitlichen Abstand davon, oft vergesellschaftet mit den Zeichen eines Kollapses (dumping syndrome) verschiedenartiger Ausprägung. Übelkeit, Aufstoßen, Brechreiz bis zum Erbrechen, Schwächegefühl, Schwindel, Schweißausbruch, Herzklopfen, Druck auf der Brust, Gähnen und selbst Bewußtseinsverlust können sich geltend machen. Nach Zuckeraufnahme erfahren manche Kranke eine hypoglykämische Nachschwankung mit entsprechenden Erscheinungen, so daß in diesen Fällen gesüßte Speisen zu vermeiden sind. Die genannten Störungen beruhen zum Teil auf Galle- und Duodenalsaftreflux in den Magen, zum Teil auf verzögerter, vor allem auch auf beschleunigter Entleerung des Magens (Sturzentleerung). Änderungen der Resorptionsgeschwindigkeit können auch eine Rolle spielen. Manche Fälle zeigen postoperativ die Symptome einer Gärungsdyspepsie, seltener diejenigen einer Fäulnisdyspepsie (vgl. S. 379). Gastrogene Diarrhoen können sich einstellen, wenn durch die Resektion des

Antrum- und Pylorusanteils die Produktion des Magensekretins, das die Fundusdrüsen zur Tätigkeit anregt, allzusehr eingeengt ist. Substitutionstherapie (Acidolpepsin, Panpeptal, Enzynorm) ist hierbei gewöhnlich erfolgreich. Die Keimbesiedlung der oberen Darmabschnitte und des Magens bei fehlender Salzsäureproduktion kann durch Ascension der Keime in die Gallenwege zu langdauernden Cholangitiden führen. Spätfolgen des ausgedehnt resezierten Magens können agastrische Anämien, manchmal von Perniciosa-Charakter, sein. Immer sind nach einer Magenoperation sorgfältiges Kauen, häufige kleine Mahlzeiten sowie Schonungsdiät für 3 Monate erforderlich. Verboten sind rohes bzw. rohgeräuchertes Fleisch wegen seines Gehaltes an rohem Bindegewebe, rohes Obst, rohe sowie gekochte grobe Gemüse, grobes Brot, schwere Fettarten (ausgenommen Butter, Pflanzenöle). Alle Speisen sind in weich gekochtem bzw. fein zerkleinertem Zustand zu verabreichen; alles bakterienhaltige Material, auch rohe Milch, pikante Käse usw. sind zu meiden.

Ulcus pepticum jejuni

Das Jejunalgeschwür entsteht niemals primär, sondern ausschließlich nach Gastroenterostomien (in 7—10% der Fälle) als Folge der peptischen Wirkung des Magensaftes. Es wird besonders bei Verwendung einer zu weit distal gelegenen, für die Fistel verwendeten Jejunumschlinge, ferner bei Verbindung derselben mit pylorusnahen Magenabschnitten (statt mit dem kardianahen Teil) sowie oft bei gleichzeitigem Verschluß des Pylorus beobachtet. Die ursächliche Bedeutung der peptischen Wirkung des Magensaftes erhellt aus der Tatsache, daß es bei sub- und anaciden Magen (z. B. nach Carcinomoperationen) nie vorkommt und wesentlich seltener dann zu beobachten ist, wenn bei Ulcuskranken die Gastroenterostomie mit der Resektion des Antrum- und Pylorusanteils verbunden worden ist. Nichtbeachtung diätetischer Vorschriften (s. S. 362) nach der Operation dürfte ebenfalls die Ausbildung eines Ulcus pepticum jejuni begünstigen. Das Ulcus tritt meist innerhalb der ersten Monate nach der Operation, selten später auf und verrät sich durch Beschwerden wie bei Ulcus duodeni, insbesondere durch Spät- und Nüchternschmerz (oft periodisch), namentlich in der Gegend etwas links vom Nabel mit entsprechender Druckempfindlichkeit, ferner durch besonders in den Rücken ausstrahlende Schmerzen sowie okkultes Blut im Stuhl; mitunter treten Diarrhoen sowie häufig später ausgedehnte Verwachsungen mit der Nachbarschaft, gelegentlich auch Perforationen ins Colon in Form einer *Magenjejunocolonfistel* ein, wobei Fettdiarrhoen im Vordergrunde stehen, während fäkulentes Erbrechen seltener ist; röntgenologisch ist die Fistel nur durch einen Kontrasteinlauf nachweisbar; nicht selten kommt es auch zum Durchbruch in die freie Bauchhöhle. Vereinzelt bleibt das Ulcus längere Zeit latent. *Therapeutisch* kommt nur die Operation in Frage; denn die Heilungstendenz des Ulcus pepticum jejuni unter konservativen Maßnahmen muß als äußerst gering bezeichnet werden. Außerdem ist die Neigung zu Penetration, Perforation und großer Blutung recht erheblich.

Magencarcinom (Magenkrebs)

Das Magencarcinom zeichnet sich unter den Carcinomen der verschiedenen Organe durch seine besondere Häufigkeit aus. Es befällt mit Vorliebe das 5. bis 7. Dezennium; nur ganz ausnahmsweise werden jugendliche Individuen, selten sogar schon solche in den 20er Jahren betroffen. Besondere ätiologische Momente sind unbekannt; eine gewisse familiäre Disposition läßt sich zweifellos des öfteren beobachten. Auffallenderweise befällt das Leiden oft Individuen, die sich bis dahin eines besonders leistungsfähigen Magens erfreuten.

Anatomisch handelt es sich teils um circumscripte, und zwar häufig polypöse Tumoren, teils um diffuse Krebsinfiltrate. Lieblingssitz ist die Regio pylorica sowie die kleine Kurvatur; gelegentlich kommen Carcinome an der Kardia vor. Histologisch ist der Tumor in der Regel ein Cylinderzellencarcinom und tritt häufig in der Form des weichen sog. Medullarkrebses auf, der unter der Einwirkung des Magensaftes Neigung zu geschwürigem Zerfall zeigt. Eine andere Form ist der sog. Scirrhus, der zu derber, schrumpfender Infiltration der Magenwand führt. Seltener ist das als Gallertkrebs bezeichnete Kolloidcarcinom, das man des öfteren bei jugendlichen Individuen beobachtet. Auf dem Boden eines alten Magengeschwürs sich entwickelnde Carcinome dürften nicht so ganz selten sein (s. S. 362). Im weiteren Verlauf des Leidens stellen sich regelmäßig Metastasen namentlich in der Leber und in den regionären Lymphdrüsen ein.

Symptome. Die ersten Erscheinungen sind fast stets uncharakteristisch. Hartnäckiger Appetitmangel bei Menschen, die bisher gut aßen, ist namentlich dann ein verdächtiges Zeichen, wenn ein ausgesprochener Widerwillen gegen Fleischspeisen vorhanden ist. Druckgefühl im Magen nach dem Essen, Aufstoßen und Übelkeit sind nicht selten, wogegen Schmerzen in der Magengegend, wenn überhaupt vorhanden, meist erst im späteren Verlauf auftreten und dann im Gegensatz zum Ulcus meist dauernd bestehen. Die Unbestimmtheit der anfänglichen Beschwerden erklärt es, daß viele Patienten erst in vorgerückteren Stadien ihres Leidens den Arzt aufsuchen.

Die *objektive* Untersuchung läßt oft frühzeitig im Gegensatz zu den scheinbar harmlosen Beschwerden eine auffallende Abmagerung oder bereits eine Andeutung von Kachexie (gelblich-fahle, welke Haut, schlaffes Unterhautzellgewebe, vgl. S. 291) sowie vor allem einen nicht unerheblichen Grad von Anämie erkennen. Die Blutsenkung erweist sich als beschleunigt. In anderen Fällen verrät der äußere Habitus zunächst nicht das Bestehen des gefährlichen Leidens. Sehr oft zeigt der Blutdruck schon frühzeitig auffallend niedrige Werte. Die *Palpation* des Abdomens ergibt anfangs in der Regel keinen positiven Befund, insbesondere vermißt man zunächst fast immer das Vorhandensein einer fühlbaren Geschwulst (cave Verwechslung mit Kotballen oder mit dem gespannten Musculus rectus!). Bedeutsam hingegen ist das bereits frühzeitig zu konstatierende Verhalten des Magensaftes nach Probefrühstück oder Probemahlzeit[1] oder noch besser durch fraktionierte Magensaftuntersuchung: Fehlen der freien HCl, niedrige Gesamtacidität, großes HCl-Defizit, häufiges Vorhandensein von Milchsäure, wenn die Entleerung des Magens durch ein pylorusnahes Carcinom behindert ist.

Die Verminderung der Säurewerte beruht sowohl auf gewissen vom Tumor abgegebenen Abbauprodukten des Krebsgewebes, die HCl binden, als auch auf der begleitenden Atrophie der Magenschleimhaut. Normale oder vermehrte HCl-Werte finden sich manchmal bei Carcinom nach Ulcus ventriculi. *Mikroskopisch* ist in den erwähnten Fällen der Befund der langen fadenförmigen Milchsäurebacillen von Bedeutung. Sarcine werden in der Regel vermißt; häufig ist reichlich Hefe vorhanden. Die chemische Blutprobe ist im Magensaft oft frühzeitig positiv, dementsprechend enthält auch der Stuhl in sehr zahlreichen Fällen und dann (im Gegensatz zum Ulcus ventriculi) meistens *dauernd* okkultes Blut. Sind größere Blutmengen im Magensaft vorhanden, was man in späteren Stadien häufig beobachtet, so zeigt das Erbrochene das charakteristische Aussehen von Kaffeesatz. Mitunter hat das Ausgeheberte einen eigentümlichen Verwesungsgeruch. Ulcerierte Carcinome (aber auch ausgedehnte Ulcera ventriculi!) scheiden Eiweiß ab, worauf die SALOMONsche Probe beruht: Nach abendlicher Leerspülung des Magens wird derselbe morgens nüchtern mit 400 ccm physiologischer NaCl-Lösung gespült (oder Alkoholprobetrunk nach Leerspülung des Magens); ein Eiweißgehalt der filtrierten Spülflüssigkeit nach ESBACH von $0,1-0,5^0/_{00}$ bzw. Trübung des Filtrates bei Zusatz von 1 Tropfen 20% Sulfosalicylsäure spricht für Carcinom. Ferner läßt sich die polypeptidspaltende Eigenschaft des Carcinoms mit dem NEUBAUER-FISCHERschen Fermentdiagnosticum (fertig zu beziehen von „Bayer", I.G. Farben) verwerten, indem hier Glycyltryptophan durch Carcinom-Magensaft gespalten wird und das frei gewordene Tryptophan bei Zusatz einiger Tropfen Bromwasser oder verdünnter Chlorkalklösung sich durch Rotviolettfärbung verrät. Jedoch überzeuge man sich von dem Fehlen von Blut sowie von Duodenalsaft (GMELINsche Probe), die beide ebenfalls Spaltung bewirken.

Den wichtigsten Dienst vermag in der Aufklärung des Krankheitsbildes die *Röntgenuntersuchung* (Kontrastmahlzeit) zu leisten.

Manche Tumoren verraten sich durch ein an der Stelle der Geschwulst wahrnehmbare Aussparung oder Aufhellung des Mageninhalts (sog. Füllungsdefekt), mitunter auch durch eine Nichtbeteiligung dieses Punktes an der Peristaltik. Bei fortgeschritteneren Fällen, bei denen die Geschwulst in größerem Umfang den Magenkörper umgreift, kann sich eine trichterförmige Einschnürung desselben entwickeln (Carcinomsanduhrmagen). Der Scirrhus bewirkt im Röntgenbild oft einen kleinen sog. Schrumpfmagen. Sitzt das Carcinom am Pylorus, so erscheint dieser unscharf und verschwommen oder ist mitunter zu einem

---

[1] Es ist zu beachten, daß infolge der niedrigen Säurewerte der Magen sich schneller entleert. Aus diesem Grunde muß man, um genügend Magensaft zu erhalten, schon nach einer halben Stunde aushebern. Die beschleunigte Entleerung ist auch bei der Röntgenuntersuchung zu berücksichtigen.

schmalen Isthmus verengt; stärkere Stenosierung erkennt man an dem größeren Residuum nach 6 und mehr Stunden. Im Gegensatz zur Narbenstenose des Pylorus pflegt aber bei Carcinom infolge der schnellen Entwicklung des Leidens ein höherer Grad von Ektasie zu fehlen. Diffuse Infiltration des Pylorus verwandelt diesen bisweilen in ein starres Rohr, was dauerndes Offenstehen des Pylorus bewirkt. Kardiacarcinome zeigen mitunter Stauung im Ösophagus unter dem Bilde des Kardiospasmus (vgl. S. 341); letzterer kann übrigens außerdem vorhanden sein; in anderen Fällen steht die Kardia infolge von Infiltration durch den Tumor dauernd offen, so daß die Magenblase fehlt.

Verlauf. Das weitere Fortschreiten des Leidens verrät sich durch Zunahme der Kachexie und Anämie. Es besteht hochgradige Anorexie, die im Verein mit häufigem, bei Pyloruscarcinom regelmäßig vorhandenem Erbrechen den Verfall beschleunigt. Jetzt sind auch nicht selten stärkere Schmerzen vorhanden, die zum Teil mit dem Übergreifen des Tumors auf die Nachbarorgane zusammenhängen. In diesem Stadium ist der Tumor oft als höckrige Geschwulst in der linken Oberbauchgegend oder nahe der Mittellinie zu palpieren (in etwa $1/5$ der Fälle ist er bis zuletzt nicht nachweisbar); er ist wie die Lebertumoren mit der Atmung etwas verschieblich, läßt sich jedoch nach tiefster Inspiration fixieren, um nachher von selbst wieder in die Höhe zu steigen. Bisweilen ist jetzt auch die Leber infolge von Metastasen vergrößert, die man nicht selten als knotenförmige Unebenheiten bei der Palpation wahrnehmen kann. Die Milz ist stets klein. Leichte Temperatursteigerungen sind häufig, höheres Fieber beobachtet man öfter beim Carcinom jugendlicher Individuen. Oft bestehen hartnäckige Obstipation, in anderen Fällen Diarrhoen. Der Harn ist hochgestellt, enthält oft etwas Eiweiß und gibt bei ausgedehnterer Entwicklung von Lebermetastasen bisweilen, aber nicht immer positive Aldehydreaktion. In späteren Stadien stellt sich nicht selten Ascites ein.

Der ausnahmslos tödliche Verlauf kann sich verschieden gestalten, je nach dem Vorhandensein oder Fehlen von Komplikationen. In einem Teil der Fälle erlischt schließlich das Leben infolge von hochgradiger Inanition und Anämie. In anderen Fällen kommt es zu einem Durchbruch des Tumors in die Nachbarschaft. So entsteht z. B. eine Perforationsperitonitis oder eine *Magencolonfistel*; letztere diagnostiziert man aus dem fäkulenten Geruch des Aufstoßens, des Erbrochenen und Ausgeheberten bei Fehlen von Ileussymptomen[1] sowie ferner aus dem Ergebnis eines Röntgenkontrasteinlaufs. In manchen Fällen, namentlich beim Kolloidkrebs, ist starker Ascites vorhanden, dessen cytologische Untersuchung mitunter charakteristische Tumorzellen ergibt.

Die Dauer des Leidens von dem Beginn charakteristischer Symptome an beträgt im Mittel etwa 1 Jahr.

Die **Diagnose** ist in den typischen Fällen bei voll entwickeltem Krankheitsbild leicht, kommt dann aber leider zu spät. Viel wichtiger, wenn auch schwieriger, ist sie in den Anfangsstadien. Ein Tumor kann sich während der ganzen Dauer der Krankheit dem Nachweis entziehen, z. B. beim Sitz nahe der Kardia oder an der hinteren Magenwand. Außer dem Magensaftbefund (Achylie; Milchsäurestäbchen!) ist der wiederholte Nachweis von okkultem Blut im Stuhl von großer diagnostischer Bedeutung. Die schwere Anämie kann zu Verwechslungen mit perniziöser Anämie führen, zumal auch diese mit Achylie einhergeht. Bezüglich der Differentialdiagnose sei auf S. 314 verwiesen und hier nur erwähnt, daß das Verhalten des Blutbildes beider Krankheiten bei genauerer Prüfung doch wichtige Unterschiede aufweist. Für den Erfahrenen ist überdies das charakteristische kachektische Aussehen der Krebskranken deutlich von demjenigen des perniziösanämischen mit seinem oft guten Fettpolster verschieden. Erst zu spät führt der Nachweis von Metastasen auf die richtige Spur. Hierzu gehören z. B. eine Drüsenmetastase links am Hals, die sog. VIRCHOW-Drüse, die jedoch selten ist, weiter Drüsenschwellung am Nabel, Vergrößerung und Konsistenzzunahme der Leber durch Metastasen sowie die bei der Untersuchung per rectum oft zu findenden Metastasen im Douglas, ferner gelegentlich Rückenmarkssyndrome infolge von Wirbelmetastasen.

---

[1] Im Gegensatz zum Ileus können hier wirkliche Fäkalmassen erbrochen werden. Vgl. auch Magenjejunocolonfistel S. 363.

Therapie. Der einzige Weg, der bei frühzeitiger Erkennung des Leidens eine gewisse Aussicht auf Erfolg hat, ist die chirurgische Behandlung (Resektion); tatsächlich kommt dieselbe jedoch wegen der Schwierigkeit der Frühdiagnose in vielen Fällen zu spät, da das Wachstum der Geschwulst bereits zu große Fortschritte gemacht hat und es oft schon bei noch kleinem Primärtumor zu Metastasen gekommen ist. Aus diesem Grunde ist bei einigermaßen begründetem Verdacht so früh wie möglich die Probelaparotomie vorzunehmen. Kommt ein operativer Eingriff nicht in Frage, so muß sich der Arzt mit einer rein symptomatischen Behandlung begnügen. Die Kost soll leicht, am besten breiig oder flüssig sein. Der mangelnden Appetenz sucht man durch Condurangopräparate (Vin. Condurango 3 mal täglich 1 Eßlöffel vor dem Essen) sowie durch Acid. hydrochlor. dil. (3 mal täglich 20 bis 30 Tropfen in Wasser oder Acidol-Pepsintabletten während des Essens) nachzuhelfen (vgl. auch S. 350). Gegen die Schmerzen sind feuchtwarme Umschläge, Anästhesin (mehrmals täglich 0,2 oder 0,5 als Tabletten oder Pulver per os) und schließlich der Schmerzstillung und der zu erzielenden Euphorie wegen Morphin und verwandte Präparate (Dilaudid, Eukodal, Pantopon), auch Dolantin, Polamidon und Cliradon im Wechsel per os, subcutan oder als Suppositorien anzuwenden. Auf Röntgenbestrahlungen reagiert das Magencarcinom gewöhnlich schlecht. Besteht heftiger Brechreiz infolge von Stenosierung des Pylorus, so verschaffen täglich vorgenommene Magenspülungen Erleichterung.

Polyposis ventriculi: Fibroadenome der Magenschleimhaut kommen einzeln oder in Mehrzahl, als gestielte oder breit aufsitzende Tumoren vor, nicht ganz selten im Magen von Perniciosakranken. Sie verursachen vielfach überhaupt keine Beschwerden, bisweilen Erscheinungen wie bei chronischer Gastritis. Ihre Bedeutung beruht darauf, daß sie okkulte Blutungen bedingen und dadurch zur Anämie führen können, vor allem aber darauf, daß in einem hohen Prozentsatz maligne Entartung auftritt. Rechtzeitige Magenresektion ist deshalb angezeigt. Bei der Röntgenuntersuchung stellen sich die Polypen als rundliche, scharf begrenzte Aufhellungen dar.

Gastroptose (Magensenkung)

Magensenkung oder Tiefstand des Magens ist ein besonders beim weiblichen Geschlecht häufiger Zustand, der aber nur mitunter Beschwerden verursacht, in zahlreichen anderen Fällen dagegen symptomlos bleibt und dann nicht als Krankheit gelten kann.

Die *Klagen* bestehen in lästigem Völlegefühl im Leibe nach dem Essen sowie in Spannung und Druck in der Magengegend, namentlich im Epigastrium, die charakteristischerweise beim Liegen zu fehlen pflegen, ferner besteht vorzeitiges Sättigungsgefühl, das mitunter zu chronischer Unterernährung führt.

Oft weist schon der Befund der *Inspektion* auf die Diagnose hin: schlaffe Bauchdecken (insbesondere bei Multiparen) mit Vorwölbung der Unterbauchgegend, Eingesunkensein des Epigastriums mit deutlicher Aortenpulsation, ferner Plätschergeräusche unterhalb des Nabels, besonders bei stoßweiser Palpation. Doch kommt die Gastroptose auch bei völlig straffen Bauchdecken vor (sog. virginelle Ptose). Mitunter treten die ersten Beschwerden nach rascher Abmagerung auf. Häufig handelt es sich um Teilerscheinung der als STILLERscher *Habitus* bezeichneten konstitutionellen Asthenie, wie sie lang aufgeschossene schmalbrüstige Individuen mit zartem Skelet, dürftigem Fettpolster, schlechter Muskulatur, beweglicher X. Rippe und häufig neurasthenischen Symptomen darbieten; sie ist dann oft mit allgemeiner Enteroptose (vgl. S. 400) und Nephroptose (vgl. S. 474) kombiniert.

Im *Röntgenbilde* ist charakteristisch neben einer zum Teil sehr stark vermehrten Längsausdehnung des Magens vor allem abnormer Tiefstand nicht nur der großen, sondern auch der kleinen Kurvatur, die unter dem Nabel liegt; zugleich besteht Senkung des Pylorus (Pyloroptose). Dieser ist oft etwas nach links verlagert und zeigt meist abnorm starke Beweglichkeit. Folge der Pyloroptose ist eine auffallend scharfe Krümmung der kleinen Kurvatur und eine fast vertikal aufsteigende Pars superior duodeni. Der Bulbus duodeni bleibt oft abnorm lange gefüllt. Die unkomplizierte Ptose zeigt normale Peristole, d. h. gleichmäßige Füllung des Magens bis oben mit annähernd parallel verlaufender großer und kleiner Kurvatur und quergestellter, meist kleiner Magenblase, ferner annähernd normale Motilität ohne stärkere Entleerungsverzögerung. Hier handelt es sich dann eigentlich nur um einen sog. *Langmagen* bei schmalem langem Rumpf (s. oben) und nicht um wirkliche Ptose. In anderen Fällen besteht aber gleichzeitig Atonie mit Flaschenhalsform des Magens und Tiefstand der großen Kurvatur (s. unten) sowie verzögerter Entleerung. Von der gewöhnlichen Ptose prinzipiell verschieden ist die seltene sog. *fixierte Gastroptose*, die auf Verwachsungen der großen Kurvatur mit den Beckenorganen usw. beruht (Röntgenuntersuchung bei rechter Seitenlage bzw. Beckenhochlagerung!). Mit der Gastroptose vergesellschaftet ist oft eine *Coloptose* (s. S. 400).

Die *Therapie* strebt durch diätetische Maßnahmen eine Hebung des Ernährungszustandes an. Häufige, nicht voluminöse, dafür aber kalorisch konzentrierte Mahlzeiten; nach jeder Mahlzeit Rückenlage. Unterstützend können Arsenkuren wirken. Man hüte sich vor einer durch eine Behandlung bewirkte Vertiefung psychogener Beschwerden. Es ist daher besonders zu betonen, daß man mit der Formulierung der Diagnose „Magensenkung" psychisch labilen Individuen gegenüber sehr vorsichtig sein muß. Bei schlaffen Bauchdecken sind geeignete Leibbinden erforderlich, deren Wirkung vor dem Röntgenschirm zu kontrollieren ist.

Atonie, Gastrektasie, Pylorusstenose

Atonie des Magens liegt vor, wenn dieser die Fähigkeit verloren hat, den Inhalt fest zu umschließen. Sie beruht auf mangelhaftem Kontraktionszustand, d. h. Erschlaffung der Muskulatur, und findet sich häufig unter den gleichen Bedingungen wie die Gastroptose, mit der sie oft kombiniert ist; nicht selten wird sie bei Frauen mit schlaffen Bauchdecken nach zahlreichen Geburten beobachtet. Die Beschwerden sind denen der Ptose ähnlich. Oft beobachtet man Plätschergeräusche, die jedoch nicht eindeutig sind. Sehr charakteristisch ist der Röntgenbefund:

Anstatt der normalen Keilbildung zu Beginn der Füllung gleiten bereits die ersten Bissen der Kontrastmahlzeit sofort herab und sammeln sich im untersten Teil des Magens. Die Magenblase steht vertikal und ist langgezogen. Bei weiterer Füllung zeigt das Corpus taillenartige oder flaschenhalsförmige Einschnürung (Pseudosanduhrform). Zu beachten ist, daß bei leichteren Fällen oft zunächst das Füllungsbild ein normales ist und erst nach einigen Minuten der ganze Inhalt in den Magensack unter Taillenbildung herabgleitet. Bei schwereren Graden steht infolge der Wanderschlaffung und des Gewichtes des Inhaltes die große Kurvatur abnorm tief, der Kontrastbrei sammelt sich vollständig als halbmondförmiger, oben horizontaler, unten konvex begrenzter Schatten im Magensack an, letzterer zeigt eine abnorme Querverbreiterung; auch die Pars pylorica ist als höher gelegener Abschnitt nicht mehr vollkommen gefüllt. Verlagerung derselben nach rechts über die Mittellinie fehlt in der Regel. Oft liegen kaudaler Pol und Pylorus sogar ganz in der linken Bauchhälfte. Die Motilität braucht bei einfacher Atonie nicht wesentlich geschädigt zu sein, die Entleerungszeit ist häufig etwas, aber nie über 12 Stunden verzögert.

Von der atonischen (funktionellen) Ektasie ist die durch Pylorusverengerung bedingte *organische* **Gastrektasie** oder *Stauungsdilatation* zu unterscheiden.

Der **Pylorusstenose** können folgende *Ursachen* zugrunde liegen: am häufigsten ein pylorusnahes Ulcus ventriculi oder ein Ulcus duodeni mit Narbenbildung und -schrumpfung, ferner Magencarcinom, perigastritische Verwachsungen, Kompression von außen durch Tumoren, schließlich angeborene Stenose infolge von Hypertrophie der Pylorusmuskulatur bei Säuglingen. Pyloruskrampf *(Pylorospasmus)*, als Begleiterscheinung eines floriden Ulcus, kann leichtere Grade von Gastrektasie bewirken. Die *Symptome* der mechanischen Gastrektasie sind in leichten Fällen Schwere und Völle im Leib nach dem Essen, Aufstoßen, Übelkeit, in schweren Fällen Erbrechen kopiöser Massen, nicht selten verbunden mit heftigen Schmerzattacken.

Das *Erbrochene* ist charakterisiert durch das Vorhandensein älterer Nahrungsreste; es enthält bei benigner Stenose reichlich HCl sowie meist viel Sarcine und Hefe, die aber auch mitunter bei Carcinom vorkommen; für stenosierendes Carcinom sind das Fehlen der HCl sowie reichlich Milchsäurebacillen bezeichnend. Mitunter besteht infolge der bei der Zersetzung entstandenen organischen Säuren ranziger Geruch.

Die ersten Anfänge erschwerter Entleerung lassen sich meist durch die Probemahlzeit, der man Korinthen oder Preiselbeeren zusetzt, erkennen, wobei 6—8 Stunden p. c. Nahrungsreste gefunden werden (*motorische Insuffizienz* 1. Grades). Bei höheren Graden (*Insuffizienz 2. Grades*) findet man Reste noch am anderen Morgen. Die Gastrektasie kann schließlich sehr hohe Grade erreichen, so daß der Magen bis zu 10 Liter Inhalt faßt; in diesen Fällen ermöglicht schon allein das große Volumen der erbrochenen Massen die Diagnose. Zum Teil erfolgt übrigens eine weitere Zunahme der Flüssigkeit im Magen durch die auf die Resorption von Zucker und Pepton erfolgende Verdünnungssekretion seitens der Magenschleimhaut (vgl. S. 346).

Röntgenbefund. In den ersten Stadien erschwerter Entleerung, welche durch verstärkte Muskelarbeit des Magens überwunden wird (*„kompensierte" Pylorusstenose*)[1], besteht sog. *Stenosenperistaltik*, d. h. vom Fundus zum Pylorus laufende tiefeinschneidende peristaltische Wellen an der großen und kleinen Kurvatur, gelegentlich mit rückläufiger Wellenbewegung als sog. *Antiperistaltik*. Doch kommt ein der Stenosenperistaltik ähnliches Bild auch bei Dyskinesien sowie bei Ulcus duodeni ohne Stenose vor. Sehr charakteristisch sind die Bilder bei ausgebildeter Stauungsdilatation; es besteht wie bei hochgradiger Atonie eine halbmondförmige, oben horizontal begrenzte Ansammlung der Kontrastmahlzeit im Magensack, welcher quergedehnt ist und im Gegensatz zur einfachen Atonie mit der Pars pylorica weit nach rechts herüber reicht (Rechtsdistanz); die Entleerungsverzögerung beträgt mehr als 7, oft 12—24 Stunden. In schweren Fällen fehlt häufig jede Peristaltik.

Hochgradige Stauungsektasie bewirkt auf die Dauer schwere Beeinträchtigung des Allgemeinbefindens, starke Abmagerung, Schwächegefühl, Schwindelanfälle, Eindickung des Blutes (Polyglobulie), Verminderung der Harnmenge und allgemeine Wasserverarmung des Körpers, Trockenheit der Mundhöhle und der Zunge, starken Durst; mitunter stellen sich Symptome von Hypochlorämie (s. S. 454) ein. Bei dünnen Bauchdecken scheint bisweilen der ektatische Magen als großer, bis zur Symphyse herabhängender Sack hindurch und zeigt lebhafte peristaltische Unruhe sowie mitunter eine mit Schmerz einhergehende sicht- und fühlbare „Magensteifung". Gelegentlich kommt bei Pylorusstenose *Tetanie* vor (s. S. 503).

Die **Therapie** der *funktionellen Atonie* ist im allgemeinen die gleiche wie bei Gastroptose; man vermeide u. a. größere Flüssigkeitszufuhr. Zweckmäßig sind Strychninpräparate, z. B. Rp. Tct. Strychni, Tct. Chin. comp. āā 10.0. 3 mal täglich 10—20 Tropfen sowie Elektrisieren und Massieren des Bauches.

Bei Gastrektasie infolge von organischer Pylorusstenose ist die operative Behandlung indiziert, und zwar bei Narbenstenose die Gastroenterostomie mit Resektion. Wenn bei carninomatöser Stenose eine radikale Resektion sich als unmöglich erweist, dann muß man sich auf die Gastrotenterostomie allein beschränken. Die Vorbereitung zur Operation bei den meist sehr heruntergekommenen und ausgetrockneten Patienten besteht in Spülungen des Magens mit lauwarmem Wasser evtl. mit Zusatz von 1 Teelöffel Acid. boric. pro Liter morgens und abends. Es ist bis zum Klarwerden der Flüssigkeit zu spülen. Infusionen von physiologischer Kochsalzlösung oder rectale Tropfeinläufe sind bei den ausgetrockneten Kranken meist nötig. Peroral können nur kleinste Mahlzeiten genommen werden. Auch bei organischen Stenosen versuche man übrigens wegen des häufig gleichzeitig vorhandenen Pylorospasmus Atropin ($^1/_2$—1 mg 2—3 mal täglich) oder Papaverin (2—3 mal täglich 0,04). Stets ist auch die meist gleichzeitig bestehende spastische Obstipation zu behandeln (s. S. 397).

Eine **akut** *entstehende Magenektasie* kommt mitunter durch plötzliche Lähmung der Magenmuskulatur (**Gastroplegie**) oder infolge von Strangulation des Duodenums durch die Mesenterialwurzel (sog. *arteriomesenterialer Darmverschluß*) zustande. Ersterer wird bei Individuen mit herabgekommenen Ernährungszustand sowie im Anschluß an Laparotomien und Narkosen beobachtet. Unter Kollapserscheinungen erfolgt ein nichtkotiges galliges Erbrechen. Der Magen wird als stark gedehntes (mit Flüssigkeit gefülltes) Organ unter den Bauchdecken sichtbar. Ikterus fehlt. Die Krankheit wird gelegentlich bei Typhus, ferner bei Poliomyelitis sowie bei akuter Pankreasnekrose beobachtet. Der Zustand ist sehr gefährlich. Therapie: Magenaushebung und Spülung, dann Einlegen einer Verweilsonde durch

---

[1] Die durch Arbeitshypertrophie der Magenmuskulatur erfolgende Überwindung des Hindernisses stellt ein Analogon zu den Verhältnissen bei den Klappenstenosen des Herzens dar.

die Nase und ständiges Absaugen. Durch diese Sonde kann dann, wenn die stürmischen Erscheinungen vorüber sind, Nahrung eingeführt werden. Infusionen mit physiologischer Kochsalzlösung wirken dem Flüssigkeits- und Kochsalzverlust entgegen. Cortiron wird neuerdings empfohlen.

Zwerchfell- und Hiatushernien

Meist angeboren, selten erworben finden sich Defekte im Zwerchfell, durch die Organe der Bauchhöhle, besonders der Magen, teilweise oder ganz in die Brusthöhle eintreten können. Die Beschwerden sind uncharakteristisch, aber durch die Röntgenuntersuchung ist die Diagnose unschwer zu stellen. Als Folge einer Erschlaffung des perioesophagealen Bindegewebes, vielleicht auch infolge eines Schwundes von subdiaphragmalem Fettgewebe kann die Pars abdominalis des Ösophagus und mit ihr ein mehr oder weniger großer Teil des Magens in die Brusthöhle verlagert werden (Hiatushernie). Zumal im hoheren Alter ist die Hiatushernie kein seltenes Vorkommnis. Schmerzempfindungen im Epigastrium, Schluckstörungen, der Wunsch aufstoßen zu können, gelegentlich Herzbeschwerden werden geklagt. Aus der Schleimhaut des verlagerten Magenabschnitts blutet es leicht, so daß schließlich recht beträchtliche Eisenmangelanämien infolge der chronischen okkulten Blutung resultieren. Auch die Hiatushernie wird röntgenologisch gesichert, wobei zu ihrer Darstellung oft die Untersuchung des Patienten im Liegen unerläßlich ist. Therapeutisch wird man bei Zwerchfell- und Hiatushernien bestrebt sein, chirurgisch vorzugehen. Im übrigen soll die Nahrung wenig voluminös und nicht blähend sein, der Stuhlgang ist sorgfältig zu regeln, körperliche Anstrengungen, die mit Pressen verbunden sind, müssen vermieden und etwaige Anämien entsprechend behandelt werden.

Krankheiten des Darms

Vorbemerkungen. Der Darm beginnt mit dem *Duodenum*; die *Grenze* zwischen Pylorus und Duodenum ist von außen durch die querlaufende Vena pylorica kenntlich. Das Duodenum hat die Form eines nach links oben geöffneten Hufeisens. Die Pars superior enthält unmittelbar oberhalb des Pylorus den sog. Bulbus duodeni, in welchem der aus dem Magen kommende Speisebrei einige Zeit verweilt und der im Röntgenbild oft als dreieckiger oder haubenförmiger Schatten sichtbar ist; an seiner Spitze findet sich schon normal bisweilen eine kleine Luftblase. Bei starker Gastroptose verläuft die Pars superior nicht horizontal, sondern fast vertikal nach oben. Die Pars descendens ist an der hinteren Bauchwand fixiert und nur vorn mit Peritoneum bedeckt. An der Grenze zwischen seinem mittleren und unteren Drittel mündet in der VATERschen Papille der Ductus choledochus und Wirsungianus. Die Pars inferior kreuzt horizontal Vena cava und Aorta. Die Flexura duodenojejunalis, die in der Höhe des 2. Lendenwirbels (linker Rand) liegt, wird durch ein Muskelbündel an dem Zwerchfell fixiert. Die sich daran anschließenden Schlingen des Jejunums nehmen den linken oberen, die des Ileums den rechten unteren Abschnitt der Bauchhöhle ein. Die Mündung des Dünndarms in den Dickdarm an der BAUHINschen Klappe erfolgt zwischen Coecum und Colon ascendens. Das Coecum ist vollständig mit Peritoneum überzogen und besitzt ein kleines Mesenterium, das ihm mitunter eine gewisse Beweglichkeit verleiht; es liegt in der Fossa iliaca dextra über der Mitte des Lig. Pouparti. In das Coecum mündet der Processus vermiformis. Das Colon hat ein fast doppelt so großes Kaliber wie der Dünndarm und ist durch das Vorhandensein der 3 Tanien, d. h. bandartigen Verstärkungen der Längsmuskulatur, sowie durch die haustrale Segmentierung gekennzeichnet. Das Colon ascendens hat kein Mesenterium und ist an der hinteren Bauchwand angewachsen, wogegen das Colon transversum ein ziemlich langes Gekröse, das oberhalb der Pars inferior duodeni angeheftete Mesocolon, besitzt und außerdem mit der großen Kurvatur des Magens durch das Lig. gastrocolicum verbunden ist. Die rechte Flexur ist bisweilen mit der Unterfläche der Leber oder mit der Gallenblase durch eine Peritonealfalte verbunden. Die spitzwinklige linke Flexur ist durch das Lig. phrenicocolicum am Zwerchfell nahe der Milz befestigt; sie steht erheblich höher als die rechte. Das Colon descendens ist an der hinteren Bauchwand angewachsen und geht in der Fossa iliaca sinistra in das S romanum oder Sigma über, das infolge seines Mesenteriums wiederum beweglich ist. An das Sigma schließt sich unterhalb des Promontoriums (3. Kreuzbeinwirbel) das Rectum an, dessen obere Grenze durch die verstärkte Ringmuskelschicht des Sphincter rectoromanus oder Sphincter tertius kenntlich ist. Andere Sphincteren vgl. Fußnote S. 397.

Die **Gefäßversorgung** des Darms verteilt sich auf die Art. coeliaca, die Art. mesenterica sup. und infer. Der horizontale und absteigende Teil des Duodenums wird von der Art. pancreatico-duod. super. (aus dem Leberast der Art. coeliaca), der untere Teil des Duodenums von der Art. pancreatico-duod. infer. versorgt, welche aus der Art. mesenter. super. stammt.

Aus letzterer entspringen ferner 12—16 zwischen den Blattern des Gekroses verlaufende Art. jejunales und ileae, welche durch bogenformige Anastomosen miteinander verbunden sind. Das Kaliber der Anastomosen ist aber zu gering, um bei embolischer Verstopfung einer größeren Arterie eine genügende Blutzufuhr zu gewährleisten. Die Dickdarmversorgung erfolgt von 3 Ästen der Art. mesenterica super., die rechte Halfte wird von den Art. ileocolica, colica dextra und media versorgt bzw. von der Art. mesenterica infer. mit den Art. colica sin., sigmoidea und haemorrhoidal. super. (linke Halfte). Auch hier bestehen zahlreiche bogenförmige Anastomosen. Die Mastdarmversorgung erfolgt außerdem durch die Art. haemorrhoid. media (Art. hypogastrica) und infer. (Art. pudend. int.).

Die normale **Motilität** des Darms beruht auf der Funktion des zwischen Ring- und Längsmuskulatur gelegenen (intramuralen) AUERBACHschen Nervenplexus (Pl. myentericus); sie besitzt einen erheblichen Grad von Selbständigkeit, so daß sie auch bei Ausschaltung von Gehirn, Rückenmark und Sympathicus erhalten bleibt. Normal steht sie jedoch analog den Verhältnissen beim Herzen unter dem steuernden Einfluß des *vegetativen* Nervensystems, und zwar des *Sympathicus* und *Vagus* (parasympathisches oder cholinergisches System), die sich antagonistisch verhalten, indem der Vagus reizverstärkend, d. h. peristaltikanregend, der Sympathicus abschwächend wirkt. Die zum Darm hinziehenden Nerven verlaufen in den vom Grenzstrang des Sympathicus kommenden Nn. splanchnic. sup. und inf., denen sich in den Gangl. coeliac. und mesenter. sup. und inf. bzw. auf dem Wege von diesen zur Darmwand die parasympathischen Fasern hinzugesellen, und zwar im N. splanchn. sup. der Vagus, im N. splanchn. inf. der den Sakralnerven zugehörige parasympathische N. pelvicus. Der N. splanchn. sup. versorgt Dünndarm und Colon ascendens, der N. splanchn. inf. Colon transversum, descendens, Sigma und Rectum, wobei zur Erklärung von gewissen Funktionsstörungen des Colons die Tatsache Beachtung verdient, daß im Bereich des 1. und 2. Drittels des Transversums die Innervation vom Vagus auf den N. pelvicus übergeht. Die genannten Nerven vermitteln auch *psychische* Einflüsse auf den Darm sowie das Zustandekommen gewisser bedingter *Reflexe*; so bewirkt z. B. Füllung des Magens Beschleunigung der Colontätigkeit. *Willkürlich* wird lediglich der Sphincter externus des Mastdarms aus dem IV. Sacralnerven (Plexus pudendus) innerviert. Ein *pharmakologischer* Hinweis auf die Rolle des autonomen Nervensystems ergibt sich aus der Wirkung der Sympathicus- bzw. Vaguserreger: Pilocarpin, Physostigmin, Cholin, Muscarin, die den Vagus erregen, verstärken die Darmmotilitat, Sympathicusreizmittel, wie Adrenalin, hemmen sie, ebenso wie das den Vagus lähmende Atropin. *Schmerzempfindungen*, die vom Dünndarm und dem Colon ascendens ausgehen, werden durch den N. splanchnicus sup., die der unteren Darmabschnitte durch den N. splanchnicus inferior vermittelt.

Die *Bewegungen* des Darmes sind primär nervös bedingt. Physiologische Reize, die die Darmbewegungen auslösen, sind einmal mechanischer Art; vor allem spielt hier wie bei anderen Hohlorganen der Dehnungsreiz durch genügende Füllung eine maßgebende Rolle. Sodann sind chemische Reize von Bedeutung; sie werden hauptsächlich vom Darminhalt geliefert und sind zum großen Teil Produkte der Verdauung, organische Säuren, Zuckerarten usw. Aber auch die Darmwand selbst produziert ein Hormon, das durch fermentative Hydrolyse aus dem Lecithin entstehende Cholin, eine Base (=Trimethyloxäthylammoniumhydroxyd), welche die Peristaltik anregt. Ferner beeinflussen auch die Hormone der Schilddrüse und des Hypophysenhinterlappens die Peristaltik; das gleiche gilt schließlich auch von der Psyche.

Der *Dünndarm* zeigt 2 Arten von *Bewegungen*, und zwar einmal Misch-, Knet- oder Pendelbewegungen, welche die Durchmischung des Darminhaltes ohne Ortsverschiebung bezwecken, ferner eigentliche Förderungsperistaltik mit Fortbewegung des Inhaltes nach dem Colon, wobei der Dünndarminhalt nach Ansammlung vor der Ileocöcalklappe schubweise in das Coecum übergeht. Motilität des Colons s. unten.

Die **Röntgenuntersuchung** ergibt folgendes über die Motilität: Das Duodenum, abgesehen vom Bulbus duodeni und das Jejunum werden sehr schnell von der Kontrastmahlzeit passiert, so daß ihre Darstellung meist nur unvollkommen gelingt, während im Ileum der Inhalt meist 2—3 Stunden liegen bleibt. Bisweilen ist der Jejunuminhalt in Form zarter schneeflockenartiger oder gefiederter (KERKRINGsche Falten!), meist horizontaler Schatten links oben erkennbar, wahrend das Ileum durch derbere, kompakte, mehr vertikale Schattenbänder rechts unten sichtbar zu sein pflegt. Der Übertritt ins Coecum erfolgt um die 2. bis 3. Stunde; die Passage vom Magen bis zum Coecum dauert normal $4^{1}/_{2}$ Stunden, bis zur rechten Flexur $6^{1}/_{2}$, bis zum Sigma bzw. Rectum 11—12 Stunden, die Ampulle füllt sich nach 18 Stunden (dies gilt für eine einmalige Mahlzeit am Tage; bei 3 Mahlzeiten braucht die Passage 32 Stunden). Doch kommen individuelle Abweichungen von diesen Zahlen vor. Der *Dickdarm* ist im Rontgenbild, abgesehen von dem breiten Kaliber an der regelmäßigen Einkerbungen der Haustren kenntlich, die besonders deutlich am Transversum sind. Durch stark wechselnde Lage und große Beweglichkeit ausgezeichnet sind das Transversum und das Sigma. Ersteres bildet haufig eine girlandenartig herabhängende Schleife, letzteres kann bei beträchtlicher Länge weit nach rechts heruberreichen. Beide Teile lassen sich vor dem Leuchtschirm leicht verschieben. Der der linken Flexur benachbarte Teil des Transversums deckt sich bisweilen mit dem obersten Teil des Deszendens, indem beide ein Stück parallel laufen. Eine wichtige Ergänzung der Röntgenuntersuchung nach Kontrastmahlzeit ist diejenige nach einem Kontrasteinlauf (1—2 Liter in der Norm[1]).

Bei der gewöhnlichen Betrachtung vor dem Schirm erscheint der Dickdarm vollkommen ruhend. Genauere Untersuchungen haben aber auch hier verschiedene Arten von *Motilität* festgestellt, und zwar große Colonbewegungen, die unter Verstreichen der Haustren eine starke Vorwärtsbewegung des Inhaltes bewirken und bei der Defäkation eine Rolle spielen (3—4mal täglich erfolgen große Schübe), ferner Pendelbewegungen mit Lage- und Formveränderungen der Haustren, endlich einen als Antiperistaltik bezeichneten retrograden Transport des Inhaltes. Die Colonbewegungen, die übrigens auch während des Schlafes bestehen, werden außer durch die früher erwähnten Reize u. a. durch psychische Erregungen teils verstärkt (z.B. Angstdiarrhoen), teils gehemmt; Nahrungsaufnahme fördert vom Magen aus die Peristaltik (dem 1.Frühstück folgt oft Stuhlentleerung), das gleiche gilt von manchen Genußmitteln wie Kaffee und Tabak. Unmittelbar vor der Stuhlentleerung befinden sich die Stuhlmassen im S romanum und in der Ampulle, die sich, oft zusammen mit dem Inhalt des unteren Colon descendens, in einmaliger Defäkation zu entleeren pflegen. Die Entleerung erfolgt unter Erschlaffung des *Levator* ani und Sphincter externus sowie unter Anspannung der Bauchpresse.

Zur *Prüfung der Darmmotilität* eignet sich in Ermangelung des Röntgenverfahrens 0,5 Carmin per os (in Oblate); Rotfärbung der Faeces erfolgt normal etwa nach 24 Stunden, in pathologischen Fällen unter Umständen erst nach mehreren (5—6) Tagen.

Die untersten Darmabschnitte sind einer direkten *Besichtigung* mittels der **Rectoromanoskopie** zugänglich. Dieselbe ist der Röntgenuntersuchung überlegen. Der Untersuchung hat gründliche Entleerung des Darms (am Abend vorher und morgens 2—3 Stunden vor der Untersuchung je ein Einlauf von physiologischer NaCl-Lösung, nach dem letzten mehrmaliges zu Stuhle gehen, kein Abführmittel, dagegen am Vorabend 10—15 Tropfen Tct. Opii) vorauszugehen, die Harnblase ist vorher zu entleeren. Man untersuche zunächst digital. Bei starkem Tenesmus ist evtl. Cocainisierung des Rectums (4%, Tampon 3 cm tief einführen) notwendig. Nach vorsichtiger Einführung des etwas erwärmten und eingefetteten Instruments (am besten des Rektoskops von H. STRAUSS) bis über den Sphincter entfernt man den Obturator und entfaltet die Schleimhaut durch vorsichtiges Einblasen von Luft mit dem Gebläse. Wegen der verschiedenen Krümmungen und Schleimhautfalten des Darms darf das Rohr nur unter genauer Kontrolle des Auges vorgeschoben werden. Nach Passieren des engen, ein wenig nach vorn gerichteten Pars sphincterica oder perinealis recti (Annulus haemorrhoid.) gelangt man in die sehr geräumige Pars ampullaris oder pelvina. Dieselbe enthält meist 3 halbmondförmig vorspringende Schleimhautfalten, von denen die wichtigste die 6—7 cm oberhalb des Anus rechts vor der Mitte des Steißbeins liegende KOHLRAUSCHsche Falte (Plica coccygea) ist. Die Grenze zwischen Ampulle und Sigma (11—13 cm vom Anus) markiert sich durch die Plica rectoromana, entsprechend dem sog. Sphincter tertius. In das Sigma, dessen Schleimhaut ein runzliges Aussehen, aber keine Falten zeigt, läßt sich das Rektoskop bei Aufblähung bis zur Grenze zwischen Rectal- und Colonschenkel des Sigmas (30—35 cm) einführen. In mittlerer Entfernung erkennt man des öfteren die Pulsation der Arteria iliaca.

Für die Betrachtung der untersten Mastdarmabschnitte eignet sich die Untersuchung mit dem *Proktoskop*, einem kurzen, elektrisch beleuchteten Tubus mit seitlicher Öffnung.

Die im Darm sich abspielenden **Verdauungs- und Resorptionsvorgänge** zeigen je nach den einzelnen Darmabschnitten große Verschiedenheiten. Der schubweise von dem Pylorus ins Duodenum beförderte Mageninhalt wird im Duodenum durch den stark alkalischen Pankreassaft (= etwa 5% Soda) neutralisiert. Letzterer selbst wird durch HCl, Fettsäuren und Neutralfett (ferner durch Magnesiumsulfat sowie Äther) angelockt. Die HCl wirkt hauptsächlich durch Umwandlung (Aktivierung) des in der Darmschleimhaut enthaltenen unwirksamen Prosekretins in Sekretin, das nach der Resorption auf dem Blutwege die Pankreassekretion anregt. Ähnlich dem Sekretin wirken manche Nahrungsmittel wie z. B. Spinat und andere animalische und vegetabilische Stoffe in der Nahrung. Von den in der Pankreassaft enthaltenen *Fermenten* spaltet das *Trypsin*, das durch die in der Darmschleimhaut enthaltene *Enterokinase* erst aktiviert wird, die Eiweißkörper rascher und intensiver als das Pepsin und zerlegt sie bis zu den Polypeptiden und Aminosäuren (S.519), ebenso

---

[1] Wichtig für die Vorbereitung der Magen-Darm-Durchleuchtung ist die Beseitigung bzw. Verminderung des Gasgehaltes des Colons: Man vermeide vorheriges Hungern, gasbildende Nahrung sowie die Anwendung von Abführmitteln (besonders der salinischen), gebe tagsüber mehrmals 1—2 Teelöffel Adsorgan und evtl. 1 ccm Hypophysin, schließlich einen Einlauf von $1^1/_2$—2 Liter $^1/_2$ Stunde vorher.

spaltet es Nucleine, während rohes Bindegewebe von ihm nicht angegriffen wird. Das *Steapsin* zerlegt das Neutralfett sowie das Lecithin in Fettsäuren und Glycerin; die ersteren verbinden sich mit dem Darmalkali zu Seifen, die die Emulgierung des ubrigen Fettes bewirken. Das *diastatische* Ferment setzt die stärkespaltende Tatigkeit des Ptyalins des Mundspeichels fort, die Zerlegung geht bis zur Maltose. Die ins Duodenum sich ergießende *Galle* fordert die Fettresorption durch Lösung der Fettsäuren und Seifen sowie durch Einwirkung der Gallensäuren auf die Darmschleimhaut, sie steigert ferner die Wirkung der Pankreasfermente und macht das Pepsin unwirksam. Zur Gewinnung von Duodenalsaft (Pankreassekret + Galle) bedient man sich der *Duodenalsonde*, evtl. unter vorheriger Einspritzung von 10 ccm 30% $MgSO_4$-Losung oder 2—4 ccm Äther ins Duodenum (vgl. auch S. 437). Auch der Saft der BRUNNERschen Drüsen des Duodenums besitzt fermentative Eigenschaften.

Der in erheblicher Menge abgesonderte *Dünndarmsaft* entsteht in den LIEBERKÜHNschen Drüsen; seine Produktion wird durch den im Chymus enthaltenen Pankreassaft angeregt. Er enthält verschiedene Fermente, u. a. das *Erepsin*, das genuine Proteine nicht verdaut, wohl aber analog dem Trypsin die Albumosen, Peptone und Polypeptide spaltet, sowie endlich Fermente, welche Rohrzucker, Milchzucker und Maltose zerlegen.

Während demnach im Magen und Dünndarm die Verdauung auf *fermentativen* Zersetzungsprozessen beruht, setzen vom Dickdarm ab *bakterielle* Abbauvorgänge ein, deren Substrat diejenigen Nahrungsreste sind, die dem fermentativen Abbau entgingen. Außerdem erfolgt nun die Rückresorption des Wassers aus dem Chymus, das vom Dünndarm diesem für den Ablauf der fermentativen Spaltungen zur Verfügung gestellt wurde. Die Tätigkeit der **Bakterienflora** des *Darms* ist von größter physiologischer Bedeutung. Die von der Mundhöhle in den Verdauungskanal eindringenden Bakterien werden zum größten Teil von der Magen-HCl vernichtet oder gelähmt, so daß normal der obere Dünndarm praktisch keimfrei ist; Bakterientätigkeit kommt erst wieder in den untersten Teilen des Ileums und vor allem im Coecum und Colon ascendens zur Entfaltung. Ihr hoher physiologischer Wert beruht darauf, daß sie die Tätigkeit der Darmfermente ergänzen, indem sie insbesondere die sog. Rohfaser (s. S. 373) zersetzen und diese dadurch erst resorptionsfähig machen. Aber auch der Abbau von Eiweißkörpern und Stärke wird, soweit er seitens der Verdauungsfermente unvollendet geblieben ist, durch die Darmbakterien vollendet, die in ungeheurer Menge vorhanden sind. Die große physiologische Bedeutung der normalen Darmflora geht aber auch u. a. aus der Tatsache hervor, daß einzelne Bakterienarten die Fähigkeit besitzen, gewisse Vitamine synthetisch zu erzeugen. Die Bakterien bilden etwa $1/3$ des Gesamtgewichtes des Trockenkotes; doch ist darin der größte Teil abgestorben.

Im einzelnen lassen sich die *Stuhlbakterien* etwa in folgende 4 *Gruppen* teilen: *1. Colibacillengruppe*, die normal über 50% aller Bakterien bildet (einschließlich Proteus, B. lactis aerogenes und faecalis alcaligen.), *2. Acidophilusgruppe, 3. sporentragende* Bakterien (u. a. B. Welchii), *4. grampositive Kokken* (vor allem die als *Enterokokken* zusammengefaßten nichthämolytischen Darmstreptokokken) und *Hefen*.

Von großer praktischer Bedeutung ist die Tatsache, daß die Bakterien im Darm physiologisch in *zwei antagonistischen Gruppen* auftreten, und zwar als kohlenhydratabbauende oder *fermentative* Bakterien, welche Säure produzieren [Essig-, Ameisen-, Butter-, Milchsäure, (CO_2)] und ihre Haupttätigkeit normal im unteren Ileum, zum Teil im Coecum entfalten (Celluloseverdauung) und andererseits im Dickdarm als *putrifizierende* oder Fäulnisbakterien, die bei alkalischer oder neutraler Reaktion Eiweißkörper und ihre Abbauprodukte weiter zerlegen unter Bildung sowohl der gleichen Substanzen wie bei der Fermentspaltung als auch der für die Fäulnis charakteristischen Körper wie Indol, Skatol, Phenole, NH_3, H_2S usw. (Coecum und Colon ascendens), woraus sich übrigens die *Indicanurie* bei gesteigerter Darmfäulnis erklärt. Die Eiweißkörper stammen dabei sowohl von der Nahrung wie auch, was klinisch besonders bedeutsam ist, von den Darmsekreten. Je nach Art der Nahrung prävaliert die eine oder andere Bakteriengruppe, wobei saure Gärung die Existenz der Fäulniserreger erschwert und umgekehrt; auch läßt sich dies bis zu einem gewissen Grade durch Änderung der Kost *willkürlich* beeinflussen, was therapeutisch von Bedeutung ist und zugleich erkennen läßt, in wie hohem Maß die Darmbakterienflora von der Beschaffenheit der Nahrung abhängig ist (so gelingt es sogar beim Erwachsenen, durch Ernährung mit Frauenmilch den für den Säuglingsstuhl charakteristischen B. bifidus zum dominanten Keim zu machen, M. BÜRGER).

Die *Resorption* ist hauptsächlich Aufgabe des Dünndarms und betrifft außer Wasser und Salzen vor allem die Spaltungsprodukte der Eiweißkörper, der Kohlenhydrate und der Fette. Von den *Eiweißbausteinen* sind es fast ausschließlich die relativ unkompliziert gebauten Aminosäurenkomplexe (Peptide). Die *Fette* werden hauptsächlich als Fettsäuren, Seifen, Glycerin, vielleicht auch als Neutralfett resorbiert. *Lecithin* wird ebenfalls gespalten, wogegen *Cholesterin* (nicht dagegen die wichtigen ihm nahestehenden pflanzlichen *Phytosterine*) als solches resorbiert wird. Die *Kohlenhydrate* kommen in der Hauptsache als Monosaccharide, insbesondere als Dextrose zur Aufsaugung, größere Mengen von Disacchariden wie Rohrzucker oder Milchzucker werden zwar ungespalten resorbiert, erscheinen aber unverändert im Harn wieder. Durch Zerlegung der Pflanzenrohfaser (Cellulose, Hemicellulose, Pentosane) entstehen aus diesen lösliche resorptionsfähige Zucker, speziell Hexosen und Pentosen, auch wird das von der pflanzlichen Zellmembran eingeschlossene Nahrmaterial nach Aufschließung der Hülle der Resorption zugänglich. Die Aufsaugung dieser Stoffe, ferner der Produkte bakterieller Eiweißzersetzung sowie vor allem großer Mengen — im Mittel etwa 60% — von Wasser (Eindickung des Kotes) erfolgt im Anfangsteil des Dickdarms, d. h. im Coecum und Aszendens, welche die Funktion eines Reservoirs haben, während der übrige Dickdarm lediglich als Expulsionsorgan dient; außerdem produziert er Schleim als Gleitmittel. Von den bei der bakteriellen Zersetzung der Cellulose entstehenden *Gasen* werden CO_2 und CH_4 resorbiert, während H mit dem Stuhle ausgeschieden wird. *Abfuhrwege* für die vom Darm resorbierten Fette sind die Lymphbahnen, für alle übrigen Stoffe die Pfortaderwurzeln.

Der durch die starke Wasserresorption zum *Kot* gewordene Darminhalt besteht aus zwei Hauptbestandteilen, dem sog. *Eigenkot* und den *Nahrungsresten*. Der Eigenkot wird von den Darmsekreten, den Darmbakterien, den Produkten der Schleimhautepithelmauserung und den regelmäßig in den Darm ausgeschiedenen Stoffen wie Kalk, Eisen, Phosphorsäure usw. gebildet, so daß es auch bei völliger Karenz regelmäßig zur Stuhlbildung kommt. Die Menge der Nahrungsreste, der sog. *Schlacken* tierischer und pflanzlicher Provenienz, ist auch beim Gesunden sehr verschieden und richtet sich nach der Art der Nahrung. *Schlackenarme* Kost, die fast vollkommen resorbiert wird, ist die animalische Kost sowie eine aus feinem Mehl, Stärke, Zucker usw. bestehende vegetabilische Kost. In der *schlackenreichen* Kost spielt namentlich die Rohfaser (s. oben) eine Hauptrolle.

Untersuchung der Faeces. Zu prüfen ist die Zahl der Entleerungen, die Menge, die Konsistenz, die Farbe, die Reaktion, der Geruch sowie die mikroskopische und evtl. die chemische Zusammensetzung. Normaler Kot ist „geformt", d. h. von Wurstform, braun, von alkalischer Reaktion und zeigt den charakteristischen Fäkalgeruch (weder ranzig noch aashaft); er ist frei von Schleimbeimengungen, Blut und Eiter. Die Menge des Stuhls ist normalerweise von der Beschaffenheit der Nahrung abhängig, sie ist am kleinsten bei reiner Fleischkost, am größten bei Kartoffel- und Schwarzbrotkost. Man begnüge sich grundsätzlich nicht mit der bloßen Angabe der Patienten über regelmäßige Entleerungen; oft lehrt erst die Besichtigung, daß das jedesmalige Quantum unzureichend ist, und daß entgegen den Angaben des Patienten eine Verstopfung besteht. Die Farbe schwankt ebenfalls je nach der Nahrung, sie ist bei Milchkost hellgelb, bei Fleischkost dunkel; Eisen, Wismut machen ihn dunkel, Kalomel grünlich.

Zur Isolierung gröberer Beimengungen wie von Konkrementen, Fremdkörpern, Parasiten ist der Stuhl mit Wasser aufzuschwemmen und zu sieben, am besten mit dem BOASschen Stuhlsieb. Im übrigen empfiehlt es sich, eine walnußgroße Stuhlprobe mit Wasser in einem Mörser bis zu Saucenkonsistenz zu zerreiben und die erhaltene Flüssigkeit auf einem schwarzen Porzellanteller auszubreiten, wodurch alle gröberen Beimengungen sowie Schleim sichtbar werden.

Die *mikroskopische* Untersuchung erfolgt an einer mit etwas Wasser versetzten, etwa stecknadelkopfgroßen Stuhlprobe in 3 Präparaten: 1. ohne Zusatz, 2. mit Zusatz von Jod-Jodkaliumlösung[1] zum Nachweis von Stärkeresten, granulosehaltigen Bakterien und Leptothrix, die sich sämtlich blau färben, 3. mit Zusatz von 30% Essigsäure und Erwärmen über der Flamme bis zum Kochen zum Nachweis des Fettes, welches in Tropfenform frei wird und zu Schollen erstarrt[2]. Normal enthält der Stuhl nur vereinzelte Muskelreste mit Querstreifung und abgerundeten Enden, Stärke höchstens in Spuren, ferner zahlreiche Pflanzenreste, sowie Fett im Essigsäurepräparat in Schollenform, endlich massenhaft Bakterien, von denen das gramnegative B. coli dominiert, während die übrige Flora nach der Art der Kost Verschiedenheiten zeigt. Bei Milch- und Kohlenhydratkost finden sich u. a. der sporenbildende Bac. subtilis (Heubacillus) und das Buttersäure bildende Clostridium butyricum, das ebenfalls plumpe Stäbchen mit Sporen bildet; beide sind grampositiv und färben sich mit Jod blau; bei Fleischkost sind reichlich grampositive Kokken vorhanden.

Sieht man von den extremen Veränderungen der Stuhlzusammensetzung ab, die stets pathologisch sind, so sind geringere Abweichungen von der Norm nur nach Verabreichung einer **Probediät** diagnostisch zu verwerten. *Probekost* von SCHMIDT-STRASBURGER: Morgens $^1/_2$ Liter Milch und 50 g Zwieback. Vormittags Haferschleim aus 40 g Hafergrütze, 10 g Butter, 200 g Milch, 300 g Wasser, 1 Ei und etwas Salz, das Ganze durchgeseiht; mittags 125 g Rohgewicht gehacktes Rindfleisch mit 20 g Butter leicht überbraten (inwendig roh

---

[1] Jod 1,0, Jodkali 2,0, Aq. dest. 50,0.
[2] Alkoholische Sudan-III-Lösung färbt Neutralfett leuchtend rot. Konz. wäßrige Nilblausulfatlösung mit etwas Stuhl verrührt färbt Neutralfett rot, Fettsäure in Tropfen und Schollen violett. Fettsäurenadeln bleiben bei diesen Methoden ungefärbt.

zur Erhaltung des Bindegewebes!), dazu 250 g Kartoffelbrei aus 190 g gemahlenen Kartoffeln, 100 g Milch, 10 g Butter und etwas Salz. Nachmittags wie morgens, abends wie vormittags. Die Probekost wird 3—5 Tage lang verabreicht.

Der normale *Probestuhl* ist schwach alkalisch oder ganz schwach sauer, homogen und enthält keine gröberen makroskopisch sichtbaren Bestandteile. *Mikroskopisch* finden sich nur vereinzelte schollige abgerundete Muskelfragmente (Querstreifung) sowie Schollen aus fettsaurem Kalk, keine größeren Bindegewebsfetzen und keine Stärke (Jod). Fett kommt normal nur in Form gelber und weißer Kalkseifenschollen, nicht in Krystallform, vor. Über den Grad der Starkeverdauung gibt sicheren Aufschluß die Untersuchung des Stuhles auf *Nachgärung* im Brutschrank mittels des STRASBURGERschen Garungsrohrchens. Normaler Probestuhl zeigt dabei keine oder nur ganz geringe Gasbildung. Höhere Grade derselben können auf vermehrter Gärung oder Fäulnis beruhen. Bei ersterer entsteht deutlich saure Reaktion und Hellfärbung des Stuhles (durch Reduktion des Stuhlfarbstoffs), bei letzterer alkalische Reaktion ohne Hellfärbung. Die Gärungsprobe zeigt auch noch in den Fällen mangelhafte Kohlenhydratverdauung an, in denen die mikroskopische Untersuchung im Stich läßt. *Brauchbare Resultate ergibt die Probediät* nur bei den mit *Diarrhoen* einhergehenden Darmkrankheiten. Weiteres s. im Abschnitt Pankreas, S. 437.

Enteritis, Enterocolitis, Colitis (Darmkatarrh)

Unter Darmkatarrh versteht man eine entzündliche Veränderung der Darmschleimhaut, die in vermehrter Schleimproduktion, Hyperämie der Gefäße, Veränderungen des Drüsenparenchyms und des interstitiellen Gewebes besteht und bei schweren Fällen und namentlich bei chronischem Verlauf auch auf die Submucosa und die Muscularis übergreift; hierbei bleiben mitunter dauernde Veränderungen zurück.

Das *klinische Hauptmerkmal* des Darmkatarrhs ist die Diarrhoe, die auf beschleunigter Peristaltik des Dickdarms beruht. Doch ist nicht jede Diarrhoe mit entzündlichen Veränderungen des Darms gleichbedeutend, zumal es sowohl rein nervöse wie auch sonstige Zustände beschleunigter Darmbewegung gibt, denen die Kriterien der Entzündung fehlen. Ein wichtiges Symptom des Darmkatarrhs ist die Beimengung von Schleim im Stuhl, bei stärkeren Graden der Erkrankung auch von Eiter und Blut, wobei aber zu betonen ist, daß einerseits nicht unerhebliche Schleimbeimengungen auch bei nicht entzündlichen Prozessen vorkommen und umgekehrt bei manchen sicheren Darmkatarrhen, speziell des Dünndarms, der Schleim vermißt wird. Eine Folge der beschleunigten Peristaltik ist die mangelhafte Ausnutzung der Nahrung, was in dem reichlichen Vorhandensein schlecht verdauter Reste derselben im Stuhl insbesondere nach Probekost (vgl. S. 373) zum Ausdruck kommt.

Anatomisch bestehen eine herdartige oder diffuse Rötung und Schwellung der Schleimhaut namentlich auf der Höhe der Falten und Zotten, Schleimbelag sowie seröse Durchtränkung der Mucosa, häufig Schwellung der Solitärfollikel und der PEYERschen Plaques (follikulärer Katarrh), an denen es bisweilen zu oberflächlicher Ulceration kommt (follikuläre Geschwüre). *Mikroskopisch* finden sich Epithelverlust in größeren Bezirken, Degenerationsveränderungen der Zellen der LIEBERKÜHNschen Drüsen, starke Gefäßfüllung, Ödem oder Rundzelleninfiltration des interstitiellen Gewebes. Bei chronischem Katarrh ist die Schleimhaut oft verdünnt, ihre Farbe mehr graurot oder braun bzw. schiefrig infolge von Pigmentablagerung; oft besteht Drüsenschwund mit Entwicklung von zellreichem Bindegewebe. In anderen Fällen kommt es zu wulstiger Schleimhauthypertrophie mit Polypenbildung wie speziell im S romanum und Mastdarm.

Ätiologisch sind bei dem *akuten* Darmkatarrh in erster Linie bakterielle sowie toxische Schädigungen von Bedeutung; unter den Bakterien spielen vor allem diejenigen der Paratyphusbacillusgruppe (Cholera nostras S. 48), ferner Streptokokken, Staphylokokken, Enterokokken, pathogene Colibacillen usw. eine Rolle. Hierauf beruhen namentlich die in der heißen Jahreszeit häufigen Formen der Enteritis und Gastroenteritis. Hierher gehören auch die mit schweren Darmerscheinungen einhergehenden Krankheitsbilder der Nahrungsmittelvergiftung

(Botulismus S. 48), ferner die Enteritis bei Typhus, Dysenterie, Sepsis, Malaria. Zu den *chemischen Giften* gehören, abgesehen von den ätzenden Säuren und Alkalien, u. a. Quecksilber, Arsen, ätherische Öle, Alkohol, Digitalis, Colchicum, das Urämiegift u. a. m. Jedes Abführmittel vermag bei zu hoher Dosierung Enteritis zu erzeugen. Auch *Erkältungen* wird eine ursächliche Bedeutung für die Entstehung von Darmkrankheiten beigemessen. Zu beachten ist ferner, daß die Erkrankung eines bestimmten Darmabschnittes in vielen Fällen erst die Folge des pathologischen Verhaltens eines höher oben gelegenen Gebietes des Verdauungstractus ist, so daß z. B. die Ursache mancher Dickdarmkatarrhe im Dünndarm, andererseits die Ursache der Krankheit des Dünndarms nicht selten in einem Magenleiden zu suchen ist.

Eine praktisch bedeutsame Rolle spielen ferner *abnorme Zersetzungen des Darminhaltes*, insbesondere die bei gesteigerter Gärung oder bei abnormer Darmfäulnis sich abspielenden Prozesse; hier können sowohl die veränderte Bakterienflora wie die chemische Reizung durch die Zersetzungsprodukte auf die Dauer schädigend auf die Darmschleimhaut im Sinne einer katarrhalischen Reizung wirken; praktisch bestehen denn auch zwischen der einfachen, dadurch bedingten Verdauungsstörung *(Dyspepsie)* und der echten Enteritis fließende Übergänge.

Das Moment der fauligen Zersetzung von Darminhalt gilt aber nicht nur für die besonderen, als Fäulnisdyspepsie (s. S. 379) bezeichneten Zustände; es dürfte bis zu einem gewissen Grade allgemein bei jedem Darmkatarrh von Bedeutung sein, indem hier stets eine starke Transsudation von eiweißreicher Flüssigkeit in das Darmlumen erfolgt, wie der große Flüssigkeitsgehalt der Entleerungen beweist, der die eingeführte Flüssigkeitsmenge oft um ein erhebliches übersteigt. Auch sekundär kann es zu fauliger Zersetzung infolge von Stauung, z. B. bei Stenosierung des Darmes, kommen.

Auch durch mechanische Reizung, z. B. durch harte Kotballen sowie infolge lange Zeit hindurch angewendeter Einläufe entstehen katarrhalische Reizzustände speziell des Dickdarms. Besonders häufig findet man chronische Enteritis bei Zirkulationsstörungen, insbesondere bei Pfortaderstauung. Schließlich ist hervorzuheben, daß die individuelle Empfindlichkeit des Darms gegenüber Schädigungen innerhalb weiter Grenzen schwankt und daß es zweifellos Individuen gibt, die sich durch eine konstitutionelle Widerstandslosigkeit ihres Darms schon banalen Schäden gegenüber auszeichnen.

Krankheitsbild des akuten Darmkatarrhs. Die Krankheit beginnt plötzlich ohne Vorboten mit Durchfällen, Koliken sowie häufig mit Beeinträchtigung des Allgemeinbefindens. Bei den schweren infektiösen Fällen kann dieses schwer darniederliegen, zumal diese Formen mit Fieber bis 39 und 40° einherzugehen pflegen. Hierbei finden sich auch meist die Zeichen einer Gastritis mit belegter Zunge, völligem Appetitmangel, Übelkeit, Erbrechen (Gatroenteritis), mitunter mit Herpes facialis. Bei den leichteren Formen ist das subjektive Befinden oft kaum oder überhaupt nicht beeinträchtigt. Leibschmerzen sind häufig, aber nicht konstant, und zwar teils dauernd, des öfteren anfallsweise in Form sog. Koliken. Daneben bestehen oft lästiges Völlegefühl, Aufgetriebensein des Leibes (Meteorismus), lautes Kollern und Poltern im Leibe (Borborygmen, Tormina intestini) sowie oft reichlich Blähungen. Der Harn ist hochgestellt und enthält oft viel Indican. Die zahlreichen diarrhoischen Stühle, die oft mit großer Heftigkeit spritzartig entleert werden, pflegen anfangs stark übelriechend oder stinkend zu sein; sie sind von schmutzigbrauner Farbe. Bei Kohlenhydratkost (Schleimsuppen usw.) kann ein Umschwung in hellfarbige schaumige Gärungsstühle (S. 379) erfolgen. Bei sehr heftiger Krankheit ähneln die Dejektionen schließlich den wäßrigen Entleerungen bei Cholera. Mitunter treten wie bei dieser infolge des Wasserverlustes auch Wadenkrämpfe auf.

Stets sind zahlreiche Nahrungsreste (Muskel, Bindegewebe, Starke usw.) im Stuhl nachweisbar. Der Schleim, der dem Stuhl bald gleichmäßig beigemengt ist, bald in einzelnen Stücken auf der Flüssigkeit schwimmt, ist in der Regel gefärbt, teils durch Hydrobilirubin braun, teils durch Bilirubin gelb; bisweilen enthält er auch Blut.

Zur Unterscheidung beider Farbstoffe eignet sich die *Sublimatprobe*: 1—2 ccm möglichst frischen Kotes werden mit 15 ccm konzentrierter wäßriger Sublimatlösung verrieben und 3—4 Stunden im Brutschrank gehalten. Normaler Kot zeigt intensive Rotfärbung (Hydrobilirubin); bilirubinhaltige Partikel farben sich dagegen grün (Biliverdin). Hydrobilirubin (Urobilin) kann man auch durch Verreiben einer Stuhlprobe mit konzentrierter alkoholischer Zinkacetatlösung nachweisen; das Filtrat gibt starke Fluorescenz.

In manchen Fällen gelingt es, die Diagnose Enteritis durch genauere *Lokalisation* des befallenen Darmabschnittes näher zu präzisieren:

Katarrh des Duodenums (Duodenitis) läßt sich nur bei gleichzeitig bestehendem Ikterus und evtl. aus dem Befund der Duodenalsondierung (vgl. S. 372) diagnostizieren; Duodenalkatarrh dürfte bei Entstehung einer Cholangitis sowie einer ascendierenden Pankreatitis eine wesentliche Rolle spielen. Ebenso ist er sicher eine häufige Begleiterscheinung der akuten Gastritis.

Isolierte Enteritis, d. h. Katarrh des *Jejunums* und *Ileums* ohne gleichzeitige Colitis, ist selten und überdies schwer diagnostizierbar. Charakteristisch sind das Fehlen der bei Colitis vorhandenen Diarrhoen (s. unten), wenn auch die Stühle oft breiigen Charakter haben, der Nachweis kleinster mit den Faeces gleichmäßig vermischter Schleimbeimengungen, die oft nur mikroskopisch sichtbar sind, sowie unverändertes Bilirubin namentlich in der Form der sog. gelben Schleimkörner, die sich mit Sublimat intensiv grün färben, endlich reichlicher Gehalt an Nahrungsresten (Voraussetzung ist hierbei schlackenarme Kost sowie Intaktsein der Magen- und Pankreasfunktion); das Harnindican ist stark vermehrt.

Tiefgreifende, bis in die Muscularis hineinreichende nekrotisierende Entzündungen mit sekundären Darmwandphlegmonen im Bereich des Dünndarms, besonders des Jejunums (**Jejunitis necroticans, tiefe Darmwandphlegmone, Darmbrand**) sollen durch Anaerobier aus der Gruppe der Gasbrandbacillen hervorgerufen werden. Auffällig ist die segmentäre Anordnung der krankhaften Veränderungen. Im klinischen Bild führend sind ileusartige Erscheinungen mit heftigsten Leibschmerzen, Erbrechen und Indicanurie. Häufig stellen sich als Folge der Abstoßung oberflächlicher Epithelschichten mehr oder weniger schwere Darmblutungen ein. Im Blutbild zeigt sich eine hohe Gesamtleukocytenzahl mit Linksverschiebung. Die Temperaturen steigen gewöhnlich nicht besonders hoch an. Je tiefere Schichten der Darmwand in das krankhafte Geschehen hineinbezogen werden, um so bedrohlicher wächst die Perforationsgefahr. Als Komplikationen können ein Okklusionsileus oder ein paralytischer Ileus mit Durchwanderungsperitonitis auftreten. Zahlenmäßig gehäuft hat die Erkrankung immer Menschen betroffen, deren Lebens- und Ernährungsbedingungen ungünstig sind. Der Krankheitsprozeß kann auf einen einzigen Herd beschränkt bleiben, kann aber auch mehrere Darmabschnitte befallen. Die Letalität beträgt 40—50%. Sulfonamide (Marbadal) und Antibiotica haben sich gelegentlich therapeutisch bewährt. Bluttransfusionen, Stützung des darniederliegenden peripheren Kreislaufs, Spasmolytica und strengste Diät sind zu empfehlen. In vereinzelten Fällen umschriebener Darmwandphlegmonen sind Heilungen durch Resektion vorgekommen. Drohende Perforation stellt selbstverständlich einen zwingenden Grund zum operativen Vorgehen dar.

Akute Katarrhe des Dickdarms (**Colitis**) sind in der Regel Begleiterscheinung einer Enteritis (zusammen als *Enterocolitis* bezeichnet). Charakteristisch sind außer den oben beschriebenen Allgemeinbeschwerden (Temperatursteigerung usw.) vor allem die starken kolikartigen Leibschmerzen, heftiger Stuhlzwang, der jedoch fehlt, wenn Rectum und unteres Sigma frei bleiben, ferner Entleerung von Schleim sowie von Blut, mitunter auch Eiter (Colitis haemorrhagica bzw. suppurativa). In schweren Fällen verlieren die Dejektionen ihre fäkale Beschaffenheit vollständig; es besteht Druckempfindlichkeit des Leibes im Verlauf des Colons, namentlich im Bereich des Sigmas. Das Krankheitsbild ist dem der *Dysenterie* sehr ähnlich (stets ist die bakteriologische Stuhluntersuchung sowie die serologische Blutprobe vorzunehmen). Leichtere Fälle heilen oft innerhalb einiger Tage; schwerere, die mit Ulcerationen einhergehen (Colitis gravis, vgl. auch S. 379), können viele Wochen, sogar Monate dauern und erheblichen Kräfteverfall nach sich ziehen. Auch bei Quecksilbervergiftung kommt akute hämorrhagische Colitis vor. Differentialdiagnostisch ist bei unklaren Fällen stets an die Möglichkeit eines versteckten Rectumcarcinoms (vgl. S. 388) zu denken.

Häufig ist die Colitis von heftigen Spasmen begleitet, wie u. a. der Widerstand des Sphincter bei der Digitaluntersuchung des Mastdarms (sowie die Erschwerung der Rektoskopie) beweist. — Die Beimengung von Schleim ist für den Dickdarm besonders dann charakteristisch, wenn er den Faeces aufgelagert ist. Fehlen eines Dunndarmkatarrhs zeigt sich an der guten Ausnutzung der Probekost.

Therapie s. S. 381.

Von der diffusen Colitis ist der *Katarrh umschriebener Dickdarmbezirke* zu unterscheiden.

Hierher gehört die relativ seltene **Sigmoiditis infiltrativa,** die auf diffuser entzündlicher Infiltration namentlich des subserosen Gewebes beruht. Sie kommt bei Frauen etwas öfter als bei Männern vor und äußert sich in Fieber, starker Abgeschlagenheit sowie heftigen Schmerzen in der linken Unterbauchgegend, die mitunter in die Nieren, in die Blase und den Mastdarm ausstrahlen. Es besteht ein derber wurstförmiger Tumor, der von dem infiltrierten Sigma gebildet wird und stark druckempfindlich ist. Die Stuhlentleerung ist entweder erschwert und erfolgt zum Teil in der Form von Bleistiftkot; zeitweise kann sie sogar unmöglich sein, so daß es zu Okklusionserscheinungen mit Blähung und Steifung des Transversums und Aszendens kommt, oder es bestehen Diarrhoen. Blut und Eiter können namentlich bei gleichzeitig bestehender Colitis suppurativa den Faeces beigemischt sein, doch ist dies nicht obligat; Schleim ist vorhanden. Häufig sind die Symptome einer umschriebenen Peritonitis mit Bauchdeckenspannung, Erbrechen; gelegentlich kommt es zur Entwicklung eines abgesackten pericolitischen Abscesses, doch kann auch diffuse Peritonitis entstehen. Stets pflegen starke Spasmen das Krankheitsbild zu begleiten.

In der *Pathogenese* umschriebener Erkrankungen des Dickdarms spielt oft die **Divertikulose** eine Rolle. Diese befallt vor allem das Sigma, nachstdem das Colon descendens und besteht in der Bildung sog. falscher Divertikel, d. h. kleiner, die Muscularis bis zur Serosa durchsetzender hernienartiger Ausstülpungen der Darmschleimhaut, und zwar an den Stellen der Gefäßlücken. Es sind Pulsionsdivertikel (vgl. S. 342), die hauptsächlich im höheren Alter, häufiger bei Männern, und zwar besonders bei Fettleibigkeit und vor allem bei Obstipation vorkommen. In etwa der Hälfte der Fälle werden klinische Symptome vermißt; im übrigen werden diese oft verkannt. Klinisch bemerkbar wird das Leiden vornehmlich durch 3 Komplikationen, in erster Linie durch *entzündliche* Prozesse, ferner durch Hinzutreten eines *Traumas* (Platzen des Divertikels) oder durch *carcinomatöse* Degeneration. Öfter geben die Kranken lediglich an, daß trotz reichlichen Stuhlgangs das Gefühl unzureichender Entleerung bestehe. Ernstere Folgen der Eindickung des Kotes und vornehmlich der bakteriellen Zersetzung in den Divertikeln sind Entzündung der Schleimhaut mit der Gefahr der Perforation (abgesackte oder diffuse Peritonitis) einerseits, andererseits schwielige Perisigmoiditis, zum Teil mit Stenosierung des Lumens oder mit Verwachsungen mit der Nachbarschaft (Blase, weibliche Adnexe, Bauchwand), sowie schließlich Ileus. Mitunter bildet das Sigma, wie oben beschrieben, einen druckempfindlichen Tumor (sog. „linksseitige Appendicitis"); auch kann es zu Abgang von Schleim und Blut kommen.

Die *Diagnose* der Divertikulose stützt sich auf den charakteristischen Röntgenbefund, der allerdings nicht immer positiv ausfällt (zuerst erfolgt gründliche Reinigung des Darms durch vorsichtige Einlaufe unter nicht zu hohem Druck, dann Kontrasteinlauf, nach Abfließen desselben erneute Aufnahme und schließlich nochmals nach vorsichtiger Luftfüllung). Die Rektoskopie, die hier nicht ungefährlich ist, ist oft ergebnislos. Die wichtigste Differentialdiagnose, nämlich gegenüber dem Carcinom, läßt sich nicht selten nur durch die Laparotomie entscheiden.

Therapie. Heiße Breiumschläge, Paraffin. liquid. 1—2mal täglich 1 Eßlöffel (evtl. Suppositor, von Papaverin oder Belladonna) sowie schlackenarme Kost reichen oft bei leichteren Fällen aus. Vorsicht ist gegenüber Einlaufen geboten wegen der Perforationsgefahr. Bei Komplikationen sowie Verdacht auf Ileus oder Carcinom ist frühzeitige Operation erforderlich.

Auch der *Mastdarm* kann isoliert erkranken **(Proktitis),** und zwar meist infolge lokal einwirkender Schädigung. *Mechanische* Momente wie harte Kotballen, fehlerhaft verabreichte Klystiere usw. sowie vor allem das durch diese Momente geförderte Eindringen von *Infektionserregern* sind die häufigste Ursache, nächstdem die *gonorrhoische* Infektion des Mastdarms vor allem beim Weibe, beim Mann gelegentlich infolge von Päderastie. Analfissuren, Prolapsus ani und Hämorrhoiden erleichtern ebenfalls das Eindringen von Infektionserregern. *Symptome* sind neben der Entleerung von Schleim und Eiter, die dem Kot aufgelagert sind, vor allem die quälenden Tenesmen; doch können insbesondere bei der gonorrhoischen Proktitis die subjektiven Beschwerden sehr gering sein; sie bestehen oft nur in Brennen und Jucken im After. *Therapie* s. S. 382).

Eine besondere Form ist die sog. eosinophile *Proktitis*, eine harmlose, ohne Fieber, aber oft mit heftigen schleimig-blutigen Diarrhoen einhergehende Krankheit, die sich durch reichliches Vorhandensein eosinophiler Leukocyten im Darmschleim, mitunter mit CHARCOT-LEYDENschen Krystallen auszeichnet. Sie pflegt in kurzer Zeit auszuheilen.

Der chronische Darmkatarrh

entwickelt sich bisweilen infolge von längerem Bestehen der obengenannten schädlichen Ursachen. Zum Teil handelt es sich um nicht genügend ausgeheilte akute Katarrhe, mitunter um Folgezustände von Typhus, Ruhr u. a. Häufig ist indessen der Verlauf von Anfang an schleichend und ein akuter Beginn nicht feststellbar. Funktionelle Störungen des Magens wie Anacidität und damit verbundene beschleunigte Entleerung des Magens („*gastrogene Diarrhoen*", s. auch S. 350) sowie einfache Dyspepsie (s. S. 379), wie sie vor allem Veränderungen der Darmflora hervorrufen und die durch unzweckmäßige Kost gefördert wird, sind oft von wesentlicher Bedeutung.

Im **Krankheitsbild** tritt im Vergleich zu den akuten Katarrhen die Beeinträchtigung des Allgemeinbefindens zurück. Fieber fehlt, meistens fehlen auch heftigere Koliken. Häufig sind dagegen Klagen über Völlegefühl, Unbehagen und Kollern im Leibe, namentlich im Anschluß an die Nahrungsaufnahme, ferner besteht meist eine sehr erhebliche Beeinträchtigung des Allgemeinbefindens mit nervöser Reizbarkeit, Abgespanntheit und Leistungsunfähigkeit sowie psychischer Depression. Das wichtigste Symptom sind dünnflüssige oder breiige Entleerungen, die oft mehrmals am Tage, und zwar täglich oder unterbrochen von kürzeren Perioden mit normalem Stuhl auftreten. Verstopfung gehört nicht zum Bilde der unbehandelten Fälle. Oft wird über starke Flatulenz geklagt. Die Faeces sind meist dunkelbraun oder mißfarben, oft von fauligem Geruch, alkalischer Reaktion, seltener sind es saure Gärungsstühle (S. 380). Ein besonders charakteristischer Bestandteil der Faeces ist der meist kleinflockige Schleim; seine Herkunft aus dem Dünndarm läßt sich durch die Grünfärbung bei der Sublimatprobe (S. 376) feststellen; jedoch ist diese Probe nicht häufig positiv. Oft sind Nahrungsreste vorhanden (Probediät!); die Gärungsprobe ergibt daher meist abnorme Gasbildung, wobei es sich aber in der Regel um Mischfälle von Gärung und Fäulnis handelt. Reine Gärungsstühle sind auf den Dünndarm zu beziehen, isolierte Colitis macht dagegen verstärkte Fäulnis. Motilität und Chemismus des Magens sind häufig völlig normal, in zahlreichen Fällen aber findet sich Subacidität oder Achylie. Die Harnmenge ist normal, das Indican meist vermehrt. Der Einfluß des Leidens auf den Ernährungszustand ist verschieden. Während er in manchen Fällen überhaupt nicht leidet, ist eine gewisse Unterernährung doch häufig, besonders wenn sich die obengenannte nervöse und psychische Alteration hinzugesellt. Daß insbesondere bei den mit chronischer Gastritis verbundenen Fällen Anämien häufiger vorkommen, wurde schon S. 350 erwähnt. Die *Dauer* des chronischen Darmkatarrhs beträgt bald mehrere Monate, bald viele Jahre; es liegt in der Natur des Leidens, daß es besonders häufig zu

Verschleppung der Krankheit kommt, bei der die Behandlung schließlich nur eine Besserung, aber keine Heilung mehr zuwege bringt und dauernde Empfindlichkeit des Darms sowie permanenter Schleimgehalt des Stuhls das Fortbestehen des chronischen Reizzustandes anzeigt.

Einer gesonderten Besprechung bedarf die sog. **Colitis chronica gravis**, ein bisweilen mit Ulcerationen, teils mit starker Eiterung einhergehendes, ätiologisch *nicht* einheitliches Leiden (Colitis ulcerosa bzw. suppurativa); es befällt häufiger das weibliche Geschlecht. Neben bekannten ätiologischen Faktoren, wie nicht ausgeheilter bakterieller und Amöben-Dysenterie, Balantidien (vgl. S. 406), Hg-Intoxikation, gibt es auch zahlreiche kryptogenetische Fälle, bei denen möglicherweise eine gewisse konstitutionelle Bereitschaft eine Rolle spielt; hier ist die Altersklasse zwischen 20 und 40 Jahren besonders disponiert. An allergische Genese hat man gedacht, auch an ein psychosomatisches Leiden, ohne über Vermutungen hinausgekommen zu sein. Anatomisch findet sich eine ödematös geschwollene, intensiv gerötete Schleimhaut. Zahlreiche, zum Teil unterminierte Ulcera zeigen einen aus Leukocyten und Fibrin bestehenden Belag. Tiefgreifende Ulcera führen zu Fibrinauflagerungen auf der Serosa. Entzündliche Hyperplasien (Pseudopolypen) kommen vor. Später stellen sich narbige Schrumpfungsprozesse ein. In den prognostisch günstigen Fällen sind nur Sigma und Rectum, in schweren Fällen ist das gesamte Colon befallen. Das Leiden, das im Gegensatz zur Ruhr schleichend zu beginnen pflegt, ist *klinisch* gekennzeichnet durch häufige diarrhoische Entleerungen mit Schleim, Blut und Eiter. Schmerzen können fehlen oder es bestehen Koliken und bei Beteiligung des untersten Darmabschnittes Tenesmen wie bei der echten Ruhr. Oft ist Fieber vorhanden, namentlich während akuter Verschlimmerungen, meist Appetitmangel mit erheblichem Durst. Manchmal besteht eine Leukocytose oft mit starker Linksverschiebung. Mitunter wechseln ohne ersichtlichen Grund Remissionen mit Exacerbationen ab. Häufig entwickelt sich während des sehr langwierigen Krankheitsverlaufes eine fortschreitende Anämie oft mit Zeichen mangelhafter Regeneration sowie regelrechter Marasmus. Das Röntgenbild zeigt Ulcerationen, Spasmen und die charakteristische Dehaustrierung (der Darm sieht wie ein glattes Rohr aus). *Komplikationen* sind Gelenkschwellungen, Cystopyelitis, Thrombose der Schenkelvenen, umschriebene oder diffuse Peritonitis. Die Prognose ist, abgesehen von leichteren Fällen, sehr ungünstig. Die Patienten gehen nach langdauerndem Krankenlager an Kachexie, Anämie oder Sepsis zugrunde. *Diagnostisch* ist in jedem Fall die Rektoskopie anzuwenden. Bei stärkerem Blutgehalt kommen außer den obengenannten Leiden das Darmcarcinom, ferner Tuberkulose, Lues sowie Mastdarmgonorrhoe, endlich die Bilharziose des Darmes (S. 491) in Betracht.

Therapie der chronischen Darmkatarrhe s. S. 381.

Mit den Darmkatarrhen in engem Zusammenhang steht die praktisch außerordentlich wichtige

Gärungs- und Fäulnisdyspepsie des Darms

Unter **Gärungsdyspepsie**[1] versteht man eine überaus häufige und praktisch bedeutsame Verdauungsstörung, die dann eintritt, wenn zuviel kohlenhydrathaltiges gärungsfähiges Nahrungsmaterial, anstatt in den oberen Abschnitten des Verdauungskanals resorbiert zu werden, in die unteren, speziell in das Coecum gelangt und hier der Zersetzung durch Mikroben anheimfällt (vgl. S. 372). *Ursachen* pathologischer Kohlenhydratgärung können sowohl abnorm große Zufuhr von KH wie auch beschleunigte Dünndarmperistaltik sein, ferner bei schlackenreicher Nahrung die Unmöglichkeit für die Darmfermente, zu den in den derben Cellulosehüllen eingeschlossenen KH vorzudringen; letzteres ist denkbar teils infolge von ungeeigneter derber, vegetabilischer Kost, teils infolge Versagens der Verdauungsfermente; schließlich ist das Hinaufgelangen von Gärungserregern in höhere Dünndarmabschnitte möglich. Die Empfindlichkeit gegenüber abnorm großen KH-Mengen ist individuell sehr verschieden.

---

[1] Mit „*Dyspepsie*" bezeichnet man allgemein Verdauungsstörungen, denen eine Änderung im *Chemismus* der Verdauung bzw. im Verhalten der *Darmflora* zugrunde liegt, ohne daß wesentliche anatomische Veränderungen vorzuliegen brauchen. Vielleicht entziehen sich diese auch nur dem Nachweis. Sicher sind in zahlreichen Fällen die gärungs- bzw. fäulnisdyspeptischen Erscheinungen Symptome einer Enteritis.

Das *Krankheitsbild*, das in akuter Form besonders häufig im Sommer, und zwar in erster Linie nach Genuß von rohem Obst, ferner von verdorbenem Bier, gärendem Most, schlecht ausgebackenem Brot usw. beobachtet wird, beginnt häufig zunächst mit Magenbeschwerden wie Übelkeit, gelegentlich Erbrechen, denen alsbald unter Leibschmerzen und Poltern im Leibe sowie starken Blähungen mehrfache Entleerungen dünner hellgelber Stühle von stechendem Geruch (Buttersäure, Essigsäure!) und saurer Reaktion folgen; in schwereren Fällen zeigen die Stühle schaumige Beschaffenheit. Die Patienten fühlen sich oft recht angegriffen. Die Gärungsprobe fällt stets stark positiv aus. Die Sublimatprobe ergibt Rotfärbung; mikroskopisch findet sich viel mit Jod sich blaufärbendes Material (Stärke sowie Clostrid. butyr.). In ganz leichten Fällen beschränkt sich die Störung auf leichte subjektive Beschwerden wie Leibkneifen, starke Flatulenz und Unruhe im Leib ohne Durchfälle.

Bei Behandlung pflegt die Dyspepsie innerhalb weniger Tage abzuklingen; oft besteht jedoch eine bisweilen recht hartnäckige Neigung zu Rückfällen, namentlich nach Diätfehlern. Dieser Zustand kann lange bestehenbleiben, indem Zeiten normaler Stuhlbeschaffenheit mit Perioden stärkerer Gärung abwechseln. Der Ernährungszustand der Patienten ist oft nicht wesentlich beeinträchtigt, zumal der Appetit häufig gut bleibt. In manchen Fällen wird nur einmal täglich, häufig frühmorgens, ein dünner oder breiiger Stuhl abgesetzt. Häufig kommt es auf die Dauer, zweifellos infolge von Gewöhnung, zu erhöhter Toleranz gegenüber schlackenreicher Kost. Andererseits kann die einfache Dyspepsie schließlich zu entzündlichem Darmkatarrh infolge der dauernden Reizung der Schleimhaut durch die sauren Zersetzungsprodukte führen, was sich durch Auftreten von Fieber, Schleimgehalt der Stühle sowie Hartnäckigkeit der Diarrhoen trotz Kostwechsels kundtut. Der Stuhl entspricht dann oft der Mischform von Gärungs- und Fäulnisdyspepsie. Recht häufig ist die *chronische Form* des Leidens, bei der periodenweise die typischen Stühle auftreten, während in der Zwischenzeit nur über starke Flatulenz, bisweilen Unbehagen im Leibe sowie über eine der guten Ernährung trotzende Magerkeit geklagt wird. *Therapie* s. unten. Über *Sprue* vgl. S. 382).

Unter **Fäulnisdyspepsie** versteht man dyspeptische Zustände, bei denen es sich im Gegensatz zur abnorm starken Gärung der KH um gesteigerte Fäulnis eiweißhaltigen Materials handelt.

Dieser Fall kann sich z. B. durch Überladung des Darms infolge von Genuß übermäßig großer Fleischmengen ereignen, namentlich wenn bei Achylie die Magenvorverdauung unzureichend ist und daher massenhaft faulfähiges Material in den Dickdarm, die Stätte physiologischer Eiweißfäulnis, gelangt *(gastrogene Diarrhoe)*. Weit häufiger ist die Quelle übermäßiger Fäulnis der in abnormer Menge sezernierte eiweißreiche Darmsaft, der den Fäulnisbakterien ein willkommenes Substrat bildet. Alle Momente daher, welche vermehrte Darmsekretion bewirken, vermögen unter Umständen auch die Entstehung der Faulnisdyspepsie zu fördern. Hierzu gehören z. B. die Küchengewürze, ferner viele Abführmittel, speziell die salinischen, weiter Stagnation des Darminhalts wie bei Darmstenosen, aber auch mitunter die einfache Obstipation, ferner gelegentlich die Gärungsdyspepsie infolge des von den Gärungsprodukten ausgeübten Reizes, weiter bakterielle Reize (Paratyphus, Ruhr, Botulismus) sowie geschwürige Prozesse des Darms usw. Besteht erst einmal abnorm gesteigerte Fäulnis, so wird durch die dabei vorhandenen Zersetzungsprodukte der Darm erneut zu verstärkter schädlicher Sekretion angeregt und dadurch der Zustand weiter verschlimmert. Als Begleiterscheinung von Darmkatarrhen findet sich die Fäulnisdyspepsie regelmäßig bei Katarrh des *Dickdarms*, im *Dunndarm* dagegen nur bei Ulcerationen.

Die *Beschwerden* ähneln denen bei Gärungsdyspepsie. Leibschmerzen fehlen oft oder sind nur angedeutet, dagegen wird häufig über Unruhe und Poltern im Leibe sowie über Flatulenz und vor allem über diarrhoische Entleerungen geklagt. Dieselben wechseln mitunter mit Verstopfung ab. Die Stühle sind auffallend übelriechend, meist dunkelbraun, alkalisch und enthalten häufig reichlich Bindegewebsreste (Probekost!). Mitunter ist auch jodophiles KH-Material wie bei Gärungsdyspepsie vorhanden. Schleim und Blut fehlen. Im Brutschrank zeigen die Stühle vermehrte Gasbildung. Die Fettresorption ist in der Regel ungestört, was das relativ gute Fettpolster mancher Kranken erklärt. Das Indican im Harn ist meist erheblich vermehrt. Die gewöhnliche Fäulnisdyspepsie verläuft in Form akuter Anfälle, die nach Ablauf einiger Tage oder Wochen wieder schwinden, aber Neigung zu Rückfällen, speziell nach Diätfehlern haben; sie kann sich in dieser Form über viele Jahre erstrecken, wobei manche Patienten allmählich in ihrem Ernährungszustand leiden, mitunter auch anämisch werden.

Für die **Diagnose** ist zunächst festzustellen, ob nur einfache Dyspepsie oder echter Darmkatarrh vorliegt. Für letzteren spricht längeres Bestehen des Leidens ohne Unterbrechung sowie stärkerer Schleimgehalt des Stuhls. Man kontrolliere stets den Zustand des Gebisses sowie die Magenfunktion. Auch *nervöse* Diarrhoen können die Merkmale der Fäulnisdyspepsie tragen (Bindegewebsreste fehlen aber hierbei). Im übrigen sind die obengenannten Quellen, u. a. auch namentlich versteckte Neoplasmen des Dickdarms, in Erwägung zu ziehen.

Therapie der Darmkatarrhe und Darmdyspepsien

Therapie der akuten Störungen. Bei *akuter Enterocolitis* und speziell bei Verdacht auf Vorhandensein schädlicher Ingesta im Magen können in den allerersten Stadien Magenspülungen mit lauwarmem Wasser Erleichterung schaffen. Vor allem (trotz Diarrhoe) Abführmittel wie Ricinus 1—2 Eßloffel oder Kalomel 2mal 0,2 im Abstand von $1/2$ Stunde zur schleunigen Entfernung der schädlichen Stoffe aus dem Darm. Unerläßlich ist völlige Nahrungsabstinenz für 1—3 Tage (nur Tee in kleinen Portionen ohne Zucker) sowie Bettruhe; feuchtwarme Umschläge auf den Leib. *Medikamente:* Carbo medicinal. Merck bzw. Kohlegranulat 4mal täglich 1 Eßloffel in 1 Glas warmen Wassers oder mehrmals täglich 1—2 Teelöffel Adsorgan; Opium als Tct. Opii (wenn möglich nicht mehr als 5mal) 5 Tropfen taglich zur Beruhigung des Darms nach gründlicher Entleerung durch Abführmittel; ferner Dermatol (Bismuth. subgall.) 3mal täglich 1,0. Schwer resorbierbare Sulfonamide wirken bei infektiösen akuten Enterocolitiden vorzüglich. Bei Tenesmen Extr. Belladonn. 0,03 oder Extr. Opii 0,02, beides als Suppos. evtl. mehrmals täglich, oder Suprareninklystiere (30 Tropfen Stammlösung auf 300 ccm Aqua). Vorsicht mit Flüssigkeitszufuhr. Die auf die Karenz folgende Diät soll in flüssiger oder breiiger Form unter Vermeidung allzu großer Flüssigkeitsmengen erfolgen: scharf geröstetes Weißbrot, Zwieback, Rotwein, Heidelbeerwein, Tee, Schleimsuppen, Breie von Kindermehlen, Reis, Grieß, Mondamin, weiche Eier; Milch wird oft schlecht wegen des Milchzuckers vertragen. Oft wirkt Apfeldiät (S. 53) vorteilhaft. Allmählicher Übergang (nicht vor 8 Tagen!) zur gewöhnlichen Kost zunächst noch unter Vermeidung von Obst und Gemüsen. Bei Appetitmangel HCl-Tropfen und Extr. Condurango (vgl. S. 350). In schweren Fällen beschränke man sich den Fasttagen zunächst auf Rohrzuckergaben (anfangs 100, steigend bis zu 200 g pro die als 10% wäßrige Lösung, z. B. in Tee in 2stündigen Portionen), da der Zucker infolge vollständiger Resorption in den obersten Darmabschnitten ein vorzügliches, dabei reizloses Nährmittel bildet. Besondere Aufmerksamkeit ist der Bekämpfung der häufig nachträglich einsetzenden Obstipation zu widmen: Rhabarber oder Magnesiumperhydrol abends 0,5—1,0 sowie unter Umständen, aber nur für kurze Zeit (!), Klystiere.

Die **Therapie der chronischen Störungen** ist in erster Linie eine diätetische und soll für die erste Zeit, wenn möglich, in Form stationärer Behandlung erfolgen[1]. Man beginnt mit der Feststellung der Art der Verdauungsstörung (ob Gärungs- Fäulnisdyspepsie oder Mischform) mittels Probekost für 3—5 Tage sowie Prüfung des Magenchemismus. Bei Vorwiegen abnorm saurer *Gärung* KH-arme Kost ähnlich der strengen Diabetesdiät. Calc. carbon., Calc. phosphor. tribas, āā 4mal täglich 1 Teelöffel, evtl. abends 10 Tropfen Tct. Opii. Bei gesteigerter *Fäulnis* Einschränkung aller fäulfähigen Substanzen; verboten sind in erster Linie alle rohes und geräuchertes Bindegewebe enthaltenen Nahrungsmittel, wie roher Schinken, rohes Schabefleisch usw. Auch sonst sind Eiweißträger möglichst zu beschränken, Fleisch ist zunächst verboten (statt dessen z. B. weißer Käse), ebenso alles den Darmsaft anlockende schlackenreiche Material, wie schlecht zerkleinerte Speisen, grobe Cellulose, vor allem faserige derbe Gemüse, Kohlsorten, grobes Brot, weiter Gewürze, Fleischextrakt, starker Kaffee, alle kalten Getränke. Die Toleranz für gute Fettsorten (Butter, Pflanzenöle, Knochenmark) ist im allgemeinen nicht wesentlich herabgesetzt, nur dürfen sie nicht durch starke Er-

---

[1] Während der Dauer der Behandlung ist fortlaufend die Beschaffenheit des Stuhles (und zwar mikroskopisch!) zu kontrollieren.

hitzung verändert sein. Milch wird oft gut vertragen, evtl. als saure Milch. Bei Vorhandensein von Mischformen gehe man zuerst gegen die Gärung diätetisch vor. Stets ist übrigens mit der nicht ganz seltenen Möglichkeit eines Umschwungs von Fäulnisdyspepsie in Gärungsdyspepsie speziell infolge einer zu rigorosen Kur zu rechnen; auch das Umgekehrte kommt vor. In diesen Fällen empfiehlt sich die Einschaltung von Fasttagen. Medikamentös wirken günstig Bismuth. salicyl. oder subgall. 3 mal täglich 1,0, ferner Tanninpräparate, z. B. Acid. tannic., Tannigen oder Tanalbin, je 3 mal täglich 0,5; ähnlich wirkt alter tanninhaltiger Rotwein oder Heidelbeerwein. Bei Neigung zu Darmspasmen Atropin 2 mal täglich $^{1}/_{2}$ mg, besser Eumydrintabletten oder Papaverin 2 mal 0,04. Große Vorsicht ist bei chronischer Enterocolitis gegenüber planloser Anwendung von Abführmitteln am Platz, die nicht selten sogar verschlimmernd wirken. Bei hartnäckiger Verstopfung Anwendung der obengenannten Purgantien oder abendlicher Ölklystiere (vgl. S. 399). In der Rekonvaleszenz und später ist neben der Schonung in vielen Fällen auch eine gewisse Abhärtung des Darms, insbesondere bei den gärungsdyspeptischen Zuständen, erstrebenswert (vorsichtig und systematisch gesteigerte Zugabe von cellulosehaltigem Material). Nachkur in Kissingen, Marienbad, Homburg v. d. H. erst nach Schwinden der Diarrhöen.

Therapie der Krankheiten der unteren Darmabschnitte. Bei isolierter *akuter Colitis* zunächst wie bei Enterocolitis Fasten für 1—2 Tage (nur Tee mit Rotwein), evtl. Schleimsuppen sowie Carbo medicinalis 4 mal täglich 1 Eßlöffel in warmem Wasser. Im Beginn evtl. Ricinusöl, in den folgenden Tagen Vorsicht mit Abführmitteln wegen etwaiger Darmreizung. Bei starken Tenesmen Suppos. von Extr. Belladonn. 0,03 oder Atropin oder besser letzteres subcutan 3 mal täglich $^{1}/_{4}$ mg oder Instillationen von Suprarenin ins Rectum (vgl. oben). Die Kost in den nächsten Tagen sowie für die Folgezeit soll, solange Zeichen von Darmreizung bestehen, möglichst schlackenarm sein.

Bei der *chronischen Colitis* sorgfältige Vermeidung der Retention von Stuhl: morgens nüchtern Karlsbader Salz ($^{1}/_{2}$ Liter 5%ige Lösung körperwarm) oder regelmäßige Darmspülungen mit 1 Liter Wasser oder physiologischer NaCl-Lösung. Wegen der oft auf *Spasmen* beruhenden Kotretention Atropin bzw. Papaverin. Vorsicht ist geboten gegenüber Stopfmitteln wie Opium. Bei ulcerösen Prozessen empfiehlt sich lokale Applikation adstringierender Medikamente als Spülungen, z. B. $^{1}/_{2}$ oder $^{1}/_{3}^{0}/_{00}$ Argent. nitric. oder $^{1}/_{4}$—1%ige Tanninlösung oder Dermatol-Bleiklystiere (Rezept s. S. 53) Auch Lebertranverweilklysmen, anfänglich kleine, dann steigende Mengen, sind empfohlen worden. Bisweilen wirkt auch hier Apfeldiät günstig (s. S. 53). Bei hartnäckigen Fällen bewährten sich Bluttransfusionen. Auch wurden große orale Eisengaben empfohlen (SCHOTTMÜLLER). Die regelmäßige Anwendung des Rektoskops zum Bepudern der Schleimhaut mit Medikamenten ist bei Ulcerationen nicht unbedenklich. Besonders große Bedeutung hat die *Diät*: eine schlackenarme, küchentechnisch gut vorbereitete, d. h. gargekochte und fein zerkleinerte Kost, die möglichst vollständig im Dünndarm resorbiert wird, aber nicht dünnbreiig oder gar flüssig sein soll. Gewissenhafte ärztliche Überwachung ist hier um so mehr notwendig, als die monatelange Dauer des Leidens die Geduld der Patienten häufig erschöpft. Bei der Colitis gravis wird allerdings heute vielfach der Standpunkt vertreten, daß der Wert einer strengen Diät nicht überschätzt werden darf. Gelegentlich konnte bei der Colitis gravis ein, wenn auch nur vorübergehender Erfolg mit Thiouracil-Präparaten (s. S. 501) erzielt werden. Ein Versuch mit schwer resorbierbaren Sulfonamiden, mit Tetracyclinen und Chloromycetin sollte in jedem Fall von Colitis gravis gemacht werden. Bei akuten und bedrohlichen Exacerbationen ist ACTH oder Cortison erfolgversprechend, leider aber nur für die Dauer der Verabreichung. Die Möglichkeit der Verschleierung einer Perforation muß bei dieser Behandlung im Auge behalten werden.

Bei ganz schweren ulcerösen Prozessen kommt als ultima ratio die *chirurgische* Behandlung, und zwar die Herstellung eines Cöcalafters zwecks Ruhigstellung des erkrankten Darmabschnittes und Berieselung des Darms mit Spülungen durch die Fistel in Frage. Jedoch führt die Colonausschaltung bei langer Dauer bisweilen zur Atropie der Schleimhaut sowie zu narbiger Verengerung und Verkürzung ausgedehnter Darmabschnitte, vereinzelt sogar zu narbigem Verschluß. Die Behandlung der *Sigmoiditis infiltrativa* kann konservativ versucht werden, in erster Linie unter Zuhilfenahme schwer resorbierbarer Sulfonamide. Bleibt der Erfolg aus, dann ist die Resektion des erkrankten Darmabschnitts in Erwägung zu ziehen. Bei der Therapie der *Proktitis* sind vor allem die Tenesmen zu behandeln: warme Sitzbäder, mildes Laxieren, da Obstipation verschlimmernd wirkt; lokale Applikation der obengenannten Adstringentien.

Sprue (idiopathische Steatorrhoe)

Die Sprue kommt in den Tropen und Subtropen, hauptsächlich in Vorder- und Hinterindien, in Südchina und Mittelamerika, gelegentlich aber auch im gemäßigten Klima Europas vor und befällt fast ausschließlich Erwachsene; das weibliche Geschlecht erkrankt häufiger.

Es handelt sich um ein chronisch-rezidivierendes Leiden, welches im wesentlichen durch 3 Symptomengruppen charakterisiert ist: erstens durch Störungen von seiten des *Magen-Darm-Kanals*, die sich durch massige, oft stark garende Fettstühle, welche auf einer schweren Resorptionsstörung des Darms beruhen und starke Abmagerung bewirken, kundtun. Zweitens durch eine *Anämie* von meist perniciosaartigem Charakter und drittens durch *endokrine* Störungen wie Tetanie, Pigmentierungen, Blutdruckerniedrigung. Pathologisch-anatomisch besteht kein charakteristischer Befund; lediglich wurde mitunter starke Atrophie der Milz sowie der endokrinen Drüsen beobachtet.

Von *Einzelheiten* des klinischen Bildes sind noch zu erwähnen: Häufig Veränderungen der Mund- und Zungenschleimhaut in Form von Aphthen („Aphthae tropicae") sowie Befunde analog der HUNTERschen Zunge bei perniziöser Anämie mit Klagen über Brennen und Schmerzen im Munde; die diarrhoischen Fettstühle wechseln mit völlig normalen Entleerungen ab, wie überhaupt Zeiten mit unbestimmten Magen- und Darmbeschwerden von Perioden mit gutem Allgemeinbefinden abgelöst werden. Subacidität bzw. Anacidität ist häufig. Das hyperchrome Blutbild läßt im Gegensatz zur BIERMERschen Anämie eine stärkere Vermehrung des Serumbilirubins vermissen; mitunter werden in den Erythrocyten sog. JOLLY-Körper (wohl in Zusammenhang mit der Milzatrophie) beobachtet. Gelegentlich ist die Anämie, die sich übrigens erst allmählich einstellt, hypochrom. Der ständige Verlust an Fettseifen und Fettsäuren bewirkt eine starke Verarmung des Körpers an Mineralien, speziell an Kalk; Sinken des Blutkalkspiegels sowie gelegentlich das Auftreten von Tetanie einerseits, von Osteomalacie bzw. Osteoporose mit Skeletverbiegungen andererseits sind die Folge. Der *Verlauf* ist bisweilen akut und rasch tödlich, meist jedoch erstreckt sich die Krankheit über Jahre und führt dann nicht selten schließlich zu schwerstem Marasmus mit höchstgradiger Abmagerung und Austrocknung des Körpers; die Haut wird lederartig.

Ätiologie und *Pathogenese* sind vorläufig ungeklärt. In den Tropen sind die Europäer stärker disponiert als die Eingeborenen. Wahrscheinlich bestehen nahe Beziehungen zur HERTER-HEUBNERschen Krankheit (Coeliakie) der Kinder; man hat beide Krankheiten als sog. idiopathische Steatorrhoe zusammengefaßt. Als Folge der schweren Darmaffektion kommt es sekundär oft zu mangelhafter Resorption der Vitamine A und D mit entsprechenden Zeichen der Hypovitaminose. Auch an einen Vitamin-B-Mangel und neuerdings an einen Folsäuremangel hat man gedacht, weil mit entsprechender Darreichung dieser Stoffe besonders gute Erfolge zu erzielen sind. Das Pankreas spielt sicher keine Rolle. Nach peroralen Glucosegaben verläuft die Blutzuckerkurve sehr flach (Kohlenhydratresorptionsstörung). Die Prognose der nichttropischen, sog. einheimischen Sprue in Europa ist wesentlich ungünstiger als die der tropischen Form, bei welcher die Letalität nur gering ist.

Differentialdiagnostisch sind Pankreasaffektionen, die BIERMERsche perniziöse Anämie, Tuberkulose des Darms bzw. der Mesenterialdrüsen sowie die pluriglanduläre Insuffizienz in Betracht zu ziehen.

Als *Therapie* bewährte sich teils reine Milchdiät, die nur sehr vorsichtig und tastend allmählich durch kleine Fleisch- und Toastmengen zu erweitern ist, während Mehlspeisen und Zucker sowie Fette zu meiden sind, teils wirken reine Obstkuren günstig (speziell Erdbeeren, aber auch andere Früchte). Unerläßlich ist ferner die parenterale Behandlung der Anämie mit Leberpräparaten (s. S. 316) sowie die parenterale Verabreichung von Vitamin B_{12}. Folsäure kann sowohl peroral wie parenteral gegeben werden. Therapie der Tetanie s. S. 505. Wichtig ist Schutz gegen Abkühlung des Leibes. Bei tropischer Sprue ist Verlassen der Tropen notwendig. Eine früher überstandene Sprue bedeutet auf immer Tropendienstunfähigkeit.

Appendicitis (Perityphlitis)

Die Entzündung des Wurmfortsatzes des Coecums ist eine häufige und praktisch außerordentlich wichtige Krankheit.

Der Wurmfortsatz (Appendix oder Processus vermiformis) hat eine Länge von etwa 6—8 cm (bis zu 20 cm!), ist oft etwas gewunden und besitzt einen erheblichen Grad von Beweglichkeit. Während er oft in der Richtung nach dem kleinen Becken herabhängt, ist er in anderen Fällen z. B. hinter das Coecum oder das Ileum verlagert oder noch weiter von seinem gewöhnlichen Ort disloziert. Er ist sehr reich an lymphatischem Gewebe. Seine physiologische Bedeutung ist unbekannt. Im Röntgenbilde läßt er sich oft mit Hilfe von Kontrastbrei darstellen.

Nach Statistiken an Sektionsmaterial zeigen etwa 75% aller Erwachsenen Spuren abgelaufener Appendicitis. Doch macht sie nur bei einem kleinen Teil klinisch wahrnehmbare Krankheitserscheinungen. Die Vorbedingungen für die Erkrankung liegen zweifellos in der besonderen anatomischen Beschaffenheit des Wurmfortsatzes, der infolge seines engen Lumens und der Fältelung seiner Schleimhaut mit ihren zahlreichen Buchten eine mangelhafte Selbstreinigung namentlich seiner distalen Teile und damit die Ansiedlung pathogener Keime begünstigt. Kotstauung, Obstipation, wohl auch das Eindringen von Fremdkörpern aus der Nahrung sowie Darmparasiten, speziell Oxyuren, aber auch entzündliche Prozesse der Nachbarschaft (Adnexe) dürften gelegentlich eine fördernde Rolle spielen, desgleichen spastische Zustände, die die Entleerung der Appendix erschweren. Mitunter beobachtet man auch im Verlauf von Allgemeininfektionen, speziell von Anginen, appendicitische Reizzustände, die für die Möglichkeit einer hämatogenen Entstehung derselben zu sprechen scheinen. Übrigens kommen gelegentlich kleine Epidemien von Appendicitis vor.

Pathologische Anatomie. Der *Beginn* des Leidens, der sog. *Primärinfekt*, der in der Regel den distalen Wurmabschnitt befällt, stellt eine umschriebene Oberflächenerkrankung der Appendixschleimhaut dar, wobei es zunächst im Bereich der Schleimhautbuchten zur Auswanderung von Leukocyten durch das Epithel in das Lumen der Appendix mit Bildung eines Leukocytenpfropfes in der Schleimhautbucht kommt. Dieses Stadium, klinisch der sog. *appendicitischen Reizung* entsprechend, kann ohne Zweifel restlos wieder ausheilen. Im anderen Fall schreitet der Prozeß fort und es kommt zur Erosion der Schleimhaut. Multiple derartige Schleimhauterosionen mit eitrigem Exsudat im Lumen, dichter Infiltration und Verdickung der Wand sowie unter Umständen mit — zunächst sterilen — Fibrinauflagerungen der Serosa bilden den Befund der sog. *Appendicitis simplex s. phlegmonosa* nach Ablauf etwa der ersten 12 Stunden; unter weiterer Ausdehnung der Schleimhautgeschwüre und der eitrigen Infiltration kommt es zur *Appendicitis phlegmonosa ulcerosa*, die ebenfalls keine stärkere Reizung des Peritoneums aufweist (24 Stunden). Ohne Eintritt von Komplikationen heilt auch diese Form sehr schnell wieder ab. *Residuen* der Appendicitis simplex sind einmal partielle Obliteration oder Stenosierung des Lumens, welche Stauung des Inhaltes bewirken und damit späteren Rezidiven Vorschub leisten, sowie ferner peritoneale Verklebungen der Appendixserosa mit der Nachbarschaft (lokale adhäsive Peritonitis), welche zur Bildung eines ileocöcalen Tumors führen können.

Der Appendicitis simplex steht die *Appendicitis destructiva s. complicata* gegenüber, die durch schwere Zerstörungsprozesse gekennzeichnet ist und stets mit Beteiligung des Peritoneums einhergeht. Sie verläuft einmal in Form eitriger Einschmelzung unter Bildung von miliaren Wandabscessen, die ins Lumen oder durch das Peritoneum durchbrechen (Appendicitis phlegmonosa gravis), andererseits in Form von Infarzierung und Gangrän eines größeren Abschnittes des Wurmfortsatzes, die zur Perforation in die Bauchhöhle führen *(Appendicitis gangraenosa perforans)*. Die Zerstörung der Wand der Appendix kann sich in besonders bösartigen Fällen außerordentlich schnell vollziehen. Der Verlauf einer Appendicitis destructiva hängt u. a. von dem Verhalten der Nachbarschaft der Appendix ab. Bei Bestehen von peritonealen Verklebungen oder Adhäsionen mit der Bauchwand oder benachbarten Organen bleibt der Prozeß zunächst trotz Durchbruchs lokalisiert; es entsteht ein abgekapselter periappendicitischer Absceß *(Perityphlitis)*. Fehlen die Verklebungen, so tritt eine diffuse Peritonitis ein. Als Folgezustände der Absceßbildung kommen weiter bei Fortkriechen der Eiterung sowohl subphrenische wie Senkungsabscesse, ferner thrombophlebitische Erkrankungen im Bereich der Pfortader (Pylephlebitis) vor. Ansammlung von eitrigem Exsudat im Lumen distal von einer Obliteration führt zum *Empyem des Wurmfortsatzes*, das später unter Umwandlung des eitrigen in wäßrigen Inhalt in den sog. *Hydrops* übergehen kann.

Da die allererste Erkrankung klinisch symptomlos zu verlaufen pflegt oder vom Patienten übersehen wird, so handelt es sich bei dem ausgebildeten Krankheitsbild in der Regel um eine Wiedererkrankung des *von früher her bereits veränderten* Wurmfortsatzes, wobei dieser häufig schon von schützenden Adhäsionen umgeben ist. Einen sicheren Beweis für eine frühere, nicht völlig ausgeheilte Appendicitis bildet der Befund eines sog. *Kotsteines* in der Appendix.

Krankheitsbild. Die Krankheitssymptome beginnen plötzlich unter Leibschmerz und Übelkeit, Appetitlosigkeit, bisweilen unter Erbrechen; es bestehen Fieber, Pulsbeschleunigung, belegte Zunge sowie mitunter Obstipation, nicht selten Durchfall. Der Schmerz ist häufig zunächst diffuser Art (oft als „Magenschmerz" bezeichnet), sehr bald aber oder auch von vornherein tritt er circumscript im Bereich der rechten Unterbauchgegend auf. Gleichzeitig besteht Druckempfindlichkeit dieser Region. Bei der Palpation des Abdomens findet sich sehr häufig reflektorische Bauchdeckenspannung (als Symptom der Beteiligung der Serosa der Appendix) im rechten unteren Quadranten, oft zunächst nur bei oberflächlicher Palpation[1]. Bei der Atmung bleibt diese Region meist deutlich gegenüber der linken Seite zurück; auch fehlt häufig der rechte untere Bauchdeckenreflex. Die genaue Lokalisation der Druckempfindlichkeit entspricht dem MAC BURNEYschen Punkte, d. h. der Mitte zwischen Nabel und Spina iliaca superior, noch häufiger dem LANZschen Punkte, d. h. der Grenze zwischen rechtem und mittlerem Drittel der Linea interspinalis superior. Auch bei vaginaler oder rectaler Untersuchung besteht Druckempfindlichkeit der Appendixgegend. Häufig beobachtet man leichte Beugung des rechten Beins im Hüftgelenk.

In der Regel besteht Fieber (38—40°), ausnahmsweise fehlt es. (Man nehme stets die *Mastdarmmessung* vor.) Von größter Bedeutung ist das Verhalten des *Pulses*. Bei leichten Fällen überschreitet er nicht 90—100 und bleibt dem Verhalten der Temperatur konform; höhere Pulsfrequenz sowie namentlich fortschreitendes Ansteigen derselben hingegen ist ein Alarmsymptom. Im Blut bestehen Leukocytose, Verminderung der Eosinophilen und Lymphocyten sowie Linksverschiebung der Leukocytenkerne, d. h. Zunahme der sog. Stabkernigen und Jugendlichen.

In leichten Fällen klingen die genannten Symptome schnell wieder ab, so daß bereits nach wenigen Tagen der Kranke sich genesen fühlt.

Häufig schließt sich an dieses sog. *Frühstadium* die Entwicklung eines *perityphlitischen Tumors*, des sog. Ileocöcaltumors (II. oder intermediäres *Stadium*), an. Derselbe besteht aus der erkrankten Appendix, verklebtem Netz, Darmschlingen usw. und bildet eine rundliche, durch die Bauchdecken gut fühlbare Resistenz mit perkussorisch nachweisbarer Dämpfung. Mitunter bilden sich die Geschwulst ebenso wie die Allgemeinerscheinungen in den nächsten Tagen wieder zurück. In anderen Fällen, in denen es zur Entwicklung eines perityphlitischen *Abscesses* kommt, verrät sich dies durch Ansteigen der Pulsfrequenz sowie meist (nicht immer!) auch der Temperatur. Die schon im Schwinden begriffene peritoneale Reizung, die Druckempfindlichkeit sowie die Bauchdeckenspannung werden wieder stärker, die Leibschmerzen werden diffuser, der Tumor nimmt an Größe zu. Auch jetzt kann der Prozeß infolge von Abkapselung durch derbe Schwartenbildung im Laufe von 2—3 Wochen zur Ruhe kommen, wenn auch der Eiterherd bestehenbleibt. Wird nicht für operative Entleerung des Abscesses gesorgt, so entsteht Spontandurchbruch desselben entweder in die freie Bauchhöhle mit konsekutiver Peritonitis oder in ein Nachbarorgan, wie den Darm, die Blase usw., oder es kommt zum Fortkriechen der Eiterung mit den obengenannten Folgezuständen. In wieder anderen Fällen klingt der erste Appendicitisanfall unter scheinbar völliger Genesung wieder ab, um später in gleicher oder ähnlicher Form oft mehreremal sich zu wiederholen (sog. *chronische* oder besser *chronisch-rezidivierende Appendicitis*)[2]. Nicht selten bestehen jedoch auch im sog. *Intervall* gewisse Beschwerden, wie Druck, Ziehen in der Blinddarmgegend, in zahlreichen anderen Fällen völlig uncharakteristische Beschwerden, wie hartnäckige Obstipation, mitunter abwechselnd mit Durchfällen, unangenehme Gefühle oder sogar

---

[1] In Anbetracht der außerordentlichen Wichtigkeit dieses Symptoms gehe man in zweifelhaften Fällen so vor, daß man die Palpation des Abdomens an einer Stelle beginnt, die sicher frei von abnormer Spannung ist, z. B. in der Oberbauchgegend, und schreite dann langsam auf die rechte Unterbauchregion zu. Auf diese Weise lassen sich schon die ersten Anfänge der Bauchdeckenspannung konstatieren.

[2] Eine *primäre* chronische Appendicitis, an welche sich akute Anfälle anschließen, existiert nicht. Jede Appendicitis, auch die später chronisch verlaufende Form, beginnt stets mit einem — wenn auch klinisch nicht immer erkennbaren — akuten Anfall.

Schmerzen im Epigastrium, Klagen über Auftreibung der Magengegend nach dem Essen, bisweilen vermehrter Harndrang sowie endlich ein Gefühl von Steifigkeit im rechten Bein, mitunter sogar auch Hinken infolge von Spannung in der Unterbauchgegend.

Die *schwerste Form* der Appendicitis destructiva, die sich bisweilen sogar innerhalb von Stunden entwickelt, ist diejenige, bei der es infolge des schnellen Fortschreitens der gangränösen Zerstörung des Wurmfortsatzes überhaupt nicht zu peritonealen Verklebungen kommt und sich in kürzester Zeit unter septischen Erscheinungen diffuse Perforationsperitonitis entwickelt. Auffallend hohe Frequenz des Pulses, der alsbald weich und klein wird, trockene Zunge sowie lebhafte, zunächst lokale Bauchdeckenspannung, endlich hohe Leukocytenzahlen kennzeichnen den Ernst der Situation. Vielfach bekommt der Arzt derartige Fälle erst bei beginnender Peritonitis zu Gesicht; hier kann dann oft selbst die sofortige Laparotomie den ungünstigen Verlauf nicht mehr aufhalten. Es ist mit Nachdruck zu betonen, daß die ersten Krankheitserscheinungen bei dieser bösartigen Form durchaus nicht immer von vornherein einen bedrohlichen Charakter haben; insbesondere kann das relativ gute Allgemeinbefinden und das Fehlen von Schmerzen über die Schwere des Prozesses täuschen. Es kann sogar vorkommen, daß trotz schon vorhandener Gangrän der Patient infolge seiner geringen Beschwerden nur mit Mühe im Bett zu halten ist. In diesen Fällen bilden vor allem die sehr ausgesprochene Bauchdeckenspannung in der rechten Darmbeingrube, nächstdem der hohe Puls, der aber anfangs fehlen kann, sowie — wenigstens häufig — wiederholtes Erbrechen die Mahnung zu sofortigem Eingreifen.

Die **Diagnose** der Appendicitis kann vor allem bei Lageanomalien der Appendix erschwert sein, indem diese sowohl von vornherein an abnormer Stelle liegt oder nachträglich durch Adhäsionen verlagert ist. Schmerz und lokale Muskelspannung können dementsprechend abweichend lokalisiert sein und u. a. ein Ulcus ventriculi oder duodeni, eine Nephrolithiasis (Uretersteine) oder eine Cholecystitis vortäuschen, letzteres, zumal Ikterus kein ganz seltenes Begleitsymptom der Appendicitis ist. Hier ist die anamnestische Feststellung früherer Anfälle von Appendicitis von Wichtigkeit. Bei nach hinten geschlagener oder retrocöcal liegender Appendix kann die Bauchdeckenspannung vorne fehlen; man versäume daher nicht, die seitliche und hintere Bauchwand auf abnorme Spannung zu prüfen, die in schweren Fällen dieser Art nicht vermißt wird, allerdings auch bei paranephritischen Abscessen (S. 484) in ähnlicher Weise sich findet. Bei beginnender croupöser Pneumonie sowie im Verlauf des Typhus treten bisweilen pseudoappendicitische Symptome auf (Leibschmerzen, ileocöcale Druckempfindlichkeit), die mitunter zu überflüssigen Laparotomien verleiten. Bei Verdacht auf Appendicitis denke man daher stets an die Möglichkeit beider Erkrankungen. Die Leukocytose kann fehlen, statt dessen besteht bei schweren Fällen mitunter eine Leukopenie. Relative Vermehrung der Polymorphkernigen (Unterscheidung von Typhus) sowie starke Linksverschiebung klären hier die Diagnose. Für die oft schwierige Unterscheidung von rechtsseitigen Adnexerkrankungen oder gonorrhoischer Pelveoperitonitis ist die gynäkologische Untersuchung unerläßlich. Das gleiche gilt bei der Möglichkeit einer geplatzten Extrauteringravidität. Der appendicitische Ileocöcaltumor kann durch Tuberkulose (vgl. S. 389) und Aktinomykose (vgl. S. 130) des Coecums vorgetäuscht werden. Auch die Typhlatonie kommt differentialdiagnostisch in Frage (vgl. S. 398) sowie das Coecum mobile (S. 392). Endlich sei bezüglich der diffusen Peritonitis post appendicitidem bemerkt, daß sie nicht immer unter stürmischen Erscheinungen beginnt, namentlich dann nicht, wenn im Anschluß an die Absceßbildung die Eiterung zwischen den einzelnen Darmschlingen langsam vorwärts kriecht. Abgesehen vom Verhalten des Pulses und der Zunge ist hier zunehmende Verkleinerung der Leberdämpfung (zuerst links, dann rechts) ein wichtiges Symptom (vgl. S. 409), während Schmerz und Temperatursteigerung im Stiche lassen können.

Es ist noch zu erwähnen, daß im Verlaufe schwerer Fälle oft Eiweiß im Harn gefunden wird sowie daß mitunter eine *Hämaturie* beobachtet wird, die nach Heilung der Appendicitis, speziell nach der Entfernung des Wurmfortsatzes, zu schwinden pflegt. Gleiches gilt von einer *Pyelitis*.

Therapie. Die Appendicitis, früher als ausschließlich internes Leiden betrachtet, gehört zur *Domäne des Chirurgen!* Die Entscheidung, ob in einem Fall zunächst *interne* oder sofort *chirurgische* Behandlung am Platze ist, ist sehr verantwortungsvoll. *Innere Therapie* in Form von strenger Bettruhe mit Rückenlage (Bettschüssel!), Fasten bzw. flüssiger Ernährung, *kein* Abfuhrmittel, sowie Eisblase auf den Leib ist erlaubt 1. bei Appendicitis simplex mit gutem Allgemeinbefinden, niedrigem Puls und Fehlen der Bauchdeckenspannung, 2. im Stadium des Ileocöcaltumors mit geringen Allgemeinerscheinungen, d. h. bei gutem Puls, fehlendem Erbrechen, feuchter Zunge. Die Anwendung von *Opiumalkaloiden* ist kontraindiziert im Frühstadium, da es die für die weitere Beurteilung des Falles wichtigen Symptome (Schmerz, Bauchdeckenspannung) maskiert; dagegen sind sie nach Bildung des Ileocöcaltumors erlaubt, da hier die Ruhigstellung des Darms der Abkapselung des Prozesses förderlich ist. Dosierung: mehrmals täglich 5—10 Tropfen Tinct. opii, jedenfalls nur gerade so viel, um den Spontanschmerz zu dämpfen.

Indikationen zur Operation. Die Mehrzahl der Chirurgen vertritt heute die Auffassung, daß nach Stellung der Diagnose akute Appendicitis stets sofort zu operieren ist („Operation im Anfall" oder „Frühoperation"). Die Operation ist weiter indiziert, wenn am 2. Tage nach dem akuten Anfall die Rectaltemperatur noch über 38° beträgt und die Leukocytenzahl hoch ist. Die sog. *Intervalloperation* wird nach Abklingen aller Entzündungserscheinungen nach 2 bis 8 Wochen vorgenommen, und zwar nach einem oder nach wiederholten schweren Anfällen, ferner in den ersten Monaten der Gravidität wegen der Möglichkeit gefährlicher späterer Rezidive, endlich bei dauernden Beschwerden und Störung des Allgemeinbefindens. — Verzögerung der Operation kann die oben beschriebenen Folgezustände, in erster Linie tödliche Peritonitis (S. 406), weiter subphrenische Abscesse (S. 410), Leberabscesse (S. 427) usw. nach sich ziehen.

Die Neoplasmen des Darms

Unter den *benignen* Tumoren des Darms sind die von der Schleimhaut ausgehenden *Polypen* insofern von Bedeutung, als sie des öfteren in großer Zahl in Form der sog. **Polyposis intestini** auftreten und zu Entzündungsprozessen und Ulcerationen Anlaß geben, die oft mit hartnäckigen Blutungen und daran anschließend mitunter mit schwerer Anämie einhergehen. Im Dünndarm können Invaginationen durch sie entstehen. In manchen Fällen bleiben sie symptomlos. Sie kommen nicht selten schon im jugendlichen Alter (vor allem beim männlichen Geschlecht) vor und bevorzugen Rectum und Sigma, wo man sie rektoskopisch erkennen kann. Bisweilen finden sich einzelne abgerissene Polypen im Stuhl. Die Unterscheidung von Carcinom ist mitunter schwierig, zumal sich letzteres manchmal auf dem Boden der Polyposis entwickelt.

Unter den *malignen Tumoren* steht das **Carcinom** an erster Stelle. Es ist ein relativ häufiges Leiden. *Dickdarm* und *Mastdarm* sind sein Hauptgebiet. Bevorzugt wird das Alter zwischen 40—65 Jahren, doch kommen Darmcarcinome nicht selten auch bei wesentlich jüngeren Leuten vor. Männer werden häufiger als Frauen befallen, was besonders vom Mastdarmkrebs gilt; das Coloncarcinom befällt Männer doppelt so häufig als Frauen.

Histologisch handelt es sich in der Regel um einen adenomatösen, seltener um medullären oder scirrhosen Cylinderzellkrebs. Charakteristisch sind seine Neigung zu ringförmiger Ausbreitung, die oft *Stenosenbildung* veranlaßt, sowie die im weiteren Verlauf eintretende *Ulceration*. Beides macht klinisch markante Symptome. Die Tendenz zur Bildung von *Metastasen* ist nicht sehr ausgeprägt; speziell beim Mastdarmcarcinom treten sie häufig erst spät auf. Befallen werden zunächst die regionären Drüsen, sodann vor allem die Leber und das Peritoneum.

Die *Allgemeinerscheinungen* bei Darmkrebs sind im großen und ganzen die gleichen wie bei anderen Carcinomen: zunehmende Abmagerung, Kräfteverfall und Kachexie sowie Anämie. Oft ist kürzer oder länger dauerndes Fieber vorhanden, so daß Verwechslungen mit einer Infektionskrankheit vorkommen. Andererseits können die Allgemeinerscheinungen gerade hier bisweilen lange auf sich warten lassen, während bereits die *Lokalsymptome* voll entwickelt sind. Letztere sind Blutungen, Stenosenerscheinungen (Ileus), ferner ein palpabler Tumor, Schmerzen sowie Anomalien der Entleerung oder der Beschaffenheit des Stuhles.

Das *Carcinom des Colons* ist am häufigsten am Sigma, nächstdem am Coecum lokalisiert, befällt aber auch Aszendens, Transversum sowie vor allem die Flexura lienalis. Ein häufiges *Frühsymptom* sind Okklusionserscheinungen, die anfangs häufig nur anfallsweise und ohne stürmische Erscheinungen auftreten, so daß ihre Bedeutung zunächst oft verkannt wird (vgl. Ileus S. 391). Ihre scheinbar harmloseste Form ist hartnäckige Obstipation. Stenosensymptome finden sich häufiger bei tiefem Sitz des Carcinoms (Deszendens, Sigma) als bei dem des Anfangsteils des Colons, da bei letzterem die flächenhaften Tumoren häufiger als die strikturierenden sind und außerdem die festere Beschaffenheit des Kotes bei ersterem die Okklusion fördert. Mitunter beobachtet man mit der Obstipation abwechselnd Diarrhoen nach dem Typus der Fäulnisdyspepsie (vgl. S. 379), die sich aus der Zersetzung der über der Stenose stagnierenden Massen sowie den Ulcerationen erklären. Sehr erleichtert wird die Erkennung der Stenose durch das *Röntgenverfahren* (Kontrastmahlzeit und vor allem Kontrasteinlauf, gegebenenfalls mit zusätzlicher Lufteinblasung), durch welches der Tumor oft frühzeitig als Verengerung, später mitunter als Füllungsdefekt sichtbar wird (etwaige Spasmen werden durch 1 mg Atropin subcutan beseitigt). Auch lassen sich seine Beweglichkeit oder Verwachsungen mit der Nachbarschaft vor dem Leuchtschirm feststellen.

Bezüglich der *Tastbarkeit* verhalten sich die Tumoren je nach ihrem Sitz verschieden. Der Palpation oft leicht zugänglich sind die Carcinome des Coecums, des Aszendens und Transversums, bisweilen auch des Sigmas; nicht palpabel sind die Tumoren der rechten und besonders der linken Flexur. Untersuchung im Bade oder in der Narkose führt oft zur Klärung des Falles. Stets sorge man vorher für gründliche Entleerung des Darms (Einläufe, Ricinus) zur Vermeidung der Verwechslung mit Kottumoren. Weiter wird bei der *Stuhluntersuchung* das Vorhandensein von *Blut*, und zwar je nach dem Sitz des Tumors dem Kot aufgelagert oder als okkultes Blut mit ihm vermischt, bei ulceriertem Tumor *niemals vermißt*. Bei Tumoren unterhalb der linken Flexur prägt sich die Stenose oft auch durch das schmale Kaliber des Kotes aus, der bisweilen Bleistiftform annimmt; häufig ist Schleim aufgelagert. Oft besteht beträchtliche Indicanurie. Carcinome im rectalen Schenkel des Sigma sind rektoskopisch wahrnehmbar, wobei sie teils als Ulcerationen, teils in den Anfangsstadien an circumscripter Blässe und Ödem der Schleimhaut zu erkennen sind. Oft hindert der Tumor das weitere Vordringen des Instrumentes. Schmerzen pflegen bei Colon- und Sigmacarcinomen erst später, meist infolge von Ileus aufzutreten.

Das **Mastdarmcarcinom** bildet etwa 80% aller Darmcarcinome. Die ersten Beschwerden bestehen in der Regel in Störungen der Stuhlentleerung, in Tenesmus, in hartnäckiger Obstipation sowie unmotivierten Diarrhoen, namentlich in Form geringer, sog. spritzerartiger Entleerungen; in manchen Fällen beobachtet man Bleistiftkot; oft sind Blut und Schleim beigemengt. Im weiteren Verlauf treten häufig Blasenbeschwerden, ähnlich wie bei Cystitis, in die Genitalien ausstrahlende Schmerzen sowie auch Ischias auf als Zeichen des Übergreifens des Tumors auf die Nachbarschaft. Dabei kann der allgemeine Ernährungszustand längere Zeit hindurch sehr gut bleiben und jegliche Kachexie vermissen lassen. Tiefsitzende Geschwülste sind der Digitaluntersuchung zugänglich, höher als 10 cm befindliche Tumoren sind rektoskopisch zu konstatieren. Doch ist die Unterscheidung von benignen Ulcerationen, Tuberkulose und Lues bisweilen schwierig. Oft sind zugleich Hämorrhoiden vorhanden, die infolge der ähnlichen Beschwerden nicht selten das Grundleiden in verhängnisvoller Weise verschleiern.

Möglichst frühzeitige Diagnose der Darmcarcinome ist wegen relativ günstiger *Prognose* eines Teiles derselben (Coecum, Aszendens, Rectum) bei rechtzeitiger Operation von größtem Wert. Jede hartnäckige Obstipation sowie unklare Diarrhoen in höherem Alter, ferner die genannten Stuhlanomalien, Hamorrhoidalbeschwerden usw. sollten stets den Gedanken an Carcinom nahelegen. Unoperiert verlaufen die Fälle stets letal, teils infolge von Ileus, teils durch Sepsis infolge von Verjauchung des Tumors, teils durch Perforationsperitonitis und schließlich durch ausgedehnte Metastasierung.

Dünndarmcarcinome sind selten. Das Carcinom des Duodenums (Prädilektionsort ist die Papille) bewirkt die Symptome der Pylorus- bzw. Duodenalstenose und erzeugt durch Kompression der Papille Ikterus sowie durch Übergreifen auf das Pankreas mitunter die Zeichen der Pankreasinsuffizienz; es ist kaum jemals tastbar. Die übrigen Dünndarmcarcinome machen meist erst in progredienten Stadien Palpationsbefunde und Stenosensymptome; sie bleiben lange Zeit verschieblich und sind oft schwer von Mesenterialdrüsen- und Netztuberkulose zu unterscheiden.

Die **Therapie der Darmcarcinome** besteht in der möglichst frühzeitigen Operation (Resektion), deren Resultate nicht ganz ungünstig sind. Für das Rectumcarcinom kann auch eine Strahlenbehandlung in Betracht gezogen werden.

Darmsarkome sind selten. Sie zeichnen sich durch besondere Malignität aus und befallen häufiger jüngere Leute. Sie zeigen Vorliebe für den Dünndarm, wo sich vor allem die (häufig multiplen) Lymphosarkome lokalisieren. Das Rectum wird bisweilen von Melanosarkomen befallen. *Charakteristisch* für die Sarkome sind, außer dem raschen Wachstum, im Gegensatz zu den Carcinomen die frühzeitig eintretende schwere Beeinträchtigung des Allgemeinbefindens (Anämie, Kachexie, Ödeme), die meist das Krankheitsbild beherrscht, sowie das Fehlen von Stenosenbildung und von Ulcerationen; Mastdarmsarkome machen jedoch Stenosen. Röntgendiagnostisch ist von Bedeutung, daß bisweilen Erweiterungen des Darmlumens an der Stelle des Sarkoms beobachtet werden.

Darmtuberkulose

Die Darmtuberkulose ist die häufigste spezifische Infektionskrankheit des Darms. Sie kommt primär als sog. Fütterungstuberkulose nur bei Kindern vor; bei Erwachsenen schließt sie sich ausnahmslos sekundär an Lungentuberkulose an, bei der sie in vorgerückteren Stadien eine sehr häufige Begleiterscheinung bildet. Ein Parallelismus zwischen der Schwere des Lungenleidens und der Darmprozesse besteht keineswegs immer, zumal mitunter trotz Stillstandes oder sogar Rückganges des Lungenprozesses das unbehandelte Darmleiden fortschreitet. Die Infektion des Darms kommt als Autoinfektion durch verschlucktes bacillenhaltiges Sputum zustande. Nach dem Sitz der Krankheit sind drei *verschiedene Arten* von Darmtuberkulose zu unterscheiden: die unmittelbar oberhalb (im untersten Ileum) und unterhalb der BAUHINschen Klappe, im Coecum und Aszendens, selten ausschließlich im Colon lokalisierte Form der *gewöhnlichen ulcerösen Darmtuberkulose*, zweitens der tuberkulöse *Ileocöcaltumor* und drittens die *Tuberkulose des Rectums*.

Anatomisch beginnt der Prozeß in den Solitärfollikeln und in den PEYERschen Plaques mit der Entwicklung von subepithelialen verkäsenden Knötchen (Histologie vgl. S. 101), die konfluieren und zerfallen. Die dadurch entstehenden kraterförmigen Ulcera breiten sich meist in der Querrichtung des Darms aus und bilden charakteristische Gürtel- oder Ringgeschwüre, die am Rand und im Grund oft kleine Tuberkelknötchen erkennen lassen und unterminierte überhängende Ränder zeigen. Ausnahmsweise kommt es zur Vernarbung, die dann zu (evtl. multiplen) Stenosen führen kann. Bei großen Geschwüren entstehen mitunter papilläre oder polypöse Excrescenzen. Bei der isolierten Ileocöcaltuberkulose herrscht gegenüber den Zerfallsprozessen die geschwulstartige, aus tuberkulösem Granulationsgewebe bestehende Verdickung der Wand des Coecums mit starker Neubildung von fibrösem Gewebe vor, so daß das Bild eines Tumors entsteht, der nicht selten das Darmvolumen verengert (hyperplastisch-narbige Form). Die Mastdarmtuberkulose macht Ulcerationen, die häufig Ursache von periproktischen Abscessen und Fisteln sind. Bei der gelegentlich und meist nur partiell erfolgenden Ausheilung hinterläßt sie bisweilen narbige Strikturen. Umgekehrt kann auch ein primärer periproktischer Abszeß durch Perforation erst sekundär zu Mastdarmgeschwüren führen. Eine sehr seltene Form, die nur das Colon befällt, bietet makroskopisch (und klinisch) lediglich das Bild einer schweren chronischen Colitis, histologisch dagegen den Befund von Tuberkeln.

Krankheitsbild der gewöhnlichen ulcerösen Darmtuberkulose: Wenn es auch zahlreiche Fälle gibt, die sogar trotz ausgedehnteren anatomischen Befundes klinisch völlig latent bleiben, so verrät sich doch in einer großen Zahl von Fällen das Leiden, besonders bei Lokalisation im Colon, durch hartnäckige Diarrhoen, die in kurzer Zeit schwere Unterernährung und Kräfteverfall bewirken; dabei ist allerdings zu bedenken, daß es sich dann bereits stets um fortgeschrittene Fälle handelt. Demgegenüber ist zu betonen, daß viele Fälle anfangs, manche dauernd an hartnäckiger Obstipation leiden (besonders bei Lokalisation im Dünndarm). Schmerzen werden häufig vermißt. Der Appetit braucht nicht gestört zu sein. In der Regel entwickelt sich eine schwere Anämie, die im Verein mit starker Senkungsbeschleunigung dann besonders verdächtig ist, wenn der Lungenprozeß gering oder in Rückbildung begriffen ist. Das Harnindican pflegt stark vermehrt zu sein. Stärkere Blutungen sind selten (da es frühzeitig zur Obliteration der Gefäße kommt). Das gleiche gilt für die Darmperforation, die, wenn sie auftritt, in gedeckter Form erfolgt und dann zu Fisteln und Kotabscessen Anlaß gibt, nachdem vorher einzelne Darmschlingen miteinander verklebt sind. Vereinzelt können die Geschwüre unter Narbenbildung ausheilen: sie hinterlassen mitunter Strikturen.

Nicht alle Diarrhoen bei Phthisikern beweisen eine Darmtuberkulose; zum Teil beruhen sie lediglich auf Toxinwirkungen und können dann eine vorübergehende Erscheinung sein. Ferner erlaubt die Stärke der Diarrhoen noch keinen Schluß auf die Ausdehnung des Geschwürprozesses. Okkultes Blut läßt sich oft im Stuhl nachweisen, ebenso findet man oft Tuberkelbacillen, deren diagnostischer Wert aber infolge der gleichzeitig vorhandenen Lungentuberkulose gering ist[1]. *Differentialdiagnostisch* kommt *Darmamyloid* als häufige Komplikation fortgeschrittener Tuberkulosen in Frage. Dieses bewirkt besonders heftige wäßrige Diarrhoen; Amyloid läßt sich, außer durch die gleichzeitige Amyloiderkrankung anderer Organe, vor allem durch den dauernden starken Fettgehalt der Stühle wahrscheinlich machen.

Die *Ileocöcaltuberkulose* verläuft unter dem Bilde eines langsam wachsenden, derben, länglichen Tumors der rechten Unterbauchgegend, der bei der Palpation wenig schmerzhaft ist; er geht mit unbestimmten Allgemeinbeschwerden, wie Abmagerung, Appetitmangel, Völlegefühl, Obstipation, abwechselnd mit Diarrhoe und den allmählich sich einstellenden Symptomen der Darmstenose, wie Koliken, sicht- und fühlbarer Darmsteifung, einher. Bisweilen besteht allerdings nur hartnäckige Obstipation. Fieber kann fehlen.

Der *Röntgenbefund* zeigt am Dünndarm oft auffallend schnelle Passage des Kontrastbreies; am Dickdarm ist er oft schon frühzeitig charakteristisch: man findet Aussparungen und Fullungsdefekte (STIERLINS Symptom), namentlich im Bereiche des Coecums, ferner Stenosen, Dauerspasmen sowie oberhalb derselben Dilatationen. Die Unterscheidung von Carcinom ist ohne Laparotomie bisweilen unmöglich; *dauernd* okkultes Blut im Stuhl wird haufiger beim letzteren gefunden. Chronische Perityphlitis (S. 385) und Aktinomykose (s. S. 130) kommen ebenfalls differentialdiagnostisch in Betracht.

Die ulceröse *Mastdarmtuberkulose* bleibt teils latent, teils verrät sie sich durch heftige Tenesmen und Entleerung von schleimig-eitrigem Stuhl. In manchen Fällen entstehen nach Vernarbung Stenosensymptome. Häufig sind periproktische Abszedierungen mit Austritt von Eiter durch Fisteln, die in den Mastdarm führen oder neben dem After münden. Der Nachweis des Eiters im Rectum geschieht zweckmäßig durch Anwendung BIERscher Saugglocken.

Die *Therapie* ist insofern sehr aussichtsreich, als die sekundäre Schleimhauttuberkulose durch die Tuberkulostatica (s. S. 108) zur Abheilung gebracht werden kann. Zuruckbleiben können allerdings Narben, die durch Strukturierung die Darmwegsamkeit mehr oder weniger stark beeinträchtigen. Bei hohergradigen Stenosen ist chirurgisches Eingreifen nötig. Die *diätetische* Behandlung hängt davon ab, ob Neigung zu Obstipation oder Diarrhoen besteht; im ersteren Fall kann eine behutsam angewandte Schlackenkost (s. S. 399) mit Ölklysmen bzw. Paraffin per os von Erfolg sein, bei der diarrhoischen Form ist eine stopfende Diät am Platz (Eichelkakao, Heidelbeerwein, Reis usw.). Jede strenge Schonungskost verbietet sich wegen der langen Dauer des Leidens. Zu meiden sind kalte Getränke. — *Prophylaxe*: Die Phthisiker sind streng anzuhalten, ihr Sputum nicht zu verschlucken.

---

[1] Die Tuberkelbacillen im Stuhl sind nicht zu verwechseln mit andern ähnlichen, normal dortselbst häufigen, saurefesten, aber plumperen Stabchen bzw. ovoiden Sporen.

Syphilis des Darms

Praktisch spielt eine Hauptrolle die tertiare Lues des Mastdarms (**Proktitis luetica**), die hauptsächlich Frauen befällt. Sie besteht in geschwürig zerfallenden gummösen Prozessen, die bisweilen das ganze Rectum ergreifen und schwere Zerstörungen bewirken, aber bemerkenswerterweise in den Anfangsstadien oft auffallend geringe Beschwerden verursachen. Spater treten Fieber, Schmerzen, Tenesmen auf; der Stuhl enthalt Blut und Schleim. Besonders charakteristisch ist die fruhzeitige Neigung zu hochgradigen Narbenstenosen, die oft sehr tief, dicht über dem Sphincter liegen. Als **diagnostisch** wichtiger Befund bei der Digitalexploration findet sich eine trichterformige Verengerung, deren oberer scharfer Rand deutlich fühlbar ist. Oberhalb der Striktur finden sich meist Ulcerationen, die zum Teil auf dem Reiz der stagnierenden Kotmassen beruhen. Hartnäckige diarrhoische, schleimigeitrige Entleerungen, Blutungen (Verwechslung mit Hämorrhoiden!), qualender Tenesmus führen allmählich zu zunehmendem Kräfteverfall und Kachexie, nicht selten mit letalem Ende. Die Diagnose stützt sich, abgesehen von dem lokalen Befund, auf die positive WaR. Differentialdiagnostisch ist vor allem das Carcinom des Mastdarms in Betracht zu ziehen, des weiteren aber auch das Lymphogranuloma inguinale (positive Hautreaktion mit dem Lymphogranuloma inguinale-Impfstoff). **Therapie:** Bougieren, chirurgische Behandlung, spezifische antiluische Kur, schlackenarme Kost, Belladonna-Suppositorien.

Darmverengerung und Darmverschluß (Darmstenose, Ileus)

Für die Unwegsamkeit des Darms bzw. die Erschwerung der Darmpassage kommen hinsichtlich der Lokalisation der Ursache *dreierlei Arten der Entstehung* in Betracht: Die ursächlichen Veränderungen sind entweder im Darmlumen selbst oder in der Darmwand oder außerhalb des Darms in der Bauchhöhle gelegen. Und zwar kann das Leiden sowohl mechanische, d. h. *organische wie funktionelle* Gründe haben. Unter den *organisch* bedingten Formen sind *anatomische Ursachen* Tumoren, vor allem Carcinome (im Dickdarm namentlich das ringförmige Carcinoma scirrhosum), sowie nächstdem narbige Stenosen *(Strictura intestinalis)*, am häufigsten nach Tuberkulose, ferner nach Colitis ulcerosa, Dysenterie sowie Lues, die beiden letzteren finden sich vorwiegend am Mastdarm; äußerst selten sind solche nach Typhus.

Auch können Stenosen nach Ulcus duodeni sowie am Sigma nach Perisigmoiditis (vgl. S. 377) auftreten. Endlich sind hier die angeborene *Atresia ani* bzw. Stenosis recti als Folge fehlerhafter Anlage, desgleichen Dünndarmverengerungen infolge von fetaler Peritonitis zu nennen.

Auch Verstopfung des Darmlumens (*Obturation* oder Okklusion) gehört hierher. Ursachen derselben sind einmal stagnierende eingedickte Kotmassen, sodann größere Gallensteine, seltener zusammengeballte Darmparasiten (Ascariden) oder verschluckte Fremdkörper, letztere namentlich bei Kindern und Geisteskranken. Der Wirkung obturierenden Darminhalts kommt die *Compressio intestinalis von außen* durch Geschwülste gleich; in Betracht kommen Ovarialcysten, Uterustumoren, Beckenabscesse, Netzcysten, Wanderniere, Wandermilz.

Auch scharfe Knickung der Flexura coli lienalis, wobei Transversum und Deszendens „doppelflintenartig" ein Stück weit parallel laufen (PAYRsche Krankheit), kann ausnahmsweise infolge von Gassperre zu einem Passagehindernis werden.

Eine sehr häufige Ursache des Darmverschlusses ist die als Incarceration oder *Strangulation* bezeichnete Einklemmung des Darms. Anlaß zur Strangulation geben einmal Bauchfelltaschen in Form der *Hernien*.

Hierher gehören die Herniae inguinalis, duodenojejunalis oder TREITZsche Hernia omentalis (Foramen Winslowi), die Herniae diaphragmatica, obturatoria, ischiadica, pericoecalis (Fossa ileocoecalis), intersigmoidea (Recessus intersigmoideus). Eine weitere, praktisch sehr wichtige Ursache der Strangulation ist das Vorhandensein von Narbenstrangen und Pseudomembranen in der Bauchhöhle als Residuen einer abgelaufenen lokalen Peritonitis, welche Verwachsungen der Baucheingeweide teils untereinander, teils mit der inneren Bauchwand hinterläßt. Appendicitis, Cholecystitis, Adnexentzündungen, Bauchfelltuberkulose, Darmgeschwüre, häufig auch Laparotomien, namentlich wenn Tamponade und Drainage angewendet wurden, Hernienoperationen, selten endlich, besonders bei Männern, ein MECKELsches Divertikel (s. S.396) können infolge der Entstehung von Adhäsionen Anlaß zu Strangulation des Darms geben.

Auch die Drehung eines Darmabschnittes um die Achse des Mesenteriums oder seine Längsachse, der sog. *Volvulus* (Darmverschlingung), bewirkt Darmverschluß. Häufigste Lokalisation des Volvulus sind die Flexura sigmoidea, namentlich bei Bestehen eines Megasigmas sowie eines sehr langen Mesosigmas mit schmaler Wurzel, nächstdem der unterste Dünndarm sowie das Coecum, namentlich als sog. Coecum mobile.

Schließlich ist als Ursache eines organischen Darmverschlusses die sog. *Invagination* oder *Intussuszeption* des Darms zu nennen, bei der ein Darmstück sich in den anstoßenden, meist tieferen Darmabschnitt einstülpt; infolge gleichzeitiger Einstülpung des zugehörigen Mesenteriums kommt es zu schweren Ernährungsstörungen des Intussuszeptums.

Alle die durch die bisher genannten organischen Ursachen bewirkten Arten einer mechanischen Verschließung oder Verengerung des Darms werden praktisch als *mechanischer Ileus* zusammengefaßt. Derselbe zerfällt in den *Obturations-* oder *Okklusionsileus* und den *Strangulationsileus*. Zwischen beiden besteht ein wichtiger *prinzipieller Unterschied* insofern, als bei der Obturation zunächst nur eine einfache Verlegung des Darmlumens vorhanden ist (allerdings gleichzeitig mit Hemmung der Darmbewegung infolge von Splanchnicusreizung und mit Dehnung der Darmwand durch Gasansammlung), die an sich kein unmittelbar lebensgefährdendes Ereignis darstellt, während bei der Strangulation infolge der gleichzeitig bestehenden Abklemmung der Mesenterialgefäße von vornherein eine schwere Ernährungsstörung der Darmwand erfolgt. Infolge derselben kommt es rasch zu *Gangrän* des abgeklemmten Darmteils, aus welchem alsbald Bakterien in die Bauchhöhle auswandern. Die Folge ist rasch einsetzende diffuse Peritonitis. Die Strangulation ist daher die *gefährlichste* Form des *Darmverschlusses*.

Daß übrigens, wenigstens beim *hochsitzenden* Ileus, neben den rein *mechanischen* Folgen auch schwere *Stoffwechselstörungen* sich einstellen, erhellt aus der Tatsache, daß man hierbei im Blut neben starkem Wasserverlust Absinken der Chloride, Ansteigen des Reststickstoffs, des Blutzuckers (mit Glykogenverarmung der Leber) und des Cholesterins beobachtet (vgl. Hypochlorämie S. 454).

Die **Therapie** besteht bei allen diesen Formen von Ileus in der möglichst frühzeitigen Operation. Der Erfolg derselben wird im Hinblick auf die genannten Stoffwechselstörungen unterstützt durch reichliche intravenöse Zufuhr von 0,9%iger NaCl-Lösung oder durch Plasmainfusionen. Mit Hilfe einer bis in die Nähe der Stenose vorgeschobenen Doppelsonde nach MILLER-ABBOT kann präoperativ Darminhalt abgesaugt werden.

Dem mechanischen Ileus steht der *funktionelle* oder *dynamische* Ileus gegenüber, der auf *Darmlähmung* (paralytischer Ileus), seltener auf *Darmspasmen* (spastischer Ileus) beruht.

Krankheitsbild der Darmverengerung und des Darmverschlusses. Die Hauptsymptome sind kolikartige Schmerzen, Störung der Stuhlentleerung sowie gewisse durch die Inspektion oder durch die physikalische und Röntgenuntersuchung feststellbare Veränderungen am Abdomen. Der Grad ihrer Ausprägung und die zeitliche Reihenfolge ihres Auftretens verhalten sich je nach der Art des Falles verschieden. Akute sowie langsame chronische Entstehung, ferner intermittierendes Auftreten der Störungen sind zu unterscheiden. Die Unterschiede erklären sich in der Hauptsache aus den anatomischen Verhältnissen.

Darmverschluß bewirkt klinisch das Bild des **Ileus.** Stuhl und Winde gehen nicht ab, oberhalb des Passagehindernisses kommt es zu Stauung des Inhaltes, der sich alsbald zersetzt; dazu kommt eine starke Transsudation und Sekretion von Darmsaft. Die faulige Zersetzung erzeugt einmal starken Meteorismus, zumal die Gasresorption seitens der Darmwand herabgesetzt ist, ferner völlige Anorexie, Übelkeit, später faulig riechende Ructus, daran anschließend Erbrechen zunächst von Mageninhalt, später von einer bräunlichen Flüssigkeit, die kotartig riecht und aussieht, das sog. *Miserere*; dieses entsteht durch Überlaufen der oberhalb der Stenose sich füllenden Darmteile. Der Meteorismus verhält sich je nach der Art der Stenose und ihrer Lokalisation verschieden. Der sog. Stauungsmeteorismus, der sich bei Obturationsileus einstellt, pflegt sich auf den gesamten Darm oberhalb der Stenose zu erstrecken, während bei Strangulation anfangs ein sog. lokaler Meteorismus sich auf den strangulierten Darmabschnitt beschränkt. Stenosen des unteren Colons verraten sich durch den sog. Flankenmeteorismus, während Dünndarm- und Ileocöcalstenosen zur Aufblähung der mittleren Teile des Abdomens zu führen pflegen. Doch kommen bei Lageänderungen der Darmabschnitte Abweichungen von dieser Regel vor. Der Harn zeigt bei Dünndarmileus starken Indicangehalt.

Für die *Röntgenuntersuchung* kommt vor allem die Anwendung eines Kontrasteinlaufs in Frage. In vielen Fällen von Ileus genügt indessen die einfache Durchleuchtung oder Photographie ohne Einlauf, da hier oft der Befund zahlreicher gasgefüllter Darmschlingen mit deutlichen Flüssigkeitsspiegeln die Diagnose sicherstellt.

Über die *spezielle Symptomatologie* ist folgendes zu sagen:

Bei der Okklusion (Obturation) des Darms, die sich meist aus einer chronischen Stenosierung entwickelt, sind hartnäckige Obstipation sowie periodisch auftretende, kurzdauernde, bisweilen nur leichte Koliken die ersten Zeichen; nächstdem bildet lebhaft gesteigerte Peristaltik des über der Stenose liegenden Darmabschnittes ein markantes Symptom. Sie ist bei nicht ganz fetten Individuen durch die Bauchdecken hindurch sichtbar und tritt anfallsweise für einige Minuten auf. Sie präsentiert sich als eine deutlich fühlbare Steifung einer oder mehrerer Darmschlingen. Lokale Reizung, wie Beklopfen mit den Fingern oder mit einem nassen Handtuch, genügt meist, einen Anfall von Darmsteifung hervorzurufen. Die Schmerzen pflegen allmählich an Intensität zuzunehmen. Bisweilen gestattet die präzise Angabe über den Ort des Schmerzes eine Lokalisierung der Verengerung. Nach Aufhören des Anfalls hört man oft glucksende Geräusche im Abdomen wie bei Ausgießen einer Flasche. Das Allgemeinbefinden braucht anfangs nicht wesentlich alteriert zu sein. Regelmäßig fehlen die stürmischen Erscheinungen der Strangulation; der Puls ist zunächst normal und kräftig, auch läßt sich kein freies Exsudat in der Bauchhöhle nachweisen. Erbrechen fehlt oft, namentlich bei Sitz des Hindernisses im unteren Dickdarm. Bei Fortbestehen des Zustandes verlaufen die Fälle unter Zunahme des Meteorismus sowie unter Kollapserscheinungen und Entwicklung einer Peritonitis bei vollem Bewußtsein letal. Doch kann sich das Krankheitsbild im Gegensatz zur Strangulation viele Tage lang hinziehen, ohne daß unmittelbare Lebensgefahr zu bestehen braucht. Okklusionsileus ist ein häufiger Ausgang vieler Darmcarcinome. *Therapie:* Vorsicht mit Abführmitteln (höchstens sind hohe Einläufe erlaubt); Operation (bei Carcinom evtl. Anus praeternaturalis).

Für die Praxis kann nicht eindringlich genug betont werden, daß die ersten Anfänge einer Obturation des Darms, z. B. durch einen Tumor, oder einer Stenosierung durch eine Adhäsion keineswegs immer *alarmierende Symptome* bewirken, und vor allem, daß die Symptome mitunter zunächst nur für ganz kurze Zeit auftreten, um alsbald wieder spurlos zu schwinden. Oft werden die Erscheinungen wie plötzliches Kollern im Leib, Aufgetriebensein, leichte Koliken oder das Gefühl, als rolle eine Kugel im Leibe hin und her, vom Patienten auf „versetzte Winde" bezogen, wobei tatsächlich oft derartige Anfälle mit der Entleerung von Blähungen vorübergehend schwinden. Eine sofort vorgenommene gründliche

Untersuchung des Abdomens ergibt dann nicht selten schon in diesem Stadium den Befund einer deutlichen Darmsteifung, die mitunter bereits während der Untersuchung sich zunächst wieder verliert.

Der durch einfache **Koprostase** verursachte Obturationsileus (Dickdarm, hauptsächlich Ampulle und Sigma) wird mitunter durch die Entleerung kleiner Stuhlmengen oder diarrhoischer Entleerungen maskiert; letztere beruhen auf nachtraglicher Reizung des Darms. Bei Verdacht versaume man niemals die Digitaluntersuchung des Rectums, bei der man auf die Kotmassen stößt. *Therapeutisch* empfehlen sich Wasser- und Öleinläufe zur Erweichung des Kottumors; mitunter sind zuerst einmal manuelle Ausräumung notwendig sowie 1—2 mg Atropin gegen die häufig vorhandenen Spasmen, später Abführmittel (die bei allen andern Arten von Ileus streng kontraindiziert sind). — Obturation durch **Gallensteine** erfolgt meist im Dünndarm; oft handelt es sich um unvollständigen Verschluß. Anamnestisch fehlt oft Ikterus, da der Stein meist durch eine Gallenblasenfistel in den Darm gelangt. In manchen Fallen besteht sog. wandernder Ileus entsprechend der Fortbewegung der Steine, wobei Koliken, Darmsteifung und Peristaltik ihren Ort wechseln. Der Verlauf ist mitunter relativ milde, bisweilen von sehr langer Dauer (bis zu 1 Monat); Heilung erfolgt bei Übertritt des Steins ins Colon. *Therapeutisch* sind zunächst Tct. Opii stündlich 5—10 Tropfen sowie 1 mg Atropin wegen des auch hier eine Rolle spielenden Darmspasmus zu versuchen; im übrigen ist ohne Zeitverlust zu operieren. — Zu erwähnen ist endlich noch der Obturationsileus nach Genuß von viel rohem *Obst* und gleichzeitigem Trinken größerer Mengen Wassers; letzteres bewirkt eine verhängnisvolle Quellung des Obstes im Darm.

Das Bild der **Darmstrangulation** unterscheidet sich sehr wesentlich von der Okklusion durch die Schwere der Krankheitssymptome, die von vornherein häufig durch Erscheinungen von Kollaps (Schock) eingeleitet werden. Heftiger Leibschmerz, kleiner frequenter Puls, häufig herabgesetzte Temperatur, verfallener Gesichtsausdruck, spitze Nase, eingesunkene Augen und Wangen (Facies abdominalis), livide kühle Extremitäten, Schweißausbruch, trockene Zunge, sowie matte Stimme kennzeichnen auf den ersten Blick die Gefährlichkeit der Situation. Es bestehen Aufstoßen sowie alsbald eintretendes, zunächst reflektorisches Erbrechen; die intensiven Schmerzen pflegen nicht anfallsweise, sondern dauernd vorhanden zu sein. Bald setzt Miserere (vgl. S. 393) ein. Der an Menge verminderte Harn enthält meist Eiweiß und Cylinder sowie bei Dünndarmileus sehr viel Indican. Sehr charakteristisch kann das Verhalten des Meteorismus sein. Dieser beschränkt sich zunächst auf die abgeklemmte Darmschlinge infolge der Lähmung ihrer Wand. Bezeichnenderweise zeigt sie keine Peristaltik (sog. stehende Schlinge), ein sicheres Symptom der Strangulation (WAHLsches Symptom). Später kann der oberhalb der Strangulation liegende Darmabschnitt ebenfalls gebläht sein, ohne aber die starke Peristaltik der chronischen Stenose zu zeigen (sog. SCHLANGEsches Symptom). Mitunter werden trotz des Darmverschlusses wäßrige Stühle entleert, die zu einer falschen Diagnose verleiten können; sie beruhen auf starker Transsudation der unterhalb gelegenen Darmteile. Strangulationsileus befällt mit Vorliebe den Dünndarm.

Wegen der außerordentlichen Bedeutung einer möglichst *frühzeitigen Diagnose* zwecks rechtzeitiger Operation sei noch folgendes bemerkt:

Für die Annahme einer Strangulation sprechen bei Fehlen einer entzündlichen Bauchaffektion (Cholecystitis, Appendicitis usw.) heftige Leibschmerzen, ferner das Fehlen von Stuhl und Winden und das Auftreten von Erbrechen sowie Pulsbeschleunigung auch dann, wenn der Leib weich und nicht aufgetrieben ist und keine geblähte Darmschlinge zu fühlen ist. Erleichtert wird die Diagnose oft durch eine gründliche Anamnese (frühere abdominelle Erkrankung bzw. Laparotomie). Stets kontrolliere man die Patienten auf etwaige äußere Hernien, die bisweilen recht unscheinbar sein können. Man hüte sich vor Opium oder Morphin, die den Zustand verschleiern. Vgl. auch S. 560 (Porphyrie mit Ileussyndrom).

Auch der **Volvulus** ist durch starken lokalen Meteorismus gekennzeichnet. Bei Befallensein des Sigmas beobachtet man bisweilen noch nach erfolgter Abklemmung Stuhlentleerung sowie manchmal Abgang von Blut, mitunter auch Tenesmus. Miserere ist selten. Des öfteren dauert die Krankheit viele Tage.

Die **Invagination** stellt eine Kombination von Obturations- und Strangulationsileus dar. In der Hälfte der Fälle werden Kinder unter 10 Jahren davon befallen. Betroffen sind am häufigsten die Ileocöcalgegend, ferner der Dünndarm, das Colon transversum (invagniert in die Flexura coli sinistra), gelegentlich das Sigma (ins Rectum). Die Invagination beim Lebenden ist nicht zu verwechseln mit der bei Sektionen häufig zu findenden erst agonal entstandenen Invagination. Wird das eingestülpte Darmstück gangränös, so kann, falls vorher genügende peritoneale Verwachsungen sich eingestellt hatten und keine Perforationsperitonitis eintritt, nach Ausstoßung des abgestorbenen Darmabschnittes eine narbige Striktur zurückbleiben (Symptome s. oben). Ursachen der Invagination sind stark gesteigerte Peristaltik, z. B. durch Abführmittel, Darmkatarrh sowie gelegentlich Darmpolypen infolge der durch ihr Gewicht ausgeübten Zugwirkung.

Die Invagination beginnt mit heftigen Schmerzen, Kollapserscheinungen (vgl. S. 216) und Erbrechen. Der Schmerz, der zuerst diffusen Charakter hat, lokalisiert sich später an der Stelle der Invagination, z. B. in der Ileocöcalgegend. Meteorismus entsteht meist allmählich. Die Darmentleerungen zeigen ein sehr charakteristisches Verhalten, indem sie nicht plötzlich aufhören, sondern zunächst noch fakulent bleiben und allmählich in blutigschleimige Entleerungen übergehen, denen aber oft noch Stuhl beigemischt ist. Bisweilen gehen Fetzen gangränösen Darms mit dem Stuhl ab. Die Invagination selbst ist oft als wurstförmiger Tumor zu fühlen. Bei tiefsitzender Invagination bestehen Tenesmus sowie Offenstehen des Afters. Die übrigen Erscheinungen wie Kotbrechen, Kollaps entsprechen denen bei Okklusionsileus, nur pflegen sie infolge der gleichzeitigen Strangulation heftiger zu sein. *Therapie:* Kein Abführmittel. Bei kleinen Kindern versuche man die manuelle Reposition; im übrigen ist möglichst frühzeitig die Laparotomie vorzunehmen.

Der **paralytische Ileus** ist eine regelmäßige Begleiterscheinung der akuten diffusen Peritonitis; er findet sich ferner gelegentlich nach langdauernden Laparotomien als Folge der Abkühlung, nach Hernienoperationen, bei intra- und retroperitonealen Blutungen, ferner bisweilen — wahrscheinlich reflektorisch bedingt — bei starken Gallen- und Nierensteinkoliken, weiter nach heftigem Stoß gegen die Bauchwand, bei Stieldrehung abdomineller Tumoren, bei Hodenverletzungen, gelegentlich sogar nach einfacher Ascitespunktion, ferner bei Pankreasnekrose, bei Rückenmarksverletzungen, endlich bei Schädigung der Darmgefäße, speziell bei Embolie und Thrombose der Arteria mesaraica (s. S. 396). Zuständen von *vorübergehender* Darmparese mit starkem Meteorismus und Stuhlverhaltung ohne eigentlichen Ileus begegnet man auch im Verlauf akuter Infektionskrankheiten, z. B. bei Typhus, Pneumonie, Cholera, Grippe, Erysipel (sog. *Peritonismus*).

Der paralytische Ileus zeigt im großen und ganzen das gleiche Bild wie der Obturationsileus; nur treten alsbald die Zeichen der Peritonitis hinzu, so daß die Unterscheidung beider oft schwierig ist; in späteren Stadien ist ferner die Unterscheidung zwischen mechanischem und paralytischem Ileus nicht selten unmöglich. Wichtig ist eine genaue Anamnese. Im Beginn der Krankheit kann sich die Darmblähung auf einzelne Darmabschnitte beschränken. Schmerzen gehören nicht zum Bilde der reinen Darmlähmung, sie sind indessen trotzdem häufig vorhanden infolge des bestehenden Grundleidens oder bei hinzutretender Peritonitis. Erbrechen, insbesondere Kotbrechen, pflegt später als bei Darmokklusion aufzutreten. Im Gegensatz zum mechanischen Ileus fehlen die bei diesem mit dem Stethoskop wahrnehmbaren Darmgeräusche; d. h., der Leib verhält sich wie tot. Durch ein eingelegtes Darmrohr gehen daher Stuhl und Winde nur in sehr unbedeutendem Maße ab. Der weitere Verlauf ist der des Okklusionsileus oder der Peritonitis (s. diese).

Therapie: Heißes Bad von 40° oder Lichtbogen, Physostigmin 0,0005—0,00075 subcutan, evtl. Hypophysenpräparate (Hypophysin, Pituglandol, Tonephin), ferner Hormonal, z. B. 15—40 ccm Neohormonal intravenös, und zwar je 1 ccm je Minute; $^1/_2$ Stunde später 1 bis 2 Eßlöffel Ricinusöl. Ferner wird mit Erfolg *Cholin*, und zwar z. B. als *Doryl* (= Carbaminoylcholinchlorid), subcutan mehrmals 1 Ampulle zu 0,25 mg (unter Kontrolle des Blutdrucks!) injiziert. Einläufe mit hypertonischer (20%iger) Kochsalzlösung sind oft nützlich. Frühzeitig sind Analeptica zu verabreichen.

Der **spastische Ileus** ist selten. Er wird mitunter nach Laparotomien, ferner bei Bleivergiftung, aber auch bei Hysterischen beobachtet. Voraussetzung dürfte stets eine neuropathische Konstitution (Übererregbarkeit des Vagus) sein. Der Schock sowie das Kotbrechen des Okklusionsileus, dem das Bild im übrigen gleicht, fehlen, auch sind die Schmerzen geringer. Überhaupt pflegt das relativ gute Allgemeinbefinden mit dem Bauchbefund auffallend zu kontrastieren. Anfangs lassen sich gelegentlich die kontrahierten Darmschlingen fühlen. Man fahnde auf die genannten Ursachen (Bradykardie spricht für Vagotonie) und versuche es mit 1—2 mg Atropin subcutan. Obschon der spastische Ileus nicht operiert werden soll, wird man in Fällen, wo ein mechanischer Ileus nicht mit Sicherheit auszuschließen ist, oft eine Laparotomie vorsichtshalber nicht umgehen können.

Daß auch bei der *Porphyrie* gelegentlich ein Ileussyndrom auftreten kann, wurde S. 560 erwähnt. Hier fehlt übrigens in der Regel die Bauchdeckenspannung.

Unter **Hirschsprungscher Krankheit** versteht man eine hauptsächlich durch hartnäckige Obstipation und hochgradigen Meteorismus charakterisierte permanente Erweiterung und Hypertrophie des unteren Dickdarms; speziell Sigma und Deszendens sind mit großen Kotmassen gefüllt, über denen starke Gasansammlung stattfindet. Das Leiden kommt sowohl in frühester Kindheit wie bei Erwachsenen vor und beruht zum Teil auf angeborener Stenose des Sigma (kongentiale Form), teils auf abnormer Länge und Schlingenbildung dieses Darmteils (sekundäre Form). Das Rectum wird bei der Untersuchung leer gefunden; Anwendung des Darmrohrs bewirkt vorübergehend Erleichterung. In Zweifelsfällen liefert die Röntgenuntersuchung mit Kontrasteinlauf Aufschluß. Die kongenitale Form zeigt dominante Vererbung. *Therapie:* Regelmäßige Darmspülungen (subaquales Darmbad) sowie evtl. Operation, die aber im Kindesalter eine hohe Mortalität aufweist.

Embolie und Thrombose der Mesenterialgefäße

Die Arteria mesenterica cranialis versorgt den unteren horizontalen Teil des Duodenums, den ganzen Dünndarm, Coecum, Aszendens und Transversum, die Arteria mesenterica caudalis das Deszendens und das Sigma (vgl. auch S. 369).

Meist handelt es sich um *embolische* Verstopfung, und zwar am häufigsten von Ästen der Arteria mesenterica cranialis. Die Folge ist eine hämorrhagische Infarzierung des Darms, da die Darmgefäße zwar nicht anatomisch, aber funktionell sich wie Endarterien verhalten. Das akut einsetzende *Krankheitsbild* beginnt mit heftigen Schmerzen zunächst in der Oberbauchgegend, Erbrechen sowie Kollapssymptomen wie bei Darmstrangulation. Im übrigen beherrschen *zwei Symptome* das Bild: *Darmblutungen* und die Zeichen des *Ileus*, die beide miteinander kombiniert oder auch getrennt auftreten können. Von vornherein besteht stets starke Pulsbeschleunigung. Im übrigen entspricht das Krankheitsbild teils dem des akuten Darmverschlusses, teils verläuft es als sog. diarrhoische Form mit blutigen Entleerungen, zum Teil mit teerfarbenen Stühlen (Melaena). Mitunter erfolgt auch blutiges Erbrechen. Anfangs besteht circumscripte Bauchdeckenspannung im Bereich der infarzierten Darmschlingen. Im weiteren Verlauf stellt sich immer Peritonitis ein, die bei nicht rechtzeitiger Operation stets tödlichen Ausgang nimmt, falls der Tod nicht schon vorher im Kollaps eintritt.

Die **Diagnose** ist stets schwierig, besonders die Abgrenzung gegenüber der Invagination sowie dem gewöhnlichen Ileus. Besonders tückisch sind gewisse vereinzelt vorkommende Fälle mit Diarrhoen ohne Blutabgang und ohne Kolik, die einem akuten Magen-Darm-Katarrh ähneln. Sehr wichtig als Wegweiser ist eine genaue Anamnese zur Ermittlung der Möglichkeit einer Embolie oder Thrombose. Embolien sind häufiger als Thrombosen. Ausgangspunkte für die Embolien können sein die Herzklappen (Endocarditis lenta), der linke Vorhof (Mitralstenose), die arteriosklerotisch veränderte Aortenwand. Den Thrombosen der Mesenterialvenen liegt häufig eine entzündliche abdominelle Affektion zugrunde.

Die möglichst frühzeitige *Operation* besteht in Resektion des infarzierten Darmabschnitts.

Das sog. **Meckelsche Divertikel** des Dünndarms, ein Rest des fetalen Ductus omphalomesentericus, etwa 1 m oberhalb der Ileocöcalklappe, wird auf etwa 50 normale Fälle einmal angetroffen und kann bei krankhaften Veränderungen zum Teil schwer deutbare Krankheitsbilder hervorrufen. Entzündungen bewirken appendicitisähnliche Bilder, Verklebungen, Ileus und Invaginationen; mitunter enthält das Divertikel Magenschleimhaut, wobei es zu Ulcerationen, Blutungen und Perforationen kommen kann; Röntgenuntersuchung und die Rektoskopie haben ein negatives Resultat. Die *Therapie* besteht in rechtzeitiger Operation.

Die chronische habituelle Obstipation

Unter Obstipation versteht man eine krankhafte Störung der Stuhlentleerung, die in zu großen Pausen oder in zu kleinen Mengen erfolgt oder in zu harter Konsistenz des Stuhles besteht. Die Anomalie betrifft ausschließlich den Dickdarm, wogegen der Dünndarm unbeteiligt bleibt. Als *akute* vorübergehende Störung, die sich als Folge der verschiedensten äußeren Einflüsse einstellen kann, ist sie bedeutungslos, zumal sie sich mühelos beheben läßt. Die *chronische* Obstipation hat mannigfache Ursachen. Der sog. *symptomatischen* Form liegen *organische* Veränderungen zugrunde; diese betreffen sowohl den Darm selbst (narbige Stenosen, Tumoren, die HIRSCHSPRUNGsche Krankheit, Hämorrhoiden, Analfissuren) als auch andere Bauchorgane (Gallenblasenaffektionen, Ulcus ventriculi und duodeni, chronische Appendicitis, gynäkologische Affektionen usw.), welche reflektorisch zu Darmspasmen Anlaß geben und dadurch die normale Fortbewegung des Darminhaltes hemmen. Diesen Formen steht die sog. *chronische habituelle Stuhlträgheit* gegenüber, die ein *selbständiges* Leiden darstellt, dem also keine der genannten organischen Ursachen zugrunde liegt. Sie ist außerordentlich häufig, besonders bei jungen Mädchen und Frauen.

Von besonderer Bedeutung für den Arzt ist die Tatsache, daß oft lange Zeit subjektive Beschwerden fehlen können und erst durch Erhebung einer sorgfältigen Anamnese das dem Kranken unbewußte Leiden festgestellt werden muß. Für die richtige Beurteilung der Art der vorliegenden Obstipation ist die genaue Kenntnis der Darmphysiologie unerläßlich (s. diese S. 370).

Unter den Ursachen steht an erster Stelle *unzweckmäßige Ernährung* in Form einer zu schlackenarmen Kost (Fleisch, Eier, feine Mehle, Weißbrot), die einen zu geringen physiologischen Reiz für die Dickdarmperistaltik bildet und einen harten wasserarmen Kot von zu geringer Quantität produziert. Diese sog. *alimentäre* Form der chronischen Obstipation ist eine Begleiterscheinung der Zivilisation und ihrer unzweckmäßigen Lebensweise. Teilweise ist sie Begleiterscheinung mancher Krankheiten, deren Behandlung eine Schonkost von obiger Art notwendig macht. Gelegentlich findet man sie bei hypochondrischen Personen, die in steter Sorge um ihren Darm sich eine möglichst „leichte Kost" auf eigene Faust verordnen. Weiter führt gewohnheitsmäßiges *Zurückhalten des Stuhles* trotz Stuhldrangs sowie ferner vor allem Mißbrauch einerseits von Abführmitteln, andererseits von Klystieren und Einläufen auf die Dauer zur Herabsetzung der normalen Reflexerregbarkeit des Mastdarms, der sich gegen das Verweilen von Kot abstumpft (vgl. das unten über die Dyschezie Gesagte). Abnorme Erregbarkeitsverhältnisse im autonomen *Nervensystem* (Vagus und Sympathicus) bilden eine weitere sehr häufige Ursache, teils in Form herabgesetzter peristaltischer Tätigkeit, wie sie sich mitunter als konstitutionelle, von Jugend auf bestehende, zum Teil familiär vorkommende *Darmträgheit* äußert, teils in Form von *Spasmen* der Colonmuskulatur[1] als Ausdruck der Vagotonie, die dann oft von anderen Symptomen der letzteren, wie Bradykardie, Superacidität usw., begleitet ist. Auch die Obstipation bei Meningitis sowie bei tabischen Krisen gehört hierher. Spasmen kommen auch auf *toxischem* Wege, speziell durch Nicotin (namentlich Zigaretten) sowie Blei zustande. Oft bewirkt die Gravidität Obstipation. Endlich ist die *endokrine*, insbesondere auf einer Hypothyreose beruhende Obstipation zu nennen.

---

[1] Schon physiologisch finden sich im Verlauf des Colon 3 Stellen, an denen die Darmmuskulatur nach Art eines Sphincter erhöhten Tonus zeigt, und zwar am Übergang vom Coecum ins Aszendens, am Transversum etwas rechts von der Wirbelsäule (Ursprungsstelle der antiperistaltischen Wellen) und schließlich am Genu rectoromanum. Röntgenologisch stellen sich diese Stellen bisweilen als Einschnürungen dar.

Wichtige Fortschritte in der Kenntnis der verschiedenen Obstipationsformen lieferte die *Röntgenuntersuchung*. Sie lehrte *vier verschiedene Obstipationstypen* kennen, die über den Rahmen der früheren Einteilung in *spastische* und *atonische* Obstipation hinausgehen.

1. Der sog. *Aszendenstypus*: Coecum, Aszendens, oft auch das rechte Drittel des Transversums sind langer als 12 Stunden (bis zu mehreren Tagen) stark gefüllt; der übrige Dickdarm ist leer. Ab und zu gehen vom Aszendens kleine Skybala ins Transversum über. Atonie des Coecums wurde auch als *Typhlatonie* bezeichnet. Aszendensobstipation ist oft mit Spasmen des Transversums nahe der rechten Flexur kombiniert.

2. Die früher als *atonisch*, jetzt als *hypokinetisch* bezeichnete Obstipation, die *häufigste* Form der Obstipation, ist hauptsachlich im *Transversum* lokalisiert, dessen Inhalt stark verzögert fortbewegt wird. Charakteristisch ist die mangelhafte oder sogar fehlende haustrale Segmentierung des Transversum; dieses hangt oft tief herab (Coloptose). Das Aszendens zeigt normales Verhalten, wahrend der Kottransport im Deszendens ebenfalls oft verlangsamt ist.

3. Umgekehrt ist die *dyskinetisch-spastische* Form, die das Transversum, Deszendens und Sigma befallt, durch auffallend tief einschneidende Haustrenzeichnung charakterisiert; stellenweise bewirkt der Spasmus vorübergehend isthmusartig-fadenförmige Einschnürungen des Kontrastkotes. Atropin und Papaverin lösen die Spasmen, was diagnostisch wichtig ist. Diese Form ist oft mit der hypokinetischen Obstipation kombiniert; auch kommen die verschiedensten Zwischenstufen zwischen beiden vor.

4. Die *proktogene Obstipation* oder *Dyschezie (Torpor recti)* hat ihren Sitz im Mastdarm, in welchem es zu starker Kotansammlung kommt, während der übrige Dickdarm annahernd normal funktioniert. Bezeichnend für das Leiden ist der Befund einer stark mit Kot gefüllten Ampulle (Digitaluntersuchung), ohne daß dabei Stuhldrang besteht. Tagelang bleibt bei der Röntgenuntersuchung der Kontrastkot als „Globus pelvicus" im Rectum liegen. Diese Form kommt u. a. bei Erschlaffung der Bauchpresse sowie auch als Teilerscheinung *organischer* Nervenleiden (Tabes, multiple Sklerose usw.) vor. Zum Teil findet man sie bei alten Frauen.

Symptomenbild der *chronischen Verstopfung*. Zum Teil bestehen, wie schon erwähnt, überhaupt keine wesentlichen Beschwerden, oder nur Klagen über verzögerte Entleerung, bisweilen sind Völlegefühl und Schwere im Leib, Eingenommensein des Kopfes und Kongestionen vorhanden; in anderen, namentlich den spastischen Fällen, sind die Beschwerden oft stärker: Unruhe im Leib, Kneifen, Stuhldrang kurz nach der Entleerung. Bei manchen Fällen mit Spasmen sowie solchen mit Proktitis verursachen schon geringe Kotmengen Stuhldrang, es erfolgt dann wiederholte, aber stets ungenügende, sog. *fraktionierte* Entleerung. Appetit, Körpergewicht, Aussehen werden oft nicht in Mitleidenschaft gezogen. Häufig sind Hämorrhoiden vorhanden.

Der *Obstipationskot* zeigt meist die Form kleinerer oder größerer Knollen. Bei spastischer Obstipation findet sich oft ein besonders kleinkalibriger, sog. Schafkot, der jedoch meist eine weichere Konsistenz hat als bei hypokinetischer Obstipation und oft stark schmiert. Der bei Obstipation häufig vorhandene Schleimüberzug der Skybala verleiht ihnen nach dem Trockenwerden ein lackiertes Aussehen.

Die **Diagnose** hat zunächst alle organischen Ursachen erschwerter Stuhlentleerung auszuschließen, insbesondere Carcinome, Narbenstrikturen, Adhäsionen des Colons, Beckentumoren, Rhagaden und Fissuren des Afters. Erforderlich sind digitale, gynäkologische und Röntgenuntersuchung, evtl. Rekto-Romanoskopie. Stets palpiere man das Colon, in welchem (Deszendens und Sigma) oft harte Skybala fühlbar sind. Bei Spasmen besteht oft deutliche Druckempfindlichkeit des Colons. Oft klärt die digitale Untersuchung des Mastdarms den Typus der Obstipation. Man lasse sich die einzelnen Entleerungen zeigen. Vor allem überzeuge man sich von der Art der Ernährung des Patienten. Zu berücksichtigen ist ferner, daß *trotz täglicher* Entleerung, die aber tatsächlich oft quantitativ ungenügend ist, Obstipation bestehen kann. In Zweifelsfällen ist die Carminprobe zweckmäßig (S. 371).

Bei sehr hartnäckiger Obstipation kann es schließlich infolge der Schleimhautreizung durch die steinharten Skybala zu schmerzhaften sog. *Sterkoraldiarrhoen* (falsche Diarrhoen, Kotkolik) kommen, deren Charakter man an dem Vorhandensein harter Kotknollen im diarrhoischen Stuhl erkennt.

Die **Therapie** der habituellen Obstipation ist bei richtiger Erkennung der Art der Störung und genügender Dauer der Behandlung fast stets von Erfolg. Schwieriger ist die Prophylaxe der Rückfälle.

Bei zu schlackenarmer Kost (s. oben) ist schlackenreiche gröbere Diät indiziert (aber nicht beim Aszendenstypus); diese produziert einen voluminösen wasserreicheren und weichen Stuhl: Beginn mit Weizenschrotbrot (Graham- und Simonsbrot) mit viel Fett, dicken Leguminosen-Suppen (Linsen, Bohnen, Erbsen), getrockneten Pflaumen, saurer Milch, Yoghurt, evtl. Zusatz von Agar-Agar in Speisen verkocht, später Roggenschrotbrot, rohes Obst, auch reine Rohkost, d. h. also sog. *Schlackenkost.* Im übrigen wird die gewöhnliche Kost verordnet. Zu schneller Übergang zu gröberer Kost hat oft Garungsdyspepsie (s. S. 379) zur Folge. Anfangs nicht selten gleichzeitig vorhandene Darmspasmen erfordern außerdem eine antispasmodische Therapie (s. unten); auch kann die Verwendung von Gleitmitteln (Paraffin s. unten) nützlich sein.

Abführmittel (speziell die auf den Dickdarm wirkenden) sind anfangs oft unvermeidlich, später sind sie nach Möglichkeit zu meiden; indiziert sind sie hauptsachlich bei dem Aszendenstypus: Es kommen vor allem die Anthrachinonderivate in Frage, wie Rhabarber sowie Sennesblätter (Pursennid), Istizin, Frangula, Cascara Sagrada, Tamarinden (Neda-Früchtewürfel), das Leube-Pulver (Rhiz. Rhei pulv. 20,0, Natr. sulfur. 15,0, Natr. bicar. 7,5, jeden 2. Abend 1 Teelöffel sowie Aloe (Vorsicht bei Hämorrhoiden, während der Menstruation und in der Gravidität); milde wirken Magnesiumperhydrol sowie 30–40 g Milchzucker morgens im Tee. Schädlich ist chronischer Gebrauch von Ricinus (welches aber für einmalige Anwendung das sicherste und schonendste Mittel ist). Auch Kalomel darf nicht über längere Zeit hinweg gegeben werden. Viel Gebrauch gemacht wird von im Darm quellenden Mitteln (Normacol) sowie von Glauber- und Bittersalz, Bauchmassagen bewähren sich bei den hypokinetischen Obstipationszuständen oft sehr gut. Empfehlenswert sind *Kuren* in Kissingen (Rakoczy), Homburg (Elisabeth), Marienbad, Mergentheim.

Bei im Vordergrund stehenden Spasmen ist anfangs ein Versuch mit schlackenarmer Kost zu machen. Zweckmäßig ist Atropin 3mal täglich 0,5 mg oder 1 mg abends. Um mit einem Abführmittel gleichzeitig eine spasmolytische Substanz zu verabreichen, kann man die von Nothnagel angegebene Mischung verordnen: Extr. Aloes 3,0, Extr. Belladonn. 0,3, Extr. Rhei 3,0, m. f. pil. XXX, abends 2 Pillen. Als Spasmolytica sind ferner Eumydrin 2–3 mg oder Papaverin 0,03–0,06 g sowie Octinum oder Avacan empfehlenswert. Selbst bei langem Gebrauch unschädlich und nützlich sind für die Behandlung einer chronischen Obstipation Paraffinum liquid. (Nujol) oder eine Mineralölemulsion mit Agar-Agar und etwas Phenolphthalein (Agarol). Nicht selten wirkt Verzicht auf Nicotin günstig (während dieses allerdings in anderen Fällen die Stuhlentleerung fördert!). Häufig ist zunächst die Beseitigung anderer, die Spasmen auslösender Leiden notwendig (vgl. oben).

Bei *Dyschezie* sind zuerst ebenfalls die Ursachen etwaiger Reizung am Mastdarm und After zu beseitigen. Größere Kotansammlung ist durch wiederholte Klystiere, Glycerinspritzen bzw. Öleinläufe zu beseitigen, mitunter zunächst durch manuelle Ausraumung. Später ist Klystierbehandlung möglichst zu vermeiden. Schlackenreiche und fettreiche Kost; der Patient ist zu erziehen, sofort dem ersten Stuhldrang Folge zu geben. Bei schlaffen Bauchdecken (Multiparae) sind eine Leibbinde, Massage sowie Elektrisieren des Leibes von Vorteil. Die *hypothyreotische* Obstipation erfordert Schilddrüsenpräparate (vgl. S. 497). Bei allen Formen von Obstipation sind schließlich alle stopfenden Nahrungs- und Genußmittel, wie Rotwein, Heidelbeerwein, Kakao, zum Teil auch Milch zu meiden.

Colica mucosa s. membranacea (Myxoneurosis intestinalis)

Unter Colica mucosa versteht man eine vorwiegend beim weiblichen Geschlecht auftretende Krankheit, die anfallsweise mit heftigen Koliken einhergeht, an die sich die Entleerung größerer Schleimmengen anschließt und die in der Regel mit (spastischer) Obstipation vergesellschaftet ist. Die Mehrzahl der Kranken ist vegetativ und psychisch auffallend labil, und eine gesteigerte Erregbarkeit im parasympathischen System wird vermutet. Anatomische Veränderungen der Dickdarmschleimhaut können vollkommen fehlen (Recto-Romanoskopie!).

Der Schleim wird in Form derber, zum Teil membranartiger Massen entleert, die mitunter vom Patienten irrtümlich als Bandwurmglieder gedeutet werden. Oft enthält der Schleim zahlreiche eosinophile Zellen, so daß an eine allergische Komponente im Bedingungskomplex der Störung gedacht wurde, zumal bei den Kranken bzw. in ihren Familien allergische Krankheiten bisweilen zur Beobachtung kommen (Urticaria, Asthma bronchiale, Migräne). Der Anfall dauert meist einige Stunden, bisweilen Tage und kehrt in Abständen von Wochen oder Monaten wieder. Dem Anfall folgen des öfteren für kurze Zeit Diarrhoen. In einzelnen Fällen wird der Schleim ohne Koliken entleert. Auch fehlt manchmal die Obstipation. Psychische Erregung wird häufig als auslösendes Moment angegeben. Bei der gewöhnlichen Colica mucosa fehlen Zeichen einer katarrhalischen Colitis, doch kommen Kombinationen mit dieser vor, wie auch andererseits eine echte Colitis mit schleimigen Entleerungen einhergeht. Die Unterscheidung beider ist auf Grund der Stuhluntersuchung (Blut- und Eiterbeimengungen) und der Rektoskopie zu treffen. Auch bei Darmcarcinomen werden mitunter ähnlich aussehende Entleerungen beobachtet.

Therapie. Während des Anfalls Bettruhe, feucht-warme Leibumschläge, Calciuminjektionen, Papaverin subcutan oder Belladonnasuppositorien. Stuhlentleerung am besten durch Öleinläufe; keine Abführmittel. In der Zwischenzeit ist die diätetische Behandlung der Obstipation sowie die Beseitigung der nervösen Übererregbarkeit (Brom, Barbiturate in kleinen Dosen, Psychotherapie) nächst der Hebung des allgemeinen Ernährungszustandes von größter Bedeutung. Oft gelingt es, insbesondere durch Beseitigung der Obstipation, das Leiden zu heilen. Hartnäckiger pflegt die Form ohne Obstipation zu sein. Gelegentlich lassen sich die Erscheinungen durch die Entfernung eines chronisch entzündeten Wurmfortsatzes oder die Behandlung einer Adnexerkrankung beseitigen.

Enteroptose (Splanchnoptose, Glénardsche Krankheit)

Für das Verständnis der Enteroptose ist die Kenntnis der Mechanik der Lagerung, Befestigung und Verschieblichkeit der Baucheingeweide erforderlich. Mehrere Faktoren sind bestimmend für letztere, in erster Linie der hermetische Wandabschluß der Bauchhöhle, zweitens die Wandspannung des Muskelfascienmantels der Leibeshöhle, ferner die thorakale Saugwirkung auf das Zwerchfell und die Oberbaucheingeweide (als Folge der elastischen Retraktionskraft der Lungen), wobei also Thorax und Abdomen hierin ein zusammenhängendes System bilden, schließlich die Wandbefestigung der Organe durch Mesenterien, Ligamente, Bauchfellfalten und Verwachsungsflächen, deren Mehrzahl nicht unmittelbar am Muskel oder Knochen, sondern an der peritonealen Auskleidung verankert ist. Funktionelle oder anatomische Störung eines oder mehrerer dieser Faktoren muß Änderung in der Lage der Baucheingeweide herbeiführen.

Die Senkung der Baucheingeweide betrifft daher häufig nicht allein den Magen, sondern geht oft mit Ptose des Colons einher; mitunter besteht gleichzeitig Senkung der Nieren, der Milz, gelegentlich auch der Leber. Die Enteroptose hat verschiedene *Ursachen:* Vor allem Erschlaffung der Bauchdecken (Hängebauch), ferner Verminderung des abdominellen Fettpolsters, endlich abnorme Enge des oberen Teils der Bauchhöhle (Schnürleib, Thorax piriformis, Zwerchfelltiefstand). Zum Teil handelt es sich um eine *erworbene* Bauchmuskelerschlaffung wie bei Multiparen, ferner bei großen Hernien usw., teils um ein *konstitutionelles* Syndrom, das sich bei dem schon wiederholt erwähnten Habitus asthenicus (vgl. S. 102 und 366) findet und des öfteren mit allgemeiner Erschlaffung oder abnormer Dehnungsfähigkeit des Binde- und Stützgewebes an den verschiedensten Stellen des Körpers (*Plattfuß,* Varicen usw.) vergesellschaftet ist.

Die Gastroptose wurde S. 366 besprochen. Die häufig gleichzeitig vorhandene *Coloptose* besteht in Tiefstand des Transversums, das bisweilen bis ins kleine Becken herabhängt, sowie der Colonflexuren, vor allem der rechten. Hiervon zu unterscheiden ist die *fixierte* Coloptose, die analog der fixierten Gastroptose auf Adhäsionen beruht, die einen Zug auf das Colon oder das benachbarte Mesenterium ausüben und es in seiner Beweglichkeit hindern. *Nephroptose* siehe später (S. 474).

Die *Beschwerden* bei Enteroptose sind teilweise lokaler Art; zum großen Teil entsprechen sie denen der Gastroptose. Auch die Coloptose kann gelegentlich stärker in Erscheinung treten, namentlich bei hochgradig spitzwinkliger Knickung der linken Flexur in Form von Obstipation sowie bisweilen von Stenosensymptomen. Im übrigen verhalten sich die einzelnen Typen der Enteroptose verschieden.

Bei den auf *Hängebauch* beruhenden Formen leiden die Patienten oft relativ wenig darunter, abgesehen von lokalen Beschwerden, wie Schwere im Leib, Obstipation sowie häufig Rückenschmerzen, während der Ernährungszustand in der Regel nicht erheblich in Mitleidenschaft gezogen ist.

Starkere Erschlaffung der Bauchdecken kann ubrigens auch auf die Zirkulation eine Rückwirkung ausuben (Liegenbleiben großer Blutmengen in den Bauchhöhlengefäßen mit vermindertem Ruckstrom zum Herzen).

Bei jungen Madchen mit dem Bild der Postpubertats-Magersucht entwickelt sich trotz der vorhandenen straffen Bauchdecken als Folge des Fettschwundes in der Bauchhohle die sog. virginelle Ptose. Die hochgradige Asthenie, die Psycholabilität und die Zeichen zurückgebliebener Entwicklung stellen dabei den weit wesentlicheren Teil des Krankheitsbildes dar.

Die **Therapie** richtet sich in den Fallen, in denen es sich nur um lokale Erschlaffung der Bauchdecken handelt, vor allem gegen diese in Form von Stutzapparaten, speziell von Leibbinden. Diese sollen einen Druck von unten her gegen das Hypogastrium ausüben. Sie müssen der individuellen Form des Leibes genau angepaßt, d. h. nach Maß angefertigt werden. Strumpfbandbefestigung bzw. Schenkelriemen verhuten ein Hinaufgleiten der Binde. Auch soll sie in liegender Stellung angelegt werden, wo sich die Organe noch in normaler Lage befinden. Bei der virginellen Ptose ist vor allem die Beeinflussung der seelischen Situation anzustreben, des weiteren für Besserung des Ernahrungszustandes und Hebung des Allgemeinbefindens durch Mast- und Ruhekuren, Eisen- und Arsenbehandlung sowie Bekämpfung der hartnackigen Obstipation zu sorgen.

Darmparasiten

Die Darmparasiten sind weit verbreitet und kommen im menschlichen Darm in mannigfacher Form vor. Es handelt sich im wesentlichen um tierische Parasiten, speziell um *Eingeweidewürmer* (Enthelminthen) sowie um gewisse *Protozoen*. Eingang in den Körper finden sie in der Regel durch verunreinigte (rohe) Nahrungsmittel oder durch Unsauberkeit (Kinder!).

Die Eingeweidewürmer spielen praktisch eine große Rolle und sind oft Ursache zumeist harmloser Beschwerden, zum Teil aber auch schwererer Krankheitsbilder. Mitunter bleibt das Vorhandensein der Parasiten selbst trotz großer Anzahl völlig latent und wird nur zufällig durch Abgehen von Würmern oder Wurmteilen mit dem Stuhl oder durch den Befund von Eiern in diesem entdeckt. Ein Teil der Enthelminthen bewirkt häufig Vermehrung der Eosinophilen im Blut.

Niemals begnuge man sich mit der noch so bestimmten Angabe der Patienten uber das Vorhandensein eines Wurms, da häufig Irrtümer vorkommen, sondern stelle die Diagnose stets nur aus dem positiven Befund im Stuhle. Am einfachsten gelingt das Auffinden von *Eiern*, was aber natürlich nur beim Vorhandensein geschlechtsreifer *weiblicher* Tiere im Darm möglich ist. Nach Verabreichung eines Abführmittels (Ricinus, Senna) werden entweder Stuhlproben direkt mikroskopiert oder der Stuhl wird mit einer Mischung von Antiformin und Äther ā ā (je 1 Teil Antiformin und Äther + 3 Teile Wasser) angereichert; die Stuhlmischung wird durch ein Haarsieb filtriert und zentrifugiert; die Eier finden sich im Bodensatz.

Die **Cestoden** oder **Bandwürmer** sind platte lange Würmer ohne Mund und Darm und haben einen kleinen Kopf (Scolex) mit sog. Saugnäpfen zum Haften, zum Teil auch mit Hakenkränzen. An den Kopf schließt sich eine große Reihe von Gliedern, die sog. *Proglottiden* an, die aus ihm durch Knospung und Teilung entstehen und von denen die ältesten und größten am weitesten vom Kopf entfernt sind. Von den jüngsten abgesehen enthält jedes Glied einen zwittrigen Geschlechtsapparat, produziert massenhaft Eier und stellt somit eine Art Einzeltier dar. Aus den Eiern entwickeln sich, nachdem diese von dem entsprechenden Wirtsorganismus aufgenommen sind, die Embryonen, die nach Durchbohrung der Darmwand vermittels des Blutstromes in die verschiedenen Organe verschleppt werden und sich dort zu den blasenartigen sog. Finnen entwickeln (vgl. Echinococcus S. 291).

402 Krankheiten des Verdauungsapparates

Die **Taenia saginata** oder *mediocanellata*, der bei uns *häufigste* Bandwurm (Abb. 28), ist 4—8 m lang, seine Glieder sind 12—14 mm, der Kopf 2—2$^1/_2$ mm breit. Dieser hat 4 Saugnapfe, aber keine Haken. Die Proglottiden gehen nicht nur mit dem Stuhl, sondern auch aktiv spontan ab. In den alteren Abschnitten des Wurms sind sie mehr lang als breit. Der Uterus ist als feinverastelte Zeichnung sichtbar und zeigt eine seitliche Geschlechtsoffnung. Die Eier (Abb. 30 b) sind rund oder oval und besitzen eine radiar gestreifte Schale. Das Finnenstadium findet sich im Muskel des *Rindviehs*. Übertragung erfolgt durch Genuß von rohem Rindfleisch.

Taenia solium (Abb. 27) ist bis 3 $^1/_2$ m lang und bis 8 mm breit; sie hat einen stecknadelkopfgroßen Kopf mit Saugnapfen und Hakenkranz. Der Uterus zeigt zum Unterschiede von

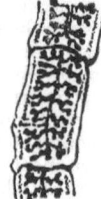 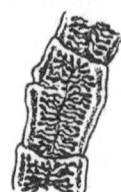 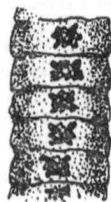

Abb. 27 Abb. 28 Abb. 29
Glied von Taenia solium   Glied von Taenia saginata   Glieder von Bothriocephalus latus

der Saginata auffallend grobe Verastelung; die Geschlechtsoffnung ist ebenfalls seitlich. Die Glieder gehen nur mit dem Stuhlgang, nicht spontan ab. Die Eier haben ein ähnliches Aussehen wie bei der Taenia saginata (Abb. 30 a). Nach Eindringen in den Darm des *Schweins* gelangen die aus den Eiern entstehenden Embryonen in das Muskelfleisch und bilden dort

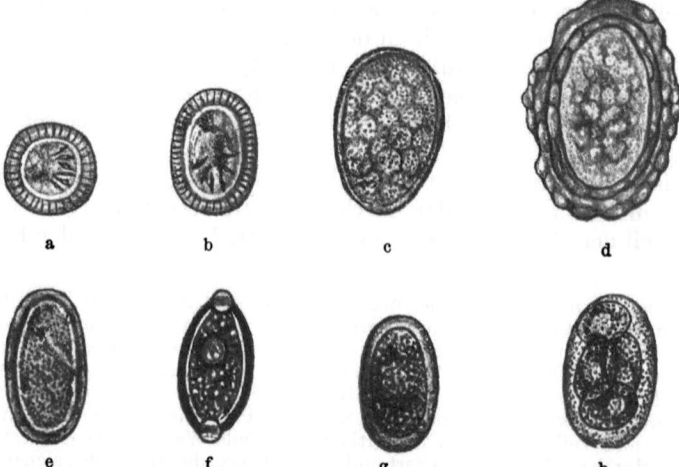

Abb. 30. a—h. Wurmeier a Ei von Taenia solium; b Ei von Taenia saginata; c Ei von Bothriocephalus latus; d Ei von Ascaris lumbricoides; e Ei von Oxyuris vermicularis; f Ei von Trichocephalus dispar; g und h Ei von Ankylostomum duodenale

erbsengroße Bläschen, *Cysticercus cellulosae* oder Schweinefinne genannt. Zur Cysticercusentwicklung kann es auch beim Menschen kommen, wenn auf dem Wege der Selbstinfektion Eier der Tänie in den Magen gelangen und die Embryonen ebenfalls in den Körper wandern. Pradilektionsorte für die Cysticercen sind die Haut, das Auge, die quergestreifte Muskulatur, der Herzmuskel, das Gehirn. Die Diagnose der generalisierten Cysticercose fußt vor allem auf der Rontgenuntersuchung, bei welcher sich die Cysticercen in den Muskeln als spindelformige Kalkschatten in größerer Zahl darstellen lassen, sodann auf der serologischen Untersuchung mittels Komplementbindungsreaktion. Infolge der Fleischbeschau ist die Taenia solium in Deutschland beim Menschen selten.

Die bei uns kaum vorkommende *Taenia nana*, der kleinste Bandwurm, wird nur 15 mm lang, kommt oft in zahlreichen Exemplaren im Darm vor und produziert ebenfalls runde Eier. In den Mittelmeerlandern ist er haufiger.

Der **Bothriocephalus latus** wird bis 9 m lang und zeigt eine Breite bis 20 mm. Der Kopf ist lanzettförmig und hat 2 seitliche flache Sauggruben. Der Hals ist fadenförmig, der Uterus rosettenförmig, die Geschlechtsöffnung liegt in der Mittellinie. Die Proglottiden sind im Gegensatz zu den Tänien mehr breit als lang (Abb. 29). Die ovalen Eier sind größer als die der Tänien und zeigen häufig einen aufgesprungenen Deckel (Abb. 30c). Zur Entwicklung der Finne des Parasiten sind zwei *Zwischenwirte* nötig, erstens bestimmte Kopepoden, zweitens gewisse Fische, speziell der Hecht, ferner die Quappe, denen erstere als Nahrung dienen. Infektion des Menschen erfolgt durch Genuß von rohem oder mangelhaft gekochtem oder schlecht geräuchertem Fischfleisch. Der Bothriocephalus wird hauptsächlich am Kurischen Haff, in den baltischen Provinzen, in Holland und in der Nähe großer Binnenseen (Genfer, Züricher See usw.) beobachtet.

Sind bei den genannten Bandwürmern die geschlechtsreifen Glieder abgerissen und durch den Stuhl abgegangen, so vergehen bis zur Bildung neuer geschlechtsreifer Glieder und dem Auftreten von Eiern im Stuhl 2—3 Wochen.

Die **Krankheitserscheinungen**, die von den *Bandwürmern* verursacht werden, sind teils harmloser Art, teils haben sie, speziell beim Bothriocephalus, gelegentlich sehr ernsten Charakter. Die häufigsten Symptome sind Kopfschmerzen, Schwindel, Herzklopfen, Abgespanntheit, ferner Übelkeit, Aufstoßen, bisweilen Erbrechen, bitterer Geschmack, Heißhunger abwechselnd mit Appetitlosigkeit, Unruhe im Leibe, mitunter Koliken, gelegentlich Arrhythmien. Die Beschwerden nehmen häufig nach Genuß stark gesalzener und pikanter Speisen zu. Eosinophilie im Blut ist häufig; bisweilen findet man CHARCOT-LEYDENsche Kyrstalle im Stuhl. Anämien infolge von Tänien gehören zu den Seltenheiten. Der Bothriocephalus dagegen bewirkt in einzelnen Fällen schwerste Anämie nach dem Typus der perniziösen Anämie (vgl. S. 316). Ursache ist eine giftige anämisierend wirkende Substanz im Leib des Parasiten. Nach dem Tod des Wurms erfolgt Zerfall und Resorption desselben, so daß bei der Sektion bisweilen trotz stärkster Anämie kein Parasit mehr gefunden wird.

Therapie. Am leichtesten abtreiben lassen sich die ausgewachsenen, wesentlich schwieriger die jungen Exemplare der Bandwürmer. Am Abend vor der Kur Abführmittel (Rhabarber, Ricinus) sowie leichte Kost, am besten nur eine Suppe. Am anderen Morgen $1/2$ Stunde vor dem Wurmmittel 1 Tasse süßen schwarzen Kaffee. Als Anthelminthicum ist am meisten gebräuchlich das Extrakt der Farnwurzel (Extr. filicis maris aether. in Gesamtdosen bis 8,0, höchste Dose bei Erwachsenen 10,0) zusammen mit Ricinusöl, am besten in der Form des *Helfenberger Bandwurmmittels* (5 weiße Ricinuskapseln am Abend vorher, am anderen Morgen 8 schwarze Kapseln mit je 1,0 Extr. fil. und 2,0 Ol. Ricin., danach zwei weiße Ricinuskapseln). Kindern zwischen 8—12 Jahren gibt man kleinere Kapseln des Helfenberger Mittels entsprechend insgesamt 2,65 Extr. filic. Die Filixpräparate sind giftig; Intoxikationserscheinungen sind Erbrechen, Ikterus, Nierenreizung, Krämpfe, Neuritis optica mit dauernder Amaurose, sogar Koma und Exitus. Weniger giftig ist das aus Filix dargestellte *Filmaron* (als 10%ige Lösung in Erdnußöl). Dosis bei Erwachsenen 10,0 (maximal 20,0), bei Kindern 3,0—7,0, hinterher Ricinusöl; Wiederholung der Kur ist erst nach 4 Wochen erlaubt. Von zuverlässiger Wirkung ist auch das *Atebrin* (0,8 g durch eine bis in das Jejunum vorgeschobene dünne Sonde, anschließend Ricinusöl durch die Sonde). Die Ausstoßung des Wurms erfolgt am besten in eine Schüssel mit Wasser, um das Abreißen des Wurms zu verhindern. Man überzeuge sich davon, daß der Kopf mit abgegangen ist. Bei geschwächten oder ernster kranken Menschen sowie bei Gravidität nimmt man besser von der recht angreifenden Kur Abstand.

Zu den **Rundwürmern** gehören Ascaris, Trichocephalus, Ancylostoma, Oxyuris sowie die Trichine.

Ascaris lumbricoides, der Spulwurm, ein namentlich bei Kindern und Geisteskranken sehr häufiger Darmparasit, ist 20 (♂) bis über 40 (♀) cm lang und bis 5 mm dick. Er erinnert an das Aussehen eines Regenwurms. Hauptinfektionsquelle sind die mit Menschenkot gedüngten, roh genossenen Vegetabilien. Er lebt in der Hauptsache im Jejunum, zum Teil in sehr zahlreichen Exemplaren (viele Hundert sind keine Seltenheit), ist sehr muskelkräftig und beweglich; ein Wandern der Würmer erfolgt bei hohem Fieber, bei Darmkatarrhen, unter der Wirkung von Medikamenten sowie von Narkosen. Die Eier sind oval, haben eine doppelt konturierte Schale und eine eigentümlich gebuckelte bzw. netzartige bräunliche Eiweißhülle, die aber gelegentlich auch fehlen kann, so bei den unbefruchteten Eiern; das Innere enthält eine runde, ungeteilte Embryonalzelle (Abb. 30d). Die Eier sind oft massenhaft im Stuhl vorhanden (ein ♀-Parasit produziert täglich je 1 g Kot etwa 2000 Eier!); doch können sie fehlen, wenn nur ♂-Würmer vorhanden sind. Die Infektion erfolgt ohne Zwischenwirt durch Verschlucken der Eier. Die aus den Eiern ausschlupfenden Larven gelangen durch die Darmwand in die Pfortader und von da in die Lunge, um über die Trachea wieder in die Speiseröhre und den übrigen Verdauungskanal zurückzukehren, wobei erst

70—75 Tage nach der Infektion die Eier im Stuhl erscheinen. Die Askariden machen oft keine Symptome. In anderen Fallen konnen sie, abgesehen von den obengenannten allgemeinen Beschwerden, bisweilen okkulte Blutungen hervorrufen, so daß die Unterscheidung von Ulcus ventriculi oder duodeni schwierig ist, zumal mitunter dabei auch uber Nuchternschmerz geklagt wird. Zuweilen wird auch starkere Anamie, in anderen Fallen chronische Enteritis beobachtet. Im Rontgenbild lassen sie sich gelegentlich im mit Kontrastspeise gefullten Darm nachweisen. Bei sehr großer Anzahl der Wurmer konnen sie im Dunndarm zusammengeknauelt teils Obturationsileus, teils spastischen Ileus infolge von Reizwirkung hervorrufen. Der Parasit hat die Neigung, in enge Kanale zu kriechen, z. B. in den Choledochus, was dann Ikterus zur Folge hat; gelegentlich kommen sogar Leberabscesse vor. Bisweilen gelangen die Wurmer nach oben in Mund und Nase (Gefahr der Aspiration und Erstickung im Schlaf); sie vermögen ferner die normale Darmwand zu perforieren, ebenso wie sie frisch angelegte Darmnahte passieren. Die Folge kann tödliche Peritonitis sein. Bei experimenteller Infektion des Menschen mit sehr zahlreichen Parasiten wurden 5 Tage spater Pneumonien beobachtet.

Die *Abtreibung der Ascariden* soll nur bei Nachweis von Eiern vorgenommen werden, während der Abgang eines Wurms keinen genügenden Grund fur eine Kur bildet, da er der einzige gewesen sein könnte. Ein viel gebrauchtes Mittel, das die Parasiten aber nur lahmt, ist das *Santonin* aus den Zwitterbluten (Flores Cınae) als Trochisci Santonini zu 0,025 bzw. 0,05 3mal taglich 1 Tablette nach der Mahlzeit (nicht nuchtern) 3—4 Tage hintereinander. *Dosierung* abhangig vom Alter und Kraftezustand, hinterher Ricinusöl oder Bittersalz. Eventuell 3—4malige Wiederholung der Kur mit einem Intervall von je 2 Wochen. Zu hohe Dosierung bewirkt *Intoxikationserscheinungen:* Gelbsehen, Abgeschlagenheit, Übelkeit, Erbrechen, Mydriasis, Kollaps, Krampfe, bei kleinen Kindern mitunter tödlichen Ausgang. Erheblich wirksamer, weil es die Parasiten abtotet, ist das *Ol. Chenopodii anthelminth.*, das aber bei zu hoher Dosierung sehr giftig ist (Maximaldosis fur Erwachsene 0,5 g pro dosi, 1,0 g pro die). *Kinder* erhalten an einem Tage morgens nüchtern (es darf keine Verstopfung bestehen!) so viel Tropfen (zu 0,025 ccm), als das Kind Jahre zahlt (max. 12 Tropfen), und zwar auf zwei Portionen verteilt mit $1/_2$ Stunde Abstand, dann 2 Stunden spater 1—2 Teeloffel Magnes. sulfur. in lauwarmem Wasser. Die Wiederholung der Kur ist nicht vor 2 Wochen erlaubt. Eine Kontraindikation bilden alle akuten Erkrankungen, Epilepsie, Herz- und Nierenleiden. Verboten sind gleichzeitig andere Medikamente. *Erwachsene* nehmen abends vorher ein Abfuhrmittel (30,0 Magnesiumsulfat), am nachsten Morgen auf leeren Magen 16 Tropfen Ol. Chenopodii in Gelatinekapsel (z. B. Rp. Ol. Chenopod. anthelminth. gutt. VIII ad capsul. gelat. elast. recent. parat. D. tal. Dos. Nr. II; in $1/_2$ Stunde Abstand zu nehmen); 1 Stunde spater das gleiche Abfuhrmittel (W. STRAUB). Die Wiederholung der Kur ist nicht vor 2 Wochen angängig. Bei sehr empfindlichen Patienten empfiehlt sich die Verteilung der Dosis auf 2 Halbdosen mit 1 Stunde Abstand. Treten Vergiftungserscheinungen (Kopfschmerz, Schwindelgefuhl, Prostration, Darmlahmung) ein, so ist für schleunige Darmentleerung durch intravenöse Hypophysininjektionen zu sorgen. Das neben dem giftigen Ascaridol im Chenopodiumöl enthaltene Hexylresorcin (Destruverm) ist weniger toxisch und gleichfalls wirksam. Helminal aus der Alge Digenea simplex gilt als unschadliches, zur Abtreibung von Ascariden brauchbares Mittel. Piperazinhydrat wird neuerdings geruhmt. Abtreibung der Wurmer empfiehlt sich u. a. auch vor der Ausfuhrung von Operationen (vgl. oben).

Ancylostoma duodenale (Strongylus oder Dochmius duod., Palisadenwurm): Die Lange des ♂ ist 10, die des ♀ bis 18 mm; die Mundoffnung ist mit kraftigen Haken und Zahnen bewehrt, mit denen der Parasit sich in der Darmschleimhaut festbeißt und dieselbe zerfrißt. Aufenthaltsort ist weniger das Duodenum als der ubrige Dunndarm. Die massenhaft mit dem Stuhl entleerten ovalen Eier (Abb. 30 g und h) enthalten zahlreiche Furchungskugeln; sie ahneln bisweilen den Ascarideneiern, haben aber keine doppelte Konturierung. Ihre Weiterentwicklung erfolgt in Wasser und feuchter warmer Erde. Die jungen Larven dringen sowohl per os als durch die unversehrte Haut des Menschen, z. B. beim Barfußgehen, ein und machen die gleiche Wanderung durch wie die Ascariden. Befallen werden Menschen, die beruflich viel mit feuchter Erde u. a. in Beruhrung kommen, wie Ziegelei, Tunnel- und Grubenarbeiter. Der Parasit wird auch in Deutschland beobachtet, speziell in den Grubengebieten (ehemals bei bis zu 75% der Belegschaft im rheinisch-westfälischen Kohlengebiet). Er bewirkt haufig schwere sekundare Anamien infolge der Blutverluste (sog. agyptische Chlorose), bisweilen mit tödlichem Ausgang. Der Stuhl enthält außer den Eiern oft zahlreiche Eosinophile und CHARCOT-LEYDENsche Krystalle sowie oft okkultes Blut. Eosinophilie im Blut ist häufig. Die erkrankten Wurmträger leiden an Übelkeit, Sodbrennen, Koliken, Diarrhoen oder Obstipation und zeigen haufig gesteigerte Pulsfrequenz sowie oft später Herzdilatation.

Therapie. Extr. filicis maris oder Ol. chenopodii bzw. Hexylresorcin wie oben; bei schonungsbedürftigen und geschwächten Individuen besser Thymol, und zwar im Laufe eines Vormittags 2mal 2 g in Abständen von 2 Stunden, 3 Stunden später Ricinus (17 g Ricinus + 3 g Chloroform). Wiederholung nach 3 Tagen usf., bis keine Eier mehr nachweisbar sind.

Der **Trichocephalus dispar** (Peitschenwurm), 4—5 cm lang, zeigt einen fadenförmig dünnen Kopfteil und ein verdicktes Schwanzende, das beim ♂ eingerollt ist (Abb. 31). Die charakteristischen Eier (Abb. 30 f) sind an der knopfförmigen Auftreibung der beiden Enden zu erkennen. Sie gelangen mit verunreinigter Nahrung in den Körper und entwickeln sich ohne Zwischenwirt. Die Würmer bohren sich mit dem peitschenartigen vorderen Ende in die Darmschleimhaut ein und leben hauptsächlich im Coecum. Sie kommen häufig vor, verursachen möglicherweise okkulte Blutungen, machen oft aber keine klinischen Erscheinungen. Der *Abtreibung* setzt der Tricho-

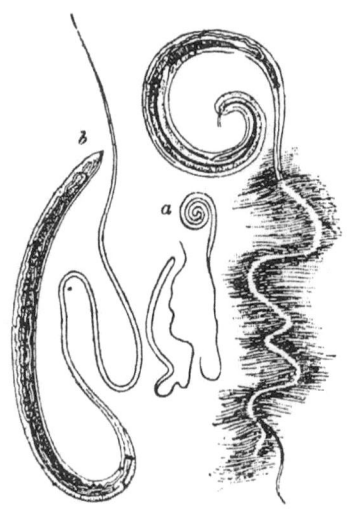
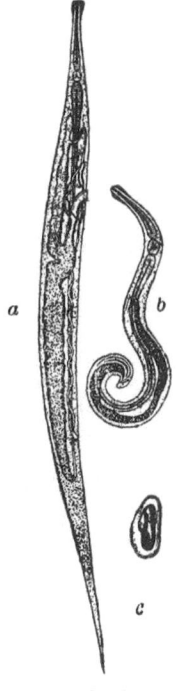

Abb. 31
Trichocephalus dispar. *a* Männchen; *b* Weibchen in natürlicher und vervielfachter Größe. (Nach LEUCKART.)

Abb 32
Oxyuris vermicularis. *a* Weibchen; *b* Männchen. (Nach LEUCKART) *c* Ei von Oxyuris. (Nach SCHURMANN)

cephalus besonders energischen Widerstand entgegen; außer Thymol bis 5,0 pro die sowie Santonin (s. oben) sind Benzinklystiere zu versuchen (1 Teelöffel bis 1 Eßlöffel auf 1 Liter Wasser).

Oxyuris vermicularis, Madenwurm oder Pfriemenschwanz genannt, ist ein namentlich bei Kindern ungemein häufiger Parasit; ♂ 4 mm, ♀ 10—12 mm lang; der hintere Körperabschnitt des ♀ ist pfriemenartig fein ausgezogen (Abb. 32). Die Eier sind bohnenförmig (Abb. 30e). Die Würmer leben im Dickdarm, verlassen aber abends und nachts den After, um in dessen Umgebung die Eier abzulegen, und verursachen heftigen Pruritus ani. Die Eier findet man daher auch seltener im Kot, sondern am besten, wenn man morgens vor dem Stuhlgang mit einem kleinen Spatel die Umgebung des Afters oder die Mastdarmschleimhaut dicht über dem Sphincter abstreift und das Material in Wasser aufgeschwemmt untersucht. Eine andere, oft recht zweckmäßige Methode besteht in dem Aufkleben von Cellophanstreifen. Durch Eindringen des Parasiten in die Appendix sollen entzündliche Reizzustände eintreten können, angeblich sogar echte Appendicitis. Im übrigen bestehen die Beschwerden vor allem in qualendem Juckreiz am After, mitunter auch an der Vulva, die Schlaflosigkeit und nervöse Reizbarkeit bewirken. Erneute Infektion (Selbstinfektion) erfolgt vom Mund aus durch beschmutzte Finger. Nach neueren Forschungen können die Embryonen auch im Dickdarm ausschlüpfen, wobei die Passage durch den Magen ihre Entwicklung fordert.

Therapie. Schutz vor Autoinfektion durch gut schließende Badehose, die das Kratzen am After im Schlaf verhindert, Sauberhalten der Hände, häufiger Wechsel der Bett- und Leibwäsche, ferner Einreiben der Aftergegend mit Unguent. cinereum oder Vermiculinsalbe. Von den *Wurmmitteln* ist Santonin oft nicht genügend wirksam. Neuerdings haben sich

Gentianaviolett (Pyoverm) bzw. Hexamethyl-p-rosanilinchlorid (Atrimon, Badil) sowie Tetrachlorathylen (Vermalin) in der Behandlung der Oxyuriasis bewahrt. Dosierungsratschlage sind den Handelspackungen beigegeben. — *Trichina spiralis* s. S. 131.

Unter den den Darm bewohnenden pathogenen **Protozoen** kommen, abgesehen von der Dysenterieamöbe (S. 53), verschiedene Infusorien vor, u. a. das **Balantidium coli**, ein elliptisches, mit Flimmerhaaren versehenes, lebhaft bewegliches Tierchen von etwa 0,1 mm Größe. Es findet sich im Schweinedarm als harmloser Schmarotzer und verursacht beim Menschen (Schweinezuchter) mitunter schwere ruhrartige Krankheitsbilder. *Therapie:* Chinineinlaufe ($1^0/_{00}$), ferner besonders Emetin sowie Yatren wie bei Amöbenruhr (vgl. S. 54). — *Bilharzia* s. S. 491.

Die **Lamblia intestinalis** (Cercomonas intestinalis, Megastoma entericum, 1859 zuerst von LAMBL beschrieben) gehört zu den Flagellaten und ist ein häufiger Bewohner des Darms, speziell des Duodenums, wo er oft in großer Zahl auftritt und gelegentlich Beschwerden verursacht. Von der Größe etwa zwischen einem Erythrocyten und Leukocyten hat die *vegetative* Form des Parasiten die Gestalt einer abgeplatteten Birne mit saugnapfartiger Vertiefung am stumpfen Ende und zierlichen, oft erst mit Ölimmersion und nach Zusatz von 10%iger Sodalosung sichtbaren Geißeln; stets sind 2 Kerne vorhanden. Im frischen Praparat sind die meisten Exemplare unbeweglich, nur einzelne zeigen eine zuckende Bewegung. Am geeignetsten ist der Nachweis mittels der Duodenalsonde im Darmsaft, der zum Teil durch bandformige Flocken getrübt, in anderen Fallen auch völlig klar sein kann. Da durch die Einwirkung der Verdauungssafte die Parasiten oft schon nach Stunden zerstort werden, empfiehlt sich der sofortige Zusatz von Formol zu den Saftproben. Oft ist der Parasit auch im Stuhl nachweisbar und findet sich u. a. in diarrhoischen Stühlen, insbesondere in dem geleeartigen Schleim. Die *encystierte* Form ist oval und zeigt eine sehr dicke Schale; 2 oder 4 Kerne liegen an einem Pol (Nativpraparat mit Jodzusatz oder HEIDENHAIN-Farbung).

Die *Beschwerden* bei Lambliasis sind zum Teil dyspeptischer Art; sie bestehen bisweilen in hartnäckigen Diarrhoen, ahneln in anderen Fallen oft dem Syndrom bei Ulcus ventriculi (Schmerzen im Oberbauch) und weisen zum Teil auch auf die Gallenwege hin; mitunter ist der Bilirubingehalt des Serums erhoht.

Therapeutisch bewahrte sich Neosalvarsan intravenös (0,3—0,6) sowie vor allem Spirocid (Paroxil) per os (0,75—1,0 pro dos. auf vollen Magen 3—4 Tage lang), schließlich Atebrin (s. S. 117) 3 Tage lang 3mal 0,1. Gleichzeitig wird Bitterwasser morgens nuchtern genommen; auch empfiehlt sich eine vorherige Injektion von Hypophysin zur Entleerung der Gallenblase. Zur Beurteilung eines Dauererfolges ist erneute wiederholte Kontrolle nach einigen Wochen unerläßlich, zumal die widerstandsfahigen Cysten eine Dauerheilung oft in Frage stellen.

Krankheiten des Peritoneums

Akute Peritonitis

Unter Peritonitis versteht man die Entzündung des Bauchfells, an der sich sowohl das parietale wie das viscerale Blatt desselben beteiligt.

Pathologisch-anatomisch zeigt die Peritonitis im Prinzip die gleichen Verhältnisse wie die Entzündungen der übrigen serösen Häute. Am häufigsten ist die fibrinös-eitrige Form mit fleckiger Trübung der Serosa, der der normale spiegelnde Glanz fehlt; es besteht verstarkte Gefäßinjektion mit fleckiger oder diffuser Rötung; stellenweise kann es zu Verklebung der Darmschlingen kommen, ferner ist oft ein trubes flüssiges Exsudat vorhanden, das fibrinös-eitrig, oft auch rein purulent ist. Mitunter sind größere Flüssigkeitsmengen vorhanden, die namentlich bei Perforationsperitonitis infolge des Austritts von Magen-Darm-Inhalt in die Bauchhohle jauchigen oder fakulenten Charakter, bisweilen auch Gasbildung zeigen. Geringere Exsudatmengen pflegen sich zunachst in den abhangigen Teilen der Bauchhohle, speziell im Douglas anzusammeln, ferner findet man sie in den seitlichen Nischen der Bauchhohle, insbesondere zwischen Leber und Zwerchfell sowie in der Nachbarschaft der Milz und der Gallenblase. Besonders reichliche Exsudatbildung beobachtet man bei der puerperalen Streptokokkenperitonitis, mitunter auch bei der Pneumokokkenperitonitis. Gonorrhoische Peritonitis zeigt eitrig-fibrinoses Exsudat oft mit starker Neigung zu Verklebungen. Hämorrhagische Exsudate gehören nicht zum Bilde der akuten Peritonitis und sind stets auf Tuberkulose oder Carcinom verdächtig. Der diffusen Peritonitis steht die *abgesackte* Peritonitis gegenüber. Bei dieser bleibt der Prozeß infolge frühzeitig eintretender Verklebungen oder von fruher her bestehender Verwachsungen auf einen kleinen, dem Ausgangspunkt der Peritonitis benachbarten Bezirk beschränkt; jedoch kann es nachträglich infolge von Perforation der schützenden Wand dennoch schließlich zu diffuser Peritonitis kommen. Abgesackte eitrige Peritonitis beobachtet man am häufigsten im Verlauf der obengenannten gynäkologischen Affektionen als sog. *Pelveoperitonitis*, ferner als *Perityphlitis* (vgl.

S. 383) sowie nach Perforation von Magengeschwüren bei vorher entstandenen Verwachsungen (sog. *gedeckte Perforation*), schließlich als sog. *subphrenischen Absceß* bei dicht unter der Zwerchfellkuppel gelegener, abgekapselter eitriger Peritonitis (S. 410).

Das Peritoneum, dessen Flachenausdehnung der Große nach etwa der der außeren Haut entspricht, zeichnet sich durch ein erhebliches Resorptionsvermögen aus, so daß in die Bauchhöhle eingebrachte Fremdkörper, wie Bakterien, Toxine usw., sehr schnell aufgesogen und teils direkt, teils über die Lymphwege dem Blut zugeführt werden. Außerdem vermag das Peritoneum auf verschiedene Reize mit Bildung nicht unerheblicher Transsudatmengen zu reagieren.

Die akute Peritonitis hat verschiedene Ursachen. In der großen Mehrzahl der Fälle handelt es sich um die Wirkung pathogener Bakterien oder ihrer Toxine (Strepto- und Staphylokokken, B. coli, Pneumokokken, Gonokokken, Proteus, Anaerobier usw.). Häufig liegen Mischinfektionen von B. coli mit anderen Erregern vor.

Ausgangspunkt der Peritonitis ist am häufigsten der *Magen-Darm-Kanal*, und zwar meist infolge von Perforation seiner geschwürig veränderten Wand: Appendicitis, Ulcus ventriculi und duodeni, Typhus, Darmtuberkulose, ulcerierte Carcinome, Darmdivertikel, Ulcera bei der Colitis gravis, Darmsyphilis, Fremdkörper im Darm, Decubitalgeschwüre infolge von Kotstauung, selten Dysenterie, ferner traumatische Quetschungen oder Zerreißungen im Bereich des Magen-Darm-Kanals (z. B. auch nach Repositionsversuchen bei Hernien). Recht häufig ist eine Peritonitis die Folge der Bakteriendurchwanderung bei den verschiedenen Formen des Ileus (s. S. 391).

Den *zweithäufigsten* Ausgangspunkt bilden die *weiblichen Genitalien*, und zwar in erster Linie der puerperale Uterus nach Einschleppung von Keimen während oder nach der Geburt, ein Ereignis, das namentlich in früheren Zeiten mit mangelhafter Asepsis sehr häufig war, ferner im Gefolge infizierter Aborte, besonders infolge von Abtreibung von unberufener Hand. Der Weg der eindringenden Keime geht dabei häufig über die Parametrien (Parametritis); in manchen Fällen passieren die Bakterien den Uterus und die Adnexe, ohne jede wahrnehmbare Veränderung zu hinterlassen, und führen direkt zu Peritonitis. Die Keime können aber auch durch die Tuben ins Peritoneum überwandern, so insbesondere bei Gonorrhoe. Als weitere gynäkologische Erkrankungen kommen Pyosalpinx, eitrige Ovarialerkrankungen, Vereiterung von Ovarialcysten in Frage. Andere Ausgangspunkte infektiöser Peritonitis sind Krankheiten der *Leber* und der *Gallenwege*, wie eitrige Cholecystitis, Leberabsceß, vereiterte Echinokokken, ferner Pankreasnekrose, vereiterte Milzinfarkte und Milzabscesse, vereiterte Mesenterialdrüsen bei Typhus und Tuberkulose sowie Vereiterung der retroperitonealen Drüsen. Gelegentlich entsteht Peritonitis im Anschluß an eitrige Prozesse im Bereich der Niere, der Blase, der Prostata, der Samenblasen sowie nach Psoasabscessen. Auch Infektion der Bauchwand wie bei Erysipel, weiter die Nabelinfektion der Neugeborenen, ferner penetrierende (Stich- und Schuß-) Bauchwunden sowie gelegentlich die operative Eröffnung der Bauchhöhle (Laparotomie) bei mangelhafter Asepsis können zu Peritonitis führen. Selten ist die *hämatogene* Entstehung der Peritonitis, die dann bisweilen als Teilerscheinung einer Sepsis auftritt, z. B. nach Anginen, Osteomyelitis usw. Bei Nephrosen ereignen sich nicht selten Pneumokokkenperitonitiden. Schließlich kann sich eine Peritonitis auch im Verlauf einer eitrigen Pleuritis und Perikarditis entwickeln, wobei die zahlreichen das Zwerchfell durchsetzenden Lymphbahnen den Transport der Keime vermitteln.

Gegenüber den bakteriellen Ursachen spielen *chemische* Reize eine nur untergeordnete Rolle. Praktisch kommen sie bisweilen bei Injektion von Medikamenten in den Uterus zur Beobachtung, wenn diese durch die Tube in die Bauchhöhle übertreten.

Das **Krankheitsbild** der akuten diffusen Peritonitis ist sehr charakteristisch, wenn auch je nach dem Entstehungsmodus die einzelnen Fälle gewisse Verschiedenheiten zeigen. Man unterscheidet *lokale* und *allgemeine* Symptome. Zu den *Lokalsymptomen* gehört die frühzeitig bemerkbare Verminderung oder Aufhebung der *abdominellen Atmung*; auch bei tiefster Respiration bleiben die Bauchdecken so gut wie unbeteiligt, die Atmung ist rein costal. Ein wichtiges Frühsymptom ist ferner die zunächst umschriebene *Abwehrspannung* der Bauchdecken, die sich bei ihrer Betastung konstatieren läßt (vgl. S. 385). Oft kann man bei Beginn der Peritonitis aus der Lokalisation der Abwehrspannung auf den Ursprung der Peritonitis schließen. Bei ausgebildeter diffuser Peritonitis besteht dagegen eine gleichmäßig über das ganze Abdomen sich erstreckende hochgradige Bauchdeckenspannung, so daß sich der Leib bretthart anfühlt. Von vornherein diffus pflegt die Bauchdeckenspannung bei perforiertem Magengeschwür zu sein (vgl. S. 361). Zu beachten ist ferner, daß anfangs die Bauchdecken oft nicht sofort aufgetrieben sind, sondern eher flach oder sogar eingezogen sein können. Schon frühzeitig ist ein Schwinden der Bauchdeckenreflexe zu konstatieren. Ein weiteres wichtiges Lokalsymptom ist äußerst heftiger *Leibschmerz*. Der Schmerz tritt bei Perforationsperitonitis plötzlich, bisweilen wie ein Blitz aus heiterem Himmel, auf, so daß in derartigen Fällen der Beginn der Erkrankung oft zeitlich genau festzustellen ist. Hier pflegt er auch zunächst an umschriebener Stelle in der Gegend des Ausgangspunktes der Peritonitis sein Maximum zu zeigen (Magen, Appendix usw.). Der Spontanschmerz hat meist einen kontinuierlichen Charakter; er breitet sich bald über den ganzen Leib aus. Meist ist er von hochgradiger Druckempfindlichkeit der Bauchdecken begleitet, weswegen oft sogar schon das Gewicht der Bettdecke unerträglich empfunden wird. Auch Nachlassen des auf die Bauchdecken ausgeübten Drucks verursacht heftigen Schmerz (BLUMBERGS Symptom). Die Schmerzen sind oft so hochgradig, daß der Patient ängstlich jede Bewegung vermeidet.

Bauchdeckenspannung kann einerseits ausnahmsweise *fehlen*, z. B. im Rausch sowie bei Schockzustanden, mitunter bei der Peritonitis der Nephritiker; auch kann sie in vorgerückteren Stadien der Peritonitis wieder schwinden. Andererseits findet man sie gelegentlich *ohne* Bestehen einer Peritonitis bei Reizung von Intercostalnerven, z. B. nach Rippenfrakturen sowie Brustschussen, ferner bei Meningitis sowie bei Bleivergiftung, schließlich bei Verletzung bzw. Blutung im Bereich retroperitonealer Organe, wie der Nieren und der Wirbelsäule, sowie mitunter bei paranephritischem Absceß. Auch der *Schmerz kann fehlen* im Rausch, im Schock, ferner bei benommenen Kranken (Typhus), bei schwerer Tuberkulose, schließlich bei foudroyanter Peritonitis mit besonders virulenten Keimen.

Ein weiteres wichtiges Symptom, das schon im Beginn der Erkrankung eintritt, ist *Erbrechen*. Es fehlt nur bei großer Magenperforation infolge der Entleerung des Inhaltes in die Bauchhöhle. Auch hartnäckiges *Aufstoßen* sowie *Singultus* werden oft bei Peritonitis beobachtet; sie dürften reflektorisch zustande kommen.

Den vorstehend genannten frühzeitig auftretenden Lokalsymptomen entsprechen eine Reihe charakteristischer *Allgemeinerscheinungen*, die besonders prägnant in den Fällen sind, in denen die Peritonitis sich plötzlich aus voller Gesundheit entwickelt. Das Verhalten der *Temperatur* ist nicht besonders bezeichnend. Häufig ist sie nur mäßig erhöht. In manchen Fällen besteht eine Kontinua (Streptokokken), bisweilen kann Fieber fehlen, z. B. bei Coliinfektion, oder es bestehen Kollapstemperaturen. Von großer diagnostischer Bedeutung hingegen ist von Anfang an das Verhalten des *Pulses*, der fast ausnahmslos sofort eine stark erhöhte Frequenz von 100 und mehr zeigt, weich und später oft unregelmäßig ist, ein Hinweis auf die frühzeitige starke Alteration des Zirkulationsapparates.

Bei Austritt von Galle ins Peritoneum („gallige Peritonitis") wird mitunter analog der Bradykardie bei Ikterus die Pulsbeschleunigung vermißt.

Ein charakteristisches Aussehen zeigt oft schon frühzeitig das Gesicht der Patienten in Form der sog. *Facies abdominalis* oder *hippocratica*: fahle Gesichtsfarbe, eingesunkene halonierte Augen, spitze kühle Nase, ängstlicher Gesichtsausdruck, ferner kalter Schweiß, kühle cyanotische Extremitäten. Es besteht völliger Appetitmangel und starker Durst. Diagnostisch bedeutungsvoll ist auch das Verhalten der *Zunge*, die regelmäßig stark belegt ist und bei ungünstigem Verlauf trocken wird, mitunter sich mit braunen Borken überzieht. Das Sensorium ist zunächst frei. Der Harn ist vermindert und hochgestellt und gibt eine starke Indicanprobe. Das Gesamtbild ist von vornherein das einer schweren Erkrankung.

Bezüglich der einzelnen Symptome ist noch folgendes hinzuzufügen: Frühzeitig entwickelt sich Meteorismus, der perkussorisch laute Tympanie bewirkt und namentlich bei schlaffen Bauchdecken, so besonders bei der puerperalen Form, im Laufe der Krankheit oft hochgradige Auftreibung des Leibes bewirkt; doch kann er auch vollkommen fehlen; statt dessen kann ein bretthart eingezogener Leib bestehen.

Das erste Zeichen des Meteorismus ist das Kleinerwerden der Leberdämpfung, das für das Anfangsstadium der Peritonitis von hohem diagnostischem Wert ist, und zwar lagert sich zunächst das geblähte Colon transversum vor die Leber, so daß die Dämpfung derselben von links nach rechts zunehmend kleiner wird; später nimmt das gesamte Organ infolge der Nachobendrängung durch das geblähte Darmpolster sog. Kantenstellung an, wodurch schließlich die ganze Leberdämpfung verschwindet. Der Meteorismus ist ein Zeichen der Darmlähmung, die schließlich zum Bilde des paralytischen Ileus (vgl. S. 395) führt. Darmbewegungen und Darmgeräusche sind nicht wahrnehmbar, Blähungen gehen nicht ab. Bisweilen ist anfangs an einzelnen Stellen, namentlich in der Nachbarschaft der Leber und der Milz bei der Atmung ein Reibegeräusch infolge von Fibrinauflagerungen zu hören. In späteren Stadien kann perkussorisch an abhangigen Teilen Dämpfung infolge von Exsudatbildung nachweisbar sein, doch entzieht sich diese häufig dem Nachweis bei stärkerem Meteorismus. Eine Folge des letzteren ist Zwerchfellhochstand mit oberflächlicher Atmung sowie Verdrängung des Herzens nach oben und Querlagerung. Der Stuhl ist in der Regel angehalten; bei septischer Peritonitis kommen dagegen öfter Durchfälle vor, besonders bei der puerperalen Form. Die Harnentleerung ist oft schmerzhaft infolge von Entzündung des Bauchfellüberzuges der Blase. Im *Blut* besteht in der Regel starke Leukocytose mit hochgradiger Linksverschiebung, bei den ganz schweren Formen Leukopenie; ferner schwinden stets die Eosinophilen.

Der Meteorismus nimmt im weiteren Verlauf zu. Das Erbrechen dauert fort; als Zeichen der Darmlähmung (paralytischer Ileus) wird schließlich eine fäkulente Flüssigkeit, oft gußweise, entleert (Miserere). Das Sensorium bleibt häufig bis zuletzt erhalten, oft entwickelt sich schließlich eine gewisse Euphorie. Benommenheit und Delirien beobachtet man bei den septischen Formen. Der Tod erfolgt infolge von Zirkulationsschwäche, und zwar hauptsächlich durch Lähmung der Vasomotoren (vgl. S. 216).

Besondere Verlaufsformen. Die beim Weibe vorkommende gonorrhoische Peritonitis im Anschluß an Erkrankung des Endometriums und der Tuben beginnt oft unter sehr heftigen Erscheinungen akuter peritonealer Reizung; Schmerzen und Bauchdeckenspannung sind namentlich im Bereich der unteren Abdominalregionen nachweisbar; die Krankheit schließt sich oft an die Menstruation an. Die gynäkologische Untersuchung ergibt häufig eine Adnexerkrankung, das Urothral- bzw. Cervicalsekret enthält mitunter, aber keineswegs immer, Gonokokken. Erbrechen fehlt oft. Die stürmischen Erscheinungen im Beginn klingen häufig schnell wieder ab, zumal unter der Verwendung von Penicillin. — Auch die besonders bei kleinen Mädchen bis etwa zum 10. Lebensjahr vorkommende Pneumokokkenperitonitis hat (bei konservativer Behandlung!) eine relativ günstige Prognose. Sie ist gleichfalls durch Penicillin gut beeinflußbar. Die sehr seltene Peritonitis bei Polyarthritis acuta pflegt in der Regel spontan zu heilen.

Therapie der akuten diffusen Peritonitis. Abgesehen von den eben genannten Peritonitiden gehört jede akute diffuse Peritonitis unverzüglich in chirurgische Hände, damit das Exsudat entleert und diejenige Stelle, von der die Peritonitis ihren Ausgang nahm, verschlossen bzw. entfernt wird. Das Schicksal der Patienten hängt von der möglichst frühzeitigen Operation ab, die innerhalb der ersten 6 Stunden vorgenommen werden soll. Die Prognose der chirurgisch anzugehenden Peritonitiden hat sich durch die parenteral und intraperitoneal verabreichbaren Antibiotica (Aureomycin, Terramycin) gegenüber früher wesentlich verbessert. Immerhin ist beim Vorliegen von Infektionskrankheiten (Typhus), Fettsucht, Diabetes mellitus, Herzinsuffizienz, Gefäßkrankheiten, Nierenleiden die Prognose auch heute noch recht ernst. Von großer Bedeutung ist die frühzeitige Bekämpfung eines Kollapses, nicht minder die Behandlung des paralytischen Ileus (s. S. 395). Intravenöse Dauertropfinfusionen und Plasmainfusionen sind empfehlenswert.

Die **akute umschriebene Peritonitis** geht am häufigsten von der Appendix (Perityphlitis), nächstdem von den weiblichen Genitalien (Pelveoperitonitis) sowie von der Gallenblase (Pericholecystitis) aus, seltener vom Sigma infolge von Koprostase oder Vereiterung von Divertikeln. Sie verursacht die gleichen *Lokalsymptome* wie die diffuse Peritonitis: Schmerzen, Druckempfindlichkeit, Bauchdeckenspannung sowie Tumorbildung, die aber auf den Bezirk der Erkrankung beschränkt bleiben, während die übrigen Teile des Abdomens sich normal verhalten. Bei der Untersuchung versäume man niemals die digitale Untersuchung per rectum bzw. per vaginam. Die *Allgemeinsymptome* (Erbrechen, Kollaps, unregelmäßiges Eiterfieber) sind im allgemeinen die gleichen wie die oben beschriebenen. Sie können ebenfalls recht heftig auftreten, pflegen jedoch häufig nicht die Intensität wie bei der diffusen Peritonitis zu erreichen. Bei längerem Bestehen — viele Fälle verlaufen ohne ärztliche Intervention chronisch — entwickeln sich allmählich starke Konsumption und Marasmus. Der Ausgang besteht entweder in Resorption oder in Absceßbildung (perityphlitischer, pericholecystitischer, parametritischer Absceß, Douglasabsceß) oder in Perforation. Letztere erfolgt je nach der Lage des Herdes in den Darm, in die Harnblase, die Scheide usw. Ausgedehnte Adhäsionen und Schwartenbildung mit entsprechenden Folgeerscheinungen (vgl. chronische Peritonitis) sind eine häufige Folge. Durchbruch in die freie Bauchhöhle zieht akute diffuse Peritonitis nach sich; in anderen Fällen entwickelt sich eine Sepsis.

Therapie. Die circumscripten Peritonitiden sind je nach der Lokalisation und ihrem weiteren Verlauf verschieden zu behandeln. Bei Nachweis von Eiter ist die operative Eröffnung des Herdes erforderlich. Behandlung der Perityphlitis vgl. S. 386. Bei der Pelveoperitonitis führt oft konservative antibiotische Behandlung zum Ziel.

Eine besondere und praktisch wichtige Form der umschriebenen Peritonitis ist schließlich der **subphrenische Absceß**, eine circumscripte Eiterung dicht unter dem Zwerchfell. Man unterscheidet je nach der Lage zum Ligam. falciforme rechtsseitige zwischen Leber und Zwerchfell, sowie linksseitige zwischen Leber, Magen, Colon bzw. Milz und Zwerchfell gelegene Abscesse. Der subphrenische Absceß entsteht stets erst im Gefolge eines anderweitigen Eiterherdes, der meist der Bauchhöhle angehört. Rechtsseitige Abscesse entwickeln sich im Anschluß an Appendicitis, Cholecystitis, an Absceß und Echinococcus der Leber (rechter Leberlappen), Vereiterung der rechten Niere, linksseitige nach Perforation eines Ulcus ventriculi und duodeni, bei Carcinom des Magens (Kardia) sowie des Ösophagus, bei Eiterungen im Bereich des linken Leberlappens, der Milz und des Pankreas. Seltener kommen auch Pleuraempyeme, eitrige Perikarditis sowie Rippencaries ätiologisch in Frage.

Krankheitsbild. Häufig entwickelt sich der subphrenische Absceß schleichend als Fortsetzung einer schon bestehenden fieberhaften Krankheit, durch die er anfangs verschleiert wird; oft macht er erst später markantere Erscheinungen. In anderen Fällen mit akuter Entstehung weisen von vornherein charakteristische Symptome auf die Komplikation hin: Schmerzen in der Oberbauchgegend oder im Rücken, hohes Fieber und Schüttelfrost, Druckempfindlichkeit sowie nicht selten Schwellung und Ödem der Haut im Bereich des betreffenden Rippenbogens vorn, seitlich oder hinten; auch besteht mitunter Erweiterung der unteren Thoraxapertur bzw. der unteren Intercostalräume. Der Absceß ist oft, namentlich links, gashaltig, teils infolge Eindringens von Luft aus dem Magen (bei Perforation), teils durch Gasbildung infolge von putrider Zersetzung.

Entscheidend für die *Diagnose* ist der physikalische Befund: Die untere Lungengrenze ist bei der Atmung kaum verschieblich. Die vom Absceß herrührende Dämpfung (besonders bei linksseitigem Absceß deutlich) liegt stets unterhalb des Zwerchfells und bewirkt oft Aufwärtsdrängung des letzteren. Sie ist häufig nach oben konvex begrenzt. Anwesenheit von Gas bewirkt die Symptome des sog. Pyopneumothorax subphrenicus, d. h. für die Pneumothorax charakteristischen physikalischen Phänomene (vgl. S. 300): Succussio Hippocratis sowie Metallklang bei Stäbchenplessimeterperkussion. Schreitet man perkussorisch von oben nach unten fort, so findet man drei charakteristische Zonen: Hellen Lungenschall in der Höhe des Lungenunterlappens, darunter Tympanie (Gas), am tiefsten Dämpfung. Kompliziert wird der physikalische Befund durch die häufig gleichzeitig bestehende exsudative Pleuritis, die alsdann Dämpfung auch oberhalb der tympanitischen Zone bewirkt. Die möglichst frühzeitig auszuführende Probepunktion mit langer, dicker Punktionsnadel klärt stets die Diagnose. Bei der *Röntgendurchleuchtung* fällt die Minderbeweglichkeit oder das Stillstehen der betreffenden Zwerchfellhälfte auf; gashaltige Abscesse sind an der Luftblase und dem horizontalen, beweglichen Flüssigkeitsspiegel zu erkennen. *Differentialdiagnostisch* kommen das Pleuraempyem und der Pyopneumothorax einerseits, der Leberabsceß bzw. -echinococcus anderseits, schließlich der paranephritische Absceß (S. 484) in Betracht. Die beiden ersteren lassen sich auf Grund genauer physikalischer und der Röntgenuntersuchung leicht unterscheiden.

Der *Verlauf* des subphrenischen Abscesses ist ohne Operation fast stets ungünstig, da auf Spontanheilung durch Resorption nicht zu rechnen ist. Bei nicht rechtzeitiger operativer Eröffnung kommt es zur Perforation in die Pleura oder ins Peritoneum mit konsekutivem Empyem oder eitriger Peritonitis bzw. Sepsis. Durchbruch in die Bronchien oder nach außen mit Spontanheilung ist ein seltenes Ereignis.

Chronische Peritonitis

Die chronische Peritonitis kann sich aus der akuten Peritonitis entwickeln, doch ist dies selten. Von vornherein chronisch verlaufen gewisse Fälle, die sich an ein Trauma anschließen, ferner tritt mitunter chronische Peritonitis im Anschluß an lange Zeit bestehenden Ascites auf, der wiederholt punktiert wurde. Nicht zu verwechseln mit der chronischen Peritonitis sind die in Form von Narbensträngen oder Adhäsionen vorhandenen Residuen einer akuten Peritonitis, die zwar klinisch heftige Beschwerden verursachen können, pathologisch-anatomisch aber einen abgelaufenen Prozeß darstellen.

Die Hauptgruppe der chronischen Peritonitis wird von der

Peritonealtuberkulose

gebildet.

Sie entsteht sehr selten primär; in der Regel handelt es sich um eine sekundäre Entwicklung der Tuberkulose. Dieselbe ist entweder *fortgeleitet* von einer Tuberkulose der Nachbarorgane, z. B. des Darms, insbesondere bei Ileocöcaltuberkulose, bei Tuberkulose der Mesenterial- und Retroperitonealdrüsen, bei Genitaltuberkulose, speziell der Tuben, seltener der Ovarien, ferner bei Tuberkulose der Nieren, der Blase und der Nebennieren, oder sie entsteht *hämatogen* bei Lungen-, Drüsen- und Skelettuberkulose. Eine besondere Disposition zur Peritonealtuberkulose zeigt die mit Ascites einhergehende Lebercirrhose. Die Peritonealtuberkulose kommt ziemlich häufig vor und bevorzugt das mittlere Lebensalter zwischen dem 15. und 40. Jahr.

Anatomisch lassen sich *verschiedene Formen* unterscheiden: Die häufigste Form ist die *exsudativ-seröse* Form (etwa $^2/_3$ aller Fälle), bei der das reichliche seröse Exsudat entweder abgekapselt ist oder freier Ascites besteht; weiter die *adhäsiv-fibröse* Form oder Peritonitis tuberculosa sicca (etwa $^1/_3$ der Fälle), die zu zahlreichen Verwachsungen und Schrumpfungsprozessen fuhrt, schließlich am seltensten (etwa 4%) die *käsig-eitrige* Form, die mit Bildung von größeren verkasten Konglomeraten bzw. Abscessen mit Verklebungen und Perforationen einhergeht und oft mit Tuberkulose der Mesenterial- und Retroperitonealdrüsen vergesellschaftet ist.

Krankheitsbild. Der Beginn ist teils akut, teils schleichend. Das Gesamtbild ist verschieden, je nachdem, ob neben der Bauchfellentzündung Zeichen einer manifesten Tuberkulose, einer Lebercirrhose usw. bestehen oder sich die Krankheit scheinbar aus voller Gesundheit entwickelt. Meist bestehen hektisches Fieber, progrediente Anämie und Kräfteverfall, stets Steigerung der Pulsfrequenz. Leibschmerzen fehlen entweder vollkommen oder pflegen nicht sehr heftig zu sein. Das Abdomen ist häufig aufgetrieben, stets ist der Nabel verstrichen (allgemein ein wichtiges Symptom abdomineller Erkrankung!).

Die physikalische Untersuchung ergibt je nach der anatomischen Form der Krankheit verschiedene Befunde. Größere Mengen freien Exsudates machen das Symptomenbild des Ascites (vgl. S. 413); charakteristisch ist eine häufig hämorrhagische Beschaffenheit sowie der reichliche Gehalt an Lymphocyten. Im Punktat können Tuberkelbacillen durch Tierversuch oder Kultur nachgewiesen werden. Oft ist statt der freien Flüssigkeit ein abgesackter Ascites vorhanden, wobei die rechte Bauchhälfte durch die Retraktion des Dünndarms nach dieser Seite infolge von Schrumpfung des Mesenteriums Tympanie gibt. Bei der adhäsiv-fibrösen Form findet man oft palpatorisch umschriebene derbe Resistenzen und höckerige Tumoren, die zum Teil von dem aufgerollten und entzündlich verdickten Netz herrühren. Auch gleichzeitig bestehende Drüsenschwellungen können knollige Geschwülste verursachen. Oft ist auch der untere Rand der Leber deutlich fühlbar. Diffuse oder circumscripte Druckempfindlichkeit kann bestehen oder fehlen. Mitunter kann man in der Nähe der Leber auscultatorisch Reibegeräusche wahrnehmen (Fibrin!). In unklaren Fällen kann eine Laparoskopie, zumal wenn im Zusammenhang mit ihr eine Probeexcision aus dem Peritoneum vorgenommen wird, die Diagnose sicherstellen.

Diazo- und Weisssche Reaktion im Harn (vgl. S. 282) sind oft positiv. Bei der *Röntgenuntersuchung* mittels Kontrastmahlzeit ist oft noch nach 6 Stunden ein großer Teil des Dünndarms gefüllt (eine Folge der Adhäsionen, die sich aber auch bei anderen Formen von Verwachsungen in der Bauchhöhle nachweisen läßt). Wegen der häufig gleichzeitig vorhandenen Darmtuberkulose leiden die Kranken oft an Durchfallen, desgleichen bestehen nicht selten Symptome von Lungen- oder Pleuratuberkulose sowie mitunter eine Meningitis tuberculosa.

Der *Verlauf* ist in der Regel chronisch, und zwar meist in Schüben. Die **Prognose** verhält sich verschieden, je nach Art des anatomischen Prozesses und dem Alter des Patienten. Sie ist relativ gut bei der serösen Form, zumal bei Kindern, weniger günstig dann, wenn es sich um die käsig-eitrige oder die adhäsiv-fibröse Form handelt. Bisweilen kommt es nach Abheilung zu späteren Rezidiven. Die Gefahr der letzteren ist am größten im ersten, der „Heilung" folgenden Jahr. Ungünstiger Ausgang erfolgt teils infolge von fortschreitender Inanition, teils durch Ileus oder Perforationsperitonitis, teils durch Fortschreiten der Tuberkulose in den anderen Organen.

Therapie. Bei großen Exsudaten sind Punktion und Ablassen der Flüssigkeit erforderlich. Im ubrigen führt oft die rein konservative Behandlung zum Ziele, vor allem, wenn neben Ruhe und guter Ernährung die Tuberkulostatica in Anwendung kommen, die auch intraperitoneal gegeben werden können. Empfehlenswert sind ferner das Einreiben der Bauchhaut mit Unguent. cinereum oder mit Sapo kalinus sowie Bestrahlungen mit Hohensonne. Obstipation ist zu vermeiden. Bei der exsudativen Form hat bisweilen die einfache

Laparotomie, offenbar sogar schon eine Laparoskopie, günstige Wirkung. Notwendig wird die Laparotomie natürlich bei Ileus sowie bei Vorhandensein heißer Abscesse[1]. Bei der adhäsiv-fibrösen Form bewähren sich vorsichtige Röntgenbestrahlungen.

Eine besondere Form der chronischen Peritonitis tritt als Teilerscheinung der sog. **Polyserositis** auf, bei der Pleura, Peritoneum und Perikard in Form chronischer Entzündung beteiligt sind. Dabei entstehen oft Obliteration des Perikards mit starken Zirkulationsstörungen (vgl. S. 219) sowie erhebliche Verdickung der Leberkapsel (sog. Zuckergußleber, vgl. S. 220) und Ascites, ein Krankheitsbild ähnlich dem der Lebercirrhose, das daher auch als *perikarditische Pseudolebercirrhose* (vgl. S. 220) bezeichnet wird.

In seltenen Fällen beruht chronische Peritonitis auf *Lues*.

Carcinosis peritonei

Die Krebserkrankung des Bauchfells schließt sich in der Regel an einen primären Krebs der Bauchorgane (Magen, Gallenblase, Pankreas) an und tritt anatomisch häufig als sog. Miliarcarcinose in Form zahlloser kleiner, den Tuberkeln bei Bauchfelltuberkulose ähnlicher Knötchen, in anderen Fällen in Form größerer Geschwülste auf. Gleichzeitig kann es zu entzündlicher Reizung des Peritoneums kommen. Klinisch bleibt die Krankheit des Bauchfells oft latent oder wird von dem Krankheitsbild des Primärtumors überlagert. In anderen Fällen bestehen Symptome ähnlich denen der chronischen Peritonitis oder der Peritonealtuberkulose. In diesen Fällen sind oft intensive Schmerzen sowie deutlich fühlbare knotenförmige Tumoren und Stränge vorhanden. Stets ist die Untersuchung per rectum und per vaginam auszuführen, die oft schon frühzeitig Geschwulstknoten im DOUGLASschen Raum aufdeckt. Das Abdomen ist oft ungleichmäßig aufgetrieben. Fast stets ist freies Exsudat, oft in beträchtlicher Menge vorhanden. Es ist entweder serös oder häufig hämorrhagisch und enthält mitunter charakteristische Tumorzellen, zum Teil mit großen atypischen Kernen, bisweilen mit Mitosen. Bei starker Verfettung der Zellen zeigt der Erguß milchige Trübung. Fieber besteht nicht. Im Gegensatz zu der Peritonealtuberkulose fällt die Tuberkulinreaktion negativ aus; auch handelt es sich bei der Tuberkulose meist um jüngere, bei der Carcinose oft um ältere Individuen. Diagnostische Klarheit läßt sich durch Laparoskopie mit Excision eines Knötchens schaffen.

Die *Therapie* ist rein symptomatisch; stärkere Flüssigkeitsansammlung macht Entleerung durch Punktion notwendig.

Ascites (Bauchwassersucht)

Ascites ist die Ansammlung von freier seröser Flüssigkeit in der Bauchhöhle ohne entzündliche Ursache; es handelt sich demnach um ein Transsudat. Ursache ist Zirkulationsstörung bzw. Stauung, und zwar sowohl *allgemeine* Stauung bei Herz- und Lungenleiden, als auch *lokale* Stauung durch Behinderung des Pfortaderkreislaufs wie bei Lebercirrhose, Leberlues, BANTIscher Krankheit, Pfortaderthrombose, Tumoren der Leber, bei akuter gelber Leberatrophie, bei Neoplasmen des Pankreas und des Netzes. Ferner kommt Ascites bei Nephrosen mit starkem Eiweißverlust und bei Eiweißmangelzuständen, etwa im Gefolge langdauernden Hungers, vor. Auch schwere Anämien gehen bisweilen mit geringem Ascites einher. Der Ascites ist somit stets *nur als ein Symptom* eines bestimmten Grundleidens zu werten.

---

[1] Ein sog. *heißer Absceß* entsteht akut und geht mit Rötung und Schmerzen einher, ein *kalter Absceß* entsteht chronisch, zeigt keine entzündlichen Erscheinungen und ist für die Tuberkulose charakteristisch.

Der Ascites verursacht einen charakteristischen *physikalischen* Befund, falls seine Menge nicht zu gering ist, d. h. mindestens $1^1/_2$ Liter beträgt. Die Flüssigkeit bewirkt Dämpfung, deren Ort von der Körperhaltung des Patienten abhängig ist; anfangs ist sie stets in den abhängigen Partien nachweisbar. Kleine Flüssigkeitsmengen lassen sich in Knie-Ellenbogenlage durch leise Perkussion feststellen; größere verraten sich schon bei der Inspektion durch die seitliche Verbreiterung des Abdomens bei Rückenlage in Form des sog. Froschbauches mit Abflachung der Nabelgegend. Die dabei vorhandene Dämpfung, hauptsächlich der seitlichen Teile, ist nach oben konkav begrenzt. Stoßweise ausgeführtes Beklopfen der Bauchwand im Bereich der Dämpfung bewirkt deutliche Fluktuation in Form einer wellenschlagartigen Erschütterung der gegenüberliegenden Wand. Bei ganz großen Flüssigkeitsmengen — es können sich bis zu 25 Liter und mehr ansammeln — wird das Abdomen enorm ausgedehnt. Der Nabel ist dann vorgewölbt, die untere Thoraxapertur beträchtlich erweitert; es besteht Zwerchfellhochstand. Die Bauchhaut wird dabei prall und glänzend. Die Patienten klagen über Atemnot und ein lästiges Schweregefühl im Leib.

Die Ascitesflüssigkeit ist meist klar und von gelbgrüner Farbe; das spezifische Gewicht ist, wenn es sich um ein reines Transsudat handelt, niedriger als 1012, sein Eiweißgehalt 1—3%. Doch kommt in manchen Fällen wie bei Lebercirrhose sowie bei Nephritis eine Mischform von Transsudat und Exsudat mit Gewichten über 1015 und höherem Eiweißgehalt vor. Letzteren erkennt man an der positiven RIVALTAschen Reaktion: Ein in angesäuertes Wasser (1 Tropfen Eisessig auf 100 Aqua dest.) fallender Tropfen Ascites bewirkt rauchartige Trübung in demselben. Bei Ikterus kommt Grünfärbung des Ascites vor. Milchiges Aussehen des Ascites kann sowohl auf reichlicher Beimengung verfetteter Zellen (meist Carcinom) wie auf Anwesenheit von echtem Chylus, z. B. infolge von Kompression des Ductus thoracicus durch Neoplasmen beruhen *(Ascites chylosus)*. In letzterem Fall läßt die mikroskopische Untersuchung infolge der ungemein feinen Verteilung des Fettes Fetttröpfchen vermissen.

Differentialdiagnostisch ist der Ascites abzugrenzen einmal gegenüber den entzündlichen Exsudaten auf Grund der Untersuchung des Punktats, sodann gegenüber cystischen Tumoren, speziell sehr großen schlaffwandigen *Ovarialcysten*. Bei diesen wie bei sonstigen großen cystischen Tumoren ist bei Frauen ein wichtiges Unterscheidungsmerkmal gegenüber dem Ascites das Freibleiben des DOUGLASschen Raumes; ferner ist der Uterus bei Ascites beweglich, bei Ovarialtumoren fixiert. Weiter verläuft die Dämpfungszone der Cysten oben konvex, wogegen Lagewechsel die gleiche Veränderung wie beim Ascites bewirkt. Setzt man zu Ascites im Reagenzglas $^1/_3$ Vol. NaCl, so entsteht ein flockiger Eiweißniederschlag, der bei Cystenflüssigkeit ausbleibt. Große *Hydronephrosensäcke* lassen sich durch ihre einseitige Lage vom Ascites unterscheiden. Auch das *Lymphangioma cysticum* des Netzes ist mitunter schwer von freiem Ascites zu unterscheiden. Ferner kommt freie Flüssigkeit, einen Ascites vortäuschend, bei Ruptur einer Ovarialcyste vor; die Flüssigkeit ist hier an ihrer schleimigen Beschaffenheit zu erkennen *(Pseudomyxoma peritonei)* und durch die obenbeschriebene Probe vom Ascites zu unterscheiden. Schließlich hüte man sich vor Verwechslung mit der stark gefüllten Harnblase oder dem graviden Uterus.

Therapie. Zusätzlich zu der für das Grundleiden angezeigten Behandlung kommen die S. 195 genannten Diuretica (evtl. direkt in den Ascites zu injizieren wie z. B. Salyrgan) und Trockenkost, Abführmittel (z. B. Kalomel) sowie bei leistungsfähigem Zirkulationsapparat Schwitzprozeduren in Frage. Bisweilen wirkt Verabreichung von Harnstoff (Dosierung s. S. 197) günstig. Bei größerer Flüssigkeitsansammlung ist die Punktion (Paracentese) notwendig: Vorherige Entleerung der Harnblase, Jodierung der Haut; nach Probepunktion punktiert man im Liegen oder bei halbsitzender Stellung mit 3 mm dickem oder dickerem Troikar mit Mandrin. Beim Einstich hat man die Arteria epigastrica am äußeren Rand des M. rect. abdom. zu vermeiden; am zweckmäßigsten ist eine Stelle der linken unteren Bauchgegend, und zwar das 3. äußere Viertel der RICHTER-MONROEschen Linie zwischen Nabel und Spina iliaca ant. sup. Durch ein vor der Punktion um das Abdomen gelegtes Handtuch, das man allmählich anzieht, zum Schluß der Punktion auch durch Druck mit der Hand, kann man die vollständige Entleerung fördern. Analeptica sind bereitzuhalten. Bei Schwäche- oder Ohnmachtsanwandlungen (Gehirnanämie) ist der Kopf tief zu lagern. Nach Schluß der Punktion Kompression der Einstichstelle mit den Händen, Verschluß mit Verbandgaze und Kollodium. Sehr wichtig zum Vermeiden eines starken Meteorismus und einer schädlichen Erschlaffung der Splanchnicusgefäße nach der Punktion ist die sofort anzuschließende energische Wickelung des Leibes mit elastischen Binden. Hinterher sind Diuretica zu geben. Oft sickert Flüssigkeit nach, was bedeutungslos ist. Sehr häufig ist Wiederholung der Punktion notwendig.

Mesenterialdrüsentuberkulose

Abgesehen von der gesetzmäßigen Beteiligung der Mesenterialdrüsen bei tuberkulöser Erstinfektion des Darmes kommt eine isolierte Tuberkulose der Mesenterialdrüsen vor. Bisweilen ist eine Kombination von Mesenterialdrüsentuberkulose und Peritonealtuberkulose gegeben. Das Leiden ist im wesentlichen eine Krankheit des Kindesalters, seltener sehr betagter Menschen. Mitunter bleibt die Krankheit klinisch latent. Anfangssymptome sind Leibschmerzen unbestimmter Art, und zwar oft in der Nachbarschaft des Nabels. Unregelmäßigkeiten in der Stuhlentleerung und subfebrile Temperaturen führen in Verbindung mit einer positiven Tuberkulinreaktion bei Kindern oft auf die richtige Fährte. Objektiv ist der Palpationsbefund des Abdomens anfangs oft völlig negativ, jedoch ist nicht selten eine Druckempfindlichkeit, besonders nahe dem Nabel, nachweisbar. Auch lassen sich mitunter die vergrößerten Drüsen im rechten Bauchquadranten fühlen (Rectaluntersuchung!). Eine Verwechslung mit Appendicitis ist daher häufig. Die **Prognose** der Initialfälle ist günstig. Kommt es zu progredienter Abmagerung (sog. Tabes mesaraica) trotz bisweilen vorhandenen guten Appetit, zu zunehmender Anämie und schließlich zu abnorm fettreichen Stühlen oder gar zur tuberkulösen Peritonitis, dann ist die Prognose schlecht. Die **Therapie** hat, wie auch sonst bei der Tuberkulose, vor allem auf allgemein roborierende Maßnahmen (gute Ernährung, klimatische Kur, Höhensonne, evtl. Röntgenbestrahlungen) abzuzielen; bewährt hat sich die Einreibung des Leibes mit Schmierseife. Die Verabreichung tuberkulostatischer Mittel kann in Erwägung gezogen werden.

Krankheiten der Leber und Gallenwege

Vorbemerkungen. Perkussorisch gibt die Leber gedämpften Schall. Hierbei fällt ihre obere Grenze mit der unteren der Lunge zusammen: die untere Grenze liegt in der Axillarlinie zwischen der 10. und 11. Rippe, in der Mamillarlinie (vgl. S. 144) schneidet sie den Rippenbogen, in der Medianlinie liegt sie in der Mitte zwischen Schwertfortsatz und Nabel und zieht dann schräg nach oben zur Gegend der Herzspitze. Genaueren Aufschluß über den von der Lunge überlagerten, in der Zwerchfellkuppel liegenden oberen Teil der Leber ergibt die Röntgenuntersuchung. Letztere läßt bisweilen bei starker Gasfüllung der Därme auch den unteren Rand erkennen. Da das Organ in toto den Zwerchfellbewegungen folgt, so ist bei der Atmung ein geringes Auf- und Absteigen des unteren Leberrandes nachweisbar. Ferner ist die Perkussionsfigur der Leber in hohem Maß von dem Gasgehalt der Därme abhängig; starker Meteorismus bewirkt sog. Kantenstellung der Leber, bei der sich das Organ um die quere Achse nach oben dreht, so daß sich die Dämpfung verkleinert (vgl. Peritonitis S. 409). Das gleiche kommt bei Ascites und Gravidität vor. Die obere Dämpfungsgrenze kann bei Lungenblähung oder Emphysem nach unten rücken. Die Verkleinerung der Leberdämpfung hat, falls sie nicht sehr hochgradig ist, somit nur beschränkten diagnostischen Wert; stets sind die genannten Momente einer scheinbaren Verkleinerung auszuschließen. Eindeutiger ist die Vergrößerung der Leberdämpfung. Doch ist diese wiederum abzugrenzen gegenüber dem einfachen Hinabrücken des Organs, z. B. durch den Druck eines großen pleuritischen Exsudates — hier ist die Abgrenzung nach oben unmöglich — oder bei rechtsseitigem Pneumothorax. Die normale Leber ist nicht deutlich palpabel. Man hüte sich vor Verwechslungen ihres unteren Randes mit den Inscriptiones tendineae recti. Man palpiert in Rückenlage bei völliger Entspannung der Bauchdecken (evtl. unter Ablenkung der Aufmerksamkeit), wobei der Patient die Beine anzieht und tief atmet; hierdurch wird bei vermehrter Konsistenz das unter der flachen Hand hin- und hergleitende Organ deutlich fühlbar; mitunter bewährt sich die Palpation in linker Seitenlage bei tiefer Inspiration. Bei unsicherem Ergebnis palpiere man im warmen Bade. Die *Gallenblase* ist normal weder palpatorisch noch perkussorisch wahrnehmbar. Bei pathologischer Vergrößerung bildet sie einen birnenförmigen Tumor am unteren Leberrand in der Gegend der Mamillarlinie. Sicheren Einblick in die Größen- und Gestaltsverhältnisse von Leber- und Gallenblase ergibt die Röntgenuntersuchung der künstlich mit Luft (O_2 oder CO_2) aufgeblähten Bauchhöhle (Pneumoperitoneum). Vor allem aber ist es gelungen, die Gallenblase mittels intravenös oder per os eingebrachter jodhaltiger Kontrastsubstanzen, die durch die Leberzellen in die Galle ausgeschieden werden (Jodtetragnost, Biligrafin intravenös, Bilisilectan peroral), röntgenologisch sichtbar zu machen. Die Gallenblasenschleimhaut zeigt Buchten (LUSCHKAsche Gänge), die zu Schlupfwinkeln von Bakterien werden können. Für die Entleerung von etwaigen

Konkrementen ist das Vorhandensein der spiraligen HEISTERschen Klappe im Cysticus als Hemmung von Bedeutung.

Die **Leberfunktionen** sind sehr vielseitiger Art: Die Leber ist zunächst infolge ihres großen Gefäßreichtums für die *Zirkulation* ein außerordentlich wichtiges Organ; dem rechten Herzen unmittelbar vorgelagert vermag sie enorme Blutungen als Reservoir wie ein Schwamm aufzunehmen und gegebenenfalls (durch Kontraktion der Lebervenen) zuruckzuhalten. Dadurch aber schützt sie das Herz vor Überlastung mit Blut und wirkt so regulatorisch auf den Kreislauf (vgl. S. 138). Die Ernahrung der Leber erfolgt durch die Arteria hepatica, während die Hauptzufuhr des von ihr funktionell zu verarbeitenden Blutes durch die Pfortader geschieht.

Als drüsiges Organ bereitet sie die *Galle*. Diese enthält als wichtige Bestandteile den Gallenfarbstoff Bilirubin, die Gallensäuren sowie das Cholesterin (vgl. S. 521). Das Bilirubin, ein gelbbrauner Farbstoff, ist ein eisenfreies Derivat des Hamoglobins, aus dem es durch Oxydation entsteht, wobei die ringförmige Anordnung der Pyrrolgruppen in eine offene Kette übergeht (vgl. S. 305). Seine Bildung erfolgt durch Verarbeitung des beim Untergang der verbrauchten Erythrocyten freiwerdenden Blutfarbstoffs, wobei vor allem die KUPFFERschen Sternzellen der Leber, außerdem die Sinusendothelien der Milz als Bestandteile des sog. *reticuloendothelialen Systems*[1] eine wichtige Rolle spielen. Das bei Blutungen in Geweben in kleinen Mengen entstehende *Hämatoidin* ist identisch mit dem Bilirubin. Ein Derivat des Bilirubins ist das grüne Biliverdin. Die künstliche Synthese beider Körper gelang 1927 HANS FISCHER. Bilirubin übt übrigens auf die Erythropoese eine anregende Wirkung aus. Durch bakterielle Einwirkung auf das Bilirubin im Darm entsteht ein farbloses Reduktionsprodukt, das resorbiert wird und in den Harn gelangt. Es ist noch nicht sicher entschieden, ob es sich dabei um Urobilinogen handelt, das durch Oxydation an der Luft in den Farbstoff Urobilin umgewandelt wird, oder ob sich bei der abakteriellen Reduktion des Bilirubins Stercobilinogen bildet, aus dem Stercobilin entsteht. BAUMGÄRTEL hat wahrscheinlich machen können, daß auch in den Gallenwegen durch cellular-fermentative Einwirkung eine Reduktion des Bilirubins möglich ist. Urobilinogen und Stercobilinogen unterscheiden sich dadurch, daß ersteres mit H_2O_2 in Pentdyopent übergeht (BINGOLD). Sowohl Urobilinogen wie Stercobilinogen werden durch Zusatz einer 2%igen Lösung von Dimethylparamidobenzaldehyd in 5% HCl zum frisch (!) gelassenen Harn nachgewiesen (EHRLICHsche Aldehydreaktion). Enthält der Harn normale Mengen, so findet Rotfarbung erst nach Erwärmung statt. Bei pathologischer Vermehrung tritt die Rotfarbung schon in der Kalte auf. Urobilin und Stercobilin ergeben mit SCHLESINGERs Reagens (10%ige alkoholische Suspension von Zinkacetat), mit dem der Harn zu gleichen Teilen vermischt und durch ein doppeltes Faltenfilter filtriert wird, normalerweise eben eine Fluorescenz, bei gesteigertem Vorhandensein eine stark grunliche Fluorescenz.

Für die Praxis ist wesentlich, daß eine stark positive EHRLICHsche Aldehyd- und Zinkacetatreaktion bei gesteigertem Blutzerfall (hämolytische Anämien, Malaria) und bei Schadigung der Leberzellen jeglicher Genese zu beobachten ist. Der negative Ausfall der Aldehydprobe (Rotfarbung nicht einmal beim Erwärmen) und der Zinkacetatprobe (keinerlei Fluorescenz) in einem bilirubinhaltigen Harn laßt darauf schließen, daß keine Galle in den Darm gelangt.

Die Bestimmung des Bilirubingehalts des Blutes erfolgt nach den Methoden von HIJMANS VAN DEN BERGH. Das in den Leberzellen gebildete Bilirubin gibt die sog. direkte Diazoprobe. Nach Hinzufügen des Diazoreagens entsteht ein roter Farbstoff. Bildet sich der rote Farbstoff auf das Hinzufügen des Diazoreagens erst nach Alkoholfällung der Eiweißkörper, dann spricht man von indirekter Diazoprobe. Eine positive direkte Probe findet sich vorwiegend bei mechanischem und hapetocellularem Ikterus, eine indirekte Diazoprobe hauptsächlich bei gesteigerter Hämolyse. Bei der quantitativen Bilirubinbestimmung werden colorimetrisch direktes und indirektes Bilirubin gemeinsam erfaßt. Werte bis zu 0,6 mg-% stellen die Norm dar. Bilirubinnachweis im Harn s. S. 419.

Die Gallencapillaren nehmen ihren Anfang als Spalte zwischen den Leberzellen, vereinigen sich zu anastomosierenden Gängen und münden in die interlobulären Gallengange. Als Sammelbecken dient die Gallenblase, deren physiologische Aufgabe es ist, erstens die

---

[1] Das reticuloendotheliale System umfaßt eine bestimmte Gruppe im Bindegewebe, in verschiedenen Organen und im Blut vorhandener, funktionell zusammengehorender mesenchymaler Zellen, deren charakteristische Eigenschaften in der Speicherungsfahigkeit für bestimmte Farbstoffe (z. B. Carmin), in der Phagocytose sowie in ihrer morphologisch erkennbaren Beteiligung am intermediären Hamoglobin-, Eisen- und Cholesterinstoffwechsel bestehen. In der Hauptsache gehören hierher die retikulären Gerustzellen der Milz und der Lymphknoten, die endothelialen Auskleidungen der Lymphsinus, der Lymphknoten, der Blutsinus der Milz, der Capillaren der Leberlappchen und des Knochenmarks usw. sowie die Wanderzellen des Bindegewebes.

Lebergalle einzudicken (der Gehalt an Trockensubstanz der Blasengalle betragt 14—20% gegenüber 1—2% bei der Lebergalle), zweitens die *dauernd* von der Leber produzierte Galle nur *zeitweise* auf gewisse Reize, speziell bei Anwesenheit der Nahrung in den Darm zu entleeren. Die Gallenwege bilden ein unter der Herrschaft der vegetativen Nerven stehendes System, das sich aktiv an der Entleerung der Galle in den Darm beteiligt. Zu den galletreibenden Mitteln *(Cholagoga)* gehoren in erster Linie die Nahrung, besonders Öl und Fett sowie Eidotter, ferner Gallensauren und deren pharmazeutische Derivate (z. B. Decholin, Agobilin, Cholotonon, Choleval usw.), Peptone, Magnesiumsulfat, Pfefferminzöl sowie Curcumapräparate. Beim Lebenden läßt sich konzentriertere Galle mittels der *Duodenalsonde* nach Einspritzung von 25 ccm 10% korperwarmer Peptonlosung, 60% Dextroselösung oder Magnesiumsulfat oder Olivenol ins Duodenum bzw. nach 2 ccm Hypophysin subcutan gewinnen (vgl. S. 372). Aufgabe der Galle bei der Verdauung vgl. S. 372. Schließlich sei erwahnt, daß langdauernder Galleverlust (z. B. durch *Gallenfisteln*) abnorme Brüchigkeit der Knochen, Anamie sowie bisweilen hamorrhagische Diathese bewirkt.

Eine außerordentlich wichtige Rolle spielt die Leber im *Stoffwechsel*. Die der Leber vom Darm als Monosaccharide zugeführten Kohlenhydrate werden unter der Einwirkung des Insulins (s. S. 546) in Glykogen umgewandelt und als solches, und zwar bis zu 10% und mehr des Organgewichtes der Leber, aufgespeichert. Neben dieser Stapelfunktion dürfte die Tatsache von Bedeutung sein, daß das Glykogen wahrscheinlich ein notwendiges Durchgangsstadium für die Monosaccharide ist, in welchem diese erst in reaktionsfahigere, für den Stoffwechsel verwertbare Formen umgewandelt werden. Die bei Muskelarbeit entstehende Milchsaure wird in der Leber wieder zu Glykogen aufgebaut.

Hinsichtlich des *Fettstoffwechsels* ist zu sagen, daß in der Leber ein Abbau von Fettsauren vor sich geht. Neutralfett, das in die Leber gelangt, wird in Phosphatide umgewandelt, wozu Cholin notig ist. Bei Cholinmangel kommt es zu Neutralfettablagerungen in den Leberzellen. Für Cholesterin, das mit der Galle ausgeschieden wird, ist die Leber eine Bildungsstatte.

Im *Eiweißstoffwechsel* obliegt der Leber einerseits die Desaminierung und Decarboxylierung der Aminosaren, anderseits die Synthese derjenigen Aminosauren, die zum Aufbau des korpereigenen Eiweißes erforderlich sind. Zumal bei der Bildung des Serumalbumins kommt der Leber eine wichtige Rolle zu. Die Leber ist die weitere Bildungsstätte für Fibrinogen, Prothrombin und andere Gerinnungsfaktoren. Die Harnstoffsynthese aus Ammoniak und Kohlensaure geht in der Leber vor sich. In der Leber erfolgt auch der Aufbau von Vitamin A aus dem ihr zugeführten Carotin.

Die Leber besitzt Fahigkeiten zur *Entgiftung* von Stoffen, die ihr vom Darmkanal aus zustromen. Teils entstehen diese Gifte im Darm durch Fäulnis, teils werden sie von außen aufgenommen. Durch Paarung mit Schwefelsäure bzw. Glucuronsaure werden diese Stoffe unschädlich gemacht. Von besonderer Bedeutung für die entgiftenden Funktionen der Leber sind die schwefelhaltigen Aminosäuren (Cystin, Methionin).

Eine Schädigung des Leberparenchyms fuhrt zu Funktionsbeeinträchtigungen des Organs, so daß mit Hilfe von *Funktionsprufungen* der Leber Hinweise dafür gewonnen werden konnen, ob eine tiefgreifende Schadigung des Parenchyms eingetreten ist. Von besonderem Wert sind diese Proben in der Differentialdiagnose zwischen einem hepatocellularen und einem mechanischen Ikterus, wenn sie in frühen Stadien des Ikterus angestellt werden. Die Rückstauung der Galle beim mechanischen Ikterus führt erst verhältnismäßig spat zu einer Beeinträchtigung der Funktion der Leberzellen.

Die Probe auf Galaktosetoleranz besteht in Verabreichung von 40 g Galaktose und ihrem quantitativen polarimetrischen Nachweis im Harn, welcher normal hochstens 3 g in den nachsten 12 Stunden enthalt. Die Teilstriche des Colorimeters sind hier mit 0,7 zu multiplizieren. Eine Galaktosurie uber 3 g spricht für Parenchymschädigung der Leber. Bei Lebercirrhosen allerdings fallt die Probe nur gelegentlich positiv aus.

Spritzt man morgens dem nüchternen Kranken $1/2$ mg Adrenalin, nachdem vorher der Blutzucker bestimmt worden ist, so kommt es normalerweise zu einem Blutzuckeranstieg um 50% des Ausgangswertes. Kranke mit Leberparenchymschadigung zeigen einen geringeren Anstieg des Blutzuckerspiegels.

Bei Leberparenchymschadigung findet sich eine Zunahme der gröber dispersen Globuline auf Kosten der feindispersen Albumine. Auf dieser geänderten Zusammensetzung der Plasmaproteine beruhen die sog. *Serumlabilitatsproben*. Die gebräuchlichsten sind die TAKATA-ARA-Reaktion, meist angewandt in der Modifikation von MANCKE und SOMMER, beruhend auf einer Flockungsreaktion des Serums mit Sublimatfuchsin, das WELTMANNsche Koagulationsband (Zusatz von Calciumchlorid stellt die verlorengegangene Hitzekoagulationsfähigkeit des stark verdünnten Serums wieder her), der Thymoltrübungstest, die Cadmiumsulfatreaktion und die Cephalin-Cholesterin-Flockungsreaktion. Der TAKATA-ARA-Reaktion kommt besondere Bedeutung zu fur die Erkennung von Lebercirrhosen, die Cadmiumreaktion und vornehmlich der Thymoltrübungstest finden sich meist positiv bei hepatitischen und posthepatitischen Schäden, negativ hingegen im Beginn eines Stauungsikterus.

Da Prothrombin ebenso wie Fibrinogen in erster Linie in der Leber gebildet werden, gehen schwere Leberparenchymschäden oft mit einem erniedrigten Prothrombinspiegel im Blut einher. Wenn Vitamin K, parenteral gegeben, das Prothrombindefizit in 24—48 Stunden nicht ausgleicht, muß mit dem Vorhandensein einer besonders schweren Leberparenchymschädigung gerechnet werden.

Die Cholesterinbestimmung im Serum kann insofern differentialdiagnostisch von Wert sein, als Parenchymschädigungen mit einer Erniedrigung, besonders der Ester, einhergehen, wohingegen sich beim mechanischen Ikterus ein Anstieg des Gesamtcholesterins einzustellen pflegt.

Mit Hilfe der *Duodenalsondierung*, natürlich auch mit Hilfe der Stuhluntersuchung, läßt sich feststellen, ob Bilirubin in den Darm gelangt. Beim vollständigen Choledochusverschluß, vorübergehend allerdings auch bei schweren Leberparenchymschäden, sistiert die Gallenabsonderung in den Darm. Es können des weiteren aus dem Sedimentbefund und der bakteriologischen Untersuchung des Duodenalsaftes Rückschlüsse auf ein etwaiges Bestehen einer Infektion der Gallenwege gemacht werden.

In diagnostisch schwierigen Fällen vermag die endoskopische Besichtigung der Leber und der Gallenblase mit dem Laparoskop, unter Umständen kombiniert mit einer Organpunktion und histologischer Untersuchung des Punktats, eine Klärung des Krankheitszustandes herbeizuführen.

Ikterus

Unter Ikterus (Gelbsucht) versteht man den Übertritt von Gallenbestandteilen (Bilirubin, Gallensäuren) ins Blut und in die Gewebe sowie die damit zusammenhängenden Folgezustände. Stets stellt der Ikterus nur ein *Symptom* einer anderen Grundkrankheit dar.

Im Prinzip lassen sich *drei Gruppen von Ursachen* eines Ikterus unterscheiden:
1. *Mechanische Momente* im Bereich der Gallenwege, welche den Gallenabfluß hemmen: sog. *Retentions- oder Obstruktionsikterus* (Steine, entzündliche Schwellung der Schleimhaut, Spasmen der Muskulatur der Gallenwege, Tumoren, Parasiten, Narben und Adhäsionen);
2. *Schädigung der Leberzellen*, so daß diese für die Galle abnorm durchlässig werden und sie direkt ins Blut übertreten lassen: *parenchymatöser oder hepatocellulärer Ikterus* (vor allem als Folge einer infektiösen Hepatitis, aber auch als Folge der Einwirkung von Giften); 3. *die pathologisch gesteigerte Gallenfarbstoffbildung* infolge abnorm starken Zerfalls von Erythrocyten: *pleiochromer bzw. hämolytischer Ikterus* (Hämoglobinurie, perniziöse Anämie, hämolytische Anämie).

Virusbedingte Hepatitis (Hepatitis epidemica und Inokulationshepatitis)

Bei der *Hepatitis epidemica* handelt es sich um eine virusbedingte, kontagiöse Krankheit, deren epidemische Ausbreitung während und nach Kriegen in besonders großem Umfang beobachtet worden ist. Aber auch in Friedenszeiten kommt sie endemisch recht häufig vor und ist wahrscheinlich identisch mit dem Zustand, der früher als Ikterus catarrhalis bezeichnet wurde. Kleinere Epidemien werden immer wieder in Kinderheimen, Schulen und Kasernen beobachtet. Zur Ausscheidung gelangt das Virus mit dem Stuhl der Kranken, und die Übertragung dürfte durch verunreinigtes Trinkwasser oder virushaltige Nahrungsmittel erfolgen, so daß die Eintrittspforte für den Erreger der Intestinaltrakt ist. Die Inkubationszeit beträgt bei der peroralen Aufnahme des Virus etwa 20—50 Tage.

Bei der *Inokulationshepatitis*, auch Serumhepatitis und hämatogene Hepatitis genannt, kommt es zur Infektion hauptsächlich dadurch, daß durch unzureichend sterilisierte Spritzen oder Schnepper das Virus parenteral einverleibt wird, oder dadurch, daß bei Bluttransfusionen Blut eines Virusträgers zur Verwendung gelangt. Das sehr hitzebeständige Virus ist offensichtlich nur dann zuverlässig abzutöten, wenn Injektionsspritzen, in die es gelangt ist, in gespanntem Dampf sterilisiert werden. Die Inkubationszeit beträgt bei der parenteralen Einverleibung des Virus 60—120 Tage, ist also wesentlich länger als bei der Hepatitis epidemica, bei der das Virus peroral aufgenommen wird. Eine Ausscheidung des Virus durch den Stuhl der an Inokulationshepatitis Erkrankten findet nicht statt. Das Virus scheint sich überaus lange im Körper ehemals Erkrankter aufzuhalten. Dienen diese dann als Blutspender oder kommen bei ihnen zu Blutentnahmen Spritzen oder Schnepper in Anwendung, die danach nicht genügend gereinigt und sterilisiert werden, so kann es zu Übertragungen kommen. Ob das Virus der epidemischen Hepatitis mit dem Virus der Inokulationshepatitis identisch ist, konnte noch nicht klar entschieden werden. Das klinische Bild und das pathologisch-anatomische Substrat ist zwar bei beiden Krankheiten dasselbe, aber es liegen Beobachtungen vor, denen zufolge Menschen, die eine Inokulationshepatitis überstanden haben, später an einer Hepatitis epidemica erkrankt, also dagegen nicht immun geworden sind. Wichtig zu wissen ist, daß Hepatitiden ohne Ikterus häufig vorkommen.

Krankheitsbild. Dem Auftreten des Ikterus geht ein mehrtägiges Prodromalstadium mit Fieber, allgemeiner Abgeschlagenheit, Appetitlosigkeit, Foetor ex ore, Obstipation, Druck im Oberbauch voraus. Gelegentlich machen sich in diesem Prodromalstadium heftige Arthralgien bzw. Neuralgien bemerkbar, die gewöhnlich mit dem Ausbruch des Ikterus wieder schwinden. Die Gelbfärbung der Haut und der Skleren erreicht dann nach mehreren Tagen ihren Höhepunkt. Dementsprechend findet sich eine Steigerung des Bilirubingehalts im Serum. Anfänglich läßt sich die Gelbfärbung nur bei Tageslicht, dagegen nicht bei gewöhnlicher künstlicher Beleuchtung erkennen. Die Leber erweist sich als etwas vergrößert und in ihrer Konsistenz vermehrt; auch die Milz kann eine Schwellung aufweisen. Der Harn zeigt infolge reichlichen Gehaltes an Bilirubin eine bierbraune Färbung, sein Schüttelschaum ist gelb gefärbt. Der Farbstoff geht in Chloroform über, die GMELINsche Probe ist stark positiv. Die EHRLICHsche Aldehydreaktion kann im Beginn des Ikterus mehr oder weniger stark positiv sein, später kann sie sich als negativ erweisen, wenn es zum völligen Sistieren des Galleabflusses in den Darm kommt. Im Harnsediment finden sich oft gelblich gefärbte Cylinder. Bisweilen wird etwas Eiweiß ausgeschieden. Infolge des gestörten Zuflusses von Galle zum Darm ist die Fettresorption beeinträchtigt. Bei fetthaltiger Kost enthält daher der Kot Fett (mikroskopisch zahlreiche Krystallbüschel aus Kalk- und Magnesiumseifen), was ihm ein helles, tonartiges Aussehen und oft einen sehr üblen Geruch verleiht. Folgeerscheinungen des Übertritts von Gallensäuren in die Körpersäfte sind vielfach ein sehr quälendes Hautjucken sowie eine häufig zu beobachtende Bradykardie. Hämorrhagische Diathese mit Haut- und Schleimhautblutungen kommt bei schweren Fällen vor. Die S. 417 aufgeführten Leberfunktionsproben, besonders die Galaktoseprobe, der Thymoltrübungstest und die Cadmiumsulfatprobe, fallen meist positiv aus, und der Eisenspiegel im Serum ist regelmäßig erhöht. Das weiße Blutbild trägt keine obligaten Charakteristica, oft besteht eine Tendenz zur Leukopenie, die Blutsenkungsgeschwindigkeit ist anfänglich meist normal, erst im späteren Verlauf zeigt sie eine mäßige Beschleunigung.

Die Dauer der Gelbfärbung ist unterschiedlich, gewöhnlich besteht diese 4—6 Wochen lang. Es gibt auch leichte Fälle mit einem Zurückgehen des Ikterus bereits nach wenigen Tagen, andererseits Krankheitsbilder, bei denen der Ikterus länger als 6 Wochen besteht. In dem Maße, als die Gelbfärbung allmählich abklingt, wird die Beschaffenheit des Stuhles wieder normal, und der Harn hellt sich auf. Im abklingenden Stadium des Ikterus werden Aldehydreaktion und Zinkacetatprobe oft wieder stark positiv. Die letzten Reste von Gelbfärbung finden sich schließlich noch an der Sklera und am weichen Gaumen, wie diese Stellen überhaupt das feinste Reagens auf Ikterus am Krankenbett sind.

Pathologische Anatomie. Die vergrößerte Leber ist von glatter Oberfläche. Histologisch weisen die Leberzellen degenerative Zeichen auf, nämlich trübe Schwellung, fettige Degeneration bis hin zur Nekrobiose. Die KUPFFERschen Sternzellen zeigen Wucherungen und Schwellung. Durch vermehrte Mitosen kann das durch nekrobiotisch gewordene Zellen unterbrochene Gefüge der Leberzellbalken wieder in den Normalzustand gelangen. Als weiteres pathologisch-histologisches Substrat finden sich zellreiche entzündliche Infiltrate im periportalen Bindegewebe.

Prognose. In der großen Mehrzahl der Fälle kommt es durch Resorption der entzündlichen Infiltrate und durch Ersatz der zugrunde gegangenen Leberzellen bzw. Wiederherstellung der degenerativ geschädigten Zellen zur Restitutio ad integrum, mit der allerdings noch nicht gerechnet werden kann, wenn der Ikterus verschwunden ist und der Bilirubinspiegel im Blut sich wieder normalisiert hat. Weitere mehrwöchige Schonung, besonders in diätetischer Beziehung, ist deshalb nötig. Unzulängliche Resorption der entzündlichen Infiltrate und bindegewebige Organisation derselben können in manchen Fällen eine Defektheilung bedingen mit allmählichem Übergang in eine Cirrhose der Leber. Im akuten Stadium der Krankheit ist die Gefahr einer quantitativ sehr hochgradigen degenerativen Schädigung gegeben, so daß sich in weitem Umfang Nekrobiosen von Leberzellen einstellen. Klinisch entspricht dieser graduellen Steigerung des degenerativen Krankheitsprozesses das gefährliche Bild der akuten oder subakuten Leberatrophie (s. unten). Führt dieser Zustand ausnahmsweise nicht zum Tode, dann ist eine Restitutio ad integrum nicht möglich, es resultiert eine grobknotige Atrophie der Leber im Sinne einer Defektheilung.

Differentialdiagnostisch ist die Unterscheidung von Hepatitis epidemica und Inokulationshepatitis nur durchführbar, wenn der Übertragungsmodus der Krankheit offenkundig ist. Die Abgrenzung gegenüber toxischen Leberschädigungen mit Ikterus geschieht auf Grund der in Erscheinung tretenden ätiologischen Rolle von Giften (s. unten). Die differentialdiagnostische Trennung einer Hepatitis von der WEILschen Krankheit bereitet keine Schwierigkeiten (s. S. 120). Der auf mechanischer Verlegung der Gallenwege durch Steine, Parasiten oder Tumoren des Magens, der Leber, der Gallenblase und des Pankreaskopfes beruhende Ikterus ist gegenüber dem Ikterus einer Hepatitis durch die oft nachzuweisende Erhöhung des Gesamtcholesterins im Blut (bis über 300 mg-%) ausgezeichnet, außerdem fallen beim mechanischen Ikterus, zumal im Beginn, in der Regel die Leberfunktionsproben negativ aus. Das Symptom Ikterus kommt ferner vor bei Cholangiolitis, bei manchen Formen von Lebercirrhose, gelegentlich bei Leberabsceß, bei einer Reihe von Infektionskrankheiten, die entweder mit starkem Blutzerfall oder mit Leberschädigung einhergehen, wie Malaria, Gelbfieber, manche Sepsisfälle, sog. biliäre Pneumonie, bei Appendicitis und mitunter bei Extrauteringravidität. Gelegentlich treten leichteste Grade von Gelbfärbung der Skleren während der Menstruation auf. Beim hämolytischen Ikterus fehlt Bilirubin im Harn. Das gleiche gilt für die ikterusähnlichen Verfärbungen durch Santonin und Pikrinsäure sowie bei Gebrauch von Atebrin, Trypaflavin, Rivanol.

Therapie. Kranke mit Gelbsucht müssen Bettruhe einhalten, bis der Ikterus abgeklungen ist. Bei der meist bestehenden anfänglichen Inappetenz der Kranken sorge man für hinreichende Aufnahme von Fruchtsäften, denen Traubenzucker zuzusetzen ist. Die Kost nach Wiederkehr des Appetits soll während des Bestehens des Ikterus und auch noch längere Zeit danach möglichst fettarm, jedoch kohlenhydrat- und eiweißreich sein. Alkohol ist streng zu verbieten. Vitamine des B-Komplexes sowie die Vitamine C und K werden sicher mit Nutzen von Anfang an gegeben. Heiße Kataplasmen mehrmals täglich dürften sinnvoll sein. In schwereren Fällen sind, wenn auch ihr Nutzen statistisch nicht einwandfrei gesichert werden konnte, intravenöse oder intraduodenale Infusionen physiologischer Kochsalzlösung mit Zusatz von Glucose oder Lävulose (5%ig), auch mit Zusatz von Methionin oder Cholin zu versuchen. Vom Cortiron in großen Dosen glaubte man bei Verläufen, die zu Besorgnis Veranlassung gaben, bisweilen Gutes gesehen zu haben. Die tägliche Verabreichung von Magnesiumsulfat bzw. Mergentheimer Karlsquelle ist wahrscheinlich von Vorteil. Eine erkennbare günstige Wirkung üben auch Duodenalspülungen mit Magnesiumsulfat aus, besonders dann, wenn der Ikterus seinen Höhepunkt überschritten hat (50 ccm 20%iger Magnesiumsulfatlösung körperwarm). Hat man den Eindruck eines Übergangs in eine chronische Verlaufsform, dann sind intravenöse Infusionen von Leberhydrolysaten (Prohepar) empfehlenswert. Der oft sehr lästige ikterische Juckreiz läßt sich durch Einreibungen mit 1—3%igem Salicyl-, Thymol- oder Mentholspiritus, auch durch alkalische Bäder mildern.

Toxische Leberschäden

Unter den Giften, die speziell zu Schädigungen des Leberparenchyms führen, sind in erster Linie die Toxine des Knollenblätterschwamms (Amanita phalloides) und der Lorchel (Helvella esculenta) zu nennen. Wenige Stunden nach der Aufnahme dieser Pilzgifte pflegt es unter Übelkeit und Leibschmerzen zu Erbrechen und Durchfällen zu kommen, die vielfach hämorrhagischen Charakter tragen.

Wenige Tage später kann dann ein Ikterus in Erscheinung treten, der auf einer schweren fettigen Degeneration und stellenweisen Nekrobiose der Leberzellen beruht. Der Übergang in das schwere Bild der akuten Leberatrophie (s. unten) ist häufig. Zur Entfernung des Toxins aus dem Magen-Darm-Kanal ist frühzeitige Abführbehandlung geboten. Die Therapie des Leberschadens deckt sich mit derjenigen, die bei der Hepatitis epidemica angegeben wurde.

Ein gleiches Krankheitsbild der Leber entsteht bei der Phosphorvergiftung. Nach anfänglichen Magenschmerzen und Erbrechen stellt sich ein Kreislaufkollaps ein, einige Tage später dann der Ikterus. Je früher sich dieser bemerkbar macht, desto ungünstiger ist die Prognose. Unter dem klinischen und pathologisch-anatomischen Bild der akuten Leberatrophie erfolgt der Tod.

Weitere hepatotrope Gifte sind Arsen, Tetrachlorkohlenstoff, Chloroform, Avertin und Atophan (Phenylchinolincarbonsäure). Diese Stoffe können, zumal bei vorgeschädigter Leber, höchst gefährlich sein. Bei therapeutischer Anwendung von Atophan ist deshalb stets der Urin zu kontrollieren, damit auf Grund des Auftretens einer positiven EHRLICHschen Aldehydreaktion die Gefahr rechtzeitig erkannt und das Mittel abgesetzt werden kann. Zur Fettleber kommt es auch beim chronischen Alkoholismus, des weiteren beim langdauernden Eiweißmangel und bei schwerem Diabetes. Von Ikterus ist die Fettleber in der Regel nicht begleitet. Die Leber zeigt sich dabei als etwas vergrößert, Funktionsprüfungen können pathologische Werte ergeben. Sekundäre Bindegewebsbildung führt allmählich zur Lebercirrhose. Bei rechtzeitiger Erkennung sind neben der Ausschaltung der schädigenden Momente eiweiß- und kohlenhydratreiche Kost, Vitaminzulagen und Proheparinfusionen angezeigt.

Akute Leberatrophie

Die akute Leberatrophie (von C. ROKITANSKY 1842 zuerst beschrieben) ist ein fast ausnahmslos zum Tode führendes Leiden[1]. Es tritt in allen Lebensaltern auf, bevorzugt jedoch das dritte Dezennium und befällt häufiger Frauen. Das Wesen der Krankheit besteht in einem unter schweren Allgemeinerscheinungen verlaufenden, rasch fortschreitenden Zerfall des Leberparenchyms, der sich unter den Zeichen der Intoxikation infolge von Leberinsuffizienz (Hepatargie) vollzieht. Produkte der autolytischen Zersetzung des Lebergewebes und die aus dem Zusammenbruch der Leberfunktionen resultierende Intoxikation mit Produkten des Stoffwechsels und der Darmfäulnis dürften das Krankheitsbild bedingen. Der Zustand kann die schwere Verlaufsform einer Virushepatitis sein, er kann auch als Folge der Wirkung von Giften auftreten, wie sie im vorigen Abschnitt erwähnt wurden. Gravidität und Puerperium stellen disponierende Faktoren dar.

Das **klinische Bild** ist gekennzeichnet durch rasche Zunahme der Intensität des Ikterus, durch hartnäckiges Erbrechen, Ansteigen der Pulsfrequenz und häufig durch Auftreten von Temperatursteigerung. Es pflegen sich schnell schwere nervöse Symptome in Form von Benommenheit, Delirien, oft mit wilden Halluzinationen, sowie Zuckungen, Krämpfen, Meningismus einzustellen. Die Leberdämpfung wird dabei zusehends kleiner, bis sie oft fast vollkommen verschwindet. Die Milz ist meist vergrößert. Vereinzelt wurde Ascites beobachtet. Die Stühle sind entfärbt; der ikterische Harn enthält neben Eiweiß und Bilirubin als charakteristische Bestandteile Leucin und Tyrosin, die sich bei wiederholter Untersuchung (!) fast stets finden und — namentlich das Tyrosin — eine hohe diagnostische Bedeutung haben, da sie auf die Leberautolyse hinweisen. Die Serum-

---

[1] Der vereinzelt beobachtete Ausgang in Heilung gehört zu den größten Seltenheiten.

labilitätsproben pflegen stark positiv zu sein. Folgen der Leberinsuffizienz sind ferner das Ansteigen der HN_3- und Aminosäurenwerte im Harn sowie das Erscheinen von Milchsäure. Der Rest-N im Serum (s. S. 445) ist meist stark erhöht, wobei aber die Harnstoff-Fraktion erniedrigt ist; letzteres kann auch dann vorliegen, wenn der Gesamt-Rest-N noch normal ist. Gleichzeitig tritt mitunter als weitere Intoxikationserscheinung eine mehr oder minder ausgebreitete hämorrhagische Diathese mit Petechien, Augenhintergrundsblutungen, Nasenbluten, blutigem Stuhl und Uterusblutungen auf. Nach wenigen Tagen erfolgt unter Vertiefung des Komas, häufig unter hoher Temperatursteigerung, der Tod. Neben den foudroyant verlaufenden Zuständen kommen auch solche vor, die einen subakuten bis chronischen Verlauf aufweisen und eine etwas bessere Prognose haben.

Anatomisch findet man eine außerordentlich verkleinerte schlaffe Leber, die auf dem Schnitt neben gelben verfetteten, zum Teil gallig gefärbten Bezirken eingesunkene rote Partien erkennen läßt, in denen das Lebergewebe vollkommen atrophisch bzw. geschwunden ist und durch Bindegewebe mit starker Gallengangswucherung sowie Zelldetritus (Leucin, Tyrosin) ersetzt ist. Daneben sind nicht selten auch Regenerationserscheinungen zu finden. Stärkere Bindegewebswucherung findet man namentlich bei den subakuten Formen. Im übrigen bestehen, abgesehen von dem Ikterus und zahlreichen Blutungen, trübe Schwellung und fettige Degeneration der verschiedenen Organe.

Die **therapeutischen** Bemühungen erstrecken sich auf intravenöse Dauertropfinfusionen mit physiologischer Kochsalzlösung, der Glucose oder Lävulose, B- und K-Vitamine, Cholin und Methionin (2 g) zugesetzt werden. Auch intraduodenale Dauertropfbehandlung mit einigen Litern 5%iger Traubenzuckerlösung sind empfehlenswert. Große Dosen Desoxycorticosteronacetat (Cortiron, Percorten) können versucht werden.

Lebercirrhose

Unter Lebercirrhose versteht man einen chronisch fortschreitenden, diffusen Prozeß in der Leber, der durch Degeneration der Parenchymzellen, entzündliche Wucherung des interstitiellen Bindegewebes sowie durch Neubildung von Leberzellen und Gallengängen gekennzeichnet ist, zu einem Umbau des Lebergewebes führt und in späteren Stadien eine ausgesprochene Tendenz zur Schrumpfung zeigt, so daß das Organ eine erhebliche Verminderung seiner Größe erfährt (atrophische LAENNECsche Lebercirrhose).

Gegenüber der früheren Lehre, die in dem Schwund des Leberparenchyms den primären Vorgang sah, auf welchen *reaktiv* die Bindegewebswucherung folgen sollte, faßt man heute beide Vorgänge als *koordinierte* Folgen ein und derselben Ursache auf.

Die Krankheitserscheinungen erklären sich sowohl aus der Funktionsschädigung und dem Schwund des Organparenchyms als vor allem durch die mechanischen Folgen der Bindegewebswucherung, speziell durch deren Wirkung auf den Pfortaderkreislauf; daneben dürften Capillarschädigungen im Bereich des letzteren in Betracht kommen.

Ätiologisch stellt die Lebercirrhose ein spätes Stadium verschiedenartiger Leberschädigungen dar. Bei Hepatitiden (ikterischer oder anikterischer Verlaufsform), die nicht zur Restitutio ad integrum geführt haben, kann der mesenchymale Entzündungsprozeß fortschwelen. Eine Schrumpfung der sich allmählich ausbildenden straffen Bindegewebszüge bedingt dann schließlich das klinische Bild der Lebercirrhose. Seit jeher wurde dem Alkohol, vor allem in konzentrierter Form als Schnaps, seltener als Wein, eine entscheidende Rolle zugesprochen; jedoch wird das Leiden sicher auch bei Nichtalkoholikern beobachtet, und im übrigen findet sich bei Alkoholikern wesentlich häufiger die Fettleber bzw. eine sog. Fettcirrhose als Mischform. Neuerdings neigt man dazu, die oft gleichzeitig vorhandene chronische Gastroenteritis (eine häufige Folgeerscheinung des chronischen Alkoholismus!) sowie die Resorption toxischer Fäulnisprodukte aus dem Darm als einen wichtigen krankheitsbedingenden Faktor anzuschuldigen. Für manche Fälle werden chronische Infektionskrankheiten, insbesondere die Tuberkulose, Lues, BANGsche Krankheit sowie Malaria, als pathogenetisch bedeutungsvoll vermutet. Auch auf einen Zusammenhang mit Störungen seitens der Schilddruse wurde hingewiesen. Jedenfalls kann von einer einheitlichen Ätiologie nicht gesprochen werden.

Pathologische Anatomie. In frühen Stadien kann die Leber vergrößert sein, in fortgeschrittenen Stadien pflegt sie eine Verkleinerung aufzuweisen. Ihre Oberfläche ist feinhöckerig und von hellgelber oder gelbbrauner Farbe. Die Konsistenz ist stark vermehrt, das Messer knirscht beim Schneiden des Organs. Mikroskopisch findet sich ausgedehnte Wucherung von schrumpfendem Bindegewebe, das sich nicht allein auf die periportalen Bezirke beschränkt, sondern auch in das Innere der Leberläppchen eindringt und dadurch den normalen lobulären Aufbau des Organs verwischt (sog. pseudoacinöse Struktur). Anfänglich ist das Bindegewebe zellreich, später zellarm. Die Schädigung der Leberzellen kommt als braune Atrophie, trübe Schwellung, Verfettung zur Geltung. Daneben bestehen Regenerationserscheinungen unter dem Bilde der Gallengangswucherung; auch findet man häufig vollständig neugebildete auffallend große Lobuli, zum Teil mit atypisch liegender Zentralvene. Im übrigen bestehen Stauungskatarrh am Magen-Darm-Kanal sowie Vergrößerung der Milz, deren histologisches Bild aber von dem der gewöhnlichen Stauungsmilz abweicht.

Krankheitsbild. Die atrophische Lebercirrhose befällt hauptsächlich Männer im Alter zwischen 40 und 60 Jahren; niedere soziale Schichten zeigen eine Bevorzugung. Die Kranken gehören häufig dem pyknischen bzw. muskulär-athletischen, fast nie dem asthenischen Typus an; die Behaarung des Stammes ist oft spärlich, sie fehlt nicht selten in den Achselhöhlen und entspricht an den Pubes manchmal dem weiblichen Typ; häufig finden sich schon frühzeitig, namentlich am Oberkörper, kleine sternförmige Hautteleangiektasien. An den Handflächen, besonders im Bereich des Thenar und Hypothenar, kann sich ein fleckiges Erythem ausbilden. Die ersten Anfänge des Leidens sind oft völlig uncharakteristisch und bestehen in allgemeinen dyspeptischen Beschwerden, wie bei chronischer Gastritis, Völlegefühl des Magens, Übelkeit, Appetitlosigkeit, ohne daß es oft in diesem Stadium klinisch möglich ist, das Leberleiden schon mit Sicherheit nachzuweisen. Objektiv zeigt sich dann gewöhnlich die Leber als in der Konsistenz vermehrt und eine Splenomegalie ist manchmal frühzeitig festzustellen. Subacidität bzw. Achylie finden sich ungemein häufig. Symptome, die Verdacht erwecken müssen und nicht selten die Krankheit einleiten, sind Bluterbrechen, das auf die häufig vorhandenen Varicen der Speiseröhre zurückzuführen ist, sowie selten Hämorrhoidalblutungen, beides Folgen der durch das Leberleiden bewirkten Pfortaderstauung und der aus dieser sich ergebenden Entwicklung venöser Kollateralen. Oft hört man die Angabe der Kranken, daß ihnen die Zunahme des Leibesumfanges zuerst ihre Krankheit zum Bewußtsein gebracht habe; hartnäckiger Meteorismus bildet ein häufiges Frühsymptom. Der Leib ist aufgetrieben, der Nabel verstrichen, und in der Regel ist dann bereits etwas Ascites vorhanden. Nimmt der Ascites in der Folgezeit zu, dann ist es oft unmöglich, sich durch Palpation oder Perkussion über das Verhalten der Leber zu orientieren. Beobachtet man einen Kranken über längere Zeit, so ist bisweilen ein Verlauf in Schüben festzustellen. Das Vorhandensein von Hemeralopie bei Lebercirrhose ist vielfach feststellbar (s. S. 562).

Der Harn gibt frühzeitig eine in der Kälte stark positive Aldehydreaktion, die diagnostisch wertvoll ist; nach längerem Stehen des Harnes wird auch die SCHLESINGERsche Urobilinprobe stark positiv, während Bilirubin bei der Cirrhose nicht nachweisbar zu sein braucht, wie überhaupt eine stärkere ikterische Verfärbung der Haut nicht zum Krankheitsbilde gehört, wenn auch die Kranken häufig eine den Leberleidenden allgemein eigentümliche fahlgelbliche, schmutzige Hautfarbe, besonders im Gesichtsbereich, zeigen. Die Galaktoseprobe (vgl. S. 417) kann positiv sein, ist es aber verhältnismäßig selten. Ferner sind oft die Serumlabilitätsproben (s. S. 417) verhältnismäßig frühzeitig positiv. Auch die Gammaglobulinvermehrung ist gewöhnlich schon nachweisbar, bevor es zur sog. Dekompensation der Lebercirrhose mit Ascitesbildung kommt. Eine positive TAKATA-

Reaktion sowie die positive WELTMANNsche Probe sind bei der Lebercirrhose ein recht häufiger Befund. Die Gesamtzahl der Leukocyten im Blut pflegt vermindert zu sein, auch eine Thrombocytopenie ist vielfach zu konstatieren. Neigung zu hämorrhagischer Diathese ist an einem positiven RUMPEL-LEEDE (s. S. 332) zu erkennen. Die Senkungsgeschwindigkeit der Blutkörperchen gestaltet sich wechselnd. Als weiteres charakteristisches, aber keineswegs häufiges Merkmal, das auf die Drucksteigerung im Pfortaderkreislauf zurückzuführen ist, ist eine auffällige Erweiterung der Bauchdeckenvenen zu erwähnen, die gelegentlich sogar eine Art Kranz um den Nabel, ein sog. Caput medusae, bilden. Entwickelt sich schließlich infolge des erschwerten Blutabflusses zu der unteren Hohlvene auch eine Anschwellung der Beine, so entsteht das überaus charakteristische Bild des Ödems der unteren Körperhälfte, das die Stellung der Diagnose meist auf den ersten Blick ermöglicht.

Entleert man den Ascites durch Punktion, so kann man die Leber meistens als verkleinertes, äußerst derbes, oft höckeriges Organ unter dem Rippenbogen fühlen, ebenso die Milzvergrößerung. Die Ascitesflüssigkeit ist klar, ihr spezifisches Gewicht meist nicht über 1015. Mit Zunahme des Ascites (fortlaufende Messung des Bauchumfanges in Nabelhöhe!) nimmt der Harn an Menge ab und wird hochgestellt. Die Körpertemperatur ist nicht erhöht. Später entwickelt sich meist eine mäßige hypochrome Anämie.

Im weiteren *Verlauf* der Krankheit spielen teils die Stauungserscheinungen an den Abdominalorganen, teils die Zeichen der zunehmenden Herzinsuffizienz eine führende Rolle, wobei letztere nicht selten unvermittelt schnell in die Erscheinung treten und zu einer akuten Verschlimmerung des Zustandes führen. Die Stimmung der (männlichen) Kranken ist auch in fortgeschrittenen Stadien der Krankheit oft, wenn nicht gerade euphorisch (Alkoholiker!), so doch nicht besonders gedrückt; jedenfalls vermißt man hier stets das morose Verhalten der Magenkranken. Mitunter endet das Leiden durch eine abundante tödliche Blutung aus den Ösophagusvaricen oder durch eine Mesenterialvenenthrombose. In zahlreichen anderen Fällen bewirken interkurrente Erkrankungen eine Beschleunigung des Endes, z. B. Pneumonien, vor allem ferner die Tuberkulose, oft als Bauchfelltuberkulose, noch häufiger als Lungentuberkulose; nicht ganz selten entsteht auf dem Boden der Cirrhose ein Lebercarcinom (sog. Cancrocirrhose). In einer kleinen Anzahl von Fällen entwickelt sich das Bild der auf Leberinsuffizienz beruhenden Hepatargie (vgl. S. 421) mit Konvulsionen und Koma, die in wenigen Tagen tödlich endet.

Diagnose. In den fortgeschrittenen Fällen zeigt sich neben dem mächtig aufgetriebenen Leib und dem Ödem der unteren Körperhälfte eine im Gegensatz dazu auffällige Abmagerung der oberen Körperhälfte. Bei hochgradigem Ascites muß dieser abgelassen werden, um Größe und Konsistenz von Leber und Milz beurteilen zu können. Die starke Aldehydreaktion im Harn, das Auftreten von Stauungsblutungen im Magen-Darm-Kanal (mitunter als okkultes Blut im Stuhl), aber auch Zeichen von hämorrhagischer Diathese, wie Petechien an den Unterschenkeln, stützen die Diagnose. Negative TAKATA-Reaktion spricht nicht gegen Lebercirrhose. Die sog. biliäre Cirrhose (vgl. S. 433) läßt sich in der Regel durch den Ikterus usw. differentialdiagnostisch abgrenzen. Schwierig kann die Abgrenzung gegenüber der Polyserositis (Zuckergußleber S. 413 und 426) sein, die allerdings häufiger im jüngeren Alter auftritt und durch die meist gleichzeitig vorhandene Pleuritis sowie die adhäsive Perikarditis und die frühzeitig einsetzenden Zirkulationsstörungen (Cyanose, Dyspnoe) sich zu erkennen gibt. Die entzündliche Beschaffenheit des Ascites (höheres spezifisches Gewicht) spricht nicht ohne weiteres gegen Cirrhose, zumal sich zu letzterer nicht selten eine Peritonealtuberkulose hinzugesellt. An diese muß man beim Bestehen von Fieber und dem Vorhandensein einer Tuberkulose in anderen Organen denken. Die Verimpfung von Ascites auf Meerschweinchen klärt die Diagnose. Ebenso wie bei der Bauchfelltuberkulose ist es bei der ebenfalls differentialdiagnostisch in Betracht kommenden Peritonealcarcinose oft möglich, nach Entleerung des Ascites palpatorisch Tumoren festzustellen, die das Bild klären. In Frühstadien kann die Unterscheidung von Herzschwäche mit Stauungsleber unsicher sein; bei letzterer fehlt jedoch der Milztumor. In zweifelhaften Fällen palpiere man das Abdomen beim stehenden Kranken. Kardiale Cirrhose s. S. 426. Selten, aber unter Umständen recht schwierig abzugrenzen ist die BANTIsche Krankheit (s. S. 321), die sich mitunter durch die Blutuntersuchung klären läßt. Ähnliche Schwierigkeiten kann das Syndrom der chronischen Pfortaderthrombose bereiten, auf das man bei häufig auftretenden Hämorrhagien im Bereich der Pfortader fahnden muß (vgl. S. 429).

In seltenen Fällen ist die Lebercirrhose mit der sog. WILSONschen *Krankheit* (progressive Linsenkerndegeneration, vgl. S. 670) kombiniert.

Therapie. Eine kausale Therapie ist nur bei der auf Lues beruhenden Form der Erkrankung möglich. Diätetisch kommt, abgesehen von strenger Alkoholabstinenz, eine eiweiß- und kohlenhydratreiche, viel Vitamine enthaltende, jedoch fettarme und salzarme Kost in Frage. Zweckmäßig ist eine längere Zeit durchgeführte lactovegetabilische Diät zur Einschränkung der Darmfäulnis. Auf die reichliche Eiweißzufuhr, angeregt durch PATEK, wird heute besonderer Wert gelegt. Ihre Durchführung scheitert nur vielfach an der Inappetenz der Patienten. Leberhydrolysate (Prohepar) per infusionem scheinen einen um so besseren therapeutischen Effekt auszuüben, in je früheren Stadien der Krankheit sie verabreicht werden. Salzsäure und Pankreon gegen die Dyspepsie sowie Tierkohle und häufige große Einläufe zur Bekämpfung der hier besonders schädlichen Wirkung der Darmfäulnis sind weitere wichtige Maßnahmen. Stuhlverstopfung erfordert die Anwendung von Purgantien. Bei Ascites sind die S. 195 genannten Maßnahmen (Diuretica) am Platze. Bisweilen wirkt längere Zeit durchgeführte Harnstoffverabreichung günstig. Durch die perorale Gabe eines Kunstharzes (Natrantit), das als Kationenaustauscher wirkt, lassen sich große Mengen von Natriumionen durch den Stuhl entfernen, wodurch eine stärkere Diurese einsetzt. Punktionen des Ascites sollen möglichst hinausgeschoben werden, weil der damit verbundene Eiweißverlust die Ödemneigung begünstigt. Bei nach Entleerung sehr rasch sich neubildendem Ascites, vor allem nach den sehr gefährlichen Ösophagusvaricenblutungen, hat man früher die TALMAsche Operation versucht, meist jedoch mit recht wenig befriedigendem Erfolg (Anheftung des Netzes an die vordere Bauchwand zur Erzielung eines Kollateralkreislaufs zwischen den Pfortaderästen und den Venen der Bauchwand). Neuerdings bevorzugt man des besseren Effektes wegen die Anlegung einer Anastomose zwischen Pfortader und Vena cava caudalis zum Zweck der Herabsetzung der portalen Hypertonie.

Die hypertrophische oder HANOTsche Cirrhose ist ein seltenes Leiden. Im Gegensatz zu der atrophischen Cirrhose bleibt hier die Leber dauernd vergrößert, auch ist regelmäßig starker Ikterus vorhanden, wogegen Ascites gewöhnlich fehlt. Der Milztumor pflegt größer als bei der atrophischen Form zu sein. Nach heute gültiger Ansicht liegt bei diesen Fällen eine intrahepatische, durch Infektion der Gallenwege bedingte Abflußbehinderung vor, so daß sie in die Gruppe der cholostatischen Cirrhosen einzureihen sein dürften. Über die Einheitlichkeit und Selbständigkeit des Leidens bestehen berechtigte Zweifel.

Leberlues

Die Leberlues verläuft als chronischer Entzündungsprozeß des interstitiellen Bindegewebes der Leber, der bei der *kongenitalen* Form einen gleichmäßig diffusen, bei der *akquirierten* hingegen einen ausgesprochen herdformigen Charakter hat. Im ersteren Falle pflegt die Leber gleichmäßig befallen zu sein, während sie bei der erworbenen Form eine mehr oder weniger hochgradige Veränderung ihrer äußeren Gestalt zeigt, die *anatomisch* auf dem Vorhandensein von groben geschrumpften Bindegewebsmassen sowie von Gummen beruht, so daß eine knollige Beschaffenheit des Organs *(Hepar lobatum)* entsteht und es sogar teilweise zu einer Abschnürung größerer Teile der Leber kommen kann; Prädilektionsorte für Gummen sind das Ligamentum falciforme und die Porta hepatis.

Die *klinischen* Erscheinungen der Leberlues der Erwachsenen decken sich zum großen Teil mit denen der gewöhnlichen Cirrhose, zumal beiden gemeinsam die Pfortaderstauung infolge der Bindegewebsschrumpfung ist. Als *Allgemeinerscheinungen* beobachtet man auch hier die bei der Lebercirrhose erwähnten dyspeptischen Störungen, ferner frühzeitig mitunter Blutungen im Bereich des Verdauungskanals, während Ascites sich häufig erst bei weiterer Entwicklung des Leidens einstellt. Der *objektive* Befund an der Leber ergibt bisweilen ein vergrößertes Organ; vor allem aber ist charakteristisch die stark vermehrte Konsistenz der Leber und der Befund größerer Lappen- und Knollenbildung, wobei mitunter die Abschnürung eines Teiles des Organs so weit geht, daß bei der Palpation Zweifel an der Zugehörigkeit dieses Teiles zur Leber entstehen können. Die Milz ist oft vergrößert. Ikterus ist selten. Die Galaktoseprobe kann positiv sein.

Bezüglich des *Krankheitsverlaufes* ist hervorzuheben, daß im Gegensatz zum Carcinom eine eigentliche Kachexie sich nicht zu entwickeln pflegt. Beachtenswert ist ferner das in manchen Fällen auftretende Fieber, das mitunter intermittierenden Charakter zeigt und bisweilen von Schüttelfrösten begleitet ist. Es kommen auch Schmerzattacken ähnlich wie bei Cholelithiasis vor, die namentlich dann charakteristisch sind, wenn sie sich nachts steigern.

Beides, sowohl das Fieber wie die Schmerzen, schwinden prompt unter einer spezifischen Behandlung. Für die *Diagnose* kommt neben den hier genanten Symptomen, deren jedes einzelne für sich jedoch vieldeutig ist, ausschlaggebend die WaR in Betracht.

Die **Therapie** besteht in einer gründlichen antiluischen Kur (Jodkali, Quecksilber, Wismut, Penicillin). Bei der Verwendung von Neosalvarsan ist Vorsicht am Platze, da dieses auf die vorgeschädigte Leber toxisch wirken kann.

Stauungsleber

Stauungsleber beruht stets auf *venöser Stauung*, die sich bei erschwertem Abfluß des Lebervenenblutes in die Vena cava inferior infolge von Schwäche des *rechten* Herzens einstellt, für die sie eines der sichersten Symptome bildet (vgl. S. 161). Vgl. auch das S. 415 Gesagte. Sie wird vor allem bei dekompensierten Herzklappenfehlern, insbesondere der Mitralis und Tricuspidalis, bei Zirkulationsstörungen im Bereich der Lunge (Emphysem, Kyphoskoliose, Pulmonalsklerose), ferner bei akutem Versagen des Herzmuskels (Diphtherie) sowie anfallsweise bei paroxysmaler Tachykardie beobachtet.

Anatomisch zeigt die Stauungsleber bei kurzem Bestehen nur sehr großen Blutreichtum und dunkelblaurote Farbung sowie auf der Schnittfläche deutliches Hervortreten der stark erweiterten Zentralvenen als dunkelrote Flecke. Bei längerem Bestehen entwickelt sich das Bild der sog. *Muskatnußleber* mit sehr deutlicher Zeichnung der Leberläppchen, deren Peripherie braun oder hellgelb ist, während das Zentrum dunkelrot und oft etwas eingesunken erscheint. Später werden die Leberkanälchen in den zentralen Partien infolge des Drucks und der schlechten Ernährung atrophisch, die zugehörigen Capillaren erweitern sich, auch kommt es zu einer mäßigen Zunahme des interlobulären Bindegewebes hauptsächlich in der Nachbarschaft der Zentralvenen; das ganze Organ nimmt dabei vermehrte Konsistenz an (Stauungsinduration oder *kardiale Cirrhose*). Letztere pflegt besonders hochgradig bei den mit schwieliger Perikarditis (vgl. S. 219) einhergehenden Fällen von Stauungsleber zu sein, bei denen gleichzeitig auch der seröse Überzug der Leber eine starke fibröse Verdickung zeigt (sog. *Zuckergußleber*, vgl. S. 413 und 426).

Die **Symptome** der Stauungsleber sind im wesentlichen *Vergrößerung* des Organs sowie ferner gewisse durch die Stauung bewirkte *Funktionsstörungen*. Die Volumenzunahme macht infolge der Dehnung der Leberkapsel subjektive Beschwerden, wie Spannungs- und Völlegefühl in der Oberbauchgegend, bei akuter Entstehung sogar heftige Schmerzen, die oft in die rechte Schulter ausstrahlen, bisweilen an Gallensteinkoliken erinnern und entsprechend der auch physiologisch nach jeder Nahrungsaufnahme auftretenden Hyperämie der Leber Exacerbationen zeigen können. *Objektiv* stellt sich Vergrößerung des Organs ein, die recht beträchtlich sein kann und mit vermehrter Konsistenz einhergeht. Bezeichnend für die Lebervergrößerung infolge von Stauung ist der Wechsel derselben je nach dem Zustand des Zirkulationsapparates; diagnostisch wichtig ist daher die Verkleinerung durch Digitalis. Der untere Leberrand kann bis zu handbreit unter den Rippenbogen herabreichen. Bei Tricuspidalinsuffizienz ist oft der positive Venenpuls (S. 154) als deutliche Leberpulsation zu fühlen; selten pulsiert das Organ bei Aorteninsuffizienz. Die Milz ist nicht vergrößert. Häufig besteht geringer Ikterus oder es zeigen wenigstens die Skleren leichte Gelbfärbung. Oft besteht ein aus mäßiger Cyanose und geringem Ikterus gemischtes Hautkolorit, ein sog. Subikterus. Als Zeichen der gestörten Funktion sind die stark positive EHRLICHsche Aldehyd- und Zinkacetatprobe im Harn zu betrachten. Eine positive Aldehydprobe geht häufig als erstes Symptom allen anderen Zeichen von Leberstauung voraus. Mitunter ist bei Stauungsleber gleichzeitig Ascites vorhanden.

Prognostisch hat die Stauungsleber an sich keine Bedeutung, da ihr Verhalten lediglich durch dasjenige des Grundleidens bestimmt wird. Auch läßt ihr Vorhandensein über die Schwere des Falles im einzelnen keine Schlüsse zu, da sich die einzelnen Fälle hinsichtlich des Zeitpunktes ihres Auftretens wie bezüglich der Intensität der Beteiligung der Leber individuell sehr verschieden verhalten, indem Stauungsleber einmal ein Frühsymptom bildet, ein anderes Mal erst in fortgeschrittenen Stadien der Zirkulationsschwäche auftritt (vgl. auch S. 161 und 190).

Die *Therapie* richtet sich gegen das Grundleiden, d. h. die Ursache der Stauung. Oft gelingt es, durch Besserung einer Herzinsuffizienz auch die Stauungsleber wieder vollkommen zum Schwinden zu bringen. Zu vermeiden sind Alkohol sowie Obstipation.

Die **Amyloidleber** kommt stets nur als Teilerscheinung einer allgemeinen Amyloidose vor, und zwar bei chronisch-kachektischen Zuständen, langdauernden Eiterungen, besonders der Knochen, Tuberkulose, Bronchiektasen, Lues, Lymphogranulom, Malaria. *Experimentell* gelang es, bei Tieren Amyloidose durch alimentare oder parenterale Überschwemmung des Körpers mit Eiweißsubstanzen zu erzeugen. *Anatomisch* ist die Amyloidleber vergrößert, von vermehrter Konsistenz, brüchig und zeigt auf der Schnittfläche wachsartigen speckigen Glanz. *Histologisch* ist die Amyloidsubstanz in die Wand der Capillaren eingelagert. *Klinisch* ist die Amyloidose der Leber an ihrer Vergrößerung (sie kann bis zur Nabelhöhe reichen) und dem stumpfen unteren Rande des Organs zu erkennen; sie ist deutlich palpabel. Die gleichzeitige Amyloiderkrankung anderer Organe (Milztumor, starke Albuminurie, profuse fetthaltige Diarrhöen) sowie der Nachweis der genannten ursächlichen Momente erleichtern die Diagnose, welche ferner durch die Probe mit *Kongorot* erhärtet wird; letzteres wird nach intravenöser Injektion von amyloidem Gewebe so stark absorbiert, daß es alsbald aus dem Blute verschwindet und nach einer Stunde nicht mehr wie beim Fehlen von Amyloid im Serum nachweisbar ist. Ikterus und Ascites fehlen bei unkomplizierter Amyloidleber.

Leberabsceß (Hepatitis suppurativa)

Circumscripte Eiterungen in der Leber kommen teils in Form solitärer, teils multipler Abscesse vor. Stets handelt es sich um die Einschleppung von Eitererregern aus einem anderen primären Krankheitsherd im Körper, und zwar dringen diese entweder auf dem *Blutwege* oder per continuitatem aus der *Nachbarschaft* in die Leber ein. Der erstere Modus kommt am häufigsten bei Eiterherden im Wurzelgebiet der Pfortader, namentlich bei Appendicitis vor; nächstdem spielen Eiterungen im Bereich des Dickdarms und Mastdarms sowie der Beckenorgane eine wichtige Rolle, wobei eine Thrombophlebitis der Pfortaderäste (Pylephlebitis vgl. S. 428) vorauszugehen pflegt. Zu den Darmkrankheiten, die besonders zur Entwicklung von Leberabscessen neigen, ist vor allem die Ruhr zu rechnen, wobei aber bemerkenswerterweise ausschließlich die Amöbendysenterie in Frage kommt, während die bakterielle Ruhr so gut wie nie von Leberkomplikation begleitet ist. Hieraus erklärt sich das häufige Vorkommen von Leberabscessen in den Tropen. Weiter führen nicht selten ulcerierte Rectumcarcinome sowie vereiterte Hämorrhoiden, gelegentlich auch eine eitrige Parametritis zur Entstehung von Leberabscessen. Das gleiche beobachtet man vereinzelt nach Typhus.

Auf dem Wege der Arteria hepatica kann ebenfalls ein Transport von infektiösem Material, z. B. bei septischer Endokarditis, zu embolischen Abscessen in der Leber führen. Ferner kommt es mitunter im Gefolge von eiternden Kopfverletzungen oder Gehirnabscessen sowie nach fötider Bronchitis und Lungengangrän, und zwar, wie man annimmt, durch retrograden Transport, zu Abscedierungen der Leber. Außer dem thrombophlebitischen oder embolischen Wege ist ferner als besonders häufiger Entstehungsmodus das Übergreifen von Eiterungen von der Gallenblase oder den Gallenwegen auf die Leber zu erwähnen. Eitrige Cholecystitis und Cholangitis bilden daher sehr oft den Ausgangspunkt für eine Hepatitis suppurativa. In seltenen Fällen bildet schließlich das Eindringen von Parasiten (Ascariden) in die Gallengänge die Ursache von Leberabscessen.

Krankheitsbild. Kleine Abscesse machen häufig, auch wenn sie multipel sind, keine klinischen Erscheinungen, zumal wenn im übrigen schwere Krankheitserscheinungen (Sepsis, Cholangitis usw.) das Bild beherrschen. Größere Abscesse verursachen oft ein schmerzhaftes Spannungsgefühl oder Druck in der Lebergegend, mitunter auch Schmerzen in der rechten Schulter.

Objektiv verraten sie sich durch eine, zum Teil sehr beträchtliche Volumenzunahme der Leber. Oft kommt es infolgedessen zu Zwerchfellhochstand mit Verminderung der respiratorischen Verschieblichkeit der Lungengrenze. Ebenso kann die Leber nach unten stark vergrößert sein. Bei großen Abscessen besteht mitunter Vorwölbung und Fluktuation, so z.B. bei den hauptsächlich im rechten Leberlappen lokalisierten tropischen Abscessen. Fast stets ist die Milz vergrößert. Ikterus ist nicht häufig. Im Harn sind die Aldehyd- und die Zinkacetatprobe meist stark positiv.

Unter den Allgemeinerscheinungen ist, abgesehen von der meist bereits durch die Grundkrankheit gegebenen schweren Störung des Allgemeinbefindens, noch besonders das intermittierende, oft mit Schüttelfrösten einhergehende Fieber zu erwähnen, das indessen gelegentlich, namentlich in späteren Stadien, auch fehlen kann. Meist ist eine Leukocytose mit Verminderung oder Fehlen der Eosinophilen zu verzeichnen.

Nicht selten bricht ein Leberabsceß in die Nachbarschaft durch; so erklärt sich das Entstehen mancher subphrenischer Abscesse (vgl. S. 410). Hier ist der am Röntgenschirm wahrnehmbare absolute Stillstand der entsprechenden Zwerchfellhälfte diagnostisch wichtig, der beim Leberabsceß allein nicht beobachtet wird. Relativ häufig ist ein Durchbruch in die Pleura mit konsekutivem Empyem. Hiermit ist nicht die gelegentlich zu beobachtende seröse Pleuritis zu verwechseln, die sich auch ohne subphrenischen Absceß an Hepatitis suppurativa anschließt. Im übrigen können die Abscesse mitunter in die verschiedensten, der Leber benachbarten Organe durchbrechen.

Die **Diagnose** ist bei deutlichem Vorhandensein der beschriebenen Symptome, namentlich bei den großen Abscessen, nicht besonders schwierig. In zahlreichen anderen Fällen versteckt sich der Befund hinter dem Bilde der Grundkrankheit. Sehr wichtig ist für die Erkennung der Erkrankung die Berücksichtigung der Erfahrung, daß nicht selten zwischen der primären Erkrankung, z. B. einer Appendicitis, und dem Auftreten der Leberaffektion ein längeres Latenzstadium von mehreren Wochen liegen kann, weshalb auf eine genaue Anamnese großer Wert zu legen ist. Die Probepunktion, die man mit einer etwa 15 cm langen und dicken Kanüle von der Lumbalgegend aus vornimmt, fällt bei kleineren Abscessen häufig negativ aus.

Die **Therapie** des solitären Leberabscesses ist unter Antibioticaschutz eine ausschließlich chirurgische. Bei Amöbenabscessen kommt die S. 54 genannte, oft sehr erfolgreiche Behandlung in Frage. Die multiplen Abscesse bei Pyämie usw. bilden kein Objekt für einen chirurgischen Eingriff.

Pylephlebitis suppurativa

Die eitrige Entzündung der Pfortader (Pylephlebitis) ist in der Regel auf infektiös-eitrige Prozesse im Quellgebiet oder in der Nachbarschaft der Pfortader und ihrer Äste zurückzuführen, indem es dabei entweder zu fortschreitender Thrombosierung oder zu embolischer Verschleppung von infiziertem Material kommt. In der Hauptsache kommen *ätiologisch* ulceröse Prozesse am Darm, am häufigsten Appendicitis, außerdem Dysenterie, Magengeschwüre, Typhus, Darmtuberkulose, vereiterte Hämorrhoiden, verjauchte Neoplasmen, Eiterungen der Prostata sowie der weiblichen Genitalien, aber auch innerhalb der Leber selbst gelegene Eiterherde, wie Cholangitis purulenta, sowie Leberabscesse, endlich bei Neugeborenen Infektion der Nabelwunde in Frage.

Das *Krankheitsbild* gestaltet sich je nach dem stets vorher vorhandenen primären Leiden verschieden. In der Regel entwickelt sich alsbald ein septischer bzw. pyämischer Zustand mit unregelmäßigem Fieber mit steilen Intermissionen, Schüttelfrösten, kleinem frequenten Puls, starken Schweißen und Prostration, starker Leukocytose. Meist wird über Schmerz im Epigastrium geklagt. Dazu treten oft die Symptome der Thrombose der Pfortader mit Milztumor sowie bei längerer Krankheitsdauer mit Entwicklung von Ascites. Bei Leberabsceß vergrößert sich das Organ. Auch wird mitunter Ikterus konstatiert. Häufig werden Diarrhoen beobachtet, die bisweilen bei völligem Verschluß der Pfortader blutig sind. Gelegentlich schließt sich diffuse Peritonitis an das Leiden an. Differentialdiagnostisch ist die Krankheit nicht immer mit Sicherheit von eitriger Cholangitis sowie von Leberabsceß zu unterscheiden, da auch diesen Affektionen ähnliche lokale Befunde sowie ein septisches Gesamtbild zukommen. Die Dauer der Krankheit überschreitet selten 14 Tage. Der Ausgang ist stets letal, die Therapie rein palliativ.

Verschluß und Thrombose der Pfortader und ihrer Äste

Verschluß der Pfortader mit konsekutiver Thrombose kann infolge von Kompression von außen durch Tumoren oder Narbengewebe erfolgen; Thrombosierung der Pfortader und ihrer Äste kommt aber auch im Verlauf verschiedener Leberkrankheiten, namentlich bei Lebercirrhose (hier in Verbindung mit Pfortadersklerose) und visceraler Lues, ferner im Anschluß an entzündliche Prozesse in der Bauchhöhle, an Nabelinfektionen in der Kindheit, Puerperalfieber sowie schließlich an (bisweilen relativ geringfügige stumpfe) Bauchtraumen vor. Bei dem *Krankheitsbild* ist zu unterscheiden, ob der Pfortaderstamm selbst, d. h. zwischen Leberhilus und Milzvenenmündung (sog. trunkuläre Form) oder eine seiner 3 Hauptwurzeln, die V. lienalis, die V. mesenterica super. oder infer. isoliert befallen sind.

Die **Thrombose des Pfortaderstammes** *(Pylethrombose)* kann sich akut oder chronisch entwickeln und ist durch die Symptome der Pfortaderstauung gekennzeichnet. Bei akutem Beginn beobachtet man blutige Stuhle, bisweilen blutiges Erbrechen als Folge der hamorrhagischen Infarzierung des Magen-Darm-Kanals, ferner Vergrößerung der Milz sowie rasch wachsenden Ascites, der, was diagnostisch wichtig ist, nach Entleerung durch Punktion sich schnell wieder zu bilden pflegt. Mitunter treten heftige Schmerzen auf, die unter Umstanden eine Cholelithiasis oder einen Herzinfarkt vortäuschen; Ikterus kann vorhanden sein. Bei einer schon bestehenden Lebercirrhose muß eine akut auftretende Verschlechterung mit plötzlicher Zunahme des Ascites, Temperaturanstieg usw. die Vermutung nahelegen, daß Pfortaderthrombose hinzugetreten ist, während intestinale Blutungen bei beiden Leiden vorkommen (allerdings bei Lebercirrhose in wesentlich früheren Stadien). Negativer Ausfall der Leberfunktionsproben spricht für isolierte Pfortaderthrombose. Der akute Verschluß des Pfortaderstammes fuhrt innerhalb weniger Tage zum Tode.

Bei der **chronischen** fortschreitenden Pfortaderthrombose bestehen die gleichen Symptome in milderer Form. Zum Teil decken sie sich hier vollkommen mit dem Bilde der Lebercirrhose, in anderen Fällen besteht das Syndrom der sog. BANTIschen Krankheit mit Anämie und Leukopenie (vgl. S. 321). Gelegentlich wird aber auch Vermehrung der Erythrocyten beobachtet. Oft besteht Glykosurie, die diagnostischen Wert hat (orale Belastung mit 100 g Dextrose bewirkt Glykosurie und Hyperglykämie). Remissionen können durch Kanalisierung der thrombosierten Venen sowie infolge von ausgiebiger Entwicklung von Kollateralen — zum Teil als erweiterte Venen der Bauchwand sichtbar — eintreten. Die Dauer der Krankheit erstreckt sich oft auf viele Jahre. Die Diagnose läßt sich häufig nicht mit Sicherheit stellen oder nicht gegenüber Leberaffektionen mit ähnlichem Symptomenkomplex (Cirrhose usw.) abgrenzen. Die Therapie ist rein symptomatisch (Punktion des Ascites, Diuretica usw.); bei Verdacht auf luische Ätiologie ist eine spezifische Kur mit JK und Wismut zu versuchen.

Die **Milzvenenthrombose** (sog. *thrombophlebitischer Milztumor*) beruht auf **primärer** Thrombosierung der Milzvenen und ist gekennzeichnet durch einen erheblichen Milztumor, hartnäckige Magen- und Ösophagusblutungen (infolge von Varicenbildung der Kollateralvenen) und hypochrome Anämie, wogegen Ascites und Caput medusae nicht zum Krankheitsbilde gehören. Anamnestisch gehen oft fieberhafte Infektionskrankheiten voraus. Bei akutem Beginn entsteht ein Bild, das an Sepsis oder Malaria erinnert. Das *chronische* Stadium, das afebril verläuft, wird bisweilen mit einem hartnäckig blutenden Magengeschwür verwechselt; auch gehen öfter längere Zeit unbestimmte Magen-Darm-Beschwerden voraus. Sehr charakteristisch ist die starke Verminderung der Leukocyten und Blutplattchen als Folge gesteigerter, das Knochenmark hemmender Milzfunktion (Hypersplenie). Nach starken Blutungen pflegt sich die Milz vorübergehend zu verkleinern, ebenso kann die Leuko- und Thrombopenie danach fur kurze Zeit schwinden. Das Krankheitsbild, das auch bei Kindern beobachtet wird, kann sich uber viele Jahre ausdehnen; es ist übrigens nicht selten mit einer Erkrankung der Pfortader vergesellschaftet. Auf letztere ist bei Ausschluß einer Lebercirrhose aus der Entstehung eines Caput medusae zu schließen. Nicht ganz selten lassen sich Thrombosen auch in anderen Korperregionen nachweisen. Bei isolierter Milzvenenthrombose, bei der die heftigen Blutungen den Kranken ständig bedrohen, ist *therapeutisch* möglichst frühzeitig die oft, besonders im Kindesalter, erfolgreiche Milzexstirpation auszuführen; in späteren Stadien scheitert sie nicht selten an den ausgedehnten Adhäsionen sowie besonders an dem Vorhandensein machtiger Kollateralen.

Bei der sog. radikulären Form der Pfortaderthrombose, d. h. der **Thrombose der V. mesenterica sup. bzw. inf.** besteht als Folge der Infarzierung eines Darmabschnittes ein lebensgefährliches akutes Krankheitsbild mit heftigen Leibschmerzen (rechts, im zweiten Fall links), blutigen Diarrhoen, Meteorismus, bisweilen etwas Ascites, wegen Bluterbrechen und Milztumor fehlen. Der Tod erfolgt unter den Zeichen von Peritonitis und Ileus. Möglichst rasche Operation mit Darmresektion ist hier indiziert. Vereinzelt wird übrigens bei Entstehung eines Kollateralkreislaufs zwischen der V. colica dextra und sinistra ein weniger stürmisch verlaufendes Krankheitsbild beobachtet.

Cholelithiasis und Cholecystitis (Cholecystopathie)

Die Cholelithiasis, das Gallensteinleiden, beruht auf der Bildung von Konkrementen in den Gallenwegen, speziell in der Gallenblase. Sie ist eine recht häufige Krankheit, die namentlich das Alter jenseits des 40. Jahres bevorzugt und Frauen etwa 5mal häufiger als Männer befällt. Gelegentlich wird sie aber auch schon im 2. Dezennium beobachtet.

Die Steine bestehen in der Regel aus Bilirubinkalk und Cholesterin (vgl. S. 521) und sind meist geschichtet. Gewöhnlich sind sie in Mehrzahl vorhanden und zeigen dann durch Abschleifung Facettenbildung. Seltener sind reine Cholesterinsteine, die als Solitärsteine vorkommen und sich durch ihre Größe auszeichnen. Kleine sehr harte Konkremente, sog. Gallengrieß, bestehen aus reinem Bilirubinkalk. Der Kalk stammt aus den Mucindrüsen der Gallenwege. Die seltenen Konkremente in den intrahepatischen Gallengängen bilden die sog. *Lebersteine*.

Da nach Sektionsstatistiken bei etwa jedem 10. Menschen Gallensteine gefunden werden (sog. Gallensteinträger), während eine wesentlich kleinere Zahl Menschen (etwa nur $1/5$ von ersteren) bei Lebzeiten Gallensteinbeschwerden zeigt und auf der anderen Seite nach den Erfahrungen der Chirurgie Fälle mit typischen Gallensteinbeschwerden vorkommen, bei denen Steine vermißt werden, so dürfte neben der rein *mechanischen* Wirkung der Konkremente noch ein weiteres Moment eine Rolle bei dem Zustandekommen der Beschwerden spielen, das in den die Cholelithiasis meist begleitenden *Entzündungsvorgängen* beruht. Die Cholelithiasis ist daher klinisch mit der Cholecystitis eng verknüpft und zahlreiche Züge im Bilde der Gallensteinkrankheit sind in der Hauptsache durch das gleichzeitige Vorhandensein von Entzündungsvorgängen in den Gallenwegen zu erklären. Diese Erkenntnis ist vor allem auch praktisch-therapeutisch wichtig. Es gibt des weiteren sehr häufig funktionelle Störungen in der Motorik der Gallenwege mit Beschwerden, die denjenigen der Cholelithiasis sehr ähnlich sein können. Angesichts des Fehlens eines eindrucksvollen organischen Befundes werden diese vegetativ-nervös bedingten Erscheinungen als *Dyskinesien* der Gallenwege bezeichnet.

Pathogenese und Ätiologie. Die Ätiologie des Leidens ist nicht einheitlich. Schwangerschaft, Behinderung des Gallenabflusses durch Schnüren usw., sitzende Lebensweise, Obstipation, aber auch wohl gewisse konstitutionelle Faktoren (hierfür sprechen gehäuftes Auftreten in manchen Familien sowie die Kombination mit Fettsucht) gelten als disponierende Momente. Auch in der Erhöhung des Blutcholesterinspiegels vermutet man einen kausalen Faktor; hierfür scheint die Tatsache zu sprechen, daß bei Volkern mit fettarmer Ernährung (Japaner) Cholesterinsteine sehr selten sind. Dem widerspricht allerdings auf der anderen

Seite, daß erhöhter Cholesterinzufuhr alsbald eine vermehrte Ausfuhr folgt. Es wird weiter angenommen, daß *Stauung* des Gallenblaseninhalts allein zum Ausfallen von Konkrementen genügt (ASCHOFF). Derartige Steine pflegen aus reinem Cholesterin zu bestehen. Die so entstandenen Steine können völlig symptomlos bleiben. Haufig dürfte ein steinbildender Katarrh von Bedeutung sein (NAUNYN). Durch Hinzutreten eines *Entzündungsprozesses* entweder infolge von Hinaufwandern von Darmbakterien oder hämatogen im Gefolge einer Infektionskrankheit (Strepto- und vor allem Staphylokokken) kommt es, wie man annimmt, zu einer weiteren Zersetzung der Galle, aus der nun vor allem Kalk ausfällt, der zusammen mit Cholesterin und Gallenpigment einen wichtigen Bestandteil der meisten (entzündlichen) Gallensteine bildet[1]. Sind einmal die Konkremente vorhanden, so scheint das weitere Schicksal des Gallensteinträgers meist von dem Verhalten der begleitenden Infektion und ihrer Folgezustände abzuhängen. Für die Auslösung des einzelnen Anfalles kommen als äußere Anlässe Diätfehler, ferner ein den Leib treffendes Trauma, starke Erschütterung des Körpers (z. B. Reiten), auch starke Gemütserregung in Frage. Speziell für die Therapie ist es weiter von Bedeutung, daß ein Teil der klinischen Symptome durch gleichzeitig auftretende *Spasmen* der abführenden Gallenwege und des Sphincter Oddi seine Erklärung findet. Nach chirurgischen Erfahrungen kann übrigens die sog. *Stauungsgallenblase*, die auf mechanischen bzw. funktionellen Abflußstörungen am Ductus cysticus und nicht auf Konkrementen beruht, ein ganz ähnliches klinisches Bild hervorrufen wie die echte Cholelithiasis.

Krankheitsbild. Im klinischen Bilde einer Cholecystopathie hat man zu unterscheiden einmal den typischen akuten Gallensteinanfall, ferner den schweren Schmerzzustand, wie er ausgelöst wird durch eine akute Cholecystitis, auch ausgelöst werden kann durch eine Dyskinesie der Gallenwege, weiterhin die mit nicht so charakteristischen Symptomen und von vornherein mehr chronisch verlaufende bzw. chronisch rezidivierende Cholecystitis, schließlich die im Anschluß an wiederholte Anfälle auftretenden Folgezustände oder Komplikationen.

Der akute Anfall, die *Gallensteinkolik*, tritt mit einer gewissen Vorliebe nachts oder in den Abendstunden, häufig ohne die geringsten Vorboten in Form heftigster Schmerzen in der Lebergegend auf. Nicht selten schildern die Kranken die Kolik als vermeintliche Magenkrämpfe; in der Tat hat man dabei Spasmen der Magenmuskulatur beobachtet. Oft wird gleichzeitig über heftigen Schmerz in der rechten Schulter bzw. im rechten Arm (durch Ausstrahlen des Reizes auf dem Wege über den N. phrenicus und den Plexus cervicalis) geklagt. Zugleich besteht meist eine erhebliche Störung des Allgemeinbefindens mit Übelkeit und Erbrechen, welches sehr heftig sein kann, bezeichnenderweise aber dem Patienten keine Erleichterung schafft. Sehr häufig ist die Temperatur etwas, bisweilen für kurze Zeit beträchtlich, erhöht, auch kann der Anfall sogar durch einen Schüttelfrost eingeleitet werden, zumal dann, wenn es sich um ein akut entzündliches Geschehen in der Gallenblase bzw. den Gallengängen handelt. Die Dauer des Anfalles ist verschieden, sie schwankt zwischen weniger als einer Stunde und mehreren Tagen.

In einer großen Anzahl von Fällen kommt es im Gegensatz zu derartigen Kolikattacken nie zu einem typischen akuten schweren Anfall. Die Krankheit verläuft vielmehr von vornherein unter geringeren subjektiven Beschwerden, ohne daß der Krankheitsprozeß selbst deshalb leichter zu sein braucht; es bestehen oft nur geringer Druck oder ziehende Schmerzen in der Lebergegend und leichte Magenbeschwerden.

Objektiv findet sich während des akuten Kolikanfalles regelmäßig eine deutliche, zum Teil recht heftige Druckempfindlichkeit der Lebergegend sowie bisweilen eine solche circumscript rechts hinten neben dem 10.—12. Brustwirbel. Auch findet man nicht selten eine hyperästhetische HEADsche Hautzone (vgl. S. 356) im Bereich der Gallenblasengegend. Bei schwereren Anfällen besteht eine

---

[1] Man nimmt an, daß die *Bilirubinkalksteine* in der Hauptsache infektiösen Ursprungs sind, die reinen *Cholesterinsteine* dagegen möglicherweise alimentär, d. h. durch ein Überangebot fettreicher Nahrung entstehen.

reflektorische Abwehrspannung der rechten Oberbauchgegend, oft mit Fehlen des rechten oberen Bauchdeckenreflexes, ferner nicht selten ein stärkerer Meteorismus (Verwechslung mit Ileus!). Perkussorisch ist die Leber oft etwas vergrößert. Bei zartester Palpation gelingt es in manchen Fällen, die prallgefüllte Gallenblase als rundlichen birnenförmigen Tumor zu fühlen (Untersuchung im warmen Bade!); ferner kann der der Gallenblase benachbarte Teil der Leber als sog. RIEDELscher Lappen zungenförmig ausgezogen sein; er ist dann mitsamt der Gallenblase stark nach unten beckenwärts verlagert. Ikterus ist bei einer keineswegs großen Zahl (höchstens $1/_3$) der Fälle vorhanden, er ist daher, was besonders zu betonen ist, durchaus keine obligate Begleiterscheinung.

Die Aldehydreaktion des Harns ist oft während des Anfalls positiv. Der Stuhl ist häufig während der Attacke angehalten, eine Entfärbung der Faeces ist in der Regel nicht vorhanden, sie wird nur dann beobachtet, wenn stärkerer Ikterus vorausgegangen ist. In diesem Falle lassen sich unter Umständen bei vorsichtigem Sieben des Stuhles Konkremente in demselben finden. Röntgenbefunde s. S. 433.

Bei den mehr schleichend verlaufenden Fällen können die gleichen objektiven Erscheinungen vorhanden sein; meist zeigen sie indessen eine geringere Intensität, auch pflegt ein oder das andere Symptom zu fehlen. Eine sehr häufige Begleiterscheinung der Cholelithiasis ist übrigens Subacidität des Magens.

Der *weitere Verlauf* kann sich sehr verschieden gestalten. In einem großen Teil der Fälle wiederholen sich die geschilderten Anfälle in unregelmäßigen Abständen mit wechselnder Intensität, wobei unter dem Einfluß einer rationellen Behandlung nicht selten größere Pausen zwischen den Anfällen eintreten. In anderen Fällen kommt es nur selten oder überhaupt nicht zu ausgesprochenen akuten Attacken, dagegen sind die Kranken nie ganz beschwerdefrei, sondern klagen fortwährend über Unbehagen in der Oberbauchgegend, mitunter ohne eigentliche Schmerzen, sowie über dyspeptische Beschwerden; auch tritt gelegentlich vorübergehend Ikterus auf. Nicht selten entwickelt sich aus diesem relativ harmlosen Zustand allmählich oder unvermittelt ein ernsteres Bild, das sich aus der Beteiligung entzündlich-infektiöser Vorgänge bei der Cholelithiasis erklärt.

Vereitert der Gallenblaseninhalt *(Empyem der Gallenblase)*, so pflegt sehr starke Druckempfindlichkeit mit Tumorbildung der Gallenblase sowie höheres Fieber, oft mit Schüttelfrost vorhanden zu sein, wobei Ikterus fehlt. Selten ist die Perforation der vereiterten Gallenblase in die freie Bauchhöhle mit konsekutiver Peritonitis, häufiger bleibt es bei einer umschriebenen Bauchfellentzündung *(Pericholecystitis)*, die dann oft zu Verwachsungen mit der Nachbarschaft, und zwar mit dem Pylorus oder dem Duodenum oder dem Colon und speziell dem Netz führt. Es entstehen dann im Laufe der Zeit die charakteristischen Adhäsionsbeschwerden seitens des Darms, denen gegenüber allmählich das ursprüngliche Gallenblasenleiden oft völlig in den Hintergrund tritt und die gelegentlich eines Tages sogar zum Ileus führen können. Bleibt die Eiterung auf die Gallenblase beschränkt, z. B. infolge eines den Cysticus verschließenden Steines, so kann die Entzündung allmählich zurückgehen und die eitrige Gallenblase sich schließlich in den harmlosen sterilen *Hydrops* (mit farblosem, schleimigwäßrigem Inhalt, sog. *weiße* Galle) umwandeln, der an dem Bestehen eines nicht schmerzhaften Gallenblasentumors ohne Ikterus und ohne Fieber zu erkennen ist.

Bei dem seltenen *Hydrops des gesamten Gallensystems* zeigt die Galle in toto die Beschaffenheit der weißen Galle; er kann sich ziemlich rasch entwickeln und stellt sich mitunter bei Fällen von Gallenstauung in Verbindung mit Infektion ein.

Bei stark virulentem Blaseninhalt kann es zur *Cholecystitis phlegmonosa* bzw. *ulcerosa* mit heftigem Schmerz, frequentem Puls, trockener Zunge, starker Empfindlichkeit und Défense musculaire der rechten Oberbauchgegend kommen; hier besteht die Gefahr der diffusen (evtl. galligen) *Peritonitis*. Oft liegt kein absoluter, sondern ein sog. Ventilverschluß vor, der zwar die Entleerung der Gallenblase hindert, nicht aber das Einströmen von Galle in letztere. Wandern die Steine aus dem Cysticus in den Choledochus, so kann das sowohl *mechanische* wie *infektiöse* Folgezustände nach sich ziehen.

Einmal entsteht dann Behinderung des Gallenabflusses mit (evtl. remittierendem) Ikterus, der wieder schwindet, wenn der Stein in den Darm entleert wird. Natürlich spielt dabei die Größe des Steins eine Rolle; jedoch bildet diese keineswegs einen Maßstab für den Grad der Gallenstauung; bei kleineren Steinen dürften Spasmen die Okklusion fordern. Der Choledochus zeigt oft eine starke Erweiterung. Die Entleerung erfolgt durch die Papilla Vateri oder bei größeren Steinen sehr häufig durch eine Choledochoduodenal- bzw. Colonfistel (sog. innere Gallenfistel), wobei es gelegentlich auch einmal zu einem Steinileus (vgl. S. 391) kommen kann. Wichtig ist dabei ferner die Rolle der aus der frei werdenden entzündeten Gallenblase herausgeschwemmten Bakterien, andererseits derjenigen Keime, die aus dem Darm ascendieren und die Gallenwege infizieren.

Kommt es zu einer Infektion der tiefen Gallengänge, so entwickelt sich eine eitrige *Cholangitis* und *Cholangiolitis*, eine ernste Komplikation, deren charakteristisches Krankheitsbild in mehr oder weniger starkem Ikterus, erheblichem Fieber mit Schüttelfrösten, diffuser Druckempfindlichkeit der vergrößerten Leber sowie Milztumor besteht. Schreitet der Prozeß weiter, so kann sich durch das Hinzutreten einer Pylephlebitis oder häufiger von Leberabscessen in Kürze das Bild einer Sepsis mit tödlichem Ausgang entwickeln. Lange andauernde Gallenstauung in der Leber kann zu einer sog. *biliären Cirrhose* führen.

Diagnose. Der akute Gallensteinanfall ist oft schon allein aus der Schilderung der Beschwerden der Kranken zu diagnostizieren. Schwieriger kann die richtige Deutung der weniger typischen Falle sein. Hier wird oft ein Magen-Darm-Leiden, speziell ein Ulcus ventriculi oder duodeni vorgetauscht. Bei *Kolikanfällen* denke man auch an tabische Krisen, Nierensteinkolik, Angina pectoris, Pleuritis diaphragmatica, Pankreasaffektionen sowie Colonspasmen. Bezüglich der Bedeutung des *Ikterus* ist daran festzuhalten, daß er bei der Cholelithiasis sehr oft fehlt. Sein Vorhandensein zeigt entweder den Eintritt eines Steines in den Choledochus an oder er bedeutet, wenn höheres Fieber mit Schuttelfrosten besteht, die Existenz einer Cholangitis. Auch in den atypischen Fallen findet sich außer den subjektiven Beschwerden und der Druckempfindlichkeit in der Gallenblasengegend oft eine der Palpation zugängliche *vergrößerte Gallenblase* als rundlicher, unmittelbar an den unteren Leberrand sich anschließender Tumor, der oberflächlich, d. h. der Bauchwand dicht anliegt. Einen ähnlichen Palpationsbefund kann der Schnurlappen der Leber sowie gelegentlich die großknotige Leberlues bewirken. Übrigens kann der im akuten Anfall nachweisbare Tumor auch wieder schwinden. Dauerndes Bestehen desselben findet man beim chronischen Hydrops der Gallenblase sowie beim chronischen Empyem, welches im Gegensatz zum Hydrops, abgesehen von einer oft mehr hockerigen Oberfläche, sich meist durch große Schmerzhaftigkeit sowie das Vorhandensein von Fieber verrat. Ein ähnlicher Palpationsbefund wird bei *Gallenblasencarcinom* (S. 435) beobachtet, für das u. a. lange bestehender Ikterus ohne Fieber und ohne Schmerz bezeichnend ist. Auf der anderen Seite ist bei Schrumpfung der Gallenblase infolge von chronischer Cholecystitis selbst bei zahlreichen Steinen die Blase nicht zu fühlen (sog. *Schrumpfblase*). Bei gleichzeitig bestehendem Ikterus ist die Gallenblase bei Cholelithiasis im Gegensatz zu den Fällen von Ikterus infolge von Kompressionen der Gallenwege in der Regel nicht palpabel. Leichte Temperatursteigerung und einmaliger Schüttelfrost kommen auch bei der gewöhnlichen Gallensteinkolik vor. Milzvergrößerung mit Temperatursteigerung sowie Ikterus sprechen für Infektion im Sinne einer Cholangitis. Höheres Fieber ohne Ikterus mit Vergrößerung der Gallenblase spricht für Eympem. Bei heftigen Schmerzen im linken Hypochondrium, speziell in der Milzgegend, im Verein mit Ikterus, muß man auch an hamolytischen Ikterus (S. 317) denken. Der Nachweis von *Konkrementen* im Stuhl (mittels Stuhlsiebs) gelingt nur selten, ihr Fohlen beweist daher nichts. Der Befund großer Gallensteine in den Faeces (man hute sich vor Verwechslung mit falschen Konkrementen, speziell mit Seifenkonkrementen nach Ölkuren) spricht für eine Fistel, und zwar bei vorausgehendem Ikterus für eine solche des Duodenums, bei Fehlen desselben für eine Gallenblasen-Colonfistel. *Röntgenuntersuchung:* Sie ist im Gegensatz z. B. zur Nephrolithiasis zum direkten Steinnachweis nur relativ selten zu verwenden, jedoch bewirken die Steine in der kontrastgefullten Blase (s. S. 415) Aussparungen; Fehlen des Kontrastschattens ist verdachtig auf Erkrankung der Gallenblase; ferner weist eine deutliche Rechtsverziehung des Magens sowie die Fixierung des Pylorus auf Adhasionen hin, die oft durch Pericholecystitis verursacht sind; ein wiederholt ohne Kontrastmittel nachweisbarer unveranderter Gallenblasenschatten spricht fur Hydrops. Differentialdiagnostisch kommt noch die Appendicitis mit nach oben geschlagener Appendix in Frage; letztere kann der Diagnose erhebliche Schwierigkeiten bereiten, abgesehen davon, daß bisweilen Appendicitis und Cholelithiasis gleichzeitig vorkommen. Weiter verleitet die in dem Kolikanfall mitunter vorkommende Albuminurie, besonders wenn gleichzeitig Erythrocyten im Sediment nachweisbar sind, zur Fehldiagnose einer rechtsseitigen Nephrolithiasis. In seltenen Fallen beobachtet man übrigens bei der gewöhnlichen *Lebercirrhose* steinkolikartige Anfälle. Besonders bei adipösen Personen denke man stets auch an die gefahrliche akute Pankreasnekrose (s. S. 438).

Die **Therapie** hat zu unterscheiden zwischen dem akuten *Kolikanfall* und der *Intervallbehandlung:* Im akuten Anfall sind außer Bettruhe starke Analgetica indiziert (0,02 Pantopon subcutan, dessen Wirkung durch ¹/₂ mg Atropin oder 0,05 Papaverin subcutan verstarkt wird), ferner Dolantin (2—4 ccm intramuskular), evtl. Octinum (s. S. 360) sowie die Anwendung von Wärme in Form von Kataplasmen und Trinken von heißem Kamillentee.

Ganz schwere Anfalle konnen die Verabreichung von Analepticis notwendig machen. Deuten Fiebersteigerung und Muskelabwehrspannung auf die im Vordergrund stehende Entzündung der Gallenblase, dann ist eine Chemotherapie angezeigt. Sulfonamide, Penicillin, Streptomycin und die Tetracycline erweisen sich je nach der Art der Erreger als wirksam. Nach Abklingen der akuten Erscheinungen wird man durch eine Duodenalsondierung und bakteriologische Untersuchung des Duodenalsafts die Keime festzustellen versuchen.

Auch spater ist mit der regelmäßigen Applikation heißer Umschlage fortzufahren; auch empfiehlt sich der intermittierende Gebrauch von Atropin (Eumydrin- und Bellafolintabletten). Nach Aufhoren der Koliken und bei Fehlen von Fieber wirkt jetzt auch das Trinken von heißen *Mineralwässern* günstig, so die Sulfatquellen von Karlsbad (Mühlbrunnen) und Mergentheim, die Kochsalzquellen von Kissingen (Rakoczy), Vichy, erstere besonders bei gleichzeitig vorhandener Hyperacidität, letztere bei Subacidität, ferner von Neuenahr und Montecatini. Besondere Sorgfalt verdient die Regelung der Darmtätigkeit, oft unter Anwendung milder Laxantien. Wegen der oft bestehenden Subacidität ist Salzsäure 20 bis 30 Tropfen in Wasser bei jeder Mahlzeit) häufig von Vorteil. Der Erfolg der in großer Zahl angepriesenen, angeblich spezifisch wirkenden oder gar steinauflösenden Medikamente ist problematisch. Wirksam galletreibend ist die Verabreichung zahlreicher kleiner Mahlzeiten (etwa fünf pro Tag). Decholin, Cholotonontabletten, ferner Choleval und andere Cholagoga wirken bisweilen günstig (s. S. 417); gleiches gilt zum Teil auch von der Ölkur (100—200 ccm Olivenöl täglich). Bei hartnäckigen Fällen, speziell mit Infektion der Gallenwege, haben sich wiederholte Spülungen des Duodenums mit 50 ccm 25%iger Magnesiumsulfatlösung bewahrt. Die Diät soll in leichten Speisen bestehen. Auch ist die Zufuhr von Fett und Cholesterin (Sahne, Eigelb, Butter) stark einzuschränken; konzentrierte Alkoholica sind verboten. Bei Adipösen ist die Nahrungszufuhr einzuschränken, nicht dagegen bei Abgemagerten, bei denen der schlechte Ernährungszustand auf das Leiden ungünstig wirkt. Ebenso ist die Korperbewegung zu individualisieren. Stärkere Erschütterungen des Körpers, auch sportlicher Art, sind vom Übel. Jede Beugung des Leibes ist sorgfaltig zu vermeiden.

Ein *chirurgischer* Eingriff kommt für die gewöhnliche Cholelithiasis im allgemeinen nicht in Frage, dagegen bilden eine *absolute* Indikation für die Operation, abgesehen von der Perforation der Gallenblase (Peritonitis), das Empyem, auch der Hydrops der Gallenblase durch Cysticusverschluß, weiter der pericholecystitische Abszeß, ferner der Steinverschluß des Choledochus mit länger bestehendem Ikterus, auch ohne Fieber, wobei man mit der durch die Cholämie bedingten hämorrhagischen Diathese zu rechnen hat; man warte daher nicht länger als höchstens 2—3 Wochen und versuche währenddessen die Abtreibung mit Decholin, Atropin und Bittersalz. Eine *relative* Indikation bilden hartnäckige, trotz interner Therapie wiederkehrende schwere Anfälle sowie Adhäsionsbeschwerden, wobei auch die soziale Lage des Patienten zu berücksichtigen ist. Mit einer Wiederkehr von Beschwerden nach der Operation ist in einem nicht kleinen Prozentsatz zu rechnen. Reine Dyskinesien, selbst mit lebhaften Beschwerden, stellen natürlich keine Indikation zum operativen Vorgehen dar.

Neoplasmen der Leber und der Gallenwege

Unter den Neoplasmen der Leber spielt der Häufigkeit nach in erster Linie das **Carcinom** eine wichtige Rolle. Während das primäre Lebercarcinom verhältnismäßig selten ist (vgl. auch das über die Lebercirrhose als Disposition zum Carcinom S. 424 Gesagte), sind *Krebsmetastasen* in der Leber bei Carcinom anderer Organe überaus häufig. Oft tritt auch klinisch die Beteiligung der Leber hierbei in die Erscheinung. Am häufigsten führen Carcinome im Quellgebiet der Pfortader (Magen, Darm, Pankreas usw.) zu Lebermetastasen.

Sieht man von den kleinen, nur anatomisch nachweisbaren Metastasen ab, die sich der klinischen Wahrnehmung entziehen, so sind im allgemeinen *zwei Formen* von Leberkrebs zu unterscheiden, die häufige *knotenförmige* und die seltenere *diffus-infiltrative* Form. In beiden Fällen pflegt eine zum Teil sehr erhebliche Vergrößerung der Leber, und zwar in toto, zu bestehen. Außerdem ist das Vorhandensein einzelner größerer Krebsknoten oft bei der Palpation in Form grober Höcker zu konstatieren, wobei besonders charakteristisch der Befund einer zentralen Delle an den einzelnen Knoten entsprechend dem sog. Krebsnabel ist. Bei dünnen fettarmen Bauchdecken kann man nicht selten die Lebertumoren als Prominenzen an der Bauchwand sich abheben sehen. Die Zugehörigkeit derartiger Geschwülste zur Leber erkennt man an ihrer deutlichen Verschiebung mit der Atmung.

Bezüglich der weiteren Symptome ist, abgesehen von der allgemeinen Kachexie und Anämie sowie den etwa durch das Primärcarcinom bedingten Erscheinungen, das häufige Auftreten von Ikterus sowie bisweilen auch von Ascites zu erwähnen. Der Ikterus kann sehr erhebliche Grade (Icterus melas) erreichen, mitunter kommt es infolge von vollständiger Kompression des Choledochus zu absoluter Acholie der Stühle mit völligem Fehlen von Urobilin und Urobilinogen in den Faeces sowie gelegentlich zum Bilde des Icterus gravis mit hämorrhagischer Diathese. Die Ascitesflüssigkeit zeigt meist die Eigenschaften eines Transsudates (vgl. S. 413). Bei hämorrhagischer oder chylöser (vgl. S. 414) Beschaffenheit ist an eine Aussaat des Carcinoms im Peritoneum zu denken. In manchen Fällen bestehen dumpfe Schmerzen in der Lebergegend; auch sind die Geschwulstknoten nicht selten druckempfindlich.

Die *Milz* ist bei Lebercarcinom nicht vergrößert. Die Aldehydreaktion im Harn pflegt nur ausnahmsweise stark positiv zu sein. Die Galaktoseprobe (S. 417) fällt negativ aus. Fieber kann sich in vorgerückten Stadien der Krankheit einstellen und deutet dann bisweilen auf eitrige Einschmelzung der Tumoren hin. Zu erwähnen ist noch die gelegentliche Entwicklung einer rechtsseitigen Pleuritis im weiteren Verlauf des Leidens, die auf Durchwanderung des Carcinoms durch das Zwerchfell beruht.

Das **Carcinom der Gallenblase,** das, wie die Cholelithiasis, überwiegend das weibliche Geschlecht befällt (Verhältnis etwa 8—6 : 1), tritt oft unter dem Bilde des primären Leberkrebses auf. Nicht selten sind, wie die Anamnese ergibt, längere Zeit Gallensteinbeschwerden vorausgegangen, da der Gallenblasenkrebs sich erfahrungsgemäß mit Vorliebe auf dem Boden der Cholelithiasis entwickelt (in 70—95% wurden Steine nachgewiesen). In diesen Fällen bilden oft der intensive dauernde Ikterus, ein im Vergleich zu benignen Gallenleiden auffallend schlechter Allgemeinzustand und das absolute Versagen der gewöhnlichen konservativen Maßnahmen verdächtige Symptome, wogegen Schmerzen zu fehlen pflegen; oder es kommt an Stelle der vorherigen Schmerzanfälle zu Dauerschmerz. Die Gallenblase ist meist der Palpation nicht zugänglich, da sie klein und geschrumpft unter der Leber verdeckt zu liegen pflegt: in derartigen Fällen ist oft eine sichere Diagnose nicht möglich. In anderen Fällen, namentlich bei Sitz des Carcinoms am Cysticus, kann sich ein Hydrops der Gallenblase entwickeln. Nach der Regel von COURVOISIER spricht eine große tastbare, nicht schmerzhafte Gallenblase mit Ikterus für einen Tumorverschluß der Gallenwege. Später kann es zu Durchbruch ins Duodenum oder Colon kommen, der an Schüttelfrösten (Infektion der Gallenwege) oder okkultem Blut zu erkennen ist. *Operative* Hilfe kommt selbst bei der sog. Frühoperation fast stets zu spät.

Unter den selten vorkommenden Sarkomen der Leber ist das **Melanosarkom** hervorzuheben, das metastatisch nach Chorioidealsarkom des Auges sowie nach Pigmentsarkomen der Haut auftritt. Es bewirkt starke Vergroßerung der Leber. Der Harn enthalt dabei entweder Melanin (ist dann dunkel gefarbt) oder ungefarbtes Melanogen; in diesem Fall bewirkt Zusatz von FeCl$_3$ oder Bromwasser Schwarzfarbung. Die an dem Harn angestellte Probe mit Nitroprussidnatrium und KOH (wie bei der Acetonprobe) ergibt bei Zusatz von konzentrierter Essigsaure intensive Blaufarbung (Reaktion von THORMALEN).

Zu den Geschwülsten der Leber im weiteren Sinne ist auch der praktisch wichtige **Echinococcus** zu rechnen. Von allen Organen wird die Leber am häufigsten von ihm befallen (Häufigkeitsverhältnis der Beteiligung von Leber und Lunge etwa 72 : 8). Nach dem S. 291 Gesagten dringen die aus den Eiern sich entwickelnden Embryonen vom Darm u. a. in die Zweige der Pfortader ein, wobei dann zunächst die Lebercapillaren die erste Etappe bilden, in der die Embryonen festgehalten werden, weshalb die Leber von allen Organen am häufigsten an Echinococcus erkrankt.

Die *klinischen* Erscheinungen des Leberechinococcus hängen in der Hauptsache von der Größe desselben, nächstdem von der speziellen Lokalisation in der Leber selbst ab. Kleine Exemplare können dauernd symptomlos bleiben. Größere entwickeln in erster Linie mechanische Wirkungen. Auffallend ist, daß in der Anamnese oft Traumen genannt werden, die den ersten Symptomen des Leidens vorausgehen.

Soweit der Echinococcus der Palpation zugänglich ist, imponiert er meist als indolente, in der Regel glattwandige, teilweise prallelastische Geschwulst. In vereinzelten Fallen verursacht er bei Beklopfen sog. Hydatidenschwirren, d. h. ein eigentumliches Vibrationsgefühl in der aufgelegten Hand. Echinococcuscysten an der Leberkonvexitat drangen diese kuppelformig mit dem Zwerchfell in die Hohe, wobei die untere Thoraxapertur sich erweitert. Die Intercostalraume sind nicht verstrichen. Der Zwerchfellhochstand kann dann bisweilen ein rechtsseitiges Pleuraexsudat vortauschen, doch ist im Gegensatz zu diesem die Verschieblichkeit der unteren Lungengrenzen in der Regel nicht aufgehoben. Bei großen Tumoren pflegt auch die untere Lebergrenze nach unten zu rücken. Im Rontgenbild prasentiert sich der Echinococcus mitunter als kugelformiges, in den Thoraxraum reichendes Gebilde. Bei Sitz der Cyste an der Leberpforte kann sich Ikterus oder auch Ascites einstellen; bisweilen ist es nicht ganz leicht, in derartigen Fallen den Zusammenhang des Tumors mit der Leber zu konstatieren.

Das Allgemeinbefinden pflegt im Gegensatz zu den malignen Neoplasmen lange Zeit nicht wesentlich beeinträchtigt zu sein, falls nicht Komplikationen (s. unten) eintreten, insbesondere fehlen Kachexie sowie auch stärkere Anämie. Die Milz ist in der Regel nicht vergrößert. Im Blut besteht oft, aber keineswegs immer, eine diagnostisch verwertbare Eosinophilie. Über Komplementbindung und Cutanreaktion zur Diagnosenstellung s. S. 292.

Probepunktionen soll man bei Verdacht auf Echinokokken wegen der bestehenden Intoxikationsgefahr (Kollaps, Urticaria) unterlassen. Wird sie trotzdem ausgeführt, so findet man eine wasserklare, eiweißfreie, aber kochsalzreiche Flussigkeit, in der sich als diagnostisch wichtige Bestandteile die kleinen, von den Hakenkränzen stammenden Hakchen finden.

Häufige *Komplikationen* sind *Vereiterung* sowie *Perforation* des Echinococcus in die Nachbarschaft. Erstere ist an dem Eintritt von Schmerzen und Fieber sowie Schüttelfrösten, rapidem Kräfteverfall und stärkerer Leukocytose sowie den speziellen Symptomen des Leberabscesses (s. S. 427) zu erkennen. Ein Durchbruch kommt in die verschiedensten der Leber benachbarten Organe, am häufigsten in die rechte Pleura oder Lunge vor (vgl. S. 292).

Ein vom obigen vollig abweichendes Bild zeigt der sehr seltene, in Suddeutschland haufiger vorkommende *multilokulare Leberechinococcus*. Hier durchsetzt eine aus kleinen mit Gallerte gefullten Hohlraumen bestehende derbe hockerige Geschwulst großer Teile der Leber, so daß ein, an einen malignen Tumor erinnerndes Bild entsteht. Oft besteht Ikterus sowie eine Vergroßerung der Milz. Die Diagnose kann sehr schwierig sein.

Die **Therapie** der *Lebertumoren* ist, soweit es sich um die echten malignen Neoplasmen handelt, machtlos, zumal die Neoplasmen ohnehin, wie gesagt, zumeist Metastasen darstellen. Bei Carcinom der Gallenblase kann unter Umstanden bei sehr frühzeitiger Diagnose ein chirurgischer Eingriff Erfolg haben. Beim Echinococcus ist die operative Therapie unbedingt indiziert.

Krankheiten des Pankreas

Einleitung. Die Bauchspeicheldrüse liegt retroperitoneal in der Höhe des ersten Lendenwirbels und erstreckt sich in querer Richtung von der Milz bis zum Duodenum. Sie ist vom Magen bzw. Colon überlagert und verschiebt sich nicht bei der Atmung. Infolge ihrer Lage in der Tiefe des Abdomens ist sie für gewöhnlich der Palpation und Perkussion nicht zugänglich, abgesehen von den Fallen mit sehr beträchtlicher Vergrößerung durch Tumoren oder Cysten. Auch in diesen Fallen ist Voraussetzung für die Tastbarkeit des Organs geringes Fettpolster und vollständige Erschlaffung der Bauchdecken. In der Regel muß sich die klinische Diagnostik auf die Prüfung der *Funktion* des Organs beschränken. Letztere ist eine zweifache und besteht in der Produktion eines *äußeren* Sekretes, des Pankreassaftes, und in der Funktion als Druse mit *innerer Sekretion* (s. S. 493). Die physiologische Bedeutung des Pankreassaftes, der an der VATERschen Papille gemeinsam mit der Galle ins Duodenum fließt, ist S. 371 erörtert. Mitunter ist ein zweiter Ausführungsgang vorhanden, was wichtig ist in Fallen, wo der eine verschlossen ist. Bei Krankheiten des Pankreas findet man bisweilen eine *Hyperasthesie* im Bereich des 8.—10. Dorsalsegments.

Zur *Untersuchung des Pankreassaftes* eignen sich verschiedene *Methoden:* Die Anwendung der Duodenalsonde (Einspritzung von 1—3 ccm Äther ins Duodenum bewirkt stark vermehrte Sekretion), ferner ein sog. Ölfrühstuck nach VOLHARD, das den Ruckfluß von Duodenalsaft in den Magen bezweckt (100 ccm Olivenol oder Sahne nüchtern, vorher eine Messerspitze Magnesia usta; Aushebung des Magens nach $^1/_2$ Stunde, Untersuchung des Ausgeheberten auf Trypsin). Als weitere Proben kommen in Betracht: der Trypsinnachweis im Stuhl nach E. MÜLLER (das Stuhlfiltrat, mit Glycerin versetzt, wird auf LOFFLER-Serumplatten ausgestrichen; Ausbleiben einer Dellenbildung, die beim Gesunden noch bei Verdünnung mit Glycerin 1:200 nach 24stundiger Bebrütung bei 50—60° erfolgt, beweist das Fehlen von Trypsin); ferner die SCHMIDTsche Kernprobe, die auf der normalen Auflosung von Zellkernen durch die Nuklease des Pankreassaftes beruht (gefarbte Zellkerne hergestellt in Kapseln, Merck-Darmstadt, finden sich bei fehlendem Pankreassaft wieder im Stuhl); die Probe ist nicht ganz zuverlässig.

In den Fallen, wo der Sekretzufluß der Bauchspeicheldrüse zum Darm vollkommen aufgehoben ist, treten augenfällige und diagnostisch bedeutsame Anomalien der Stuhlbeschaffenheit auf, die sich hauptsächlich auf die Fett- und Fleischverdauung beziehen (SCHMIDTsche Probekost! vgl. S. 373). Das *Fett* kann in großen Mengen mit dem Stuhl als flüssige, beim Abkuhlen erstarrende Masse ausgeschieden werden, so daß es schon makroskopisch sich als solches erkennen läßt (sog. Butterstuhle, *Steatorrhoe*); mikroskopisch findet sich in enormen Mengen ungespaltenes Neutralfett in Tropfenform. Auch das *Fleisch* erscheint unverdaut in großen Massen im Stuhl wieder *(Kreatorrhoe)*; mikroskopisch sind in großer Menge Muskelfasern mit gut erhaltener Querstreifung, scharfen Kanten und deutlichen Kernen nachweisbar. Dementsprechend ist der Stickstoffverlust durch den Kot beträchtlich *(Azotorrhoe)*. Die Stühle pflegen bei Ausfall der Pankreasverdauung auffallend voluminös zu sein und haben oft einen aashaften Geruch infolge der Faulnis der unzureichend gespaltenen Eiweißkörper.

Eine praktisch sehr wichtige Probe bei Sekretstauung ist ferner der Nachweis erheblich über der Norm liegender *Diastasewerte* im Blut und Harn.

Das *innere Sekret* des Pankreas wird von den LANGERHANSschen Inseln produziert (s. S. 546). Ein Parallelismus zwischen dem Verhalten der äußeren und inneren Sekretion besteht nicht.

Akute und chronische Pankreatitis

Entzündungen des Pankreas sind in der Regel Zweitkrankheiten. Sie werden häufig gefunden als Komplikation entzündlicher Krankheiten der Gallenwege und beruhen auf einer ascendierenden (canaliculären) Infektion. Auf hämatogenem Wege kann die Bauchspeicheldrüse bei Sepsis in Form multipler Abscesse befallen werden. Praktisch besonders wichtig ist die akute entzündliche Erkrankung der Bauchspeicheldrüse bei Parotitis epidemica. Auch bei Ruhr und BANGscher Krankheit werden akute Pankreatitiden beobachtet.

Die **akute Pankreatitis** verursacht Schmerzempfindungen, die nach links ausstrahlen. So läßt sich im Verlauf einer akuten Cholecystitis oft beobachten, daß der anfänglich rechtsorientierte Schmerz später auch im linken Epigastrium, bisweilen in die linke Schulter ausstrahlend, wahrgenommen wird und daß sich eine Hyperästhesie als Symptom der akuten Pankreatitis im Bereich des 8. bis 10. Dorsalsegments links einstellt. Zu den Schmerzen gesellen sich Meteorismus, gesteigerte Flatulenz, Aufstoßen und vor allem Fettunverträglichkeit hinzu. Gelegentlich kommt es zu fettreichen, diarrhoischen Stuhlentleerungen. Die mangelhafte Eiweiß- und Fettverdauung im Stuhl und eine Erhöhung der Diastasewerte im Serum und Harn sichern die Diagnose. Bisweilen stellen sich transitorische Hyperglykämien und Glykosurien ein. *Therapeutisch* muß vor allem die Grundkrankheit Berücksichtigung finden. Die Kost soll kohlenhydratreich, fettfrei und eiweißarm sein. Substitutionstherapie mit Pankreasfermentpräparaten ist angezeigt.

Die **chronische (indurierende) Pankreatitis** besteht in einer mit Parenchymatrophie einhergehenden Bindegewebswucherung mit Schrumpfung des Organs (Pankreascirrhose). Ursachen sind Alkoholismus, Arteriosklerose sowie Lues, ferner auch Sekretstauung infolge von Pankreassteinen. Auch beim Diabetes findet sich oft Induration des Pankreas, ferner bei der Hämochromatose (s. S. 508). Häufig bestehen keine sicheren klinischen Symptome, so daß die Affektion erst bei der Autopsie festgestellt wird. In anderen Fällen sind deutliche Funktionsstörungen in Form von Steatorrhoe bzw. Kreatorrhoe (s. S. 437), mitunter von diarrhoischen, meist stark stinkenden Entleerungen vorhanden. Der Ernährungszustand leidet hochgradig infolge der mangelhaften Nahrungsausnützung. Auch Glykosurie kommt vor. In Fällen mit unbestimmten Beschwerden in der Oberbauchgegend, zunehmender Abmagerung und Kräfteverfall soll man daher niemals die Funktionsprüfung des Pankreas versäumen. *Therapie:* In den Fällen mit deutlicher Funktionsstörung möglichst fettarme Diät; oft haben Pankreaspräparate besonders in Kombination mit Alkalien einen ausgezeichneten Erfolg, z. B. als Pankreatin, Pankreon (Rhenania) oder Pankreasdispert.

Circumscripte chronische Indurationen des Pankreas kommen als Folge von aus der Nachbarschaft übergreifenden Entzündungsprozessen vor, insbesondere im Anschluß an Gallenblasenleiden sowie bei Ulcus duodeni; sie befallen hauptsächlich den *Kopfteil* der Druse, der mitunter tumorartig anschwillt. Durch Druck kann er Ikterus erzeugen und ist bisweilen als derbe Geschwulst in der Pylorusgegend fuhlbar, ohne indessen sich ohne weiteres von andersartigen Tumoren dieser Region unterscheiden zu lassen. Vielfach wird das Leiden erst bei der Operation entdeckt oder seiner wahren Natur nach erkannt.

Die akute Pankreasnekrose

ist ein praktisch sehr wichtiges Leiden. Das eigenartige Krankheitsbild wird bei Individuen zwischen dem 30.—60. Jahre, vor allem bei gleichzeitiger Krankheit der Gallenwege (die sich in über 90% der Fälle findet), und bei Fettleibigen, bei Potatoren, mitunter nach Exzessen im Essen und Trinken, vereinzelt auch nach Traumen beobachtet.

Die Krankheit beruht auf einer Selbstverdauung des Organs durch das eigene aktivierte Drüsensekret; die Aktivierung erfolgt durch Galle, besonders in infiziertem Zustand, durch Duodenalsaft, Blutserum usw. Zuerst entwickelt sich ein Ödem des Organs (das sog. ZOEFFFELsche Ödem), dann kommt es zu Nekrosen, weiter zu Austritten von Blut, schließlich zur Einschmelzung mit Abceßbildung. Neben herdförmigen oder ausgedehnteren nekrotischen Bezirken im Pankreas selbst, welches bei schweren Fallen von Blutungen durchsetzt ist (sog. *Pankreatitis*[1] *haemorrhagica*), finden sich regelmäßig umschriebene, an ihrer weißen Farbe erkennbare Nekrosen im Fettgewebe auch des ubrigen Abdomens, im Mesenterium usw., bisweilen aber auch an entfernteren Stellen; auch pflegt sich bald ein zunachst steriles

---

[1] Die bisher übliche Bezeichnung *Pankreatitis* ist pathologisch-anatomisch unzutreffend. Das Wesentliche ist hier stets die Nekrose und nicht die Entzündung.

blutigseröses Exsudat in der Bauchhöhle zu bilden. Neben diesen örtlichen Veränderungen spielt aber vor allem die *allgemeine Vergiftung* durch die „entgleisten" und in die Zirkulation übertretenden Pankreasfermente, insbesondere durch das Trypsin, eine entscheidende Rolle (der Nachweis aller 3 Fermente im Harn ist möglich).

Das *Krankheitsbild* setzt meist akut, oft foudroyant unter schwersten Erscheinungen ein, die bald an das Bild einer Perforationsperitonitis, bald eines Ileus erinnern. Dazu gehören verfallenes Aussehen, Kollapserscheinungen, Blässe, ein stets von vornherein kleiner, zunächst meist aber nicht frequenter Puls, nicht erhöhte Temperatur, mitunter deutliche Cyanose des ganzen Körpers, Erbrechen (das aber im Gegensatz zum Ileus niemals fäkulent ist), hochgradige Unruhe, bisweilen Benommenheit, unerträgliche, bis zum Vernichtungsgefühl gesteigerte Schmerzen, die weniger kolikartig und mehr dauernd sind und oft charakteristischerweise mehr in der *linken* Oberbauchgegend lokalisiert werden. Zunächst ist nur der Oberbauch aufgetrieben, und bei vorsichtiger Palpation fühlt man das erkrankte Organ nicht selten (besonders nach Entleerung des Darms mittels Einlaufs bzw. nach Magenspülung) als druckempfindlichen walzenförmigen Widerstand. Die Bauchdeckenspannung pflegt anfangs, im Gegensatz zur Perforationsperitonitis, fast stets zu fehlen. Im späteren Verlauf tritt öfter höheres Fieber auf. Bei stärkeren Blutungen kann sich alsbald eine starke Anämie entwickeln. Mitunter finden sich in der Nabelgegend bläuliche oder bräunliche Flecken. Die Leberdämpfung bleibt zum Unterschiede von Peritonitis erhalten, ebenso gehen anfangs oft noch Stuhl und Flatus ab. Glykosurie, die aber nur in einem kleinen Teil der Fälle auftritt, bildet auch hier einen diagnostischen Hinweis; viel wichtiger ist die regelmäßige Erhöhung des Blutzuckers. Fast immer sind die Diastasewerte im Blut und Harn stark erhöht, was diagnostisch von großer Bedeutung ist. Häufig ist Ikterus infolge der zugleich bestehenden Krankheit der Gallenwege vorhanden. Oft besteht eine Parese des Magens und Duodenums. Blutiges Erbrechen hat eine üble Prognose. Bei längerer Krankheitsdauer können sich größere Abscesse im Pankreas entwickeln. Auch beobachtet man linksseitige Pleuritis, ferner mitunter schwere Schädigung der Nieren (eine Anurie ist prognostisch sehr ungünstig). Während es bei leichteren Fällen mitunter zur Selbstheilung, in anderen Fällen zu Sequesterbildung mit Entstehung von Cysten oder Spätabscessen kommt, erfolgt in ungefähr der Hälfte der Fälle der Tod nach wenigen Tagen, bisweilen schon nach Stunden, infolge von Peritonitis oder Schock.

Differentialdiagnostisch sind neben schwerer Cholecystitis vor allem Perforationsperitonitis, Ileus sowie Mesenterialvenenthrombose in Betracht zu ziehen. Bisweilen ist die Unterscheidung von einem Herzinfarkt schwierig.

Therapie. Der Patient ist zunächst auf absolute Karenz zu setzen, höchstens ist Tee ohne Zusatz in kleinsten Mengen erlaubt. Bewährt hat sich die Anlegung einer Magendauersonde, durch die der sich bildende Magensaft ständig abgesaugt werden kann. Atropin zur Hemmung der Pankreassekretion ist zu empfehlen. Der Flüssigkeits- und Salzverlust ist durch intravenöse Infusionen mit physiologischer Kochsalzlösung auszugleichen. Von rectalen Zuckerklysmen kann Gebrauch gemacht werden. Sehr wichtig ist die rechtzeitige Behandlung von Herz und Kreislauf. Bei beginnender Besserung ist diätetisch sehr vorsichtig vorzugehen, und längere Zeit darf man sich nur auf reine Kohlenhydratkost (Haferschleim, Mondaminbrei, Fruchtpreßsaft) beschränken, dann folgen kleine Zulagen von Ei, hachiertem Fleisch, während Fett noch lange zu meiden ist. Operatives Vorgehen erweist sich dann als nötig, wenn sich im späteren Verlauf Abscesse bilden oder Cysten entwickeln.

Eine häufige Pankreaskrankheit ist das

Pankreascarcinom

das teils primär entsteht und den Kopfteil der Drüse bevorzugt, teils durch Übergreifen eines Magen- oder Gallenblasencarcinoms zustande kommt. Die ersten Erscheinungen sind oft unbestimmter Art, wie Appetitmangel, Kräfteverfall und starke Abmagerung. Schmerzen in der Oberbauchgegend und namentlich im Rücken. Eine Geschwulst ist oft lange Zeit oder überhaupt nicht zu fühlen. In anderen Fällen ist der Befund von einem Magentumor schwer zu unterscheiden. Doch hat die Untersuchung des Magens selbst (Chemismus, Röntgen) ein normales Ergebnis; lediglich bei großen Carcinomen des Kopfteils wird die Duodenalschlinge ausgeweitet gefunden. Vorhandensein von Ikterus durch Kompression des Choledochus durch den Tumor ist oft zu beobachten. Die Gallenblase kann dann stark vergrößert und als prall-elastischer, schmerzloser Tumor fühlbar sein (COURVOISIERsches Zeichen). In manchen Fällen besteht Ascites. Mitunter kommt Glykosurie vor, die bei dem geschilderten Syndrom eine wichtige Handhabe zur Erkennung der Pankreasaffektion bietet; das gleiche gilt, wenn sich die übrigen oben beschriebenen Ausfallserscheinungen, insbesondere der charakteristische Stuhlbefund, vorfinden, die aber nur in einem kleinen Teil der Fälle nachweisbar sind. Die *Prognose* ist infaust. Die Dauer des Leidens beträgt selten mehr als ein Jahr. Wegen der häufigen Unsicherheit der Diagnose empfiehlt sich frühzeitige Probelaparotomie. Die operative *Behandlung* hat nur in den ersten Stadien und auch dann meistens nur geringe Aussicht auf Erfolg. Bei Ikterus kann eine Cholecystoduodenostomie als Palliativoperation in Erwägung gezogen werden.

Achylia pancreatica. *Funktionsstörungen* des Pankreas im Sinne einer verminderten Produktion eines wirksamen Verdauungssekretes beobachtet man bisweilen kombiniert mit Achylia gastrica, unter anderem im Verlauf der perniziösen Anämie. Hartnäckige Diarrhoen sowie mangelhafte Fleischverdauung bilden ein verdächtiges Symptom (SCHMIDTsche Probekost s. S. 373 sowie Duodenalsonde s. S. 372). Doch ist in diesen Fällen nicht immer mit Sicherheit der Zusammenhang der Verdauungsstorungen mit der Achylie des Magens im Sinne der gastrogenen Diarrhoen (s. S. 350) auszuschließen. Andererseits ist die Pankreasachylie keine obligate Folge der Magenachylie. Einen Wahrscheinlichkeitsbeweis für das Vorliegen einer Pankreasfunktionsstorung liefert die häufig prompte *therapeutische* Wirkung von Pankreaspräparaten (Pankreasdispert, Pankreon).

Pankreascysten entstehen teils durch Sekretstauung infolge von Konkrementen, Narben oder Neubildungen, teils durch Entwicklung cystischer Geschwülste oder als Residuum der akuten Pankreasnekrose (s. S. 438). Sie bilden häufig größere rundliche Tumoren, die als solche dicht unter der Bauchwand fühlbar sind und meist zwischen Magen und Colon zum Vorschein kommen. Mit der Atmung sind sie nicht verschieblich; bisweilen zeigen sie Schwankungen ihrer Größe. Viel seltener liegen sie unterhalb des Colons. Größere Cysten verursachen lästiges Druckgefühl, manchmal auch Koliken; auch können sie durch Druck auf die Nachbarschaft Störungen, wie Ikterus usw., verursachen. Bisweilen machen sich auch hier die oben beschriebenen Funktionsstörungen bemerkbar. Die Diagnose hat hauptsächlich die Zugehörigkeit der Cyste, die als solche meist leicht infolge der Fluktuation erkennbar ist, zum Pankreas festzustellen (Röntgenuntersuchung evtl. mit Pneumoperitoneum, Luftaufblasung des Colons, Palpation vor dem Schirm). Die Punktion der Cyste zum Nachweis der charakteristischen Pankreasfermente (und zwar des Trypsins und der Lipase — der Diastasenachweis genügt nicht) ist nur ratsam, wenn die Laparotomie sofort angeschlossen werden kann. *Therapie:* Operation.

Konkremente in den Ausführungsgängen des Pankreas sind nicht häufig. Sie bestehen aus Calciumcarbonat und -phosphat. Ihre Ätiologie ist nicht völlig geklärt, doch dürfte sie wie bei der Cholelithiasis im Zusammenhang mit Sekretstauung stehen. Bisweilen bleiben die Steine latent, in anderen Fällen machen sie Beschwerden, bestehend in Koliken, die mitunter von Gallensteinkoliken nicht zu unterscheiden sind, in einzelnen Fällen aber mehr links als diese, mitunter in der linken Schulter lokalisiert werden. Erleichtert wird die Diagnose, wenn gleichzeitig Glykosurie sowie die beschriebenen Pankreasstuhle vorhanden sind, was aber inkonstant ist; letzteres gilt auch von dem Befund der Röntgenuntersuchung. Der Nachweis mit den Faeces abgehender Konkremente gelingt nur sehr selten. Eine Folge der Steinbildung ist mitunter chronische Induration des Organes mit Atrophie, in anderen Fällen Abszeßbildung oder die Entwicklung einer Cyste (s. S. 439). **Therapeutisch** kann versucht werden, durch gewürzreiche Kost und Pilocarpin (2mal täglich 0,01 subcutan) auf dem Wege vermehrter Saftsekretion die Austreibung der Steine herbeizuführen. Gelingt die Austreibung nicht, dann sollte, zumal bei größeren Konkrementen, an die chirurgische Entfernung gedacht werden. Abscedierung erfordert auf jeden Fall chirurgische Hilfe.

Krankheiten des Harnapparates

Vorbemerkungen. Die *Nieren* liegen zu beiden Seiten der Wirbelsäule zwischen dem 12. Brust- und 3. Lendenwirbel, und zwar retroperitoneal; sie werden von der 12. Rippe ungefähr halbiert. Ihr Abstand von der Wirbelsäule beträgt etwa 4—5 cm. Sie sind (etwa vom 10. Lebensjahr ab) von einer Hülle von Fettgewebe, der *Nierenfettkapsel*, umgeben. Diese ist vorn und hinten von einer derben Bindegewebsplatte, der GEROTAschen Fascia renalis, umgeben, die sich schleifenformig lateral um die Niere legt. Die beiden Blätter der Fascie nähern sich einander unterhalb der Niere und begrenzen dort den sog. *Fettpfropf* der Niere, der dieser als Stütze dient. Die rechte Niere grenzt oben an die Leber, medial an das Duodenum, die linke oben an die Milz. Vor den Nieren liegt das Colon ascendens bzw. descendens. Bei bimanueller *Palpation* in Rücken- oder Seitenlage, bei der man mit der einen Hand das Organ vom Rücken her entgegendrückt und mit der anderen bei völlig erschlafften Bauchdecken dicht unter dem Rippenbogen von vorn palpiert, gelingt es normal nur in einem Teil der Fälle, die Niere (das untere Drittel) zwischen die Hände zu bekommen (vgl. S. 474, Fußnote 1). Bei tiefer Einatmung zeigt sie geringe Abwärtsbewegung. *Perkussorisch* ist die Niere am Rücken mitunter bei mageren Individuen mit dünner Muskulatur sowie bei leerem Colon abgrenzbar. Sie gibt gedämpften Schall. Die Perkussion erhält größere Bedeutung bei pathologischer Vergrößerung der Niere sowie beim Fehlen einer Niere, z. B. nach Exstirpation derselben. Mittels der *Röntgenphotographie* gelingt es nicht selten, nach gründlicher Entleerung des Darms die Umrisse beider Nieren zur Darstellung zu bringen. Durch die Anwendung entsprechender jodhaltiger Kontrastmittel (z. B. durch Uroselektan, Abrodil, Perabrodil usw. retrograd und intravenös) ist es ferner möglich, das Nierenbecken im Röntgenbild mit größter Deutlichkeit darzustellen (man prüfe aber bei intravenöser Anwendung dieser Mittel vorher, ob etwa Joduberempfindlichkeit besteht, die sich gelegentlich in sehr ernster Form manifestiert).

Die **physiologische Funktion der Niere** beruht in ihrer Eigenschaft als *exkretorisches* Organ; sie scheidet alle im Körper vorhandenen „harnpflichtigen" Stoffe, insbesondere Wasser, Salze und die Endprodukte des Eiweißstoffwechsels aus, ferner verschiedene Fermente, Kolloide sowie gewisse die Harnfarbe bedingende Farbstoffe und sorgt schließlich durch Eliminierung überschüssiger saurer oder alkalischer Valenzen für Aufrechterhaltung der normalen Reaktion des Körpers. Die Niere dient demnach nicht nur der Entfernung von Stoffwechselendprodukten aus dem Körper, sondern trägt unter anderem wesentlich zur Aufrechterhaltung des für den Organismus optimalen Salz- und Wasserbestandes bei; sie bildet das wichtigste Organ zur Gewährleistung der Isotonie, der Isoionie und der Isohydrie des Organismus (vgl. S. 522). Die genannten Stoffe werden sämtlich den Nieren durch das Blut zugeführt, und es läßt sich als die wesentliche Aufgabe der Nieren definieren, darüber zu wachen, daß die Konstanz der physikalisch-chemischen Zusammensetzung des Körpers gewährleistet und dieser insbesondere gegen eine schädliche Anreicherung mit den genannten Stoffen geschützt wird. Dies ist nur durch die außerordentlich große funktionelle und feinst differenzierte Reaktionsfähigkeit der Niere schon gegenüber geringfügigen Änderungen der Blutzusammensetzung möglich. Es ist hinzuzufügen, daß zwar ein Teil der harnfähigen Stoffe, wie insbesondere das Wasser, auch auf anderem Wege den Körper zu verlassen vermag (durch Haut, Lungen, Darm), daß aber für die übrigen Harnbestandteile, vor allem für die Schlacken des Eiweißstoffwechsels, die extrarenale Ausscheidung nicht in Betracht kommt. Nach den Erfahrungen der Chirurgie vermag übrigens der Mensch auch mit *einer* (gesunden!) Niere alle harnfähigen Stoffe auszuscheiden. Der *Sitz der spezifischen Funktion* der Niere ist die *Nierenrinde*.

Die Niere ist eines der gefäßreichsten Organe; sie wird daher mit sehr großen Blutmengen versorgt; sie erhält etwa die Hälfte des gesamten in die V. cava infer. fließenden Blutes, d. h. in 24 Stunden passieren etwa 1000—1500 Liter Blut die Nieren. Das heißt, im Gegensatz zu anderen Organen erhält die Niere nicht nur Blut, das sie zur Ernährung braucht, sondern sie wird dauernd vom Gesamtblut des Körpers durchströmt. Berücksichtigt man weiter die Tatsache, daß im Zusammenhang hiermit der O_2-Bedarf der Niere etwa dem Zehnfachen anderer Gewebe entspricht — die Niere hat von allen Organen den höchsten Energiebedarf — und daß andererseits die Diurese den O_2-Verbrauch der Niere nicht wesentlich steigert, so müssen es andere wichtige Funktionen sein, die diese Sonderstellung der Niere erklären. Hiervon sind bisher bekannt die Bildung von NH_3, die Synthese der Hippursäure (aus Benzoesäure und Glykokoll), der Phenacetursäure (aus Phenylessigsäure und Glykokoll), der Abbau der Acetonkörper, Oxydationen von Fettsäuren in β-Stellung sowie andere fermentative Prozesse.

Die Zweige der in den Nierenhilus eintretenden Arteria renalis bilden die an der Grenze zwischen Rinde und Mark laufenden bogenformigen Arteriae arciformes. Von diesen steigen die Art. rectae und interlobulares in der Rinde empor und geben dabei zahlreiche kleine

Äste, die sog. Vasa afferentia ab, die ihrerseits in Capillarknäuel, die sog. Glomeruli, münden und die Blutversorgung der MALPIGHIschen Körperchen bewirken[1]. Die von diesen abführenden Vasa efferentia, die ein kleineres Kaliber als erstere haben, splittern sich in ein die Harnkanälchen umgebendes Capillarnetz auf und münden schließlich in die Venen. Der Gefäßapparat der Niere ist reich an VATER-PACINIschen Lamellenkörperchen. Das der Harnbereitung dienende Kanalsystem beginnt mit den MALPIGHIschen Körperchen. Diese bilden eine doppelwandige Kapsel, in die die Capillarknäuel eingestülpt sind. Die äußere Wand der Kapsel ist die sog. BOWMANsche Kapsel. Das innere eingestülpte Blatt der Kapsel besteht aus einer kernreichen dünnen Schicht, die die Knäuelschlingen einhüllt, so daß diese nicht frei im Kapselraum liegen. Für die sekretorische Funktion der Glomeruli, speziell die Wasserausscheidung, dürfte die Epithelschicht des inneren Blattes von großer Bedeutung sein. An die MALPIGHIschen Körperchen schließen sich die Tubuli contorti I. Ordnung, die sog. Hauptstücke an; sie sind an ihrem hohen Epithel, dem Stäbchensaum und Bürstenbesatz sowie den oft im Protoplasma vorhandenen Vakuolen kenntlich. Sie gehen in die HENLEschen Schleifen über, deren absteigender schmaler Schenkel flaches Epithel zeigt, während der aufsteigende Schenkel mit hohem Epithel dem Bau der gewundenen Harnkanälchen ähnelt. Sie münden ihrerseits in die kürzeren Tub. contorti II. Ordnung, die sog. Schaltstücke. Diese gehen in die zum Mark führenden Sammelröhren über. Durch Vereinigung mehrerer Sammelrohren entstehen die Hauptröhren, die an der Spitze der Nierenpapillen ins Nierenbecken münden. HENLEsche Schleifen, Sammelrohren und Hauptröhren liegen in der Marksubstanz der Niere. Unter *Nephron* (C. E. PONFICK) versteht man diejenige funktionelle Einheit der Niere, die aus einem Glomerulus und den dazugehörigen Harnkanälchen besteht. Als gesichert darf gelten, daß normal nicht alle Nephrone gleichzeitig arbeiten, sondern daß ein Wechsel im Zustande von Ruhe und Arbeit besteht; diese Erkenntnis ist für die Beurteilung der Ausschaltung zahlreicher Nephrone unter krankhaften Verhältnissen von großer Bedeutung.

Über den Mechanismus der Nierensekretion läßt sich heute folgendes sagen: Nach der weitgehend anerkannten Filtrationstheorie von LUDWIG und CUSHNY wird im Glomerulus eine eiweißfreie Flüssigkeit, der Primärharn, filtriert, der bis auf die Eiweißkörper die gleiche Zusammensetzung hat wie das Blut. Die Tubulusepithelien vermögen Substanzen aus dem Blut in den Harn zu sezernieren, daneben aber auch Substanzen aus dem Harn zu reabsorbieren und in das Blut zu geben, entweder passiv durch Diffusion, wobei die Konzentration im Harn und im Plasma gleichbleibt, oder aber aktiv entgegen einem Konzentrationsgefälle. Die Wasserreabsorption geht zu etwa 85% in den proximalen Tubulusabschnitten isoton vor sich, während die eigentliche Konzentrationsarbeit in den distalen Tubulusabschnitten geleistet wird. Das Ausmaß der Tubulusrückresorption gibt sich dadurch zu erkennen, daß von etwa 190 Litern Wasser und 1100 Gramm NaCl, die täglich durch die Glomeruli filtriert werden, nur 1,5 Liter Wasser und 5 g NaCl im Endharn erscheinen. Passiv durch Diffusion werden von den Tubuli Harnstoff, Harnsäure und Phosphate, aktiv Glucose, Natrium, Kalium, Calcium, Magnesium und Chlor reabsorbiert.

Die Nierenfunktion steht unter dem Einfluß einer großen Zahl verschiedener Faktoren. Abgesehen von der *Zusammensetzung* des *Blutes* spielen die *Menge* und die *Geschwindigkeit* des das Organ durchströmenden *Blutes* eine bedeutsame Rolle; Verengerung der Nierengefäße, Sinken des Blutdrucks sowie venöse Stauung haben Verminderung sowohl der Harnmenge wie auch zum Teil der mit dem Harn ausgeschiedenen Stoffe zur Folge. Ferner übt auch das *Nervensystem* einen wichtigen Einfluß auf die Nierenfunktion aus. Im Tierversuch hat die Verletzung des Bodens des IV. Ventrikels sowie vor allem diejenige des Bodens des III. Ventrikels (Regio hypothalamica) Steigerung der Wasserausscheidung (sog. Wasserstich), andererseits Stich in die Gegend des visceralen Vaguskerns vermehrte Salzausscheidung zur Folge (sog. Salzstich); mechanische Reizung der Ureteren oder des Nierenbeckens bewirkt Polyurie; umgekehrt kann von denselben Orten aus, z. B. durch einen Harnstein, ferner auch vom Peritoneum aus reflektorisch Anurie zustande kommen. Bei psychischer Erregung, ferner bei Migräne usw. beobachtet man oft Polyurie. Das Nierenparenchym ist sehr reich mit Nerven versorgt, welche die Gefäße begleiten und diese sowohl wie die Nierenepithelien versorgen; sie stammen aus dem Sympathicus (Ganglion coeliacum) und Vagus.

Wichtige nervös-reflektorische Beziehungen bestehen auch zwischen *Haut* und Niere: Die eine Hyperämie der Haut bewirkenden Momente haben eine sekretionsanregende Wirkung auf die Niere und umgekehrt. Hierbei spielen außer den sekretorischen die vasomotorischen Nerven eine Rolle. Weiter kennt man *chemische* Reize, die spezifisch anregend auf die sekretorische Tätigkeit der Nierenzellen wirken. Derartige „diuretische" Wirkungen sind u. a. von den Purinkörpern bekannt, die aus diesem Grunde eine wichtige therapeutische An-

---

[1] In keinem anderen Organ erfolgt der Übergang der Arteriolen in die Capillaren und damit der Abfall des Blutdrucks (vgl. S. 156) innerhalb einer so kurzen Strecke (Vas afferens-Glomerulus) wie in der Niere.

wendung gefunden haben. Auch den Hormonen der *Drüsen mit innerer Sekretion* dürfte für die Harnausscheidung eine nicht unwichtige Bedeutung zukommen: Hypophysenextrakt vermindert die Menge und erhöht die Salzkonzentration des Harns, Schilddrüsenpräparate vermögen unter Umständen die Wasserausscheidung zu steigern.

Bei der Feststellung dieser mannigfachen physiologischen Beziehungen muß allerdings darauf hingewiesen werden, daß das, was man am Krankenbett als Harnsekretion konstatiert, im Grunde die Resultante verschiedener Vorgänge darstellt, von denen sich nur ein, wenn auch großer Teil in der Niere selbst abspielt, während daneben das Verhalten der übrigen Gewebe des Körpers mitbestimmend für die Harnsekretion ist. Hierbei spielt unter anderem der Zustand der Capillaren eine wichtige Rolle, ferner die wechselnde Tendenz der Gewebe, Wasser zu binden, d. h. ihr Quellungsvermögen. Derartige *extrarenale* Faktoren sind insbesondere für die Retention von Wasser und Salzen und ihre Mobilisierung im Körper von nicht zu unterschätzender Bedeutung. Werden z. B. die Capillarwände des übrigen Körpers für harnfähige Substanzen abnorm durchlässig und strömen letztere dadurch in vermehrten Maße in die Gewebe ab, so werden die Nieren infolge verminderten Angebotes dieser Stoffe seitens des Blutes sie auch in geringerem Maße ausscheiden. Auf der anderen Seite läßt sich teilweise eine gewisse funktionelle Zusammengehörigkeit der renalen und extrarenalen Faktoren annehmen, die sich beispielsweise aus der gleichsinnigen Beeinflussung durch manche pharmakodynamischen Agentien ergibt. So erstreckt sich z. B. die Wirkung verschiedener Diuretica zum Teil auch auf extrarenal bedingte Ödeme, indem sie auf die Gewebe entquellend wirken. Schließlich ist zu beachten, daß von der in den Körper eingeführten Wassermenge stets etwa ein Viertel bis ein Drittel durch Haut und Atmung ausgeschieden wird, so daß die Harnmenge immer nur höchstens drei Viertel der Zufuhr beträgt.

Die klinisch entscheidende und wichtigste Frage bei der Untersuchung der Nieren ist diejenige ihrer *Funktionstüchtigkeit* bzw. die Feststellung, ob eine „*Niereninsuffizienz*" (A. v. KORÁNYI 1902) besteht. Dazu gehört die Kenntnis der *normalen Arbeitsweise* der Niere. Die Arbeit der Niere, deren wichtigste Aufgabe es ist, die dauernd normale chemische Zusammensetzung von Blut und Geweben zu gewährleisten, besteht im wesentlichen in *Konzentrierung* und in *Verdünnung*, zumal sämtliche im Harn gelösten Stoffe niemals der Konzentration im Blutserum entsprechen, sondern stets stärker oder schwächer konzentriert im Harn erscheinen, ein Beweis übrigens dafür, daß die Tätigkeit der Niere nicht in einfacher Filtration des Blutserums besteht. Die stärkste Konzentrierungsarbeit leistet die Niere gegenüber dem Harnstoff, die geringste gegenüber NaCl. Erfolgt durch Konzentrationszunahme eines Stoffes, z. B. von NaCl im Blut ein vermehrtes Angebot dieser Substanz an die Niere, so scheidet sie diese alsbald in Form wäßriger Lösung aus, und zwar normal nicht in dem Verdünnungsverhältnis, wie sie im Blut vorhanden ist, sondern wesentlich konzentrierter. In derselben Weise werden auch die übrigen harnpflichtigen Substanzen, wie Harnstoff, Harnsäure, Kreatinin, Indican, die verschiedenen Salze (Natrium, Kalium, Calcium, Magnesium, Chloride, Phosphate, Sulfate, Carbonate usw.) ausgeschieden. Diese Tatsache kommt u. a. zahlenmäßig aus dem Vergleich des Gefrierpunktes von Serum und Harn zum Ausdruck *(Kryoskopie)*, dessen Größe von der Menge der gelösten krystalloiden Stoffe, dagegen nicht von den organischen Bestandteilen wie Eiweiß, Zucker usw. abhängig ist, da für ihn die Zahl, nicht die Größe der gelösten Moleküle maßgebend ist. Derselbe beträgt im Serum (δ) normal nie mehr als $-0{,}55$ bis $-0{,}57°$, während er im Harn (Δ) $-2{,}5°$ erreicht.

Eine sehr wichtige Funktion der Niere besteht ferner in der Aufrechterhaltung der *Isohydrie* (s. S. 522), d. h. des Gleichgewichtes zwischen sauren und basischen Valenzen in Blut und Geweben und damit einer annähernd neutralen Reaktion derselben. Ermöglicht wird dies durch die Variationsfähigkeit der *Harnacidität*, indem normal je nach Bedarf ein saurer oder alkalischer Harn produziert wird. Schließlich scheidet die Niere normal auch gewisse *Produkte der Darmfäulnis* wie Phenole, Oxyproteinsäuren usw. aus.

Die Konzentrierung des Harns, deren prägnantester Ausdruck sein *spezifisches Gewicht* ist (normal zwischen 1015—1030, unter besonderen Bedingungen zwischen 1001—1040), kann von der Niere nur bis zu einer gewissen Grenze gesteigert werden. Bei weiterem Angebot harnfähiger Substanz muß vom Organismus der Niere Wasser als Lösungsmittel zur Verfügung gestellt werden, damit die Ausscheidung erfolgen kann; andernfalls kommt es zu schädlicher Anhäufung von Salzen und Stoffwechselschlacken im Körper. Da übrigens Harnmenge und spezifisches Gewicht im umgekehrten Verhältnis zueinander stehen, bietet nach L. LICHTWITZ das Produkt aus beiden praktisch einen annähernd brauchbaren Hinweis für die Leistungsfähigkeit der Niere (multipliziert man die durch 1000 dividierte 24stündige Harnmenge mit den letzten beiden Ziffern des spezifischen Gewichtes, so ist die normale Grenzzahl 30). Die von der Niere geleistete Arbeit kommt übrigens nicht allein durch den Konzentrationsunterschied von Harn und Serum zum Ausdruck; denn auch in den Fällen, in denen der Harn den gleichen osmotischen Druck wie das Serum zeigt (d. h. isotonisch ist), ist dennoch die Konzentration der *einzelnen* Harnbestandteile von der des Serums verschieden; die Arbeit der Niere ist eben als Resultante einer Reihe von *Partialfunktionen* zu betrachten. Aber auch unter den der Konzentrationsarbeit entgegengesetzten Verhältnissen, d. h. bei erhöhtem Angebot von Wasser seitens der Gewebe, leistet die normale Niere Arbeit, die in diesem Fall in ihrem Verdünnungsvermögen zur Geltung kommt.

Auch dem Mengenverhältnis von *Tag- und Nachturin* ist bei Verdacht auf Nierenleiden besondere Aufmerksamkeit zu schenken. Ist durch krankhafte Prozesse ein Teil des sezernierenden Parenchyms ausgeschaltet, so erfolgt eine kompensatorisch verstärkte Tätigkeit der intakt gebliebenen Nephra mit vermehrter Harnmenge hauptsächlich des *Nachts* (Nykturie, siehe auch S. 161), wogegen normal die Tagesharnmenge diejenige des Nachtharns um ein Vielfaches übertrifft.

Funktionsprüfung. Das Konzentrations- und das Verdünnungsvermögen der Nieren bietet einen bequemen Weg, sich über die Funktion der Niere ein Urteil im Groben zu bilden, zumal hier physiologische Vorgänge zum Gegenstande der Prüfung gemacht werden (F. VOLHARD).

Konzentrationsversuch. Man gibt dem Patienten für 24 Stunden Trockenkost und bestimmt die Menge und das spezifische Gewicht des Harns der zweistündig gelassenen Harnportionen. Der Gesunde konzentriert bis 1030 oder noch höher. Vorbedingung ist, daß der Kranke frei von Ödemen ist und auch sonst nicht Wasser retiniert; letzteres wird daran erkannt, daß die Harnmengen trotz Trockendiät nicht absinken. Unter pathologischen Verhältnissen erweist sich die Niere als unfähig, einen konzentrierten Harn zu liefern; das spezifische Gewicht bleibt auch trotz Durstens niedrig. Man bezeichnet dies als *Hyposthenurie*.

Verdünnungsversuch (Wasserversuch): Der Patient trinkt morgens nüchtern im Bett nach Entleerung der Blase 1½ Liter Wasser oder ganz dünnen Tee und läßt alle halbe Stunde Harn; von den einzelnen Portionen werden Menge und spezifisches Gewicht bestimmt. Der Gesunde scheidet die ganze Wassermenge innerhalb der nächsten 4 Stunden unter raschem Absinken des spezifischen Gewichtes auf 1002 bis 1001 aus, indem die Hauptmenge bereits in den ersten 2 Stunden erscheint (spitzgipflige Kurve), während in pathologischen Fällen die Ausscheidung verschleppt oder überhaupt nicht erfolgt. Besonders charakteristisch für die normale Niere ist, daß die größte Halbstundenportion 400 oder mehr ccm beträgt. Exakte Bestimmung des Körpergewichtes vor und nach dem Wasserversuch bildet eine Kontrolle der Resultate (vgl. S. 443). Fälle mit Hyposthenurie können sich beim Wasserversuch normal verhalten. In Fällen von schwerer Niereninsuffizienz zeigt der Harn sowohl beim Dursten wie nach Wasserzufuhr stets annähernd das gleiche niedere spezifische Gewicht etwa zwischen 1008 und 1012 (sog. fixiertes spezifisches Gewicht oder *Isothenurie*). *Fehlerquellen* der Verdünnungsprobe sind starke Wasserverarmung des Körpers (z. B. auch durch den unmittelbar vorausgeschickten Konzentrationsversuch), ferner Neigung zu Ödembildung, da in diesen Fällen Wasser von den Geweben zurückgehalten wird[1]. Die Verdünnungsprobe ist kontraindiziert bei stärkerer Herzinsuffizienz, bei Plethora und Hypertonie sowie bei Ödemen.

Konzentrations- und Verdünnungsversuch zusammen ergeben einen guten Einblick in die Leistungsfähigkeit der Nieren; sie bieten den großen Vorteil, daß sie ohne Laboratoriumseinrichtung durchgeführt werden können.

Die Ausscheidungsfunktion der Nieren ist aber keine einheitliche Größe, sondern setzt sich aus einer Reihe von *Teilfunktionen* zusammen, die sich auf die verschiedenen auszuscheidenden Substanzen wie Wasser, NaCl, Harnstoff, Kreatinin, Harnsäure erstrecken und eine weitgehende Unabhängigkeit voneinander zeigen. Diese Tatsache hat man funktionsdiagnostisch in der Weise verwertet, daß man analog dem Wasserversuch *Belastungsproben* mit den einzelnen körpereigenen Substanzen vornimmt. Zum Beispiel gibt man nach einer mehrtägigen Vorperiode, d. h. einer Kost, die etwa 7 g NaCl und etwa 2½ Liter Flüssigkeit enthält und bis zur gleichmäßigen Ausscheidung des NaCl gereicht wird, an einem Tage 10 g NaCl als Zulage, die vom Gesunden in höchstens 48 Stunden unter Ansteigen des NaCl-Prozentgehaltes des Harns vollkommen ausgeschieden wird. Unter pathologischen Verhältnissen erfolgt die Ausscheidung des NaCl entweder überhaupt nicht oder verzögert; bei Hyposthenurie und Isosthenurie wird das Salz unter gleichzeitiger stark vermehrter Wasserausscheidung eliminiert, so daß die Salzkonzentration des Harns im Gegensatz zur Norm nicht wesentlich zunimmt. In gleicher Weise erfolgt die *Prüfung der N-Ausscheidung:* Mehrtägige Vorperiode mit etwa 10—15 g N in der Nahrung, bis die N-Ausscheidung konstante Werte zeigt, alsdann Zulage von 20 g Harnstoff (= 9,34 Stickstoff) oder 50—100 g Somatose (= 5—10 g N); die entsprechende N-Mehrausscheidung im Harn soll normal innerhalb von

---

[1] Immerhin kann aber auch in solchen Fällen die Verdünnungsprobe aufschlußreich sein, indem hier bei inaktiver Niere zwar die Gesamtausscheidung vermindert ist, andererseits aber die einzelnen Halbstundenportionen dennoch die oben beschriebenen charakteristischen Schwankungen erkennen lassen. Ferner fällt bei Neigung zu Ödemen der Wasserversuch im Stehen oft schlechter als im Liegen aus.

spätestens 48 Stunden vollendet sein. Auch das *Kreatinin* (normal 1—1,5 mg-% im Serum) kann zur Belastungsprobe herangezogen werden: 1,5 g Kreatinin, in 150 g Zuckerwasser genommen, werden zu 60—90% in den ersten 6 Stunden ausgeschieden; die Bestimmung erfolgt colorimetrisch im Harn[1]. Endlich kann unter pathologischen Verhältnissen auch die Fähigkeit der Niere leiden, auszuscheidende *saure Valenzen* rasch durch NH_3 zu neutralisieren. Auch diese Partialfunktion hat man in den Dienst der Funktionsprüfung gestellt. Während beim Normalen 2mal 5 g Natr. bicarb., per os in 2 Stunden Abstand genommen, den Harn bereits alkalisch machen, erfordert die kranke Niere größere Dosen.

Eine wichtige Ergänzung dieser Proben bildet die Untersuchung des *Blutserums* auf etwaige Retention harnfähiger Substanzen. So geht verzögerte NaCl-Ausscheidung mit Erhöhung des NaCl-*Gehaltes* des Serums einher. Erhöhung des Salzgehaltes des Serums kommt auch in einer Zunahme der kryoskopisch feststellbaren *Gefrierpunktsdepression* des Serums (δ) zum Ausdruck (s. oben), auf deren Wert A. v. KORÁNYI hinwies. Dabei ist jedoch zu bemerken, daß die Steigerung der Salzkonzentration sehr bald dadurch ihre Grenze findet, daß gleichzeitig mit den Salzen Wasser zurückgehalten wird (vgl. später). Darin besteht ein wesentlicher Unterschied gegenüber der Retention von N-Substanzen.

Schädigung des N-Ausscheidungsvermögens zeigt sich im Blut durch Ansteigen des als *Reststickstoff* (Rest-N) bezeichneten Gehaltes an N-haltiger Substanz, die nach Ausfällung der Eiweißkörper im Serum noch nachweisbar ist. Der Rest-N übersteigt normal nicht 35 mg in 100 ccm Serum. Eine Erhöhung des Rest-N kommt aber außer bei Niereninsuffizienz auch bei anderen Krankheiten, z. B. bei akuten Infektionskrankheiten, bei Leberkrankheiten, Leukämien, Fieber, Carcinomen usw., d. h. überall dort vor, wo ein erhöhter Eiweißzerfall im Körper erfolgt. Der Rest-N besteht normal etwa zur Hälfte aus Harnstoff (= 10—18 mg-% N), wogegen sich die Nichtharnstoff-Fraktion (sog. Residual-N) des Rest-N auf Aminosäuren, Kreatinin, Harnsäure usw. verteilt. Erhöhung des Rest-N infolge von Niereninsuffizienz ist stets von Steigerung der Blutharnsäure (d. h. über 4 mg-% bei purinfreier Kost, vgl. S. 553) begleitet, was diagnostisch um so wichtiger ist, als dieser Befund, z. B. bei der akuten Nephritis, oft das einzige Symptom einer beginnenden Insuffizienz ist; im übrigen ist bei Niereninsuffizienz teils nur die Harnstoff-Fraktion des Rest-N, teils außerdem der Residual-N erhöht.

Auch die Bestimmung des *Indicangehaltes* des Serums läßt sich in gleichem Sinne wie der Rest-N verwerten. Ebenso spricht eine stark positive *Xanthoproteinreaktion* des enteiweißten Serums für eine bei Niereninsuffizienz vorkommende Retention aromatischer Körper[2]. Letztere ist vor allem bei *chronischer* Insuffizienz zu beobachten. Endlich vermag die Blutuntersuchung auch Einblick in den Wasserstoffwechsel zu gewähren, wenn man mittels *Refraktometers* den Serumeiweißgehalt (vgl. S. 306) bestimmt, aus dem sich der Wassergehalt ergibt. Auch wiederholte Zählung der Erythrocyten ermöglicht die Feststellung einer Wasserretention im Blut (Hydrämie) oder umgekehrt einer Eindickung desselben.

In besonderen Fällen ist zur Funktionsprüfung auch die Einverleibung *körperfremder* Substanzen und die Kontrolle ihrer Ausscheidung von Wert. So werden z. B. 0,5 *Jodkalium*, per os gegeben, normal nach 1—2 Stunden ausgeschieden, die Ausscheidung ist spätestens innerhalb von 60 Stunden beendet. Pathologisch verzögerte Jodausscheidung, die bei Nierenleiden beobachtet wird, bedeutet hier zugleich Mahnung zur Vorsicht gegenüber therapeutischen Jodgaben (Kumulationsgefahr!). Auch die Einverleibung gewisser ungiftiger *Farbstoffe* und die quantitative Bestimmung ihrer Ausscheidung durch die Nieren kann herangezogen werden. Zum Beispiel wird nach Injektion von *Indigocarmin* in physiologischer NaCl-Lösung (20 ccm einer 0,4%igen Lösung) in die Glutäen der Farbstoff von der gesunden

---

[1] Bei allen diesen Proben ist das exakte *Sammeln* der 24 stündigen Harnmenge ein unbedingtes Erfordernis. Man sammelt den Harn, nachdem der Patient die Blase unmittelbar vorher entleert hat, z. B. von morgens 8 Uhr bis zum anderen Morgen 8 Uhr usw., wobei der Patient anzuhalten ist, jedesmal kurz vor der Stuhlentleerung Harn zu lassen, damit durch diese kein Verlust erfolgt. Diarrhöen schließen die Durchführung der Untersuchung aus. Das *spezifische Gewicht* ist stets erst nach Abkühlung des Harns auf 15° zu bestimmen. — Übrigens kann ein hohes spezifisches Gewicht auch durch einen beträchtlichen Gehalt des Harns an Eiweiß (über 7⁰/₀₀) und vor allem an Zucker verursacht sein. In derartigen Fällen gibt die Kryoskopie (s. S. 443) einen zuverlässigen Einblick bezüglich der Salzkonzentration des Harns, da die Anwesenheit derartiger nichtkrystalloider Substanzen wie Eiweiß usw. infolge der Größe ihrer Moleküle hierfür belanglos ist.

[2] Bezüglich der zahlenmäßigen Bewertung der Erhöhung des RN und seiner Komponenten als Ausdruck der Retention harnpflichtiger Stoffe ist zu bedenken, daß die retinierten Körper alsbald aus dem Blut in die Gewebe abwandern und demnach in der Hauptsache in diesen die RN-Bestandteile gestapelt werden; der RN des Blutes liefert dabei ein nur unvollkommenes Bild von dem Umfange der tatsächlichen Retention.

Niere schon nach 5—6 Min. ausgeschieden; bei erkrankter Niere beginnt die Ausscheidung erst später und hält langer an. In ähnlicher Weise wird *Phenolsulfophthalein* (1 ccm der fertigen Lösung der Firma Hellige-Freiburg) angewendet; der größte Teil des Farbstoffes wird vom Gesunden innerhalb der ersten 4 Stunden (mindestens 50% in den ersten 2 Stunden) ausgeschieden. Die Farbstoffmethoden bieten den Vorteil, daß sie erstens sofort, ohne vorhergehende Stoffwechseluntersuchung angestellt werden können; zweitens ist ihre Anwendung speziell bei einseitigen Nierenkrankheiten deshalb von Wert, weil man unter Zuhilfenahme des Cystoskops oder des Ureterenkatheterismus infolge der normal schnell erfolgenden Ausscheidung des Farbstoffes einen klaren Einblick in etwaige Funktionsstorungen der einen Niere erhält, vorausgesetzt allerdings, daß dieselben gròberer Art sind. Vor allem haben daher diese Methoden für die Fragestellungen des *Chirurgen* (namentlich bezüglich der Entfernung einer Niere bei genügender Funktionstüchtigkeit der anderen) Bedeutung. Es ist aber nachdrücklich zu betonen, daß derartige Proben mit nichtkörpereigenen Substanzen unvollkommen sind, da sie über die obengenannten Partialfunktionen der Niere nichts auszusagen vermögen.

Auch der *Harnfarbe* ist, abgesehen von Beimengungen von Blut-, Gallenfarbstoffen usw., besondere Aufmerksamkeit zu schenken. Die normalen Harnfarbstoffe werden im Korper (hauptsächlich im Darm) als ungefärbte Vorstufen gebildet; die oxydative Umwandlung dieser Chromogene in die eigentlichen Farbstoffe erfolgt normal in der Niere (E. BECHER). So erklärt sich, daß unter gewissen Umstanden auch die *Harnfarbe* im groben Schlüsse auf die Nierenfunktion zuläßt; z. B. deutet Oligurie bei hellem Harn auf Niereninsuffizienz hin. Im einzelnen ist nach HEILMEYER das Produkt aus Harnmenge und dem stufenphotometrisch bestimmten sog. *Harnfarbwert* normal eine Konstante, die sich unter gewissen pathologischen Verhältnissen charakteristisch verändert.

Ein besonders guter Einblick in die Nierenfunktion ist durch die sog. *Clearance-Untersuchungen* möglich. Der Clearance-Wert zeigt an, welche Plasmamenge innerhalb einer Minute beim Durchfluß durch die Niere von einer bestimmten Substanz vollständig befreit, d. h. geklärt wird. Die Untersuchungen, die nur in klinischer Beobachtung durchführbar sind, können sich auf verschiedene Stoffe erstrecken. Führt man durch intravenöse Infusion Natriumthiosulfat zu, das durch den Glomerulus vollständig abfiltriert wird, so wird die Plasmakonzentration dieser Substanz genauso hoch sein wie ihre Konzentration im Glomerulusfiltrat. Diese Substanz wird im Tubulus nicht reabsorbiert und auch vom Tubulus nicht sezerniert, so daß sie je nach dem Ausmaß der Wasserrückresorption (durch die Tubuli) im Endharn in erheblich gesteigerter Konzentration gegenüber dem Plasma erscheint. Beträgt die Konzentration im Endharn beispielsweise das Hundertfache der Plasmakonzentration, so bedeutet das, daß das Glomerulusfiltrat in den Tubuli auf das Hundertfache konzentriert wurde, daß also 99% des Wassers des Glomerulusfiltrats reabsorbiert wurden. Kennt man andererseits die Ausscheidungsmenge an Endharn (pro Minute), so kann aus ihr rückschließend die Glomerulusfiltratmenge berechnet werden. Wird ein Stoff genommen, der ebenso wie das Thiosulfat durch die Glomeruli filtriert, jedoch in den Tubuli rückresorbiert wird, so wird seine Konzentration im Endharn niedriger sein als diejenige des Thiosulfats, sein Klärwert wird gleichfalls niedriger liegen. Bei gleichzeitiger Bestimmung des Klärwertes des Thiosulfats und dieses anderen Stoffes läßt sich das Ausmaß der Tubulusrückresorption des letzteren berechnen. Nimmt man andererseits einen Stoff, der durch Glomeruli und Tubuli ausgeschieden wird, so wird dessen Klärwert höher liegen als derjenige des Thiosulfats.

Mit Hilfe der Clearance-Untersuchungen hat sich feststellen lassen, daß bei der akuten Glomerulonephritis vorwiegend die Glomerulustätigkeit eingeschränkt ist, während sich die Sekretionsfähigkeit der Tubuli als nur gering vermindert erweist. Bei der chronischen Glomerulonephritis verringert sich zunehmend die Nierendurchblutung. Die Glomerulusfiltration bleibt zunächst noch aufrechterhalten, sinkt später dann aber ab; die tubuläre Sekretion ist vermindert. Im Endstadium sind alle Clearance-Werte erheblich eingeschränkt. Bei der chronischen Pyelonephritis kommt es je nach dem Ausmaß des Übergreifens des Prozesses auf das Nierenparenchym zu mehr oder weniger starken Einschränkungen der Clearance-Werte. Nephrosen zeigen im großen und ganzen keine gröberen Abweichungen der Clearance-Werte. Im Ablauf der essentiellen Hypertonie erlauben Clearance-Untersuchungen genauere Aussagen über die sich allmählich anbahnende und immer stärker in Erscheinung tretende Nierenbeteiligung.

Die Funktionsprüfung der Nieren nimmt in der modernen klinischen Betrachtung der Nierenkrankheiten deshalb einen so wichtigen Platz ein, weil sie namentlich in *prognostischen* und *therapeutischen* Fragen vielfach wesentlich exaktere Auskunft gibt als die sonstige übliche Harnuntersuchung, die häufig keine sicheren Schlüsse auf den Umfang der vorhandenen Nierenschädigung zu ziehen erlaubt.

Allgemeine Symptomatologie der Nierenkrankheiten

......kheiten der Nieren, wie sie entweder durch die Wirkung im Blute kreisender Gifte sowie bakterieller Noxen oder durch krankhafte Veränderung der Blutgefäße oder mangelhafte Blutversorgung oder endlich durch das Aufsteigen einer Krankheit vom Nierenbecken aus entstehen, sind durch eine Reihe charakteristischer klinischer Erscheinungen gekennzeichnet, die teils direkt von den Nieren selbst ausgehen, wie Veränderungen des Harns (Eiweißausscheidung, Hämaturie usw.), teils sich aus der Einwirkung der Nierenkrankheit auf andere Organsysteme erklären, wie Störungen des Zirkulationsapparates (Blutdruckerhöhung, Herzhypertrophie) und andere Krankheitssymptome (Ödeme, Augenhintergrundveränderungen); dazu kommen ferner gewisse charakteristische Funktionsstörungen des physiologischen Ausscheidungsvermögens der Nieren. Die ohne komplizierte Methoden nachweisbaren *Hauptsymptome* der Nierenkrankheiten sind folgende:

Die **Eiweißausscheidung** durch den Harn, die Albuminurie, bildet eines der *konstantesten* Symptome einer Nierenkrankheit (zum ersten Male von DOMENICO COTUGNO 1770 nachgewiesen). Das Eiweiß ist identisch mit den Eiweißkörpern des Blutserums (Albumin und insbesondere Globulin); seine Anwesenheit im Harn beweist, soweit seine Herkunft aus den Nieren sichergestellt ist (vgl. unten), eine pathologische Durchlässigkeit derselben, an der sowohl die Glomeruli als auch die Harnkanälchen beteiligt sein können.

Für das Zustandekommen einer Albuminurie ist die Verschiebung der Eiweißkörper des Blutes zugunsten der Globuline von Bedeutung.

Die Albuminurie ist als ein sehr feines Reagens auf Nierenstörungen, insbesondere auch auf geringfügige Störungen der Blutversorgung der Nieren zu betrachten. Beweisend für eine Nierenkrankheit ist sie jedoch im allgemeinen nur bei stärkerer Eiweißausscheidung oder bei gleichzeitigem Vorhandensein anderer, im gleichen Sinne sprechender Symptome. Die Eiweißmenge schwankt zwischen Spuren und etwa $60^0/_{00}$; der äußerste Gesamteiweißverlust in 24 Stunden dürfte im allgemeinen selten 10 g übersteigen (bei manchen Nierenleiden beträgt er allerdings erheblich mehr). Die Eiweißmenge geht häufig der Schwere der Krankheit in der Weise parallel, daß Verschlimmerungen mit Zunahme, Besserungen mit Abnahme der Eiweißmenge einhergehen. Doch gibt es recht zahlreiche Ausnahmen von dieser Regel, insbesondere darf man keinesfalls ohne weiteres aus dem Grade der Eiweißausscheidung auf die Intensität des Krankheitsprozesses schließen[1]. So beweist einerseits das Fehlen einer Albuminurie noch nicht das Intaktsein der Nieren — gerade bei den schwersten Nierenkrankheiten, wie bei der Schrumpfniere sowie bei manchen Nierenentzündungen von perakutem Verlauf kann das Eiweiß fehlen —, wie andererseits selbst große Eiweißmengen keineswegs ohne weiteres gleichbedeutend mit einer schlechten Prognose der Nierenkrankheit sein müssen. Die Albuminurie darf demnach im Rahmen der Symptome der Nierenleiden in ihrer Bedeutung nicht überschätzt werden.

---

[1] Die quantitative Eiweißbestimmung im Harn hat daher nur beschränkten Wert, zumal die gebräuchlichen Bestimmungsmethoden (z. B. nach ESBACH) ungenau sind. Im allgemeinen genügt die bloße Schätzung, z. B. bei der Kochprobe mit nachträglichem Essigsäurezusatz nach 2stündigem Absitzenlassen. Der letzteren Probe ist übrigens allgemein der Vorzug vor empfindlicheren Reagenzien (wie z. B. der Sulfosalicylsäure) zu geben, da diese auch minimale, physiologisch vorkommende Eiweißspuren anzeigen, die klinisch bedeutungslos sind. Bei sehr NaCl-armen Harnen empfiehlt sich übrigens vor Anstellung der Eiweißprobe Zusatz von etwas NaCl zum Harn, um die Eiweißausfällung zu fördern.

Ausscheidung geringer Eiweißmengen wird unter den verschiedensten Umstanden beobachtet. So kann starker Druck auf die eine Niere, z. B. bei der palpatorischen Untersuchung, fur kurze Zeit leichte Albuminurie bewirken (vgl. S. 474, Fußnote). Die gleiche Wirkung haben vorubergehend mitunter kurzdauernde korperliche Anstrengungen, namentlich auch sportlicher Art, sowie bei manchen Individuen kalte Bader (wobei Abhartung keine Rolle spielt), ferner gelegentlich intensive Besonnung. Die bei fieberhaften Krankheiten der verschiedensten Art auftretende Albuminurie, wohl die Folge der Wirkung von Bakterientoxinen, ist ebenfalls bedeutungslos, desgleichen die geringen Eiweißmengen, die bei Prozessen in der Nachbarschaft der Niere, ferner im Nierenbecken und in den Harnleitern (Steine usw.) beobachtet werden. Eiweißausscheidung beobachtet man ferner mitunter nach Aufnahme großer Mengen von artfremdem Eiweiß, z. B. von rohen Eiern, dementsprechend auch nach Injektion von größeren Mengen Heilserum, bisweilen ferner unter der Wirkung von Salicylpraparaten. Bedeutungslos kann auch die häufiger bei Frauen von pastosem Habitus zu beobachtende Schwangerschaftsalbuminurie sein, die mit dem Beginn der Gravidität einsetzt, sich stets nur bei Mehrgebarenden findet und mit dem Partus wieder schwindet; im Gegensatz zur Schwangerschaftsniere fehlen hier sowohl ein pathologischer Sedimentbefund als auch vor allem die Blutdrucksteigerung sowie Ödeme. Auch bei *cerebralen* Prozessen (z. B. bei Apoplexien, nach Schadeltraumen, epileptischen und paralytischen Anfällen usw.) kann für einige Tage eine zum Teil erhebliche Albuminurie auftreten; diese Tatsache läßt erkennen, daß auch zentralnervöse Störungen sich in dieser Form an der Niere manifestieren konnen (wie in anderen Fallen, z.B. in der Form des gestorten Konzentrierungsvermögens, s. S. 515). Auch bei verschiedenen anderen Krankheiten kann, wenn auch zum Teil nur vorubergehend oder nur in geringem Maß, Eiweiß im Harn nachweisbar werden, so bei Anamien, Leukamien, bei Darmleiden sowie bei chronischer Obstipation, bei Gallensteinanfallen, bei Diabetes mellitus usw. Man hute sich, in derartigen Fallen voreilig ein Nierenleiden zu diagnostizieren, kontrolliere aber wiederholt und in großeren Abstanden Blutdruck und Nierenfunktion (s. unten), zumal ganz vereinzelt eine längere Zeit bestehende, scheinbar harmlose Albuminurie den Vorlaufer eines ernsten Nierenleidens bildet.

Nicht zu verwechseln mit der echten Albuminurie ist das Auftreten eines bereits *in der Kälte durch Essigsaure fällbaren* Körpers von globulinartiger Beschaffenheit (Harn āā mit Wasser verdünnt, 3%ige Essigsaure). Es handelt sich dabei um eine Verbindung von Serumeiweiß mit Chondroitinschwefelsaure (deren Na-Salz); letztere durch Essigsaure frei gemacht, fallt Eiweiß in der Kalte. Dieser Körper findet sich u. a. bei der orthostatischen Albuminurie (s. S. 470), bei Ikterus, bei Myxödem usw. Beimengungen von Blut, Eiter oder Sperma zum Harn, ferner von Fluor bei Frauen können eine schwach positive Eiweißprobe bewirken (sog. akzidentelle Albuminurie). Doch übersteigt die Menge niemals 1⁰/₀₀ (Trubung bei der Kochprobe). Große Eiweißmengen ohne gleichzeitige Nierenkrankheit werden bei der sog. BENCE-JONESschen Albuminurie ausgeschieden (vgl. S. 328). Für die Untersuchung auf Eiweiß ist am meisten der Tagesharn geeignet, wahrend der Nachtharn mitunter frei von pathologischen Bestandteilen ist. Bezüglich der Beeinflussung des spezifischen Gewichtes des Harns durch starken Eiweißgehalt vgl. S. 445 (Fußnote).

Neben der Albuminurie sind es gewisse *geformte Elemente*, die bei der mikroskopischen Untersuchung des **Harnsedimentes** auf die Krankheit der Nieren hinweisen. Hierzu gehören u. a. die *Harncylinder* (von SIMON 1833 entdeckt, von JAC. HENLE 1844 näher beschrieben), längliche zarte Gebilde, welche Abgüsse der Harnkanälchen darstellen, daher ungefähr das gleiche Kaliber wie diese haben; sie sind von wechselnder Länge.

Die *hyalinen Cylinder* sind zarte durchscheinende Gebilde von annähernd geradem Verlauf; häufig sind ihnen einzelne Zellen oder Krystalle aufgelagert. Man beobachtet sie schon bei geringfugigen Nierenlasionen, z. B. als Begleiter harmloser vorubergehender Albuminurien. Gelegentlich kommen sie auch ohne letztere vor[1]. Bei Saurezusatz zum Sedimentpraparat werden sie unsichtbar. Die sog. *granulierten* Cylinder zeigen eine feine Kornung und sind oft etwas dunkler gefarbt. Zum Teil sind sie mit Nierenepithelien oder Erythrocyten besetzt oder scheinen vollkommen aus diesen aufgebaut zu sein (Epithel-, Blutkorperchencylinder); mitunter ist ein größerer Teil der Epithelien verfettet, auch kann der ganze Cylinder mit Fettkugelchen bedeckt sein (Fettkornchencylinder). Im Gegensatz zu den hyalinen Cylindern bedeutet das Auftreten der granulierten Cylinder haufig eine ernstere Erkrankung der Nieren,

---

[1] In fraglichen Fallen ist das Harnsediment auch dann auf geformte Elemente zu untersuchen, wenn die Eiweißprobe negativ ist. Gelegentlich kommt namlich *Cylindrurie ohne Albuminurie* vor. — Bei langerem Stehen des Harns konnen die Cylinder unter der Wirkung des Harnpepsins verschwinden.

was auch aus der Anwesenheit der aufgelagerten Zellen und Erythrocyten hervorgeht. Gelegentlich kommen sie jedoch in geringer Zahl auch bei gesunden Sportsleuten vorubergehend vor. Eine besonders ernste Bedeutung haben schließlich die sog. *Wachscylinder*. Dies sind lange und ziemlich breite, stark lichtbrechende, oft gelblich glanzende Gebilde von sehr scharfer Konturierung, die im Gegensatz zu den hyalinen Cylindern gegen Saurezusatz resistent sind. Sie sind im allgemeinen selten, kommen nur bei schweren Nierenentzündungen, und zwar bei den chronischen haufiger als bei den akuten vor. Bei Ausscheidung von Blutfarbstoff durch die Nieren werden braunlich gefarbte, feinkörnige *Hämoglobincylinder* beobachtet. Komacylinder s. Diabetes S. 541).

Außer den Cylindern hat die Anwesenheit von *Nierenepithelien* im Sediment große Bedeutung. Dieselben sind nicht mit den in großer Zahl vorkommenden Epithelien aus den übrigen Harnwegen zu verwechseln. Es sind kleine Zellen, die an ihrer polyedrischen Form und ihrem einfachen runden oder etwas ovalen Kern zu erkennen sind[1], durch den sie sich von den oft mit ihnen gleichzeitig vorhandenen Leukocyten unterscheiden. Bisweilen treten sie zu Haufchen agglomeriert auf, oft sind sie stark ladiert. Am besten erkennt man sie, wenn sie den Cylindern aufgelagert sind. Die Untersuchung mit dem Polarisationsmikroskop ergibt, daß es sich, wie auch bei den Fettkornchencylindern, großenteils um *doppelbrechende* (anisotrope) Lipoide handelt. Sie sind leicht gegenuber den oft in großer Masse vorhandenen *Plattenepithelien* zu unterscheiden, die durch Desquamation der obersten Schicht des Epithels von Nierenbecken, Ureter und Blase in den Harn übergehen. Dies sind große, eckige, platte Zellen mit großem, scharf konturiertem, häufig granuliertem Kern. Daneben kommen mitunter die aus den tiefsten Schichten des Plattenepithels stammenden sog. *geschwanzten* oder *birnenförmigen* Zellen vor, die bei Reizzustanden des Nierenbeckens, der Ureteren und der Blase auftreten, also ebenfalls mit der Niere selbst nichts zu tun haben.

Auch das haufige Vorhandensein von *Erythrocyten* im Sediment, die teils als noch gutgefärbte Blutscheiben, teils als ausgelaugte Blutschatten auftreten, ist nicht ohne weiteres beweisend fur eine Erkrankung der Niere, da sie aus einer Blutung der abführenden Harnwege stammen konnen. Für ihren renalen Ursprung spricht dagegen ihr ausgelaugtes Aussehen und das gleichzeitige Vorhandensein von echten Nierenelementen (Nierenepithelien und Cylinder), bzw. die Tatsache, daß die Erythrocyten Cylindern aufgelagert sind oder als Erythrocytencylinder auftreten. Bei weiblichen Personen denke man stets an die Menstruation als eine Fehlerquelle. In Fallen der letztgenannten Art bewahrt die Untersuchung des Katheterharns vor Irrtum. In besonderen Fallen ist der Ureterenkatheterismus notwendig. Auch kann mitunter die sog. Dreiglaserprobe zur Entscheidung der Provenienz des Blutes beitragen: Man läßt den Patienten zunachst in zwei verschiedene Glaser Harn entleeren; der letzte in der Blase befindliche Rest kommt getrennt in ein drittes Glas. Bei Nierenblutungen sind alle 3 Proben gleich stark bluthaltig, bei Blasenblutungen enthalt oft die letzte Portion am meisten Blut. Bluthaltiger Harn ohne mikroskopisch nachweisbare Erythrocyten ist ein Kennzeichen der Hamoglobinurie (vgl. S. 319).

Die *Leukocyten* endlich haben im allgemeinen fur die Erkennung von Nierenkrankheiten keine wesentliche Bedeutung, falls sie nicht ebenfalls an Cylindern haften. Sie sind stets an der Polymorphie ihres Kernes zu erkennen und kommen namentlich bei den verschiedensten Reizzustanden und Katarrhen der abfuhrenden Harnwege vor. Vereinzelt beobachtet man bei Sepsis eine reichliche Ausscheidung von Leukocyten durch die Nieren, ohne daß dies eine eitrige Erkrankung der Niere zu beweisen braucht.

Zusammenfassend ist also bezüglich der morphologischen Befunde des Harns zu sagen, daß die beiden *einzigen* Bestandteile, die stets aus den *Nieren* und nicht aus den übrigen Teilen des Harnapparates herstammen, die Harncylinder und die Nierenepithelien sind[2].

Eine haufige Begleiterscheinung doppelseitiger Nierenleiden sind bestimmte Veränderungen am Zirkulationsapparat, und zwar die Steigerung des **Blutdrucks** mit ihren Folgeerscheinungen (vgl. auch S. 231). Die Blutdrucksteigerung erreicht haufig sehr beträchtliche Werte (200 mm Hg und erheblich mehr) und ist dann an dem drahtartig harten Puls zu erkennen; in anderen Fallen ist sie nur eben angedeutet oder sie ist so unbedeutend, daß sie als solche überhaupt erst nachtraglich erkannt wird, wenn bei Besserung des Leidens der Druck weiter heruntergeht. Erhohung des Blutdrucks findet man hauptsachlich bei jenen

---

[1] Als sichere und leicht zu handhabende Methode zur Erkennung der Kernform im frischen Sedimentpraparat ist die Anwendung einer frisch filtrierten 1%igen waßrigen *Neutralrotlosung* oder einer Mischung von Trypanblau und Kongorot (Promonta, Hamburg) zu empfehlen, von denen man einen Tropfen zum feuchten Sediment auf dem Objekttrager zusetzt.

[2] Andererseits kommt, was die *klinische Dignität* der einzelnen morphologischen Nierenbestandteile anlangt, abgesehen von den Wachscylindern, dem Befunde von Erythrocyten die wichtigste Bedeutung zu, falls ihre Herkunft aus den Nieren außer Zweifel ist.

akuten Nierenkrankheiten, bei denen die Glomeruli in großer Zahl erkrankt sind, ferner namentlich, und zwar besonders hochgradige Steigerungen bei allen chronischen, mit ausgedehnter Schrumpfung des Nierenparenchyms und mit Bindegewebsentwicklung einhergehenden Nierenleiden (Schrumpfnieren). Auch beim Übergreifen einer doppelseitigen Entzündung des Nierenbeckens (Pyelitis) auf die Nieren wird Blutdrucksteigerung beobachtet, desgleichen bei Erschwerung des Harnabflusses infolge von doppelseitiger Verengerung oder Verlegung der abführenden Harnwege (Hydronephrose, Harnkonkremente, Prostatahypertrophie). Umgekehrt fehlt die Steigerung regelmäßig bei Nierenleiden mit ausschließlicher Erkrankung der Harnkanälchen (Nephrosen). Für das Zustandekommen der Blutdrucksteigerung ist zunächst ein leistungsfähiger Herzmuskel (linker Ventrikel) eine notwendige Voraussetzung. Hieraus erklärt sich das Fehlen der Blutdruckerhöhung dort, wo zwar die Bedingungen für eine Erhöhung gegeben sind, das Herz aber geschwächt ist wie bei mit Fieber, Tuberkulose, Kachexie oder Herzmuskelkrankheiten komplizierten Nierenleiden.

Die der nephrogenen Blutdruckerhöhung zugrunde liegenden Vorgänge sind *anfangs nicht in anatomischen* Gefäßveränderungen, sondern in *funktionellen* Störungen des Zirkulationsapparates zu suchen, die in einer Verengerung der Capillaren mit konsekutiver Hautblässe (daher „*blasser Hochdruck*") und der kleinsten präcapillaren Arterien (Arteriolen) im Bereich ausgedehnter Bezirke des Körpers bestehen dürften (wie u. a. die Beobachtung der Gefäße am Augenhintergrunde sowie der Nagelfalzcapillaren lehrt). Dadurch erfolgt eine erhebliche Einengung der Strombahn. Daß die Gefäßverengerung anfangs nur eine funktionelle ist, geht u. a. aus der häufig nur kurzen Dauer der Blutdrucksteigerung hervor sowie ferner aus den erheblichen, dem Verlauf eines Nierenleidens oft parallel gehenden Schwankungen der Blutdruckwerte. Mit der Entstehung des Ödems hat die Blutdruckerhöhung nichts zu tun. Zur Erklärung der Ursache der renalen Blutdrucksteigerung wurden verschiedene Theorien aufgestellt. Zunächst hatte man in der Steigerung des Blutdrucks eine rein mechanische Folge der Einengung der Nierengefäßbahn erblickt (TRAUBE) und in ihr eine Kompensationseinrichtung gesehen (VOLHARD 1905). Man hat dann die Verengerung der Gefäße mit der toxischen Wirkung gewisser harnpflichtiger Substanzen zu erklären versucht, die von der kranken Niere in nur ungenügender Menge ausgeschieden werden und sich im Körper stauen. Tatsache ist, daß hauptsächlich diejenigen Nierenleiden zu Blutdrucksteigerungen neigen, die mit einer Erhöhung des Rest-N (s. S. 444) einhergehen. Dies trifft jedoch nicht für alle Fälle ausnahmslos zu. Auch geht der Grad der Blutdrucksteigerung der Höhe des Rest-N keineswegs genau parallel. Die VOLHARDsche Schule stellte fest, daß Unterbindung einer Nierenarterie Blutdrucksteigerung bewirkt, die nach Exstirpation dieser Niere wieder schwindet, und daß in mangelhaft durchbluteten Niere drucksteigernde Stoffe nachweisbar sind, die ins Blut übertreten und auf den Blutdruck auch nach Durchschneidung aller Nerven und des Rückenmarks wirken. Hiernach ist *Ischämie der Niere* die eigentliche Ursache der renalen Hypertonie. Zahlreiche von anderer Seite (GOLDBLATT, HOUSSAY) durchgeführte Tierversuche stützten diese Hypothese, die zugleich den grundsätzlichen Unterschied gegenüber dem „roten" Hochdruck (s. S. 231) zu erklären scheinen. Mit dieser humoralen Theorie des weißen Hochdrucks erscheinen indessen gewisse Tatsachen zunächst schwer vereinbar, so vor allem die Beobachtung, daß im 2. Scharlachstadium bisweilen eine Blutdrucksteigerung dem Ausbruch der Nephritis vorausgeht, so daß die Hypothese naheliegt, daß in derartigen Fällen die Hypertonie nicht durch die Nephritis kausalbedingt ist, sondern daß beide koordinierte Folgen eines übergeordneten Vorganges sind. (Bezüglich der Annahme VOLHARDS, daß bei der akuten Nephritis ein primärer allgemeiner Gefäßkrampf mit Blutdrucksteigerung erst die Nephritis erzeuge, sei auf S. 457 und S. 464, Fußnote, verwiesen.)

Längerdauernde Blutdrucksteigerung führt auch zu *anatomischen* Veränderungen am Zirkulationsapparat, und zwar zunächst zu Herzhypertrophie, speziell des linken Ventrikels; dies ist die Folge der gesteigerten Arbeitsleistung gegenüber den erhöhten Widerständen im Gefäßsystem. Alle Fälle von chronischem Nierenleiden, die eine Hypertrophie des linken Ventrikels zeigen, gehen stets gleichzeitig mit Blutdrucksteigerung einher. Die Herzhypertrophie besteht zunächst ohne Dilatation (konzentrische Hypertrophie). Dauernde Erhöhung des Blutdrucks führt im weiteren Verlauf auch zu Schädigung des Gefäßsystems, indem dieses eine verstärkte mechanische Inanspruchnahme erfährt und hierauf mit arteriosklerotischen, vor allem arteriolosklerotischen Veränderungen reagiert (vgl. S. 233); außerdem dürfte hierbei die schädigende Einwirkung der genannten toxischen Substanzen auf die Blutgefäße ebenfalls eine Rolle spielen. Der weitere Verlauf der mit Hypertonie einhergehenden Nierenleiden ist somit oft von dem Verhalten des Herzens und der Gefäße in entscheidender Weise abhängig, und nicht wenige Nierenkranke erliegen schließlich einer Herzinsuffizinz (Lungenödem), einer Apoplexie oder häufiger einer Encephalomalacie. Über die ursächliche Bedeutung der Arteriolosklerose für die Entstehung von Nierenleiden s. S. 465.

Störungen im Wasser- und Salzstoffwechsel führen zu **Ödemen,** d. h. zu einer Wasseransammlung im Unterhautzellgewebe, in der Muskulatur und in den serösen Höhlen. Doch können sich erhebliche Mengen Wasser in den Geweben ansammeln (bis zu etwa 5 kg), bevor es zu klinisch wahrnehmbaren Schwellungen kommt. Hieraus erklärt sich, daß sogar bei mehrtägiger Anurie sichtbare Ödeme zunächst fehlen können.

Zur Erhaltung des osmotischen Gleichgewichts hält der Körper das Wasser im allgemeinen stets in gleichem Maße wie NaCl zurück und umgekehrt, so daß es sich bei der Retention im Grunde stets um physiologische NaCl-Lösung handelt und die Salzkonzentration der Gewebe stets die gleiche bleibt. Manches spricht indessen dafür, daß gelegentlich größere Mengen von NaCl in den Geweben ohne entsprechende Wassermengen zurückgehalten werden (sog. trockene NaCl-Retention), und auch das Umgekehrte dürfte vorkommen.

Die ersten Zeichen der beginnenden Wasserretention sind Ansteigen des Körpergewichts, Sinken der Menge des Harns und Verminderung seines NaCl-Gehalts, subjektiv starker Durst. Das nephritische Ödem lokalisiert sich zunächst im Gesicht und beginnt meist mit Schwellung der Lider; dann verteilt es sich gleichmäßig über den gesamten Körper, ohne, wie bei den kardialen Ödemen, die abhängigen Partien zu bevorzugen. Der Eiweißgehalt der Ödeme bei Nierenkrankheiten ist niedriger als der der kardialen Ödeme, das Ödem der Nephrosen ist so gut wie eiweißfrei. Ihr spezifisches Gewicht beträgt 1004—1006; ihr NaCl-Gehalt ist relativ hoch. Das Ödem kann sich sehr schnell entwickeln und hohe Grade erreichen. Dann ist der ganze Körper unförmig geschwollen und zeigt eine Gewichtszunahme von vielen Kilogrammen. Die Haut ist blaß, glänzend und straff gespannt und kann sogar an einzelnen Stellen platzen. Es sickert dann Ödemflüssigkeit spontan heraus. Das ödematöse Gewebe zeichnet sich durch sehr geringe Widerstandsfähigkeit eindringenden Infektionserregern gegenüber aus. Wassersüchtige Nierenkranke neigen daher zu Infektionen der Haut und des Unterhautzellgewebes, speziell zu Erysipel, das u. a. im Anschluß an die Punktion des Ödems nicht selten auftritt. Bemerkenswert ist ferner die geringe Neigung der Kranken zur Wasserabgabe durch die Haut, und es ist daher oft schwer, ödematöse Nephritiker zum Schwitzen zu bringen. Das Einsetzen stärkerer Diaphorese ist bisweilen ein Zeichen, daß auch die renale Wasserausscheidung wieder in Gang kommt. Die Ödeme können sehr schnell wieder aufgesogen werden und schwinden bisweilen innerhalb weniger Tage, wobei eine enorme Harnflut mit starker NaCl-Ausscheidung erfolgt. Man kann die Aufsaugung der Ödeme sowohl durch Medikamente, die die Harnsekretion anregen, fördern als auch ihre Entleerung durch Drainage oder Punktion der Gewebe bewerkstelligen. Mitunter beobachtet man, daß erst, nachdem eine gewisse Menge Ödemflüssigkeit auf diese Weise mechanisch entleert ist, die Wasserausscheidung durch die Nieren sich bessert, was sich wohl durch die bessere Durchblutung des von dem Ödemdruck befreiten Organs erklärt (vgl. S. 141). Zum Unterschiede von kardialen Ödemen werden renale Ödeme durch Herzmittel nicht beeinflußt. Bei sehr rascher Resorption von Ödemflüssigkeit treten gelegentlich Intoxikationserscheinungen auf, die einen urämischen Charakter haben (Urämie s. nächste Seite) und die auf die Mobilisierung und den Übertritt der bis dahin in den Geweben abgelagerten harnpflichtigen Stoffe ins Blut zurückzuführen sein dürften. Längere Zeit nach Schwinden des Ödems pflegt noch eine gewisse Disposition zu pathologischer Wasserretention weiterzubestehen. Dies zeigt sich u. a., wenn derartige Kranke eine abnorm NaCl-reiche Kost[1] und viel Flüssigkeit zu sich nehmen, in einem verdächtigen Ansteigen des Körpergewichts, mitunter auch in der Andeutung von Lidödem usw. Der Verdünnungsversuch (s. S. 444) fällt in diesen Fällen mangelhaft aus. N-Retention und Ödembildung sind voneinander völlig unabhängig. Ein anatomisch-histologisches Kriterium, an welchem die Störung des Wasserausscheidungsvermögens einer kranken Niere zu erkennen wäre, gibt es nicht. Erfahrungsgemäß gehen oft, aber nicht ausnahmslos, vor allem Krankheiten der Tubuli mit Ödemen einher, zum Teil auch solche der Glomeruli, während andererseits trotz ausgedehnter Veröden der Glomeruli die Wasserausscheidung nicht beeinträchtigt ist.

Die Beurteilung der Ursachen der Ödembildung bei Nierenkranken ist in ein neues Stadium getreten, seitdem die Forschung einmal den Anteil der übrigen Gewebe außer den Nieren, also der sog. *extrarenalen* Faktoren, speziell die Bedeutung der *Capillaren* und des *lockeren Zellgewebes* für die Wasserretention als bedeutsam erkannt hat. Für deren Rolle spricht z. B. die Tatsache, daß manche Fälle von Scharlach in der dritten Woche Ödeme wie bei Nephritis bekommen, ohne aber den Befund einer Nierenentzündung zu bieten, ferner die Beobachtung, daß manche ödematösen Nephritiker nach intravenöser Wasserzufuhr Wasser ausscheiden, dagegen nicht nach Wasserzufuhr per os. Ein Abströmen von Wasser aus den Gefäßen in die Gewebe wird auch durch die Feststellung wahrscheinlich gemacht, daß Nierenkranke,

---

[1] Hierbei ist das Na und nicht das Cl für die Störung verantwortlich zu machen, denn auch größere Gaben von Natr. bicarbon. können Ödeme erzeugen, andererseits wirkt z. B. Ammoniumchlorid diuretisch.

die beim Verdünnungsversuch das Wasser zum Teil retinieren, bisweilen trotzdem Erhöhung der Blutkonzentration zeigen. Es ist daher bezüglich der Entstehung der Ödeme anzunehmen, daß neben der Unfähigkeit der Niere, in genügender Menge Wasser und Salze zu eliminieren, noch eine besondere Anomalie der Gefäßcapillaren, d. h. ihre abnorme Durchlässigkeit, oder das pathologische Verhalten der Gewebe, insbesondere ihr abnormes Wasserbindungs- und Quellungsvermögen ursächlich in Frage kommt. Weiter ist für das Auftreten von Ödemen die Konzentration der Eiweißkörper des Blutplasmas von großer Bedeutung, zumal sie das Wassergleichgewicht zwischen Blut und Geweben regelt. Die Plasmaeiweißkörper als Kolloide binden Wasser bzw. reißen Wasser aus den Geweben an sich (zahlenmäßiger Ausdruck hierfür ist der sog. kolloidosmotische Druck der Eiweißkörper). Da aber bei den Nephritiden und besonders bei den Nephrosen der Eiweißgehalt des Blutes und damit sein kolloidosmotischer Druck stark herabgesetzt ist, wird weniger Wasser im Blut festgehalten, so daß mehr Wasser in die Gewebe abwandert.

Verminderung der Harnmenge kann demnach nicht nur *Ursache*, sondern auch Folge der Ödembildung sein.

Häufige Begleiterscheinung der Nierenkrankheiten sind ferner gewisse *Veränderungen* des **Augenhintergrundes**; sie sind von um so größerer Bedeutung, als sie oft nicht nur die *Diagnose* eines Nierenleidens im allgemeinen, sondern auch diejenige der speziellen Art der Nierenaffektion und ihres Stadiums zu stützen vermögen und *prognostische* Schlüsse erlauben.

Das ophthalmoskopische Bild (R. THIEL) im *Frühstadium* des blassen, also renalen Hochdrucks, zeigt eine auffallende, hochgradige Verengerung der Arterien, deren Reflexstreifen schmaler und mehr weiß erscheinen (sog. Silberdrahtarterien), wogegen das Kaliber der Venen nicht verändert ist. Auch findet sich stets das S. 232 beschriebene Kreuzungsphänomen. Frühzeitig treten ferner vereinzelt Blutungen in der Nachbarschaft der Arterien, Ödem der Retina im Bereich der Papille sowie wolkig-flockige weiße Exsudatherde auf; letztere können nach 2—3 Wochen wieder vollkommen verschwinden. *Spätstadien:* Stärkeres Ödem der Papille bis zum Bilde der Stauungspapille sowie der übrigen Netzhaut, ausgedehntere Blutungen und weiße Exsudatherde und vor allem zahlreiche kalkspritzerartige weiße Degenerationsherde sternartig in der oder girlandenförmig um die Fovea centralis angeordnet (die Sternfigur ist nur bei gleichzeitigem Vorhandensein von Arterienverengerung und Kreuzungsphänomen für die renale Genese beweisend). Es ist bewiesen, daß die genannten Veränderungen ausschließlich bei Fällen mit erheblicher und lange andauernder Blutdrucksteigerung vorkommen, wogegen Rest-N-Erhöhung und sonstige Begleiterscheinungen des Nierenleidens hierfür ohne Bedeutung sind. Da nach der Theorie F. VOLHARDs die beschriebenen Befunde die Folge von Gefäßspasmen sind, werden sie heute als *Retinitis angiospastica* (früher als Retinitis albuminurica) bezeichnet.

Hämorrhagien in der Retina und im Glaskörper, die sich mitunter bei Schrumpfnieren finden, sind hier mehr auf Rechnung der allgemeinen Arteriosklerose zu setzen. Die bei akuter Nephritis gelegentlich auftretende kurzdauernde *Amaurose* bzw. *Hemianopsie* ist ein Symptom der Urämie (s. diese); hierbei fehlen objektiv sichtbare Augenhintergrundsveränderungen.

Urämie. Unter Urämie (Harnvergiftung) versteht man einen Symptomenkomplex, der zum Teil auf die Retention harnfähiger Substanzen infolge von Niereninsuffizienz zurückzuführen ist und sich häufig im Verlauf schwerer akuter und vor allem chronischer Nierenleiden einstellt. Bezüglich der Entstehung der Urämie und der Natur der urämieerzeugenden Stoffe ist man bisher noch nicht über die Hypothesen hinausgelangt.

Nach dem klinischen Bilde lassen sich *zwei* voneinander *prinzipiell verschiedene Formen* unterscheiden: 1. die *eklamptische, krampfförmige* oder *falsche* Urämie und 2. die echte, azotämische oder *krampflose* Form der Urämie (Retentionsurämie). Die erstere Form tritt stets *akut* auf und wird hauptsächlich bei den hydropischen, viel seltener bei nichthydropischen Nierenkrankheiten beobachtet, bei jugendlichen Individuen häufiger als bei älteren. Einleitende Symptome sind plötzlich eintretender Schwindel, heftiger Kopfschmerz, Atemnot, Erbrechen sowie starkes Ansteigen des Blutdrucks, bisweilen Pulsverlangsamung. Hierauf folgt ein Dämmerzustand, und alsbald treten in tiefem Koma allgemeine tonische und klonische Krämpfe an den Extremitäten sowie an den Gesichts- und Rumpfmuskeln auf. Die Krämpfe sind von denen eines epileptischen oder eklamptischen Anfalls nicht zu unterscheiden. Die Pupillen sind weit und reaktionslos; bisweilen findet sich Stauungspapille. Oft verletzen sich die Patienten im Anfall durch Zungenbiß usw. In manchen Fällen folgt eine ganze Reihe derartiger Anfälle rasch aufeinander. Nach den Anfällen verbleibt der Patient noch längere Zeit im Koma. Das Großzehenphänomen von BABINSKI (vgl. S. 618) ist meist *positiv*. Nach dem Erwachen besteht völlige Amnesie für den Anfall selbst und die ihm unmittelbar vorangehende Zeit. Bei starker Häufung der Anfälle kann es zum Exitus durch Herzlähmung kommen; doch ist in der Mehrzahl der Fälle die Prognose gut. Der Reststickstoff des Serums ist bei dieser Form nicht erhöht; oft besteht Hydrämie. Bemerkenswert ist, daß die Anfälle nicht selten erst in einem Zeitpunkte einsetzen, zu dem die Ödeme zu schwinden beginnen. Die während des Anfalls vorgenommene Lumbalpunktion ergibt in der Regel beträchtlich erhöhten Liquordruck.

Mitunter treten an Stelle echter eklamptischer Anfälle sog. *Äquivalente* derselben auf, z. B. in Form einer akuten Sehstörung (ohne ophthalmoskopischen Befund); dieselbe kann sich auch nach Ablauf einer Krampfurämie einstellen. Die Prognose der Amaurose ist in der Regel günstig. Auch aphasische Störungen (vgl. S. 635) sowie starke psychische Alterationen wie Depressionen oder maniakalische Zustände werden bisweilen als Äquivalent beobachtet.

Für die chronische, *kachektische, stille* oder Retentions- (sog. *echte*) *Urämie*, auch *azotämische* Urämie genannt, sind der schleichende Verlauf, das Fehlen eklamptischer Anfälle sowie die stets nachweisbare Retention von N-haltigen Stoffwechselschlacken (Azotämie) sowie von aromatischen, auf Darmfäulnis beruhenden Substanzen (vgl. S. 445) charakteristisch. Die Erhöhung des Rest-N erreicht hier die höchsten Werte (bis 300 mg-% und mehr), seine Harnstoff-Fraktion, aber auch der Residual-N (s. S. 445) sind oft ebenfalls erhöht. Die azotämische Urämie stellt eine Vergiftung als Folge von Niereninsuffizienz (Harnvergiftung) dar; die Natur des Urämiegiftes ist bisher unbekannt (biogene Amine? Darmfäulnisprodukte?). Sie bildet häufig den letzten Akt eines *chronischen* Nierenleidens, insbesondere der Schrumpfniere, wird aber gelegentlich auch bei akuten Nephritiden beobachtet; regelmäßig stellt sie sich bei den Fällen mit länger anhaltender Anurie infolge vollständiger Verlegung der harnableitenden Wege ein (Tumoren, Nephrolithiasis, Prostatahypertrophie usw.). Zu den *Symptomen* gehören vor allem dyspeptische Erscheinungen, wie hochgradige Appetitlosigkeit, Übelkeit, Erbrechen, bisweilen Durchfälle, ferner heftiger Kopfschmerz sowie Schlaflosigkeit. Die Kranken sind in der Regel auffallend blaß. Meist besteht heftiger Durst sowie in der Regel ein zunehmender urinöser Foetor ex ore (der Geruch erinnert an Heringslake). Oft ist gleichzeitig Stomatitis uraemica vorhanden, ferner häufig starkes Hautjucken. Die Haut ist trocken. Gelegentlich kommen auch Hautblutungen vor. Unter zunehmendem Kräfteverfall und Abnahme der geistigen Fähigkeiten entsteht bei chronischem Verlauf eine schwere Kachexie (sog. Nierensiechtum). Oft entwickelt sich eine Entzündung der Pleura, des Perikards oder des Peritoneums; namentlich ist Perikarditis häufig, sie ist prognostisch sehr ungünstig und tritt oft wenige Tage vor dem Tode auf. Ferner beobachtet man erhöhte Erregbarkeit der Muskeln z. B. beim Beklopfen sowie sog. Sehnenhüpfen. Mitunter ist die Atmung wie im diabetischen Koma beschleunigt und vertieft (sog. KUSSMAULsche Atmung); auch asthmatische Anfälle kommen vor, die zum Teil auf Herzschwäche mit beginnendem Lungenödem, zum Teil auf toxischen Ursachen beruhen *(Asthma uraemicum)*; bei letzterem handelt es sich im wesentlichen um eine *urämische Acidose*, die sowohl unmittelbar auf der Niereninsuffizienz durch Ausfall der säureregulierenden Funktion der Niere beruht als auch auf der Anhäufung von sauren Eiweißzersetzungsprodukten im Stoffwechsel. Die Alkalireserve (s. S. 523) ist dementsprechend herabgesetzt. Das Blutbild zeigt eine absolute Lymphopenie. Auch finden sich im Blutserum oft Erniedrigung der Calcium- und Erhöhung der Phosphorwerte. Die bisweilen vorhandenen psychischen Störungen können in Form von Erregungszuständen und Halluzinationen das vollkommene Bild einer Psychose darbieten, so daß das Grundleiden mitunter eine Zeitlang verkannt wird. Schließlich entwickelt sich stets ein tiefes Koma, in welchem der Exitus erfolgt.

Hier sind noch gewisse, bei Nierenkranken vorkommende, der Urämie ähnliche Zustände zu nennen, die man als *Pseudourämie* bezeichnet hat und denen im Gegensatz zur echten Urämie anatomisch greifbare, *arteriosklerotische Veränderungen* des Gehirns, speziell Erweichungsherde durch Gefäßverschluß oder kleine Blutungen zugrunde liegen. *Symptome* sind schnell vorübergehende oder auch dauernde Lähmungen von Halbseiten- oder monoplegischem Typus, Hemianopsie, aphasische Storungen usw. mit oder ohne Bewußtseinsverlust. Hinzu kommen bisweilen asthmaartige Anfalle von Dyspnoe sowie endlich den nephritischen ähnliche Augenhintergrundsveranderungen. Sämtliche Erscheinungen sind einer Rückbildung fahig. Die genannten Erscheinungen, die auf eine allgemeine Arteriosklerose zurückzuführen sind, lassen sich oft am Krankenbett nicht ohne weiteres gegen die echte Uramie abgrenzen, wiewohl sie genetisch nichts mit ihr zu tun haben. Echauffiertes Aussehen der Kranken, niedriger RN-Gehalt des Serums, mitunter konzentrierter Harn mit hohem spezifischen Gewicht können, falls sie vorhanden sind, die Unterscheidung ermöglichen.

Praktisch beobachtet man nicht selten *Mischformen*, die durch Kombination der verschiedenen Urämietypen entstehen und zu denen bei Vorhandensein einer stärkeren Arteriosklerose auch noch pseudourämische Störungen sich hinzugesellen können. *Therapie der Urämie* s. S. 470.

Kurz erwähnt sei noch hinsichtlich der Differentialdiagnose dasjenige *urämieartige* Krankheitsbild, welches bei zunächst völlig intakten Nieren sich infolge von Kochsalzmangel (**Salzmangelurämie**) des Körpers einstellt. Es wird mitunter beobachtet nach hartnäckigem Erbrechen (z. B. auch bei Hyperemesis gravidarum), häufigen Magenspülungen, heftigen Diarrhoen, infolge von sehr starker Diurese gleichzeitig z. B. mit Ascitespunktion, bei Diabetes mellitus (Verwechslung mit diabetischem Koma!), bei der Exsikkose der Kinder usw. Teils liegen also Kochsalzverluste nach außen vor, teils kommt es zum Abwandern von NaCl in die Gewebe. Wie die echte Uramie ist es durch schwere cerebrale Störungen sowie Erhöhung des Rest-N gekennzeichnet. Charakteristisch ist die *Hypochlorämie*, d.h. die Herabsetzung des Chlorgehaltes des Blutes (Normalwerte 580—610 mg-% als NaCl berechnet). Blutdrucksteigerung fehlt und die Chlorprobe im Harn fällt mit $AgNO_3$ negativ aus (was aber nur bei Fehlen stärkerer Ödeme beweisend ist), wogegen oft Albuminurie und Cylindrurie bestehen (s. auch S. 464); im Blut sind wie bei echter Urämie die Lymphocyten absolut stark vermindert. *Therapeutisch* beseitigt Zufuhr von NaCl (probeweise zunächst etwa 2 g, dann 40 ccm 10%ige NaCl-Lösung intravenös) und Wasser die Gefahr.

Schließlich gehören zur allgemeinen Symptomatologie die bereits oben (S. 444) beschriebenen, durch die Funktionsprüfung zu konstatierenden **Störungen im Ausscheidungsvermögen** der Nieren. Auf ihren hohen Wert für Diagnose, Prognose und Therapie der Nierenkrankheiten wurde schon hingewiesen.

Die doppelseitigen hämatogenen Nierenkrankheiten

Zu den doppelseitigen, auf dem Blutwege entstehenden Nierenkrankheiten gehört in erster Linie die große Gruppe der sog. **Nierenentzündungen.** Dies ist eine Sammelbezeichnung für verschiedene Nierenaffektionen, denen einerseits gewisse Symptomenkomplexe gemeinsam sind, die aber auf der anderen Seite sowohl klinisch wie anatomisch zum Teil wesentliche Unterschiede untereinander aufweisen. Die Forschung war bemüht, sowohl die prinzipiell wichtigen anatomisch-histologischen Merkmale, die für die einzelnen Nierenaffektionen charakteristisch sind, genauer zu präzisieren als auch vor allem den Zusammenhang von anatomischer Veränderung und klinischer Symptomatologie, insbesondere durch weitgehende Heranziehung der Funktionsprüfungen zu klären.

Die *doppelseitigen hämatogenen Nierenleiden* (allgemein auch als *Nephropathien* bezeichnet) lassen sich *anatomisch* in mehrere große Gruppen teilen, die sich sowohl aus der verschiedenen Lokalisation der Schädigung in dem Organ als auch aus der grundsätzlichen Verschiedenartigkeit des histologischen Charakters der Veränderungen ergeben. Die *erste* Gruppe ist durch die vorwiegende Erkrankung der *Glomeruli* charakterisiert, die in großer Zahl entzündliche Veränderungen darbieten: sog. *Glomerulonephritis*. Eine *zweite* Gruppe von Nierenleiden zeichnet sich durch hochgradige Alteration des *Epithels* der gewundenen Harnkanälchen aus, der gegenüber andere histologische Veränderungen in den Hintergrund treten. Dies ist die Gruppe der sog. *Nephrosen*[1]. Hier haben die Gewebsveränderungen im wesentlichen degenerativen, nicht entzündlichen Charakter. Eine weitere Gruppe stellt eine Kombination von glomerulär-entzündlichen und tubulär-degenerativen Prozessen dar, die beide nebeneinander bestehen: sog. *glomerulotubuläre Nierenleiden*.

Eine von den bisher genannten Nephropathien scharf zu trennende *dritte* Hauptgruppe wird von den auf *Gefäßveränderungen* beruhenden Nierenleiden, den sog. *Nierensklerosen (vasculäre Nierenleiden)* gebildet.

Der vorstehend wiedergegebenen, auf den Beobachtungen am Sektionstisch fußenden Einteilung, die von Friedr. v. Müller, Fr. Volhard und Th. Fahr stammt, entsprechen auch *klinisch* im großen und ganzen prinzipiell verschiedene Krankheitsbilder. Auch ist den verschiedenen, eine Nierenschädigung hervorrufenden, bekannten Noxen zum Teil ein gewisses elektives Verhalten eigen, indem die einen mehr den einen anatomischen Typus, die andern andere histologische Typen der Nierenkrankheit zu erzeugen pflegen. Immerhin muß ausdrücklich betont werden, daß eine ätiologische Einteilung der Nierenkrankheiten nicht möglich ist, zumal derselbe Erreger verschiedene Nierenaffektionen zu erzeugen vermag und umgekehrt die gleiche Art von Nierenleiden durch verschiedene Erreger bewirkt werden kann.

Der hier geschilderten, wissenschaftlich wohlfundierten Einteilung der doppelseitigen Nierenleiden, die heute allgemeine Anerkennung findet, steht die sog. unitarische Auffassung gegenüber, welche in den verschiedenen Nierenleiden nur die verschiedene Manifestation ein und desselben Grundleidens erblickt (F. Widal u. a.).

Klinisch ist die *Glomerulonephritis* vor allem durch Hämaturie, mäßig starke *Albuminurie* sowie *Ödeme* (sog. Brightscher Symptomenkomplex) und durch *Blutdrucksteigerung* gekennzeichnet. Oft finden sich Augenhintergrundsveränderungen. Häufig ist die N- sowie die NH_3-Ausscheidung mangelhaft.

Für die tubuläre *Nephrose* sind charakteristisch starke Albuminurie, hochgradige Ödeme, prompte N- und NH_3-Ausscheidung sowie das Fehlen von Blutdrucksteigerung und von Augenhintergrundsveränderungen.

Den *vasculären Nierenleiden (Nierensklerosen)* ist hochgradige Blutdrucksteigerung bei Fehlen von Hämaturie und Ödemen eigen.

Eine genauere Prüfung des hier geschilderten Einteilungsschemas hat nun allerdings ergeben, daß es in der Praxis keineswegs immer möglich ist, auf Grund der genannten Kriterien am Krankenbett eine spezielle anatomische Diagnose in dem oben skizzierten Sinne zu stellen. Es liegt das vor allem in der Tatsache begründet, daß *viel häufiger Misch- bzw. Zwischenformen* zwischen den beschriebenen reinen Typen als diese selbst zur Beobachtung kommen. Dies gilt nament-

---

[1] Durch die Aufstellung des Nephrosenbegriffes ist somit an die Stelle der früheren Zweiteilung der Nephropathien in Nephritiden und Schrumpfnieren die jetzige Dreiteilung in (Glomerulo-) Nephritiden, Nephrosen und vasculare Nierenleiden getreten.

lich für die Trennung zwischen Nephrosen und Glomerulonephritiden, eine Tatsache, die sich u. a. aus dem engen funktionellen Konnex zwischen dem Gefäßapparat der Niere und dem sezernierenden Parenchym erklärt. Zum Teil macht sich bei diesen Fragen unsere noch lückenhafte Kenntnis der pathologischen Physiologie der Niere, insbesondere auch des Zusammenhangs der histologischen Alterationen mit den verschiedenen klinischen Symptomen geltend. Sieht man daher von gewissen extremen Fällen ab, so wird man in manchem Fall in vivo auf eine genauere *anatomische* Diagnose verzichten müssen und sich auf eine eingehende *klinische* Charakterisierung des Falles unter besonderer Berücksichtigung des funktionellen Verhaltens der Niere, letzteres namentlich in Hinsicht auf die Prognose, beschränken.

Der Übersichtlichkeit wegen folgt eine tabellarische Zusammenstellung der doppelseitigen hämatogenen Nierenleiden[1]:

I. Die entzündlichen Nierenkrankheiten (Nephritiden).
 a) *Diffuse Glomerulonephritis.*
  1. Akute Glomerulonephritis (einschließlich der perakuten Nephritis).
  2. Chronische Glomerulonephritis.
  3. Sekundäre (entzündliche) Schrumpfniere (Endstadium von 2).
 b) *Herdförmige Nephritis.*
  1. LÖHLEINsche Herdnephritis.
  2. Ausscheidungsnephritis und toxische Herdnephritis.
  3. Interstitielle Nephritis.

II. Die degenerativen Nierenkrankheiten (Nephrosen).
 a) *Akute Nephrosen.*
  1. Febrile Albuminurie.
  2. Nephrose (Lues II, Diphtherie usw.).
  3. Nekrotisierende Nephrosen bei Intoxikationen (Sublimat usw.).
  4. Schwangerschaftsniere.
 b) *Chronische Nephrosen.*
  1. Lipoidnephrosen.
  2. Amyloidnieren.

III. Die vasculären Nierenkrankheiten.
  1. Arteriosklerotische Schrumpfniere (Teilerscheinung einer allgemeinen Arteriosklerose, macht klinisch keine Erscheinungen).
  2. Arteriolosklerotische Schrumpfniere (primäre Schrumpfniere oder genuine Nephrosklerose).
  3. Maligne Schrumpfniere (Entzündungen und Nekrosen an den Arteriolen).
  4. Stauungsniere.

Von den vorstehenden Gruppen zu trennen sind gewisse von den Harnwegen *aufsteigende Nephropathien.* Hierzu gehören die Schrumpfnieren auf dem Boden der Hydronephrose und der Pyelonephritis.

Die akute Nierenentzündung
(Akute diffuse Glomerulonephritis)

Die akute diffuse Nierenentzündung in der Form der Glomerulonephritis stellt unter den doppelseitigen hämatogenen Nierenkrankheiten das häufigste Leiden dar.

---

[1] Der schematischen Darstellung der doppelseitigen Nierenleiden haftet der Mangel an, daß das Einteilungsprinzip nicht streng logisch aufgebaut ist, indem einerseits der histologische Befund, andererseits aber der Anteil des Nierengewebes, der erkrankt ist, als das der Einteilung dienende Merkmal benutzt wird. Wollte man konsequent die topographische Einteilung als Ordnungsprinzip wählen, so würde das Schema etwa folgendermaßen lauten: 1. Vorwiegend *glomeruläre* Nierenleiden (diffuse und herdformige Nephritiden); 2. vorwiegend *tubuläre* Nierenleiden (Nephrosen); 3. gemischt *glomerulo-tubuläre* Nierenleiden; 4. *interstitielle* Nephritis; 5. *vasculäre* Nierenleiden; 6. *pyelonephritische* Nierenleiden.

Historisch beginnt die moderne Lehre von den Nierenkrankheiten mit RICHARD BRIGHT, der den seitdem als BRIGHTsche *Krankheit* bezeichneten Symptomenkomplex von Albuminurie mit Ödemen 1827 beschrieb und dessen Zusammenhang mit anatomischen Veränderungen der Niere erkannte; er schilderte außerdem bereits nichtödematöse Nierenkrankheiten mit Herzvergrößerung. CHRISTISON (1839) betonte bei der Beschreibung der „granularen Degeneration" der Niere u. a. die Bedeutung der chemischen Blutuntersuchung mit Rücksicht auf den Harnstoff. PIERRE RAYER erblickte als erster in entzündlichen Prozessen die Grundlage der Nierenkrankheiten. Aber erst die histologischen, von HENLE, REINHARD, FREERICHS, BARTELS inaugurierten Untersuchungen bahnten die Erkenntnisse der Neuzeit an. WILL. GULL und H. SUTTON (1872) sahen in der Nierenschrumpfung die Folge einer allgemeinen Arteriocapillarfibrosis. EDW. KLEBS prägte den Begriff der Glomerulonephritis. F. v. MÜLLER (1905) trennte von den entzündlichen Nephritiden die degenerativen Nephrosen ab. Von F. VOLHARD und TH. FAHR (1913) stammt die heutige Einteilung der doppelseitigen Nierenleiden in entzündliche, degenerative und vasculare Nephropathien.

Anatomischer Befund und Pathogenese. *Makroskopisch* scheint die Niere, abgesehen von einer oft vorhandenen ödematösen Schwellung, entweder annähernd normal oder sie läßt auf der Oberfläche und auf dem Schnitt zahlreiche kleine flohstichartige Blutpunkte erkennen. *Mikroskopische* Veränderungen finden sich hauptsächlich an allen Glomerulis. und zwar Vergrößerung derselben infolge von Blähung der Capillarschlingen, Wucherung des Endothels und vor allem eine sehr charakteristische und als erstes Zeichen auftretende Kernvermehrung (hauptsächlich Leukocyten) im Bereich der Schlingen (Glomerulitis); der Kapselraum ist infolgedessen vollkommen ausgefüllt, die Capillarschlingen sind oft fast sämtlich blutleer (vgl. jedoch den nächsten Absatz!). Weiter kommt es oft zur Abscheidung eines Exsudates in den Kapselraum, welches eiweißreich ist und häufig desquamierte Epithelien enthält, die mitunter halbmondförmig die Glomeruli umgeben; *bei der hämorrhagischen Form* enthält der Kapselraum meist Blut. Im letzten Fall sind in den Harnkanälchen zahlreiche Erythrocyten vorhanden, die sich zum Teil zu Cylindern zusammenballen. In zahlreichen Fällen zeigen daneben auch die gewundenen Harnkanälchen pathologische Veränderungen: Kolloidtropfenbildung und Verfettung der Epithelien sowie teilweise eine Abstoßung derselben ins Lumen der Kanälchen (glomerulo-tubuläre Form). Nicht selten zeigt das interstitielle Gewebe herdförmige kleinzellige Infiltrate sowie an einzelnen Stellen verfettete Zellen. Bei leichtem Verlauf werden mit der Ausheilung der Krankheit die Glomeruluscapillaren wieder für das Blut durchgängig, auch wird das Kapselexsudat wieder resorbiert. In schweren Fallen hinterläßt die Krankheit zahlreiche verödete und hyalin umgewandelte Capillarschlingen; auch obliteriert infolge bindegewebiger Organisation des Exsudates der Kapselraum. Eine weitere Folge ist die Verödung der zugehörigen Harnkanälchen. Übergang in chronische Nephritis siehe weiter unten.

Der Befund blutleerer Glomerulusschlingen liefert nach F. VOLHARD den Beweis, daß eine auf Gefäßkrampf beruhende Ischämie den primären Vorgang bei der Entstehung der akuten Nephritis darstellt, zumal auch in Bereich anderer Gefäßprovinzen eine Engerstellung der Gefäße teils nachgewiesen (Retinaarterien), teils wahrscheinlich ist (Blutdrucksteigerung); dabei wird die Beteiligung der Niere heute zum Teil lediglich als lokale Manifestation einer allgemeinen, den gesamten Gefäßapparat, insbesondere die kleinen Gefäße betreffenden Erkrankung angesehen. Demgegenüber betonen pathologische Anatomen (FAHR, HERXHEIMER, RICKER, HÜCKEL u. a.), daß Sektionsbefunde bei akut rasch tödlich verlaufenden Glomerulonephritiden mit strotzend mit Blut gefüllten Capillarschlingen der Glomeruli der Theorie von dem primären Arteriolenspasmus der Niere widersprechen und daß primär eine echte Entzündung vorliegt; die Ischämie scheint sich also erst im weiteren Verlauf des Leidens einzustellen.

Ätiologisch handelt es sich bei der akuten Nierenentzündung fast ausschließlich um infektiöse Ursachen. Vor allem sind es Infektionen, in erster Linie mit Streptokokken, im Bereich der Tonsillen und des lymphatischen Rachenringes (Anginen); sie bilden etwa 25% der Fälle, ein Teil derselben gehört zum Bilde der Fokalinfektion (s. S. 97). Auch infektiöse Prozesse im Bereich der Nase (Nebenhöhlen) und der Ohren, ferner Scharlach (3. Woche), infektiöse Krankheiten der Haut (Pyodermien, Scabies) führen mitunter zur akuten Glomerulonephritis, seltener Infektionen mit Pneumokokken, Meningokokken, Gonokokken. Hierher gehört auch die im vorigen Kriege vielfach beobachtete sog. Schützengrabennephritis wie auch allgemein die Nierenentzündung nach starker Erkältung oder Durchnässung.

Bei den geschilderten ursächlichen Bedingungen scheint nicht so sehr die Intensität der Infektion als vielmehr die Art des Herdes bzw. die individuelle Disposition eine Rolle zu spielen, wobei die entscheidende Bedeutung nicht den Bakterien, sondern den Toxinen zukommen durfte. Untersuchungen (M. MASUGI u. a.), bei denen es experimentell auf *allergischem* Wege gelang, eine Glomerulonephritis zu erzeugen, legen den Gedanken nahe, die Entzündung der Glomeruli als Antigen-Antikörperreaktion aufzufassen. Es ist übrigens in diesem Zusammenhang zu beachten, daß die Nephritis im Gefolge der genannten Grundleiden sich zeitlich oft nicht zugleich mit diesen einstellt, sondern (wenigstens klinisch) erst nach Ablauf eines Intervalls von über 2 Wochen einsetzt.

Das **Krankheitsbild der akuten Nierenentzündung** gestaltet sich verschieden, je nachdem ob bereits eine andere Grundkrankheit besteht oder ob es sich um ein sog. genuines oder kryptogenes Nierenleiden handelt. Der Beginn ist einmal ein plötzlicher, ein andermal mehr schleichend. Störungen des Allgemeinbefindens, wie Müdigkeit, Schmerzen in der Nierengegend, die aber auch fehlen können, Brustbeklemmungen, Appetitmangel sowie starker Durst leiten oft die Krankheit ein. Fast stets zeigen die Kranken eine auffallende Blässe bei normaler Farbe der Lippen. Mitunter besteht mäßige Temperatursteigerung auch in den Fällen, wo keine fieberhafte Infektionskrankheit vorausging. Auch ist manchmal die Milz etwas vergrößert.

In der Regel wird bald ein Ödem sichtbar. Dieses ist zunächst meist an den Augenlidern sichtbar. Das Gesicht bekommt ein gedunsenes Aussehen. Am Harn fällt die Oligurie, d. h. beträchtliche Abnahme der Menge bis auf einige Hundert Kubikzentimeter (selten kommt es in ganz schweren Fällen zum völligen Versiegen der Harnsekretion: Anurie) auf. Die Harnfarbe ist schmutzig-trübe, dunkel oder erinnert bei starkem Blutgehalt an Fleischwasser. Die Reaktion ist stets sauer. Das spezifische Gewicht verhält sich wechselnd; anfangs kann es noch hoch sein, oft ist es trotz Oligurie infolge der bald einsetzenden Ausscheidungsstörung erniedrigt[1], meist liegt es zwischen 1020 und 1030. Der *Eiweißgehalt* des Harns schwankt etwa zwischen Spuren und $12^0/_{00}$ (hohe Werte findet man bei stärkerer Beteiligung der Tubuli). Das *Sediment* enthält bei der hämorrhagischen Glomerulonephritis vor allem Erythrocyten, die jedoch anfangs fehlen können, ferner oft auch reichlich Leukocyten, deren Erscheinen bisweilen sogar das erste Symptom der Nephritis bildet (vgl. S. 22), ferner hyaline und granulierte Cylinder, denen zum Teil Erythrocyten und Leukocyten aufgelagert sind; doppelbrechende Lipoide gehören dagegen nicht zum Bilde. Die NaCl-Ausscheidung kann erheblich herabgesetzt sein; bisweilen gilt dies auch für die N-Ausscheidung.

Von ganz besonderer Bedeutung im Krankheitsbilde ist das Verhalten des *Blutdrucks* (vgl. S. 449). Die Blutdrucksteigerung tritt teils sofort ein und kann flüchtig und vorübergehend sein, teils erfolgt sie im Laufe der ersten 14 Tage; sie erreicht oft etwa 160—180 mm, selten ist sie höher; bei günstigem Verlauf kehrt der Blutdruck in den nächsten Wochen wieder zur Norm zurück. Das Verhalten des Blutdrucks ist mindestens so sorgfältig fortlaufend zu kontrollieren wie der Harnbefund, da ersterer über das Fortbestehen der Nierenkrankheit oder ihre Ausheilung weit mehr aussagt als letzterer. Die Blutdrucksteigerung geht übrigens häufig mit Bradykardie einher.

Die Untersuchung des *Blutes* ergibt häufig Steigerung des Rest-N (meist nicht über 100 mg-%), und zwar in der Hauptsache von Harnstoff und Harnsäure, letztere bis 10 mg-% und mehr (dagegen in der Regel keine Vermehrung der aromatischen Substanzen, also keine Indican- und Xanthoproteinreaktion); die Harnsäurevermehrung kann noch in der Rekonvaleszenz nachweisbar sein. Das Blut zeigt eine wenigstens zeitweise nachweisbare Hydrämie mit Verminderung der Erythrocyten und des Hb. Ferner ist der Gesamteiweißgehalt des Plasmas vermindert (Hypoproteinämie); das Cholesterin vermehrt. Charakteristische morphologische Veränderungen fehlen. Die Blutsenkung zeigt erhebliche Beschleunigung, deren Grad einen gewissen prognostischen Wert hat.

---

[1] Man beachte jedoch die Beeinflussung des spezifischen Gewichtes durch starken Eiweißgehalt. (Vgl. Fußnote 1, S. 445.)

Der weitere *Verlauf* der akuten Nierenentzündung gestaltet sich je nach der Schwere der Krankheit, nach der Art des Grundleidens und dem anatomischen Charakter des Nierenleidens verschieden. Manche Fälle verlaufen von vornherein ganz leicht und zeigen weder Blutdrucksteigerung noch Ödeme (wobei dann allerdings an das Bestehen einer Herdnephritis, s. S. 461, zu denken ist). Die schon anfangs nicht sehr beträchtliche Blutausscheidung geht bei entsprechender Behandlung im Laufe weniger Wochen zurück; längere Zeit ist dagegen oft noch eine geringe mikroskopische Hämaturie, die sog. Resthämaturie, nachweisbar. Mangelnde Schonung, zu frühes Verlassen des Bettes usw. haben Verstärkung der Hämaturie zur Folge. Unverhältnismäßig wichtiger als der Harnbefund ist jedoch für die Frage der Ausheilung das Verhalten des Blutdrucks.

In *schwereren* Fällen ist das Bild entweder von vornherein ernster oder dieses entwickelt sich allmählich nach anfänglich leichten Erscheinungen. Es bestehen stärkere Störung des Allgemeinbefindens, mitunter beträchtliche Schmerzen in der Nierengegend, auch Druckempfindlichkeit derselben, ferner Gliederschmerzen, stark bluthaltiger Harn, deutlich gespannter langsamer Puls sowie Atemnot. In manchen Fällen entwickeln sich starke Ödeme mit Hydrops der Körperhöhlen, speziell Hydrothorax; ein Glottisödem kann zum ernsten Atemhindernis werden. Besteht die Blutdrucksteigerung länger als 4 Wochen, so pflegen sich die Zeichen der Herzhypertrophie (hebender Spitzenstoß) bemerkbar zu machen. Nicht selten stellt sich besonders bei Jugendlichen Urämie ein, die vor allem in der eklamptischen Form (vgl. S. 452) auftritt und deren Vorboten Kopfschmerz, Übelkeit und Erbrechen sind. Sie kann infolge von Herzlähmung tödlich enden; doch wird in zahlreichen Fällen die Gefahr wieder überwunden. Bisweilen treten bei beträchtlicher Blutdrucksteigerung, besonders wenn es noch nicht zur Herzhypertrophie gekommen ist, die Symptome der Herzinsuffizienz in den Vordergrund; es besteht dann heftige Atemnot, Bronchitis (Stauungslunge), und die Patienten sterben mitunter unter den Zeichen des Lungenödems infolge Erlahmens des linken Ventrikels (bemerkenswert ist, daß hiervon Kranke ohne Hautödem häufiger befallen werden). Auch Bronchopneumonien führen bisweilen ein letales Ende herbei. Möglichst frühzeitige Erkennung des Leidens und eine sofort einsetzende rationelle Therapie sind für die *Prognose* von ausschlaggebender Bedeutung. Letztere wird weniger von dem Harnbefund, als vielmehr von dem Verhalten des Blutdrucks entscheidend beeinflußt.

Selbst bei günstigem Verlauf vergehen oft viele Wochen und Monate, bis die Harnbeschaffenheit und das Allgemeinbefinden sich bessern, der Blut- und Eiweißgehalt des Harns sich vermindert, die Ödeme schwinden und vor allem der Blutdruck wieder normal wird. Stets ist auch jetzt mit der Gefahr von Rückfällen zu rechnen, die namentlich nach einer Erkältung, einer Angina oder einem Diätfehler entstehen können. Außerdem besteht bei jeder Nephritis, auch bei der leichtesten Form, die Gefahr des Überganges in eine chronische Nephritis und damit später in sekundäre Schrumpfniere (vgl. unten u. S. 465). Anhaltend erhöhte Blutdruckwerte sowie mangelhaftes Konzentrierungsvermögen der Niere trotz Besserung des Harnbefundes bilden oft schon frühzeitig einen Hinweis auf den ungünstigen Ausgang. Einblick in die prognostischen Verhältnisse bietet die Statistik über die akute Nephritis im Weltkriege 1914/18 (s. unten). Nur 45% der Fälle heilten völlig aus, die Mortalität betrug etwa 10%, die übrigen Fälle blieben chronisch nierenkrank.

Unter den **besonderen Verlaufsformen** der akuten Nephritiden sind folgende zu nennen: Die **Scharlachnephritis** ist anatomisch eine besonders reine Form der Glomerulonephritis. Näheres s. S. 22. — Auch die Nierenentzündung im Verlauf von **Anginen** ist eine hämorrhagische Glomerulonephritis. Sie ist zahlenmäßig die häufigste Form der akuten Nephritiden und tritt namentlich bei den chronischen oder rezidivierenden Anginen auf, ohne daß diese stets einen besonders schweren Charakter haben müssen. Ödeme und Blutdrucksteigerung können geringfügig sein, ebensooft alle subjektiven Beschwerden, so daß die Nierenkrankheit leicht übersehen werden kann. Auch kommt es kaum zu Urämie. Die Gefahr besteht in der Neigung zu Rückfällen entsprechend den Exacerbationen des Grundleidens, dessen Beseitigung oft eine prompte Heilung der Nierenkrankheit bewirkt. In einzelnen Fällen hinterlassen die zahlreichen sich wiederholenden Krankheitsschübe eine dauernde Schädigung der Niere mit Ausgang in eine sekundäre Schrumpfniere.

Die sog. **Kriegsnephritis** war eine mit Ödem und oft rasch eintretender Blutdrucksteigerung, bisweilen auch mit Urämie einhergehende hämorrhagische Glomerulonephritis, der häufig eine schwere Laryngitis, Bronchitis oder auch Bronchopneumonie vorausging.

Die seltene **perakute Nephritis** setzt völlig überraschend aus vollster Gesundheit unter dem Bilde einer akuten Intoxikation, Meningitis u. a. ein und führt innerhalb von einem oder wenigen Tagen zum Tode. Da hier der Harnbefund noch völlig negativ sein kann, wird das Leiden oft erst autoptisch erkannt.

Therapie der akuten Nephritis s. S. 467.

Die subakute und chronische Glomerulonephritis

Glomerulonephritiden von subakutem oder chronischem Verlauf können sich einmal an eine akute Nierenentzündung anschließen und deren Fortsetzung bilden, etwa wenn erstere länger als 4—6 Wochen besteht. In anderen Fällen verlaufen sie von vornherein chronisch-schleichend, ohne daß sich Genaueres über ein vorausgehendes akutes Stadium feststellen läßt. Dieser Form begegnet man am häufigsten in den mittleren Lebensjahren.

Das **klinische Bild** der chronischen Nephritis läßt *zwei Haupttypen* erkennen, zwischen denen es Übergangsformen gibt und welche sich aus der verschieden starken Beteiligung der Glomeruli und Tubuli erklären.

Die **anhydropisch-hypertonische Form** ist durch Fehlen von Ödemen, erhebliche Blutdrucksteigerung und mäßige Albuminurie gekennzeichnet, die **chronisch-hydropische Nephritis** (früher chronischer Morbus Brightii genannt) durch starke Albuminurie, hochgradige Ödeme, dagegen geringe Neigung zu Blutdrucksteigerung charakterisiert.

Anatomisch präsentiert sich das Leiden unter dem Bilde teils der sog. großen weißen oder gelben Niere, teils der sog. großen bunten Niere. Volumen und Gewicht des Organs sind stets vermehrt. Im ersteren Fall ist die Rinde blaß, die Marksubstanz dagegen hyperämisch, im zweiten Fall ist die Niere von punkt- und streifenförmigen Blutextravasaten durchsetzt. Die Kapsel läßt sich leicht abziehen. Histologisch finden sich stets in erster Linie schwere Veränderungen an den Glomeruli, zu denen sich solche an den Tubuli und im *interstitiellen* Gewebe hinzugesellen. Die *Glomeruli*, die in ungleichem Maße befallen sind, sind zum Teil vergrößert und zeigen bei der sog. *intracapillären* Form Leukocyten- und Endothelvermehrung im Inneren der Capillarschlingen, bei der *extracapillären* Form dagegen Proliferation der Kapselepithelien, die in Form der sog. Halbmonde die Glomeruli umgeben und allmählich bindegewebig organisiert werden. Beide Veränderungen kommen nebeneinander vor. An den *Tubuli* bestehen namentlich in Abhängigkeit von einem erkrankten Glomerulus meist schwere Veränderungen mit fettiger bzw. lipoider oder hyalin-tropfiger Degeneration und dementsprechendem Inhalt im Lumen (sog. nephrotischer Einschlag bei chronischer Glomerulonephritis). *Interstitiell* finden sich kleinzellige Infiltrate (Lymphocyten, Plasmazellen, Leukocyten) sowie mitunter kleine Hämorrhagien. Im weiteren Verlauf stellt sich als Folge der zunehmenden Verödung der Glomeruli und der Atrophie der Tubuli eine Wucherung von zunächst zellreichem Bindegewebe ein, die zum Bilde der sog. *sekundären Schrumpfniere* überleitet, welche sich nach Ablauf von Jahren einzustellen pflegt (s. S. 465).

Krankheitsbild und *Verlauf* zeigen entsprechend den anatomischen Befunden Verschiedenheiten. Störungen des Allgemeinbefindens wie Mattigkeit, Appetitmangel, Kopfschmerzen usw. bilden die Regel; die Kranken zeigen meist eine gelbliche Blässe; im weiteren Verlauf stellen sich eine Anämie sowie oft Foetor ex ore ein. Fieber besteht nicht, leichte subfebrile Temperatursteigerungen kommen jedoch vor. Bezeichnend ist das schubweise verlaufende Fortschreiten des Leidens, wobei dieses oft während längerer Zeitabschnitte stationäre Perioden zeigt, die durch akute, am Harn und am Blutdruck sich verratende Exacerbationen unterbrochen werden. Letztere hinterlassen jedesmal eine weitere Verschlimmerung.

Die *hypertonische* Form ohne Ödeme, die die häufigste Form der chronischen Nephritis ist und stets mit Herzhypertrophie einhergeht, verläuft oft relativ gutartig; bisweilen bleibt sie jahrelang stationär. Keineswegs immer ist ein vorausgehendes akutes Stadium zu konstatieren. Mitunter wird sie zufällig bei der Untersuchung entdeckt. Der oft klare Harn zeigt meist normale Farbe und normales oder etwas erniedrigtes spezifisches Gewicht, seine Menge ist im Gegensatz zur akuten Nephritis nicht vermindert, anfangs zum Teil sogar vermehrt (sog. Reizpolyurie). Oft besteht keine erhebliche Albuminurie. Im Sediment finden sich reichlich Cylinder der verschiedensten Art (in fortgeschritteneren Stadien auch Wachscylinder, s. S. 449), Nierenepithelien, Leukocyten, zum Teil doppelbrechende Lipoide sowie Erythrocyten, letztere jedoch in erheblich geringerer Menge als bei der akuten Nephritis. Von größter Bedeutung für die Bewertung des jeweiligen Krankheitszustandes und die Prognose ist das Verhalten des Blutdrucks. Dem harten „Drahtpuls" entspricht eine Steigerung des systolischen und diastolischen Drucks. Der linke Ventrikel ist hypertrophisch[1], später infolge von Insuffizienz evtl. dilatiert. Die Nierenfunktion, gemessen an der Konzentrations- und Verdünnungsfähigkeit (s. S. 444), zeigt eine beginnende Einschränkung (Hyposthenurie). Der Rest-N steigt an; es lassen sich aromatische Körper im Serum nachweisen (s. S. 445). Stärkere Störung der NaCl- und der N-Ausscheidung mit ihren Folgeerscheinungen findet sich hauptsächlich bei der extrakapillären, in geringerem Maß bei der intrakapillären Form. Am Augenhintergrund findet man außer Engstellung der Arterien ödematöse Schwellung und Unschärfe der Papille sowie kleine weiße Exsudatherde (Retinitis angiospastica), vgl. S. 452.

Bei der chronischen hydropischen Nephritis treten mitunter Bilder auf, die eine Kombination von Glomerulonephritis mit Nephrose (s. S. 462) darstellen. In anderen Fällen können die Blutdrucksteigerung, die Hämaturie und die Augenhintergrundsveränderungen vollkommen fehlen, so daß die Unterscheidung von einer echten Nephrose nur bei genauer Kenntnis der Anamnese und des bisherigen Krankheitsverlaufs möglich ist. Bei den massiven Ödemen der chronischen Nephritis spielen die S. 451 erwähnten extrarenalen Faktoren eine wichtige Rolle.

Ein erheblicher Teil der Fälle von chronischer Nephritis geht an *Urämie* zugrunde. Diese entspricht in der Regel dem Typus der Retentionsurämie; viel seltener ist die bei den hydropischen Formen mitunter zu beobachtende eklamptische Urämie (s. S. 452).

In anderen Fällen entwickelt sich aus der chronischen Nephritis, meist nach jahrelanger Dauer, eine *sekundäre Schrumpfniere* (s. S. 465).

Therapie der chronischen Nephritis s. S. 467.

Die herdförmigen Nephritiden

unterscheiden sich von den diffusen Nephritiden durch die nicht gleichmäßige, sondern herdförmige Anordnung des Krankheitsprozesses und *klinisch* durch das Fehlen zahlreicher Kardinalsymptome der Nephritis. Anatomisch sind es herdförmige Glomerulonephritiden. *Ätiologisch* handelt es sich teils um die Folgen der embolischen Ansiedlung von Bakterien in

---

[1] Die Herzhypertrophie ist ein sicheres Zeichen des *chronischen* Charakters der Nephritis im Gegensatz zur akuten Nephritis.

den Nieren oder der Passage derselben durch einzelne Glomeruli („bakteriell bedingte Ausscheidungsnephritis"), teils um die Auswirkung gewisser im Blute kreisender Gifte. Die Herdnephritis tritt somit niemals selbständig, sondern stets im Gefolge eines anderen Grundleidens auf.

Der *makroskopisch-anatomische* Befund ist meist uncharakteristisch; bei Vorhandensein einer sog. bunten Niere fehlt die Vergrößerung des Organs (vgl. S. 460); die Erkennung des Leidens ist nur *histologisch* möglich.

Bei der sog. **Löhleinschen** oder **embolischen nichteitrigen Herdnephritis** sind die Capillarschlingen einzelner Glomeruli durch Bakterienthromben verstopft, wobei es zu umschriebener Nekrose und Entzündung dortselbst kommt, ohne daß sich die Eiterungen, d. h. Absceßbildungen, einstellen. Bei längerer Krankheitsdauer können die befallenen Glomeruli partiell hyalin veröden.

Das Leiden tritt im Gefolge septischer Krankheiten auf und ist ein fast konstanter Begleiter der Endocarditis lenta, wo es bisweilen als Frühsymptom die Stellung der Diagnose erleichtern hilft.

Klinisches Symptom ist lediglich eine Hämaturie; Eiweiß ist in geringem Maß vorhanden, auch finden sich mitunter Cylinder sowie Leukocyten. Dagegen *fehlen* stets Blutdrucksteigerung, Ödeme, Urämie sowie Netzhautveränderungen, woraus sich der grundsätzliche Gegensatz gegenüber der diffusen Glomerulonephritis ergibt.

Gifte, welche herdförmige Glomerulonephritiden erzeugen, sind Uran, Chromsäure usw.

Differentialdiagnostisch sind gegenüber der Herdnephritis in Betracht zu ziehen beginnende *Tuberkulose* und *Tumoren* der Nieren, *Niereninfarkt* sowie die *Pyelitis.*

Eine besondere Form der Herdnephritis stellt die akute sog. **interstitielle Nephritis** dar. Sie wird besonders bei Scharlach (nicht zu verwechseln mit der gewöhnlichen postscarlatinösen Glomerulonephritis!), auch bei Anginen und anderen Infektionskrankheiten beobachtet und besteht in herdförmigen kleinzelligen Infiltraten mit lokalem Untergang einzelner Tubuli, zum Teil auch der Glomeruli. *Klinisch* spielt das Leiden keine wesentliche Rolle, zumal markante Symptome fehlen; ausnahmsweise will man jedoch auch hier Urämie beobachtet haben.

Nephrosen

Weit seltener als die diffuse Glomerulonephritis sind die anatomisch hauptsächlich auf die Erkrankung der gewundenen Harnkanälchen sich beschränkenden *Nephrosen* (FR. V. MÜLLER 1905), bei denen es sich im Gegensatz zu den entzündlichen Nierenkrankheiten um rein *degenerative* Prozesse handelt.

Auch hier ist der *makroskopische* Befund oft sehr wenig charakteristisch. Mitunter besteht erhebliche Schwellung des Organs mit starker Kapselspannung. Die Rinde erscheint oft trüb und blaß und hebt sich deutlich von dem blutreichen Mark ab; häufig erscheint das Organ wie gekocht. *Mikroskopisch* zeigen die Epithelien der Tubuli contorti, vor allem diejenigen der Hauptstücke, trübe Schwellung, in weniger leichten Fällen Vakuolenbildung sowie Verfettung bzw. Lipoidablagerung, ferner Desquamation von Epithelien ins Lumen der Kanälchen, bei den schwersten Formen auch Verlust der Kernfärbung (Nekrose). Oft sind übrigens auch an den Glomeruli degenerative Prozesse, wenn auch in wesentlich geringerem Umfang, zu finden.

Nephrosen leichtesten Grades treten in Begleitung der verschiedensten fieberhaften Krankheiten in Form der sog. *febrilen Albuminurie* mit Ausscheidung von Eiweiß (in der Regel nicht über $2^0/_{00}$) und Cylindern auf; sie sind klinisch belanglos und rückbildungsfähig. Hierher gehören auch die Nephrosen bei Diabetes mellitus (mit Glykogenspeicherung in den Nierenepithelien), bei Basedow sowie bei schweren Anämien.

Nephrosen schweren und schwersten Grades (sog. *nekrotisierende* Nephrosen) stellen sich vor allem bei *Vergiftungen* mit Quecksilber- und Wismutsalzen, mit Oxalsäure, Chromaten und Chloraten, Phenolen (Lysol), Arsen, Terpentin usw. ein. Auch die bei manchen *Infektionskrankheiten* auftretenden Nierenaffektionen sind Nephrosen, so bei Lues II, Diphtherie, Cholera, Typhus, Dysenterie. Schwangerschaftsniere s. S. 464.

Das *klinische Bild* der Nephrosen ist gekennzeichnet durch massive Albuminurie, Verminderung der Harnmenge und starke Ödeme; es *fehlen* dagegen Blutdrucksteigerung, Erhöhung des Rest-N, Hämaturie, echte azotämische Urämie sowie Retinitis (s. jedoch Sublimatnephrose).

Unter den nach *Vergiftungen* entstehenden Nephropathien spielt die **Sublimatniere** (Sublimatnekrose) praktisch die größte Rolle. In der leichtesten Form (medikamentöse Hg-Intoxikation) treten Albuminurie und Cylindrurie ohne sonstige klinische Symptome auf und verschwinden binnen kurzem wieder. Bei schwerer Intoxikation, bei der übrigens im klinischen Bilde die Verätzungserscheinungen im Verdauungsapparat zunächst im Vordergrunde stehen (Stomatitis, Colitis usw.), enthält der Harn massenhaft Eiweiß und Cylinder, dagegen keine Erythrocyten. Nach einer mitunter vorhandenen anfänglichen flüchtigen Polyurie tritt alsbald zunehmende Oligurie ein, die schließlich in völlige Anurie übergeht; diese kann eine Reihe von Tagen andauern. Ödeme fehlen, ebenso fehlt meist auch Blutdrucksteigerung. Der Rest-N kann enorme Werte (über 200 mg-%) erreichen; der Harnstoffanteil ist dabei ebenfalls stark erhöht. Die Chlorausscheidung im Harn ist herabgesetzt. Oft entwickelt sich als „zweite Krankheit" eine schwere Hypochlorämie, die durch das Erbrechen und die Durchfälle gefordert wird (s. S. 454). Die Krampfform der Urämie ist selten. Die Krankheit verläuft oft tödlich, wobei u. a. der Kreislauf darniederliegt; doch kann selbst trotz mehrtägiger Anurie schließlich völlige Genesung eintreten. Häufig zeigen die Patienten sub finem eine merkwürdige Euphorie; sie sterben entweder plötzlich im Kollaps oder in komatösem Zustand. *Anatomisch* bestehen schwere degenerative Veränderungen an den Tubuli contorti mit Nekrosen zum Teil mit Kalkablagerung (nekrotisierende Nephrose).

Besondere Formen der *chronischen* Nephrosen sind die sog. *genuine Nephrose* sowie das *Nierenamyloid*.

Die **genuine Nephrose** (Lipoidnephrose) ist recht selten und wird hauptsächlich im jugendlichen Alter beobachtet.

Makroskopisch finden sich vergrößerte, glatte Nieren von gelblicher oder graugelber Farbe. Der *histologische* Befund ist durch reichliche Ablagerung von waben- oder vakuolenförmigen Lipoiden in den Tubuli, besonders in den Hauptstücken sowie viel desquamierte Zellen in deren Lumen charakterisiert. Bei längerer Dauer können auch in den Glomeruli Lipoide auftreten (sog. Glomerulonephrose). Übergang in Schrumpfniere kommt nicht vor. Die übrigen Organe des Körpers entbehren charakteristischer Befunde.

Das Leiden zeigt schleichenden Beginn und häufig sehr langwierigen, mitunter über viele Jahre sich erstreckenden Verlauf. Es ist durch hochgradige Ödeme und sehr beträchtliche Albuminurie (bis $50^0/_{00}$, selten noch mehr) ausgezeichnet. Der tägliche Eiweißverlust kann 50 g und mehr betragen. Der Harn, dessen Menge nicht selten auf wenige 100 ccm verringert ist, ist oft trübe oder auch klar, meist von schmutzigbrauner Farbe. Das spezifische Gewicht ist hoch (vgl. S. 445, Fußnote). Im Sediment fehlen Erythrocyten. Dagegen findet man neben Cylindern und Nierenepithelien oft reichlich verfettete Zellen und Lipoidkörner mit Doppelbrechung. Dementsprechend wird im Blut eine Erhöhung des Cholesteringehalts beobachtet; er erklärt das eigentümlich milchige (pseudochylöse) Aussehen von Serum, Ödemflüssigkeit und Transsudaten. Der NaCl-Gehalt des Harns ist herabgesetzt. Sehstörungen und Retinitis fehlen, ebenso Blutdrucksteigerung und Erhöhung des Rest-N. Die N-Ausscheidung ist normal, die NH_3-Ausscheidung normal (im Gegensatz zu den Nephritiden) oder sogar erhöht. Die Funktionsstörung beschränkt sich auf die Ausscheidung von Wasser und NaCl. Das Blut weist eine hypochrome Anämie auf, sein Eiweißgehalt, insbesondere das Albumin, ist stark herabgesetzt, die prozentuale Bluteiweißformel nach der grobdispersen Seite (Globulin, Fibrinogen) verschoben, daher die Blutsenkungsreaktion stark beschleunigt. Das Serum zeigt erhöhte NaCl-Werte. Die Ödemflüssigkeit ist eiweiß- und NaCl-arm. Die *subjektiven* Beschwerden bestehen meist nur in Mattigkeit, Appetitmangel, Neigung zu Kopfschmerz. Mitunter kommt es zu eklamptisch-urämischen Anfällen mit Steigerung des Cerebrospinaldrucks. Gelegentlich begegnet man abnorm niedrigen Blutzuckerwerten. In der Mehrzahl der Fälle ist die *Prognose* gut, indem nach vielmonatiger Dauer die Ödeme unter Eintritt einer starken Harnflut zurückgehen und das Allgemeinbefinden sich wesentlich bessert, wogegen die Albuminurie noch lange Zeit weiterbestehen kann. Die Neigung zu Ödemen besteht auch noch später; interkurrente Krankheiten sowie Diätfehler bringen oft von neuem wassersüchtige Anschwellungen hervor.

Die Kranken sind außer vor Diätfehlern vor allem auch vor Hautinfektionen zu schützen, die leicht einen gefährlichen Charakter annehmen können. Ungünstiger Verlauf erfolgt auch bei Hinzutreten von Lungenkomplikationen, Erysipel sowie durch die bei dieser Form relativ häufige (Pneumokokken-) Peritonitis. Andererseits kommt es gelegentlich eigenartigerweise im Anschluß an eine Pneumonie, ein Erysipel usw. zu starker Harnflut, ja zur Heilung.

Es ist wahrscheinlich, daß die genuine Nephrose kein isoliertes Nierenleiden darstellt, sondern daß die Nierenaffektion lediglich die Teilerscheinung einer allgemeinen *Storung des Lipoidstoffwechsels* des Korpers bildet.

Ein großer Teil der bei schwerer Tuberkulose, chronischen Eiterungen, besonders der Knochen, bei Bronchiektasen und andern kachektischen Zustanden bestehenden Nephrosen beruht auf **Nierenamyloid** (Amyloidnephrose). Die Symptome decken sich im allgemeinen mit dem Bilde der genuinen Nephrose. Blutdrucksteigerung, Retinitis usw. werden stets vermißt; gelegentlich fehlen Ödeme. Diagnostisch wichtig ist der gleichzeitige Nachweis der gleichen Krankheit anderer Organe (derbe Schwellung von Milz und Leber, diarrhoische und Fettstühle) sowie der Ausfall der Kongorotprobe (s. S. 427). Gelegentlich entwickelt sich schließlich eine Schrumpfniere (Amyloidschrumpfniere), bei der jedoch Steigerung des Blutdrucks und Herzhypertrophie infolge der gleichzeitig vorhandenen Kachexie fehlen können.

Eine besondere Art der Nephropathie ist ferner die sog. **Schwangerschafts- bzw. Eklampsieniere.** Sie befallt die Frauen, wenn uberhaupt, dann stets wahrend der *ersten* Graviditat, und zwar in der zweiten Halfte derselben; bei späteren Graviditäten rezidiviert sie oft. Sie ist bei Zwillingsschwangerschaft sowie bei Blasenmole besonders haufig. *Symptome* sind Ödeme sowie eine oft sehr starke Albuminurie. Das Sediment enthalt zahlreiche granulierte Cylinder sowie Fettkörnchen, mitunter auch Erythrocyten. Charakteristisch ist das hohe spezifische Gewicht. Haufig besteht gutes Konzentrationsvermögen. Subjektive Beschwerden können vollkommen fehlen, in andern Fallen bestehen Kreuzschmerzen, Übelkeit, Appetitlosigkeit. Der Blutdruck ist fast stets erhoht (ausnahmsweise ist sogar die Blutdrucksteigerung das einzige Symptom); mitunter wird Retinitis angiospastica beobachtet. Doch treten nicht selten Sehstorungen auch ohne diese in der Form der zentralen Amaurose infolge von Gefaßkrampf auf. Ein Teil der Falle wird von Eklampsie befallen; dieser geht immer starke Blutdrucksteigerung voraus. Der eklamptische Anfall, der sich klinisch mit der Krampfuramie vollstandig deckt, bricht in der Regel wahrend der Geburt aus. Die Schwangerschaftsniere pflegt bis zum Ende der Graviditat zu bestehen; mit der Geburt kommt sie prompt zur Heilung. Bei einem Teil der Falle stirbt die Frucht vorzeitig ab. Die Ursache des Leidens ist nicht mit Sicherheit bekannt, wenn auch an einem Zusammenhang mit der Graviditat (insbesondere wohl mit Giften des Chorionepithels) nicht zu zweifeln ist. Es dürfte sich um die gleiche Noxe wie bei der Eklampsie handeln. *Anatomisch* findet man in der Regel eine blasse oder gelbliche, verfettete Niere mit starker Lipoiddegeneration der gewundenen Harnkanalchen sowie oft gleichzeitig degenerative Veranderungen am Epithel der Glomeruli (Glomerulonephrose). Wenn somit der anatomische Befund im wesentlichen der einer Nephrose ist, so besteht ein vorläufig unlosbarer Widerspruch hinsichtlich mancher Züge des klinischen Bildes, die eher entzündliche Veranderungen im Sinne der Glomerulonephritis erwarten lassen. Sicher spielen bei der Eklampsie eigenen Gefäßkrampfe auch hier bei der Pathogenese eine wichtige Rolle[1]. Eine *Indikation* für die sofortige *Unterbrechung* der Graviditat bei Schwangerschaftsniere bilden die Eklampsie und eine Retinitis, evtl. auch starkere Ödeme.

Von der Schwangerschaftsniere grundsätzlich *zu unterscheiden* ist das Vorhandensein einer chronischen Nephritis, die erfahrungsgemäß durch die Graviditat eine Verschlimmerung erfahrt und eine künstliche Unterbrechung derselben erfordert. Schwangerschaftsalbuminurie s. S. 448.

Auch bei der **Hypochlorämie** oder *Salzmangeluramie* (s. S. 454) treten im weiteren Verlauf an der Niere Veranderungen im Sinne der Nephrose, zum Teil mit Verkalkungen an den Tubuli auf; die gleichen Befunde ließen sich auch experimentell erzeugen.

Therapie der Nephrosen s. S. 469.

---

[1] Jedenfalls zeigt das histologische Verhalten der Schwangerschaftsniere, daß die Befunde bei der Glomerulonephritis sich durch die Hypothese der Angiospasmen nicht erschöpfend erklären lassen.

Die Schrumpfnieren
(Nephrocirrhosis, Nephrosklerose, Granularatrophie der Nieren)

Die Bezeichnung Schrumpfniere stellt einen Sammelbegriff für diejenigen Nierenveränderungen dar, die infolge des Untergangs eines großen Teiles des Rindenparenchyms und des Ersatzes desselben durch schrumpfendes Narbengewebe zu einer Reduktion der Größe der Nieren, speziell der Rinde führen. Letztere kann dabei auf eine Dicke von wenigen Millimetern reduziert sein. Die Verödung des sezernierenden Nierengewebes kann einmal die Folge akuter oder subakuter bzw. rezidivierender Nierenentzündungen (Glomerulonephritis) sein, deren Endstadium sie darstellt. Diese Form ist die sog. *sekundäre* (oder entzündliche) *Schrumpfniere*.

Der sekundären Schrumpfniere steht eine andere Art von Nierenschrumpfung gegenüber, bei welcher der allmählich fortschreitende Schwund des secernierenden Parenchyms auf einer progredienten arteriosklerotischen Veränderung der kleinen Nierengefäße (Arteriolosklerose) beruht: *Genuine* oder *primäre* oder *vasculäre arteriolosklerotische Schrumpfniere*.

Anatomischer Befund. Die *sekundäre Schrumpfniere*, die häufig eine graurote Farbe besitzt, in anderen Fällen bunt aussieht, weist meist weniger hohe Schrumpfungsgrade als die *genuine Schrumpfniere* auf. Letztere zeigt meist eine rötliche Farbe der Rinde (rote Schrumpfniere). Der Verödungsprozeß in der Rinde spielt sich bei der sekundären Schrumpfniere in der Regel nicht gleichmäßig ab, so daß zwischen den vernarbten und geschrumpften Teilen noch intaktes oder weniger verandertes Gewebe stehenbleibt, oder es kommt zu vikariierender Hypertrophie einzelner Harnkanälchen. Daraus erklart sich die hockrige Beschaffenheit der Oberflache der Schrumpfnieren. Diese Granulierung pflegt bei der genuinen Schrumpfniere viel gleichmaßiger ausgeprägt zu sein. Die Kapsel der Schrumpfnieren ist mit der Rinde verwachsen, so daß man sie nur mit Muhe, oft nur stückweise abzureißen vermag. *Histologisch* findet sich neben der Verodung der Glomeruli, die zum großen Teil in hyaline Kugeln umgewandelt sind, und außer Atrophie der Harnkanälchen eine erhebliche Wucherung des interstitiellen Bindegewebes, das zum Teil derben narbigen Charakter zeigt. Wahrend die sekundare Schrumpfniere neben vollig verodeten Glomeruli auch solche aufweist, welche noch deutliche Zeichen der Entzundung zeigen (s. S. 460), demnach histologisch zahlreiche Übergangsbilder vorhanden sind, pflegen bei der genuinen Schrumpfniere neben völlig verodeten vollkommen intakte, zum Teil hypertrophische Glomeruli zu finden. Starkere Veranderungen der Blutgefaße, insbesondere mit hyaliner Entartung, Wucherung der Intima und Verengerung oder Verschluß des Lumens finden sich hauptsächlich bei der genuinen Schrumpfniere, hier namentlich an den kleinen Arterien, den Aa. interlobulares und an den Vasa afferentia. *Maligne Sklerose* s. S. 467. Beachtenswert ist schließlich, daß sich bei jeder Art von Schrumpfniere auf die Dauer eine über den ganzen Körper verbreitete Arteriosklerose namentlich der mittleren Arterien entwickelt.

Von der arteriolosklerotischen Form ist die hauptsachlich im hoheren Alter vorkommende *arteriosklerotische* Schrumpfniere zu unterscheiden, die bei Arteriosklerose größerer Arterien sich entwickelt und bei der die Schrumpfung zu groberer Lappung der Nierenoberfläche fuhrt. Klinisch macht diese Form keine wesentlichen Erscheinungen, insbesondere weder Blutdrucksteigerung noch Niereninsuffizienz.

Die *pyelonephritische* Schrumpfniere schließlich ist anatomisch sowohl durch ihre auffallende Grobhockerigkeit als auch durch die Tatsache charakterisiert, daß sie oft nur einseitig auftritt.

Ätiologie der Schrumpfniere. Die *sekundäre* Schrumpfniere stellt das Endstadium vieler akuter und chronischer Nephritiden dar, wobei es sich stets um glomeruläre oder glomerulo-tubuläre Erkrankungen handelt[1]. Als Ursachen der *genuinen* Schrumpfniere sind in erster Linie die essentielle Hypertonie, dann aber auch die Gicht, chronische Bleivergiftung sowie ferner die Lues zu nennen. Die genuine Schrumpfniere befällt Männer häufiger als Frauen; sie bevorzugt das 5.—7. Jahrzehnt. Zu erwähnen ist übrigens die eigenartige Tatsache, daß

---

[1] Jedoch sind auch Schrumpfnieren als Endstadium der Amyloidnephrose sowie der Nephrose bei der BENCE-JONESschen Proteinurie (s. S. 328) bekannt.

nicht selten bei der Sektion eine genuine Schrumpfniere als Nebenbefund erhoben wird, obwohl Symptome von Niereninsuffizienz bei Lebzeiten vermißt wurden.

Krankheitsbild der Schrumpfniere. Die erste Entwicklung einer Schrumpfniere verläuft zunächst stets symptomlos. Teils handelt es sich um Individuen, die bis dahin anscheinend vollkommen gesund waren; teils ergibt die Anamnese frühere einmalige oder in Schüben verlaufende akute oder subakute Nephritiden. In anderen Fällen geht eine chronische Nephritis allmählich in das Stadium der Schrumpfniere über. Subjektive Symptome können bisweilen jahrelang fehlen. In anderen Fällen bestehen zeitweise auftretende Atemnot, häufig vorübergehendes Knöchelödem, mitunter hartnäckiges, sich des öfteren wiederholendes Nasenbluten, desgleichen Eingenommensein des Kopfes, Kopfschmerzen sowie Schwindelanfälle und Appetitmangel. Aufmerksamen Patienten fällt ferner auf, daß sie namentlich nachts größere Mengen Harn lassen müssen, der im Vergleich zu früher eine sehr helle Farbe zeigt.

Die Untersuchung ergibt charakteristische Veränderungen vor allem seitens des *Zirkulationsapparates* wie bezüglich der *Harnbeschaffenheit*. Stets ist eine deutliche Herzhypertrophie speziell des linken Ventrikels mit stark hebendem Spitzenstoß und klappendem 2. Aortenton vorhanden. Regelmäßig findet man eine beträchtliche Blutdrucksteigerung, die zum Teil exzessive Werte von 200 bis 250 mm und darüber erreicht und dann bereits als solche auf das Vorhandensein einer Schrumpfniere verdächtig ist (sog. *weißer* Hochdruck im Gegensatz zum *roten* Hochdruck bei essentieller Hypertension, vgl. S. 231); der diastolische Druck ist ebenfalls erhöht. Bezeichnend ist ferner, daß die erhöhten Druckwerte fixiert sind (also nicht durch Bettruhe oder Medikamente sich erniedrigen lassen.)

Der *Harn* bei Schrumpfniere zeigt eine helle Farbe, da die Niere die Fähigkeit verloren hat, den normalen Harnfarbstoff zu bilden (vgl. S. 446), sowie makroskopisch ein normales Aussehen. Seine Menge in 24 Stunden übersteigt die Norm (bis 2—5 Liter und mehr); meist besteht Nykturie (s. S. 161 und 444). Charakteristisch ist das niedrige fixierte spezifische Gewicht, das sich in der Regel etwa zwischen 1009 und höchstens 1015 bewegt. Der Eiweißgehalt ist meist nur gering; bei der genuinen Schrumpfniere kann er sogar längere Zeit vollkommen fehlen, bei der sekundären Schrumpfniere ist er häufig etwas größer. Ebenso finden sich Formelemente im Sediment meist nur in sehr geringer Menge. Cylinder können bei der genuinen Schrumpfniere vollkommen fehlen, ebenso vermißt man bei dieser im Sediment gewöhnlich Erythrocyten, die bei der sekundären Schrumpfniere in geringer Anzahl häufiger angetroffen werden. Gelegentlich kann es zu stärkeren Nierenblutungen kommen.

Besonderen Wert für die Diagnose hat der Ausfall der Konzentrationsprobe. Beim Durstversuch steigt das spezifische Gewicht nicht wie beim Gesunden entsprechend an, sondern nimmt nur wenig zu (Hyposthenurie) oder hält sich bei schweren Fällen in den gleichen Grenzen wie vorher, ein Beweis dafür, daß die Niere die Fähigkeit, einen konzentrierten Harn zu liefern, eingebüßt hat. Der Verdünnungsversuch fällt dagegen, solange die Herzkraft nicht zu erlahmen beginnt, annähernd normal aus unter entsprechendem Sinken des spezifischen Gewichts bis auf etwa 1005, ebenso verhält sich die Ausscheidung von NaCl normal. NaCl-Zulagen zu der Kost werden jedoch unter gleichzeitig vermehrter Wasserausscheidung eliminiert. Ein ähnliches Verhalten zeigen übrigens Cystennieren (vgl. S. 474). Auch die Alkalibelastung der Niere (vgl. S. 445) fällt pathologisch aus. In den späteren Stadien, wo auch die Verdünnungsfähigkeit mangelhaft wird, kommt es zur *Isosthenurie*, bei der das spezifische Gewicht dauernd auf 1010—1011 fixiert bleibt.

Die harnfähigen N-Bestandteile werden von der Schrumpfniere nur unvollkommen ausgeschieden.

Der Rest-N des Serums ist namentlich in den späteren Stadien stark erhöht, und eine Harnstoffzulage zur Kost wird verzögert ausgeschieden. Vor allem sind ferner die aromatischen Körper im Serum (S. 445) stark vermehrt. Zunächst vermag sich der Körper bei mäßigen N-Mengen in der Nahrung dadurch der N-Schlacken zu entledigen, daß er dieselben mit Hilfe einer größeren Harnflut ausschwemmt. Die Gefrierpunktsdepression des Serums δ ist bis auf $-0,60$ oder mehr vermehrt (vgl. S. 445).

Solange die Insuffizienz der Nieren durch die Polyurie kompensiert wird, kann das Allgemeinbefinden vollkommen befriedigend sein. Im weiteren *Verlauf* stellt sich indessen stets eine Reihe von Zeichen eines zunehmenden Verfalles ein, der zu chronischem Nierensiechtum führt. Die Kranken bekommen ein fahl-gelbliches Aussehen, werden anämisch und magern stark ab. Oft besteht ein deutlicher Exophthalmus. Sehr häufig finden sich die früher (S. 452) beschriebenen charakteristischen Augenhintergrundsveränderungen. Sie sind in manchen Fällen ein Frühsymptom. Schließlich stellen sich in einem Teil der Fälle die Symptome fortschreitender Herzinsuffizienz ein mit Sinken der Harnmenge, Atemnot, Ödemen, Galopprhythmus, Herzdilatation, Anfällen von Lungenödem (bisweilen namentlich nachts), denen der Patient schließlich erliegt. In anderen Fällen entwickelt sich das Bild der chronischen Retentionsurämie (s. S. 453), in der der Patient langsam dem Tode entgegendämmert, oder er wird plötzlich ohne Vorboten von der Urämie befallen. Eine große Zahl von Schrumpfnierenkranken endlich wird von einer Apoplexie oder einem cerebralen Erweichungsherd ereilt und stirbt entweder im ersten apoplektischen Insult oder nach einer Reihe kleinerer Anfälle. Mitunter wird in derartigen Fällen erst bei der Sektion die Schrumpfniere als Ursache der Gehirnerkrankung entdeckt.

Gegenüber der gewöhnlichen primären Schrumpfniere (auch benigne Nephrosklerose genannt) ist noch als selbständige Sonderform in der Gruppe der Schrumpfnieren die **maligne Nephrosklerose** abzutrennen (TH. FAHR 1914). Zu grunde liegen hier nicht arteriolosklerotische, sondern entzündliche sowie nekrotisierende Veränderungen an den kleinen Gefäßen, besonders an den Vasa afferentia (Endarteriitis, Periarteriitis, Arteriolonekrose) mit Fortkriechen auf die Glomeruli; das Bild kann stark an das der sekundären Schrumpfniere erinnern. Als *ätiologische* Momente werden vor allem Bleivergiftung sowie Lues angeführt (Diphtherie, Polyarthritis?); oft ist keine Ursache zu eruieren. Das Leiden befällt vor allem *jüngere* Menschen und ist durch einen raschen bösartigen Verlauf gekennzeichnet. Es beginnt zum Teil unter dem Bilde der essentiellen Hypertension (s. S. 231) ohne klinische Nierensymptome, dann stellt sich alsbald eine rasch fortschreitende Niereninsuffizienz mit Hypertonie, Herzhypertrophie, Retinitis ein. Letztere hat hier hohen diagnostischen Wert. Der Harnbefund entspricht einer diffusen Glomerulonephritis (stärkerer Blutgehalt fehlt aber stets; ebenso fehlen Ödeme), mit deren raschen Verlaufsart auch das Krankheitsbild oft übereinstimmt. Der Tod erfolgt meist durch Urämie. *Anatomisch* wird bei sehr rascher Entwicklung des Leidens stärkere Schrumpfung der Niere vermißt.

Auch die **pyelonephritische Schrumpfniere** kann, wenn sie doppelseitig auftritt, zu den gleichen Erscheinungen wie die vasculären Schrumpfnieren, d. h. zu schwerer Niereninsuffizienz, Hypertonie und Urämie führen.

Bei älteren Diabetikern stellen sich bisweilen arteriosklerotische Glomerulusveränderungen ein, wobei sich kugelige hyaline Körper zwischen den Capillarschlingen finden. Die Tubuli zeigen degenerative Veränderungen, und im Insterstitium treten zellige Infiltrationen und Bindegewebswucherungen auf (KIMMELSTIEL-WILSON-Syndrom). Starke Albuminurie, Ödeme, Isosthenurie, Hochdruck und Retinitis sind die klinischen Erscheinungen. Auffällig ist die Abnahme der Urinzuckerausscheidung unter dieser Nierenaffektion.

Therapie der Nephritiden, Nephrosen und Schrumpfnieren (inkl. der Urämie)

Die Behandlung der akuten Glomerulonephritis erfordert vor allem strenge Bettruhe. Diese ist so lange notwendig, als der Blutdruck gesteigert ist (er ist als zuverlässigster Indicator der Nephritis möglichst täglich zu kontrollieren!), Eiweiß und Blut in größeren Mengen ausgeschieden werden und Ödeme bestehen. An erster Stelle steht die *diätetische* Behandlung, welche am wirksamsten als strengste Hunger- und Durstkur uber mehrere Tage bis zu einer Woche hinweg durchgefuhrt wird (F. VOLHARD); wo sie auf Schwierigkeiten stoßt, gebe man kleine Mengen Obst oder Obstsaft. Trockenheit des Mundes wird durch Kaugummi oder durch Spulen mit Wasser gemildert. Es folgt eine Obst- bzw. Obsttraubenzuckerdiat, die nach 3—4 Tagen durch Zulagen von Reis, feinen Mehlen, salzfreier Butter, salzfreiem Geback erweitert wird und welche man nach etwa 10 Tagen durch Zulagen von Kartoffeln, Gemüsen, Kakao erganzt (NaCl-Menge etwa 2 g); Eiweißträger inkl. Fleisch sind erst bei normalem Blutdruck, nach Abklingen der Ödeme und der Hamaturie erlaubt. Die Flüssigkeitsmenge hat sich zunachst und, solange Neigung zu Ödemen besteht, streng nach der Harnmenge des vorhergehenden Tages zu richten; die Gesamtmenge an Flüssigkeit (inkl. Obst) soll etwas unter dieser bleiben. Bei starker *Oligurie* und bei *Schmerzen* in der Nierengegend wirken Blutegel, heiße feuchte Wickel und Diathermie in der Lendenregion günstig. Bei *Anurie* versuche man den sog. Wasserstoß nach VOLHARD ($1^{1}/_{2}$ Liter verdunnter Tee auf einmal zu trinken) oder besser die intravenöse Infusion von physiologischer NaCl-Losung, falls der Zirkulationsapparat es erlaubt; auch hat die operative Dekapsulation der Nieren bisweilen Erfolg, ebenso die paravertebrale Anasthesie ($Th_{11}-L_2$) sowie Rontgenbestrahlung der Nierengegend. Die bei starker Blutdrucksteigerung infolge akuter Nephritis sich bisweilen einstellende *Herzmuskelschwache* erheischt bei den ersten Anzeigen wie Atemnot und gar Lungenodem sofortige Maßnahmen (Aderlaß, Strophanthin taglich etwa 0,25 mg, Senfbrustwickel).

Im übrigen soll die Kost weiter reizlos und insbesondere frei von den Stoffen sein, die erfahrungsgemäß die Nieren schadigen, sowie von harnpflichtigen Medikamenten. *Verboten* sind daher alle scharfen Gewurze (sie sind durch Küchenkrauter wie Dill, Schnittlauch, Estragon, ferner durch Essig, Citronensaft, Kümmel usw. zu ersetzen), alkoholische Getranke sowie Speisen mit einem starkeren Salzgehalt, desgleichen die Extraktivstoffe des Fleisches (Fleischbruhe usw.). Je konsequenter und strenger die hier geschilderte Art der Behandlung durchgeführt wird, um so großer ist die Aussicht, die akute Nephritis innerhalb der kritischen Zeit von 6 Wochen zur Ausheilung zu bringen. Treten trotzdem Verzogerungen ein, so soll man die Ausschaltung etwaiger Fokalinfektionen (Tonsillen usw.) rechtzeitig unter Penicillinschutz vornehmen, d. h. vor dem Übergang des Leidens in das chronische Stadium (3., spatestens 4. Woche).

Therapie der Urämie s. S. 470.

Bei den **chronischen Nephritiden** richtet sich die Behandlung nach der Art der Nierenkrankheit, insbesondere nach der Art der Funktionsstorung. Hieraus erklart sich, daß die Therapie sich fallweise verschieden gestaltet. Ihr Bestreben soll im allgemeinen vor allem *drei* Momenten Rechnung tragen, der Neigung der chronischen Nephritis zum *Fortschreiten* sowie der drohenden Gefahren der *Herzinsuffizienz* und der *Uramie*; ihr Ziel ist die Entlastung der Niere und des Zirkulationsapparates. In jedem Fall hat die Behandlung die lange Dauer des Leidens zu berücksichtigen und soll daher jede unnotige Strenge vermeiden.

Jeder Nierenkranke ist vor Abkublung und Erkaltung zu schutzen. Auch hier besteht ferner bei Verdacht einer Fokalinfektion die Pflicht, den Herd baldigst zu eliminieren. Im ubrigen ist die Behandlung der chronischen Nephritiden in der Hauptsache eine *diätetische*, wobei einerseits die Einschrankung von Kochsalz, Wasser und evtl. von Eiweiß, andererseits das Vermeiden von allen die Nieren reizenden Stoffen die Hauptrolle spielen. Die fruher ublichen Milchkuren sowie das haufig noch heute geubte Trinken großer Mengen von Mineralwassern[1] sind zweckwidrig. Man gibt als Getränk hochstens $^3/_4$ Liter Flussigkeit taglich, zumal die übrigen Speisen reichlich Wasser, die Breispeisen etwa 75%, Obst und Gemuse etwa 90% ihres Gewichtes Wasser enthalten. *Einschränkung der NaCl-Zufuhr* ist nicht nur bei den hydropischen Nierenkrankheiten und bei Neigung zu eklamptischer Uramie, sondern auch bei den hypertonisch-anhydropischen Formen indiziert, zumal hier NaCl-Entzug bisweilen drucksenkend wirkt. Die NaCl-Zufuhr soll 5 g taglich nicht ubersteigen (1 Liter Milch = 1,6 NaCl, 100 g Brot = 1,0 NaCl). Haufigere Kontrolle des NaCl-Gehaltes des 24 Stunden-Harns ist dabei empfehlenswert. Das Wurzen der Speisen kann durch die obengenannten Gewürze erfolgen sowie ferner durch verschiedene Kochsalzersatzmittel wie Citrovin (Citrofinal), Curtasal (beide sind hitzebestandig), das FRESENIUSsche Tafelsalz, Hosal, Sinechlor sowie Titrosalz Spezial (aber nicht das gewohnliche Titrosalz!) sowie Hefeextrakte. Hartnäckiges Erbrechen sowie Entleerung größerer Ödemmengen kann jedoch zu gefahrlicher Hypochloramie führen (s. S. 454), die durch NaCl-arme Kost eine Verstarkung erfahrt; hier ist vorübergehend stärkere NaCl-Zufuhr geboten.

Bei nachgewiesener Retention von N-Schlacken (erhohter Rest-N) wird man die *Eiweißzufuhr* auf eine Menge von etwa 50—30 g taglich herabsetzen (Eier, weißer Käse, Pflanzen-

---

[1] Besonders salzarme Mineralwässer sind in erster Linie der Lauchstädter Brunnen, ferner die Wernarzer Quelle in Brückenau sowie die Wildunger Georg Viktor-Quelle.

eiweiß) und das Nahrungsbedurfnis im übrigen durch N-freie Kost befriedigen. Im übrigen bewahrt sich die Einschaltung von Hunger- bzw. Gemuse-, Obst- und Rohkosttagen.

Gelingt es durch bloße Diat und Bettruhe nicht, die Ödeme zum Schwinden zu bringen, so kann man bei akutem renalem Ödem und intaktem Zirkulationsapparat eine *Schwitzprozedur* im Bett versuchen (trockene Hitze mittels Heißluftapparates oder Glühlichtbogen, gleichzeitig heiße Getranke). Oft bleibt trotzdem die Diaphorese aus. Man kann dann eine intravenose Dextroseinfusion (200—300 ccm, 20—40%) versuchen.

Auch die Anwendung der *Diuretica* hat nicht immer Erfolg. Oft ist im Interesse der Schonung der Niere auf sie zu verzichten. Man versuche evtl. das Diuretin 3mal täglich 0,5, das aber hier oft versagt. Manchmal hat Chlorcalcium per os Erfolg (15,0 : 150,0, 3mal taglich 2 Eßloffel). Mehr Erfolg hat oft der Liquor Kal. acet. 3—6mal taglich 1 Teeloffel (wirksam ist hier das Kalium, das als Antagonist des Natriums die Wasserausscheidung fordert). Bei hartnackigen Ödemen erweist sich mitunter Harnstoff als gutes unschadliches Diureticum: Urea puriss. in 250 ccm Wasser mit Fruchtsaft, und zwar evtl. wochenlang, 3mal 20—30 g pro die. Gunstig wirken ferner oft die Species diureticae (S. 472) sowie weiter Bohnenhulsentee (Decoct. Fruct. Phaseolisine Semine 120 : 750; 2mal taglich eine Tasse). Alle Hg-Praparate als Diuretica wie Calomel oder Salyrgan usw. sind streng kontraindiziert. Die Wirkung der Diuretica beschrankt sich ubrigens nicht auf die Niere, sondern sie üben auch eine *entquellende* Wirkung auf die Gewebe aus und machen das in diesen gebundene Wasser mobil. Ferner fordern die Diuretica oft gleichzeitig auch die Wasserausscheidung durch Haut und Lungen. Bei den der Therapie trotzenden Ödemen denke man stets auch an die Möglichkeit ihres kardialen Ursprungs (Versuch mit Digitalis!). Zur Forderung bzw. Verstärkung der Diurese eignen sich kurz vorher sowie gleichzeitig verabreichte acidotisch wirkende NH_4-Salze (s. auch S. 505, Fußnote) wie z. B. Salmiak 3,0—4,0 pro die. Mitunter wirkt *Diathermie* der Nieren, etwa 2mal täglich je eine halbe Stunde, günstig.

Hochgradige Ödeme, die auf andere Weise nicht weichen, müssen *mechanisch* entleert werden, entweder durch Einstechen von CURSCHMANNschen Troikars ins Unterhautzellgewebe der Ober- und Unterschenkel oder durch multiple Scarifikationen der Haut der Unterschenkel. In beiden Fallen ist wegen der erheblichen Infektionsgefahr für peinliche Asepsis zu sorgen (Jodierung der Haut; empfehlenswerter ist Einreiben mit 2% Collargolsalbe 1 Tag vor dem Eingriff). Es können auf diese Weise in 24 Stunden viele Liter Ödemflussigkeit abfließen. Sehr wichtig ist sorgfaltige Hautpflege zur Vermeidung der hier besonders gefahrlichen Infektionen. Schließlich bedarf die oft vorhandene *Anamie* der Behandlung mit Eisen.

Die oft nach Ausheilung akuter Nephritiden noch Wochen und Monate weiterbestehende Ausscheidung geringer Eiweißmengen und vereinzelter Erythrocyten (sog. *Defektheilung*) ist bei im übrigen gutem Allgemeinbefinden und normalem Verhalten von Nierenfunktion und Blutdruck kein Grund fur Bettruhe oder für strenge Diät; zu vermeiden sind lediglich Exzesse im Essen und Trinken, Erkaltungen und Überanstrengungen sowie größere Mengen von NaCl und von Gewürzen.

Auch bei der **Herdnephritis** wird man sich, abgesehen von der Behandlung des Grundleidens, auf eine ahnliche milde Therapie beschranken.

Die **Nephrosen** nehmen auch in der diatetischen Therapie eine Sonderstellung ein. Während die Salz- und Wasserzufuhr in gleicher Weise wie bei den Nephritiden einzuschranken ist, gilt dies nicht fur das Eiweiß; denn einerseits fehlt hier eine N-Retention, andererseits besteht bei der sehr betrachtlichen Albuminurie auf die Dauer die Gefahr eines Eiweißverlustes des Korpers. Die Kost soll demnach reich an Eiweiß (Weißkase, Fleisch ohne Salz) und KH sein, das Fett dagegen soll 60 g nicht uberschreiten. Zur Diurese eignet sich hier besonders Harnstoff (s. oben). Manchmal wirkt auch Thyreoidin 3mal 0,1 taglich gunstig, gelegentlich auch die Anwendung von Leberpraparaten (s. S. 316). Ferner wird das Vitamin A empfohlen (z. B. 3mal taglich 1 Vogandragée). Bluttransfusionen sind angezeigt. Cortison erwies sich in einer Reihe von Fallen zur Ausschwemmung der Ödeme als besonders wirksam.

Bei den **luischen Nephrosen** besteht die außerst vorsichtig und tastend durchzufuhrende Therapie in Penicillin, Neosalvarsan, Jodkali (nach vorheriger Untersuchung des Ausscheidungsvermogens fur Jod, vgl. S. 445) und Quecksilber-Schmierkur (Beginn mit 2 g). Es ist dies der einzige Fall, bei welchem bei einer Nierenkrankheit die Hg-Medikation erlaubt ist.

Die *nekrotisierenden Nephrosen* infolge von Intoxikationen (Sublimatusw.) erfordern zunächst energische Maßnahmen zur Eliminierung des Giftes (Magenspülung, Tierkohle, Milch, Darmspulungen, Natrium-Thiosulfatinjektionen, starke Flüssigkeitszufuhr bis zum Eintritt der Anurie), spater die gleiche Behandlung wie bei Niereninsuffizienz. Bei der Sublimatniere ist wegen der Hypochloramie im Gegensatz zu den sonstigen Nephropathien NaCl-Zufuhr unerlaßlich (vgl. S. 454). Vielfach haben sich intravenose Injektionen von Dimercaptopropanol (BAL) in einer taglichen Dosis bis zu 20 g als nützlich erwiesen. Bei Anurie sind Kurzwellendurchflutungen und paravertebrale Novocaininfiltrationen zu versuchen, vor allem aber nach Moglichkeit Anschluß des Kranken an die künstliche Niere anzustreben.

Schrumpfnierenkranke sind im allgemeinen nach den gleichen Grundsätzen wie die chronische Nephritis zu behandeln. Jedoch ist hier die Flüssigkeitszufuhr reichlicher zu bemessen und die tägliche Eiweißmenge auf 40 g zu beschränken; im übrigen ist der Organismus körperlich und geistig zu schonen. Vorsicht ist gegenüber Jod zu beobachten, das oft schlecht ausgeschieden wird. Gegen die durch die Hypertonie verursachten Beschwerden wirken häufiger wiederholte Aderlässe meist günstig, bisweilen auch gelegentlich die sog. Ableitung nach dem Darm in Form von Purgantien (Sennainfus, Bittersalz). Stets hat ferner die Behandlung den ersten Zeichen einer Herzinsuffizienz Rechnung zu tragen (vgl. S. 190). Bei Neigung zu Atemnot ist möglichst frühzeitig Strophanthin intravenös (z. B. 0,3—0,4 mg Kombetin) anzuwenden, um dem gefährlichen „renalen Asthma", d. h. dem Lungenödem, zuvorzukommen.

Die Therapie der *Schwangerschaftsniere* ist die gleiche wie die der akuten Nephritis. Bei starken Ödemen und Eklampsiegefahr ist stärkste Reduktion der Flüssigkeitszufuhr das Wichtigste (Hungertage). Therapie der Eklampsie s. unten, im übrigen s. S. 464.

Für *klimatische Nachkuren* eignet sich für Nierenkranke trockenes, sonniges und windstilles Klima (Wüstenklima, speziell Ägypten, sowie sonniges Hochgebirgsklima).

Die **Therapie der Urämie** richtet sich nach dem Typus derselben. Bei der *eklamptischen* Form sind prophylaktisch möglichste Einschränkung der Flüssigkeitszufuhr (Trockenkost), am besten zunächst einige Hungertage am Platz. Bei Ausbruch der Anfälle sind Lumbalpunktionen bis zum Sinken des Spinaldrucks auf normale Werte vorzunehmen; günstig wirken manchmal auch intravenöse hypertonische Lösungen (z. B. 10 ccm 10%iges Chlorcalcium oder 40—100 ccm 40%ige Dextrose). Oft sind zur Beruhigung Sedativa notwendig, z. B. 0,1—0,2 Luminalnatrium als Injektion oder Chloralhydrat (2,0 in Mucil. Salep 60,0, auf einmal als Klysma); evtl. bei starker Häufung der Anfälle Evipan- oder Pernoctonnarkose. Besondere Aufmerksamkeit erheischt der Zirkulationsapparat (in erster Linie Strophanthin, ferner gegebenenfalls Analeptica.

Bei der *azotämischen* Urämie sind vor allem große Aderlässe von 300—500 ccm indiziert, denen man eine Infusion von physiologischer NaCl-Lösung oder besser 100—200 ccm einer 40%igen Dextroselösung folgen läßt. Gegen die bestehende Acidose sind Alkalien zu geben (s. S. 548). Bei noch leistungsfähigem Zirkulationsapparat empfiehlt sich ferner der Versuch mit einer Schwitzprozedur im Bett unter reichlicher Zufuhr von heißen Getränken, doch versagt dies Verfahren nicht selten. Zwecks Adsorption der Fäulnisprodukte im Darm, deren Resorption hier besonders schädlich ist, kann Tierkohle gegeben werden. Bei Benommenheit wirkt ein laues Bad mit kalten Übergießungen günstig. Gegen die urämische Dyspepsie empfiehlt sich verdünnte Salzsäure 3mal täglich 15 Tropfen in Wasser. Besonderer Wert ist auf die Mundpflege zu legen. Die in Fällen akuter Urämie und Anurie empfohlene operative Spaltung der Nierenkapsel (Dekapsulation) zur Befreiung des Organs von dem schädlichen, durch seine Schwellung verursachten Druck hat nur in vereinzelten Fällen Erfolg. Vorher versuche man die *Diathermie* der Nieren (s. oben). Therapie der Urämie durch Salzmangel s. S. 454.

Orthostatische (lordotische) Albuminurie

In der Pubertät, mitunter auch schon bei jüngeren Kindern, seltener bei Erwachsenen, beobachtet man Albuminurien, deren Auftreten von der Körperhaltung abhängig ist. Derartige Individuen zeigen geringen, bisweilen auch stärkeren Eiweißgehalt bereits wenige Minuten, nachdem sie aus der horizontalen in die aufrechte Haltung übergegangen sind, während sie im Liegen eiweißfrei sind; die Albuminurie schwindet ungefähr $3/4$—1 Stunde nach dem Einnehmen der horizontalen Lage. Das Wesentliche dabei ist nach JEHLE die bei diesen Fällen im Stehen sich geltend machende starke Lordose der Lendenwirbelsäule, die wahrscheinlich eine venöse Stauung der Nieren zur Folge hat. Daher tritt die Albuminurie auch im Liegen auf, wenn dabei künstlich eine Lordose hervorgerufen wird. In der Regel handelt es sich um blasse, nervöse, asthenische Individuen, die oft ein Tropfenherz, niedrigen Blutdruck, vasomotorische Erregbarkeit, Neigung zu Ohnmachten, Superacidität sowie spastische Obstipation aufweisen. In manchen Fällen tritt die Albuminurie nach seelischen Aufregungen stärker hervor. Bisweilen ist eine latente Tuberkulose vorhanden (daher stammt die Bezeichnung „prätuberkulöse" Albuminurie). Der im Lordoseversuch hochgestellte und stark saure Harn enthält meist auch den schon in der Kälte durch Essigsäure fällbaren Eiweißkörper (vgl. S. 448). Das Sediment zeigt sehr häufig zahlreiche Oxalat-, Phosphat- und Uratkrystalle (vgl. S. 480), mitunter vereinzelt Cylinder, ferner bisweilen in großer Menge desquamierte runde Epithelien. Verschlechterung des Allgemeinbefindens sowie starke körperliche oder geistige Übermüdung bringen mitunter die bis dahin latente Störung erst zum Vorschein. Öfter beobachtet man bei den mit der Anomalie behafteten Individuen einen starken Wechsel der Pulsfrequenz beim Übergang von der horizontalen in die aufrechte Körperstellung.

Die Kenntnis der orthostatischen Albuminurie ist deshalb wichtig, weil sie zur Verwechslung mit ernsten Nierenleiden führen kann, wiewohl sie völlig harmlos ist. Allerdings können auch echte Nephritiden im Ausheilungsstadium zweitweise eine orthostatische Albuminurie zeigen. Hier entscheidet u. a. die Anamnese bzw. der Sedimentbefund (Erythrocyten). In zweifelhaften Fällen nehme man eine genaue Funktionsprufung vor. Die Prognose der orthostatischen Albuminurie ist gut, ein Übergang in echte Nephritis kommt nicht vor. Individuen mit orthostatischer Albuminurie sind nicht als Nierenkranke zu behandeln; Verordnung von Liegekuren und Nierendiat sind unbedingt zu unterlassen. Notwendig ist dagegen vor allem Hebung des Allgemeinzustandes, Kraftigung der Muskulatur durch reichliche Betätigung im Freien, Schutz vor Überanstrengung, vorsichtige Abhärtung. Bisweilen beseitigt Atropin bzw. Eumydrin die Albuminurie.

Stauungsniere

Bei Versagen der Herzkraft treten Störungen der Nierenfunktion oft schon frühzeitig auf, da die Nieren gegenüber der, infolge der Stauung im großen Kreislauf und der Überfüllung der Venen zur Geltung kommenden Verlangsamung der Blutzirkulation, gemäß ihrem starken Sauerstoffbedürfnis, besonders empfindlich sind. Während eine kurzdauernde Stauung sich nur durch vorübergehende Funktionsstörungen verrät, hat eine länger anhaltende Zirkulationsstörung, wie etwa bei einer chronischen dekompensierten Herzinsuffizienz oder bei manchen chronischen Lungenleiden, charakteristische *anatomische* Veränderungen zur Folge.

Die Stauungsniere präsentiert sich als ein etwas vergrößertes, derbes, auf der Schnittfläche cyanotisches Organ mit sehr scharfer Abgrenzung von Rinde und Mark. Mikroskopisch findet man, abgesehen von praller Füllung der Gefäße, zunächst noch intakte Glomeruli und Harnkanälchen, nach länger bestehender Stauung dagegen infolge der Ernährungstörung albuminöse Degeneration sowie Verfettung der Zellen im Bereich der Haupt- und Schaltstücke der Tubuli sowie Vermehrung des interstitiellen Bindegewebes (sog. cyanotische Induration); eine eigentliche Stauungsschrumpfniere kommt jedoch nicht vor.

Die Zirkulationsstörung der Niere äußert sich zunächst in der bereits früher (S. 161 und 444) erwähnten sog. Nykturie, d. h. eine nächtliche Vermehrung der Harnmenge bei Sinken derselben tagsüber. Bei der ausgeprägten Stauungsniere ist der Harn dunkel (der sog. Harnfarbwert ist erhöht, vgl. S. 446), von geringer Menge und hohem spezifischem Gewicht (1030 und darüber). Oft findet sich reichlich Ziegelmehlsediment. Stets ist Eiweiß vorhanden, meist $1-2^0/_{00}$ (in der Regel nicht mehr als etwa $3^0/_{00}$), gelegentlich werden allerdings beträchtliche Eiweißmengen (bis $12^0/_{00}$) ausgeschieden, ebenso finden sich Cylinder und Erythrocyten wie bei echter Nephritis, jedoch meist nur in geringer Anzahl. Der NaCl-Gehalt des Harns ist vermindert. Der Rest-N im Serum ist, wenn überhaupt, nur wenig erhöht. Mitunter wird über Schmerzen in der Nierengegend geklagt. Die für Nephritis charakteristischen Augenhintergrundsveränderungen fehlen stets. Der Wasserversuch sowie die Belastung mit NaCl werden ungenügend erledigt, Harnstoff wird dagegen normal ausgeschieden.

Dieses unterschiedliche Verhalten in der Konzentrationsfähigkeit gegenüber den verschiedenen Harnbestandteilen ist ein wichtiges Merkmal der Stauungsniere; charakteristisch ist, daß hier der Quotient $\triangle$/NaCl ansteigt (vgl. S. 445). Daß übrigens die Verzögerung der Wasserausscheidung zum Teil extrarenal bedingt ist, ergibt sich aus der Tatsache, daß intravenös zugeführtes Wasser die Diurese steigert.

Blutdrucksteigerung kommt durch die Stauungsniere als solche allein nicht zustande.

Die Neigung zur Entwicklung einer Stauungsniere ist *individuell* verschieden, so daß manche Kranke mit mäßig starker Herzinsuffizienz bereits deutliche Symptome einer Stauungsniere zeigen, die bei anderen Patienten trotz stärkerer Zirkulationsstörung vermißt werden. Der Verlauf der Nierenerscheinungen hängt von dem Grundleiden, der Herzschwäche, ab. Oft ist erstes Zeichen der Besserung der letzteren Zunahme der Harnmenge mit Sinken des spezifischen Gewichts. In den Endstadien der Stauungsniere kann es zu beträchtlicher Retention harnfähiger Substanzen und Erniedrigung des spezifischen Gewichts kommen.

Bei ausgepragtem Krankheitsbild ist es mitunter schwierig, zu entscheiden, ob eine primare Herzschwäche und eine sekundare Stauungsniere vorliegt oder ob umgekehrt das Grundleiden eine Nephritis mit daran anschließender Herzinsuffizienz ist. Auch die Nephrosen mit ihrem hohen spezifischen Gewicht kommen differentialdiagnostisch in Frage. Hier entscheidet die Anamnese (Herzklappenfehler) usw., ferner das Fehlen starkerer Rest-N-Erhohung und der Retinitis, das Verhalten des spezifischen Gewichtes des Harns und nicht zuletzt das prompte Reagieren der Stauungsniere auf Digitalis (sowie zum Teil auf Scilla). Wird bei einer Herzinsuffizienz statt des hochgestellten dunklen Harns heller Harn entleert, so ist das auf Niereninsuffizienz sehr verdächtig (s. S. 446); ein Sedimentum lateritium spricht gegen Niereninsuffizienz.

Therapie. Cardiotonica (Digitalis, Strophanthin); Beschrankung der Wasser- und Salzzufuhr, evtl. einige Tage Trockenkost. Im Gegensatz zu den Nephritiden sind hier die verschiedenen Diuretica sehr wirksam: Diuretin 4—6 mal taglich 0,5. Theocin jeden 2. Tag 2 mal taglich 0,15—0,3 in capsul. amylac.; Euphyllin intravenös, ferner Salyrgan alle 5 Tage je 1—2 ccm intramuskulär bzw. intravenos, Diamox, Katonil, Harnstoff (vgl. S. 469), schließlich auch Species diuretic. (Rad. Levistic., Ononid., Liquirit., Fruct. Juniperi āā 1 Eßlöffel auf 2 Tassen Wasser) sowie Bohnenhülsentee (vgl. S. 469) 2 mal taglich 1 Tasse. Mitunter kommt die Digitaliswirkung erst voll zur Geltung, nachdem die Diurese unter dem Einfluß der Diuretica in Gang gekommen ist. Schließlich sei daran erinnert, daß die beste Kontrolle des Erfolges der Entwässerung nicht so die Harnmenge wie das Verhalten des Körpergewichtes ist.

Niereninfarkt (Nierenembolie)

Anämische Niereninfarkte entstehen durch Verschleppung von *blandem* embolischem Material aus dem linken Herzen in die Nierenarterien; diese sind Endarterien.

Der Infarkt hat die Form eines Keils, dessen Spitze in die Tiefe des Organs reicht, wahrend die Basis an der Oberfläche der Niere liegt. Innerhalb des Infarktes entsteht eine Koagulationsnekrose des Parenchyms, an die sich später eine bindegewebige Organisation mit Narbenbildung und hyaliner Veröaung der Glomeruli anschließt. Die linke Niere wird haufiger befallen. Oft entstehen multiple Infarkte.

Klinisch kann der Niereninfarkt vollkommen symptomlos verlaufen und erst bei der Autopsie entdeckt werden. In anderen Fallen ermoglichen die klinischen Erscheinungen eine Diagnose. Dazu gehoren plötzlich auftretender Schmerz in der Nierengegend, wie bei Nierensteinen, sowie Hamaturie, mitunter Pulsbeschleunigung. Ausstrahlende Schmerzen sowie Schmerzhaftigkeit der Hoden fehlen. Harnmenge und Nierenfunktion zeigen keine Abweichung von der Norm. Eine spezielle Therapie kommt nicht in Frage.

Bei *maligner (septischer)* Endokarditis gestaltet sich das Bild der Nierenembolie dadurch anders, daß es sich um *infizierte* Emboli handelt. Die mit ihnen in die Nieren verschleppten Bakterien bewirken im Parenchym haufig multiple miliare Abscesse, die auf dem Sektionstisch als stecknadelkopfgroße, von rotem Saum umgebene Herdchen in der Rinde beim Abziehen der Kapsel sichtbar werden. Eine derartige hamatogen entstandene *eitrige embolische Nephritis (Nephritis apostematosa)* findet sich oft bei Sepsis bzw. Pyamie. Bemerkt sei übrigens, daß starker Leukocytengehalt des Harns bei Sepsis kein sicherer Beweis fur Nierenabscesse ist, da derselbe auch ohne diese vorkommt.

Neoplasmen der Niere

Klinische Bedeutung haben nur die *malignen* Nierengeschwülste. Der Häufigkeit nach spielen die sog. *Hypernephrome* (auch als hypernephroide Tumoren bezeichnet) eine besondere Rolle; sie bilden etwa 75% aller Nierentumoren bei Erwachsenen.

Es sind dies bis kleinapfelgroße gelbliche Geschwülste (auch GRAWITZsche *Tumoren* genannt). Man hat ihre Entstehung durch Wucherung von in die Nierenrinde versprengten Keimen von Nebennierengewebe, die sich oft in der Niere finden, zu erklaren versucht, zumal die histologische Struktur der Geschwülste derjenigen der Nebennierenrinde entspricht. Charakteristisch ist der Reichtum an dünnwandigen Gefäßen mit einer daraus erklärlichen

Neigung zu Blutungen. Auch haben die Tumoren die Tendenz, in die benachbarten Venen einzubrechen; gelegentlich können sie sogar als massive Geschwulstsäule bis hoch hinauf in die Vena cava inferior, ja bis in den rechten Vorhof hineinwachsen.

Andere maligne Nierentumoren sind teils *Sarkome*, teils *Carcinome*, teils *teratoide Mischgeschwülste;* letztere bevorzugen charakteristischerweise das *Kindesalter*.

Klinisch sind die Nierentumoren hauptsächlich durch 3 *Symptome* ausgezeichnet: die intermittierende Hämaturie, ferner Schmerzen sowie das Vorhandensein einer palpablen Geschwulst. Oft ist das erste Zeichen, das dem Patienten auffällt, die Blutung. Dieselbe kann ohne äußere Veranlassung, auch bei völliger Ruhe, ohne jede Beschwerde auftreten und plötzlich wieder verschwinden. Gleichzeitig mit der Hämaturie können Eiweiß und Cylinder auftreten, die später wieder verschwinden. Mitunter enthält der Harn auch eigentümliche, dicken Tripperfäden ähnliche oder regenwurmartige Gerinnsel. Schmerzen können dauernd fehlen; in anderen Fällen besteht dumpfer Druck in der Nierengegend oder sogar heftiger neuralgieartiger Schmerz, letzterer allerdings meist erst in vorgerückteren Stadien des Leidens. Bei genügender Größe ist der Tumor später auch oft palpatorisch nachweisbar, besonders wenn er der unteren Nierenhälfte angehört. Insbesondere bei Kindern kann er sehr beträchtliche Dimensionen annehmen.

Die Tumoren der rechten Niere lassen sich oft früher als die der linken fühlen. In unklaren Fällen bediene man sich der Stoßpalpation von hinten her unter gleichzeitiger Palpation von vorn mit der anderen Hand. Auch stelle man die Lage des Colon ascendens bzw. descendens zur Niere durch Luftaufblähung sowie Röntgenuntersuchung mit Kontrasteinlauf fest; der Darm liegt stets vor dem Tumor. Mitunter bewirken Nierentumoren Fieber, welches übrigens in einzelnen Fällen längere Zeit das einzige Symptom bildet. Die Senkungsreaktion des Blutes ist beschleunigt. Beachtenswert sind schließlich eigentümliche, speziell bei Hypernephromen bisweilen vorkommende Symptome, nämlich eine (manchmal nur vorübergehende) Glykosurie, ferner Blutdrucksteigerung sowie addisonartige Hautpigmentierungen (namentlich an den Streckseiten der Vorderarme); ziemlich selten ist der Befund großer glykogenhaltiger Tumorzellen im Harnsediment.

Die Hypernephrome können sich lange Zeit wie gutartige Geschwülste verhalten, bis sie plötzlich malignen Charakter mit schrankenlosem Wachstum zeigen. Infolge des oben beschriebenen Einbruchs in die Venen kann sich schnell ein enormer Hydrops der unteren Körperhälfte mit Ascites und praller Füllung der Hautvenen entwickeln. Auch Paraplegien durch Kompression des Rückenmarks und schließlich relativ häufig Metastasen in anderen Organen, insbesondere auch in den Knochen (Röntgen!) und in der Lunge mit hämorrhagischem Sputum, kommen bei Hypernephrom vor.

Für die **Diagnose** der Nierentumoren ist es wichtig, daß bei der Dreigläserprobe während der Blutung alle 3 Proben den gleichen Blutgehalt zeigen, und daß ferner mitunter auch in der blutungsfreien Zeit mikroskopisch vereinzelte Erythrocyten im Sediment zu finden sind. Besonders verdächtig ist der rasche Wechsel von klarem und blutigem Harn sowie dabei das Fehlen von Schmerzen. In einzelnen Fällen wird allerdings die Hämaturie zunächst längere Zeit vermißt. Das Fehlen größerer Leukocytenmengen spricht gegen Nierentuberkulose. Infolge von Kompression der Vena spermatica wird gelegentlich eine gleichseitige Varicocele beobachtet, die im Liegen nicht verschwindet. In allen zweifelhaften Fällen sind Cystoskopie und Ureterenkatheterismus anzuwenden (letzterer vor allem auch zur Entscheidung der Frage der Zulässigkeit der operativen Entfernung der Niere) sowie ganz besonders die Röntgenuntersuchung, bei welcher (nach einer stets vorher herzustellenden Leeraufnahme!) die intravenöse und die retrograde Pyelographie oft schon frühzeitig durch Veränderungen des Nierenbeckens (z. B. Abplattung oder Verzerrung eines Kelches) auf das Vorhandensein eines Tumors hinweist; in manchen Fällen gelingt außerdem zugleich der Nachweis einer Vergrößerung der Niere. Wichtig ist schließlich, daß dem ersten Symptom ein völlig beschwerdefreies Intervall von Monaten bis zu Jahren folgen kann[1].

---

[1] Es ist zu beachten, daß bei etwaigen, einer Probeexcision zugänglichen Metastasen das Hypernephrom der einzige Tumor ist, der histologisch eine exakte Diagnose sowohl der Art wie des Sitzes der Geschwulst ermöglicht.

Auch die angeborene **Cystenniere** kann das Bild des Nierentumors hervorrufen. Die Palpation ergibt oft eine unebene, gebuckelte Geschwulst. Haufig besteht die Anomalie beiderseits. Hereditares Vorkommen wird beobachtet. Der Symptomenkomplex erinnert an den der Schrumpfniere: Polyurie, Herabsetzung des Konzentriervermögens, geringe Albuminurie, kein Sediment, bisweilen Hamaturie, Blutdrucksteigerung und Herzhypertrophie, welch letztere jedoch bemerkenswerterweise trotz starker Azotämie fehlen können. Manchmal treten Kolikanfalle wie bei Nierensteinen auf. Mit Cystennieren vergesellschaftet kommt bisweilen eine *Cystenleber* vor.

Als **Therapie** der Nierentumoren kommt (die Cystenniere ausgenommen) ausschließlich die chirurgische Entfernung des kranken Organs in Frage, die jedoch nur bei den Hypernephromen gewisse Aussicht auf Dauererfolg hat, aber auch hier oft infolge nicht rechtzeitiger Diagnosenstellung zu spät kommt.

Ren mobilis (Nephroptose, Wanderniere)

Die normale Beweglichkeit der Niere, und zwar mit der Atmung, ist nur geringfügig. Dagegen wird die Niere bei Erschlaffung ihres bindegewebigen Aufhängeapparates sowie infolge von Schwund des die Niere umgebenden Fettpolsters, speziell des sie stützenden Fettgewebspfropfes zwischen den Blattern der tiefen Bauchfascie (vgl. S. 441), oft abnorm beweglich und gleitet alsdann bei aufrechter Körperhaltung aus ihrem Lager herab. Das wird hauptsächlich bei der rechten Niere beobachtet und kommt namentlich beim weiblichen Geschlecht vor, bei welchem ohnehin die das Nierenlager bildende Nische flacher als beim Manne ist. Wie bei der Enteroptose (S. 400) handelt es sich einmal um einen erworbenen Zustand infolge starker Verringerung der abdominellen Fettmassen (z. B. als Folge einer Entfettungskur) oder um die Begleiterscheinung einer Erschlaffung der Bauchdecken mit Hängebauch, wie z. B. bei Multiparen; früher wurde auch starkes Schnüren als Ursache angeschuldigt. Andererseits kann die Nephroptose als Analogon der virginellen Ptose (S. 401) ein Teilsymptom einer konstitutionellen Anomalie sein, wie sie im sog. STILLERschen Habitus (vgl. S. 158 u. 366) zum Ausdruck kommt. Daher ist sie oft mit allgemeiner Enteroptose verbunden. Häufig besteht Psychasthenie. Die abnorme Beweglichkeit der Niere ist durch die Palpation festzustellen. Bei bimanueller Untersuchung gelingt es, wenn die Patienten tief atmen, namentlich bei Ausübung eines stärkeren Drucks von hinten her in der Lendengegend, die Niere durch die Bauchdecken als rundliches glattes Organ zu fühlen, das wahrend der Exspiration im Gegensatz zur Leber und Gallenblase sich in seiner Stellung fixieren laßt, ohne in die alte Lage zurückzukehren. Laßt man das Organ los, so begibt es sich beim Liegen wieder in seine normale Lage zurück[1]. Übergang in die aufrechte Haltung, insbesondere auch mehrmaliges Springen laßt die Niere wieder herabgleiten. Linksseitige Ptose wird nur bei gleichzeitig vorhandener Senkung der rechten Niere beobachtet, wahrend letztere auch allein vorkommt. Bei höheren Graden von Wanderniere zeigt das Organ auch erhebliche seitliche Beweglichkeit, die namentlich an Exkursionen des unteren Poles bemerkbar wird, wobei die Niere indessen fast nie die Mittellinie überschreitet.

In vielen Fallen ist den Patienten das Vorhandensein ihrer Wanderniere nicht bewußt; mitunter bestehen leichte Beschwerden wie Ziehen oder Druck in der Nierengegend, die zum Teil in das Bein ausstrahlen. Häufig ist ein Teil der Klagen nur auf die allgemeine konstitutionelle Asthenie zu beziehen. Werden die Kranken durch den Arzt auf die Nierensenkung aufmerksam gemacht, so außert dann ein Teil von ihnen öfter allerhand Beschwerden, die großtenteils psychogener Natur sind. Bei hochgradiger Beweglichkeit der Niere kann es indessen, wenn auch selten, namentlich nach schwerer körperlicher Arbeit zu ernsten Erscheinungen, wie heftigen Koliken, Brechreiz und peritonitisartigen Symptomen (Meteorismus, Bauchdeckenspannung) kommen. Hierbei handelt es sich wahrscheinlich um eine vorübergehende Abknickung des Ureters und der Nierenhilusgefäße bzw. um eine intermittierende Hydronephrose (s. unten).

Die **Therapie** erreicht in der Mehrzahl der Falle meist schon auf rein psychischem Wege Erfolge durch die beruhigende Versicherung, daß es sich um ein harmloses Leiden handle; letztere ist besonders dann notwendig, wenn vorher ärztlicherseits dem Patienten die Diagnose mitgeteilt worden war. Bei starker Erschlaffung der Bauchdecken oder bei Fettschwund ist die gleiche Therapie am Platz wie bei Enteroptose (S. 401). Bei sehr hochgradiger Nephroptose kommt evtl. die operative Fixierung der Niere (Nephropexie) in Frage. Zu vermeiden sind starke Erschütterung des Körpers (z. B. Reiten) sowie heftige körperliche Anstrengungen, namentlich schweres Heben.

---

[1] Es ist zu beachten, daß eine derartige gründliche Palpation der Nieren vorübergehend zu Albuminurie, ja sogar zu mikroskopischer Hämaturie führen kann. Zugleich bietet dies Phänomen nachträglich einen Beweis dafür, daß das getastete Gebilde tatsächlich die Niere war.

Die Sackniere (Hydro- und Pyonephrose)

Der sog. Sackniere liegt eine abnorme Ausdehnung des Nierenbeckens und der Nierenkelche zugrunde. Sie beruht stets auf Harnstauung infolge von Hindernissen im Bereich der harnableitenden Wege. Die häufigsten Hindernisse sind in den Ureteren steckengebliebene Steine, ferner Kompression der Ureteren durch Tumoren im Becken sowie durch den graviden oder retroflektierten Uterus, weiter Knickung des Harnleiters bei Wanderniere, Narbenstenosen nach Ulcerationen des Ureters (Tuberkulose, Steindecubitus oder Traumen), Verletzung desselben bei gynäkologischen Operationen, selten auch als angeborene Anomalie in Form abnormer Faltenbildung oder abweichenden Ursprungs des Harnleiters aus dem Nierenbecken, insbesondere eines spitzwinkligen Abganges des ersteren mit ventilartigem Verschluß. Eine andere Art von Hindernissen ist im Bereich der Harnröhre lokalisiert. Dazu gehören die Prostatahypertrophie, die Harnröhrenstrikturen sowie bisweilen die Phimose. Je nach dem Sitz des Hindernisses kommt es zu einseitiger oder doppelseitiger Entwicklung einer Sackniere. Von Bedeutung ist ferner die Tatsache, daß es weniger die plötzliche Absperrung des Harnabflusses ist, die zur Erweiterung des Nierenbeckens führt, als vielmehr die chronische Erschwerung des Abflusses oder der intermittierende Verschluß der Abflußwege. Enthält die Sackniere nicht infizierten Harn oder Sekrete des Nierenbeckens, also eine blande wäßrige Flüssigkeit, so spricht man von *Hydronephrose,* während der Inhalt bei der *Pyonephrose* eitrige Beschaffenheit zeigt.

Die **anatomischen** Verhältnisse sind bedingt durch eine zum Teil sehr beträchtliche Erweiterung des Nierenbeckens, die u. a. mit Abplattung der Papillen einhergeht. Im weiteren Verlauf entwickelt sich nach vorhergehender Erweiterung der Harnkanälchen eine Atrophie derselben, ferner eine Verödung der Glomeruli sowie Bindegewebsentwicklung mit konsekutiver Schrumpfung, so daß das Bild der sog. *hydronephrotischen Schrumpfniere* entsteht. Die Oberfläche des Organs zeigt dabei oft eine eigentümliche Buckelung. In extremen Fällen stellt die Niere schließlich einen mit mehreren Litern Flüssigkeit gefüllten Sack dar, dessen bindegewebige derbe Wand nur noch vereinzelte Reste von Nierengewebe erkennen läßt.

Das **Krankheitsbild** verhält sich wechselnd je nach der Art des der Sackniere zugrunde liegenden Leidens. Auch gestaltet es sich verschieden, je nachdem der Prozeß intermittierend oder dauernd, beiderseitig oder einseitig ist, sowie ob eine Hydro- oder Pyonephrose vorliegt. Hydronephrosen mäßigen Grades bleiben bei Lebzeiten des Patienten oft völlig latent. Auch eine größere Sackniere braucht, wenn sie *konstant* vorhanden ist, keine Beschwerden zu verursachen. Im übrigen gehört zu den objektiv nachweisbaren *Symptomen* in erster Linie das Bestehen eines Tumors, der zunächst nur den Eindruck einer mäßig vergrößerten Niere erweckt, bei stärkerer Ektasie aber die Dimensionen einer bis zu mannskopfgroßen Geschwulst annehmen kann, die sich nach unten bis ins Becken erstreckt, die Mittellinie überschreitet und den Leib vorwölbt. Oft bestehen dann Druck und Völlegefühl, durch die der Patient auf sein Leiden aufmerksam wird. Verschiebung des Tumors mit der Atmung beobachtet man bei rechter Sackniere, während sie links meist fehlt. Charakteristische Merkmale sind derbe Konsistenz und häufig deutliche Fluktuation. Das Colon liegt stets vor dem Tumor. Die Harnentleerung braucht bei einseitiger Sackniere nicht beeinträchtigt zu sein, zumal die andere Niere, normale Funktion vorausgesetzt, die kranke Niere vollkommen zu ersetzen vermag. Trotzdem ist auf die Dauer mit einer Überlastung und Schädigung auch der gesunden Niere zu rechnen. Man unterscheidet *offene* und *geschlossene* Hydronephrosen. Bei letzteren vermag der Ureterenkatheter nicht ins Nierenbecken einzudringen.

Ein besonderes Krankheitsbild entsteht bei der *intermittierenden Hydronephrose*, die sich bei vorübergehender plötzlicher Unwegsamkeit der Harnwege einstellt und nicht selten mit stürmischen Erscheinungen verläuft. Unter Erbrechen sowie häufig unter anfänglichem Harndrang treten heftige Schmerzen wie bei Nierensteinkoliken auf, und alsbald ist der charakteristische Tumor zu fühlen. Das Abklingen des Anfalls ist von einer größeren Harnflut sowie vom Verschwinden des Nierentumors begleitet. In manchen Fällen, in denen der genannte Symptomenkomplex fehlt, verrät sich die intermittierende Hydronephrose lediglich durch periodisches Vorhandensein, des cystischen Tumors, dessen Natur aus seinem plötzlichen Auftreten und ebensolchen Verschwinden zu erkennen ist.

Bei längerem Bestehen einer doppelseitigen Sackniere, mitunter auch bei einseitiger Hydronephrose, kommt es zuweilen zu *Blutdrucksteigerung*. Zahlreiche Fälle von Prostatahypertrophie oder von Beckentumoren mit beiderseitiger Hydronephrose gehen schließlich an einer *Urämie* zugrunde. Vollständiger Verschluß der Harnleiter führt innerhalb weniger Tage zum Exitus.

Pyonephrosen sind durch fieberhaften Verlauf, mitunter mit Schüttelfrost gekennzeichnet und zeigen im allgemeinen ein schwereres Bild als nichtinfizierte Hydronephrosen. Sie kommen nicht selten während der Gravidität vor. Charakteristisch für sie ist, daß während des Bestehens der Krankheitserscheinungen der Harn klar ist, während er von dem Augenblick des Abflusses des Eiters und des Nachlassens des Fiebers trübe wird und massenhaft Leukocyten enthält. Bei längerem Bestehen einer Pyonephrose greift der Eiterungsprozeß auch auf das Nierenparenchym über.

Für die **Diagnose** der nichtinfizierten, offenen Hydronephrose kann die Röntgenuntersuchung des mittels Ureterenkatheters mit Kontrastmasse, z. B. mit Uroselektan B oder intravenös mit Perabrodil gefüllten Nierenbeckens herangezogen werden (sog. Pyelographie), die dessen Erweiterung deutlich erkennen läßt. Bei geschlossener Hydronephrose vermißt man bei der cystoskopischen Untersuchung den Austritt des Harns aus dem Ureterostium der kranken Seite (noch deutlicher wird dies gegenüber der gesunden Seite bei vorheriger Injektion von Indigocarmin, vgl. S. 445). Zur Abgrenzung von *Tumoren* in der Nachbarschaft (Gallenblase, Milztumor) dient u. a. die Berücksichtigung der Lage zum *Colon* (Röntgenuntersuchung, Aufblähung des Darms); speziell bei linker Hydronephrose ist die Flexura coli sinistra an normaler Stelle hinter dem Rippenbogen oberhalb der Niere nachweisbar und das Colon läuft vor der Niere herab. Milztumoren hingegen drängen die Flexur nach unten und medial herab und zeigen außerdem einen scharfen unteren Rand. Auch der Nierenechinococcus (s. unten) kann eine Hydronephrose vortäuschen. Die Unterscheidung zwischen Hydronephrose und Nephrolithiasis endlich beruht u. a. auf dem Vorhandensein von Hämaturie bei dieser, während sie bei ersterer nur ausnahmsweise beobachtet wird.

Therapie. Bei intermittierender Hydronephrose infolge von Wanderniere gelingt es bisweilen, einfach durch Lagerung des Patienten die Abklemmung des Ureters infolge Zurückgleitens der Niere in die richtige Lage zu beseitigen. In anderen Fällen (Steine usw.) bewirkt mitunter der Ureterenkatheterismus die Aufhebung der Harnsperre, anderenfalls kommt die operative Beseitigung des Hindernisses in Frage. Bei alten Hydronephrosen erübrigt sich ein chirurgischer Eingriff der bereits weit fortgeschrittenen Verödung der Niere. Bei Pyonephrose ist der Ureterenkatheterismus mit Spülung des Nierenbeckens zu versuchen. Bei geschlossener Pyonephrose ist chirurgische Therapie erforderlich, und zwar die Nephrotomie; die Entfernung der erkrankten Niere (Nephrektomie) ist nur bei normaler Funktion der anderen Niere erlaubt. Bei Auftreten des Leidens in der Schwangerschaft ist diese evtl. zu unterbrechen. Bei den Hydro- und Pyonephrosen im Anschluß an maligne Tumoren beschränkt man sich auf eine rein palliative Therapie.

Parasiten der Niere

Unter den parasitären Erkrankungen der Niere ist hier nur der relativ seltene *Echinococcus* der Niere zu nennen, der eine Geschwulst bilden kann, die bei genügender Größe die S. 473 beschriebenen physikalischen Symptome hervorruft. Bei Durchbruch ins Nierenbecken treten Schmerzen wie bei Nephrolithiasis sowie Hämaturie auf, und der Harn enthält oft die S. 292 beschriebenen charakteristischen Bestandteile des Echinococcus. Vereiterung des Echinococcus, Verlegung der Harnwege, aber auch Ruptur mit Spontanheilung kommen vor. *Therapeutisch* kommt nur die operative Entfernung der Geschwulst in Frage.

Krankheiten der harnableitenden Wege
(Nierenbecken, Harnleiter, Harnblase)

Pyelitis (Nierenbeckenentzündung)

Die Pyelitis ist eine nicht seltene Krankheit; sie besteht in einer bakteriellen Entzündung des Nierenbeckens, die eine *ascendierende* oder *descendierende* ist. Oft entwickelt sie sich sekundär im Anschluß an infektiöse Krankheiten der Harnblase oder Harnröhre durch Aufsteigen des infektiösen Prozesses in das Nierenbecken. Diese sog. Cystopyelitis kommt in *chronischer* Form ungemein häufig, namentlich bei Prostatikern sowie bei Patienten mit Harnröhrenstrikturen, vor, gelegentlich auch bei Phimosen, ferner bei verschiedenartigen Krankheiten des Beckens, namentlich auch bei gynäkologischen Affektionen, die zu einer Kompression der Harnleiter führen (häufiger ist der rechte betroffen), so auch relativ häufig bei Gravidität, und zwar infolge von Druck des Uterus sowie von Hyperämie und Tonusabnahme der Bauchorgane. Eine weitere Ursache bilden im Nierenbecken oder in den Ureteren befindliche Konkremente, die sowohl infolge von Erschwerung des Harnabflusses als auch durch mechanische Läsionen Katarrhe des Nierenbeckens hervorrufen bzw. unterhalten (Pyelitis calculosa). Auch Blasenlähmung infolge von Rückenmarksleiden führt häufig zu ascendierender Pyelitis. In allen diesen Fällen ist die Harnstauung mit daran anschließender Bakterienwucherung ein Moment, das die Entstehung der Krankheit fördert. Aber auch auf *hämatogenem* Wege können Pyelitiden infolge der Ausscheidung von Bakterien durch die Niere ins Nierenbecken entstehen. Mitunter besteht dann zugleich eine Krankheit der Niere (Pyelonephritis).

Den bisher genannten Formen von Pyelitis stehen gewisse Pyelitiden gegenüber, die sich ohne erkennbare Ursache entwickeln und klinisch ein *selbständiges* Leiden darstellen. Derartige Formen werden vor allem häufig beim *weiblichen* Geschlecht, zum Teil schon im Kindesalter beobachtet; die Frauen zeigen oft einen etwas infantilen Habitus. Fast immer handelt es sich um Infektion mit dem Bacterium coli commune. Wahrscheinlich besteht auch ein Zusammenhang mit der oft vorhandenen chronischen Obstipation.

Man hat hier an die Möglichkeit einer direkten Überwanderung der Keime auf dem Lymphwege vom Colon auf das benachbarte Nierenbecken gedacht. Doch kommt auch die Übertragung der Bakterien vom After auf die Genitalien durch die Schamspalte in Betracht. Das rechte Nierenbecken erkrankt bei Frauen wesentlich häufiger als das linke.

Bei *Kindern* beobachtet man Pyelitis besonders nach Darmkatarrhen, nach Varicellen sowie Masern.

Der **anatomische** Befund in den leichten Fällen von Pyelitis ist der einer katarrhalischen Schwellung und Rötung der Schleimhaut des Nierenbeckens, zum Teil mit Blutungen; in den schwereren Fällen findet man eine eitrige Pyelitis und bei Anwesenheit von Steinen nicht selten Nekrosen mit Pseudomembranbildung; auch ist mitunter das mit Eiter gefüllte Nierenbecken starker erweitert (Pyonephrose). Bei längerem Bestehen einer Pyelitis bleibt auch das Nierenparenchym nicht unbeteiligt und die dortselbst sich abspielenden Entzündungsprozesse können schließlich zur Entwicklung einer pyelonephritischen *Schrumpfniere* (vgl. S. 465) führen.

Das **Krankheitsbild** der Pyelitis zeigt in den einzelnen Fällen erhebliche Verschiedenheiten je nach ihrer Entstehung und der Art des bestehenden Grundleidens. In zahlreichen Fällen von sekundärer ascendierender Pyelitis sind die klinischen Symptome wenig markant, zumal wenn der Harn schon vorher infolge einer bereits bestehenden Cystitis die für diese charakteristischen Veränderungen zeigt. In derartigen Fällen weist höherer Temperaturanstieg sowie oft das Auftreten von Schmerz in der Nierengegend auf die Erkrankung des Nierenbeckens hin; andererseits können diese Zeichen selbst bei schwerster Pyelitis fehlen. Häufig ist die Niere druckempfindlich. Sehr oft befällt die Krankheit die Nierenbecken beider Seiten. Schwere eitrige Pyelitis pflegt mit höherem Fieber, mitunter mit Schüttelfrösten einherzugehen. Hier zeigt der Harn oft auch ammoniakalische Zersetzung wie bei Cystitis (Staphylokokken, Proteus), und nicht selten greift der Prozeß auch auf die Niere selbst über; es kommt zur sog. *Pyelonephritis*. Diese bildet häufig den letzten Akt eines chronischen Harnleidens oder einer Rückenmarkskrankheit. Der tödliche Ausgang erfolgt hier oft unter den Symptomen der Urämie, wobei anatomisch nicht selten der Befund der pyelonephritischen *Schrumpfniere* erhoben wird; in anderen Fällen beschließt eine Urosepsis das Leben.

Als *besondere Form* der Pyelitis, die unter dem Bilde einer selbständigen Krankheit auftritt und praktisch von großer Bedeutung ist, ist die schon erwähnte, vorwiegend beim weiblichen Geschlecht vorkommende *Colipyelitis* zu nennen. Sie kann unter den Zeichen einer schweren allgemeinen Infektionskrankheit mit hohem Fieber, initialem Schüttelfrost, Erbrechen, großer Abgeschlagenheit, Kopf- und Kreuzschmerzen beginnen und den Verdacht auf Sepsis oder Typhus erwecken. Der Puls bleibt oft relativ niedrig. Milzverößerung pflegt zu fehlen; die Leukocyten sind meist nur mäßig vermehrt, die Eosinophilen vermindert. Aufklärung bringt die Untersuchung des Harns. Charakteristisch ist ein dünner heller Harn, der stark getrübt ist. Häufig besteht nachts vermehrte Harnentleerung. Bezeichnend ist, daß die Harnmenge trotz des Fiebers vermehrt und das spezifische Gewicht erniedrigt ist (1005—1012). Die Reaktion ist sauer. Die Trübung besteht zum großen Teil aus Bakterien (fast immer B. coli in Reinkultur). Beim Stehen bildet der Harn einen Bodensatz. Der Eiweißgehalt ist meist nur gering.

Das Sediment enthält vor allem sehr zahlreiche Leukocyten, daneben oft in geringer Menge Erythrocyten, während Nierenelemente, speziell Cylinder, in der Regel fehlen. Dagegen sind häufig in wechselnder Zahl die S. 449 erwähnten sog. geschwänzten Epithelien vorhanden, die indessen weder speziell für die Pyelitis charakteristisch sind, noch konstant bei ihr vorkommen.

Klarspülen der Blase gelingt viel leichter als bei cystitischen Eiterungen. Charakteristisch ist die anamnestisch häufig zu erhebende Angabe über Reizzustände der Blase wie bei Cystitis, die oft Tage oder sogar Wochen der Erkrankung vorausgehen.

Der fieberhafte Zustand pflegt meist nur eine Reihe von (oft 5—6, bisweilen noch weniger) Tagen anzuhalten, sodann erfolgt lytische Entfieberung. Meist tritt jedoch nach einigen Tagen ein kürzerer Rückfall ein, der sich oft noch ein- oder mehreremal wiederholt, so daß eine recurrens- oder malariaähnliche Temperaturkurve entstehen kann. Die abnorme Harnbeschaffenheit, insbesondere die Trübung, der Leukocyten- und Bakteriengehalt bleiben oft noch viele Wochen ziemlich unverändert. Auch neigen diese Formen dazu, später spontan oder nach Erkältungen oder im Verlauf hartnäckiger Stuhlverstopfung zu rezidivieren. Die Rezidive können von gleicher Schwere und Dauer wie der erste Anfall sein, in andern Fällen sind sie nur flüchtig und verraten sich bisweilen lediglich durch leichten Temperaturanstieg, Zunahme der Harntrübung und nur geringe Beeinträchtigung des Allgemeinbefindens. Häufig treten sie zur Zeit der Menstruation oder prämenstruell auf und verleiten beim Versäumen einer genauen Harnuntersuchung zur Fehldiagnose einer latenten Tuberkulose. Derartige mit der Menstruation koinzidierende Rückfälle können in sehr großer Zahl auftreten und dann ein ausgesprochen *chronisches* Leiden bilden. Die bei diesen Formen ständig auch in der anfallsfreien Zeit vorhandene *Bakteriurie*, d. h. die Ausscheidung eines durch massenhaft Bakterien getrübten Harns, zeichnet sich durch große Hartnäckigkeit aus und besteht oft jahrelang.

Die im Verlauf der *Gravidität* auftretende, fast stets rechtsseitige Pyelitis wird hauptsächlich zwischen dem 3.—5. Monat beobachtet und zeigt die gleichen akut fieberhaften Symptome. Sie hat eine günstige Prognose, neigt aber ebenfalls zu Rezidiven.

Erwähnung verdient noch die praktisch wichtige Tatsache, daß es bei einseitiger Pyelitis infolge von Stauung des dicken eitrigen Sekrets vorübergehend zur Stockung des Harnabflusses kommen kann. Es entsteht dann der bei der Pyonephrose geschilderte, scheinbar paradoxe Zustand, daß *Verschlimmerung* des Krankheitsbildes sowie Ansteigen des Fiebers mit *klarem*, eiterfreiem Harn einhergeht, der von der gesunden Seite stammt, wahrend das Auftreten von eitrigem Harn infolge der Wiederherstellung des Abflusses mit Abklingen der Krankheitserscheinungen und Entfieberung Hand in Hand geht.

Therapie. Bettruhe, solange Fieber besteht, reizlose Kost nach Art der Nierendiät, heiße Kataplasmen oder Thermophor in die Nierengegend. Chemotherapie je nach der Art des Erregers: Colibacillen sind empfindlich gegenüber Sulfonamiden (Cibazol, Elkosin, Gantrisin, Supronal), auch gegenüber Streptomycin und gegenüber den Tetracyclinen. Penicillin ist wirksam bei Infektionen durch Streptokokken, manche Staphylokokken und Gonokokken. Enterokokkeninfektionen lassen sich gewöhnlich mit Streptomycin bzw. Aureomycin oder Terramycin behandeln. Die Sulfonamide sollen in hohen Anfangsdosen (8—10 g pro Tag) mit reichlich Flüssigkeit und Natriumbicarbonat zusammen gegeben werden, Streptomycin in der Dosis von 1—2 g täglich, Aureomycin und Terramycin in der Menge von 2 g täglich. Vom Penicillin werden 400000—800000 I.E. täglich verabreicht. Bei *Graviditatspyelitis* ist Lagerung auf die linke Seite zur Beseitigung der Kompression des rechten Harnleiters wirksam; im übrigen empfiehlt sich auch hier exspektatives Verhalten unter Anwendung der Chemotherapie, d. h. keine Unterbrechung der Schwangerschaft. Konkremente als Ursache der Pyelitis bei Nephrolithiasis sind am besten operativ zu entfernen; die chirurgische Therapie kommt auch bei Prostataaffektionen in Frage.

Nephrolithiasis (Nierensteine)

Nierensteine entstehen durch Ausfallen der im Harn normalerweise in Lösung befindlichen Substanzen. Je nach der Größe der ausfallenden krystallinischen Massen spricht man von *Nierensand*, der als feinkörnige pulverartige Masse einen Bodensatz im Harn bildet, von *Nierengrieß*, wenn die Konkremente in Form gröberer Körner bis Stecknadelkopfgröße auftreten, und von *Nierensteinen*, wenn es sich um größere Gebilde handelt. Unter den steinbildenden Bestandteilen des Harns steht an erster Stelle die *Harnsäure*, nächstdem der *phosphorsaure Kalk*, an dritter Stelle der *oxalsaure Kalk*. In ganz vereinzelten Fällen kommt auch das Cystin in Frage. In der Regel ist das Leiden einseitig. Aufenthaltsort der Nierensteine ist das Nierenbecken. Aus diesem gelangen sie bei mäßiger Größe oft in den Ureter, dessen Peristaltik sie dann in die Blase treibt.

Bleiben sie in dem Ureter stecken, so entstehen sog. *Uretersteine*. Seltener entstehen diese primär im Ureter bei Wanderkrankung des Harnleiters, z.B. bei Decubitalgeschwür oder Stenose desselben; sie haben dann Dattelkern- oder Torpedoform.

Nephrolithiasis ist eine relativ häufige Krankheit, die Männer häufiger als Frauen befällt, gelegentlich schon im jugendlichen Alter, ja sogar mitunter im Kindesalter beobachtet wird. Dem Leiden liegt weniger eine lokale Erkrankung als eine gewisse *konstitutionelle* Disposition im Sinne einer sog. *Diathese* zugrunde, wie sowohl das häufige familiäre Auftreten als auch die Kombination mit Gallensteinen oder mit Gicht zu beweisen scheint. Die Nephrolithiasis wird daher zu der Gruppe von Erkrankungen gerechnet, die man als „Arthritismus" zusammengefaßt hat (vgl. S. 549).

Die verschiedenen Arten von Konkrementen haben oft ein so charakteristisches Aussehen, daß man ihnen nicht selten ihre *Zusammensetzung* ansehen kann. Näheren Aufschluß gibt die *chemische* Untersuchung. *Harnsäurekonkremente* sind von gelblicher oder gelbrötlicher Farbe, sehr hart, bröckelig; charakteristisch für sie ist die Murexidprobe: Abrauchen mit HNO_3 gibt Orangefarbung, die durch NH_3-Zusatz in Purpur, durch nachherigen KOH-Zusatz in Blau übergeht. Beim Glühen auf dem Platinblech verbrennen sie vollkommen. Steine aus *Phosphaten* (Kalk, Magnesia oder Ammoniakmagnesia) sind weiß und weich und lassen sich zwischen den Fingern zerdrucken; sie losen sich in Essigsaure beim Erwärmen ohne Aufbrausen und verbrennen nicht beim Gluhen. Die *Oxalatsteine* sind sehr hart, von braunlicher oder dunkler Farbe (Blutfarbstoff) und zeigen meist eine hockrige oder stachelige Oberfläche in Form der sog. Maulbeersteine; sie lösen sich nicht in Essigsaure, dagegen in anorganischen Sauren, z. B. in HCl ohne Aufbrausen. Beim Gluhen gehen sie in $CaCO_3$ über, das man aus der Gasentwicklung beim Übergießen mit Sauren erkennt. *Cystinsteine*, die bei der sog. Cystinurie (vgl. S. 559) vorkommen, sind gelb, glatt und nicht sehr hart; sie verbrennen ohne Reste. Cystin lost sich in warmem NH_3 und krystallisiert beim Verdunsten in charakteristischen mikroskopischen sechsseitigen Tafeln aus. Die Harnsteine zeigen ein aus Eiweiß bestehendes Gerust.

Die *Entstehung der Harnkonkremente* (Nieren- und Blasensteine) läßt sich nicht, wie man gemeint hat, ohne weiteres immer auf den vermehrten Gehalt des Harns an dem betreffenden Stoff zurückführen, zumal die absolute ausgeschiedene Menge desselben häufig die Norm nicht übersteigt. (Eine Ausnahme bildet die Ostitis fibrosa cystica, s. S. 505). Das Wesentliche bei der Steinbildung durfte vielmehr darin liegen, daß diejenigen Vorgänge, die die lithogenen Substanzen normal im Harn in Losung halten, eine Storung erfahren. Dazu gehort einmal die Änderung der Reaktion des Harns. Stark saurer Harn macht oft aus den normal im Harn als Mononatriumurat vorhandenen harnsauren Salzen die Harnsaure frei, die als solche krystallinisch ausfällt. Umgekehrt bewirkt alkalische Reaktion eine Überführung der loslichen sauren phosphorsauren Salze in die unloslichen basischen Phosphate. Ein weiterer wichtiger Umstand ist die Tatsache, daß der normale Harn gewisse Bestandteile, wie z. B. die Harnsäure in hoherer Konzentration, als ihrer Wasserloslichkeit entspricht, in Losung hält, also eine sog. ubersattigte Losung darstellt. Dies Phanomen erklart man mit den in den organischen Flussigkeiten stets gleichzeitig vorhandenen Kolloiden, deren Gegenwart eine derartige Übersattigung ermoglicht (sog. Schutzkolloide). Fehlen dieselben oder werden sie infolge ihrer Pracipitierung unwirksam, so kommt es zur Ausfallung der bis dahin gelösten Konkrementbildner. Eine nicht zu unterschatzende Rolle durfte schließlich bei der ersten Bildung von Konkrementen die zu starke Eindickung des Harns spielen, die sich nach schwerer korperlicher Arbeit sowie bei Krankheiten mit verminderter renaler Wasserausscheidung (Fieber, Durchfalle usw.), endlich bei manchen Entfettungskuren einstellt.

Harnsäuresteine finden sich namentlich bei plethorischen bzw. pyknischen Typen (vgl. S. 567), sie bilden sich des weiteren nicht selten bei Kranken mit leukamischen Myelosen oder Lymphadenosen, bei denen infolge des gesteigerten Kernzerfalls eine vermehrte Harnsaureelimination erfolgt. *Oxalatsteine* kommen gleichfalls bei Plethorikern und Pyknikern gehauft vor, außerdem aber, ebenso wie die *Phosphatsteine*, bei jugendlichen, psycholabilen Asthenikern, oft gleichzeitig mit Superacidität des Magens, spastischer Obstipation, Colica mucosa oder orthostatischer Albuminurie (vgl. S. 470).

Sind erst Konkremente entstanden, so fordert ihr Vorhandensein auf verschiedene Weise eine weitere Erzeugung von Steinen oder deren Vergrößerung. Dazu gehört zunächst die Anwesenheit der Konkremente selbst, welche Krystallisationszentren bilden, ferner die katarrhalische Entzundung der Schleimhaut, deren Produkte die Niederschlagsbildung fordern, sowie weiter die bakterielle Zersetzung des Harns. Letztere bewirkt durch Alkalischwerden des Harns ein Ausfallen der Phosphate (Carbonate) der Erdalkalien, die ihrerseits die bereits vorhandenen Steine wie eine Schale umgeben und sie durch Apposition vergrößern. So entstehen dann gemischte Konkremente, deren Kern haufig aus Harnsaure oder oxalsaurem Kalk besteht. Dies kommt allerdings haufiger bei Blasensteinen vor. In einzelnen Fallen beruht das Ausfallen von Alkalien nicht auf bakteriellen Vorgangen, sondern hat andere Gründe, und zwar z. B. die Abscheidung eines von vornherein alkalischen Harns oder die Ausscheidung abnorm hoher Kalkmengen durch die Nieren (Phosphaturie und Calcariurie vgl. S. 491).

Ganz große Konkremente können das Nierenbecken vollig ausfüllen und mit ihren geweihartigen Fortsatzen bis tief in die Nierenkelche hineinreichen (sog. Korallensteine). Sehr haufig handelt es sich um multiple Steine. Die *schadlichen Folgen* der Steine bestehen analog dem Verhalten bei Gallensteinen in mechanischer Reizung der Schleimhaut (Entzündung und Blutung usw.) und Harnstauung. Beides fordert die bakterielle Infektion.

Krankheitsbild. Nierensteine können lange Zeit stumm, d. h. symptomlos bleiben. Das gilt u. a. bisweilen von den großen Steinen und den Konkrementen in den Nierenkelchen. Anderseits verursachen auch ganz kleine Konkremente, wie Nierensand oder Nierengrieß, oft keine Beschwerden und gehen unbemerkt ab. Beschwerden entstehen vor allem durch mittelgroße bewegliche Steine, die zu Einklemmungserscheinungen am Nierenbeckenausgang oder im Ureter führen. Das hierfür charakteristische Krankheitsbild ist das der *Nierensteinkolik*. Diese beginnt in der Regel plötzlich, spontan oder nach heftiger Erschütterung des Körpers, wie Laufen, Springen, Reiten, Fahren auf holperigem Wege, nach Kälteeinwirkung usw., und besteht in äußerst heftigen Schmerzen in der Nierengegend, die nach unten, dem Verlauf der Harnleiter entsprechend, in die Blasengegend, die Genitalien, die Innenfläche des Oberschenkels ausstrahlen. Oft ist der gleichseitige Hoden druckempfindlich. Die Schmerzen zeigen meist kolikartigen Charakter, d. h. An- und Abschwellen ihrer Intensität. Häufig besteht zugleich mäßiges Fieber, Erbrechen, mitunter Schüttelfrost, auch stellt sich meist sehr hartnäckige Stuhlverstopfung, bisweilen mit Verhaltung von Winden ein. Auch wird gelegentlich reflektorische Bauchdeckenspannung beobachtet. Bei sehr heftigen Anfällen kann es zu Kollapserscheinungen mit kleinem, frequentem Puls, kaltem Schweiß sowie Ohnmacht kommen. Häufig besteht zugleich Harndrang, wobei aber nur ganz kleine Harnmengen entleert werden. Nicht ganz selten hört gleichzeitig mit dem Anfall die Harnausscheidung völlig auf, so daß beim Katheterismus die Harnblase leer gefunden wird (reflektorische Anurie). Die Anurie kann mitunter tagelang dauern. Wird etwas Harn entleert, so gibt dessen Blutgehalt sofort Aufschluß über die Ursache der Koliken. Mindestens enthält der Harn mikroskopisch Erythrocyten. Der Kolikanfall ist von sehr verschiedener Dauer, oft hält er nur kurze Zeit oder mehrere Stunden an, er kann aber auch tagelang dauern. Das Aufhören des Anfalls ist bisweilen, aber keineswegs immer, von Entleerung eines kleinen Konkrementes oder von Grieß durch die Harnröhre begleitet. Das Auftreten neuer Anfälle ist unberechenbar, doch kann es durch unzweckmäßige Lebensweise (körperliche Anstrengung, Verstopfung usw.) gefördert werden. Zwischen den Anfällen fühlen sich viele Patienten völlig beschwerdefrei und leistungsfähig, andere klagen über leichte ziehende Schmerzen in der Nierengegend, über Magen-Darm-Beschwerden sowie über oft auftretenden Harndrang. Die mikroskopische Untersuchung des Harns ergibt bisweilen auch in der Zwischenzeit zeitweise Hämaturie. Mitunter beträgt der Zwischenraum zwischen 2 Anfällen Jahre.

Als *Folgeerscheinung* der Nephrolithiasis ist die durch Infektion des Nierenbeckens entstehende *Pyelitis* oder Pyelonephritis (vgl. S. 477) zu nennen, die eine ernste Komplikation darstellt und manchen Steinkranken schließlich zum Opfer einer tödlichen Sepsis werden läßt. Stark leukocytenhaltiger Harn[1], der in schweren Fällen ammoniakalisch zersetzt ist, hohe Temperaturen mit Schüttelfrösten, Kräfteverfall, starker Durst sind charakteristische Symptome. Eine andere Komplikation ist die dauernde Obturation des Nierenbeckenausganges oder des Ureters durch ein Konkrement. Die Folge ist eine einseitige *Hydronephrose*. Klinisch kann diese, abgesehen von einer Vergrößerung der Niere, latent bleiben, wenn die andere Niere die Funktion beider Organe voll übernimmt. Schließlich kann infolge lange andauernder Anurie *Urämie* eintreten, die jedoch bei Nephrolithiasis auffallend selten beobachtet wird. Selten kommt es infolge von Arrosion der Nierenarterie oder Vene zu ernsten profusen Blutungen.

Diagnose. Der Kolikanfall kann sowohl mit einer *Cholelithiasis* wie mit andern akuten Abdominalaffektionen, speziell mit *Appendicitis* sowie *Ileus* große Ähnlichkeit haben. Ferner kommen in Betracht: Wanderniere, Ulcus ventriculi und duodeni, tabische Krisen sowie schließlich Angina pectoris, Lumbago, Intercostalneuralgie. Abgesehen von den anamnestisch

---

[1] Die abnorme Harnbeschaffenheit kann indessen fehlen, wenn infolge des eingeklemmten Konkrementes der Harnabfluß gehemmt ist (vgl. die analogen Verhältnisse bei Pyelitis S. 477).

zu erhebenden früheren Anfallen sind die in die Blase und den Penis ausstrahlenden Schmerzen, ferner die oft vorhandene Druckempfindlichkeit des gleichseitigen Hodens sowie Schmerz bei Zug am Samenstrang, endlich die Hamaturie wichtige Handhaben. Oft besteht auch Druckempfindlichkeit des Ureters innerhalb vom Psoas, d. h. bei rechtsseitiger Steinniere einwarts vom MACBURNEYschen Punkte. In der Regel enthalt das Harnsediment Krystalle der Substanz, aus der die Konkremente bestehen (das gilt namentlich für Harnsaure- und Oxalatkrystalle). In sehr zahlreichen Fallen gelingt es ferner, durch die *Röntgenphotographie* der Nieren (nach gründlicher Entleerung des Darms) die Steine zur Darstellung zu bringen, und zwar hauptsachlich die Oxalat- und Phosphat-, aber auch die Cystinsteine, während Harnsaure keine Kontrastschatten liefert. Die Nierentuberkulose kann infolge des Kalkgehaltes des verkasten Gewebes zu Röntgenfehldiagnosen Anlaß geben, zumal das klinische Bild gelegentlich dem der Steinniere gleicht; ersteres gilt auch von verkalkten Mesenterialdrüsen sowie Phlebolithen, Kotsteinen, Dermoidcysten, sklerotischen Gefaßen, verkalkten Appendices epiploicae oder Rippenknorpeln sowie schattengebenden Medikamenten im Darm. *Uretersteine* finden sich in der Regel an den sog. physiologischen Engen des Ureters (Nierenbeckenhals, Beckeneingang, Blaseneintritt, Blasenwand); Ureterkatheterismus sowie Rontgenbild (cave andere schattengebende Objekte) vor allem unter Zuhilfenahme der Pyelographie klaren die Diagnose.

Therapie. Fast differentialdiagnostisch für Nierenkolik verwertbar ist oft das augenblickliche Sistieren der Schmerzen unter einer intravenosen Injektion von Novalgin (5 ccm). Wenn dieses nicht wirkt, ist beim Erwachsenen Pantopon subcutan 0,02 (+ 0,00025 Atropin) erlaubt. Auch Eupaverin 0,06 intravenos oder Dolantin (2 ccm) bzw. Polamidon C (2 ccm) intramuskular konnen bei schweren Anfallen versucht werden. Applikation von heißen Kataplasmen oder Thermophor in die Nierengegend, evtl. auch ein warmes Bad wirken oft gunstig. Zur Abtreibung eines Steines (d. h. wenn er im Ureter festsitzt) eignen sich Glycerin. puriss. per os 100,0 pro Tag sowie evtl. das energischer wirkende Hypophysin ($1^1/_2$—2 ccm) subcutan. Auch bewirken mitunter subaquale Darmbader den Abgang von Konkrementen. Bei hartnackiger Wiederholung der Anfalle sowie haufigen Blutungen wird man die operative Behandlung (Pyelotomie) in Betracht ziehen; dieselbe ist absolut indiziert bei Einklemmungserscheinungen mit langer dauernder Anurie. In prophylaktischer Beziehung ist starke körperliche Anstrengung zu vermeiden (verboten sind Reiten, Radfahren), während andererseits maßige körperliche Bewegung günstig wirkt; Bekampfung der Obstipation; Vermeiden von kalten Badern. Die Regelung der Diat richtet sich nach der chemischen Natur der Konkremente. Bei Harnsauresteinen Verbot der Purinkörper in der Nahrung (verboten Kalbsmilch, Leber, Nieren, Milz) sowie des Alkohols; viel Obst und Gemüse sowie Zufuhr von Alkalien zur Herabsetzung der Harnaciditat: 2 mal täglich 5,0 Natr. bicarb. oder Calc. carbon.; reichliche Flüssigkeitszufuhr ist vor allem geboten; alkalische Wasser, wie Fachinger, Wildungen Georg Victor, Marienbader Rudolfsquelle (beide calciumhaltig), Neuenahr, Brückenau, Biliner, Vichy Célestins, ferner Lithiumwässer, wie Salzschlirf (Bonifatius) oder Aßmannshausen. Bei Oxalurie sind verboten Spinat, Sauerampfer, Rhabarber, Kakao; Bekampfung der Superaciditat mit Magnesiumperhydrol bzw. Atropin. Bei Konkrementen aus Erdalkalien Säurezufuhr (HCl oder H_3PO_4). Bei infizierten Harnwegen Chemotherapie (s. S. 11).

Die Tuberkulose der Niere und der harnableitenden Organe

Abgesehen von der klinisch bedeutungslosen Aussaat von *Miliartuberkeln* in die Nieren im Verlauf einer Miliartuberkulose kommt eine **Nierentuberkulose** in der Regel in der Weise zustande, daß bei einer schon bestehenden, klinisch aber oft latenten Tuberkulose eines anderen Organs (Lungen, Drüsen, Knochen usw.) Infektionsmaterial auf dem Blutwege in die Nieren verschleppt wird und dort die charakteristischen Gewebsveränderungen der Tuberkulose erzeugt.

Die Krankheit beginnt immer in *einer* Niere, etwas häufiger rechts, und zwar fast stets mit einem kleinen Herde in der Marksubstanz in einer Papille nahe der Spitze oder an einer Kelchnische, wo mit Tuberkelbacillen vollgestopfte Harnkanalchen und die von diesen ausgehende Entzundung und Verkäsung das *erste* Stadium der Erkrankung bilden (sog. *Ausscheidungstuberkulose*). Durch Ausdehnung der Verkasung, Zerfall von Nierengewebe und Durchbruch des Herdes ins Nierenbecken wird aus der geschlossenen Nierentuberkulose eine der fortschreitenden Lungentuberkulose analoge *offene* Nierentuberkulose, bei der die Produkte des Gewebszerfalls einschließlich der Bacillen dem Harn beigemischt werden. Spater können größere Teile der Niere der Krankheit zum Opfer fallen; es entstehen durch Einschmelzung Kavernen im Mark mit kasigem Inhalt (2. Stadium) und schließlich verwandelt sich das gesamte Organ in einen mit Kasemassen erfüllten dunnwandigen Sack

(3. Stadium, *Pyonephrosis caseosa*, Phthisis renalis). Eine Folge des Durchbruchs des Herdes ins Nierenbecken ist die tuberkulose Erkrankung der ableitenden Harnwege *(descendierende Tuberkulose)*, wobei der Ureter zunachst in seinem unteren Abschnitt unter den gleichen Erscheinungen, ferner auch die Harnblase, und zwar anfangs an der Uretermündung, mit Geschwürsbildung erkranken. Im weiteren Verlauf kommt es zu ausgedehnter kasiger Infiltration des Ureters, dessen Durchmesser entsprechend abnimmt. Die beschriebenen Veränderungen bewirken haufig Harnstauung sowie im Zusammenhang damit weitere Ausbreitung des tuberkulosen Prozesses sowohl auf andere Markpapillen der gleichen Niere als auch ein Ascendieren der Krankheit von der Blase aus nach der gesunden Seite (*sekundar ascendierende* Tuberkulose). Doch wird die andere Niere nicht selten erst Jahre spater ergriffen, was praktisch von großer Bedeutung ist. Oft erkrankt auch die Blase in ausgedehnterem Maß und zeigt dann namentlich im Bereich des Trigonum Lieutaudii zahlreiche lentikuläre oder auch zusammenfließende zackig begrenzte Schleimhautulcerationen mit Tuberkelknötchen am Rand und im Grunde der Geschwure; auch neigt sie zur Schrumpfung (tuberkulose Schrumpfblase). Gegenuber dem Descendieren der Tuberkulose entsprechend der Richtung des Harnstromes ist ein primares Ansteigen der Krankheit z. B. von einer Genitaltuberkulose aus sehr selten.

Das Leiden befällt in der Regel das mittlere Lebensalter zwischen 15 und 40 Jahren, am häufigsten das 20.—30. Jahr.

Krankheitsbild. Oft vermißt man längere Zeit charakteristische Beschwerden. In manchen Fällen wird frühzeitig über vermehrten Harndrang geklagt, der dann oft fälschlich auf einen einfachen Blasenkatarrh bezogen wird; auch Enuresis nocturna (s. S. 493) kommt vor. Gleichzeitige leichte Temperatursteigerungen, Beeinträchtigung des Allgemeinbefindens, wie Mattigkeit, Gewichtsabnahme, müssen den Verdacht auf eine latente Tuberkulose erwecken. Bisweilen lenken gewisse lokale Beschwerden, wie Schmerzen oder Druckempfindlichkeit in der Nierengegend, die Aufmerksamkeit auf das Leiden. Doch fehlen sie häufig dauernd. Vereinzelt treten auch Koliken mit freien Intervallen wie bei Nierensteinen auf. Albuminurie geringen Grades ist sehr oft nachweisbar (in etwa 10% fehlt sie). Stets finden sich im Harn Leukocyten sowie zeitweise oder dauernd eine, wenn auch oft nur mikroskopische Hämaturie. Im weiteren Verlauf treten nach Durchbruch des Herdes ins Nierenbecken die Symptome einer Pyelitis auf. Der Harn wird dauernd oder zeitweise trübe, enthält massenhaft Leukocyten und in wachsender Menge Erythrocyten. Die Harnmenge ist normal oder etwas vermehrt, die Reaktion stets sauer (da die Tuberkelbacillen den Harnstoff nicht zersetzen).

Bakterien fehlen anfangs häufig bei der mikroskopischen Untersuchung sowie beim gewöhnlichen Kulturverfahren. Später finden sich oft Tuberkelbacillen namentlich in kleinen käsigen Bröckeln im Sediment, wo sie bisweilen in großen Mengen zopfförmig verflochten auftreten. Bezeichnend ist dabei, daß der Harn daneben fast niemals andere Bakterien enthalt. Mitunter ist der erkrankte Ureter als verdickter Strang durch die Bauchdecken, bei Frauen per vaginam zu tasten.

Im weiteren *Verlauf* pflegen die Erscheinungen allgemeinen Verfalls mit zunehmender Abmagerung, Anämie, Fieber wie bei jeder fortschreitenden Tuberkulose mehr in den Vordergrund zu treten, während die örtlichen Beschwerden seitens der Nieren oft auch jetzt völlig fehlen oder nur geringfügig sind. Blutdrucksteigerung tritt nicht ein. Durch das Übergreifen der Krankheit auf die Blase können dagegen sehr qualvolle Zustände mit dauernden schmerzhaften Tenesmen und fortwährendem Harndrang auch nachts eintreten. Mitunter entwickelt sich ein paranephritischer Abszeß (s. S. 484). Die Dauer des Leidens erstreckt sich oft über Jahre. Der Tod erfolgt bei doppelseitiger Nierentuberkulose bisweilen durch Urämie, häufig auch unter Erscheinungen von Amyloidose oder allgemeiner miliarer Aussaat.

Spontanheilung wie bei anderen Organtuberkulosen kommt kaum vor; wohl aber kann es zu Scheinheilung dadurch kommen, daß das Organ durch Eindickung des Eiters und Kalkablagerung sich in eine sog. *Mörtel*- oder *Kittniere* verwandelt, bei der die Harnsekretion völlig aufhört; ein Verschluß des ulcerierten Ureters und damit eine Spontanausschaltung der zerstörten Niere äußert sich derart, daß bisweilen der eitrige Harn wieder klar wird und sogar die Blasenveränderungen ausheilen; trotzdem besteht hier die ständige Gefahr des Übergreifens des Leidens auf die andere Seite bzw. die Gefahr des Auftretens einer Miliartuberkulose.

In einer Reihe von Fällen kompliziert sich die Tuberkulose der Harnorgane mit einer solchen der *Genitalien*. Beim Mann werden namentlich die Prostata, die Samenblasen (per rectum als knotig-derbe Gebilde fühlbar) sowie die Nebenhoden ergriffen; letztere verwandeln sich in harte, höckerige, häufig indolente Organe. Beim Weibe erkranken Ovarien, Tuben und Uterus mit daran anschließender Peritonealtuberkulose.

Die *Frühdiagnose* der Nierentuberkulose ist wegen der *nur in den Anfangsstadien erfolgreichen* Therapie von der größten Bedeutung.

Jeder Fall von hartnäckiger Pyelitis sowie Cystitis mit saurer Reaktion ohne klare Ätiologie oder mit einem bei den gewöhnlichen Untersuchungsmethoden sterilen Harn ist auf Tuberkulose verdächtig, desgleichen jede dauernde Hämaturie, die keine anderweitige Erklärung findet, ferner Pollakisurie ohne genügend erkennbare Ursache; auch Inkontinenz ist bisweilen ein Frühsymptom. Der Nachweis anderer Tuberkuloseherde im Körper ist für die Diagnose bedeutsam. In allen derartigen Fällen fahnde man sorgfältig auf Tuberkelbacillen zunächst mikroskopisch (man benutze zur Untersuchung vor allem die kleinen, etwa stecknadelkopfgroßen Fetzen im Bodensatz). Sicherer ist die Tierimpfung, zu der man am besten das Sediment des ganzen 24stündigen Harns verwendet (vgl. S. 279). Stets ist für diese Untersuchung nur durch Katheterismus gewonnener Harn zu benutzen, um Verwechslungen mit den den Tuberkelbacillen sehr ähnlichen Smegmabacillen zu vermeiden. Eventuell ist der Ureterenkatheterismus anzuwenden. Der bloße Nachweis von Tuberkelbacillen im Harn ohne gleichzeitige Anwesenheit von Leukocyten und Erythrocyten ist übrigens nicht beweisend, da es mitunter bei anderweitiger Organtuberkulose zur Tuberkelbacillurie kommt. Immer ist ferner die cystoskopische Untersuchung erforderlich, da oft bereits frühzeitig das Ureterostium der entsprechenden (vereinzelt aber auch der entgegengesetzten) Seite gerötet, geschwollen (besonders charakteristisch ist ein bullöses Ödem) oder schon von kleinen Ulcerationen umgeben ist. Die diagnostische Anwendung des Tuberkulins (Dosierung vgl. S. 103) führt nur bisweilen zu einem Ergebnis (Verstärkung der Schmerzen und der Hämaturie) und ist nicht ungefährlich. Dagegen ist bei Verdacht des Leidens möglichst frühzeitig eine *Röntgenuntersuchung* der Niere mit Kontrastmitteln (Uroselektan, Abrodil usw.) vorzunehmen; oft finden sich dann bereits Usurierung einer Papille in Form des sog. Mottenfraßes oder verdächtige Befunde am Ureter (Atonie, Stenosen sowie im Gegensatz zu anderen chronisch-entzündlichen Prozessen eine charakteristische Streckung des Ureters mit geradlinigem Verlauf infolge von Schrumpfung). Ältere Fälle mit Kalkablagerungen können ähnliche Bilder wie Nierensteine ergeben. Massive Verschattungen zeigt die Mortelniere.

Therapie. Wird der tuberkulöse Nierenprozeß frühzeitig diagnostiziert und läßt sich seine Einseitigkeit erweisen, dann dürfte trotz der zweifelsfreien Beeinflussungsmöglichkeit durch Tuberkulostatica auch heute noch die Nephrektomie, gegebenenfalls eine Teilresektion der Niere angezeigt sein. Nach der Beseitigung des tuberkulösen Krankheitsherdes in der Niere heilt in der Regel die sekundäre Schleimhauttuberkulose der abführenden Harnwege spontan aus, besonders rasch und zuverlässig unter Zuhilfenahme der Tuberkulostatica. Handelt es sich um eine bereits eingetretene doppelseitige Nierentuberkulose oder stößt der Eingriff deshalb auf Bedenken, weil eine ausgedehnte anderweitige Organtuberkulose vorliegt, dann muß man sich natürlich auf Chemotherapie und Allgemeinbehandlung beschränken. Bezüglich der Tuberkulostatica s. S. 108.

Der paranephritische Absceß (perirenaler Absceß)

In dem lockeren Bindegewebe in der Umgebung der Niere, insbesondere in der Nierenfettkapsel (vgl. S. 441), können Entzündungsprozesse auf verschiedene Weise entstehen, und zwar einmal durch Übergreifen von Eiterungen von Organen, die dem retroperitonealen Gewebe benachbart sind (am häufigsten *Appendicitis*, ferner Erkrankungen von Colon, Duodenum, Pankreas, Leber, Wirbelsäule, Pleura), weiter ausgehend von eitriger Erkrankung des *Nierenbeckens*. Hierher gehören u. a. Pyonephrosen, infizierte Steinnieren, Nierentuberkulose, Aktinomykose, Echinococcus der Niere, gelegentlich auch *Traumen*. Praktisch viel wichtiger sind ferner die *metastatisch* auftretenden Eiterungen. Ausgangspunkt der Eiterung ist hier ein — oft kleiner — embolischer *Nierenrindenabsceß*, ein sog. Nierenkarbunkel. Dieser entwickelt sich mit besonderer Vorliebe nach (oft sehr geringfügigen) infektiösen Hauterkrankungen, in erster Linie nach Furunkeln, gelegentlich auch nach Panaritien, Ekzemen usw. — die Erreger sind in diesen Fällen stets Staphylokokken —, aber auch nach Anginen sowie im Verlauf von Infektionskrankheiten wie Typhus. Der Nierenherd selbst kann übrigens bereits wieder ausgeheilt sein. Doppelseitige Erkrankung kommt vor.

Das **Krankheitsbild** gestaltet sich je nach dem Ausgangspunkt des Leidens verschieden. Während in den ersten beiden Gruppen eine lange Anamnese, entsprechend dem vorausgehenden Krankheitsprozeß sich erheben läßt, beginnt bei den metastatischen Fällen die Erkrankung oft akut, ohne Vorboten, und zwar in der Regel mit heftigen Schmerzen in der Nierengegend und Druckempfindlichkeit derselben. Fieber, Schüttelfrost sowie meist erheblichem allgemeinem Krankheitsgefühl. Dieser erste Anfall kann vorübergehen und der Prozeß durch Resorption ausheilen. Viel häufiger jedoch bleiben die Beschwerden und das Fieber bestehen, die Nierengegend wird klopfempfindlich und allmählich entwickelt sich oft eine ödematöse Schwellung der Nierengegend oder Vorwölbung derselben, bisweilen sogar schließlich deutliche Fluktuation. Bei der häufigsten Lokalisation an der Hinterfläche der Niere wird über Schmerzen im Verlauf des N. ileohypogastricus geklagt; auch wird der Oberschenkel oft etwas angezogen gehalten (Psoascontractur) oder es ist zum mindesten die Überstreckung des Oberschenkels in der Hüfte schmerzhaft. Mitunter, besonders bei Sitz des Abscesses an der Vorderfläche der Niere, kommt es zu peritonealen Symptomen, wie Meteorismus und reflektorischer Bauchdeckenspannung. Bei Lokalisation am oberen Nierenpol kann Hustenreiz auftreten, bisweilen entwickelt sich ein Pleuraexsudat. Findet keine Entleerung des Eiters statt, so zeigt die Eiterung die Neigung zu weiterer Ausbreitung; es kann zu Durchbruch des Eiters kommen, häufiger nach außen unter der 12. Rippe oder über dem Darmbeinkamm (Senkungsabsceß), seltener nach innen in die Pleura, ins Duodenum oder Colon, ins Peritoneum oder Nierenbecken. In zahlreichen anderen Fällen entwickelt sich eine Sepsis, die oft tödlich endet. Nur ganz selten kommt es zur Spontanheilung.

Die **Diagnose** stützt sich zunächst auf den Druckschmerz in dem Winkel zwischen der 12. Rippe und dem Rückenstrecker sowie auf die in der Regel vorhandene deutliche Spannung der Flankenmuskulatur der befallenen Seite. Man nehme eine *Probepunktion* von hinten her an der Stelle stärkster Druckempfindlichkeit evtl. wiederholt vor (manche Probepunktion scheitert an der unzweckmäßigen Wahl der Nadel; sie soll mindestens 10 cm lang und nicht zu dünn sein!). Diagnostisch wertvoll ist ferner der einseitige Bakteriennachweis im Harn beim Ureterenkatheterismus. Bei der Röntgenuntersuchung kann im Gegensatz zum subphrenischen Absceß die Beweglichkeit des Zwerchfells erhalten bleiben, in anderen Fällen ist sie auf der kranken Seite gehemmt. Sehr wichtig ist auch die Anamnese, die u. a. auf vorausgegangene Furunkel fahnden soll, wenn diese auch schon vor Wochen abgeheilt sind und der Patient sie deshalb oft nicht spontan erwähnt. Die am häufigsten vorkommenden Irrtümer sind Verwechslungen mit Lumbago, Spondylitis (die Psoascontractur ist beiden gemeinsam), mit Myositis, mit vereiterter Steinniere sowie mit Leberabsceß.

Die *Therapie* besteht in der operativen Eröffnung des Eiterherdes mit unterstützender Verwendung von Antibioticis.

Krankheiten der Harnblase

Vorbemerkungen. Die Harnblase stellt einen mit Schleimhaut (geschichtetes Pflasterepithel) ausgekleideten Harnsammelbehälter dar, dessen dicke Wand aus glatter Muskulatur besteht; diese bildet einen Hohlmuskel, den M. detrusor, welcher aus zirkulären und langsverlaufenden Zügen besteht. Ein Teil derselben umgibt das Orificium internum der Harnblase und bildet dessen Verschluß (sog. Sphincter vesicae). Die Harnleiter durchbohren in schräger Richtung die Blasenwand und münden an der Basis der Harnblase nahe dem Orificium internum urethrae; die Mündungen bilden mit diesem ein Dreieck, das sog. Trigonum *Lieutaudii*, das sich durch stärkere Reizbarkeit der Schleimhaut auszeichnet. Die Harnblase mündet in die Pars posterior urethrae, die im Gegensatz zur Blase von *quergestreifter* Muskulatur (Ischio- und Bulbocavernosus) umgeben ist. Nur die obere, nicht die vordere Blasenwand ist vom Peritoneum überzogen. Die Blase besitzt eine große Dehnungsfähigkeit. In leerem Zustand ist sie nicht fühlbar und liegt hinter der Symphyse; bei starken Füllungsgraden erhebt sie sich hinter der Bauchwand, gibt gedämpften Klopfschall und kann in extremen Fällen bis an den Nabel oder darüber hinaufreichen. Sie ist dann bei dünnen Bauchdecken als deutlich sich abhebender kugelförmiger Tumor sicht- und fühlbar.

Für das Verständnis des *Mechanismus der Harnentleerung* ist zu berücksichtigen, daß der ihr dienende Apparat aus *zwei* verschiedenen *Komponenten* besteht, die physiologisch ineinandergreifen, und zwar einerseits aus der eigentlichen Blasenmuskulatur, die als unwillkürlicher Muskel dem Willen nicht unterworfen ist, andererseits aus der willkürlich innervierten Muskulatur der hinteren Harnröhre am Ausgange der Blase; hierzu kommt außerdem die Bauchpresse. Der willkürlichen Entleerung der Blase geht normal der Harndrang voraus, der durch Dehnung der Harnblase bewirkt wird, indem insbesondere ein von der Nachbarschaft des Orificium internum ausgeloster sensibler Reiz durch die Hinterstrange des Ruckenmarks dem Großhirn zugeleitet wird. Das Zentrum fur die willkurliche Harnentleerung ist doppelseitig angelegt und liegt im Lobus paracentralis (vgl. S. 636, Abb. 41). Von hier gehen die Impulse aus zur willkurlichen Erschlaffung der genannten, am Blasenausgang befindlichen quergestreiften Muskeln zwecks Entleerung des Harns, aber auch zur willkurlichen Unterbrechung der im Gang befindlichen Blasenentleerung. Außer dieser dem Willen unterworfenen Regulierung der Blasenfunktion existiert eine unbewußte automatisch-reflektorische, vom Sympathicus geregelte Tatigkeit des Blasenmuskels, die physiologisch nur im *Sauglingsalter* (etwa bis zum 2. Jahr), unter pathologischen Verhaltnissen dagegen bei organischen Rückenmarksleiden vorkommt. Beim Saugling tritt ohne Kontrolle des Bewußtseins bei genugender Fullung der Blase in regelmaßigen, etwa $^1/_2$ stundigen oder langeren Abständen die Entleerung der Blase in kräftigem Strahle ein, und auch beim Ruckenmarkskranken regelt sich nach einer vorubergehenden Periode der Harnverhaltung die Entleerung in ahnlicher Weise automatisch, indem der Patient, ohne es verhindern zu können, zum Teil auch vollig unbewußt, in kürzeren Intervallen kleine Harnmengen entleert (Incontinentia vesicae), wobei aber in diesem Falle die Blase trotzdem hochgradig gefüllt bleibt (sog. *Ischuria paradoxa*).

Die *Innervation* der Harnblase ist sehr kompliziert. Der Detrusor und der Sphincter vesicae internus werden nicht von motorischen spinalen, sondern von marklosen sympathischen Nerven innerviert, wogegen die Nerven der willkurlichen Muskeln der hinteren Harnröhre markhaltige Rückenmarksnerven sind. Die vom Rückenmark zum Plexus vesicalis ziehenden Nerven stammen teilweise vom oberen Lumbalmark (Nn. hypogastrici), zum größten Teil aus dem Sacralmark bzw. dem Conus terminalis und verflechten sich auf dem Wege zur Blase mit zahlreichen Sympathicusfasern. Reizung der Nn. hypogastrici bewirkt Erhohung des Sphinctertonus und Erschlaffung des Detrusors; umgekehrt macht Reizung der Nn. pelvici starke Kontraktionen des Detrusors unter Erschlaffung des Sphincters. Ausschaltung der willkurlichen Beeinflussung der Harnentleerung sowie des Gefühls der Blasenfüllung erfolgt einmal bei Querschnittslasionen des Ruckenmarks in beliebigen Höhen, sodann auch bei isolierter Schadigung des Sacralmarks oder des Conus, wobei das Lumbalmark nicht vikariierend für die Aufrechterhaltung der spinalen Blasenregulierung einzutreten vermag. Bei Bewußtlosen sowie bei benommenen Kranken wird der Harn zum Teil unwillkurlich entleert, teils kommt es zu Harnverhaltung mit maximaler Füllung der Blase.

Es gehört daher zu den wichtigsten Pflichten der Krankenpflege, bei allen derartigen Zuständen das Verhalten der Harnblase zu kontrollieren und gegebenenfalls rechtzeitig zu katheterisieren.

Einen Überblick über das Verhalten der Blasenschleimhaut beim Lebenden gestattet die *Cystoskopie*.

Cystitis (Blasenkatarrh)

Die katarrhalische Entzündung der Blasenschleimhaut ist ein sehr häufiges Leiden, das in der überwiegenden Mehrzahl aller Fälle auf *bakteriellem* Wege, gelegentlich auch durch *chemische* oder *mechanische* Reize hervorgerufen wird. Erschwerung der Harnentleerung ist ein wichtiges förderndes Moment. Eine Infektion der Blase entsteht am häufigsten *ascendierend*. Hierher gehört z. B. die oft durch unsauberen Katheterismus erfolgende direkte Verschleppung von Keimen in die Harnblase. Auch spontan können aus der schon vorher katarrhalisch erkrankten Harnröhre, wie z. B. bei der Gonorrhoe, Infektionserreger in die Harnblase gelangen. Speziell beim weiblichen Geschlecht erleichtert die Kürze der Harnröhre ein Aufsteigen von Bakterien in die Blase, so daß hier oft auch ohne nachweisbare Erkrankung der Urethra Cystitiden auftreten. Auch die Incontinentia urinae bei vielen Nervenkranken sowie Störungen der Blasenentleerung bei benommenen Kranken bewirken, oft auch ohne Mitwirkung des Katheters, Blasenkatarrh. Ferner besteht zweifellos ein ursächlicher Zusammenhang zwischen Erkältung bzw. starker Durchnässung und Cystitis, ohne daß der kausale Konnex zwischen beiden bisher geklärt ist. *Descendierende* Cystitis schließt sich häufig an primäre Pyelitis an (B. coli, ferner bei Typhus und Tuberkulose). Ein Aufsteigen der Blasenentzündung ins Nierenbecken findet besonders häufig dann statt, wenn Hindernisse in der Blasenentleerung gegeben sind, wie bei Prostatahypertrophie, Harnröhrenstrikturen. Schwere Cystitiden können sich weiter bei Anwesenheit von *Konkrementen* (Blasensteinen), hier sowohl durch den mechanischen Reiz wie durch das Vorhandensein von Bakterien, einstellen, sowie schließlich infolge Übergreifens von Erkrankungen der Nachbarschaft auf die Blase mit oder ohne Perforation in dieselbe, z. B. bei perityphlitischen Abscessen sowie bei infektiösen Krankheiten speziell der weiblichen Genitalien (Blasenscheidenfistel usw.).

Zu den *chemischen* Reizen, die Blasenkatarrh zu erzeugen vermögen, gehören das Cantharidin, gelegentlich das Urotropin, ferner die Balsamica (Terpentin usw.), endlich bei manchen Menschen junges Bier, Most sowie Rettiche.

A\natomisch bestehen bei den leichteren Graden von Cystitis Hyperämie, Infiltration und Ödem der Schleimhaut mit Auswanderung von Leukocyten, bei schwerer Cystitis häufig knötchenförmige Infiltrate sowie Hämorrhagien; ganz schwere Formen, wie sie z. B. bei Prostatikern und bei Blasenlähmung vorkommen, zeigen bisweilen Nekrosen und Ulcerationen der Schleimhaut mit Fibrinauflagerung. Bei chronischem Blasenkatarrh ist die Mucosa verdickt, wulstig, mitunter pigmentiert, zum Teil gekörnt; bisweilen finden sich kleine Cysten, gelegentlich auch inselförmige, weißliche, mattglänzende Flecke (*Leukoplakie* der Blase). Bei ausgedehnter Mitbeteiligung der Muskulatur an der Entzündung kann dieselbe stark schrumpfen. Derartige *Schrumpfblasen* erfahren eine erhebliche Reduktion ihrer Kapazität. In Fällen erschwerter Entleerung wird die Muskulatur häufig hypertrophisch und springt in Form zahlreicher Kämme und Leisten ins Innere der Blase vor (sog. *Balkenblase*).

Die einen Blasenkatarrh erzeugenden *Bakterien* lassen sich in *zwei Hauptgruppen* teilen, in diejenigen, die den Harnstoff in CO_2 und NH_3 zersetzen, und diejenigen, denen diese Fähigkeit abgeht. Ammoniakalische Harngärung wird am häufigsten durch Proteus, ferner durch die pyogenen Staphylo- und Streptokokken bewirkt. Keine Zersetzung bewirken Coli-, Typhusbacillen, Tuberkelbacillen, Gonokokken. Praktisch handelt es sich häufig, wie z. B. bei der Cystitis nach Gonorrhoe, um Mischinfektionen mit den gewöhnlichen Eitererregern, deren Ansiedlung in der Blase durch die schon vorher bestehede Krankheit erleichtert wird.

Krankheitsbild. Bei der akuten Cystitis stehen im Vordergrund plötzlich eintretende, mehr oder weniger heftige Miktionsbeschwerden, insbesondere fortwährend eintretender unüberwindlicher Harndrang *(Pollakisurie)*, Schmerzen und Brennen hinter der Symphyse und in der Harnröhre sowohl während der Harnentleerung wie hinterher *(Strangurie)*. Bei sehr heftigem Harndrang kann irrtümlich der Eindruck einer Inkontinenz entstehen. Das Allgemeinbefinden ist bei leichter Cystitis nur wenig oder nicht beeinträchtigt, während in schwereren Fällen fieberhafte Temperatursteigerung, Abgeschlagenheit, Störung des Schlafs und stärkere Beeinträchtigung des Befindens durch die bisweilen sehr heftigen lokalen Beschwerden vorhanden sind. Das nach Katheterisieren bisweilen eintretende sog. *Katheterfieber* beruht auf akuter infektiöser Cystitis.

Bei *chronischem* Blasenkatarrh pflegen die subjektiven Beschwerden lange nicht so ausgeprägt zu sein. Häufig fehlen sie vollständig, und zwar dauernd oder während längerer Perioden, die aber nicht selten durch akute Verschlimmerungen mit Steigerung der Beschwerden unterbrochen werden, wodurch man mitunter erst auf das Leiden aufmerksam wird. Störungen des Allgemeinbefindens sind bei chronischer Cystitis oft nicht vorhanden; manche Kranke werden jedoch durch die dauernde Störung der Nachtruhe infolge des häufigen Harndrangs stark mitgenommen. Stärkere Beeinträchtigung des allgemeinen Kräftezustandes, höheres Fieber, Abmagerung finden sich in der Regel nur bei gleichzeitig bestehenden Komplikationen (Pyelitis und Pyelonephritis) sowie bei den ganz schweren ulcerösen Formen der Cystitis, die sich bei Blasenlähmungen und Prostatikern bisweilen einstellen.

Objektiv ist vor allem der Harnbefund charakteristisch. Der Harn ist hellgelb und trübe, die Trübung beruht auf Beimischung von Leukocyten, die bei größerer Menge einen dicken eitrigen Bodensatz im Harnglas bilden *(Pyurie)*. Außerdem finden sich massenhaft Bakterien sowie runde und häufig geschwänzte Blasenepithelien (vgl. S. 449), ferner bei den akuten Formen nicht selten Erythrocyten. Die Harnmenge ist normal. Die Reaktion ist meist schwach sauer, da in der Mehrzahl der Fälle (etwa 75%) eine Infektion mit Bact. col vorliegt. Bei saurer Reaktion pflegt der Bodensatz feinflockige Beschaffenheit zu haben. Das Vorhandensein von harnstoffzersetzenden Bakterien, welche alkalische Reaktion bewirken, ist an dem widerlichen ammoniakalischen Geruch des Harns zu erkennen. Die Harnfarbe ist in diesem Fall oft schmutzigbräunlich, der eitrige Bodensatz zeigt eine schleimig-fadenziehende Beschaffenheit. Das Sediment enthält hier zahlreiche Krystalle von phosphorsaurer Ammoniakmagnesia (Sargdeckel) sowie die Stechapfelform des Ammoniumurates.

Der Eiweißgehalt des cystitischen Harns ist stets nur minimal und entspricht lediglich dem Gehalt an Leukocyten, evtl an Blut. Zur genaueren bakteriologischen Prüfung eignet sich nur der unter aseptischen Kautelen mittels Katheters entnommene Harn. Fehlen Bakterien bei der gewöhnlichen bakteriologischen Untersuchung trotz des Befundes einer Cystitis, so liegt stets der Verdacht auf Blasentuberkulose nahe. In derartigen Fällen ist sowohl die S. 484 beschriebene Methode sowie die cystoskopische Untersuchung erforderlich. Bei akuter Cystitis soll man dagegen auf letztere wegen der starken Reizwirkung verzichten. Übrigens gelingt im Gegensatz zur pyelitischen Eiterung das Klarspülen der Blase bei Cystitis nur schwer. — In seltenen Fällen kommt es unter der Einwirkung von Bakterien zu Gasbildung im Harn *(Pneumaturie)*.

Bei der Stellung der **Diagnose,** die sich aus der Trias Strangurie, Pollakisurie und Pyurie ergibt, hat man vor allem die Ursache der Cystitis zu eruieren; weiter ist festzustellen, ob die Krankheit sich auf die Blase beschränkt und nicht gleichzeitig eine Nierenbeckenentzündung (Polyurie, niedriges spezifisches Gewicht, vgl. S. 478) besteht. Bei der chronischen Cystitis ist stets die bakteriologische Untersuchung zur Ausschließung einer Tuberkulose vorzunehmen. Differentialdiagnostisch kommen ferner Blasensteine sowie Blasentumoren in Frage. Hier ist die cystoskopische Untersuchung nicht zu unterlassen. Bei Männern jenseits des 50. Jahres denke man stets an Vergrößerung der Prostata, die für die chronische Cystitis eine außerordentlich wichtige ursächliche Rolle spielt und ungemein häufig ist.

Therapie der Cystitis. Die akute Cystitis erfordert Bettruhe, Wärme auf die Blasengegend und reizlose Kost; verboten sind insbesondere alle Gewürze, Alkoholica, Spargel. Wichtig ist die Sorge für regelmäßigen, weichen Stuhlgang. Bei starkeren Tenesmen Suppositorien von Extr. Belladonn. 0,02 bzw. Avacan oder Buscopan. Lindenblütentee ist für die Linderung der Tenesmen gleichfalls wirksam. Die chemotherapeutische Behandlung deckt sich mit derjenigen der Pyelitis (s. S. 479). Bei Anwesenheit von Proteusbacillen ist das Sulfonamidpräparat Gantrisin als besonders geeignet zu bezeichnen. Die früher gebräuchlichen Harndesinfizientien, die durch Formaldehydabspaltung im sauren Urin antibakteriell wirken (Urotropin, Amphotropin, Cylotropin, Helmitol, Hexal usw.), auch die Mandelsäurepräparate (Ammoniummandelat, Mancitrop), Farbstoffpräparate (Pyridium) und die Balsamica treten angesichts der meist ausgezeichneten und prompten Wirksamkeit der Sulfonamide und Antibiotica heute in den Hintergrund. Bei der akuten Cystitis wirkt sich reichliche Flüssigkeitszufuhr, die bei der Verwendung von Sulfonamiden sogar geboten ist, günstig aus, weil sie die schmerzhaften Tenesmen lindert. Mineralwässer, speziell Wildunger, Fachinger, Wernarzer, Vichy kommen in Betracht. Bei Prostatikern (s. u.) ist unter dem Schutz der Chemotherapie regelmäßig zu katheterisieren, bei Neigung zu Retention ist vielfach der Dauerkatheter für einige Zeit erforderlich. Durch den liegenden Katheter können Spülungen der Blase vorgenommen werden. Eine häufige Komplikation des Katheterismus ist die Nebenhodenentzündung.

Bei subakuter und chronischer Cystitis ist eine Spülbehandlung neben der medikamentösen Therapie oft angezeigt, um der Ausbildung einer Schrumpfblase vorzubeugen. Als Spülflüssigkeiten finden Verwendung 37° C warme $1^0/_{00}$ige Kaliumpermanganat-, 3%ige Borsäure-, 0,5- bis $1^0/_{00}$ige Argentum nitricum- oder 0,1 bis $0,2^0/_{00}$ige Hydrarg. oxycyanatlösung. 200—400 ccm der Spülflüssigkeit werden durch den Katheter eingeführt und dann wieder abgelassen, und zwar so lange, bis die ablaufende Spülflüssigkeit klar erscheint.

Prostatahypertrophie und Prostatacarcinom

Die Feststellung der **Prostatahypertrophie** geschieht durch digitale Untersuchung per rectum. Das normal kastaniengroße Organ kann bis zu Apfelgroße erreichen. Entweder sind beide Seitenlappen vergrößert oder, was praktisch für die Erschwerung der Harnentleerung wichtiger ist, es liegt die Entstehung eines sog. mittleren Lappens vor, der normal nicht existiert und der die Harnrohre verengt oder ventilartig verschließt; er entsteht durch Adenombildung aus den bis dahin rudimentaren periurethralen Drusen oberhalb des Colliculus seminalis. Die Ursache des Leidens ist unbekannt. Gonorrhoe und sexuelle Exzesse spielen keine Rolle. Es stellen sich sowohl vermehrter Harndrang (besonders nachts) als auch sexuelle Reizerscheinungen (Erektionen) sowie Erschwerung der Harnentleerung ein, so daß der Patient bei der Miktion stark pressen muß und langere Zeit braucht, bis die Blase entleert ist (sog. I. Stadium). Im II. Stadium erfolgt die Blasenentleerung nur unvollstandig; es bleiben dann 50—500 und mehr ccm sog. *Residualharn* zuruck. Dieser stellt wegen der Neigung zu bakterieller Zersetzung eine standige Gefahr für den Prostatiker dar. Akute Harnverhaltung ist jederzeit möglich. Schließlich kann sich der Zustand der Ischuria paradoxa (s. S. 486) entwickeln (III. Stadium). Bei Vorhandensein von Restharn ist die Blase unter asepetischen Kautelen zu katheterisieren, was viele Patienten nach Anleitung durch den Arzt selbst auszuführen lernen und spater oft regelmaßig mehrmals täglich tun müssen. Prostatiker zeigen stets die beschriebene Balkenblase (S. 487). Bei Vorhandensein von Varicen können Blasenblutungen eintreten. Kommt es langere Zeit infolge von mangelhafter Entleerung der Blase zur Überfullung derselben (gelegentlich, ohne daß es der Patient merkt) und setzt sich die Harnstauung über Ureteren und Nierenbecken bis zu den Harnkanalchen hin fort, so entsteht eine charakteristische Polyurie (vgl. Pyelitis). In der stark gedehnten Blase sammeln sich alsdann große Mengen eines hellen Harns von sehr niedrigem spezifischen Gewicht, oft unter 1005; zugleich besteht starker Durst. Mitunter entwickelt sich zunehmender Kraftverfall, gelegentlich regelrechte Kachexie. Durch regelmaßiges Katheterisieren wird die Storung oft wieder beseitigt und auch das Allgemeinbefinden kann sich wieder bessern. Jedoch empfiehlt es sich, hochgradig überdehnte Blasen nicht auf einmal zu entleeren wegen der zu furchtenden sog. *Entlastungsreaktion* (Blasenblutungen, Nierenstörungen mitunter bis zur Uramie!), sondern im Laufe der nächsten Tage die Entleerung fraktioniert vorzunehmen. Derartige Fälle sind übrigens besonders leicht fur Infektionen empfänglich. In anderen Fallen erliegen die Kranken schließlich einer chronischen Uramie (Kontrolle des Blutdrucks!). Zahlreiche andere Prostatiker werden das Opfer einer schweren Cystitis oder einer ascendierenden Cystopyelitis bzw. der davon ausgehenden septischen Allgemeininfektion. Rechtzeitige Prostatektomie verhindert die Entwicklung einer drohenden Pyelonephritis mit Gefahrdung des Patienten durch Urämie oder Urosepsis und bewahrt den Kranken vor den Folgen einer durch das Leiden hervorgerufenen Blutdrucksteigerung.

Das häufig vorkommende *Prostatacarcinom* pflegt erst in fortgeschrittenen Stadien Störungen der Blasenentleerung zu bedingen, wie sie als charakteristisch für die Prostatahypertrophie angegeben wurden. Mit Hilfe der digitalen Palpation findet man kleine, steinharte, bisweilen schmerzhafte Knoten innerhalb der Prostata. Die Tumoren wachsen infiltrativ in die Umgebung, so daß die Seitenlappen der Prostata oft nicht abgrenzbar sind. Wie das Mammacarcinom, so zeigt auch das Prostatacarcinom eine besonders ausgeprägte Neigung, im Skeletsystem zu metastasieren. Osteoplastische oder osteoklastische Skeletveränderungen lassen sich dann rontgenologisch nachweisen, und Spontanfrakturen sind keine Seltenheit. Regelmäßige Begleiterscheinung ist eine Erhöhung der Serumphosphatase. Vom Versuch einer operativen Resektion des Prostatacarcinoms nimmt man heute deshalb Abstand, weil eine radikale Entfernung des in die Nachbarschaft infiltrierenden Tumors und eine Mitherausnahme der regionären Lymphdrüsen in der Regel nicht durchführbar ist und weil es durch die Verabreichung weiblichen Keimdrüsenhormons (Progynon M) in Verbindung mit der Orchiektomie moglich wurde, einen Wachstumsstillstand des primären Tumors über lange Zeit hinweg, ja selbst seine Verkleinerung zu erzielen. Auch die durch Knochenmetastasen hervorgerufenen sehr starken Schmerzen pflegen unter dieser Therapie zu verschwinden. Es hebt sich das Allgemeinbefinden, und die Lebensdauer der Kranken wird erheblich verlängert.

Blasengeschwülste

Tumoren der Harnblase kommen hauptsächlich zwischen dem 40. und 60. Lebensjahre vor und befallen Manner wesentlich häufiger als Frauen. Unter den häufiger vorkommenden Geschwülsten sind *gutartige*, speziell Papillome, und *bösartige* Tumoren, meist Carcinome, zu unterscheiden.

Die *Papillome* sitzen in der Regel am Blasengrunde oder in der Nähe der Ureteren und bestehen aus zottigen, gestielten, polyposen Wucherungen der Blasenschleimhaut. Häufig sind sie in mehreren Exemplaren vorhanden. Nach ihrer Entfernung besteht Neigung zu

Rezidiven. Mitunter gehen sie in *Carcinome* über. Letztere kommen sowohl als papilläre Tumoren wie in infiltrierender Form vor. Papillome und papilläre Carcinome treten fast nie im Trigonum, sondern immer paratrigonal auf. Merkwürdig ist die Häufigkeit der Blasentumoren bei Anilinarbeitern, und zwar kommen teils Papillome, teils Carcinome vor; letztere pflegen sehr bösartig zu sein. Vgl. ferner auch die Bilharziakrankheit S. 491.

Krankheitsbild. Gutartige Tumoren können jahrelang vorhanden sein, ohne Beschwerden zu verursachen. Im übrigen ist sowohl bei den benignen wie malignen Formen ein *Hauptsymptom* die Blasenblutung. Sie tritt in der Regel intermittierend auf, bisweilen zunächst mit langen, blutungsfreien Pausen. Die Blutung, die ohne äußeren Anlaß eintritt, erfolgt häufig gegen Ende der Harnentleerung. Namentlich die zarten polypösen Geschwulste, auch wenn sie ganz klein sind, neigen zu heftigen Blutungen, deren häufige Wiederholung schließlich zu schwerem Blutverlust mit hochgradiger Anämie führen kann. Subjektiv verursacht der Eintritt der Blutung mitunter vermehrten Harndrang. Gelegentlich ist speziell bei den Polypen, die Harnentleerung vorübergehend durch Verlegung des Orificium internum behindert. Beim Carcinom treten, besonders wenn es nahe dem Orificium liegt oder die Blasenwand ausgedehnt infiltriert, Schmerzen auch in der Zwischenzeit zwischen den Entleerungen auf. Auch ist hier die Neigung zur Infektion der Blase und jauchigen Zersetzung des Tumors sehr ausgesprochen. In den späteren Stadien wird ein übelriechender, stark zersetzter bräunlich-mißfarbener Harn, meist von alkalischer Reaktion, mit zahlreichen Leukocyten und Erythrocyten im Sediment entleert; bisweilen enthält er auch nekrotische Geschwulstfetzen. Nicht selten kommt es durch Verlegung eines Ureterostiums zu Hydronephrose. Metastasen pflegen sich meist nur in den regionären Drüsen zu entwickeln.

Die **Diagnose** eines Blasentumors ist so frühzeitig wie möglich sowohl zur Verhütung protrahierter und deshalb nicht ungefährlicher Blutungen als auch wegen der Möglichkeit eines Carcinoms zu stellen. Entscheidend ist das Ergebnis der Cystoskopie. *Differentialdiagnostisch* kommen außer einfacher Cystitis sowie Prostatahypertrophie vor allem Blasensteine und Blasentuberkulose in Frage, selten die Bilharziaerkrankung (s. S. 491). Die **Therapie** ist eine rein chirurgische. Auch gutartige Papillome sind stets zu entfernen (da etwa die Hälfte derselben in Carcinom übergeht!). Bei inoperablen Carcinomen kommt Röntgen- bzw. Radiumbestrahlung in Betracht. Gegen hartnäckige Blutungen sind am wirksamsten Injektionen von steriler Gelatine in die Blase (2% 100 ccm) oder von Argent. nitr. $2^0/_{00}$ 100 ccm. Unter Umständen hilft ein Verweilkatheter.

Die **Blasentuberkulose** wurde im Zusammenhang mit der Nierentuberkulose S. 482 besprochen.

Blasensteine

Konkremente in der Blase entstehen in der Regel nicht autochthon, sondern sie sind meist herabgewanderte Nierensteine, die in der Blase, speziell bei alkalischer Harnzersetzung durch schalenförmige Anlagerung von Calciumphosphat bzw. Ammoniumurat sich vergrößern und alsdann auf dem Durchschnitt eine entsprechende Schichtung zeigen (vgl. S. 480). Besonders häufig sind Phosphatsteine. Blasensteine kommen einerseits schon im Kindesalter, andererseits bei älteren Individuen zwischen dem 50.—70. Jahr, und zwar häufiger bei Männern vor. Hier bildet die Prostatahypertrophie infolge der Harnstauung ein disponierendes Moment. In manchen Gegenden, namentlich im Orient, kommen Blasensteine endemisch vor; hier finden sie sich zum größten Teil schon im Kindesalter und bei der ärmeren Bevölkerung. Auch in der Blase befindliche Fremdkörper, so abgebrochene Katheterstücke, sowie infolge von Masturbation in die Blase gelangte Gegenstände, ferner Parasiteneier — speziell von Distomum (S. 292) oder Filaria (S. 492) — geben, indem eine Inkrustation mit Harnsalzen stattfindet, zur Bildung von Konkrementen Anlaß. Gleiches gilt auch von der Phosphaturie (s. unten). Blasensteine kommen sowohl solitär als auch oft in zahlreichen Exemplaren vor. Ihre Dimensionen schwanken zwischen denen des sog. Blasengrieß und Hühnereigröße. Häufig finden sich daneben Nierensteine. Die *schädliche Wirkung* der Blasenkonkremente besteht sowohl in der rein mechanischen Läsion der Schleimhaut wie vor allem in der Begünstigung einer bakteriellen Cystitis.

Krankheitsbild. In einzelnen Fällen bestehen keine subjektiven Beschwerden, namentlich dann, wenn die Konkremente in Divertikeln der Blase fixiert sind. In der Regel verursachen sie jedoch schneidende oder kolikartige *Schmerzen* in der Blasengegend, die bis in den Mastdarm und die Genitalien (Glans penis) ausstrahlen; ferner *Störungen bei der Harnentleerung*, wobei vor allem die plötzliche Unterbrechung des Harnstrahles während der Miktion charakteristisch ist; es besteht auch oft *Harndrang*. Ein drittes wichtiges Symptom ist die *Blasenblutung*, hauptsächlich in der Form des gegen Ende der Harnentleerung auftretenden oder sich alsdann verstärkenden Blutabganges. Doch pflegt der Blutverlust im Gegensatz z. B. zu den Blasentumoren nicht besonders groß zu sein. Charakteristisch ist, daß die genannten Symptome vor allem durch Körperbewegung eine Verstärkung erfahren und durch Ruhe wieder schwinden. Der Harn enthält mikroskopisch oft dauernd Blut, dessen Menge nach Körperbewegung auch ohne Steigerung der subjektiven Beschwerden, häufig zunimmt. Kleine Konkremente gehen mitunter von selbst unter heftigen Schmerzen durch die Harnröhre ab, so daß es dann gelegentlich zur Heilung kommt; bei größeren Steinen ist eine spontane Ausstoßung unmöglich. Oft entwickelt sich im Laufe der Zeit eine stärkere Cystitis, von deren weiterem Verlauf das Schicksal des Patienten nicht selten entscheidend abhängt.

Die **Diagnose** wird am sichersten cystoskopisch gestellt. Außerdem läßt sich der Konkrementnachweis, wenn auch weniger sicher, durch die Untersuchung mit der sog. Steinsonde führen, die das Aufstoßen auf ein Konkrement fühl- und hörbar macht. In manchen Fällen gelingt auch die Röntgenphotographie der Steine in der mit Luft gefüllten Blase (man hüte sich vor Verwechslung mit Phlebolithen).

Therapie. Eine Auflösung der Konkremente auf medikamentösem Wege ist nicht möglich. Einzig wirksam ist die chirurgische Therapie (Lithotripsie, d. h. Zertrümmerung des Steins in der Blase oder Lithotomie, d. h. Entfernung der Steine nach Eröffnung der Blase).

Phosphaturie

Die Entleerung trüben Harns kommt außer bei organischen Nieren- und Blasenkrankheiten (durch Beimischung von morphotischen Elementen) sowie bei Bakteriurie und Chylurie (s. unten) auch bei der sog. **Phosphaturie** vor. Hier beruht die Trübung auf dem bereits in den Harnwegen erfolgenden Ausfallen der Phosphate der Erdalkalien des Harns infolge alkalischer Reaktion desselben, nicht dagegen etwa auf vermehrter Ausscheidung von Phosphaten durch die Niere. Der milchig-trübe Harn zeigt oft ein irisierendes Hautchen (ähnlich einer Petroleumschicht), welches reichlich Phosphatkrystalle enthält. Die Harntrübung, welche die Patienten oft beunruhigt, findet sich einmal besonders bei Individuen mit Superacidität des Magens (so bisweilen auch bei Ulcus ventriculi und duodeni), sodann auch ohne dieselbe als konstitutionelle Anomalie bei psychopathischen Persönlichkeiten. Bisweilen wird über vermehrten Harndrang geklagt. Das Leiden, das an sich völlig harmlos ist, bildet eine Disposition für die Entstehung von Harnkonkrementen, weswegen man seine therapeutische Beeinflussung versuchen soll, und zwar nicht durch Säure per os (wegen der oft schon vorhandenen Superacidität), dagegen mittels chronisch-intermittierender Atropinbehandlung. Von der Phosphaturie verschieden, wenn auch die gleichen Erscheinungen verursachend, ist eine als **Calciurie** bezeichnete Anomalie, bei der die Harntrübung auf vermehrtem Gehalt an Kalksalzen (Phosphate, Oxalate) beruht, die normal hauptsächlich durch den Darm und nicht durch die Nieren ausgeschieden werden.

Parasitäre Krankheiten der Harnwege

Krankheiten der Harnwege und insbesondere der Blase können auch durch verschiedene Parasiten zustande kommen.

Die **Bilharzia** (*Schistosoma haematobia*) kommt im Orient (in Afrika, besonders in Ägypten, Asien), nur ganz vereinzelt in Südeuropa vor; der Parasit gehört zu den Trematoden. Das 9—20 mm lange ♂ trägt in einer kanalartigen Längsfurche das 12—26 mm lange fadenartige ♀ mit sich herum. Die Eier haben keinen Deckel und sind an ihrem endständigen stachelartigen Fortsatz zu erkennen. Die aus den Eiern schlüpfenden Larven entwickeln sich in bestimmten Süßwasserschnecken weiter; aus diesen treten in das Wasser die sog. Cercarien über, die die Haut des Menschen zu durchbohren vermögen. Auf dem Blutwege gelangen diese in die Pfortaderäste und reifen zu der Wurmform heran. Bei der *Urogenitalbilharziose* erfolgt nach der Geschlechtsvereinigung der Würmer die Ansiedelung in den Urogenitalvenen (bei anderen Bilharziaarten in den Darmvenen). Die mechanische Wirkung der Anwesenheit der Würmer und der massenhaften Ablagerung von Eiern sowie die Abscheidung von Giften erklären die Bildung von reichlichem Granulationsgewebe. Männer erkranken häufiger als Frauen. Der akut-fieberhafte Beginn der Krankheit von 4—6 Wochen Dauer ist oft durch eine großfleckige Urticaria gekennzeichnet. Das chronische Stadium beherrschen vor allem Beschwerden seitens des Harnapparates, speziell *Blasenbeschwerden.* Harndrang, Harnröhrenbrennen und Schmerzen in der Blasengegend leiten das Bild ein; das wichtigste *Symptom* ist Blutharnen („tropische Hämaturie"), an das sich später die Symptome einer chronischen Cystitis anschließen. Die Blasenschleimhaut zeigt derbe Infiltrate, die massenhaft Parasiteneier enthalten, ferner polypöse Wucherungen zum Teil auch ausgedehnte Verkalkungen der im Gewebe liegenden Eier, sowie Geschwüre. Sehr häufig findet man gleichzeitig Blasensteine. Die Bilharziose führt oft auf die Dauer zu hochgradiger Blutarmut (es besteht Eosinophilie), zu Kräfteverfall und Kachexie. Sehr häufig entwickeln sich Harnröhrenfisteln, die am Perineum oder Penis münden. Durch Stenosierung der Ureteren kann sich eine Hydronephrose entwickeln. Die Krankheitsdauer beträgt meist viele Jahre. Die *Diagnose* stützt sich auf den Nachweis der charakteristischen Eier im Harn. (Bei der *Darmbilharziose* treten dysenterieartige blutig-schleimige Entleerungen mit reichlich Eiern in den Stühlen auf; zum Teil geht sie mit Beteiligung der Leber und starker Milzvergrößerung einher.) Die *Therapie* ist teils rein symptomatisch wie bei der Cystitis; als spezifisches Mittel werden Antimonpräparate gerühmt, so der Tartarus stibiatus (12 intravenöse Injektionen, beginnend bei Erwachsenen von 60 kg Gewicht mit 0,06, steigend bis 0,13, insgesamt 1,46 in 4 Wochen) sowie das organische Antimonpräparat Fuadin (17 intramuskulare Injektionen, beginnend bei Erwachsenen mit 3,5 ccm, je 5 ccm vom 2. Tage ab). Die Antimonbehandlung ist bei ernsteren organischen Herz- und Nierenleiden kontraindiziert. Auch das (hier weniger zuverlässige) Emetin wird empfohlen (s. S. 54 und 406). Die *Prophylaxe* besteht im Schutz vor dem mit Cercarien verunreinigten Wasser (Bade- und Trinkwasser).

Ein anderer in den Tropen sehr häufiger Parasit ist die **Filaria Bancrofti.** Der 40 (δ) bis 80 (φ) mm lange weiße Wurm von der Dicke eines Haares, welcher lebende Junge hervorbringt, hält sich hauptsächlich in den Lymphgefäßen verschiedener Körperbezirke auf, z. B. in denen der Oberschenkel, des Scrotums und der äußeren weiblichen Genitalien; er bewirkt hochgradige elephantiastische Veränderungen der befallenen Teile. Charakteristische Harnveränderungen finden sich bei der auf Filariasis beruhenden häufigen sog. *tropischen Hämato-Chylurie.* Der bluthaltige Harn bleibt nach Sedimentieren der Erythrocyten milchig getrübt infolge der Beimischung von Chylus. Durch Ätherextraktion gelingt es, das die Trübung bewirkende Chylusfett zu beseitigen. Im Sediment findet man zahlreich die charakteristischen wurmförmigen, etwa 0,2 mm langen Embryonen. Nachts lassen sich dieselben auch im Blute nachweisen (am besten in dicken Tropfenpräparaten). Oft findet sich im Blute eine Eosinophilie. Der Verlauf ist in der Regel ein äußerst langwieriger. Jedoch leiden die Patienten oft nur wenig unter ihrer Krankheit. Mitunter kommt es schließlich zu Zuständen von schwerer Anämie und Kachexie. Die Übertragung erfolgt durch Stechmücken (Culex, Anopheles, Aedes).

Funktionelle Blasenstörungen

Konstitutionelle Blasenschwäche und die sog. reizbare Blase. Es gibt Individuen, die bereits bei geringem Füllungsgrade der Blase von einem unwiderstehlichen Harndrang befallen werden, so daß sie, wenn sie nicht in der Lage sind, demselben sofort Folge zu geben, den Harn in die Kleider entleeren. Sie sind daher gezwungen, sehr häufig zu urinieren (Pollakisurie). Bei manchen Menschen wirkt Aufenthalt in der Kälte oder Nässe verstärkend auf den Harndrang. Diese abnorme Reizbarkeit der Blasenmuskulatur, deren Tonus sich als erhöht erweist, findet sich häufiger bei älteren Individuen. In besonders hochgradigen Fällen kommt es zu dauerndem Abtropfen von Harn, so daß im Laufe der Zeit die Haut der Genitalien und ihrer Umgebung maceriert und wund wird. Im Gegensatz zur Enuresis (s. unten) findet während des Schlafs kein unwillkürlicher Urinabgang statt. Man untersuche stets auf das Vorhandensein einer Cystitis, ferner auf Prostatahypertrophie, weiter auf Urethritis posterior bei Gonorrhoe sowie auf Fissura ani, die ähnliche Reizzustände zu verursachen vermögen. Bei organischen Nervenleiden dagegen wird eine Störung der Harnentleerung in Form des beschriebenen Harnträufelns nicht beobachtet. Der bei Frauen, die geboren haben, des öfteren vorkommende Harnverlust bei körperlichen Anstrengungen, beim Husten, beim Lachen usw. beruht in der Regel auf intra partum entstandenen Quetschungen der Harnröhre.

Eine wichtige funktionelle *Störung* der Harnentleerung ist ferner die **Enuresis nocturna** oder das Bettnässen. Dieses Leiden, das hauptsächlich im Kindesalter, nur selten bei Erwachsenen vorkommt, besteht darin, daß der Patient im Schlaf den Harn ins Bett entleert, ohne wie der Normale durch den Harndrang geweckt zu werden, während tagsüber in der Regel kein unwillkürlicher Urinabgang erfolgt. In der großen Mehrzahl der Fälle sind die Patienten psychopathische Individuen, oft mit starker hereditärer Belastung; nicht selten handelt es sich um Epileptiker und Idioten. Bei einem kleinen Teil der Kranken finden sich anatomische Entwicklungsstörungen am Kreuzbein in Form der Spina bifida (das Fehlen der Wirbelbögen ist durch die Haut zu fühlen und auf der Röntgenphotographie sichtbar); auch zeigen derartige Patienten mitunter abnorme Behaarung der Kreuzgegend. Ferner ist an kindlichen Diabetes mellitus zu denken. Zuweilen tritt das Bettnässen familiär auf. In den meisten Fällen verliert sich die Anomalie im späteren Leben. Individuen, die jenseits des Kindesalters an Enuresis leiden, zeigen in der Regel allerlei psychopathische Stigmata und pflegen körperlich und geistig zurückgeblieben zu sein. Man denke hier aber stets zunächst an ein organisches Nervenleiden. Die Enuresis macht sich meist im Winter stärker als im Sommer geltend.

Der **Therapie** gegenüber erweist sich das Leiden meist als sehr hartnäckig. Abgesehen von allgemeinen, den Ernahrungs- und Kraftezustand hebenden Maßnahmen und der Beseitigung etwa vorhandener lokaler Reizzustande (Balanitis, Phimose, Oxyuren) ist einmal die Behandlung eine diatetische und besteht in Vermeiden einer wasser- (kohlenhydrat-) reichen Kost und in maximaler Einschränkung der Trinkmenge während des ganzen Tages, nicht nur in den Nachmittagsstunden. Die letzte Mahlzeit ist möglichst früh am Abend zu verabreichen. Vor dem Schlafengehen kalte Waschungen. Das Fußende des Bettes ist hochzustellen. Im übrigen ist die Behandlung eine padagogische: man weckt das Kind regelmaßig 2—3mal des Nachts, das erste Mal um 10 Uhr, sorgt dafür, daß es vollkommen wach wird und fordert es auf, das Bett zu verlassen und Urin zu entleeren, so daß es diesen Akt mit vollem Bewußtsein ausführt und sich auf diese Weise daran gewöhnt, durch den Harndrang wach zu werden. In zahlreichen Fallen ohne organischen Befund ist Psychotherapie des Kindes, vor allem psychotherapeutische Beratung der Eltern erforderlich.

Krankheiten der Drüsen mit innerer Sekretion

Einleitung. Die Drusen mit innerer Sekretion oder *endokrinen* Drüsen sind Organe, die entweder überhaupt keinen Ausführungsgang besitzen, wie z. B. die Schilddrüse, die Nebenschilddrüsen, der Thymus, die Hypophyse sowie die Nebennieren, und die das in ihnen entstehende spezifische Produkt *(Hormon*[1] oder *Inkret)* direkt ans Blut abgeben; oder die Drüsen haben zwar einen Ausfuhrungsgang, durch den ein bestimmtes Drüsenprodukt als sog. außeres Sekret ausgeschieden wird, außerdem aber geben sie noch ein anderes wirksames Sekret mit spezifischen Wirkungen an das Blut ab (Pankreas, Keimdrüsen). Die Tatigkeit der Hormondrüsen stellt demnach eine selbständige *chemische* Regulation dar. Neben der nervosen Regulation bildet sie im Gesamtorganismus die Gewähr für das sinnvolle Zusammenspiel aller Teilfunktionen. ARNOLD ADOLF BERTHOLD in Göttingen erbrachte 1849 zum erstenmal den Beweis für ihr Vorhandensein durch Reimplantation exstirpierter Hoden bei Huhnern; BROWN-SÉQUARD schuf den Begriff der inneren Sekretion; er gilt als Schopfer der modernen Hormonlehre auf Grund von Exstirpationsversuchen an den Nebennieren (1856), vor allem aber durch seine Selbstbeobachtung über die stimulierende Wirkung der Injektion von tierischem Hodenextrakt (1889).

Außer fur die hier genannten Drüsen dürfte die Annahme einer inkretorischen Tätigkeit noch für zahlreiche andere Organe gelten, deren spezifische Produkte als Gewebshormone bezeichnet werden. Man unterscheidet trope Hormone und effektorische Hormone. Erstere werden im Hypophysenvorderlappen und in der Placenta gebildet. Sie regulieren das Wachstum und regen in anderen Drusen die Bildung effektorischer Hormone an. Diese hinwiederum hemmen die Bildung des entsprechenden tropen Hormons. Über die ungemein große Bedeutung der endokrinen Drusen haben vor allem die *Ausfallserscheinungen* Aufschluß gegeben, die

---

[1] Aus dem Griechischen hormáo = ich treibe an.

sowohl auf dem Wege des Tierexperiments als auch beim Menschen nach operativer Entfernung der Organe infolge ihrer Erkrankung beobachtet wurden; hierzu kommt die Tatsache, daß es gelingt, diese Störungen teils durch Überpflanzung des entsprechenden Organs, teils durch die sog. *Organotherapie* in Form der medikamentösen Einverleibung des betreffenden isolierten Hormons oder durch Verfütterung des Organs zu beseitigen. Von größter Bedeutung für die Lehre von den Hormonen ist weiter die Tatsache, daß die verschiedenen Hormondrüsen ein gegenseitiges funktionelles Abhängigkeitsverhältnis erkennen lassen. So stehen z. B. Hypophysenvorderlappen einerseits und Schilddrüse, Nebennierenrinde, Sexualorgane usw. andererseits zueinander in funktionellem labilem Gleichgewicht. Gleiches gilt von den Beziehungen der LANGERHANSschen Inseln des Pankreas zum Hypophysenvorderlappen, zur Schilddrüse und zum Nebennierenmark. Hyperaktivität bzw. Ausfall einer Hormondrüse muß sich daher nicht allein in bezug auf das *eine* Hormon, sondern auch im Bereich anderer Hormondrüsen, und zwar im Sinne einer Anregung oder Abschwächung auswirken.

Im wesentlichen beeinflussen die Inkrete der endokrinen Drüsen vor allem den *Stoffwechsel*, das *Nervensystem* (speziell das vegetative) und das *Wachstum*, und zwar teils in forderndem, teils in hemmendem Sinne. — Umgekehrt übt das vegetative Nervensystem auf die endokrinen Drüsen einen erheblichen Einfluß aus, weshalb man beide als *vegetativ-hormonales System* zusammenzufassen pflegt. Schließlich sei daran erinnert, daß durch die Verknüpfung mit dem vegetativen Nervensystem, das der Steuerung durch das Zwischenhirn unterliegt, und zwar auf dem Wege Großhirn—Zwischenhirn, sich auch eine *psychische* Beeinflußbarkeit der Hormondrüsen erklärt. Als erwiesen darf dies heute bereits u. a. für die Schilddrüse, für die Sexualdrüsen usw. gelten.

Insgesamt ist demnach ein großer Apparat im Organismus vorhanden, der durch Produktion von Hormonen in die verschiedenen Lebensvorgänge, dieselben regulierend, eingreift. Insbesondere wird durch die Drüsen mit innerer Sekretion eine wichtige Korrelation zwischen den verschiedenen Organen und Organsystemen des Körpers auf dem Blutwege hergestellt. Und nicht zuletzt dürfte der Art des Zusammenspiels der einzelnen Komponenten des endokrinen Apparates im Zusammenhang mit dem autonomen Nervensystem bis zu einem gewissen Grade auch die *konstitutionelle* Eigenart des Individuums ihr charakteristisches Gepräge verdanken.

Die *Behandlung* mit Hormonen hat gewissen grundsätzlichen Erkenntnissen Rechnung zu tragen: einmal der obenerwähnten *gegenseitigen Korrelation* der Hormondrüsen, auf Grund derer die therapeutische Zufuhr eines Hormons indirekt auch *andere* endokrine Drüsen zu beeinflussen vermag, sodann der Tatsache, daß eine für längere Zeit im Sinne der Ersatztherapie geübte Zufuhr eines Hormons unter Umständen zu einer *Inaktivitätsatrophie* der betreffenden Hormondrüse führen kann, falls nicht völliges Versiegen, sondern nur eine Funktionsherabsetzung der letzteren vorliegt. Endlich ist hinsichtlich der therapeutischen *Verabreichungsart* der verschiedenen Hormonpräparate zu beachten, daß die meisten derselben durch die Verdauungsfermente und die Leber weitgehend abgebaut werden und daher *oral unwirksam* sind. Eine Ausnahme bilden lediglich das Hormon der Schilddrüse und die gereinigten Sexualhormone; im übrigen ist die parenterale Verabreichung anzuwenden.

Krankheiten der endokrinen Drüsen bestehen teils in Funktionsherabsetzung oder in völligem Fehlen der betreffenden Drüse, teils in abnormer Steigerung der Drüsentätigkeit. Fast ausnahmslos handelt es sich aber aus den obengenannten Gründen tatsächlich um die kombinierte Wirkung der Störung mehrerer endokriner Drüsen, wenn auch die Anomalie einer Hormondrüse klinisch im Vordergrund steht.

Krankheiten der Schilddrüse

Die Schilddrüse (Glandula thyreoidea) besteht aus zwei symmetrischen Lappen, die seitlich der Trachea und dem Kehlkopf anliegen und durch einen mittleren brückenartigen Teil, der quer über die Luftröhre herüberzieht, den sog. Isthmus, miteinander verbunden sind. Die Drüse wird außerordentlich reich mit Blut versorgt. Sowohl Sympathicus- wie Vagusfasern sind in ihr nachweisbar; auch hat man sekretorische Nervenfasern in der Drüse gefunden. Beim normalen Menschen ist sie durch die Haut als weiches Organ zu fühlen, ohne den geradlinigen Verlauf der Halskonturen zu unterbrechen. Bei Vergrößerung der Drüse kommt es dagegen zu der als *Kropf* bezeichneten Schwellung dieser Gegend am Halse, während bei abnormer Verkleinerung die betreffenden Halspartien, namentlich in der nächsten Nachbarschaft der Luftröhre, auffallend mager sind (sog. leerer Hals). Vorübergehend kommt es oft zu leichter Schwellung der Drüse, speziell beim Weibe (mit Erhöhung des Jodgehaltes des Blutes), und zwar während der Menstruation sowie in der Gravidität. *Mikroskopisch* besteht die Thyreoidea aus einer großen Zahl geschlossener, mit Cylinderepithel ausgekleideter

Follikel, deren Lumen zum größten Teil mit Kolloid gefüllt ist. Charakteristisch für die Druse ist der hohe Jodgehalt; er geht der Kolloidmenge parallel. Hieraus erklart sich der standige Bedarf der Schilddrüse an Jod, der sich jedoch in der Größenordnung der sog. Spurenelemente bewegt und sich auf 80—100 γ taglich belauft. Dauernder Jodmangel bewirkt endemischen Kropf[1]. Nach dem ersten erfolgreichen Versuch der Isolierung des wirksamen Prinzips der Schilddrüse (E. BAUMANNS Thyreojodin, 1895) und der Darstellung des Jodeiweißkorpers *Jodthyreoglobulin* aus der Drüse durch A. OSWALD isolierte E. C. KENDALL 1914 als chemisch reine wirksame Substanz das *Thyroxin*, dessen Strukturformel durch C. R. HARINGTON (1926) aufgeklärt wurde. Thyreoglobulin enthält außer Thyroxin auch noch Trijodthyronin und Dijodtyrosin. Schwankungen des Blutjodgehaltes (normal = = 10—15 γ-%) sind von diagnostischer Bedeutung. Eine der Hauptwirkungen des Schilddrüsenhormons ist die Steigerung des Stoffwechsels. Im Experiment beschleunigt es ferner die Kaulquappenmetamorphose, unterbricht den Winterschlaf der Tiere, erhöht weiter die Resistenz gegenüber Acetonitril (s. S. 501) und steigert die Empfindlichkeit gegen Sauerstoffmangel. Auch wirkt es anregend auf die Erythropoese sowie auf die Wasserabgabe der Gewebe. Mit der *Hypophyse* steht die Schilddrüse in wichtigem funktionellem Konnex; das im Vorderlappen der Hypophyse vorhandene sog. *thyreotrope* Hormon beeinflußt die Abgabe von Schilddrüsenhormon und vermag experimentell eine Hypertrophie der Schilddrüse zu bewirken; umgekehrt hat Hypophysektomie Sinken des Grundumsatzes auf dem Umwege uber die Schilddrüse zur Folge. Das Schilddrüsenhormon sowie Zufuhr von Jod (auch von Thyroxin und Dijodtyrosin) wirkt dämpfend auf die Bildung des thyreotropen Hormons, so daß zwischen beiden ein labiles Gleichgewicht besteht.

Athyreose und Hypothyreose

Entfernung der Schilddrüse bei jungen *Tieren* bewirkt eine erhebliche Störung des Wachstums, insbesondere Hemmung der Ossifikation an den Epiphysen. Die Tiere bleiben klein, haben kurze plumpe Knochen, ein struppiges Fell, verkümmerte Klauen und Hörner und zeigen ein apathisches Wesen; sie neigen infolge Herabsetzung des Stoffwechsels zu starkem Fettansatz; die Genitalien sind mangelhaft entwickelt.

Verminderte Schilddrüsenfunktion **(Hypothyreose)** beim Menschen kann auf verschiedene Weise zustande kommen, einmal durch operative Entfernung eines zu großen Teils der Drüse, sodann in der Form der kropfigen Degeneration des Organs, wie sie bei Kretinismus vorkommt. Die Wirkung des Fehlens oder der Minderfunktion der Schilddrüse macht sich in verschiedener Form geltend, je nachdem der Funktionsausfall *jugendliche* oder *erwachsene* Individuen befällt. In ersterem Fall entsteht der *Kretinismus*, im letzteren das *Myxödem*.

Der (sporadische) **Kretinismus** ist im wesentlichen durch die gleichen Merkmale charakterisiert wie die oben beschriebenen Veranderungen bei Tieren, denen man in der Jugend die Schilddrüse entfernt. Ursache ist teils angeborenes Fehlen der Schilddrüse oder frühzeitig vorgenommene operative Entfernung, teils handelt es sich um kryptogene Funktionsstörungen. *Hauptmerkmale* des Kretinismus sind die starke Hemmung des Wachstums, speziell des Längenwachstums (Zwergwuchs) mit Offenbleiben der Epiphysenfugen (Röntgenphotographie!) sowie der Fontanellen, Herabsetzung des Stoffwechsels (d. h. des Grundumsatzes), eigentümliche Veranderungen der Haut, die teils geschwollen wie bei Myxödem (s. S. 496), teils atrophisch ist, mangelhafte Entwicklung der Genitalien sowie Idiotie. Der Schädel ist auffallend groß, die Nasenwurzel eingesunken, der Körper plump. Der Beweis für die ursächliche Bedeutung des Schilddrusenausfalls ergibt sich aus der Tatsache, daß das Krankheitsbild sich sehr wesentlich durch Implantation von normaler Schilddrüse oder durch Schilddrüsenpraparate (s. S. 497) bessern läßt, und zwar in um so eindrucksvollerer Weise, je frühzeitiger die Behandlung erfolgt.

---

[1] In Gegenden mit besonders jodarmem Boden (Schweiz) hat man diesen Mangel durch Verabreichung von sog. *Vollsalz*, d. h. Kochsalz mit Zusatz der physiologisch notwendigen Jodmenge (auf 100 kg Kochsalz 0,5 g Jodkalium), mit Erfolg ausgeglichen. Übrigens durfte auch die sog. *Jodempfindlichkeit* der Menschen in therapeutischer Hinsicht weitgehenden Schwankungen unterworfen sein, deren Ursachen im einzelnen nicht bekannt sind, die aber wahrscheinlich auch in regionaren Unterschieden der Bodenbeschaffenheit ihren Grund haben.

Eine besondere Abart stellt der *endemische Kretinismus* dar, der in manchen Gebirgsgegenden, insbesondere in den Alpen, gehäuft vorkommt. Ätiologisch hängt er wahrscheinlich mit der Beschaffenheit des Trinkwassers dieser Gegenden zusammen; denn es ist gelungen, durch Änderung der Wasserversorgung der Bevölkerung den Kretinismus zum Schwinden zu bringen. In der Regel ist das Leiden mit einer kropfigen Veränderung der Schilddrüse kombiniert. Die *Merkmale* der Krankheit stimmen im allgemeinen mit dem oben geschilderten Bilde überein. In der Regel besteht Zwergwuchs. Charakteristisch sind das greisenhaft-runzelige Gesicht mit der eingesunkenen Nasenwurzel, wulstigen Lippen und einem mißgestimmten Gesichtsausdruck, ein plumper Rumpf, mangelnde Intelligenz, oft sogar vollkommene Idiotie. Häufig findet man bei endemischem Kretinismus auch Taubstummheit, ferner Herabsetzung oder Fehlen des Geschlechtstriebes. Die Epiphysenfugen schließen sich spät. Manche Kretinen erreichen ein hohes Alter, die große Mehrzahl stirbt jung. Für die Entstehung des endemischen Kretinismus nimmt man im Gegensatz zum sporadischen Kretinismus an, daß der Schilddrüsenausfall wahrscheinlich seinerseits schon die *Folge einer anderen*, den ganzen Organismus treffenden primären Noxe ist (vgl. auch die Chagaskrankheit S. 126).

Myxödem

Praktisch wichtiger ist das Myxödem, eine Krankheit, die ebenfalls auf Schilddrüseninsuffizienz beruht, welche aber im Gegensatz zum Kretinismus in der Regel *Erwachsene* befällt (1873 von W. W. GULL als kretinoider Zustand des Erwachsenen beschrieben, 1878 von W. M. ORD als Myxödem bezeichnet). Das Myxödem wird vor allem nach operativer Entfernung der ganzen Drüse, z. B. wegen Carcinoms, ferner in abgeschwächter Form mitunter nach sehr ausgedehnten Kropfoperationen beobachtet, bei denen nur ein sehr kleiner Drüsenrest zurückbleibt oder nachträglich degeneriert *(Cachexia thyreo-* bzw. *strumipriva)*. Sog. *spontanes* Myxödem führt man auf degenerative Veränderungen der Schilddrüse durch kryptogene Noxen (Infektionskrankheiten usw.) zurück. Myxödem kommt hauptsächlich bei Frauen vor. Die Krankheit besteht in einer Herabsetzung aller vegetativen Funktionen, Verlangsamung des Stoffwechsels, Abstumpfung des Seelenlebens sowie in gewissen trophischen Störungen. Das auffallendste *Symptom* ist die Veränderung der Haut, die eine eigentümliche polsterartige Schwellung zeigt, die von dem gewöhnlichen Ödem verschieden ist und bei Fingerdruck keine Dellenbildung aufweist. Die Hautveränderung besitzt eine besondere Vorliebe für das Gesicht, den Nacken sowie Hand- und Fußrücken. Die Lidspalten werden eng, das Mienenspiel träge. Die Gesichtsfarbe ist oft gelb, bisweilen etwas cyanotisch. Die Zunge wird dick und sieht bei schweren Formen zwischen den Zähnen hervor. Die Stimme ist rauh. Die Extremitäten bekommen ein tatzenartiges Aussehen. Die Haut ist auffallend trocken, spröde, kühl; auch die Nägel zeigen trophische Störungen und werden rissig, die Haare werden borstig. Der Puls ist verlangsamt; oft besteht Herzdilatation, auch ist eine ausgesprochene Neigung zu Arteriosklerose vorhanden. Im Ekg sind die Ventrikelzacken oft auffallend niedrig. Schweißsekretion fehlt, auch nach 0,01 Pilocarpin subcutan. Meist findet sich eine sekundäre Anämie mit relativer Lymphocytose. Der Grundumsatz des Stoffwechsels (S. 525) ist beträchtlich herabgesetzt, gelegentlich um mehr als die Hälfte (die spezifisch-dynamische Eiweißwirkung dagegen in der Regel vorhanden, vgl. S. 526), der Blutjodgehalt stets vermindert und beträgt etwa 2 bis 7 γ-%. Mittels der Untersuchung mit radioaktivem Jod (J^{131}) läßt sich die herabgesetzte Aktivität der Schilddrüse am sichersten feststellen. Diagnostisch verwertbar sind ferner niedrige Blutzuckerwerte sowie die abnorm hohe Toleranz für Traubenzucker, der in Gaben von 100 g per os und mehr keine Glykosurie bewirkt. Die Körpertemperatur ist meist erniedrigt. Amenorrhoe oder Unregelmäßigkeiten in der Menstruation, frühzeitiges Klimakterium sowie Erlöschen der Potenz bzw. der Libido sind häufig. Oft ist hartnäckige Obstipation vorhanden. Charakteristisch ist ferner die Retention von Wasser in den Geweben. Sehr ausgesprochen ist schließlich die psychische Alteration der Kranken. Sie werden einsilbig, stumpf, willensschwach und gleichgültig, was sich auch in ihrer langsamen, einförmigen Sprache und ihren trägen Bewegungen verrät. Schließlich kann sich hochgradige Geistesschwäche entwickeln. Oft besteht ausgesprochene Schlafsucht. Doch wird bisweilen auch hochgradige Erregtheit beobachtet. Manche Fälle kommen in der Gravidität oder im Puerperium zum Ausbruch.

Neben diesen ausgeprägten Typen, deren Erkennung auf den ersten Blick möglich ist, gibt es auch *abgeschwächte* oder *rudimentäre Formen* (sowohl nach Schilddrüsenoperationen als auch ohne dieselben). Oft machen sich hier vorwiegend *subjektive* Beschwerden bemerkbar, wie Herabsetzung der Leistungsfähigkeit, Änderungen im seelischen Verhalten, Anomalien der Menstruation, Schlafstörungen. Diese Formen, denen man u. a. bei Frauen kurz vor dem Klimakterium begegnet, sind *keineswegs selten* und praktisch überaus wichtig, da sie der gleichen Therapie wie das echte Myxödem zugänglich sind. Hierzu gehört auch die seltene, später zu besprechende *thyreogene Fettsucht* (S. 555), ferner die thyreogene Obstipation (S. 397). Stets ist zur Erhärtung der Diagnose das Ergebnis der Radiojod-Untersuchung bzw. die Feststellung eines erniedrigten Grundumsatzes Voraussetzung.

Die **Therapie** des Myxödems und seiner abortiven Formen ist ebenso dankbar wie sicher. Sie besteht als sog. Organtherapie in der Verabreichung von Schilddrüsensubstanz per os, ehemals in Form der rohen gehackten Hammelschilddrüse (etwa 3—10 g auf Brot dargereicht), jetzt in Form der aus dem getrockneten Organ hergestellten peroral wirksamen Schilddrüsenpraparate: Thyreoidin „Merck", Thyreoidea „Henning", Thyroid-Dispert. Auch Elityran, ein Jodeiweißhydrolysat, kann gegeben werden. Mit Dijodtyrosin wie mit Thyroxin läßt sich ein besonders rascher Wirkungseintritt erzielen. Die Behandlung ist streng zu individualisieren und dauernd ärztlich zu kontrollieren. Die sicherste Kontrolle gegenüber Überdosierung bietet das Verhalten des Grundumsatzes sowie des Pulses, der 80 nicht überschreiten soll. Der Erfolg tritt sehr bald ein und verrät sich zunachst in Veranderung des Gesichtes und der Psyche. Ein fruhes Zeichen der Schilddrusenwirkung ist auch erhebliche Diurese. Die Herzdilatation geht zurück, die Ekg-Zacken werden hoher. Die Therapie ist moglichst bis zum volligen Schwinden der Symptome durchzuführen; spater setzt man die Behandlung evtl. mit ganz kleinen Dosen fort. Auch die Abortivfalle reagieren gut auf die Organtherapie.

Den Zuständen, die auf verminderte oder fehlende Schilddrüsentätigkeit zurückzuführen sind, stehen die auf pathologisch *gesteigerter* Funktion der Thyreoidea beruhenden sog. *Hyperthyreosen* oder *Thyreotoxikosen* gegenüber. Hierzu gehört vor allem die Basedowsche Krankheit.

Basedowsche Krankheit

Der Morbus Basedowii ist die häufigste Krankheit auf dem Gebiete der innersekretorischen Störungen. Sie ist durch eine Reihe charakteristischer Symptome seitens des Zirkulationsapparates, des Nervensystems, des Stoffwechsels sowie der Augen gekennzeichnet, und zwar stellen sich die Störungen zum großen Teil in der Form einer erhöhten Erregbarkeit vornehmlich des vegetativen, aber auch des cerebrospinalen Nervensystems dar. Im Mittelpunkt steht die krankhafte Veränderung der Schilddrüse, insbesondere ihre erhöhte Tätigkeit *(Hyperthyreoidismus).*

Die Krankheit, die hauptsächlich im jugendlichen und mittleren Alter auftritt, befällt Frauen erheblich häufiger als Männer; oft handelt es sich um Individuen, die schon vor Ausbruch des Leidens die Zeichen einer vegetativen Labilität aufwiesen. In manchen Familien kommt die Krankheit durch die Generationen hindurch gehäuft vor. Als *auslösende* Faktoren lassen sich mitunter seelische oder körperliche Traumen, weiter akute Infektionskrankheiten sowie auch die Gravidität feststellen.

Krankheitsbild. Das Leiden beginnt in zahlreichen Fällen allmählich, bisweilen aber auch akut. Bei der sog. klassischen Form der BASEDOWschen Krankheit spielen vor allem *drei Symptome* eine führende Rolle: Tachykardie, Struma und Exophthalmus (sog. *Merseburger Trias,* genannt nach dem Merseburger Arzt K. v. BASEDOW 1840, vorher 1835 von R. J. GRAVES beschrieben); hinzu kommt meist noch starker Tremor. Die hochgradige Pulsbeschleunigung (120 bis 160 und mehr), die mit großer Labilität des Pulses einhergeht und die auch während des Schlafes besteht, ist in der Regel von peinigenden subjektiven Empfindungen wie lebhaften Herzpalpitationen, Beklemmungsgefühl sowie starkem Klopfen der großen Gefäße begleitet. *Objektiv* bestehen erhebliche Verstärkung der Herzaktion, oft mit Erschütterung der gesamten Herzgegend, bisweilen auch verstärkter Spitzenstoß, klappende Herztöne; nicht selten beobachtet man Herzdilatation, ferner oft ein systolisches Geräusch über der Pulmonalis. Die Herzarbeit (das Minutenvolumen) zeigt gegenüber der Norm eine erhebliche Steigerung, die derjenigen des Grundumsatzes (s. unten) etwa parallel geht. Der systolische Blutdruck ist oft normal (in schwereren Fällen nicht selten etwas erhöht), der diastolische dagegen erniedrigt, der Pulsdruck (s. S. 155) daher erhöht, was diagnostisch wichtig ist, und es besteht ein Pulsus celer. Die stets vorhandene Vergrößerung der *Schilddrüse* hält sich meist in mäßigen Grenzen; in der Regel handelt es sich um eine weiche, beide Schilddrüsenlappen gleichmäßig befallende Struma, deren Gefäßreichtum sich oft durch fühlbare Pulsationen sowie durch auscultatorisch feststellbare Gefäßgeräusche verrät. Die Basedowstruma pflegt im Gegensatz zum gewöhnlichen Kropf keine Verdrängungserscheinungen zu machen. Der in der Regel doppelseitige *Exophthalmus* mit Erweiterung der Lidspalte verleiht dem Patienten einen eigentümlich erschreckten, starren Blick und gestattet oft, die Diagnose dem Kranken vom Gesicht abzulesen („Glotzaugenkrankheit"). Vereinzelt kommt es zu schweren Hornhautschädigungen.

Experimentell läßt sich der Exophthalmus durch thyreotropes Hormon, nicht aber durch Schilddrüsenhormon erzeugen. Weitere charakteristische *Augensymptome* sind das GRAEFEsche Zeichen, d. h. beim Senken des Blickes nach unten fehlt das entsprechende Mitgehen des oberen Lides, so daß zwischen dem oberen Cornealrand und dem Lid ein breiter, von der weißen Sklera gebildeter Saum sichtbar wird (evtl. ein Frühsymptom); ferner das MÖBIUSsche Zeichen, d. h. beim Fixieren eines nahen Objektes weicht alsbald ein Auge wieder nach außen ab (sog. Insuffizienz der Konvergenz); es ist nicht konstant, ebensowenig wie das STELLWAGsche Symptom, das in der Seltenheit des Lidschlages besteht. In schweren Fällen kann die Protrusio bulbi enorme Grade erreichen und gelegentlich mit trophischen Hornhautveränderungen einhergehen. Pupillenreaktion und Akkommodation bleiben intakt. Oft ist eine eigentümliche braune Umränderung der Augen vorhanden.

Andere konstante Symptome sind einmal das charakteristische feinschlägige *Zittern* namentlich der Hände (besonders deutlich beim Spreizen der Finger), aber auch der Augenlider, bisweilen ferner der Zunge und der Beinmuskeln. Stets klagen die Patienten über große Muskelschwäche und hochgradige Ermüdbarkeit. Sodann besteht oft eine enorme seelische *Erregbarkeit,* die die Kranken nicht selten in einen qualvollen Zustand dauernder Unruhe und Rastlosigkeit versetzt. Jäher Stimmungswechsel zwischen Depression und abnormer Euphorie, krankhafte Reizbarkeit, zänkisches Wesen, Neigung zu extravaganten Handlungen (oft namentlich auf erotischem Gebiet), hastige Sprache usw. kennzeichnen die Störung des psychischen Gleichgewichtes. Bisweilen kommt es zu regelrechten Psychosen. Häufig besteht Schlaflosigkeit, ferner starke vasomotorische Erregbarkeit mit Neigung zum Erröten. Die Patellarreflexe sind sehr lebhaft.

Eine charakteristische und praktisch sehr wichtige Störung ist weiter die stets vorhandene Änderung des *Stoffwechsels,* welche in einer beträchtlichen Steigerung der Oxydationen besteht, ohne daß jedoch (von schweren Fällen abgesehen) im

Gegensatz zum Stoffwechsel bei fieberhaften Krankheiten der Eiweißumsatz erhöht ist. Die Erhöhung des Grundumsatzes kann bis zu 100% und mehr betragen (vgl. S. 525). Daraus erklärt sich, daß die Kranken trotz einer oft vorhandenen Polyphagie an einer erheblichen und oft rapiden *Abmagerung* leiden. Diese wird in manchen Fällen noch durch *intestinale* Störungen verstärkt.

Diarrhoen (ohne Koliken) treten bisweilen anfallsweise auf; sie sind mitunter durch stärkeren Fettgehalt des Stuhles ausgezeichnet. Ferner kann es bei schweren Fällen zu wiederholten und hartnäckigem *Erbrechen* kommen.

Häufig klagen die Kranken über starken *Haarausfall*, gelegentlich über Brüchigwerden der Nägel. Die Haut ist feucht, sehr oft besteht Neigung zu starker Schweißabsonderung. In einzelnen Fällen zeigt die Haut stärkere *Pigmentierung*. Nicht selten kommen vorübergehend leichte Temperatursteigerungen vor, die ebenfalls auf den Hyperthyreoidismus zurückgeführt werden; man beobachtet sie namentlich bei akuter Verlaufsart des Leidens (s. unten). Im *Blute* ist oft (aber nicht konstant) eine relative Lymphocytose, in schweren Fällen eine Verminderung der Leukocytenzahl zu konstatieren, wogegen Anämie nicht zum Krankheitsbild gehört. Der Jodgehalt des Blutes ist bei Basedow bis zu 90 γ-% erhöht (derjenige der Schilddrüse dagegen vermindert). Auch die *Sexualorgane* zeigen oft Störungen, so beim Mann mitunter Nachlassen der Potenz, beim Weibe Abnahme oder Aufhören der Menstrualblutungen, in manchen Fällen Steigerung der sexuellen Erregbarkeit. Nach 100 g Dextrose per os kann alimentäre *Glykosurie* auftreten; auch Erhöhung des Blutzuckergehaltes sowohl alimentär wie nüchtern wird bisweilen beobachtet; sie fällt besonders stark nach der Injektion von Adrenalin aus. In einzelnen Fällen besteht echter Diabetes. Manche Basedowkranke zeigen starke Neigung zu Blutungen (dies ist wichtig bei Operationen!), ältere Patienten erleiden osteoporotische Veränderungen.

Anatomisch zeigt die Basedowschilddrüse die Zeichen erhöhter Tätigkeit, und zwar starken Gefäßreichtum, ferner häufig Verflüssigung des Kolloids, Epithelwucherungen der Follikel sowie Lymphocyteninfiltrate. Mitunter findet sich eine substernale Struma. Außerdem bestehen häufig ein persistierender oder hypertrophischer *Thymus*, ferner oft cystische Veränderungen an der *Hypophyse*. Der linke Herzventrikel ist nicht selten hypertrophisch und dilatiert. Die Leber zeigt oft Zeichen leichterer oder schwererer toxischer Schädigung.

Pathogenese. Ein großer Teil der Basedowsymptome läßt sich durch abnorme Erregung des vegetativen Nervensystems erklären und weist insbesondere auf erhöhten Tonus des Sympathicus hin (Tachykardie, Exophthalmus, Tremor, Empfindlichkeit gegen Adrenalin), in geringerem Grade auch auf eine solche des Vagus (Diarrhoen). Daneben zeigt auch das cerebrospinale System Zeichen erhöhter Erregbarkeit. Gegenuber der hierauf sich gründenden früheren Auffassung, die im Morbus BASEDOWII eine reine Neurose sah, sucht man heute das Wesen der Krankheit in der Hauptsache in einer gesteigerten Schilddrusentätigkeit. Insbesondere wird die verstärkte Resorption des jodhaltigen Komplexes der Drüse (vgl. oben) für das gesamte Krankheitsbild verantwortlich gemacht und dieses daher als Hyperthyreose oder *Thyreotoxikose* erklärt. Für die dominierende Stellung der Schilddrüse im Krankheitsbild spricht u. a. der prompte Erfolg der operativen Verkleinerung der Drüse bei Basedow. Auch sah man umgekehrt wenigstens einen Teil der Basedowsymptome nach Schilddrüsenverfütterung sowie bei Kropfkranken nach stärkeren Joddosen auftreten. Auch der sehr weitgehende klinische Antagonismus zwischen Basedow und Myxödem und das gegensätzliche Verhalten ihres Stoffwechsels läßt sich im gleichen Sinne verwerten. Daneben kommt vielleicht einer krankhaften Abartung der Schilddrüsenfunktion *(Dysthyreose)* Bedeutung zu, die jedoch von manchen Forschern aus theoretischen Gründen abgelehnt wird. Ferner spielen außerdem zweifellos noch andere *endokrine* Drusen, so vor allem die der Schilddrüse funktionell übergeordnete Hypophyse (thyreotropes Hormon s. S. 510) eine wichtige Rolle; andererseits sprechen die haufig von vornherein vorhandene psycholabile Konstitution, weiter der gelegentlich zu beobachtende Ausbruch der Krankheit im unmittelbaren Anschluß an seelische Traumen und manches andere dafur, daß die pathologische Erregbarkeit des Zentralnervensystems mehr als eine nur mittelbare Folge der Intoxikation mit Schilddrüsenprodukten zum mindesten in einzelnen Fällen ist (sog. *centrogener Basedow*). Dazu gehören u. a. Fälle von Basedow einerseits im Anschluß an schwere psychische Traumen, andererseits im Gefolge von Encephalitis, Lues cerebrospinalis, CO-Vergiftung usw. Damit aber gelangt die Lehre von der Pathogenese der BASEDOWschen Krankheit zu einem *vermittelnden* Standpunkt zwischen den beiden Extremen, der ursprünglichen *Neurosenlehre* von J. M. CHARCOT und der ausschließlich *thyreogenen* Theorie von P. J. MOBIUS. — Die Rolle des meist hyperplastischen *Thymus* ließ sich bisher nicht klären.

Verschiedene Verlaufsformen. Die Krankheit zeigt recht mannigfaltige Bilder sowohl hinsichtlich des Hervortretens der einzelnen Symptome wie in ihrem Verlauf. Sie verläuft in der Regel chronisch. Oft kommt es zu kürzeren oder länger dauernden Remissionen, denen erneute Verschlimmerungen folgen. Schließlich kann das Leiden in ein Stadium hochgradiger Abmagerung und extremen Kräfteverfalls übergehen, wobei oft die Symptome schwerer Herzinsuffizienz mit starker Dilatation, nicht selten mit Arrhythmia absoluta (vgl. S. 169) sowie Stauungserscheinungen und Ödemen das Bild beherrschen und schließlich zum tödlichen Ausgang führen. Namentlich neigen auch die akut einsetzenden Fälle zu einem ungünstigen Verlauf. Doch können sie umgekehrt auch unerwartet wieder ausheilen. Alle derartigen gebesserten oder geheilten Fälle zeichnen sich durch eine gewisse Neigung zu Rezidiven aus. Abgesehen vom Versagen des Herzens sind namentlich hartnäckige Verdauungsstörungen, speziell Anorexie, Erbrechen und Durchfälle, aber auch jede Art von akutem Infekt, den Verlauf ungünstig beeinflussende Momente. Es gibt übrigens leichtere bzw. mittelschwere Basedowformen, die unter Bettruhe und Kohlenhydratmast zum Fettansatz neigen (sog. *fetter Basedow*), ohne daß die Basedowsymptome und eigenartigerweise die Erhöhung des Grundumsatzes schwinden.

Die sog. *thyreotoxische Krise (Coma basedowicum)* stellt eine im Anschluß an die genannten Komplikationen, ferner an Basedowoperationen, seltener nach Röntgenbestrahlung, gelegentlich aber auch anscheinend spontan auftretende akute lebensgefährliche Verschlechterung dar. Unter hochgradiger motorischer Unruhe, Delirien, Erbrechen, Durchfällen, lähmungsartiger Schwäche der Muskeln (zum Teil mit Bulbärsymptomen) sowie Fieber bei vollkommen trockener geröteter Haut sowie vermehrter Ausscheidung von Kreatin im Harn stellt sich ein vollkommener Zusammenbruch ein, der unter Bewußtlosigkeit in der Regel in wenigen Tagen tödlich endet. Das Krankheitsbild kann bei unbekannter Anamnese eine akute Vergiftung vortäuschen.

Beachtenswert ist, daß bisweilen Verschlimmerungen der Krankheit mit einer Verkleinerung der Struma einhergehen.

Dies beobachtet man gelegentlich auch nach Röntgenbestrahlung (infolge vermehrter Abgabe von Sekret der Drüse an das Blut) sowie nach unvorsichtiger Jodtherapie (sog. *Jodbasedow*). Ein Teil der Basedowfälle ist mit Lungentuberkulose kompliziert; letztere bestimmt bisweilen den weiteren Verlauf des Leidens. Ähnliches gilt von einem gleichzeitig vorhandenen Diabetes (vgl. Fußnote S. 542). In manchen Fällen geht ein bis dahin harmloser Kropf in das Krankheitsbild des Morbus BASEDOWII über (sog. *sekundäre* Hyperthyreose oder *Struma basedowificata*); doch ist der Basedow in Kropfgegenden selten. Kommt es zur Ausheilung eines Basedow, so pflegt der Exophthalmus als einziges Residuum nicht ganz zu schwinden.

Eine große Bedeutung haben die *rudimentären* bzw. *symptomarmen Formen* des Morbus Basedowii (sog. *formes frustes, Basedowoid*), zumal sie viel häufiger als das sog. Vollbild sind und gelegentlich differentialdiagnostische Schwierigkeiten bereiten. Im Vordergrund stehen hier subjektive Beschwerden, wie Herzklopfen und starke nervöse Erregbarkeit, Abmagerung, Neigung zu Schweißen, abnorme Ermüdbarkeit. Die Schilddrüse ist entweder nur wenig oder überhaupt nicht vergrößert; ebenso pflegt ausgeprägter Exophthalmus zu fehlen (einfache Hyperthyreose). Dagegen fällt häufig der eigentümliche feuchte Glanz der Augen als charakteristisches thyreotoxisches Symptom auf. Oft zeigen diese Fälle auch den beschriebenen feinschlägigen Tremor. Viele Frauen mit Hyperthyreose leiden an Uterusmyomen. Übergang in klassischen Basedow ist nicht häufig.

Die **Diagnose** des ausgeprägten Krankheitsbildes (sog. *Vollbasedow*) ist so einfach, daß sie oft schon vom Laien richtig gestellt wird. Schwieriger kann die der *rudimentären* Formen (s. oben) sein.

Differentialdiagnostisch kommen hauptsächlich die sog. *vegetativen Neurosen* (Sympathicotoniker, s. S. 682), ferner die beginnende *Lungentuberkulose* in Frage. Sie können den leichten thyreotoxischen Störungen ähnliche Bilder zeigen; bei den ersteren kommen Vergrößerung der Schilddrüse, Tremor, Neigung zu Schweißen und Tachykardie vor, jedoch bestehen diese Störungen laut Anamnese in der Regel seit vielen Jahren. Die an sich diagnostisch wichtige Erhöhung des Grundumsatzes bildet in ihrer Deutung eine häufige Fehlerquelle. Abgesehen von der Unzulässigkeit ihrer ambulanten Feststellung kommt sie auch bei anderen Zuständen vor, so bei mechanischer Behinderung der Atmung, bei den verschiedensten, auch nicht fieberhaften Infekten, bei Gravidität (meist nicht mehr als + 25%) und bei dekompensierten Herzleiden. Ungleich zuverlässiger ist deshalb der Radiojodtest. Der Exophthalmus ist gelegentlich eine bedeutungslose, öfter familiär vorkommende konstitutionelle Anomalie ohne das Krankheitsbild des Basedow. Gegenüber *Digitalis* verhalten sich die Basedow-Herzbeschwerden, speziell die Tachykardie, vollkommen refraktär (dies gilt allerdings nicht für die späteren Stadien mit dilatativer Herzschwäche (vgl. oben). Vor einer Verwechslung der thyreotoxischen mit der paroxysmalen *Tachykardie* (vgl. S. 168) schützt die Berücksichtigung der übrigen Basedowmerkmale. In diagnostisch zweifelhaften Fällen kann eine probatorische Jodmedikation durch Senken der Pulsfrequenz und des Grundumsatzes die Diagnose bestätigen (8 Tage lang täglich z. B. 2—5 Jodgorgontabletten).

Für die Diagnostik hat man schließlich auch die *Reaktion von* REID-HUNT, d. h. den durch Serum von Basedowkranken bewirkten Schutz der männlichen weißen Maus gegen Vergiftung mit Acetonitril (CH_3CN) herangezogen; sie ist aber nicht sehr zuverlässig und ist mitunter auch bei einfach vegetativ Stigmatisierten (S. 681) positiv.

Die **Therapie** hat in erster Linie die nervöse Komponente des Leidens zu berücksichtigen: Ruhe unter Fernhaltung aller seelischen Erregungen und Vermeidung körperlicher Anstrengungen; am besten Entfernung der Patienten aus ihrer Umgebung. Liege- und klimatische Kuren (Waldluft, mittlere Höhenlage bis 1000 m), milde Hydrotherapie (zunächst versuchsweise). Anfangs sind Sedativa, speziell Baldrian und Brom (Bromkalium, Bromural, Calc. bromat. usw.) sowie leichte Hypnotica (Adalin, Abasin, Luminaletten, Neodorm) nicht zu entbehren. Die Kost sei reich an Kohlenhydraten und frischen Gemüsen und Früchten; Fleisch ist möglichst einzuschränken (in den letzten Jahren des Weltkrieges wurde die Krankheit seltener!), dagegen werden lipoidreiche tierische Nahrungsmittel wie Eigelb und Hirn empfohlen; häufige kleine Mahlzeiten sind zweckmäßig. Sehr wichtig ist die fortlaufende Kontrolle des Körpergewichtes. Bei starker Unterernährung sind kleine Dosen von Insulin zu versuchen (S. 546), zumal dieses sich antagonistisch zum Thyroxin verhält. Verboten sind Kaffee, starker Tee sowie Alkohol- und Nicotinabusus. Gegen die *Diarrhöen* gibt man Tanninpräparate oder Calc. carbon. (s. S. 381), evtl. mit Pankreon āā. Gegen das *Herzklopfen* Eisblase und Sedativa, dagegen kein Digitalis oder Strophanthus, solange nicht Zeichen einer Herzinsuffizienz bestehen. Wohl aber wirkt bei Tachykardie öfter das Chinidin (vgl. S. 213) günstig. Der Wert einer Halskühlschlange bzw. Halseisblase ist mindestens fraglich. Bisweilen wirken Natr. phosphor. (3 mal täglich 2 bis 3,0), ferner Recresal (3 mal täglich 2 Tabletten) sowie kleine Dosen von Natr. salicyl. und Chinin (3—4 mal täglich 0,25) günstig. Man warne jeden Patienten ausdrücklich vor Einreibungen des Halses mit Salben (Gefahr der verstärkten Resorption des Schilddrüsensekretes infolge der Massage), ferner vor eigenmächtiger Jodmedikation sowie vor der ebenso gefährlichen Anwendung von Schilddrüsenpräparaten. Mitunter haben die von NEISSER 1920 sowie von PLUMMER eingeführten kleinsten *Joddosen* in Mengen von 50—150 mg Jod täglich (5% Jodkalilösung, Beginn mit 3 mal 3 Tropfen, evtl. steigern), wenn auch nur vorübergehend, Erfolg, auch in der Form intermittierender Kuren mit Pausen von einigen Tagen bis zu einer Woche (dauernde ärztliche Kontrolle!); Jodvorbehandlung wird jetzt allgemein zur Vorbereitung für die Operation, aber auch vor der Röntgentherapie, angewendet, und zwar mit LUGOLscher Lösung (3 mal 3 Tropfen am 1. Tag, 3 mal 4 Tropfen am 2. Tag, steigend bis 3 mal 15 Tropfen täglich, dann Operation). Lebensrettend wirkt Jod beim Basedowkoma (hier 400—1000 mg intravenös, z. B. 2 Ampullen Endojodin). Strenge ärztliche Kontrolle ist bei der Jodbehandlung unerläßlich. Auch mit *Röntgenbestrahlung* der Struma erzielt man in vielen Fällen Besserung (bisweilen jedoch Verschlimmerung!); indessen ist ein Nachteil für spätere Operationen das sich manchmal hierbei reichlich entwickelnde Narbengewebe. Die Radiojodtherapie der Hyperthyreosen ist vielfach sehr wirksam, Indikation hierzu und Durchführung sind in spezialärztliche Hände zu legen. Die Einführung der Thioharnstoffderivate in Form des Methylthiouracils (Methicil) bzw. des weniger toxischen Propylthiouracils (Propycil) bedeutet einen wesentlichen Fortschritt in der Therapie von Schilddrusenerkrankungen, und zwar weniger fur Falle von Vollbasedow, die, wenn irgend angangig, über kurz oder lang doch einer Operation unterzogen werden müssen, als für Hyperthyreosen leichteren oder schwereren Grades. Besonders empfehlenswert als Thyreostaticum ist Favistan (= Methyl-Mercaptoimidazol). Die genannten Stoffe bewirken eine Blockierung der Thyroxinsynthese. Unter dieser Therapie lassen sich bei zahlreichen Kranken Grundumsatzsenkung mit Körpergewichtszunahme, Herabsetzung der Pulsfrequenz, Regularisierung hyperthyreotischer Arrhythmien und Verminderung der nervösen Übererregbarkeit erzielen. Eine Verkleinerung der Schilddrüse pflegt sich allerdings bei Thiouracilmedikation nicht einzustellen, ebensowenig ein Rückgang des Exophthalmus. Man beobachtet im Gegenteil zuweilen sogar eine Zunahme des Schilddrüsenumfangs und eine Steigerung des Exophthalmus, was auf eine Mehrsekretion des thyreotropen Hypophysenvorderlappenhormons zurückzuführen sein dürfte. In diesen Fällen ist deshalb die gleichzeitige Verabreichung kleiner Dosen von Schilddrüsenhormon empfehlenswert. Von den Thiouracilpraparaten gibt man zunächst 1—2 Wochen lang 3mal taglich 2 Tabletten zu 0,1 g und baut die Dosis entsprechend der Rückbildung der hyperthyreotischen Symptome allmählich ab. Um eine günstige Wirkung zu stabilisieren, kann man schließlich über Monate hinweg taglich eine halbe bis eine Tablette verabreichen. Voraussetzung fur die Durchfuhrung einer Behandlung mit thyreostatischen Stoffen ist eine sorgfältige Überwachung des Patienten, vor allem hinsichtlich seiner Leukocytenwerte, da schon mehrfach die Entwicklung von Leukopenien bis zu schweren Agranulocytosen als Ausdruck von Überempfindlichkeitsreaktionen beobachtet worden ist (s. S. 319). Während einer Schwangerschaft sollen thyreostatische Stoffe nicht angewandt werden. Zur Operationsvorbereitung ist die Jodvorbehandlung deshalb vorzuziehen, weil sich unter der Einwirkung der Thiouracile eine sehr starke, den Eingriff erschwerende Blutfülle der Schilddrüse einstellt. Beim Versagen der konservativen Therapie, insbesondere bei rasch fortschreitenden schwereren Formen sowie bei Kompressionserscheinungen (Trachea!) ist die *Operation*, d. h. die Resektion eines Teiles der Drüse oder die Unterbindung einzelner ihrer Arterien die wirksamste Therapie. Die Aussichten der Operation hangen unter anderem von dem Allgemeinzustand und von der Verfassung des Herzens, aber auch von der Dauer der Krankheit, weniger von dem Alter der Kranken ab; gutes Reagieren auf die vorbereitete Jodbehandlung ist ein günstiges Zeichen. Auch bei bestem operativem Erfolg wird ein Schwinden des Exophthalmus nicht selten vermißt, ein Beweis für eine gewisse Sonderstellung dieses Symptoms. Kontraindiziert ist die Operation in einem bereits zu weit fortgeschrittenen Stadium der Krankheit, bei schwerer Herzinsuffizienz oder Kachexie.

Umschriebene *benigne 'Tumoren* in der Schilddrüse mit hyperaktivem Parenchym bezeichnet man als *toxische Adenome*. Der Adenomknoten ist der einzige Ort der gesteigerten Thyroxinbildung. Bisweilen wird ein Adenom durch Jodmedikation aktiviert. Das durch toxische Adenome verursachte klinische Bild entspricht demjenigen einer Hyperthyreose, wobei es jedoch nie zum Exophthalmus kommt. Die Symptome sind demnach in diesen Fällen rein thyreogen. Die Therapie besteht in der operativen Entfernung des Adenoms.

Unter den *malignen Geschwülsten* überwiegen der Häufigkeit nach *Adenocarcinome* mit ausgeprägter Neigung, im Skeletsystem zu metastasieren. Ein großer Teil dieser Adenocarcinome erweist sich als inkretorisch aktiv. Totale Schilddrüsenexstirpation und anschließende Radiojodbehandlung sind zumindest vorübergehend erfolgreich. Wenn etwaige Metastasen die Fähigkeit der Jodspeicherung besitzen, dann sind sie einer Radiojodbehandlung gleichfalls zugänglich.

Krankheiten der Glandula parathyreoidea (Epithelkörperchen, Nebenschilddrüse)

Die von SANDSTROM 1880 bzw. von GLEY 1891 entdeckte Nebenschilddrüse besteht aus je zwei paarig vorhandenen, etwa 3—15 mm langen, rundlichen Gebilden, die den Seitenlappen der Schilddrüse von außen und hinten anliegen. Weder ihre Lage noch ihre Zahl ist ganz konstant; auch kommen außerdem bisweilen akzessorische Drusen vor. Ihre inkonstante Lage (so gelegentlich im Innern der Schilddrüse) sowie die nahe Nachbarschaft der Schilddrüse erklaren es, daß bei ausgedehnteren Strumaoperationen die Organe mitunter mitexstirpiert oder wenigstens mechanisch lädiert werden. *Histologisch* bestehen sie großenteils aus zusammenhängenden Epithelmassen; daneben kommen, wie bei der Schilddrüse, kolloidhaltige Follikel vor. Die physiologische Bedeutung des Hormons der Epithelkörperchen (E.K.) besteht in der maßgebenden Beeinflussung des Kalk-Phosphorstoffwechsels, insbesondere reguliert es den Calcium- und Phosphatgehalt des Blutes; Exstirpation des Organs bewirkt nämlich eine starke Senkung des Blutkalkgehaltes bzw. Erhöhung der Phosphate[1], wie umgekehrt Injektion von Nebenschilddrüsenextrakt den Blutkalk erhöht, die Phosphate senkt (normale Werte: Calcium 9—11 mg-%, anorganischer Phosphor 3—4 mg-%, vgl. Fußnote 1, S. 522), wobei der Mineralbestand der Knochen als Hauptdepot in Anspruch genommen wird. Im Zusammenhang mit der Regulierung des Blutcalciumspiegels gewährleistet das Hormon das normale Verhalten der neuromuskulären Erregbarkeit. Die Darstellung der wirksamen Substanz der Epithelkörperchen ist J. B. COLLIP 1924 gelungen *(Parathormon)*. Das Hormon, dessen chemische Konstitution unbekannt ist, wirkt nicht oral. Präparate sind Para-Thor-Mone (LILLY), Parathyreoidea (HENNING) usw.

Man kennt genau sowohl die Ausfallserscheinungen, die bei Ausschaltung bzw. Minderfunktion des Organs eintreten, als auch ein Krankheitsbild, das bei Überproduktion von E.K.-Hormon auftritt. Das bei *Hormonverminderung* entstehende Krankheitsbild ist die

Tetanie

Der Zusammenhang der Tetanie mit den Epithelkörperchen wird u. a. auch dadurch bewiesen, daß beim Tier nach deren experimenteller Ausschaltung der menschlichen Tetanie analoge Krankheitserscheinungen auftreten.

Das *Krankheitsbild der Tetanie* ist hauptsächlich durch eine dauernde Steigerung der mechanischen und elektrischen Erregbarkeit der peripheren Nerven ausgezeichnet. Dieselbe äußert sich einmal durch anfallsweise auftretende eigenartige *Krampfzustände*, sodann in der Zwischenzeit zwischen den Anfällen durch gewisse Zeichen, die auf eine *latente abnorme Reizbarkeit* der motorischen und sensiblen Nerven hinweisen.

Dem tetanischen *Krampfanfall* gehen bisweilen gewisse Prodromalerscheinungen, wie Unbehagen, Gliederziehen, Steifigkeit in den Armen, Herzschmerzen, voraus. Der Anfall selbst besteht in einem tonischen Krampf der symmetrisch befallenen Extremitäten, deren Muskulatur eine brettharte Spannung zeigt. Zunächst beteiligen sich meist die Arme, später die Beine, wobei vor allem die Beugemuskeln kontrahiert sind. Die Hände nehmen die sehr bezeichnende Haltung wie beim Schreiben an (auch Geburtshelfer- oder Pfötchenstellung genannt), die Handgelenke sind flektiert, die Ellbogen leicht gebeugt, die Oberarme bisweilen an den Rumpf angepreßt; die Füße zeigen Equinovarusstellung, die Zehen sind flektiert (sog. *Carpopedalspasmen*). Gelegentlich können schließlich ungefähr sämtliche quergestreiften Muskeln von dem Krampfe befallen werden. Bei Kindern tritt außerdem häufig Laryngospasmus (S. 245) auf, der bei Erwachsenen nur selten beobachtet wird. Bisweilen kommen Parästhesien (Kribbeln) vor. Während des Anfalls ist das Sensorium vollkommen frei, nur selten wird Bewußtlosigkeit beobachtet. Der Krampf ist von lebhaften Schmerzen begleitet, so daß der Zustand ziemlich qualvoll ist. Die Körpertemperatur verhält sich normal oder ist nur wenig gesteigert; das gleiche gilt vom Puls. Auch die inneren Organe sowie die Reflexe zeigen während des Krampfanfalls in der Regel keine wesentlichen Abweichungen von der Norm. Oft bestehen profuse Schweiße. Die Dauer eines Anfalls schwankt zwischen wenigen Minuten und vielen Stunden, ja sogar Tagen. Er pflegt allmählich nachzulassen. Die Auslösung eines Anfalls kann durch die verschiedensten Momente erfolgen, wie körperliche Anstrengung, seelische Erregung, fieberhafte Erkrankung, starke Besonnung sowie Injektion von Adrenalin oder Pilocarpin (beiden Pharmaca gegenüber sind die Tetaniekranken sehr empfindlich). Selten treten die Anfälle halbseitig auf.

In der *anfallsfreien Zwischenzeit* läßt sich eine latente Übererregbarkeit der peripheren Nerven nachweisen:

---

[1] Calcium und Phosphate im Blute verhalten sich unter pathologischen Verhältnissen oft gegensätzlich.

Das mechanische Beklopfen des Facialis dicht vor dem Ohr mit dem Perkussionshammer bewirkt blitzartige Zuckungen in der Muskulatur des Mundwinkels sowie der Nasenflügel (CHVOSTEK*sches Phänomen*); oft genügt schon leises Bestreichen dieser Gegend. Diagnostisch noch wichtiger ist die Feststellung der Steigerung der elektrischen Erregbarkeit der Nerven namentlich gegenüber dem galvanischen Strom (ERB*sches Phänomen*). Man prüft in der Regel den N. median. oder ulnaris. Die Kathodenschließungszuckung (vgl. S. 593) tritt bei erheblich geringerer Stromstärke als in der Norm auf (norm. untere Grenze 0,2 Milliamp.), auch erfolgt schon frühzeitig Kathodenschließungstetanus; vor allem lassen sich auch früher als in der Norm Öffnungszuckungen hervorrufen, so erfolgt z. B. die normal kaum auslösbare KÖeZ schon bei oder unter 5 Milliamp. Endlich bewirkt Druck auf einen großen Nervenstamm, z. B. den Ulnaris, oder Umschnürung des Arms einen tetanischen Krampf der Muskeln desselben (TROUSSEAU*sches Phänomen*). Nicht selten weisen Tetaniekranke auch *trophische* Störungen an den *ektodermalen* Gebilden auf, wie brüchige Nägel, Haarausfall sowie Schmelzdefekte an den Zähnen. Auch kommen nicht selten Linsentrübungen, zum Teil in Form von Schichtstar oder Kapselstar vor, deren erste Zeichen mit der Spaltlampe sichtbar werden.

Die Tetanie stellt sich unter verschiedenen *Bedingungen* ein, deren pathogenetische Bedeutung erst zum Teil bekannt ist. Vor allem wird sie als *postoperative* Ausfallserscheinung als sog. *parathyreoprive* Tetanie infolge von Exstirpation oder Läsion (Quetschung, Blutung) der Epithelkörperchen bei der Strumektomie oder bei Unterbindung aller vier Arteriae thyreoideae beobachtet. Zu den sog. *idiopathischen* Tetanien gehört die *Tetanie der kleinen Kinder*, die u. a. durch die große Neigung zu Glottiskrämpfen und anderen, unter der Bezeichnung *spasmophile Diathese* zusammengefaßten Symptomen erhöhter nervöser Erregbarkeit ausgezeichnet ist. Man hat sie mit einer intra partum erfolgten Schädigung der Epithelkörperchen zu erklären versucht. Jedoch dürften hier noch andere Faktoren, u. a. unzweckmäßige Ernährung, eine wesentliche, unterstützende Rolle spielen. Oft besteht gleichzeitig Rachitis sowie Zurückbleiben des Wachstums. Die sog. *Maternitätstetanie* tritt während der Gravidität, im Wochenbett sowie während des Stillens auf, wie überhaupt beim weiblichen Geschlecht zwischen der Tetanie und den Generationsvorgängen ein Zusammenhang besteht (während der Gravidität wurde ein erhöhter Bedarf an E.K.-Hormon nachgewiesen). Auch bei Schilddrüsenkrankheiten sowie als Folge von Infektionskrankheiten und Vergiftungen wird Tetanie beobachtet. Ferner findet man sie bei verschiedenen Krankheiten des Magens und Darms, insbesondere mitunter bei den mit Magenektasie einhergehenden Fällen von Pylorusstenose (gastrische *Tetanie*). Die Krankheit kann hier durch Beseitigung der Magenstauung heilen. Schließlich kommt sie öfter bei Sprue (s. S. 382) wohl als Folge des Kalkverlustes durch den Stuhl vor.

Es wurde ferner die Tatsache festgestellt, daß genügend lange fortgesetzte forcierte Atmung, speziell maximale Exspiration, die Symptome der Tetanie hervorruft. Da bei dieser sog. *Überventilationstetanie* der CO_2-Gehalt durch Abdunsten und damit die sauren Valenzen des Blutes stark abnehmen und somit eine „*Alkalose*" (Ventilationsalkalose) entsteht, hat man in letzterer einen wichtigen Faktor für die Pathogenese der Tetanie erkannt, um so mehr als die der Alkalose entgegenwirkenden Medikamente (s. Therapie) günstig bei der Tetanie wirken. Eine Alkalose dürfte auch bei der gastrischen Tetanie vorliegen, wo dem Organismus durch das dauernde Erbrechen große Mengen HCl entzogen werden[1]. Inwieweit im übrigen auch eine Chlorverarmung bei der gastrischen Tetanie von Bedeutung ist, ist noch strittig. Schließlich ist es nicht sicher, ob bei der Tetanie nicht doch enge Beziehungen mit dem Zentralnervensystem, insbesondere mit dem Hirnstamm, bestehen.

Charakteristisch für die Tetanie ist die Herabsetzung des Blutkalkgehaltes[2] (bei Werten unter 6 mg-% wird die Krankheit manifest), während der Phosphatgehalt normal zu sein pflegt. Die Verminderung des Blutkalks bietet zugleich die Erklärung für eine bezeichnende

---

[1] In dem Bruch $\dfrac{\text{K, Phosphate, Bicarbonat}}{\text{Ca, Mg, H}}$ bedeutet Zunahme des Zählers Steigerung, Zunahme des Nenners Verringerung der Erregbarkeit der Nerven.

[2] Von den beiden Fraktionen des Serumkalkes, dem ultrafiltrablen, d. h. ionisierten Kalk und dem biologisch wahrscheinlich wesentlich wichtigeren kolloidalen Kalk ist bei der Tetanie der letztere stark vermindert.

Veränderung des Ekg, in welchem die Q—T-Strecke verlängert (verlangerte Systole) und die T-Zacke abgeflacht ist; übrigens sind im *schweren* Anfall die Hauptschwankungen niedrig und die T-Zacken besonders hoch.

Charakter und **Verlauf** des Leidens zeigen ein recht verschiedenes Verhalten. Schwere postoperative Fälle können tödlich ausgehen; in zahlreichen Fällen klingen indessen die Erscheinungen, die hier oft überhaupt nur rudimentär auftreten, allmählich wieder ab, um z. B. während einer Gravidität von neuem in Erscheinung zu treten. Auch die Tetanie der Kinder heilt zwar häufig aus, hinterläßt aber oft eine gewisse Krampfbereitschaft.

Die **Diagnose** stützt sich auf die typischen Anfalle sowie vor allem auf den Nachweis der mechanischen sowie der elektrischen Übererregbarkeit, namentlich der Kathodenöffnungszuckung bei abnorm geringer Stromstärke. Bei Tetanus (s. S. 75) bleiben die Hände stets frei; auch fehlen das CHVOSTEKsche und ERBsche Phanomen. Die Hypocalcamie ist, wenn vorhanden, ein weiteres wichtiges Merkmal (bei der Kindertetanie sollen allerdings Falle von normalem Blutkalk vorkommen). Zu beachten ist das Vorkommen einer Kombination von Tetanie mit Epilepsie.

Therapie. Im *Anfall* wirken das E.K.-*Hormon* (z. B. Parathormon taglich 50 Einheiten intravenös oder 100 Einheiten intramuskulär) sowie besonders prompt die Verabreichung großer *Calciumgaben*, z. B. 10% Calc. chlorat. 10 ccm oder 20% Calc. gluconat. 10 ccm intravenos (oder 10% Gluconat intramuskular). Auch hat man gleichzeitig mit Erfolg Ammoniumchlorid per os 6—12 g täglich sowie saures Ammonphosphat 15—20 g täglich angewendet[1]. Bei schweren Fallen gibt man außerdem Brom, Chloralhydrat oder Injektionen von Luminalnatrium 0,1—0,2.

Nach Beseitigung des akuten Anfalles wird die Kalkzufuhr oral fortgesetzt (z. B. Calciumgluconat oder Calcium-Resorpta) evtl. unter Fortsetzung der Ansauerung durch Ammonsalze (die aber auf die Dauer oft Dyspepsie verursachen). Ein besonders wirksames Prinzip für die Dauerbehandlung stellt vor allem das A.T. 10 von FRIEDR. HOLTZ (1933) dar; es wird durch Ultraviolettbestrahlung des aus Hefe gewonnenen Ergosterins erhalten, steht dem Vitamin D nahe, wirkt aber nicht antirachitisch. Als 0,5%ige ölige Losung des Dihydrotachysterins (sog. Calcinosefaktor) bewirkt es bei *oraler* Verabreichung langsam nach 2—3 Tagen Anstieg des Blutkalks mit maximaler Wirkung zwischen dem 4.—7. Tag. Wegen der bei zu hoher Dosis bestehenden Gefahr der Hypercalcamie (Symptome: zunehmende Kraftlosigkeit, Appetitmangel, Kopfschmerz usw.) mit Kalkablagerung in den Geweben und Kalkschwund des Skelets ist fortlaufende Kontrolle des Blutkalks unerläßlich (anfangs jeden 2. Tag, später 1mal monatlich); er darf 11 mg-% nicht überschreiten. Starke individuelle Unterschiede erfordern vorsichtig tastendes Vorgehen bei der Dosierung: Bei schweren Fällen 20 ccm taglich (bis zu 3 Tagen), bei leichteren 8—15 ccm, dann täglich 1 ccm oder weniger je nach dem Verhalten des Blutkalkes, spater evtl. nur 1 ccm die Woche; bei Anwendung von A.T. 10 empfiehlt sich die gleichzeitige perorale Verabreichung von Kalkpräparaten (z. B. von Calcium-Resorpta Dragées), um der Kalkverarmung der Knochen entgegenzuarbeiten. Eine Heilung ist mit A.T. 10 nicht möglich. Bei *gastrischer* Tetanie ist die operative Beseitigung der Pylorusstenose zu erwägen (man denke bei gastrischer Tetanie auch an die Hypochloràmie, s. S. 454).

Auf Überproduktion von Epithelkörperchenhormon beruht die von F. v. RECKLINGHAUSEN 1891 beschriebene **Ostitis (Osteodystrophia) fibrosa cystica generalisata.** Das relativ seltene, chronische, oft in Schüben verlaufende Leiden täuscht in seinem Beginn einen Rheumatismus, Gicht oder Ischias vor. Unter Zunahme der Schmerzen, besonders in den Extremitaten und der Wirbelsaule, und Auftreten von Spontanfrakturen (Extremitäten, Clavicula) entsteht allmählich allgemeines Siechtum. *Anatomisch* bestehen multiple wabige Auftreibungen in den Knochen mit Verdünnung der Corticalis, Neubildung von osteoidem Gewebe mit zahlreichen Riesenzellen (Verwechslung mit Riesenzellsarkom!) und Cystenbildung (Rontgenbild). Der erhohte Blutkalk mit Verminderung des Blutphosphors, die Herabsetzung der elektrischen Erregbarkeit der Nerven (vgl. S. 504), im Ekg Verkürzung des QT-Intervalls, Erhöhung der Harnkalkwerte sowie der wiederholt erhobene Befund von E.K.-Adenomen, vor allem aber der therapeutische Erfolg der operativen Entfernung letzterer (MANDL 1926) machen die Krankheit zum *Gegenspieler der Tetanie*. Entkalkung des Skelets mit konsekutiven Kalkmetastasen in den inneren Organen (besonders gefährlich in den Nieren)

---

[1] Die NH_4-Salze der Mineralsäuren erzeugen eine Acidose, die hier als Gegengewicht gegen die Alkalose erwünscht ist (vgl. das oben Gesagte). Bei den Ammonsalzen wird das NH_4 zur Harnstoffsynthese in der Leber verwendet, so daß ein Überschuß an sauren Valenzen entsteht. Auch $CaCl_2$ oral verabreicht wirkt acidotisch, weil hier vom Darm weniger Ca als Cl resorbiert wird.

und Harnsteinen stellt sich in spateren Krankheitsstadien ein. Postoperativ stellt sich oft schwere Tetanie ein. Es ist übrigens gelungen, beim *Tier* durch Verabreichung von COLLIP-Hormon *experimentell* das gleiche Bild der parathyreoiden Osteose zu erzeugen.

Die Krankheiten der Nebennieren

Vorbemerkungen. Die Nebennieren bilden kleine, paarig angelegte Organe, die dem oberen Pol der Nieren kappenartig aufsitzen. Sie bestehen aus zwei morphologisch, funktionell und entwicklungsgeschichtlich verschiedenen Teilen, der Nebennierenrinde und der Marksubstanz. Erstere stammt vom Mesoderm und besteht aus epithelialen Zellen, die reichlich, zum großen Teil doppelbrechende Lipoide enthalten. Das Markgewebe stammt vom Ektoderm und gehort genetisch zum Sympathicus; es enthält mit Chromsäure braun, mit Eisenchlorid grün sich farbende „chromaffine" Zellen, ferner zahlreiche Nerven sowie multipolare Ganglienzellen. Auch außerhalb der Nebennieren finden sich im Abdomen in der Nachbarschaft der Sympathicusganglien chromaffine Zellen. Die Gesamtheit der chromaffinen Zellen des Körpers wird als *Adrenalsystem* bezeichnet.

Aus der **Marksubstanz** haben TAKAMINE sowie ALDRICH 1901 als wirksames *Hormon* das *Adrenalin* krystallinisch rein dargestellt. Historisch ist es das erste rein gewonnene Hormon. Im Körper entsteht es wahrscheinlich aus Tyrosin bzw. Dioxyphenylalanin (Dopa). Nach Feststellung seiner chemischen Konstitution als Brenzcatechinathanolmethylamin durch FRIEDMANN u. a. gelang 1904 STOLZ seine Synthese *(Suprarenin")*. Das naturliche, optisch aktive Adrenalin ist wesentlich stärker wirksam als das synthetische optisch aktive. Infolge seiner leichten Zersetzlichkeit, besonders bei neutraler oder alkalischer Reaktion, ist der biologische Effekt des Adrenalins flüchtig, die orale Verabreichung unwirksam. Seine verschiedenen charakteristischen *biologischen Wirkungen* stimmen mit denjenigen der Reizung des Sympathicus (seiner erregenden wie der hemmenden Fasern) überein:

Bei unphysiologisch hohen Dosen erfolgen Blutdrucksteigerung durch Verengerung der Blutgefaße (ausgenommen sind die Coronargefaße und die Lungenarterien) sowie Entleerung der Blutspeicher, bei physiologischen Dosen Regelung der Blutverteilung (s. S. 138), Verstärkung der Herztatigkeit bezuglich Frequenz und Hubhöhe, Ansteigen des Blutzuckers sowie Glykosurie infolge von Mobilisierung des Glykogens der Leber (und damit antagonistische Wirkung gegenuber dem Insulin), Steigerung der Oxydationen in den Geweben, ferner Kontraktion der glatten Muskulatur des Uterus sowie der Milz; letztere zeigt dabei besonders bei pathologischer Vergrößerung vorübergehend eine klinisch deutlich feststellbare Volumenabnahme. Dagegen erfolgen Erschlaffung der Magen-, Darm- und Bronchialmuskulatur, bisweilen auch Erweiterung der Pupillen (LOEWINGEN Reaktion). Neben dem Adrenalin ist als Hormon des Nebennierenmarks das Arterenol (= Noradrenalin) gefunden worden, von dem man annimmt, daß es für manche Formen von Hochdruck Bedeutung besitzt.

Zwischen dem Hautpigment und den Nebennieren bestehen wichtige Beziehungen. Der eisenfreie Farbstoff entsteht aus ungefärbten Vorstufen, welche zu den aromatischen Eiweißbausteinen gehören (insbesondere Dioxyphenylalanin) und in der Haut durch ein Ferment, die sog. Dopaoxydase, zu dem Pigment oxydiert werden. Wie man annimmt, lassen sich solche Pigmentvorstufen auf die gleiche Muttersubstanz zurückführen wie das Adrenalin (s. oben); jedoch spielen bei der Pigmentbildung auch die Rinde und die Ascorbinsäure eine Rolle. Therapeutisch wird Suprarenin als Hydrochlorid stets nur in der Verdünnung 1:1000 angewendet.

Funktionell erheblich wichtiger als das Mark dürfte die **Nebennierenrinde** sein. Nachdem SWINGLE, PFEIFFNER u.a. 1930 eiweiß- und adrenalinfreie Extrakte aus der Rinde hergestellt hatten, welche epinephrektomierte Tiere am Leben erhalten, wurde von REICHSTEIN 1936 das Hormon *Corticosteron* chemisch *rein* dargestellt und dessen Konstitution als Sterinderivat aufgeklärt; seine Formel steht derjenigen der Sexualhormone sehr nahe. 1938 gelang die Synthese des Desoxycorticosterons, welches ungefähr die gleiche Wirkung entfaltet. Dieses Rindenhormon wirkt auf die Wasser- und Salzausscheidung und ist fur das Natrium-Kalium-Gleichgewicht des Körpers von großer Bedeutung. Seiner besonderen Rolle im Mineralstoffwechsel wegen wird das Corticosteron zu den Mineralocorticoiden gerechnet. Man nimmt heute an, daß eine seiner wichtigsten Aufgaben auch darin besteht, daß es die Veresterung zahlreicher Substanzen, insbesondere der Kohlenhydrate und Fette, mit Phosphorsäure bei ihrem Durchtritt durch die Darmschleimhaut, d. h. ihre Phosphorylierung bewerkstelligt (F. VERZÀR) und dadurch deren Resorption ermoglicht. Seit der Darstellung des Corticosterons ist es gelungen, noch eine große Reihe weiterer Hormone aus der Nebennierenrinde zu isolieren. Darunter besitzt eine Gruppe enge Beziehungen zum Kohlenhydratstoffwechsel, und man bezeichnet diese Hormone deshalb als Glucocorticoide, deren wichtigster Vertreter das *Cortison* ist. Ein weiteres in Rindenextrakten nachgewiesenes Hormon ist das *Adrenosteron*, das einen Einfluß auf die Keimdrüsen ausübt. Die Rinde enthält übrigens reichlich Ascorbinsäure (vgl. S. 563), wie SZENT-GYÖRGYI 1928 feststellte. Letztere scheint bei dem

Effekt der Nebennierenhormone wesentlich mitzuwirken. Die Nebenniere enthält außerdem viel Trigonellin (vgl. S. 563). In der Schwangerschaft hypertrophiert physiologisch die Rinde. Über den funktionellen Zusammenhang zwischen Rinde und Mark ist nichts bekannt. BROWN-SÉQUARD zeigte 1856 als erster experimentell, daß beiderseitige Nebennierenexstirpation mit dem Leben unvereinbar ist.

Addisonsche Krankheit

Auf *Hypofunktion der Nebennieren* beruht die zuerst von THOMAS ADDISON 1855 beschriebene *Krankheit (Bronzekrankheit)*. In der Regel handelt es sich um Tuberkulose der Nebennieren, seltener um Lues, Tumoren oder einfache Atrophie derselben; gelegentlich kommen embolische oder thrombotische Verlegungen der Gefäße der Nebennieren vor; bei Diphtherie und Meningokokkensepsis treten gelegentlich akute Blutungen in den Nebennieren auf mit Zerstörung derselben als Teilsymptom einer allgemeinen hämorrhagischen Diathese in Form der Purpura fulminans. Auf dieses in seinem tödlichen Verlauf nicht aufzuhaltende Ereignis hat WATERHOUSE hingewiesen. Die chronische Insuffizienz der Nebennieren findet sich hauptsächlich bei Menschen im mittleren Lebensalter. Im Beginn der Krankheit verspüren die Patienten leichte Ermüdbarkeit, Unlust, Inappetenz mit langsamem Gewichtsverlust, bisweilen Übelkeit und Brechreiz. Solch uncharakteristisches Stadium kann sich jahrelang hinziehen. Allmählich deutlicher wird dann als wichtiges Hauptsymptom eine fortschreitende Muskelschwäche *(Adynamie)*, die sich darin äßert, daß die Kranken sich nicht mehr aus der Kniebeuge erheben können, daß die Kraft ihres Händedrucks nachläßt und daß eine vorzeitige Ermüdung beim Gehen auftritt. Dazu treten geistige Apathie, Gedächtnisschwäche, erheblichere Verdauungsstörungen in Form von Aufstoßen, Übelkeit, Appetitmangel, bisweilen Diarrhoen, ferner Kopfschmerzen und vor allem im weiteren Verlauf die für die Krankheit besonders charakteristische eigentümliche braune Hautpigmentierung. Prädilektionsstellen sind die unbedeckten und daher stärker belichteten Hautpartien, wie Gesicht, Hals, Handrücken, ferner Stellen, die stärkerem mechanischem Druck ausgesetzt sind (Taille usw.) sowie namentlich die physiologisch stärker pigmentierten Hautstellen, wie die Brustwarzen, die Genitalien, die Umgebung des Afters. Auch die Schleimhaut der Lippen und des Gaumens sowie die Konjunktiven können braune Pigmentflecke aufweisen. Die Hyperpigmentationen an den Schleimhäuten sind für die Diagnose von besonderer Wichtigkeit. Das Pigment ist eisenfrei und liegt in den tieferen Schichten des Rete Malpighi. Im Laufe der Krankheit nehmen Intensität und Ausdehnung der Pigmentierung zu, so daß in sehr ausgeprägten Fällen der Patient ein negerartiges Aussehen annimmt; in anderen Fällen bleibt die Pigmentvermehrung auf die genannten Orte beschränkt.

Die Pigmentvermehrung hat man damit zu erklären versucht, daß infolge des Ausfalles der Nebennierenfunktion und der dadurch bedingten verminderten Bildung von Adrenalin die dem letzteren wie dem Pigment gemeinsamen Vorstufen (s. oben) in erhöhtem Maße für die Pigmentbildung zur Verfügung stehen.

Oft entwickelt sich eine progrediente Abmagerung; doch gibt es auch Fälle, bei denen sich längere Zeit ein erhebliches Fettpolster erhält. Charakteristisch für die Krankheit sind schwere Störungen im Bereich des Mineral-, Wasser- und Kohlenhydratstoffwechsels: Verarmung an Na mit relativer Anreicherung von K, Wasserverarmung mit Eindickung des Blutes sowie Glykogenschwund in den Organen (Leber und Muskulatur). Der Blutzucker ist erniedrigt; jedoch ist dies nicht konstant. Nach Belastung steigt er nur wenig an. Der NaCl-Gehalt des Serums ist herabgesetzt, der Kaliumgehalt vermehrt, der Rest-N (s. S. 445) in dem weiteren Verlauf des Leidens gesteigert (hypochlorämische Urämie). Das Cholesterin ist meist erhöht. Ferner ist in späteren Stadien der Blutdruck abnorm niedrig; mitunter läßt er sich auch durch Injektionen von Suprarenin nicht steigern, ebenso wie auch die hierauf beim Normalen erfolgende Glykosurie fehlt. Letzteres gilt auch nach größerer oraler Dextrosezufuhr. Das Herz ist klein und atrophisch. Im Ekg finden sich oft Anomalien, wie abnorm niedrige Zacken, Reizleitungsstörungen usw. Der Grundumsatz ist oft erniedrigt. Bei Frauen besteht Amenorrhoe. Das Vorhandensein einer Achylie des Magens ist die Regel. Zu den subjektiven Beschwerden gehören ferner mitunter heftige Kreuzschmerzen sowie neuralgiforme oder rheumatische Schmerzen in den Muskeln und Gelenken. Endlich entwickelt sich bisweilen eine sekundäre Anämie; in der Regel tritt allerdings im weiteren Verlauf Zunahme der Erythrocyten als Folge der Bluteindickung ein.

Der **Verlauf** der Krankheit, die Monate, aber auch Jahre dauern kann, ist in der Regel der eines schleichenden, unter fortschreitendem Marasmus zum Tode führenden Leidens. Doch gibt es einerseits akute und perakute Verlaufsformen; andererseits sah man vereinzelte Fälle, die sich unter Behandlung und Hebung des allgemeinen Kräftezustandes wieder zurückbildeten. Nicht so selten treten bei chronischer Verlaufsform, zum Teil unter der Einwirkung äußerer Momente (körperliche Überanstrengungen, Infekte, Traumen, operative Eingriffe, Geburt) plötzlich gefährliche Verschlimmerungen mit Kollaps usw. auf (sog. Addisonkrise). Mitunter erfolgt unerwartet der Tod, namentlich nach Überanstrengungen.

Die **Diagnose** beruht in erster Linie auf der Pigmentierung und deren eigenartiger Lokalisation. Doch gibt es seltene Fälle, die die Mehrzahl der genannten Symptome, aber keine Pigmentierung aufweisen, obschon der anatomische Befund auch hier schwere Nebennierenveränderungen aufweist. In derartigen Fällen fahnde man auf Pigmentierung der Mundschleimhaut (die aber in geringerem Maß und ohne pathologische Bedeutung bei Zigeunern vorkommt). Zur Aufdeckung einer *latenten* Nebenniereninsuffizienz wird die Verabreichung einer kaliumreichen Probekost während einer Woche unter gleichzeitiger Kontrolle des Blutchemismus (s. oben) empfohlen. *Differentialdiagnostisch* sind verschiedene addisonähnliche Pigmentierungen zu berücksichtigen, so die als Chloasma uterinum bezeichnete, in der Gravidität auftretende Hautpigmentierung, ferner die Dunkelfärbung der Haut infolge von Ungeziefer, speziell bei Vagabunden, weiter die Arsenmelanose nach lange fortgesetztem medikamentösem As-Gebrauch; auch bei BASEDOW, bei manchen Formen der Lebercirrhose (Cirrhose broncée) sowie bei Pellagra (vgl. S. 569) kommen eigentümliche, dem Addison nicht unähnliche Hautpigmentierungen vor.

Endlich ist differentialdiagnostisch die ebenfalls durch Dunkelfärbung der Haut gekennzeichnete **Hämochromatose** zu erwähnen; doch ist die Hautfärbung hier mehr rauchgrau. Hauptsymptome sind ferner hypertrophische Lebercirrhose, Pankreascirrhose, Milztumor, oft Diabetes und erhöhter Blutcholesteringehalt. In den inneren Organen finden sich enorme Eisenablagerungen. Ätiologisch spielen chronischer Alkoholismus sowie Metallintoxikationen eine Rolle. Das Leiden tritt bisweilen familiar auf und verlauft sehr chronisch.

Die **Therapie** des Morbus ADDISON ist bei den seltenen akuten Formen machtlos. Bei der gewöhnlichen Verlaufsform ist ein wesentlicher Umschwung seit der Darstellung der Rindenhormone eingetreten, mit denen es bei entsprechender Dosierung gelingt, die Symptome des Leidens so zu bessern, daß über Jahre hinweg Wohlbefinden der Kranken und Leistungsfähigkeit resultieren. Der Beginn der Behandlung sowie schwerere Rückfalle erfordern große Dosen *Hormon* (z. B. intramuskulär: 2mal täglich 5—10 mg Cortiron, Cortenil oder Percorten oder intravenös den wäßrigen Rindenextrakt Pancortex 20—30 ccm; andere Präparate: Cortidyn, Cortin usw.); gleichzeitig wendet man an *Ascorbinsäure* (z. B. Cebion 1 g intravenös), ferner reichliche Zufuhr vor allem von *Kochsalz*, ferner von *Wasser* und *Dextrose*, am besten als wiederholte intravenöse Infusion von 1 Liter Wasser mit 0,9% NaCl, 0,5% Natr. citr. und Dextrose.

Nach Überwindung der akuten Gefahr sind die Hormondosen abzubauen, z. B. auf etwa 1—5 mg Cortiron jeden 2. Tag (zu lange fortgeführte intensive Hormonzufuhr kann im Verein mit hohen NaCl-Dosen zu Wasserretention, schädlicher Blutdrucksteigerung und Herzdekompensation führen). Zum Zwecke einer sehr protrahierten Wirkung kann man Hormonkrystallkügelchen unter die Haut als Depot implantieren. Die *Dauerbehandlung* erheischt u. a. größte Schonung; zu meiden sind alle körperlichen und seelischen Anstrengungen, Massage, Bäderkuren, Überhitzung, Besonnung usw. Nicht zu vernachlässigen ist nach wie vor die Diät, die möglichst kaliumarm, dagegen reich an Calorien, Kohlenhydraten, Vitamin B und C und vor allem an NaCl sein soll. Die tägliche K-Menge darf 2 g nicht überschreiten, die tägliche NaCl-

Menge soll 5—10 g betragen. Da vegetabilische Kost besonders K-reich und Na-arm ist, darf sie nur nach besonderer Vorbereitung und in kleinen Mengen genossen werden[1]; Rohkost ist zu widerraten.

Bei *luischer* Ätiologie kann eine spezifische Kur sehr günstig wirken; wegen der hohen Empfindlichkeit der Kranken aber gegenüber den verschiedensten Giften (Salvarsan, Wismut usw.) beginne man mit Jodnatrium. Anwendung von *Insulin* etwa zur Hebung des Ernährungszustandes ist gefährlich, da hier sehr schnell schwere hypoglykämische Zustände (s. S. 547) eintreten; ebenso ist vor der Anwendung von *Thyreoidin*, *Adrenalin* sowie *Hypophysenhormon* zu warnen. Die Achylie und die häufig vorhandene *Dyspepsie* erfordern HCl sowie Vorsicht vor Diätfehlern; die *Diarrhoen* lassen sich mitunter auch durch Ephetonintabletten beheben.

Krankheitsbilder, die auf **gesteigerter Nebennierenfunktion** beruhen, sind selten. Zu unterscheiden sind Wucherungsprozesse der Rinden- und der Marksubstanz.

Eine durch eine Nebennierenrindenhyperplasie oder durch inkretorisch aktive gut- oder bosartige **Nebennierenrindentumoren** hervorgerufene Hyperfunktion kann zu sehr verschiedenartigen klinischen Bildern führen. Eine Überproduktion von Corticosteroiden, vermag zu einem *Cushing*-Syndrom Veranlassung zu geben (s. S. 512). Liegt eine Mehrproduktion der Sexualhormone der Nebennierenrinde vor, so betreffen die Störungen die Sexualsphäre (adrenogenitales Syndrom). Ist solche Mehrproduktion bereits im fetalen Leben vorhanden, so können sich schon bei der Geburt Zeichen einer Ambisexualität finden, d. h. Merkmale sowohl des männlichen als auch des weiblichen Geschlechts. Man spricht von Pseudohermaphroditismus masculinus, wenn Testes vorhanden sind, aber die äußeren Geschlechtsmerkmale einen weiblichen Eindruck machen, von Pseudohermaphroditismus femininus, wenn zwar Ovarien vorhanden sind, das Aussehen jedoch männliches Geschlecht vermuten läßt. Letztere Form ist die häufigere. Die Geschlechtsbestimmung ist in diesen Fällen nur durch histologische Untersuchung der Gonaden möglich. Durch Überproduktion androgener Wirkstoffe in der Nebennierenrinde kann bei Mädchen die Klitoris sich enorm vergrößern und die zusammengewachsenen großen Labien können das Vorhandensein eines Scrotums vortäuschen. Stellt sich die Hyperfunktion der Nebennierenrinde erst nach der Geburt, aber vor der Pubertät ein, so erleiden die Mädchen eine Pubertas praecox, unter Umständen mit Zunahme der Behaarung am ganzen Körper (Hirsutismus), Entwicklung von Barthaaren, Vermännlichung des Körperbaues, Tieferwerden der Stimme (Virilismus). Bei Knaben ist eine Feminisierung äußerst selten, hingegen kommt es manchmal unter vermehrter Bildung androgener Wirkstoffe zum Hypergenitalismus und zum vorzeitigen Auftreten sekundärer Geschlechtsmerkmale (Pseudopubertät, Makrogenitosomia). Ähnliches kommt aber auch bei Geschwülsten der Hoden sowie bei pathologischen Veränderungen im Bereich der Zirbeldrüse bzw. des Zwischenhirns vor; jedoch findet sich hier im Gegensatz zur Makrogenitosomia auch eine geistige Frühreife. Ein nach der Pubertät sich entwickelnder Hypercorticoidismus kann bei jungen Frauen Virilismus, Hirsutismus, tiefe Stimme und Atrophie der Mammae, meist verbunden mit Adipositas, bedingen. Im Harn sind dann die androgenen Wirkstoffe und die 17-Ketosteroide vermehrt.

Die **Therapie** dieser Störungen erstreckt sich auf die operative Entfernung eines Tumors, sofern ein solcher vorhanden ist. Bei der Rindenhyperplasie ist manchmal die Exstirpation einer Nebenniere erfolgreich gewesen. Cortison, welches die Produktion des adrenocorticotropen Hormons des Hypophysenvorderlappens bremst, ist bei solchen Fällen angezeigt, bei denen die 17-Ketosteroidausscheidung erhöht ist.

Bei den **Nebennierenmarktumoren** *(Phaochromocytome, Paragangliome)* beobachtet man das sehr charakteristische Krankheitsbild der *paroxysmalen Hypertension* als Folge einer anfallsweise auftretenden massiven Adrenalinüberschwemmung des Blutes (die erste klassische Beschreibung stammt von LABBÉ, TINEL und DOUMER 1922). Während in der Zwischenzeit das Verhalten unter Umständen völlig normal ist, in anderen Fällen eine Hypertonie besteht, treten plötzlich Anfälle auf, die subjektiv in Herzklopfen, schwerem Angst- und Oppressionsgefühl, Kopfdruck, starker Blässe, Übelkeit und Kribbeln in den Extremitäten bestehen und denen ein enormer Blutdruckanstieg (manchmal über 300) entspricht. Während der Anfälle finden sich Bradykardie, mitunter mit Arrhythmie, Hyperglykämie, oft Glykosurie, Erweiterung der Pupille ohne Lichtreaktion, Leukocytose mit Lymphocytose, bisweilen Erhöhung der Körpertemperatur und am Ende des Anfalles profuser Schweißausbruch. Drohende Gefahren sind Lungenödem sowie Apoplexien. Die Anfälle dauern Minuten bis mehrere Stunden. Ihre Auslösung erfolgt oft teils durch bestimmte Bewegungen oder Haltungen des Körpers, teils durch Palpation der Nierengegend. Der Tumor, der in $^4/_5$ der Fälle die rechte Niere befällt,

---

[1] *Kaliumgehalt verschiedener Nahrungsmittel* (je 100 g) nach den Untersuchungen der MAYO-Klinik: Kartoffeln und Spinat 500 mg, Runkelrüben, Pilze, Kohlrabi 400 mg; Aprikosen, Johannisbeeren, Ananas, Pflaumen 300 mg; 1 Tasse Kaffee bis 150 mg. Durch Kochen des Gemüses in viel Wasser unter Zusatz von Kochsalz läßt sich der K-Gehalt um 30—40% verringern. Auch der K-Gehalt des Fleisches kann durch entsprechende Maßnahmen bis zu $^1/_4$ vermindert werden; verboten sind u. a. Fleischsaucen und Fleischextrakte, die sehr K-reich sind.

bewirkt bei genügender Größe diagnostisch wichtige Verdrängungssymptome im Röntgenpyelogramm (auch die Luftfüllung der Bauchhöhle — Pneumoperitoneum — kann die Diagnose erleichtern); jedoch können auch kleinste Geschwülste von nur Kirschgröße das gleiche Syndrom verursachen. Bei einem Teil der Kranken kann durch intravenöse Injektion von 0,05 mg Histamin ein Anfall ausgelöst werden. Besteht ein Dauerhypertonus, so vermag Regitin intravenös 0,08 mg pro Kilogramm Körpergewicht bzw. Benzodioxan (10 bis 20 mg pro Kilogramm Körpergewicht als 1%ige Lösung intravenös im Lauf von 3 Minuten) den Blutdruck für einige Zeit zu senken, was bei anderen Hochdruckformen nicht in so eindrucksvoller Weise gelingt. Operative Entfernung des Tumors, bisher die einzig aussichtsreiche *Therapie*, führte wiederholt zur Heilung; das Risiko der Operation ist in der oft schon vorher bestehenden Anfälligkeit des Zirkulationsapparates, vor allem aber in dem plötzlichen enormen Sinken des Blutdrucks nach dem Eingriff durch Fortfall der Adrenalinüberproduktion begründet.

Die Krankheiten der Hypophyse und des Hypophysen-Zwischenhirnsystems

Vorbemerkungen. Die *Hypophyse* (Glandula pituitaria) ist ein kleines bohnenförmiges Organ von etwas mehr als 0,5 g Gewicht, das in der Sella turcica des Keilbeins liegt und nach oben von dem durchbohrten Diaphragma sellae der Dura gedeckt wird. Es besteht aus zwei entwicklungsgeschichtlich vollkommen verschiedenen Teilen, dem durch Ausstülpung der Mundhöhle entstandenen Vorderlappen und dem nervösen Hinterlappen, der durch das Infundibulum mit dem Boden des dritten Ventrikels (Tuber cinereum) in Verbindung steht. Der größere Vorderlappen zeigt drüsenartige Struktur (sog. Adenohypophyse) und besteht histologisch aus drei verschiedenen Epithelarten, aus acidophilen (α-), aus basophilen (β-) und aus chromophoben (γ-) Zellen. Der kleinere Hinterlappen enthält Neuroglia, Nervenfasern sowie Ganglienzellen; er steht mit dem Nucleus supraopticus des Zwischenhirns in Verbindung. Außerdem gibt es noch eine kleine, Follikel enthaltende Pars intermedia, die indessen beim Menschen und bei den Anthropoiden funktionell bedeutungslos zu sein scheint. Unter pathologischen Verhältnissen kann schließlich das Vorhandensein der sog. Rachendachhypophyse von Bedeutung werden, eines normalen Restes der Hypophysenanlage am Ende des Canalis craniopharyngeus. Die Lage des Organs in der engen knöchernen Höhlung des Türkensattels erklärt, daß abnormes Wachstum *eines* Abschnittes der Hypophyse auch auf die übrigen Teile des Organs mechanisch schädigend wirken muß. In der Schwangerschaft vergrößert sich die Hypophyse entsprechend ihrer stärkeren funktionellen Inanspruchnahme, die Hauptzellen nehmen an Zahl und Größe zu („Schwangerschaftszellen"); auch nach Kastration erfolgt Gewichtszunahme der Hypophyse sowie Vermehrung ihrer eosinophilen Zellen. Hinsichtlich ihrer *physiologischen Funktionen* ist zwischen den beiden Teilen des Organs grundsätzlich zu unterscheiden, zumal es gelungen ist, aus ihnen völlig verschieden wirkende Hormone zu isolieren.

Von den *Hormonen des Hypophysenvorderlappens* (H.V.L.) sind zu nennen die sog. *glandotropen* Hormone, die auf andere Hormondrüsen anregend wirken, sowie *Stoffwechselhormone*, zu deren Wirkung auch die Beeinflussung des Wachstums gerechnet wird. Über die Stimulierung der Schilddrüse durch das *thyreotrope* Hormon s. S. 499. Das *corticotrope* Hormon bewirkt Hypertrophie der Nebennierenrinden. Die *gonadotropen* Hormone bewirken Reifung der infantilen Hoden und fördern sowohl die Spermatogenese wie den Descensus der Hoden; beim weiblichen Geschlecht wird einerseits die Reifung der Follikel, andererseits ihre Luteinisierung angeregt. Das *follikelstimulierende* Hormon (F.S.H.) wurde früher als Prolan A, das *luteinisierende* Hormon (L.H.) als Prolan B bezeichnet. Als drittes, die Sexualsphäre beeinflussendes Hormon ist das *luteotrope* Hormon (Prolakton) zu nennen, welches die Gelbkörper zur Progesteronbildung veranlaßt und in den durch Follikulin vorbereiteten Brustdrüsen die Milchsekretion stimuliert. Es besteht ein Antagonismus zwischen Keimdrüsen und H.V.L.; z. B. hemmt Follikulin den H.V.L., umgekehrt erfolgt im Klimakterium durch Fortfall der Ovarialhormone verstärkte Bildung von H.V.L.-Hormonen. Exstirpation des H.V.L. bewirkt Atrophie der verschiedenen anderen Hormondrüsen; sie wird verhindert durch Injektion der genannten Hormone. Die das *Wachstum* anregende Wirkung des H.V.L. greift am Skelet, speziell an der Knorpelknochengrenze an; als Beweis seiner Wirkung gelten der Zwergwuchs jugendlicher Tiere mit Offenbleiben der Epiphysenfugen nach Hypophysektomie und umgekehrt der Riesenwuchs nach gesteigerter Hormonzufuhr (vgl. S. 512). Das Wachstumshormon wird als *somatotropes* Hormon (S.T.H.) bezeichnet. Es bestehen Beziehungen des H.V.L. zum *Stoffwechsel der Kohlenhydrate*. HOUSSAY beobachtete 1929 Besserung des Diabetes pankreasloser Tiere durch Hypophysektomie sowie ferner Erzeugung von Diabetes durch große Dosen H.V.L.-Extrakt. Endlich wird noch ein die Diurese förderndes Hormon im H.V.L. angenommen.

Extrakte des H.H.L. erregen die glatte Muskulatur und bewirken insbesondere Steigerung des Blutdrucks („Vasopressin") mit Verengerung der Capillaren, Arterien und Coronarien, sowie Verstärkung der Peristaltik gewisser Hohlorgane wie des Uterus („Oxytocin"), des

Darms, der Gallenblase, der Ureteren; weiter hemmen sie die Wasserdiurese („Adiuretin") und erhöhen den Blutzucker (Gegenwirkung gegen das Insulin). Vasopressin und Oxytocin wurden isoliert dargestellt.

Die Hypophysenhormone sind teils Proteine, teils Glucoproteide. Die H.V.L.-Hormone sind thermolabil und gegen Säure und Alkali empfindlich; in wäßrigen Lösungen halten sie sich nicht; sie müssen daher als Trockensubstanz aufbewahrt werden. Die H.H.L.-Hormone sind hitzebeständig, lassen sich daher sterilisieren, sind gegen Alkali sehr empfindlich und in wäßrig-saurer Lösung haltbar. Wegen der eiweißartigen Struktur ist die orale Wirksamkeit dieser Hormone unsicher.

Bei manchen Tierarten wurde im Zwischenlappen (s. oben) ein sog. *Pigmenthormon* (Intermedin) nachgewiesen, das bei Amphibien die Anpassung der Hautfarbe an die dunkle Umgebung (Melanophoren), bei gewissen Fischen das Auftreten des roten sog. Hochzeitskleides (Erythrophoren) bewirkt. Das beim Menschen in den basophilen Elementen des H.V.L. nachweisbare, in seiner Bedeutung nicht geklärte Hormon vermittelt moglicherweise den Einfluß optischer Reize auf endokrine Prozesse. — Schließlich sei erwähnt, daß die Hypophyse besonders viel Vitamin C enthält.

Die *Bedeutung der Hypophyse* im Kreise der übrigen Hormondrüsen und ihre ausgeprägte *Sonderstellung* beruht nicht nur auf der großen Zahl der von ihr ausgehenden Wirkungen, sondern vor allem einmal in der Beeinflussung zahlreicher anderer endokriner Drüsen (vgl. die glandotropen Hormone), welche sie teils stimulieren, teils bremsen, wodurch die Hypophyse die Rolle eines zentralen *Regulationsorganes* spielt. Eine weitere besonders wichtige Eigentümlichkeit besteht in den engen *Beziehungen der Hypophyse zum Zwischenhirn*, speziell zur Regio hypothalamica, nicht nur topographisch, sondern auch vermittels direkter Sekret- und Nervenbahnen. Die Tatsache, daß gewisse Hypophysenhormonwirkungen bei Ausschaltung oder Erkrankung des Zwischenhirns vermißt werden, zeigt, daß Hypophyse und Zwischenhirn eine funktionelle Einheit bilden. Hieraus erklaren sich zugleich u. a. die großen diagnostischen Schwierigkeiten, bei gewissen hypophysären Krankheitsbildern die einzelnen Komponenten hinsichtlich ihres Anteiles scharf zu trennen.

Die Akromegalie. Pathologische *Steigerung* einzelner Funktionen des Hypophysenvorderlappens *(Hyperpituitarismus)* kommt beim Erwachsenen (meist 3. Jahrzehnt) in der Form der sog. *Akromegalie* vor (zuerst von FRITSCHE und EDW. KLEBS 1884 sowie von PIERRE MARIE 1886 beschrieben). Sie ist ein chronisch verlaufendes, bei beiden Geschlechtern in gleicher Häufigkeit vorkommendes Leiden, das hauptsächlich durch das eigenartige, partiell gesteigerte Längen- und Dickenwachstum der sog. Akra, d.h. der gipfelnden Körperteile, durch entsprechende hyperplastische Prozesse am Skelet, aber auch an den Weichteilen und Eingeweiden, ferner durch Hirndrucksymptome sowie Störungen seitens des Genitalapparates charakterisiert ist.

Besonders bezeichnend sind die Veränderungen des Gesichts und der Extremitäten. Nase, Kinn, Lippen und Ohren zeigen ein oft bis zum Grotesken gesteigertes Wachstum. Es entwickelt sich ausgesprochene Prognathie (Vorspringen des Unterkiefers); Augenbrauen- und Jochbogen springen ebenfalls stark vor, die Nebenhöhlen des Schädels erweitern sich. Die Zwischenräume zwischen den Zähnen, namentlich am Unterkiefer werden größer, oft ein Initialsymptom, die Zunge wird dick, die Lippen wulstig. Schließlich entsteht ein im Vergleich zu früher vollkommen fremdes Aussehen. In ähnlicher Weise findet ein abnormes Wachstum an den Extremitäten, speziell an den Händen und Füßen statt, die an Größe zunehmen (es werden immer größere Handschuh- und Schuhnummern notwendig). An der Vergrößerung sind teils die Knochen, teils die Weichteile beteiligt. Oft ist auch *Splanchnomegalie*, d.h. starke Größenzunahme der inneren Organe einschließlich des Herzens festzustellen, ebenso Vergrößerung der äußeren Genitalien. Die Skeletveränderungen spielen sich hauptsächlich an der Knorpel-Knochen-Grenze ab; die Wirbelkörper verbreitern sich durch Knochenapposition, die Bandscheiben erhalten knorpeligen Zuwachs. Mitunter wird die Stimme rauh und tief. Nicht selten findet sich verstärkte Behaarung, die bei Frauen virilen Typus zeigt. Eine Reihe weiterer wichtiger Symptome ist eine lokale Folge der Vergrößerung der Hypophyse. Infolge der nahen Nachbarschaft des Chiasma opticum entwickelt sich häufig eine Druckatrophie des Sehnerven, speziell meist seiner medialen Ränder mit konsekutiver halbseitiger Gesichtsfeldeinschränkung (bitemporale Hemianopsie). Röntgenologisch ist der Befund oft negativ, bisweilen aber besteht eine Erweiterung und Vertiefung der Sella turcica, manchmal auch (besonders bei maligner Entartung der Hypophyse) eine Zerstörung der Processus clinoidei[1]. Häufig klagen die Kranken über Kopfschmerzen sowie Schwindelgefühl. Es kommen auch Lähmungen einzelner Hirnnerven als Folge der durch Knochenwucherung bewirkten Verengerung der Knochenkanäle des Schädels vor. Oft beobachtet man Symptome seelischer Abstumpfung, Gleichgültigkeit und Apathie. Doch kann die psychische Alteration auch fehlen oder erst in späteren Stadien auftreten. In mehr als $1/3$ der Fälle besteht Herabsetzung der Toleranz für Zucker (alimentäre Glykosurie), bisweilen echter Diabetes mellitus (s. S. 536), der jedoch gelegentlich gegen Insulin resistent ist. Störungen der Funktion der Geschlechtsorgane (bisweilen nach anfänglicher Steigerung) in Form von Impotenz, Amenorrhoe oder Sterilität sind häufig, zumal in späteren Stadien der Krankheit.

Anatomisch findet man bei Akromegalie in fast der Hälfte der Fälle ein benignes eosinophiles Adenom, in den übrigen Fällen eine diffuse Vermehrung der Eosinophilen im Vorderlappen. In manchen Fällen liegt maligne Degeneration vor. Die Annahme einer Hyperfunktion des Organs im Sinne der Überproduktion des somatotropen Hormons in den eosinophilen Zellen als Ursache der Krankheit scheint ihre Bestätigung in dem Erfolge der operativen Beseitigung des Hypophysentumors zu finden, die ein Zurückgehen der Akromegaliesymptome zur Folge hat; auch gelang es, bei Hunden durch intensive Hormonzufuhr Akromegalie beim ausgewachsenen (Riesenwuchs dagegen beim wachsenden) Tier zu erzeugen. Mitunter besteht gleichzeitig eine Krankheit anderer endokriner Drüsen, speziell der Schilddrüse sowie meist Vergrößerung der Nebennieren. Schließlich gibt es Akromegaliefälle ohne Hypophysenerkrankung, aber mit Affektion des Zwischenhirns.

Der **Verlauf** des Leidens ist häufig sehr chronisch, über Jahrzehnte sich ausdehnend, wobei sich oft zunehmende Adynamie und Hinfälligkeit im scheinbaren Gegensatz zum äußeren Habitus der Kranken einstellen. Schließlich führt es zu Kachexie (mitunter auch zu Diabetes) und Siechtum. Maligne Hypophysentumoren verursachen dagegen in Kürze ein tödliches Ende.

Therapeutisch hat man Erfolge durch Röntgenbestrahlungen der Hypophyse beobachtet, auch wurde letztere wiederholt chirurgisch mit Erfolg angegangen. Die Operation ist angezeigt, wenn eine Opticus-Schädigung sich anbahnt. Hormontherapie des Hyperpituitarismus hat insofern Erfolg, als die Anwendung von Sexualhormonen oft günstig wirkt.

Im Gegensatz zur Akromegalie, die im allgemeinen nur *Erwachsene* befällt, hat man den sog. **Riesenwuchs** oder *Gigantismus* auf die Hyperfunktion der Hypophyse im *jugendlichen* Alter, bevor die Epiphysenfugen verknöchern, zurückgeführt. Eosinophile Adenome werden dabei jedoch selten gefunden und man glaubt, daß eine gesteigerte Funktion der eosinophilen Zellen den krankhaften Riesenwuchs bedingt. Das abnorme Wachstum betrifft vorzugsweise die Extremitäten. Derartige Fälle bilden u. a. ein nicht unerhebliches Kontingent der Riesen in den Wanderzirkussen. Häufig besteht hier psychischer Infantilismus sowie nicht selten ein Zurückbleiben in der Entwicklung der Genitalien. Doch ist in manchen Fällen die gleichzeitige Gestörtheit anderer endokriner Drüsen wahrscheinlich.

Das Cushingsche Syndrom ist ein meist zwischen dem 20. und 30. Jahr, häufiger bei Frauen, aber auch bei Männern vorkommendes Krankheitsbild. Seine wesentlichen Merkmale sind *Fettsucht* im Gesicht (sog. Mondgesicht) sowie am Nacken und Rumpf unter Freilassung der Extremitäten, ferner eigenartige blaurote *Striae* distensae nicht nur an der Bauchwand, sondern auch an Armen, Schultern, Hals, *Osteoporose* besonders im Bereich der Wirbelsäule (oft mit Entwicklung sog. Becher- oder Fischwirbel) und der Rippen mit Knochenschmerzen und Neigung zu Spontanfrakturen und Kyphose. *Blutdrucksteigerung* mit Herzhypertrophie, *Polyglobulie*, Hypercholesterinämie, *Glykosurie* sowie *sexuelle Störungen* (Impotenz, Amenor-

---

[1] Bezüglich des diagnostischen Wertes dieser Symptome vgl. jedoch S. 654.

rhoe). Mitunter besteht Neigung zu Blutungen (Haut, Nase, Genitalien, Lunge). Bei Frauen kommt außerdem Hirsutismus, d. h. *Hypertrichose* vor. Die Kranken erliegen allmählich entweder allgemeinem Siechtum oder sehr oft einer Herzinsuffizienz als Folge der Hypertonie, ferner auch interkurrenten Infektionen, denen gegenüber sie sehr empfindlich sind. Spontane Besserungen oder Heilungen kommen nicht vor.

Pathologisch-anatomisch stellte H. CUSHING in den ersten von ihm beobachteten Fällen (1932) ein kleines basophiles Adenom des H.V.L. fest, ein Befund, der sich jedoch in der Folgezeit als nicht konstant erwies. Fast immer besteht außerdem eine Hyperplasie der Nebennierenrinde, manchmal ein Nebennierenrindentumor (s. S. 509).

Therapeutisch ist Röntgenbestrahlung der Hypophyse manchmal von Erfolg, desgl. diejenige der Nebennieren. Günstige Wirkungen wurden auch von sehr großen Follikulin- oder Testosterondosen gesehen. Sofern ein basophiles Adenom nachweisbar ist, was sich u. a. durch erhöhten ACTH-Gehalt des Blutes kundgibt, kommt die operative Entfernung des Tumors in Betracht. Subtotale Nebennierenresektion beeinflußt, wenn auch meist nur vorübergehend, die Symptome.

Das **Morgagnische Syndrom** (zuerst von G. B. MORGAGNI 1761 beschrieben) befallt vor allem Frauen nach der Menopause und ist durch die *drei Hauptsymptome:* Hyperostosis frontalis interna, Virilismus und Obesitas charakterisiert. Die Hyperostose ist im Röntgenbild zu erkennen; es besteht Neigung zu männlicher Behaarung des Gesichtes und zu groben männlichen Zügen, so daß Beziehungen sowohl zur Akromegalie wie zum Morbus Cushing vorliegen könnten. In einem nicht kleinen Teil der Fälle findet sich eine diabetische Stoffwechselstörung. Die verschiedenen Beschwerden cerebraler Art entsprechen z. T. denjenigen des Seniums. In dem H.V.L. einzelner Fälle fand man Vermehrung der Eosinophilen und Basophilen (das Syndrom wird auch als dasjenige von STEWARD-MORELL bezeichnet).

Hypophysärer Zwergwuchs. Bei Tumoren der Hypophyse (meist sog. Hypophysengangtumor) oder ihrer Nachbarschaft, auch bei hereditär-luischen Prozessen derselben und vor allem auf Grund einer Unterfunktion des Hypophysenvorderlappens, wie sie mitunter familiär vorkommt, kann Zwergwuchs resultieren. Dieser beruht auf Wachstumshemmung der Knochen und Knorpel, wobei die Epiphysenfugen und Schädelnähte lange Zeit offen bleiben und sich erst viel später schließen. Der hypophysäre Zwerg (häufiger männlichen Geschlechts) zeigt kindliche Proportionen, Entwicklungshemmung der Sexualdrüsen mit infantilen Genitalien, Fehlen des Stimmwechsels und der Sekundärbehaarung sowie des Descensus der Hoden; oft ist Diabetes insipidus vorhanden. Die geistige Entwicklung ist dagegen nicht gehemmt und entspricht dem Alter. Charakteristisch ist die sog. Progerie, d. h. das vorzeitig gealterte Aussehen des Gesichtes mit runzeliger Greisenhaut (Geroderma). Auch sonst entspricht die Entwicklungsstufe der einzelnen Organe und der Intelligenz ganz verschiedenen Altersstufen (sog. disharmonischer Infantilismus). Abgesehen von den Fallen, denen ein Tumor zugrunde liegt, kann es spontan zur Beseitigung der Wachstumshemmung kommen, zumal infolge Offenbleibens der Epiphysenfugen die Wachstumsfähigkeit länger als beim Normalen erhalten bleibt (Wiederbeginn des Wachstums wurde gelegentlich sogar im 30. Jahr beobachtet). *Therapeutisch* soll in Einzelfällen durch große Dosen somatotropen Hormons ein Erfolg erzielt worden sein; außerdem kommt Behandlung mit Schilddrüsen- und Nebennierenrindenhormonen in Frage, solange die Epiphysenfugen noch offen sind. Bei den tumorbedingten Fällen ist Röntgenbestrahlung zu versuchen.

Hypophysäre Insuffizienz. Bei einer von FALTA 1913 beschriebenen und von SIMMONDS 1914 anatomisch aufgeklärten Krankheit entwickelt sich rasch oder allmählich eine Abmagerung extremsten Grades. Im jugendlichen Alter kommt es zu einem starken Zurückbleiben der sexuellen Entwicklung. Gleichzeitig bestehen Hypoglykämie, Herabsetzung des Grundumsatzes sowie auf Nebennierenbeteiligung hinweisende Symptome. In ihrer extremen Form stellt die Krankheit das Bild des Senium praecox dar. Zugrunde liegt ein Ausfall des H.V.L. Als pathologisch-anatomisches Substrat finden sich in den schweren, unheilbaren Fallen Nekrosen des Hypophysenvorderlappens, atrophische oder entzündliche Prozesse (auch Tuberculome und Gummen), Blutungen, thrombotische oder embolische Erweichungsvorgange, chromophobe Adenome und Carcinome. Auch sind bisweilen Veränderungen im Zwischenhirn nachweisbar. Das von SHEEHAN 1937 beschriebene Syndrom beruht auf einer ischämischen Nekrose des H.V.L., die sich hauptsächlich im Anschluß an schwere Geburten mit großen Blutverlusten bei jungen Frauen einstellt.

Charakteristisch ist die hartnäckige Appetitlosigkeit. Die Eingeweide sind atrophisch (Splanchnomikrie), desgl. die Schilddrüse, die Nebennieren und die Genitalien; auch die Sekundärbehaarung schwindet; Amenorrhoe bzw. Impotenz sind regelmäßig vorhanden. Das Herz ist (auch anatomisch) verkleinert, der Puls verlangsamt, der Blutdruck erniedrigt, ebenso die Körpertemperatur. Die spezifisch-dynamische Wirkung auf den Grundumsatz ist in ihrem Verhalten nicht konstant. Meist bestehen ferner eine Achylie, Neigung zu Erbrechen, eine Hypotonie von Magen und Darm, Obstipation sowie oft eine hypochrome Anämie. Häufig ist die Diurese verringert, ohne daß eine Nierenläsion besteht. Die Haut zeigt oft Pigmentierungen nach Art des Addison; Ausfallen der Haare, der Zähne sowie trophische Störungen an den Nägeln sind nicht selten. Psychisch sind die Kranken stumpf-apathisch, einsilbig, neigen zu Depressionen und zeigen oft eine negativistische Haltung.

Viel häufiger sind *abortive* Formen eines solchen Zustandsbildes (sog. *hypophysäre Magersucht*), denen wohl nur eine vorübergehende Leistungsschwäche des Hypophysenvorderlappens oder eine funktionelle Störung im Zwischenhirn zugrunde liegt. Hierzu gehören viele Fälle von Postpubertäts- und postpartaler Magersucht bzw. schwer zu erklärende Erschöpfungszustände bei konstitutioneller Asthenie mit Appetitstörungen, Gewichtsstürzen, Hypotonie, Hypoglykämie, Obstipation und Menstruationsstörungen. Diese Art von prähypophysärer Insuffizienz ist vielfach prognostisch günstig und therapeutisch gut beeinflußbar. Bisweilen kommt es zu periodischem Wechsel von Magersucht und Fettsucht.

Therapie. Beim Vorhandensein von Tumoren sind Operationen oder Röntgenbestrahlungen in Betracht zu ziehen. Bei luischer Ätiologie sieht man gute Erfolge nach einer spezifischen Behandlung. Implantation einer Kalbshypophyse kann erwogen werden. Nebennierenrindenpräparate (Cortiron, Percorten) scheinen manchmal nützlich zu sein, ebenso Keimdrüsenhormone und Schilddrüsenhormone, zumal natürlich bei den funktionellen Störungen. Bei diesen sieht man vielfach auch Günstiges von einer psychotherapeutischen Behandlung, namentlich im Hinblick auf die Anorhexie. Sondenfütterung hat manchmal Erfolg gebracht.

Dystrophia adiposogenitalis (Fröhlichsche Krankheit). Das zuerst von PECHKRANTZ (1899), dann von BABINSKI (1900) und vor allem von FRÖHLICH (1901) beschriebene Krankheitsbild befällt meist das jugendliche Alter, oft zur Zeit der Pubertät, und zwar das männliche Geschlecht häufiger; es zeigt folgende *Merkmale:* Fettsucht, Entwicklungshemmung der Genitalien und der sekundären Geschlechtsmerkmale sowie Wachstumshemmung; manchmal gesellen sich Schädeldrucksymptome hinzu. Ursache sind krankhafte Prozesse oder Funktionsstörungen im Bereich der Hypophyse bzw. der Hypophysen-Zwischenhirnregion.

Die Fettsucht zeigt sich vorwiegend an der Bauchwand, am Gesäß, an den Schenkeln, Brüsten und dem Mons veneris. Eine tiefe Furche zwischen Bauch und Mons pubis ist charakteristisch. Bei stärkeren Graden finden sich ein Fettkragen am Hals, Fettmanschetten oberhalb der Knöchel. Die Fettsucht ist diätetisch nicht zu beeinflussen. Die Genitalien sind infantil, zum Teil findet sich Kryptorchismus bzw. mangelhafter Descensus. Die Prostata erweist sich als auffallend klein. Achsel- und Schambehaarung bleiben aus, ebenso der Stimmwechsel und die Menstruation. Bei Erwachsenen bestehen Impotenz und Fehlen der Libido. Pedes plani und Genua valga sind in der Regel zu finden. Der Grundumsatz ist normal, dagegen ist die spezifisch-dynamische Wirkung des Eiweißes (s. S. 526) oft vermindert. Nicht selten stellt sich Diabetes insipidus ein. Eine mäßige Anämie mit Lymphocytose und Eosinophilie ist häufig. Bei jugendlichen Individuen ist oft eine Hemmung des Wachstums zu beobachten, wobei häufig die Unterlänge die Oberlänge überwiegt. Im Gegensatz zum Eunuchoidismus ist hier die Entwicklung der Knochenkerne gestört, während bei beiden Affektionen die Epiphysenfugen offen bleiben. Die Nase ist meist spitz, die Hände sind zierlich (Akromikrie). Bei tumorbedingten Fällen sind Kopfschmerz, Seh- und Schlafstörungen häufige Erscheinungen. Seelisch verhalten sich die Kranken resigniert und neigen nicht zu Klagen (trotz etwaiger starker Kopfschmerzen); schwerere seelische Störungen etwa wie bei Hypothyreosen fehlen.

Anatomisch können Hauptzellenadenome, Gliome, Cysten, luische oder tuberkulöse Prozesse, Schußverletzungen, Schädelbasisbrüche dem Leiden zugrunde liegen; auch postinfektiös (nach Meningitis, Encephalitis, Scharlach, Anginen usw.) wird die Krankheit beobachtet. Meist dürfte die Zwischenhirnregion mit im Spiele sein, zumal man einschlägige Fälle ohne Hypophysenveränderungen beobachtete. Im Bereich des Zwischenhirnbodens findet sich nämlich ein Regulationszentrum für den Fettstoffwechsel und für die Geschlechtsfunktionen. Es gibt Fälle, die manchmal familiär anzutreffen sind und spontan in Heilung ausgehen (benigne Formen). Bei ihnen kann es sich nur um funktionelle Zwischenhirnstörungen handeln bzw. um reversible organische Veränderungen.

Therapie. Bei Tumoren ist die Röntgenbestrahlung und evtl. die operative Entfernung zu erwägen. Im übrigen ist die Behandlung mit Choriongonadotropin (Primogonyl-„SCHERING") zu versuchen. Auch Hypophysenimplantationen, zusätzlich Schilddrüsenhormon, haben sich mehrfach bewährt.

Auch bei der seltenen sog. LAWRENCE-MOON-BIEDLschen Krankheit bestehen Fettsucht und genitale Hypoplasie, außerdem oft Polydipsie, Retinitis pigmentosa, Polydaktylie, Atresia ani usw., sowie geistige Minderwertigkeit. Dem Leiden, das zu den hereditaren Degenerationen gehort, liegen verschiedenartige pathologisch-anatomische Befunde im Hypophysen-Zwischenhirnsystem zugrunde. Eine wirksame Therapie besteht nicht, oft sterben die Patienten schon in jungen Jahren an einer renalen Insuffizienz.

Diabetes insipidus. Der Diabetes insipidus (die Bezeichnung[1] wurde von JOH. PETER FRANK 1794 geprägt) stellt eine Störung der Regulation zwischen dem Hypophysenhinterlappen und dem Hypothalamus dar, wodurch eine Anomalie im Wasser- und Mineralstoffwechsel entsteht. Im wesentlichen äußert sich die Krankheit durch dauernde Entleerung sehr großer Harnmengen sowie durch großen Durst. Der Harn enthält im Gegensatz zum Diabetes mellitus keine pathologischen Bestandteile. An den Nieren fehlen anatomische Veränderungen.

Die Krankheit kommt in den verschiedensten Lebensaltern, am häufigsten zwischen dem 15. und 30. Jahr vor, bei Männern häufiger als bei Frauen. Vereinzelt tritt sie hereditär auf. Mitunter beginnt sie akut. Die *Ätiologie* ist bisher nicht einheitlich geklärt. Es gibt eine Krankheitsform, die sich anscheinend *idiopathisch*, d. h. ohne erkennbare äußere Ursache entwickelt. Anderseits gibt es Fälle, bei denen eine Affektion der Hypophyse bzw. des Zwischenhirns sich entweder anatomisch nachweisen oder klinisch wenigstens wahrscheinlich machen läßt (sog. *symptomatische* Form). Hierher gehören jene Fälle, die im Verlauf von Gehirnleiden (Encephalitis, Hydrocephalus) im Zusammenhang mit Akromegalie, Dystrophia adiposogenitalis, hypophysärer Insuffizienz, auch infolge von Carcinommetastasen an der Hirnbasis, nach basalen meningitischen (luischen) Affektionen und bei Geschwülsten der mittleren Schädelgrube das Symptom Polyurie aufweisen.

Im *Krankheitsbild* steht im Vordergrund die Polyurie. Es werden in 24 Stunden viele Liter (5—10, oft erheblich mehr) eines dünnen, fast farblosen Harns ausgeschieden. Sein spezifisches Gewicht ist stets sehr niedrig, bisweilen überschreitet es nur ganz wenig die Zahl 1000. Der Gehalt an festen Harnbestandteilen ist außerordentlich gering; die Gefrierpunktsdepression Δ kann bis auf $-0,2°$ sinken. Die Polyurie wird ermöglicht durch eine entsprechend gesteigerte Wasseraufnahme (Polydipsie). Die Polyurie ist besonders nachts oft stärker als tagsüber ausgeprägt. Die Schweißsekretion ist vermindert, desgleichen die Abgabe von Wasserdampf durch die Haut. Die inneren Organe lassen einen pathologischen Befund vermissen; insbesondere fehlt Herzhypertrophie trotz der enormen vom Zirkulationsapparat jahrelang zu bewältigenden Flüssigkeitsmengen; ebenso fehlt Blutdrucksteigerung. Die Kranken leiden in der Regel vor allem unter dem Zwang, fortwährend Harn zu lassen und Wasser zu trinken, wodurch u. a. die Nachtruhe dauernd gestört wird. Oft werden Störungen der Sexualfunktion (Impotenz, Amenorrhoe) beobachtet. In zahlreichen Fällen wird das Krankheitsbild noch von funktionell-psychopathischen Zügen überlagert. Die Vermutung liegt dort nahe, wo die Harnmengen 20 Liter und mehr erreichen (beobachtet wurden bis zu 43 Liter).

Einblick in die **Pathogenese** des Leidens ergeben Untersuchungen über den Ausscheidungsmodus der harnpflichtigen Stoffe durch die Niere. Die Ausscheidung der Gesamtmenge derselben in 24 Stunden verhalt sich wie beim Normalen. Im Gegensatz zu diesem konnen jedoch die harnpflichtigen Stoffe, und zwar speziell die Chloride und das Bicarbonat, stets nur in sehr geringer Konzentration, d. h. mit einer großen Wassermenge ausgeschieden werden (ERICH MEYER 1905); die N-Ausscheidung ist nicht gestört. Es wirkt also NaCl hier als Diureticum, was beim Gesunden nicht der Fall ist, und bei Anstellung des Konzentrationsversuches (vgl. S. 444) steigt das spezifische Gewicht des Harns nicht an. Der Diabetes insipidus beruht dem-

---

[1] Sapere lat. = schmecken,. insipidus = nicht — (suß) schmeckend.

nach auf der Unfähigkeit der Niere, einen konzentrierten Harn zu produzieren. Damit stimmt die Tatsache überein, daß eine an Salzen arme Kost prompt ein Absinken der Harnmenge zur Folge hat und der Durst nachläßt. Zugleich geht daraus hervor, daß beim Diabetes insipidus die *Polyurie der primäre* Vorgang ist, während die *Polydipsie* erst eine *sekundäre* Folge der vermehrten Wasserausscheidung darstellt. Entzieht man einem derartigen Kranken die Wasserzufuhr, so treten alsbald ernste Symptome von Bluteindickung mit starkem Ansteigen des Blut-Trocken-Rückstandes, Unruhe, quälendem Durst, Kopfschmerzen usw. ein, die nach Wasserzufuhr wieder schwinden. Der Chlorgehalt des Blutes ist oft normal, in einzelnen Fällen vermindert, in anderen erhöht. Die daraus abgeleitete Einteilung in *hypo-* und *hyperchlorämische* Formen (W.H. VEIL) hat sich aber wegen des Vorkommens von Übergangsfällen nicht aufrechterhalten lassen. Bemerkenswerterweise können während einer interkurrenten fieberhaften Krankheit, nach Gravidität sowie nach Operationen Harnmenge und Konzentration normal werden.

Sehr vieles spricht dafür, daß der primäre Sitz der Diabetes insipidus-Polyurie, wenigstens in zahlreichen Fällen, in der *Hypophyse* oder vielmehr in der ihr benachbarten Hirnregion, speziell in der *Regio subthalamica*, zu suchen ist. Für letzteres sprechen u. a. Fälle mit einer histologisch normalen Hypophyse. Übrigens gelang es, im Tierexperiment durch Unterbrechung des Tractus supraopticohypophyseus regelmäßig einen Diabetes insipidus zu erzeugen. Die Bedeutung der Hypophyse erhellt aus dem Erfolg der Therapie mit H.H.L.-Hormon. — Von dem echten Diabetes insipidus streng zu *unterscheiden* ist die auf rein psychopathischer Grundlage beruhende primäre Polydipsie, die man mitunter bei Hysterischen findet. Läßt man derartige Patienten dursten oder gibt man zur Kost eine Zulage von 10 g NaCl, so liefern sie einen konzentrierteren Harn, wozu der Kranke mit echtem Diabetes insipidus nicht fähig ist. *Nephropathien* mit Konzentrationsunfähigkeit der Niere verhalten sich ähnlich, jedoch scheiden sie im Gegensatz zum Diabetes insipidus NaCl *verzögert* aus.

Therapie. In erster Linie versuche man durch Einschränkung der Salzzufuhr die Polyurie herabzusetzen (lactovegetabilische Kost), Einschränkung der Flüssigkeitszufuhr ist dagegen verfehlt (s. o.). Vor allem helfen Hypophysenhinterlappenpräparate, wie Hypophysin, Pituigan, Tonephin, subkutan verabreicht oder besser (zur Vermeidung der unerwünschten Nebenwirkungen) als Pituigan-Schnupfpulver (3—4 mal täglich 1 Prise). Die Wirkung implantierter Kalbshypophysen ist gut und hält mehrere Wochen an. Auch von Proteinkörpertherapie (Fieber!, vgl. S. 579) sowie von Pyramidonbehandlung wurden Erfolge berichtet. Bei den symptomatischen Fällen ist gegebenenfalls eine antiluische Kur angezeigt, sonst sind Röntgenbestrahlungen oder Operation je nach dem Grundleiden in Erwägung zu ziehen.

Die Krankheiten der Keimdrüsen

Vorbemerkungen. Den Keimdrüsen, Hoden und Ovarien, kommt außer ihrer Keimzellen produzierenden Funktion (Spermatogenese und Ovulation) eine außerordentlich wichtige Rolle als endokrinen Organen zu. In den *Testikeln* sind es die im Bindegewebe zwischen den Samenkanälchen liegenden, als LEYDIGsche Zwischenzellen bezeichneten Zellkomplexe, die die Produzenten des spezifischen Sexualhormons sind. Im Ovarium gilt das gleiche für die obliterierten Follikel bzw. die Corpora lutea; sie bilden die sog. interstitielle Eierstocksdrüse. Aufschluß über die Bedeutung der Keimdrüsen lieferten vor allem die Beobachtungen nach Exstirpation (Kastration) oder Transplantation der Keimdrüsen. A. BUTENANDT und TSCHERNING gelang es 1931, aus Männerharn als spezifische Wirkstoffe *Androsteron* und *Dehydroandrosteron* zu isolieren, und LAQUEUR u. a. stellten aus Hoden das *Testosteron* dar. Schließlich wurde von BUTENANDT sowie von RUZICKA 1935 das Testoviron synthetisch dargestellt; die Stoffe kommen nicht nur in den Hoden, sondern auch im Blut und Harn vor (außerdem eigenartigerweise auch im Ovar sowie im Harn und in der Nebennierenrinde beim Weibe), sind nicht artspezifisch und sind chemisch sämtlich Derivate der Sterine. Zur Prüfung dient der sog. Hahnenkammtest, d. h. die Wachstumszunahme des Kapaunenkammes nach Hormonzufuhr. Besonders bemerkenswert ist die sehr nahe chemische Verwandtschaft der männlichen mit den weiblichen Hormonstoffen sowie mit dem Corticosteron, einem Hormon der Nebennierenrinde, andererseits mit den Gallensäuren, mit dem Vitamin D und mit den Digitaliskörpern; alle diese Stoffe enthalten nämlich als gemeinsames Grundskelet einen Phenanthrenkörper. Schließlich ist darauf hinzuweisen, daß die endokrine Funktion der Keimdrüsen an die Tätigkeit der übergeordneten Hypophyse in dem Sinne eines funktionellen Gleichgewichtes gebunden ist (vgl. S. 511); die Sexualhormone bremsen die Bildung der gonadotropen Hypophysenvorderlappenhormone.

Im *Ovarium* sind mehrere Hormone wirksam; genauer bekannt sind das sog. *Follikel-* (Brunst-, Oestrus- oder Zyklus-) *Hormon* und das Gelbkörper- oder *Corpus luteum-Hormon*. Ersteres, das von BUTENANDT sowie DOISY und LAQUEUR 1929 krystallinisch rein dargestellt wurde und aus mehreren nahe verwandten Wirkstoffen (Oestron, Ostriol und Oestradiol) besteht, ist wiederum ein Sterinderivat. Das Follikelhormon erzeugt bei der Heranreifung des Follikels den ersten Zyklusabschnitt der Menstruation, die sog. Proliferationsphase der Uterusschleimhaut, die die Einnistung des befruchteten Eies vorbereitet; es findet sich reichlich im Harn schwangerer Frauen und trächtiger Stuten, aber auch im Hoden und Harn männlicher Tiere. Auch ist es in der Natur weitverbreitet; so fand man es z. B. in fossilen Pflanzenresten usw. Es wird nachgewiesen und biologisch geeicht mittels des ALLEN-DOISY-*Testes*, d. h. derjenigen histologischen Umwandlung des Scheidenepithels in kernlose Schollen bei kastrierten Mäusen oder Ratten nach Injektion „oestrogener" Stoffe, die für die Brunst (Oestrus) charakteristisch ist. Eigenartig ist schließlich die von ROBINSON und DODDS entdeckte Tatsache, daß chemisch völlig anders konstituierte Körper, die sog. *Stilbene* (symmetrisches Diphenylathylen) die gleiche Wirkung wie das Follikelhormon entfalten (Handelspräparate: Cyren B. Oestromon).

Der Abbau der menstruellen Schleimhaut mit der Blutung, die sog. Sekretions- oder Transformationsphase, erfolgt nach dem Follikelsprung unter der Einwirkung des *zweiten* Hormons *(Progesteron)*. Es entsteht im Corpus luteum, findet sich nicht beim Manne und ist ebenfalls ein Sterinabkömmling. Auch seine künstliche Synthese gelang (DIRSCHERL und HANUSCH 1937). Zu seiner Prüfung dient der CLAUBERG-Test, d. h. die Transformation der Uterusschleimhaut juveniler Kaninchen nach Vorbehandlung mit Follikelhormon (denn das Hormon tritt ohne vorherige Wirkung des Follikelhormons nicht in Aktion). Es besteht also eine hormonale Steuerung des Uterus vom Ovar aus. In der Gravidität geht das Corpus luteum nicht zugrunde, sondern zeigt eine gesteigerte Funktion; von der Placenta wird das luteinisierende Choriongonadotropin gebildet.

Die Wirkung der Sexualhormone kommt sowohl in den unmittelbaren *Sexualfunktionen* wie in der Ausprägung der *sekundären Geschlechtsmerkmale* zur Geltung (Bartwuchs, Schamhaare, Brüste, Form des Beckens und des Kehlkopfs, Art der Fettverteilung und der dadurch bedingten charakteristischen Körperform von Mann und Weib, Psyche). Zahlreiche für die Pathologie des Menschen wichtige Erfahrungen über die Wirkung der Kastration bei *Tieren* (Kapaune, Ochsen, Wallache) lehren, daß diese auch hier einen tiefgreifenden Einfluß auf Körperbau, Temperament und Charakter der Tiere ausübt. Andererseits ist auch umgekehrt die Beeinflussung der Funktion der Keimdrüsen durch die *Psyche* seit langem bekannt (Unfruchtbarkeit wildlebender Tiere in der Gefangenschaft usw.); schwere anatomische Veränderungen unter der Einwirkung seelischer Erregungen wurden unzweideutig nachgewiesen (H. STIEVE).

Der *Ausfall der Keimdrüsenhormone* bewirkt beim Menschen charakteristische Störungen, die indessen, je nachdem ob die Ausschaltung schon in der Kindheit oder erst nach Eintritt der Pubertät stattfindet, einen verschiedenen Charakter haben. Die Entfernung beider Keimdrüsen *(Kastration) vor der Pubertät*, wie sie z. B. aus religiösen Gründen bei der Sekte der Skopzen geübt wurde, ferner früher zur Erhaltung kindlicher Sopranstimmen für Kirchenchöre angewendet wurde, bewirkt bei männlichen Individuen die Charakteristica des sog. **Eunuchen,** die etwa vom 12. Jahr ab in die Erscheinung treten. Die äußeren und inneren Genitalien bleiben in ihrer Entwicklung auf kindlicher Stufe stehen, die Stimme bleibt hoch (Fistelstimme). Scham- und Achselbehaarung fehlt, desgleichen der Bartwuchs. Die Epiphysenfugen schließen sich verspätet. Der Rumpf zeigt weibliche Formen, insbesondere ein reichlich entwickeltes Fettpolster namentlich in der Unterbauchgegend sowie am Mons veneris und an den Mammae, ferner finden sich ein breites Becken und dürftige Muskulatur; meist besteht ausgesprochener, wohl auf Enthemmung der Hypophyse (Wachstumshormon!) beruhender Hochwuchs mit oft sehr beträchtlicher Körperlänge bis zu 2 m, wobei bezeichnenderweise die Unterlänge wesentlich mehr als die Oberlänge daran beteiligt ist. Der Gesamthabitus ist nicht etwa kindlich, sondern zwar erwachsen, aber indifferent mit Neigung zu frühzeitigem Altern. Charakterlich finden sich oft Züge von Feigheit und Hinterhältigkeit.

Kastration im Stadium der Geschlechtsreife bewirkt nach Ablauf von etwa 4 Monaten beim Mann zwar nicht mehr die geschilderten eingreifenden Veränderungen im gesamten Körperbau; dagegen kommt es auch hier zur Rückbildung der sekundären Geschlechtsmerkmale, was sich besonders im Ausfallen der Bart-, Scham- und Achselbehaarung bemerkbar macht. Erektionen sowie die Libido schwinden und es tritt Impotenz ein (jedoch bleibt mitunter die Potentia coeundi erhalten). Zum Teil handelt es sich bei diesen „*Spätkastraten*" um traumatische Zerstörungen der Keimdrüsen, um Folgen von Operationen (Tumoren, Tuberkulose) oder einer Parotitis (Orchitis) oder um zum Teil gonorrhoische oder luische Entzündungsprozesse, die eine Verödung der interstitiellen Drüse bewirken.

Der sog. **Eunuchoidismus** oder *Hypogenitalismus* ist eine nicht seltene Anomalie, deren Ursache auf einer Entwicklungsstörung des endokrinen Sexualapparates beruhen dürfte, da exogene Faktoren hier nicht in Frage kommen. Äußerlich haben die Eunuchoiden große Ähnlichkeit mit den Eunuchen; zum Teil zeichnen sie sich durch große Körperlänge sowie ebenfalls häufig (besonders bei entsprechender hereditärer Disposition) durch reichliches Fettpolster aus. In manchen Fällen finden sich Anklänge an die Akromegalie. Die Genitalien sind abnorm klein; auch beobachtet man öfter ein nur unvollkommenes Descendieren der Testikel. Es bestehen Impotentia coeundi und Sterilität. Zum Teil deckt sich der äußere Habitus der Kranken mit demjenigen bei Dystrophia adiposogenitalis (vgl. S. 514), von der eine Unterscheidung schwierig sein kann.

Beim *weiblichen Geschlecht* kommen Störungen im geschlechtsreifen Alter hauptsächlich dort vor, wo eine operative Entfernung beider Ovarien infolge von ausgedehnter Erkrankung der Adnexe vorgenommen wurde. Es treten akut ziemlich stürmische Störungen auf, die mit den physiologisch im Anfang des Klimakteriums oft vorhandenen Beschwerden übereinstimmen und in Angstgefühl, Hitzewallungen und Frostschauern, Ohnmachtsanfällen, heftiger psychischer Erregbarkeit sowie unbestimmten ziehenden Schmerzen im Körper bestehen. Die Menstruation hört auf. Es kommt zu Atrophie des Uterus und der Vagina sowie zu Fettansatz, dessen Verteilung dem Typus bei älteren Frauen entspricht. Die Patienten leiden seelisch oft schwer unter ihrem Zustand. Wegen der starken Ausfallserscheinungen vermeidet man bei operativen Eingriffen an den weiblichen Genitalien nach Möglichkeit eine vollkommene Entfernung beider Keimdrüsen und ist bestrebt, in gleicher Weise wie bei Schilddrüsenoperationen einen Rest der Organe zurückzulassen.

Ein vor der Pubertät beim weiblichen Geschlecht in Erscheinung tretender Eunuchoidismus kann zum *ovariellen Kleinwuchs* führen. Trotz Offenbleiben der Epiphysenfugen sistiert das Wachstum, sekundäre Geschlechtsmerkmale stellen sich nicht oder kaum ein, das äußere Genitale erfährt keine Entwicklung und die Menstruation tritt nicht auf. Oft ist ein geistig-seelisches Zurückbleiben feststellbar. Es ist nicht möglich, durch eine Hormontherapie das Wachstum anzuregen.

Die **Therapie** beim männlichen Kastraten soll, bevor es zum Auftreten von Ausfallserscheinungen kommt, einsetzen. Durch die laufende Verabreichung von Organextrakten (Testifortan) oder synthetischen Präparaten (Anertan, Perandren, Testoviron) kann eine hinreichende Substitution erzielt werden. Zunächst wird man verhältnismäßig hohe Dosen intramuskulär geben, um dann die notwendige Erhaltungsdosis zu ermitteln. Auch die Implantation von krystallinischem Hormon unter die Haut erweist sich als erfolgreich. Beim Hypogenitalismus ist erst festzustellen, ob eine primäre Insuffizienz der Testes vorliegt oder ob es sich um eine verminderte Bildung des gonadotropen Hormons des Hypophysenvorderlappens handelt. Dementsprechend gestaltet sich die Hormontherapie. Zur Behandlung eines Ausfalls der Ovarien nach operativen Eingriffen oder bei schwerer primärer ovarieller Unterfunktion hat C. KAUFMANN empfohlen, zunächst Oestradiolbenzoat (= Progynon B oleos.) zu geben, und zwar innerhalb von 20 Tagen 5mal 5 mg intramuskulär und dann vom 21. bis zum 25. Tag täglich 5 mg Progesteron (= Proluton). Solche Kur kann in schweren Fällen mehrfach wiederholt werden. Vielfach ist laufende Substitution mit Oestrogenen notwendig. Als regelmäßige Folge eines Oestrogenmangels stellt sich eine Osteoporose ein, die besonders wirksam bekämpft werden kann, wenn neben der Oestrogentherapie Testosteron verabreicht wird.

Im *Klimakterium* als einer physiologischen Phase soll von Oestrogenen oder dem Diäthyldioxystilben (= Cyren) nur dann Gebrauch gemacht werden, wenn vorhandene Beschwerden (Hitzewallungen, Schweißausbrüche, Herzklopfen, Schwindelerscheinungen, Kopfschmerzen,

Pruritus, gesteigerte nervöse Erregbarkeit, depressive Verstimmungen) sehr störend sind und sich durch Sedativa, Spasmolytica und milde Hydrotherapie nicht hinreichend beeinflussen lassen.

Hypergenitalismus bei der Frau als Folge vermehrter Follikulinbildung wird gelegentlich, besonders im Klimakterium, mit den Symptomen verstärkter Uterusblutungen, einem Wachstum der Mammae (mitunter mit Milchsekretion) und der Vergrößerung des Uterus beobachtet und beruht auf gewissen Ovarialtumoren (sog. Granulosazelltumor), die auch den weiteren Krankheitsverlauf bestimmen. Die *Therapie* besteht in deren operativer Entfernung.

Stoffwechselkrankheiten

Einleitung. Unter Stoffwechsel versteht man allgemein die Gesamtheit aller derjenigen chemischen Vorgänge im Körper, deren sich der Organismus bedient, um den Ersatz von verbrauchtem Material zu bewerkstelligen *(Assimilation)*, andererseits um aus der Zersetzung höherer chemischer Verbindungen Energie in Form von Wärme und Arbeit zu gewinnen *(Dissimilation)*. Die im Stoffwechsel in Frage kommenden Nahrungsstoffe sind in der Hauptsache Eiweiß, Fett, Kohlenhydrate, Salze und Wasser; dazu kommen die Nucleoproteide, ferner die Lipoide (Lecithin, Cholesterin) und die Vitamine. Das Schicksal dieser Nahrungsstoffe im Organismus gestaltet sich verschieden. Während z. B. die Salze und das Wasser im Stoffwechsel als solche den Geweben einverleibt werden, müssen andere Nahrungsstoffe erst eingreifende chemische Veränderungen erfahren, um zum Aufbau der Gewebe Verwendung zu finden. Die einzelnen Phasen der sich im Körper hierbei abspielenden komplizierten Vorgänge sind im Gegensatz zu den Endprodukten vorläufig nur teilweise bekannt; sie gehören zum sog. *intermediären Stoffwechsel*.

Die Zersetzung der in den Nahrungsstoffen und in den Körpersubstanzen enthaltenen höheren chemischen Verbindungen, insbesondere ihr tieferer Abbau, die sog. *Desmolyse*, erfolgt vornehmlich durch Sprengung ihrer C-Ketten, wobei einerseits die *Oxydoreduktion*, andererseits die *Decarboxylierung* die Hauptrolle spielen. In der ersten Phase entstehen durch fortschreitende Dehydrierung O-reiche Carbonsauren, welche in der zweiten Phase bei Gegenwart des entsprechenden Enzyms (Carboxylase) CO_2 abgeben. Letztere sowie H_2O, welches infolge der Oxydation des durch die Dehydrierung frei werdenden H entsteht, sind die Endprodukte der Desmolyse.

Die **Eiweißkörper** sind chemisch hochmolekulare Substanzen, die sich aus zahlreichen Aminosäuren aufbauen. Man unterscheidet Monoaminosäuren (z. B. Glykokoll, Alanin, Asparaginsäure usw.), ferner die Diaminosäuren Arginin und Lysin, endlich aromatische, d. h. Sechser- oder Fünferringe enthaltende (cyclische und heterocyclische) Aminosäuren, wie Phenylalanin, Tyrosin, Tryptophan, Histidin usw.

Die Aminosäuren sind im Eiweiß zu sog. *Peptiden* bzw. Polypeptiden untereinander gekuppelt. Zahl, Art und Gruppierung der verschiedenen Aminosäuren im Eiweißmolekül zeigen bei den einzelnen Eiweißarten erhebliche Unterschiede und bedingen u. a. deren sog. *artspezifischen* Charakter. Neben dem Methionin ist das Cystin eine S-haltige Aminosäure. Methionin ist für das Körperwachstum und das Wachsen der Haare erforderlich, es verhindert krankhaften Eiweißzerfall und übt für die Leberzellen eine gewisse Schutzfunktion aus. Es ist, ebenso wie das Cystin, nur in tierischem Eiweiß enthalten. Cystin findet sich in fast allen Zellen, besonders in der Muskulatur, in der Form des Glutathions, außerdem im Insulin und im Keratin der Nägel und Haare; als leicht oxydierbarer und reduzierbarer Körper gehört es ebenso, wie z. B. die Ascorbinsäure (S. 563), zu den sog. *reversiblen Redoxsystemen*, bei denen das Verhältnis der oxydierten zur reduzierten Form nach den jeweiligen Oxydationsbedingungen im Milieu variiert; diese Körper spielen bei den Oxydationsvorgängen des Organismus eine große Rolle. Eine große Zahl von Aminosäuren vermag der Körper synthetisch zu erzeugen, eine Ausnahme bilden das Tryptophan, das Phenylalanin, die Muttersubstanz des Tyrosin, das Histidin, das Leucin, das Isoleucin, das Methionin, das Lysin und das Valin. Diese müssen daher als sog. *exogene* Nährstoffe dem Körper in der Nahrung zugeführt werden (die Synthese der *cyclischen* Aminosäuren ist eine nur den *Pflanzen* eigene Fähigkeit). Der artspezifische Charakter erklärt es auch, daß die mit der Nahrung aufgenommenen Eiweißkörper tierischer oder pflanzlicher Provenienz nicht ohne weiteres als solche vom Organismus assimiliert werden können und daß sie, wenn sie ohne Vorbereitung ins Blut oder in die Gewebe eingebracht werden, als Fremdkörper schädigend wirken oder unverändert wieder ausgeschieden werden. Aufgabe der Verdauung ist es, durch Zerlegung des (tierischen und pflanzlichen) Eiweißmoleküls in seine Komponenten, also in der Hauptsache in die Aminosäuren, das Eiweiß seines art- und organspezifischen Charakters zu entkleiden und es dadurch sowohl unschädlich zu machen, als es auch zur Verwendung im Organismus, d. h. zum Wiederaufbau des Organeiweißes zu befähigen. Daß die bei der Verdauung frei werdenden Bruchstücke des Eiweißmoleküls diesem Ziele dienen, geht daraus hervor, daß es z. B. gelingt, wachsende Tiere statt mit Fleischfütterung mit einem Gemisch verschiedener Aminosäuren in ihrem Eiweißbestand zu erhalten. Die Aminosauren des Nahrungseiweißes bilden somit die Hauptbausteine bei der *Synthese* des Körpereiweißes. Der großere Teil des mit der Nahrung aufgenommenen Eiweißes fallt indessen der weiteren Zersetzung anheim, indem von den Aminosäuren NH_3 oxydativ abgespalten wird. Diese *Desaminierung* erfolgt in fast allen Organen, am meisten aber in Leber und Nieren. Das an sich giftige NH_3 vereinigt sich zwecks Entgiftung mit der im Organismus stets vorhandenen CO_2 zu dem harmlosen *Harnstoff*. Der Harnstoff ist ein Stoffwechselprodukt, das durch die Nieren ausgeschieden wird; es bildet daher bis zu einem gewissen Grade einen Maßstab für die Eiweißzersetzung und seine Menge im Harn geht der Menge des Nahrungseiweißes parallel. Außer dem aus der Nahrung stammenden Eiweiß wird dauernd in geringen Mengen körpereigenes Eiweiß zersetzt. Naheres hierüber sowie über die Menge des ausgeschiedenen N siehe S. 527. Erfolgt statt der Desaminierung einer Aminosäure ihre Decarboxylierung (s. oben), so entstehen die sog. *biogenen Amine*, die schon in sehr geringen Mengen bedeutsame biologische Wirkungen entfalten (z. B. Cholin, Histamin, Adrenalin, Tyramin u. a. m.).

Den Eiweißkörpern nahe verwandt sind die aus den Zellkernen stammenden **Nucleoproteide** (Nucleinstoffe), welche neben Eiweiß, Phosphorsäure, Zucker (Pentosen) u. a. als charakteristischen Bestandteil die sog. Purinbasen, und zwar Aminopurine, wie Adenin (Aminopurin), Guanin (Aminooxypurin) usw., enthalten. Die Nucleoproteide stammen teils aus der Nahrung, vor allem soweit diese animalisch ist (besonders aus den kernreichen Organen wie Leber, Milz, Thymus, Pankreas, Nieren), teils aus dem Untergang von Körperzellen. Übrigens findet im Körper auch eine synthetische Bildung von Nucleinbasen statt. Bei der Verdauung werden die Nucleoproteide vom Eiweiß befreit, wodurch die Nucleinsäuren oder *Polynucleotide* sowie weiter die einfacher gebauten und wasserlöslichen *Nucleotide* entstehen.

$$\begin{array}{ccc}
\text{N=CH} & \text{HN—CO} & \text{N=COH} \\
\text{HC}\quad\text{C—NH} & \text{OC}\quad\text{C—NH} & \text{HOC}\quad\text{C—NH} \\
\text{H—C—N}\quad\text{CH} & \text{HN—C—NH}\quad\text{CO} & \text{N—C—N}\quad\text{COH} \\
\text{[Purin]} & \text{Keto- oder} & \text{Enol- oder Lactim-} \\
& \text{Lactamformel} & \text{formel} \\
& \multicolumn{2}{c}{\text{der Harnsäure}}
\end{array}$$

Die in ihnen enthaltenen Purinkorper werden in der Leber desaminiert und durch Oxydation in *Harnsäure* (= Trioxypurin) übergeführt, welche ebenfalls durch die Nieren ausgeschieden wird. Die Harnsäure (Abkürzung Ü), die demnach beim Menschen (und Affen, nicht bei anderen Saugetieren) ebenfalls ein Stoffwechselprodukt ist, hat mit dem Eiweißstoffwechsel nichts zu tun, da sie ausschließlich von dem Zerfall der Kernsubstanzen herrührt. Auch bei purinfreier Kost werden stets geringe Mengen von sog. *endogener* Harnsäure, etwa 0,2—0,6 g pro die vom gesunden Erwachsenen ausgeschieden, die von der Zellmauserung des Körpers stammen und damit einen zuverlassigen Maßstab fur das zugrunde gehende Zellmaterial bilden. Dazu kommen bei purinhaltiger Kost (Fleischkost) wechselnde Mengen von *exogener* Harnsaure, deren Menge etwa $1/_2$ der mit der Nahrung aufgenommenen Nucleinsubstanzen entspricht und ebenfalls etwa 0,2—0,6 g betragt, so daß die Gesamtmenge der Ü sich zwischen 0,4 und 1,2 g bewegt. Erhöhung der Ü-Werte im Harn tritt bei gesteigertem Zerfall von Zellkernen auf, so insbesondere bei Leukämie und in geringem Grade bei Pneumonie im Stadium der Lösung.

Die Eiweißkorper sowie die Nucleoproteide der Nahrung dienen zum Teil als Baumaterial fur den Körper, um anderen sind sie mit den Fetten und Kohlenhydraten zusammen Energiespender.

Die **Fette** sind Glycerinester höherer Fettsäuren, und zwar vor allem der Stearinsäure ($C_{18}H_{36}O_2$), Palmitinsäure ($C_{16}H_{32}O_2$ und Ölsäure ($C_{18}H_{34}O_2$), wobei sich an jedes der drei Alkoholradikale des Glycerins (CH_2OH_2OH) ein Fettsaurerest anlagert. Demnach sind die Fette Triglyceride. Das *Fett* des Korpers stammt aus dem Fett der Nahrung, indem der Organismus nach dessen Spaltung in Glycerin und die verschiedenen Fettsäuren aus diesen eine Resynthese zu dem entsprechenden arteigenen Fett vornimmt. Über Fettbildung aus Kohlenhydraten s. S. 531. Das Fett in der Nahrung sichert die Zufuhr fettlöslicher Vitamine. Es liegen übrigens Anhaltspunkte dafur vor, daß die im Nahrungsfett enthaltenen ungesättigten Fettsäuren vom Organismus nicht synthetisiert werden können.

Auch die **Lipoide**, die alkohol- und ätherlösliche esterartige Verbindungen des Glycerins oder anderer Alkohole mit Fettsaureradikalen sind und denen ihre physikalische fettähnliche Beschaffenheit gemeinsam ist, stellen konstante Bauelemente der Zellen, speziell des Zellstromas dar. Die Lipoide sind u. a. von großer Bedeutung für die Frage der Zellpermeabilität. In der Nahrung kommen sie zum großen Teil als sog. Begleitstoffe der Fette vor. Zu den Lipoiden gehören die Lecithine (Phosphatide), Cerebroside, Cholesterinester usw.

Auch das zur Gruppe der *Sterine* gehörige *Cholesterin* wird hierher gerechnet, wiewohl es tatsächlich kein Lipoid, sondern ein aromatischer Alkohol ist. Es ist in allen Zellen vorhanden. Es kann übrigens vom Körper synthetisch aufgebaut werden und gehört daher nicht zu den obligatorischen Nahrungsstoffen; seine Bildungsstätte ist zwar nicht bekannt, doch dürfte sie sich nicht auf ein einzelnes Organ beschränken. Für die Ernährungslehre ist der Unterschied zwischen tierischem und pflanzlichem Cholesterin insofern von Bedeutung, als nur ersteres vom Darm resorbiert wird, letzteres nicht. Mit der Nahrung aufgenommenes (und rasch resorbiertes) Cholesterin wird nur sehr langsam ausgeschieden, und zwar durch den Darm (vor allem den Dickdarm), durch die Haut und mit der Milch. Abführmittel fördern die Ausscheidung. Im Blutserum, dessen Gehalt an Gesamtcholesterin 150—200 mg-% beträgt, kommen sowohl freies Cholesterin (normal etwa 60 mg-%) als auch Cholesterinester (etwa 140 mg-%) vor; das Gleichgewicht zwischen beiden wird vor allem von der Leber, vielleicht aber auch von anderen Geweben reguliert. In der Zelle findet sich in der Hauptsache freies Cholesterin.

Zu beachten ist die Verwandtschaft der Sterine mit den Gallensäuren, mit gewissen Vitaminen und Hormonen und mit den Digitalisglykosiden (vgl. S. 516). Man faßt diese biologisch sehr verschieden wirkenden Körper als *Steroide* zusammen; sie lassen sich alle

von dem *Steran* ableiten.

Die **Kohlenhydrate** (KH) bestehen aus den drei Elementen C, H und O nach der allgemeinen Formel $C_nH_{2n}O_n$ und stellen chemisch die ersten Oxydationsprodukte mehrwertiger Alkohole von Aldehyd- oder Ketoncharakter dar. Die für den Stoffwechsel wichtigsten KH sind die Monosaccharide, die Disaccharide und die Polysaccharide. Zu den *Monosacchariden* gehören vor allem die *Hexosen* $C_6H_{12}O_6$, und zwar Traubenzucker (Dextrose oder Glucose), Fruchtzucker (Lävulose), Galaktose, ferner die Pentosen ($C_5H_{10}O_5$). *Disaccharide* ($C_{12}H_{22}O_{11}$), die aus 2 Hexose-Molekülen bestehen, sind Rohrzucker (Dextrose + Lävulose), Maltose oder Malzzucker (2 Dextrose-Moleküle) und Lactose oder Milchzucker (Dextrose + Galaktose). Zu den *Polysacchariden*, die aus mehreren Zuckermolekülen bestehen, gehören vor allem die aus *Hexosen* bestehenden Körper $(C_6H_{10}O_5)_n$ wie Glykogen sowie Amylum (beide aus Glucose gebildet), ferner Inulin (Lävulose), Hemicellulose (Hexosen + Pentosen) und Cellulose, ferner die Polysaccharide aus Pentosen oder *Pentosane* $(C_5H_8O_4)_n$. Die Kohlenhydrate, die im Stoffwechsel eine Rolle spielen, stammen ebenso wie die Fette in erster Linie aus der Nahrung. Und zwar werden die Disaccharide sowie von den Polysacchariden Stärke und Glykogen durch die Verdauungsenzyme (Speichel, Pankreas- und Darmsaft) in Monosaccharide übergeführt, so daß die KH nur in der Form der letzteren resorbiert werden und als solche in den Stoffwechsel eintreten[1]. Die Resorption wird durch Phosphorylierung, d. h. die Veresterung mit Phosphorsäure (diese wiederum durch ein Hormon der Nebennierenrinde und durch B-Vitamine) ermöglicht. Zum großen Teil fallen die KH alsbald der Zersetzung anheim und dienen so als Kraftquelle, während ein anderer Teil sich durch Polymerisation in das Polysaccharid Glykogen verwandelt, das als Vorratsstoff in der Leber und in den Muskeln deponiert wird, wo es im Bedarfsfall für den Gebrauch zur Verfügung steht. Nur etwa für den Bedarf eines Tages reicht der Glykogenbestand eines gesunden Menschen aus. Glykogenbildner sind nur die mit Hefe vergärbaren Zuckerarten; die anderen passieren ungenutzt den Körper. Der Abbau der KH erfolgt nicht direkt durch Oxydation zu CO_2 und H_2O, sondern allmählich und stufenweise, und zwar teils durch fermentative Spaltung wie bei der Hefegärung, also anoxybiotisch, d. h. ohne Sauerstoff[2], teils durch Oxydation oder vielmehr durch Entziehung des Wasserstoffs *(Dehydrierung)* durch spezifische Enzyme. Voraussetzung für diese Dehydrierungsvorgänge ist die Mitwirkung von Phosphorsäure. Unter den Abbauprodukten kommt der Brenztraubensäure ($CH_3 \cdot CO \cdot COOH$) eine besondere Bedeutung zu. Aus ihr kann sich durch Dehydrierung Milchsäure, durch Aminierung Alanin bilden. Andererseits können Milchsäure und Alanin in Brenztraubensäure umgewandelt werden. Durch Dekarboxylierung unter Einwirkung eines Enzyms entsteht aus der Brenztraubensäure ein Acetat, welches wiederum durch ein Enzym mit Oxalessigsäure zu Citronensäure umgewandelt wird. Über den durch *Krebs* dargestellten Citronensäurezyklus erfolgt die Endoxydation. Es ist nachgewiesen, daß alle drei Nährstoffe bei ihrem Abbau zur Citronensäure und damit zum Citronensäurezyklus führen und daß über

---

[1] Auch Zuckerabbauprodukte, wie Glycerinaldehyd, Methylglyoxal, Brenztraubensäure, Milchsäure, die Triose Dioxyaceton (Oxanthin) sowie Zuckeralkohole, wie Sorbit (Sionon), sind zur Glykogensynthese befähigt.

[2] Beispiele für eine *anoxybiotische* Spaltung von $C_6H_{12}O_6$ sind die Alkohol- ($C_6H_{12}O_6 = 2C_2H_5OH + 2CO_2$) und die Milchsäuregärung ($C_6H_{12}O_6 = 2CH_3 \cdot CH(OH) \cdot COOH$). Diese Beispiele sprechen dafür, daß das Zuckermolekül auch im Tierkörper wie bei der Hefegärung vor der weiteren Zersetzung zuerst in der Mitte auseinanderbricht.

den Citronensäurezyklus die Energie geliefert wird. Für die gegenwärtige Auffassung der diabetischen Acidose, ebenso der Hungeracidose, steht die Annahme im Mittelpunkt, daß bei nicht genügend vorhandener Oxalessigsäure sich aus Fettsäuren mit gerader Atomzahl unter enzymatischer Einwirkung Acetessigsäure bildet. Diese kann in β-Oxybuttersäure übergehen oder in Aceton und Kohlensäure. Der Acetessigsäurebildung wirken entgegen, weil sie in Oxalessigsäure übergehen, Glucose, Milchsäure, Alanin, Brenztraubensäure und die Fettsäuren mit ungerader Atomzahl. Über die Rolle der B_1-Vitamine im KH-Stoffwechsel s. S. 563. Auch für die Muskelarbeit ist als reaktionsfähige KH-Form eine esterartige Verbindung der KH mit Phosphorsäure (Hexosediphosphorsäure oder *Lactacidogen*) bedeutsam; während der Muskelkontraktion erfolgt ohne Beteiligung von Sauerstoff ein Abbau des Glykogens über das Lactacidogen zur Milchsäure, wogegen sich während der Erschlaffung des Muskels eine oxydative Resynthese des größten Teiles ($^4/_5$) der Milchsäure bis zum Glykogen vollzieht; nur $^1/_5$ der Milchsäure wird zu CO_2 und H_2O verbrannt. Der Gehalt an Milchsäure im Blut beträgt normal 8—15 mg-%; bei schwerer körperlicher Arbeit kann er auf das 7—8fache steigen.

Eine ähnliche Bedeutung für die *Muskeltätigkeit* hat übrigens das *Phosphagen*, eine Esterverbindung von Phosphorsäure mit *Kreatin* (= Methylguanidinessigsäure; sein Anhydrid ist das Kreatinin); Kreatin ist für Tonus und Ernährung der Muskeln von großer Bedeutung. Aus dem Gesagten erklärt sich übrigens auch die große Rolle der *Phosphorsäure* für den Kraftstoffwechsel sowie u. a. auch ihre vermehrte Ausscheidung durch den Harn nach Muskelarbeit[1]. Auch sonst spielen bei den mannigfachsten physiologischen Prozessen *Phosphorylierungen* eine entscheidende Rolle, da viele Körper erst in dieser Form biologisch wirksam werden.

Eine weitere wichtige Quelle der KH-Entstehung im Körper sind die Eiweißkörper (sog. *Glykoneogenie*). Es ist nachgewiesen, daß aus zahlreichen Aminosäuren, vor allem aus Alanin (aus welchem nach Desaminierung ebenfalls Brenztraubensäure, s. oben, entsteht) sowie aus Glykokoll, ferner aus Asparaginsäure, Leucin usw. (dagegen nicht aus Phenylalanin und Tyrosin) nach ihrer Desaminierung Zucker in beträchtlichem (50% und mehr) Maße entstehen kann, wobei man eine jedesmalige Abspaltung von Alanin annimmt. Dies ist auch die Erklärung für die Tatsache, daß bei KH-freier Kost und nach Aufzehrung der Glykogenreserven, also im Hunger, das Blut nicht zuckerfrei wird, sondern wie unter normalen Verhältnissen dauernd einen gewissen Zuckergehalt aufweist.

Die **Salze,** d. h. die anorganischen Mineralbestandteile *(Elektrolyte)* spielen im Stoffwechsel eine nicht minder wichtige Rolle. Sie bilden einen konstanten Bestandteil jeder Zelle und bedürfen fortlaufender Ergänzung wegen des dauernden Salzverlustes durch Harn und Stuhl. Ihre Gesamtheit bildet 4,5% des Körpers, wovon $^5/_6$ sich im Skelet finden. Hauptquellen der Mineralien in der Nahrung sind u. a. Obst und Gemüse. Die physiologische *Bedeutung* der Salze ist eine sehr mannigfaltige, indem sie zwar nicht wie die anderen Nahrungstoffe durch chemische Umsetzungen als Energiespender wirken, dagegen bei der Regulierung gewisser *physikalisch-chemischer Zustände* der Säfte und Gewebe eine Hauptrolle spielen.

Gemäß den Gesetzen der physikalischen Chemie treten die Salze nicht nur als gelöste undissoziierte Moleküle, sondern vor allem auch als *dissoziierte* Ionen, d. h. als elektrisch geladene Atome und Molekülreste auf (positiv geladene Kationen = H- und Metallionen: Na, K, Ca, Fe usw.; elektronegative Anionen = OH- und Säureradikale: Cl, HCO_3, H_2PO_4), daneben ferner locker an Kolloide gebunden, schließlich in fester Bindung wie z. B. das Fe im Hämoglobin[2]. Eine der Hauptaufgaben der Salze ist die Aufrechterhaltung des normalen osmotischen Gleichgewichtes zwischen den Zellen und ihrer Umgebung, der sog. *Isotonie*, die übrigens allgemein viel strenger gewahrt wird wie die Isoionie und Isohydrie (s. unten) und an der sich quantitativ in erster Linie das NaCl beteiligt; dieses zeichnet sich durch seine stets annähernd gleichbleibende Konzentration aus. Allgemein zeigen vor allem die Kationen große Konstanz ihrer Mengenverhältnisse *(Isoionie)*, wogegen die Anionen (unter pathologischen Verhältnissen) größeren Schwankungen unterworfen sind.

Von großer Wichtigkeit sind ferner die Salze für die Regulierung des *Säurebasengleichgewichtes*, d. h. für die sog. *Isohydrie* des Organismus, zumal eine Reihe verschiedener Faktoren existieren, die dies Gleichgewicht zu stören vermögen. Einmal entstehen nämlich durch den Stoffwechsel (insbesondere bei der Eiweiß- und Fettzersetzung) dauernd saure Zersetzungsprodukte wie CO_2, Milchsäure, Acetonkörper; saure und basische Valenzen werden ferner durch die Nahrung aufgenommen; schließlich ist an die sauren bzw. alkalischen Säfte mancher Verdauungsdrüsen (Magen, Dünndarm, Pankreas) zu erinnern. Andererseits wird normal

---

[1] Die Bestimmung des *P-Gehaltes des Plasmas* spielt eine große Rolle, wobei verschiedene Fraktionen unterschieden werden. *Normalwerte:* Gesamt-P = 13—14 mg-%, davon säurelöslicher P = 3—4 mg-% anorganischer und 0—0,5 mg-% organischer P, säureunlöslicher P = 8—10 mg-% Lipoid P, während Nuclein-P normal fehlt.

[2] Die im Blute und in den Körpersäften vorhandenen Substanzen kommen in *drei verschiedenen* Formen vor; in ionendisperser (z. B. Salze), in molekulardisperser (z. B. Zucker) und in kolloidaler (z. B. Eiweißkörper) Form.

vom Blut und von den Geweben an der Konstanz des Säurebasengleichgewichtes mit großer Präzision festgehalten, wobei das Blut mit einem $p_H = 7{,}2 - 7{,}5$[1] sich leicht alkalisch verhält. Der Organismus muß also über gewisse Regulations- bzw. Kompensationsvorrichtungen verfügen, die die Isohydrie gewährleisten. Letztere bestehen einmal in der Fähigkeit der Nieren, des Darmes und der Lunge, ein Übermaß saurer bzw. alkalischer Valenzen zu eliminieren, sodann in einem eigenartigen Pufferungssystem des Blutes. Die Niere produziert bei Bedarf einen sauren (in Form saurer Monophosphate) oder alkalischen Harn, der Darm vermag basische tertiäre Phosphate (auch Carbonate und Kalkseifen) auszuscheiden. Diese von Niere und Darm besorgte grobe Regulation erfährt eine wichtige Ergänzung durch die Atmung. Der adäquate Reiz des Atemzentrums ist die CO_2. Zunahme der sauren Valenzen im Körper bewirkt vermehrtes Abdunsten von CO_2 durch Verstärkung der Lungenventilation, im umgekehrten Fall erfolgt verminderte CO_2-Abgabe durch die Atmung. Kompensationsmaßnahmen stellt z. B. bei gesteigerter Säureproduktion (Acidose) die Bereitstellung von NH_3 in der Leber dar, das bei der Desaminierung der Aminosäuren frei wird und hier der Harnstoffsynthese entzogen wird, um die Säuren zu neutralisieren; reicht dies nicht aus, so wird das große Mineraldepot des Skelets (Carbonate, tertiäre Phosphate) zur Absättigung saurer Valenzen herangezogen. Umgekehrt dienen die im Körper entstehenden Säuren (s. oben) dazu, einen etwaigen Basenüberschuß abzusättigen. Im Blut selbst findet sich außerdem eine besondere Einrichtung, die es ihm ermöglicht, an seiner $[H^\cdot]$ den verschiedenen Einwirkungen gegenüber zähe festzuhalten: die Gemische $H_2CO_3 + NaHCO_3$ sowie $NaH_2PO_4 + Na_2HPO_4$ vermögen größere Mengen von Säuren aufzunehmen, ohne daß die Reaktion des Mediums sich wesentlich ändert. Es ist dies die für die Biologie überaus wichtige sog. *Pufferwirkung* der Salze. Auch den Eiweißkörpern kommt als sog. Ampholyten (d. h. Körpern, die sich gleichzeitig wie Säuren und Basen verhalten) eine ähnliche Rolle zu. In noch höherem Maße entwickelt das Hämoglobin (das Oxy-Hb in stärkerem Maße als das reduzierte Hb) eine Pufferwirkung, indem es nach Art einer Säure Bindungen mit Alkali eingeht, welches es zum Zwecke der CO_2-Bindung wieder abzuspalten vermag (umgekehrt erhöht übrigens Zunahme der CO_2 die O_2-Abspaltung des Hb).

Unter sog. *Alkalireserve* versteht man das Gesamtalkali des Blutes, das CO_2 zu binden vermag bzw. gebunden hat. Normal beträgt das CO_2-Bindungsvermögen des Blutes etwa 50—60 Vol.-%. Bei pathologischer Säurebildung (Acidose vgl. S. 539) wird ein Teil der Alkalireserve von den Säuren beschlagnahmt, so daß das CO_2-Bindungsvermögen sich verringert. Man mißt die Alkalireserve durch Bestimmung des Volumens der CO_2, die bei Säurezusatz in vitro zum Blut aus dem Bicarbonat desselben in Freiheit gesetzt wird.

Die Kationen der Salze haben außerdem noch mannigfache *spezifische* Wirkungen, die u. a. z. B. in der Beeinflussung der Contractilität der Muskeln sowie der Erregbarkeit der Nerven zur Geltung kommen. Hierbei zeigen die einzelnen Kationen zum Teil untereinander ein antagonistisches Verhalten. So wird z. B. die Wirksamkeit der Vagus- bzw. Sympathicusreizung in hohem Maße vom Gehalt der Erfolgsorgane an Kalium- bzw. Calciumionen bestimmt, die sich antagonistisch verhalten. Kaliumanreicherung wirkt wie Vagus-, Calciumanreicherung wie Sympathicusreizung. Umgekehrt macht Sympathicusreizung in den Geweben Calcium frei, Vagusreizung Kalium. Bei der Spaltung der Stärke wird die Speichel- und Pankreasamylasewirkung durch NaCl gefördert; gleiches gilt für die Wirkung des Insulins. Natrium ist ferner unerläßlich für die Erregbarkeit der Muskeln und Nerven. Auch für die Wirkung der *Hormone* ist diejenige Elektrolytkonstellation bestimmend, die erstere im Erfolgsorgan antreffen; z. B. wird die Thyroxinwirkung verstärkt durch Kalium-, vermindert durch Calciumionen, umgekehrt erfährt die blutdrucksteigernde Wirkung des Adrenalins eine Abschwächung durch Kalium-, eine Verstärkung durch Calciumionen (andererseits regulieren manche Hormondrüsen den Mineralstoffwechsel, so die Nebenschilddrüsen den Calcium-, die Nebennieren den Kochsalzstoffwechsel). Allgemein dürfte somit den Ionen u. a. eine den Zellmechanismus regulierende Funktion zukommen. Die Konzentration der H-Ionen ferner ist maßgebend für den Ablauf vieler chemischer Prozesse; ihre Zunahme (in Form von Milchsäure z. B. bei Muskelarbeit oder bei Entzündung) bewirkt Erweiterung der Blutgefäße und damit vermehrten Blutzufluß zu dem betreffenden Organ. Die verschiedenen Ionen beeinflussen auch den physikalischen Zustand der *Zellkolloide*, indem sie den Quellungsgrad, die Stabilität und die Teilchengröße derselben zu ändern vermögen. Auch eine *katalytische* Wirkung der Salze beim Ablauf fermentativer Reaktionen dürfte sicher sein.

---

[1] Der zahlenmäßige Ausdruck des Verhältnisses von Säuren zu Basen ist die Wasserstoffionenkonzentration $[H^\cdot]$, deren negativer Logarithmus p_H als sog. Wasserstoffexponent Verwendung findet. Neutrale Reaktion entspricht einem p_H von 7,0. Das p_H des Blutes und der Gewebe ist von entscheidender Bedeutung für das Verhalten der Eiweißkörper und der Zellmembranen, für den Gasaustausch zwischen Blut und Gewebe und für die Funktion der Fermente. Da die p_H-Werte 7,2 und 7,5 $[H^\cdot]$-Werten von $6{,}3 \cdot 10^{-8}$ bzw. $3{,}2 \cdot 10^{-8}$ entsprechen, was eine Verdoppelung der Konzentration bedeutet, so ist die Schwankungsbreite faktisch nicht ganz gering.

Beim Mineralstoffwechsel ist ferner zu beachten, daß bei mangelnder Zufuhr die *Ausscheidung* von Calcium, Phosphorsäure und Schwefelsäure trotzdem weiter vor sich geht, während sie für Eisen und Chlor entsprechend sinkt bzw. ganz aufhört. Ein Haupt*depot* für die Mineralstoffe bildet das Skelet, nächst dem die Haut. Schließlich ist zu erwähnen, daß die Wirkung und das Verhalten der einzelnen Mineralien im gleichen Organismus sehr verschieden sein können je nach der Art der Ernährung, insbesondere je nach dem Gehalt derselben an sauren und basischen Valenzen.

Auch das **Wasser** gehört zu den lebensnotwendigen Bestandteilen der Zelle und ist in beträchtlicher Menge in allen lebenden Geweben enthalten. Es kommt in *dreierlei* Form im Organismus vor: als Bestandteil von Blut, Lymphe und Sekreten, zweitens als Gewebsflüssigkeit in den Gewebsspalten (Wasserdepots), drittens als Quellungswasser, d. h. als Bestandteil des Zellprotoplasmas. In letzterer Form zirkuliert es auch im Blut zum großen Teil an die Serumeiweißkörper gebunden. Ein Mensch von 75 kg enthält etwa 45 Liter Wasser. Der Wassergehalt der Gewebe, speziell des Fettgewebes, schwankt außerordentlich (etwa zwischen 8 und 70%) und ist abhängig vom Ernährungszustand; er steigt an bei Unterernährung und zum Teil bei der Kachexie. Hauptaufgabe des Wassers ist es, als Lösungs- und Transportmittel für die Salze und die Produkte des Stoffwechsels zu dienen, die nur in gelöster Form wirksam sind und nur als Lösungen ausgeschieden werden können. Auch die Ionendissoziation der Salze sowie die Bildung freier H- und OH-Ionen als Ursache der neutralen bzw. alkalischen Reaktion des Blutes sind an die Gegenwart von Wasser gebunden. Da mit dem Harn wie auch mit dem Schweiß und der Atmungsluft dauernd große Wassermengen ausgeschieden werden — sie betragen für Schweiß und Atem in der Ruhe bis 1 Liter, bei angestrengter Arbeit bis 5 Liter Wasser in 24 Stunden —, so ist entsprechender Ersatz erforderlich. Dabei kommt außer der direkten Aufnahme von Flüssigkeit und dem zum Teil beträchtlichen Wassergehalt der verschiedenen Nahrungsmittel (etwa 80% der Gesamtkost) auch der Stoffwechsel selbst, insbesondere die Verbrennung der KH als Quelle von Wasser in Betracht. Dieses sog. *Oxydationswasser* beträgt pro 1000 Calorien etwa 120 ccm Wasser, im ganzen also in 24 Stunden etwa 250—400 ccm.

Schließlich sind als eine sehr wichtige Gruppe von Nährstoffen die sog. **Vitamine** (Ergänzungs- oder akzessorische Nährstoffe, Nutramine) zu nennen, deren außerordentliche Bedeutung für Wachstum und Erhaltung des Lebens erst in neuerer Zeit genauer erkannt wurde. Die irreführende Bezeichnung Vitamin geht auf die ursprüngliche unzutreffende Annahme Cas. Funks zurück, daß sie N-haltig sind, was tatsächlich aber nur für einige Vitamine zutrifft. Die Vitaminforschung begann mit der experimentellen Entdeckung einer beri-beriähnlichen Krankheit bei mit poliertem Reis gefütterten Hühnern durch Christ. Eijkman 1897. Grundlegend waren später vor allem die Beobachtungen von W. Stepp (1909), dann von amerikanischen Forschern, daß eine sonst völlig ausreichende, aber mit Alkohol-Äther extrahierte Kost bei Versuchstieren sich auf die Dauer als unzureichend erweist, andererseits aber durch nachträglichen Zusatz des Extrahierten wieder vollwertig wird. Es handelt sich um gewisse, in erstaunlich geringer Menge bereits wirksame organische Substanzen, die von Eiweiß, KH und Fetten verschieden sind, deren genauere chemische Natur erst zum Teil bekannt ist. Man stellt sich ihre Wirkung im Sinne von Stoffwechselaktivatoren (Katalysatoren) bzw. Reizstoffen vor und konnte insbesondere durch experimentelle Untersuchungen feststellen, daß sie teils Lokal-, teils Fernwirkungen entfalten. Zu den ersteren gehören Anregung des Zellwachstums, Einwirkung auf den Zellstoffwechsel sowie auf die Oberflächenspannung und damit auf die Permeabilität. Für einige Vitamine ließ sich nachweisen, daß sie Bausteine wichtiger Fermente sind. Bei den Fernwirkungen dürfte das Eingreifen in das Spiel der Hormone von Bedeutung sein. Der Tagesbedarf an Vitaminen beträgt einige Milligramm und bewegt sich also etwa in der gleichen Größenordnung wie die Hormone. Sie stammen letzten Endes sämtlich aus dem Pflanzenreich; jedoch ließ sich für einige von ihnen nachweisen, daß sie im Tierkörper synthetisch erzeugt werden. Ihre außerordentliche Bedeutung geht einmal daraus hervor, daß eine aus den fünf vorstehend genannten reinsten Nahrungsstoffen künstlich zusammengesetzte Nahrung im Tierversuch trotz genügender Menge sich auf die Dauer als unzureichend erweist und daß es andererseits gelang, Krankheiten, wie z. B. Skorbut, Beri-Beri usw., beim Menschen wie auch die experimentell beim Tier erzeugten analogen Krankheitszustände durch Hinzufügen gewisser Vitaminträger zur Nahrung prompt zu heilen. Näheres s. S. 562. Die Vitamine des B-Komplexes und das Vitamin K haben eine besonders große Bedeutung für den Eiweiß-, Fett- und Kohlenhydratstoffwechsel dadurch, daß sie, in den Zellen als Fermentproteine fixiert, nach ihrer Veresterung mit Phosphorsäure die Eigenschaften von Co-Enzymen gewinnen.

Unter normalen Verhältnissen nehmen Mensch und Tier bei der Möglichkeit freier Wahl instinktiv eine Kost zu sich, die quantitativ wie qualitativ optimalen gesundheitlichen Verhältnissen zu entsprechen pflegt. Appetit und Geschmacksrichtung gewährleisten diese unbewußte Regelung des Nahrungsbedürfnisses. Das ändert sich unter krankhaften Verhältnissen sowie unter außerem Zwang (Hunger oder Massenernährung). Von größter Bedeutung ist die Frage, *nach welchen Grundsätzen unter solchen Umständen die Ernährung zu regeln ist* bzw. welches der *Maßstab* ist, der der *Beurteilung ernährungstherapeutischer Maßnahmen* zugrunde zu legen ist. Im Mittelpunkt dieser Frage stehen folgende Überlegungen:

Während das Eiweiß, soweit es als Baumaterial des Körpers dient, unter den verschiedenen Nahrungsstoffen eine Sonderrolle spielt und in der Nahrung daher stets in einem gewissen Quantum vertreten sein muß (vgl. unten), ist im übrigen der Stoffwechsel (in quantitativer Beziehung) nach RUBNER von dem sog. **energetischen Standpunkt** aus zu betrachten, nach welchem der lebende Organismus als eine Maschine anzusehen ist, die für ihre Leistungen, nämlich Wärme und Arbeit, die Zufuhr von chemischer Energie erfordert. Letztere wird durch die im Körper dauernd sich vollziehenden Verbrennungen frei, an denen sowohl die Eiweißkörper wie vor allem die KH und Fette sich beteiligen. Bei absoluter Körperruhe wird die durch den Stoffwechsel produzierte Energie nahezu vollkommen in Wärme umgewandelt, die zum Teil zur Aufrechterhaltung der Körpertemperatur dient, im übrigen an die Umgebung abgegeben wird. Die *Messung* der so produzierten *Wärmemengen* mittels Calorimeters (**Calorimetrie**) ergibt je Kilogramm Körpergewicht und Stunde bei vollkommener Muskelruhe (Bettruhe) in nüchternem Zustand 1 Calorie[1], also bei 70 kg in 24 Stunden 1600—1700 Calorien (sog. **Grundumsatz** oder *Ruhenüchternwert*, vgl. S. 526). Bezüglich der verschiedenen Ursachen der Steigerung des Umsatzes vgl. S. 526.

Nachdem man im Laboratorium die bei der Verbrennung von Eiweiß bzw. Fett und KH erzeugten Wärmemengen in Calorien ermittelt hatte (1 g Eiweiß = 5,5 Cal.*, 1 g KH = 4,1 Cal, 1 g Fett = 9,3 Cal.), und anderseits die vom Körper gebildeten Wärmemengen bekannt waren, war es nur notwendig, die gefundene Brennwertzahl der verschiedenen Nahrungsstoffe der Berechnung der für den Energiebedarf des Körpers notwendigen Nahrungsmengen zugrunde zu legen. Es zeigte sich, daß die drei genannten Nahrungsstoffe, soweit sie nur als Energiespender in Frage kommen, untereinander gleichwertig oder *isodynam* sind, sich demnach gegenseitig vertreten können. Insbesondere entsprechen 100 g Fett 211 g Eiweiß bzw. 232 g Stärke bzw. 234 g Zucker. Bekannt sind anderseits die bei den verschiedenen Arten von Nahrungszufuhr bzw. von Arbeitsleistung vom Körper produzierten Wärmemengen. Sie betragen bei Bettruhe und Nahrungszufuhr bei 70 kg Körpergewicht in 24 Stunden 1800—1900 Calorien, bei mäßiger Arbeit und sitzender Lebensweise (geistige Arbeiter) 2300—2500, bei stärkerer körperlicher Arbeit etwa 3000, bei sehr schwerer Arbeit 3500—4000 und mehr Calorien. Kinder zeigen auf das Körpergewicht berechnet einen relativ größeren Umsatz. Auf Grund dieser Zahlen ist es daher im einzelnen Falle nach Berechnung der Calorienzahl der eingeführten Nahrung ein leichtes, zu ermitteln, ob die Kost unter den speziellen Bedingungen eine calorisch ausreichende ist oder nicht. In der Tat hat es sich in der Praxis bewährt, bei Kranken, deren eigenes Urteil für ihre Ernährung fortfällt, wie z. B. bei benommenen Kranken (Typhus) oder bei der Verpflegung größerer Bevölkerungsmassen, sich auf Grund einer Calorientabelle (s. diese) wenigstens in groben Zügen über die *quantitativen* Ernährungsfragen zu orientieren; überhaupt wird die Calorienberechnung der Nahrung für deren Beurteilung, was den mengenmäßigen Bedarf anlangt, für alle Zeiten die Hauptgrundlage bilden. Daß indessen die rein energetische Betrachtung bei der Festsetzung einer Kostform unzulänglich ist, wird weiter unten erläutert.

Zur Beurteilung der quantitativen Verhältnisse des Stoffwechsels bieten sich noch *andere Wege,* und zwar in Form der Feststellung der Mengen der ausgeschiedenen *Stoffwechselendprodukte.* Das Fett der Nahrung wird, soweit es nicht im Körper abgelagert wird, alsbald zu CO_2 und H_2O oxydiert. Das gleiche gilt von den der Zersetzung anheimfallenden KH. Die *Menge der mit der Atmungsluft ausgeschiedenen CO_2 ist daher ebenfalls ein Maßstab* für die stattgefundene Verbrennung (in 24 Stunden bei mittlerer Kost und Ruhe etwa 400 Liter = 800 g CO_2). Die für die Oxydation der Nahrungsstoffe notwendige mit der Atmung aufgenommene O_2-Menge beträgt im Mittel etwa 500 Liter = 715 g. Das Verhältnis des Volumens der in 24 Stunden ausgeatmeten CO_2-Menge zum Volumen der aufgenommenen O_2-Menge $\frac{CO_2}{O_2}$ ist der sog. **respiratorische Quotient** (RQ). Seine Größe schwankt je nach der Art der oxydierten Nahrungsstoffe. Bei vorwiegender KH-Zersetzung ist er etwa = 1,0, d. h. größer als bei Fettkost und als im Hunger, wo er etwa 0,7 beträgt, während er bei gemischter Kost zwischen 0,75 und 0,8 liegt. Werden nämlich ausschließlich KH verbrannt, so ist der Sauerstoff nur zur Oxy-

---

[1] Calorie (große Calorie) ist diejenige Wärmemenge, die erforderlich ist, um die Temperatur von 1 Liter Wasser um 1° C zu erhöhen. Sie entspricht einer Arbeitsleistung von 427 m/kg.

* Diese Zahl bedeutet den Brennwert des Eiweißes bei seiner vollständigen Verbrennung. Da das Eiweiß jedoch im Gegensatz zu den Fetten und KH im Körper nicht vollständig verbrannt, sondern nur bis zum Harnstoff zersetzt wird, so ist der sog. physiologische Brennwert des Eiweißes niedriger (im Mittel 4,1).

dation des C im KH-Molekül erforderlich, da das in diesem vorhandene Verhältnis von H und O bereits der vollständigen Oxydation des H entspricht; hier wird also auf 1 Molekül verbrauchten O_2 1 Molekül CO_2 gebildet, d. h. $RQ = 1$. Werden die KH im Körper zum Teil in das O_2-arme Fett verwandelt, so ist der RQ größer als 1,0 (etwa bis 1,2), da hierbei zahlreiche O-Atome im Körper frei werden und somit Sauerstoff gespart wird. Da Eiweiß und Fett im Vergleich zu den KH sehr viel weniger O_2 enthalten, so muß daher bei der Verbrennung nicht nur für die Oxydation des C zu CO_2, sondern auch für diejenige von H zu H_2O_2 aufgenommen werden; daher ist der $RQ < 1$. Die Kenntnis des RQ gestattet demnach, einen Schluß auf die Art der verbrannten Nahrungsstoffe (Fett oder KH) zu ziehen. Aber auch die absoluten Mengen der ausgeschiedenen CO_2 und des aufgenommenen O_2 bieten wichtige Handhaben zur Beurteilung des Stoffwechsels.

Der *Grundumsatz* oder *Ruhenüchternwert*, d. h. die Größe der Oxydationen eines seit mindestens 12 Stunden nüchternen, vollkommen ruhenden Menschen je Kilogramm Körpergewicht und 1 Minute entspricht etwa 3 ccm CO_2 und 4 ccm O_2. Genauer als aus dem Körpergewicht läßt er sich aus der *Körperoberfläche* berechnen. Diese ergibt sich aus der MEEHschen Formel $O = 12,3 \cdot \sqrt[3]{P^2}$ (O = Oberfläche in qm, P = Körpergewicht in Kilogramm) bzw. besser aus der Formel von DUBOIS $O = P^{0,425} \times L^{0,725}$ (Länge in cm) $\times 71,84$. Der Grundumsatz beträgt je qm Körperoberfläche 39,4 Calorien je Stunde, beim Weibe 10% weniger. Er hängt im einzelnen, abgesehen vom Körpergewicht bzw. der Körperoberfläche, von dem Geschlecht, dem Alter und von der Konstitution ab und ist eine für viele Jahre hindurch für ein und dasselbe Individuum konstante Größe. Die Ermittelung des Grundumsatzes hat auch große praktische Bedeutung gewonnen. Seine Abweichung um mehr als 10% der Norm, insbesondere eine Verminderung ist stets pathologisch. Letztere findet sich vor allem bei Minderfunktion der Schilddrüse (S. 495), kommt aber auch bei manchen Asthenien und schweren Erschöpfungszuständen und bei SIMMONDscher Krankheit vor. Eine ständige Erhöhung des Grundumsatzes findet sich bei den Hyperthyreosen (s. S. 497), für welche dies pathognomonisch ist; aber auch bei den verschiedensten Infektionskrankheiten, bei kachektischen Zuständen, bei manchen Blutkrankheiten (Leukämie, perniziöse Anämie usw.), zum Teil bei Erkrankungen der Hypophyse, mitunter bei Hypertension kann es zu Steigerungen mittleren Grades kommen. Erhöhung der CO_2- und O_2-Zahlen bedeutet vermehrte Oxydation. Praktisch stellt sich der Kraftwechsel des Menschen (wenn man von dem Sonderfall des nüchternen Ruhezustandes absieht) als Summe aus zwei Komponenten dar: dem *Grundumsatz* plus einem variablen *Leistungszuwachs*. Letzterer wird verursacht durch 1. niedere Außentemperatur, 2. Muskelarbeit, 3. Nahrungsaufnahme, 4. die Tätigkeit gewisser endokriner Organe, in deren Mittelpunkt die Schilddrüse steht. Arbeit vermag besonders bei mangelhaftem Training eine Steigerung bis 200% des Grundumsatzes zu bewirken[1].

Bezüglich der Steigerung durch die *Nahrungsaufnahme* verhalten sich die einzelnen Nahrungsstoffe sehr verschieden. Am meisten, um 20—50% steigernd, wirkt Eiweiß (auch Aminosäuren), es ist dies seine sog. *spezifisch-dynamische* Wirkung (nach einer Fleischmahlzeit von etwa 200 g erhöht sich der Grundumsatz innerhalb der nächsten 3 Stunden um etwa 15 bis 25%); KH dagegen steigern den Grundumsatz nur um 6—10% und die Fette höchstens um 3%.

Die spezifisch-dynamische Wirkung der Nahrung, d. h. die Fähigkeit des Körpers, Nahrungsüberschuß zu zersetzen, stellt eine wirksame Maßregel des Körpers gegen übermäßigen Fettansatz dar; sie steht unter dem steuernden Einfluß der endokrinen Organe, vor allem der Schilddrüse, die wohl, wie man annimmt, auf dem Umwege über das vegetative Nervensystem die Intensität der Verbrennungen reguliert[2]. Zur Klärung der Ätiologie verschiedener Formen von Fettsucht hat die spezifisch-dynamische Wirkung oft hohen diagnostischen Wert.

Die Kenntnis des *Heizwertes* der Nahrung, ausgedruckt durch Calorien, ist eine *notwendige*, aber wie aus dem früher Gesagten hervorgeht, *nicht zureichende* Bedingung für eine richtige Ernährung[3]. Hierzu ist weiter eine *qualitativ* richtige Beschaffenheit der Nahrung erforderlich. Dabei kommt in erster Linie der Eiweißgehalt der Nahrung in Frage, von dem jede Nahrung, um Eiweißverluste des Körpers zu vermeiden, ein gewisses Minimum, das sog. *Erhaltungseiweiß* enthalten muß. Mit etwa 50—80 g Eiweiß (oder 8—13 g N) hält sich der Körper bei gemischter Kost im N-Gleichgewicht; er erleidet dann also keinen Eiweißverlust.

---

[1] Der bei körperlicher Arbeit erfolgende Mehraufwand an Calorien setzt sich zu rund 30% in mechanische Arbeit und zu etwa 70% in Wärme um.

[2] Man hat hierbei die Funktion der Schilddrüse treffend mit der das Feuer anfachenden Wirkung eines Blasebalgs verglichen.

[3] Wollte man sich allein mit dem calorischen Wert der Nahrung begnügen, so müßte es gelingen, einen Menschen z. B. ausschließlich mit etwa 2 kg Fleisch oder 400 g Butter oder $3^1/_2$ kg Kartoffeln zu ernähren, um seinen Energiebedarf zu decken. Selbstverständlich würde eine derartige Ernährungsform schon an dem Widerwillen und dem Versagen des Verdauungsapparates scheitern.

Eine Kontrolle des **Eiweißstoffwechsels** bietet in einfacher und sicherer Form die fortlaufende Bestimmung des N-Gehaltes des Harns, da der aus dem zersetzten Eiweiß frei werdende N in der Hauptsache durch den Harn ausgeschieden wird[1]. Der Kot-N beträgt im Hunger 0,2, bei reichlicher Ernährung etwa 1,0, ist also praktisch eine Konstante. Es bedarf daher nur der Feststellung des Eiweißgehaltes der Nahrung einerseits und der N-Ausfuhr andererseits, um festzustellen, wie sich die N-Bilanz verhält, d. h. ob der Körper einen Eiweißverlust erleidet oder sich im N-Gleichgewicht hält[2]. Es ist eine Eigentümlichkeit des Eiweißstoffwechsels, daß eine über die Menge des Erhaltungseiweißes hinausgehende Eiweißmenge im Gegensatz zu dem Fett und dem KH nicht wie diese im Körper deponiert und etwa in Muskelfleisch verwandelt wird, sondern es wird, vom wachsenden Organismus und vom Rekonvaleszenten abgesehen, genau so viel Eiweiß zersetzt, als eingeführt wird, so daß bei reichlicher N-Zufuhr sich alsbald N-Gleichgewicht einstellt. Hieraus geht hervor, daß die alleinige Feststellung des N-Gehaltes des Harns ohne Kenntnis des Nahrungs-N bedeutungslos ist und daß es ferner auch unzulässig ist, die N-Ausscheidung zweier unter verschiedenen Bedingungen befindlicher Individuen miteinander zu vergleichen.

Die *Eiweißmenge, die notwendig* ist, um den Körper vor Eiweißverlust zu bewahren, hängt aber auch von dem Gehalt der Nahrung an Fett und hauptsächlich an KH ab; denn es gelingt durch reichliche Zufuhr dieser N-freien Nahrungsstoffe, N-Verlust des Körpers auch mit wesentlich geringeren Eiweißmengen von etwa 22—30 g oder 3,5—5 g N zu verhüten; damit ist indessen noch keineswegs gesagt, daß auch für *längere Zeit* eine Ernährung mit derartig geringen N-Mengen der Nahrung ohne gesundheitliche Schädigung durchführbar ist (hier ist u. a. beispielsweise an die Herabsetzung der Widerstandsfähigkeit gegenüber Infektionen, insbesondere gegen Tuberkulose, zu denken). Während bei vollständigem Hunger die tägliche N-Ausscheidung etwa 10—13 g beträgt, sinkt die N-Ausscheidung bei sehr reichlicher Calorienzufuhr ohne Eiweißzufuhr dagegen auf geringere Werte, nämlich 2,5—3,5 g N in 24 Stunden (= 15—21 g Eiweiß), also unter die Hungerwerte. Dies beweist die *eiweißsparende* Wirkung der KH und (in wesentlich geringerem Maße) des Fettes. Man hat dies sog. N-Minimum auch als *Abnutzungsquote* bezeichnet, weil man die Herkunft des N aus gealtertem verbrauchtem Zellmaterial (Zellmauserung) herleitete. Doch ist die Berechtigung dieser Deutung fraglich. Unter Bedingungen nämlich, unter denen in erhöhtem Maße Zellmaterial zugrunde geht, beispielsweise bei der ausgedehnten Einschmelzung von Gewebe durch therapeutische Röntgenbestrahlungen oder bei der autolytischen Einschmelzung eines pneumonischen Exsudates erscheinen zwar die aus dem Untergange der Zellkerne herrührenden Purinkörper in großer Menge im Harn, wogegen die Steigerung der Harnstoffausscheidung niedrig bleibt. Das gleichzeitig mit dem Zellzerfall disponibel werdende Eiweiß wird demnach vom Körper zurückgehalten, der es offenbar anderweitig wieder verwertet. Das gleiche dürfte für das bei der physiologischen Zellmauserung frei werdende Eiweiß gelten, so daß sich das genannte N-Minimum nicht ohne weiteres auf die Abnutzung des Gewebes beziehen läßt. Demnach bedarf der Satz, daß die N-Ausscheidung im Harn in jedem Fall einen zuverlässigen Maßstab für den Eiweißumsatz im Körper darstellt, einer Einschränkung. Wahrscheinlich ist es übrigens nicht die Abnutzung, sondern vielmehr der Aufbau gewisser für den Körper notwendiger Wirkstoffe wie der Hormone, Fermente usw. (s. unten), der eine ständige Zersetzung von Eiweiß in diesen minimalen Mengen notwendig macht. Körperliche Arbeit hat auf die Eiweißzersetzung keinen Einfluß, da der für die Muskelarbeit erforderliche Energiebedarf aus der Verbrennung der KH (und Fette) gedeckt wird; jedoch liefert natürlich auch das Eiweiß der Nahrung, wenn es in genügend großen Mengen vorhanden ist, durch seine Zersetzung Energie in Form von Wärme und Arbeit. Dagegen ist im allgemeinen die notwendige Eiweißmenge der Nahrung u. a. von dem Muskelbestand des Individuums in dem Sinne abhängig, daß ein muskelkräftiger Mensch, auch wenn er nicht arbeitet, mehr Eiweiß in der Nahrung erfordert als ein muskelschwaches Individuum, um nicht einen N-Verlust zu erleiden. Steigerung der Eiweißzufuhr über die bisherigen Mengen führt, wie auseinandergesetzt wurde, stets zu erhöhter Eiweißzersetzung. Eine Mastung mit Eiweiß wie etwa mit Fett und KH ist daher für gewöhnlich nicht möglich. Eine Ausnahme bilden jugendliche wachsende Individuen, ebenso Rekonvaleszenten nach zehrenden Krankheiten sowie nach Inanition. In diesen Fällen hält der Körper Eiweiß in großen Mengen zum Aufbau von Körpersubstanz oder zum Wiederersatz des Verbrauchten zurück. Bei einer Er-

---

[1] 1 g N = 6,25 g Eiweiß = 29,4 g Muskelfleisch.
[2] Während im allgemeinen der größte Teil des Harn-N aus der Zersetzung des aus der Nahrung stammenden Eiweißes herrührt (*exogener* Eiweißstoffwechsel) und in der Hauptsache als Harnstoff erscheint (80—90%), ändert sich dies bei sehr geringem Eiweißumsatz und entsprechend niedrigen N-Zahlen im Harn. Bei N-armer calorienreicher Kost beträgt der Harn-N 0,025 g N je Kilogramm Körpergewicht. Hier müssen auch die anderen Komponenten des Harn-N, speziell die Harnsäure, das NH_3 und das Kreatinin getrennt um so mehr Berücksichtigung finden, als ihr relativ vermehrtes Auftreten charakteristisch für den sog. *endogenen* Eiweißstoffwechsel (s. Abnützungsquote) ist.

nahrung, die außer Fett und KH Eiweiß in einer über den Minimalbedarf hinausgehenden Menge enthält, wird zuerst stets das Eiweiß zersetzt. Bezüglich der biologischen Wertigkeit der verschiedenen Eiweißkörper vgl. Näheres unten.

Die Eiweißzersetzung dürfte teilweise analog den bei der sterilen Organautolyse in vitro genau studierten Prozessen ablaufen. Auf der einen Seite führt die an den Aminosäuren sich vollziehende Desaminierung (s. S. 520) schließlich zur Bildung von Harnstoff. Andererseits verfallen die desaminierten Aminosäuren (= Fettsäuren) der Oxydation, wobei aber das Tempo der Harnstoffbildung ein wesentlich rascheres als das der Oxydation, gemessen an der CO_2-Ausscheidung ist. Auch erscheint nicht der gesamte C im Gegensatz zum N in den Ausscheidungen wieder. Die Erklärung hierfür ist die Tatsache, daß die aus den desaminierten Aminosäuren frei gewordenen Fettsäuren (wie z. B. Milchsäure, Brenztraubensäure) sich zu KH, d. h. in Zucker umwandeln. Diese Zuckerbildung aus Eiweiß spielt vor allem unter krankhaften Verhältnissen (Diabetes) praktisch eine wichtige Rolle. Durch Oxydation solcher N-frei gewordener Fettsäuren, wie z. B. der Buttersäure, kann u. a. auch Oxybuttersäure (vgl. S. 522) entstehen, als deren Quelle zum Teil demnach die Eiweißkörper in Betracht kommen. Ein anderer Teil der Aminosäuren wird zum Aufbau gewisser lebensnotwendiger Stoffe, wie Adrenalin, Thyroxin, Cholin, der Fermente usw., benutzt. Das NH_3 kann, wie man annimmt, zu einem kleinen Teil der Ausscheidung entgehen, um im Verein mit N-freien Säuren der Resynthese von Aminosäuren bzw. von echtem Eiweiß zu dienen.

Der aus den KH der Nahrung oder aus den Glykogenbeständen des Körpers stammende Zucker (Monosaccharide) verteilt sich infolge seiner großen Diffusionsfähigkeit rasch über alle Gewebe. Im Vergleich zu dem Fett neigen die KH weniger zur Depotbildung und werden rascher verbrannt. Über den Anteil der KH an der Muskelarbeit vgl. S. 522.

Unter Zugrundelegung vielfacher Erhebungen stellt sich die je Tag notwendige Menge verdaulicher Nahrungsstoffe für Erwachsene von 70—75 kg etwa wie folgt

bei vollkommener Ruhe   79 g Eiweiß, 49 g Fett, 396 g KH (2300 Calor.)
bei mittlerer Arbeit   103 g   „   61 g „   470 g „   (2916 Calor.)
bei schwerer Arbeit   121 g   „   94 g „   435 g „   (3153 Calor.)

Die rein quantitative Regelung des Nahrungsbedarfs, wie sie derartigen Normen entspricht, ist indessen auf die Dauer ebensowenig ausreichend, wie es unzulässig ist, den Nahrungsbedarf nur nach energetischen Gesichtspunkten, d. h. nach Wärmewerten der Nahrung zu bemessen. Auch die stofflich-chemische Beschaffenheit ist maßgebend. Dies läßt sich u. a. am Beispiel der Eiweißkörper erläutern:

Diese werden in Form sehr verschiedenartiger Proteinsubstanzen in der Nahrung dem Körper angeboten. Sie unterscheiden sich hinsichtlich ihrer chemischen Struktur zum Teil recht erheblich voneinander, insbesondere je nach dem Vorhandensein oder Fehlen gewisser Aminosäuren. Unentbehrlich sind Leucin, Isoleucin, Lysin, Phenylalanin, Tryptophan, Histidin, Arginin, Threonin, Valin und Methionin. Es fehlen verschiedenen pflanzlichen Eiweißkörpern, ferner dem Leim (Gelatine) die Aminosäuren Tryptophan, Tyrosin usw. Sie sind daher als *unvollständige* Eiweißkörper zu betrachten, die selbst in großen Mengen in der Nahrung eine Einschmelzung von Körpereiweiß auf die Dauer nicht verhindern können. Der Eiweißkörper des Weizens (Gliadin) vermag z. B. zwar N-Verlust zu verhindern, ist aber für das Wachstum unzureichend, da hierfür die ihm fehlende Diaminosäure Lysin erforderlich ist[1]; ähnliches gilt vom Maiseiweiß (Zeïn), welchem Lysin und Tryptophan fehlen. Im Vergleich hierzu sind die tierischen Proteinträger (Fleisch, Eier, Milch)[2] als vollwertig anzusehen. Diese sog. *biologische Wertigkeit* der verschiedenen Eiweißkörper ist daher eine recht verschiedene. Weiter hat die Frage der *Ausnutzbarkeit* sowie der *Bekömmlichkeit* der Nahrung eine auch für den Stoffwechsel ungemein wichtige Bedeutung. Es lassen somit die hier angedeuteten Gesichtspunkte bereits zur Genüge erkennen, nach wie mannigfacher Richtung die Frage der Zweckmäßigkeit einer bestimmten Ernährungsart zu prüfen ist und welche Skepsis gegenüber verschiedenen, von mancher Seite vertretenen einseitigen Kostformen (z. B. dem Vegetarianismus) am Platze ist[3]. Es ist übrigens daran zu erinnern, daß

---

[1] Dagegen ergänzen sich z. B. Gelatine und die Eiweißkörper im Weizen und Hafer, so daß diese Mischung den Aminosäurenbedarf vollkommen deckt.

[2] Bei der Frauenmilch z. B. ist es bemerkenswert, daß sie zwar einerseits sehr eiweißarm ist, andererseits aber mit ihrem Albumin, das sehr tryptophanreich ist, dem Säugling einen besonders hochwertigen Eiweißkörper darbietet.

[3] Es sei in diesem Zusammenhang hinsichtlich der Bewertung der verschiedenen Kostformen daran erinnert, wie außerordentlich different (nicht nur hinsichtlich der Eiweißmenge) die altüberlieferten Ernährungsformen der verschiedenen Völker sind. Wenn man z. B. die Kost der Eskimos mit der der ostasiatischen Völker vergleicht, erkennt man, daß der Begriff „naturgemäß" für die Ernährung ein in hohem Maße relativer ist und daß es eine Laienmeinung darstellt, eine einzige bestimmte Ernährungsweise für die allein richtige zu halten.

Nahrungsmitteltabelle
(Gehalt an Eiweiß, Fett, Kohlenhydraten, Calorien[1])

100 g enthalten	g Eiweiß	g Fett	g Kohlenhydrate	Calorien
Fleisch:				
Rindfleisch, mager	20,6	3,5	0,6	120
Rindfleisch, mittelfett	19,9	7,8	0,4	156
„ fett	18,9	24,5	0,3	307
„ Hackfleisch	18,2	9,1	0,8	163
Kalbfleisch, mager	21,7	3,1	0,5	120
„ mittelfett	20,5	6,8	0,4	149
Schweinefleisch, mager	20,1	6,3	0,4	143
„ fett	15,1	35,0	0,3	389
Schaffleisch, mager	19,9	6,4	0,4	143
„ fett (Hammel)	17,0	28,4	0,3	335
Kalbshirn	9,0	8,6	—	117
Kalbsbries	28,0	0,4	—	119
Zunge	15,7	17,6	0,1	229
Leber	19,9	3,7	3,3	130
Niere	18,4	4,5	0,4	119
Knochenmark	3,2	89,9	—	849
Schinken	25,0	35,0	—	428
Speck, geräuchert	9,0	78,8	—	770
Corned beef	23,8	11,8	1,6	214
Wurstwaren:				
Dauerwurst	23,9	45,9	—	525
Frankfurter Wurst	12,5	39,1	2,5	425
Mettwurst	19,0	40,8	—	457
Blutwurst	10,0	10,0	20,0	220
Leberwurst	13,0	25,0	12,0	336
Wild:				
Reh	20,8	1,9	0,4	105
Hase (118 g [2])	23,0	1,1	0,5	107
Wildschwein (Keule)	21,6	2,4	0,4	113
Geflügel:				
Huhn (118 g)	20,0	4,5	—	125
Gans (114 g)	22,2	30,0	—	345
Ente (116 g)	21,0	5,0	—	132
Poularde (118 g)	19,3	9,3	0,4	167
Taube (133 g)	22,1	1,0	0,5	102
Fasan	22,3	1,9	0,5	111
Krammetsvogel (122 g)	22,2	1,8	0,5	110
Rebhuhn (122 g)	24,3	1,4	0,5	115
Wildente (119 g)	22,7	3,1	0,5	124
Gänsebrust	21,5	31,5	1,2	386
Gänseleberpastete	14,4	43,5	1,9	471
Gans, bratfertig (112 g)	14,0	26,0	—	299
Fische (Fleisch frisch):				
Flußaal (133 g)	12,2	27,5	—	306
Felchen	18,0	3,2	—	104
Hering (215 g)	15,5	7,6	—	134
Karpfen	19,8	1,9	—	99

[1] Nach SCHALL u. HEISLER: Nahrungsmitteltabelle, 8. Aufl. Leipzig: Curt Kabitzsch.
[2] Die g-Zahlen in Klammern sind die Mengen, die von abfallhaltigen Nahrungsmitteln genommen werden müssen, um 100 g genießbare Substanz zu erhalten.

Nahrungsmitteltabelle (Forts.)

100 g enthalten	g Eiweiß	g Fett	g Kohlen-hydrate	Calorien
Rheinsalm (155 g)	21,1	15,5	—	231
Seelachs (135 g)	15,4	5,8	—	117
Barsch (158 g)	18,9	0,7	—	84
Flunder (232 g)	14,0	0,7	—	64
Bachforelle (196 g)	19,2	2,1	—	98
Hecht (183 g)	18,4	0,5	—	80
Dorsch (217 g)	16,0	0,3	—	68
Rotzunge (146 g)	16,0	1,0	0,7	78
Schellfisch (148 g)	16,9	0,3	—	71
Schlei (263 g)	17,5	0,4	—	76
Seezunge	14,6	0,5	—	65
Fischdauerwaren (geräuchert, gesalzen, mariniert):				
Aal (188 g)	18,7	27,7	1,0	338
Bückling (159 g)	20,7	9,6	—	174
Flunder (208 g)	23,1	1,3	—	107
Neunauge	20,2	25,6	1,6	328
Sprotten (173 g)	21,8	16,6	0,8	247
Pökelhering (146 g)	20,2	16,7	1,3	244
Matjeshering (124 g)	19,5	9,2	—	166
Ölsardinen (127 g)	23,9	14,4	1,3	237
Kaviar, russ.	37,1	15,8	2,1	308
Schaltiere:				
Austern	9,0	2,0	6,5	82
Flußkrebs, Fleisch	16,0	0,5	1,0	74
Hummer, Fleisch (260 g)	14,5	1,8	0,1	77
Weinbergschnecke	16,3	1,4	0,5	82
Froschschenkel, eingelegt	24,2	0,9	2,9	120
Milch und Milcherzeugnisse:				
Kuhmilch	3,4	3,6	4,8	67
Ziegenmilch	3,6	3,9	4,7	70
Sahne	3,5	20,0	3,5	215
Buttermilch	3,7	0,7	3,7	37
Schlagsahne	2,7	30,0	3,0	302
Joghurt, einfach	3,3	2,8	3,9	56
Kefir (Kuhmilch)	3,1	3,1	2,7	60
Kumys (Kuhmilch)	3,1	3,2	2,3	60
Käse:				
Rahmkäse	16,0	37,0	1,7	415
Gervais	13,5	37,6	1,7	412
Camembert (Fettkäse)	18,8	22,8	1,7	292
Edamer (Fettkäse)	25,7	28,1	3,5	381
Emmentaler	27,4	32,3	2,5	423
Tilsiter	26,2	27,3	1,5	368
Camembert (halbfett)	22,0	11,6	4,4	216
Edamer (halbfett)	32,5	15,1	3,1	286
Limburger	26,7	11,5	4,1	233
Parmesan	36,1	27,5	4,3	421
Quark, frisch	17,2	1,2	4,0	98
Eier:				
1 Hühnerei (= etwa 50 g)	5,6	5,3	0,3	74
1 Eidotter (= 15,5 g)	2,5	4,9	0,04	57
Eiweiß	3,8	—	0,2	16
Kibitzei (= 22,5 g)	2,4	2,6	—	34

Nahrungsmitteltabelle (Forts.)

100 g enthalten	g Eiweiß	g Fett	g Kohlenhydrate	Calorien
Fette und Öle:				
Butter (Süßrahm)	0,7	83,7	0,8	785
Schweineschmalz	0,3	99,5	—	925
Rindertalg	0,5	98,2	—	915
Lebertran	—	99,8	—	928
Margarine	0,5	84,6	0,4	791
Cocosfett, Palmin	—	99,8	—	928
Olivenöl	—	99,4	0,2	925
Mehle:				
Weizenmehl, fein	10,7	1,1	74,7	360
Roggenmehl, fein	5,5	0,4	80,6	357
Maismehl, (Maizena Mondamin)	1,2	—	85,1	358
Reis (Kochreis), poliert	7,9	0,5	77,8	356
Grünkern	11,6	2,7	67,0	347
Grieß	11,0	2,5	72,0	364
Hafergrutze	13,4	5,9	67,0	385
Sago (Kartoffel-)	0,9	0,1	80,7	335
„ echter	2,2	—	81,5	343
Tapioka	0,7	0,2	84,4	351
Backwaren:				
Weißbrot	8,0	0,5	50,0	245
Schwarzbrot	8,0	1,0	45,0	225
Graham-, Schrotbrot	8,1	0,9	51,0	251
Simonsbrot	6,0	0,9	50,0	238
Pumpernickel	6,5	6,5	48,3	230
Zwieback (Weizen)	9,9	2,6	75,5	374
Haferzwieback, Keks	8,6	10,4	66,7	406
Blätterteig	6,4	35,1	50,1	558
Stollen	8,3	19,0	47,1	404
Honigkuchen	6,2	1,1	76,2	348
Diabetikerbrote:				
Luftbrot Theinhardt	62,5	0,7	25,8	20
Aleuronatbrot	12,0	0,9	45,2	110
Stübers Brot (Gumpert)	26,5	9,85	26,35	308
Mandelbrot (Fritz)	14,0	25,6	22,5	50
Kakao und Produkte, Honig:				
Puderkakao	22,3	26,5	31,0	465
„ starker entfettet	26,6	13,2	37,3	385
Schokolade	5,5	20,0	70,0	500
Honig	0,4	—	81,0	334
Hülsenfrüchte:				
Linsen	26,0	1,9	52,8	341
Gelbe Erbsen	23,4	1,9	52,7	330
Weiße Bohnen	25,7	1,7	47,3	315
Garten- (Feuer-)Bohne	23,7	2,0	56,1	346
Sojabohne	33,7	19,2	27,1	428
Erbswurst	16,4	34,0	32,4	516
Knollengewächse:				
Kartoffeln (ohne Schalen)	2,0	—	20,0	90
Topinambur	1,9	0,2	16,4	77
Stachys	2,7	0,1	16,6	80

Nahrungsmitteltabelle (Forts.)

100 g enthalten	g Eiweiß	g Fett	g Kohlenhydrate	Calorien
Hartschalenobst (ohne Schale):				
Erdnuß (133 g)	27,5	44,5	15,7	591
Haselnuß, trocken (200 g)	17,4	62,6	7,2	682
Walnuß, trocken (250 g)	16,7	58,5	13,0	666
Kastanien, frisch (120 g)	6,1	4,1	39,7	226
Mandeln, trocken (178 g)	21,4	53,2	13,2	637
Obst (frisch):		g Fruchtsauren		
Fruchtfleisch, Äpfel (108 g)	0,4	0,65	13,3	59
„ Birnen (104,5 g)	0,4	0,27	13,6	59
„ Kirschen, süß (106 g)	0,8	0,68	16,0	72
„ Mirabellen (106 g)	0,8	0,88	16,4	74
„ Pfirsiche (107 g)	0,5	0,81	14,2	64
„ Pflaumen (106 g)	0,8	0,95	16,8	76
Ananas (159 g)	0,5	0,67	13,9	62
Apfelsinen, Orangen (141 g)	0,8	1,35	12,6	61
Bananen (147 g)	1,3	0,38	22,8	100
Mandarinen (158 g)	0,8	1,42	8,5	44
Oliven (113 g)	3,2	39,6	8,6	417
Beerenobst:				
Gartenerdbeere	1,3	1,84	7,8	45
Walderdbeere	1,2	1,76	4,7	31
Johannisbeeren	1,3	2,35	7,5	46
Weintrauben	0,7	0,77	17,7	79
Kürbis	1,1	0,1	6,5	32
Melonen	0,8	0,1	6,4	30
Tomaten (117 g)	1,0	0,2	4,0	26
Gemüse (frisch):		g Fett		
Kohlrabi (146 g)	2,5	0,2	5,9	36
Sellerie (159 g)	1,4	0,3	8,8	45
Mohrrüben (136 g)	1,2	0,3	9,1	45
Rote Ruben (127 g)	1,3	0,1	6,8	34
Teltower Rübchen (215 g)	3,5	0,1	11,3	62
Schwarzwurzel	1,0	0,5	14,8	69
Spargel, geschalt (20% Abfall a. d. Teller)	1,6	0,1	1,7	14
Rhabarber, geschält (129 g)	0,7	0,1	3,0	16
Spinat (127 g)	2,3	0,3	1,8	20
Kopfsalat (163 g)	1,4	0,3	1,9	16
Blumenkohl (162 g)	2,5	0,3	4,6	32
Grünkohl (223 g)	4,9	0,9	10,3	71
Rosenkohl (119 g)	5,3	0,5	6,7	54
Rotkohl (126 g)	1,7	0,2	4,8	29
Weißkohl (130 g)	1,5	0,2	4,2	25
Wirsing (140 g)	2,7	0,5	5,0	36
Grüne Erbsen (250 g)	6,6	0,5	12,4	83
Schnittbohnen (104 g)	2,6	0,2	6,3	38
Wachsbohnen (104 g)	1,8	0,2	3,9	35
Pilze:				
Champignon	4,9	0,2	3,6	33
Morchel	3,3	0,4	4,5	36
Pfifferlinge	2,6	0,4	3,8	30
Steinpilz	5,4	0,4	5,1	47
Hefe, frisch gepreßt	16,2	1,3	5,5	101
Nährhefe	55,5	3,2	25,4	362

Nahrungsmitteltabelle (Forts.)

100 g enthalten	g Alkohol	g Zucker	Calorien
Getränke:			
Apfelwein	4,7	0,6	43
Johannisbeerwein, süß	11,2	7,4	43
Weißwein, deutscher	7,5	0,1	60
Rheinwein	8,1	0,23	65
Bordeaux	8,2	0,23	66
Tiroler Rotwein	9,0	—	71
Madeira	14,4	3,0	118
Malaga	12,6	18,3	163
Portwein	16,2	6,0	141
Sherry	16,1	2,4	127
Champagner, trocken	10,4	0,53	81
„ , süß	9,5	10,95	110
Kognak	48,0	—	336
Rum	53,0	—	371
Whisky	49,0	—	343
Benediktiner	38,5	32,6	403
Kümmel	24,8	31,2	302
Sherry Brandy	25,5	19,3	258
Biere:		g Kohlenhydrate	
Lagerbier	3,7	4,3	48
Münchener Export	4,3	5,0	57
„ Hofbräu	3,9	5,9	55
Bockbier	4,6	6,9	66
Kulmbacher	4,8	4,9	59
Pilsener Urquell	3,6	4,6	46
Schultheiß Märzen	4,1	4,7	51
Ale	5,3	2,9	62
Porter	5,2	5,1	69
Malzextraktbier	3,7	9,8	74

z. B. ausschließliche Fleisch-Fettkost zu arm an Mineralien (vor allem an Calcium) ist und infolge ihres sauren Charakters (s. S. 522) dem Körper Alkali entzieht. Ein Ausgleich wird durch genügende Heranziehung der basischen Pflanzenkost erreicht.

Was die *Verteilung des Calorienbedarfs* auf die drei *Hauptnahrungsstoffe* anlangt, so hat sich als zweckmäßig erwiesen, daß 10—15% der Calorien auf Eiweiß, etwa 15% auf Fett und der Rest auf die Kohlenhydrate entfallen.

Wichtige Faktoren, die den Stoffwechsel beeinflussen, indem sie teils beschleunigend, teils hemmend auf die Oxydation einwirken, sind sowohl die **Drüsen mit innerer Sekretion** wie das **vegetative Nervensystem**. Das kommt vor allem unter pathologischen Verhältnissen deutlich zum Ausdruck. Vermehrte Schilddrüsentätigkeit sowie Verabreichung von Schilddrüsensubstanz steigert den Grundumsatz ohne (bei genügendem Calorienangebot an Fett und KH) die Eiweißzersetzung zu steigern; das Umgekehrte wird bei Hypothyreosen beobachtet (vgl. Myxödem). Andererseits regen die Eiweißabbauprodukte die Schilddrüse wahrscheinlich zu vermehrter Tätigkeit an. Auch der Wasserstoffwechsel steht unter dem Einfluß der Schilddrüse. Das Hypophysen-Zwischenhirnsystem hat Bedeutung für den Fettansatz, wie die Beobachtungen bei Dystrophia adiposogenitalis lehren. Die Nebennieren spielen im KH-Stoffwechsel eine bedeutsame Rolle, indem sie bei der Verwandlung des Leberglykogens in Zucker einen maßgebenden Einfluß ausüben (s. unten); ferner beeinflussen sie wie auch die Nebenschilddrüsen den Mineralstoffwechsel.

Ein inniger Konnex besteht ferner zwischen Stoffwechsel und dem sympathischen bzw. parasympathischen *Nervensystem* (vgl. auch S. 677). Insbesondere hat sich tierexperimentell gezeigt, daß sich vom Zwischenhirn bzw. vom Boden des 4. Ventrikels aus eingreifende Änderungen im Stoffwechsel bewirken lassen. Das Zwischenhirn wirkt hemmend auf die Eiweißzersetzung, seine Ausschaltung bewirkt Steigerung des Stoffwechsels (hauptsächlich in der Leber). Ähnliches ist auch für den Ansatz oder Abbau der Fette anzunehmen, wie insbesondere einzelne Beispiele aus der menschlichen Pathologie (Lipodystrophie, halbseitiges Fettpolster, vgl. später) lehren. Die Bedeutung des Nervensystems für den KH-Stoffwechsel ist seit langem bekannt. Circumscripte Verletzung der Oblongata in Form des sog. Zuckerstiches von CLAUDE BERNARD (zwischen den Acusticus- und Vaguskernen) bewirkt auf dem Wege des Sympathicus Abbau des Glykogens der Leber mit Ansteigen des Blutzuckers sowie Glykosurie, wobei das durch die gleichzeitige Nebennierenreizung in vermehrter Menge abgegebene Adrenalin, wie oben gezeigt, mobilisierend auf das Leberglykogen wirkt. Analog dem sog. Zuckerstich hat man mit dem „Salzstich" in der Oblongata (visceraler Vaguskern) vermehrte Salzausfuhr durch die Nieren bewirkt. Auch die Regelung des Säurebasengleichgewichtes steht unter dem steuernden Einfluß des vegetativen Nervensystems, indem die, eine vermehrte CO_2-Abgabe bewirkende automatische Steigerung der Lungenventilation auf der Reizung des vegetativen Atemzentrums durch Auftreten saurer H-Ionen im Blut beruht und andererseits auch die Ausfuhr saurer Phosphate durch die Niere nervösen Einflussen untersteht. Schließlich hat man auch für den Wasserstoffwechsel nervöse Zentren im Zentralnervensystem wahrscheinlich gemacht, indem es gelang, durch Stichverletzung des Mittelhirns Polyurie zu erzeugen, die übrigens auch als Begleiterscheinung des Zucker- und Salzstiches in der Oblongata beobachtet wird.

Unter besonderen Bedingungen, die klinisch hervorragendes Interesse besitzen, verläuft der

Stoffwechsel im Hunger sowie im Fieber

Im Hunger findet zunächst keine Herabsetzung des Gesamtumsatzes statt; der Organismus lebt von seinen Reserven oder von eigener Körpersubstanz. An erster Stelle wird der Glykogenvorrat aufgezehrt. Doch wird auch bei längerer Inanition der Körper nicht völlig glykogenfrei, da dann die S. 522 beschriebene Zuckerbildung aus Eiweiß zur Geltung kommt. Nächst dem Glykogen werden die Fettbestände aufgezehrt; auch kommt es zu fortschreitender Einschmelzung von Eiweiß. Doch ist die Beteiligung der einzelnen Organe hierbei eine sehr verschiedene. Der Eiweißschwund betrifft in besonders hohem Maße die Muskulatur, während z. B. das Herz sowie das Zentralnervensystem so gut wie unbeteiligt bleiben. Jede längere Inanition hemmt übrigens die Funktion der endokrinen Drüsen. Das Hämoglobin bleibt lange Zeit hindurch unvermindert, während die Eiweißkörper des Blutes sich verringern. Der Organismus verfolgt also ein ökonomisches Prinzip, indem er die lebenswichtigen Organe auf Kosten der übrigen Gewebe vor stärkeren Verlusten zu bewahren sucht; zugleich ist dies ein Beweis für die Fähigkeit des Körpers, innerhalb der verschiedenen Organsysteme umfangreiche Verschiebungen in deren Eiweißbestand vorzunehmen. Entscheidend für den weiteren Verlauf der Inanition ist das Verhalten der Eiweißzersetzung (endogener Eiweißstoffwechsel s. S. 527, Fußnote 2). Die N-Ausscheidung beläuft sich beim Erwachsenen in den ersten Hungertagen auf 10—13 g N (= 65—80 g Eiweiß), vermindert sich dann in den nächsten Wochen auf etwa 6—8 g (= 37 g Eiweiß) und kann bei länger dauernder Inanition noch weitersinken, um kurz vor dem Tode wieder stärker anzusteigen (vgl. auch S. 520). Eine charakteristische Begleiterscheinung des Hungers ist die sog. Acidose, d. h. die Bildung von Acetonkörpern und ihre Ausscheidung mit dem Harn und mit der Atmungsluft (vgl. S. 539).

Fieber (Definition s. S. 7) geht stets mit einer Steigerung des Gesamtumsatzes (bis zu 50% über die Norm) einher, wobei aber im Gegensatz zur Muskelarbeit und zu den Hyperthyreosen auch der Eiweißumsatz erhöht ist. Diese Steigerung ist indessen nicht die Ursache, sondern wahrscheinlich nur eine Begleiterscheinung des Fiebers. Der vermehrte Eiweißzerfall im Fieber läßt sich, was grundsätzlich wichtig ist, nicht wie beim Gesunden, der mit geringen Eiweißmengen ernährt wird, durch größere Mengen von KH vollständig verhüten. Der Grad des Eiweißzerfalls geht nicht der Höhe des Fiebers parallel. Bei längerer Dauer des Fiebers kommt es ähnlich wie im Hungerzustand zu einem Sinken der Intensität der Oxydationsprozesse. Die Ursache des für das Fieber charakteristischen eigentümlichen Verhaltens des N-Stoffwechsels sucht man teils in toxisch wirkenden Faktoren, wie Bakterientoxinen, Eiweißzerfallsprodukten (auch aus arteigenem Eiweiß) usw., teils in Störungen seitens der vom Zentralnervensystem ausgehenden Regulierungsvorgänge (vgl. S. 533). Das zu Verlust gehende Organeiweiß stammt wie beim Hunger vornehmlich aus den Muskeln. Praktisch kommen in vielen Fällen von fieberhafter Krankheit außerdem einmal Inanition infolge des Appetitmangels, andererseits ferner starke motorische Unruhe (Delirien usw.) in Betracht, die als Ursache der Steigerung der Oxydationsprozesse mit in Rechnung zu setzen sind. Endlich kann in besonderen Fällen, z. B. bei der Pneumonie, vermehrte N-Ausscheidung auch auf Resorption eines eiweißreichen Exsudates zurückzuführen sein.

Auch der Stoffwechsel bei manchen *kachektischen* Zuständen, z. B. beim Carcinom usw., sowie bei verschiedenen als *Intoxikation* aufgefaßten Krankheitsbildern, wie bei der akuten gelben Leberatrophie, bei Phosphorvergiftung u. a. m., ist in gleicher Weise durch erhöhte Eiweißzersetzung gekennzeichnet.

Diabetes mellitus (Zuckerkrankheit)

Der Diabetes mellitus ist als eine endokrin bedingte Stoffwechselkrankheit zu definieren, die auf einer Störung der Zuckerverwertung im Organismus beruht. Die Folge hiervon ist eine Überschwemmung der Gewebe und des Blutes mit Zucker. Kardinalsymptome der Krankheit sind die dauernd oder während längerer Perioden auftretende Zuckerausscheidung durch den Harn und die Erhöhung des Zuckergehaltes des Blutes. In den schweren Fällen erweist sich auch der Eiweiß- und Fettstoffwechsel als gestört.

Die Krankheit wurde zum ersten Male von THOMAS WILLIS 1674 auf Grund des süßen Geschmacks des Harns entdeckt. M. DOBSON stellte den Zucker aus dem Harn 1775 dar. Die moderne Lehre vom Diabetes beginnt mit CLAUDE BERNARD, der Glykosurie nach dem sog. Zuckerstich (s. S. 534) und die glykogene Funktion der Leber 1847 entdeckte, und findet ihre Fortsetzung auf klinischem Gebiet vor allem durch die NAUNYNsche Schule (experimenteller Diabetes von v. MERING und MINKOWSKI durch Pankreasentfernung 1889). Grundlegende Aufklärung über die Chemie der Kohlenhydrate erfolgte durch EMIL FISCHER. Die therapeutisch wichtigste Entdeckung stellt die Isolierung des Insulins durch die kanadischen Forscher BANTING und BEST 1921 dar. Produzenten des Insulins sind die LANGERHANSschen Inseln, die beim Menschen besonders zahlreich im Schwanzteil der Bauchspeicheldrüse vorkommen (bei Feten und bei Kindern ist ihre Zahl größer als beim Erwachsenen). Sie bilden von Bluträumen durchsetzte Zellstränge ohne Drüsenstruktur, die heller als das übrige Drüsengewebe erscheinen und von ihm nicht durch Bindegewebe getrennt sind. Bei den Knochenfischen bilden sie ein stelbständiges isoliertes Organ, den STANNIUSschen Körper.

Die Zuckerkrankheit ist keine seltene Krankheit. Sie befällt hauptsächlich das mittlere Lebensalter (mehr Männer als Frauen), kommt aber auch bei älteren sowie jugendlichen Individuen, selbst bei Kindern vor. Bemerkenswert ist die in etwa $1/4$ aller Fälle nachweisbare Erblichkeit und das gehäufte familiäre Auftreten der Krankheit. Der Erbgang ist vorwiegend recessiv. Vererbbar scheint auch die Schwere der Krankheit zu sein.

Beachtenswert ist ferner die Rolle der Fettsucht, der Gicht sowie der Arteriosklerose, die sich teils mit dem Diabetes kombinieren, teils in der Familie des Kranken zu finden sind. Diese Tatsache weist auf den Charakter des Diabetes als *Konstitutionskrankheit* hin. Ihr Wesen ist in einer fehlerhaften Anlage, d. h. einer angeborenen Schwäche auf dem Gebiete des Kohlenhydratstoffwechsels zu erblicken.

Bei verstorbenen Diabetikern findet man nicht selten Veränderungen im Bereich der Inseln des Pankreas. Die Befunde sind einmal quantitativer (starke Verminderung der Zahl der Inseln), in anderen Fallen vorwiegend qualitativer Art (hydropische bzw. hyaline Degeneration, Sklerose und Atrophie der Inseln infolge von Bindegewebswucherungen). Es soll bisweilen auch die Relation der Alphazellen zu den Betazellen zuungunsten der Betazellen geändert sein. In zahlreichen Fallen ist jedoch das pathologisch-anatomische Substrat an den Inseln des Pankreas äußerst geringfügig oder sogar fehlend.

Nach rezidivierenden Pankreatitiden bei entzündlichen Affektionen der Gallenwege manifestiert sich gar nicht selten ein Diabetes. Ob bei manchen in höherem Alter auftretenden Diabetesfällen die arteriosklerotische Schädigung der Pankreasgefäße die Funktion des Inselzellapparates zu beeinträchtigen vermag, ist ungeklärt. Gelegentlich wird bei Kranken mit ausgedehnten Vernichtungen des Pankreasgewebes durch Carcinome ein Diabetes gefunden. Demnach besteht also die Möglichkeit, daß ein Diabetes mellitus auf eine Erkrankung des Pankreas zurückzuführen ist *(primärer Pankreasdiabetes)*, zumal dann, wenn eine ererbte Schwäche des Inselzellapparates vorliegt.

Basedow-Kranke, Kranke mit Akromegalie und dem Morbus Cushing weisen nicht selten Hyperglykämie und Glykosurie auf. Hyperglykämie und Glykosurie lassen sich, wie Claude Bernard entdeckte, durch eine Läsion des Calamus scriptorius am Boden des IV. Hirnventrikels experimentell hervorrufen. Vom Zentralnervensystem, von der Hypophyse, der Schilddrüse und der Nebenniere aus können also durch Mobilisation des Glykogens in der Leber Hyperglykämie und als deren Folge Glykosurie erzeugt werden. Allein das von den Betazellen der Bauchspeicheldrüse produzierte Insulin ist imstande, der Blutzuckersteigerung entgegenzuwirken, wie sie durch einen nervösen Einfluß oder durch die Wirkung der sog. kontrainsulären Hormone des Hypophysenvorderlappens, der Schilddrüse und der Nebenniere entsteht. Man stellt sich vor, daß durch die bei diesen Fällen gegebene langdauernde Überbeanspruchung des Inselzellapparats dieser schließlich in seiner Leistungsfähigkeit nachläßt, besonders natürlich dann, wenn eine ererbte funktionelle Schwäche eine Rolle spielt, und daß auf diese Weise ein *relativer* Insulinmangel für die sich ausbildende Dauer-Hyperglykämie und -Glykosurie verantwortlich zu machen ist *(Gegenregulationsdiabetes)*.

Krankheitsbild. Die ersten Erscheinungen der Krankheit, die sich allmählich einzustellen pflegen, sind in der Regel wenig charakteristisch und bestehen in Abnahme der körperlichen und geistigen Leistungsfähigkeit, in Mattigkeit, Depression, Abmagerung, Kopfschmerzen sowie mitunter in neuralgischen Beschwerden. Trotz der fortschreitenden Gewichtsabnahme infolge der mangelhaften Ausnutzung der KH der Nahrung — der Gesunde deckt in der Regel mehr als die Hälfte seines Calorienbedarfs mit KH — ist der Appetit meist gut, oft sogar in einer dem Patienten selbst auffallenden Weise gesteigert. Dazu kommt meist erheblicher Durst, der zu einem quälenden Symptom werden kann, das mitunter im Vordergrunde der Klagen der Kranken steht. Endlich ist die Harnmenge, wie die Kranken oft selbst angeben, vom Beginn der Störung des Allgemeinbefindens ab stark vermehrt, und die Notwendigkeit, den Harn häufig zu entleeren, stört nicht selten die Nachtruhe. Die genannten Beschwerden müssen in jedem Fall zu einer eingehenden Harnuntersuchung Anlaß geben.

Der Harn der Diabetiker ist hellgelb, klar, von saurer Reaktion. Seine Menge in 24 Stunden ist fast immer, häufig sogar beträchtlich vermehrt, nur ausnahmsweise, und zwar hauptsächlich beim Altersdiabetes, fehlt die Steigerung der Harnmenge (sog. *Diabetes decipiens*). Die in 24 Stunden ausgeschiedenen Zuckermengen schwanken zwischen wenigen Gramm und mehreren Hundert Gramm, der Prozentgehalt variiert zwischen Bruchteilen von 1% und etwa 10%.

Charakteristisch ist auch die Erhöhung des spezifischen Gewichts des Harns, die auf seinem Zuckergehalt beruht und der Menge desselben parallel geht, so daß man aus der Höhe des spez. Gew. bei Kenntnis der 24stündigen Harnmenge auf die Zuckermenge annähernd schließen kann. Es entspricht etwa dem spez. Gew. von 1030 bei 1500 ccm Harn in 24 Stunden 1—2%, bei 6—8000 ccm eine Zuckermenge über 8%.

Der Zucker im Harn kann mit verschiedenen Methoden nachgewiesen werden, die auf seinen mannigfachen chemischen oder physikalischen Eigenschaften beruhen. Es handelt sich um *Dextrose* (Glucose); gelegentlich kommt daneben *Fruchtzucker (Lävulose)* vor. Als zuverlassige *Zuckerproben* sind zu nennen: die Reduktionsproben, wie die TROMMERsche oder FEHLINGsche Probe, denen die Reduktion von $CuSO_4$ zugrunde liegt, sowie die NYLANDERsche Probe (Reduktion von Wismutnitrat), die *Garungsprobe* (Entwicklung von CO_2 durch Hefe), die *Polarisationsprobe*, die auf der Eigenschaft des Zuckers beruht, die Ebene des polarisierten Lichtes zu drehen (Rechtsdrehung bei Dextrose, Linksdrehung bei Lavulose), endlich die *Phenylhydrazinprobe* (Phenylhydrazinchlorhydrat bildet mit Dextrose gelbe Krystalle von Phenylglucosazon, dessen Schmelzpunkt von 205° fur Dextrose charakteristisch ist). Die TROMMERsche und die NYLANDERsche Probe sind als einfachste und sicherste Methoden am meisten zu empfehlen. Fällt die Zuckerprobe einwandfrei positiv aus, so ist die Menge des ausgeschiedenen Zuckers zu ermitteln. Dabei ist mit Nachdruck zu betonen, daß es vollig unzureichend ist, sich mit der bloßen Feststellung des Prozentgehaltes einer beliebigen Harnportion zu begnugen. Vielmehr ist in jedem Fall zu fordern, daß erstens die gesamte 24stündige Harnmenge gemessen wird und daß nach Feststellung des prozentualen Zuckergehaltes derselben (d. h. in einer Probe des *Mischharnes*) *die absolute in 24 Stunden ausgeschiedene Zuckermenge konstatiert wird.* Nur auf diese Weise erhält man einen *zuverlässigen* Einblick in die *Große der Zuckerausscheidung*, deren Kenntnis zur Beurteilung des Falles in *therapeutischer* und *prognostischer* Hinsicht unerläßlich ist.

Bei leichteren Formen des Diabetes kommt es mitunter vor, daß einzelne Harnportionen, namentlich der nuchtern gelassene Morgenharn, zuckerfrei sind. Bei Verdacht auf Diabetes verschaffe man sich daher den Harn, der 1—2 Stunden nach einer KH-haltigen Nahrung gelassen ist. Ist die nur in einzelnen Harnportionen vorhandene Zuckermenge sehr gering, so fallen die Zuckerproben am 24stündigen Mischharn infolge der Verdünnung unter Umständen negativ aus. Man untersuche daher in solchen Fallen die einzelnen Portionen getrennt. — Für die *quantitative Zuckerbestimmung* eignet sich am besten das sehr exakte Polarisationsverfahren, ferner kommt in Betracht die Gärungsprobe mit dem LOHNSTEINschen Gärungsapparat, an dem sich der Prozentgehalt direkt ablesen laßt (Anstellung der Probe bei 37°; Verwendung von Hefe, die vorher in zwei blinden Versuchen geprüft ist: 1. auf ihr Garungsvermögen gegenüber einer Dextroselösung, 2. auf Abwesenheit gärungsfahiger Verunreinigungen in der Hefe selbst durch Ansetzen einer Hefeprobe mit Wasser). Schließlich ist die Titration des Harns mit FEHLINGscher Lösung möglich. Ist Zuckerausscheidung festgestellt, so hat man — zum mindesten für die erste Zeit der Beobachtung — täglich die 24stundige Zuckermenge zu kontrollieren (der Patient ist anzuhalten, nach Möglichkeit die Harnentleerung getrennt von der Defakation vorzunehmen).

Die *Aciditat* des Harns ist oft erhöht, namentlich in den Fällen, die mit *Acidose* (s. S. 539) einhergehen. Letztere läßt sich ebenfalls durch charakteristische Harnreaktionen nachweisen. Die beiden am Krankenbett leicht feststellbaren und fur die Beurteilung eines Falles sehr wichtigen Körper im Harn sind das *Aceton* sowie vor allem die *Acetessigsaure*. Ersteres wird mit der LEGALschen Reaktion nachgewiesen: der mit etwas Nitroprussidnatrium versetzte und mit NaOH stark alkalisierte Harn zeigt normal eine alsbald abblassende Rotfärbung; Zusatz von konzentrierter Essigsaure bewirkt normal eine grünliche, bei Acetonurie dagegen stark purpurrote Färbung. Acetessigsäure ist die Muttersubstanz des Acetons; sie ist daher stets vorhanden, wenn die Acetonprobe positiv ist. Ihr Nachweis (GERHARDTsche *Reaktion*) am moglichst frischgelassenen Harn beruht auf der bordeauxroten Verfärbung des Harns bei tropfenweise erfolgendem Zusatz von 1%iger Eisenchloridlösung (Vortäuschung einer positiven Probe durch manche Medikamente, speziell Salicylsäurepräparate sowie Antipyrin usw.; mehrstündiges Kochen des Harns beseitigt die Acetessigsaure, nicht aber die durch Medikamente bewirkte Farbung. Da die Acetonkörper auch mit der Atmung ausgeschieden werden, so beobachtet man bei starkerer Acidose oft einen obstartigen Geruch der Atmungsluft, den man bei stärkeren Graden bereits beim Betreten des Zimmers wahrnimmt.

Die *Körpertemperatur* ist bei unkompliziertem Diabetes normal. Die *Zunge* ist häufig trocken, nicht selten rissig, oft belegt. Der Speichel reagiert sauer. Sehr häufig zeigt das *Zahnfleisch* Veränderungen, teils in Form von Auflockerung, teils als Gingivitis mit Neigung zu Blutungen. Die Zähne werden locker, fallen aus oder neigen zu Caries. Mancher Diabetes wird zuerst vom Zahnarzt entdeckt. Bei mangelhafter Mundpflege entwickelt sich mitunter Soor (s. S. 337). Trotz der zum Teil enormen Nahrungsmengen, die die Kranken täglich zu sich nehmen, bestehen häufig keinerlei Verdauungsstörungen, so daß die Patienten ihren Heißhunger beschwerdefrei zu befriedigen vermögen. Durchfälle oder Fettstühle gehören zu den Komplikationen (s. S. 542). Auch der *Zirkulationsapparat* zeigt bei vielen Diabetikern keine Abweichungen von der Norm, wenn auch, speziell bei älteren Patienten, oft Zeichen stärkerer Arteriosklerose, gelegentlich auch von Coronarsklerose zu finden sind. Häufig besteht eine Disposition zu Hypertension (vgl. S. 231). Bei Diabetikern höheren Alters sind deshalb Symptome von Herzschwäche keine Seltenheit. Vasomotorenlähmung spielt beim Ausgang in Koma (s. S. 541) eine wichtige Rolle. Störungen seitens des Respirationsapparates gehören ebenfalls ins Gebiet der Komplikationen. Darunter kommt der Tuberkulose der Lungen größte Bedeutung zu.

Auch bei unkomplizierten Fällen findet man häufig Anomalien auf dem Gebiete des *Urogenitalapparates*. Abnahme der sexuellen Potenz bei Männern ist eine häufige und oft frühzeitige Begleiterscheinung des Diabetes. Frauen klagen oft über hartnäckigen Pruritus vulvae, der auf der Zersetzung des zuckerhaltigen Harns durch Pilze beruht; eine beim Mann analoge Störung ist die gelegentlich vorkommende Balanitis. Seitens der *Haut* wird nicht selten über heftigen quälenden Juckreiz geklagt, der gelegentlich ebenfalls ein Frühsymptom ist; die durch das häufige Kratzen entstehenden Excoriationen führen leicht zu Infektionen oder Ekzemen. Auch zeigen die Diabetiker eine auffallende Neigung zu Furunkeln und Karbunkeln; manche Patienten werden von ihnen fast ununterbrochen heimgesucht. Die Haut ist im übrigen meist sehr trocken und zeigt nur geringe Neigung zur Schweißbildung. Auch das *Auge* gehört zu den bei Diabetikern nicht selten erkrankenden Organen, vor allem zeigt es Neigung zu Kataraktbildung (immer beiderseitig); auch kommt es mitunter zur Erschwerung des Sehens infolge von Akkommodationsstörungen. Ferner kommen (bei gleichzeitiger Hypertonie) retinitische Veränderungen sowie gelegentlich Veränderungen am Sehnerven (Neuritis, Atrophie) vor. Die bei Diabetes häufigen *Neuralgien* lokalisieren sich mit Vorliebe im Trigeminus, den Crural- und Intercostalnerven; ferner ist beiderseitige Ischias nicht selten. Auch echte Neuritiden mit Parästhesien und Sensibilitätsstörungen kommen mitunter vor. Relativ oft fehlen auch bei leichten Fällen die Patellarreflexe.

Blut. Stärkere Grade von Anämie pflegen zu fehlen, desgleichen charakteristische morphologische Veränderungen. Die Eosinophilen sind bei schweren Fällen vermindert.

Der Grad der *Hyperglykämie* (Normalwerte zwischen 80 und 120 mg-%, Steigerung bei Diabetes mellitus bis auf 500 mg-% und darüber) geht bis zu einem gewissen Maß der Menge des Harnzuckers parallel, doch kann sie auch zu Zeiten bestehen, wo Zucker im Harn nicht nachweisbar ist. In Frühstadien des Diabetes, zumal bei Kindern, kann die Hyperglykämie noch fehlen, ja es kann sogar zu hypoglykämischen Zuständen kommen. Bei manchen besonders schweren Fällen sowie im Koma ist der Gehalt des Blutes an Lipoiden (*Lipämie*) beträchtlich gesteigert, so daß das Blut im Glase eine Rahmschicht zeigt[1].

Im Mittelpunkt des Krankheitsbildes steht die *Störung des Stoffwechsels*. Sie betrifft zwar nicht allein die KH, doch beherrscht deren pathologisches Verhalten das Bild. Das Wesentliche ist eine in der Glykosurie und Hyperglykämie zum Ausdruck kommende mangelhafte Verwertung der KH, was bei gewöhnlicher gemischter Kost gleichbedeutend mit erheblicher Unterernährung ist[2]. Hieraus erklärt sich sowohl das gesteigerte Nahrungsbedürfnis wie die Abnahme des Körpergewichtes. Die Menge des durch den Harn verlorengehenden Zuckers richtet sich in erster Linie nach der Quantität der KH der Nahrung, wobei jedoch sehr große individuelle Unterschiede bestehen. Bei leichteren Fällen spielt ferner auch die Art und die Zubereitungsform der KH eine nicht unwichtige Rolle. Am stärksten glykosurisch wirken die verschiedenen Zuckerarten, in zweiter Linie das (Weiß-)

---

[1] Die *Lipämie*, welche auf starker Fettwanderung aus den Fettdepots des Körpers in die Leber beruht, erfolgt bei Glykogenverarmung der letzteren. Daher kommt Lipämie auch im Hungerzustand vor.

[2] Der tägliche Calorienverlust infolge der Glykosurie läßt sich leicht durch Multiplikation der 24stündigen Harnzuckermenge mit dem Calorienwert des Zuckers 4,1 errechnen.

Brot, während andere KH-Träger, z. B. die Kartoffeln und andere Amylaceen (Hafermehl usw.) oft in etwas geringerem Maß Glykosurie bewirken. Geröstete (caramelisierte) KH werden oft besser vertragen.

Der *Eiweißumsatz* verhält sich in den einzelnen Fällen verschieden.

Er ist häufig auch bei schweren Fällen normal, wenn sie diätetisch rationell behandelt werden, während in Fällen mit unzureichender Ernährung N-Verlust eintritt. Hiermit ist nicht die Tatsache zu verwechseln, daß Kranke mit frei gewählter Kost, die oft enorme Eiweißmengen enthält, dementsprechend sehr große N-Mengen mit dem Harn ausscheiden. Unvermeidlich kommt es zu N-Verlust, sobald infolge von Verdauungsstörungen die Kranken nicht mehr in der Lage sind, ihren calorischen Bedarf in ausreichendem Maße zu decken. Ein eigentlicher toxischer Eiweißzerfall kommt höchstens im Koma (s. S. 541) in Frage.

Aber auch mit der Glykosurie steht der Eiweißumsatz in einem Zusammenhang insofern, als bei schwerem Diabetes ein großer Teil der Aminosäuren des Eiweißes in Zucker übergeht (vgl. S. 522) und der nicht zuckerbildende Anteil des Eiweißes Acetonkörper liefert. Hier hat oft Steigerung der Eiweißzufuhr in der Nahrung vermehrte Zuckerausscheidung zur Folge, wobei aber die verschiedenen Arten von Eiweiß sich quantitativ verschieden verhalten. Fleisch und Casein steigern die Glykosurie in wesentlich höherem Maße als Eier- und Pflanzeneiweiß; letzteres verhält sich am günstigsten[1]. Im Gegensatz zu den Eiweißkörpern galt das *Fett* lange Zeit als willkommener Ersatz des verlorengehenden Zuckers und als unbedenklicher Energiespender beim Diabetes; es wurde daher sogar zum Hauptträger mancher Diätformen. Diese Auffassung hat sich als irrig erwiesen.

Denn abgesehen davon, daß bei Zufuhr größerer Fettmengen diese zur Quelle der Ketonkörper werden können, fällt die praktisch bedeutsame Tatsache ins Gewicht, daß bei hohem Fettgehalt der Nahrung viele Diabetiker „eiweißempfindlich" werden, d. h. auf vermehrte Eiweißzufuhr mit Steigerung der Glykosurie reagieren, während sie bei fettarmer Kost oft große Eiweißmengen vertragen.

Alkohol hat keinen steigernden Einfluß auf die Glykosurie. Muskelarbeit vermag bei leichtem Diabetes vermindernd auf die Zuckerausscheidung zu wirken, falls die Muskulatur sich in gutem Zustande befindet und die Arbeit sich in mäßigen Grenzen bewegt. Die Erklärung dürfte mit dem mit jeder Muskelarbeit verbundenen erhöhten Zucker- (Glykogen-) Bedarf seitens der Muskeln zusammenhängen. Hiervon macht man therapeutisch Gebrauch.

Eine besonders wichtige Stoffwechselanomalie beim Diabetes ist die als diabetische **Acidosis** bezeichnete Anhäufung der sog. Acetonkörper im Organismus und ihre Ausscheidung durch den Harn (Ketonurie), zum Teil durch die Lungen. Es handelt sich um die *Acetessigsäure*, das *Aceton* und die *β-Oxybuttersäure* (vgl. S. 522).

Das Aceton findet sich nicht im Körper, sondern entsteht erst aus der Acetessigsäure am Orte der Ausscheidung, d. h. im Harn bzw. in der Lunge. Im Prinzip ist die Acidose nichts für den Diabetes Spezifisches, da sie auch beim Gesunden unter besonderen Umständen, d. h. bei ausschließlicher Fleischfettkost[2] und im Hunger vorkommt und ferner bei der harmlosen Schwangerschaftsglykosurie oft beträchtliche Ketonurie schon bei geringerer KH-Beschränkung eintritt. Die für die Unterdrückung der Ketonurie bei Diabetes notwendige Menge von KH ist individuell sehr verschieden. Plötzliche Entziehung der KH wirkt besonders ungünstig. Außer den KH gehört auch Alkohol zu den „antiketogenen" Substanzen. Die Gesamtmenge der mit dem Harn ausgeschiedenen Acetonkörper kann bei schwereren Fällen 70—100 und mehr Gramm pro die betragen. Dabei ist außerdem stets noch mit einer gewissen Retention derselben im Körper zu rechnen. Die durch die Acidose verursachte Gefahr liegt in einer lebensgefährdenden Störung des Säurebasengleichgewichtes

---

[1] Es sei aber darauf hingewiesen, daß nach v. NOORDEN bei Einhaltung sehr fettarmer Kost wirkliche Eiweißempfindlichkeit selten ist.

[2] Vor allem bei brüskem Übergang von KH-reicher zu KH-freier Kost. Andererseits ist zu beachten, daß eine Gewöhnung an eine fast KH-freie Nahrung beim Gesunden möglich ist, wie die Beobachtung an den Polarvölkern lehrt.

mit Alkaliverarmung (Herabsetzung der sog. Alkalireserve, vgl. S. 523) und der damit verbundenen Abnahme des CO_2-Bindungsvermögens des Blutes[1].
Zur Neutralisierung der abnormen Säuremengen stellt der Organismus NH_3 zur Verfügung, welches er der Harnstoffsynthese entzieht. Jedoch ist die bei der Acidose vorhandene Steigerung der NH_3-Ausscheidung im Harn, deren Größe der Ketonurie annähernd parallel geht (normal 0,3—1,0; pathologisch bis 6 g pro die), hauptsächlich auf die vermehrte NH_3-Bildung in der Niere zu beziehen (vgl. S. 520).

Störungen im *Mineralstoffwechsel* bestehen bei schwerem Diabetes in vermehrter Ausscheidung von Kalk und Magnesia, die aus den Knochen stammen. Auch die *Wasserausscheidung* zeigt mitunter Störungen in Form von Ödemen, die sich besonders auch bei Haferkuren (s. Therapie) einstellen. Andererseits gibt es Fälle, bei denen die dauernde starke Diurese schließlich zu einem abnormen Wasserverlust des Körpers (Exsiccation) führt. Ferner treten insbesondere im Koma mitunter Störungen im NaCl-*Stoffwechsel* sowie infolge von zunehmender Harnsperre eine Retention harnpflichtiger Bestandteile nach Art der *Urämie* auf. Zum Teil handelt es sich um die Folge sowohl einer durch die ständige Harnflut verursachten zunehmenden Verarmung des Körpers an Kochsalz als auch einer stärkeren Kochsalzbindung in den Geweben.

Die verschiedenen Formen des Diabetes. Aus therapeutischen und prognostischen Gründen unterscheidet man je nach der Schwere der Erkrankung verschiedene Formen des Diabetes. Maßgebend für die Art des Diabetes ist nicht allgemein die Zuckermenge, die der Kranke bei einer freigewählten Kost ausscheidet, auch nicht die Höhe des Blutzuckers bei unbehandelten Fällen, sondern die Frage, ob und bei welcher Diät sich der Kranke zuckerfrei machen läßt oder welches die KH-Menge in der Nahrung ist, bei der der vorher zuckerfrei gewordene Patient zuckerfrei bleibt. Bezeichnend für die Schwere eines Diabetes ist ferner der Grad der bestehenden Acidosis bzw. ihrer therapeutischen Beeinflußbarkeit.

Der *leichte* Diabetes, der hauptsächlich in späteren Jahren (sog. Diabetes der älteren Leute) auftritt, ist dadurch gekennzeichnet, daß Glykosurie erst bei KH-Mengen etwa über 60—80 g auftritt und prompt nach einer wenige Tage durchgeführten (in der Regel genügen 3 Tage) strengen, d. h. KH-freien Kost schwindet. Eine Acidose, wenn überhaupt vorhanden, zeigt nur ganz geringe Grade. Viele derartige Kranke halten sich bei entsprechender Diät lange Zeit leistungsfähig und werden subjektiv durch ihr Leiden nicht sonderlich beeinträchtigt (hierher gehört u. a. der mit Hypertension einhergehende Diabetes der älteren Leute). Ein Teil von ihnen geht trotz aller Kautelen später in die schwere Form über. Bemerkenswert und praktisch wichtig ist, daß mancher leichte Diabetes zuerst als vorübergehende Glykosurie auftritt, deren Bedeutung als beginnender Diabetes leicht verkannt wird.

Den *mittelschweren* Diabetes gelingt es nicht so leicht wie die leichte Form zuckerfrei zu machen. Hier ist in der Regel eine sehr starke Beschränkung der Kohlenhydratzufuhr notwendig, um zum Ziele zu gelangen. Doch glückt es auf die Dauer in der Regel, für einen längeren Zeitabschnitt eine Toleranz von etwa 40—50 g KH zu erreichen. Immerhin ist stets mit dem Übergang in den schweren Diabetes zu rechnen, in den diese Fälle sogar fast regelmäßig schließlich münden, wenn es sich um jüngere Individuen handelt.

Bei der *schweren* Form des Diabetes wird Zucker auch bei KH-freier Kost ausgeschieden, so daß es trotz strenger Diät selbst nicht vorübergehend gelingt, den Patienten zuckerfrei zu machen. Gleichzeitig besteht starke Acidose. Die Krankheit zeigt hier fast stets eine Tendenz zum Fortschreiten und hat darum einen durchaus malignen Charakter. Man beobachtet sie hauptsächlich im jugendlichen Alter. Der Diabetes bei Kindern und jungen Leuten gehört fast ausnahmslos zur schweren Form.

Verlauf und Ausgang der verschiedenen Diabetesformen zeigen ein mannigfaltiges Verhalten. Vereinzelt kommen wirkliche Heilungen vor, die übrigens wegen der Möglichkeit von Rückfällen nur bei genügend langer Beobachtungsdauer anzuerkennen sind. Eine nur scheinbare Heilung ist das Verschwinden der Glykosurie, was man u. a. gelegentlich bei Entstehen einer Schrumpfniere beobachtet, vor allem dann, wenn sich das KIMMELSTIEL-WILSON-Syndrom entwickelt (vgl.

---

[1] Die Bezeichnung Acidose, d. h. Säuerung, ist genaugenommen unkorrekt, da es tatsächlich niemals zu saurer Reaktion im Blute oder in den Geweben kommt, was eine sofortige Ausfällung der Eiweißkörper zur Folge haben würde. Gemeint ist nur eine *relative* Säuerung im Sinne einer Verminderung der Alkalität bzw. des Säurebindungsvermögens. Eine solche kommt nicht nur beim Diabetes, sondern z. B. auch bei der Urämie vor.

S. 467). Hier bleibt der Blutzucker hoch als Zeichen des Fortbestehens der Stoffwechselstörung. Die große Mehrzahl der Fälle verläuft als chronisches Leiden, das je nach der Form des Diabetes und der Art der Behandlung zeitweise Besserungen oder Verschlimmerungen zeigt, um schließlich infolge der genannten Komplikationen oder durch interkurrente Krankheiten oder endlich im Koma zu enden. Zahlreiche leichtere Fälle halten sich viele Dezennien hindurch. Der schwere Diabetes im jugendlichen Alter verläuft mitunter akut. Die dem Diabetiker drohenden *Gefahren* sind *mehrfacher* Art: die Ernährungsstörung, das Koma, Infektionen sowie Arterienerkrankungen.

Eine für den Diabetes spezifische, oft tödliche Ausgangsform ist das **Coma diabeticum.** Es ist dies eine von charakteristischen Symptomen begleitete Intoxikation mit den organischen Säuren der diabetischen Acidose (s. S. 539). In manchen Fällen gehen gewisse *prämonitorische* Symptome, wie auffallende Apathie, Übelkeit, heftiges Erbrechen, Druck auf der Brust, Durchfälle, voraus *(Präkoma)*; in anderen Fällen bricht die Katastrophe unvermutet herein. Auslösend wirken mitunter heftige körperliche oder geistige Anstrengungen, starke Emotionen, vor allem brüske Entziehung der KH, aber bisweilen auch schon hartnäckige Obstipation. Charakteristisch ist eine starke Dyspnoe; die Atemzüge sind vertieft, oft schnarchend (sog. große Atmung) und zum Teil beschleunigt. Dabei ist der objektive Lungenbefund vollständig negativ. Die Atmungsluft riecht intensiv nach Aceton. Es besteht Apathie oder Somnolenz, die alsbald in vollkommene Bewußtlosigkeit übergeht. Krämpfe fehlen. Der Tonus der Muskulatur und der Tonus der Bulbi nehmen ab, gewöhnlich fehlen die Patellar- und Achillessehnenreflexe. Der Blutdruck sinkt, der Puls ist klein und frequent. Die Kranken gehen oft an *Kreislaufschwäche* mit enormem Sinken des Minutenvolumens und Versacken des Blutes in den Splanchnicusgefäßen (vgl. S. 216) zugrunde. Im Harn findet man häufig in großer Zahl die charakteristischen sog. Komacylinder, die hohe diagnostische Bedeutung haben und bisweilen auch schon als Vorboten auftreten. Sie sind kurz, breit und in der Regel granuliert. Der Harn enthält massenhaft Acetonkörper und gibt insbesondere eine intensive GERHARDTsche Reaktion (s. S. 537). Unter Schwinden des Pulses erfolgt der Tod in tiefstem Sopor. In manchen Fällen gesellt sich zu dem Säurekoma ein schwerer hypochlorämischer Zustand hinzu, d. h. eine sog. Salzmangelurämie (s. S. 454). Die Dauer des Komas beträgt von den ersten Zeichen der Somnolenz an oft nicht mehr als 24 Stunden, seltener bis zu 3 Tagen. Seit Einführung des Insulins (s. S. 546) hat die *Mortalität* des Komas von über 60% auf etwa 6% abgenommen. Prognostisch verhält sich das plötzlich eintretende Koma günstiger als dasjenige, das sich allmählich entwickelt. Die Prognose hängt namentlich vom Verhalten des Pulses und Blutdruckes und vor allem vom Zeitpunkt der Verabreichung des Insulins ab.

Vereinzelt wird das Koma durch ein eigenartiges *peritonitisähnliches Syndrom* eingeleitet; soweit es sich um Beschwerden im Bereich des Oberbauches handelt, findet sich dabei teils eine akute Magenatonie, teils vermutet man eine Beteiligung des Pankreas. Unter Insulin pflegen die Erscheinungen rasch zurückzugehen.

Zu den **Komplikationen,** die sich im Verlauf der Krankheit einstellen können, ist vor allem die *Lungentuberkulose* zu rechnen, die einen Teil der Diabetiker, vor allem Kranke im jugendlichen Alter, befällt und nächst dem Koma eine häufige Todesursache bildet (vgl. S. 272). Ferner besteht eine ausgesprochene Neigung der Diabetiker zu *Lungengangrän* (S. 274). Nicht selten und für den weiteren Krankheitsverlauf oft von entscheidender Bedeutung ist bei älteren Patienten, namentlich bei Fettleibigen, die Entwicklung einer feuchten stinkenden *Gangrän* an den unteren Extremitäten in Form von Brandigwerden einzelner oder mehrerer Zehen oder sogar des ganzen Fußes (vgl. auch S. 227).

Als ursächliches Moment kommt hierfür hauptsächlich die Arteriosklerose in Frage, die bei den therapeutisch notwendig werdenden Amputationen sich stets als äußerst hochgradig erweist; auch die Rontgenphotographie ergibt hier in der Regel gut darstellbare, also sklerotische Gefäße. Von der Arteriosklerose ist zu sagen, daß diese bei Diabetikern durchschnittlich früher in Erscheinung zu treten pflegt als bei Stoffwechselgesunden und daß sie sich bis in die feineren Arterienäste vorschiebt. Operative Eingriffe, soweit sie mit *Narkose* verbunden sind, sind übrigens nicht unbedenklich, da die Acidose vor allem durch die Narkotica, aber auch durch die vor und nach der Operation bestehende Inanition gefördert wird.

Vereinzelt beobachtet man ferner die S. 438 beschriebenen, auf *Pankreasinsuffizienz* hinweisenden intestinalen Störungen (Diarrhoen, Fettstühle). Manche Fälle von Diabetes zeigen starke Albuminurie (vgl. S. 448); auch stellen sich bisweilen im späteren Verlauf des Leidens die Symptome der *Schrumpfniere* mit erheblicher Blutdrucksteigerung ein; hier ist oft die Hyperglykämie besonders stark ausgeprägt. Eine harmlose Albuminurie beobachtet man öfter bei hochgradiger Glykosurie; sie schwindet oft beim Sinken der Zuckermenge. Mancher Kranke geht an einer von einem Furunkel oder Karbunkel ausgehenden *Sepsis* zugrunde. Eine gleichzeitig bestehende *Hyperthyreose* verschlechtert die Stoffwechsellage[1]. Bei zahlreichen Diabetikern findet sich gleichzeitig eine Mitbeteiligung der Gallenwege in Form von Cholecystitis oder Cholelithiasis.

Bei dem sog. *Bronzediabetes* gesellt sich zu einer Pankreascirrhose eine Lebercirrhose hinzu, und es besteht eine allgemeine Hämochromatose (S. 508).

Während die **Diagnose** des Diabetes in ausgeprägten Fällen mit starker und dauernder Zuckerausscheidung leicht ist, liegt der Fall bei geringer oder vorübergehender Glykosurie schwieriger.

Eine nicht diabetische Glykosurie (evtl. auch mit Hyperglykämie) kommt unter verschiedenen Umständen vor. Vorübergehende Zuckerausscheidung geringen Grades findet sich nach Kopfverletzungen, ferner nach epileptischen Anfällen, bei manchen Gehirnerkrankungen wie Tumoren, Meningitis, Lues, weiter bei Herzinfarkt, manchen Intoxikationen (Kohlenoxyd, Morphin). Normal tritt vorübergehend Harnzucker nach sehr großer Zuckeraufnahme per os auf. Glykosurie, die bereits nach 100 g Dextrose (in Limonade) erfolgt, gilt als pathologisch. Diese sog. alimentäre Glykosurie wird bei BASEDOWscher Krankheit, gelegentlich bei Leberkrankheiten beobachtet. Schließlich scheiden die meisten Gesunden nach $1/2-1$ mg Suprarenin subcutan vorübergehend Zucker aus. Hier ist umgekehrt das Ausbleiben der Glykosurie pathologisch (z. B. bei Hypothyreosen und bei ADDISONscher Krankheit). Gegenüber der genannten Glycosuria e saccharo ist für echten Diabetes die *Glycosuria ex amylo*, d. h. nach Genuß von Amylaceen (Brot usw.) charakteristisch, wobei die Menge des Harnzuckers der Menge der aufgenommenen KH ungefähr entspricht; vor allem ist hierbei auch das Verhalten des *Blutzuckers* (Grad und Dauer der Hyperglykämie) zu kontrollieren. Geeignet ist die durch v. NOORDEN eingeführte Belastung mittels sog. fraktionierter Brotreihen (in je einstündigen Abständen je 25, 50, dann 75 und 100 g Weißbrot oder die Zufuhr von 100 g Dextrose in $1/6$ Liter dünnem Tee (bei Diabetes evtl. nur 50 g) nach Feststellung des Nuchtern-Bz[2]; der Bz wird dann 5 Stunden lang in halbstündigen Pausen kontrolliert. Die Kurve soll spätestens nach 1 Stunde ihren Gipfel (normal nicht höher als 160 mg-%) und längstens nach 2 Stunden ihren Ausgangswert erreichen, worauf normal eine kurze hypoglykämische Phase folgt als Ausdruck verstärkter Insulinausschüttung. Eine verfeinerte Belastungsprobe stellt der sog. TRAUGOTT-STAUB-*Effekt* dar, der auf dem letztgenannten Vorgang beruht und darin besteht, daß die in kurzem Abstand wiederholte gleiche Dextrosegabe normal einen geringeren Anstieg des Blutzuckers als die erste Gabe oder überhaupt keinen Anstieg bewirkt (sog. positiver STAUB-Effekt); man verabreicht die beiden Dextrosegaben im Abstand von $1^{1}/_{2}$ Stunden.

Ist das Vorhandensein eines Diabetes sichergestellt, so bedarf weiter die Frage der Schwere der Krankheit einer Prüfung. Man untersucht zunächst, ob es gelingt, durch strenge, d. h. KH-freie Kost (0,8—0,9 g Eiweiß je Kilogramm Sollgewicht, Fett und Gemüse, 20—22 Cal. in der Ruhe, 30 bei Arbeit) den Patienten zuckerfrei zu machen; alsdann legt man zur bisherigen Kost KH schrittweise in steigenden

---

[1] Dies dürfte sich zum Teil daraus erklären, daß die diastatische Verzuckerung des Leberglykogens unter der Einwirkung des Thyroxins erfolgt. Letzteres bewirkt im Tierexperiment völligen Glykogenschwund in der Leber.

[2] Bz = Blutzucker.

Äquivalenttabelle für Weißbrot

	Kohlen-hydrate in 100 g	20 g Weiß-brot entspre-chen g		Kohlen-hydrate in 100 g	20 g Weiß-brot entspre-chen g
Mehle:			Magermilch	4,8	250
Weizenmehl	73,6	15	Buttermilch	3,8	316
Kochreis	74,7	16	Saure Milch	3,4	353
Stärkemehl	81,0	15	Saurer Rahm	2,8	428
Hafergrütze	63,4	19	Ya-Urt (Joghurt)	3,5	343
Hafermehl	64,2	18	„ eingedickt	8,6	140
Haferflocken	58,0	21	Kondensmilch	13,7	90
Haferkakao (Cassel)	46,4	26	Trockenvollmilch	36,7	35
Materna	47,2	25	Trockenmagermilch	49,8	24
Makkaroni, Nudeln	72,5	16	*Kartoffeln u. ä.:*		
Kastanienmehl	72,0	16	Kartoffeln, roh	20,0	60
Bananenmehl	76,0	16	„ gekocht	20,5	60
Diabetikermehl	76,0	16	Topinambur, geschält	16,3	125
Gebäcke:			*Hülsenfrüchte:*		
Berliner Knüppel	60,0	20	Erbsen, trocken	45,8	26
Wasserwecken	51,1	23	Linsen, trocken	44,6	27
Milchbrötchen	65,5	21	Weiße Bohnen	48,3	25
Weißbrot	55,6	21	*Gemüse:*		
Panierbrösel	69,8	17	Erbsen, frisch	10,4	115
Graham-Weizenbrot	44,0	27	„ eingemacht	7,1	170
Roggenbrot	47,9	25	Grüne Schnittbohnen, frisch	5,5	218
Pumpernickel	41,8	29	„ „ einge-		
Simonsbrot	50,0	24	macht	2,2	545
Sanitasbrot	37,4	32	Salatbohnen, eingemacht	9,0	133
Steinmetzbrot	42,9	28	Puffbohnen, frisch	6,2	194
Knäckebrot	56,3	21	Schwarzwurzel, geschält	12,4	97
Weizenzwieback	70,5	17	Gelbe Rüben	8,7	138
Haferzwieback	62,0	20	Karotten	6,9	174
Kleberbrot von Seidl	67,0	8	Rote Rüben	7,0	170
Kleberbrot von Fritz	47,0	12	Kohlrübe, weiß	6,3	192
Aleuronatzwieback	48,0	12	Steckrübe	5,9	200
Mandelbrot von Gericke	43,0	13	Kerbelrübe	26,7	42
Diabetikerweißbrot von Rademann	37,0	16	Teltower Rübe	9,5	126
Diabetikerweißbrot von Gumpert	37,0	16	Kohlrabi	6,9	174
Lithonbrot von Fromm	14,0	42	Sellerieknollen	9,9	120
Sifarbrot von Gericke	12,0	59	Bleichsellerie	3,9	300
Ultrabrot von Gumbert	7,0	85	*Frisches Obst[1]:*		
Kakao:			Apfel[1]	8,9	135
Kakao, gewöhnlicher	32,8	37	Birnen	8,6	140
„ rein, schwach entfettet	15,9	77	Mispel	10,6	115
„ rein, stark entfettet	20,1	60	Quitte	7,2	165
Kakaomasse, unentfettet	10,6	112	Orange	5,6	220
Milch:			Citrone	0,4	3000
Kuhmilch	4,8	250	Weintraube	15,0	80
Dünner Rahm	4,8	250	Erdbeere	6,2	195
			Heidelbeere	5,3	225
			Himbeere	4,3	340

[1] 100 g Äpfel, Birnen, Steinobst (eßbare Teile) entsprechen etwa 115 g Vollfrucht. Wenn z. B. 40 g Weißbrötchen in Sauerkirschen angelegt werden sollen, sind nicht 300 g, sondern 345 g Vollfrucht abzuwiegen (v. NOORDEN).

Äquivalenttabelle für Weißbrot (Forts.)

	Kohlen-hydrate in 100 g	20 g Weiß-brot entspre-chen g		Kohlen-hydrate in 100 g	20 g Weiß-brot entspre-chen g
Brombeere	5,7	220	Sauerkirschen	10,0	120
Maulbeere	9,2	130	Preiselbeeren	7,2	165
Stachelbeere	7,9	150	Brombeeren	6,7	180
„ , unreif	2,3	500	Äpfel	11,8	100
Johannisbeere	6,4	190	Erdbeeren	4,8	250
Preiselbeere	1,5	800	Heidelbeeren	5,3	225
Feige, frisch	15,5	77	Johannisbeeren	6,9	170
Banane (Fleisch)	16,2	75	*Biere:*		
Ananas	11,5	100			
Zwetschge	7,8	155	Schankbier	4,3	280
Pflaume	8,8	135	Lagerbier	4,2	280
Reineclaude	10,6	115	Exportbier	5,0	240
Mirabelle	9,4	125	Bockbier	6,9	170
Pfirsich	8,1	145	Pilsener Urquell	4,6	200
Aprikose	6,7	180	Berliner Weißbier	4,0	300
Süßkirsche	9,4	125	Kwaß	1,5	800
Sauerkirsche	8,0	150	Leipziger Gose	0,3	4000
			Grätzer Bitterbier	2,5	460
Trockenobst:			Ale	2,6	460
Äpfel	56,5	21	Porter	5,2	230
Birnen	57,5	21	Lichtenhainer	2,6	460
Aprikosen, entsteint	36,2	33			
Zwetschgen, ganz	48,3	25	*Zuckerhaltige Weine:*		
„ , entsteint	57,7	21	Pfälzer Auslesen	4,6	260
Datteln, ganz	57,7	21	Rheingau-Auslesen	6,3	180
Feigen	56,3	21	Tokaier-Essenz	25,6	45
			„ Ausbruch	9,0	135
Nüsse u. a.:			„ herb	—	beliebe.
Erdnüsse, enthülst	13,2	90	Wermutwein	10,0	120
Haselnüsse, enthülst	6,1	200	Malaga	18,3	65
Cocosnußfleisch	10,5	110	Madeira	3,0	400
Mandeln, enthülst	11,2	105	Sherry, herb	2,4	500
Paranüsse	3,2	375	Portwein	6,0	200
Walnüsse	11,0	105	Schaumwein, süß	11,0	110
Maronen	33,5	36	„ mittelsüß	4,0	300
			„ herb	0,5	2400
Reine Obstsäfte:			Obstschaumweine	5,0	240
Himbeeren, rot	6,0	200	Stachelbeerwein	9,8	120
Süßkirschen	11,4	105	Heidelbeerwein	8,0	150

Mengen, am besten je 10 g Weißbrot so lange hinzu, bis Spuren von Zucker wieder erscheinen. Damit ist die sog. *Toleranzgrenze* erreicht. Die Höhe der letzteren und das Verhalten der Acetonkörperausscheidung geben zusammen ein klares Bild von der Art der vorliegenden Krankheit.

Die **Therapie** des Diabetes ist in der Hauptsache eine *diätetische*, und zwar insbesondere eine *Schonungsbehandlung*, wobei zu betonen ist, daß diese um so mehr Aussicht auf dauernde Erfolge hat, je mehr es gelingt, die Krankheit in ihren *Frühformen* zu erfassen und diese bereits einer konsequenten Behandlung zu unterwerfen. Die Schonung bezieht sich nicht allein auf die Einschränkung der KH, sondern aus den oben angegebenen Gründen auch auf Fett und Eiweiß[1].

---

[1] Auch heute noch besteht demnach der alte Grundsatz von BOUCHARDAT zu Recht: Manger le moins possible.

Leichte Fälle werden zunächst, wie beschrieben, durch strenge Kost zuckerfrei gemacht; hierauf wird eine etwas unterhalb der Toleranzgrenze (etwa $^3/_4$) liegende KH-Menge verabreicht. Bei einer derartigen Diät hält sich der leichte Diabetes häufig dauernd vollkommen zuckerfrei. Die einzelnen KH-Träger, wie Brot, Kartoffeln, Reis usw., können in bestimmten, empirisch festgestellten Mengenverhältnissen untereinander vertauscht werden, wie die Tabelle S. 543/544 (C. v. NOORDEN) zeigt.

Als *Brotersatz* dienen eine Reihe verschiedener „*Diabetikergebäcke*" mit geringem KH- und hohem Eiweiß- (Kleber-) Gehalt (doch sei man gegenüber diesen, der Reklame nach angeblich vollkommen, tatsächlich aber oft nicht KH-freien Gebäckarten sehr skeptisch!): Aleuronat-, Gluten- und Konglutinbrot, besonders zweckmäßig THEINHARDTs Luftbrot usw. Als Süßmittel der Speisen dient das unschädliche Saccharin (Benzoesauresulfimidnatrium, Krystallose, Sußstoff), das 450mal süßer als Rohrzucker ist, aber nicht gekocht werden darf, ferner das Dulcin (Äthoxyphenylharnstoff). Weitere unschädliche Ersatzmittel sind Oxanthin (Dioxyaceton), Salabrose und vor allem das Sionon (vgl. S. 521, Fußnote 1) als Zusatz von 30—50 g zu süßen Speisen.

Während bei leichten Fällen die Entzuckerung sich ohne weiteres *ambulant* durchführen läßt, gehören mittelschwere und schwere Fälle zunächst in *stationäre* klinische Beobachtung. Auch hier ist oft rasche Entziehung der KH die wirksamste Maßregel. Inwieweit und in welcher Form diese durchführbar ist, muß in jedem einzelnen Fall geprüft werden, da es hierfür kein allgemeingültiges Schema gibt. Die radikalste Methode der Entzuckerung ist, abgesehen vom Insulin (s. S. 546), die Karenz in Form von *Hungertagen* (bei absoluter Bettruhe nur entfettete Bouillon, Kaffee oder Tee und 100 g Kognak; evtl. Brompräparate) oder in gemilderter Form als *Gemüsetage* (z. B. 600 g Spargel oder Spinat — Gemüse enthalten nur etwa 3—5% KH —, außerdem schwarzer Kaffee, Bouillon oder Tee; evtl. Zulage von 4—5 Eiern; strenge Bettruhe).

Hungertage, die im allgemeinen wöchentlich höchstens 1—2mal angewendet werden dürfen, sind nur bei einigermaßen gutem Kräftezustand erlaubt. Schonender und daher für viele Falle empfehlenswert ist das langsame Herabgehen der Nahrungsmengen bis schließlich auf etwa den 10. Teil des Calorienbedarfs. Im Prinzip ist bei jedem Diabetes, der noch nicht viele Jahre besteht, die völlige Entzuckerung anzustreben. Indessen ist es ein Fehler, wahllos dieses Ziel um jeden Preis erreichen zu wollen; gleiches gilt von dem Wunsche, normale Blutzuckerwerte zu erzwingen (öfter wird man Werte von 180—200 mg-% bei gutem Allgemeinbefinden und Fehlen der Ketonurie in Kauf nehmen mussen). Maßgebend für die Behandlung sind neben dem Grade der Acidose das Gesamtbefinden des Patienten, Körpergewicht, Leistungsfähigkeit, Zustand der Verdauungsorgane und das psychische Verhalten. Lassen es die Umstände zu, so ist die KH-Menge möglichst lange unter der Toleranzgrenze (vgl. S. 544) zu halten, da letztere erfahrungsgemäß mit der Dauer des zuckerfreien Zustandes ansteigt. Andererseits ist nicht zu vergessen, daß, selbst wenn die Entzuckerung nicht vollkommen gelingt — von den ganz schweren Fallen abgesehen —, trotzdem auch von den KH, die die Toleranzgrenze überschreiten, immer noch ein gewisser Teil vom Organismus verwertet wird.

Im einzelnen ist noch folgendes zu bemerken:

Nach Ermittelung der Art des Falles bzw. nach gelungener Entzuckerung ist eine weitere Frage die Festsetzung einer *Dauerkost*. Letztere hat neben der Schonung des KH-Stoffwechsels vor allem jede Art von Überernährung zu vermeiden, da diese schädlich ist. Der Gesamtcalorienwert der Nahrung darf nicht höher sein, als es für das Wohlbefinden des Patienten und seine Leistungsfähigkeit eben ausreicht (20—30 Calorien je Kilogramm Sollgewicht in der Ruhe, 30—35 bei Arbeit). Der KH-Gehalt der Dauerkost soll im allgemeinen nicht 150 g betragen (bei geringerer Toleranz empfiehlt sich die Anwendung des Insulins, s. S. 546); bei Auftreten von Aceton sind größere Kohlenhydratmengen mit Insulin erforderlich. Daneben soll die Kost nach Möglichkeit Abwechslung bieten. Als praktische Norm hat es sich bewährt, die Kost so zu gestalten, daß man je Kilogramm Körpergewicht je 1 g Eiweiß und Fett gibt und den restlichen Calorienbedarf mit KH deckt, wobei der Harn möglichst zuckerfrei bleiben und der Blutzucker 160 mg-% nicht übersteigen soll.

Oft ist es notwendig, im Verlauf der Dauerkost strengere *Schonungskuren* einzuschalten, entweder in der Form regelrechter Hunger- oder Gemüsetage (s. oben) oder in milderer Form als sog. *Kohlenhydratkuren*.

Dazu gehört z. B. die NOORDENsche *Haferkur:* Je Tag 150—200 g Hafermehl, Haferflocken oder -grütze werden als Suppen oder Brei mit einer Tagesmenge von höchstens 40 g Butter, auf 5—6 Mahlzeiten verteilt, ungesalzen verabreicht (der Patient erhält 5 g Kochsalz zum Salzen); außerdem sind erlaubt klare Fleischbrühe, schwarzer Kaffee, Tee sowie Kognak oder Rotwein in maßigen Mengen. In manchen Fallen bewahrt sich die ein- oder mehrmalige Wiederholung der Haferkur. Erfolge hat die Kur namentlich in schweren Fallen (speziell auch beim jugendlichen Diabetes) insbesondere dort, wo durch die KH-Karenz die Acidose verstarkt wird, aber auch bei mittelschweren, schwer zu entzuckernden Fallen, ferner bei intestinalen Storungen, namentlich bei Diarrhoen. Gelegentlich treten Ödeme im Gefolge der Haferkur auf. Analog in der Wirkung sind andere KH-Kuren (z. B. mit Buchweizen-, Grunkern-, Linsen- oder Erbsenmehl) oder deren Kombination mit Obst (Äpfel), ferner reine *Obsttage* (z. B. 1200 g Äpfel oder 10—12 Bananen pro Tag bzw. 600 g Äpfel und 5 Bananen) oder *Reisobsttage* (z. B. 700 g Äpfel oder 900 g Erdbeeren und 70—100 g Reis als Bouillonreis oder mit dem gekochten Obst). Bei allen diesen Kuren ist für den Tag der Kur Bettruhe erwunscht.

Einen epochalen Fortschritt in der Diabetesbehandlung bedeutete die Entdeckung des **Insulins**[1].

Es wird aus Tierpankreas gewonnen und stellt das der diabetischen Bauchspeicheldrüse fehlende Prinzip dar. Chemisch ist es ein S-haltiges Polypeptid mit relativ hohem Gehalt an Cystin, Leucin, Glutaminsäure und Tyrosin; es wurde krystallinisch rein dargestellt. Standardeinheit (in Deutschland durch das Deutsche Insulin-Komitee kontrolliert) ist die Insulinmenge, die bei einem 24 Stunden hungernden Kaninchen von 2 kg den Blutzucker in 3 Stunden auf 45 mg senkt (1 mg krystallinisches Insulin = etwa 25 E). Von den Verdauungsfermenten wird es zerstort; ist daher oral unwirksam. Für den normalen Zuckerabbau im Organismus ist es unerläßlich; seine wesentliche Wirkung besteht in der Synthese von Glykogen aus den KH der Nahrung und aus dem Eiweißzucker, in der Fixierung des Glykogens in der Leber und wohl auch in der Steigerung der Oxydation des Zuckers. Wahrscheinlich wird es nicht dauernd, sondern nur bei Bedarf an das Blut abgegeben; seine Wirkung kommt in der nach KH-Belastung festgestellten Kurve des Blutzuckers physiologisch darin zum Ausdruck, daß auf dessen Ansteigen eine schnell wieder abklingende negative Phase mit subnormalen Werten folgt. Voraussetzung für die Insulinwirkung ist die Anwesenheit von genügend Chlorionen, die das Insulin aktivieren. Antagonisten des Insulins sind das Adrenalin, dessen Wirksamwerden einen Teil der hypoglykamischen Symptome erklart. daneben auch das adrenocorticotrope Hormon des Hypophysenvorderlappens und das unter seinem Einfluß produzierte Cortison der Nebennierenrinde und schließlich das Schilddrüsenhormon. Ein von den α-Zellen des Pankreas gebildeter Stoff, der als *Glucagon* bezeichnet wurde, bewirkt nach M. BÜRGER deshalb eine Hyperglykämie, weil er die Glykogenolyse in der Leber anregt. Insulin, subcutan oder intramuskular oder intravenös, vermag die dem Diabetes eigentumliche Stoffwechselstorung, die Glykosurie, die Blutzuckererhöhung, die Lipämie sowie die Acidosis zu bessern oder bei hinreichend großen Dosen zu beseitigen, den respiratorischen Quotienten zu erhöhen, außerdem bei länger fortgesetzter Behandlung eine funktionelle Schonung des Pankreas mit Erhohung der KH-Toleranz herbeizufuhren. Nachdrücklichst ist aber zu betonen, daß das Insulin die Kranken nicht etwa der Innehaltung diatetischer Behandlung enthebt. Man soll zunächst vielmehr umgekehrt in jedem Fall versuchen, ohne Insulin auszukommen und seine Anwendung auf folgende *absolute Indikationen* beschranken: in erster Linie sind es das Koma und Prakoma, sodann alle schweren und mittelschweren Formen des Diabetes, letztere dann, wenn die gewohnliche diatetische Behandlung sich als unzureichend erweist und insbesondere die Ketonkörper nicht schwinden, ferner alle chirurgischen Komplikationen, alle interkurrenten Infekte, Extremitatengangrän. Bei Fieber und vor allem bei septischen Prozessen sind jeweils große Dosen notwendig.

Zur Verfügung stehen die sog. Alt-Insuline und jene Insulinpräparate, die durch Protamin- und Zink- bzw. durch Globin- und Zinkzusatz oder infolge besonderer Extraktionsverfahren vom subcutanen Gewebe aus verlangsamt resorbiert werden. Man bezeichnet letztere als Depot-Insuline. Auch Misch-Insuline, bestehend aus Alt-Insulin und einem Depot-Insulin, sind im Handel. Die Hauptwirkung des Alt-Insulins kommt etwa 2 Stunden nach seiner Verabreichung zur Geltung, diejenige der Depot-Insuline erfolgt nach 6 bis 12 Stunden. Während die ebengenannten absoluten Indikationen für die Insulinverabreichung, vor allem

---

[1] Ein anschauliches Beispiel für die Große dieser Entdeckung liefert der Bericht amerikanischer Lebensversicherungen uber die Lebenserwartung von Diabetikern in der Vor- und in der Insulinara (JOSLIN). In der letzteren betrug sie bei Kindern 31,7 gegen 1,5 Jahre bei der ersteren, bei 30jahrigen 22,7 gegen 4,2 Jahre. Die Mortalität des Koma sank von 64 auf 6,1%! Ebenso erklärt sich die Tatsache, daß heutzutage ein relativ nur kleiner Prozentsatz infolge von Diabetes arbeitsunfahig ist.

das Präcoma und das Coma diabeticum, mit Alt-Insulin zu behandeln sind, erfolgt die Dauereinstellung von insulinpflichtigen Diabetikern zweckmäßigerweise mit Depot-Insulin. Die Vorteile der Behandlung mit Depot-Insulin bestehen in einer gewissen Einsparung von Insulin, im gleichmäßigeren Verlauf der Tagesblutzuckerkurve und deren Annaherung an physiologische Verhältnisse und nicht zuletzt in der Verminderung der Zahl der Injektionen.

Erweist sich ein Fall von Diabetes als insulinpflichtig, so erfolgt die Ermittlung der notwendigen Insulindosis und deren Verteilung am besten in stationarer Beobachtung. Zunächst ist ein Kostplan aufzustellen, der die notwendige Kohlenhydrat-, Eiweiß- und Fettzufuhr festlegt. Die zur Beseitigung der Glykosurie erforderliche Insulinmenge ist individuell sehr verschieden. Nur als ungefähre Norm kann gelten, daß durch 1 Insulin-Einheit $1^1/_2$ bis 2 g Zucker weniger ausgeschieden werden (Glucoseäquivalent). Neben der Schwere der inkretorischen Störung ist der Insulinbedarf naturlich abhangig von der Zusammensetzung der Kost, aber auch von der körperlichen Arbeit, die von dem Patienten geleistet wird, da diese glykosurievermindernd wirkt.

Ist die Einstellung in befriedigender Weise vor sich gegangen, dann muß der Kranke peinlich genau seinen Kostplan einhalten, d. h. zu bestimmter Zeit die festgelegte Nahrungsmenge aufnehmen sowie darauf achten, daß die Injektionen in der vorgesehenen Dosierung zeitlich präzise vorgenommen werden. Die Patienten müssen lernen, sich die Injektionen selbst zu verabreichen. Lokalisierter Fettschwund an den Injektionsstellen (Insulinlipodystrophie) hat keine praktische Bedeutung.

Zu hohe Dosierung führt zu abnorm starkem Absinken des Blutzuckers[1] und etwa 2—4 Stunden nach der Injektion zu dem sog. *hypoglykämischen Zustand* mit Heißhunger, Schwachegefühl, Schweiß, Zittern, Wallungen, Herzklopfen und Pulsbeschleunigung, Benommenheit, in schweren Fällen Bewußtlosigkeit oder auch bei entsprechend disponierten Individuen psychotischen Erregungszuständen, epileptiformen Krämpfen, bisweilen mit BABINSKIS Zehenphänomen (s. S. 618). Auch ernstere Schädigungen des Herzens können auftreten; starke Zunahme des Minutenvolumens, Erhöhung des Blutdrucks, im Ekg gelegentlich Senkung des ST-Stückes werden beobachtet. Die Hypoglykämien nach Depot-Insulinen vollziehen sich weniger stürmisch (Unruhe, Schweißausbrüche, Kopfschmerzen). Als Gegenmittel wirkt prompt Trinken von Zuckerwasser, auch kann $^1/_2$ bis 1 ccm 1%iger Suprareninlösung subcutan gegeben werden (vgl. S. 506). Differentialdiagnose gegenüber dem diabetischen Koma s. unten.

Peroral zu nehmende Präparate verschiedener Herkunft (z. B. Synthalin, ein Guanidinderivat, oder Pankreasmellin, ein Organpräparat) konnten in der Behandlung des Diabetes mellitus nicht befriedigen. In neuester Zeit befinden sich Sulfonamid-Harnstoffpräparate (Nadisan-Boehringer und Invenol-Hoechst), die in zahlreichen Fallen deutliche Blutzuckersenkung und Verminderung der Glykosurie herbeiführen, noch im Stadium der Erprobung.

Echter Diabetes in der *Schwangerschaft* ist im allgemeinen kein Grund für ihre Unterbrechung, wohl aber, wenn ein schwerer Fall mit erheblicher Acidose vorliegt bzw. wenn trotz Insulin eine ständige Verschlechterung der Stoffwechsellage beobachtet wird. Bisweilen bessert sich übrigens letztere in der zweiten Schwangerschaftshalfte (angeblich durch Insulinversorgung seitens des Kindes). Andererseits kann Absterben der Frucht den Eintritt eines Komas herbeiführen.

Prophylaxe des Diabetes kommt nur insofern in Frage, als hereditar belastete oder konstitutionell disponierte Individuen (Fettsucht, Hyperthyreoidismus) sich vor Überlastung des Stoffwechsels mit KH dauernd zu hüten haben. In regelmäßigen Abständen vorgenommene Untersuchungen des Harns (möglichst auch des Blutzuckers) sind hier dringend notwendig, damit die Krankheit bereits in ihren Anfangsstadien therapeutisch angegriffen werden kann.

Vorsicht ist bei *Eheschließungen* dann geboten, wenn in der Familie des einen Ehepartners Diabetes vorkommt. Die Zeugungsfähigkeit verhält sich beim gut eingestellten männlichen Diabetiker normal. Die Wahrscheinlichkeit eines gesunden Kindes ist bei graviden Diabetikerinnen nur um etwa 10% geringer als in der Norm.

Die Behandlung des *Coma diabeticum*, die der Kontrollmöglichkeiten wegen prinzipiell nur in stationärer Beobachtung durchgeführt werden sollte, hat mit Hilfe von großen Dosen Insulin die Acidose möglichst rasch zu beeinflussen, den Wasser- und Mineralverlust auszugleichen, die Bildung und Anlagerung von Glycogen anzustreben und die Kreislaufleistung zu verbessern. Bei einem komatös Kranken ist stets an die Möglichkeit der Verwechslung

---

[1] Jedoch ist zu beachten, daß bei Kranken mit sehr starker Hyperkglykämie die hypoglykämische Reaktion bisweilen schon bei Erniedrigung der Blutzuckerwerte erfolgt, welche die normalen Werte noch nicht erreicht. Hier ist also die Hypoglykämie eine relative. Überhaupt dürfte mehr des rasche Tempo des Sinkens des Blutzuckers als seine absolute Höhe entscheidend sein. Bei der langsamen Wirkung der Depot-Insuline werden bisweilen extrem niedrige Blutwerte ohne subjektive Störungen ertragen.

mit einem schweren hypoglykämischen Zustand zu denken. Das Vorhandensein von Acetonurie und Hyperglykämie, die auffallige große Atmung, die trockene Haut und die Tonusverminderung der Muskulatur und der Bulbi geben den Ausschlag für die Annahme eines diabetischen Komas. In diesem Fall sind keine Depot-Insuline, sondern ausschließlich Alt-Insuline zu verwenden. Man gibt zunächst 50 E intravenös und 50 E intramuskular. Sofortige Injektion von 50 ccm einer 10%igen NaCl-Lösung ist angezeigt. Des weiteren ist es, zumal bei sehr ausgeprägter KUSSMAULscher Atmung, zweckmäßig, 20 ccm einer 4%igen Natriumbicarbonatlösung intravenos zu injizieren. Es werden hierauf in 3stündlichen Abständen unter ständiger Blutzuckerkontrolle je etwa 40 E Alt-Insulin subcutan verabreicht, ferner werden in Form von Dauertropfinfusionen innerhalb von 24 Stunden etwa 2 Liter physiologischer Kochsalzlösung intravenos verabfolgt. Das wichtigste Ziel ist die Beseitigung der Acidose und erst in zweiter Linie handelt es sich um die Senkung des Blutzuckers. Deshalb durfte es zweckmäßig sein, zu jedem Liter der intravenos zu verabreichenden physiologischen Kochsalzlösung 100 ccm 40%ige Dextroselosung hinzuzufügen. Die Dauer der Fortführung der Behandlung und die Hohe der Insulindosen sind abhängig von den Ergebnissen der laufenden Kontrolle der Acetonurie, des Blutzuckers und der Alkalireserve. Der Blutdruckwert ist der beste Test fur die Kreislauftherapie, die bei einem Kranken mit Coma diabeticum durchgeführt werden muß (Strophanthin ist anfänglich stets zu empfehlen, ferner sind Analeptica meist unentbehrlich). Bisweilen tritt unter der Behandlung mit großen Insulindosen das sog. Hypokaliämie-Syndrom in Erscheinung. Die Kranken machen einen verfallenen Eindruck und sind dyspnoisch. Eine Verlangerung des QT-Intervalls im Elektrokardiogramm ist besonders charakteristisch. Hypokaliamie (unter 16 mg-%) steht der Zuckerverwertung entgegen. Therapeutisch ist dann ein Zusatz von 2 g Kaliumchlorid zur Infusionslosung erforderlich. Sehr wichtig sind bei jedem Kranken mit Coma diabeticum die reichliche Warmezufuhr (gut zudecken, warme Tucher, jedoch wegen der Verbrennungsgefahr keine Warmflaschen und keine elektrischen Warmeträger!), Entleerung des Darms, Absaugen des Speichels zur Vermeidung von Aspirationspneumonien, Decubitusverhütung.

Anhang

Eine besondere Stellung nimmt der sog. *renale Diabetes* ein, der u. a. in der Gravidität auftritt, mit maßiger Glykosurie einhergeht und keine Hyperglykämie zeigt (was aber auch in den Frühstadien des echten Diabetes vorkommen kann!); die Abhangigkeit der Glykosurie von dem KH-Gehalt der Nahrung ist nicht sehr ausgeprägt; oft besteht sogar vollkommene Unabhängigkeit von letzterem. Im Vergleich zu dem echten Diabetes handelt es sich in der Regel (aber nicht immer!) um eine harmlose Anomalie. Gegenüber dem Insulin (s. S. 546) verhalten sich diese Fälle refraktar. Experimentell läßt sich vorübergehend renale Glykosurie durch Phlorrhizin-Injektionen erreichen. Zu beachten ist übrigens, daß, wenn eine harmlose Schwangerschaftsglykosurie mit der haufigen Graviditätsacidose zusammentrifft, die Fehldiagnose eines echten Diabetes naheliegt.

Unter **Pentosurie** versteht man die Ausscheidung von Pentosen, d. h. Zuckern mit 5 C-Atomen (Arabinose) durch den Harn. Sie reduzieren FEHLINGsche Losung, gären aber nicht und sind optisch inaktiv. Die ausgeschiedenen Mengen sind gering (nicht über 20—30 g pro die); auch hat die Anomalie keine Tendenz zum Fortschreiten. Die Nahrung hat keinen Einfluß auf die Pentosurie. Klinisch bestehen entweder überhaupt keine krankhaften Erscheinungen oder es handelt sich um Psycholabile, Morphinisten u. ä. Praktisch wichtig ist die Kenntnis der Pentosurie, weil sie zu Verwechslungen mit diabetischer Glykosurie Anlaß geben kann, mit der sie nichts gemein hat.

In seltenen Fallen kommt eine als **Lävulosurie** bezeichnete Ausscheidung von Fruchtzucker ohne gleichzeitiges Auftreten von Dextrose bei vegetativ und psychisch labilen Individuen im Anschluß an den Genuß von Frucht- und Rohrzucker vor. Auch hierbei handelt es sich um eine harmlose Anomalie. Daß Lavulose neben Dextrose auch bei Diabetes ausgeschieden wird, wurde schon früher erwahnt. Der Nachweis der Lävulose stützt sich auf ihr Reduktions- und Gärungsvermögen wie bei Dextrose und im Gegensatz zu dieser auf die optische Linksdrehung bei der Polarisation.

Hyperinsulinismus *(Zuckermangelkrankheit)* ist durch abnorme Senkung des Blutzuckers (Hypoglykämie) gekennzeichnet, welche charakteristische Symptome verursacht (Naheres s. S. 547).

Sog. *Spontanhypoglykämien* beruhen meist auf Überfunktion der Inseln, in der Regel infolge von Adenomen *(Insulomen)* bzw. Carcinomen (wo gelegentlich sogar die Metastasen Insulin produzieren). *Therapeutisch* ist beim Vorhandensein von Insulomen deren chirurgische Entfernung bzw. bei mikroskopischer Kleinheit derselben, die Teilresektion des Pankreas die Methode der Wahl. Daneben ist selbstverständlich ständig für reichste KH-Zufuhr zu sorgen.

Leichtere Spontanhypoglykämien beobachtet man manchmal im Beginn eines Diabetes mellitus, mitunter bei gewissen Vegetativ-Labilen mit mangelhafter Gegenregulation, besonders im Anschluß an KH-reiche Mahlzeiten als Ausdruck einer abnorm starken negativen Nachschwankung des Blutzuckers. Hier soll die notwendige KH-Zufuhr nicht in Form großerer einmaliger Mengen erfolgen; vielmehr ist sie in kleinen Portionen uber den Tag zu verteilen.

Ein *Sonderfall* von Spontanhypoglykamie kommt bei *Kindern* von Diabetikern nach der Geburt als Folge der Tatsache vor, daß das kindliche Pankreas intrauterin kompensatorisch fur die Mutter eintrat und nach Trennung von dieser weiter den Zustand der Überfunktion beibehalt. — Hypoglykamien werden vereinzelt auch bei Krankheiten der *Hypophyse* (H.V.L.) sowie bei Hirnleiden beobachtet. Durch abnorme *Insulinempfindlichkeit* zeichnen sich die ADDISONsche und die CUSHINGsche Krankheit aus. Eine hereditare Störung der Mobilisation des normalgebauten Glykogens, so daß in Leber, Nieren und Herz abnormer Glykogenreichtum gefunden wird, liegt in der *Glykogenspeicherkrankheit* der Kinder vor. Lebervergrößerung, Neigung zu Hypoglykamien, auch zu Acidosis, ferner kardiale Insuffizienzerscheinungen zeichnen das therapeutisch unbeeinflußbare Leiden aus.

Die Gicht (Arthritis urica)

Die Gicht ist eine Krankheit, in deren Mittelpunkt eine Anomalie im Verhalten der Harnsäure im Organismus, insbesondere eine abnorme Anreicherung derselben im Blut und in den Geweben steht. Zu ihren *charakteristischen* Eigentümlichkeiten gehört die Ablagerung von harnsauren Salzen (Mononatriumurat) in den Geweben, ferner die Erhöhung des Harnsäuregehaltes des Blutes sowie eine Verzögerung der U-Ausscheidung[1] durch die Nieren. Ein großer Teil der klinischen Symptome, insbesondere die gichtische Gelenkkrankheit, läßt sich durch die Aufstapelung von Uraten in den Geweben erklären.

Die Gicht ist ein exquisit *erbliches* Leiden. In der Familie der Kranken kommen teils häufig die Gicht selbst, teils *Fettsucht* sowie Diabetes, ferner Nierensteine vor. Außer dieser sehr ausgesprochenen *hereditären* Veranlagung haben gewisse *exogene* Faktoren als ursächliche Momente eine hervorragende Bedeutung, an erster Stelle der Alkohol, ferner überreichliche Fleischnahrung, sodann gewisse Gifte, insbesondere das Blei (die sog. Bleigicht war namentlich früher eine häufige Berufskrankheit der Maler). Wegen der Rolle des Alkohols und der üppigen Ernährung gilt die Gicht allgemein, nicht ganz mit Unrecht, als Krankheit der Schlemmer und der wohlhabenden Kreise, wiewohl sie, wie z. B. die Bleigicht, auch in der armen Bevölkerung vorkommt. Männer erkranken wesentlich häufiger als Frauen. Am häufigsten tritt die Gicht zwischen dem 30. und 50. Jahr auf, gelegentlich schon früher. Die geographische Verbreitung des Leidens ist sehr verschieden; am häufigsten kommt es in England, am seltensten im mohamedanischen Orient (Alkoholabstinenz!) vor. Der Habitus des Gichtkranken ist in der Regel der des untersetzten, vollblütigen, sog. *pyknischen* Typus, nur selten der des schlechtgenährten schwächlichen Asthenikers.

Krankheitsbild. In der Regel tritt die Krankheit zum ersten Male in Form eines akuten *Gichtanfalls* in Erscheinung. Dieser besteht in plötzlich (meist nachts) einsetzenden, außerordentlich heftigen Schmerzen im Metatarsophalangealgelenk einer der großen Zehen, häufig zuerst der linken (sog. Pcdagra); das Gelenk ist geschwollen und heiß, die Haut stark gerötet. Die Empfindlichkeit ist so groß, daß der Kranke oft nicht einmal den Druck der Bettdecke verträgt. In den Morgenstunden pflegt sich der Schmerz zu mildern, um oft in der nächsten Nacht erneute Heftigkeit zu zeigen. Dies kann sich noch mehrmals wiederholen. Mitunter springt der Anfall auf ein anderes Gelenk, z. B. ein Fuß- oder Fingergelenk über. Mit dem Abnehmen der Schmerzen gehen bald auch die objektiven Gelenkveränderungen zurück; die Haut über dem Gelenk schuppt und juckt. Die Dauer der Anfallsperiode beträgt etwa $1/2$—1 Woche. Der Anfall ist in der Regel von Störungen des Allgemeinbefindens begleitet, die übrigens häufig bereits als Vorläufer eines An-

---

[1] Abkürzung für Harnsäure = U.

falls auftreten. Dazu gehören dyspeptische Beschwerden wie Appetitmangel, belegte Zunge, Obstipation, ferner psychische Depression, Abgeschlagenheit sowie Gliederziehen, mitunter Bronchitis. Während der Anfälle selbst bestehen oft Temperatursteigerungen bis 38° und darüber.

Nach Abklingen des ersten Anfalls kann bis zum nächsten Anfall längere Zeit (bis zu Jahren) vergehen, in anderen Fällen folgen die Anfälle schnell aufeinander. Zeiten gehäuften Auftretens sind vor allem Frühling und Herbst. Von anderen Gelenken, die namentlich in späteren Stadien der Krankheit befallen werden, erkranken mit Vorliebe die Gelenke der *unteren* Extremitäten, und zwar die Fußwurzel-, Sprung- und Kniegelenke; wesentlich seltener werden die Gelenke der oberen Extremität befallen (Handgelenkgicht = Chiragra). Im allgemeinen beteiligen sich bei der akuten Gicht die kleinen Gelenke mehr als die großen, so daß z. B. Hüft- und Schultergelenke fast immer frei bleiben. Ausnahmsweise werden, und zwar meist erst in späteren Anfällen, das Sternoclaviculargelenk, ferner das Arycricoid-, das Kiefergelenk, auch die Halswirbelgelenke u. a. befallen. Daneben beteiligen sich bisweilen manche Sehnenscheiden (Achillessehne) sowie die Fascien; auch manche Schleimbeutel, z. B. der des Olecranons, zeigen mitunter Rötung, Schwellung und heftigen Schmerz. Vereiterung gehört nicht zum Bilde der Gicht.

Bleibende anatomische Residuen braucht der akute Anfall an den Gelenken nicht zu hinterlassen. Punktierung akut gichtisch erkrankter Gelenke ergibt regelmäßig die Anwesenheit reichlicher Uratmengen in der Gelenkflüssigkeit.

Ein für die Pathogenese der Gicht wichtiges Moment ist die Tatsache, daß das Blut in der Regel während der Anfälle abnorm hohe Ü-Mengen enthält, auch in dem Falle, wo der Patient einige Tage lang vorher sich mit purinfreier Kost (s. S. 553) ernährte. Während normal der Ü-Gehalt des Blutserums bei purinfreier Kost 2—3,5 mg-% nicht übersteigt, erreicht er bei Gicht 4,5—6 und mehr mg-%. Dies Verhalten, die sog. *Urikämie*, ist ein *wichtiges Kennzeichen* der Gicht, allerdings nur unter gleichzeitiger Berücksichtigung der Ü-Ausscheidung durch die *Nieren* (vgl. auch das bei Niereninsuffizienz S. 445 Gesagte). Während nämlich einer Ü-Erhöhung im Blut unter anderen Verhältnissen (z. B. beim Gesunden nach purinreicher Mahlzeit oder endogen bei starkem Zellzerfall wie bei Leukämie) eine kompensatorische Steigerung der Ü-Konzentration im Harn entspricht, zeigt letztere bei der Gicht trotz Urikämie abnorm *niedere* Werte. Nach einer purinreichen Mahlzeit (z. B. von Thymus) oder nach intravenöser Ü-Injektion, z. B. von 1,0 krystallinischem Mononatriumurat in 200 ccm Aqua dest., erfolgt nicht wie bei Gesunden ein entsprechendes promptes Ansteigen der Ü im Harn (vielmehr vollzieht sich die vollständige Ausscheidung hier erst in etwa 4 Tagen); besonders deutlich kommt dies bei Kontrolle des Ü-Prozentgehaltes der einzelnen Harnportionen zum Ausdruck. Die endogenen Ü-Werte des Harns (vgl. Einleitung S. 520) sind häufig dauernd auffallend niedrig (0,1—0,2 g pro die); kurz vor dem Gichtanfall sinken sie meist noch weiter, um unmittelbar nach dem Anfall zu höheren Werten anzusteigen (sog. Harnsäureflut).

Bei längerem Bestehen der Krankheit pflegen im Gegensatz zum akuten Anfall gewisse Veränderungen dauernd zurückzubleiben. Dieselben können in fortgeschrittenen und nicht behandelten Fällen sehr hochgradig sein. Dazu gehören vor allem mehr oder weniger schwere Veränderungen der befallenen Gelenke, Deformierungen, Schwellungen sowie Subluxationen. Mitunter entwickelt sich eine typische Osteoarthropathia deformans mit Wucherung von Knochensubstanz usw. (vgl. S. 581). Zu den stärksten Verunstaltungen kann es namentlich an den Händen kommen. Die Finger werden knollig oder spindelförmig verdickt und neigen zur Palmarflexion der Grundphalangen mit gleichzeitiger ulnarer Abduktion. Die Haut ist an diesen Stellen stark atrophisch und verdünnt. Die Gebrauchsfähigkeit der so veränderten Hände ist hochgradig beeinträchtigt. An den Großzehengelenken entwickelt sich Valgusstellung, an den Kniegelenken kommt es oft zu Contracturen.

Anatomisch zeigen derartig veränderte Gelenke in großer Menge kreideartige Ablagerungen von Mononatriumurat, vor allem auf den knorpeligen Gelenkflächen, gelegentlich auch in der Nachbarschaft des Gelenkes in der Knochensubstanz sowie in der Markhöhle der Knochen, im periartikulären Bindegewebe und in den Muskelansätzen.

Die *Rontgenphotographie* vermag bei der Gicht erst dann verwertbare Befunde zu liefern (und zwar auch nur an den kleinen Hand- und Fuß-, nicht an den großen Gelenken), wenn es infolge der Harnsäureablagerungen zu Zerstorungen am Knochen gekommen ist. Hierher gehören eigentümliche, an den Gelenkenden vorhandene Defekte des Knochens, die scharfrandig, wie ausgestanzt aussehen und rundliche oder halbkreisformige Konturen zeigen. Besonders auffallend, aber nicht absolut pathognomonisch für Gicht sind (bei älteren Fallen) in der Knochensubstanz, und zwar nahe an den Gelenkenden gelegene helle rundliche Flecken, die von einer dunklen Kontur umsäumt sind; sie stellen cystenartige Gebilde dar, die durch Resorption der Kalksalze des Knochens entstanden sind. Als fur Gicht beweisend dürfen sie nur bei Vorhandensein sicherer klinischer Anzeichen angesehen werden. Daneben findet man bei schweren Fällen auch sonst hochgradige Zerstorung von Knochensubstanz infolge von Uratablagerung sowie Exostosenbildung und Verodung der Gelenkspalten wie bei Osteoarthropathia deformans.

Ein weiteres charakteristisches Merkmal der *chronischen* Gicht sind die als *Tophi* bezeichneten Uratdepots an verschiedenen Körperstellen.

Sie finden sich am haufigsten an den Ohrmuscheln und bilden dort weißliche, durch die Haut durchscheinende Knotchen von Stecknadelkopf- bis Erbsengröße, meist in der Haut, bisweilen auch im Knorpel gelegen; sie sind bemerkenswerterweise, im Gegensatz zu den Uratablagerungen in den Gelenken, nicht schmerzhaft und zeigen keine entzündliche Reaktion. Beim Aufstechen mit einer Nadel entleert sich aus ihnen ein Krystallbrei von Uraten, der die Murexidprobe (vgl. S. 479) gibt. Seltener kommen sie auch an anderen Stellen in der Haut vor. Vor allem aber finden sich bei schweren Gichtfallen Tophi in der Nachbarschaft der Gelenke und Schleimbeutel (Olecranon), wo sie derbe hockerige Knollen bilden, die zum Teil spontan aufbrechen; aus den Ulcerationen entleeren sich Urate. Kleinste, eben fühlbare, subcutane und auf der Unterlage verschiebliche Uratdepots, die fur die Diagnose äußerst wichtig sind, findet man bei sorgfaltiger Palpation mitunter nicht nur in der Gegend des Olecranon, sondern auch vor der Kniescheibe und in der Gegend der Malleolen.

Außer diesen sehr charakteristischen Befunden zeigen auch die *inneren Organe* häufig Veränderungen bei der chronischen Gicht. Vor allem pflegen die *Nieren* auf die Dauer fast immer zu erkranken, und zwar in Form einer langsam fortschreitenden *Schrumpfniere*, die mit Blutdrucksteigerung einhergeht.

Das anatomische Bild der Gichtniere deckt sich vollkommen mit dem der gewöhnlichen Granularatrophie; mitunter findet man, speziell in der Marksubstanz, kleine kreidigweiße Einlagerungen von Harnsäure in Streifenform. Eine regelmäßige Folgeerscheinung der Gichtniere ist die Hypertrophie des linken Ventrikels.

Das Verhalten des *Herzens* ist daher für das weitere Schicksal des Gichtkranken von größter Bedeutung; nicht selten bestehen Symptome einer Myodegeneratio cordis. Auch Arteriosklerose ist eine häufige Begleiterscheinung der Gicht. Oft beobachtet man ferner *Bronchialkatarrhe;* auch kommt nicht selten *Bronchialasthma* in der Anamnese der Patienten vor. Auffallend oft klagen die Kranken über *Verdauungsstörungen*, die sich schon in den ersten akuten Anfällen bemerkbar zu machen pflegen. Neigung zu Sodbrennen, hartnäckige Obstipation, Hämorrhoiden sind häufige Erscheinungen. Endlich kommen gelegentlich am *Urogenitalapparat* Störungen vor, die man in ursächlichen Zusammenhang mit der Gicht bringt. Dazu gehören einmal *Hoden-* und *Nebenhodenentzündungen*, andererseits katarrhalische Entzündungen der Blase und *Harnröhre*. Das Vorkommen einer *Nephrolithiasis* wurde schon erwähnt. Nicht selten beobachtet man Zeichen einer gewissen Labilität des vegetativen Nervensystems.

Ferner sind Gichtkranke zur Pachymeningitis haomorrhagica cerebralis (s. S. 673) besonders disponiert. Schließlich erkrankt bei Gichtischen relativ haufig das *Auge*, namentlich in Form von *Iritis* sowie *Episkleritis*, deren gunstige Beeinflussung durch eine gegen die Gicht gerichtete Therapie ihren Ursprung erkennen laßt. Mitunter beobachtet man bei demselben Patienten Kombinationen von Gicht und Diabetes oder Fettsucht.

Verschiedene Verlaufsarten der Gicht. Häufig verläuft die Gicht zunächst in Form akuter, in unregelmäßigen Abständen wiederkehrender Anfälle unter charakteristischer Lokalisation in bestimmten Gelenken und mit beschwerdefreien

Intervallen (s. S. 549). Dies kann sich viele Jahre in der gleichen Weise wiederholen; bei rationeller Therapie ist das Leiden einer weitgehenden Besserung zugänglich. In anderen Fällen nehmen im Laufe der Zeit Intensität und Zahl der Anfälle zwar ab, jedoch stellen sich allmählich dauernde Residuen der Krankheit ein. Sie geht dann bisweilen unmerklich in die *chronische* oder *torpide Gicht* über, bei der sich das Leiden durch die beschriebenen schweren Gelenkveränderungen, die Tophi, sowie die kardiorenalen Symptome äußert. Speziell bei der Frau verläuft die Gicht in der Regel schleichend, und die für den Mann charakteristischen akuten Anfälle wie Podagra usw. gehören bei ihr zu den Seltenheiten.

In manchen Fällen kommt es überhaupt nicht zum Auftreten akuter Anfälle. Hier verläuft das Leiden von vornherein chronisch mit deformierenden Gelenkveränderungen und Tophusbildungen; beides bleibt jedoch oft in mäßigen Grenzen, Tophi können sogar fehlen, so daß das Krankheitsbild mitunter zunächst als einfache chronische Arthropathia deformans imponiert. Hier ergibt erst die U-Untersuchung von Blut und Harn die richtige Diagnose. Andere seltenere Formen verlaufen von vornherein mehr polyartikulär, und zwar sowohl akut wie chronisch, wobei dann im Gegensatz zur typischen Gicht bisweilen vor allem die großen Gelenke befallen werden. Der sog. Gelenkgicht steht die vorzugsweise die Schleimbeutel und Sehnen befallende Gicht gegenüber. Schließlich sind die sog. *viscerale* und die *Nierengicht* zu erwähnen, bei denen die beschriebenen Organerkrankungen im Vordergrund stehen, während die typische Gelenkkrankheit entweder vollkommen fehlt oder nur angedeutet ist. Bei der Nierengicht, die sich hauptsächlich bei chronischer Bleivergiftung einstellt, ist die Schrumpfniere das primäre Leiden, das erst zur Ū-Retention Anlaß gibt. Gegenüber der konstitutionellen Gicht wird diese Form als *sekundäre* Gicht bezeichnet.

Die Krankheit kann viele Jahre dauern, und nicht mit Unrecht erfreuen sich die Gichtiker des Rufes einer gewissen Langlebigkeit. Zweifellos ist in zahlreichen Fällen der relativ günstige Verlauf der Krankheit auf Rechnung der modernen rationellen Therapie zu setzen. Ungünstiger Ausgang droht hauptsächlich den Fällen mit Schrumpfniere; er erfolgt entweder durch *Herzinsuffizienz* als Folge der lang andauernden Hypertonie oder durch Apoplexie bzw. Encephalomalacie oder durch Urämie, oder der Tod tritt im Verlauf einer anderen interkurrenten Krankheit infolge der herabgesetzten Widerstandsfähigkeit des Patienten schon vorher ein.

Die **Pathogenese** der Gicht birgt noch viel Unklarheiten. Zweifellos besteht das Wesen der Gicht in einer *pathologischen Retention* von Harnsäure (harnsaurem Natr.) im Organismus. Dieselbe durfte in vielen Fallen mit einer gewohnheitsmäßigen Überlastung des Körpers mit Purinkörpern in Verbindung stehen, wie denn auch übermäßige Purinzufuhr, z. B. in der Form einer Thymusmahlzeit, beim Gichtiker geradezu einen akuten Anfall auszulösen vermag. Bei der Ablagerung von Harnsäure in den Geweben spielen in erster Linie der Knorpel, ferner Sehnenscheiden und Schleimbeutel eine besondere Rolle. Sicher beruht die Ū-Retention nicht auf einer Störung des intermediären Purinstoffwechsels, denn der Gichtiker bildet Harnsäure genau wie der Gesunde, insbesondere erzeugt er dieselbe wie diese aus ihren Vorstufen, den Nucleotiden (vgl. S. 520). Weiter steht die Tatsache fest, daß neben der *primären sog. konstitutionellen* Gicht die obengenannte *sekundäre* Gicht existiert, die sich als Folge einer chronischen Nierenerkrankung, speziell bei Bleischrumpfniere einstellt. *Zwei Theorien* stehen zur Zeit einander gegenuber: Nach der einen handelt es sich um eine spezifische Affinität gewisser Gewebe, namentlich des Knorpels, zur Harnsäure, so daß es zu einer pathologischen Rententtion von Uraten kommt (sog. *Uratohistechie*). Die *renale* Theorie nimmt demgegenüber an, daß das Wesen auch der primären konstitutionellen Gicht in einer vererbbaren Funktionsschwäche der Niere hinsichtlich des Ū-Ausscheidungsvermögens beruht, ohne daß eine anatomische Nierenveränderung zu bestehen braucht. Harnsaureclearance-Untersuchungen bestätigen diese Theorie, indem die renale Ausscheidungsstörung bei der Gicht deutlicher ist als bei den Hyperurikämien anderer Genese. Daß aber die Gicht auch eine besondere Disposition der Gewebe als ursächlicher Faktor in Frage kommt, ergibt sich aus der Tatsache, daß bei manchen anderen Krankheiten (z. B. Nephritiden, Leukämien) ebenfalls eine Erhöhung des Harnsäurespiegels im Blut ohne Gichtanfälle vorkommt. Beim Zustandekommen des Gichtanfalles dürfte ferner dem vegetativen Nervensystem eine wichtige Rolle zukommen. Bisweilen ist Überempfindlichkeit gegenüber bestimmten Stoffen in der Nahrung oder in Genußmitteln beobachtet worden.

Die **Diagnose** stützt sich, abgesehen von den beschriebenen typischen Gichtanfällen sowie dem Nachweis von Tophi, vor allem auf das charakteristische Verhalten der Ü im Blut und Harn bei purinfreier Kost (!). Erhöhung der Blut-Ü über 4,5 mg-% zusammen mit niedrigen Harn-Ü-Werten, d. h. unter 50 mg-% (in mehreren Harnportionen bestimmt) in der anfallsfreien Zeit, sprechen für Gicht, ebenso der S. 550 beschriebene Ausfall der Belastungsprobe. Urikämie allein kommt dagegen auch bei anderen krankhaften Zuständen, insbesondere bei Fieber (Pneumonie), Leukämie sowie bei Nierenleiden, mitunter auch bei Hypertonie vor.

Mit Nachdruck ist zu betonen, daß das bloße Ausfallen von freier Ü im Harn, im Sediment, für die Diagnose Gicht völlig bedeutungslos ist; das gleiche gilt von den Resultaten der vielfach üblichen Harnanalysen auf Ü ohne vorhergehende, mindestens dreitägige purinfreie Kost.

Anamnestisch sind exsudative Diathese in der Kindheit, ferner Migräne, Ekzeme namentlich in den Kniekehlen und am Ellenbogen verdächtige, für Gicht verwertbare Momente; von besonderer Bedeutung ist natürlich das Vorkommen von Gicht oder anderen konstitutionellen Erkrankungen in der Familie. Bei Fehlen typischer Gelenkveränderungen denke man stets an die beschriebenen versteckten Ü-Depots in Schleimbeuteln und Sehnenscheiden.

Therapie des *akuten Gichtanfalls.* Bettruhe, Ruhigstellung des erkrankten Gliedes, Einhüllung desselben in Watte; unter Umständen ist bei sehr starken Schmerzen Morphin bis 0,02 subcutan notwendig. Schmerzlindernd wirkt oft auch Aspirin. Wirksamer sind mitunter *Colchicum*-Präparate:

Tct. Colchici 3—4mal täglich 15—30 Tropfen oder Colchicin-Pillen-Merck bzw. -Compretten (0,001) am besten zunächst 4—5 in 2 Stunden und evtl. in den folgenden Tagen 2—3 in 24 Stunden. Hierher gehören auch der Liqueur Laville, Alberts Remedy und das (außerdem Jodkali enthaltende) Spécifique Béjean. Colchicumpräparate sind im allgemeinen nicht länger als 4 Tage hintereinander zu nehmen. Die nach Colchicum häufig auftretenden Diarrhoen wirken oft erleichternd. Andernfalls gebe man Abführmittel bzw. Klysmen.

Im übrigen bezweckt die Behandlung der Gicht einmal die Förderung der Ü-Ausscheidung aus dem Körper, andererseits die Verminderung der Ü-Bildung. Ein spezifisches Mittel, das starke Ü-Ausschwemmung durch die Nieren und Verminderung der Urikämie bewirkt, ist das *Atophan* (Phenylchinolincarbonsäure) oder besser sein Methylester, das Novatophan[1], Dosierung 3—5mal täglich 0,5—1,0 in Tabletten oder das Atophanyl (Atophannatr. mit Natr. salicyl. und Novocain) 5 ccm intravenös.

Die *Diät* im akuten Anfall soll eine leichte und vor allem purinfreie (s. unten) Schonungskost sein. In der Zeit zwischen den Anfällen spielt die diätetische Behandlung die Hauptrolle. Die Kost soll dauernd möglichst arm an Ü-Bildern sein. Zu letzteren gehören nicht das Eiweiß, dagegen die Purinkörper, die in der Hauptsache sich in den Zellkernen finden. Purinhaltig ist einmal allgemein die Fleischkost (auch weißes Fleisch!); sie ist daher möglichst einzuschränken. In besonders hohem Maße purinhaltig sind vor allem gewisse tierische (kernreiche) Organe, nächstdem gewisse Fische.

Streng verboten sind daher in erster Linie Thymus (Kalbsmilch), Pankreas, Leber, Milz, Nieren, Lunge, ferner Fleischbrühe, das Fleisch der Taube, weiter Hering, Ölsardinen, Sprotten, Sardellen, Anchovis. Dagegen sind die im Kaffee, Tee, Kakao enthaltenen Methylpurine unbedenklich, da sie keine Ü-Bildner sind.

Die auf die Dauer durchzuführende Diät ist demnach eine vorwiegend lactovegetabilische Kostform, bei der man je nach den individuellen Verhältnissen des Patienten nur in Abständen (etwa 2mal wöchentlich) kleine Fleischzulagen einschieben darf. Jegliche Überernährung ist zu vermeiden (während der beiden letzten Kriege und in den Nachkriegsjahren war in Deutschland die Gicht auffallend selten!). Doch sei man auf genügende Eiweißzufuhr bedacht, um N-Verluste zu verhüten. In manchen Fällen wirkt regelmäßige Salzsäure-Medikation (bis zu 50 Tropfen pro die) günstig. Dagegen ist die Verabreichung von Alkalien,

---

[1] Gelegentlich wurde bei protrahierter Verabreichung von Atophan und seiner Verwandten (Icterosan, Leukotropin usw.) eine *Leberschädigung* beobachtet.

auch von stark alkalischen Trinkwässern unzweckmäßig. Die Anwendung des Radiums als Emanations- oder Trinkkur hat mitunter therapeutischen Erfolg. Zum Teil mag hierauf der rein empirisch, seit langem anerkannte Erfolg mancher Badekuren (Wiesbaden, Teplitz, Gastein, Salzschlirf, Karlsbad, Aachen, Wildbad, Münster a. St., Kreuznach usw.) beruhen.

Fettsucht (Adipositas)

Unter Fettsucht versteht man allgemein eine krankhafte Zunahme des Fettbestandes des Körpers, die eine die Norm übersteigende Vermehrung des Körpergewichtes, Herabsetzung der körperlichen Leistungsfähigkeit sowie verschiedenartige subjektive wie objektive gesundheitliche Störungen zur Folge hat. Von extremen Fällen abgesehen ist es nicht immer leicht, eine scharfe Grenze zwischen sehr gutem, aber noch zweifellos normalem Ernährungszustand mit reichlichem Fettpolster und der ins Pathologische gehörenden eigentlichen Fettsucht zu ziehen. Zur Entscheidung hält man sich an allgemeine zahlenmäßige Normen (etwa des Körpergewichtes[1]) sowie an das Vorhandensein klinisch wahrnehmbarer Anomalien. Auffallend ist, daß die große Zahl der normalen Menschen mit einer merkwürdigen Zähigkeit an dem ihnen individuell eigenen Umfange ihres Fettbestandes und ihrem Körpergewicht trotz wechselnder äußerer Verhältnisse festhält.

Aus didaktischen Gründen pflegt man die Fettsucht schematisch in *zwei große Gruppen* zu teilen, in die *exogene* und die *endogene* Fettsucht.

Die **exogene Fettsucht** oder **Mastfettsucht** beruht auf einer während längerer Zeit bestehenden übermäßigen Nahrungszufuhr. Zum Teil kommt in diesen Fällen als weiteres ursächliches Moment Mangel an körperlicher Bewegung hinzu (sog. *Faulheitsfettsucht*). Zu dieser Art von exogener Fettsucht gehören die namentlich in wohlhabenden Bevölkerungsschichten vorkommenden Fälle, ferner der abnorm starke Fettansatz, der sich bei bis dahin tätigen, plötzlich z. B. an das Bett gefesselten oder am Gehen verhinderten Individuen einstellt. Phlegmatische Menschen neigen unter den genannten Umständen mehr zur Fettsucht als lebhafte Naturen. Daß eine reine Mastfettsucht möglich ist, beweisen die Erfahrungen mit Mästung von Tieren in der Landwirtschaft.

Sog. *relative Fettsucht* besteht in denjenigen Fällen, wo im Mißverhaltnis zum übrigen Gesundheitszustand, z. B. bei einer vorhandenen Tuberkulose, infolge langdauernder Mästung der Ernährungszustand ein auffallend guter ist.

Stoffwechseluntersuchungen bei der *Mastfettsucht* ergeben, daß der Grundumsatz (vgl. S. 525 und 526) normal ist, daß aber die Menge an täglich zugeführten Calorien über den normalen Bedarf hinausgeht. In der Hauptsache handelt es sich dabei um abnorm starken Fett- und KH-Konsum; das Eiweiß spielt praktisch keine wesentliche Rolle.

Bei der *Anamnese* Fettsüchtiger soll man sich nicht durch die immer wiederkehrende stereotype Versicherung der Patienten beirren lassen, daß sie nur wenig essen und trotzdem zunehmen. Denn einmal ist, wie eine eingehende Kontrolle der täglich aufgenommenen Nahrung ergibt (insbesondere auch deren Zubereitung und namentlich auch der zwischen den Hauptmahlzeiten genossenen Dinge, z. B. oft von Süßigkeiten), die Calorienzufuhr häufig tatsächlich größer als dem Nahrungsbedarf entspricht; sodann ist zu berücksichtigen, daß, wenn einmal ein gewisses Stadium der Fettsucht erreicht ist, es nur eines sehr geringen täglichen Plus an Nahrung bedarf, um den Fettbestand des Körpers weiter zu vermehren oder ihn wenigstens auf der gleichen Höhe zu halten.

Eine bedeutsame Rolle bei der Entstehung der exogenen Fettsucht spielt auch der *Alkohol*, namentlich in Form von Bier, das außer 3—4% Alkohol (1 g Alkohol

---

[1] Als Norm gilt bei Erwachsenen im allgemeinen ein Körpergewicht, das in Kilogramm so viel beträgt, wie die um 100 verminderte Körperlänge in Zentimeter, also z. B. bei 172 cm Körperlänge 72 kg. Nach v. NOORDEN erhält man das Normalgewicht durch Multiplikation der Körperlänge (in Zentimeter) mit 430 (untere Grenze) bzw. 480 (obere Grenze).

= 7 Calorien) nicht unerhebliche Mengen von KH enthält. Dazu kommt, daß der Alkoholgenuß träge macht und daher auch auf diesem Wege Fettansatz begünstigt.

Die **endogene** oder **konstitutionelle Fettsucht** beruht auf Störungen der hormonalen Korrelationen des Körpers und wird bei Stammhirnkrankheiten sowie Erkrankung bzw. Ausfall bestimmter innersekretorischer Drüsen beobachtet, wie schon die Erfahrungen in der Tierzucht (Kapaune, Mastochsen) lehren. Die sog. *thyreogene* Fettsucht (vgl. S. 526 und 533) beruht auf Herabsetzung der Schilddrüsentätigkeit, wobei man sich übrigens vor einer Verwechslung mit dem Myxödem zu hüten hat, das bisweilen eine gewisse Ähnlichkeit mit der Fettsucht haben kann (vgl. S. 496). Auch der Ausfall anderer endokriner Drüsen kann zur Entstehung der endogenen Fettsucht beitragen[1]. Dazu gehören die sog. *hypophysäre* Fettsucht (vgl. Dystrophia adiposogenitalis, S. 514), weiter die beim Weibe nach der Entfernung der Ovarien (in einem Teil der Fälle) sowie die bei vielen Frauen im Klimakterium auftretende Fettleibigkeit (*dysgenitale* Fettsucht), ferner der abnorme Fettansatz der Eunuchen. Daß schon normal das Fettpolster, insbesondere auch die Art seiner Verteilung am Körper unter dem Einfluß der Sexualhormone steht, geht aus der bei beiden Geschlechtern verschiedenen, für Mann und Weib charakteristischen Lokalisation des Fettpolsters hervor, die ja bei beiden einen nicht unbeträchtlichen Teil ihres äußeren Habitus ausmacht.

Auch Krankheiten der Glandula pinealis sollen angeblich zu abnormer Adipositas führen (?). Zweifellos hat auch das Zentralnervensystem auf den Bestand des Fettgewebes Einfluß, wie einerseits das Beispiel der seltenen halbseitigen Zunahme des Fettpolsters sowie ferner der Adipositas dolorosa (S. 559), andererseits der außergewöhnlich hochgradige Fettschwund bei bestimmten Nervenleiden (spinale und neurotische Muskelatrophie) zeigt; zum Teil durften auch die symmetrischen Lipome hierher gehoren.

Nur für einen kleinen Teil der Falle von endogener Fettsucht (die thyreogene Form) ist nachgewiesen, daß im Gegensatz zu den sonstigen Formen von Fettsucht der Stoffwechsel herabgesetzt, insbesondere der Grundumsatz vermindert ist; in anderen Fällen hat man in der Herabsetzung der spezifisch-dynamischen Wirkung der Nahrung einen Faktor gefunden zu haben geglaubt (vgl. S. 526), der mit erhöhter Nahrungsverwertung gleichbedeutend wäre. Von diesen Sonderfallen abgesehen, besteht aber heute kein Zweifel mehr, daß die große Mehrzahl der Fälle von Fettsucht in der bloßen Erfassung der Stoffwechselbilanz keine ausreichende Erklärung findet. Manches spricht übrigens auch für Storungen im Wasserstoffwechsel im Sinne einer Wasserretention, wie die bei erfolgreicher Therapie oft einsetzende Harnflut zeigt.

Gegenüber der hier dargelegten scharfen Trennung von exogener und endogener Fettsucht ist indessen zu betonen, daß *in praxi häufiger* als die reinen Formen die *Mischfälle* sind, bei denen *Mästung mit gewissen konstitutionellen Anlagen kombiniert ist*.

Krankheitsbild der Fettsucht. Fettsucht kommt zunächst in der Zunahme des Körpergewichtes zum Ausdruck. Zahlen über 85 kg beim Mann, über 75 kg beim Weib bei mittlerer Größe müssen als pathologisch und für das Bestehen einer Fettsucht als charakteristisch angesehen werden (selbstverständlich unter Ausschluß anderer Ursachen der Gewichtszunahme, speziell von Ödemen). Körpergewichte über 100 und 120 kg und weit mehr sind keine Seltenheiten.

Die Inspektion der Kranken mit ausgebildeter Fettsucht läßt, abgesehen von den jedem Laien bekannten Merkmalen der Krankheit wie Doppelkinn, Specknacken, Fettkragen, Fettbauch, starke Entwicklung der Mammae, der Hinterbacken usw., *zwei verschiedene Typen* erkennen, den Typus der *plethorischen* Fettsucht, die häufiger beim Mann vorkommt, unter den Berufen vor allem die Gastwirte, Fleischer, Brauknechte usw. betrifft, ein gesundes Hautkolorit mit gut

---

[1] Wie man heute vermutet, durch Verminderung oder Fortfall der von diesen Organen auf die Schilddrüse einwirkenden Impulse, so daß auch hier die Schilddrüse eine wichtige Rolle spielen würde.

durchbluteten Schleimhäuten zeigt sowie lange Zeit hindurch der subjektiven Beschwerden entbehrt; andererseits den *anämisch-schlaffen Typus*, der häufiger bei Frauen beobachtet wird und sich durch blasse Hautfarbe, müden Gesichtsausdruck, apathisches Wesen sowie ausgeprägtes Krankheitsgefühl auszeichnet.

Schon durch den *Aspekt* läßt sich bisweilen der spezielle Typus von Fettsucht identifizieren: Fettsucht bei Jugendlichen ist stets endogen bedingt. *Mastfettsucht* beim Mann ist am Rumpf lokalisiert, währenddie Extremitäten relativ unbeteiligt sind oder eine gleichmäßige Fettverteilung zeigen, wogegen beim Weibe auch an Oberarmen und Oberschenkeln starke Fettansammlung beobachtet wird. Die keineswegs häufige *thyreogene* Fettsucht zeigt gleichmäßige Fettverteilung über Rumpf und Extremitäten, oft auffallend plumpe Hand- und Fußgelenke und häufig andere auf Hypothyreose hinweisende Zeichen, wie plumpe breite Nase, Borstenhaar usw. (vgl. S. 496). Bei der *hypophysaren* Form fällt neben der Verkümmerung der Genitalien der kindliche Habitus von Gesicht, Haut und Fettverteilung (an Bauch, Hüften, Oberschenkeln, Oberarm, Fettpolster auf Hand- und Fußrücken bei schlanken Gelenken wie beim Saugling) sowie das Vorhandensein von X-Beinen auf. Für *dysgenitale* Fettsucht (Climacterium praecox) ist die Verwischung der sekundären Geschlechtsmerkmale (weibliche Züge beim Mann, männliche, wie z. B. Barthaare, beim Weibe) und die Verteilung des Fettes charakteristisch, das sich hauptsächlich am Beckengürtel (Fettschürze am Bauch), an den Oberarmen und den Oberschenkeln (Fettwülste an der Innenseite) lokalisiert. Ähnliche Lokalisierung zeigt das Fett im physiologischen Klimakterium der Frau.

Der Fette hat häufig schwach entwickelte Muskulatur und klagt daher oft vor allem über abnorme Ermüdbarkeit. Er gerät leicht außer Atem, was auf der infolge seines Körpergewichtes bestehenden dauernden absoluten Mehrbeanspruchung seines noch normalen Herzens beruht — der Fette ist einem Menschen mit viel Gepäck vergleichbar. Eine auffallende Eigentümlichkeit des Fettleibigen ist seine Neigung zum Schwitzen. Diese beruht in der ihm eigenen Erschwerung der Wärmeabgabe infolge des dicken Fettpolsters, während er auf der anderen Seite infolge der abnorm großen Nahrungsmengen, die er zu sich nimmt, größere Wärmemengen als der Normale bildet; das gilt vor allem vom Eiweiß infolge seiner starken spezifisch-dynamischen Wirkung (vgl. S. 526). Die erschwerte Wärmeabgabe erklärt auch die erhebliche Störung des Allgemeinbefindens der Fettsüchtigen bei warmer und namentlich bei schwüler Witterung (d. h. bei geringem Sättigungsdefizit der Luft).

Die Untersuchung des *Zirkulationsapparates* ergibt häufig zunächst normale Verhältnisse. Die Herzdämpfung ist in der Regel infolge des starken Fettpolsters perkussorisch nicht genau abgrenzbar. Bezüglich der Röntgenuntersuchung vgl. S. 145. Der plethorische Typ zeigt öfters Blutdrucksteigerung. In diesen Fällen findet man auch Hypertrophie des linken Ventrikels. Arteriosklerose sowie insbesondere Coronarsklerose ist eine häufige Begleiterscheinung der Fettsucht. Seitens des *Respirationsapparates* ist, abgesehen von der schon nach geringfügigen Anlässen eintretenden Dyspnoe, der Hochstand des Zwerchfells als Folge des abnormen Fettgehaltes des Abdomens sowie ferner die Neigung der Fettsüchtigen zu Bronchialkatarrhen zu erwähnen; diese dürfte mit der erschwerten Lungenventilation der Patienten in Zusammenhang stehen. Oft ist die Bronchitis allerdings schon ein Zeichen von Stauung, d. h. von beginnender Herzinsuffizienz. Störungen des Verdauungsapparates fehlen häufig vollkommen. Oft zeichnen sich die Fetten durch einen besonders guten Magen und vortrefflichen Appetit aus. Häufig besteht Neigung zu Obstipation. Die *Haut* zeigt in der Regel abnorm starke Hauttalgsekretion, die in Verbindung mit der lebhaften Transpiration die Neigung der Kranken zum Wundwerden der Haut, namentlich im Bereich der Hautfalten (Intertrigo) erklärt. Varicen und geringes Knöchelödem sind häufige Erscheinungen. Die Thrombosegefährdung der Fettsüchtigen ist beträchtlich. Daß manche Fettsüchtige, wie erwähnt, große Mengen von Wasser in ihren Geweben ohne sichtbare Ödeme retinieren, lehrt die bei Besserung des Zustandes mitunter erfolgende erhebliche Steigerung der Harnmenge.

Die *Gefahren*, denen der an Fettsucht Leidende ausgesetzt ist, drohen in erster Linie von seiten des Herzens, das aus den angeführten Gründen leicht zum Versagen neigt. Eine große Zahl von Fettsüchtigen endet als Herzkranke. Außerdem zeichnet sich der Fette durch eine auffallend geringe Widerstandsfähigkeit namentlich Infektionskrankheiten gegenüber, aus. Jede derartige Erkrankung hat daher bei ihm eine ernste Prognose. Das mangelhafte Wärmeabgabevermögen erklärt die schädliche Wirkung eines warmen und feuchten Klimas, dem der Fettsüchtige leicht infolge von Wärmestauung (Hitzschlag) erliegt. Häufige Komplikationen der Fettsucht sind, abgesehen von der Arteriosklerose, Diabetes, Gicht sowie Schrumpfniere.

Die **Therapie** *der Fettsucht* ist in der Hauptsache eine diätetische, außerdem in den endokrinen Fällen eine hormonale. Die diätetische Behandlung besteht in sog. Entfettungskuren. Ihr gemeinsamer leitender Gedanke ist eine allmähliche (nicht brüske!) *Herabsetzung der Nahrungszufuhr* unter Schonung des Eiweißbestandes des Körpers. Sie bestehen also im wesentlichen in Verminderung der KH und der Fette der Nahrung. Gleichzeitig versucht man, soweit der gesundheitliche Zustand der Patienten, insbesondere der Zirkulationsapparat es gestattet, die *Zersetzungen* im Körper durch dosierte Steigerung der Muskelarbeit und andere Maßnahmen zu *vermehren*. Der *Zweck* jeder Entfettungskur ist demnach, den Organismus zur Bestreitung seines Energiebedarfs zum Teil aus seinen eigenen Fettvorräten unter Vermeidung eines N-Verlustes des Körpers zu zwingen.

Ein entscheidendes *Kriterium* für die richtige Handhabung einer Kur ist neben der Abnahme des Körpergewichtes[1], die je Monat höchsten 4 kg betragen darf, die Tatsache, daß der Patient sich im Verlaufe der Behandlung frischer und leistungsfähiger als vorher fühlt, während das Gegenteil auf eine fehlerhafte Methode schließen läßt und deren Änderung erheischt. Viele, von den Patienten auf eigene Faust ohne ärztliche Kontrolle durchgeführte Entfettungskuren ziehen schwere gesundheitliche Schädigungen (namentlich des Herzens) nach sich, zum mindesten leiden die Nerven dieser Kranken erheblich.

Die zahlreichen verschiedenen Entfettungsmethoden verfolgen, soweit sie rationell sind, das Prinzip, eine sättigende und genügend Eiweiß enthaltende Kost zu verabreichen. Ersteres wird entweder durch voluminöse, aber calorienarme KH-Träger oder durch Fett erreicht, das bereits in geringen Mengen stark sättigend wirkt. Doch zieht man es neuerdings vor, das Fett in der Kost möglichst zu reduzieren. Im übrigen ist, gleichgültig ob die Entfettung in strenger oder milder Form vorgenommen wird, stets *individuell* zu verfahren.

Zu voluminosen Nahrungsmitteln, die zum Füllen des Magens geeignet sind, ohne den Fettansatz zu begünstigen, gehören vor allem grobe cellulosereiche *Brotsorten* wie Roggenschrotbrot, Kommißbrot, Grahambrot, ferner die *Gemüse* ohne oder nur mit ganz wenig Fett zubereitet, weiter die *Kartoffeln*, die sogar den Hauptbestandteil mancher Entfettungskuren, z. B. der ROSENFELDschen Kartoffelkur, bilden. Auch eignen sich die verschiedenen *Obstarten*, mit Ausnahme der stark zuckerhaltigen Früchte, zu dem gleichen Zweck. Zur Süßung der Speisen, der Kompotts usw. dient Saccharin (vgl. S. 545).

Bei der dem Patienten verordneten Kostform begnüge man sich nicht mit allgemeinen summarischen Ratschlägen, sondern gebe eingehende, sowohl die Art und Menge als auch die Zubereitungsform der Speisen erläuternde Vorschriften. Bei den sog. milden Entfettungskuren wird der Patient auf $2/_3-1/_3$ der auf sein Gewicht berechneten notwendigen Calorienzahl gesetzt. Die früher üblichen Entfettungsmethoden zeichnen sich durch große Einseitigkeit der Kostform aus; ihre Durchführung für längere Zeit stößt auf Schwierigkeiten (Widerwillen, Verdauungsstörungen). Hierzu gehören die BANTING-*Kur* (vorwiegende Fleischdiät mit starker Reduktion der Fette und KH) und die EBSTEINsche Kur (Eiweiß-Fettdiät; Ausschluß von Zucker und Kartoffeln; erlaubte Brotmenge 80—100 g). Das Wesentliche der ÖRTELschen und SCHWENINGERschen *Kur* besteht in größtmöglicher Einschränkung der Flüssigkeitszufuhr in der Kost (die in Bayern entstandene Kur hatte wohl vor allem den übermäßigen Bierkonsum im Auge), außerdem in methodisch angewendeter körperlicher Bewegung (s. S. 558). Die SCHROTHsche Kur besteht aus einer hauptsächlich vegetabilischen Trockenkost (altbackene Semmel, Hafergrütze, Hirse usw.) unter Ausschluß von Flüssigkeit; nachts nasse Einpackungen; nach mehreren Dursttagen Einschaltung eines

---

[1] Allerdings stellt das Körpergewicht bei der Fettsucht wegen der großen Bedeutung der im Verlaufe des Leidens sich oft geltend machenden Wasserretention nur einen unvollkommenen Maßstab für das Vorhandensein brennbarer Körpersubstanz dar. Stillstand der Körpergewichtskurve im Verlauf der Behandlung kann auf Wasseranreicherung beruhen, die den Erfolg der Therapie verdeckt.

Trinktages. — Hungertage wie bei Diabetes bzw. die ahnlich wirkenden reinen Milchkuren $1^1/_2-2$ Liter Milch je Tag) sind immer nur ganz kurze Perioden von 1—2 Tagen durchfuhrbar. Doch werden sie als Erganzungen anderer Entfettungskuren bisweilen angewendet. Gleiches gilt von Obsttagen (nicht häufiger als einmal die Woche, $1-1^1/_2$ kg Obst je Tag unter Ausschluß jeder anderen Nahrung). Die rein *vegetarischen* Entfettungskuren, soweit sie von langerer Dauer sind, sind unzweckmaßig oder sogar schadlich, da hier die Kost zu eiweißarm ist.

Viel zweckmaßiger sind die *modernen Entfettungskuren*, die weniger einseitig aufgebaut sind und daher einen weniger forcierten Charakter tragen; sie lassen sich daher wesentlich langere Zeit durchfuhren, zumal wenn man sie durch vorubergehende Einschaltung von Zulagen modifiziert und sie auf diese Weise in beliebiger Form für kürzere oder längere Perioden mildert. Hierbei wird neben den früher genannten Grundsatzen genau das Kostmaß nach seinem zahlenmaßigen Calorienwert geregelt.

Sehr empfehlenswert ist das von UMBER ausgearbeitete sog. *Kostgerust:* Morgens 200 ccm Kaffee oder Tee, 20 ccm Milch, 50 g Simons- oder Schrotbrot, 30 g Weißbrot (Semmel); vormittags 100 g Obst (Äpfel); mittags 200 g Fleisch gebraten, 200 g Gemuse in Salzwasser gekocht, 80 g Obst; nachmittags 150 ccm Kaffee, 20 g Milch; abends 100 g Fleisch, 100 g Gemuse, 20 g Simonsbrot, 200 ccm Tee; vor dem Schlafen 100 g Obst (insgesamt 881 Calorien). Änderungen oder Zulagen kann man nach Maßgabe der UMBERschen *Calorienäquivalentzahlen* je nach dem Verlauf der Kur oder den individuellen Wunschen des Patienten regeln. Es entsprechen 100 Calorien 80 g Rostbeaf = 200 g Austern = 40 g Weißbrot, Grahambrot oder Schwarzbrot = 30 g Zwieback = $12^1/_2$ g Butter = 20 g Schweizer- oder Hollander Kase = 25 g Zucker = 100 g Kartoffeln = 30 g Reis, Buchweizen, Linsen oder Bohnen = 20 g Hafermehl oder Weizenmehl = 200 g Äpfel = 150 g Apfelbrei = 500 g Preiselbeeren = 150 g Milch = 150 g Wein = 30 g Kognak oder Kirsch. Die Flüssigkeitszufuhr soll $1-1^1/_4$ Liter oder weniger betragen. Gewurze und NaCl sind in der Kost zur Verringerung des Durstes einzuschranken.

Zu einem schwierigen Problem kann die Entfettung bei gleichzeitig bestehender Gicht oder bei Diabetes werden.

Vorteilhaft unterstutzt wird die diatetische Kur bei Fettsucht durch den Gebrauch von *Mineralwässern*, so den Na_2SO_4-haltigen Quellen von Karlsbad, Marienbad, Kissingen, Mergentheim, Apenta, ferner Homburg (NaCl); die Trinkkuren eignen sich namentlich fur die mit Obstipation einhergehenden Falle. Doch soll auch hier ärztliche Kontrolle den Patienten vor ubertriebenen Abfuhrkuren schützen.

Eine große Rolle spielt ferner die *physikalische* Behandlung in Form methodischer korperlicher Bewegung sowie in geringerem Maße die *Baderbehandlung*. Indikation und Dosierung beider Heilfaktoren hat vor allem streng die Leistungsfahigkeit des Zirkulationsapparates zu berücksichtigen. Sie sind hauptsachlich bei dem plethorischen Fettsuchtstypus und der Trägheitsfettsucht am Platz. Körperliche Bewegung in dosiertem Maß kommt in der Form von Gehubungen, zum Teil auf leicht ansteigendem Gelande (ÖRTELS *Terrainkur*), weiter als leichter Sport sowie als Zimmergymnastik in Betracht; ferner passive Betatigung der Muskeln in erster Linie durch die sehr oft gunstig wirkende Massage. Kühle *Bader* (Soole- und CO_2-Soolbader) unter 35° mit Maß angewendet, konnen ebenfalls zur Entfettung beitragen. Große Vorsicht ist dagegen gegenuber den in Laienkreisen beliebten Schwitzprozeduren (auch Sandbädern u. a.) am Platze, die eine erhebliche Belastung des Zirkulationsapparates bedeuten.

In zahlreichen Fallen von Fettsucht, vor allem bei den *endogen* bedingten Fällen, aber auch bei den obengenannten, haufig vorkommenden *Mischformen*, kann man, neben den vorstehend beschriebenen Maßnahmen, zur Erzielung namhafter Erfolge auf die *Hormontherapie* nicht verzichten.

Die *Hormonpraparate*, speziell Schilddrüsenpräparate (die bei der reinen Mastfettsucht *nicht* indiziert sind, sondern nur dann, wenn der Radiojod-Test eine verminderte Jodspeicherung in der Schilddrüse anzeigt), erzielen hier ausgezeichnete Erfolge, wobei charakteristischerweise oft trotz reichlicher Nahrungszufuhr Fettabnahme ohne gesundheitliche Schadigung erfolgt. Doch soll die Kost auch hierbei calorienarm sein. Man bedenke übrigens, daß Gewichtsabnahme unter dem Einfluß großer Schilddrusenhormondosen noch nicht als Beweis fur den thyreogenen Charakter der Fettsucht gewertet werden darf; denn die hierdurch herbeigeführte Steigerung der Intensität der Oxydation muß schließlich in jedem Fall eine erhöhte Fettverbrennung zur Folge haben. Dosierung der Schilddrüsentabletten (Merck-Darmstadt); pro dos. 0,25—0,3 bei Erwachsenen, 0,1—0,15 bei Kindern; Beginn mit 2mal täglich $^1/_2$ Tablette, steigend bis auf 3—4 Tabletten täglich 4—6 Wochen lang, dann Pause von der gleichen Dauer[1]. Ein wirksames, viel gebrauchtes Präparat stellt das Lipolysin

---

[1] Eine *Eichung* der Schilddrusenpräparate erfolgt jetzt zum Teil durch Feststellung des Gehaltes an spezifisch gebundenem Jod, zumal die Steigerung der Oxydationen dem Jodgehalt der Schilddruse ungefahr parallel geht.

masc. bzw. femin. dar, eine Mischung von Extrakten aus Schilddrüse, Hypophyse, Keimdrüsen, in Tabletten und Ampullen (2—3mal wöchentlich 1 Injektion). Der Erfolg der Thyreoidinbehandlung äußert sich nebenbei häufig in starker Harnflut. Die Schilddrüsentherapie bedarf fortlaufender ärztlicher Kontrolle. Die Kur ist sofort abzubrechen bei stärkerem Ansteigen der Pulsfrequenz sowie bei Auftreten von Extrasystolen oder fortschreitender Blutdrucksenkung. Ein großer Teil der zur Entfettung angepriesenen Geheimmittel enthält als wirksames Prinzip Schilddrüsenpräparate. Bisweilen beobachtet man bei langer fortgesetzter Behandlung eine Abnahme der Wirksamkeit der Schilddrüsentherapie; auch gibt es Fälle endogener Art, die sich ihr gegenüber refraktär verhalten. Bei hypophysärer und ovarieller Fettsucht haben *Hypophysen-* bzw. *Ovarialpräparate* in manchen Fällen guten Erfolg; immerhin ist es auffallend, daß man bei der vielfachen Anwendung der sehr wirksamen Sexualhormone (Testoviron, Follikelhormon, Proluton) so gut wie nie Gewichtsabnahmen beobachtet.

Unterstützend wirken ferner mitunter zur Entwässerung des Körpers (vgl. oben) *Diuretica*, speziell bei intakten Nieren das Salyrgan (jeden 3.—6. Tag 1—2 ccm intramuskulär oder intravenös), das Katonil und Diamox, ferner salzarme Kost z. B. in Form einzelner Obst-, Reis- oder Karelltage.

Seltene Anomalien, die in einem pathologischen Verhalten des Fettpolsters bestehen, sind die DERCUMsche *Krankheit* sowie die sog. *Lipodystrophie.*

Die **Dercumsche Krankheit** oder *Adipositas dolorosa* kommt vor allem bei adipösen Frauen vor und besteht in lokalen lipomartigen Fettgewebswucherungen, die teils auf Druck, teils auch spontan schmerzhaft sind; Gesicht sowie Hände und Füße bleiben frei. Häufig bestehen gleichzeitig hochgradige Asthenie sowie mitunter psychische und nervöse Störungen. Das Leiden beruht höchstwahrscheinlich auf endokrinen Störungen. *Therapeutisch* bewährt sich oft die Behandlung mit Schilddrüsenpräparaten.

Die **Lipodystrophia progressiva** besteht in einem eigentümlichen, in den Kinderjahren beginnenden, außerordentlich hochgradigen Schwund des Fettpolsters der oberen Körperhälfte, speziell des Gesichtes, das schließlich ein totenkopfartiges Aussehen annehmen kann. Dagegen zeigt die untere Körperhälfte entweder ein normales Fettpolster oder sogar eine adipöse Vermehrung desselben, so daß sich in solchen Fällen ein grotesker Kontrast zwischen dem gespenstisch mageren Gesicht und dem fettsüchtigen Unterkörper ergibt.

Als endogene **Magersucht** bezeichnet man gewisse Zustände von hochgradiger Abmagerung, die weder allein auf unzureichende Nahrungszufuhr noch auf die bekannten, zu Fettschwund führenden Grundleiden wie Krebs, Infektionen, Intoxikationen, BASEDOWsche, ADDISONsche Krankheit, SIMMONDSsche Krankheit usw. zurückzuführen sind. Konstitutionelle und hormonale Momente nicht genau bekannter Art dürften eine wesentliche Rolle spielen. Oft findet sich hartnäckiger Appetitmangel. Bei der Magersucht junger Mädchen werden zum Teil psychogene Faktoren verantwortlich gemacht. *Therapeutisch* wurden teils durch Hormonbehandlung, teils durch Psychotherapie Erfolge erzielt.

Krankheiten des intermediären Eiweißstoffwechsels

Die seltene **Alkaptonurie** beruht auf einer Störung des intermediären Eiweißstoffwechsels. Sie tritt meist familiär auf, besteht während des ganzen Lebens und macht häufig keine subjektiven Krankheitserscheinungen. Sie besteht in der Ausscheidung der sog. Homogentisinsäure durch den Harn, eines N-freien Hydrochinonderivates (Hydrochinonessigsäure), das als normales Abbauprodukt aus Tyrosin und Phenylalanin entsteht, vom gesunden Organismus aber verbrannt wird, wie Fütterungsversuche mit Homogentisinsäure lehren. Die Menge der ausgeschiedenen Homogentisinsäure steigt bei Eiweißnahrung an. Durch Verfütterung sehr großer Tyrosinmengen gelingt es, auch beim Gesunden Alkaptonurie zu erzeugen. Beim Stehen des Harns an der Luft sowie vor allem beim Versetzen desselben mit Alkali tritt intensive Dunkelbraunfärbung des Harns auf; auch die Harnflecken der Wäsche nehmen beim Waschen mit (alkalischer) Seife eine Braunfärbung an. Der Harn reduziert FEHLINGsche Lösung sowie bereits in der Kälte ammoniakalische $AgNO_3$-Lösung im Gegensatz zum Zuckerharn, von dem er sich ferner durch das Fehlen des Gärungsvermögens sowie sein optisch inaktives Verhalten unterscheidet. Bisweilen findet sich ferner eine eigentümliche, mitunter durch die Haut durchschimmernde blauschwarze Verfärbung des Ohrknorpels, die sog. *Ochronose.* Auch kommen Schwarzfärbung des Cerumens sowie grünlichbraune Verfärbung des Talgdrüsensekretes, namentlich in der Achselhöhle, endlich dunkle Pigmentflecke im temporalen Teil der Sclera bulbi vor. In einzelnen Fällen beobachtet man außerdem chronische Gelenkkrankheiten *(Arthritis alkaptonurica)*, die auf die Ablagerung der Homogentisinsäure im Gelenkknorpel zurückgeführt werden (vgl. S. 582).

Die **Cystinurie** ist ebenfalls eine harmlose Stoffwechselanomalie, die gelegentlich auch bei mehreren Mitgliedern derselben Familie auftritt. Das schwer lösliche Cystin (vgl. S. 519) fallt im Harn in charakteristischen Krystallen aus (Nachweis vgl. S. 480) und bildet mitunter den Anlaß zu Konkrementen. Bei manchen Fallen von Cystinurie hat man gleichzeitig die Ausscheidung anderer Aminosauren, wie Leucin und Tyrosin, sowie verschiedener Diamine, wie Putrescin und Cadaverin, konstatiert. Diese sog. **Diaminurie** hat lediglich theoretische Bedeutung.

Krankheiten des Lipoid- und Fettstoffwechsels

Bei der **Gaucherschen Krankheit** handelt es sich um ein familar, und zwar hauptsachlich bei Frauen auftretendes Leiden, das *anatomisch* durch multiple weißliche und gelbliche Herde in Milz, Leber, Lymphknoten und Knochenmark charakterisiert ist und *klinisch* sich durch fieberlosen, sehr chronischen Verlauf, ockergelbe Hautfarbe, maßige Anamie sowie Verminderung der Leukocyten und Blutplattchen mit Blutungsneigung auszeichnet. Zum Teil ist auch das Skelet (Becken, Wirbelsaule, Röhrenknochen) beteiligt und zeigt Deformierungen und Spontanfrakturen. Ascites und Ösophagusvaricen treten nicht auf. Die Beschwerden beschranken sich lange Zeit auf die mechanischen Folgen des zum Teil enormen Milztumors. Das Leiden beruht auf Speicherung eines bestimmten Lipoids, und zwar des Cerebrosids Kerasin in Milz, Leber und Knochenmark. Dieses Lipoid scheint nicht abgebaut werden zu konnen. Die *Diagnose* laßt sich vor allem aus der Milz-, bisweilen auch aus dem Sternalpunktat stellen, wo sich die stark vergrößerten sog. GAUCHER-Zellen finden, die nach Alkoholvorbereitung des Praparates und durch die dadurch bedingte Auslaugung der Lipoide als sog. Schaumzellen erscheinen. *Therapeutisch* bewirkt Splenektomie Erleichterung der Beschwerden.

In diesen Kreis gehort auch die dem Kindesalter eigentumliche seltene **Hepatosplenomegalie von Niemann-Pick** mit einem ahnlichen Syndrom; auch ihm liegt eine Speicherung von Lipoiden (Sphingomyelin, ein Phosphatid) in Milz, Leber und Lymphdrüsen zugrunde. Hyperpigmentationen der Haut kommen auch hier vor. Oft ist die Krankheit mit Schwachsinn und einem spastisch-akinetischen Syndrom vergesellschaftet.

Die **Hand-Schüller-Christiansche Krankheit** schließlich, die ebenfalls eine Lipoidose ist, zeigt eine Cholesterinspeicherung neben einer Granulomatose (sog. Lipoidgranulomatose) mit vorwiegender Beteiligung des Skelets, das im Röntgenbilde Defekte zeigt (sog. Landkartenschadel); Milz und Leber sind in wechselndem Maß vergrößert. Auch kommen Exophthalmus sowie hypophysare Symptome (Diabetes insipidus, Fettsucht) vor. Im Blut ist das Cholesterin leicht vermehrt; sonstige charakteristische Veranderungen fehlen. Das Leiden zeigt chronischen Verlauf und kommt bei Kindern, aber auch bei Erwachsenen vor. Rontgenbestrahlungen erreichen langdauernde Remissionen.

Die **Tay-Sachssche Krankheit**, auch amaurotische Idiotie genannt, beruht auf der Speicherung eines phosphorfreien Lipoids, des Gangliosids, innerhalb der Zellen des zentralen Nervensystems und der Spinalganglien. Blindheit infolge von Opticusatrophie, Taubheit und geistige Unterentwicklung sind neben extrapyramidalen Bewegungsstörungen die eindrucksvollsten Krankheitssymptome. Tritt die Storung schon bald nach der Geburt in Erscheinung, dann sterben die Kinder meist sehr schnell, zeigt sie sich bei Jugendlichen, dann pflegen die Symptome milder und die Lebensaussichten besser zu sein. Eine therapeutische Beeinflussung ist nicht moglich.

Anhang

Porphyrie

Die Porphyrine sind chemisch mit dem Blutfarbstoff nahe verwandt (s. S. 305). Durch alleinige Entfernung des Fe aus dem Häm-Molekül entsteht z. B. Protoporphyrin, welches u. a. sich bei Einwirkung von Darmbakterien auf Blut bildet. Andere Porphyrine sind Hämatoporphyrin, Kopro- und Uroporphyrin; letztere, die normal in geringen Mengen im Stuhl und Harn vorkommen, entstammen zum Teil der Nahrung.

Bei manchen *Vergiftungen* (Sulfonal, Trional, Blei u. a.), bisweilen bei Leberkrankheiten usw., wird ein gelbbrauner oder dunkelroter Harn entleert, der reichlich Porphyrin[1] enthält (sog. *sekundare Porphyrinurie*). Gleiches wird bei gewissen akuten *ileusartigen* Zuständen mit

---

[1] Der *Porphyrinnachweis* ist im *Harn* leicht zu führen, und zwar durch Ausschütteln mit essigsaurem Äther, Überfuhren in ganz wenig Salzsäure und Ausführung der Spektroskopie. Der Nachweis im *Stuhl* erfolgt nach Extraktion mit Aceton durch Behandeln des Filterrückstandes mit Salzsäure und mittels Spektroskopie des Extraktes.

Koliken, Erbrechen, Obstipation, Sensibilitätsstörungen, Lähmungen usw. beobachtet, bei welchen Uro- und Koproporphyrin ausgeschieden wird (*akute* Porphyrie). Schließlich gibt es eine sehr seltene *chronische kongenitale Porphyrinurie*, die durch Blasen- und Narbenbildung der dem Lichte ausgesetzten Teile der Haut, zum Teil mit schwerer Verunstaltung ausgezeichnet ist (die Porphyrine wirken sensibilisierend für die Lichtstrahlen) und mitunter zu Erblindung führt. Das Leiden ist recessiv erblich.

Mangelkrankheiten

Verminderung der Nahrungszufuhr unter das für das Stoffwechselgleichgewicht notwendige Minimum führt zu dem bekannten Bilde der allgemeinen Unterernährung, die mit Einschmelzung von Körpergewebe, Gewichtsabnahme, Sinken der physischen und geistigen Leistungsfähigkeit und den für den Hunger charakteristischen Änderungen des Stoffwechsels einhergeht. Besonders bemerkenswert ist die auf S. 534 erwähnte Verminderung der Eiweißkörper des Blutes. Solche Hypoproteinämie, welche vorzugsweise die Albumine betrifft, disponiert zur Ödembildung. Eine Herabsetzung des Albumingehalts im Plasma bedingt nämlich eine Verringerung des kolloidosmotischen Druckes, was einen vermehrten Wasserabstrom aus dem Blut und eine erhöhte Wasserbindung durch die Gewebe nach sich zieht.

Hungerödem

Das sog. *Hungerödem*, das man besser als *Eiweißmangelödem* bezeichnet, entsteht dann, wenn bei einer calorisch unzureichenden Kohlenhydratkost der Eiweißgehalt der Nahrung sehr niedrig ist. Je mehr die unterernährten, in der Eiweißzufuhr beschränkten Kranken Wasser und Salz aufnehmen, desto stärkere Formen nimmt das Ödem an. In den Hungerjahren des ersten Weltkrieges und jetzt während der Nahrungsnot nach dem vergangenen Krieg waren diese wassersüchtigen Schwellungen in Deutschland häufig zu beobachten. Mit Hypotonie, Bradykardie, Hypoglykämie, Verminderung des Gesamtumsatzes, mangelhafter Tätigkeit der Inkretdrüsen, speziell der Schilddrüse, des Pankreas und der Keimdrüsen und mit Herabsetzung der Funktion der Verdauungsdrüsen geht das Eiweißmangelödem gewöhnlich einher. Die Kranken weisen um ihre tiefliegenden Augäpfel herum ein Lidödem auf, haben eingesunkene und dabei über den Unterkieferästen pastöse Wangen, ein Ödem der Füße und Unterschenkel, der Handrücken und Unterarme und in schwereren Graden einen Ascites. Die Haut zeigt eine fahlgraue Blässe, bisweilen abnorme Pigmentationen. Die muskuläre Schwäche der Kranken ist ausgeprägt und die Bewegungen sind langsam und müde. In der Therapie der Eiweißmangelödeme kommt — sofern diese Forderung in Zeiten einer Hungersnot erfüllbar ist — eine reichliche Zufuhr von Eiweißträgern und von Fett bei salz- und flüssigkeitsarmer Kost in Frage. Da auf das Darniederliegen der Funktionen der Verdauungsdrüsen geachtet werden muß, sind, um Dyspepsien zu vermeiden, die Zulagen an Eiweiß und Fett langsam und vorsichtig vorzunehmen. Am bekömmlichsten und am wirksamsten ist in der Therapie dieser Zustände das Milcheiweiß. Eine Anreicherung mit Bluteiweißkörpern kann auch durch Bluttransfusionen erzielt werden.

Eine Parallele hat das Hungerödem im Mehlnährschaden der Säuglinge. Er entsteht bei Überfütterung mit Kohlenhydraten und Salz bei zu geringer Milcheiweißzufuhr und führt ebenfalls zu Ödem der Haut, zu Ergüssen in den Körperhöhlen und zu abnormem Wasserreichtum der inneren Organe.

Als Auswirkung eines qualitativen Hungerzustandes ist ferner die *Hungerosteopathie* anzusehen, bei der rheumatische Beschwerden, Knochenschmerzen,

Knochenbrüchigkeit, Paresen sowie ein mangelhaft verkalktes Knochengewebe (Osteoidgewebe) wie bei Rachitis oder Osteomalacie bestehen. Behandlungsmäßig ist Phosphorlebertran effektvoll.

Eine langdauernde Unterernährung führt unweigerlich zu einer Zunahme der tuberkulösen Erkrankungen innerhalb der betroffenen Bevölkerungsgruppe. Die Unterernährung disponiert auch zu eitrigen und septischen Krankheiten.

Ein klassisches Beispiel für qualitativen Hunger stellen ferner die *Avitaminosen* dar.

Avitaminosen

Unter Avitaminosen versteht man Krankheitszustände, die auf einer qualitativ fehlerhaften Ernährung, und zwar auf ungenügender Zufuhr der als Vitamine bezeichneten, S. 524 beschriebenen Stoffe zurückgeführt werden.

Die Forschung hat eine Reihe verschiedener Vitamine kennengelehrt. Dabei ist bemerkenswert, daß bei einigen von ihnen die Zufuhr zum Teil in Form unwirksamer Vorstufen (Provitamine) erfolgt, deren Umwandlung in die wirksamen Vitamine sich erst im Korper vollzieht. Da es gelungen ist, manche Vitamine chemisch rein darzustellen, besteht bei diesen die Moglichkeit, an Stelle der vitaminhaltigen Nahrungsmittel exakt dosierbare Mengen von Vitamin peroral oder parenteral zu verabreichen. Fur die klare Beantwortung der Frage des Gehaltes von Nahrungsmitteln an einem Vitamin bzw. des Bedarfs desselben seitens des Korpers wird der oft über Monate sich erstreckende Tierversuch angewendet. Daneben wurde als Testprobe die Wachstumsgeschwindigkeit der Kulturen von Bakterien herangezogen, da auch diese bestimmte Vitamine als lebenswichtige Wuchsstoffe benotigen. Sicher ist ubrigens, daß der Korper die Vitamine in erheblichem Maße speichert, so daß er in Zeiten der Not zunachst über gewisse Vorrate verfugt.

Das **Vitamin A** ist fettlöslich; es kommt in den Nahrungsmitteln teils als solches, teils als Provitamin vor. Letztere sind die sog. Carotine, die sich hauptsachlich in den grünen Teilen der Pflanze finden und chemisch 18 gliedrige Kohlenwasserstoffgruppen mit je einem sog. Ionenring an jedem Ende bilden (P. Karrer, R. Kuhn 1928); sie haben Lipoideigenschaften. R. Kuhn gelang 1937 ihre Synthese. Durch ein Ferment der Leber, die Carotinase, erfolgt unter Mitwirkung des Thyroxins der Schilddrüse die Überführung in das Vitamin, wobei das β-Carotin durch Spaltung in der Mitte in zwei Molekule Vitamin A zerfallt. Letzteres ist ein stark ungesättigter, cyclischer Alkohol, daher leicht oxydierbar; Erhitzen auf 100° bei Luftzutritt zerstört es. Die Resorption von Vitamin bzw. Provitamin ist an die Gegenwart von Fetten bzw. Gallensauren gebunden. Ihr Vorrat in der Leber reicht bei vorausgehender normaler Ernahrung etwa 6 Monate. Der tagliche Bedarf betragt 0,1—0,3 mg Vitamin bzw. 3—5 mg Carotin. Das Vitamin ist am reichlichsten enthalten in der Leber, besonders von gewissen Fischen (Heilbutt-, Dorschlebertran), die das Vitamin aus der Ernährung mit Grünfutter bzw. Algen beziehen, sowie in der Retina. Es findet sich weiter im Milchfett (Butter, deren Farbe beim Fehlen künstlicher Farbung dem Vitamingehalt parallel geht), im Eigelb sowie als Provitamin besonders in Karotten, Spinat, Kopfsalat, Grünkohl usw., dagegen wenig in Früchten. Als Nachweis von Vitamin und Provitamin dient die Carr-Price-Reaktion (Blaufarbung mit Antimontrichlorid). Nach internationalen Einheiten sind 0,6 γ β-Carotin bzw. 0,33 γ krystall. Vitamin A = 1 IE.

Fehlen des Vitamins bewirkt allgemeine Störungen in der Trophik der Haut und vor allem der Schleimhäute (daher die Bezeichnung „Epithelschutzvitamin"), was sich beim Menschen besonders am Auge durch Versiegen der Tränensekretion und Eintrocknen der Hornhaut mit Keratomalacie und Xerophthalmie als Folgen außert; weiter Nachtblindheit (Hemeralopie) durch Beeinträchtigung der Sehpurpurregeneration sowie Schädigung der Farbenempfindlichkeit des Auges, weiter Resistenzverminderung gegen Infektionen. Ferner spielt es bei den oxydativen Vorgangen im Zellstoffwechsel eine Rolle; bei Vitaminmangel kommt es zum Schwund des Fettgewebes. Wachstum und Schwangerschaft erhöhen den Bedarf. Thyroxin stellt im Experiment seinen Antagonisten dar. Bei Leberkrankheiten kann die Vitaminbildung aus Carotin leiden (vgl. S. 417).

Handelspräparate sind das Vogan (5—10 Tropfen oder 2—4 Drag. taglich) sowie Detavit, das auch Vitamin D enthalt ($^1/_3$—1 Eßloffel täglich). Lebertran (Ol. Jecor. Aselli), in dem das Vitamin als Fettsäureester vorhanden ist, soll mindestens 750 IE (außerdem mindestens 80 IE Vitamin D_3) in 1 ccm enthalten.

Die wasserloslichen **Vitamine der B-Gruppe** stellen keinen einheitlichen Korper dar. sondern bestehen aus mehreren Komplexen von verschiedener chemischer Konstitution und physiologischer Wirkung. In der Zelle kommen sie nicht in freier Form, sondern an Eiweißkorper gebunden vor. Das Vitamin B_1 enthalt N und S (es besteht nach A. Windaus aus Pyrimidin und Thiazol); es findet sich am reichlichsten in der Bierhefe, ferner im sog. Reisschliff, überhaupt in den äußeren Hüllen (Kleie) und im Keimling der Körnerfrüchte, im Vollkornbrot, in großer Menge weiter in den Leguminosen, in den meisten Gemüsen, in manchen Früchten, wie in der Tomate, weiter im Eigelb sowie in erheblichen Mengen in der Leber und vor allem in Schweinefleisch und Schweineniere. Es fehlt in Fetten und Ölen. Beim Säugling und bei manchen Tieren vermögen die Darmbakterien das Vitamin synthetisch zu bilden. Es stellt den sog. antineuritischen Faktor (Aneurin) dar und spielt eine entscheidende Rolle im Kohlenhydratstoffwechsel insofern, als es Bestandteil eines Fermentes ist, das die Brenztraubensaure zu Acetaldehyd decarboxyliert (das Ferment Co-Carboxylase = phosphoryliertes Vitamin B_1) (vgl. S. 521). Erhöhte Kohlenhydratzufuhr steigert den Bedarf an Vitamin B_1. Letzterer beträgt etwa 1—2 mg täglich. Bei Affektionen des Magen-Darm-Kanals wird das Vitamin im Darm zerstört; andererseits bewirkt B_1-Mangel intestinale Störungen, so daß es hierbei leicht zu einem Circulus vitiosus kommt. Erhöhte Zufuhr von Vitamin A bedingt verstärkten Bedarf an B_1, wogegen sich Vitamin D und B_1 gegensatzlich verhalten. Vitamin-B_1-Präparate sind Benerva, Betabion, Betaxin (Dosierung 1—10 mg). Beri-Beri s. S. 569.

Zu dem B_2-Komplex gehört vor allem der sog. *Wachstumsfaktor*, das *Lactoflavin* (R. KUHN), ein gelber zuerst aus Molke dargestellter Farbstoff; auch er ist Bestandteil eines Fermentes, und zwar des sog. gelben Atmungsfermentes, das der Übertragung von Sauerstoff innerhalb der Gewebe dient. Es kommt in den meisten animalischen und vegetabilischen Nahrungsmitteln, und zwar in der Regel als gelbes Ferment, zum Teil auch als freies Lactoflavin vor und ist am reichlichsten in der Leber enthalten. Es findet sich auch in der Netzhaut des Auges. Chemisch ist das Lactoflavin die Verbindung der Pentose Ribose mit Iso-Alloxazin (daher die Bezeichnung *Riboflavin*); seine Synthese gelang 1935 KUHN sowie KARRER. Als Bestandteil des Atmungsfermentes ist es nur in phosphorylierter Form wirksam. Die B_2-Avitaminose (Ariboflavinose) fuhrt zu Mundwinkelrhagaden und entzundlichen Erscheinungen an der Lippen- und Zungenschleimhaut, zu Conjunctivitis und Corneaschädigung. Gesellen sich zur Mundschleimhautentzündung eine Entzündung der Osophagusschleimhaut mit dysphagischen Beschwerden und eine hypochrome Eisenmangelanämie hinzu, dann wird dieser Zustand als PLUMMER-VINSON-Syndrom bezeichnet. Lactoflavin und Eisen bringen Heilung.

Zu der Vitamin-B-Gruppe ist auch den sog. *Pellagraschutzstoff* oder PP-Faktor (= Pellagra preventive factor von GOLDBERGER-TANNER 1924) zu rechnen, der als Amid der Nicotinsäure (Pyridincarbonsäure) identifiziert wurde und ebenfalls an den fermentativen Oxydationen in der Zelle beteiligt ist. Er kommt vor allem in der Leber, auch im Muskelfleisch und in Hefe, in den Pflanzen dagegen nur recht beschränkt vor (in ihnen aber ist reichlich Trigonellin = Nicotinsäuremethylbetain vorhanden). Auf die Pellagra wirkt er heilend (s. S. 569). Handelspräparate sind Nicobion und Nicotinsäureamid „Bayer"[1].

Das Vitamin B_6 oder *Adermin*, ebenfalls ein Pyridinderivat, erwies sich bei der *Ratte* als Schutzstoff, dessen Fehlen pellagraähnliche Symptome (Rattenpellagra) verursacht.

Schließlich bestehen auch Zusammenhänge zwischen dem Vitamin-B-Komplex (Vitamin B_{12}) und dem antianamischen Prinzip des Magen-Darm-Kanals (s. S. 316).

Das wasserlösliche **Vitamin C** wurde chemisch als Oxydationsprodukt einer Hexose, und zwar als l-Ascorbinsaure ($C_6H_8O_6$) identifiziert (SZENT-GYORGY 1932) und synthetisch dargestellt (REICHSTEIN); es findet sich besonders reichlich in Hagebutten, nachstdem in schwarzen Johannisbeeren, Citronen, in frischen Paprikafrüchten, Orangen, ferner auch in frischem Weißkohl (nicht in Sauerkohl), in Löwenzahn, Wasserkresse, frischen Kartoffeln, Tomaten, in zahlreichen Früchten[2], in frischen Kiefernadeln, weiter in Getreidekeimlingen, dagegen nicht im gewöhnlichen Getreidesamen (daher auch nicht im Mehl), in Erbsen und Bohnen nur im gekeimten Zustand, ferner in der Milch (in der Frauenmilch weit mehr als in der Kuhmilch), im Hühnerei sowie in fast allen tierischen Geweben, vor allem in den Hormonorganen, besonders in Hypophyse und Nebennierenrinde[3]. Auch bei diesem Vitamin besteht ein enger Zusammenhang zwischen dem Gehalt desselben in der zur Tierfütterung dienenden Nahrung und der Vitaminmenge in den tierischen Organen bzw. Produkten (Milch). Durch Alkalien und Kochen bei Luftzutritt wird es zerstört (aber auch schon durch Wiederaufwärmen von Nahrungsmitteln), ebenso durch Spuren von Kupfer bei Zutritt von Sauerstoff. Es ist ein starkes Reduktionsmittel und wirkt im Organismus auch in oxydierter Form, da es die Gewebe wieder reduzieren. Mit dieser Eigenschaft gehört es zur biologisch wichtigen Gruppe der reversiblen Redoxsysteme (s. S. 510). Es kommt sowohl in freier wie in einer an Eiweiß gebundenen Form vor; in letzterer ist es stabiler. Viele Tiere vermogen es zu synthetisieren

---

[1] Bisweilen treten nach Injektion der Präparate Tachykardie und Kollaps ein.
[2] Es ist jedoch zu beachten, daß der Vitamingehalt ein und derselben Pflanze weitgehende Verschiedenheiten (bis zum 10fachen) je nach Rasse und Kulturbedingungen zeigen kann.
[3] Stehen die genannten Quellen nicht zur Verfügung, so besteht die Möglichkeit, getrocknete Erbsen, Bohnen oder Linsen, die man 3—4 Tage mit Wasser stehen und keimen läßt roh oder $1/4$ Stunde gekocht als Vitaminträger zu verwenden.

(dagegen nicht Mensch, Affe und Meerschweinchen; diese bedurfen daher der standigen Zufuhr von außen). Über seine physiologische Wirkung ist u. a. nur so viel bekannt, daß es gewisse Fermente aktiviert, daß es das leicht zersetzliche Adrenaln stabilisiert, die Blutgerinnung fordert bzw. die Capillarwande abdichtet usw. Der normale tagliche Vitaminbedarf ist, verglichen mit den anderen Vitaminen, sehr betrachtlich (etwa 50 mg), woraus sich das relativ haufige Auftreten von C-Hypovitaminosen erklaren durfte. Die bei Krankheiten zu verabreichenden taglichen Mengen per os, besser intravenos, liegen zwischen 300 und 1500 mg.

Fur die *quantitative Bestimmung* des Vitamins in tierischen Substraten und in Vegetabilien dient die Reaktion von TILLMANS, bei der der blaue Farbstoff Dichlorphenolindophenol zu einer ungefarbten Leukobase durch die Ascorbinsaure reduziert wird.

Handelspraparate. Cantan, Cebion, Redoxon (Tabletten und Ampullen). 1 IE (internationale Einheit) = 50 γ l-Ascorbinsaure.

Das fettlosliche **Vitamin D** kommt wie das Vitamin A besonders im Tran der Fischleber (am reichlichsten in der Leber von Thunfisch und Heilbutt, nachstdem im gewohnlichen Lebertran vom Dorsch), im Eidotter und in der Butter (in der Sommer- mehr als in der Winterbutter) vor, wahrend Gemuse und Früchte es nicht in nennenswerter Menge enthalten. Grundlage seiner Kenntnis bildet die eigenartige Wirkung des ultravioletten Lichtes. Einerseits wirkt dieses bei Rachitis heilend (HULDSCHINSKY 1919); andererseits verleiht es an sich unwirksamen tierischen und pflanzlichen Nahrungsmitteln durch Bestrahlung antirachitische Eigenschaften (A. F. HESS und STENBOCK 1922), verwandelt also gewisse, in diesen vorhandene Vorstufen (Provitamine) in den antirachitischen Schutzstoff. Provitamine sind bestimmte Sterine, u. a. das Ergosterin, die bei Bestrahlung uber verschiedene Produkte (Lumisterin, Tachysterin[1]) in das Vitamin übergehen (A. WINDAUS 1936). Man unterscheidet verschiedene D-Vitamine. D_1 ist eine Verbindung von D_2 und Lumisterin; D_2 entsteht durch Bestrahlung des Ergosterins (= Calciferol); D_3 ist im Lebertran vorhanden, aus welchem es rein dargestellt wurde (H. BROCKMAN 1936); kunstlich entsteht es durch Bestrahlung des Dehydrocholesterins. Die D-Vitamine sind im Gegensatz zum Vitamin A hitzebestandig. *Physiologisch* regulieren sie den Calciumphosphatstoffwechsel und unterstützen den Kalkansatz. Überdosierung fuhrt auf die Dauer zu (rückbildungsfähiger) Entkalkung des Knochens mit Erhöhung des Calcium- und Phosphatspiegels des Blutes, zu Kalkablagerung in den verschiedensten Organen (Niere usw.) und zu lebensgefährlichen Gesundheitsstorungen.

Nach internationalen *Einheiten* ist 0,025 γ krystall. Vitamin D_2 = 1 IE. Der tägliche Bedarf des Kleinkindes ist etwa 1,5 γ, der des Erwachsenen ist unbekannt. Die Auswertung des Vitamingehaltes erfolgt stets nur an der Ratte.

Handelspräparate. Zur oralen Verabreichung Vigantol (1 ccm in öliger Losung = 0,3 mg kryst. D_2; Vigantol forte = 7,5 mg) sowie standardisierter Lebertran (s. S. 562).

Das *Vitamin E* von H. M. EVANS (1922) oder Antisterilitätsvitamin, Tocopherol, das fettloslich ist, sich besonders im Weizenkeimöl findet und dessen Mangel bei Tieren Störungen der Geschlechtsfunktion, insbesondere Sterilitat nach sich zieht, ist in der menschlichen Pathologie vorerst noch ohne Bedeutung, weil Vitamin-E-Mangelkrankheiten nicht bekannt geworden sind. Neuerdings stellte sich heraus, daß große Dosen Vitamin E in Verbindung mit großen Dosen Vitamin A die Ausbildung der Arteriosklerose bei Hühnern verhindern können.

Das fettlosliche *Vitamin K* (H. DAM 1935), das bereits chemisch isoliert wurde, steht in Beziehung zum Prozeß der Blutgerinnung (Koagulationsvitamin). Als Derivat des Methyl-Naphthochinos ist es lichtempfindlich. Es findet sich reichlich in den grünen Pflanzen, im Eidotter und in der Leber (nicht der Vögel) und wird von den Colibacillen des Darms in großen Mengen synthetisiert. Seine Resorption scheint von dem Vorhandensein der Gallensäuren abhangig zu sein. Therapeutisch findet es bei hamorrhagischen Diathesen Anwendung, vor allem bei der Operationsvorbereitung solcher Kranker, die schon langere Zeit einen Choledochusverschluß aufweisen. Handelspräparate sind Karanum (fettloslich) und Synkavit (wasserloslich).

Es sind heute bereits noch einige andere Vitamine bekannt, die aber für die menschliche Pathologie vorderhand keine Bedeutung haben. Dazu gehört z. B. die in der Pflanze vorkommende und von manchen Bakterien synthetisierte *Pantothensäure*, deren Fehlen bei schwarzen Ratten silbergraue Farbung des Felles bewirkt.

Praktisch von großer Bedeutung ist die Tatsache, daß die Vitamine durch längere Erhitzung (Kochen, Konserven), zum Teil auch durch Trocknung der Nahrungsmittel und durch längeres Aufbewahren an Wirksamkeit verlieren oder vollständig zerstört werden. Gleiches gilt von der Einwirkung von Alkalien, dagegen nicht von Säuren. Eine gegenseitige Vertretung der verschiedenen Vitamine ist nicht möglich.

---

[1] Ein anderes Bestrahlungsprodukt ist das Präparat AT 10 (s. S. 505).

Für die Klinik ist die Erkenntnis von größter Bedeutung, daß es neben den ausgebildeten Formen der Avitaminosen zahlreiche larvierte Krankheitsbilder gibt, deren therapeutische Beeinflußbarkeit durch Vitaminzufuhr erkennen läßt, daß es sich um *Hypovitaminosen* handelt, denen offenbar nicht ein völlig fehlendes, aber auf die Dauer unzureichendes Angebot an Vitaminen zugrunde liegt. Letzteres kann sowohl auf mangelhaft beschaffener Nahrung als auch auf Störungen der Resorptionsverhältnisse im Verdauungskanal beruhen, welche die normale Ausnutzung einer an sich zureichenden Nahrung beeinträchtigen.

Skorbut

Der Skorbut[1], der zu den hämorrhagischen Diathesen (vgl. S. 331) gehört, nimmt unter ihnen eine Sonderstellung ein, sowohl wegen der Ätiologie wie hinsichtlich seines eigenartigen Krankheitsbildes. Zu den *C-Avitaminosen* gehörig entsteht er unter dem Einfluß einseitiger Kost, in welcher die frischen Vegetabilien fehlen; er beruht also auf qualitativer Unterernährung.

Hieraus erklärt sich, daß man gehäuftes Auftreten von Skorbut früher oft bei Schiffsbesatzungen, bei Polarexpeditionen, in Gefängnissen usw. beobachtete und auch in den vergangenen Weltkriegen Skorbut an einzelnen Orten epidemieartig auftrat. Wichtig ist ferner die Kenntnis der Tatsache, daß eine über Monate durchgeführte einseitige, insbesondere vitaminarme Krankendiät (z. B. Breikost) ebenfalls zu Skorbut führen kann. Durch vitaminfreie Ernährung gelang es auch, *experimentellen* Skorbut bei Meerschweinchen zu erzeugen (A. HOLST und TH. FROLICH 1912). Antiskorbutische Stoffe (Vitamin C) sind S. 563 aufgeführt. Längeres Lagern, ferner Trocknen (Dörrgemüse), zum Teil auch Kochen zerstören die antiskorbutische Wirkung. Hiermit hängt das Auftreten des Skorbutes im Frühjahr nach vegetabilienarmen Wintern zusammen. Die Zeitdauer des Vitaminmangels bis zum Manifestwerden der Krankheit wird auf etwa 3—4 Monate berechnet, dürfte aber bei vorher schon geschädigten Individuen kürzer sein. Eine erhebliche Rolle spielt zweifellos allgemein die individuelle Disposition.

Das *Krankheitsbild* ist durch Erkrankung des Zahnfleisches, Blutungen in der Haut, im Muskel, und bei jugendlichen Individuen durch gewisse Skeletveränderungen charakterisiert. Schubweise erfolgender Krankheitsablauf ist oft zu erkennen. Den charakteristischen Symptomen geht meist eine Prodromalperiode voraus, die zum Teil durch Störungen des Allgemeinbefindens ausgezeichnet ist, in vielen Fällen aber völlig latent bleibt. Sie kann mehrere Monate dauern.

Die sehr häufigen, aber nicht absolut konstanten Veränderungen des *Zahnfleisches* bestehen in Schwellung, Auflockerung und erhöhter Vulnerabilität, so daß es leicht zu Blutungen kommt; sie finden sich nur dort, wo Zähne vorhanden sind (fehlen daher bei Zahnlosen) und beginnen im Bereich der Interdentalpapillen häufig in der Gegend der Schneidezähne. Bei weiterem Fortschreiten des Leidens kann das gesamte Zahnfleisch eine enorme Schwellung von schwammiger Beschaffenheit und blauroter Verfärbung aufweisen, wobei die Zähne bisweilen sogar hinter ihm zum Teil verschwinden. Die Gingivitis kommt auch bei völlig intakten Zähnen vor. Andererseits ist Lockerung und Ausfallen der Zähne im weiteren Verlauf ein häufiges Ereignis. Ulceröse Prozesse am Zahnfleisch sind auf cariöse Zähne zurückzuführen. Drüsenschwellungen fehlen. Nicht immer bildet die Gingivitis das erste Krankheitssymptom.

Die *Muskelblutungen* treten mit Vorliebe in den funktionell stark beanspruchten Gebieten auf (namentlich in den Beugern mit langen Sehnen) und befallen vor allem die unteren Extremitäten, speziell die Wadenmuskeln, seltener die Arm- und Rumpfmuskeln. Die bei größeren Blutungen sichtbaren und als Verhärtungen palpablen Hämatome verursachen Schmerzen, die oft zunächst einen „Rheumatismus" vortäuschen; die Haut darüber erscheint gespannt und glänzend, das Gehen ist erschwert und erfolgt bei größeren Blutungen oft mit gebeugten Knien und Spitzfußstellung (Tänzerinnengang). Es kann vorkommen, daß die Muskelhämatome das einzige Krankheitssymptom (z. B. im Anschluß an starke Marschleistungen) bilden, während Zahnfleischveränderungen usw. fehlen.

Die *Hautblutungen* zeigen auch hier Vorliebe für die unteren Extremitäten, und zwar sind sie hauptsächlich an den Haarbälgen lokalisiert; letztere treten häufig reibeisenartig hervor (Lichen scorbuticus). Stark behaarte Individuen zeigen besonders zahlreiche Haarbalgblutungen; das Gesicht wird nie befallen. Außerdem finden sich gelegentlich, namentlich an den Beugeseiten, größere Suffusionen. Bei der Abheilung zeigen die Hautblutungen die verschiedensten Farbentöne wie blauviolett, grüngelb und schließlich braun. Bisweilen vorhandene Periost-

---

[1] Der Name Skorbut wird meist vom holländischen Scheurbuyk (= wunder Mund) abgeleitet.

blutungen sind meist traumatischen Ursprungs. Das RUMPEL-LEEDEsche Phanomen ist stark positiv.

Fieber pflegt mit dem Auftreten neuer Blutungen zusammenzufallen; doch kann es auch selbst bei schwerem Verlauf fehlen. Das *Blut* zeigt keine wesentliche Abweichung von der Norm, mitunter eine posthamorrhagische Anamie, ferner oft eine relative Lymphocytose; Blutungs- und Blutgerinnungszeit sowie Blutplattchenzahl sind normal. Ein Milztumor fehlt. Ebenso gehoren starkere Blutungen aus den inneren Organen nicht zum Krankheitsbilde. Bei jugendlichen Patienten entstehen bisweilen an der *Knorpelknochengrenze* der unteren Rippen Blutungen mit Infraktionen (Krepitieren), Schwellung und Druckempfindlichkeit sowie eine Ähnlichkeit mit dem rachitischen Rosenkranz und Auseinanderweichen der unteren Thoraxapertur.

Bei Fortschreiten des Leidens verwandelt sich das Zahnfleisch in dicke bláulichrote, blutende Wulste, oft mit schmierig belegten Ulcerationen. Spirochaten und fusiforme Bacillen finden sich in den Geschwuren (vgl. PLAUT-VINCENTsche Angina, S. 64). Starker Foetor ex ore und Erschwerung der Nahrungsaufnahme sind regelmäßige Folgeerscheinungen. Die großen Muskelhamatome werden bindegewebig organisiert und verwandeln sich in bretthartе, mit glanzender Haut überspannte Sklerosen, die zu Contractur und hochgradiger Muskelatrophie, oft mit lokaler Ödembildung, führen und insbesondere bei den Beinmuskeln infolge der Gehstorung nicht selten dauernde Invalidität bewirken, wogegen die übrigen Skorbutsymptome sich bei entsprechender Therapie vollkommen zurückbilden. Viele Patienten gehen an interkurrenten Infektionskrankheiten, besonders an Tuberkulose, ferner an Dysenterie usw. zugrunde. Die Letalität wird bis zu 9% angegeben.

Die diatetische **Therapie,** die bei dem ersten Auftreten der Symptome einzusetzen hat und in der Verabreichung der genannten antiskorbutischen Kost (speziell Citronen- und Apfelsinensaft) besteht, hat ausnahmslos einen glanzenden Erfolg, der bereits nach wenigen Tagen bemerkbar wird. Gleichfalls wirksam ist die intravenöse Verabreichung von Vitamin-C-Präparaten (s. S. 564), 50—100 mg Ascorbinsaure täglich; die orale Zufuhr ist nicht so zuverlassig. Die Behandlung der Stomatitis erfordert Pinseln mit Jod und Myrrhentinktur, Spülungen mit H_2O_2, Entfernung des Zahnsteins sowie bei Ulcerationen lokal Neosalvarsan. Ältere Muskelhamatome werden mit feuchten Kataplasmen und heißer Luft, die Contracturen mit Massage und Übungstherapie behandelt.

Möller-Barlowsche Krankheit

Die MÖLLER-BARLOWsche Krankheit ist eine zu den hämorrhagischen Diathesen gehorende *Kinderkrankheit* der ersten beiden Lebensjahre. Sie wird ausschließlich bei künstlich ernährten Kindern beobachtet, speziell nach Verabreichung einer durch längeres Erhitzen sterilisierten Milch, kommt dagegen nie bei Brustkindern vor. Die heilende Wirkung von roher Milch oder Muttermilch beweist, daß es sich wie beim Skorbut um eine *C-Avitaminose* handelt. Die Krankheit wird daher auch als *kindlicher Skorbut* bezeichnet[1].

Die schleichend beginnende Krankheit äußert sich vornehmlich in schmerzhaften Schwellungen des unteren Teils der Oberschenkel, die bei Bewegungen und schon bei leichtem Druck sehr empfindlich sind; sie zeigen das sog. „Hampelmannphanomen": Umfassen der distalen Epiphyse unter leichtem Druck bewirkt sofort Spreizen und Anziehen der Beine und Heben der Schultern. Spater entwickeln sich ausgedehnte subperiostale Hämatome. Bei Fortschreiten der Krankheit greift sie auf die Epiphysen der oberen Extremitäten, die Knorpelknochengrenze der Rippen sowie schließlich auf die Schädelknochen über; auch kommen Hamatome der Orbita vor. Die Gelenke bleiben frei.

Anatomisch findet sich außer den genannten Periostblutungen eine Umwandlung des normalen Knochenmarkes in faseriges, zell- und gefäßarmes sog. Gerustmark mit mangelhafter Knochenneubildung sowie Infraktions- und Trummerbildung des brüchigen Knochen an der Knorpelknochengrenze der Epiphyse (sog. Trummerfeldzone).

Wenn Zahne vorhanden sind, entsteht bisweilen eine Gingivitis wie bei Skorbut. Auch Haut- und Schleimhautblutungen kommen vor. Bei schweren Fällen entwickelt sich eine erhebliche Anamie. Schließlich konnen die Kinder an dauernd sich erneuernden Blutungen oder an Kachexie zugrunde gehen.

Diagnostisch ist, abgesehen von dem anamnestisch zu erhebenden Nahrschaden, u. a. das Rontgenbild von Bedeutung, das die charakteristische Trümmerfeldzone als dunklen Schattenstreifen zeigt, der sich gegen den Knorpel, oft auch gegen die Diaphyse deutlich abgrenzt; spater weisen die subperiostalen, die Diaphyse mantelartig umgebenden Blutergusse auf die Diagnose hin.

---

[1] Allerdings fallen Skorbutepidemien der Erwachsenen bemerkenswerterweise nicht mit gehauftem Auftreten der MÖLLER-BARLOWschen Krankheit zusammen.

Die *Therapie* besteht in Verabreichung von Vitamin C und der entsprechenden Vitaminträger (am besten Citronen- und Orangensaft, Tomaten) sowie von guter roher Milch. Der Erfolg bleibt dann niemals aus.

Rachitis

Die Rachitis oder *englische Krankheit* (sie wurde zuerst in England von FRANCS GLISSON 1650 beschrieben) ist ein in der frühesten *Kindheit* auftretendes Leiden, das zwar ebenfalls in der Hauptsache das Skelet befällt, trotzdem aber als *Allgemeinkrankheit* aufgefaßt werden muß. Das Wesentliche der Rachitis besteht in Anomalien der Knochenbildung, insbesondere in ungenügender Verkalkung der Knochen und übermäßiger Bildung von pathologischem, kalklosem Gewebe sowie andererseits in vermehrter Resorption von Knochensubstanz ähnlich wie bei der Osteomalacie. Als Folge hiervon entwickeln sich, wie bei dieser, Deformitäten des Knochens. Daneben bestehen mannigfache andere Krankheitserscheinungen, deren Gesamtheit die Rachitis zu einem *konstitutionellen* Leiden stempelt.

Die Krankheit befällt die Kinder meist in der 2. Hälfte des ersten Jahres, weniger häufig in den darauffolgenden Jahren. Selten beobachtet man sie in den späteren Kinderjahren oder im Pubertätsalter als sog. *Rachitis tarda*. Ungünstige *hygienische* Verhältnisse, Mangel an Licht und Luft, ferner feuchte Wohnungen üben zweifellos einen begünstigenden Einfluß aus, wenn auch die Krankheit keineswegs nur in ungünstigen sozialen Verhältnissen vorkommt. Die Bedeutung des *alimentären* Faktors geht u. a. aus dem häufigeren Vorkommen der Rachitis bei künstlicher Ernährung hervor. Insbesondere kann nach Forschungen der letzten Jahre kein Zweifel mehr darüber bestehen, daß auch bei der Rachitis in einer qualitativ fehlerhaften Ernährung im Sinne eines Mangels an Vitaminen (speziell des Vitamins D, vgl. S. 564) das wesentlichste ursächliche Moment zu suchen ist, daß es sich also um eine *Hypovitaminose* handelt. Daneben besteht sicher eine gewisse *erbliche* Veranlagung. Bemerkenswert ist die verschiedene geographische Verteilung der Rachitis, insbesondere einerseits ihr Vorkommen in den Niederungen der gemäßigten Zone, auf der anderen Seite ihr Fehlen im Hochgebirge, in den Tropen (in Ägypten ist sie allerdings nicht selten). Beide Geschlechter werden in gleichem Maße befallen.

Die ziemlich verwickelten **anatomischen** Veränderungen an den rachitischen Knochen sind *dreifacher* Art: Die charakteristischen Störungen bestehen erstens in Anomalien der sog. *endochondralen*, d. h. vom Knorpel ausgehenden Verknöcherung an den Epiphysengrenzen, also den Stellen des normalen Längenwachstums der Knochen. In der Norm findet sich dortselbst eine gleichmäßige schmale Zone verkalkenden Knorpels, die sich auch makroskopisch gegen die regelmäßig angeordnete Knorpelwucherungszone in einer scharfen Linie abhebt. Bei der Rachitis fehlt die Verkalkungslinie entweder vollkommen oder stellenweise, und die Wucherungszone ist stark verbreitert sowie völlig unregelmäßig vascularisiert; die Ossifikation ist ungleich, die Kalkablagerung zum großen Teil mangelhaft, indem der normalerweise an der Knorpelgrenze in Knochen übergehende Knorpel hier nicht verknöchert, sondern sich als osteoides Gewebe erhält. Zugleich ist die ganze Gegend der Epiphysengrenze knotenartig aufgetrieben. *Zweitens* ist auch das vom *Periost* und *Endost* ausgehende Wachstum der Knochen gestört, indem in großer Menge kalklose osteoide Substanz gebildet wird, die zu einer Verdickung des Knochens führt. Dies pflegt am stärksten an den Diaphysen der langen Röhrenknochen nahe den Epiphysen sowie an den platten Schädelknochen ausgeprägt zu sein. Dazu kommt *drittens* bei schweren Fällen Kalkschwund (Halisterese) des bereits normal gebildeten Knochens. Ähnlich wie bei Osteomalacie kommt demnach auch bei Rachitis sowohl Bildung von Osteoidgewebe wie Halisteresis vor; dagegen fehlt bei ersterer im Gegensatz zur Rachitis die Anomalie der endochondralen Knochenbildung. Die Folge der Halisterese ist eine Erweichung des Knochens, die sich hauptsächlich an den Diaphysen zeigt. Die endochondrale und periostale sowie endostale Störung und der Kalkschwund gehen nicht immer parallel, sondern sind in den einzelnen Fällen verschieden stark ausgeprägt. Bei Ausheilung der Rachitis bleiben als Residuen oft hyperostotische Prozesse sowie, namentlich bei starker periostaler Wucherung, eine Sklerosierung des Knochens zurück.

Das **Krankheitsbild** äußert sich klinisch sowohl in fortschreitenden *Veränderungen am Knochengerüst* wie in *Störungen des Allgemeinbefindens*. Letztere leiten oft das Krankheitsbild ein. Sie bestehen in Appetitmangel, Blässe, Unruhe, Neigung zu starken Schweißen, Bronchialkatarrhen sowie Durchfällen.

Die am Skelet wahrnehmbaren Veränderungen sind zu charakterisieren als Wachstumshemmung und Erweichung der Knochen, Deformierung derselben infolge von Muskelzug, weiter als Verdünnung der Knochen sowie schließlich als Verbreiterung der Epiphysenknorpel. Die Schließung der Fontanellen verzögert sich; der oft auffallend große Schädel nimmt die eigentümliche eckige Form des sog. Caput quadratum mit stark vorspringenden Stirn- und Schläfenbeinen an. Der Knochen am Hinterhaupt wird weich und biegsam *(Craniotabes*[1]*)* und zeigt oft Abplattung. Sehr charakteristisch sind auch die Thoraxveränderungen. Die Knorpelknochengrenze der Rippen ist aufgetrieben und bildet den sog. rachitischen *Rosenkranz*, der meist schon durch die Haut durchschimmert und fühlbar ist. Die seitlichen Brustkorbpartien sind durch die Wirkung der Inspiration eingezogen. Das Sternum springt dagegen vor (sog. Hühnerbrust, Pectus carinatum). Die Epiphysen der Extremitätenknochen sind verdickt. Speziell an den Vorderarmen und Unterschenkeln führt dies zu eigentümlichen, dicht über dem Hand- oder Fußgelenk liegenden Auftreibungen, die sich gegen das Gelenk durch eine schmale Einschnürung absetzen, wodurch der Eindruck des Vorhandenseins zweier Gelenke entsteht (sog. Zwiewuchs). Stärkere Deformitäten stellen sich häufig ein, wenn das Kind aus dem Bett viel auf den Arm genommen oder aufgestellt wird und Gehversuche macht. Rachitische Kinder lernen stets erst sehr spät zu gehen. Besonders hohe Grade von Verbiegung zeigen die Unterschenkel, meist in der Form der nach außen konvexen Krümmung als sog. O-Beine, seltener als Valgusstellung (X-Beine). Der Gang ist watschelnd. Mitunter kommt es zu Infraktionen. Auch die Wirbelsäule zeigt in schwereren Fällen Formänderungen, insbesondere Skoliosen. Häufig beteiligt sich auch das knöcherne Becken, indem, ähnlich wie bei der Osteomalacie, das Promontorium nach vorne ins Becken hineingepreßt wird und auch eine seitliche Kompression des Beckenringes erfolgt. Während der Kindheit tritt die Deformierung des Beckens klinisch meist nicht in Erscheinung. Bei Frauen bildet das rachitische Becken oft ein schweres Geburtshindernis. Häufig weist die Muskulatur der Rachitiker ein krankhaftes Verhalten auf. Die Muskeln zeigen oft verminderten Tonus sowie auch Atrophien und andere anatomische Veränderungen. Die Gelenke zeichnen sich durch eine abnorm starke Exkursionsfähigkeit aus. Der Turgor der Gewebe ist herabgesetzt. Oft besteht eine Anämie, ferner auch ein bisweilen erheblicher Milztumor sowie mitunter Schwellung verschiedener Lymphdrüsen. Charakteristisch im Gegensatz zur Tetanie (vgl. S. 504) ist die Hypophosphatämie, d. h. eine Verminderung des anorganischen Phosphors im Blut (unter 4 mg-%, vgl. Fußnote 1, S. 522), wogegen die Kalkwerte normal oder niedrig (normal 9—11 mg-%) sind; die Phosphatasen, d. h. Fermente, die die Phosphate aus ihren Verbindungen frei machen, sind im Serum vermehrt. Häufig ist Meteorismus vorhanden („Froschbauch"). Nicht selten beobachtet man Störungen der Dentition. Die Entwicklung der Zähne erfolgt langsam, unregelmäßig, sie zeigen oft Schmelzdefekte, häufig in Form von Querrinnen, sowie Neigung zu Caries. Ernährungszustand und Körpergewicht leiden hauptsächlich in den Fällen, die mit Verdauungsstörungen, insbesondere mit Diarrhoen kompliziert sind. In psychischer Beziehung zeigen die Kinder keine Schädigung; ihre Intelligenz pflegt gesunden Kindern des gleichen Alters nicht nachzustehen.

---

[1] Die Craniotabes ist indessen kein für Rachitis absolut spezifisches Merkmal, da sie mitunter auch bei nichtrachitischen Kindern beobachtet wird.

Der *rachitische* Zwergwuchs ist vor allem durch die für Rachitis charakteristischen Verkrümmungen der Beine und der Wirbelsäule sowie durch Coxa vara gekennzeichnet, welche die Körperkleinheit bedingen und zu denen sich vielleicht noch eine gewisse allgemeine Wachstumshemmung hinzugesellt.

Verlauf. Die Krankheit dehnt sich in der Regel auf eine Reihe von Monaten aus. Der Grad der Schwere der Krankheitserscheinungen variiert sehr erheblich in den einzelnen Fällen. Maßgebend ist dabei vor allem der Zeitpunkt des Beginnes einer rationellen Therapie. Schwere Fälle sind bisweilen mit *Spasmophilie* (vgl. S. 504) kompliziert, bei der namentlich auch die Neigung zu Spasmus glottidis (vgl. S. 245) vorhanden ist. Hochgradige Verbiegung der Knochen, starkes Zurückbleiben des Wachstums, elender Allgemeinzustand sowie höhere Grade von Anämie kennzeichnen einen schweren Fall. Bei leichterem Verlauf verrät sich die Krankheit bisweilen lediglich durch verspätetes Gehenlernen, Anomalien der Dentition, blasses Aussehen, verzögerte Schließung der Fontanellen, mäßige Hemmung des Wachstums. Zahlreiche Fälle heilen spontan. Dauernde Residuen sind der rachitische Rosenkranz sowie Verbiegungen der Extremitäten, die bisweilen recht hochgradig sind.

Bei der **Diagnose** sind in weniger typisch ausgeprägten Fällen klinisch ähnliche Krankheitsbilder auszuschließen, insbesondere die Lues hereditaria (Osteochondritis und Periostitis syphilitica), die aber schon in den allerersten Lebenswochen, also früher als die Rachitis, auftritt, sowie die MÖLLER-BARLOWsche Krankheit.

Therapie. Luft, Sonne und sonstige günstige hygienische Verhältnisse sind von maßgebender Bedeutung. Eine große Rolle spielt eine zweckmäßige Ernährung unter Vermeidung von Einseitigkeit und Übererernährung und vor allem genügende Zufuhr von Vitamin D. Zunächst ist, wenn möglich, Brusternährung durchzuführen, später frühzeitige Verabreichung von milchfreien Mahlzeiten (vom 6. Monat ab Gemüse, speziell Saft von rohen Mohrrüben, Spinat als Zusatz zur Milchnahrung, Tomatensaft, Fleischbrühe mit Grieß, später Fruchtsäfte). Als Vitaminträger hat eine sehr günstige Wirkung vor allem Lebertran, vorausgesetzt, daß sein Vitamingehalt standardisiert ist[1]. Unumstritten ist ferner der große Erfolg der Strahlentherapie, insbesondere der Quecksilberquarzlampe („Höhensonne"). Erklärung s. S. 564. Vor allem aber hat sich die Verabreichung von künstlich hergestellten Vitamin D-Präparaten (bestrahltes Ergosterin = Vigantol) als besonders wirksam erwiesen, so daß sie heute die Methode der Wahl ist (*Prophylaxe* erfolgt mittels der sog. Vitamin D-Stoßtherapie). Zur Vermeidung von Schäden (s. S. 564) ist jedoch sorgfältige Dosierung dringend erforderlich. Später ist unter Umständen orthopädischer Rat einzuholen.

Die **Beri-Beri** oder *Kakke* ist eine Krankheit, die in Ländern beobachtet wird, wo der Reis einen Hauptteil der Nahrung bildet, die aber nur dann auftritt, wenn ausschließlich sog. polierter oder geschälter Reis (d. h. nach Entfernung der das Vitamin B_1 enthaltenden Reiskleie) genossen wird. Die sich hierbei entwickelnde chronische Krankheit ist charakterisiert durch eine fortschreitende Polyneuritis mit Sensibilitätsstörungen, Lähmungen, Atrophien, zum Teil mit Ödemen und höchstgradiger Herzdilatation (vornehmlich des rechten Herzens und Pulsbeschleunigung. Aus dem S. 563, Abs. 1, Gesagten erklärt sich der vermehrte Gehalt des Blutes an Brenztraubensäure als Folge des B_1-Mangels. Auch der Fettgehalt des Blutes ist erhöht (Lipämie). Die *Therapie* besteht in rechtzeitiger Zufuhr von gemischter Kost mit reichlichem frischem Gemüse und insbesondere mit B-vitaminhaltiger Reiskleie oder von Bierhefe, vor allem aber in Verabreichung der S. 563 genannten Vitamin B_1-Präparate (zunächst etwa 20—50 mg Aneurin am besten intravenös). *Experimentell* gelang es, bei Hühnern durch Verfütterung von poliertem Reis ebenfalls eine Polyneuritis zu erzeugen (vgl. S. 524).

Die **Pellagra**[2] ist eine zuerst von dem Spanier CASAL 1735 beobachtete, in den Mittelmeerländern sowie in Nordamerika zum Teil endemisch auftretende chronische Krankheit, welche vor allem das Alter von 20—45 Jahren, und zwar Frauen häufiger befällt. Gelegentlich werden auch sporadische Fälle beobachtet.

---

[1] Der früher zum Zweck der Kalkapposition angewendete *Phosphorzusatz* gilt heute als nicht mehr genügend begründet.

[2] Der Name Pellagra stammt aus dem Italienischen (FRAPPOLI, der 1771 als erster den selbständigen Charakter der Krankheit beschrieb): pelle = Haut, agra = scharf.

Die *Symptome* sind *dreifacher* Art: Als hervorstechendstes Merkmal charakteristische *Hautveränderungen* im Bereich der dem Licht ausgesetzten Teile; sie treten nur im Frühjahr, im Sommer oder Herbst, nicht dagegen im Winter auf; weiter *gastrointestinale* Syndrome, schließlich Störungen seitens des *Nervensystems* und der *Psyche*.

Die Krankheit beginnt meist schleichend mit Störungen des Allgemeinbefindens, denen sich alsbald Klagen über den Verdauungsapparat hinzugesellen: Die Zunge, die an den Rändern auffallend rot ist, schwillt und wird infolge von Epithelverlusten schmerzhaft, später atrophiert die Schleimhaut und wird glatt; dyspeptische Beschwerden wie Appetitmangel, sehr oft Achylie, Völlegefühl, Flatulenz sowie Diarrhöen, bisweilen mit Verstopfung wechselnd. An diese für den Krankheitsverlauf wichtigsten Störungen schließen sich die charakteristischen *Hautveränderungen* an: die Haut schwillt, rötet sich, bekommt evtl. Blasen; später nach Abklingen der akuten Dermatitis (nach etwa 14 Tagen) kommt es zu Rostbraunfärbung der befallenen Hautpartien mit Schuppung und Bildung von Hyperkeratosen. Die Hautaffektion tritt streng symmetrisch auf; befallen werden vor allem die Handrücken, Stirn, Nasenrücken, Kinn, unter Umständen der Hals (sog. CASALsches Halsband) sowie bei Barfußgängern die Fußrücken; die Veränderungen schneiden scharf an der Grenze der Belichtung ab („pellagröser Handschuh" und „Schuh"). Handteller und Fußsohlen bleiben frei. Häufig sind auch die Nägel brüchig; manchmal findet sich Koilonychie (s. S. 313). Weiter treten spastisch-ataktische, seltener polyneuritische Syndrome auf; Parästhesien, Blasen-Mastdarmstörungen usw. kommen vor. Häufig sind auch *Psychosen* von dem Typus der exogenen Reaktionsformen mit Depressionen sowie Ausgang in Demenz. Angeblich sollen psychisch Debile von vornherein zu Pellagra erhöht disponiert sein. Gelegentlich beobachtet man auch gewisse endokrine Störungen. Oft besteht eine hypochrome, manchmal aber auch hyperchrome Anämie[1]. Die Krankheit kann schließlich zu schwerer Kachexie führen und tödlich enden.

Ein charakteristischer *anatomischer* Befund ist bisher nicht bekannt. *Ätiologisch* steht seit langem fest, daß in erster Linie die *maisessende* Landbevölkerung erkrankt (dem Mais fehlen gewisse Aminosäuren, s. S. 528; auch ist er sehr arm an Vitamin B); vor allem ist aber nun das Fehlen von Vitaminen aus der B-Gruppe als ursächlicher Faktor sichergestellt (GOLDBERGER), wie besonders die Heilwirkung des Nicotinsäureamids (s. S. 563) erkennen läßt (ELVEHJEM u. a. 1937). Ob letzteres in einer ausreichenden Nahrung der allein wirksame Schutzstoff ist, ist noch nicht geklärt. Bei den sporadischen Fällen dürften gastrointestinale Störungen (neben unzureichender Nahrung) eine entscheidende Rolle spielen (sog. sekundäre Pellagra). Hierfür scheinen auch Beobachtungen bei Hunden nach Magen-Duodenumresektionen zu sprechen.

Die *Diagnose* des Vollbildes ist leicht, im Anfangsstadium dagegen bei noch fehlender Dermatitis („Pellagra sine Pellagra") sehr schwierig (Verwechslung mit Blut- und Nervenkrankheiten).

Therapeutisch wirksam ist vor allem Nicotinsäureamid (Präparat s. S. 563) eine Woche lang 0,1—0,2 täglich subcutan oder intramuskulär, nicht so wirksam oral 1—3 Tabletten (0,25) täglich. Zusatz von Vitamin-B-Komplex und besonders von Vitamin B_6 (s. S. 563) ist empfehlenswert. Wirksam ist ferner Hefe: 5mal täglich 1 Teelöffel Faex medic. Auch Leberpräparate werden empfohlen (Campolon usw. s. S. 316). Unerläßlich sind weiter Salzsäure und Pankreon. Reichlich Schutzstoffe enthaltende Nahrungsmittel sind Leber, Fische (Hering, Schellfisch usw.). Eigelb, ferner Salat, Tomaten, Kohlrübe, rote Rüben (die übrigen Vegetabilien enthalten zwar kein Nicotinsäureamid, zum Teil aber reichlich Trigonellin, s. S. 563, so z. B. der Bockshornklee, Trigonella foen. graec., ein altes Volksmittel gegen Pellagra). Die erkrankten Hautpartien sind vor stärkerer Belichtung zu schützen.

Krankheiten mit bevorzugter Lokalisation am Bewegungsapparat

Krankheiten der Gelenke

Der Rheumabegriff. Unter der Bezeichnung Rheumatismus alle diejenigen Beschwerden zusammenfassen zu wollen, die in wechselnder Lokalisation und Intensität im Bereich der Knochen, Muskeln, Sehnen und Gelenke auftreten, kann unmöglich befriedigen. Es würde diesem Begriff nämlich eine große Zahl von Krankheitszuständen einzuordnen sein, die sich hinsichtlich der Bedingungen, unter denen sie entstehen, und hinsichtlich ihres patho-

---

[1] Diese Tatsache sowie die Kombination mit Glossitis und Achylie und evtl. spinalen Erscheinungen läßt eine weitgehende Ähnlichkeit mit gewissen Symptomen der perniziösen Anämie erkennen (s. S. 314).

logisch-anatomischen Substrats erheblich unterscheiden. Deshalb hat es sich weitgehend eingebürgert, die Bezeichnung Rheumatismus auf solche Fälle zu beschränken, die ein einigermaßen charakteristisches entzündliches Geschehen darstellen, welches unter bestimmten Bedingungen auftritt. Allerdings braucht sich dieses nicht auf den Bewegungsapparat zu beschränken, sondern kann als Ausdruck eines Krankheitsprozesses, der das Mesenchym des ganzen Körpers, wenn auch mit wechselnder Lokalisation in Mitleidenschaft zu ziehen vermag, auch innere Organe (Herz, Gefäße, seröse Häute) befallen. So wird es verständlich sein, daß Fälle von Rheumatismus nicht selten vorkommen, bei denen der bevorzugte Sitz des pathologisch-anatomischen Prozesses an Krankheitserscheinungen an inneren Organen führt, ohne daß der Bewegungsapparat Krankheitssymptome darbietet (sog. visceraler Typus des Rheumatismus). Das pathologisch-anatomische Substrat kann nach den Untersuchungsergebnissen von F. KLINGE in drei Stadien eingeteilt werden. Das erste Stadium ist ausgezeichnet durch eine Quellung der Bindegewebsfibrillen, wobei gleichzeitig eine seröse Exsudation stattfindet, u. U. Fibrinniederschläge sich finden. Im zweiten Stadium kommt es zum Auftreten der sog. rheumatischen Granulome. Im Anschluß an die Verquellung der kollagenen Fasern wuchern ovalkernige Mesenchymzellen, von denen einzelne zu mehrkernigen Riesenzellen auswachsen können. Im Zentrum zumal größerer Granulome zeigen sich nicht selten mehr oder weniger ausgedehnte Nekrosen. Das dritte Stadium stellt die bindegewebige Narbe dar. Im dergestalt erkrankten Bindegewebe konnte eine Vermehrung der Hyaluronidasen nachgewiesen werden. Unter Hyaluronidasen versteht man Fermente, die die Mucopolysaccharide abzubauen vermögen. Mucopolysaccharide und Hyaluronsäure sind Bestandteile des Bindegewebes mit den Eigenschaften von Kittsubstanzen. Sie sind für den Flüssigkeitsaustausch im Gewebe von großer Bedeutung.

Das geschilderte Gewebsbild hat R. ROESSLE als hyperergische Entzündung bezeichnet und die gegenwärtige Meinung, nicht zuletzt gestützt auf tierexperimentelle Befunde, geht dahin, daß es nur in einem sensibilisierten Organismus zustande kommen kann. Die Tatsache, daß bei der Serumkrankheit mitunter polyarthritisartige Erscheinungen auftreten (s. S. 18), hat W. WEINTRAUD 1913 veranlaßt, auch bei der Polyarthritis an allergische Reaktionen zu denken. In dieser Richtung sprechen auch Tierexperimente, in denen es gelungen ist, bei mit artfremdem Eiweiß vorbehandelten Tieren eine Gelenkentzündung durch Injektion desselben Eiweißkörpers in ein Gelenk zu erzeugen. Bei den entzündlichen rheumatischen Erkrankungen des Menschen dürften ganz vorwiegend bakterielle Toxine die sensibilisierenden Agentien sein, zumal an der Rolle vorausgehender Infektionen (Anginen, Katarrhe der Schleimhäute, Fokalinfekte) nicht zu zweifeln ist. Für die rheumatischen Krankheiten in diesem Sinne ist typisch, daß sie mit erheblicher Beschleunigung der Blutsenkungsgeschwindigkeit einhergehen. Diese beruht auf einer Verminderung der Albumine und einer Vermehrung der Globuline, wobei in den akuten Phasen die α-Globuline, in den chronischen Phasen die γ-Globuline sich gegenüber der Norm als besonders vermehrt erweisen. Serumeisen und Serumkupfer zeigen in den akuten Phasen eine Zunahme. Spezifische Immunstoffe in Form von Antistreptolysin, Antifibrolysin und Antihyaluronidase lassen sich ermitteln und diagnostisch verwerten.

Akuter Gelenkrheumatismus (Polyarthritis acuta, rheumatisches Fieber)

Der akute Gelenkrheumatismus ist eine durch schmerzhafte Entzündung mehrerer Gelenke sowie fieberhaften Verlauf charakterisierte, nicht übertragbare Krankheit, die hauptsächlich das 2.—4. Dezenium befällt. Die Sensibilisierung des Organismus wird mit guten Gründen einem bestimmten Streptokokkentyp (β-Streptococcus haemolyticus, Gruppe A nach LANCEFIELD) zugeschrieben. Disponierende Momente stellen Schädlichkeiten wie Kälte und Nässe, Zugluft, feuchte Wohnungen, ferner Überanstrengungen, bisweilen auch Traumen dar. In zahlreichen Fällen (30—45%) ist *familiäres* Vorkommen nachweisbar.

Krankheitsbild. Als häufige *Prodromalerscheinungen* sind außer Störungen des Allgemeinbefindens, Müdigkeit, Steifigkeit der Glieder, vor allem (in etwa 60% und mehr) Anginen, insbesondere einfache katarrhalische und follikuläre Formen (dagegen weder Diphtherie noch PLAUT-VINCENTsche oder andere Anginen), und zwar oft wiederholte Anfälle derselben, seltener Katarrh der oberen Luftwege, Otitis media, Erkrankungen der Nebenhöhlen und der Zahnwurzeln zu nennen.

In der Regel sind bei Ausbruch der Erkrankung die Vorboten, insbesondere die Angina bereits wieder geschwunden; nicht selten werden sie dem Kranken überhaupt nicht bewußt. Das Zeitintervall beträgt meist 1—3 Wochen.

Im Vordergrund des Krankheitsbildes steht die *Erkrankung der Gelenke*, im wesentlichen eine seröse Entzündung der Synovia und Gelenkkapsel, die zunächst die großen Gelenke wie Knie-, Fuß-, Ellbogen- und Handgelenke, im weiteren Verlauf auch die kleinen Gelenke befällt; im allgemeinen erkranken die mechanisch (beruflich) am stärksten in Anspruch genommenen Gelenke zuerst. Rötung, Schwellung, Hitze und Schmerz sind die typischen Gelenksymptome, unter denen der äußerst heftige Schmerz dominiert. Eine frühzeitig auftretende und deutliche Muskelatrophie in der Nähe der befallenen Gelenke wird nie vermißt. Hin und wieder kommt es zu fühlbaren, kleineren oder größeren rheumatischen Knoten in den Sehnen und der Gelenkumgebung (Rheumatismus nodosus).

Der Patient halt die befallenen Gelenke leicht gebeugt und vermeidet jede Bewegung. Hauptsitz der Schmerzen sind die Insertionsstellen der Gelenkkapsel an Knochen. Meist besteht auch ein leichtes periartikulares Ödem, besonders am Hand- und Fußgelenk sowie oft eine Beteiligung der Sehnenscheiden. Fluktuation zeigt oft das Kniegelenk. Die Haut über den Gelenken ist nicht selten fleckig gerotet. Beachtenswert ist die Schnelligkeit, mit der sich die Erkrankung eines Gelenkes entwickelt oder schwindet, um auf ein anderes Gelenk überzuspringen. Dies kann sich innerhalb weniger Stunden vollziehen. Von den kleinen Gelenken werden meist die Hand- und Fußwurzel- sowie die Interphalangealgelenke, ferner bisweilen die Halswirbelgelenke, seltener die Kiefer- und Kehlkopfgelenke befallen. Charakteristisch ist zwar die polyartikulare Erkrankung sowie die Fluchtigkeit des Gelenkprozesses; doch kommen gelegentlich auch Falle vor, bei denen die Erkrankung eines Gelenkes langere Zeit im Vordergrund steht.

Das immer vorhandene *Fieber*, das meist nicht sehr hoch, selten über 39,5° und regelmäßig remittierend ist, pflegt zunächst dem Gange der Gelenkerkrankung parallel zu gehen; dem Befallenwerden neuer Gelenke entspricht ein erneuter Temperaturanstieg. Schüttelfrost sowie Herpes gehören nicht zum typischen Bilde. Eine sehr charakteristische Begleiterscheinung ist dagegen die reichliche Absonderung von säuerlich riechendem Schweiß auch bei leichtem Verlauf; sie ist im Gegensatz zu anderen Erkrankungen unabhängig vom Fieber.

Das Verhalten des *Zirkulationsapparates*, der sehr oft in Mitleidenschaft gezogen wird, verdient besondere Beachtung. Der Puls geht bei ungestörtem Verlauf der Temperatur annähernd parallel; er ist regelmäßig; oft dikrot und bewegt sich während des Fiebers in der Regel um 100—120. Mit der Entfieberung soll er bei Bettruhe auf 80 (oft 60 und weniger) sinken. Hochbleiben des Pulses ist verdächtig auf Schädigung des Herzens auch bei Fehlen von Beschwerden. Meist liegt eine Endokarditis sowie Myokarditis, weniger häufig außerdem eine trockene bzw. exsudative Perikarditis, zusammen als „*Pankarditis*" bezeichnet, vor (auf die Häufigkeit der Herzschädigung bei Polyarthritis wies als erster J. B. BOUILLAUD 1836 hin). Die Herzerkrankung, die auch bei leichtestem Verlauf auftreten kann, wird besonders oft im Kindesalter beobachtet. Die rheumatische *Endokarditis*, anatomisch stets die benigne verruköse Form (S. 181), befällt am häufigsten die Mitralis, nächstdem besonders bei jungen Männern die Aortenklappen. Oft ist die auffallend hoch bleibende Pulsfrequenz das einzige Zeichen einer Herzaffektion. Die häufigen systolischen Geräusche an der Mitralis sind vielfach akzidentell, daher nur mit großer Vorsicht zu verwerten. Außerdem kommen als Symptome in Betracht das Wiederansteigen der Temperatur ohne neue Gelenkbeschwerden sowie die S. 182 beschriebenen subjektiven Beschwerden. *Folgeerscheinungen* der Herzkrankheit sind die genannten Klappenfehler, gelegentlich blande Embolien (Hemiplegie, Milzinfarkte usw.), ferner nach Perikarditis eine Syncretio pericardii (s. S. 219). Nicht selten bleibt die Beteiligung des Herzens während der Krankheit völlig latent, so daß sich ihre Folgen erst später beim Aufstehen des Patienten oder gar erst bei Wiederaufnahme der beruflichen Tätigkeit in Form von Herzinsuffizienzerscheinungen wie Atemnot, Ödemen usw. zeigen. Auch kommen bisweilen erst nach längerer Zeit die physikalischen Zeichen der Klappenfehler zur Geltung. In der Regel sind aber letztere insofern gutartig, als sie zunächst fast immer kompensiert zu sein pflegen.

Die Neigung zur Erkrankung der *serösen Häute (Polyserositis)* zeigt sich in dem häufigen Vorkommen einer serösen *Pleuritis*, die sich namentlich links oft an eine Perikarditis anschließt und mitunter reich an Lymphocyten ist (analoges Verhalten wie bei tuberkulöser Pleuritis). Seröse Peritonitis ist selten, auch Pneumonien sind nicht häufig. Die Milz ist nicht wesentlich vergrößert (zum Unterschiede von polyarthritisähnlichen Bildern bei Sepsis), die Diazoreaktion des Harns negativ. Nephritis ist sehr selten.

Der fast stets vorhandenen Blässe der *Haut* der Kranken entspricht nur in einem Teil der Fälle eine stärkere Anämie. Die Leukocyten sind mäßig, in der Regel nicht über 15000 vermehrt, die Senkung der Roten ist ausnahmslos sehr stark beschleunigt. Solange diese die hochgradige Beschleunigung aufweist, ist Bettruhe für den Kranken angezeigt. Im Blut, in der Gelenkflussigkeit und in den rheumatischen Herden werden Erreger nicht gefunden. In fast allen Fällen lassen sich Antikörper gegen die oben genannten Erreger nachweisen, und zwar ist am häufigsten der Antistreptolysintiter deutlich erhoht.

Infolge der starken Schweiße entwickelt sich oft auf der Haut eine *Miliaria crystallina*, die aus stecknadelkopfgroßen wasserklaren Bläschen besteht. Eine für Polyarthritis charakteristische Hautaffektion ist ferner das besonders bei protrahiertem Verlauf vorkommende *Erythema nodosum*, das in Form schmerzhafter blauroter Knoten besonders die Unterschenkel befällt, einige Wochen besteht und unter Farbenänderung nach Art einer Kontusion langsam abheilt (s. S. 580). Auch Erythema exsudativum multiforme und Erythema annulare kommen vor. Bisweilen entwickelt sich eine *Iritis*.

Schwere *nervöse* Erscheinungen wie heftiger Kopfschmerz, Benommenheit, Delirien gehören nicht zum gewöhnlichen Bilde des Gelenkrheumatismus. Dagegen spielen sie eine besondere Rolle bei einer seltenen Verlaufsart, die man als *Cerebralrheumatismus* bezeichnet, wegen der meist dabei beobachteten extrem hohen Temperaturen (bis 43°) auch *hyperpyretische* Form genannt. Sie verläuft oft tödlich, ohne einen wesentlichen anatomischen Befund zu zeigen.

Eine besondere Erscheinungsform des kindlichen Rheumatismus ist die *Chorea minor* (s. S. 669). Bei ihr ist ebenso wie bei der akuten und subakuten Polyarthritis eine Herzbeteiligung (Endomyokarditis) sehr häufig. Nicht selten verläuft diese Krankheit ohne Temperatursteigerung.

Der **Krankheitsverlauf** bei Gelenkrheumatismus ist ein recht wechselvoller; seine Dauer schwankt zwischen wenigen Tagen und Monaten, wenn auch heute unter dem Einfluß der Salicyl- bzw. Pyramidonbehandlung eine kürzere Dauer häufiger als früher beobachtet wird. Vielfach verläuft die Krankheit in Schüben, entsprechend dem Übergreifen auf neue Gelenke oder den Rückfällen in alten Gelenken. Der Zahl der befallenen Gelenke geht meist auch die Krankheitsdauer parallel. Erkrankung des Herzens kann sie erheblich in die Länge ziehen. Der schließliche Ausgang ist in der Regel, von seltenen Ausnahmen abgesehen (s. oben), quoad vitam günstig, oft auch quoad sanationem. Bestimmend für die Prognose ist vor allem das Verhalten des Herzens. Zurückbleibende Herzfehler, Gelenkversteifungen und Muskelatrophien führen nicht selten schließlich zu Invalidität. Dazu kommt die exquisite Neigung des Gelenkrheumatismus zu späterer Wiederholung, so daß manche Kranke eine ganze Reihe von Neuerkrankungen im Laufe des Lebens durchmachen. Dem Rezidiv geht oft wiederum eine Angina voraus.

Anatomisch lokalisiert sich der Prozeß allgemein im *Mesenchym* (= Bindegewebe und Blutgefäße) und besteht im wesentlichen in umschriebenen *entzündlichen* Veränderungen im Bindegewebe (fibrinoide Verquellung, Wucherung der Bindegewebszellen, lympholeukocytäre Infiltration, schließlich Narbenbildung) (s. S. 571); in der Muskulatur kommt es zum Schwinden der Querstreifung und u. U. zu wachsartiger Degeneration. Während gleichartige

Veränderungen auch bei Scharlach und bemerkenswerterweise auch bei experimentellen allergischen Gelenkentzündungen gefunden werden, wird das Vorhandensein besonders stark ausgeprägter und namentlich herdförmig begrenzter *„rheumatischer Granulome"* oder ASCHOFF-*scher Knötchen* der beschriebenen Struktur als für Polyarthritis charakteristisch angesehen. Sie kommen außer an den Gelenken, Schleimbeuteln, Sehnenscheiden vor allem auch im Myokard (Myocarditis rheumatica), ferner im Perikard, in den Gefäßwänden, im Pharynx und in den verschiedensten parenchymatösen Organen vor.

Therapie. Das spezifische Heilmittel der rheumatischen Polyarthritis ist die von F. STRICKER (1876) eingeführte Salicylsäure. In der Wirkung hat sich ihr als ebenbürtig das von H. SCHOTTMULLER (1927) empfohlene Pyramidon erwiesen.

Man gibt Natr. salicyl. oder Acetylsalicylsäure (Aspirin) per os 4—8,0 (höchstens 10,0) pro die bei Erwachsenen, bei schwächlichen Personen und Kindern entsprechend weniger, und zwar in einzelnen Dosen von je 1,0 in Oblaten, abends am besten auf einmal 2,0—3,0; bei empfindlichem Magen evtl. in Klysmen 6,0—8,0 pro die in 2 Dosen verteilt. Nebenwirkungen größerer Dosen sind vor allem Ohrensausen und Schwindel, seltener Schwerhörigkeit, ferner sehr starke Schweiße, bisweilen Übelkeit und Erbrechen. Ernstere Symptome sind eine eigentümliche als Salicyldyspnoe bezeichnete Vertiefung und Beschleunigung der Atmung sowie Cyanose, ferner rauschartige Zustände, auch Nierenreizung. Gegen die häufigen Magenbeschwerden hat sich Natr. bicarb. 3,0—5,0 pro die bewährt. In der Regel erzielt die Behandlung mit großen Dosen bald eine Wirkung auf den Schmerz und die Schwellung der Gelenke sowie das Fieber, so daß man schon in den folgenden Tagen die Dosis meist auf 2—3mal täglich 1,0 herabsetzen kann. Bei den ersten Zeichen eines Rezidivs ist unverzüglich die gleiche Dosierung wie beim ersten Anfall anzuwenden. Die lokale äußerliche Applikation von Salicylpräparaten an den Gelenken in Form von Einreibungen mit Rheumasan usw. ist lange nicht so wirksam, da nur geringe Mengen resorbiert werden. Gegen die Komplikationen des Gelenkrheumatismus seitens des Herzens usw. ist Salicyl wirkungslos, auch ist eine Prophylaxe damit nicht möglich.

Pyramidon ist in Dosen von 5—10mal täglich 0,3 g zu geben. Nebenerscheinungen, z. B. Eingenommensein des Kopfes, kommen nur ausnahmsweise vor und sind viel leichter als bei Salicyl. Vorzüglich ist die antirheumatische Wirkung des Irgapyrins (= Butazolidin mit Pyramidon), täglich 1 Ampulle tief intramuskulär, später dann Übergang auf 3mal täglich 2 Dragees.

Bei hyperpyretischen Formen und bei einer Herzbeteiligung, die eine unmittelbare Gefahr befürchten läßt (rasch sich einstellende Dilatation des Herzens, perikardiale Ergüsse), ist ACTH bzw. Cortison angezeigt, weil diese Hormone die Milderung der entzündlichen Vorgänge gerade der Herzkomplikation mehr herbeiführen, als es Salicylsäure und Pyramidon vermögen. Es empfiehlt sich, diese Therapie nur unter klinischer Beobachtung vorzunehmen. Die erkrankten Gelenke sind mit dicken Wattepackungen zu umgeben (kein Schienenverband!). Nach Ablauf der stürmischen Erscheinungen der ersten Tage sind bei hartnäckigeren Gelenkbeschwerden weiter Alkohol- sowie Ichthyolverbände, die BIERsche Stauung, Diathermie sowie die sehr wohltuende Heißluftapplikation empfehlenswert. Die starke Schweißabsonderung erfordert gewissenhafte Hautpflege. Die Patienten sind sorgfältig gegen Zugluft und Erkältungen zu schützen, gegen die sie sehr empfindlich sind. In der Rekonvaleszenz bedürfen etwaige Gelenkversteifungen und Muskelatrophien sorgfältiger Lokalbehandlung mit Moor- bzw. Fangopackungen, Diathermie sowie Massage. Die Schmerzhaftigkeit der passiven Bewegungen läßt sich durch ein vorangehendes warmes halbstündiges Teilbad verringern. Systematische Gymnastik sowie Thermal- und Moorbadekuren (Wiesbaden, Oynhausen, Gastein, Battaglia usw.) sind bei hartnäckigen Fällen zu empfehlen. Stets ist hierbei das Verhalten des Herzens im Auge zu behalten. Als *prophylaktische* Maßregel kommt bei Neigung zu Anginen die operative Entfernung der Mandeln (vgl. S. 98), bei anderen Infektionsherden (Nebenhöhlen, Zähne, Ohr) deren Entfernung unter Penicillin- und Pyramidonschutz in Frage. Auch nach völliger Überwindung der Krankheit hat der Patient sich noch jahrelang vor Erkältungen und Witterungsschädlichkeiten zu schützen.

Die Rheumatoide

Man versteht hierunter entzündliche Gelenkreaktionen, die während oder nach einer spezifischen Infektionskrankheit in Erscheinung treten und gleichfalls auf der Sensibilisierung des Organismus gegenüber dem betreffenden Bakterientoxin beruhen. Sie lassen sich unter Berücksichtigung der spezifischen Grundkrankheit leicht deuten. So kommen entzündliche, schmerzhafte Gelenkschwellungen bei *Scharlach* schon in den ersten Krankheitstagen, häufiger noch in der 2. Krankheitswoche vor. Sie pflegen gewöhnlich nur wenige Tage anzuhalten. Später auftretende polyarthritische Krankheitsbilder bei Scharlach sind möglicherweise identisch mit dem rheumatischen Fieber, zumal dabei Herzkomplikationen drohen. Seltener sind Rheumatoide bei Meningitis, Pneumonie, Masern und Varicellen. Sepsis führt bisweilen zu flüchtigen Rheumatoiden. Im Initialstadium der Hepatitis epidemica werden Gelenkschwellungen und -schmerzen angetroffen, die dann mit dem Ausbruch des Ikterus zu verschwinden pflegen. Auch bei Leptospirosen und Brucellosen finden sich manchmal Gelenksymptome. Im Verlauf einer Organtuberkulose oder auch Miliartuberkulose kommen gelegentlich Rheumatoide subakuter oder gar chronischer Art vor. Es dürfte sich um eine Sensibilisierung des Organismus gegenüber dem Tuberkulotoxin handeln *(Morbus PONCET)*. Kleine Gelenke werden bevorzugt. Spezifische tuberkulöse histologische Veränderungen in den Gelenken werden nicht gesehen. Vergrößerung von Milz und Lymphdrüsen und Miterkrankung seröser Häute sind gelegentliche Vorkommnisse beim Morbus PONCET. Akutere und chronische Rheumatoide können im Sekundär- und Tertiärstadium der *Lues* in Erscheinung treten. Nächtliche Exacerbationen der Schmerzen sind diesen Rheumatoiden häufig eigen, positiver Ausfall der WASSERMANNschen Reaktion im Gelenkpunktat ist für die Diagnose ausschlaggebend. Im Anschluß an eine durchgemachte *Bacillenruhr*, allerdings auch nach Enterocolitiden anderer Genese, kommt es bisweilen unter Temperaturanstieg zu einem sehr hartnäckigen Rheumatoid *(Polyarthritis enterica)*. Die großen Gelenke werden bevorzugt befallen, manchmal nur wenige, bisweilen nur ein einziges Gelenk. Wenn diese Gelenkerscheinungen von einer eitrigen Urethritis und einer Conjunctivitis begleitet sind, dann pflegt man sie unter der Bezeichnung REITERsche Trias zu registrieren.

Nicht mit bakteriellen Toxinen in Zusammenhang stehende polyarthritische Reaktionen bei der Serumkrankheit werden als *anaphylaktische Rheumatoide* bezeichnet. Die vorausgegangene Seruminjektion führt zur Diagnose. Der *Hydrops articulorum intermittens*, der in periodisch auftretenden hydropischen Schwellungen eines oder mehrerer Gelenke besteht, nur wenige Tage anzudauern pflegt und weniger Schmerzen als lästiges Spannungsgefühl verursacht, dürfte ebenfalls eine allergische Reaktion darstellen. Bei Frauen treten die periodischen Gelenkschwellungen manchmal im zeitlichen Zusammenhang mit der Menstruation auf.

Die Rheumatoide zeigen im allgemeinen nicht die gute Ansprechbarkeit auf Salicyl und Pyramidon wie das rheumatische Fieber. Gewöhnlich sind die Rheumatoide während oder nach akuten Infektionskrankheiten nur kurzdauernd und benötigen, abgesehen von der Therapie der Grundkrankheit, meist keine besondere Behandlung. Die chronischen tuberkulösen Rheumatoide erfordern anfängliche Ruhigstellung, dann vorsichtige Bewegungstherapie, um fibröse Kontrakturen zu verhüten. Rontgenreizbestrahlungen werden empfohlen. Die luischen Rheumatoide reagieren prompt auf Jod. Die oft sehr hartnäckigen Ruhrrheumatoide lassen sich offenbar durch Irgapyrin etwas besser beeinflussen als durch Salicyl.

Die septisch-metastatischen Gelenkerkrankungen

Diese Gelenkaffektionen sind gekennzeichnet durch eine Verschleppung von Erregern in das Gelenk. Im Gelenkpunktat ist dann auch der Erreger nachweisbar. Meist beschränken sich die bakteriellen Metastasen auf wenige Gelenke oder sogar nur ein Gelenk. Es fehlt hier der sprunghafte Wechsel, wie er der akuten Polyarthritis und meist auch den Rheumatoiden eigen ist. Streptokokken, Staphylokokken, Pneumokokken pflegen zu eitrigem Gelenkerguß Veranlassung zu geben. Gonorrhoische Gelenkaffektionen stellen sich zunächst oft polyartikulär dar, um sich dann aber nach wenigen Tagen in einem oder zwei Gelenken zu fixieren. Die metastatische gonorrhoische Arthritis zeichnet sich durch besondere Schmerzhaftigkeit aus, die dem Gelenk benachbarte Muskulatur atrophiert rasch und hochgradig. Das in die Gelenkhöhle abgesonderte Exsudat ist seröser bis serofibrinöser Natur, manchmal auch eitrig. Ausgesprochene Neigung zu Fibrosierung und Kapselschrumpfung mit Gelenkversteifung ist zu beobachten.

Therapeutisch ist bei den septisch-metastatischen Gelenkerkrankungen zunächst das Grundleiden durch Antibiotica bzw. Sulfonamide zu beeinflussen, auch intraartikulare Injektionen von Antibioticis kommen neben Punktionen und Spülungen der Gelenkhöhle in Betracht. Die Ruhigstellung des befallenen Gelenks muß nach dem Abklingen der akuten Erscheinungen abgelöst werden von einer Bewegungstherapie, die sich anfänglich gewöhnlich nur unter massiver analgetischer Behandlung durchführen läßt.

Metastatische Absiedlungen von Tuberkelbacillen in einem Gelenk können zu den Krankheitsbildern des *Tumor albus*, des *Gelenkfungus* und der *Caries sicca* Veranlassung geben.

Polyarthritis chronica (chronischer Gelenkrheumatismus)

Bei den Fällen von chronischer Polyarthritis liegt eine fortschreitende entzündliche Erkrankung multipler Gelenke vor. Die Krankheit führt allmählich zu immer schwerer werdenden Funktionsstörungen der Gelenke. Diese Zustände sind häufig und kommen nicht nur im höheren Alter, sondern oft schon in mittleren Jahren, bisweilen bei jungen Leuten, vereinzelt sogar bei Kindern vor.

Ätiologie. Man unterscheidet seit langem solche Fälle, denen eine akute Polyarthritis vorausgegangen ist, von denjenigen, welche von vornherein schleichend beginnen, und man hat deshalb eine Unterteilung in die sog. *sekundär chronische Polyarthritis* und die *primär chronische Polyarthritis* vorgenommen. Bei beiden Formen lassen sich gelegentlich infektiöse Herde aufdecken (chronische Tonsillitis, Nasen-Nebenhöhlen-Prozesse, Zahnwurzeleiterungen, Paradentose, chronische Infekte der Gallen- oder Harnwege, der Samenblasen, der Prostata), deren Bedeutung für das Zustandekommen der Krankheit daraus erhellt, daß nach einer Herdsanierung zunächst bisweilen ein etwas akuteres Aufflackern, dann aber ein Zurückgehen der Gelenkerscheinungen erfolgt (vgl. auch S. 97). Auf Grund solcher Erfahrungen wurde von verschiedenen Seiten unter Verzicht auf die Einteilung in primär und sekundär chronische Polyarthritis von der *chronischen Infektarthritis* gesprochen und diese auf eine Sensibilisierung des Organismus gegenüber einem bakteriellen Toxin bezogen. Bei der Fahndung nach einer infektiösen Ursache muß auch die Tuberkulose (Lungentuberkulose, Lymphdrüsentuberkulose, tuberkulöse Knochenherde) in Betracht gezogen werden. Unter die hier gemeinten chronischen Gelenkkrankheiten fallen nicht die obenerwähnten Affektionen, wie der tuberkulöse Fungus, die tuberkulösen Gelenkeiterungen mit Fistelgängen, auch nicht die tuberkulöse Knochencaries, sondern es handelt sich um die in subakuten, immer wiederkehrenden Schüben auftretenden polyarthritischen Reaktionen, wobei ein Gelenk nach dem anderen ergriffen wird und wobei die befallenen Gelenke zu fibrösen Ankylosierungen neigen. Manchmal ist bei Kranken mit chronischer Polyarthritis anamnestisch eine bacilläre Ruhr zu ermitteln, ohne daß während der akuten Ruhrerkrankung das erwähnte Ruhrrheumatoid hätte in Erscheinung treten müssen.

Anatomisch handelt es sich bei den chronischen Polyarthritiden vor allem um einen Entzündungsprozeß im Bereich der Synovialis und im periartikulären Gewebe, der später zu Schrumpfung der Kapsel führen kann; sodann besteht oft Exsudatbildung im Gelenk. Der Knorpel, der erst nachträglich erkrankt, wenn er von einem Bindegewebspannus überzogen ist, fasert sich auf und wird atrophisch; der Knochen wird usuriert. Infolge der starken Schrumpfung der Gelenkkapsel und des ins Gelenk gewucherten Bindegewebes kommt es häufig einerseits zur Verödung der Gelenkhöhle mit Bewegungsbehinderung, sogar zu fibröser Ankylose oder zu Synostose der Gelenke, andererseits oft zu pathologischen Subluxationsstellungen der Gelenkenden. Die hieraus sich ergebenden Formveränderungen der Gelenke führten zu der Bezeichnung „*deformierende Polyarthritis*". Diejenige Form der chronischen

Polyarthritis, bei der die periarthritischen Veränderungen dominieren, ist auch als „*Periarthritis chronica destruens*" bezeichnet worden. In der Nachbarschaft der befallenen Gelenke zeigt der Knochen stets starke Atrophie. Mikroskopisch finden sich in der Gelenkkapsel, auch in den Sehnen und der gelenknahen Muskulatur Infiltrate von Histiocyten und Lymphocyten.

Das **Krankheitsbild** der chronischen Polyarthritis gestaltet sich weitgehend unterschiedlich. In manchen Fällen herrschen exsudative Erscheinungen mit Schwellungen der Gelenke, in anderen Fällen trockene Entzündungsformen (Arthritis sicca) vor. Oft verläuft die Krankheit nicht ganz gleichmäßig progredient, sondern zeichnet sich durch akutere Schübe aus. Während dieser akuteren Schübe lassen sich vielfach geringe Steigerungen der Temperatur nachweisen. Auch zeigt in diesen Phasen die Blutsenkung eine noch stärkere Beschleunigung als in den Zeiten, zu denen sich der Gelenkprozeß ruhiger verhält. Hautveränderungen im Bereich der befallenen Gelenke machen sich oft zunächst in Form ödematöser Durchtränkung, später dann in Form von Atrophie geltend, so daß die Haut dünn und glänzend wird und die kleinen Fältchen nicht mehr zu sehen sind. Abnormer Pigmentreichtum der veränderten Haut ist manchmal zu konstatieren. Die Weichteile der Gliedmaßen können schließlich einen sklerodermieartigen Eindruck machen (s. S. 581). Die Nägel werden brüchig und weisen eine Verdünnung und Längsfurchung auf. Die Deformierung der Gelenke kann in späteren Stadien der Krankheit recht hochgradig werden. An den Fingergelenken zeigen sich vielfach spindelförmige Anschwellungen von mitunter gummiartig-sulziger Konsistenz. Recht häufig zu finden ist u. a. die im Laufe der Zeit sich einstellende Neigung zu ulnarer Abduktion der Fingerphalangen in den Grundgelenken; auch kommen abnorme Hyperextensionsstellungen in den distalen Gelenken, Bajonettstellungen der Finger usw. vor. Ziemlich regelmäßig sind hochgradige Muskelatrophien feststellbar, namentlich auch an den Mm. interossei. Oft sind die Sehnenenden an den Gelenken auf Druck besonders schmerzhaft.

Die Hauptbeschwerden der Patienten mit chronischen Polyarthritiden beziehen sich auf die Gelenke, die in schwankendem Maß meist beträchtliche Schmerzen verursachen und vor allem eine zunehmende Funktionseinbuße erkennen lassen. Oft besteht eine ausgesprochene Abhängigkeit vom Wetter; namentlich bringt naßkalte Witterung meist eine Verschlechterung des Zustandes mit sich.

In manchen Fällen kommt es nicht zu dem geschilderten Wechsel der Krankheitserscheinungen, vor allem nicht zu akuteren Schüben, sondern die Krankheit verläuft von Anfang an ganz schleichend und langsam, aber gleichmäßig progredient. Zunächst findet sich nichts anderes als ein leichtes Spannungsgefühl in den kleinen Gelenken, besonders morgens, wenn beim Erwachen die ersten Bewegungen ausgeführt werden. In solchen Fällen kann man vielfach beobachten, daß im Anfang nur die kleinen Finger- und Zehengelenke in streng symmetrischer Anordnung befallen sind und daß dann im weiteren Verlauf die Krankheit ganz langsam und ohne akutere Beschwerdephasen von der Peripherie zu den proximalen Gelenken aufsteigt. Solche Fälle können ohne jede Temperatursteigerung, mit verhältnismäßig gering beschleunigter Blutsenkungsgeschwindigkeit und mit normalen Verhältnissen im weißen Blutbild einhergehen. Trotz sorgfältigster Fahndung läßt sich ein infektiöser Herd nicht aufdecken. Als äußere Faktoren, die für die Entstehung der Krankheit in Betracht kommen könnten, sind bisweilen langdauernde Einwirkungen von Kälte und Nässe (kühle oder feuchte Wohnungen) zu ermitteln. Bei Frauen fällt der Beginn gelegentlich zusammen mit dem Eintritt des Klimakteriums. Herzbeteiligung wird in der Anamnese und im Befund vermißt. Gelegentlich fällt eine gesteigerte Tätigkeit der Gesichtstalgdrüsen (Salbengesicht), ja auch eine mimische Bewegungsarmut bei diesen Kranken auf. Fälle mit derartigem klinischen Bild und Verlauf haben daran denken lassen, daß bei ihnen vielleicht neurogen-vasomotorische Einflüsse bzw. hormonale Einwirkungen ätiologisch maßgebend sind, nicht jedoch ein chronischer Infekt. Es gibt ferner Fälle von chronischer Polyarthritis, die mit einer Psoriasis vulgaris vergesellschaftet sind und bei denen in Zeiten stärkerer Gelenkbeschwerden sich auch die Hauterscheinungen vermehren *(Polyarthritis psoriatica)*. Ob hier Stoffwechselstörungen für den chronischen Gelenkprozeß verantwortlich zu machen sind, ist ungeklärt.

Große diagnostische Bedeutung hat die *Röntgenphotographie*. Bei den exsudativen Formen ist der Gelenkspalt zunachst erweitert. Bei der Arthritis sicca ist die als Folge der Kapselschrumpfung zu beobachtende Verschmalerung der Gelenkspalten charakteristisch; diese können sogar vollig aufgehoben sein. Nicht selten finden sich sogar Synostosen. Ferner findet man Verbreiterung der Knochen, die aber in der Regel keine stärkere Osteophytenbildung, hochstens kleine Zackenbildungen am Knochen erkennen lassen, sowie in schwereren Fallen die genannten Subluxationen. Stets besteht zugleich eine deutliche Atrophie der Knochensubstanz, d. h. Verschmalerung der Corticalis und der Spongiosabalkchen mit Verbreiterung der Markraume.

Die Mehrzahl der Falle von chronischer Polyarthritis laßt eine γ-Globulinvermehrung erkennen. Das Serumeisen ist gewohnlich vermindert. Eine hypochrome Anamie pflegt sich in fortgeschrittenen Stadien der Krankheit einzustellen. Agglutinine gegen hamolytische A-Streptokokken werden bisweilen gefunden. Der Antistreptolysintiter erweist sich nur selten als krankhaft erhoht.

Spondylarthritis ankylopoetica (Morbus Strümpell-Bechterew-Pierre-Marie)

Es handelt sich um einen der chronischen Polyarthritis entsprechenden Wirbelsäulenprozeß, der fast nur Männer, darunter auch jugendliche Individuen befällt.

Die Krankheit beginnt in den kleinen Wirbelgelenken, die Bandscheiben und die Form der Wirbel bleiben erhalten. Ursache der Versteifung ist neben der Entzündung der kleinen Wirbelgelenke vor allem die Verknöcherung des Bandapparates der Wirbelsaule, d. h. des Ligamentum longitudinale ventrale und der Ligamenta interspinalia und intertransversaria, wobei zusammenhängende, von Wirbel zu Wirbel ziehende knöcherne Brücken entstehen, die die Wirbelsäule allmählich in toto zu einem starres Gebilde von dem Aussehen eines Bambusstabes oder einer vlämischen Saule im Röntgenbild verwandeln; auch ankylosieren die Rippenwirbelgelenke. Zugleich kommt es zu hochgradiger Entkalkung mit dem charakteristischen Röntgenbilde der sog. gläsernen Wirbel, wahrend die Veranderungen an den kleinen Gelenken nicht immer deutlich zur Darstellung kommen; die unregelmäßigen und massiven Wirbelveränderungen der Spondylosis deformans fehlen stets, wie hier überhaupt oft das Mißverhältnis zwischen Rontgenbefund und hochgradiger Versteifung für das Leiden geradezu charakteristisch ist. Oft beginnt es in der Halswirbelsäule und schreitet nach unten vorwärts, aber auch das Umgekehrte kommt vor. Im Gegensatz zur Spondylosis deformans wird hier allmahlich die ganze Wirbelsäule in den Prozeß einbezogen. Haufig sind auch die Ileosakralgelenke erkrankt und zeigen dann im Röntgenbild unregelmaßige und unscharfe Konturen, schließlich Synostosen. Mitunter sind die Schulter- und Huftgelenke ebenfalls beteiligt (sog. *Spondylose rhizomélique* von P. Marie); auch die Sternoclavicular- und gelegentlich auch die Kiefergelenke können mit erkranken; in zahlreichen Fallen jedoch ist ausschließlich die Wirbelsaule befallen.

Ätiologisch kommen rheumatische Infektionen bzw. versteckte Infektionsherde zumal in der Prostata in Frage (vgl. S. 576); daneben dürfte zum Teil eine hereditäre Disposition eine Rolle spielen.

Das *Krankheitsbild* ist so charakteristisch, daß die Diagnose des voll entwickelten Krankheitsbildes meist schon ohne Röntgenbild möglich ist. Die Versteifung der Wirbelsäule zeigt sich in dem Fehlen der normalen Lendenlordose, in Starre bei seitlicher Rumpfbeugung sowie in Steifhalten des Kopfes, dessen Bewegungen durch Augendrehungen ersetzt werden. Der Oberkörper ist oft vorwärts geneigt; vereinzelt kommen schwere Kyphosen der Hals- und Brustwirbelsäule vor. Bei jugendlichen Individuen fällt der Ersatz der fast fehlenden Costal- durch die Bauchatmung auf. Zuweilen werden einzelne Nervenwurzeln in Mitleidenschaft gezogen, so daß sich Parästhesien, Neuralgien usw. (bisweilen als Frühsymptome) einstellen. Oft bestehen, wenigstens zeitweise, subfebrile Temperaturen. Iritiden kommen häufig zur Beobachtung. Diagnostisch wichtig ist auch die fast immer vorhandene Beschleunigung der Blutsenkung. Wegen der Tendenz zum Fortschreiten des Leidens ist die *Prognose* meist schlecht.

Therapie der chronischen Polyarthritiden

Sie besteht vor allem in sorgfaltiger allgemeiner Pflege (Ernahrung, Hautpflege, zweckmäßige Lagerung der erkrankten Gelenke). Die bei den akuten Formen wirksamen Medikamente wie Salicylpraparate, Pyramidon, Butazolidin usw. bringen zwar vorübergehende Linderung der Beschwerden, sind aber gewöhnlich nicht imstande, das Fortschreiten des Leidens aufzuhalten. In einzelnen Fallen bewähren sich milde Arsen- sowie Jodkuren. Manchmal hat die intramuskulare Verabreichung von Schwefel, z. B. von Sufrogel (Beginn mit 0,2 ccm, steigern in Abstanden von 3—4 Tagen um je 0,2 ccm bis zu 1 ccm, im ganzen etwa 10—15 Injektionen), gelegentlich auch die Proteinkorpertherapie in Form des Caseosans bzw. Yatren-Caseins eine gunstige Wirkung hinsichtlich der Schmerzen und der Beweglichkeit der Gelenke.

Diese sog. *Reiztherapie*, die sich kleiner und wiederholt applizierter Dosen artfremder Eiweißkorper, aber auch nicht eiweißartiger Reizkörper wie des Schwefels bedient, strebt die Ausheilung auf dem Wege einer Herdreaktion im erkrankten Gewebe an. Die dabei erzielten biologischen Wirkungen sind sehr vielgestaltig. Hierzu gehoren Steigerung der Eiweißzersetzung, Änderung der kolloidalen Struktur der Bluteiweißkorper, Veranderungen im Mineralstoffwechsel, in der Erregbarkeit des vegetativen Nervensystems u. a. m. Ein charakteristisches und praktisch besonders bedeutsames Moment ist dabei der *diphasische* Typus der Veranderungen, indem auf eine Steigerung der genannten Vorgänge — klinisch z. B. das Aufflammen einer Entzündung — sekundar eine Abschwächung erfolgt. Die Dosierung bei der Reiztherapie ist so vorsichtig zu wählen, daß eine neben der Herdreaktion (z. B. starkere Schmerzhaftigkeit des Krankheitsherdes) auftretende Allgemeinreaktion wie Abgeschlagenheit, Fieber, Frösteln möglichst milde verläuft oder vollständig vermieden wird, andernfalls es zu Schädigungen kommen kann. Vorsichtig tastendes, streng individuelles Vorgehen ohne Schematisieren ist Hauptbedingung.

Bei den subakuten, exsudativen polyarthritischen Prozessen sieht man von einer Goldtherapie bisweilen auffalligen Nutzen. Die organischen Goldthioverbindungen (Auro-Detoxin, Solganal B oleos.) konnen verwendet werden. Im Verlauf einer Goldbehandlung treten allerdings häufig Nebenerscheinungen auf, und zwar vorwiegend in Form von Leukopenien, sogar Panmyelophthisen, auch in Form von Exanthemen bzw. Dermatitiden. Eine Goldbehandlung sollte deshalb nur unter klinischer Kontrolle in Erwagung gezogen werden.

Auch die Behandlung mit ACTH und Cortison ist nur unter strenger facharztlicher Überwachung moglich. Es laßt sich in der Regel Schmerzfreiheit erzielen, aber nur für die Dauer der Verabreichung der Hormone. Nachteilige Nebenerscheinungen liegen im Bereich der Moglichkeit. Lungentuberkulose, Diabetes mellitus, Hypertonie und Ulcera am Magen oder Duodenum stellen Kontraindikationen dar. Intraartikuläre Injektionen von Hydrocortison konnen bei besonders hartnackigen Prozessen vereinzelter Gelenke Nutzen bringen.

Massage und Bewegungstherapie zielen darauf ab, Muskelatrophien zu verhüten und der Versteifung entgegenzuwirken. Es soll damit begonnen werden, wenn keine akuteren entzündlichen Erscheinungen mehr bestehen. Sehr gute Wirkungen entfalten Heißluft, Sandbader, lokale Glühlichtbader, Packungen mit sog. Peloiden (d. h. mit verschiedenen durch geologische Vorgange in der Natur entstandenen organischen und anorganischen Schlammen wie Moorerden, Torfen, Fango di Battaglia usw.) und vor allem die Kurzwellenbehandlung, in manchen Fallen die BIERsche Stauung, weil eine Hyperamisierung im Bereich der die Gelenke versorgenden Gefaße immer von Nutzen ist. Bei Neigung zu Contracturen (speziell der Kniegelenke) ist frühzeitige vorsichtige Extension indiziert, am besten unmittelbar nach vorheriger Wärmeapplikation. Ein seit alters hochgeschatzter Heilfaktor ist schließlich die *Balneotherapie*: Wiesbaden, Oeynhausen, Badenweiler, Warmbrunn, Gastein, Wildbad, Ragaz, Monsummano; Schwefelbader: Aachen, Wiessee, Baden (Schweiz), Schinznach, Pistyan; Moorbader: Schmiedeberg bei Halle, Polzin, Franzensbad, Elster, Cudowa, Flinsberg, Aibling, Battaglia.

Die Frage einer *Herdsanierung*, also der Beseitigung eines Fokus, der Baktoriontoxin streut (s. S. 98), ist bei denjenigen Fallen chronisch-entzündlicher Gelenkaffektionen zu ventilieren, die sich im Anschluß an eine akute Polyarthritis als sekundar chronische Infektarthritiden darstellen, wie bei denjenigen, welche zwar von vorneherein chronisch verlaufen, sich aber durch zeitweise Temperatursteigerungen, stark beschleunigte Blutsenkung und schubweisen Verlauf auszeichnen. Der Erfolg einer frühzeitigen Herdsanierung ist in manchen, wenn auch nicht haufigen Fallen eklatant. Wenn durch die Herdsanierung, die zweckmäßigerweise unter gleichzeitiger Gabe von Penicillin und Pyramidon vorgenommen wird, ein Fortschreiten der Krankheit zu verhüten ist, dann bedeutet das für den Kranken schon sehr viel. Daß man mit der

Fokusentfernung bereits eingetretene, tiefer greifende anatomische Veränderungen der Gelenkkapsel oder der Gelenkenden rückgängig machen kann, darf natürlich nicht erwartet werden.

Besteht begründeter Verdacht auf vorwiegend *innersekretorisch* bedingte Gelenkerkrankungen, dann ist ein therapeutischer Versuch mit Keimdrüsenpräparaten gerechtfertigt, bei Frauen im Klimakterium etwa 2—3 mal wöchentlich 1 mg Progynon B oleos., bei älteren Männern 100 mg Depot-Testoviron.

Die Behandlung der Spondylarthritis ankylopoetica entspricht dem Gesagten. Hinzuzufügen wäre nur, daß Röntgenbestrahlungen, Ultraschalltherapie und Behandlung mit Thorium X bei diesem Leiden wenigstens vorübergehend Besserungen zeitigen können.

Felty- und Still-Syndrom

Hauptsächlich bei Frauen um das 5. Lebensjahrzehnt kommen chronische, von akuteren fieberhaften Schüben unterbrochene, symmetrisch angeordnete Polyarthritiden zur Beobachtung, die als besonderes Kennzeichen eine Splenomegalie und eine dauernde Leukopenie aufweisen. Lymphknotenschwellungen können hinzutreten, auch Achylie des Magensafts und hypochrome Anämie. Dieses Syndrom, von FELTY 1924 herausgestellt, pflegt einen gutartigeren Verlauf zu nehmen, als das von STILL (1896) beschriebene Syndrom. Dieses findet sich nur bei Kindern und äußert sich gleichfalls als subakuter Gelenkrheumatismus durch symmetrische Gelenkschwellungen. Auch die Gelenke der Halswirbelsäule werden oft befallen. Milzvergrößerung und generalisierte Lymphdrüsenschwellungen finden sich regelmäßig, Endomyokarditis und Perikarditis seltener. Schubweise tritt Fiebersteigerung auf, das Blutbild ist nicht auffällig. Innerhalb von 1—2 Jahren pflegt der Tod der Kinder einzutreten. Man glaubt, daß beide Zustände durch Krankheitserreger (Kokken?) ausgelöst werden, wobei die Resistenz des betroffenen Organismus gegenüber der Erregervirulenz beim STILL-Syndrom zwar besser ist als bei der Lentasepsis, aber lange nicht so gut wie beim Rheumatismus. Das FELTY-Syndrom soll hinsichtlich der Immunitätslage zwischen STILL-Syndrom und Rheumatismus einzuordnen sein. Therapeutisch wird neben Pyramidon- und Irgapyrin-Therapie (Achtung auf die Leukopenie beim FELTY-Syndrom!) die Anwendung von ACTH und Cortison unter gleichzeitiger Verabreichung von Antibioticis versucht.

Periarthritis humeroscapularis

Dieses überaus häufige Leiden erstreckt sich auf den Bereich eines oder beider Schultergelenke, ist außerordentlich schmerzhaft und läßt der Schmerzen wegen eine seitliche Erhebung des Armes über die Horizontale hinaus nicht zu, ebensowenig den Griff der Hand nach dem Rücken. Gewöhnlich wird der Arm in Adduktionsstellung fixiert. Die Insertionsstellen der Supra- und Infraspinatussehnen, die Spitze des Coracoids und der Sulcus intertubercularis erweisen sich als sehr druckempfindlich. Röntgenologisch finden sich bisweilen Kalkablagerungen über dem Tuberculum maius, die sich gar nicht selten spontan oder unter der Therapie zurückbilden. Die Bedingungen, unter denen dieses Zustandsbild entsteht, sind in der Mehrzahl der Fälle nicht zu ermitteln, gelegentlich gehen Zerrungen, langdauernde Fixationen des Schultergelenks in Adduktionsstellung oder auch stumpfe Traumen vorher. Die Tendenz zu Schrumpfungen der Gelenkkapsel ist groß und es kann ihr nur durch ausgiebige Bewegungsbehandlung entgegengewirkt werden. Neben den Bewegungsübungen sind Wärmeanwendungen und Analgetica nützlich. Röntgentiefenbestrahlungen bewähren sich oft gut. Intraartikuläre Hydrocortisoninjektionen können gleichfalls sehr erfolgreich sein.

Anhang
Die sog. pararheumatischen Erkrankungen (Kollagenkrankheiten im engeren Sinne)

Unter diesen Begriff fällt eine Reihe von Krankheitsbildern, die sich weniger durch Gelenkerscheinungen, als vielmehr durch den anatomischen Befund des Rheumatismus (fibrinoide Verquellung der Bindegewebsfasern, zellige Infiltrationen) und durch eine gewisse therapeutische Beeinflußbarkeit mittels ACTH und Cortison auszeichnen.

Das **Erythema nodosum** (vgl. S. 573) kommt nicht nur im zeitlichen Zusammenhang mit der akuten Polyarthritis zur Beobachtung, sondern auch im Verlauf eines Scharlachs, im

Sekundärstadium der Tuberkulose und bei Arzneiüberempfindlichkeit. Es äußert sich durch subcutan gelegene, etwas druckschmerzhafte Knoten von Erbsen- bis Walnußgröße mit zunächst blauroter, später bräunlicher Verfärbung der über den Knoten befindlichen Haut. Mit besonderer Vorliebe treten die Knoten im Bereich der Unterschenkel auf. Sie gehen gewöhnlich im Lauf von 2—3 Wochen wieder zurück.

Das **Lupus erythematodes** befällt fast ausschließlich Frauen. Es besteht lang sich hinziehendes Fieber. Die Hautveränderungen zeigen sich bevorzugt im Gesicht, am Ohr, an den Handtellern und Fußsohlen. Die Zungenschleimhaut erweist sich nicht selten als atrophisch. Abakterielle Endokarditis, manchmal sich daran anschließende bakterielle Endokarditis, Perikarditis und Pleuritis werden vielfach beobachtet. Milz- und Lymphdrüsenschwellungen kommen vor. Gelenkerscheinungen, sofern sie vorhanden sind, verlaufen unter dem Bild der schleichenden chronischen Polyarthritis. Die Blutsenkungsgeschwindigkeit ist hochgradig beschleunigt, was auf eine erhebliche Dysproteinämie schließen läßt. Bisweilen stellt sich ein nephrotisches Syndrom ein. Im Lauf der Krankheit kommt es zur Anämie, gelegentlich zur thrombopenischen Purpura, und unter zunehmender Kachexie kommen schließlich alle Patienten ad exitum. In den Leukocyten, vor allem des mit Heparin ungerinnbar gemachten Knochenmarkpunktats, finden sich homogene Plasmaeinschlüsse, sog. Lupus erythematodes-Zellen. Durch Cortison bzw. ACTH kann der Zustand vorübergehend günstig beeinflußt werden.

Nahe verwandt oder vielleicht sogar identisch mit dem Lupus erythematodes ist das **Libman-Sacks-Syndrom**, bei dem die abakterielle Endokarditis, oft vergesellschaftet mit Myo- und Perikarditis, unter chronischen Temperatursteigerungen den Hauterscheinungen eines Lupus erythematodes lange Zeit vorausgeht.

Das **Sjögren-Syndrom** ist ausgezeichnet durch einen fibrösen, atrophierenden Prozeß an den Tränen- und Speicheldrüsen, auch an den Schleimhäuten des Atmungs- und Verdauungsapparates sowie der Genitalien. Es kommt zum Versiegen der Tränen- und Speichelsekretion sowie zur Keratoconjunctivitis. Achylie des Magens ist häufig zu finden. Dieses Bild ist gekoppelt mit chronisch-polyarthritischen Erscheinungen. Eine Hyperostosis frontalis interna ist bei solchen Kranken mehrfach beobachtet worden.

Die **Sklerodermie** bietet vor allem eine derbe, faserige Verdichtung des Bindegewebes der Haut und des subcutanen Gewebes dar, besonders im Bereich des Gesichts und der Extremitäten. Zunächst kommt es zu teigiger Schwellung, später zu Atrophie der Haut mit Pigmentanomalien und Haarausfall. Schließlich ist die Haut von ihrer Unterlage nicht mehr abhebbar. Solche Veränderungen können sich auch auf Sehnen, Periost und Gelenkkapseln erstrecken. Selbst im interstitiellen Bindegewebe der Skeletmuskulatur, ja selbst der Herzmuskulatur finden sich derartige Veränderungen. Man hat des weiteren ein Befallensein der Schleimhäute des Intestinaltrakts, auch sklerosierende Prozesse in der Adventitia der Arterien beobachtet. Gelenkerscheinungen vom Typus der primär chronischen Polyarthritis gehen den Hautveränderungen oft voraus. Zumeist erkranken Frauen in jüngeren Jahren. Innersekretorische Störungen verschiedener Art im Sinne einer pluriglandulären Insuffizienz sind in zahlreichen Fällen zu konstatieren. Therapeutisch sind auch bei dieser Krankheit in frühen Stadien Cortison und ACTH von Nutzen, jedoch nur vorübergehend.

Ein entzündliches, mit einem ungleichmäßig über den Körper verteilten derben Ödem einhergehendes Leiden der Haut, der Subcutis und der Skeletmuskulatur stellt die **Dermatomyositis** dar. Unter geringem Fieber, stark beschleunigter Blutsenkungsgeschwindigkeit, Muskel- und Gelenkschmerzen und zunehmender Bewegungseinschränkung erstreckt sich die Krankheit über Monate bis Jahre. Milz und Lymphdrüsen können geschwollen sein, im Blutbild zeigt sich häufig eine Eosinophilenvermehrung. Seitens des Intestinaltrakts kommt es nicht selten zu dysphagischen Beschwerden (Befall der Schlingmuskulatur) und zu krampfartigen Leibschmerzen. Bronchopneumonien, vor allem Schluckpneumonien, führen das Ende herbei. Die Prognose der Krankheit ist sehr ernst und die Beeinflussung des Zustands durch ACTH und Cortison ist höchstens nur ganz vorübergehend.

Die Arthropathia deformans

ist ein chronisches Leiden, das im Gegensatz zur chronischen Polyarthritis primär von einer degenerativen, nichtentzündlichen Krankheit des *Knorpels* und *Knochens* seinen Ursprung nimmt und vor allem einzelne *große* Gelenke, insbesondere das Hüft- und Kniegelenk, seltener das Schultergelenk ergreift.

Die Gelenke zeigen einerseits degenerative Veränderungen am Knorpel, andererseits reaktive Wucherungsprozesse am Knochen, und zwar werden die funktionell am meisten in Anspruch genommenen Teile des Gelenkes am stärksten betroffen. So kommt es sowohl zu Zerstörungen an den Gelenkflächen des Knorpels und Knochens, wie andererseits, namentlich am Rande der Gelenkflächen, infolge des Funktionsreizes zu Knorpelwucherungen sowie zu Exostosen, die eine Verbreiterung der Gelenkflächen herbeiführen. Mitunter wird der Gelenkkopf des Femur regelrecht abgeschliffen, während andererseits die Pfanne durch überhangende gewucherte Massen sich verbreitert oder verschoben erscheint (sie „wandert"). Schließlich wird auch Vergrößerung der Gelenkzotten beobachtet, die teilweise verknochern und dann Anlaß zur Bildung freier Gelenkkörper geben können. So entstehen schließlich schwere Verunstaltungen des Gelenkes. Die Gelenkhöhle bleibt jedoch meist erhalten (was für die entzündlichen Gelenkaffektionen oft nicht zutrifft).

Die das Leiden bedingenden Faktoren sind nicht genügend geklärt. In zahlreichen Fällen spielen mechanisch-statische Momente, z. B. fehlerhafte oder übermäßige Belastung des Gelenkes eine Rolle. Bemerkenswert ist u. a. das relativ häufige Vorhandensein von Veränderungen an den Kniegelenken bei adipösen Menschen und bei stärker ausgeprägtem Pes planus. Sicher spielen auch Traumen eine auslösende Rolle. Bei der im Greisenalter vorkommenden Arthropathie des Hüftgelenkes (Malum coxae senile) werden Ernährungsstörungen infolge von Arteriosklerose angenommen. Eine Coxitis, bei der aseptische Nekrosen im Epiphysenbereich des Hüftgelenkkopfes sekundäre Deformierungen im Hüftgelenk bedingen, kommt in der Jugend vor (sog. PERTHESsche Krankheit). Daß auch *chemische* Noxen degenerative Gelenkkrankheiten bewirken können, zeigt deren Vorkommen bei der *Alkaptonurie* (vgl. S. 559).

Auch die bei der *Hämophilie* (vgl. S. 331) sowie bei *Tabes, Syringomyelie* (S. 629 bzw. S. 623) und im Gefolge von Neuritiden auftretenden, zum Teil schweren Gelenkaffektionen tragen den Charakter der Osteoarthropathia deformans. Schließlich wird beim Weibe im Klimakterium sowie auch nach künstlicher Sterilisierung mitunter eine sog. *Arthropathia ovaripriva* beobachtet, die, in den Knie- und Schultergelenken bilateral symmetrisch lokalisiert, nicht mit Bewegungseinschränkung, wohl aber oft mit starken subjektiven Beschwerden einhergeht.

Jedoch sei man mit dieser Diagnose zurückhaltend und stelle sie nicht ohne Vorhandensein anderer sicherer endokriner Symptome; die Arthropathien der Kniegelenke z. B. beruhen oft lediglich auf der endokrin bedingten Zunahme des Körpergewichtes, die eine abnormale Belastung der Beine bewirkt.

Klinisch kennzeichnet sich die Arthropathia deformans durch mäßige Schmerzen, vor allem zuerst bei extremen, später auch bei geringfügigeren Bewegungen. Sekundär hinzutretende entzündliche Reizzustände bringen vorübergehend stärkere Schmerzen mit sich. Die Beweglichkeit bleibt bei der Erkrankung der großen Gelenke gewöhnlich lange Zeit relativ gut erhalten; in anderen Fällen kommt allerdings schon frühzeitig eine progrediente Funktionsstörung zur Geltung. Schließlich kann die Bewegungsfähigkeit des Gelenkes vollkommen aufgehoben sein. Schon im Beginn des Leidens läßt sich an derartigen Gelenken mit der aufgelegten Hand bei passiven Bewegungen feines, an das Knirschen von Sand erinnerndes Krepitieren oder grobes Krachen feststellen. Echte Ankylosierung, wie sie bei den entzündlichen Gelenkaffektionen häufig ist, gehört nicht zum Bilde. Nicht selten entwickelt sich, namentlich im Kniegelenk, ein seröses Exsudat, das eine Schwellung des Gelenkes bewirkt, die aber im Laufe der Zeit häufig Schwankungen in ihrem Umfang zeigt. Die am meisten befallenen Gelenke sind das *Kniegelenk*, das *Hüftgelenk* und das *Schultergelenk*, während die kleinen Gelenke wesentlich seltener, unter ihnen hauptsächlich die Fußgelenke, speziell die Fußwurzelgelenke erkranken. Symmetrisches Befallenwerden der Gelenke wird zwar bisweilen, aber nicht regelmäßig beobachtet, oft tritt die Krankheit monoartikulär auf. Bei der Arthropathie der Kniegelenke, die sehr häufig beiderseitig anzutreffen ist, kann eine Druckempfindlichkeit des medialen Gelenkspaltes ein Frühsymptom sein. Im Laufe der Zeit stellt sich häufig eine Atrophie der benachbarten Muskulatur als Folge der Inaktivität derselben ein, so daß die etwa vorhandene Schwellung des

Gelenkes dadurch stärker in die Augen fällt. Eine häufige Begleiterscheinung ist ferner, insbesondere bei der Arthropathie der Kniegelenke, eine fortschreitende Beugecontractur, die schließlich die Gelenkenden in Winkelstellung fixiert, ohne daß eine Ankylose besteht. Derartige Kranke sind teils dauernd ans Bett gefesselt, teils bewegen sie sich an Krücken.

Das *Rontgenbild* ergibt an den Gelenkenden unregelmäßige, zum Teil zackige Excrescenzen und Randwülste, Abschleifung der Gelenkflächen, Corpora libera usw. Die Gelenkhohle bleibt erhalten, der Gelenkspalt ist infolge der Knorpelatrophie verschmalert; atrophische Veranderungen am Knochen pflegen dagegen zu fehlen.

Der **Verlauf** des Leidens ist in der Regel äußerst langwierig; seine Dauer erstreckt sich meist über Jahre und Jahrzehnte. Auch bei dieser Krankheit besteht deutliche Abhängigkeit von der Witterung. Heilungen kommen bei einigermaßen fortgeschrittenen Fällen niemals, bei initialen Fällen recht selten vor.

Bei den *therapeutischen* Überlegungen ist an die Möglichkeit einer Beeinflussung durch orthopädische Maßnahmen zu denken. Eine Verringerung des Körpergewichts führt bei adipösen Kranken am besten und sichersten zu einer Minderung der Beschwerden. Röntgenbestrahlung bringt etwa in der Hälfte der Fälle einen guten Erfolg. Begleitende entzündliche Reaktionen pflegen auf Antineuralgica (besonders Irgapyrin) und Warme (Bäder, Kurzwellenbestrahlungen, Moor- und Schlammpackungen) gut zu reagieren.

Die sog. HEBERDENschen *Knoten* sind kleine, in der Regel zwischen der 2. und 3. Phalanx an den Gelenkenden seitlich oder dorsal gelegene Exostosen, die bis zu erbsengroßen Prominenzen wachsen können. Der Gelenkspalt ist verengt und leichte ulnare Verbiegungen der Endglieder können sich einstellen. Besonders häufig treten die HEBERDENschen Knoten bei Frauen im Klimakterium auf. Beschwerden werden hierdurch kaum verursacht, nur gelegentlich entstehen leichte Schmerzen bei starkerer Beanspruchung (z. B. beim Maschineschreiben).

Spondylosis deformans

Die **Spondylosis deformans** kommt häufiger bei Männern, namentlich bei älteren und insbesondere schwer arbeitenden Individuen vor und entspricht der Osteoarthropathia deformans.

Das Leiden *beginnt* in den *Zwischenwirbelscheiben*, die ihre Elastizität verlieren, niedriger werden und schließlich zum Teil völlig verschwinden. Asymmetrie des Prozesses hat mitunter Schragstellung der Wirbelkörper zur Folge und damit eine Verwerfung der Dornfortsatzlinie; die Wirbelkörper selbst werden deformiert, nehmen an Hohe ab und zeigen charakteristische exostotische Randwucherungen in Spangen-, Sporn- und Schnabelform, welche zum Teil brückenartig zu den benachbarten Wirbeln hinüberreichen (sog. Zuckergußwirbelsaule) und offenbar Kompensationsvorrichtungen zur Stützung der Wirbelkörper darstellen; es kommt dadurch besonders im Lendenteil und hier namentlich auf der rechten Seite (als Folge der funktionellen Inanspruchnahme) zu sehr charakteristischen und zum Teil recht massiven Veränderungen speziell auch im Rontgenbilde. Gelegentlich verknöchern einzelne Wirbel untereinander. Am häufigsten wird der Brust- und vor allem der Lendenteil befallen, mitunter aber auch die Halswirbelsäule. Die kleinen Wirbelgelenke bleiben frei. Die sich einstellende Versteifung betrifft auch bei fortgeschrittenen Fallen nur einzelne Teile der Wirbelsaule, wie überhaupt die Verteilung eine ungleichmaßige ist. Rudimentäre Formen des Leidens werden sehr haufig bei Röntgenaufnahmen als zufälliger Nebenbefund (besonders oft bei Skoliosen) ohne Vorhandensein subjektiver Storungen beobachtet, welche übrigens auch bei starkeren Veranderungen fehlen konnen. Dies kann gelegentlich auch für die Frage der Begutachtung von Bedeutung sein.

Die *Symptome* sind Abnahme der Beweglichkeit der Wirbelsäule sowie Schmerzen, die bei der Spondylosis lumbalis besonders beim Bücken, Aufrichten und Heben und beim Beklopfen der Dornfortsätze auftreten und im Rücken, im Gesäß und an der Hinterfläche der Oberschenkel lokalisiert werden (Verwechslung mit Ischias!); doch erklären sie sich zum Teil auch aus begleitenden Myalgien. Stauchschmerz fehlt. Charakteristisch ist bei Bücken und Seitwärtsbewegungen das Ausbleiben des normalen Ausgleiches der Lordose. Die Blutsenkungsreaktion ist nicht beschleunigt. Eine sichere Diagnose liefert nur das Röntgenbild. Durch eine mechanische Irritation vegetativer Nerven bei deformierenden Halswirbelsäulenprozessen können stenokardische Beschwerden, Kopfschmerzen (Migraine cervicale) und cerebrale zirkulatorische Störungen hervorgerufen werden.

Die **Therapie** der Spondylosis deformans hat die Beseitigung solcher Momente anzustreben, die für die Auslösung der Veränderungen verantwortlich sind. So wird in manchen Fällen eine Änderung der Arbeitsbedingungen in Betracht kommen, in anderen Fällen Stützung der Lendenwirbelsäule mittels Lendengürtels mit Pelotte sowie die Behandlung der begleitenden Myalgien und Neuralgien durch Wärme (Kurzwelle, Dampfstrahldusche, warme Bäder, Fangopackungen), Antineuralgica und Massage der Rückenmuskulatur.

Gewisse Beschwerden und Formanomalien der Wirbelsäule können durch die sog. SCHMORLschen Knorpelknötchen hervorgerufen werden. Dabei kommt es zu einer hernienartigen Vorstulpung eines Teils der Zwischenwirbelscheibe in den Wirbelkörper durch vorgebildete oder traumatisch entstandene Lücken der Deckplatte der Wirbel. Als Aufhellungen sind die Knorpelknötchen z. T. im Röntgenbild sichtbar. Diese Veränderung liegt auch der sog. SCHEUERMANNschen Krankheit (oder Adoleszentenkyphose) zugrunde, bei der hauptsächlich die Brustwirbelsäule befallen ist, deren Wirbelkörper teilweise Keilform zeigen, teilweise verschmälert sind, so daß ein fixierter Rundrücken entsteht. Das Leiden beginnt zwischen dem 14. und 19. Lebensjahr. Die Therapie besteht in einer möglichst frühzeitigen einzuleitenden Liegekur mit Gipskorsett, später im Tragen eines Stützkorsetts.

Bandscheibenprolaps s. S. 609. Spondylitis tuberculosa s. S. 586. Gicht s. S. 549.

Krankheiten der Knochen
Osteomalacie und Osteoporose

Osteomalacie ist eine Krankheit des Skelets, die im wesentlichen auf Kalkschwund (Halisteresis) und Atrophie der Knochen beruht, die infolgedessen eine abnorm weiche Beschaffenheit annehmen. Die Fähigkeit zur Bildung osteoiden Gewebes ist erhalten, aber dieses verkalkt nicht. Die Krankheit befällt vor allem geschlechtsreife Frauen, namentlich im Zusammenhang mit der Gravidität und dem Wochenbett *(puerperale Osteomalacie)*. Unter Osteoporose versteht man einen Zustand, bei dem trotz hinreichenden Calciumangebotes die Funktion der Osteoblasten geschmälert ist. Klinisch und auch röntgenologisch kann man Osteomalacie und Osteoporose oft nur schwer trennen. Lediglich die histologische Untersuchung des Knochens kann zuverlässige Aufklärung bringen.

Das **Krankheitsbild** der Osteomalacie und der hochgradigen Osteoporose beruht im wesentlichen auf der krankhaften Biegsamkeit der Knochen sowie den daraus entstehenden Formänderungen des Skelets und ihren Folgezuständen. Die stärksten Veränderungen pflegt, namentlich bei der puerperalen Form der Osteomalacie, das Becken zu zeigen. Der Druck der Wirbelsäule bewirkt infolge des Gewichts des Rumpfes ein starkes Vorspringen des Promontoriums; ferner wird das Becken infolge der Kompression durch die Oberschenkelköpfe seitlich zusammengedrückt. Der Beckeneingang nimmt Kartenherzform an; die Symphyse springt infolge der Abknickung der Schambeinäste schnabelartig vor. Nächst dem Becken zeigt die Wirbelsäule hochgradige Formänderungen. Die Wirbelkörper werden kürzer, und es entwickeln sich in der Regel Kyphosen und Kyphoskoliosen. Die Rippenbogen nähern sich dem Darmbeinkamm. Ferner wird der Winkel zwischen Schenkelhals und -schaft kleiner. Schließlich wird auch der Brustkorb von der Erweichung ergriffen, die Rippen sinken seitlich ein, das Brustbein springt kielartig vor.

Die ersten Krankheitserscheinungen bei Osteomalacie und Osteoporose bestehen in Schmerzen in den Knochen des Beckens, im Kreuz und in den Extremitäten; meist sind die Knochen auch druckempfindlich. Außerdem macht sich bald eine zunehmende Muskelschwäche bemerkbar. Letztere sowie die Skeletveränderungen erklären die im weiteren Verlauf alsbald eintretenden Störungen beim Gehen. Der Gang wird unsicher, teils eigentümlich watschelnd, teils hüpfend. Treppensteigen fällt den Kranken frühzeitig schwer und wird bald unmöglich (Schwäche des M. ileopsoas). Das Zusammensinken des Rumpfskelets, speziell der Wirbelsäule, bewirkt, daß die Patienten kleiner werden. Den Frauen werden die Röcke zu lang; Krücken müssen gekürzt werden. Die Weichteile des Rumpfes zeigen infolge Verkürzung desselben oft charakteristische, quer verlaufende Wülste. Ein frühzeitiges Symptom ist ferner Spasmus der Oberschenkeladductoren, so daß die Beine nicht gespreizt werden können.

Die gynäkologische Untersuchung ergibt die oben beschriebene hochgradige Deformierung des Beckens mit Verengerung, speziell des queren Durchmessers (die Conjugata vera ist nicht verkürzt), so daß eine normale Geburt unmöglich wird. Bei der puerperalen Form der Osteomalacie bewirken erneute Graviditäten, bisweilen auch schon jede Menstruation weitere Verschlimmerungen. Die Menstruation pflegt bei Osteomalacie nicht gestört zu sein. Frauen mit Osteomalacie konzipieren übrigens besonders leicht.

Ätiologisch kommen für Entkalkungsosteopathien sehr verschiedenartige Umstände in Betracht. Zirkulatorische und trophoneurotische Störungen liegen manchen Knochenatrophien und -entkalkungen zugrunde, unzureichender Gehalt der Nahrung an Calcium, Phosphor und Vitamin D, ebenso natürlich Störungen der Resorption dieser Stoffe bei Darmerkrankungen können zu osteoporotischen bzw. osteomalacischen Zuständen führen (Hungerosteopathie vgl. S. 561, Sprue vgl. S. 382, Rachitis vgl. S. 567). Mineralstoffwechselstörungen bei chronischen Nierenerkrankungen führen zur sog. renalen Osteopathie. Inkretorisch bedingt sind die Osteoporosen beim Morbus *CUSHING* (s. S. 512) und beim Morbus *Basedow* (s. S. 499). Für die Osteomalacie, die vor allem während und nach der Schwangerschaft auftritt, dürfte neben dem gesteigerten Verbrauch an Calcium, Phosphor und Vitamin D die Wirkung der Sexualhormone auf den Skeletstoffwechsel eine Bedeutung haben. Wahrscheinlich ist auch die Altersosteoporose und -malacie ätiologisch mit dem Rückgang der Keimdrüsenfunktion weitgehend in Zusammenhang zu bringen. Anlagebedingte, erbliche Osteoporosen werden vielfach als *Osteopsathyrosen* (= Knochenbrüchigkeiten) bezeichnet. Zu ihnen gehört die Osteogenesis imperfecta. Oft kommen die mit dieser Krankheit behafteten Kinder mit bereits intrauterin entstandenen Frakturen zur Welt. Meist ist die Lebensdauer solcher Kinder nur kurz. Blaue Skleren sind häufiges Begleitsymptom.

Therapie. Eiweißreiche und kalkreiche Ernährung sind bei allen Formen von Osteomalacie und Osteoporose anzustreben. Kalkpräparate über lange Zeit, Phosphorlebertran, besonders aber Vitamin D-Stöße (s. S. 569) sind zu versuchen. Sexualhormone (bei Frauen mit Osteomalacie gleichzeitig männliches und weibliches Hormon, etwa in Form des Primodian (= Methyl-Testosteron + Äthinyl-Östradiol) dürfen nur mit Vorsicht angewandt werden (virilisierende Eigenschaften des Testosterons, Auftreten einer Metropathia cystica!). Unerläßlich ist bei der puerperalen Osteomalacie die Verhütung weiterer Schwangerschaften.

Ostitis deformans (Paget)

Durch eine Störung der Regulation im Abbau und im Anbau von Knochensubstanz kommt es zur Umwandlung von Skeletteilen, wobei der Anbau sich vorwiegend in Form von schlecht verkalkendem Osteoidgewebe vollzieht. Im Röntgenbild entsteht eine schwammige Zeichnung. Zunächst und bevorzugt werden die Schädelknochen und die Knochen der Unterschenkel ergriffen, späterhin greift der Prozeß auf weitere Skeletbezirke über. Es stellen sich Knochenauftreibungen und -verbiegungen ein, auch der Schädelumfang nimmt zu. Die Gesichtsknochen bleiben hingegen verschont. Durch den Umbau von Knochengewebe an der Schädelbasis kann es zur Kompression von Hirnnerven mit entsprechenden Reiz- und Ausfallserscheinungen kommen. Die befallenen Skeletteile verursachen Schmerzen und neigen zu Spontanfrakturen. Das Knochenmark weist eine fibröse Umwandlung auf. Die alkalische Serumphosphatase zeigt sich als erhöht. Die Krankheit pflegt in den mittleren und höheren Altersstufen, und zwar überwiegend bei Männern aufzutreten. Hinsichtlich der die Krankheit bedingenden Faktoren ist nichts bekannt, bisweilen konnte familiäres Auftreten beobachtet werden. In etwa 2% der Fälle entwickelt sich auf dem Boden eines Ostitis deformans ein Sarkom. Eine vorübergehende therapeutische Beeinflussung ist durch die Verabreichung von Progynon M, ACTH und Röntgenbestrahlungen bisweilen zu erzielen.

Marmorknochenkrankheit (Albers-Schönberg)

Diese sehr seltene, das gesamte Skelet befallende Osteosklerose kommt bisweilen schon bei Neugeborenen, hin und wieder auch einmal bei Jugendlichen oder Erwachsenen vor, manchmal familiär. Röntgenologisch lassen die kalkreichen Knochen keine Strukturzeichnung und kaum noch Markräume erkennen. Der durch die totale Verkalkung bedingte Elastizitätsverlust begünstigt die Entstehung von Frakturen bei geringfügigem Anlaß. Bei mehreren der beobachteten Fälle war eine hochgradige Blutarmut (osteosklerotische Anämie) mit Auftreten von Erythroblasten und Myelocyten im strömenden Blut begleitendes Symptom. Die ätiologisch ganz unklare Krankheit läßt sich therapeutisch nicht beeinflussen.

Chondrodystrophie

Hierbei handelt es sich um eine bereits im intrauterinen Leben vorhandene Anomalie der Epiphysenknorpel, die zu einer Störung des Längenwachstums vor allem der Extremitäten führt, während Kopf und Rumpf ein normales Verhalten zeigen. Das periostale

Knochenwachstum ist nicht gestört. Die Chondrodystrophie ist bereits bei der Geburt in charakteristischer Weise ausgeprägt zum Unterschied vom *rachitischen* Zwergwuchs, der sich erst gegen Ende des Sauglingsalters bemerkbar macht. Alle Chondrodystrophiker sehen in ihrem grotesken Äußeren einander ähnlich. Ihr Habitus ist durch einen unverhaltnismäßig großen Kopf mit eingesunkener Nasenwurzel (infolge Verkürzung der Schadelbasis) und die viel zu kurzen Extremitaten (*Mikromelie*) sowie häufig durch auffallend weite, faltige Haut gekennzeichnet. Die Muskulatur pflegt bezeichnenderweise sehr kraftig entwickelt zu sein, die Hande sind auffallend kurz und breit, von quadratischer Form, die drei mittleren Finger sind meist gleich lang. Die Genitalien sind im Gegensatz zum hypophysären Zwergwuchs gut entwickelt. Die Intelligenz ist nicht beeinträchtigt, oft sogar sehr gut entwickelt. Wegen ihres absonderlichen Aussehens betatigen sich diese Zwerge nicht selten als Clowns (fruher als Hofzwerge). Der chondrodystrophische Zwergwuchs ist dominant erblich.

Knochentuberkulose

Meist ausgehend von einem, u. U. latenten tuberkulösen Herd in einer Lymphdrüse oder in der Lunge kann auf dem Weg hämatogener Keimverschleppung ein tuberkulöser Herd im Skeletsystem entstehen. Bevorzugt befallen werden die Wirbelkörper, die Rippen, das Brustbein und das Schambein. Kommt es zu Absiedelungen in lange Röhrenknochen, so befindet sich der Krankheitsherd meist im Epiphysenbereich, während Absiedelungen in kurze Röhrenknochen, hauptsächlich vorkommend im Kindesalter, die Diaphysen betreffen, die sich dann auf Grund von Periostreaktionen verdicken (Spina ventosa). Die teils produktiven, teils exsudativen Knochenmarksprozesse führen zu ganz allmählich sich steigernden Schmerzen und häufig durch die Verkäsung und Verflüssigung des zerstörten Gewebes zu Abscessen. Je nach ihrem Sitz können solche Abscesse durch die darüberliegende sich verdünnende, kaum gerötete Haut perforieren, sich sekundär mit Eitererregern infizieren und zu langdauernden Fisteleiterungen Veranlassung geben. Die Knochentuberkulose kommt in allen Lebensaltern vor, besonders gehäuft bei Kindern und Jugendlichen und dann wieder bei betagten Menschen.

Die besonders oft zu beobachtende *tuberkulöse Caries der Wirbelsäule (Malum Potti)* lokalisiert sich mitVorliebe im Bereich der unteren Brustwirbelsäule, seltener werden Hals- und Lendenwirbelsäule befallen.

Anatomischer Befund. Das in der *Spongiosa* des Wirbelkörpers sich entwickelnde tuberkulöse Granulationsgewebe bewirkt bei ausgedehnter Zerstörung des Knochens ein Zusammensinken des erkrankten Wirbels. Hierdurch kommt es zu Verschiebung und oft zu spitzwinkliger Knickung der Wirbelsäule (Gibbus) sowie bisweilen zu einer Einengung des Wirbelkanals, die namentlich durch die sich zwischen Wirbel und Dura ansammelnden Massen von käsigem Eiter gefordert wird. Auf das Ruckenmark selbst greift der tuberkulöse Prozeß nicht über. Dagegen wird das Rückenmark durch die genannten Veränderungen entweder grob mechanisch komprimiert, was aber tatsächlich selten ist, oder es kommt frühzeitig infolge einer Pachymeningitis tuberculosa mindestens zu einer lokalen Ischamie sowie zu Lymphstauung im Rückenmark, die beide bereits genügen, um eine Degeneration des Rückenmarks und seiner Wurzeln hervorzurufen. Bei langerem Bestehen des Prozesses entsteht infolge von Neurogliawucherung eine Sklerosierung des erkrankten Rückenmarksabschnittes. Bei Ausheilung des Prozesses kann es übrigens infolge von Callusbildung des Knochens noch nachtraglich zu einer Stenosierung des Wirbelkanals kommen.

Krankheitsbild der Spondylitis tuberculosa. In einer Reihe von Fällen sind die ersten Zeichen des Leidens nicht spinaler Art, sondern auf die Erkrankung der Wirbelsäule hinweisende Symptome. Die Patienten klagen über Steifigkeit im Rücken, oft verbunden mit dumpfen Schmerzen. Letztere werden häufig durch Bewegungen des Rumpfes verstärkt. Beim Bücken und Aufrichten fällt eine eigentümliche steife Haltung des Rückens auf. Manche Patienten leiden schon frühzeitig an neuralgieartigen Schmerzen, die auf Reizung der hinteren Wurzeln beruhen und, je nach dem Sitz der Krankheit im Dorsal- oder Cervicalmark, in die unteren Extremitäten und die Gegend des unteren Randes des Rippenbogens oder in die Arme ausstrahlen. Daneben bestehen oft in den gleichen Gebieten Parästhesien wie Brennen und Ameisenlaufen.

Die *objektive* Untersuchung ergibt häufig schon frühzeitig eine auf den anatomischen Wirbelveränderungen beruhende Deformität der Wirbelsäule, und zwar meist in Form einer deutlichen spitzwinkligen Kyphose (sog. POTTscher Buckel), in anderen Fällen ist dieselbe nur angedeutet in Form eines stärkeren Vorspringens eines Dornfortsatzes; in einer nicht ganz kleinen Zahl von Fällen, namentlich bei Erwachsenen, fehlt dagegen jede wahrnehmbare Deformität der Wirbelsäule.

Frühzeitig pflegen auch *motorische* Störungen aufzutreten, und zwar Schwäche und Steifigkeit in den Extremitäten, sowie im weiteren Verlauf langsam sich entwickelnde Lähmungen. In einzelnen Fällen treten dieselben auch akut auf. Anfangs können diese Erscheinungen sich zunächst nur einseitig geltend machen. Später kommt es regelmäßig zum Bilde der Paraparese oder Paraplegie. Je nach dem Sitz des Herdes ist die Lähmung eine schlaffe oder eine spastische. Spastische Paraparese der Beine mit Steigerung der Patellarreflexe sowie Patellar- und Fußklonus und das BABINSKIsche Phänomen finden sich bei Erkrankung der oberen Brust- sowie der Halswirbelsäule. Doch kommt Steigerung der Sehnenreflexe mitunter auch bei schlaffer Lähmung vor. Erkrankung des XI. und XII. Brustwirbels sowie des I. Lumbalwirbels bewirkt schlaffe atrophische Lähmung der Beine, ferner Abschwächung oder Fehlen der Patellarreflexe. Caries der unteren Halswirbel macht außer spastischer Paraparese der Beine eine schlaffe Lähmung der oberen Extremitäten mit Atrophie der Hand- und Armmuskeln.

Bei Erkrankung der obersten Halswirbel kann sich Atrophie der Zunge (evtl. einseitig) bzw. Trapeziuslähmung einstellen. Die Patienten stützen hier bei Bewegung des Oberkörpers den Kopf mit der Hand (RUSTsches Symptom).

Störungen seitens der *Sensibilität* sind gegenüber den motorischen Störungen häufig nur wenig ausgebildet; sie können sogar fast vollkommen fehlen. Relativ häufig sind gürtelförmige hyperästhetische Zonen in der Höhe des erkrankten Segmentes. Blasenstörungen wie bei Myelitis kommen vor, fehlen aber auch oft vollständig; das gleiche gilt von Mastdarmstörungen. Mitunter treten im weiteren Verlauf der Krankheit durch Hinabkriechen des Eiters von den cariösen Wirbeln sog. *Senkungsabscesse* auf, die bisweilen sogar erst Aufschluß über den Charakter des Leidens geben. Derartige Abscesse gelangen mit Vorliebe in der Leistengegend als sog. Psoasabscesse an die Oberfläche; sie verraten sich oft schon vorher durch Psoascontractur. Bei cervicaler Spondylitis sammelt sich der Eiter mitunter zwischen Wirbelsäule und hinterer Rachenwand.

Der **Verlauf** der tuberkulösen Spondylitis ist chronisch. Bezüglich der *Prognose* ist es von großer praktischer Bedeutung, daß das Leiden *heilbar* ist und daß bei rechtzeitig einsetzender Therapie auch die spinalen Krankheitserscheinungen sich vollkommen zurückbilden können. In einer nicht kleinen Zahl von Fällen ist dagegen der Ausgang ungünstig. Gefährlich werden den Kranken vor allem die regelmäßig infolge der Blasenlähmung (Katheterismus) bestehende Cystitis oder Cystopyelitis, die häufig über eine Pyelonephritis zur Sepsis führt, sowie andererseits der bei schweren Formen sich einstellende Decubitus in der Gesäßgegend, der durch tiefgreifende brandige Zerstörung der Weichteile ebenfalls den Ausgang in Sepsis herbeiführt. In anderen Fällen gehen die Kranken an der Ausbreitung der Tuberkulose zugrunde.

Die *frühzeitige* Stellung der **Diagnose** ist wegen der Möglichkeit eines günstigen Ausgangs bei rechtzeitiger Behandlung *von der größten Bedeutung*. Bei Vorhandensein eines noch so geringfügigen tuberkulösen Herdes im Körper (Lungenaffektion, tuberkulöse Drüsen) müssen eine auffallende Steigerung der Patellarreflexe, das BABINSKIsche Zeichen sowie neuralgiforme

Schmerzen Verdacht erwecken, auch wenn keinerlei Befund an der Wirbelsäule zu erheben ist. Man beklopfe die einzelnen Wirbel der Reihe nach auf etwaige Schmerzhaftigkeit, lasse ferner den Patienten im Stehen einen Gegenstand vom Boden aufheben und achte dabei auf eine etwaige steife Haltung des Rückens. Wichtig ist auch die Probe auf das Vorhandensein eines sog. Stauchungsschmerzes der Wirbelsäule im Bereich der erkrankten Wirbel, der oft dann eintritt, wenn man bei dem auf einer unnachgiebigen Unterlage sitzenden Patienten mit beiden, auf seinen Scheitel gelegten Händen einen starken plötzlichen Druck von oben her ausführt. In den meisten Fällen gelingt es, mit der Röntgenphotographie den cariös erkrankten Wirbel oder die dadurch hervorgerufene Deformität der Wirbelsäule zur Darstellung zu bringen, wobei allerdings zu beobachten ist, daß zwischen dem Auftreten von Beschwerden und der röntgenologischen Nachweisbarkeit des Prozesses Monate verstreichen können.

Die **Therapie** besteht vor allem in absoluter Ruhigstellung der Wirbelsäule, zum mindesten durch konsequent durchgeführte Rückenlage. Mit Vorteil wird die Lagerung des Kranken in einem Gipsbett vorgenommen. In manchen Fällen wirkt die vorsichtig ausgeführte Extension der Wirbelsäule zum Zwecke des sog. Redressement durch besondere Apparate (GLISSONsche Schwebe, Erhöhung des Kopfendes des Bettes, Zug mit Gewichten bis höchstens 6—7 kg) günstig. Neben der Chemotherapie mit Isonicotinsäurehydracid und Paraaminosalicylsäure ist, wie bei allen tuberkulösen Krankheiten, eine allgemein roborierende Behandlung mit guter Ernährung und Freiluftliegekuren von größter Bedeutung. Zur Bekämpfung eingetretener Mischinfektionen sind Antiobiotica unterstützend heranzuziehen. Die Behandlung jeder Knochentuberkulose soll in Gemeinschaftsarbeit mit einem Chirurgen durchgeführt werden.

Erkrankungen der Skeletmuskulatur
Myalgien (der sog. Muskelrheumatismus)

Überaus häufig machen sich Schmerzen in einzelnen Muskeln geltend, für deren Auslösung Witterungsschädlichkeiten in Form von Kälte- und Nässeeinwirkungen anzuschuldigen sind. Hauptmerkmal ist dann der Schmerz in einem Muskel oder einer Muskelgruppe. Er wird als ziehend oder reißend bezeichnet und ist meist um so intensiver, je akuter das Leiden auftritt. In der Regel ist die Intensität nicht eine dauernd gleichmäßige, sondern sie zeigt Pausen oder Abschwächungen, um namentlich bei Bewegungen der befallenen Muskeln mit erneuter Heftigkeit aufzutreten. Der Kranke ist daher ängstlich bemüht, das erkrankte Muskelgebiet ruhig zu stellen. Druck auf den Muskel, ferner Ermüdung sowie Kälte wirken verschlimmernd, während Wärme in der Regel den Schmerz mildert. Die Haut über dem befallenen Muskel ist an dem Schmerz nicht beteiligt.

Die *Lokalisation* der Myalgien zeigt gewisse Prädilektionsgebiete. Häufige Lokalisationsformen sind die *Omalgie* bei der der Musculus deltoides Sitz der Erkrankung ist, weiter die Myalgia *cervicalis* bzw. der *Torticollis*, wobei Trapezius, Sternocleido oder Splenius befallen sind, der Kopf steif gehalten wird und nach der gesunden Seite gedreht ist; endlich der *Lumbago* (Hexenschuß) mit heftigen Schmerzen in der Lendenmuskulatur, die dem Patienten fast jede Bewegung des Rumpfes, insbesondere aber das Bücken, unmöglich machen. Seltener sind andere Lokalisationen; so können auch die Muskeln des Brustkorbes sowie des Bauches befallen werden. Bei genauerer *Palpation* zeigt sich, daß es häufig weniger die Muskelbäuche als vielmehr die Ansätze der Muskeln an den Knochen, ferner die Fascien und Sehnen sind, die besonders druckempfindlich sind. Von *objektiv* nachweisbaren Veränderungen am Muskel läßt sich bei akuter Myalgie nicht selten eine krampfhafte Zusammenziehung des Muskels feststellen, die mitunter entsprechende Zwangshaltungen bewirkt, wodurch sich z. B. die Skoliose der Lendenwirbelsäule bei Lumbago erklärt.

Das *Allgemeinbefinden* bei der akuten Myalgie ist häufig, besonders bei kräftigen Individuen, nicht wesentlich beeinträchtigt. In anderen Fällen besteht vorübergehend geringe Temperatursteigerung sowie leichtes Krankheitsgefühl, namentlich in den Fällen, in denen auch sonst die eine „Erkältung" begleitenden Symptome wie Schnupfen, Gliederziehen, mitunter eine leichte Angina bestehen. In wenigen Tagen pflegt der Kranke wieder völlig hergestellt zu sein; die Muskeln sind bei Bewegungen und bei Druck wieder völlig schmerzfrei und funktionstüchtig. Zahlreiche akute Myalgien kommen überhaupt nicht in ärztliche Behandlung. Komplikationen des Leidens kommen nicht vor.

Die *chronischen* bzw. in milderer Form bei schon geringen Kälteeinwirkungen, vielleicht auch bei Infekten immer wieder rezidivierenden *Myalgien* sind entweder ebenfalls in einer bestimmten Muskelgruppe fixiert oder häufiger handelt es sich um die sog. *vagierenden*, von Muskel zu Muskel ziehenden Schmerzen.

Ätiologie und Pathogenese. Sicher ist, daß eine Reihe äußerer Faktoren die Erkrankung begünstigt. Dazu gehören an erster Stelle die Einwirkung von Kälte, Nässe und Zugluft. Manche Berufe, wie die der Landarbeiter, Förster, Wäscherinnen stellen daher ein besonders großes Kontingent für die Krankheit. In anderen Fällen führen Überanstrengung und Übermüdung einzelner Muskeln zu Beschwerden, die einer akuten Myalgie nicht unähnlich sind. Beispiele hierfür sind das sog. Turn- bzw. Reitweh. Manche Myalgie entwickelt sich im Anschluß an eine plötzliche heftige Zerrung eines Muskels, so insbesondere der Lumbago (das sog. Verheben), wobei jedoch ein Bandscheibeneinbruch (Nucleus-pulposus-Hernie) differentialdiagnostisch in Erwägung zu ziehen ist. Das eigentliche Wesen der Krankheit ist bisher nicht geklärt. Die *anatomischen* Untersuchungen ergaben stets einen negativen Befund, abgesehen von den Fällen, bei denen die Kranken im Zusammenhang mit rheumatischen Gelenkaffektionen unter immer wiederkehrenden Schmerzen in der gelenknahen Muskulatur und in den Sehnen leiden. Hier lassen sich narbige Schwielen finden (Fibrositis). Nach der einen Theorie handelt es sich um eine Neuralgie der sensiblen Muskelnerven, nach einer anderen Hypothese entstehen die myalgischen Schmerzen auf dem Reflexwege von der Haut und von den Eingeweiden aus, indem dabei nach dem Prinzip der HEADschen Zonen (vgl. S. 356) eine Irradiation in die entsprechenden Muskeln mit lokaler Circulations- oder Stoffwechselstörung erfolgt. Endlich hat man eine unter dem Einfluß der Kälte vorübergehende Änderung des kolloidalen Zustandes der Muskulatur (sog. Myogelose) als Ursache angenommen.

Das von verschiedenen Seiten und namentlich von Masseuren behauptete Vorkommen kleiner, im erkrankten Muskel fühlbarer Knötchen konnte anatomisch nicht bestätigt werden. Die Knötchen (Myogelosen) dürften auf vorübergehenden lokalen Kontraktionszuständen der Muskulatur beruhen.

Differentialdiagnostisch ist bei allen, vornehmlich chronischen Myalgien an Gelenkaffektionen, statische Anomalien, Neuritiden, sowie an Erkrankungen der Blutgefäße, speziell Thrombosen, zu denken. Praktisch außerordentlich wichtig ist die Erfahrung, daß häufig zunächst eine Myalgie längere Zeit vorgetäuscht wird, wo tatsächlich ernstere Krankheitsprozesse bestehen. Das gilt vor allem z. B. von lumbagoartigen Beschwerden, die durch Reizung der hinteren Rückenmarkwurzeln bei spinalen Leiden und bei entzündlichen oder tumorosen Wirbelerkrankungen hervorgerufen werden. Mancher sog. Brustmuskelrheumatismus ist eine Pleurodynie, die auf pleuritischer Erkrankung beruht. Intrathorakale Tumoren und Aneurysmen äußern sich bisweilen zunächst durch „myalgische" Beschwerden in Schulter und Arm. Auch der Herpes zoster (s. S. 32) bewirkt Schmerzen, die vor der Eruption der Hauteffloreszenzen einer akuten Myalgie ähnlich sehen können. Chronische sog. rheumatische Schmerzen in einer Extremität können auf einer schleichenden Osteomyelitis beruhen (Temperaturmessung, Röntgenbild, Blutuntersuchung!). Es ist somit die Zahl der differentialdiagnostischen Möglichkeiten nicht unerheblich.

Therapie der Myalgien: Lokale Wärme in Form von Bettwärme, Watteeinpackungen, Thermophor, Heißluftkasten, Schwitzprozeduren (Dampfbad, Glühlichtbad), Schutz vor Abkühlung und Erkältung, namentlich vor Zugluft. Lokale Applikation von hautreizenden Medikamenten wie Campherspiritus, Liniment. saponato-camphorat. (Opodeldoc), Senfpflaster, Rheumasan. Innerlich Salicylpräparate wie Natr. salicyl., Aspirin, Salipyrin, Aspiphenin, ferner Atophan und Novatophan, Melubrin (mehrmals täglich 1,0), Novalgin (Methylmelubrin) 3—5mal täglich 0,1—0,2 bzw. 1—4 ccm einer 25%igen Losung intramuskular oder intravenos, Veramon (Veronal-Pyramidon) 3—4mal taglich 0,2 in Tabletten. Bei akuter Lumbago hilft oft die lokale Anwendung einer Novocain-Acetylcholininjektion (0,05—0,1 Acetylcholin auf 5 ccm 0,5% Novocainlosung) in die schmerzenden Muskelbezirke. Beim chronischen Rheumatismus bewahren sich vor allem sachgemäß angewendete Massage sowie bestimmte Badekuren, speziell Moorbader. Endlich versuche man durch vorsichtig dosierte Hydrotherapie die Kalteempfindlichkeit der Patienten zu bekampfen.

Verknöcherungen und Kalkablagerungen in der Muskulatur

Ein Erbleiden, das durch im Kindesalter beginnende und dann fortschreitende Verknöcherungen in der Muskulatur, in Sehnen und Fascien charakterisiert ist, stellt die *Myositis ossificans progressiva* dar. Die Krankheit ist oft mit Mißbildungen im Bereich der Extremitäten vergesellschaftet. Nach akuten Traumen, vor allem aber nach andauernden Belastungen bestimmter Muskelbezirke stellen sich umschriebene Verknöcherungen ein *(Myositis ossificans localisata)*. Reitknochen und Exerzierknochen sind Beispiele hierfür. Kalkablagerungen im Bindegewebe, auch im interstitiellen Bindegewebe der Muskulatur, kommen bei der *Calcinosis interstitialis universalis*, einem bereits in der Jugend in Erscheinung tretenden, möglicherweise erblichen Leiden vor. Die im subcutanen Gewebe gelegenen Kalkablagerungen sind fühlbar, sie können sich gelegentlich durch die Haut entleeren. Eine Mineralstoffwechselstörung hat sich nicht ermitteln lassen.

Myopathien

Bei der **Dystrophia musculorum progressiva** wird die Muskulatur von einem Degenerationsprozeß befallen.

Die Krankheit kommt häufig familiär vor und befällt mit Vorliebe mehrere Geschwister. Sie beginnt in der Regel im Kindesalter *(infantile Form)* oder zur Zeit der *Pubertät (juvenile Form)*. Die Beteiligung der einzelnen Muskelgruppen zeigt eine gewisse Gesetzmäßigkeit insofern, als hier im Gegensatz zur spinalen Muskelatrophie vor allem die *proximalen* Muskelgebiete herab bis zum Ellenbogen und Knie erkranken, wahrend die distalen Teile frei bleiben. Befallen werden vor allem die Muskeln der Brust, des Schultergürtels, des Rückens, der Oberarme, des Gesaßes, der Oberschenkel und des Gesichts. Neben Atrophie der genannten Muskelgruppen kommen aber auch Hypertrophien und sog. *Pseudohypertrophien* vor, die auf der Einlagerung von Fett in den Muskeln beruhen. Es entsteht dadurch eine Volumenzunahme der Muskeln, die man hauptsachlich am Deltamuskel, an den Glutäen und der Wadenmuskulatur beobachtet.

Bei der haufigeren *infantilen* Form, die in den ersten Lebensjahren beginnt, sind die Hauptmerkmale zunehmende Schwache der Rumpf-, Becken- und Oberschenkelmuskulatur. Sie äußert sich in charakteristischer Weise in einem watschelnden oder wiegenden Gang (Versagen der Mm. glutaei medii), weiter in der Erschwerung oder Unmoglichkeit, sich aus liegender Stellung ohne Unterstützung der Arme aufzurichten — die Kinder klettern charakteristischerweise gewissermaßen am eigenen Korper empor — (Atrophie der Glutaen und des Quadriceps); endlich besteht eine auffallend starke Lordose. Weiter werden auch die Gesichtsmuskeln in den Krankheitsprozeß mit einbezogen; die Atrophie befällt die Mm. orbiculares oculi und oris und die Wangenmuskulatur. Die Augen konnen nicht mehr vollkommen geschlossen werden, das Spitzen des Mundes wird unmoglich. Das Gesicht zeigt schließlich eine eigentümliche maskenartige Bewegungslosigkeit, die zusammen mit der Abmagerung den Typus der sog. *myopathischen Facies* bewirkt und die Diagnose dem Kranken schon vom Gesicht abzulesen gestattet.

Bei manchen Fallen uberwiegt zunächst die beschriebene *Pseudohypertrophie* der Muskeln, so daß die Kinder einen abnorm muskulösen Eindruck erwecken, der indessen mit der geringen Muskelkraft kontrastiert.

Bei der *juvenilen* Form der progressiven Dystrophie lokalisiert sich die Krankheit im Gegensatz zur infantilen Form mit Vorliebe im Bereich des Schultergurtels und des Oberarms, wodurch ebenfalls im Laufe der Zeit ein sehr charakteristisches Bild entsteht. Infolge der Atrophien der Schultermuskulatur sinkt die Schulter herab, die Schulterblätter stehen flugelformig ab, die Brust ist infolge des Schwundes der Pectoralmuskeln eingesunken, die Oberarme sind auffallend dunn. Pseudohypertrophien fehlen bei dieser Form. Später stellen sich auch hier wie bei der infantilen Dystrophie Atrophien am Beckengürtel ein. Fibrilläre Zuckungen der Muskeln sowie Entartungsreaktion fehlen; die Sehnenreflexe erlöschen im Bereich der erkrankten Gebiete. Viele der Kranken mit Dystrophie sterben fruhzeitig an einer interkurrenten Krankheit. Bei manchen Patienten zeigt das Leiden später ein stationares Verhalten. Auffallig ist, daß die Kranken spontan Kreatin ausscheiden und im Gegensatz zum Gesunden künstlich zugeführtes Kreatin sofort wieder als solches ausscheiden. Glykokoll (täglich 10—15 g) kann während der Dauer seiner Verabreichung die Krankheitssymptome mildern und die Leistungsfähigkeit der Patienten steigern.

Zu den Myopathien gehört weiter die seltene **Myotonia congenita** oder **Thomsensche Krankheit**. Das meist familiar auftretende Leiden, das das männliche Geschlecht bevorzugt, besteht in der Eigentümlichkeit, daß die Kranken nach einer kraftigen willkurlichen Muskelkontraktion die kontrahierten Muskeln nicht wie der Gesunde sofort wieder prompt zur Erschlaffung zu bringen vermögen, sondern daß der Kontraktionszustand noch einige Zeit bestehenbleibt und nur langsam wieder schwindet. Der Patient vermag daher z. B. die einmal geschlossene Hand nicht sogleich, sondern erst allmahlich unter erheblicher Kraftanstrengung zu offnen. Doch gilt das nur für erstmalig ausgeführte Bewegungen, während bei Wiederholung derselben der Widerstand der Muskeln allmahlich nachläßt. So hat der Myotoniker beim Gehen nur während der ersten Schritte große Schwierigkeiten zu überwinden, die mit dem weiteren Gehen immer geringer werden, so daß schließlich der Gang vollig normal ist. Außer den Extremitaten- und Rumpfmuskeln beteiligen sich auch die Gesichts- und Kaumuskeln an der Anomalie. Die Reflexe sind normal.

Dagegen zeigt die mechanische Erregbarkeit der Muskeln beim Beklopfen eine pathologische Steigerung. Ferner beobachtet man bei kräftiger faradischer sowie galvanischer Reizung eine abnorm lange Nachdauer der Muskelkontraktionen, die erst nach Ablauf einiger Sekunden nach Aufhören des Stromes schwinden; außerdem finden sich bei stabiler Galvanisation des Muskels rhythmische wellenformige Kontraktionen von der Kathode zur Anode; es ist dies die ERBsche sog. *myotonische Reaktion*. Die Krankheit ist unheilbar, jedoch im allgemeinen ungefahrlich. Zu körperlichen Berufen macht sie die Patienten in der Regel ungeeignet. Chinin morgens 0,5 g wirkt therapeutisch bisweilen günstig, Prostigmin ungünstig (grundsätzlicher Gegensatz gegenüber der Myasthenie, s. S. 592).

Eine Abart der Myotonie ist die **Myotonia atrophica** (*amyotrophische Myotonie*), eine Kombination der THOMSENschen Krankheit mit Atrophien im Gebiet der Gesichts- und Kaumuskeln sowie der Muskeln der Unterarme, der kleinen Handmuskeln, der Wadenmuskeln usw. Die Sehnenreflexe fehlen häufig. Spater kommt es mitunter zu Sprach- und Schluckstörungen. Das Leiden ist oft mit eigentümlichen trophischen Störungen wie Katarakt, Hodenatrophie, Haarausfall, Abmagerung verbunden.

Die **Myasthenia gravis pseudoparalytica** (ERB-GOLDFLAMsche Krankheit) ist ein weiteres zu den Myopathien zu rechnendes seltenes Leiden. Es beginnt meist im 3. Dezennium und befallt viel haufiger Frauen, letztere bisweilen auch erst im Klimakterium. Das Hauptkennzeichen der Krankheit ist eine abnorm rasche Erschopfbarkeit der willkürlichen Muskeln, wahrend echte Lahmungen sowie Muskelatrophien nicht zum Bilde gehoren. Ätiologisch ist nichts bekannt (die oft vorhandenen kleinzelligen Infiltrate in den Muskeln und anderen Organen sind unspezifisch). Auffallend ist das ofter beobachtete gleichzeitige Vorhandensein von Mißbildungen. Klinisch und pharmakologisch bildet die Krankheit einen Antipoden der Myotonie (s. oben). Mit Vorliebe werden die Augen-, Gesichts- und Schlundmuskeln von dem Leiden ergriffen, oft auch fruhzeitig die Nacken- und Halsmuskeln. Eine der zuerst bemerkten Storungen ist Ptose sowie Doppeltsehen. Doch beteiligen sich in gleicher Weise mitunter auch die Extremitatenmuskeln (speziell deren proximale Abschnitte) an dem Leiden; ausnahmsweise bleibt es auf die Gehirnnerven beschrankt (rein ophthalmoplegische Form), wahrend das Gegenteil äußerst selten beobachtet wird. Die Krankheit beginnt allmahlich und außert sich anfangs in der charakteristischen Weise, daß, wahrend der Patient morgens nach dem Erwachen seine Muskeln wie ein Gesunder zu gebrauchen vermag, nach einigen Stunden ihm das Heben der Lider, die Bewegungen der Augen, das Kauen, Schlucken, Gehen usw. zunehmend schwerer werden und eine maskenartige Starre des Gesichts (Facies myopathica) sowie ein Aphonischwerden der Stimme und schließlich im Laufe des Tages eine lähmungsartige Schwache eintritt (die an das Bild der Curarevergiftung erinnert), so daß der Kranke hilflos in sich zusammensinkt. Langere Ruhepausen oder die Nachtruhe beseitigen anfangs die Störungen. Spater pflegt die Muskelschwache eine dauernde zu sein. Störungen der Sensibilität, der Blasen- und Mastdarmfunktion und der Reflexe fehlen, der Herzmuskel bleibt unbeteiligt. Der Grundumsatz ist oft erhöht; die Psyche bleibt bis zuletzt frei. Im Verlauf des Leidens kommen sowohl plötzliche Verschlimmerungen als auch gelegentliche Besserungen (bisweilen von sehr langer Dauer) vor; doch endet die Krankheit stets letal, wobei die Todesursache oft in der Lahmung der Schlundmuskulatur oder der Atemmuskeln beruht (der Exitus trat gelegentlich wahrend der Futterung mit der Schlundsonde ein).

Die Krankheit zeigt eine äußerliche Ähnlichkeit mit der Bulbärparalyse (daher die Bezeichnung „*myasthenische Bulbarparalyse*"), von der sie sich jedoch durch das Fehlen des anatomischen Befundes, ferner durch den anfangs vorubergehenden Charakter der Paresen sowie durch ihre Verlaufsart unterscheidet. Analog der abnormen Ermüdbarkeit bei der willkurlichen Innervation der Muskeln beobachtet man bei langer fortgesetzter kräftiger faradischer Reizung eine charakteristische Abnahme der elektrischen Erregbarkeit in Form der sog. JOLLYschen *myasthenischen Reaktion* (welche diagnostisch allerdings nicht absolut beweisend ist). Die dauernd (auch im Remissionsstadium) in Lebensgefahr befindlichen Kranken sind von jeder starkeren Anstrengung sowie auch von beruflicher Betätigung fernzuhalten. Beachtenswert ist die wiederholt (in etwa 50% der Falle) bei dieser Krankheit festgestellte tumorartige Vergroßerung des *Thymus* sowie die bisweilen vorkommende Kombination mit BASEDOWscher Krankheit. *Therapie:* Am besten zunächst Bettruhe, ferner standig körperliche und seelische Schonung sowie Versuch mit tonisierend-roborierenden Medikamenten (Strychnin, Arsen). Zu warnen ist vor jeder Überanstrengung, vor Elektro- und Hydrotherapie. Einen großen Fortschritt bedeutet die Einfuhrung des Prostigmins (MARY WALKER, 1934), dessen prompte und zuverlässige Wirkung zugleich die Diagnose bestätigt; Dosierung: Nach $1/2 - 1$ mg subcutan halt die alsbald eintretende Wirkung etwa 5 Stunden an, dann ist Wiederholung notwendig bzw. Fortsetzung mit Tabletten je 0,015 (5—15 Tabletten in 24 Stunden), bei besonders bedrohlichen Zustanden evtl. 1mal 1 mg intravenos. Intoxikationserscheinungen (Schwindel, Bradykardie, Speichelfluß, Muskelzuckungen) begegnet man durch 0,3—0,6 mg Atropin, das man auch von vornherein dem Prostigmin zusetzen kann. Wahrend der Behandlung ist korperliche Überanstrengung besonders sorgfaltig zu meiden. Zur Verstärkung der Prostigminwirkung wird Kal. chlorat. empfohlen[1] (per os bis 10,0 pro die). Glykokoll fand auch bei dieser Krankheit Verwendung und es scheint bei einzelnen Fallen erfolgreich gewesen zu sein.

Die wichtigsten Krankheiten des Nervensystems

Einleitung. Das Nervensystem besteht aus den Ganglienzellen, den Nervenfasern und der als Stutzsubstanz dienenden Glia. Von jeder Ganglienzelle gehen eine Reihe von Nervenfasern aus. Eine derselben, die sich durch besondere Länge auszeichnet und in der Regel eine Markscheide trägt, ist der sog. Neurit oder Achsenzylinderfortsatz. Er gibt auf seinem Verlauf zahlreiche kleine Seitenzweige, die Kollateralen, ab. Die übrigen von der Ganglienzelle ausgehenden Nervenfasern, die sog. Dendriten, sind kurz und splittern sich alsbald reiserartig auf. Die Ganglienzelle bildet mit dem Neuriten und den Dentriten eine Einheit, das sog. Neuron, dessen funktionelles und trophisches Zentrum die Ganglienzelle ist. Eine Verbindung der verschiedenen Neuren untereinander erfolgt durch die Dendriten und die Kollateralen mittels sog. Synapsen. Durch Hintereinanderschaltung mehrerer Neuren entstehen die langen Leitungsbahnen, die das Gehirn, das Ruckenmark und die peripheren Nerven durchziehen und die Verbindung der Hirnrinde mit der Peripherie bewirken. Die hauptsachlichen *motorischen* Bahnen setzen sich aus zwei Neuren zusammen, dem zentralen Neuron, das von der Hirnrinde zum Rückenmark zieht, und dem peripheren Neuron, das im Vorderhorn des Rückenmarkes beginnt und in den peripheren Nerven zu den Muskeln zieht. Die *sensiblen* Bahnen bestehen aus einem peripheren Neuron, dessen Ganglienzelle sich im Intervertebralganglion befindet, und einem oder mehreren Neuren, die sich durch das Rückenmark zum Großhirn begeben.

Krankheiten der peripheren Nerven

Die große Mehrzahl der peripheren Nerven enthält sowohl sensible wie motorische Fasern. Daraus erklärt sich, daß es bei Schädigung eines peripheren Nerven von seiten beider Qualitäten zu Reiz- oder Ausfallserscheinungen kommen kann. Störungen der *motorischen* Funktion können sowohl in Form von Lähmung der zugehörigen Muskeln als auch als Krämpfe derselben, Störungen der *sensiblen* Funktion als Sensibilitätsdefekt oder als Schmerz zum Ausdruck kommen. Schwere Schädigungen eines peripheren gemischten Nerven, z. B. eine traumatische Kontinuitätstrennung oder eine Neuritis bewirken gleichzeitig motorische und sensible Störungen, während bei geringgradiger Schädigung die in demselben Nerven enthaltenen verschiedenen Faserarten eine gewisse Unabhängigkeit

---

[1] Vorausgesetzt, daß keine Niereninsuffizienz besteht.

voneinander zeigen, die sich in einem elektiven Verhalten den verschiedenen Schädigungen gegenüber verrät, so daß in dem einen Fall ausschließlich oder vorwiegend sensible, im anderen nur die motorischen Fasern und nur in ganz schweren Fällen beide zugleich erkranken (vgl. auch S. 611). Zu beachten ist schließlich, daß der Charakter der *peripheren* Nervenerkrankung sich gegenüber den zentralen, insbesondere den spinalen Affektionen durch die Art der Ausbreitung und Verteilung der nervösen Störungen kundtut. Für die Sensibilität illustrieren die Abb. 35 und 39 den fundamentalen Unterschied zwischen der Verteilung der *peripheren* sensiblen Nerven und der *segmentalen* oder radikulären, d. h. spinalen Sensibilität. Diese Tatsache erklärt sich aus dem Umstand, daß die aus dem Rückenmark austretenden Nerven sich miteinander zu den sog. Nervenplexus verflechten, so daß ein peripherer Nerv aus verschiedenen Rückenmarkswurzeln bzw. -segmenten stammende Fasern enthält. Anders verhalten sich die Hirnnerven, weil diese im Gegensatz zu den Rückenmarksnerven bereits bei ihrem Austritt aus dem Hirnstamm einheitliche Gebilde darstellen und als solche (d. h. ohne Plexusbildungen) zu ihren entsprechenden Erfolgsorganen ziehen.

Lähmungen peripherer Nerven

Unter einer peripheren motorischen Lähmung versteht man die Aufhebung der willkürlichen Bewegungsfähigkeit eines Muskels oder einer Muskelgruppe, wenn die ursächliche Schädigung in dem dazugehörigen peripheren Nerv lokalisiert ist. Bei den Rückenmarksnerven besteht bezüglich der Motilität ebenso wie bei den sensiblen Nerven ein wesentlicher Unterschied in der Verteilung der Lähmungen gegenüber den spinalen bzw. radikulären Erkrankungen. In letzterem Fall breitet die Lähmung sich nach dem segmentalen Typus aus (s. oben).

Eines der wichtigsten Symptome der peripheren Lähmung, welches diese indessen mit den auf Läsion der Nervenkerne beruhenden sog. *nucleären* Lähmungen gemein hat, ist die Entwicklung von *Degenerationserscheinungen* im Muskel, insbesondere von Muskelatrophien. Dies erklärt sich aus der Tatsache, daß sich die trophischen Zentren der Nerven in den Vorderhornzellen des Rückenmarkes befinden und daher eine Unterbrechung der Verbindung mit diesen zu schweren Ernährungsstörungen führen muß.

In erster Linie gehört hierzu die *Atrophie* des gelähmten Muskels, der an Volumen abnimmt und schließlich fast völlig schwinden kann. Histologisch findet man Verschmälerung der Muskelfasern, Vermehrung der Muskelkerne und des interstitiellen Bindegewebes. Die peripheren Lähmungen sind ferner stets sog. *schlaffe Lähmungen*, d. h. der Tonus oder Spannungszustand, den ein normaler Muskel passiven Bewegungen gegenüber zeigt, ist herabgesetzt. Diese *Hypotonie* kommt besonders deutlich bei Lähmung von Extremitätenmuskeln zum Ausdruck; hier macht sich die Erschlaffung der Muskeln, namentlich wenn diese in größerer Zahl gelähmt sind, bei passiver Bewegung in schlotternden Bewegungen im Gelenk bemerkbar.

Eine diagnostisch besonders wichtige Folge der trophischen Störung zeigt sich ferner im veränderten Verhalten der *Erregbarkeit* der motorischen Nerven und Muskeln gegenüber dem *elektrischen* faradischen und galvanischen Strom. Man unterscheidet hierbei eine direkte, d. h. den Muskel selbst treffende, und eine indirekte, vom zugehörigen Nerven ausgehende elektrische Reizung.

Unter normalen Verhältnissen reagieren sämtliche Muskeln und Nerven prompt auf den faradischen und galvanischen Strom, vorausgesetzt, daß seine Intensität eine gewisse empirisch festgelegte untere Grenze überschreitet.

Im einzelnen tritt bei galvanischer Reizung normal die Kathodenschließungszuckung (KaSZ) stets schon bei einer schwächeren Stromstärke als die Anodenschließungszuckung

Elektrische Erregbarkeit nach STINTZING (Reizelektrode von 3 qcm)

Nerven	Galvanisch in Milliampere Grenzwerte	Faradisch in mm Rollenabstand Grenzwerte
Facialis	1,0 —2,5	132—110
Accessorius	0,1 —0,44	145—130
Musculocutaneus	0,04—0,28	145—125
Medianus	0,3 —1,5	135—110
Ulnaris	0,2 —2,6	140—107
Radialis	0,9 —2,7	120— 90
Femoralis	0,4 —1,7	120—103
Peroneus	0,2 —2,0	127—103

auf (AnSZ) (die Kathode ist diejenige Elektrode, die beim Eintauchen beider Elektroden in Wasser das Aufsteigen von Gasbläschen erkennen läßt sowie rotes Lackmuspapier bläut). Auch zeigt der normale Muskel bei direkter Reizung eine schnell verlaufende, sog. blitzartige Zuckung. Für die degenerative Nervenlähmung ist die qualitative Änderung der elektrischen Erregbarkeit in Form der sog. *Entartungsreaktion* (EaR) charakteristisch. Die EaR ist durch vier verschiedene Merkmale gekennzeichnet: das Aufhören der indirekten Erregbarkeit vom Nerven aus, weiter das Schwinden der direkten Erregbarkeit des Muskels durch den faradischen Strom, die Änderung des sog. Zuckungsgesetzes, indem die AnSZ schon bei geringerer Intensität des galvanischen Stroms erfolgt als die KaSZ, endlich eine Änderung der Art der Muskelzuckung, indem an Stelle der blitzartigen eine träge, sog. wurmförmige Zuckung erfolgt. Bei ganz schweren Fällen kann schließlich auch die galvanische Muskelerregbarkeit völlig erlöschen. Die beschriebene sog. Umkehrung der Zuckungsformel ist nicht ganz so zuverlässig wie die übrigen Zeichen der EaR. Die EaR tritt nicht sofort nach Erkrankung des Nerven oder der Abtrennung von seinem trophischen Zentrum auf, sondern entwickelt sich immer erst im Laufe einer Reihe von Tagen oder Wochen. Ferner lassen überhaupt zahlreiche periphere Lähmungen, soweit sie leicht und von kurzer Dauer sind, die EaR vermissen. Partielle EaR s. S. 606.

Eine wichtige, das *zeitliche* Moment berücksichtigende Maßeinheit der elektrischen Erregbarkeit eines Nerven oder Muskels stellt die sog. *Chronaxie* von L. LAPIQUE (1926) dar. Sie ist die kürzeste Zeitspanne (sog. Nutzzeit), während welcher zur Hervorbringung einer Reizwirkung ein galvanischer Strom eingeschaltet werden muß, dessen Intensität das Doppelte derjenigen geringsten Stromstärke (oder Rheobase) beträgt, die bei Dauerschließung gerade noch einen Reizerfolg hat. Sie beträgt normal $0{,}1-1\,\sigma$* und ist bei degenerativen Prozessen erheblich verlängert. Zu ihrer Feststellung gehören komplizierte Apparate.

Eine häufige Begleiterscheinung einer degenerativen Muskelatrophie ist schließlich das Auftreten der sog. *fibrillären Zuckungen*, d. h. von raschen, in einzelnen Muskelbündeln ablaufenden Kontraktionen ohne eigentlichen Bewegungseffekt. Doch darf man diese nicht mit den bei nervösen Menschen vorkommenden und belanglosen ähnlichen Zuckungen verwechseln, wie man sie namentlich an den Augenlidern, gelegentlich u. a. auch an anderen Muskeln unter Einwirkung von Kälte beobachtet.

Im folgenden sollen nur die wichtigsten Lähmungstypen besprochen werden.

Der **1.—4. Cervicalnerv** bildet den *Plexus cervicalis*. Die aus diesem stammenden Fasern versorgen motorisch die tiefen Halsmuskeln und die Mm. scaleni; der 4. und 5., oft auch der 3. Cervicalnerv liefern den N. phrenicus für das Zwerchfell (vgl. auch S. 248). Die Versorgungsgebiete der sensiblen Äste (Nn. occipitalis major und minor, N. auricularis magnus, Nn. cutaneus colli sowie supraclavicularis) sind die Haut der Hinterhauptgegend, des Nackens, des Halses und der Schultern bis zur Clavicula. Sie sind aus der Abb. 35 ersichtlich.

Lähmung des N. thoracicus longus (Cervic. 5—7): Der Nerv innerviert ausschließlich den M. serratus anterior, welcher die Scapula an den Rumpf fixiert und sie dreht sowie das Akromion feststellt. Der M. serratus ermöglicht die Hebung

---

* $1\,\sigma$ (sigma) $= {}^1/_{1000}$ Sek.

des Armes über die Horizontale (bis zur Horizontalen kann er vom M. deltoideus gehoben werden). Serratuslähmung verrät sich durch flügelförmiges Abstehen des Schulterblattes, besonders seines unteren Winkels, was besonders deutlich beim Nachvornestrecken des Arms wird. Ein Erheben des Arms über die Horizontale ist unmöglich. Die Lähmung erfolgt in der Regel auf traumatischem Wege.

Lähmung des **N. suprascapularis** (C. 4—6). Der Nerv innerviert die Mm. supra- und infraspinatus, die die Rollbewegung des Arms nach außen besorgen; die Muskeln werden durch den Teres minor (N. axillaris) unterstützt. Bei ihrer Lähmung besteht Behinderung der Armbewegung namentlich beim Schreiben, Nähen, Säen; ihre Atrophie bewirkt deutliches Hervortreten der knöchernen Konturen des Schulterblattes.

Lähmung des **N. subscapularis** (C. 6—8). Der Nerv innerviert den M. subscapularis (Einwärtsrollung des Oberarms) sowie die Mm. teres major und latissimus dorsi (Adduktion und Nachhintenziehung des Oberarms, Senkung und Adduktion des Schulterblattes). Lähmung macht es dem Patienten unmöglich, die Hand aufs Kreuz zu legen und die Schulter wie bei der militärischen Haltung zurückzunehmen.

Lähmung des **N. axillaris** (C. 5—6) bewirkt Deltoideuslähmung. Der Patient vermag den Arm weder seitlich noch nach vorn oder hinten zu erheben. Die Schulterwölbung schwindet infolge der Atrophie, die Umrisse von Akromion und Caput humeri kommen zum Vorschein. Der Teres minor ist ein Synergist des M. infraspinatus und bewirkt wie dieser die Außenrotation des Arms. Axillarislähmung kommt nach Verletzungen, bei Schulterluxation sowie u. a. infolge von Krückendruck vor. Die *sensiblen* Zweige des Nerven ergeben sich aus Abb. 35.

Der **N. musculocutaneus** (C. 5—6) innerviert motorisch vor allem den M. biceps, ferner den M. coraco-brachialis sowie teilweise den M. brachialis internus. Lähmung macht die Beugung des supinierten Vorderarms im Ellbogen fast unmöglich; sie ist nur noch bei Pronation ausführbar. Der *sensible* Ast versorgt als N. cutaneus antibrachii lateralis die Außenfläche des Vorderarms (vgl. Abb. 35).

Der **N. radialis** (C. 5—8, Thor. 1) innerviert in der Hauptsache die Streckmuskeln des Arms (M. triceps), der Hand (Mm. extensor carpi radialis longus et brevis und Extensor carpi ulnaris), die Strecker der Fingergrundphalangen (Extensor digitor. communis, Extensor indicis und digit. V.), ferner die Mm. extens. pollicis longus und brevis sowie den Abductor pollicis longus (außerdem noch den M. supinator sowie den M. brachioradialis). Die *sensiblen* Hautäste versorgen die Hinter- und Außenfläche des Oberarms, die dorsale Fläche des Vorderarms und die radiale Hälfte des Handrückens (vgl. Abb. 35).

Die *Radialislähmung* gehört zu den häufigsten peripheren Lähmungen. Der dabei im einzelnen resultierende Lähmungskomplex hängt von dem Sitz der Schädigung des Nerven ab. Tricepslähmung (der Ellbogen kann nicht gestreckt werden) ist selten und wird nur bei Läsion des obersten Abschnittes des Nerven beobachtet. Die häufigste Form ist die Lähmung der Strecker der Hand und der Fingergrundphalangen. Die Hand hängt dabei schlaff herab (sog. Fallhand); die Streckung der Finger ist nur in den beiden distalen Gelenken (N. ulnaris) möglich; die Extensionsschwäche pflegt sich zuerst im 3. und 4. Finger zu zeigen. Es besteht ferner aber auch Herabsetzung der Kraft der Finger bei der Beugung derselben, z. B. bei Händedruck, da hierbei normal die Hand in Extensionsstellung gebracht wird. Nach passiver Streckung des Handgelenks wird die Kraft der Fingerbeuger wieder normal.

Der **N. medianus** (C. 6—8, Thor. 1) innerviert *motorisch* von den Handbeugern den Flexor carpi radialis und palmaris longus, die Pronatoren (Pronator teres und quadratus), von den langen Fingerflexoren den Flexor digitorum superficialis, der die Beugung der 2. Phalanx besorgt, sowie den radialen Teil des die Beugung der 3. Phalanx bewirkenden Flexor digit. profund., ferner den Flexor pollicis longus und brevis, die Mm. lumbricales des 2. und 3. Fingers (d. h. die Flexoren der Grund- und die Extensoren der Endphalanx der Finger), den Abductor pollicis brevis sowie Flexor brevis und Opponens pollicis, d. h. die Muskeln des Daumenballens, die den Daumen opponieren und der Handfläche zuwenden, endlich die Muskeln des Kleinfingerballens. Die *sensiblen* Fasern versorgen die radiale Hälfte der Vola manus und die aus Abb. 35 ersichtlichen distalen Teile der Streckseite der ersten drei Finger.

Symptome der *Medianuslähmung*. Erschwerung oder Aufhebung der Pronation und der Beugung im Handgelenk; der Daumen kann weder gebeugt noch opponiert werden (sog. Affenhand); auch besteht Abflachung des Daumenballens. Übrigens kann ausnahmsweise die Opposition erhalten bleiben, wenn, was gelegentlich vorkommt, die Muskeln des Thenar vom N. ulnaris innerviert werden. Die Beugung der Finger kann nur in den Grundphalangen (Mm. interossei) ausgeführt werden. Am deutlichsten ist die Aufhebung der Beugung beim Zeigefinger. Ergreifen und Festhalten von Gegenständen ist nicht mehr mit den ersten beiden Fingern, sondern nur mit dem 3.—5. Finger möglich; Schreiben und Nähen sind daher unmöglich. Pronation des Vorderarms wird durch Einwärtsrollung des Vorderarms ersetzt. Häufiger ist die Lähmung des

N. ulnaris (C. 8 und Th. 1). Er innerviert von den Handbeugern den Flexor carpi ulnaris, von den Fingerbeugern den Flexor digitorum profundus des 4. und 5. Fingers (Beugung der 3. Phalanx), ferner die Mm. interossei sämtlicher Finger sowie die Mm. lumbricales des 4. und 5. Fingers, den M. adductor pollicis sowie sämtliche Muskeln des Kleinfingerballens. Die sensiblen Fasern versorgen die ulnare Hälfte der Hand sowohl der Vola wie des Dorsums. *Ulnarislähmung* bewirkt Abschwächung der Beugung und der Ulnarflexion der Hand und Aufhebung der Bewegung des 5. Fingers sowie der Flexion in den Grundphalangen und der Extension der Endphalangen des 2.—4. Fingers, ferner der Spreizung der Finger. Besteht die Lähmung längere Zeit, so entwickelt sich die sehr charakteristische sog. Krallen- oder Klauenhand (Extension in den Metacarpophalangeal-, Flexion in den Interphalangealgelenken); der Daumen befindet sich in abduzierter Stellung, die Spatia interossea sinken ein, das Hypothenar zeigt deutliche Abflachung. Die Sensibilitätsstörungen mit ihrer charakteristischen Verteilung ergeben sich aus dem oben Gesagten.

Lähmung des **Plexus brachialis** (4.—8. Cervical-, 1. Thorakalwurzel) bewirkt schlaffes Herabhängen des vollständig gelähmten Arms. Von den Schulterblattmuskeln bleibt nur der Trapezius von der Lähmung verschont. Außer der vollständigen Plexuslähmung gibt es eine *obere* und eine *untere* Armplexuslähmung. Bei dem häufigeren oberen Lähmungstyp (ERBsche Lähmung), der nach Traumen in der Gegend des sog. ERBschen Punktes am Hinterrand des Sternocleido beobachtet wird, besteht die Unmöglichkeit, den Arm zu heben und den Ellbogen zu beugen (Lähmung des Deltoideus, Biceps, Brachialis internus und Supinator longus).

Bei der unteren oder KLUMPKEschen Plexuslähmung (8. Cervical- und 1. Thorakalnerv) sind meist nur der Daumen- und Kleinfingerballen sowie die Mm. interossei, mitunter außerdem einzelne Unterarmflexoren gelähmt. Ferner beobachtet man hierbei als Folge der Läsion des sympathischen Ramus communicans des 1. Brustnerven den sog. HORNERschen Symptomenkomplex, d. h. Verengerung der Pupille, Verkleinerung der Lidspalte sowie Zurücksinken des Bulbus.

Die **Nn. dorsales** innervieren motorisch die Rücken-, Intercostal- und die Bauchmuskeln, sensibel die aus Abb. 35 ersichtlichen Bezirke der Rumpfhaut.

Der **Plexus lumbalis** umfaßt den 12. Thorakal- und die 1.—4. Lumbalnerven. Die dorsalen Äste innervieren motorisch den M. sacrospinalis (Erector trunci), sensibel die Haut der oberen Gesäßgegend; vordere sensible Äste sind die Nn. iliohypogastricus, ilioinguinals, lumboinguinalis, spermaticus externus, cutaneus femoris lateralis. Sie innervieren die Haut der Hüfte, des Mons veneris sowie die vordere und Außenseite der oberen Oberschenkelregion (vgl.Abb. 35). Praktisch bedeutsam ist die Lähmung des

N. femoralis. Er innerviert *motorisch* den M. ileopsoas (Hüftbeuger), den M. quadriceps femoris (Kniestrecker) sowie den M. sartorius, *sensibel* die Vorderfläche des Oberschenkels sowie die Innenfläche des Unterschenkels und Fußes (N. saphenus). Femoralislähmung macht das Aufrichten aus liegender Stellung bzw. die Beugung des Oberschenkels sowie die Streckung des Unterschenkels (z. B. beim Treppensteigen) unmöglich und bewirkt entsprechenden Sensibilitätsausfall.

Der **N. obturatorius** (Lumb. 2—4) versorgt die Mm. obturatorius externus, adductor longus und brevis sowie den M. pectinatus. Lähmung macht vor allem die Adduktion der Beine und das Übereinanderschlagen derselben unmöglich. Sensibilität: Innenfläche des Oberschenkels.

Der **N. cutaneus femoris lateralis** ist ein rein sensibler Nerv, der die Außenfläche des Oberschenkels innerviert.

Der **Plexus sacralis** (5. Lumbal- und 1.—3. Sacralnerv) enthält motorische und sensible Fasern. Zu ihm gehören folgende Nerven:

Der rein motorische *N. glutaeus cranialis* innerviert einmal die Mm. glutaei medius und minimus (Abduktion des Beins sowie Fixierung des Beckens an das Standbein beim Gehen). — Lähmung bewirkt Senkung des Beckens nach der gesunden Seite beim Gehen, bei beiderseitiger Lähmung besteht watschelnder Gang; er innerviert ferner den M. piriformis (Drehung des Beins nach außen) und den Tensor fasciae latae (Beugung und Drehung des Oberschenkels nach innen).

Der rein motorische *N. glutaeus caudalis* innerviert den M. glutaeus maximus (Streckung des Oberschenkels nach hinten). *Lähmung* macht das Aufrichten aus gebückter Stellung ohne Zuhilfenahme der Arme sowie das Treppensteigen, Springen usw. unmöglich.

Der rein sensible **N. cutaneus femoris dorsalis** versorgt die Haut des Hinterbackens sowie die Hinterfläche des Oberschenkels.

Der **N. ischiadicus** (4. und 5. Lumbal-, 1.—3. Sacralwurzel) gibt an den Oberschenkel ausschließlich motorische Fasern ab, und zwar an die Gruppe der Auswärtsroller des Oberschenkels (Mm. gemelli, obturator internus, quadratus femoris), ferner an die Mm. biceps femoris, semimembranosus und semitendinosus (Kniebeuger). Der Nerv teilt sich in der Mitte des Oberschenkels in die Nn. peroneus und tibialis.

Der **N. peroneus** innerviert *motorisch* die Mm. peronei (Heben des Fußes, insbesondere des äußeren Fußrandes), tibialis anticus (Heben des Fußes, besonders des Innenrandes), extensor digitorum pedis communis longus und brevis, extensor hallucis longus, *sensibel* die Außen- und Hinterseite des Unterschenkels und des Fußrückens. Für Peroneuslähmung ist charakteristisch das Herabhängen der leicht supinierten Fußspitze (Spitzfußstellung, Pes equinovarus) mit in den Grundphalangen gebeugten Zehen. Beim Gehen schleift die Fußspitze am Boden; die Kranken heben daher, um dies zu vermeiden, den Fuß abnorm hoch (sog. Steppergang oder Hahnentritt).

Der **N. tibialis** innerviert *motorisch* die Wadenmuskeln (Mm. gastrocnemius und soleus,) die das Strecken des Fußes durch die Achillessehne bewirken, ferner den M. tibialis posticus, der den Fuß unter Hebung des inneren Fußrandes adduziert, endlich die Zehenbeuger und die Muskeln der Fußsohle, *sensibel* die Haut der Fußsohle und den lateralen Fußrand (N. suralis). Tibialislähmung macht die Plantarflexion des Fußes, die Beugung der Zehen sowie das Stehen auf den Fußspitzen und das Springen unmöglich.

Der **N. pudendus** innerviert *motorisch* die Muskeln des Beckenbodens, den Sphincter ani externus sowie Bulbo- und Ischiocavernosus, *sensibel* Penis, Scrotum, die Labien, Urethra und Vagina, Damm und After, dagegen nicht Testikel und Funiculus spermaticus, deren Innervation vom 2. Lumbalsegment erfolgt.

Therapie der peripheren Lähmungen (s. auch S. 612). Im Frühstadium einer Lähmung ist (abgesehen von einer etwa notwendigen Nervennaht) jede aktive Therapie für die Dauer der ersten 14 Tage zu vermeiden. Ruhigstellung der betroffenen Partie und evtl. entsprechende Lagerung unter Vermeidung der Überdehnung der gelähmten Muskeln ist hier das Wesentliche; daneben ist selbstverständlich die Behandlung eines etwa vorhandenen Grundleidens und allgemeine Roborierung des Körpers notwendig. In der *zweiten* Phase der Behandlung hat vor allem die *Elektrotherapie* die Hauptbedeutung, wobei zunächst nur der galvanische Strom, und zwar mit einer für die Reizwirkung eben gerade ausreichenden Stromstärke angewendet wird. Faradische Reizungen sollen erst viel später angewendet werden. Medikamentös bewährt sich Strychnin. nitric. 2 mal täglich $1/2-1$ mg). *Übungstherapie,* besonders in Form von Widerstandsbewegungen, schonende *Massage* sowie später *Balneotherapie* (Thermen, Sool-, Moor- und Schwefelbäder) tragen sehr wesentlich zur Ausheilung bei.

Lähmungen der Gehirnnerven

Bezüglich der *Topographie der Hirnnervenkerne* vgl. Abb. 33.

Im Gegensatz zu den Lähmungen der Rückenmarksnerven ist bei den Hirnnerven aus den früher erwähnten Gründen der Unterschied zwischen peripherer und zentraler bzw. supranucleärer Lähmung häufig nicht von vornherein so evident, daß die Unterscheidung auf den ersten Blick möglich ist. Aus diesem Grunde sollen bezüglich der Hirnnerven beide Arten von Lähmungen an dieser Stelle gleichzeitig besprochen werden.

Die **Nn. olfactorii** (N. I) sind die Geruchsnerven, die aus dem Bulbus olfactorius hervorgehen und durch die Siebplatte durchtreten. Sie bilden zusammen mit dem Tractus olfactorius den Lobus olfactorius an der Basis des Stirnlappens. Das Riechzentrum liegt in der Rinde des Hippocampus und des Ammonshorns. Riechstörungen treten sowohl als Herabsetzung bzw. Aufhebung des Geruchsvermögens *(Hyposmie* und *Anosmie)* als auch in Form von Falschriechen *(Parosmie)* auf, wobei entweder verschiedene Gerüche nicht unterschieden werden oder subjektive Geruchswahrnehmungen ohne objektive Ursache bestehen.

Ursache von Riechstörungen können sein krankhafte Veränderungen der Nase und der Nebenhöhlen (Empyem), Grippe sowie andererseits (vor allem einseitig) Schädigungen der Bulbi olfactorii durch Tumoren der Olfactoriusrinne (besonders Meningeome) sowie nach Kopftraumen, und zwar insbesondere durch Rindenprellungsherde des Stirnhirns (besonders bei Sturz auf den Hinterkopf) oder durch Abriß der Nervi olfactorii, sowie Krankheiten des Zentralnervensystems (Paralyse, multiple Sklerose usw.). Plötzlich auftretende Geruchssensationen ohne äußere Ursache sprechen für eine Schädigung der Riechrinde. Geruchshalluzinationen kommen auch bei Epilepsie vor.

Man prüft auf *Anosmie* (Aufhebung des Geruchssinnes) durch Vorhalten von stark riechenden Substanzen wie Baldrian, Nelkenöl, Campher, Carbol, Kölnisches Wasser, Vanille, Moschus, Teer, dagegen nicht z. B. von Ammoniak oder Essigsäure, die zugleich die Trigeminusäste der Nasenschleimhaut reizen.

Von dem gewöhnlichen *respiratorischen* unterscheidet man das sog. *gustatorische Riechen,* welches zustande kommt, indem die Atmungsluft den Duft der geschluckten Speisen durch die Choanen in die Riechspalte trägt.

Dem **N. opticus** (N. II) kommt in der Neurologie eine sehr große praktische Bedeutung zu. Näheres über die Sehbahn vgl. S. 637. Die Untersuchung erfolgt mit dem Augenspiegel sowie durch Bestimmung des Gesichtsfeldes mittels Perimeters. Bei Atrophie des Opticus mit Erblindung kann die Reaktion der Pupille erhalten sein, ebenso bei Rinden- und Seelenblindheit.

Die **Augenmuskelnerven** sind die Nn. oculomotorius, abducens und trochlearis.

Der **N. oculomotorius** (N. III) innerviert von den äußeren Augenmuskeln den Levator palpebrae super., den Rectus superior und inferior, die den Bulbus nach oben bzw. unten drehen, ferner den Rectus internus, der ihn nach innen, und den Obliquus inferior, der ihn nach oben und außen dreht. Er versorgt demnach sämtliche Augenmuskeln, ausgenommen den M. rectus externus und den Obliquus

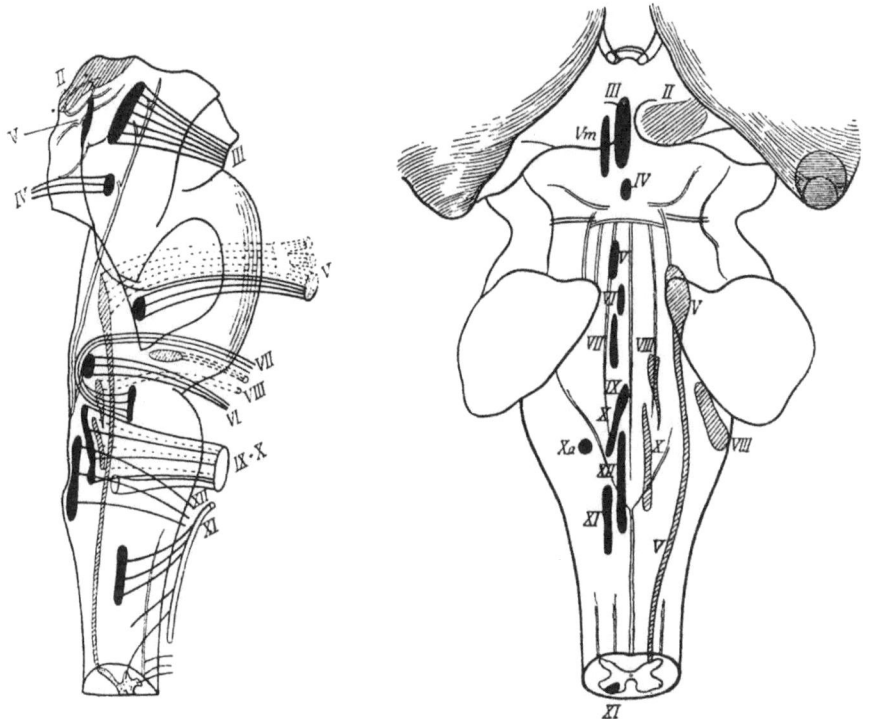

Abb. 33. Die Lage der Hirnnervenkerne im Hirnstamm mit Benutzung eines TOLDTschen Schemas von der Seite und von oben (nach Fortnahme des Kleinhirns) gesehen. (Nach LEWANDOWSKI)
Schwarz die motorischen Kerne, schraffiert die sensiblen. *II* Opticus (vorderer Vierhügel), *III* Oculomotorius, *IV* Trochlearis, *V* Trigeminus, bestehend aus zwei motorischen Wurzeln, von denen die eine im Mittelhirn, die andere im Pons entspringt, und der sensiblen, die bis in das Rückenmark hinunterreicht, *VI* Abducens, *VII* Facialis, *VIII* Acusticus, *IX* und *X* Vagoglossopharyngeus, *Xa* Nucleus ambiguus vagi (Ursprung der motorischen Kehlkopfnerven), *XI* Accessorius mit Zuzug aus dem Rückenmark, *XII* Hypoglossus

superior. Weiter innerviert er durch Vermittlung des Ganglion ciliare den M. ciliaris (s. S. 680), dessen Kontraktion stärkere Wölbung der Linse und dadurch Akkommodation für die Nähe bewirkt, ferner den M. sphincter pupillae.

Bei vollständiger *Oculomotoriuslähmung* besteht folgendes Bild: Ptosis des oberen Lides; der Bulbus ist ständig nach außen und unten gedreht; Erweiterung (Mydriasis) und Reaktionslosigkeit der Pupille (sog. absolute Pupillenstarre) sowie Unfähigkeit zur Akkommodation für die Nähe. Die Kranken leiden infolge des Strabismus an Doppelbildern, die gekreuzt und nebeneinander stehen. Als eines der ersten Lähmungssymptome pflegt die Ptose einzutreten. Bei Läsion der Nervenkerne des N. oculomotorius fehlen im Gegensatz zur peripheren Lähmung die Mydriasis und die Akkommodationslähmung.

Der **N. trochlearis** (N. IV) innerviert ausschließlich den M. obliquus superior (d. h. den Antagonisten des Obliquus inferior), der den Bulbus nach unten und

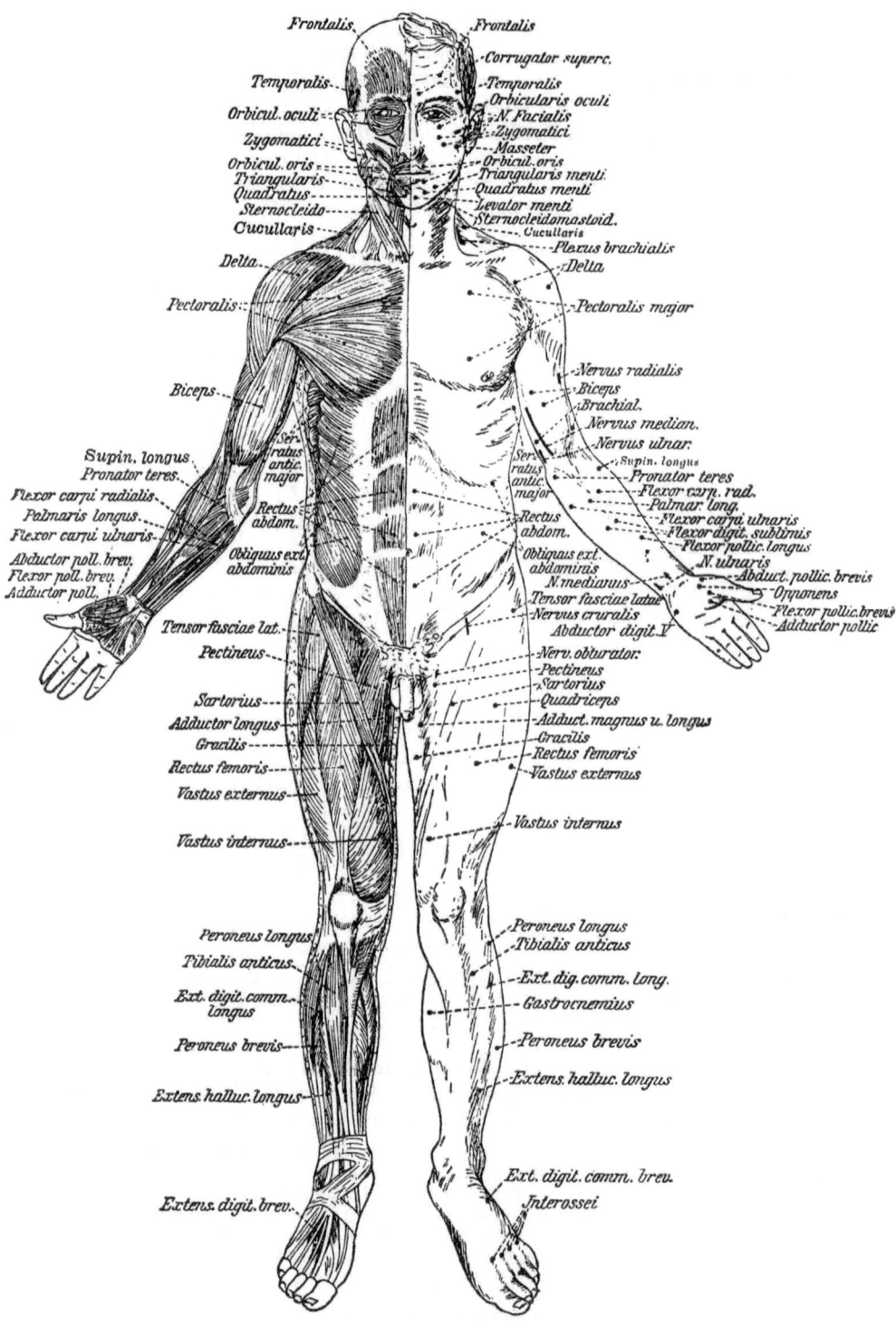

Abb. 34 a

Abb. 34 a—c. Die Muskeln und Nerven des Körpers

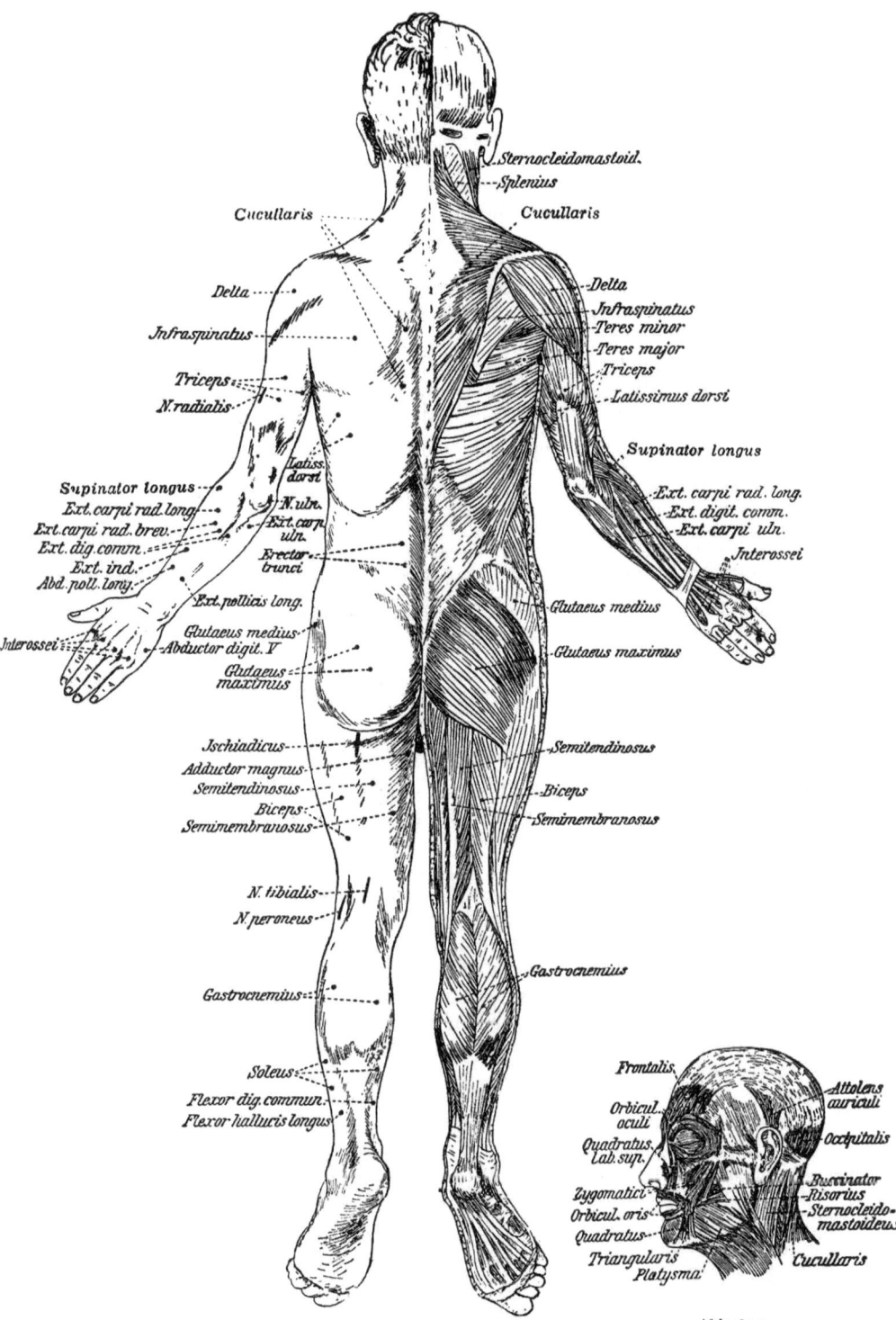

Abb. 34 b und ihre elektrischen Reizpunkte. (Nach KRAMER) Abb. 34 c

außen dreht. Lähmung bewirkt beim Blick nach unten gleichnamige, d. h. nicht gekreuzte, schiefstehende Doppelbilder. Infolge der letzteren ist z. B. das Herabgehen auf einer Treppe erschwert.

Der **N. abducens** (N. VI) innerviert den M. rectus externus. Bei seiner *Lähmung* besteht die Unmöglichkeit, das Auge über die Mittellinie hinaus nach außen zu bewegen. Die Doppelbilder sind ungekreuzt beim Blick nach der kranken Seite, während beim Blick nach der gesunden Seite Doppelbilder fehlen. Bei längerem Bestehen der Lähmung zeigt der Bulbus infolge von Kontraktion des Rectus internus eine Drehung des Auges nach innen (Strabismus convergens).

In der speziellen *Ätiologie der Augenmuskellähmungen* treten rheumatische und toxische Ursachen in den Hintergrund. Dagegen spielen Traumen, namentlich in Form von Schädelbrüchen, sowie die Kompression der Nerven durch Tumoren und besonders entzündliche Prozesse an der Hirnbasis, vor allem die Lues, ferner die Meningitis tuberculosa praktisch eine große Rolle, seltener Aneurysmen der A. basilaris, gelegentlich hochgradige Arteriosklerose. Mitunter kommen Lähmungen auch bei Tabes sowie bei multipler Sklerose vor.

Isolierte Akkommodationslähmung wird insbesondere nach Diphtherie sowie bisweilen bei Diabetes beobachtet. Rheumatische Lähmungen betreffen besonders den Abducens, der übrigens gelegentlich auch nach Lumbalanästhesie vorübergehend paretisch wird. Intermittierende Oculomotoriuslähmung kommt bei Migräne vor.

Unter *Ophthalmoplegia externa* versteht man eine Lähmung sämtlicher Augenmuskeln mit Ausnahme des Sphincter pupillae und des M. ciliaris; umgekehrt liegt eine *Ophthalmoplegia interna* bei ausschließlicher Lähmung der Binnenmuskeln des Bulbus vor. Letztere Form findet sich nicht bei nucleären Lähmungen.

Entgegen der früheren Ansicht beweist der Ausfall einzelner, vom Oculomotorius innervierter Muskeln nicht sicher eine Kernlasion; basale Affektionen des Nervenstammes können die gleiche Wirkung haben.

Bei *supranucleären* Lähmungen kommen niemals einseitige, sondern stets doppelseitige, und zwar konjungierte Augenmuskellähmungen vor, insbesondere in der Form der Déviation conjuguée (vgl. S. 638).

Sog. assoziierte *Blicklähmung*, d. h. die Unmöglichkeit, mit beiden Augen nach der einen Seite zu blicken, findet sich namentlich bei Brückenaffektionen.

Der **N. trigeminus** (N. V) enthält einen sensiblen und einen kleineren motorischen Anteil. Der sensible Teil versorgt mit seinen drei Ästen (Ramus ophthalmicus, maxillaris und mandibularis) die Gesichtshaut bis zum Ohr und den vorderen Teil des behaarten Kopfes (vgl. Abb. 35), Cornea, Conjunctiva, die Schleimhaut der Nase, der Stirn- und Kieferhöhle, der Mundschleimhaut, die Zähne sowie die Dura mater der vorderen und mittleren Schädelgrube. Außerdem gehören die aus den vorderen $2/3$ der Zunge stammenden Geschmacksfasern zum Trigeminus; sie verlaufen in dessen drittem Ast (N. lingualis), um später in die Chorda tympani überzugehen (s. S. 603); mit dieser begleiten sie den N. facialis bis zum Ganglion geniculi, von dem sie sich wieder zum Trigeminus abzweigen.

Bei Trigeminuslähmung bestehen, abgesehen von den entsprechenden Sensibilitätsstörungen und Parästhesien, bisweilen auch trophische Störungen wie Herpes zoster (s. S. 32) sowie gefährliche Entzündungen des Auges, mitunter mit Geschwürsbildung (sog. Ophthalmia neuroparalytica) als Folge der Anästhesie.

Die im 3. Ast des Trigeminus enthaltenen *motorischen* Fasern versorgen die Kaumuskeln, die Mm. masseter, temporalis, mylohyoideus, den vorderen Bauch des M. digastricus, die Mm. pterygoidei sowie Tensor tympani und Tensor veli palatini. Bei einseitiger Lähmung kann der Unterkiefer nur nach der gelähmten Seite verschoben werden, auch fehlt auf dieser die normalerweise mit dem Finger fühlbare Kontraktion von Masseter und Temporalis sowie der Eindruck der Zähne beim Versuch, mit der gelähmten Seite auf einen festen Gegenstand, z. B. Holz, zu beißen.

Der **N. facialis** (N. VII) ist im wesentlichen der motorische Nerv der mimischen Gesichtsmuskulatur; jedoch begleiten ihn sensible Fasern für die Zunge sowie sekretorische Fasern für die Speicheldrüsen (ausgenommen die Parotis) und die Tränendrüse.

Der Kern des Facialis liegt in der Oblongata in der Tiefe der Rautengrube im lateralen Bezirk der Formatio reticularis, wo seine Fasern in Form einer Schlinge um den Abducenskern verlaufen (sog. inneres Knie des Facialis, entsprechend dem Colliculus facialis der Rautengrube). Der Nerv verläßt die Oblongata an der Gehirnbasis am hinteren Rand der Brücke seitlich und oberhalb der Olive am sog. Kleinhirnbrückenwinkel dicht neben dem Acusticus. Zwischen beiden liegt der *N. intermedius*. In seinem weiteren Verlauf bildet der Facialis eine knieformige Biegung, das Geniculum, dem das Ganglion geniculi aufsitzt. Er verläuft durch einen engen, der Paukenhöhle dicht benachbarten Kanal im Felsenbein, den Canalis facialis, und spaltet sich beim Verlassen desselben in zahlreiche Zweige (Pes anserinus). Er versorgt motorisch sämtliche Gesichtsmuskeln mit Ausnahme des M. levator palpebrae (N. oculomotorius), ferner den M. stylohyoideus, den hinteren Bauch des M. biventer, das Platysma sowie den M. stapedius.

Die *sensiblen* und *sekretorischen* Fasern, die den Facialis begleiten und sich später abzweigen, sind der *N. petrosus superfic. maj.* und die Chorda tympani. Ersterer entspringt aus dem (rein sensiblen) Ggl. geniculi, bildet die präganglionäre Strecke des Ggl. spheno-palatinum und enthält sekretorische Fasern für die Tränendrüse. Die *Chorda tympani*, die sich im unteren Teil des Canalis facialis abzweigt und durch die Paukenhöhle zieht, schließt sich später dem N. lingualis des Trigeminus (s. S. 602) an und liefert die *Geschmacksfasern* für die vorderen $^2/_3$ der Zunge. Besondere *sekretorische* Fasern, die sich vom N. linguale wieder abzweigen, stellen die präganglionäre Strecke des Ggl. submaxillare dar, von welchem Fasern zu den Glandulae submaxill. und sublingual. ziehen. Die im Facialis verlaufenden sensiblen und sekretorischen Fasern sind im *N. intermedius* zusammengefaßt. Sein Ursprungskern ist das Gl. geniculi, das eine Art Spinalganglion bildet, wobei der Nerv sich analog einer hinteren Wurzel verhält; sein Endkern ist der Nucl. salivator. pontis. In der Bahn des Facialis verlaufen demnach wie beim Trigeminus wichtige Abschnitte des kranialen *autonomen* (parasympathischen) Nervensystems (vgl. S. 680).

Die *Facialislähmung* ist eine der häufigsten peripheren Lähmungen. *Ursachen* der Facialislähmung sind Erkältung, vor allem Zugluft, ferner Erkrankung des Os petrosum, insbesondere Caries sowie mitunter Mittelohrerkrankungen, ferner traumatische Schädigungen (u. a. auch Zangengeburt) sowie Krankheiten der Parotis, schließlich häufig Krankheitsprozesse an der Hirnbasis, speziell Lues sowie Tumoren. Neben der peripheren Lähmung des Facialis kommt auch eine *nucleäre* Lähmung bei Erkrankung der Oblongata sowie eine *supranucleäre* Lähmung bei Sitz der Erkrankung oberhalb der Kernregion vor.

Die *periphere Facialislähmung* ist immer einseitig (Monoplegia facialis), wobei stets sowohl die oberen wie die unteren Äste des Nerven betroffen sind; es entsteht dadurch ein sehr charakteristisches Bild, das sich durch das Übergewicht der Gesichtsmuskeln der gesunden Seite erklärt. Der Mund ist nach der gesunden Seite verzogen, der Mundwinkel der gelähmten Seite hängt herab, die Nasolabialfalte ist verstrichen; die Gesichtshaut erscheint auf der Seite der Lähmung auffallend glatt und runzellos. Das untere Augenlid hängt herab, die Lidspalte ist infolgedessen auffallend weit; ferner kann das Auge nicht geschlossen werden (sog. Lagophthalmus), eine Folge der Lähmung des M. orbicularis oculi. Das Auge tränt und ist auf die Dauer Entzündungsreizen und Infektionen ausgesetzt. Beim Versuch, das Auge zu schließen, erfolgte als normale Mitbewegung die sonst infolge des Lidschlusses nicht wahrnehmbare Rotation des Bulbus nach oben, so daß die weiße Sclera bulbi sichtbar wird (sog. BELLsches Phänomen). Auch das Stirnrunzeln ist auf der gelähmten Seite nicht möglich. Bei nicht sehr ausgeprägter Lähmung kann man dieselbe dadurch deutlich machen, daß man den Patienten auffordert,

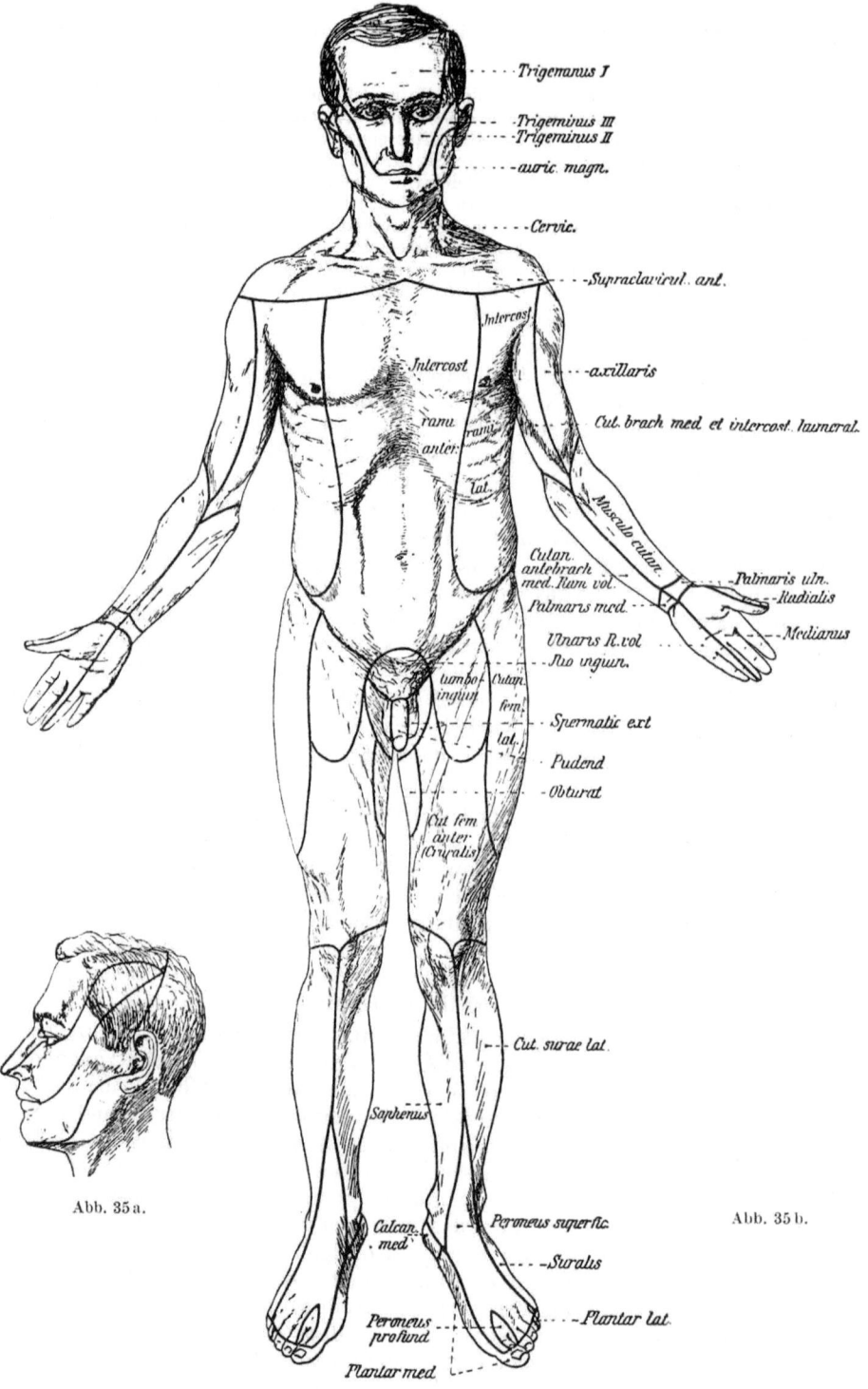

Abb. 35 a—c. Die Gebiete der peripheren

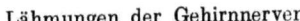

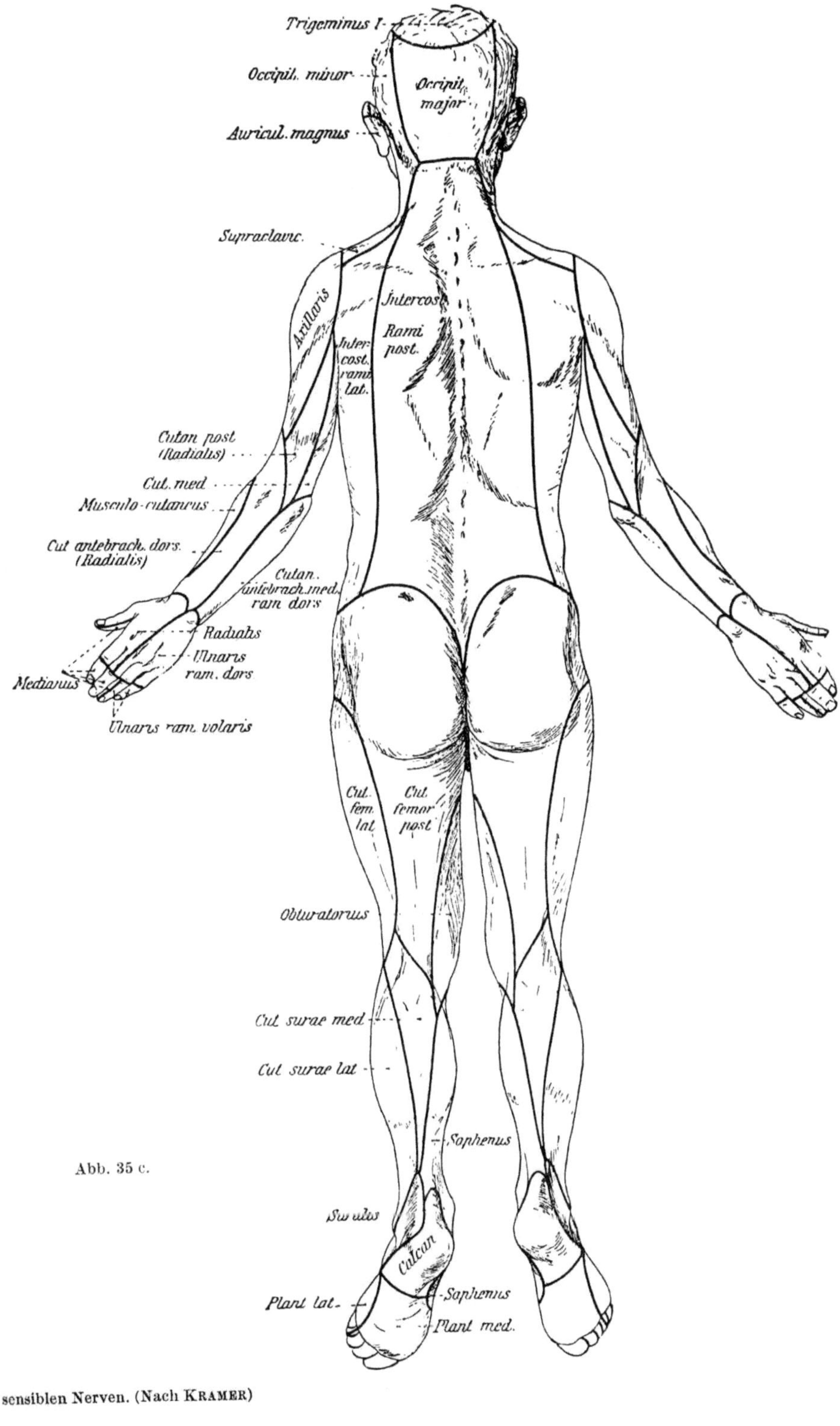

Abb. 35 c. sensiblen Nerven. (Nach KRAMER)

die Zähne zu zeigen, zu lachen, den Mund zu spitzen, zu pfeifen usw. Bisweilen ist die Parese nur bei willkürlicher Innervation, dagegen z. B. nicht beim Lachen sichtbar. Mitunter wird über Gehörstörungen geklagt, teils über abnorm gesteigertes Hörvermögen (Hyperakusis), teils über Schwerhörigkeit.

Die Beimischung der anderen Nervenfasern zum Facialisstamm und ihre frühzeitige Abzweigung ermöglicht bei peripheren Lasionen deren genauere *Lokalisation*. Leitungsunterbrechung peripher von dem Abgang der Chorda macht ausschließlich Gesichtsmuskellähmung, eine solche zwischen Chordaabzweigung und Ganglion geniculi neben der Lahmung auch Geschmacksstorung der vorderen ²/₃ der Zunge sowie evtl. Storung der Speichelabsonderung. Sitz der Lasion am Ganglion geniculi bewirkt Gesichtsmuskellähmung, Geschmacksstorung, Herabsetzung der Speichel- und Tranensekretion und Gehörstorungen. Das gleiche Bild, nur ohne Geschmacksstörung, besteht bei einer Läsion oberhalb des Ganglion geniculi.

Die periphere Facialislähmung tritt in *drei verschiedenen Graden* auf: Die *leichte* Form (in der Regel als rheumatische Lähmung) ist die harmloseste; hier fehlen außer der Parese der mimischen Muskeln alle anderen Störungen; ebenso fehlt die EaR. Die Dauer bis zur Heilung beträgt 3—4 Wochen. Die sog. *Mittelform* dauert länger, etwa 6—8 Wochen und zeichnet sich durch das Auftreten einer partiellen EaR aus (AnSZ > KaSZ, träge Zuckung), die nach etwa 14 Tagen bis 3 Wochen deutlich wird. Bei der *schweren* Form kommt es neben der vollständigen EaR zu schwerer Atrophie der Muskeln, zum Teil mit abnormer Reizbarkeit derselben (Tic, Contracturen usw.). Diese Form dauert, soweit überhaupt eine Restitutio ad integrum erfolgt, mehrere Monate.

Lähmungen durch Läsionen im Bereich der *Kernregion* des Facialis sind mitunter doppelseitig. Die Facialislähmung *zentralen Ursprungs (supranucleäre Lähmung)*, z. B. bei einem Schlaganfall, zeigt, soweit sie einseitig ist, als wichtiges *Unterscheidungsmerkmal* gegenüber der peripheren Lähmung, abgesehen vom Fehlen der EaR, vor allem das Freibleiben des oberen Facialisastes (Stirn und Lidschließer), da dieser bilateral, d. h. von beiden Hirnhemisphären synergisch innerviert wird.

Der **N. acusticus** (N. VIII) besteht aus zwei funktionell verschiedenen Anteilen, denen auch verschiedene Kerne entsprechen, und zwar aus dem eigentlichen Hörnerven, dem N. cochlearis, und dem die Bogengänge (Labyrinth) versorgenden N. vestibularis, der zum Vestibularis und zum DEITERSschen Kern gehört. Über die Hörbahn sowie die Prüfung des Vestibulairs s. S. 637 und 685.

Der **N. glossopharyngeus** (N. IX) versorgt das hinterste Zungendrittel mit Geschmacksfasern sowie sensiblen Fasern, die er auch an das Mittelohr, die Tuba EUSTACHII, sowie die Schleimhaut des Nasenrachens abgibt.

Der **N. vagus** (N. X) enthält sensible, motorische sowie autonome Nervenfasern (bezüglich der letzteren vgl. S. 680). Die sensiblen Fasern versorgen die Hirnhaut der hinteren Schädelgrube (Ramus meningeus), den hinteren Teil des äußeren Gehörganges, Schlund, Kehlkopf, Speiseröhre, Magen, Luftröhre, Bronchien, Pleura sowie verschiedene Baucheingeweide. *Motorische* Fasern innervieren den M. levator veli palatini, die Pharynx- (Schlundschnürer) sowie die Ösophagusmuskulatur und die Kehlkopfmuskeln (N. laryngeus superior und inferior seu Recurrens). Lähmung in der Kernregion, z. B. bei Bulbärparalyse oder Läsion des Nerven in der Gegend der Schädelbasis bewirkt Gaumensegel- und Schlucklähmung, die Sprache wird näselnd. Die Kehlkopflähmungen wurden S. 244 besprochen. Tiefersitzende Läsionen bewirken dagegen nur das Bild der Recurrenslähmung. Reizung des Vagus hat Verlangsamung, seine Lähmung Beschleunigung des Pulses und außerdem Verlangsamung der Atmung zur Folge. Bei Läsion nur eines Vagusstammes bleiben die Herzerscheinungen aus. Endlich steht der Vagus mit dem Brechzentrum in Verbindung.

Der **N. acessorius** (N. XI) innerviert vollständig den M. sternocleidomastoideus sowie teilweise den M. trapezius, der außerdem von Cervicalnerven innerviert wird. Einseitige Lähmung des Nerven bewirkt komplette Sternocleidolähmung und partielle Trapeziuslähmung. Der Sternocleido bewirkt Annäherung des Warzenfortsatzes an das Brustbein unter gleichzeitiger Drehung des Kinns nach der anderen Seite. Bei beiderseitiger Lähmung neigt der Kopf zum Nach-hinten-Überfallen. Der Trapezius bewirkt Heben des Schulterblattes z. B. beim Achselzucken, und vor allem des Acromions. Bei seiner Lähmung findet sich Tiefstand der Schulter; das Schulterblatt zeigt sog. Schaukelstellung, d. h. sein unterer Winkel ist nach innen und oben, sein oberer äußerer Winkel nach unten verschoben; das Heben der Schulter ist erschwert.

Der **N. hypoglossus** (N. XII) ist der motorische Nerv der Zunge. Einseitige Lähmung kommt als periphere Lähmung nur selten, meist traumatisch vor; wesentlich häufiger ist die nucleäre und vor allem die supranucleäre Lähmung. Einseitige Hypoglossuslähmung bewirkt Abweichen der herausgestreckten Zunge nach der gelähmten Seite infolge der Zugwirkung des M. genioglossus. Halbseitige Atrophie der Zunge mit EaR und fibrilläre Zuckungen beobachtet man sowohl bei den peripheren wie bei den nucleären Lähmungen.

Neuralgien und Neuritiden

Die Neuralgie ist ein Schmerzzustand, der sich auf das Ausbreitungsgebiet eines sensiblen Nerven erstreckt. Motorische und sensible Ausfallserscheinungen fehlen.

Der *neuralgische Schmerz* ist durch sein plötzliches, anfallsweise erfolgendes Auftreten, häufig ohne Vorboten, bisweilen mit vorausgehenden Parästhesien (Ameisenlaufen usw.), ferner durch seine sehr große Heftigkeit und seine Ausbreitung genau dem anatomischen Verlauf des Nerven entsprechend gekennzeichnet. Bei sehr intensiven Anfällen kann es zum sog. Irradiieren des Schmerzes, d. h. zum Ausstrahlen in benachbarte Nervengebiete kommen. Der Schmerz, der oft von größter Heftigkeit ist, zeigt meist nicht gleichmäßige Intensität, sondern tritt oft stoßweise in Form von Paroxysmen auf. Er dauert häufig nur Minuten, bisweilen aber auch Stunden. Die Haut im Bereich der Neuralgie ist oft hyperästhetisch, so daß schon geringer Druck, Berührung usw. als unerträglich empfunden werden. Objektiv ist die Haut des erkrankten Gebietes bisweilen gerötet, in anderen Fällen abnorm blaß. Mitunter stellen sich lokale Sekretionserscheinungen wie Schweißbildung, Tränenfluß ein; manchmal kommt es zu unwillkürlichen Muskelzuckungen im erkrankten Gebiet. Ein wichtiges, aber nicht obligates Symptom, das oft auch in dem schmerzfreien Intervall nachweisbar ist, ist die Druckempfindlichkeit einzelner Punkte des erkrankten Nerven, der sog. VALLEIXschen *Druckpunkte*, die sich namentlich dort finden, wo der Nerv aus einem Knochenkanal austritt oder auf einer festen Unterlage aufliegt. Die *Dauer* einer Neuralgie kann sich auf wenige Tage oder Wochen beschränken; in anderen Fällen erstreckt sie sich auf Jahre und bildet dann nicht selten ein die Kräfte, den Ernährungszustand und die seelische Verfassung des Kranken geradezu unterminierendes Leiden.

Unter **Neuritis** versteht man eine mit den Zeichen der Leitungsstörung einhergehende entzündliche Nervenerkrankung. Die klinischen Symptome der Neuritis sind in erster Linie, sowie es sich um sensible Nerven handelt, Schmerzen; bei der Neuritis eines rein motorischen Nerven fehlt jedoch der Schmerz. Ferner finden sich Sensibilitätsdefekte (Anästhesien) und Parästhesien, weiter vor allem Lähmungen sowie Muskelatrophien mit Entartungsreaktion (s. S. 594), endlich trophische Störungen an Haut und Nägeln sowie lokale Ödeme. Die Beteiligung der verschiedenen Nerven an der Neuritis ist von Fall zu Fall nach Art und Ausdehnung des Prozesses eine sehr verschiedene, indem einmal nur ein Nerv, im anderen Fall zahlreiche Nerven zugleich erkranken (Polyneuritis). Bezüglich der Sensibilitätsstörungen ist bemerkenswert, daß bei manchen Fällen von Neuritis und Polyneuritis vor allem die Tiefensensibilität alteriert ist, so daß der Lage- und Gelenksinn eine Störung erfährt und daher Ataxie (vgl. S. 627) besteht. Praktisch wichtig ist der hohe Grad von Regenerationsfähigkeit der peripheren Nerven, der eine Restitutio ad integrum selbst nach schwerster Neuritis ermöglicht.

Neuralgien und Neuritiden können sich nicht nur auf Äste peripherer Nerven, sondern auch auf die großen Nervenstämme, auf die Spinalganglien und auf die Nervenwurzeln erstrecken.

Von den Bedingungen, unter denen sich Neuralgien und Neuritiden einstellen, sind vor allem Zugluft und Durchnässung zu nennen. Des weiteren spielen Infekte eine große Rolle. Hyperergische Gewebsreaktionen bei Infekten sind oft in Betracht zu ziehen (rheumatische Neuritiden). Im Anschluß an Infektionskrankheiten (Diphtherie, Grippe, Sepsis, Malaria, Ruhr, Typhus) werden Mononeuritiden, vor allem Polyneuritiden recht häufig beobachtet. Polyneuritiden können offensichtlich auch virusbedingt sein. Alkohol, Arsen, Blei, Quecksilber, Schwefelkohlenstoff, Triorthokresylphosphat, ferner Vitaminmangelzustände (Beri-Beri, Pellagra), Intoxikationen bei Verbrennungen und schließlich Stoffwechselkrankheiten (Diabetes, Gicht, Porphyrie) führen nicht selten zu Neuritiden, vornehmlich zu Polyneuritiden. Bei zahlreichen Neuralgien und Neuritiden ist die mechanische Schädigung von Nerven oder Nervenwurzeln nachweisbar (Knochencallus, Narbengewebe, Tumoren, Nucleus pulposus-Hernien, Aneurysmen). Es kann sich sowohl um Kompressionen als auch um Zerrungen der Nerven handeln. Überanstrengung bestimmter Muskelgruppen, besonders ein Druck auf Nervenstämme oder einen Nervenplexus kann Neuritiden bedingen, die bei Lastträgern, Schmieden, Schlossern oder in ständiger Hockstellung arbeitenden Personen gegebenenfalls als Berufskrankheit anzuerkennen sind.

Die **Trigeminusneuralgie** befällt nur selten alle drei Äste des sensiblen Trigeminus, meist nur zwei (und zwar den II. und III.) oder einen Ast, und zwar in der Regel immer nur der einen Seite; nur der III. Ast erkrankt häufiger beiderseitig. Die isolierte Supraorbitalneuralgie ist sehr selten. *Ätiologisch* kommen als *lokale* Ursachen Erkrankungen des Auges (Prüfung der Refraktion!), des Ohres, der Nase sowie der Mundhöhle (Zahncaries; Ostitis alveolaris bei fehlenden Zähnen), ferner Empyeme der Kiefer- und Stirnhöhle in Betracht, als *allgemeine* Ursachen Erkältungen sowie vor allem infektiöse und toxische Ursachen, speziell Influenza und Malaria mit Bevorzugung des I. Astes, Diabetes und Lues mit einer solchen des III. Astes (mitunter beiderseitig) sowie Arteriosklerose im Bereich des Ganglion GASSERI. Sehr oft bleibt die Ätiologie ungeklärt. Druckpunkte sind bei Trigeminusneuralgie die Austrittsstellen der Nerven aus den Knochen, insbesondere der Supraorbital- und Infraorbital- sowie der Mentalpunkt am Foramen mentale. Tränenträufeln, Rötung der Haut und Hyperästhesie sind häufig. Bisweilen beobachtet man unwillkürliche Muskelzuckungen als sog. Tic douloureux. In veralteten Fällen kann es zum umschriebenen Ergrauen der Haare sowie zu Haarausfall kommen.

Trigeminusneuralgien zeichnen sich häufig durch große Hartnäckigkeit aus. Therapie s. S. 610.

Beiderseitige Neuralgie des *N. auriculotemporalis*, bei welcher der Schmerz sich von einem Ohr über den Scheitel zum anderen wie ein Kinderkamm erstreckt, ist stets luischen Ursprungs (SEELIGMÜLLERsche Neuralgie).

Die *Glossopharyngeusneuralgie* äußert sich durch Schmerzen im weichen Gaumen, im Schlund, in der Tonsille und im Zungengrund und ist im höheren Alter oft sehr hartnäckig.

Die **Occipitalneuralgie** betrifft hauptsächlich den N. occipitalis major und ist oft doppelseitig. Die Schmerzen erstrecken sich über den Hinterkopf bis zum Scheitel. Ein charakteristischer Druckpunkt findet sich in der Mitte zwischen dem

Warzenfortsatz und den obersten Halswirbeln. Nicht selten liegen den Schmerzen Erkrankungen der kleinen Gelenke der Halswirbelsäule zugrunde.

Die **Neuritis brachialis**, vielfach rheumatischer Genese, geht mit Schmerzen und Parästhesien in dem betroffenen Arm einher. Die Hand der befallenen Seite fühlt sich kühler an als die der gesunden Seite. Die mit jeder Bewegung verbundenen Schmerzen veranlassen den Kranken zu Schonhaltung mit der Gefahr einer allmählich eintretenden Bewegungsbeschränkung im Schultergelenk. Neuralgiforme Schmerzen im Bereich des Plexus brachialis können durch Mißbildungen der Halswirbelsäule, vor allem durch Erkrankungen der Wirbelsäulengelenke hervorgerufen werden.

Von besonderer Häufigkeit ist die **Neuralgie** bzw. **Neuritis des Nervus ischiadicus** (auch Malum COTUNNII nach DOMENICO COTUGNO benannt, der das Leiden 1765 beschrieb). Eine Ischialgie entwickelt sich oft auf dem Boden einer rheumatischen Schädlichkeit, nicht selten nach Durchkühlung. Gelegentlich tritt sie im Gefolge von Infektionen (Grippe) auf. Bei Alkoholismus, Gicht und Diabetes ist die Ischiasneuritis nicht selten zu finden. Ischialgie auf Grund einer Druckwirkung auf den Plexus sacralis kommt vor bei Krankheitsprozessen im Becken (Adnexitis, Uteruscarcinom, Haematocele retrouterina, Prostatacarcinom, Rectumcarcinom). Auch der Druck des graviden Uterus kann ischialgiforme Schmerzen bedingen. Ferner können Krankheiten der Beckenknochen (Tumormetastasen, Tuberkulose) oder Erkrankungen der unteren Lendenwirbelsäule zu Schmerzen im Verlauf des N. ischiadicus Veranlassung geben. In einer nicht kleinen Zahl von Fällen liegt die Ursache einer Ischialgie oder einer Lumbago in einem Diskusprolaps (Hervorquellen des Nucleus pulposus durch einen nachgiebigen oder verletzten Annulus fibrosus mit Kompression der Nervenwurzeln, besonders im Bereich der 5. Lendenwirbelbandscheibe). Nach Wochen oder auch erst nach Monaten verkleinert sich die vorgequollene Masse durch Wasserverlust. Häufig gehen dieser Affektion größere oder kleinere Traumen voraus.

In der Regel ist die Neuralgie bzw. Neuritis des N. ischiadicus einseitig. Doppelseitige Ischias kommt bei Diabetes vor, ist ferner auf spinale Leiden (Tumoren, Tabes) oder auf destruierende Wirbelkörpererkrankungen verdächtig.

Die Schmerzen werden im Gesäß, an der Hinterfläche der Oberschenkel, in den Kniekehlen, an der Außenseite des Unterschenkels und des Fußes sowie im Fußrücken empfunden, wobei aber die größte Intensität des Schmerzes bald mehr den Oberschenkel, bald den Unterschenkel betrifft, was übrigens auch von Fall zu Fall wechselt. Sitzen auf harter Unterlage, Gehen sowie Abkühlung verstärken den Schmerz, während er beim Stehen und Liegen meist an Heftigkeit abnimmt. Eine Zunahme des Schmerzes tritt auch beim Pressen (Stuhlentleerung) sowie beim Niesen in Erscheinung. Jede eine Dehnung des Nerven bewirkende Bewegung steigert den Schmerz; daher schont der Patient beim Gehen das kranke Bein, indem er sich auf das gesunde Bein stützt und den Schwerpunkt auf dessen Seite zu verlegen sucht. Eine Folge der Ischias ist häufig eine meist nach der kranken Seite konvexe Lumbalskoliose, die bei aufrechter Haltung des Patienten sichtbar ist und sich bei längerem Bestehen des Leidens einzustellen pflegt. Der Kranke sitzt möglichst auf dem Sitzknorren der gesunden Seite und hält Hüft- und Kniegelenk des kranken Beines in leicht gebeugter Stellung. In schweren Fällen ist er ans Bett gefesselt.

Zu den *objektiven Symptomen* der Ischias gehört einmal das LASÈGUEsche Symptom (identisch mit dem KERNIGschen Phänomen), d. h. lebhafter Dehnungsschmerz und Widerstand bei Beugung des im Knie gestreckten Beines gegen den Rumpf; diagnostisch mindestens ebenso wichtig sind ferner verschiedene, aber nicht konstante *Druckpunkte:* vor allem Druckempfindlichkeit in der Gesäßfalte zwischen Trochanter und Tuber ossis ischii (Glutäalpunkt), weiter im sog. Lumbal- und Ileosakralpunkt am Dornfortsatz des 5. Lendenwirbels bzw. neben der Spina iliaca posterior superior, weiter am Popliteal punkt in der Mitte der Kniekehle, am Peronealpunkt in der Gegend hinter dem Capitulum fibulae, am Malleolarpunkt hinter dem Malleolus lateralis, endlich am Fußrücken in der Gegend des ersten Spatium intermetatarsale. Die Patellarreflexe sind häufig lebhaft. Der Achillesreflex dagegen fehlt oft bei schwereren Fällen auf der kranken Seite, auch ist hier die Achillessehne bisweilen verbreitert oder erschlafft. Die Hautreflexe sind zum Teil gesteigert (z. B. Auslösung des Cremasterreflexes von der Fußsohle aus). Leichte Hypästhesie im Bereich der Außenseite des Unterschenkels (N. cutaneus surae lateralis) ist nicht selten, während schwerere Sensibilitätsstörungen nicht zum Bilde der gewöhnlichen Ischias gehören. Bei längerem Bestehen des Leidens stellt sich regelmäßig Muskelatrophie am Ober- und Unterschenkel ein, größtenteils wohl als Folge der Inaktivität der Muskeln. Das Leiden pflegt in der Regel mindestens einige Wochen, oft viele Monate anzuhalten und zeigt auch nach Besserung oder Heilung eine große Neigung zu Rückfällen.

Bei jeder hartnäckigen Ischialgie sind die Untersuchungen des Harns auf Zucker, die Digitaluntersuchung per rectum und per vaginam, Röntgenaufnahmen des Beckens und der Lendenwirbelsäule unerläßlich. Wichtig ist die Abgrenzung gegenüber Hüftgelenkskrankheiten (Coxitis, Malum coxae), für die der bei Ischias fehlende Stauchungsschmerz (Stoß gegen den Trochanter) sowie der Schmerz oder die Bewegungshemmung des Oberschenkels bei Abduktion charakteristisch sind. Differentialdiagnostisch kommen auch Senkungsabscesse (Psoasabscesse) in Betracht.

Intercostalneuralgie. Neuralgien der Intercostalnerven, namentlich der mittleren, sind nicht selten. Das Leiden ist besonders oft die Folge von Erkrankungen der Nachbarschaft der Nerven, speziell von Wirbelcaries, Aneurysmen, Aortitis luetica, Rippenfrakturen, pleuritischen Schwarten, Kyphoskoliose sowie von spinalen Erkrankungen. Oft wird fälschlich eine Neuralgie beim Bestehen einer frischen Pleuritis diagnostiziert, um so mehr als bei beiden Erkrankungen Husten, Niesen, lautes Sprechen die Beschwerden verstärken. Charakteristisch sind drei *Schmerzpunkte*, und zwar einer dicht neben der Wirbelsäule, ein zweiter am Sternum bzw. am M. rectus abdominis nahe der Mittellinie, ein dritter im mittleren Verlauf des Nerven. Herpes zoster s. S. 32.

Die *Neuralgie* des *N. cutaneus femoris lateralis* (Außen- und Vorderseite des Oberschenkels) wird als Meralgia paraesthetica (BERNHARDTsche Krankheit) bezeichnet. Die Störung dürfte darauf beruhen, daß der Nerv an der Stelle seines Durchtritts durch die Fascie gezerrt wird. Eine Beeinträchtigung sämtlicher Empfindungsqualitäten im Ausbreitungsbereich des Nerven ist gewöhnlich zu beobachten. Nach mehr oder weniger langem Bestand der Empfindungen pflegen diese meist von selbst wieder zu verschwinden. Die *Neuralgia spermatica* besteht in einseitigen sehr heftigen Schmerzanfällen entlang dem Samenstrang bis hinein in die Testes. Das Scrotum ist hyperästhetisch.

Therapie der Neuralgien und Neuritiden. Zunächst ist die Möglichkeit der Beeinflussung ursächlicher Schädlichkeiten (Behandlung eines Diabetes, einer Lues, eines Malaria, eines gynäkologischen Leidens usw.) zu erwägen. Vermeidung von Witterungsschädlichkeiten, insbesondere von Feuchtigkeit, Kälte und Zugluft ist immer geboten. In schweren Fällen ist Bettruhe unumgänglich. Symptomatisch spielt neben Schwitzprozeduren die lokale Applikation von Wärme in Form von Heißluft, Dampfduschen, heißen Bädern, heißen Sandpackungen und Kurzwellenbehandlung eine große Rolle. In manchen akuten Fällen wirkt lokale Kälteapplikation noch besser als Wärme. Die alte „ableitende" Therapie durch Hautreize, etwa mittels Senfpflasters, Emplastr. Cantharid. ordinar. ist vielfach erfolgreich. Gewöhnlich unentbehrlich sind die Antineuralgica: Aspirin, Natr. salicyl., Pyramidon, Phenacetin, Antipyrin. Viel verwendete Mischpräparate sind Gelonida antineuralgica oder Treupel-Tabletten (Codein, Phenacetin, Aspirin), Veramon (Pyramidon mit Veronal), Migraenin (Antipyrin und Coffein), Trigemin (Butylchloralhydrat und Pyramidon), Cibalgin, Irgapyrin, Novalgin, Octadon, Optalidon usw. Phenylchinolincarbonsäure (Atophan bzw. Atophanyl), auch deren Strontiumsalz (Iriphan) bewähren sich vornehmlich bei den häufigen Neuralgien und Neuritiden von Kranken mit uratischer Diathese. Injektionen von Vitamin B_1 (Betabion und Betaxin forte) werden empfohlen. Bisweilen erweist sich, zumal in hartnäckigen Fällen, Aconit (Aconitysat, Aconit-Dispert) mit gleichzeitigem starken Purgieren als wirksam. Morphin und seine Derivate sowie Cliradon, Dromoran und Polamidon sind wegen der Suchtgefahr gerade bei lang sich hinziehenden Neuralgien und Neuritiden bedenklich. Bei der *Trigeminusneuralgie* sieht man mitunter von Röntgenbestrahlungen des Ganglion GASSERI einen Erfolg; in refraktaren Fällen können Alkoholinjektionen in das Ganglion GASSERI sowie als Ultima ratio die chirurgische Teilresektion bzw. Elektrokoagulation des Ganglion GASSERI, vor allem Durchtrennung seiner Hinterwurzel in Erwägung gezogen werden. Spezielle therapeutische Verfahren bei der *Ischialgie* bestehen in Novocaininfiltrationen ($^1/_2$%ige Novocainlösung) der Vorderwand des Sacrum oder in der epiduralen Injektion von 5 ccm 1%iger Novocainlösung in die hintere untere Öffnung des Sakralkanals. Die Indikation zum operativen Vorgehen beim Diskusprolaps ist nur gegeben, wenn alle anderen Maßnahmen versagen.

Die Polyneuritiden

Hierunter fallen Krankheitsbilder, die dadurch ausgezeichnet sind, daß in meist symmetrischer Anordnung durch Schädigung der Nervenstämme motorische und sensible Ausfallserscheinungen, oft auch Reizerscheinungen resultieren. Die wichtigsten ätiologischen Faktoren, die in einem Fall Mononeuritiden, im anderen Fall multiple Neuritiden hervorrufen können, wurden auf Seite 608 bereits erwähnt.

Für die *diphtherische Polyneuritis* ist charakteristisch, daß sich vielfach zunächst Gaumensegel- und Akkommodationslähmung entwickelt (die Kranken verschlucken sich bei der Nahrungsaufnahme und können in der Nähe nicht deutlich sehen) und daß dann eine motorische Lähmung der Muskulatur des Stammes und schließlich der Extremitäten sich einstellt, wobei die peripheren Extremitätenabschnitte am schwersten betroffen sind und am längsten gelähmt bleiben. Schmerzen fehlen, ebenso fehlt Druckschmerzhaftigkeit der Nervenstämme.

Die rein motorische Polyneuritis bei Bleivergiftung (*Polyneuritis saturnina*) ist gekennzeichnet durch meist beiderseitige Radialislähmung. Schmerzen pflegen zu fehlen.

Ein Beispiel für die gemischte motorisch-sensible Form ist die *Alkoholpolyneuritis*, die wohl die häufigste Polyneuritis ist. Sie erstreckt sich in schweren Fällen auf die oberen und unteren Extremitäten (speziell Radialis- und Peroneuslähmung) und kann auch die Gehirnnerven in die Lähmung einbeziehen (doppelseitige Facialis- und Abducenslähmung), oder sie beginnt sogar ausnahmsweise im Bereich der letzteren. Der N. opticus bleibt aber stets verschont. In einzelnen Fällen treten die motorischen Störungen hinter denjenigen der Tiefensensibilität zurück, so daß hochgradige ataktische Störungen speziell der unteren Extremitäten mit Verlust der Sehnenreflexe auftreten, während die Oberflächensensibilität für Berührung usw. intakt bleibt (sog. akute heilbare Ataxie der Potatoren). Hauptsächlich bei der alkoholischen Polyneuritis kommen psychische Störungen vor, und zwar in Form der KORSAKOWschen Psychose. Bezeichnend für sie ist die Störung der Merkfähigkeit für die Erlebnisse der jüngsten Zeit und die Neigung zum Konfabulieren, während die Erinnerung für die ältere Vergangenheit nicht gestört ist. Derartige Fälle pflegen einen sehr langwierigen Verlauf zu nehmen und nur mit Defekten auszuheilen.

Die Polyneuritis nach *Arsenvergiftung*, bei der man motorische wie sensible Erscheinungen beobachtet, zeigt im Gegensatz zur Bleineuritis eine Vorliebe für die unteren Extremitäten. *Schwefelkohlenstoffneuritiden* befallen in der Regel die Beuger der Hand und die Strecker des Fußes. Lähmungen der kleinen Fußmuskeln finden sich bevorzugt bei der Vergiftung mit *Triorthokresylphosphat*. *Serogenetische Polyneuritis* s. S. 19.

Ein bedrohliches, ätiologisch ungeklärtes polyneuritisches Krankheitsbild stellt die LANDRYsche *Paralyse* dar. Erwachsene, manchmal auch Kinder, erkranken meist ohne erkennbare äußere Ursache, nur gelegentlich nach Durchnässung, unter Fieber mit Parästhesien und Schmerzen in den unteren Extremitäten. Alsbald gesellt sich eine Schwäche und nach wenigen Tagen eine Lähmung der unteren Extremitäten hinzu. Die Lähmungen breiten sich dann schnell auf die Muskulatur des Stamms und auf die distalen und dann proximalen Teile der oberen Extremitäten aus. Die Sehnenreflexe schwinden, die Sensibilität ist beeinträchtigt, vornehmlich auch die Tiefensensibilität. Blasen- und Mastdarmstörungen treten in einem Teil der Fälle auf. Hirnnervenbeteiligungen kommen vor. Nach kurzer Krankheitsdauer können die Patienten an Atemlähmung sterben. Der Liquor ist manchmal ganz normal, manchmal findet sich Eiweißvermehrung bei kaum erhöhter Zellzahl. Es wird vermutet, wenn auch der Beweis noch nicht erbracht ist, daß es sich bei dieser Krankheit um eine Virusinfektion handelt.

Andere Fälle von Polyneuritis setzen weniger akut ein, es dauert länger, bis die Krankheit ihren Höhepunkt erreicht hat, es fehlt der aufsteigende Charakter der Lähmungen und die Prognose ist besser. Nach anfänglichen Parästhesien und Schmerzen in den Extremitäten stellen sich Lähmungen ein, die sich u. U. auf den gesamten Körper erstrecken können. Später gehen dann die Lähmungen auf einzelne Gebiete zurück, in denen sie sich längere Zeit halten. In wieder anderen Fällen werden von vorneherein nur einzelne Nervengruppen von der Erkrankung ergriffen. Eine Prädilektion zeigen die Nerven der Unterarme und Hände sowie der Unterschenkel und Füße. Namentlich werden die Extensoren von der Lähmung betroffen. So entstehen paraplegische oder auch tetraplegische Lähmungsbilder.

Stets handelt es sich um schlaffe Lähmungen, die eine ausgesprochen symmetrische Anordnung zeigen. Die Sehnenreflexe der gelähmten Gebiete fehlen. Die sensiblen Reizerscheinungen, die bei Beginn der Krankheit oft im Vordergrund stehen. pflegen in der Regel bald an Intensität abzunehmen, dagegen bleiben oft Druckempfindlichkeit der großen Nervenstämme und Schmerzhaftigkeit der gelähmten Teile bei passiven Bewegungen sowie Sensibilitätsdefekte zurück, vor allem im Bereich der distalen Bezirke. Frühzeitig stellt sich Entartungsreaktion und bald auch Atrophie der gelähmten Muskeln ein. GUILLAIN und BARRÉ haben 1916 darauf hingewiesen, daß Fälle mit derartiger Symptomatologie und derartigem Verlauf im Liquor eine erhebliche Eiweißvermehrung bei ziemlich normaler Zellzahl darbieten. Es bleibt auch in diesen Fällen von Polyneuritis dunkel, ob sie auf einer Virusinfektion beruhen oder ob es sich um eine hyperergische Reaktion bei bakteriellen Infektionen handelt.

Pathologisch anatomisch wurde Hyperämisierung der peripheren Nerven, einschließlich ihrer Wurzeln beobachtet, da und dort sah man auch zellige Infiltrate in den Intervertebralganglien, ferner Hyperämisierung und Infiltrate in der Rückenmarkssubstanz, selbst im Hirnstamm. In späten Stadien der Krankheit findet sich dann Abbau der Markscheidensubstanz durch Fettkörnchenzellen sowie schwere Schädigung der Achsenzylinder.

Therapie der Polyneuritiden. Bettruhe ist auch in den leichten Fällen empfehlenswert. Ursächliche Faktoren sind gegebenenfalls auszuschalten (z. B. Alkohol, Blei). Sorgfältigste allgemeine Pflege (vor allem Prophylaxe des Decubitus, vgl. S. 621), zweckmäßige Lagerung der gelähmten Extremitäten unter Anwendung von Binden und Kissen (Vermeiden der Spitzfußstellung). Gegen die Schmerzen Antineuralgica. Schwitzprozeduren sind erst in den spateren Stadien erlaubt (Vorsicht zumal bei der postdiphtherischen Polyneuritis wegen des Herzens!). Salz- und flüssigkeitsarme Kost, Vitamin-B_1-Präparate. Künstliche Beatmung bei den ersten Zeichen der Atemlähmung unter LANDRYschen Paralyse muß natürlich versucht werden. Wenn die Schmerzempfindlichkeit im Lauf der Krankheit geringer geworden ist, kann vorsichtig mit Galvanisierung, dann mit Faradisation, vor allem mit milder Massage begonnen werden. Hat sich eine Polyneuritis nach rezidivierenden Anginen ausgebildet und findet sich eine chronisch-eitrige Tonsillitis, dann soll man zur Tonsillektomie raten, allerdings erst nach weitestgehender Abheilung der Polyneuritis, weil durch den Eingriff erneute Verschlechterungen provoziert werden können. Für die Rekonvaleszenz sind Thermalbadekuren empfehlenswert.

Anhang
Recklinghausensche Krankheit (Neurofibromatose)

Es handelt sich um ein klinisch zuerst von F. v. RECKLINGHAUSEN (1882) beschriebenes erbliches, oft familiär auftretendes Leiden, das zu den Fehlentwicklungen des Nervensystems zählt. Es besteht im wesentlichen in dem Auftreten in der Regel sehr zahlreicher, meist kleiner palpabler Geschwülste (Neurinome) im Verlauf der peripheren, aber auch der autonomen Nerven; Ausgangspunkte sind die Nervenscheiden. Gelegentlich kommen auch im Gehirn und am Rückenmark, vor allem an der Cauda equina entsprechende Wucherungen vor. Periphere Nervenlähmungen und Zeichen eines intracraniellen Tumors können in Erscheinung treten. Häufig sind doppelseitige Acusticus-Neurinome beobachtet worden. Selbst ein Rückenmarksquerschnittsyndrom kommt gelegentlich vor. Manchmal verursachen periphere, unter der Haut fühlbare Neurinome lebhafte Schmerzen (Tubercula dolorosa). Daß es sich bei der Krankheit um eine Entwicklungsstörung handelt, die u. a. das gesamte Ektoderm betrifft, ergibt sich daraus, daß auch meist die Haut charakteristische Veränderungen aufweist, die oft die Diagnose prima vista ermöglichen: kleine sichtbare indolente Hauttumoren (Fibrome) in großer Zahl, die teils der Haut flach aufsitzen, teils gestielt sind oder in beutelartigen Hautfalten liegen (Fibromata mollusca), sowie diffuse oder fleckförmige hellbraune Pigmentierungen der Haut bzw. Naevi. Weitere häufige Begleiterscheinungen sind Skeletveränderungen sowie Mißbildungen an inneren Organen. Das Leiden ist meist harmlos, kann aber zu starken Entstellungen führen. Eine lokale (chirurgische) Therapie kommt vornehmlich dann in Frage, wenn heftigere Schmerzen auftreten oder ein raumbeengender Prozeß im Zentralnervensystem beseitigt werden muß. Bei hin und wieder vorkommender sarkomatöser Entartung eines Tumors sind Röntgenbestrahlungen vorübergehend erfolgreich.

Krankheiten des Rückenmarks

Einleitung. Das Rückenmark ist erheblich kürzer als der Wirbelkanal. Sein unteres Ende, der Conus terminalis befindet sich in der Höhe des zweiten Lendenwirbels. Hieraus erklärt sich, daß die Lage der einzelnen Rückenmarkssegmente und dementsprechend der paarig angelegten vorderen und hinteren Rückenmarkswurzeln sich nicht mit der anatomischen Lage der Wirbel und in noch geringerem Grade mit derjenigen der zur Orientierung am Lebenden benutzten Processus spinosi deckt, wie das aus Abb. 37 hervorgeht. Diese für die Segmentlokalisationsdiagnose sehr wichtige Differenz zwischen der Topographie der Rückenmarkssegmente bzw. des Ursprungs der betreffenden Wurzeln und der Wirbel nimmt nach unten in wachsendem Maße zu. Während z. B. das 1. Thorakalsegment dem 6. oder 7. Cervicalwirbel entspricht, liegt das 1. Lumbalsegment hinter den Proc. spinosi des 10. oder 11. Brustwirbels. Das gesamte Lumbal- und Sakralmark liegt zwischen dem 11. Brust- und dem 2. Lendenwirbel. Insgesamt unterscheidet man 8 Cervical-, 12 Dorsal-, 5 Lumbal-, 5 Sakralsegmente und 1 Coccygealsegment.

Auf dem Querschnitt läßt das Rückenmark weiße Substanz sowie die in H-Form angeordnete graue Substanz erkennen (Abb. 36). Erstere enthält nur Leitungsfasern, die das Rückenmark der Länge nach durchziehen, während die graue Substanz

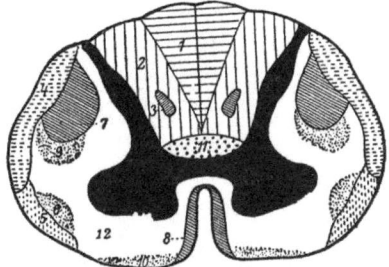

Abb. 36. Schema der Verteilung der Bahnen in der weißen Substanz des Rückenmarks. (Nach HOBER· Physiologie.) *1* GOLLscher Strang, *2* BURDACHscher Strang; *3* SCHULZEsches kommaförmiges Bündel; *4* FLECHSIGsche Kleinhirnseitenstrangbahn; *5* GOWERSsches Bündel, *6* Tractus spino-thalamicus; *7* Pyramidenseitenstrangbahn, *8* Pyramidenvorderstrangbahn. *9* MONAKOWsches Bündel; *10* Tractus vestibulospinalis, *11* Ventrales Hinterstrangfeld; *12* Vorderseitenstranggrundbündel

sowohl Leitungsfasern (und zwar zum großen Teil in querer Richtung verlaufende) als vor allem Ganglienzellen enthält, die hauptsächlich in den Vorder- und Hinterhornern liegen. In der weißen Substanz befinden sich die Vorder-, Seiten- und Hinterstränge. Ein Teil der Vorderstränge wird im Cervical- und oberen Brustmark von den Pyramidenvorderstrangen eingenommen. Die Seitenstränge enthalten die Pyramidenseitenstrangbahn, die Kleinhirnseitenstrangbahn und das GOWERSsche Anterolateralbündel. Der Rest der Vorder- und Seitenstränge wird von dem sog. Vorderseitenstranggrundbündel eingenommen. Die Hinterstränge enthalten im Hals- und oberen Brustmark voneinander getrennte medial gelegenen GOLLschen Stränge (Funiculi graciles) und die lateral liegenden BURDACHschen Stränge (Funiculi cuneati), deren äußerste, dem Hinterhorn medial anliegende Zone die sog. *Wurzeleintrittszone* ist. Die in den genannten Strängen verlaufenden Leitungsbahnen sind vor allem motorische und sensible Bahnen.

Die *motorischen* Bahnen verlaufen in der Hauptsache in den Pyramidenseitenstrangen, und zwar bilden diese den Teil, der bereits in der Oblongata in der Decussatio pyramidum eine Kreuzung erfahrt; ein kleinerer Teil verlauft ungekreuzt in den Pyramidenvorderstrangen. Das von der motorischen Hirnrinde kommende und in den Pyramidenbahnen verlaufende zentrale motorische Neuron tritt schließlich in die graue Substanz des Ruckenmarks ein, wo die Pyramidenseitenstrangfasern zu den Ganglienzellen des Vorderhorns der gleichen Seite, die Pyramidenvorderstrangfasern dagegen zur gekreuzten Seite sich begeben. Hier beginnt das zweite motorische, d. h. das periphere Neuron, dessen trophisches Zentrum die Vorderhornganglienzellen bilden. Die Pyramidenbahnen leiten die willkürlichen motorischen Impulse; außerdem sind in ihnen reflexhemmende Bahnen enthalten.

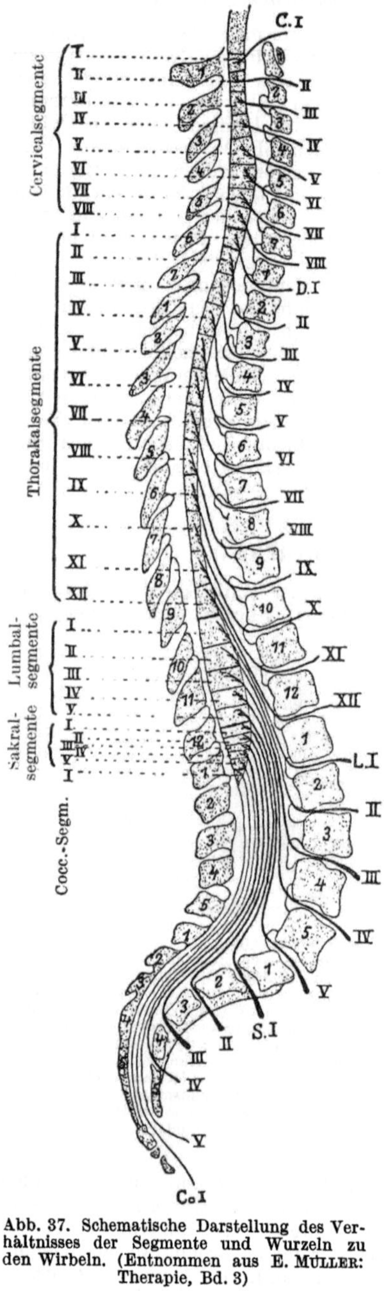

Die *sensiblen* Bahnen kommen von den Spinalganglien, die ihre trophischen Zentren bilden, und treten durch die hinteren Wurzeln in das Rückenmark ein, wo sie sich auf eine Reihe verschiedener Bahnen verteilen. Ein Teil derselben, die sog. langen Hinterwurzelfasern, durchlaufen ungekreuzt das ganze Rückenmark, indem sie unten die BURDACHschen, im oberen Teil des Ruckenmarks die GOLLschen Strange bilden; sie enden in den sog. Hinterstrangskernen der Oblongata. Im Cervicalmark entsprechen die GOLLschen Strange der unteren, die BURDACHschen Strange der oberen Korperhalfte. Andere sensible Bahnen dringen in die Hinterhörner ein, um dann zum großen Teil in den Vorderseitenstranggrundbundeln der *gekreuzten* Seite (sog. BROWN-SÉQUARDsche Bahn), teils in den gekreuzten GOWERSschen Bündeln, in geringerem Maße der *gleichen* Seite zur Oblongata aufwarts zu steigen. Eine andere Faserart bildet sog. Kollateralen, die sich zu den Ganglienzellen der Vorderhorner begeben; sie vermitteln u. a. das Zustandekommen der Reflexe. Eine weitere Faserart tritt zu den CLARKEschen Saulen, eine Ganglienzellengruppe im Hinterhorn, von der aufsteigende Fasern in der Kleinhirnseitenstrangbahn der gleichen Seite zum Kleinhirn verlaufen. Diejenigen sensiblen Bahnen, die im Ruckenmark ungekreuzt verlaufen, erleiden eine Kreuzung im verlangerten Mark in der sog. Schleife dorsal von der Pyramidenkreuzung (Lemniscus medialis[1]).

Die verschiedenen *Qualitaten der Sensibilitat* werden durch verschiedene Ruckenmarksbahnen dem Hirn zugeleitet. Die Beruhrungsempfindung wird hauptsachlich durch die gekreuzten Vorderseitenstrangbündel, zum geringeren Teil durch die gleichseitigen Hinterstrange geleitet; Schmerz- und Temperaturempfindung wird zunachst durch die graue Substanz der Hinterhorner aufwarts geleitet, spater treten die Fasern ausschließlich in den gekreuzten Vorderseitenstrang über; der sog. Tiefensensibilitat (Gelenk- und Muskelsinn, Lage-, Bewegungs- und Druckempfindung) dient der gleichseitige Hinterstrang. Die in der Kleinhirnseiten-

Abb. 37. Schematische Darstellung des Verhältnisses der Segmente und Wurzeln zu den Wirbeln. (Entnommen aus E. MÜLLER: Therapie, Bd. 3)

---

[1] Das BELL-MAGENDIEsche *Gesetz*, nach welchem die vorderen Wurzeln die motorischen, die hinteren die sensiblen Bahnen enthalten, ist übrigens zum mindesten dahin zu ergänzen, daß die hinteren Wurzeln neben den afferenten auch efferente Bahnen für die Vasodilatation enthalten.

strangbahn verlaufenden Fasern stehen zu dem Gleichgewichtssinn und der Koordination der Muskelbewegungen in Beziehung.

Von großer Bedeutung für die Klinik der Rückenmarkserkrankungen ist die Art und Verteilung der *Degenerationserscheinungen* in den Rückenmarksbahnen, die bei einer Unterbrechung derselben infolge einer Querschnittsläsion des Rückenmarks eintreten (vgl. Abb. 38): es degenerieren unterhalb derselben die Pyramidenseiten- und Vorderstrangbahn, oberhalb derselben die Hinterstränge (namentlich die GOLLschen Stränge), die Kleinhirnseitenstrangbahn und das GOWERSsche Bündel. Die Erklärung für diese sog. *sekundäre Degeneration* der Rückenmarksbahnen liegt in der Tatsache, daß jedesmal derjenige Teil eines Neuriten degeneriert, der von seinem trophischen Zentrum, d. h. von der zugehörigen Ganglienzelle abgetrennt ist (WALLERsches Gesetz). Es ist hinzuzufügen, daß, was im großen für Läsionen des gesamten Querschnittes gilt, in ähnlicher Weise für partielle, d. h. herdförmige Schädigungen Gültigkeit hat. Es besteht übrigens die Regel, daß das Markscheidenmyelin weniger widerstandsfähig gegenüber Schäden ist als der graue Achsencylinder; nur bei Zugrundegehen des letzteren kommt es zur sekundären Degeneration.

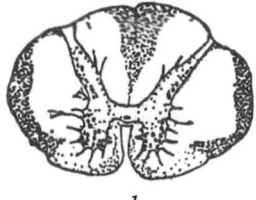 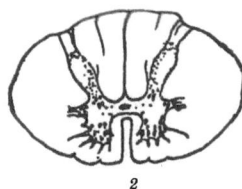 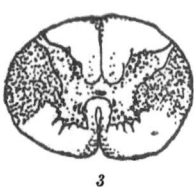

1   *2*   *3*

Abb. 38. Sekundäre aufsteigende und absteigende Degeneration im Rückenmark. (Nach HOCHE.)
1 Aufsteigende Degeneration im Halsmark; *2* normales Thorakalmark (zum Vergleiche);
3 absteigende Degeneration im Lumbalmark

Die den einzelnen Rückenmarkssegmenten entsprechende Innervation der Muskeln und die sensible Versorgung der Haut zeigen in ihrer Verteilung gegenüber derjenigen der peripheren Nerven eine wesentlich andere Anordnung, wie ein Vergleich der Abb. 35 und 39 erkennen läßt. Dies erklärt sich unter anderem aus der Tatsache, daß die peripheren Nerven sich in den verschiedenen Plexus miteinander verflechten und dadurch das Bild der ursprünglichen segmentären Anordnung verwischen. Die Segmentverteilung der Muskeln und Reflexe sowie der Sensibilität ist aus der Tabelle S. 616—618 ersichtlich[1]. Die Verteilung der Hautsensibilität zeigt am Rumpf eine gürtelförmige Anordnung, an den Extremitäten eine Verteilung in Form von längsverlaufenden Bändern und Streifen (Abb. 39). Ferner ist zu beachten, daß nach dem SHERRINGTONschen Gesetz jeder Hautbezirk von 2—3 benachbarten Rückenmarkssegmenten innerviert wird, so daß sich die Innervationsbezirke der sensiblen Wurzeln teilweise oben und unten überlagern. Vollständige Anästhesie eines Hautgebietes kommt demzufolge nur dann vor, wenn gleichzeitig das nächsthöhere und nächsttiefere Rückenmarkssegment oder die zugehörigen Wurzeln lädiert sind.

Allgemeine Diagnostik der Rückenmarkskrankheiten

Krankheiten des Rückenmarks können im allgemeinen dreifacher Art sein. Entweder handelt es sich um eine den gesamten Querschnitt, also sämtliche Rückenmarksbahnen treffende diffuse Erkrankung (Querschnittserkrankung) oder um eine nur einzelne Strangsysteme befallende Affektion (System- oder Strangdegeneration) oder endlich um eine vorwiegend oder ausschließlich die Rückenmarkshäute betreffende Erkrankung (Meningitis, Meningomyelitis). Die sog. *Systemdegenerationen* beschränken sich auf eine einzige Bahn (z. B. eine motorische oder sensible), oder es handelt sich um sog. kombinierte Systemdegenerationen, wobei mehrere Bahnen auf einmal degenerieren. Aus der Art der Symptome läßt sich hier stets erkennen, daß es sich um den systematischen Ausfall einzelner Bahnen handelt. Bei den *Querschnittsläsionen*, wie sie z. B. auf Entzündungs- oder Erweichungsprozessen des Rückenmarks oder mechanischer Schädigung desselben von außen beruhen, fehlt der elektive Charakter der für die Systemdegeneration charakteristischen Symptome, vielmehr ist der ganze Querschnitt des Rückenmarks oder ein großer Teil desselben an den Krankheitserscheinungen beteiligt. Doch ist zu bemerken, daß bei beginnender Querschnittsläsion, z. B. namentlich bei Kompression des Rückenmarks von außen zunächst oft nur motorische, dagegen noch keine sensiblen Störungen auftreten, da die motorischen Bahnen Schädigungen gegenüber eine größere Empfindlichkeit zeigen als die sensiblen Bahnen. Bleibt die Querschnittsläsion eine

---

[1] Die Tabelle ist dem Taschenbuch der medizinisch-klinischen Diagnostik von SEIFERT-MÜLLER entnommen (zum Teil abgeändert und ergänzt).

Rückenmarks-segmente bzw. Wurzeln	Muskeln bzw. Funktionen	Sensibilität	Reflexe
1. Cervicalsegment.	Kleine Nackenmuskeln (C_1—C_2). *Drehung und Rückwärtsbeugung des Kopfes.*	Nacken und Hinterhaupt.	
2. u. 3. Cervicalsegment.	Halsmuskeln. Trapezius (C_1—C_4). *Vorwärtsbeugen des Kopfes, Heben der Schultern.*	Hinterhaupt, Außenfläche des Halses	
4. Cervicalsegment.	Scaleni. Zwerchfell (N. phrenicus). Levator scapulae (C_3—C_5). Rhomboideus. Supra- und Infaspinatus. *Inspiration, Auswärtsrollung des Oberarms.*	Nacken, Schulter und Brust bis zur II. Rippe und Spina scapulae.	Scapularreflex.
5. Cervicalsegment.	Deltoideus. Biceps (C_5—C_6). Pectoralis major. Coraco-brachialis (C_5—C_6). Brachialis internus (C_5—C_6). Brachioradialis. Supinator (C_5—C_6). Rhomboideus. Supra- und Infarspinatus (C_4—C_6). *Erheben des Oberarms, Beugung und Supination des Vorderarms.*	Rückseite der Schulter und des Arms, äußere Seite des Oberarms.	Bicepssehnenreflex (C_5—C_6).
6. Cervicalsegment.	Pectoralis minor. Deltoideus. Latissimus dorsi (C_6—C_8) und Teres maj. Subscapularis (C_6—C_8). Serratus anterior (C_5—C_7). Pronatoren des Vorderarms (C_7—Th_2).	Außenseite des Oberarms und Radialseite des Vorderarms.	
7. Cervicalsegment.	Triceps (C_6—Th_1). *Adduktion und Einwärtsrollung des Oberarms, Streckung und Pronation des Vorderarms.* Pectoralis minor. Extensoren des Handgelenks und der Finger (C_6—C_8). Flexoren des Handgelenks (C_7—Th_1). *Flexion und Extension des Handgelenks.*	Außenseite (Radialseite) des Vorderarms und Daumens.	Tricepssehnenreflex (C_6—C_7). Sehnenreflexe am Vorderarm und an der Hand.
8. Cervicalsegment.	Pectoralis minor. Lange Extensoren und lange Beuger der Finger. Thenar (Daumenballen).	Mitte des Vorderarms, Mitte der Hand an Beuge- und Streckfläche.	
1. Thorakalsegment.	Kleine Muskeln der Hand und der Finger (Interossei, Thenar, Hypothenar). C_8—C_1: *Bewegung des Daumens und der Finger.*	1. und 2. *Thorakalsegment:* Innenseite (Ulnarseite) des Ober- und Vorderarms, kleiner Finger.	Erweiterung der Pupille durch den Sympathicus (C_8-Th_9).
1.—12. Thorakalsegment.	Rückenmuskeln. Intercostalmuskeln.	2.—4. *Thorakalsegment:* Rückenhaut vom VII. Halswirbel und von der Spina scapulae bis zum V. Brustwirbel. Brusthaut von der II. Rippe bis zur Mamillarhöhe.	

Rückenmarks-segmente bzw. Wurzeln	Muskeln bzw. Funktionen	Sensibilität	Reflexe
7.—12. Thorakalsegment.	Ruckenmuskeln. Bauchmuskeln. (Rectus Th_5—Th_{10}, Obliquus Th_6—L_1, Transversus Th_6—L_1).	5.u.6. *Thorakalsegment:* Rücken vom V. bis VIII. Brustwirbel. Brusthaut von der Mamilla bis zur VII. Rippe. 7.—9. *Thorakalsegment:* Ruckenhaut vom VIII. bis XII. Brustwirbel, Bauchhaut von der VII. Rippe bis zur Nabelhöhe. 10.—12. *Thorakalsegment:* Lendengegend v. XII. Brustwirbel bis V. Lendenwirbel, Bauchhaut vom Nabel bis zum POUPARTschen Band.	Oberer Bauchdeckenreflex zwischen 8. und 9. Th. Unterer Bauchdeckenreflex vom 10. bis 12. Th.
1. Lumbalsegment.	Unterste Bauchmuskeln. Quadratus lumborum. Sartorius. Iliopsoas.	Äußere Seite der Glutäalgegend, Inguinalgegend.	
2. Lumbalsegment.	Iliopsoas. Sartorius. Quadriceps. Cremaster.	Außenseite des Oberschenkels, Sensibilität des Hodens und Samenstrangs.	1.—2. L.: Cremasterreflex.
3. Lumbalsegment.	Quadriceps (L_2—L_4). (Iliopsoas.) Sartorius. Adductoren des Oberschenkels. Einwärtsroller des Oberschenkels. 2. und 3. L.: *Beugung, Einwärtsrollung und Adduktion des Oberschenkels.*	Vorder- und Innenseite des Oberschenkels. Knie.	2.—4. L.: Patellarsehnenreflex.
4. Lumbalsegment.	Extensor cruris quadriceps (L_2—L_4). *Streckung des Unterschenkels.*	Innenseite des Unterschenkels und Fußes, Vorderseite u. Innenseite des Oberschenkels.	4.—5. L.: Glutäalreflex.
5. Lumbalsegment.	Glutaeus medius und minimus (L_4—L_5). Semimembranosus, Semitendinosus, Biceps femoris (L_5—S_2). Tensor fasciae latae, Tibialis anterior und posterior (L_4—L_5). *Abduktion des Oberschenkels, Beugung des Unterschenkels.*	Außenseite des Unterschenkels und Fußes. Außenseite des Oberschenkels.	
1. Sakralsegment.	Glutaeus maximus (L_5—S_2). Piriformis. Obturator int. } Auswärtsroller des Gemelli. Oberschenkels. Quadratus femor. Extensoren (Dorsalflexoren) des Fußes: Peronei, Extensor digitor. communis (L_5—S_2). *Streckung und Auswartsrollung des Oberschenkels; Dorsalflexion des Fußes und der Zehen.*	Hinterseite des Oberschenkels. Hinterseite der Wade, Fußsohle, äußerer Fußrand, Zehen.	Plantarreflex (S_1—S_2). Achillesreflex (L_5—S_2).

Ruckenmarks-segment bzw. Wurzeln	Muskeln bzw. Funktionen	Sensibilität	Reflexe
2. Sakral-segment.	Große Wadenmuskeln (Gastrocnemius, Soleus S_1—S_2). Extensores et Flexores digitor. comm. long. et hallucis long. Kleine Fußmuskeln (S_1—S_3). *Plantarflexion des Fußes, Beugung der Zehen. Erektion.*	Gesäß und Hinterfläche des Oberschenkels (sog. Reithosenanästhesie). Außenseite des Unterschenkels und äußerer Fußrand, Sensibilität der Blase und des Mastdarms.	Achillessehnenreflex. Erektion.
3. Sakral-segment.	Perinealmuskeln. Quergestreifte Muskulatur der Harnrohre, des Mastdarms und der Geschlechtsorgane. Sphincteren. *Willkurliche Einleitung der Harn- und Kotentleerung.*	Medialer Teil des Gesäßes, Damm, Scrotum, Penis.	Ejaculation. Blase, Mastdarm (S_2—S_5).
4. u. 5. Sakral-u. Coccygealsegment.	*Willkurliche Einleitung der Harn- und Kotentleerung.*	Umgebung des Afters, Damm. Anus.	Analreflex (S_5).

unvollständige, so können die motorischen Störungen das Bild dauernd beherrschen; immerhin lassen sich durch genaue Prüfung stets daneben auch Sensibilitätsdefekte nachweisen. Die verschiedene Art der letzteren, aus denen man auf den speziellen Sitz der Läsion oder der degenerierten Bahn Schlüsse ziehen darf, werden bei Beschreibung der einzelnen Krankheitsbilder näher besprochen.

Krankheitsprozesse, die ihren Sitz in den *grauen Vorderhörnern* haben, bewirken schlaffe Lähmungen mit degenerativer Atrophie der entsprechenden Muskelgebiete; sie fuhren also zum gleichen Bilde wie die Degeneration oder Durchtrennung der peripheren motorischen Nerven, mit dem Unterschiede aber, daß die Verteilung auf die einzelnen Muskelgruppen dem segmentären und nicht den peripheren Typus entspricht. Lasionen der *Pyramidenbahn*, also des zentralen Neurons kennzeichnen sich im Gegensatz hierzu durch spastische Lahmungen, ferner durch Erhöhung der Sehnenreflexe, die bis zum Klonus gesteigert sein können (hauptsächlich Fuß- und Patellarklonus), endlich durch einen pathologischen Hautreflex, das BABINSKISche Großzehenphanomen, d. h. eine pathologische Form des Fußsohlenreflexes; normal besteht dieser in einer Plantarflexion der Zehen und Fußsohle beim Bestreichen derselben (am besten nahe dem außeren Fußrande); für das BABINSKISche Zeichen ist die Dorsalflexion, vor allem der großen Zehe, und zwar in der sog. primären Form charakteristisch, d. h. ohne daß es vorher zu einer Plantarflexion der Zehen kommt; die Extension der großen Zehe ist ausgesprochen langsam, oft tonisch anhaltend. Das diagnostisch außerordentlich wichtige Phänomen kommt übrigens — aber nur vorubergehend — auch in der Narkose und bei Intoxikationen (Kohlenoxyd, uramisches und diabetisches Koma, mitunter aber auch im hypoglykamischen Schock) sowie für die Dauer einiger Stunden nach epileptischen sowie paralytischen Anfällen vor. Bei Kindern bis zum dritten Jahr hat es keine pathologische Bedeutung. Auch Kneten der Wadenmuskulatur (GORDON-*Reflex*) sowie kräftiges Bestreichen der medianen Tibiafläche (OPPENHEIM-*Reflex*) rufen oft den isolierten Reflex des Extensor hallucis longus hervor. Eine ahnliche diagnostische Bedeutung haben die in Plantarbeugung der Zehen bestehenden pathologischen Reflexe von MENDEL-BECHTEREW (Plantarflexion bzw. Spreizung der Zehen bei Perkussion des lateralen Teils des Fußrückens am Os cuboideum) bzw. der sog. tiefe Zehenreflex von ROSSOLIMO (Beklopfen der Ballen der Zehen und ihrer Plantarfläche) und der MONAKOWsche äußere Fußrandreflex (Hebung des außeren Fußrandes bei leichtem Bestreichen desselben).

Vollige Durchtrennung des Rückenmarks hat bemerkenswerterweise keine Erhöhung der Sehnenreflexe, sondern eine Aufhebung derselben in der Höhe der Läsion und abwärts von dieser zur Folge. *Schmerzen* kommen den Krankheiten des Rückenmarks, soweit sich diese ausschließlich auf die einzelnen Strangsysteme oder den Querschnitt beschränken, nicht zu. Sie werden hauptsachlich beobachtet bei Krankheiten der hinteren Rückenmarkswurzeln sowie bei den hiermit einhergehenden Affektionen der Rückenmarkshaute. Für diese sind außer dem heftigen Schmerz, der sowohl im Rucken wie teilweise auch im Rumpf und in den Extremitäten lokalisiert wird, gegebenenfalls die Spasmen der Nacken- und Rückenmuskulatur charakteristisch.

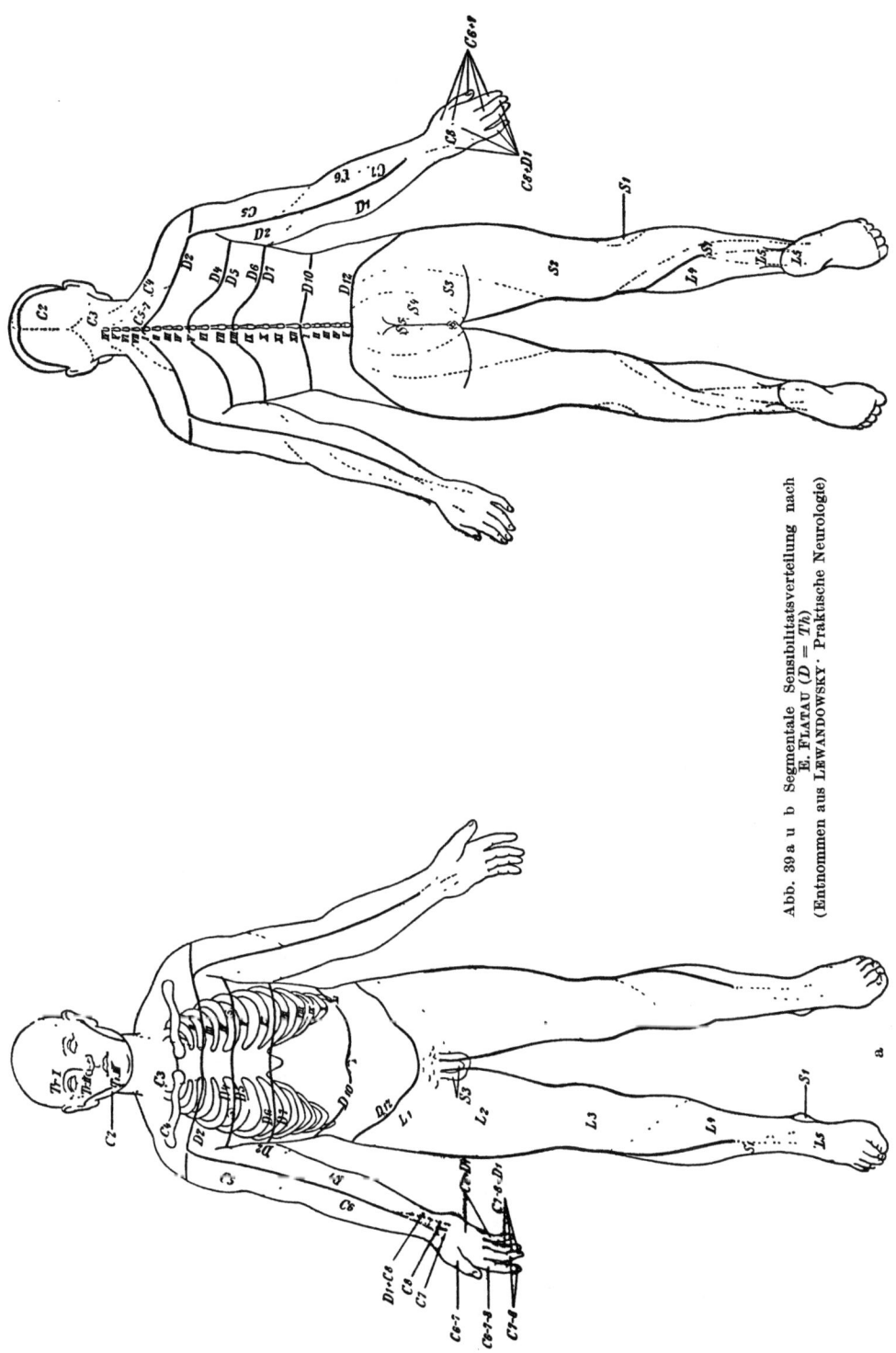

Abb. 39 a u b Segmentale Sensibilitätsverteilung nach E. FLATAU (D = Th)
(Entnommen aus LEWANDOWSKY · Praktische Neurologie)

Akute Myelitis

Unter Myelitis versteht man ein im Anschluß an *Infektionen* und *Intoxikationen* akut auftretendes spinales Krankheitsbild. Anatomisch besteht es in nichtsystematischen Entzündungs- bzw. Degenerationsprozessen im Rückenmark, welche dessen Querschnitt vollkommen oder fast vollkommen unterbrechen und klinisch häufig in der Form einer herdförmigen Querschnittskrankheit *(Myelitis transversa)* verlaufen. Das Leiden ist streng von ähnlichen Krankheitsbildern traumatischen, luischen sowie tuberkulösen Ursprungs zu trennen. Die Myelitis ist nicht häufig.

Als *Ursachen* der akuten Myelitis sind in erster Linie Infektionskrankheiten, insbesondere Typhus, Grippe, Gonorrhoe, Erysipel, Angina, Scharlach, Sepsis, Wutschutzimpfung u. a. zu nennen.

Pathologisch-anatomisch besteht oft im Bereich der kranken Partien (meist mehrere Segmente) Verbreiterung des Rückenmarks und Verminderung seiner Konsistenz sowie meist Verwischung der Grenze zwischen grauer und weißer Substanz. *Mikroskopisch* beobachtet man Hyperamie der Gefäße, gelegentlich Hämorrhagien, Leukocyteninfiltration und vor allem Zerfallserscheinungen an Achsencylindern und Markscheiden, Degeneration der Ganglienzellen sowie die dem Abtransport des Zerfallsmaterials dienenden Kornchenzellen. Ausgedehntere Erweichung von nekrotischem Material wird als Myelomalacie bezeichnet.

Krankheitsbild. Oft stellen sich zunächst verschiedene *Prodromalerscheinungen* wie Kreuz- und Rückenschmerzen sowie gürtelförmige Schmerzen, Parästhesien, Vertaubungsgefühl in den unteren Extremitäten, Abgeschlagenheit sowie mäßige Temperatursteigerung ein. Dieses Vorstadium kann wenige Tage, aber auch Wochen dauern, bis sich das eigentliche spinale Krankheitsbild entwickelt. Dieses ist im wesentlichen durch eine Lähmung in Form einer Paraplegie oder Paraparese gekennzeichnet.

In der großen Mehrzahl der Fälle ist der Sitz der Myelitis das *Thoarkalmark*. Hierbei entwickelt sich eine anfangs schlaffe Paraplegie der Beine, die später in eine spastische Lähmung übergeht. Ferner pflegen sich im Bereich der Lähmungen alsbald motorische Reizerscheinungen in Form schmerzhafter Muskelzuckungen bemerkbar zu machen, die bereits auf geringfügige Reize, wie den Druck der Bettdecke usw., auftreten können und oft sehr qualvoll sind. Die Beine befinden sich zunächst in Streckstellung, neigen aber später zu Beuge- und Adductorencontracturen. Patellar- und Achillesreflexe sind lebhaft gesteigert, oft bestehen Klonus, ferner das BABINSKIsche Zehenphänomen sowie das STRÜMPELLsche Tibialisphänomen (Dorsalflexion des Fußes mit Hebung des inneren Fußrandes bei willkürlichem Anziehen des Beines). Der Bauchdeckenreflex verhält sich verschieden. Bei Sitz der Myelitis in der Höhe des 8.—12. Segments fehlt er, wogegen er bei höherem Sitz erhalten ist. Konstant sind Blasenstörungen, anfangs in Form der Ischuria paradoxa, später stellt sich unwillkürlicher Harnabgang ein (vgl. S. 486). Auch Mastdarmlähmung mit unwillkürlicher Stuhlentleerung ist häufig. Sensibilitätsstörungen sind regelmäßig vorhanden, und zwar zum Teil als Herabsetzung, zum Teil als völlige Aufhebung des Empfindungsvermögens für alle Qualitäten im Bereich der ganzen unteren Körperhälfte. Die obere Grenze der Sensibilitätsstörung entspricht der Höhe des am meisten proximal gelegenen erkrankten Segmentes. Häufig liegt sie in der Höhe der Halsrumpfgrenze im 2. Intercostalraum (Grenze zwischen 2. Dorsal- und 4. Cervicalsegment). Sehr häufig und zum Teil außerordentlich rasch stellen sich trophische Störungen, insbesondere Decubitus, oft schon nach einem Tage ein. Seine Prädilektionsorte sind die Gesäßgegend (Kreuzbein), die Gegend der Trochanteren, die Fersen und Schulterblätter sowie bei Adduktionscontractur die inneren Flächen der Knie. Der Liquor zeigt oft starke Eiweiß- und Zellvermehrung.

Cervicale Myelitis ist selten und sehr gefährlich. Je nach dem Sitz des Herdes oberhalb oder innerhalb der Cervicalanschwellung bestehen außer Paraplegie der Beine auch eine spastische bzw. schlaffe Lähmung der Arme, ferner bei Erkrankung des 8. Cervical- und 1. Dorsalsegments oculopupilläre Störungen in Form des HORNERschen Symptomenkomplexes mit Verengerung der Pupille und der Lidspalte (vgl. S. 596, Abs. 5). Phrenicuslähmung, wenn sie doppelseitig ist, bedroht das Leben. Myelitis im *Lumbalteil* bewirkt schlaffe Lähmung der Beine; die Sehnenreflexe sind abgeschwächt oder erloschen.

Der *Verlauf* der akuten Myelitis gestaltet sich verschieden. Abgesehen von foudroyanten, in wenigen Tagen tödlich verlaufenden Fällen endet die Mehrzahl der schweren Fälle nach 1—4 Wochen letal, meist infolge von Komplikationen (Decubitus, Cystopyelitis, Peritonitis). Zum Teil treten im Verlauf der Krankheit einzelne Schübe auf. Ungünstig verlaufen auch die Fälle von ascendierender Myelitis, bei der der Prozeß progredient nach oben fortschreitet. In einer kleinen Zahl von Fällen kommt es nach mehrmonatiger Krankheitsdauer zu einem Stillstand unter Zurückbleiben einer spastischen Paraplegie, mit der die Patienten bei sorgfältiger Pflege sich längere Zeit bei leidlichem Wohlbefinden halten können. Eine von vornherein chronisch verlaufende Myelitis gibt es nicht. *Differentialdiagnostisch* kommen vor allem die multiple Sklerose (S. 656), außerdem die Hämatomyelie (S. 623), der Rückenmarkstumor (S. 624) sowie die spinale Lues (S. 659) in Betracht.

Therapie. Im Beginn der Krankheit bewährt sich bisweilen die Anwendung von Schwitzkuren sowie starken Abführmitteln. Sehr wichtig ist absolute Ruhe (auch zur Prophylaxe etwaiger Nachschübe); Sedativa, speziell Brom sowie Luminal; gegen die schmerzhaften Krampfzustände heiße Tücher. Die Komplikationen, insbesondere der Decubitus, erfordern sorgfältigste Pflege; das hier Gesagte gilt in gleicher Weise für alle übrigen Krankheitsbilder mit Querschnittsläsionen des Rückenmarks.

Gegenüber der Gefahr des Durchliegens, das durch den Druck der Weichteile sowie durch die Maceration der Haut durch Harn und Stuhl erfolgt, spielt die Prophylaxe in der Pflege eine große Rolle: Wasserkissen, Luftring, häufigere Lagewechsel, evtl. Bauchlage sowie Seitenlage, in der die Patienten durch Kissen zu halten sind; sorgfältiges Vermeiden von drückenden Hemd- oder Lakenfalten. Regelmäßige Waschungen der Haut der zu Decubitus neigenden Stellen mit Vinum camphoratum, Franzbranntwein; Lenicetpuder, gelinde Massage der Weichteile sowie, wenn es der übrige Zustand des Kranken erlaubt, täglich lauwarme Bäder. Bei vorhandenem Decubitus wirken laue Dauerbäder oft sehr günstig. Im übrigen ist der Decubitus feucht zu behandeln, am besten mit Verbandstofflagen, die mit essigsaurer Tonerde getränkt sind und mit Heftpflasterstreifen fixiert werden. Abtragung nekrotischer Gewebsfetzen und Spaltung etwaiger Wundtaschen. Erfolgt Reinigung, so empfiehlt sich die Anregung der Granulationen mit Unguent. Balsam. peruv. 1:30, evtl. mit Argent. nitric. sowie Emplastrum ciner., ferner Scharlachsalbe; später indifferente Salbenverbände (Borvaseline). Große Verbände, die den Decubitus bedecken, sind wegen der raschen Durchnässung durch Urin und Stuhl unzweckmäßig. Die *Blasenlähmung* erfordert Auffangen des Harns mittels Ente bei Männern (Schutz der Genitalien gegen Druck durch Wattepolsterung, da sonst auch hier Decubitus eintritt). Bei Frauen ist besser ein Dauerkatheter, da die üblichen Urinale eine Beschmutzung meist nicht verhindern. Bei Erschwerung der Blasenentleerung hilft mitunter Doryl (Carbaminoylcholinchlorid) entweder per os als Tabletten mehrmals täglich oder je $^{1}/_{4}$ mg intramuskulär (evtl. treten starke Schweiße auf). Sorgfaltige Reinigung und Trockenlegung der Kranken nach jeder Stuhlentleerung. Prophylaxe und Therapie der *Cystitis* vgl. S. 488. — In späteren Stadien erfordert die Neigung zu Beugecontracturen vorsichtig durchgeführte passive Bewegungen (evtl. im Bade) sowie gelinde Massage.

Caissonkrankheit. Als eine unter dem klinischen Bilde der akuten Myelitis verlaufende Erkrankung des Rückenmarks ist hier noch die sog. *Caissonkrankheit* der Tunnelarbeiter zu erwähnen, die unter erhöhtem Atmosphärendruck arbeiten; wenn sie sich zu schnell aus dem Caisson wieder unter gewöhnlichen Luftdruck begeben, so wird der vom Gewebe absorbierte Stickstoff in Form von Gasbläschen frei, die zu Embolien und multiplen kleinen Zerstörungsherden mit sekundären Degenerationen im Rückenmark führen. Es liegen hier also *keine* myelitisch-entzündlichen Prozesse vor. Die Caissonkrankheit geht oft mit Gelenkbeschwerden einher.

Funikuläre Spinalerkrankung. Gewisse im Verlauf schwererer Blutkrankheiten, vor allem bei perniziöser Anämie, seltener bei achylischer Chloranämie auftretende Spinalerkrankungen, die oft fälschlich als *funikuläre Myelitis* bezeichnet werden, beruhen weder auf einer

Myelitis noch auf einer Systemerkrankung, sondern bestehen in multiplen Degenerationsherden mit entsprechender sekundärer Degeneration langer Bahnen[1] (vgl. S. 615). Die Symptome, die auf eine kombinierte Krankheit verschiedener Rückenmarksbahnen hindeuten, sind teils so geringfügig, daß sie erst bei genauer Untersuchung entdeckt werden; teils bestehen umgekehrt erhebliche subjektive Beschwerden, die diejenigen des Grundleidens in den Hintergrund treten lassen. *Hauptsymptome* sind vor allem dreierlei: motorische *Schwäche* in den Beinen, *Parästhesien* wie Pelzigsein, Ameisenlaufen usw., die in der Regel zunächst in den Füßen, gelegentlich auch in den Händen beginnen, sowie Störungen der *Tiefensensibilität*, oft mit Ataxie wie bei Tabes (sog. Pseudotabes); Herabsetzung des Vibrationsgefühls ist oft ein Frühsymptom. Spasmen sind in der Regel weniger deutlich ausgeprägt. Die Sehnenreflexe können fehlen; ferner ist nicht selten das BABINSKIsche Zeichen positiv. Dagegen gehören Pupillenstarre sowie lancinierende Schmerzen nicht zum Bilde; wohl aber kommen bisweilen Blasen- und Mastdarmstörungen vor. Decubitus und Cystitis sind seltener als bei der akuten Myelitis. Der Verlauf der Affektion hängt oft von demjenigen des Grundleidens ab, in anderen Fällen zeigt die Affektion eine gewisse Selbständigkeit. Nur selten kommt es zu querschnittsartigen Bildern. Die Therapie richtet sich gegen das Grundleiden.

Syringomyelie

Unter Syringomyelie versteht man ein spinales Krankheitsbild, das auf der Entstehung pathologischer Höhlenbildung im Rückenmark, speziell seiner zentralen Partien beruht und in entsprechenden klinischen Ausfallserscheinungen besteht. Die Krankheit dürfte, wie angenommen wird, auf einer fehlerhaften kongenitalen Anlage beruhen (Hemmung der Raphebildung beim Schluß des Neuralrohrs mit Proliferation von nicht ausdifferenzierten Spongioblasten). Die Kranken weisen nicht selten Spina bifida, Kyphoskoliose, Trichterbrust, Gynäkomastie auf.

Der pathologisch-anatomische Befund besteht in zum Teil länger ausgedehnten Spaltenbildungen zumeist in der grauen Substanz, die teils als bloße Erweiterug des Zentralkanals imponieren, bei der eigentlichen Syringomyelie jedoch von diesem unabhängig sind und auf dem Zerfall einer zentralen Gliawucherug beruhen. Der Prozeß hat im allgemeinen einen fortschreitenden Charakter. Der häufigste Sitz der Krankheit ist das *Cervicalmark* sowie das obere Dorsalmark. Auch kann sich das Leiden bis in die Oblongata ausdehnen, wo es aber in der Regel den unteren Rand der Brücke nicht überschreitet.

Die Krankheit befällt hauptsächlich das mittlere Lebensalter, und zwar vornehmlich *Männer* der körperlich arbeitenden Volksschichten. Die Erscheinungen sind sehr charakteristisch. Sie bestehen in der Hauptsache in motorischer Schwäche, ferner in eigentümlichen *Sensibilitätsdefekten* sowie *vasomotorisch-trophischen* Störungen. Entsprechend der häufigsten Lokalisation im Halsmark beginnt die Krankheit mit Atrophie und motorischer Schwäche der kleinen Handmuskeln (Krallenhand) und Abflachung von Thenar und Hypothenar. An den Vorderarmen atrophieren oft zuerst die Flexoren des Handgelenkes. In anderen Fällen beginnt der Prozeß in der Muskulatur des Schultergürtels. Die atrophischen Muskeln zeigen fibrilläre Zuckungen sowie Entartungsreaktion. Mitunter findet sich der HORNERsche Symptomenkomplex (Verengerung der Lidspalte und der Pupille, Zurücksinken des Bulbus) als Ausdruck der Sympathicuslähmung. Sehr charakteristisch sind die Sensibilitätsdefekte, die in Verlust der Schmerzempfindung und des Temperatursinns (Analgesie, Thermanästhesie) bestehen, während der Berührungssinn und die Tiefensensibilität oft erhalten bleiben. Es liegt also eine sog. Dissoziation der Sensibilität vor. Die Ausdehnung der Sensibilitätsstörung pflegt nicht mit derjenigen der Muskelatrophien übereinzustimmen, sondern eine segmentale Anordnung aufzuweisen. Eine regelmäßige Folge der Aufhebung der Schmerz- und Temperaturempfindung sind Verletzungen und Verbrennungen im Bereich der anästhetischen Bezirke sowie schwere trophische Störungen, an denen

---

[1] Die oft gebrauchte Bezeichnung „funikuläre Myelose" ist unzweckmäßig, da das Wort Myelose bereits für die myeloischen Leukämien vergeben ist.

sich nicht nur die Haut und die Weichteile, sondern auch die Knochen beteiligen, letztere in Form der bei Tabes vorkommenden Arthropathien (im Gegensatz zu diesen jedoch im Bereich der *oberen* Extremitäten) mit hochgradigen Knochenwucherungen. Schließlich kann es zu schweren Verunstaltungen und Verstümmelungen an Fingern und Händen ähnlich der Lepra mutilans (vgl. S. 126) kommen. Häufig ist eine Kyphose der Halswirbelsäule. Bei Mitbeteiligung der Oblongata (Syringobulbie) treten der Bulbärparalyse (s. S. 632) ähnliche Erscheinungen, meist halbseitig oder wenigstens asymmetrisch auf, und zwar Zungenatrophie, Trapeziuslähmung, Trigeminusanästhesie, Recurrenslähmung. Die unteren Extremitäten können lange Zeit unbeteiligt bleiben, so daß die Kranken im Gehen nicht behindert sind.

Der **Verlauf** der Krankheit ist ausgesprochen chronisch und hat progredienten Charakter. Zeitweise kommt es bisweilen zu Stillstanden. Die Kranken erliegen schließlich einer interkurrenten Erkrankung oder nicht selten einer von den haufigen Panaritien oder Phlegmonen der anasthetischen Bezirke ausgehenden Sepsis.

Die *Erkennung* der Krankheit stoßt bei dem so ungemein charakteristischen Symptomenkomplex kaum auf Schwierigkeiten. *Differentialdiagnostisch* kommen die Hämatomyelie (s. unten), intramedullare Tumoren (s. S. 624) sowie die Lepra in Frage. Viele Falle gelangen infolge der Verletzungen zuerst in die Hande des Chirurgen. Es ist übrigens bemerkenswert, daß etwa notwendig werdende chirurgische Eingriffe, sogar Amputationen infolge der Analgesie ohne Narkose ausgeführt werden konnen. *Therapeutisch* wurden Erfolge mit Rontgenbestrahlungen des Rückenmarks beobachtet.

Hämatomyelie

Die Rückenmarksblutung oder Hämatomyelie hat mit der Syringomyelie klinisch gewisse Züge insofern gemeinsam, als auch hier von den Blutungen hauptsächlich die graue Substanz des Rückenmarks bevorzugt wird. Die Blutung pflegt sich auf größere Strecken in der Längsrichtung des Ruckenmarks auszudehnen (sog. Röhrenblutung). *Ursache* des Leidens sind hauptsächlich heftige Anstrengungen, ferner Traumen der Wirbelsaule.

Das *Krankheitsbild* ist durch den plötzlichen Beginn der Rückenmarkssymptome gekennzeichnet, die zunächst den Charakter der Querschnittserkrankung haben. Die häufigste Lokalisation der Blutung ist das Halsmark. Im Laufe weniger Stunden nach Beginn der Erkrankung treten Lahmungen der Extremitäten, Sensibilitätsstörungen sowie Blasenlähmung ein, und zwar entsteht oft eine atrophische Lähmung der oberen Extremitaten und eine spastische Paraparese der Beine. Sehr charakteristisch ist ferner die der Dissoziation der Sensibilitatslahmung bei Syringomyelie analoge Sensibilitatsstorung mit Analgesie und Thermanasthesie, die im Verein mit dem akuten Beginn, dem vorausgehenden Trauma und dem Nichtfortschreiten der Symptome im weiteren Verlauf die Hauptkennzeichen des Leidens bilden. Trotz des schweren Bildes ist die *Prognose* der Hamatomyelie in vielen Fallen gunstig, da die Lahmungserscheinungen in weitem Umfange rückbildungsfahig sind und bisweilen wieder vollkommen schwinden, so daß die Patienten wieder gehfahig werden. Dagegen pflegt die dissoziierte Empfindungslahmung zurückzubleiben. In besonderen Fallen sind als einzige Residuen des erlittenen Traumas schließlich nur geringfugige Muskelatrophien zu finden.

Rückenmarksverletzungen

Traumatische Läsionen des Rückenmarks können durch Wirbelfrakturen oder -luxationen, weiter durch stumpfe gegen die Wirbelsäule gerichtete Gewalt, ferner durch Hieb- und vor allem durch Schuß- und Stichverletzungen zustande kommen. In der Regel belehrt die Anamnese über die Art des vorausgegangenen Traumas. Dabei ist übrigens zu bemerken, daß eine schwere Wirbelsäulenverletzung nicht in jedem Fall von einer Rückenmarksläsion begleitet sein muß.

Das *Krankheitsbild* der Rückenmarksverletzung stellt sich in der Regel in der Form der *Querschnittsläsion* dar (motorische und sensible Paraplegie, Blasen- und Mastdarmlähmung), deren Höhe von dem Orte der Verletzung abhängig ist. Die Sehnenreflexe im Bereich der Verletzung und unterhalb derselben sind zunächst stets erloschen. Im übrigen besteht, soweit es sich um schwere Läsionen oder totale Zertrümmerung des Rückenmarks handelt, das hier schon beschriebene

Bild, das innerhalb weniger Tage oder Wochen unter schwerstem Decubitus, Cystopyelitis, Sepsis usw. zum Tode führt.

Als besondere Form einer traumatischen Rückenmarksläsion wurde schon die *Hämatomyelie* besprochen. Eine andere Form, wie sie mitunter namentlich nach Stich- und Schußverletzung beobachtet wird, ist das als BROWN-SÉQUARDsche *Lähmung* bezeichnete Syndrom. Es beruht darauf, daß die motorischen Pyramidenbahnen nach ihrer Kreuzung in der Oblongata im Rückenmark ungekreuzt verlaufen, während von den sensiblen die den Schmerz- und Temperatursinn leitenden Bahnen sich im Rückenmark kreuzen. Kommt es zu einer Läsion der einen Hälfte des Rückenmarkquerschnittes, so entsteht demnach auf der Seite der Verletzung motorische Lähmung sowie seitens der Sensibilität vor allem Störung des Muskelsinnes (Lage- und Bewegungssinn), wogegen auf der gekreuzten Seite keine motorische Lähmung, dagegen Aufhebung oder Herabsetzung des Temperatur- und Schmerzsinnes abwärts von der Stelle der Verletzung resultiert. Dagegen zeigt die taktile Sensibilität keine oder nur unwesentliche Störungen. In der Höhe der Läsion besteht oft beiderseits eine schmale hyperästhetische Zone.

Schließlich ist zu erwähnen, daß die Verletzungen des untersten Teils der Wirbelsäule mit Läsion des unteren Sakralmarks eine eigentümliche Art der Sensibilitätsstörung bewirken, die man als *Reithosenanästhesie* bezeichnet und die in Sensibilitätsdefekten der Haut der Genitalien, des Dammes und Afters besteht (vgl. Abb. 39).

Die *Prognose* der Rückenmarksverletzung richtet sich nach der Schwere und der Ausdehnung des Prozesses. Sind unmittelbar nach einer Wirbelsäulenverletzung die Sehnenreflexe auslösbar und fehlt das BABINSKISche Zeichen, so spricht dies gegen eine ernstere Ruckenmarksläsion. Ist das Bild der Paraplegie vorhanden, so entscheiden im allgemeinen die nächsten *drei Tage* die Prognose. Zeigt innerhalb dieser Zeit die motorische Lähmung keine Neigung zu Rückgang, so ist mit Sicherheit mit dem in kurzer Zeit erfolgenden ungünstigen Ausgang zu rechnen.

Die *Behandlung* besteht im allgemeinen lediglich in absoluter Ruhigstellung der Wirbelsäule durch entsprechende Lagerung sowie in den bei Besprechung der Myelitis S. 621 genannten allgemeinen pflegerischen Maßnahmen. Bei Wirbelfrakturen ist stets die Zuziehung des Chirurgen erforderlich, zumal es gelegentlich gelingt, durch operative Beseitigung von Knochensplittern, die eine Kompression des Marks bewirken, den Patienten zu retten. Bei allen Wirbelsäulenverletzungen, die zunächst keine Zeichen einer spinalen Läsion erkennen lassen, sind die Kranken so behutsam wie möglich zu behandeln (insbesondere nicht aufzusetzen), da sonst eine nachträgliche Gefährdung des Rückenmarks zu befürchten ist.

Rückenmarkstumoren

Die Neoplasmen des Rückenmarks zerfallen in *extramedulläre* und *intramedulläre* Tumoren. Die ersteren, die die häufigeren sind, sind von den von der Wirbelsäule ausgehenden Geschwülsten (vgl. S. 586) zu unterscheiden; sie nehmen in der Regel ihren Ausgangspunkt von den Rückenmarkshäuten, und zwar handelt es sich meist um intradural sich entwickelnde *circumscripte* Neubildungen, speziell um Fibrome, Psammome, ferner Sarkome; letztere können multipel auftreten und zeigen bisweilen diffuse Ausbreitung. Die Tumoren üben von außen eine langsam wachsende Kompression auf das Rückenmark und seine Wurzeln aus.

Das **Krankheitsbild der extramedullären Tumoren** ist vor allem durch frühzeitiges Auftreten heftiger sensibler Reizerscheinungen infolge der Kompression der hinteren Wurzeln ausgezeichnet, zu denen die übrigen, früher (S. 587) beschriebenen Zeichen der Drucklähmung des Rückenmarks sich hinzugesellen. Häufigster

Sitz der Geschwülste ist das Dorsalmark. Das Bild wird in der Regel durch neuralgieartige Schmerzen von ausstrahlendem Charakter eröffnet, die oft zunächst fälschlich als Intercostalneuralgie oder Ischias gedeutet werden. Es folgen Paresen eines Beins, dann eine spastische Paraparese beider Beine mit lebhafter Steigerung der Sehnenreflexe sowie dem BABINSKIschen Zehenphänomen, schließlich vollkommene Lähmung der Beine. Sensibilitätsstörungen, die im Laufe der Zeit einzutreten pflegen, zeigen im Gegensatz zu den intramedullären Geschwülsten keine Dissoziation, sondern entsprechen dem Typus der Hinterstrangdegeneration. An der oberen Grenze der Sensibilitätsstörung des Rumpfes findet man häufig eine schmale hyperästhetische Zone, d. h. eine Überempfindlichkeit für bloße Berührung, Nadelstiche usw. Die Grenze, bis zu der die Sensibilitätsstörung heraufreicht, läßt sich sehr exakt bestimmen, wobei übrigens speziell für die extramedullären Tumoren die annähernd unveränderliche Lage der Grenze charakteristisch ist. Im allgemeinen reicht der Sitz der Geschwulst 1—2 Segmente höher hinauf, als der Grenze der Sensibilitätsstörung entspricht (vgl. das SHERRINGTONsche Gesetz S. 615). Stets sind Blasen- und Mastdarmstörungen vorhanden.

Wegen der Möglichkeit der operativen Heilung des Leidens ist nicht nur die Konstatierung des Vorhandenseins eines Rückenmarkstumors, sondern auch seine exakte Höhenlokalisation von größter praktischer Bedeutung. Die *Differentialdiagnose* hat vor allem die Abgrenzung gegenüber der Caries der Wirbelsäule sowie den Wirbeltumoren zu klären. Bezüglich der Diagnose dieser beiden Affektionen sei auf S. 587 verwiesen. Praktisch wichtig ist auch die circumscripte *Meningitis serosa* (Leptomeningitis mit Cystenbildung), die das Bild des Tumors hervorrufen kann und operativ eine sehr gute Prognose hat. Hinsichtlich der Höhendiagnose ist zu beachten, daß man stets in der Lage ist, die *obere* Grenze, bis zu der der Tumor sich erstreckt, aus den entsprechenden spinalen Störungen, vor allem den Sensibilitätsdefekten festzustellen. Diese Kenntnis ist für die operative Inangriffnahme des Tumors ausreichend. Maßgebend ist dabei das S. 619 wiedergegebene Schema der segmentären Sensibilitätsverteilung sowie die topographische Beziehung zwischen Wirbelsäule und Rückenmarkssegmenten (Abb. 37[1]). Von anderen diagnostisch auszuschließenden Prozessen, die ein ähnliches Bild verursachen, aber keinen chirurgischen Eingriff erheischen, sind zu nennen die luischen Meningitiden und vor allem isolierte Gummen, die das Bild des Rückenmarkstumors hervorzurufen vermögen. In allen Fällen von Verdacht auf Rückenmarkstumor ist daher stets auf Lues zu fahnden (Wa.R. im Blut, Lumbalpunktion usw. vgl. S. 627 und 661).

Die **intramedullären** Tumoren sind in der großen Mehrzahl der Fälle Gliome, d. h. von der Neuroglia ausgehende Neubildungen. Prädilektionsort derselben ist das Hals- und obere Brustmark, seltener die Lendenanschwellung. In manchen Fällen handelt es sich um sog. diffuse Gliomatose. Gelegentlich kommen solitäre Tuberkel im Rückenmark vor.

Krankheitsbild *der intramedullären Tumoren.* Ihr Hauptmerkmal ist das Syndrom der Querschnittserkrankung, ohne daß sensible Reizerscheinungen in stärkerem Maße vorhanden sind. Das Bild der Querschnittslähmung pflegt sich allmählich zu entwickeln, wobei oft die entsprechenden Symptome zunächst einseitig auftreten, gelegentlich unter dem Bilde des BROWN-SÉQUARDschen Syndroms (vgl. S. 624), an das sich erst im weiteren Verlauf die über den gesamten Querschnitt sich ausbreitende Querschnittsläsion anschließt. Atrophische Läh-

---

[1] Bei Rückenmarkstumoren kann die Höhendiagnose dadurch besonders exakt gestellt werden, daß man Jodipin mittels Suboccipitalstichs in den Spinalkanal einbringt, welches vermöge seines hohen spezifischen Gewichts heruntersinkt, am Sitz des Tumors steckenbleibt und hier auf der Röntgenplatte einen sichtbaren Schatten verursacht (Myelographie).

mungen wie bei der spinalen Muskelatrophie (vgl. S. 632) sowie langsam sich entwickelnde Paraplegien der Beine sind häufig. Besonders wichtig sind die daneben vorhandenen Sensibilitätsstörungen, die auch hier infolge des zentralen Sitzes des Tumors wie bei Syringo- und Hämatomyelie häufig den bei diesen beschriebenen dissoziierten Charakter tragen. Nicht selten zeigen die Symptome einen merkwürdigen Wechsel ihrer Intensität, so daß plötzlich Verschlimmerungen wie auch vorübergehend unerwartete Besserungen eintreten können. In manchen Fällen zeigt das spinale Syndrom infolge der Ausdehnung des Tumors nach oben ein charakteristisches Hinaufsteigen der Sensibilitätsstörungen.

In einzelnen Fällen von Rückenmarkstumor, namentlich wenn derselbe den Wirbelkanal vollkommen verlegt, ergibt die *Lumbalpunktion*, abgesehen von Drucksteigerung, einen sehr eiweißreichen, bisweilen sogar spontan gerinnenden Liquor, der mitunter Gelbfärbung, die sog. Xanthochromie zeigt, dagegen nur wenig oder keine Zellen enthält (FROINsches Kompressionssyndrom). Ferner beobachtet man, wenn man die Halsvenen komprimiert, Fehlen oder Verlangsamung der normal erfolgenden Steigerung des Liquordrucks (Symptom von QUECKENSTEDT).

Als **Therapie** kommt, soweit es sich um Geschwülste der Rückenmarkshäute handelt, nur die operative Entfernung des Tumors nach Laminektomie in Frage. Bei circumscripten Tumoren ist hier die Prognose relativ günstig, das Risiko der Operation verhältnismäßig gering. Bei Sarkomen hat Röntgentherapie mitunter vorübergehend Erfolg.

Tabes dorsalis

Die Tabes dorsalis (Rückenmarksschwindsucht) ist eine durch die Syphilis-Spirochäte bzw. ihr Toxin hervorgerufene Rückenmarkskrankheit. Sie befällt etwa 1,6% der mit Lues Infizierten. Der syphilidogene Charakter der Krankheit ist durch J. A. FOURNIER und W. ERB erwiesen worden. Von der cerebrospinalen Lues ist sie anatomisch und klinisch scharf zu unterscheiden.

Die Tabes befällt häufiger das männliche Geschlecht und bevorzugt das mittlere Lebensalter, kommt aber auch gelegentlich in späterem Alter und ganz selten sogar in früher Jugend vor. Die Anstellung der WASSERMANNschen Blutreaktion bestätigt in einer großen Zahl der Fälle (60—70%) durch ihren positiven Ausfall die wahre Ursache des Leidens. Auch findet sich bei fast $^2/_3$ aller Fälle gleichzeitig eine Aortitis luetica (S. 228). Das durchschnittliche zeitliche Intervall zwischen der luischen Infektion und dem Ausbruch der Krankheit beträgt etwa 10—16 (5—30) Jahre. Die früher vielfach als Ursachen angeschuldigten Schädigungen wie Ausschweifungen, Alkoholismus sowie körperliche Überanstrengung haben sicher keine ätiologische Bedeutung; immerhin dürften sie eine bereits bestehende Tabes in ihrer Weiterentwicklung fördern.

Das **Krankheitsbild** *der Tabes* entwickelt sich in der Regel allmählich. Es wird klinisch in verschiedene *Stadien* eingeteilt. Das *Initialstadium* ist durch mehrere markante *Symptome* gekennzeichnet, und zwar erstens durch Schmerzen, zweitens durch Schwinden der Patellar- und Achillessehnenreflexe, drittens durch Lichtstarre der Pupillen. Die tabischen Schmerzen, die oft das Bild eröffnen, treten einmal in der Form der sog. *lancinierenden Schmerzen* auf, die einen schießenden oder reißenden Charakter haben und als blitzartig von den Patienten bezeichnet werden. Sie treten in Intervallen auf, bevorzugen die unteren Extremitäten, können aber auch an den verschiedensten anderen Körperstellen erscheinen. Sie werden zunächst häufig als einfacher Rheumatismus, Lumbago oder als Neuralgien oder Ischias irrtümlich gedeutet. In einzelnen Fällen können die sensiblen Reizerscheinungen längere Zeit oder auch dauernd fehlen.

Ein weiteres sehr wichtiges Phänomen ist das Schwinden der Sehnenreflexe, insbesondere das WESTPHALsche *Zeichen*, d.h., die Patellarreflexe können trotz Anwendung von Kunstgriffen (z. B. des JENDRASSIKschen Handgriffs) nicht ausgelöst werden; ebenso häufig ist das Fehlen der Achillessehnenreflexe, das ebenfalls hohe diagnostische Bewertung verdient, um so mehr, als es nicht selten dem WESTPHALschen Phänomen zeitlich vorausgeht. Die Hautreflexe sind hingegen erhalten. Besonders bedeutsam ist auch die *Pupillenstarre*.

Es handelt sich dabei um die besondere Form des ARGYLL-ROBERTSONschen *Phänomens*, d. h. des Fehlens der Verengerung der Pupille bei Belichtung sowohl direkt wie konsensuell (s. S. 637) unter Erhaltung der Pupillenverengerung bei der Akkommodation und Konvergenz (sog. *reflektorische* im Gegensatz zur absoluten Pupillenstarre); die Erweiterung auf Atropin und psychische Erregung bzw. Schmerzreize ist unvollständig. Die Pupillen des Tabikers sind in der Regel auffallend eng, häufig nicht völlig kreisrund sowie mitunter von ungleicher Weite (Anisokorie). Differentialdiagnostisch sehr wichtig ist das Vorkommen einer sog. *myotonischen* Pupillenreaktion oder *Pupillotonie* (keine Starre der Pupille, sondern nur verzögerte Reaktion), welche man gelegentlich an einem oder sogar an beiden Augen beobachtet und die mitunter in der Form des sog. ADIEschen *Syndroms* mit Fehlen der Patellar- bzw. Achillesreflexe einhergeht. Sie hat mit Lues nichts zu tun.

Die drei genannten Symptome, die lancinierenden Schmerzen, die Pupillenstarre und das WESTPHALsche Zeichen können längere Zeit, und zwar mehrere Monate oder sogar Jahre die einzigen Krankheitszeichen bilden.

Die Untersuchung der *Cerebrospinalflüssigkeit*[1] ergibt in der Regel, und zwar schon frühzeitig für die Erkennung der Tabes wichtige Befunde; sie gilt daher als unentbehrliche Untersuchungsmethode, zumal in 30—40% der Fälle das Blut nach WASSERMANN negativ reagiert.

Es besteht eine Erhöhung des normal sehr geringen (5—6 Zellen in 1 cmm) Zellgehaltes, insbesondere eine Lymphocytenvermehrung (sog. *Pleocytose*), ferner eine Vermehrung des Globulingehaltes, nachweisbar in Form der NONNEschen sog. Phase-I-Reaktion (nach Versetzen des Liquors mit gleichen Teilen gesättigter Ammonsulfatlösung erfolgt innerhalb von spätestens 3 Min. Trübung). In einem großen Teil der Fälle sind auch die spezifischen Luesreaktionen (WASSERMANN, MEINICKE usw.) im Liquor positiv. Starke Pleocytose spricht für Aktivität des Leidens. Charakteristisch sind auch Veränderungen der Kolloidkurven. Prognostische Schlüsse erlaubt der Liquorbefund nicht.

Das sog. *zweite Stadium* der Krankheit ist durch das Auftreten ataktischer Störungen gekennzeichnet. Die *Ataxie* verrät sich in einer zunehmenden Unsicherheit, vor allem im Bereich der unteren Extremitäten, und beruht auf Störung der Koordination bei Ausführung willkürlicher Bewegungen. Die Beine werden in eigentümlich schleudernder, ausfahrender Form beim Gehen bewegt sowie bei jedem Schritt auffallend hochgehoben und stampfend aufgesetzt. Die Unsicherheit des Gehens wird besonders deutlich beim Herabgehen auf einer Treppe, beim plötzlichen Kehrtmachen sowie beim Gehen im Dunkeln. Auch beim Stehen mit geschlossenen Augen pflegen die Patienten namentlich bei dicht nebeneinanderstehenden Füßen deutlich zu schwanken (ROMBERGsches Phänomen). Läßt man die Kranken im Liegen mit der Ferse des einen Beines das Knie des andern berühren, so erfolgen auch hierbei, im Gegensatz zum Normalen, ausfahrende, unsichere Bewegungen (sog. Kniehackenversuch). Später pflegen die ataktischen Störungen auch auf die oberen Extremitäten überzugreifen, was man durch Ausführenlassen sog. Zielbewegungen feststellt (man läßt den Patienten bei geschlossenen Augen schnell mit dem Zeigefinger nach der Nasenspitze greifen oder eine Zahl in die Luft zeichnen). Dabei finden ähnliche schwankende, zickzackartige Bewegungen wie an den Beinen statt. Feinere Handarbeit, Einfädeln von Nadeln usw. wird unmöglich. Bei höheren Graden der Ataxie der Beine kann

---

[1] Cerebrospinalflüssigkeit gewinnt man entweder mittels der *Lumbalpunktion* (H. QUINCKE 1891) oder durch die sog. *Suboccipitalpunktion* (WEGEFORTH-AYER-ESSICK 1919), indem man mit der Punktionsnadel in der Hinterhauptsgrube die Membrana atlantooccipitalis durchbohrt und Liquor aus der Cisterna cerebello-medullaris entnimmt.

schließlich auch das Gehen fast unmöglich werden, so daß das Bestehen von Lähmungen vorgetäuscht wird. Doch sind diese tatsächlich bei Tabes nicht häufig.

Dagegen ist später regelmäßig, gelegentlich schon als Frühsymptom, eine deutliche Abnahme des Muskeltonus der Extremitäten zu konstatieren. Diese sog. *Hypotonie* ermöglicht es, die Gelenke des Tabikers stärker zu beugen und zu strecken als beim Normalen; auch erkennt man sie an dem eigentümlichen Schlenkern der Gelenke bei Ausführung passiver Bewegungen derselben. Sowohl Ataxie wie Hypotonie finden ihre Erklärung in der Tatsache, daß infolge der Degeneration des peripheren sensiblen Neurons die für das normale harmonische Zusammenspiel der Muskelagonisten und -antagonisten notwendige Kontrolle seitens der sensiblen Nerven in Fortfall kommt.

Als weitere charakteristische Symptome sind *Parästhesien und Sensibilitätsdefekte* zu nennen. Zu den sensiblen Reizerscheinungen gehört das oft schon in den Frühstadien der Krankheit auftretende sog. *Gürtelgefühl*, d. h. in zirkulärer Anordnung am Rumpf auftretende Parästhesien, die das Gefühl einer korsettartigen Umschnürung bewirken (Reizung der unteren Thorakal- und oberen Lumbalwurzeln). Nicht selten beobachtet man am Rumpf auch Zonen mit hochgradiger *Hyperästhesie* für Kälte. Die hieraus erklärliche Angabe der Kranken, daß sie kalte Bäder nicht mehr vertragen, ist oft ein Frühsymptom.

Im Gebiet der Visceralorgane treten sensible Reizerscheinungen auf, die als sog. *Krisen* bezeichnet werden und durch motorische sowie sekretorische Störungen gekennzeichnet sind. Am häufigsten sind die *gastrischen Krisen*, d. h. Anfälle, die mit heftigen Magenschmerzen und quälendem Erbrechen meist stark sauren Magensaftes einhergehen und in der Regel mehrere Tage anhalten, um alsdann wieder plötzlich zu verschwinden. In manchen Fällen bilden die gastrischen Krisen ein Frühsymptom. Die Anfälle pflegen den Kräftezustand der Patienten sehr mitzunehmen. Zu den Krisen gehören ferner Anfälle von Glottiskrampf (Larynxkrisen), seltener Darmkrisen, Harnröhren- sowie Klitoriskrisen usw.

Sensibilitätsdefekte, die oft ein Frühsymptom sind und die sich mit Vorliebe an den unteren Extremitäten lokalisieren, sind häufig dadurch charakterisiert, daß das Empfindungsvermögen für Schmerz aufgehoben, dasjenige für Berührung erhalten ist *(Analgesie)*. Mitunter findet sich dabei das Phänomen der Doppelempfindung, wobei ein Nadelstich zuerst nur als Berührung und erst hernach als Schmerz empfunden wird. Die nicht selten auch an den verschiedensten Stellen des übrigen Körpers auftretenden fleckförmigen Anästhesien haben oft eine unregelmäßige Begrenzung; ihre Ausbreitung hat teils segmentären, teils peripheren Charakter. Weiter kommt ebenfalls bisweilen als Frühsymptom Herabsetzung des Vibrationsgefühls vor. Sehr häufig klagen die Patienten ferner über eigentümliche Parästhesien, z. B. über das Gefühl von Vertaubung und Pelzigsein der Fußsohlen und der Beine.

Störungen der Harnblasenentleerung bilden im weiteren Krankheitsverlauf eine fast regelmäßige Erscheinung, die gelegentlich sich auch schon in Frühstadien der Tabes bemerkbar macht, ja bisweilen ein Initialsymptom sein kann. Der Patient wird nicht gewahr, daß seine Blase sich abnorm stark füllt, er entleert sie daher weniger häufig und oft unvollständig und muß bei der Miktion stark pressen. Auch beobachtet man oft nach Beendigung der Entleerung Nachträufeln von Harn. Später macht das Vorhandensein von Residualharn das Katheterisieren notwendig. Cystitis und Cystopyelitis sind eine häufige Folge. Sehr oft ist auch Stuhlverstopfung bei Tabes vorhanden. Schwinden der sexuellen Potenz stellt sich in späteren Stadien der Krankheit regelmäßig ein, ist aber oft schon bei Ausbruch der Krankheit vorhanden.

Motorische Lähmungen pflegen bei der Tabes oft dauernd zu fehlen. Paresen im Gebiet der unteren Extremitäten (Peroneus) kommen mitunter in den letzten Stadien der Krankheit vor. Dagegen beobachtet man häufiger Augenmuskellähmungen, speziell Ptose sowie Doppelsehen, die charakteristischerweise vorübergehender Art sind. Sie werden nicht selten sogar als Frühsymptom der Krankheit beobachtet. Auch Kehlkopf-, speziell Posticuslähmung (s. S. 245), kommt mitunter vor. — Die *Atrophie des N. opticus* ist eine weitere, bei zahlreichen Tabesfällen eintretende Störung, die bisweilen als Frühsymptom, häufig auch erst im weiteren Verlauf der Krankheit auftritt und sich durch Abnahme des Sehvermögens (Einengung des Gesichtsfeldes speziell für die Farben Rot und Grün) bis zur völligen Erblindung, sowie durch Abblassung der Papille bei der Ophthalmoskopie verrät.

Auch die *großen Gelenke*, speziell der unteren Extremitäten, zeigen oft gewisse charakteristische, als *Arthropathien* bezeichnete Veränderungen, die am häufigsten das Knie, seltener die Fuß-, Hüft- und Schultergelenke befallen. Sie bestehen in starken Gelenkergüssen, an die sich das Bild der Arthropathia deformans (S. 581) mit außerordentlich hochgradigen Zerstörungs- und Deformationsprozessen im Gelenk anschließt. Am Kniegelenk entwickelt sich infolge gleichzeitiger extremer Hyperextension das für Tabes charakteristische Bild des Genu recurvatum (das Knie ist nach hinten abnorm durchgedrückt). Die tabischen Gelenkveränderungen beruhen sowohl auf trophischen Störungen der Knochen wie auch auf Aufhebung der Gelenksensibilität, so daß die Patienten, da sie nicht wie der Normale im erkrankten Gelenk Schmerzen empfinden, dieses durch den weiteren Gebrauch förmlich mißhandeln. Die trophische Störung der Knochen kommt auch in der Neigung der Tabiker zu *Spontanfrakturen* zur Geltung, die sich die Kranken nach harmlosen Traumen zuziehen (mitunter ein Initialsymptom) und die abweichend von den gewöhnlichen Frakturen oft die Form glatter Querbrüche zeigen. Weiter gehört zu den trophischen Störungen u. a. die Neigung zum Ausfallen der Zähne sowie das Auftreten eines runden, schlecht heilenden Geschwürs an der Fußsohle (sog. *Malum perforans*). Bemerkenswert ist schließlich die Neigung der meisten Tabiker zu starker Abmagerung, die sich auch bei bester Ernährung einzustellen pflegt.

Im *dritten* oder *Endstadium* der Krankheit nimmt die Ataxie so hochgradige Formen an, daß der Patient sich nicht mehr aufrecht halten kann und dauernd ans Bett gefesselt ist. Die Bezeichnung dieser Krankheitsphase als paralytisches Stadium trifft jedoch nur für diejenigen nicht häufigen Fälle zu, wo sich wirkliche Lähmungen der unteren Extremitäten einstellen. Der Allgemeinzustand der Patienten pflegt in diesem Stadium äußerst jammervoll zu sein. Hochgradiger Marasmus, vollständige Hilflosigkeit, daneben häufig Komplikationen, speziell Cystopyelitis sowie eine gegen Ende eintretende Sepsis pflegen das Leiden zu beschließen.

Pathologische Anatomie. Querschnitte durch das Rückenmark in verschiedenen Höhen desselben zeigen in fortgeschrittenen Fällen eine Verschmälerung des Markes. Die mikroskopische Untersuchung läßt eine Systemdegeneration erkennen, die sich auf die Hinterstränge beschränkt. Da die Mehrzahl der Fälle als sog. Tabes lumbalis beginnt, so zeigt der untere Teil des Rückenmarks, das Lumbalmark in besonders ausgeprägtem Maße, eine Degeneration (Atrophie und Sklerose) des gesamten Hinterstranggebietes, wie sich aus dem Fehlen der Markscheidenfärbung dortselbst ergibt. In den höher oben gelegenen Abschnitten, speziell im Cervicalmark, pflegen nur die GOLLschen Stränge degeneriert zu sein. Die Degeneration geht mit Wucherung von Neuroglia einher. Neben der Hinterstrangsklerose finden sich auch Degenerationsprozesse im Bereich der Hinterhörner sowie der hinteren Wurzeln, wie überhaupt anzunehmen ist, daß die Erkrankung primär in letzteren beginnt. Außer in diesem proximalen Teil des peripheren sensiblen Neurons (zwischen Spinalganglion und Rückenmark) findet man aber auch im distalen Teil desselben degenerative Veränderungen. Andere Teile der Rückenmarksbahnen, speziell in den Vorder- und Seitensträngen, nehmen an der Degeneration bei der gewöhnlichen Tabes nicht teil. Die Meningen pflegen im Bereich der degenerierten Teile des Rückenmarks verdickt und zum Teil kleinzellig infiltriert zu sein. Schließlich ist hervorzuheben, daß es in vereinzelten Fällen gelang, in den hinteren Wurzeln *Luesspirochaten* nachzuweisen. Diese dringen jedoch bei der Tabes nur in das (mesodermale) Piagewebe ein, nicht in die eigentliche (ektodermale) Nervensubstanz — im Gegensatz zur progressiven Paralyse, bei der letztere, speziell das Gliagewebe, von Spirochäten durchsetzt ist.

Von dem geschilderten klassischen Bilde gibt es sowohl in der *Symptomatologie* wie im *Verlauf* gelegentlich *Abweichungen*.

So kommen z. B. nicht selten sog. *rudimentäre* Tabesfälle vor, bei denen lediglich die Pupillenstarre und das WESTPHALsche Phänomen oder auch nur die erstere vorhanden ist, während alle übrigen Symptome fehlen und sich auch in späterer Zeit nicht einstellen; die positive Wa.R. im Blut und vor allem der Liquorbefund beweisen auch hier, daß es sich um eine Tabes handelt. Ferner ist in manchen Fällen das initiale Stadium von sehr langer Dauer. In anderen Fällen kommt es nach Entwicklung des regelrechten Krankheitsbildes zu längerdauernden Stillständen, so daß die Kranken bisweilen, wenn sie bis dahin arbeitsunfähig waren, wieder ihre berufliche Tätigkeit aufzunehmen vermögen.

Bei der seltenen sog. *Tabes superior* treten die ersten Krankheitserscheinungen wie Schmerzen, Parästhesien usw. zuerst in den oberen Extremitäten auf; hier ist der Tricepssehnenreflex erloschen, wogegen das Kniesehnenphänomen erhalten sein kann. Diese Form der Tabes gilt als besonders ungünstig. Die seltene Tabes bei *Kindern* infolge von kongenitaler Lues hat umgekehrt einen benignen Verlauf; frühzeitig tritt Opticusatrophie auf, während Krisen, lancinierende Schmerzen und Ataxie in der Regel in den Hintergrund treten. Die Wa.R. kann im Blut und Liquor negativ sein. Manche Kinder von luischen Eltern zeigen lediglich absolute Pupillenstarre mit Mydriasis.

Was endlich das Verhältnis zwischen der Intensität der verschiedenen Symptome und der Verlaufsart der Krankheit anbelangt, so besteht die Regel, daß häufig die mit starken lancinierenden Schmerzen einhergehenden Fälle nur geringe Grade von Ataxie aufweisen; das gleiche gilt von Kranken mit frühzeitig eintretender Opticusatrophie. Eine völlige *Ausheilung* der Tabes im Sinne des Schwindens der Pupillenstarre und der Wiederkehr der Patellarreflexe kommt nicht vor, und die *Prognose* ist in sämtlichen Fällen von vollentwickeltem Krankheitsbild quoad sanationem durchaus ungünstig. In einer Reihe von Fällen schließt sich an die Tabes eine progressive *Paralyse* an.

Die **Diagnose** ist bei den typisch ausgebildeten Krankheitsbildern der Tabes ohne Schwierigkeit zu stellen. *Differentialdiagnostische* Erwägungen kommen dagegen bei denjenigen Fällen in Frage, in denen nur einzelne Symptome deutlich ausgeprägt sind, d. h. bei den sog. *rudimentären* Formen der Krankheit. Diese Fälle sind recht häufig. Eines der wichtigsten Symptome ist hier die reflektorische Pupillenstarre. Doch kommt diese (häufiger allerdings die absolute Pupillenstarre) auch gelegentlich nach epidemischer Encephalitis vor. Fehlen der Sehnenreflexe sowie Ataxie kommt auch bei *Polyneuritis*, jedoch ohne Pupillenstarre vor (vgl. S. 611); auch läßt sich hier häufig die im Gegensatz zur Tabes vorhandene Druckempfindlichkeit der großen Nervenstämme bei Polyneuritis, andererseits bei Tabes die hier vorhandene Hypotonie und Überstreckbarkeit der Gelenke diagnostisch verwerten. Tabische Krisen werden häufig im Beginn als Magen- oder Gallensteinleiden gedeutet (und sogar irrtümlich als solche operiert!). Tabes superior kann durch *Syringomyelie* (s. S. 622) vorgetäuscht werden. Bei Vorhandensein von lancinierenden Schmerzen ohne die übrigen Tabessymptome ist an die Möglichkeit von Geschwülsten der Wirbelsäule bzw. Rückenmarkshäute (S. 586 und 624) zu denken. Die Differentialdiagnose gegenüber der funikulären Myelose s. S. 621, der *multiplen Sklerose* und der FRIEDREICHschen Krankheit s. S. 656 bzw. S. 631. Von ausschlaggebender Bedeutung ist endlich der Ausfall der sog. vier Reaktionen (d. h. Wa.R. im Blut und im Liquor, Globulinprobe und Pleocytose im Liquor).

Therapie. Spezifisch-antisyphilitische Kur (Quecksilber, Jod, Wismut, Salvarsan. Penicillin) vermögen eine Besserung der durch die Tabes bedingten Symptome vornehmlich dann herbeizuführen, wenn die Behandlung möglichst frühzeitig einsetzt. Am besten bei Bettruhe kann zunächst über 6 Wochen hinweg Jodkali (täglich 3 g) verabreicht werden unter gleichzeitiger Anwendung einer Hg-Schmierkur. Im Anschluß daran pflegt man neuerdings

Penicillin zu geben (10 Tage lang täglich 1 Million I.E.). Normalisiert sich unter einer oder zwei derartigen Kuren die Zellzahl im Liquor nicht, dann sollte eine Fieberkur (Impfmalaria, Pyrifer) in Erwägung gezogen werden. Nach Erreichung einer normalen Zellzahl im Liquor darf milde Hydrotherapie (kurzdauernde Halb- und Vollbäder von 22 bis 28°C) zur Anwendung gelangen. Empfehlenswert sind CO_2-haltige Thermalsolbäder wie Oeynhausen, Nauheim, ferner indifferente Thermalbäder wie Wildbad, Ragaz usw. Bei beginnender Ataxie hat erheblichen Nutzen die hierfür besonders ausgebildete methodische *Übungstherapie* unter ärztlicher Kontrolle (z. B. Abschreiten bestimmter Figuren, Zielübungen usw. speziell nach dem System von v. LEYDEN-FRENKEL). Gegen die lancinierenden Schmerzen, die äußerst hartnäckig und qualend sein können, bewähren sich immer noch verhältnismäßig am besten wiederholte Quecksilberschmierkuren, außerdem kann milde Elektrotherapie versucht werden, speziell die Applikation des galvanischen Stroms am Rücken (je eine Elektrode am Nacken und am Kreuz, 8—10 mA abwechselnd mehrere Minuten in jeder Richtung ohne plötzliche Unterbrechung). Im übrigen Antineuralgica, evtl. Kombination derselben mit Codein. Bei den Krisen suche man solange wie möglich ohne *Morphin* auszukommen, an das sich die Kranken sonst im Laufe der Zeit unvermeidlich gewöhnen; statt dessen Luminal in großen Dosen; in manchen Fällen hilft Natr. nitros., mehrmals täglich 0,03, ferner Atropin $1/_2$ mg mit Papaverin 0,04. In besonders hartnäckigen Fällen hat man zur operativen Durchschneidung der die betreffenden Gebiete versorgenden hinteren (meist 6.—10. Dorsal-) Wurzeln (FORSTERsche Operation) sowie zur Chordotomie seine Zuflucht genommen. Die Arthropathien erfordern orthopädische Maßnahmen. Endlich ist auf die Prophylaxe oder Behandlung einer Cystitis, sobald der Katheterismus notwendig wird, Bedacht zu nehmen (vgl. S. 488).

Friedreichsche Krankheit (hereditäre Ataxie)

Die selten vorkommende Krankheit, die ebenfalls zu den Systemdegenerationen gehört, hat mit der Tabes gewisse Züge gemeinsam. Das Leiden zeichnet sich dadurch aus, daß es stets in jugendlichem Alter, meist schon in der Kindheit beginnt, oft mehrere Geschwister befällt und sich in der Hauptsache in hochgradiger Ataxie äußert. Es wird vorwiegend rezessiv vererbt.

An der Ataxie beteiligt sich vor allem auch der Rumpf, so daß die Patienten beim Gehen und Stehen wie Betrunkene taumeln. Die Sehnenreflexe sind wie bei der Tabes erloschen, dagegen fehlen im Gegensatz zu dieser die Pupillenstarre, die Opticusatrophie sowie die sensiblen Reizerscheinungen. Andererseits finden sich das BABINSKIsche Zehenphänomen, ferner Störungen der Sprache, die einen eigentümlichen, teils zögernden, teils skandierenden Charakter erhält, sowie Nystagmus, d. h. rhythmisch zuckende Bewegungen der Bulbi bei seitlicher Blickrichtung. Meist entsteht ein Hohlfuß, später ein Pes equinovarus. Der Verlauf der Krankheit ist sehr chronisch.

Pathologisch-*anatomisch* handelt es sich um eine auf hereditärer Anlage entstehende, kombinierte Degeneration der Hinterstränge, der Kleinhirnseitenstränge und in geringerem Grade der Pyramidenbahnen. In Fällen besonders hochgradiger Ataxie, speziell des Rumpfes, hat man eine Atrophie des Kleinhirns gefunden (sog. *hereditäre cerebellare Ataxie*).

Außer den vorstehend geschilderten Krankheitsbildern gibt es ferner Systemkrankheiten des Rückenmarks, bei denen ausschließlich die **motorischen** Bahnen degenerieren. In der Regel handelt es sich hierbei um rein *endogene*, ohne erkennbare äußere Ursachen entstehende Affektionen, die eine exquisite Neigung zu *familiärem* Auftreten oder zur *Vererbung* zeigen. Hierher gehören die spastische Spinalparalyse, die amyotrophische Lateralsklerose und die spinale progressive Muskelatrophie.

Die **spastische Spinalparalyse** ist ein sehr seltenes Leiden. Sie beruht auf primärer Degeneration der Pyramidenbahnen („primäre Seitenstrangsklerose"), d. h. des zentralen motorischen Neurons, während das periphere intakt bleibt. Die wichtigsten Symptome sind eine zunehmende, mit starken Spasmen einhergehende Schwäche der Muskulatur, ferner die übrigen typischen Zeichen der Pyramidenbahnaffektion, vor allem lebhafte Steigerung der Sehnenreflexe, häufig mit Klonus, sowie das BABINSKIsche Zeichen, wogegen Sensibilitätsdefekte, Pupillenstarre, Muskelatrophien sowie Blasen- und Mastdarmstörungen stets vermißt werden.

Die Krankheit beginnt mit spastischer Schwäche in den Beinen, die bald nur mit großer Mühe bewegt und beim Gehen nur wenig vom Boden erhoben werden können. Später geht die spastische Starre auch auf die oberen Extremitäten und den Rumpf über, so daß der Kranke schließlich steif wie ein Stock wird. Wegen der Seltenheit der Krankheit ist bei Vorhandensein des beschriebenen Krankheitsbildes zunachst stets an näherliegende Nervenleiden, die einen ähnlichen Symptomenkomplex hervorrufen, zu denken. Vor allem kommen die multiple Sklerose (hinter welcher sich ein beträchtlicher Teil der Fälle von Spinalparalyse verbirgt), die spinale Lues sowie die funikulare Spinalerkrankung (s. S. 621) in Frage.

Die **amyotrophische Lateralsklerose**, ein weniger seltenes Leiden, ist durch die gleichzeitige Erkrankung der zentralen motorischen Bahn und des peripheren motorischen Neurons ausgezeichnet. *Anatomisch* besteht Degeneration der Pyramidenseiten- und -vorderstrange, der Ganglienzellen der Vorderhorner und der von diesen ausgehenden peripheren motorischen Nervenfasern. Außer den *spinalen* Vorderhornern wird auch die Kernregion der motorischen *Hirnnerven*, werden insbesondere der Hypoglossus und der Vagus und Accessorius in den Degenerationsprozeß mit einbezogen.

Die Krankheit, die in der Regel nach dem 30. Jahr auftritt, ist ebenfalls durch rein motorische Störungen gekennzeichnet. Die *Hauptsymptome* bestehen in einer Kombination von spastischer Lahmung mit einer degenerativen Atrophie der Muskeln. Hochgradige Spasmen im Bereich der unteren und oberen Extremitat, bis zum Klonus gesteigerte Sehnenreflexe (Patellar-, Triceps-, Masseterreflex) finden sich neben Muskelatrophien, die in der Regel im Ulnarisgebiet, und zwar in den kleinen Handmuskeln, beginnen und symmetrisch im Laufe der Zeit auch auf die übrigen Muskeln ubergreifen. Später tritt bei Erkrankung der Oblongatakerne das Bild der Bulbarparalyse (s. unten) hinzu, indem in erster Linie der Hypoglossus (Zunge), später der Mundfacialis sowie die Schlingmuskulatur dem Degenerationsprozeß anheimfallen und der Kranke, der unterdessen meist schon bis zum Skelet abgemagert ist, in einen Zustand traurigster Hilflosigkeit verfallt. Es fehlen Sensibilitätsstörungen, Augenmuskellähmungen, Pupillenstarre sowie Storungen der Blasen- und Mastdarmfunktion. Die Dauer der Krankheit betragt meist mehrere Jahre; das Ende erfolgt in der Regel bei ungetrübtem Bewußtsein infolge einer durch die Bulbarlahmung geforderten Aspirationspneumonie oder durch Atemlahmung.

Die **spinale progressive Muskelatrophie** befallt haufiger jugendliche Individuen. Sie besteht *anatomisch* in einer Degeneration der Vorderhornzellen ohne Veränderung der Pyramidenbahnen. Die Hauptmerkmale der Krankheit sind atrophische, mit einer gewissen Gesetzmäßigkeit sich ausbreitende Lahmungen, die in den oberen Extremitäten beginnen. Bei dem sog. Typ von Duchenne-Aran treten zuerst Lahmungen im Bereich der kleinen Handmuskeln (Daumen- und Kleinfingerballen, Interossei, Lumbricales) auf, und zwar bisweilen zunachst der einen Seite, worauf die der anderen Seite bald zu folgen pflegen. Schon im Anfangsstadium der Krankheit beobachtet man meist fibrillare Zuckungen an den Muskeln, und zwar nicht nur im Gebiete der Lahmungen, sondern an den verschiedensten, zum Teil erst später von der Lahmung befallenen Muskeln. Im Bereich der atrophischen Muskeln ist meist eine partielle Entartungsreaktion nachweisbar. Von den Handen greifen die atrophischen Lähmungen auf den Vorderarm, und zwar meist zuerst auf die Extensoren, weiter auf den Oberarm und die Schultermuskulatur uber. Schließlich werden auch die Hals- und Nackenmuskeln ergriffen, so daß der Kopf nach vornüber zu fallen neigt und von dem Kranken in charakteristischer Weise nach hinten im Nacken getragen wird. In anderen Fallen beginnt das Leiden als sog. *facio-scapulo-humeraler Typus* an der Schulter und im Gesicht. Erst spat pflegen auch die unteren Extremitäten zu erkranken. Im Gegensatz zur Spinalparalyse und zur amyotrophischen Lateralsklerose fehlen bei diesem Leiden die Sehnenreflexe im Bereich der erkrankten Muskelgebiete; übereinstimmend mit den vorstehend beschriebenen Krankheitsbildern ist auch für dieses Leiden die Abwesenheit von Pupillenanomalien sowie von Blasen- und Mastdarmstorungen charakteristisch, ebenso fehlen Sensibilitätsstörungen, wodurch sich das Leiden gegenuber der Polyneuritis unterscheidet.

Eine sehr seltene Form der hereditär und familiar auftretenden symmetrischen Muskelatrophien ist die sog. **neurotische progressive Muskelatrophie**. Die meist schon in der Kindheit beginnende Krankheit besteht in atrophischen Lahmungen, die die kleinen Fußmuskeln, das Peronealgebiet und die Wadenmuskeln befallen und spater auf die kleinen Handmuskeln und die Vorderarmmuskulatur übergreifen können, so daß ein Bild wie bei der spinalen Muskelatrophie und bei amyotrophischer Lateralsklerose entsteht. Daneben kommen aber auch leichte Sensibilitatsstörungen sowie Druckempfindlichkeit der großen Nervenstämme vor. Die Sehnenreflexe sind in dem erkrankten Gebiet herabgesetzt oder erloschen, und es besteht ausgesprochene Entartungsreaktion. Die Krankheit beruht in der Hauptsache wahrscheinlich auf einer Degeneration des peripheren motorischen Neurons.

Progressive Bulbärparalyse

Unter progressiver Bulbärparalyse versteht man eine fortschreitende Degeneration im Bereich der *motorischen* Kernregion der Oblongata. Die Bezeichnung *Paralysis glosso-labio-pharyngea* deutet die Gebiete an, innerhalb deren die

Krankheit sich abspielt. Sie befällt die Kerne des Hypoglossus, des Facialis, des Glossopharyngeus, des motorischen Trigeminus und des Vagus-Accessorius. Entzündliche Prozesse fehlen vollkommen. Die Bulbärparalyse stellt demnach ein Analogon der spinalen Muskelatrophie (vgl. S. 632) dar.

Die Krankheit tritt in der Regel jenseits der 40er Jahre auf. Hereditäres und familiäres Vorkommen wird nicht beobachtet. Die ersten *Krankheitserscheinungen* entwickeln sich allmählich und bestehen in Erschwerung der Sprache. Die Artikulation gewisser Laute wird erschwert; zunächst bekommen vor allem die sog. Zungenlaute (D, L, N, R, S) einen eigentümlich verschwommenen Charakter (dysarthrische Störung). Weiter macht sich auch eine Schwäche des Gaumensegels bei der Artikulation bemerkbar, indem bestimmte Laute, wie I, C, K, einen eigentümlich nasalen Klang annehmen. Auch im Bereich der Lippenmuskulatur treten Störungen auf. Die Patienten klagen über ein Gefuhl von Spannung und Steifigkeit in den Lippen und ebenso zeigt auch die Artikulation der sog. Lippenlaute B, P, F, M, W sowie der Vokale E, O, U eine zunehmende Erschwerung.

Die *objektive* Untersuchung ergibt, wenn das Leiden schon eine Zeitlang besteht, vor allem an der Zunge typische Veränderungen. Sie ist verschmächtigt und dünner als normal; bei Bewegungen, speziell beim Herausstrecken der Zunge, wird schon frühzeitig eine gewisse Unbeholfenheit bemerkbar. Deutliche fibrilläre Zuckungen lassen die degenerative Atrophie erkennen (die Zunge erweckt den Eindruck eines mit Würmern gefüllten schlaffen Sackes). Auch die Lippen werden dünner und atrophisch, ihre Haut wird runzelig; Mundspitzen und Pfeifen werden unmöglich. Weiter greift die Atrophie auch auf die sonstigen Gesichtsmuskeln über, wobei sie sich aber stets auf diejenigen der *unteren Gesichtshälfte* beschränkt. Das Gesicht magert ab und wird faltig, als wenn die Haut zu weit geworden wäre. Es bekommt starre Züge und bei vorgeschritteneren Fällen einen eigentümlich weinerlichen Gesichtsausdruck; die Mundwinkel hängen herab, der Mund ist in die Breite gezogen und halb geöffnet; beständig fließt Speichel heraus. Beim Lachen bleibt die untere Gesichtshälfte unbeteiligt, während charakteristischerweise Stirn- und Augenmuskeln bis zuletzt beweglich bleiben.

Auch das Schlucken wird zunehmend schwieriger, sowohl infolge der fortschreitenden Atrophie der Zunge, die schließlich schlaff am Boden der Mundhöhle liegt, als auch durch Atrophie der Schlundmuskulatur. Die Bissen bleiben in den Backentaschen liegen, flüssige Speise fließt infolge der Gaumensegellähmung aus der Nase heraus. Berührung der hinteren Rachenwand löst keinen Würgreflex aus. Die Sprache wird immer mehr lallend und schließlich völlig unverständlich. Auch die Muskeln des Kehlkopfes verfallen der Atrophie. Anfangs verrät sich dies durch Monotonie der Stimme, später durch mangelhaften Glottisschluß. (Man versäume nicht die Laryngoskopie!) Die Stimme wird heiser, kräftige Hustenstöße werden unmöglich, so daß in den Larynx geratene Speisereste nicht wie bei Gesunden sofort wieder ausgestoßen werden und die Gefahr der Aspirationspneumonie besteht. Bisweilen kommt es zu starkem Ansteigen der Pulsfrequenz (Vaguslähmung). Sensibilitätsstörungen sowie Beteiligung der oberen Hirnnerven (I—IV) werden stets vermißt. Der Nachweis der elektrischen Entartungsreaktion mißlingt häufig, weil neben den atrophischen auch intakte Muskelfasern vorhanden sind. Später ist namentlich an der Zunge eine charakteristische träge Zuckung bei galvanischer Reizung nachzuweisen.

Beachtenswert ist, daß sich fast regelmäßig im Verlauf der Bulbärparalyse auch die Symptome der *amyotrophischen Lateralsklerose* (vgl. S. 632) einstellen, teils in der Form, daß das Leiden mit Bulbärsymptomen beginnt, teils daß umgekehrt sich zuerst die Zeichen der Lateralsklerose entwickeln und erst später die Bulbärparalyse dazu tritt. Es ist daher anzunehmen, daß beide Affektionen eng miteinander verknüpft sind.

Das qualvolle Leiden dauert in der Regel mehrere Jahre. Die Kranken, die bis zuletzt bei vollem Bewußtsein bleiben, erliegen meist einer Aspirationspneumonie infolge des Fehlschluckens.

Differentialdiagnostisch kommt einmal die S. 592 beschriebene *myasthenische* Bulbärparalyse sowie ferner die seltene sog. *Pseudobulbarparalyse* in Frage. Letztere beruht auf doppelseitigen Großhirnlasionen, insbesondere multiplen apoplektischen Insulten. Die Erklarung für das Zustandekommen der Pseudobulbärparalyse liegt hier darin, daß speziell die Muskeln des Pharynx und Larynx von beiden Hirnhemispharen bilateral innerviert werden, so daß die Innervation dieser Gebiete schon von *einer* Großhirnhemisphare aus beiderseitig erfolgt. Als Voraussetzung fur eine Parese bulbarer Nerven infolge cerebraler Erkrankung ist es demnach erforderlich, daß Lasionen in *beiden* Großhirnhalften vorliegen. Aber auch multiple Prozesse im Pons können das gleiche Bild bewirken.

Krankheiten des Großhirns

Einleitung. Das Gehirn besteht aus den beiden Großhirnhemispharen, dem Kleinhirn und dem Hirnstamm. Die Hemispharen des Großhirns setzen sich aus der grauen Rinden-

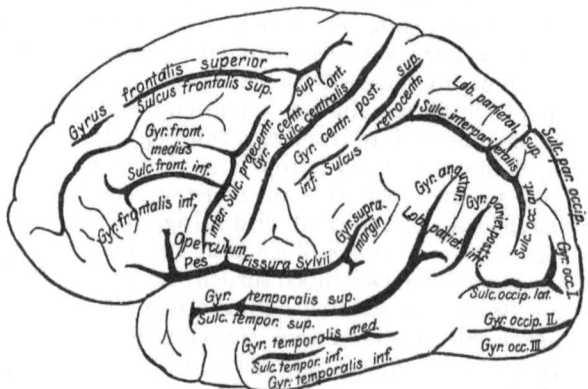

Abb. 40. Gyri und Sulci auf der Konvexität der linken menschlichen Großhirnhemisphare (Nach EDINGER)

substanz, dem weißen Marklager oder Centrum semiovale und aus den sog. Großhirnganglien, d. h. dem Thalamus opticus, dem Linsenkern und Schweifkern zusammen. Von der grauen Rinde gehen alle willkürlichen motorischen Impulse aus, wie umgekehrt alle durch die sensiblen Nerven und die Sinnesorgane aus der Außenwelt aufgenommenen Reize und Eindrücke erst in der Hirnrinde zu bewußten Vorstellungen verarbeitet werden. Die Hirnrinde ist weiter als diejenige Stätte anzusehen, in der frühere Sinneseindrücke aufgespeichert und so zum Gegenstand der Erinnerung werden; die Rinde enthält die Dispositionen des Wissens und Könnens (E. KÜPPERS).

Für die klinische *Diagnostik* der Gehirnkrankheiten hat die Kenntnis der *Lokalisation* der einzelnen Hirnfunktionen eine praktisch eminent wichtige Bedeutung. Ihre Kenntnis verdanken wir sowohl den Beobachtungen bei herdförmigen Krankheiten der einzelnen Hirnteile als auch den Ergebnissen der experimentellen Forschung beim Tier, soweit hier Analogieschlüsse erlaubt sind. Die motorischen und sensorischen Beziehungen zwischen den Großhirnhemispharen einerseits und dem Bewegungs- und Gefühlsapparat des Körpers andererseits sind in der Hauptsache *gekreuzt*, d. h. bei Erkrankung der Hemisphare der einen Seite resultieren Motilitäts- und Sensibilitätsstörungen der anderen Seite.

Was nun die **Rindenlokalisation** im einzelnen anbelangt, so ist zunächst hervorzuheben, daß es eine große Anzahl von Rindenterritorien gibt, deren Funktion zur Zeit nicht genau bekannt ist, zumal deren Läsion keine charakteristischen Ausfallserscheinungen bewirkt (sog. *taube* oder *stumme* Stellen der Rinde). Bei Schädigung oder Zerstorung anderer Regionen treten *Herdsymptome* auf, die in Funktionsstörungen auf psychomotorischem (effektorischem) bzw. psychosensorischem (receptorischem) Gebiet, ferner in Sprachstörungen bestehen.

Die *psychomotorische* Großhirnrinde, d. h. also die Gegend, von der motorische Willensimpulse ausgehen, ist die Rinde der *vorderen Zentralwindung* bzw. der von dieser auf den hintersten Abschnitt des Frontallappens übergreifende Teil sowie der auf der medialen Seite befindliche Lobus paracentralis. Die einzelnen Zentren sind so angeordnet, daß im oberen Drittel der vorderen Zentralwindung und im Lobus paracentralis die motorischen Zentren für das Bein, im mittleren Drittel diejenigen für die obere Extremität, und zwar von oben nach unten je eins für die Schulter, den Arm und die Finger vorhanden sind. Im unteren Drittel befindet sich das Zentrum für Facialis und Hypoglossus. Anstoßend an diese Gegend liegt weiter vorn, d. h. im hintersten Teil oder sog. Fuß der dritten untersten Frontalwindung sowie in der Insula REILII in der *linken* Hemisphäre das motorische Zentrum für die Sprache (sog. BROCAsche Windung).

Die *Sensibilität* des Körpers ist in der Rindenregion hinter dem Sulcus centralis lokalisiert. Sie beginnt mit der hinteren Zentralwindung und greift zum Teil auf den Gyrus angularis und supramarginalis über. Genaueres über die den einzelnen Körperbezirken entsprechenden Territorien für die Sensibilität nicht bekannt, ebensowenig die Grenze, bis zu der sich die sensible Rindenzone nach hinten erstreckt. *Cerebrale Sensibilitätsstörungen* sind meist halbseitig (Hemianästhesie), reichen aber oft nicht ganz an die Mittellinie heran. Charakteristisch ist dabei das verschiedene Verhalten der einzelnen Sensibilitätsqualitäten: während am stärksten Orts- und Raumsinn sowie die Muskelempfindung, ferner Temperatur- und Drucksinn und damit die Stereognose geschädigt sind, ist die Schmerzempfindung am wenigsten gestört. Die Restitution vollzieht sich in gesetzmäßiger Weise stets so, daß zuerst die Störung der Schmerzempfindung, zuletzt die stereognostische Störung schwindet. Am intensivsten ausgeprägt und am längsten bleiben die Störungen an den distalen Körperteilen (Hand und Fingerspitzen) erhalten. Die infolge des Ausfalles der Tiefensensibilität entstehende Ungeschicklichkeit für feinere Verrichtungen ist ein markantes Unterscheidungsmittel gegenüber hysterischen Hemianästhesien.

Die oberste Temporalwindung der linken Hemisphäre enthält in ihrem hinteren Teil das sensorische Sprachzentrum (s. unten). Der *Temporallappen* enthält Zentren für das Gehör. Die Rinde des *Occipitallappens*, insbesondere die mediale Fläche, stellt die sog. Sehregion dar. Näheres s. unten.

An diagnostisch wichtigen *Einzelheiten* über die *Ausfallserscheinungen*, die sich bei herdförmiger Erkrankung der vorstehend beschriebenen psychomotorischen und psychosensorischen Rindenzentren einstellen, ist folgendes hervorzuheben. Bei dem Rechtshänder, also der überwiegenden Mehrzahl der Menschen, kommt der linken Hemisphäre eine ausgesprochene Präponderanz zu. Das gilt vor allem für die Sprache, und zwar sowohl für das Sprechvermögen (motorisch) wie das Sprachverständnis (sensorisch) einschließlich des Lesens und Schreibens, zum Teil auch für gewisse kompliziertere Handlungen. Schädigungen der entsprechenden Zentren der linken Hemisphäre vernichten aber diese Funktionen, ohne daß die rechte Hemisphäre vikariierend einzutreten vermag. Bei Linkshändern verhält sich dies umgekehrt.

Zerstörung der BROCAschen Windung bewirkt sog. **motorische Aphasie**, die darin besteht, daß der Patient die ihm vorschwebenden Begriffe nicht in Worte umzusetzen vermag. Er bringt nur einzelne unverständliche Laute hervor oder verfügt über einzelne spärliche Sprachreste; in leichteren Fällen werden manche Worte richtig, dagegen andere fehlerhaft, unter Vertauschung von Silben oder Buchstaben ausgesprochen. Nachsprechen und laut lesen gelingt nicht oder nur ganz unvollkommen. In der Regel vermag der Patient auch nicht spontan zu schreiben (Agraphie), wovon man sich bei Lähmung der rechten Hand dadurch überzeugt, daß man ihn mit der linken zu schreiben auffordert. Dagegen versteht er das zu ihm Gesprochene. Das Verständnis für Gedrucktes und Geschriebenes ist ebenfalls erhalten; auch können die Kranken es mitunter kopieren.

Eine andere Form von Sprachstörung ist die sog. **sensorische Aphasie**, d. h. eine Störung des Sprachverständnisses. Sie entsteht bei Läsion der Rinde des linken *Temporallappens*, insbesondere der ersten Temporalwindung (sog. WERNICKESche Zone). Kranke mit sensorischer Aphasie verlieren nicht die Fähigkeit zu sprechen, hören auch das zu ihnen Gesprochene, verstehen es aber nicht, da sie mit dem Gehörten keine Vorstellung verbinden. Sie verhalten sich demnach einem Normalen ähnlich, der eine fremde, ihm unbekannte Sprache hört. Bisweilen sind Reste des Sprachverständnisses erhalten, so daß der Patient z. B. auf ihm geläufige konventionelle Fragen noch richtig antworten kann (z. B. auf die Frage: „wie geht es ?" Antwort: „gut"), während er im übrigen sinnlose Worte hervorbringt oder auf die Aufforderung zu einer bestimmten Handlung, z. B. die Zunge herauszustrecken oder einen in seiner Nähe befindlichen Gegenstand zu zeigen usw., fehlendes Verständnis zeigt. In der Regel ist mit der sensorischen Aphasie sog. *Paraphasie* verbunden, d. h. der Kranke redet unverständlich, indem er teils falsch gewählte Worte, z. B. statt „Kamm" „Holz" sagt, teils die Buchstaben der Worte falsch setzt oder verwechselt (z. B. statt „Fischer" „Filscher") oder einzelne Silben zu einem unverständlichen Kauderwelsch aneinanderreiht. Im Gegensatz zur motorischen Aphasie, bei der die Patienten nicht nur wenig sprechen, besteht bei der mit Paraphasie einhergehenden sensorischen Aphasie eine Neigung zu unaufhörlichem Reden (sog. *Logorrhoe*). Charakteristisch ist hierbei ferner die sog. *Perseveration* oder das Haftenbleiben, d.h. das mehrfache Wiederholen einzelner sinnloser Silben oder Worte. Im Gegensatz zum Motorisch-Aphasischen bemerkt der Patient nicht, daß er falsch spricht. Auch vermag er nicht, ihm vorgesprochene

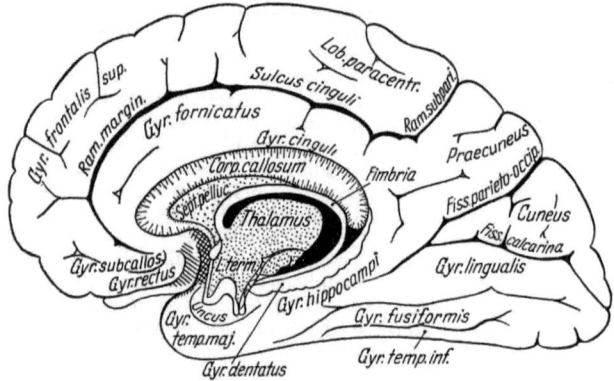

Abb. 41. Gyri und Sulci in der medialen Fläche der rechten menschlichen Großhirnhemisphäre. (Nach EDINGER)

Worte richtig nachzusprechen, ebenso pflegt die Fähigkeit, spontan oder nach Diktat richtig zu schreiben, gestört zu sein. Auch das *Schriftverständnis* ist bei sensorischer Aphasie völlig

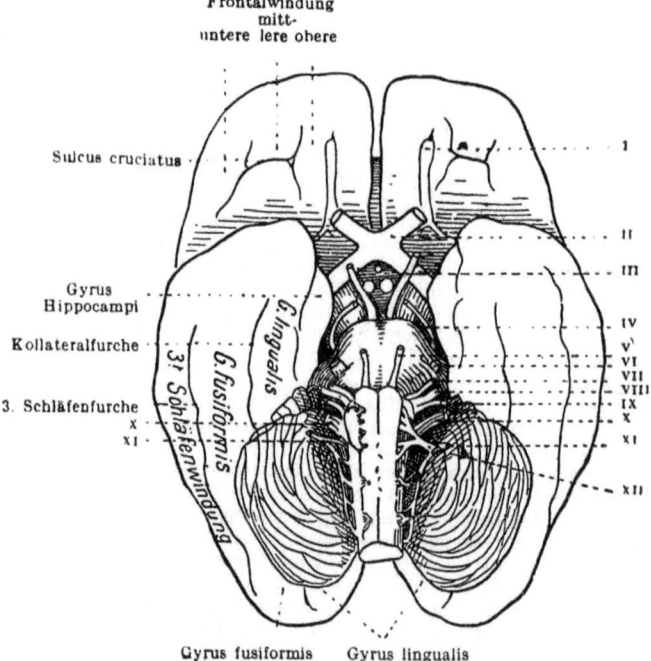

Abb. 42. Ansicht der Hirnbasis.
(Aus FRIEDR. MÜLLER: Taschenbuch der medizinisch-klinischen Diagnostik)

aufgehoben oder gestört *(Alexie* oder *Wortblindheit)*; doch vermögen die Kranken die für sie unverständlichen Buchstaben in der Regel zu kopieren.

Der sensorischen Aphasie nahe verwandt und ebenfalls im Temporallappen lokalisiert ist die sog. *amnestische (verbale) Aphasie.* Diese praktisch wichtige Form, die mitunter mit der motorischen Aphasie verwechselt wird und dann irrtumlich in den Frontal- statt in den *Temporallappen* verlegt wird, äußert sich darin, daß die Patienten die richtigen Bezeichnungen fur konkrete Dinge nicht finden, ohne aber falsche Worte zu gebrauchen; auch weisen sie ihnen vom Arzt genannte falsche Bezeichnungen zuruck, erkennen die richtigen und vermogen sie nachzusprechen.

Isolierte Läsion des *rechten* **Temporallappens** verursacht keine charakteristischen Erscheinungen. Dagegen bewirkt beiderseitige Erkrankung der Temporallappen (Rinden-) Taubheit, wogegen Patienten mit *linksseitiger* Temporallasion zwar die beschriebenen Ausfallserscheinungen des Sprachverstandnisses zeigen, wohl aber noch vermoge ihres rechten Temporallappens horen konnen und z. B. mitunter Melodien nachzusingen vermogen. Die dem Hörvermogen dienenden Nervenbahnen beginnen in der Schnecke, ziehen als N. cochlearis zu den Kernen der Oblongata, von hier aus als Striae acusticae, Corpus trapezoides und Lemniscus lateralis zum hinteren Vierhügel und Corpus geniculatum mediale und begeben sich alsdann zur Rinde der Schlafenlappen, speziell zur sog. HESCHLschen Windung, die von der obersten Temporalwindung zum hinteren Teil der Insel verlauft.

Krankheiten des **Occipitallappens** führen zu Sehstörungen, deren Verständnis die Kenntnis der sog. *Sehbahn* voraussetzt (vgl. Abb. 43). Die im N. opticus verlaufenden Fasern erfahren im Chiasma eine partielle Kreuzung in der Weise, daß der aus diesem hervorgehende, im rechten Tractus opticus verlaufende Faseranteil die Sehnervenfasern der beiden rechten Netzhauthälften, der linke Tractus die der beiden linken Netzhauthalften enthält. Der Tractus opticus fuhrt zum Corpus geniculatum externum als dem sog. primaren Sehzentrum, welches die Umschaltestation für samtliche von der Retina kommenden Fasern auf dem Wege zur Sehrinde ist. Letztere begeben sich hinter dem Linsenkern zum Occipitallappen und lateral vom Hinterhorn als sog. GRATIOLETsche Sehstrahlung (Radiatio optica) zum optischen Rindenfeld im Cuneus und in der Fissura calcarina (Abb. 41 u. 44). Vom vorderen Vierhugel zweigen sich Fasern zum Oculomotoriuszentrum ab, die die reflektorische Pupillenverengerung bei Belichtung vermitteln; die Tatsache, daß von jedem Vierhügel sowohl gekreuzt wie ungekreuzt Bahnen zu jedem Oculomotoriuskern verlaufen, erklart die sog. *konsensuelle* Pupillenreaktion; d. h. Belichtung *eines* Auges verengert die Pupille auch des anderen (die Pupillenerweiterung durch den Sympathicus erfolgt vom Centrum ciliospinale aus

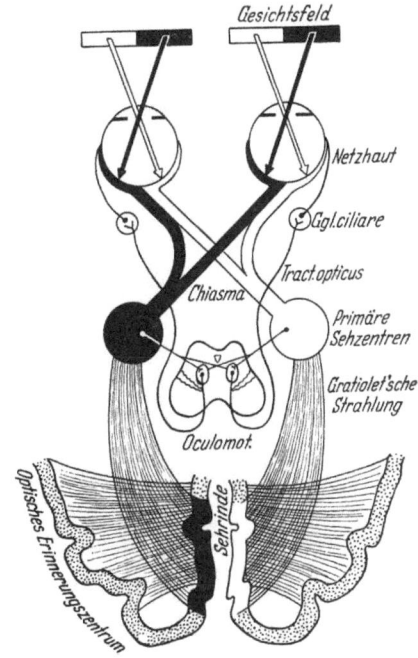

Abb. 43. Verlauf der Sehbahnen beim Menschen. (Nach BING)

obersten Dorsalmark aus). Bei Prufung der Reaktion vermeide man zu grelle Belichtung, da sonst die psychogene bzw. sensorische Erweiterungsreaktion die Lichtreaktion hemmt bzw. verdeckt. Aus dem anatomischen Verlauf der Opticusfasern bzw. der Sehbahn ergeben sich folgende fur die Klinik wichtigen Tatsachen:

Eine Lasion des medialen Teils des Chiasmas (z. B. durch Hypophysentumoren), also der aus den nasalen Netzhauthalften stammenden, sich kreuzenden Fasern verursacht bitemporale oder sog. Scheuklappenhemianopsie, d. h. Ausfall der beiden lateralen Gesichtsfeldhalften. Im Gegensatz hierzu bewirken alle Lasionen, die zentral vom Chiasma gelegen sind, sog. homonyme Hemianopsie für die kontralaterale Hälfte des Gesichtsfeldes, d. h. es fallen beide rechte oder beide linke Gesichtshalften aus. Hemianopsie kommt nach dem Gesagten sowohl bei Sitz der Lasion im Tractus opticus wie im Bereich der Sehbahn, im Mark des Occipitallappens, wie endlich bei Lasion der Occipitalrinde im Bereich der Fissura calcarina vor. Bei vollstandiger Zerstorung beider Occipitallappen entsteht vollige Erblindung, die als *Rindenblindheit* bezeichnet wird. Dieselbe ist zu unterscheiden von der sog. *Seelenblindheit*, bei der das Sehvermogen erhalten ist, ohne daß aber der Patient die gesehenen Objekte erkennt (er kann z. B. das Aussehen eines ihm gezeigten Gegenstandes beschreiben, versteht aber nicht dessen Bedeutung). Dies Phanomen tritt bisweilen bei linksseitiger sowie beiderseitiger Occipitallappenerkrankung auf. Sowohl bei der Rinden- wie bei der Seelenblindheit ist die Lichtreaktion der Pupille erhalten, da die hierfur dienenden Fasern, wie oben gezeigt, sich schon vorher abzweigen. Die schon früher genannte, bei Läsion des linken Gyrus angularis beobachtete Unfähigkeit zu lesen (Alexie), ist fast regelmäßig mit rechtsseitiger Hemianopsie kombiniert. Außerdem kommt bei der gleichen Lasion sog. *optische Aphasie* vor, bei der die Kranken die von ihnen gesehenen Objekte nicht richtig benennen konnen.

Auch Störungen der *Augenbewegungen* kommen bei cerebralen Erkrankungen vor, jedoch im Gegensatz zu den peripheren bzw. nuclearen Erkrankungen (vgl. S.602) weder in Form einzelner noch einseitiger Augenmuskellahmungen, sondern stets als doppelseitige Lähmung oder Bewegungsbeschrankung in sog. konjugierter, d. h. gleichsinniger Form. Die hier hauptsächlich in Frage kommende Bewegungsstorung ist die sog. *Déviation conjuguée*, d. h. die zwangsmäßige Seitwartsrichtung beider Augen, die nach der anderen Seite nicht über die Mittellinie hinaus bewegt werden konnen. Man beobachtet dies häufig, allerdings meist nur

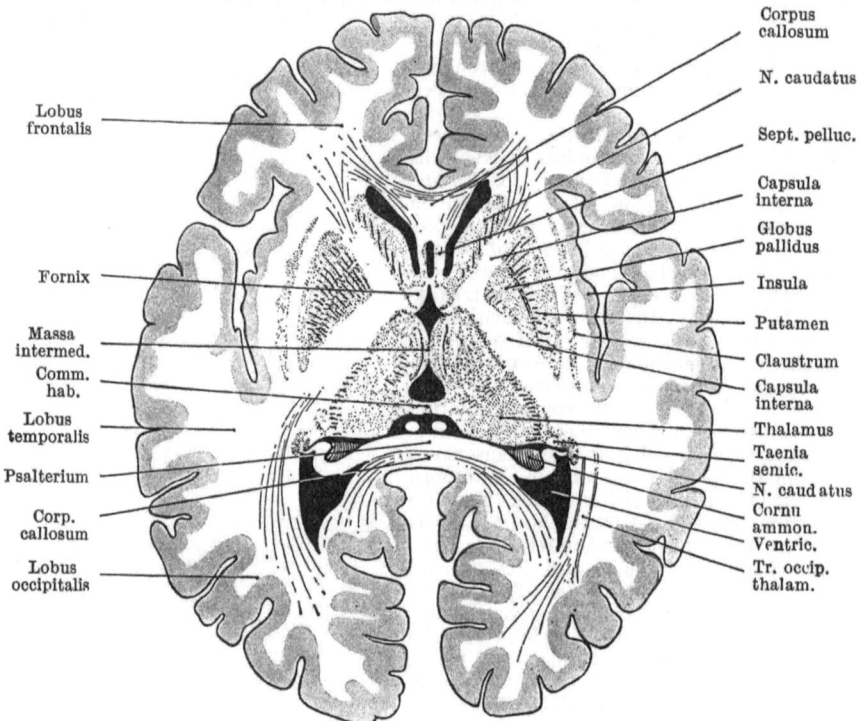

Abb. 44. Horizontalschnitt durch das Großhirn.
(Aus L. EDINGER: Einführung in die Lehre vom Bau und von den Verrichtungen des Nervensystems)

vorübergehend, bei Zerstörung bzw. Reizung sowohl im Bereich des Gyrus angularis wie des Fußes der zweiten Frontalwindung.

Krankheiten der Rinde des **Parietallappens** gehen häufig mit sog. *Astereognosie* oder Tastlähmung einher, d. h. es besteht Unfähigkeit, Gegenstande durch Betasten als solche (z. B. Uhr, Bleistift, Schlüssel) bei geschlossenen Augen zu erkennen, ohne daß etwa die einzelnen Qualitäten der Hautempfindung (Berührung, Unterscheidung von spitz und stumpf usw.) beeinträchtigt sind. Läsion des linken Parietallappens kann aber auch sog. motorische *Apraxie* zur Folge haben. Hierbei ist zwar die Fähigkeit, die Extremitäten zu den verschiedenen Bewegungen zu gebrauchen, vollkommen erhalten, dagegen vermag der Patient diese Bewegungen nicht zu zweckmäßigen Handlungen richtig zu kombinieren. Zum Beispiel: Aufgefordert zu grüßen, macht er statt dessen eine Drohbewegung oder er steckt den ihm zum Schreiben dargebotenen Bleistift in den Mund usw. Vor der Untersuchung hat man in diesen Fällen sich zu vergewissern, daß der Kranke das Gesagte versteht und die Gegenstände als solche erkennt. Die bei linksseitiger Parietalläsion resultierende Apraxie ist doppelseitig, betrifft also beide Hände. Hieraus erklart sich das Vorkommen von linksseitiger Apraxie neben rechtsseitiger Lähmung bei Krankheit der linken Hemisphäre. Ausschließlich linksseitige Apraxie ohne rechtsseitige Lähmung wird bei Lasion des vorderen Teils des Balkens beobachtet, da die

Commissurenfasern desselben die Kontrolle vermitteln, die von der auch hier funktionell überwertigen linken Hemisphäre gegenüber der rechten ausgeübt wird.

Seitens der *übrigen* Gehirnteile sind nur wenige spezielle, diagnostisch sicher verwertbare Herdsymptome zu nennen. Bei Krankheiten des *Stirnhirns* treten Änderungen im Gemüts- und Willensleben ein: sowohl Teilnahmslosigkeit und Mangel an Initiative in Form allgemeiner seelischer Abstumpfung als auch unbegründeter Stimmungswechsel und Sprunghaftigkeit sowie Neigung zu läppischer Euphorie.

Ein wichtiges allgemeines *Hirnrindensymptom*, das nicht bei in der Tiefe gelegenen Prozessen beobachtet wird, ist das Auftreten der sog. JACKSONschen *Epilepsie*. Entsprechend der Reizung der Rinde treten hier klonische Krämpfe im Bereich der verschiedenen Muskelgebiete nacheinander in der gleichen Reihenfolge auf, wie sie anatomisch in den motorischen Rindenzentren nebeneinander angeordnet sind, um entweder in einer bestimmten Muskelgruppe haltzumachen oder schließlich in allgemeine Krampfe überzugehen (vgl. Epilepsie S. 622).

Die **Stammganglien** bestehen aus dem Thalamus opticus, dem Linsenkern und dem Nucleus caudatus.

Der **Thalamus opticus** steht in wichtiger Beziehung zur Sensibilität. Die vom Rückenmark bzw. von der Oblongata kommende sensible Schleifenbahn mündet in seinen ventralen und lateralen Kern, erfährt dortselbst eine Umschaltung und begibt sich hierauf vom Thalamus durch den hinteren Teil der inneren Kapsel zur Rinde des Parietallappens. Charakteristische *Symptome einer Thalamusaffektion* sind 1. halbseitige gekreuzte Sensibilitätsstörungen namentlich bezüglich der Tiefensensibilität; 2. heftige sog. zentrale Schmerzen im gleichen Gebiet in der Form der sog. Hemianaesthesia dolorosa (besonders charakteristisch!); 3. eigentümliche als Chorea oder Athetose (vgl. S. 669) bezeichnete motorische Reizerscheinungen, die halbseitig auf der Seite der Sensibilitätsstörung auftreten; 4. Fortfall gewisser unwillkürlicher mimischer Ausdrucksbewegungen wie beim Lachen und Weinen bei erhaltener willkürlicher Facialisinnervation; wahrscheinlich beruht allerdings diese Störung auf einer gleichzeitigen pallidostriären Affektion; 5. Contracturstellungen der Glieder, vor allem der Hand (sog. main thalamique). Neuerdings neigt man übrigens dazu, dem Thalamus eine wichtige Rolle auch für das *Gefühls- und Affektleben* zuzusprechen, das mit dem vegetativen Nervensystem eng verknüpft ist.

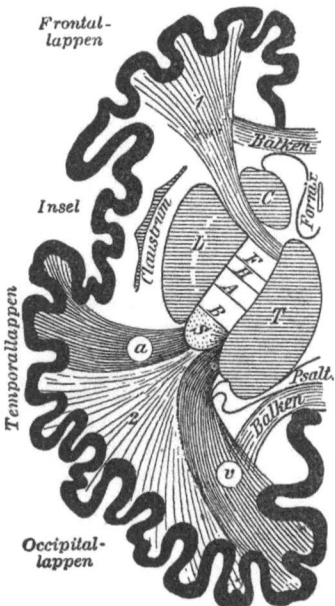

Abb. 45. Innere Kapsel mit Corona radiata. (Nach BING: Aus Handbuch der inneren Medizin, Bd. 5, Teil 1. 2. Aufl. Berlin: Springer 1925.) *T* Thalamus opticus, *L* Nucleus lentiformis (Globus pallidus und Putamen), *C* Nucleus caudatus, *F* supranucleäre Bahn für den Facialis, *H* supranucleäre Bahn für den Hypoglossus, *A* supranucleäre Bahn für den Arm, *B* supranucleäre Bahn für das Bein, *S* sensible, *a* akustische, *v* visuelle Bahn, *1* und *2* Stabkranzfasern vom und zum Thalamus

Der **Streifenhügel** (*Corpus striatum*, vgl. Abb. 44 u. 45) besteht aus dem phylogenetisch älteren *Globus pallidus*, d. h. den beiden medialen Teilen des Linsenkerns, und dem jüngeren sog. *Neostriatum* (Putamen + Nucleus caudatus). Zusammen bilden sie das *pallidostriäre System*. Dieses steht sowohl mit der Hirnrinde wie mit den Vierhügeln, mit dem DEITERSschen Kern, dem Nucleus ruber und den Brachia conjunctiva und durch diese mit dem Kleinhirn in Verbindung. Im Gegensatz zur Pyramidenbahn hat es als sog. „*extrapyramidales*" System keine Beziehung zu den bewußt gewollten Zweckbewegungen; wohl aber spielt es eine bedeutsame Rolle bei der größtenteils unbewußten Regelung des Muskeltonus und dem harmonischen Zusammenwirken der Rumpf- und Extremitätenmuskeln mit ihren Antagonisten bei Bewegungen. Anatomische Veränderungen am Streifenhügel führen zu einem Syndrom, das unter der Bezeichnung „*amyostatischer, striärer* oder *extrapyramidaler* Symptomenkomplex" zusammengefaßt wird, und welches man genauer erst durch das Studium der epidemischen Encephalitis (s. S. 84) kennenlernte. Dasselbe ist charakterisiert durch eine abnorme Steifigkeit der Muskeln, durch Mangel an spontanen Bewegungen und eine dadurch bedingte Bewegungsarmut im Bereich der willkürlichen Muskulatur von Rumpf und Extremitäten. Die mimische Muskulatur zeigt eine eigentümliche, maskenartige Starre (Amimie); die Sprache und alle unwillkürlichen Bewegungen sind verlangsamt und erschwert; dagegen bestehen keine Lähmungen und keine Sensibilitätsstörungen (vgl. auch S. 667).

Die sog. **Capsula interna** (Stabkranz) liegt zwischen dem Kopfteil des Nucleus caudatus und dem Thalamus einerseits und dem Linsenkern andererseits und besteht aus einem vorderen und einem hinteren Schenkel. Letzterer hat große praktische Bedeutung, weil ihn die verschiedenen, von den Rindenzentren kommenden motorischen Pyramidenbahnen auf einem engen Raum zusammengedrängt passieren. Der hinterste Teil der inneren Kapsel enthält die sensiblen Schleifenbahnen. Näheres ergibt sich aus der Abb. 45, aus der man erkennt, daß eine in der inneren Kapsel lokalisierte kleine Läsion bereits genügt, um sehr ausgedehnte Ausfallserscheinungen in der Körperhälfte der entgegengesetzten Seite zu bewirken. Die innere Kapsel ist der häufigste Sitz von Gehirnblutungen.

Die sog. **Regio hypothalamica** enthält als wichtiges Gebilde den roten Kern oder Nucleus ruber. Dieser spielt ebenfalls in dem obengenannten extrapyramidalen motorischen System eine Rolle. Er steht in Verbindung mit dem Corpus striatum, weiter mit dem Frontallappen, ferner vermittels der Brachia conjunctiva mit dem Nucleus dentatus des Kleinhirns und endlich mit dem Rückenmark durch das sog. MONAKOWsche oder rubrospinale Bündel.

Die Regio hypothalamica bzw. die Regionen um den 3. Ventrikel stehen u. a. auch mit der zentralen Steuerung des Schlafes (Schlafregulationszentrum) in Verbindung. Das zeigten vor allem die Beobachtungen über die Encephalitis epidemica sowie sehr exakte tierexperimentelle Beobachtungen (W. R. HESS). Über die wichtigen Beziehungen des 3. Ventrikels und des Zwischenhirns zum vegetativen Nervensystem s. S. 677).

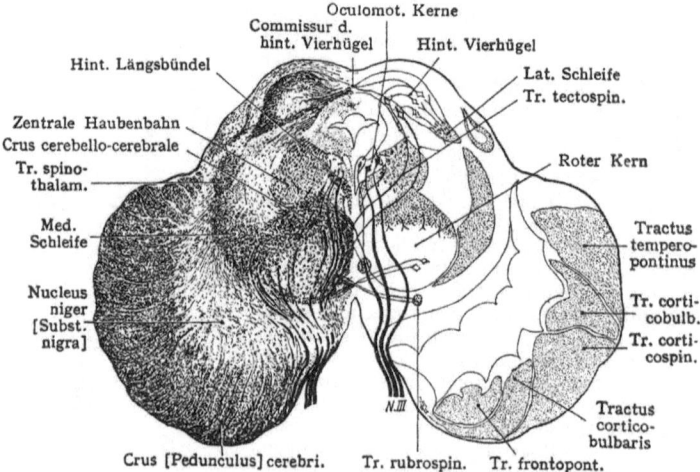

Abb. 46. Gegend der hinteren Vierhügel mit Aquaeductus mesencephali (SYLVII), lateraler Schleife und Hirnschenkelfuß, Oculomotoriuskernen

Die von der inneren Kapsel kommenden Bahnen begeben sich in den **Hirnstamm**, der aus den **Pedunculi cerebri** (Hirnschenkel), dem zentralen Höhlengrau mit dem Aquaeductus SYLVII und der dorsal gelegenen Vierhügelplatte, sowie weiter unten aus der Brücke besteht (vgl. Abb. 46). Der Hirnstamm, der sich caudal bis zur Pyramidenkreuzung erstreckt, enthält die Kerne der Hirnnerven, die ungekreuzt entspringen. In den Pedunculi verlaufen die motorischen Fasern in dem ventral gelegenen Teil, dem sog. Fuß der Hirnschenkel, während deren dorsaler Teil oder die Haube die sensiblen Fasern, d. h. die Schleifenbahn enthält. Die motorischen Bahnen sind derart angeordnet, daß die Fasern der Gehirnnerven median, die der übrigen motorischen Pyramidenbahnen mehr lateral liegen; auch finden sich hier die sog. Brückenfasern, die eine Verbindung zwischen Hirnrinde, Brücke und Kleinhirn vermitteln. In der Nachbarschaft des Aquaeductus SYLVII liegen die Kerne der Nn. oculomotorius und trochlearis.

An die Hirnschenkel schließt sich die **Brücke** (Pons) an, in deren ventralem Teil die Pyramidenbahnen verlaufen, während dorsal von ihnen sich die sensible Schleife befindet. Ventral vom Aquaeductus SYLVII liegt der Fasciculus longitudinalis posterior, der die Kerne der Augenmuskelnerven miteinander sowie mit den Kernen des N. vestibularis und dem Kleinhirn verknüpft. Der dorsale Teil der Brücke enthält die Kerne des Trigeminus, Facialis und Abducens. Die aus der Brücke austretenden motorischen Pyramidenbahnen erfahren in der **Oblongata**, und zwar in der Decussatio pyramidum, zum größten Teil eine Kreuzung. Die Oblongata enthält außer zahlreichen Hirnnervenkernen (vgl. Abb. 33 u. 42) das Atemzentrum sowie das Vasomotorenzentrum, deren Verletzung sofortigen Tod zur Folge hat.

Das **Kleinhirn** (Cerebellum) hat klinisch als Zentrum der Koordination der Bewegungen eine große Bedeutung. Mit dem Großhirn ist es sowohl durch die Brückenarme wie durch die

Brachia conjunctiva, mit dem Rückenmark bzw. der Oblongata durch die Corpora restiformia verbunden. Die durch die Brückenarme ziehenden Fasern gelangen von der Rinde des Stirnhirns und des Temporallappens teils durch den vorderen Schenkel der inneren Kapsel, teils durch die Regio hypothalamica zu den Pedunculi. Die Brachia conjunctiva stellen eine Verbindung zwischen dem Nucleus dentatus des Kleinhirns und dem Nucleus ruber her. Von außen werden dem Kleinhirn durch die Kleinhirnseitenstrangbahn und das GOWERSsche Bündel des Ruckenmarks Impulse übermittelt. Ferner ziehen zum Kleinhirn Nervenbahnen mit dem N. vestibularis von den Bogengangen des inneren Ohres, also dem Organ, das das Gleichgewicht des Korpers und die Orientierung im Raume ermöglicht. Auch mit den äußeren Augenmuskeln steht das Kleinhirn in Verbindung. Die Hauptaufgabe des Kleinhirns, die Koordination bei der Ausführung komplizierterer Bewegungen beruht in der speziell vom Wurm regulierten sog. *Synergie*, d. h. dem normalen Zusammenarbeiten der verschiedenen Muskelgruppen, speziell beim Stehen und Gehen. Kleinhirnkrankheiten machen oft sehr charakteristische Erscheinungen, die im Gegensatz zu den Großhirnsymptomen auf der *gleichen* Seite wie die Lasion auftreten. Zu diesen gehören die S. 631 beschriebene cerebellare Ataxie als Symptom der sog. *Asynergie*, weiter die sog. *Adiadochokinesis*, d. h. die Unfähigkeit, entgegengesetzte Bewegungen schnell hintereinander auszuführen (z. B. Pro- und Supination oder Beugung und Streckung der Hand), eine Störung, die indessen gelegentlich auch bei anderweitigen Gehirnkrankheiten beobachtet wird. Schwindelanfälle sind namentlich dann für Kleinhirnkrankheiten charakteristisch, wenn sie mit einem Fallen nach der Seite (und zwar nach der erkrankten) einhergehen.

Schließlich ist bezüglich der *allgemeinen Symptomatologie* der Gehirnkrankheiten noch hervorzuheben, daß unter den hierbei auftretenden Lokalsymptomen neben den sog. **direkten Herdsymptomen**, die auf Läsion der entsprechenden Region beruhen, auch **indirekte Herdsymptome** vorkommen, teils als Lähmungen, teils als Reizerscheinungen. Die indirekten Symptome erklaren sich aus der Fernwirkung der Krankheitsherde und beruhen häufig auf Druckwirkung, Ödem usw., die von dem eigentlichen Herde ausgehen. Im Gegensatz zu den direkten Herdsymptomen pflegen sie sich im Laufe der Zeit wieder zurückzubilden.

Neben den Herdsymptomen kommen bei Gehirnkrankheiten noch die sog. **Allgemeinsymptome** für die Diagnose in Frage. Zu diesen gehören namentlich heftiger Kopfschmerz, Übelkeit und Erbrechen, Schwindel, auch Pulsverlangsamung und vor allem die diagnostisch besonders bedeutsame Stauungspapille (Ophthalmoskopie!), deren Vorhandensein stets als ein sicheres Zeichen für eine pathologische Steigerung des Hirndrucks und als Ausdruck der Hirnschwellung (der Opticus ist kein Nerv, sondern stellt einen Gehirnteil dar) aufzufassen ist.

Die unter mancherlei Umstanden auftretende *Bewußtlosigkeit* wird heute allgemein auf den **Hirnstamm** bezogen, insbesondere auf die Übergangsgegend vom Mittelhirn zum Zwischenhirn und die Oblongata und nicht auf die Hirnrinde. Erfahrungen bei Operationen lehrten, daß breiter Druck auf die Rinde das Sensorium nicht beeinflußt, wogegen z. B. bei Eingriffen in der hinteren Schädelgrube unter Umständen bereits leisester Druck auf die Oblongata oder auf die Vierhügelgegend schlagartig Bewußtlosigkeit zur Folge hat. Zugleich geht hieraus hervor, daß die Rinde ihre Bewußtseinsfunktionen nicht selbstandig ausubt, sondern dabei in starker funktioneller Abhängigkeit vom Hirnstamm steht. Die Bewußtlosigkeit unterscheidet sich von dem Koma in der Agonie dadurch, daß die Reflexe nicht erloschen sind und daß ferner eine Reihe sehr komplizierter Bewegungserscheinungen noch erhalten ist. Als *Hirnstammsymptome* sind weiter tonische Streckstarre sowie unter Umständen auch Temperaturerhöhungen, Vasomotorenstorungen und andere vegetative Anomalien (vgl. S. 679/680) sowie Pupillenanomalien zu deuten.

Es ist schließlich darauf hinzuweisen, daß die *vitale Wertigkeit* der einzelnen Bezirke des Großhirns eine sehr verschiedene ist. Während z. B. bei Operationen die Excision eines Teils des Hirnmantels in keiner Weise lebensgefahrdend ist, hat die Lasion des Hirnstammes aus den besagten Gründen unter Umständen tödliche Folgen.

Gehirnhäute und Liquor cerebrospinalis. Die *Dura mater (Pachymeninx)* bildet das Periost der Schädelhöhle; sie enthält in ihrer äußeren Schicht die Äste der Arteriae meningeae und gibt an die austretenden Nerven Scheiden ab. Die von der parietalen Dura abzweigenden in das Schadelinnere einspringenden Fortsätze, die Falx cerebri und cerebelli und das Tentorium dienen dem Gehirn als Stutze und enthalten wichtige Venensinus; die Dura überspannt die Sella turcica als Diaphragma mit einer Öffnung für den Hypophysenstiel. Von der Dura durch das schmale Spatium subdurale getrennt befindet sich die zarte gefäßarme *Arachnoidea*. Sie überbruckt die Furchen und Vertiefungen des Gehirns und liegt an der Hirnkonvexität der Pia eng an (beide zusammen als *Leptomeninx* bezeichnet), wahrend an der Hirnbasis zwischen beiden Hauten ein größerer, infolge von Spangenbildung vielkammeriger Zwischenraum, das *Cavum subarachnoidale* besteht, das zwischen Kleinhirn und Oblongata, am Pons, an den Pedunculi, am Chiasma und den SYLVIUSschen Spalten sich zu den sog. *Cisternen* erweitert; es enthält den Liquor. Die *Pia* ist sehr gefäßreich, schmiegt sich dem Gehirn eng an und dringt in alle Furchen und Spalten des Gehirns ein. Das Cavum subdurale zwischen Dura und Arachnoidea enthält eine geringe Menge einer klaren gelblichen Flüssigkeit und ist streng vom Cavum subarachnoidale zu trennen; nur letzteres enthält Liquorflüssigkeit, ersteres dagegen nicht.

Bildungsstätte für den *Liquor cerebrospinalis* sind in der Hauptsache die Plexus chorioidei in den Seitenventrikeln sowie im 4. Ventrikel. Aus den Seitenventrikeln strömt der Liquor durch die Foramina (Monroi interventricularia) in den 3. Ventrikel und von hier aus durch den Aquaeductus SYLVII (mesencephali) in den 4. Ventrikel. Hier mischt sich der vom Plexus des 4. Ventrikels gebildete Liquor bei und der gesamte Liquor entleert sich durch die Foramina LUSCHKAE und durch das Foramen MAGENDII in die Cisterna cerebello-medullaris. Von hier aus gelangt er in den Subarachnoidalraum, der sowohl das Rückenmark als auch die Groß- und Kleinhirnoberfläche umschließt. Auch der Zentralkanal des Rückenmarks, der aber in fortgeschrittenem Alter oft obliteriert, ist mit Liquor gefüllt. Die Resorption des Liquors erfolgt in allen Teilen des Subarachnoidalraums, und zwar, wie dies auch für andere Körperflüssigkeiten zutrifft, durch die Capillarwände. Ein Teil des Liquors fließt entlang den Scheiden der Hirn- und Rückenmarksnerven in das Lymphsystem des Körpers. Aufgaben des Liquors sind es, ein Wasserpolster für Hirn und Rückenmark zu bilden, Stoffwechselvorgänge zu vermitteln und die wechselnde Blutversorgung von Hirn und Rückenmark zu regulieren. Für die Pathologie ist ferner die Tatsache von Bedeutung, daß die Grenze zwischen Liquor bzw. Blut und nervösem Parenchym (sog. *Blut-Liquorschranke*), die normal nur den physiologischen Stoffaustausch zuläßt, unter krankhaften Verhältnissen unter Umständen für schädliche Stoffe aus der Blutbahn durchlässig wird. Der *Liquordruck* beträgt beim Erwachsenen bei der Lumbalpunktion in der Norm im Liegen etwa 120—180 mm, im Sitzen zwischen 250 und 350 mm Wasser. Normal beträgt der Gehalt an Eiweiß maximal $0,18^0/_{00}$, an Chloriden 720—750 mg-%, an Zucker 45—75 mg-%.

Gehirnblutung (Apoplexie); Embolie und Thrombose der Gehirngefäße

Das schlagartig plötzliche Auftreten der Funktionsstörung einzelner Gehirnteile mit Bewußtlosigkeit und Lähmungen (Schlaganfall, Gehirnschlag, Apoplexie) ist auf *zwei* prinzipiell verschiedene Geschehnisse zurückzuführen, entweder auf eine *Blutung* oder auf eine akute *Blutleere* (Ischämie) eines umschriebenen Hirnbezirkes.

Die *Gehirnblutung* oder *Apoplexia sanguinea* besteht in dem Auftreten einer sog. Massenblutung im Bereich einer Gehirnarterie. Ein praktisch außerordentlich wichtiges Moment, das das Zustandekommen der Blutung fördert, ist die Steigerung des Blutdrucks. Des weiteren kommt der organischen Gefäßschädigung, vornehmlich der Arteriosklerose, eine entscheidende ursächliche Rolle zu. Hervorzuheben ist das besonders häufige Vorkommen der Gehirnblutung bei jeglicher Form von Hypertonie, zumal der renalen, ferner bei der mit Hypertonie einhergehenden Polycythämie. Recht oft ist zu beobachten, daß die Apoplexia sanguinea im Zusammenhang mit körperlichen Anstrengungen, etwa bei starkem Pressen während der Defäkation und bei der Kohabitation, weiterhin nach Trinkexzessen oder seelischen Erregungen, auftritt. Cerebrale Blutungen ohne Blutdrucksteigerung sind vielfach die Folge angeborener Aneurysmen oder auch bakteriell bedingter (mykotischer) Aneurysmen.

Die Hirnblutung ist in der Regel eine Krankheit des höheren Alters jenseits des 50. Jahres. Sie befällt Männer häufiger als Frauen. Vor allem werden kräftige und untersetzt gebaute „vollblütige" Individuen (der sog. *pyknische* Typus) von dem Leiden befallen, namentlich auch solche, die zu einer üppigen Lebensweise und reichlichem Alkoholkonsum neigen. Auch Fettsüchtige gehören hierher. Übrigens läßt sich auch eine gewisse *familiäre* Disposition zum „Schlaganfall" nicht verkennen; es gibt sog. Apoplektikerfamilien.

Der *Sitz der Massenblutung* ist mit Vorliebe das Gebiet der Arteria cerebri media (Fossae SYLVII), häufiger links als rechts, und zwar vor allem im Bereich der Äste, die die innere Kapsel und die großen Stammganglien, insbesondere das Corpus striatum versorgen (Arteriae striolenticulares). Daher ist hauptsächlich diese Region Prädilektionsort der Blutung (sog. capsuläre Hämorrhagie). Der Entstehungsmechanismus der Blutung ist noch nicht völlig geklärt; die von einzelnen Autoren angenommene Diapedese im Anschluß an voraufgehende Gefäßspasmen erscheint nicht genügend begründet. Jedenfalls haben alle Massenblutungen vorhergehende Schädigungen der Gefäßwände zur Voraussetzung (ASCHOFF), und in der großen Mehrzahl der Fälle findet man als Ursache die Ruptur kleiner Aneurysmen der Hirnarterien. Die Blutung bewirkt eine Auflösung der Nervensubstanz in ihrer Umgebung, so daß der Herd unmittelbar nach der Hämorrhagie sich als eine breiige, mit dunkelrotem geronnenem Blut und Trümmern von Nervensubstanz durchmischte Masse darbietet. In einzelnen Fällen bricht die Blutung in die Seitenventrikel durch (sog. Ventrikelblutungen), was sehr häufig tödlichen Ausgang zur Folge hat. Bleibt der Patient am Leben, so kommt es später allmählich zur Resorption des Blutfarbstoffs bzw. zur Umwandlung in Hämatoidin sowie zum Abtransport der zerstörten Nervensubstanz durch zahlreiche Leukocyten (Körnchenzellen); schließlich entsteht eine mit seröser Flüssigkeit gefüllte Cyste oder eine gelblich pigmentierte Narbe. Zum Teil findet man auch hier den S. 648 beschriebenen Status lacunaris.

Das **Krankheitsbild** der *Gehirnblutung* pflegt sehr charakteristisch zu sein. Oft erfolgt (gewöhnlich untertags, vor allem nach den Mahlzeiten) aus bestem Wohlbefinden oder nach vorausgegangenen Kopfschmerzen oder Schwindel, in manchen Fällen im Anschluß an eine körperliche Anstrengung oder einen Alkoholexzeß oder nach einer seelischen Erregung (Blutdrucksteigerung!) der *apoplektische Insult*[1]. Der Kranke stürzt plötzlich bewußtlos hin oder er wird innerhalb kurzer Zeit verworren, unbesinnlich, deliriert und ist erst nach einigen Stunden bewußtlos (verzögerter apoplektischer Insult). Der Tod kann bereits im Insult erfolgen; in einer großen Zahl von Fällen tritt dagegen nur ein komatöser Zustand von kürzerer oder mehrtägiger Dauer ein. Das Gesicht ist dabei meist auffallend gerötet, die Atmung geräuschvoll, schnarchend, der Puls meist voll sowie infolge des Hirndrucks nicht selten verlangsamt. Häufig besteht ferner die S. 638 als Déviation conjuguée beschriebene Ablenkung beider Augen nach der einen Seite, und zwar oft in der Richtung des Krankheitsherdes („der Patient sieht den Herd an"), wobei nicht selten auch der Kopf eine Zwangshaltung in dem gleichen Sinne zeigt.

Das Vorhandensein von Lähmungen läßt sich häufig nicht sofort nach Eintritt des Insultes feststellen, da infolge des Komas eine völlige Erschlaffung der gesamten Muskulatur besteht. Meist ist jedoch alsbald eine Facialislähmung an dem Herabhängen des einen Mundwinkels sowie an der charakteristischen, bei der Atmung als sog. Tabaksblasen bezeichneten stärkeren Vorwölbung der Backe der gelähmten Seite zu erkennen. Auch der Tonus der Extremitätenmuskeln auf der Seite der Lähmung ist in der Regel stärker herabgesetzt; die Muskulatur des auf der Unterlage aufliegenden Beines erscheint verbreitert, wie „ausgeflossen". Ferner bestehen auf der Seite der Lähmung zunächst meist Fehlen oder Abschwächung der Sehnenreflexe, ferner das BABINSKISCHE Zehenphänomen und andere Pyramidenbahnreflexe (s. S. 618) sowie Fehlen der Bauchdeckenreflexe auf der gelähmten Seite. Auch Temperatursteigerung sowie die Ausscheidung von Zucker (gelegentlich auch von Eiweiß) im Harn können sich vorübergehend als Folge des apoplektischen Insultes einstellen. Die Pupillen zeigen kein gesetzmäßiges Verhalten; oft ist die Lichtreaktion abgeschwächt. Eine Stauungspapille kann sich unter Kopfschmerz und Erbrechen (Hirndrucksteigerung!) gelegentlich bald nach erfolgter Apoplexie einstellen.

Die *Dauer* des Insultstadiums schwankt zwischen wenigen Stunden und mehreren Tagen. Eine Dauer des Komas über 48 Stunden bedeutet quoad vitam eine ernste Prognose. Auch nach Schwinden der Insulterscheinungen ist innerhalb der nächsten 3 Tage noch mit der Gefahr einer Wiederholung der Blutung zu rechnen, und auch während der ersten beiden Wochen nach dem Insult bleibt

---

[1] Merkwürdig ist die Häufung der Schlaganfälle im Frühjahr und Herbst, eine *jahreszeitliche* Schwankung, die man auch bei manchen anderen Krankheiten (so z. B. bei der Tetanie) beobachtet.

das Schicksal der Kranken noch unentschieden (Pneumonie und andere Komplikationen!).

In der Folgezeit entwickelt sich allmählich das charakteristische Bild der *cerebralen Hemiplegie* (s. unten) mit spastischer Lähmung und Steigerung der Sehnenreflexe. Dabei ist jedoch zu bemerken, daß in der ersten Zeit neben den bleibenden sog. *direkten* Herdsymptomen auch andere, die sog. *indirekten* Herdsymptome (vgl. S. 641) vorhanden sind, die einer Rückbildung fähig sind. Daraus erklärt sich, daß anfangs die Lähmungen und sonstigen Ausfallserscheinungen eine stärkere Ausdehnung als später zeigen.

Außer der motorischen Halbseitenlähmung kommen ferner bei entsprechender Lokalisation des Herdes (vgl. Einleitung S. 634) Aphasie, Hemianästhesie, Hemianopsie usw. vor. — Bei ganz kleinen Blutungen braucht ein Bewußtseinsverlust überhaupt nicht einzutreten, sondern es stellen sich mitunter nur eine vorübergehende Verwirrung oder leichte Bewußtseinstrübung oder Schwindel ein, worauf alsdann die entsprechenden Ausfallssymptome in die Erscheinung treten. — Bei der *Ventrikelblutung* (s. S. 643), für welche das S. 641 beschriebene Hirnstammsyndrom charakteristisch ist, also Bewußtlosigkeit sowie allgemeine tonische Starre, starke Verengerung der Pupillen usw., ist zu unterscheiden, ob es sich um eine primäre, aus einem Gefäß der Ventrikel stammende, oder um eine sekundäre Blutung handelt, die von einem apoplektischen Hirnherd in den Ventrikel durchgebrochen ist. Im letzteren Fall gesellt sich zu dem oberen Syndrom noch das Bild der gewöhnlichen Apoplexie hinzu.

Ischämie einzelner Gehirnbezirke kann beruhen auf Embolien, auf Arteriosklerose bzw. Thrombose, auf Spasmen und auf Syphilis der Gehirngefäße.

Die **Gehirnembolie** ist wesentlich seltener als die Gehirnblutung. Sie befällt im Gegensatz zur letzteren häufig *jüngere* Individuen. In der Regel stammt das Emboliematerial aus dem linken Herzen, z. B. nach Herzinfarkt, bei Vitium cordis, speziell bei Mitralstenose[1], ferner bei Endocarditis lenta (bei letzterer bildet die Gehirnembolie sogar ein häufiges Endstadium) sowie bei chronischer Herzmuskelschwäche mit Arrhythmia absoluta und Thrombenbildung in den Vorhöfen; in selteneren Fällen stammt es aus den Lungen (Lungengangrän) oder aus thrombotischen Herden im Bereich der Venen des großen Kreislaufs (bei offenstehendem Foramen ovale vgl. S. 239). *Prädilektionsort* der Embolie sind auch hier die Äste der Arteria cerebri media.

Die **anatomische** Folge des embolischen Verschlusses einer Hirnarterie[2] ist die sog. *Encephalomalacie*, d. h. eine herdförmige ischämische Gehirnerweichung. Gefäßverschluß bewirkt Absterben der Nervensubstanz, die sich in eine weiche Masse verwandelt; diese verfällt später mitunter der Resorption. Nicht selten kommt es übrigens, speziell im Bereich der grauen Substanz, zu einer hämorrhagischen Infarzierung der erweichten Partien.

Die *klinischen Erscheinungen* der Gehirnembolie decken sich vielfach vollständig mit dem bei der Hirnblutung beschriebenen Bilde des apoplektischen Insultes. Bei genügender Größe des Erweichungsherdes und seiner Lokalisation in der inneren Kapsel entwickelt sich in gleicher Weise eine Halbseitenlähmung. Oft sind allerdings die Symptome des Insultes weniger heftig als bei der Apoplexie; die Bewußtlosigkeit hält nur kürzere Zeit an, oder es kommt überhaupt nicht zu vollkommener Aufhebung des Bewußtseins. Häufiger als bei Hirnblutung treten dagegen klonische Krämpfe in der Art der JACKSONschen Rindenepilepsie (vgl. S. 639) auf. Auch hier pflegt als Residuum der Embolie die cerebrale Hemiplegie (s. S. 645) zurückzubleiben. Die Ausfallserscheinungen sind in der Regel irreparabel.

---

[1] Dies erklärt die Tatsache, daß Gehirnembolie im Gegensatz zu anderen vasculären Gehirnleiden auffallend häufig jugendliche Individuen befällt.

[2] Die alte Annahme COHNHEIMS, daß die Hirnarterien Endarterien sind, läßt sich zwar nicht mehr aufrechterhalten; trotzdem verhalten sich die funktionellen Folgen der Ausschaltung der Hirnarterien so, als wenn diese Endarterien wären.

Die **Thrombose** der Gehirnarterien entsteht sowohl bei Arteriosklerose wie bei luischer Erkrankung der Gefäße. Hierdurch bedingte Insulte sind häufiger als cerebrale Blutungen. Der pathologisch-anatomische Befund ist hier ebenso wie bei der Embolie der einer *Encephalomalacie* und hat wiederum als Prädilektionsgebiet dasjenige der Äste der Arteria cerebri media. Häufig gehen bei Thrombose auffallend lange Prodromalerscheinungen wie Kopfdruck, Abnahme des Gedächtnisses und der geistigen Leistungsfähigkeit voraus. Für das klinische Bild der Thrombose ist es charakteristisch, daß sowohl die Bewußtseinsstörung wie die Herdsymptome sich allmählich (oft im Verlauf mehrerer Stunden) entwickeln, und daß ferner häufig Schwankungen in der Lokalisation und der Intensität der Lähmungen beobachtet werden. Bewußtlosigkeit kann hier übrigens vollkommen fehlen. Oft tritt die Erweichung im Schlaf ein. Bezeichnenderweise sind die Kranken stets blaß im Gegensatz zur Hirnblutung; auch besteht gegenüber der Bradykardie bei letzterer fast stets Pulsbeschleunigung. Das Leiden neigt mehr zu Wiederholung als die Blutung; andererseits können sich hier die Ausfallserscheinungen vollständig zurückbilden.

Syphilis der Gehirngefäße s. S. 659.

Für die **Differentialdiagnose** zwischen Hirnblutung und Encephalomalacie sind folgende Gesichtspunkte maßgebend: Für *Blutung* sprechen Auftreten des Insults im Zusammenhang mit körperlicher Anstrengung oder seelischer Erregung, ferner Blutdrucksteigerung, wenn sie vor dem Insult bestand (während des Insultes kann sie nämlich schwinden und umgekehrt kann eine Erweichung durch Reizwirkung den Blutdruck steigern!), schwerer Insult von längerer Dauer, Rötung des Gesichts, schnarchende Atmung, Pulsverlangsamung, Klopfen der großen Gefäße sowie sanguinolente Beschaffenheit der Cerebrospinalflüssigkeit bei der Lumbalpunktion[1]. Für *Embolie* sprechen jugendliches Alter, blasses Aussehen (auch bei Thrombose), weiter das Vorhandensein der obengenannten Ursachen der Embolie sowie Embolien in anderen Organen (Nieren-, Milzinfarkt), ferner auch epileptische Krampfe sowie der mildere Charakter des Insultes. Die Herderscheinungen treten wie bei der Blutung plötzlich ein. Bei der *Thrombose* tritt der Insult recht häufig während des Schlafes ein. Die Herzerscheinungen pflegen sich mehr allmählich zu entwickeln; Hirndrucksymptome sowie Krampfe sind selten. Sehr wichtig ist auch hier eine genaue Anamnese. Im Gegensatz zur Embolie und Hämorrhagie sind bei der Thrombose oft Vorboten zu vermerken; ferner entwickeln sich mitunter doppelseitige Ausfallserscheinungen. In zahlreichen Fällen läßt sich nicht mit Sicherheit die Art des anatomischen Prozesses aus dem Krankheitsbilde feststellen. Hier muß man sich mit der Konstatierung des cerebralen Symptomenkomplexes begnügen.

Unter dem Bilde eines apoplektischen Insultes, namentlich leichterer Art, können auch Anfälle von *progressiver Paralyse* sowie von *Epilepsie* verlaufen. Diese Möglichkeit ist vor allem dann in Erwägung zu ziehen, wenn schon wiederholt ähnliche Anfälle vorhergegangen sind, ohne dauernde Lähmungen zu hinterlassen, oder wenn, was für Paralyse besonders charakteristisch ist, die Hemiplegie oder andere Herderscheinungen innerhalb kürzester Zeit, z. B. im Laufe eines Tages, wieder vollkommen schwinden. Mitunter kommen auch bei *multipler Sklerose* (S. 656) apoplektische Insulte vor. Auch die *Sinusthrombose* (s. S. 671), ferner die akute *Encephalitis* (s. S. 651) können gelegentlich unter den gleichen akuten Erscheinungen einsetzen. Differentialdiagnostisch müssen weiter die *Pachymeningitis haemorrhagica* (S. 673) sowie die *akute Arachnoidalblutung* (S. 675), endlich das *epidurale Hämatom* (S. 677) in Betracht gezogen werden. Diffuse Arteriosklerose des Gehirns s. S. 647.

Das Bild der **cerebralen Hemiplegie** ist nicht sofort nach dem Eintritt der Blutung oder des Gefäßverschlusses vorhanden, sondern entwickelt sich erst nach Abklingen der ersten stürmischen Insulterscheinungen. In der weitaus größten Mehrzahl der Fälle stellt sich eine motorische Hemiplegie der gekreuzten Körperseite ein.

An der Lähmung sind beteiligt der untere Facialis (der obere bleibt infolge seiner bilateralen Rindeninnervation verschont), ferner Hypoglossus, obere und

---

[1] Unmittelbar nach dem Insult ist es ratsam, auf eine diagnostische Lumbalpunktion wegen der Gefahr einer plötzlichen Änderung des Hirndrucks und einer dadurch bewirkten neuen Blutung zu verzichten.

untere Extremität, oft auch die Muskulatur des Rumpfes, speziell der Schulter und des Thorax. Das Gesicht zeigt die für die Facialisparese charakteristische, früher (S. 603) besprochene Asymmetrie der unteren Gesichtshalfte mit Verstrichensein der Nasolabialfalte und Herabhängen des Mundwinkels. Die Zunge weicht beim Herausstrecken nach der gelähmten Seite ab (infolge Überwiegens des M. genioglossus der gesunden Seite). Der Brustkorb schleppt bei der Atmung auf der Seite der Lähmung nach. Die Lähmung der Extremitäten, die oft anfangs eine vollständige ist, geht in der Regel teilweise zurück (infolge Schwindens der indirekten Herdsymptome), so daß eine unvollständige Halbseitenlähmung oder *Hemiparese* resultiert.

Mit einer gewissen Gesetzmäßigkeit pflegen hierbei bestimmte Muskelgruppen in höherem Grade als andere betroffen zu sein, so daß sich in der Regel ein für die cerebrale Hemiplegie sehr charakteristisches Bild entwickelt. Die obere Extremität pflegt in höherem Grade dauernd an der Lähmung beteiligt zu sein als die untere. Die Muskelgruppen am Arm, die dauernd gelähmt bleiben, sind die Auswärtsroller und Extensoren, ferner die Heber des Oberarms, die Öffner der Hand sowie die die Opposition des Daumens bewirkenden Muskeln. Dagegen vermögen die Kranken den Arm einwärts zu rollen und die Hand zu schließen oder einen ihnen in die Hand gelegten Gegenstand festzuhalten. An den unteren Extremitäten sind vor allem die Unterschenkelbeuger sowie die Auswärtsroller gelähmt, während insbesondere der Ileopsoas und der Quadriceps wieder funktionstüchtig werden. Häufig bilden sich im Laufe der Zeit infolge des Übergewichtes der nichtparetischen Muskeln *Contracturen* heraus, die im Verein mit der Lähmung dem Hemiplegiker einen charakteristischen Habitus verleihen. Der Oberarm wird adduziert gehalten, der Vorderarm verharrt in Beuge- und Pronations-, die Finger in Beugecontractur, ein Zustand, der indessen bei zweckmäßiger Behandlung bis zu einem gewissen Grade verhindert werden kann. Das Bein wird in der Regel zum Gehen wieder tauglich, wobei der Kranke dasselbe infolge der Streckcontractur gewissermaßen wie eine Stelze benutzt. Die Gangart des Hemiplegikers ist typisch und als solche auf den ersten Blick zu erkennen. Das Bein wird mit etwas nach außen und unten gerichteter Fußspitze in einem nach außen gerichteten Bogen vorwärtsbewegt (sog. Circumduktion). Häufig treten während des Gehens Mitbewegungen im Bereich des gelähmten Arms auf. Bei Sitz des Hirnherdes in der linken Hemisphäre werden öfter die verschiedenen Formen von Aphasie sowie Apraxie (vgl. S. 635 und 638) beobachtet. In ganz leichten Fällen, wo keine Lähmung zurückbleibt, sind bisweilen als einziges dauerndes Residuum auf der befallenen Seite Steigerung der Sehnenreflexe sowie Fehlen der Bauchdeckenreflexe dieser Seite nachzuweisen.

Von *Einzelheiten* ist noch zu erwähnen, daß nicht häufig *Sensibilitätsstörungen* in Form von Hemianästhesie vorhanden sind; sie finden sich nur dann, wenn der Sitz des Herdes sich in den hintersten Teil der inneren Kapsel erstreckt. Selten kommt es in den gelahmten Muskeln zu motorischen Reizerscheinungen in Form von halbseitiger Athetose oder Chorea. Die *Athetose* besteht in langsamen bizarren Bewegungen hauptsächlich der Finger und Hände, wobei diese unwillkürlich fortwahrend, und zwar abwechselnd, in extreme Streck- und Beugestellung gebracht werden. Die *Chorea* ist im Gegensatz hierzu durch kurzdauernde unwillkurliche, einfachere oder kompliziertere Bewegungen charakterisiert (vgl. S. 669). Blasen- und Mastdarmlahmungen werden bei der cerebralen Hemiplegie vermißt, desgleichen Lahmungen seitens der Kehlkopfmuskeln (infolge ihrer bilateralen Innervation). Starkere Muskelatrophien mit Entartungsreaktion fehlen stets, da die Verbindung der gelahmten Muskeln mit ihrem trophischen Zentrum im Rückenmark nicht aufgehoben ist. Hochstens entwickelt sich im Laufe der Zeit eine gewisse Volumenabnahme der Muskeln infolge von Inaktivität. Sehr oft stellt sich im Laufe der Zeit eine Beeinträchtigung der geistigen Fahigkeiten ein, die sich in *Abnahme der Intelligenz*, seelischer Stumpfheit, Gedachtnisschwache, Stimmungsanomalien, Neigung zum Weinen usw. äußert. Häufig beobachtet man *vasomotorische* Storungen an den gelähmten Gliedern; insbesondere sind die Hände und Fuße oft auffallend kuhl und cyanotisch.

Eine besondere Form der Hemiplegie ist die **Hemiplegia alternans.** Hier besteht Arm- und Beinlahmung auf der einen, Hirnnervenlahmung auf der anderen Seite. Sie beruht auf Blutung, Gefäßverschluß oder Tumor in dem Pedunculus oder in der Brücke. Bei der *pedunkulären* Hemiplegie (WEBERsche Lahmung) sind auf der Seite des Herdes der N. oculomotorius gelähmt, auf der kontralateralen Seite Facialis und Extremitäten, da die zu beiden letzteren gehörenden Bahnen sich erst weiter unten kreuzen. Bei der *pontinen* Hemiplegie (MILLARD-GUBLERsche Lahmung) besteht gleichseitige Facialislähmung, dagegen Extremitätenlahmung auf der anderen Seite; die Läsion ist hier im unteren Drittel der Brücke zu lokalisieren, da die Kreuzung der corticobulbären Facialisfasern schon im mittleren Drittel der Brücke, diejenige der Pyramidenbahnen der Extremitäten aber erst distal von der Brücke erfolgt.

Im allgemeinen gilt als Regel, daß diejenigen Ausfallserscheinungen, die sich nicht innerhalb der ersten $^3/_4$ Jahre zurückbilden, stationär bleiben. Der Zustand kann sich dann in dieser definitiven Form jahrelang unverändert halten, ohne daß das Leben durch die Hemiplegie als solche (genügende Pflege vorausgesetzt) gefährdet ist. Die *Prognose* quoad vitam und bezüglich der etwaigen Wiederholung des Insultes hängt im wesentlichen von dem weiteren Verlauf des Grundleidens (Schrumpfniere, Arteriolosklerose, Hypertension, Lues) ab.

Therapie. Die Behandlung des Insultes beschränkt sich auf ruhige Lagerung des Kranken mit erhöhtem Oberkorper. Man kontrolliere die Harnblase wegen der haufig vorhandenen Harnverhaltung (Katheterismus). Bei echauffiertem Aussehen und Verdacht auf Blutung des Patienten ist ein ausgiebiger Aderlaß von 300—500 ccm am Platz, namentlich in den Fällen mit Blutdrucksteigerung (dagegen ist er *kontraindiziert* bei Embolie und Thrombose[1]). Bei Atemstörungen ist unter Umständen Lobelin (s. S. 270) am Platz (cave Morphin!). Bei Verdacht auf stärkere Hirnschwellung (tiefes Koma) pflegt man zur Entquellung des Gehirns intravenös hypertonische Traubenzuckerlösung (20 ccm 40%) zu geben. Handelt es sich um eine Thrombose, oder eine Embolie, dann ist durch Euphyllin- oder Eupaverininjektionen eine Gefäßerweiterung anzustreben. Wichtig ist Regelung der Darmentleerung durch Einlaufe, Ricinusol usw. Der Wert der Applikation einer Eisblase auf den Kopf, die vielfach üblich ist, wird verschieden beurteilt. Vorsichtiges Auf-die-Seite-lagern für kurze Zeit mehrmals taglich zur Verhütung von hypostatischen Pneumonien. Sorgfältige Hautpflege zum Vermeiden von Decubitus, Luftring, Wasserkissen usw. (vgl. S. 621). Nach Abklingen der Insulterscheinungen besteht die Therapie im wesentlichen in einer Schonungsbehandlung unter Fernhaltung jeglicher körperlichen und psychischen Überanstrengung und gleichzeitiger Behandlung einer etwaigen Lues. Sehr wichtig ist auch die Prophylaxe der Contracturen durch systematisch durchgeführte passive Bewegungen, Elektrotherapie und Massagebehandlung der gelahmten Gebiete (nicht vor 3—4 Wochen nach dem Insult). Zweckmäßig ist oft eine spatere Badekur in entsprechenden Badeorten wie Oeynhausen, Wiesbaden u. a. unter ärztlicher Kontrolle. Die Kost soll frei von Gewurzstoffen und salzarm sein, am besten in Form der lactovegetabilischen Diät (vgl. auch S. 194). Selbst nach weitestgehender Restitution ist den Kranken für die Zukunft größte Schonung sowie Maßhalten auf allen Gebieten anzuraten. Zu vermeiden sind vor allem korperliche Anstrengungen, seelische Aufregungen, alle Exzesse in baccho et venere sowie Tabakabusus. Wichtig ist sorgfältige Regelung der Darmtätigkeit; heiße Bäder sind zu meiden.

Arteriosklerose des Gehirns

Die diffuse Arteriosklerose der Gehirngefäße verursacht häufig ein ziemlich charakteristisches Krankheitsbild von chronischem Verlauf, das im Gegensatz zu den massiven Herderscheinungen der Hirnblutung oder der Encephalomalacie weniger markante Symptome zeigt, die trotzdem aber in ihrer Gesamtheit in der Regel einen sicheren Schluß auf die Natur des Leidens ermöglichen. Die Erklärung der verschiedenen Symptome ist — von den schwereren herdförmigen Ausfallserscheinungen abgesehen — in der für die Arteriosklerose charakteristischen Herabsetzung der funktionellen Anpassungsfähigkeit der Hirngefäße an Schwankungen in den jeweiligen Anforderungen zu erblicken.

Anatomisch lassen sich zwei verschiedene *Lokalisationsformen* unterscheiden, und zwar solche mit Bevorzugung des Hirnmantels einerseits, der Stammganglien andererseits; jedoch

---

[1] Bei Schlaganfallen infolge von Ischämie kann ein Aderlaß durch Senkung des Blutdrucks sogar einen erneuten Schub hervorrufen!

kommen auch Mischformen vor. Eine besondere Prädilektion zeigt das Corpus striatum (speziell das Putamen). Man findet sklerotische Gefäße, Atrophie der Hirnwindungen und der übrigen Gehirnteile mit konsekutiver Erweiterung der Ventrikel sowie multiple kleine Erweichungsherde bzw. aus ihnen entstandene Cysten und Narben. Außerdem finden sich oft, vornehmlich in den Stammganglien, zahlreiche kleine bis erbsengroße perivasculäre Substanzdefekte (sog. Status lacunaris).

Krankheitsbild. Je nach der hauptsächlichen Lokalisation treten einmal mehr auf die Hirnrinde, im anderen Fall mehr auf die Stammganglien hinweisende Ausfallerscheinungen auf, teils sind beide miteinander kombiniert. *Subjektive Symptome*, über die oft geklagt wird, sind: in erster Linie *Schwindel*, der namentlich bei allen raschen Lageveränderungen des Kopfes und Körpers sich unangenehm bemerkbar macht: häufig sind ferner Klagen über *Druckgefühl* oder *Leere im Kopf* sowie auch hartnäckiger Kopfschmerz, namentlich nach Tätigkeit oder nach Erregungen sowie *Flimmern vor den Augen*, gelegentlich in Verbindung mit *Skotomen*. Neben der nachweisbaren arteriosklerotischen Erkrankung der Netzhautgefäße kommen auch Netzhautdegenerationen mit Beeinträchtigung des Sehvermögens vor. Die Schlaflosigkeit, über die die Kranken oft klagen, besteht weniger in erschwertem Einschlafen als hauptsächlich in verfrühtem Erwachen. Ein Teil der Kranken hat die Neigung, tagsüber, zum Teil in völlig ungeeigneten Situationen, einzuschlafen. Sehr häufig und charakteristisch sind gewisse *psychische* Veränderungen: die geistige Leistungsfähigkeit nimmt ab, namentlich das Gedächtnis für Eindrücke oder Erlebnisse jüngeren Datums (vor allem Abnahme des Namen- und Zahlengedächtnisses!); trotzdem können derartige Kranke in ihrer altgewohnten beruflichen Sphäre noch allerhand leisten. Wichtig sind auch die so häufigen *Charakterveränderungen* wie zunehmender Egoismus, starke Reizbarkeit, auf der anderen Seite Abstumpfung freudigen Ereignissen gegenüber, Weinerlichkeit, Depressionszustände (gelegentlich sogar Selbstmordversuche), Geiz und Angst vor Verarmung, Mißtrauen gegen die Umgebung, Vernachlässigung der Kleidung und der Körperpflege, Impotenz, aber auch andererseits sexuelle Übererregbarkeit mit Neigung zu erotischen Entgleisungen. Mitunter treten charakteristischerweise namentlich nachts delirienartige Erregungszustände auf. Anfangsstadien dieses Syndroms werden oft fälschlich als Neurasthenie interpretiert (sog. *arteriosklerotische Pseudoneurasthenie*). Der gleichzeitige Nachweis der arteriosklerotischen Erkrankung anderer Organe sowie ein genaueres Studium der Krankheitserscheinungen klären in der Regel die Sachlage. Ein Teil der Fälle mit erst in höherem Alter auftretender sog. *Spätepilepsie* beruht ebenfalls auf Arteriosklerose. Bisweilen sind vorübergehende delirante Verwirrtheitszustände mit Amnesie zu beobachten. Das Endstadium des psychischen Verfalls bei Arteriosklerose nennt man *arteriosklerotische Demenz*.

Daneben können organische *zentrale Ausfallserscheinungen* auftreten. Diese bestehen oft in intermittierenden Störungen in Form von vorübergehenden leichten halbseitigen Lähmungen ohne Bewußtseinsverlust oder mit nur ganz kurzdauernder bzw. allmählich eintretender Bewußtlosigkeit. Die Lähmungen gehen in der Regel weder mit Aphasie noch mit Hemianopsie einher und hinterlassen keine Contracturen; auch wird oft Facialislähmung vermißt. Zum Teil dürften hier Gefäßspasmen eine Rolle spielen.

Während die beschriebenen Störungen in der Hauptsache auf die *Hirnrinde* zu beziehen sind, erklären sich andere Symptome aus dem Befallensein der *Stammganglien* und ähneln daher dem Parkinsonismus (S. 667): Abnahme der Elastizität der Bewegungen und der mimischen Ausdrucksfähigkeit der Gesichtszüge, Monotonie der Stimme und ein eigentümlicher Trippelschritt bei vornübergebeugter Haltung („démarche à petits pas").

Ferner kann auch die S. 634 beschriebene *Pseudobulbärparalyse* als Folge der diffusen cerebralen Arteriosklerose auftreten.

Der äußere Gesamteindruck der Kranken mit cerebraler Arteriosklerose ist in der Regel der einer vorzeitigen Greisenhaftigkeit *(Senium praecox)*, oft verbunden mit Abnahme des Gewebeturgors und Abmagerung.

Die *Therapie* deckt sich mit der S. 227 angegebenen allgemeinen Behandlung der Arteriosklerose.

Gehirnabsceß (eitrige Encephalitis)

Der Gehirnabsceß ist ein relativ seltenes Leiden, welches Männer etwa 3 mal häufiger als Frauen befällt. Er kann sich im Gehirn sowohl durch Fortleitung aus der *Nachbarschaft* wie auf *metastatischem* Wege entwickeln.

Die erstere Entstehungsart kommt einmal nach Schädeltraumen vor. Die *traumatischen* Hirnabscesse entwickeln sich zum Teil als sog. *Frühabscesse* im unmittelbaren Anschluß an eine Verletzung des Schädels, z. B. nach infizierten Wunden der Weichteile des Schädels, nach komplizierten Frakturen sowie nach Schußverletzungen. Eine andere Form des traumatischen Hirnabscesses ist der sog. *Spätabsceß*, der sich erst geraume Zeit nach dem Trauma nach Ablauf von Wochen oder Monaten, ja sogar bisweilen erst nach Jahresfrist klinisch bemerkbar macht. Hier kann die Spur des Traumas bereits wieder vollkommen verschwunden sein, so daß oft nur eine sorgfältig erhobene Anamnese die Ursache des Leidens zu eruieren vermag. Übrigens braucht bei derartigen Fällen keineswegs stets eine Verletzung des knöchernen Schädels vorausgegangen zu sein, sondern die Gehirnkrankheit kann sich auch an eine bloße Weichteilverletzung anschließen. Spätabscesse werden insbesondere nach Schädelschüssen sowie nach Ohreiterungen beobachtet.

Ein sehr häufiger Ausgangspunkt des Hirnabscesses sind *eitrige Ohrkrankheiten* (etwa $1/_3$ aller Fälle), namentlich die chronische Otitis media, gelegentlich auch ihre akute Form. Verhinderung des Sekretabflusses führt hier zu Usurierung der knöchernen Wand des Felsenbeins und zum Übergreifen der Eiterung auf den Schläfenlappen, speziell auf seine Basis sowie auf das Kleinhirn. Viel seltener sind die von der Nase oder ihren Nebenhöhlen ausgehenden sog. *rhinogenen* sowie die mit den Tonsillen oder einer Osteomyelitis zusammenhängenden Abscesse.

Die *metastatischen* Hirnabscesse entwickeln sich speziell nach endothorakalen Eiterungen, insbesondere nach Empyem, Bronchiektasen, putrider Bronchitis Lungengangrän; sie werden ferner gelegentlich bei Endokarditis, Appendicitis, Erysipel, Typhus und anderen akuten Infektionskrankheiten beobachtet (dagegen sind sie bei Streptokokkensepsis auffallend selten!). Im Gegensatz zu den aus der Nachbarschaft übergreifenden Formen tritt der metastatische Hirnabsceß oft *multipel* auf.

Bezüglich der *Lokalisation* ist hervorzuheben, daß die traumatischen Abscesse sich immer in der dem Orte des Traumas benachbarten Hirnregion entwickeln. Auch die otitischen Abscesse entstehen stets auf der gleichen Seite wie die Ohrkrankheit, und zwar fast ausnahmslos entweder im Temporallappen oder im Kleinhirn, während die seltenen rhinogenen Abscesse das Stirnhirn befallen. Die metastatischen Abscesse zeigen eine Vorliebe für die linke Gehirnhälfte, und zwar speziell für das Gebiet der Arteria fossae Sylvii.

Krankheitsbild. Die verschieden lange Latenzzeit zwischen der primären Krankheit und der klinischen Manifestation des Hirnabscesses wurde bereits erwähnt. Im Latenzstadium der Spätabscesse bestehen oft Blässe, schlechtes

Aussehen, Abmagerung sowie seelische Veränderungen; in anderen Fällen aber kann der Kranke einen völlig gesunden Eindruck machen. Die Abscesse nach akuter Otitis treten stets erst etwa vom Anfang der vierten Woche nach Beginn der Otitis auf.

Die *Symptome* des Hirnabscesses zerfallen in *Allgemeinerscheinungen* und in *Lokalsymptome*. Zu den ersteren gehören Kopfschmerz, Erbrechen und psychische Veränderungen wie Reizbarkeit, Neigung zum Einschlafen, Benommenheit. In einzelnen Fällen wird das Beklopfen des Schädels schmerzhaft empfunden. Die Patienten lassen ein zunehmend verfallenes Aussehen und fahle Gesichtsfarbe erkennen. Mimisch zeigen sie oft eine Mischung von Schmerzausdruck mit mürrischer Verfassung. Fieber gehört keineswegs zur Regel. Es gibt vielmehr zahlreiche Fälle, die dauernd vollkommen oder fast *fieberlos* verlaufen und bei denen das Auftreten von Temperatursteigerungen die letzte Phase der Krankheit, und zwar den Durchbruch des Abscesses mit Meningitis anzeigt.

Auch bei den otogenen Abscessen beobachtet man mitunter ein *Latenzstadium*, das eine Reihe von Monaten dauern kann.

Die *Lokalsymptome* hängen zwar von dem Sitz des Abscesses ab; insbesondere richten sie sich danach, ob die Krankheit einen stummen Hirnteil oder einen solchen mit charakteristischen Herdsymptomen betrifft. Daneben aber können die anatomischen Begleiterscheinungen des Abscesses wie das Hirnödem usw. allgemeine Störungen hervorrufen, die die topographische Diagnose erschweren. Relativ häufig treten als Symptome der Rindenreizung JACKSONsche epileptische Anfälle (vgl. S. 639) auf. Sehr charakteristische Symptome beobachtet man bei den *otitischen* Abscessen im *linken* Schläfenlappen in Form von sensorischer Aphasie, Paraphasie und amnestischer Aphasie (vgl. S. 636), wogegen bei Lokalisation im rechten Schläfenlappen spezielle Herdsymptome fehlen. Kleinhirnabscesse verraten sich mitunter durch cerebellare Ataxie (s. S. 631), während sie in anderen Fällen, namentlich bei Lokalisation in den seitlichen Markteilen, völlig symptomlos bleiben können. Das letztere gilt gleichfalls von den rhinogenen Stirnhirnabscessen. Bemerkenswert ist ferner, daß, im Gegensatz zum Hirntumor, der Gehirnabsceß relativ selten mit Stauungspapille einhergeht, ebenso wie die Lumbalpunktion keineswegs immer Druckerhöhung ergibt. Die Cerebrospinalflüssigkeit ist nicht selten klar und zellfrei oder enthält nur ganz vereinzelt Leukocyten oder Lymphocyten. Im Blut kann Leukocytose mit Linksverschiebung bestehen, in manchen Fällen wird sie jedoch vermißt; gleiches gilt von der beschleunigten Blutsenkung. Das Krankheitsbild verläuft nicht selten in Schüben.

Der *Ausgang* des Leidens ist, wenn nicht rechtzeitige Hilfe erfolgt, stets ungünstig. Kommt es zu weiterer Ausdehnung des Abscesses, so kann plötzlich der Exitus eintreten, oder es kommt schließlich zum Durchbruch des Eiters in die Meningen oder in die Ventrikel. Nur ganz selten wurde Eindickung des Eiters mit Abkapselung des Abscesses und Spontanheilung beobachtet.

Die **Diagnose** des Hirnabscesses hat eine außerordentlich große praktische Bedeutung, da bei frühzeitiger Erkennung des Leidens eine Heilung möglich ist.

Bei Vorhandensein allgemeiner cerebraler Beschwerden ist hier die Erhebung einer sehr genauen Anamnese besonders wichtig, namentlich bezüglich vorausgegangener Traumen oder hinsichtlich des Bestehens eines für Metastasen in Frage kommenden primären Eiterherdes. Stets sind sorgfältig die Ohren sowie Nebenhöhlen zu untersuchen. Vorhandensein der beschriebenen Herdsymptome, soweit es sich um charakteristische Reiz- oder Ausfallserscheinungen handelt, erleichtert die Diagnose. Man beachte, daß die sensorisch-aphasischen Storungen mitunter nur angedeutet sind und bisweilen lediglich als leichte Paraphasien auftreten; man prüfe auch das Lesen und Schreiben. Praktisch ist die Untersuchung oft sehr schwierig (Benommenheit, Kinder!). Fehlen Herderscheinungen, so suche man bei Verdacht auf Absceß nach sonstigen Symptomen einer organischen Gehirnkrankheit wie Hirn nervlähmungen, Pupillenanomalien, dem BABINSKIschen Zeichen usw. Dabei ist jedoch zu beachten, daß Facialis- und Abducenslähmung sowie Gehörsstörungen bei otitischen Prozessen sich bisweilen auch schon aus der eitrigen Erkrankung im Felsenbein ohne Vorhandensein eines Hirnabscesses erklären. Bei Hirntumor ist die Stauungspapille häufig, bei Hirnabsceß die Ausnahme; Erhöhung des Lumbaldrucks wird häufiger bei Tumor beobachtet. Die Unterscheidung von Meningitis ermöglicht die Lumbalpunktion, die bei eitriger Meningitis stets trüben Liquor ergibt. Wesentlich schwieriger ist die Unterscheidung von seröser Meningitis mit erhöhtem Druck, klarem Liquor und mitunter vorhandener Lymphocytose. Nicht erlaubt ist die Lumbalpunktion bei Verdacht auf Absceß im Occipitallappen! Weiter kommt die Encephalitis im Verlauf akuter Infektionskrankheiten, ferner die Pachymeningitis haemorrhagica interna (s. S. 673) bei Alkoholikern bzw. bei Lues differentialdiagnostisch in Frage (der Liquor ist hämorrhagisch), ferner speziell bei Otitiden eine subdurale Eiteransammlung und vor allem die Sinusthrombose, die indessen mit septischem Fieber und Schüttelfrösten einhergeht (s. S. 672). Endlich ist auch an traumatische Meningealblutung (vgl. S. 677) zu denken. Die Diagnose Hirnabsceß kann durch die NEISSERsche Hirnpunktion eine Bestätigung erfahren. Doch soll dieser Eingriff nur bei der Möglichkeit sofort daran angeschlossener Operation ausgeführt werden.

Die **Therapie** besteht in der möglichst frühzeitig vorgenommenen operativen Eröffnung des Abscesses (25—95% Heilung bei allen Arten, 15—50% bei den otogenen Fällen) unter Antibioticaschutz. Auch metastatische Abscesse sollen operiert werden, falls nicht die Symptome für ihr multiples Vorhandensein sprechen. Schwerer Allgemeinzustand bildet keine Kontraindikation gegen die Operation.

Die nichteitrige Encephalitis

Die herdförmige, nichteitrige Encephalitis ist keine seltene Gehirnkrankheit. Ihre infektiöse Ätiologie steht außer Zweifel, zumal sie sich in der Regel an die verschiedensten Infektionskrankheiten, vor allem an Influenza, ferner an Typhus, Scharlach, Pocken, Pneumonie, Keuchhusten, Masern, Mumps usw. anschließt. Auch nach eitriger Otitis sowie nach Traumen beobachtet man sie gelegentlich, desgleichen in einzelnen Fällen als Folge des Hitzschlages. Es ist wahrscheinlich, daß auch Virusinfektionen ein derartiges Krankheitsbild hervorrufen können. Endlich vermögen auch einzelne Gifte wie Kohlenoxyd[1], Salvarsan (vgl. S. 662) sowie das Botulismusgift (s. S. 49) Encephalitis zu erzeugen. Eine besondere Form der Encephalitis ist die S. 84 beschriebene Encephalitis epidemica s. lethargica.

Der **pathologisch-anatomische Befund,** der im allgemeinen mit demjenigen bei der akuten Myelitis übereinstimmt (vgl. S. 620), zeichnet sich häufig durch den hämorrhagischen Charakter der Entzündung aus. Im übrigen finden sich die gleichen früher beschriebenen Zerfallserscheinungen am Nervengewebe. Nach Resorption des entzündlichen Herdes entstehen teils Cysten, teils eine narbige Atrophie, die bei Lokalisation in der Hirnrinde infolge der Narbenschrumpfung zu Substanzeffekten in der Rinde führt, die man als *Porencephalie* bezeichnet. Wenn der Prozeß im Gebiet der motorischen Hirnrinde lokalisiert ist, dann stellt sich eine absteigende sekundäre Degeneration der motorischen Bahnen, und zwar des von den Ganglienzellen der Rinde bis zu den Vorderhörnern des Rückenmarks reichenden primären Neurons ein.

Krankheitsbild. In der Mehrzahl der Fälle verläuft die nichteitrige Encephalitis als akute fieberhafte Krankheit. Zunächst stellen sich häufig schwere cerebrale Allgemeinsymptome wie Kopfschmerz, Erbrechen, Bewußtseinsstörungen und Somnolenz, bei Kindern oft auch allgemeine Krämpfe ein. Auch beobachtet man in manchen Fällen Nackensteifigkeit. Herdsymptome treten entweder gleichzeitig oder erst nach einigen Tagen auf. Je nach dem Sitz des Entzündungsherdes bestehen sie teils in motorischen Lähmungen nach Art der Hemiplegie, Aphasie usw., teils sind Hirnnervenlähmungen vorhanden. Auch Neuritis optica kann sich einstellen. Die Lumbalpunktion ergibt in der Regel erhöhten Druck, mitunter Spuren von Eiweiß sowie leichte Lymphocytose.

---

[1] Häufiger finden sich bei Kohlenoxyd-Intoxikation, wenn es zu cerebralen Störungen kommt, symmetrische Erweichungsherde im Globus pallidus mit dem Syndrom des Parkinsonismus (vgl. S. 667).

Die **Polioencephalitis acuta haemorrhagica superior** ist eine hauptsächlich bei Alkoholikern, speziell bei Schnapstrinkern auftretende hämorrhagische Encephalitis in der Nachbarschaft des Aquaeductus Sylvii, und zwar in der Gegend der Augenmuskelkerne (Vierhügelgegend). Unter Kopfschmerz, Somnolenz sowie häufig unter Erscheinungen des Delirium tremens entwickeln sich Augenmuskellähmungen, wobei aber stets die Pupille sowie häufig der Levator palpebrae verschont bleiben. Oft bestehen daneben Erscheinungen einer alkoholischen Polyneuritis, Ataxie usw. Schwere Fälle nehmen vielfach einen letalen Ausgang.

Hirntumor (Tumor cerebri)

Unter der Bezeichnung Hirntumor faßt man sämtliche intrakraniellen Geschwulstbildungen zusammen, die eine schädigende, insbesondere raumbeengende Wirkung auf das Gehirn ausüben. Es gehören hierher demnach nicht nur die im streng pathologisch-anatomischen Sinne als Neoplasmen der Gehirnsubstanz geltenden Neubildungen, sondern auch Solitärtuberkel, Echinokokken, Cysticercen, Aneurysmen der Hirnarterien usw. Die Gehirngeschwülste im engeren Sinn sind teils *intra-*, teils *extracerebrale* Tumoren. Die häufigste Art sämtlicher Gehirntumoren (etwa 42%) sind die von der Glia der Gehirnsubstanz ausgehenden Gliome.

Unter den *Gliomen* sind zwei verschiedene Formen zu unterscheiden: Einmal das *akute maligne Gliom*, auch Gliosarkom genannt, zu welchem das gefäßreiche Spongioblastom sowie das Medulloblastom gehören; das maligne Gliom bevorzugt in der Regel das 4.—7. Jahrzehnt, pflegt vom Marklager auszugehen, neigt zu Blutungen, Thrombose und zur Hirnschwellung und zeigt schnellen Krankheitsverlauf (bisweilen nur von Wochen); das *Medulloblastom* ist die häufigste bösartige Hirngeschwulst des Kindesalters, die, vom Dach des 4.Ventrikels ausgehend, infiltrierend wächst und sich mitunter in den Subarachnoidalraum als sog. Sarkomatose der Meningen ausdehnt. Das *benigne Gliom*, welches früher als die maligne Form aufzutreten pflegt und langsamer verläuft, zeigt keinen anatomisch einheitlichen Befund. Zum Teil ist es gegen die Umgebung scharf abgegrenzt, wie z. B. die oft cystisch gebauten *Astrocytome* (die dann einen xanthochromen Inhalt zeigen); die weniger häufigen *Angioblastome*, die aus Gefäßelementen aufgebaut sind, bevorzugen die hintere Schädelgrube, wo sie vom Dach des 4. Ventrikels ausgehen; charakteristisch ist ihr gemeinsames Auftreten mit Angiomen der Netzhaut usw. sowie mit Nieren- und Lebercysten. *Metastatische* intracerebrale Neoplasmen sind meist Carcinome, die Primärtumoren vor allem Lungentumoren sowie Hypernephrome. *Extracerebrale Geschwülste* gehen von den Hirnhäuten, den Hirnnerven sowie von der Hypophyse (bzw. Epiphyse) aus. Zu ersteren gehören die *Meningeome* (Endotheliome, Fibrosarkome), die von der Arachnoidea stammen und derbe Geschwülste oft mit gefäßreicher Kapsel bilden (zum Teil sind sie verkalkt, sog. Psammome); sie wachsen langsam, infiltrieren die Nachbarschaft nicht, sondern schädigen nur durch mechanischen Druck; der benachbarte Knochen wird zuweilen atrophisch, öfter hyperplastisch. Sie finden sich vorzugsweise in der Sylviusschen Spalte, in der Olfactoriusrinne, an den Austrittsstellen der Hirnnerven, an den Kanten des Keilbeins, an der Falx cerebri und an den Sinus transversus und sigmoideus; sie bilden etwa 12—19% aller Tumoren und bevorzugen das 3.—4. Jahrzehnt. Zu den von den Hirnnerven ausgehenden *Neurinomen* gehören vor allem die Kleinhirnbrückenwinkelgeschwülste. Von den *Hypophysentumoren* sind gutartig die Adenome (z. B. bei Akromegalie), bösartig dagegen die Hypophysengangsgeschwulste bei Kindern und Jugendlichen; sie bilden oft Cysten, zum Teil mit Kalkablagerung, und neigen zur Infiltration des 3.Ventrikels. Neben den genannten Tumoren im engeren Sinne kommen noch *tuberkulöse* und *luische* Neubildungen vor. Die *Gehirntuberkel*, die gelegentlich in der Form von Solitärtuberkeln bis zu Kirschgröße vorkommen, lokalisieren sich hauptsächlich im Kleinhirn und im Pons. Bezüglich der gummösen Hirnlues, die bisweilen ebenfalls das Bild des Hirntumors hervorruft, sei auf S. 661 verwiesen. Die infolge der Fleischbeschau heute seltene *Cysticercose* des Gehirns (vgl. S. 402) ist teils an der Hirnbasis, teils in den Hirnfurchen (insbesondere in der Fossa Sylvii), teils in den Ventrikeln lokalisiert. Zu erwähnen sind schließlich noch *Dermoidcysten* sowie der *Echinococcus*.

Im allgemeinen erkranken Männer häufiger an Hirntumor als Frauen. Unter den ätiologischen Momenten des Gehirntumors spielt in einer nicht ganz kleinen Anzahl von Fällen das *Trauma* eine Rolle. Die Mehrzahl der Kranken befindet sich in mittlerem Alter; doch befallen gewisse Arten von Hirntumor wie die Hirntuberkel, gelegentlich auch die Gliome, relativ häufig das Kindesalter (s. oben).

Krankheitsbild. In der *Symptomatologie* des Hirntumors sind stets *zwei große Gruppen* von Erscheinungen zu unterscheiden, die *Herdsymptome*, die von der Lokalisation des Tumors im einzelnen abhängen, und die *Allgemeinsymptome*, die im wesentlichen die Folgen der durch die Raumbeengung in der Schädelhöhle zustande kommenden Steigerung des Hirndrucks, vor allem aber der Hirnschwellung, sind. Dazu kommen noch die sog. *Nachbarschaftssymptome*, d. h. Störungen, die sich aus der Einwirkung der langsam wachsenden Geschwulst auf ihre nächste Umgebung ergeben. Nur selten, insbesondere bei metastatischen Tumoren, treten die Symptome apoplektiform ein.

In vielen Fällen wird das Krankheitsbild zunächst durch *Allgemeinsymptome* eingeleitet, während Lokalsymptome sich erst später geltend machen. Am häufigsten bestehen die ersten Beschwerden in *Kopfschmerzen*. Diese sind entweder kontinuierlich oder von schwankender Intensität mit häufigen Exacerbationen. Sie können einen sehr hohen Grad erreichen. Während der Schmerz häufig den ganzen Kopf gleichmäßig einnimmt, besteht in manchen Fällen, dem Sitz der Geschwulst entsprechend, ein gewisser Zusammenhang mit diesem; das gilt namentlich für den Nackenkopfschmerz bei Tumoren in der hinteren Schädelgrube. Doch ist der Kopfschmerz allgemein ein zu vieldeutiges Symptom, um für sich allein weitergehende Schlüsse zu erlauben. Ein frühzeitiges Symptom ist ferner häufig das sog. cerebrale *Erbrechen* als Hirndrucksymptom, d. h. ein von der Nahrungsaufnahme unabhängiges, ohne Vorboten einsetzendes, oft explosionsartiges Erbrechen. Auch *Pulsverlangsamung* als Folge der intrakraniellen Drucksteigerung wird bei Hirntumor beobachtet (Vagusreizung), ferner als wichtiges Symptom die sog. Biotsche Atmung (vgl. S. 253). Das gleiche gilt von den gelegentlich als Allgemeinsymptom auftretenden Schwindelanfällen, die indessen häufiger als Herdsymptom aufzufassen sind.

Die *Hirndrucksymptome* sind im wesentlichen auf die Pressung des Hirnstammes gegen den Clivus zurückzuführen und führen zu Reizung oder Lähmung wichtiger Zentren (Atmungs-, Vasomotoren- und Vaguszentren).

Einen viel größeren diagnostischen Wert hat die als Teilerscheinung der Hirnschwellung aufzufassende Augenhintergrundsveränderung, die sog. *Stauungspapille*, die ophthalmoskopisch ein sehr charakteristisches Bild darbietet. Am häufigsten kommt sie bei Tumoren in der hinteren Schädelgrube vor.

Die Papille ist verbreitert und vor allem unscharf begrenzt; auch springt sie etwas in das Augeninnere vor; die Venen sind erweitert und starker geschlangelt. Beim Bestehen beiderseitiger Stauungspapille lassen sich etwaige Differenzen in der Intensitat des Phänomens der beiden Seiten für die Lokalisationsdiagnose nicht verwerten. Die in mehr als $3/4$ aller Fälle von Hirntumor nachweisbare Stauungspapille braucht zunächst nicht mit Sehstörung einherzugehen, während bei langerem Bestehen Gesichtsfelddefekte, schließlich sogar Erblindung infolge von Atrophie des Sehnerven eintreten. Entlastung des Hirndrucks, z. B. durch eine Trepanation, bringt die Stauungspapille prompt zum Schwinden (dagegen nicht mehr die bereits eingetretene Atrophie).

Bei längerem Bestehen des Leidens pflegt das *psychische* Verhalten der Kranken in der Regel eine gewisse Alteration zu zeigen. Geistige Abstumpfung, Apathie und Somnolenz, ferner bisweilen Gedächtnisschwäche sowie Unbesinnlichkeit werden oft beobachtet. Manche Kranke verfallen in späteren Stadien in einen Zustand von Schlafsucht.

Schließlich können als Allgemeinsymptome *epileptische* Krämpfe als Folge der Reizung der Hirnrinde auftreten und gelegentlich den übrigen Symptomen lange Zeit vorausgehen; doch sind sie häufiger als Herdsymptom aufzufassen.

Die Feststellung von *Herdsymptomen* hat deshalb besonders großen diagnostischen Wert, da sich auf ihnen die genauere Lokalisation des Tumors aufbaut. Die Art der Herdsymptome kann sich sehr verschieden gestalten. Charakteristisch sind dieselben nur, wenn der Prozeß an der Hirnkonvexität sich nicht im Bereich stummer Territorien abspielt oder wenn der Sitz des Tumors die Hirnbasis, der Hirnstamm oder das Kleinhirn ist.

Die bei Lokalisation in der *Hirnrinde* auftretenden Ausfallserscheinungen, wie motorische Lähmungen, die verschiedenen Arten von Aphasie, Hemianopsie usw., wurden schon S. 635 besprochen. Eine hervorragende diagnostische Bedeutung für Geschwülste im Bereich der motorischen Hirnrinde haben die S. 639 beschriebenen Anfälle von JACKSONscher Epilepsie, d. h. tonisch-klonische Krämpfe eines bestimmten Muskelgebietes, die sich bisweilen schließlich auf die gesamte kontralaterale Körperhälfte ausdehnen. In schweren Fällen kann es schließlich zu allgemeinen epileptischen Krämpfen kommen. Häufig entwickeln sich auch Lähmungen in Form von Monoplegien, die meist als spastische Paresen beginnen und je nach Beteiligung der verschiedenen Gebiete als Monoplegia brachialis oder faciobrachialis, cruralis usw. auftreten.

Die Tumoren der *Hirnbasis* sind häufig. Sie zeigen charakteristische Symptome, die vor allem auf der Beteiligung der Hirnnerven beruhen, welche infolge ihrer Lage oft schon frühzeitig durch die Neubildung in Mitleidenschaft gezogen wurden. Namentlich sind es der Oculomotorius, der Abducens sowie der Facialis, die zunächst eine einseitige, später mitunter beiderseitige Parese erkennen lassen. Ferner kommen Hyperästhesien sowie Neuralgien im Gebiet des Trigeminus, weiter Trismus als Reizerscheinung des motorischen Trigeminusastes, endlich Zuckungen im Facialisgebiet vor. Auch einseitige oder doppelseitige Stauungspapille, Gesichtsfeldeinengung und auch Hemianopsie werden beobachtet. Bei Tumoren der *Brücke* fehlen übrigens öfter Hirndrucksymptome. Bei Lokalisation des Tumors in der Nachbarschaft der *Pedunculi* können auch Extremitätenlähmungen, ferner das BABINSKIsche Zeichen usw. vorhanden sein. Tumoren in der *Vierhügelgegend* rufen, abgesehen von Störungen seitens der *Glandula pinealis* (vgl. S. 555), Pupillenstarre, Augenmuskellähmung, Nystagmus sowie Schwerhörigkeit hervor, während die von der *Hypophyse* ausgehenden Geschwülste in erster Linie an der bitemporalen Hemianopsie erkannt werden; daneben können außer allgemeinen Hirntumorsymptomen (von denen jedoch die Stauungspapille hier stets vermißt wird) Akromegalie (s. S. 511), Dystrophia adiposogenitalis (s. S. 514), Diabetes insipidus (s. S. 515) sowie Störungen der Zuckertoleranz bestehen (vgl. S. 512). Die röntgenologisch nachweisbaren Veränderungen der Sella turcica (Abflachung bzw. Arrosion der Processus clinoidei) sind dagegen nicht eindeutig und kommen als einfache Hirndrucksymptome auch bei Hirntumor, Hydrocephalus usw. vor.

Kleinhirntumoren sind oft durch besonders heftige Kopfschmerzen ausgezeichnet, die häufig ihre größte Intensität in der Occipital- und Nackengegend zeigen. Ein sehr wichtiges Lokalsymptom ist die früher S. 631 beschriebene cerebellare Ataxie. Besonders frühzeitig und regelmäßig tritt hier Stauungspapille ein. Gelegentlich beobachtet man Nackenstarre, ferner die oben als Asynergie erwähnte Koordinationsstörung einschließlich der Adiadochokinesis (vgl. S. 641). Häufig besteht hartnäckiger Schwindel, namentlich in der Form des sog. Drehschwindels, d. h. der Kranke hat das Gefühl, als wenn sich sein Körper oder die Umgebung in einer bestimmten Richtung dreht. Mitunter beobachtet man halbseitige Hypotonie der Muskulatur sowie Hemiparese auf der Seite des Tumors, ferner die früher erwähnte Neigung zum Fallen nach der Seite der Erkrankung. Diese Symptome gestatten mitunter die genauere Lokalisation des Tumors. Kleinhirnsymptome werden meist auch bei dem seltenen *Cysticercus* des 4. Ventrikels beobachtet, wobei gleichzeitig oft Hirnnervensymptome vorhanden sind.

Nicht selten bewirken Kleinhirntumoren erst relativ spät Herdsymptome, während bereits frühzeitig die Sperre des Liquors zwischen Ventrikel und Subarachnoidalraum zu einem Hydrocephalus internus führt, der besonders bei Kindern sehr hohe Grade erreichen kann.

Die Tumoren im sog. *Kleinhirnbrückenwinkel*, in der Mehrzahl der Fälle Neurinome des N. acusticus, seltener des Trigeminus oder Facialis, machen ein charakteristisches Bild. Die Hauptsymptome sind zunächst Ohrensausen, Schwindel, Anfälle von *Ménière* (s. S. 685), dann Innenohr-Schwerhörigkeit bzw. Taubheit sowie Unerregbarkeit des N. vestibularis, Facialisparese, einseitige Trigeminusneuralgie und -anästhesie (am konstantesten Abschwächung des Cornealreflexes), Blicklähmung (S. 602), Nystagmus (S. 657 und 685), Abducensparese (sämtlich einseitig auf der Seite des Tumors) sowie mitunter im weiteren Verlauf kontralaterale Pyramidenzeichen; Hirndruckerscheinungen wie Stauungspapille usw. pflegen hier erst spät aufzutreten. Zum Teil stellen die Neurinome eine Teilerscheinung der RECKLINGHAUSENschen Krankheit (s. S. 613) dar.

Der **Verlauf** der Hirntumoren ist im allgemeinen der eines langsam fortschreitenden Leidens, wobei man nicht selten Exacerbationen namentlich der Allgemeinsymptome beobachtet, deren Intensität nach einiger Zeit wieder zurückgehen kann. Zum Teil beruhen die plötzlich eintretenden Verschlimmerungen auf Blutungen in den Tumor, die speziell bei den Gliomen des öfteren vorkommen. Die Ausfallserscheinungen, insbesondere die Lähmungen, pflegen einen stetig progredienten Charakter zu zeigen, während die lokalen Reizerscheinungen, namentlich die Rindenepilepsie, meist nur anfallsweise auftreten; mitunter zeigt aber auch der Gesamtverlauf Remissionen (z. B. bei den Astrocytomen).

Entscheidend für das Tempo des Verlaufs ist, abgesehen von der Größe und der Lokalisation des Tumors, vor allem sein pathologisch-anatomischer Charakter. Bei der häufigsten Form des Hirntumors, den Gliomen, schwankt die Krankheitsdauer etwa zwischen $1/2$ und 2 Jahren. Manche Tumoren wachsen außerordentlich langsam (z. B. die Meningeome); bei einzelnen Formen, z. B. den Cysten, kann es zum Stillstand der Symptome kommen, und bei den Hirntuberkeln wurde gelegentlich sogar Heilung durch Verkalkung der Geschwulst beobachtet.

Manche Tumoren verursachen dauernd nur wenig ausgeprägte Allgemeinerscheinungen, z.B. Kopfschmerzen, bis plötzlich völlig unerwartet der Exitus eintritt. In anderen Fällen verfallen oft die Patienten allmählich in einen Zustand starker geistiger Abstumpfung, verbunden mit Somnolenz, die schließlich in einen komatösen Zustand übergeht, in welchem der Tod erfolgt. In einzelnen Fällen, namentlich bei den Tumoren der hinteren Schädelgrube, tritt unter Umständen der Tod ohne Vorboten, wahrscheinlich infolge plötzlicher Steigerung des Hirndrucks und dadurch bedingter Lähmung des Atemzentrums ein. Manche Kranke erliegen einer interkurrenten Krankheit, z. B. einer hypostatischen Pneumonie.

Für die **Diagnose** des Hirntumors kommt unter den genannten Allgemeinsymptomen an erster Stelle dem Nachweis der Stauungspapille eine besondere Bedeutung als Symptom gesteigerten Hirndrucks zu. In manchen Fällen ist dieses längere Zeit der einzige objektive Hinweis auf das Bestehen einer Hirngeschwulst. Charakteristisch ist ferner die langsam fortschreitende Steigerung der verschiedenen Symptome. Eine genauere Lokalisation ist nur durch spezielle Untersuchungen möglich, zu denen die Röntgenuntersuchung des Gehirns nach Lufteinblasung (Encephalographie) gehört. Eine Verdrängung der Ventrikel, Deformierung oder Erweiterung einzelner Teile derselben erlauben wichtige Schlüsse, nicht nur hinsichtlich des Sitzes, sondern auch der Art des Tumors. Röntgenuntersuchung nach Kontrastfüllung der Arterien des Gehirns ist ebenfalls häufig sehr aufschlußreich (Arteriographie). Schließlich ist noch das Verfahren der Elektroencephalographie als bedeutsam für die Tumordiagnostik zu nennen.

Die *Lumbalpunktion* findet bei Hirntumoren nur eine beschränkte Anwendung, da sie infolge der dabei auftretenden Druckschwankung keineswegs ungefahrlich ist und wiederholt den Eintritt des Todes unmittelbar hinterher zur Folge hatte. Aus diesem Grunde ist auf die Punktion, insbesondere bei Verdacht auf Tumor der *hinteren* Schadelgrube, prinzipiell zu verzichten. Der Lumbaldruck ist stets erhoht; dagegen besteht im Gegensatz zu meningitischen und luischen Prozessen keine Zellvermehrung, bisweilen Eiweißvermehrung (vgl. S. 641).

Die *differentialdiagnostisch* in Frage kommenden Krankheitsprozesse sind vor allem die Hirnlues (s. S. 661), ferner der Gehirnabsceß, der in der Regel weniger Hirndrucksymptome und oft keine Stauungspapille bewirkt, weiter die circumscripte Meningitis serosa, die das Bild des sog. *Pseudotumor* cerebri hervorzurufen vermag, sowie der chronische Hydrocephalus (s. S. 670). Schließlich ist zu beachten, daß chronischer Mißbrauch gewisser Schlafmittel, besonders der Barbitursaurereihe, mitunter auf Hirntumor verdächtige Symptome, wie zunehmende Benommenheit, Nystagmus, artikulatorische Sprachstorungen, Schwinden der Bauchdeckenreflexe usw., hervorruft.

Als **Therapie**, die bisweilen eine Heilung des Leidens bedeutet, kommt nur die *operative* Entfernung des Tumors in Frage.

Diese setzt indessen erstens voraus, daß die Geschwulst, abgesehen von ihrer genauen Lokalisierbarkeit, sich an erreichbarer Stelle befindet und daß sie, was nur für manche Tumoren gilt, sich aus ihrer Umgebung gut herausschälen laßt (hierher gehören z. B. die Meningeome, die benignen Gliome sowie zum Teil die Tuberkel, ferner die Neurinome sowie die Adenome der Hypophyse). In den anderen, von vornherein hoffnungslosen Fallen kann auf dem Wege der Trepanation wenigstens eine Entlastung des Hirndrucks und zeitweise Beseitigung der von diesem abhängigen Symptome herbeigeführt werden (sog. dekompressive Trepanation). Bei inoperabeln bzw. einer Operation nicht zugänglichen Tumoren kommt die *Röntgenbestrahlung* in Frage. Mitunter hat übrigens auch bei nichtluischen Tumoren Quecksilberbehandlung (Schmierkur, Salyrgan) vorübergehend Erfolg. Auch die S. 675 beschriebenen Maßnahmen zur Entquellung des Gehirns sind zu versuchen. Die ubrige Therapie beschränkt sich auf Maßnahmen der allgemeinen Krankenpflege sowie auf Linderung des heftigen Kopfschmerzes.

Multiple Sklerose

Die multiple oder disseminierte Sklerose des Gehirns und Rückenmarks ist in Europa eine der *häufigsten* chronischen, organischen Nervenkrankheiten, wogegen sie z. B. in Asien (Japan, China) sehr selten ist. In der Regel tritt sie in jugendlichen und mittleren Lebensjahren, meist zwischen dem 20. und 40. Jahre auf; in der Kindheit vor dem 10. Jahr sowie nach dem 60. Jahr ist die Krankheit außerordentlich selten. Ihre Ätiologie ist unbekannt (mit der Lues hat die Krankheit nichts zu tun); die früher angenommene ursächliche Bedeutung vorausgegangener Infektionskrankheiten oder Intoxikationen, von Schwangerschaft, Geburt und Wochenbett, von körperlicher Überanstrengung sowie schweren seelischen Erschütterungen dürfte dahin zu deuten sein, daß die genannten Momente bisweilen die Rolle eines auslösenden Faktors spielen. Weiter ist eine gewisse vererbbare familiäre Disposition im Sinne einer endogen-konstitutionellen Bereitschaft behauptet worden. Eine eigentliche Erbkrankheit ist das Leiden jedoch nicht.

Die kausale Bedeutung eines *Unfalles* für das Leiden, die sehr oft überschätzt wird, durfte nur für diejenigen seltenen Fälle Geltung haben, wo erstens ein sehr erhebliches Trauma das Zentralnervensystem traf, und zweitens die Symptome sich unmittelbar oder nur kurze Zeit spater daran anschließen. Auch hier dürfte es sich lediglich um eine auslösende Wirkung handeln.

Der **pathologisch-anatomische** Befund ist durch eine über Gehirn und Rückenmark scheinbar regellos und in einer von Fall zu Fall wechselnd ausgebreiteten Dissemination zahlreicher sog. sklerotischer Plaques gekennzeichnet, die oft schon makroskopisch im frischen Stadium als graurötliche, spater als blaugraue Flecken zu erkennen sind. Sie bestehen histologisch aus Herden gewucherter Glia, in welchen die Markscheiden der Nerven streckenweise geschwunden sind (sog. diskontinuierliche Demyelinisation), wogegen ihre Achsencylinder erhalten bleiben. Wohl im Zusammenhang hiermit kommt es im Gegensatz zu anderen herdförmigen Krankheiten bei der multiplen Sklerose nicht zu den entsprechenden sekundären Degenerationen. Die Ganglienzellen bleiben intakt. Die Herde finden sich häufiger in der weißen als in der grauen Substanz. Eine gewisse Vorliebe zeigen das Mark der Hemisphären und des Kleinhirns (Dentatum), der Balken, der Thalamus opticus, der N. opticus einschließlich Chiasma, die basalen Teile von Pons und Oblongata, die Pyramidenseiten- und Hinterstränge im Rückenmark.

Primär beginnt das Leiden herdweise mit *entzündlichen* Veränderungen an den kleinen Blutgefäßen, mit zelliger Infiltration ihrer Umgebung sowie capillaren Blutungen, wie überhaupt die Ausbreitung des Prozesses an die Gefäße gebunden ist. Die Gliawucherung ist erst die sekundäre Reaktion auf diese Entzündung. Die *histologischen Charakteristica* des Leidens sind demnach perivasculäre Infiltrate, Markschwund sowie reaktive Gliose. Sehr oft sind auch in frischen Stadien herdförmige entzündliche Veränderungen der Hirn- und Rückenmarks*häute* zu konstatieren, welche bei letzteren später öfter zu partiellen Verwachsungen führen.

Das **Krankheitsbild** zeigt infolge der großen Verschiedenartigkeit in der Lokalisation der sklerotischen Herde einen Formenreichtum, wie er in gleicher Art nur noch bei der cerebrospinalen Lues beobachtet wird; andererseits ist allen Fällen eine Reihe sehr bezeichnender Eigentümlichkeiten gemeinsam, deren Gesamtheit in der großen Mehrzahl der Fälle sich zu einem charakteristischen Symptomenbilde zusammenschließt (wogegen ein einzelnes ausschließlich für das Leiden spezifisches Symptom nicht existiert). Je nach der Lokalisation hat man eine cerebellare, pontine, cervicale, dorsale usw. Form unterschieden. Zu den *klassischen* Symptomen der multiplen Sklerose gehören die folgenden:

Es besteht sog. *Intentionstremor*, d. h. eine besondere Art von Zittern in den oberen Extremitäten, das in der Ruhe fehlt, dagegen bei der Ausführung von Bewegungen sich in einem eigenartigen Wackeln der Hand und des Armes geltend macht und während der Ausführung von Zielbewegungen, namentlich kurz vor dem Ziele, z. B. beim Finger-Nasenspitzenversuch oder beim Ergreifen eines Gegenstandes an Intensität zunimmt. Ein häufiges Symptom ist weiter *Nystagmus*, d. h. zuckende Bewegungen der Bulbi; sie treten hauptsächlich in horizontaler Richtung bei seitlicher Blickrichtung auf, seltener sind Raddrehungen der Bulbi. Der Nystagmus erklärt sich aus der Lokalisation sklerotischer Herde in der Kernregion des N. vestibularis. Oft zeigt auch die *Sprache* eine charakteristische Störung; sie ist *skandierend*, d. h. der Kranke zerlegt die von ihm ausgesprochenen Wörter in eigentümlicher Form in die einzelnen Silben, so daß das Gesprochene merkwürdig zerhackt klingt, wobei außerdem häufig die Stimme auffallend monoton ist und öfter während des Sprechens in eine hohe Fistellage umschlägt. Auch *ataktische* Störungen ähnlich wie bei der Tabes lassen sich nicht selten beobachten. Der Gang wird breitspurig und unsicher; beim Stehen mit geschlossenen Augen und Fußschluß besteht starkes Schwanken des Rumpfes (ROMBERGsches Phänomen). Auch kann man bisweilen, insbesondere wenn sich z. B. der Kranke aus der liegenden Stellung aufsetzt, Wackeln des Rumpfes wahrnehmen.

Eine eingehendere Untersuchung fördert fast immer eine Reihe weiterer objektiver Zeichen zutage. Dazu gehören die verschiedenen *Pyramidenbahnzeichen*, wie Steigerung der Sehnenreflexe, Fußklonus, BABINSKIS Zehenphänomen, der ROSSOLIMO-Reflex, der oft früher als die anderen Zeichen nachweisbar ist, und die übrigen S. 618 beschriebenen Reflexe sowie vor allem das *Fehlen* (bzw. die Abschwächung) *der Bauchdeckenreflexe*, welches deshalb einen besonders hohen diagnostischen Wert hat, weil es oft schon frühzeitig und bei Abwesenheit der übrigen klassischen Symptome nachweisbar ist; nur ganz selten läßt dieses Symptom im Stich. Stärkere *Spasmen* in den Beinen bewirken eine spastisch-paretische oder spastisch-ataktische Gangart. Oft klagen die Kranken ferner über Kopfschmerzen sowie Schwindel, zum Teil in der Form des Drehschwindels.

Weiter kommen häufig *Sehstörungen* vor, teils in Form vorübergehender Amblyopien, teils als vollkommene Erblindungen. Letztere beruhen entweder auf einer retrobulbären Neuritis ohne ophthalmoskopischen Befund oder auf beiderseitiger Opticusatrophie, die sich meist schon frühzeitig ophthalmoskopisch durch eine charakteristische Abblassung der temporalen Hälfte der Papille verrät. Augenmuskellähmungen mit Doppelsehen können ein Frühsymptom sein; sie sind meist vorübergehender Art. Ein ungemein charakteristisches, aber nur in manchen Fällen vorhandenes Phänomen ist ferner das sog. *Zwangslachen* und *Zwangsweinen*, d. h. plötzlich auftretende Affektbewegungen, die zum Teil auch unvermittelt ineinander übergehen, oft ohne von den entsprechenden Affekten begleitet zu sein. Mitunter, aber keineswegs immer, sind auch stärkere *psychische* Störungen sowie Abnahme der Intelligenz bis zur Demenz zu konstatieren. Eine gewisse Euphorie ist oft vorhanden.

Sensibilitätsstörungen können zwar vollkommen fehlen, sind jedoch bei genauerer Prüfung in den meisten Fällen, wenn auch stets in nur wenig ausgeprägtem Maße zu finden. In der Regel handelt es sich dabei um fleckförmige anästhetische oder analgetische Zonen, die charakteristischerweise wieder schwinden, um mitunter nach einiger Zeit an einer anderen Stelle aufzutreten. Manchmal klagen die Patienten über Parästhesien in den Händen und Füßen, wogegen Schmerzen in der großen Mehrzahl der Fälle nicht zum Bilde der multiplen Sklerose gehören; eine Ausnahme macht die seltene Sclerosis multiplex dolorosa mit lancinierenden Schmerzen oder einem ischiasähnlichen Bilde.

Ebenso fehlen Pupillenanomalien. Dagegen stellen sich bei allen schwereren Formen Blasen- und Mastdarmstörungen ein, die aber bisweilen auch flüchtigen Charakter tragen. Zu erwähnen sind weiter noch im Verlauf der Krankheit auftretende *Apoplexien* mit rasch vorübergehenden Hemiplegien. Gelegentlich treten auch echte *epileptische* Anfälle auf. Manche Kranke zeigen moralische Defekte, neigen zu Gewalttaten usw.; gelegentlich beobachtet man Suicidgedanken. Zeitweise treten in manchen Fällen leichte Temperatursteigerungen auf.

Gegenüber dem hier gezeichneten klassischen Bilde, insbesondere der sog. CHARCOTschen *Trias* (Intentionszittern, Nystagmus, skandierende Sprache) ist indessen hervorzuheben, daß sich dieses nach unseren heutigen Kenntnissen nur in einer kleinen Minderheit von Fällen (etwa 10—15%) darbietet bzw. den Spätstadien der Krankheit angehört. Zahlreiche rudimentäre bzw. atypische Fälle und solche mit leichtem Verlauf (sog. *gutartige* Form der multiplen Sklerose) zeigen wesentlich andere Symptome.

Das Leiden beginnt in der Regel unmerklich schleichend, im jugendlichen Alter kommt aber auch ein akuter Beginn vor. Eine keineswegs seltene Form der Krankheit verläuft unter dem Bilde einer *Paraplegie* wie bei einer gewöhnlichen Querschnittsläsion des Rückenmarks. Gelegentlich kann auch der Symptomenkomplex der spastischen Spinalparalyse sowie der amyotrophischen Lateralsklerose (vgl. S. 632) vorhanden sein, oder es wird das Bild des Rückenmarkstumors oder einer Tabes vorgetäuscht. Vereinzelt tritt das Leiden von vornherein als *Hemiplegie* auf. Auch kommt eine *bulbäre* (vgl. S. 634) und eine *vestibulare* Form mit Drehschwindel und Erbrechen vor. In allen diesen Fällen sind früher oder später meist doch daneben einzelne klassische Symptome der multiplen Sklerose zu finden.

Der **Verlauf** der Krankheit ist (abgesehen von ganz seltenen akuten Formen des Leidens) chronisch und erstreckt sich oft über viele Jahre und Jahrzehnte. Irgendwelche Prodromalerscheinungen fehlen. Charakteristisch sind einerseits das *schubweise* erfolgende Auftreten von Verschlimmerungen durch Aussaat neuer Herde, andererseits die nicht selten kürzer oder länger (ausnahmsweise bis zu 20 und mehr Jahren!) dauernden *Remissionen*, die sogar eine Heilung vortäuschen können. Andere Fälle zeigen eine mehr kontinuierliche Verlaufsform. Nicht ganz selten sind rudimentäre Formen, die einen stationären Charakter zeigen, so daß die Kranken bis ins höhere Alter arbeitsfähig bleiben. Immerhin hat im allgemeinen die Krankheit in der Regel eine ausgesprochene Tendenz zur Progression. Prognostisch besonders ungünstig sind rasch folgende Schübe namentlich bei Lokalisation im Halsmark. Gravidität und Puerperium wirken oft verschlimmernd. Die Störung der Sprache pflegt dauernd zuzunehmen, so daß die Kranken schließlich nur noch schwer zu verstehen sind; es treten Spasmen sowie Paraplegien ein, das Sehvermögen nimmt dauernd ab und meist entwickelt sich eine zunehmende Demenz. Die Kranken gehen an allgemeinem Marasmus oder einer interkurrenten Krankheit (Decubitus, Cystopyelitis, Pneumonie usw.) zugrunde. Die Dauer des Leidens beträgt im Durchschnitt 10 Jahre.

Die **Diagnose** des klassischen Bildes der Krankheit ist leicht. Dagegen können sowohl die *Frühfälle* wie die *atypischen* Formen große diagnostische Schwierigkeiten bereiten. Die Anfangsstadien werden mitunter als Psycholabilität oder sogar als Hysterie gedeutet. Von großer Bedeutung ist hier eine genaue *Anamnese:* man forsche nach früher (bisweilen vor vielen Jahren) etwa vorgekommener vorübergehender plötzlicher Amaurose oder Doppelsehen oder flüchtigen Blasenstörungen oder transitorischer Aphasie, apoplektiformen, schnell vorübergehenden Extremitätenlähmungen usw.; auch akut auftretende, rezidivierende Facialislähmungen, besonders wenn abwechselnd beide Seiten befallen werden, bilden manchmal ein Frühsymptom. Sodann fahnde man auf die auch bei atypischen Fällen meist vorhandenen charakteristischen Symptome. Zu letzteren gehören u. a. vor allem das Fehlen der Bauchdeckenreflexe, das Vorhandensein von Gesichtsfelddefekten sowie die seitliche Abblassung der Papille, ferner die Abwesenheit grober Sensibilitätsdefekte. Große Ähnlichkeit kann das Krankheitsbild mit der cerebrospinalen Lues mit ihrem ebenfalls äußerst vielgestaltigen und wechselvollen Symptomenkomplex haben. Hier schützen das pathologische Verhalten der Pupillen, die Wa.R. sowie auch das Ergebnis der Lumbalpunktion vor Irrtum. Letztere ergibt bei multipler Sklerose zwar meist nur geringe Zell- und Globulinvermehrung, dagegen bisweilen deutliche Kolloid- (Goldsol- und Mastix-) Reaktion, ferner mitunter Abnahme des Chlor- und Zuckergehaltes des Liquors; übrigens tritt hier auffallend oft starker Meningismus nach der Punktion auf. Die gleichen diagnostischen Momente gelten für die Unterscheidung der Fälle von multipler Sklerose mit starker *psychischer* Alteration gegenüber der progressiven Paralyse (beiden gemeinsam sind die schnell vorübergehenden Lähmungen, Sprachstörungen usw.). Auch die verschiedensten anderen Affektionen des Zentralnervensystems kommen gelegentlich differentialdiagnostisch in Frage wie Systemkrankheiten des Rückenmarks, Syringomyelie, FRIEDREICHsche Krankheit, Meningitis serosa, Hirntumor. Große diagnostische Schwierigkeiten kann die Abgrenzung gegenüber gewissen Encephalitiden im Anschluß an akute Infektionskrankheiten und gegen die Encephalitis postvaccinalis (s. S. 31) bilden. Hinzuweisen ist schließlich auf die häufig auffallende Diskrepanz zwischen anatomischem Befund und klinischem Bild bei der Krankheit.

Die **Therapie** ist im allgemeinen eine rein symptomatische. Elektrotherapie, milde Hydrotherapie, ferner die bei der Tabes erwähnte Übungstherapie bei Ataxie.

Sehr wichtig ist, daß jede körperliche wie seelische Überanstrengung, Erkältungen usw., vermieden werden; insbesondere erweisen sich regelrechte Ruhekuren oft als besonders nützlich. Heilungen bei sehr langdauernder Ruhebehandlung werden in frühen Stadien als möglich erachtet. Wie weit Arsen- bzw. Chininmedikation wirksam ist, kann angesichts der Spontanremissionen bei dieser Krankheit nur sehr schwer beurteilt werden. In jedem Fall sollten Quecksilberschmierkuren bei Bettruhe zusammen mit Bluttransfusionen und Rohkostdiät nach der Empfehlung von G. SCHALTENBRAND versucht werden. Vor einer Fieberkur ist wohl zu warnen, da man die Erfahrung gemacht hat, daß akute fieberhafte Infektionen oft verschlimmernd wirken. Wie weit Fokalinfekte den Ablauf der Krankheit beeinflussen können, ist noch nicht klargestellt. Immerhin dürfte die Beseitigung solcher Herde in Erwägung zu ziehen sein. Eine Gravidität ist tunlichst zu vermeiden, in manchen Fällen frühzeitig zu unterbrechen; jedoch kann hier nur individuell verfahren werden.

Lues cerebrospinalis

Die Lues cerebrospinalis äußert sich unter sehr vielgestaltigen Bildern. Wegen der weitgehenden therapeutischen Beeinflußbarkeit ist ihre möglichst frühzeitige Erkennung von großer Wichtigkeit. Wie die Tabes und die Paralyse ist sie zu den tertiärluischen Erkrankungen zu rechnen; neuerdings ist es gelungen, Luesspirochäten in den erkrankten Geweben nachzuweisen. Das Leiden tritt bisweilen schon wenige Jahre oder noch früher, oft dagegen erst Dezennien nach der Infektion in Erscheinung.

Pathologische Anatomie. Bei der Hirn- und Rückenmarkslues erkranken primär nicht das Nervengewebe, d. h. Ganglienzellen und Nervenfasern, sondern die Gefäße bzw. die Meningen. Hierbei lassen sich im allgemeinen *drei verschiedene Krankheitsformen* unterscheiden: 1. die *vasculäre Form*, 2. die *meningitische* Form als Meningoencephalitis und Meningomyelitis syphilitica, 3. die *gummöse* Form. Besonders häufig ist die Gefäßerkrankung, deren typische Veränderung die *Endarteriitis luetica* ist. Sie besteht neben kleinzelliger Infiltration der Adventitia in fortschreitender Verdickung der Intima durch zellreiches, entzündliches, zum Teil gummöses Gewebe und führt schließlich zur Obliteration oder Thrombosierung des Gefäßlumens. Prädilektionsorte sind die Gefäße der Hirnbasis und die Arteria fossae SYLVII. Die Folge des Gefäßverschlusses ist eine im Versorgungsgebiet der Arterie auftretende ischämische Erweichung analog der gewöhnlichen embolischen oder thrombotischen Malacie. Eine andere Form der Gefäßerkrankung ist die Entstehung einzelner *Aneurysmen*, die im Gegensatz zu den multiplen Aneurysmen der gewöhnlichen Arteriosklerose nicht miliar sind, aber wie diese zu *Hirnblutungen* führen. Die *meningitische* Form besteht in einer diffusen kleinzelligen Infiltration der weichen Hirn- und Rückenmarkshäute, die von einem rötlichgrauen, durchscheinenden Granulationsgewebe durchsetzt sind; dieses besitzt Neigung zu herdförmiger speckiger (gummöser) Nekrose und wandelt sich oft stellenweise in derbes, schrumpfendes Schwielengewebe um. Am Gehirn wird mit Vorliebe die Gegend der Hirnbasis befallen, so daß speziell die Hirnnerven von dem entzündeten Gewebe umhüllt werden. Doch greift der Prozeß mitunter auch auf die Konvexität über. Luische *Gummiknoten* treten entweder in der Form multipler kleiner Geschwülstchen in den weichen Häuten oder in der Nachbarschaft der Gefäße oder seltener als größere *solitäre* Gebilde auf, die dann meist von der Dura ihren Ausgang nehmen. Anatomisch wie klinisch bieten sie das Bild des Gehirn- oder Rückenmarkstumors. Häufig sind die verschiedenen anatomischen Formen bei demselben Fall nebeneinander vorhanden.

Das **Krankheitsbild** zeichnet sich durch große Mannigfaltigkeit der Symptome aus, und es gibt, abgesehen von der multiplen Sklerose, keine Nervenerkrankung, die so symptomenreich und wechselvoll in ihren Erscheinungsformen ist wie die Lues cerebrospinalis. Nicht immer ist es möglich, auf Grund des vorhandenen Symptomenkomplexes den speziellen anatomischen Charakter der luischen Veränderungen mit Sicherheit zu diagnostizieren. Dagegen hat im allgemeinen die Diagnostik der Nervenlues seit der regelmäßigen Anwendung der Wa.R. sowie der Lumbalpunktion bei allen organischen Nervenleiden eine sehr erhebliche Erweiterung erfahren, so daß manches ehemals anders gedeutete Krankheitsbild heute als zur Lues gehörig erkannt ist.

Die **Symptome** *der luischen Gefäßerkrankung* brauchen an sich nichts für die Lues Charakteristisches zu zeigen, sondern stimmen oft vollständig mit dem Krankheitsbilde bei Thrombose der Gehirngefäße oder bei Hirnblutung infolge von arteriosklerotischer Gefäßerkrankung überein (s. S. 642). Die Erscheinungen decken sich alsdann mit dem Bilde der gewöhnlichen Hemiplegie, Aphasie oder den andern der früher beschriebenen cerebralen Ausfallserscheinungen. Am *Rückenmark* kann sich die Krankheit in der Form der gewöhnlichen Querschnittslähmung wie bei Myelitis äußern.

Ein auf Lues verdächtiges Zeichen ist stets das Auftreten der genannten Erscheinungen in relativ jugendlichen Jahren, etwa vor dem 45. Jahr (insbesondere bei Fehlen einer für embolische Prozesse in Frage kommenden Krankheitsursache).

Die *meningitische Form* bewirkt am *Gehirn* meist die Symptome der *basalen* Meningitis unter besonderer Beteiligung der Hirnnerven. Unter ihnen sind es hauptsächlich die Augenmuskelnerven, namentlich der Oculomotorius, die schon in Frühstadien der Krankheit, und zwar einseitig, Störungen hauptsächlich in Form von Ptose sowie von Doppelsehen zeigen. Seltener sind Trochlearis- und Abducenslähmungen. Bezeichnend ist dabei der rasche Wechsel der Symptome. Häufig wird auch eine Erkrankung des N. opticus, und zwar Neuritis optica beobachtet. Auch reflektorische Pupillenstarre kommt vor; doch ist sie keine so konstante Erscheinung wie bei Tabes. Seltener werden die anderen Hirnnerven befallen. So beobachtet man Neuralgien oder trophische Störungen wie Ulcus corneae oder Herpes zoster im Bereich des Trigeminus, ferner Acusticusstörungen wie Ohrensausen, Schwerhörigkeit, Schwindelanfälle. Bei Lokalisation an der Konvexität des Gehirns, speziell in der Gegend der Zentralwindungen können sich die früher erwähnten Reiz- oder Ausfallsphänomene geltend machen. Hierzu gehören epileptische Krämpfe nach Art der JACKSONschen Rindenkrämpfe (vgl. S. 639), aber auch in der Form der genuinen Epilepsie, ferner Monoplegien oder aphasische Störungen. Eine weniger häufige Form der meningealen Hirnlues ist die *Pachymeningitis haemorrhagica* (vgl. S. 673), die übrigens häufiger bei Paralyse vorkommt und sich ebenfalls in JACKSONschen Anfällen äußert.

Die *Allgemeinsymptome* sind bei Hirnlues häufig recht geringfügig, so daß die Kranken oft zunächst z. B. nur ein lokales Augenleiden zu haben vermeinen und erst seitens des Ophthalmologen über den Ernst des Zustandes aufgeklärt werden. In anderen Fällen bestehen heftige Kopfschmerzen, die in der für Lues charakteristischen Form nächtliche Exacerbationen zeigen. In einzelnen Fällen bestehen andere schwerere Hirndrucksymptome, Übelkeit, Erbrechen, Schwindel. Nicht selten sind leichtere Temperatursteigerungen nachweisbar.

Die *spinale Form* der luischen Meningitis kann sich äußern in Form von Strangdegenerationen und entsprechenden Lähmungen (teils halbseitig, teils paraplegisch) sowie durch Spasmen mit Pyramidensymptomen; in manchen Fällen entwickelt sich das Bild der syphilitischen spastischen Spinalparalyse (vgl. S. 631). Vor allem aber äußert sich die spinale Lues häufig durch Wurzelsymptome, indem die Umwachsung der sensiblen Wurzeln durch das schrumpfende luische Narbengewebe starke Reizerscheinungen, Parästhesien und vor allem radikuläre Schmerzen hervorruft.

Eine *besondere* Form der spinalen Lues ist die sog. *Pachymeningitis cervicalis hypertrophica*, eine seltene luische Entzündung der Dura, die mit starker Verdickung derselben in der Gegend des Halsmarks unter gleichzeitiger Beteiligung auch der weichen Hirnhäute einhergeht. Die mit heftigen Schmerzen im Nacken, Hinterhaupt und in den Armen beginnende Krankheit führt zu atrophischen Lähmungen in den oberen Extremitäten, namentlich im Gebiet des Ulnaris und Medianus. Die Hände nehmen eine eigentümliche, als Predigerhandstellung bezeichnete Haltung ein. Später kommt es zu spastischer Parese der Beine.

Größere *solitäre Gummen des Gehirns* verlaufen unter dem gleichen Bilde wie der Hirntumor mit Hirndruckerscheinungen, Stauungspapille, Reiz- und Ausfallserscheinungen der Rinde usw. (vgl. S. 654). Sie lassen sich oft nur durch den Ausfall der Blutuntersuchung und das Ergebnis der Lumbalpunktion von andersartigen Gehirngeschwülsten unterscheiden. Gleiches gilt von den seltenen, in Tumorform auftretenden Gummen des Rückenmarks.

Bereits im *Primär-* und *Sekundärstadium* der Syphilis lassen sich bei genauer Untersuchung sehr oft (in etwa 60% der Fälle) Symptome feststellen, die auf eine luische *meningeale Reizung* hinweisen, subjektiv vor allem nächtlicher Kopfschmerz, bisweilen Übelkeit, Ohrensausen, „neurasthenische" Beschwerden, objektiv Liquorveränderung wie Lymphocytose, Globulinvermehrung, mitunter positiver Wassermann. Inwieweit es sich hierbei im einzelnen Fall nur um vorübergehende, harmlose Erscheinungen oder aber um die Vorläufer einer späteren tertiären Lues cerebrospinalis handelt, läßt sich im Frühstadium nicht entscheiden.

Die **Diagnose** fußt, abgesehen von der Anamnese, einmal auf dem häufig charakteristischen Gesamtbilde, für das u. a. die große Labilität der Symptome bezeichnend ist, ferner vor allem auf dem in ungefähr 70—80% der Fälle positiven Ausfall der Wa.R. im Blut und dem Ergebnis der Lumbalpunktion. Der Lumbaldruck ist oft erhöht; die Globulinprobe ist in der Form der Phase-I-Reaktion meist positiv; desgleichen findet sich fast stets eine Pleocytose (vgl. Tabes S. 627). Die Wa.R. im Liquor ist nach der Originalmethode (d. h. mit 0,2 Liquor) in 20—30% der Fälle, mit höheren Liquormengen fast immer positiv. Diagnostische Bedeutung im Zusammenhang mit den übrigen Befunden kann auch der Ausfall der Reaktionen des Liquors mit bestimmten Kolloiden haben; hierzu gehört die charakteristische Farbänderung einer kolloidalen rubinroten Goldsollösung bzw. die Trubung (Ausflockung) einer Mastixlösung. Reflektorische Pupillenstarre beweist praktisch so gut wie sicher ein luisches Nervenleiden (bzw. eine Tabes oder Paralyse), wahrend sie bei allen anderen organischen Erkrankungen mit verschwindenden Ausnahmen (hierzu gehört die Encephalitis lethargica) fehlt. Einen wichtigen Hinweis auf die Moglichkeit einer latenten cerebrospinalen Lues bei unbestimmten nervösen Symptomen bildet das gleichzeitige Vorhandensein luischer Erkrankungen anderer Organe (Aorteninsuffizienz, Aneurysmen usw.). Manche „Neurasthenie" wird auf diese Weise als Nervenlues entlarvt.

Therapie. Eine besonders wichtige Rolle spielt die möglichst frühzeitige und grundliche spezifische Luesbehandlung. Diese ist zugleich die beste *Prophylaxe* gegenuber der Nervenlues. In jedem Fall von syphilitischer Infektion soll man auch bei Fehlen aller nervosen Symptome wahrend der ganzen nachsten Jahre in regelmaßigen Abstanden unter gleichzeitiger Kontrolle der Wa.R. den Nervenstatus der Kranken verfolgen, um bereits bei den allerersten Erscheinungen einer Nervenerkrankung (falls es nicht schon vorher geschehen), eine energische Therapie durchzuführen. Dabei ist übrigens zu beachten, daß eine negative Wa.R. keine unbedingte Gewahr gegen die Entstehung der Lues cerebrospinalis bietet. Bei einem beträchtlichen Teil der Kranken mit Nervenlues waren, wie sich meist nachtraglich feststellen laßt, die voraufgegangenen Kuren unzureichend.

An erster Stelle steht in der Behandlung das *Quecksilber*, das in Form der Inunktionskur (bis 6 g pro Tag) verabreicht wird. Man kann auch die Behandlung mit Wismut, z. B. mit Bismogenol oder Casbis beginnen (eine Kur umfaßt 10—12 intramuskuläre Injektionen zu 0,02 Wismut in Abständen von 4—5 Tagen). Im Anschluß an die Quecksilber- oder Wismutbehandlung wird dann mit Penicillin bzw. Neosalvarsan vorgegangen. Penicillin ist in der Menge von 1 Million IE pro Tag über 10 Tage hinweg zu geben, die Salvarsanbehandlung ist in der Weise durchzuführen, daß man zunachst 0,15 g Neosalvarsan intravenos spritzt, hierauf 2 mal wochentlich 0,3 g bis zur Gesamtdosis von wenigstens 4 g. Eine gleichzeitige energische Jodbehandlung wirkt unterstützend, zumal bei der vasculären Form. Nach Abschluß der Kur bestimmt, abgesehen von dem Nervenstatus, vor allem das Verhalten der Wa.R. und des Lumbalpunktates die Frage des Zeitpunktes der Wiederholung der Kur. In der Regel ist dieselbe in den nachsten Monaten bzw. Jahren mehrere Male zu wiederholen.

Im Gefolge der *Salvarsanbehandlung* können zwei verschiedene neurologische Komplikationen auftreten. Einmal kommen namentlich im Beginn der Behandlung sog. **Neurorezidive** vor: Unter Fieber, Kopfschmerzen, Brechreiz u. ä. treten Storungen seitens der *Hirnnerven* auf, speziell seitens des Acusticus, in Form von Taubheit und Schwindel, gelegentlich auch seitens anderer Hirnnerven. Die Erscheinungen sind nur vorübergehend und im allgemeinen unbedenklich. Sie sind, wie man annimmt, auf eine dem Salvarsan zuzuschreibende Provozierung spirochätenhaltiger Herde zurückzuführen und schwinden wieder bei weiterer Behandlung. Ungleich ernster ist eine andere Salvarsankomplikation, nämlich eine hämorrhagische **Encephalitis**, die meist nach der 2. Injektion, in der Regel nach einer Latenzzeit von ein- bis zweimal 24 Stunden unter den schweren, S. 651 beschriebenen Erscheinungen oft tödlich verlauft. Sie ist zum Teil abhängig von der Größe der Dosierung, doch laßt sie sich aus den sonstigen speziellen Umstanden eines Falles nicht vorhersehen.

Epilepsie (Fallsucht, Morbus sacer)

Unter Epilepsie versteht man ein Nervenleiden, das sich durch Anfälle von Bewußtlosigkeit auszeichnet, die häufig gleichzeitig mit tonischen und klonischen Krämpfen (Definition S. 663) einhergehen, während in der Zeit zwischen den Anfällen oft vollkommenes Wohlbefinden besteht.

Bei der sog. *genuinen Epilepsie* fehlt jeder anatomische Befund; trotzdem faßt man sie als eine chronische Gehirnkrankheit auf. Außerdem gibt es auch eine *symptomatische Epilepsie*, die unter den gleichen klinischen Erscheinungen wie die genuine Form verläuft und bei organischen Gehirnkrankheiten (Herdepilepsie) oder im Gefolge anderer Krankheiten auftritt. Obwohl beide Arten von Epilepsie in ihrer Manifestation miteinander weitgehend übereinstimmen, sind sie doch prinzipiell voneinander zu trennen.

Genuine Epilepsie. Ihre Ursachen sind unbekannt. Sehr oft handelt es sich um Individuen mit hereditärer Belastung. Eine wichtige Rolle kommt dem Potatorium der Eltern zu, möglicherweise auch der angeborenen Lues. Als *auslösende* Momente werden u. a. akute fieberhafte Erkrankungen, ferner entzündliche Prozesse in Nase und Ohr sowie Verletzungen peripherer Nerven angeschuldigt, ohne daß indessen für diese Fälle von sog. *Reflexepilepsie* ein Zusammenhang einwandfrei festgestellt ist. Mitunter wird der erste Anfall durch eine heftige psychische Erregung wie Schreck oder Ärger usw. hervorgerufen.

Die Krankheit beginnt fast immer vor dem 30. Jahre, bisweilen schon in früher Kindheit, mitunter erst in den späteren Jugendjahren. Sie äußert sich vor allem durch die sog. *epileptischen Anfälle*, deren Charakter und Häufigkeit von Fall zu Fall verschieden sind.

Der sog. *große epileptische Anfall* in seiner klassischen Form läßt mehrere *Stadien* erkennen. Vielfach gehen ihm für einige Stunden oder Tage gewisse *Prodromalerscheinungen* voraus, die in Störungen des Allgemeinbefindens, Verstimmung, Reizbarkeit, Kopfdruck u. a. m. bestehen, oder kurz vor dem Anfall treten eigentümliche, als *Aura* (Hauch) bezeichnete Phänomene auf, die von Fall zu Fall sehr verschiedenartigen Charakter haben, bei dem einzelnen Kranken aber in der Regel stets in der gleichen stereotypen Weise wiederkehren. Man unterscheidet eine sensible, eine sensorische, motorische, vasomotorische und psychische Aura. Am häufigsten ist die sensible und sensorische Aura. Die Patienten empfinden eigentümliche Parästhesien in den Extremitäten oder am Kopf, leiden an Beklemmungsgefühl, Übelkeit oder haben eigentümliche Gesichts-, Geruchs- oder Gehörswahrnehmungen; sie glauben feurige Zeichen zu sehen, hören Geräusche usw. Zu den motorischen Erscheinungen gehören leichte Zuckungen in den Extremitäten oder im Gesicht, ferner Würgreiz und Stuhldrang. Die vasomotorische Aura äußert sich in plötzlichem Erblassen oder Erröten, Schweißausbruch. Die psychische Aura besteht teils in plötzlichem Stimmungswechsel, Angstanfällen, Unruhe, Erregbarkeit, teils in Bewußtseinsstörungen mit Halluzinationen. Die einzelnen Formen der Aura können miteinander teilweise kombiniert sein. Seltener dauert die Aura etwas längere Zeit, so daß der Kranke, der ihre Bedeutung kennt, noch Zeit findet, sich in Sicherheit zu bringen oder sich hinzulegen.

Der eigentliche *Anfall* setzt plötzlich mit größter Heftigkeit ein. Der Kranke stößt oft einen Schrei aus und stürzt bewußtlos hin, wobei er sich häufig ernstere Verletzungen zuzieht. Sodann verfällt er in einen Zustand allgemeiner *tonischer* Muskelkrämpfe: die Kiefer sind aufeinandergepreßt, die Fäuste geballt, der Daumen eingeschlagen, der Rücken ist oft opisthotonisch gekrümmt. Die Atmung steht für kurze Zeit still, das Gesicht färbt sich cyanotisch. Nach ungefähr $1/2$ Minute geht das tonische in das *klonische* Krampfstadium über; die Extremitäten- und Rumpfmuskeln geraten in ungeordnete, zuckende und stoßende Bewegungen, die Gesichtsmuskeln werden fratzenhaft verzerrt, der Kopf schlägt auf die Unterlage auf, die Pupillen sind weit und reaktionslos, die Bulbi machen zuckende Bewegungen und zeigen oft eine Déviation conjuguée (vgl. S. 638). Häufig findet spontan Urinabgang, seltener auch Stuhlentleerung sowie bei Männern Samenerguß statt. Die Atmung ist laut schnarchend. Von *Verletzungen*, die sich während des Krampfanfalls ereignen, sind vor allem die häufigen Bißverletzungen der Zunge zu nennen. Seltener sind Gelenktraumen (Luxationen). Die Dauer des Anfalls beträgt nur einige Minuten.

Hierauf folgt als *drittes* Stadium das sog. *postepileptische Koma* mit ruhiger Atmung und Schwinden der Cyanose. Es dauert in manchen Fällen nur wenige Minuten, oft aber auch mehrere Stunden, worauf die Besinnung langsam wiederkehrt. Meist bleibt jedoch noch für viele Stunden eine erhebliche Störung des Allgemeinbefindens, Zerschlagenheit sowie Eingenommensein des Kopfes zurück. Oft ist jetzt eine leichte transitorische Albuminurie nachweisbar. Gelegentlich kommen auch vorübergehende Paresen eines Armes oder Beines, ferner Hemiplegien oder Aphasie vor, die im Laufe der nächsten Tage wieder vollkommen zurückgehen. Besonders charakteristisch für den epileptischen Anfall ist, daß er eine völlige *Amnesie* sowohl für den Anfall selbst als auch mitunter für die Zeit der Aura, in einzelnen Fällen sogar für noch weiter zurückliegende Zeitabschnitte hinterläßt *(retrograde Amnesie)*. In besonders schweren Fällen schließen sich mehrere Anfälle unmittelbar aneinander an, so daß ein sog. *Status epilepticus* von mehrstündiger Dauer entsteht, der im höchsten Grade lebensgefährlich ist und oft mit einer beträchtlichen Erhöhung der Körpertemperatur einhergeht. Nicht selten endet er tödlich.

Im übrigen verhält sich die Krankheit bezüglich der *Häufigkeit* der Anfälle außerordentlich verschieden; die einen Kranken werden alle paar Tage, andere nur einige Male im Jahr oder noch seltener von Anfällen heimgesucht. Des öfteren kommt es nach längerer Pause zu mehreren kurz aufeinanderfolgenden Anfällen. Frauen neigen namentlich zur Zeit der Menstruation zum Auftreten von Anfällen. Praktisch sehr wichtig ist die Tatsache, daß bei manchen Patienten die Anfälle vorzugsweise oder ausschließlich nachts auftreten *(Epilepsia nocturna)*, so daß diese lange Zeit unbemerkt bleiben und bisweilen nur zufällig auf Grund der stattgefundenen Verletzungen oder der heftigen morgendlichen Kopfschmerzen oder infolge der *Enuresis* nocturna entdeckt werden.

Neben den typischen großen epileptischen Anfällen, für die neben der Bewußtlosigkeit vor allem die Krämpfe charakteristisch sind, gibt es noch andere Manifestationen der Epilepsie. Hierzu gehören die *rudimentären Formen* oder die *Epilepsia minor* und die sog. *epileptischen Äquivalente*.

Die erstere, auch als *Petit mal* bezeichnete Form besteht in anfallsweise auftretenden Bewußtseinsstörungen. In ihrer leichtesten Form, den sog. *Absencen*, äußert sie sich lediglich durch ein nur wenige Sekunden dauerndes Innehalten in einer Beschäftigung oder im Sprechen, während des Kartenspiels usw., wobei die Augen einen abwesenden starren Ausdruck annehmen, oder der Kranke tut oder redet irgend etwas Sinnloses, um gleich darauf wieder ein völlig normales Gebaren zu zeigen, so daß die Umgebung des Kranken den Zwischenfall oft gar nicht bemerkt. Bisweilen fehlt die Geistesabwesenheit, dagegen hat der Kranke eigentümliche halluzinatorische Eindrücke von seiner Umgebung, er glaubt alles aus weiter Ferne zu sehen usw. Oder es treten *Ohnmachten* auf, deren wahrer Charakter sich erst bei genauerem Studium des Falles enthüllt. Auch auraartige Zustände können gleichzeitig auftreten, ebenso *Schwindelanfälle*, mitunter mit unwillkürlichem Harnverlust und leichter Trübung des Bewußtseins. In anderen Fällen versinkt der Patient plötzlich am Tage in tiefen *Schlaf*, aus dem er zunächst nicht zu erwecken ist und nach einiger Zeit mit benommenem Kopf erwacht, ohne von dem Einschlafen zu wissen *(Narkolepsie)*.

Die sog. *epileptischen Äquivalente* haben mit dem epileptischen Anfall als solchem nichts zu tun, sondern bestehen in anfallsweise auftretenden Störungen mannigfacher Art, die sich vor allem durch die dabei vorhandene *Trübung des Bewußtseins* als epileptische kennzeichnen. Sie kommen bei Epileptikern neben großen oder kleinen Anfällen oder an Stelle derselben vor und sind oft der gleichen Behandlung wie die klassische Epilepsie zugänglich. Im einzelnen zeigen sie eine außerordentlich große Mannigfaltigkeit in ihren Erscheinungsformen. Hierher gehören z. B. anfallsweise wiederkehrende psychische *Verstimmungen*, in denen die Kranken reizbar und jähzornig sind oder regelrechte Tobsuchtsanfälle zeigen oder zu allerlei unüberlegten Handlungen neigen, die sonst nicht zu ihrem Wesen passen. Zu den eigenartigen impulsiven Handlungen, zu denen Epileptiker zuweilen neigen, gehört auch vor allem die sog. *Poriomanie*, der epileptische Wandertrieb, der die Kranken dazu zwingt, plötzlich ihre Tätigkeit abzubrechen und ohne jeden ersichtlichen Grund sich auf die Wanderschaft zu begeben, eine Reise anzutreten und kürzere oder längere Zeit in der Welt herumzuirren. Es ist bezeichnend, daß sie während dieses Zustandes nicht einen verwirrten Eindruck machen, sondern alle hierbei erforderlichen Handlungen automatenhaft korrekt erledigen, ohne sich dabei auffällig zu benehmen. Nach Beendigung des Anfalls, der eine Reihe von Tagen oder sogar noch länger dauern kann, hat der Kranke entweder keinerlei Erinnerung oder nur eine undeutliche traumhafte Vorstellung von dem Geschehenen. Diese sog. epileptischen *Dämmerzustände* haben nicht nur ärztliches, sondern auch forensisches Interesse, da die Kranken während des Dämmerzustandes manchmal eine ausgesprochene Neigung zu verbrecherischen Handlungen wie Diebstahl, Brandstiftung, Sexualverbrechen und schweren Gewalttätigkeiten zeigen. Auch periodisch wiederkehrende Alkoholexzesse (Quartalsäufer) bei in der Zwischenzeit nüchternen Personen bedeuten in manchen Fällen nichts anderes als ein epileptisches Äquivalent *(Dipsomanie)*.

Auch in den vorstehend genannten Fällen hat der Kranke, der sich während des Anfalls wie eine planmäßig handelnde Person benimmt, nach Aufhören des Anfalls jedoch in tiefen Schlaf verfällt, beim Erwachen keine Erinnerung an das Vorgefallene. Derartige Dämmerzustände können sich übrigens auch an echte epileptische Krampfanfalle anschließen. Endlich gehören zum Teil manche Phänomene wie das *Nachtwandeln*, das *Zähneknirschen* im Schlaf, das *Bettnassen* sowie der sog. *Pavor nocturnus* der Kinder zu den epileptischen Äquivalenten, obgleich sie andererseits auch bei nichtepileptischen Psychopathen vorkommen.

In der *Zwischenzeit* zwischen den beschriebenen Anfällen können die Kranken, namentlich wenn sie nur selten von ihnen befallen werden, einen körperlich und psychisch völlig normalen Eindruck machen und z. B. ihren Beruf in korrekter Weise ausfüllen, ja sogar in ihm mitunter Hervorragendes leisten. Hier ermöglicht nur eine eingehende Anamnese, insbesondere auch genaue Information des Arztes seitens der Angehörigen des Kranken die Feststellung des Leidens.

In zahlreichen Fällen ergibt eine eingehende Untersuchung auch das Vorhandensein von *körperlichen* Anomalien und *geistigen Defekten*. So findet man als sog. *Degenerationszeichen* z. B. Syndaktylie, angewachsene Ohrläppchen, überzählige Finger, einen spitzbogenartigen Gaumen, Kolobom der Iris, starken Astigmatismus, Muskeldefekte usw. Wichtiger sind *psychische Anomalien*, wie abnorme Reizbarkeit, Alkoholintoleranz, allgemeine ethische Minderwertigkeit und Hemmungslosigkeit sowie Urteilsschwäche bis zu schwersten Defekten in intellektueller und moralischer Beziehung. Häufung der Anfälle, namentlich zahlreiche Krampfanfälle führen schließlich in der Regel zu fortschreitender Verblödung, wie sie ein großer Teil der Insassen der Epileptikeranstalten darbietet. Im allgemeinen gilt als Regel, daß die Epilepsie eine Neigung zu ungünstigem Verlauf zeigt. Das gilt auch für die obenbeschriebenen leichten Fälle mit nur seltenen rudimentären Anfällen oder den hauptsächlich in Äquivalenten sich manifestierenden Formen. Denn jede Epilepsie zeigt die Tendenz zur Progression. Die geschilderte psychische Alteration bleibt auf die Dauer in nur etwa 20% aller Fälle aus.

Anatomisch findet man keine spezifischen Veranderungen. Eine Sklerose der Ammonshörner, in sehr fortgeschrittenen Stadien atrophische Gehirnprozesse mit beträchtlicher Vermehrung der Gliafasern werden als Hypoxydosefolgen angesehen, wobei die Hypoxydose auf die Vasokonstriktionen zurückgeführt wird.

Hinsichtlich der **Diagnose** ist vorauszuschicken, daß jeder *epileptische Anfall* zunächst nur als *Symptom* aufzufassen ist und daß stets die Frage erörtert werden muß, ob es sich um die *genuine* Epilepsie oder um eine ein anderes Grundleiden begleitende *symptomatische* Epilepsie handelt. Die großen epileptischen Anfälle kommen bei den verschiedensten Gehirnleiden sowie bei manchen Intoxikationen vor. Man beobachtet sie bei progressiver Paralyse, bei Urämie, bei organischen Herdläsionen wie bei Hirntumor, Hirnabsceß, Gehirnembolie, Narben nach

Meningitis, bei cerebraler Cysticercose, nach Kopfschüssen (hier evtl. nach vieljähriger Latenz). In der Regel ermöglicht die genauere Untersuchung, insbesondere einerseits der Befund von Herdsymptomen, andererseits der Nachweis einer der genannten Grundkrankheiten, die Entscheidung. Schwierig kann diese z. B. bei Gehirnleiden werden, wenn keine Anzeichen eines lokalen Herdes zu konstatieren sind. Epilepsie, die erst nach dem 40. Jahre auftritt, die sog. *Spätepilepsie*, beruht häufig auf Lues, Alkoholismus, Arteriosklerose oder Bleivergiftung (Encephalopathia saturnina) und ist daher nicht der genuinen Epilepsie zuzurechnen.

Andererseits ist zu berucksichtigen, daß auch die Anfalle der genuinen Epilepsie bisweilen das Bild der JACKSONschen Epilepsie darbieten. Im Gegensatz zum großen epileptischen Anfall, der in einer plotzlich über die ganze Hirnrinde sich ausbreitenden Reizung besteht, handelt es sich hier, wie fruher beschrieben, um klonische, von Muskelgruppe zu Muskelgruppe fortschreitende Zuckungen, die schließlich aber auch in allgemeine Krampfe übergehen konnen. Die JACKSONschen Anfalle schließen daher eine genuine Epilepsie nicht mit Sicherheit aus. Elektroencephalographische Untersuchungen ermoglichen vielfach eine Unterscheidung von genuiner Epilepsie und JACKSON-Anfallen.

Von Bedeutung ist die Unterscheidung des großen epileptischen Anfalls von ähnlich aussehenden Anfällen bei der allerdings höchst selten gewordenen Hysterie, die bei oberflächlicher Beobachtung mit der Epilepsie verwechselt werden kann. Sichere Merkmale, die für Epilepsie sprechen, sind die im Anfall vorhandene Reaktionslosigkeit der Pupille, der brutale Charakter des epileptischen Anfalls, der sich ohne Rücksicht auf Schutz des Körpers vor Verwundungen abspielt und oft Verletzungen, speziell Zungenbiß zur Folge hat, die bei Hysterikern nicht vorkommen, weiter unwillkürlicher Harn- und Stuhlabgang sowie das Vorkommen von organischen Symptomen wie speziell des BABINSKI-Phänomens unmittelbar nach dem Anfall. Auch das gesamte Gebaren der Kranken vor dem Anfall und während desselben, das theatralische Benehmen der Hysterischen, die ihre Anfälle möglichst in Gegenwart von Zeugen produzieren, auf der anderen Seite die völlige Amnesie sowie die Benommenheit nach dem echten epileptischen Anfall sind weitere Unterscheidungsmerkmale.

Therapie der Epilepsie. Angesichts der oft großen Schwierigkeit, die genuine Epilepsie sicher abzugrenzen von einer symptomatischen Epilepsie, ist in jedem Fall ein fachärztliches Urteil einzuholen. Die Indikation zum operativen Vorgehen, etwa bei JACKSON-Anfällen infolge von Krankheitsprozessen des Schädels, infolge von Meningealadhäsionen, Exostosen, Tumoren, Cysten usw., kann nur auf Grund spezieller Untersuchungsverfahren gestellt werden. Handelt es sich um eine genuine Epilepsie, die konservativ zu behandeln ist, dann kommen an Medikamenten, die die Krampfschwelle senken und dadurch Anfälle verhüten bzw. deren Häufigkeit vermindern, Luminal, Prominal (= Methylluminal) und Brom in Betracht. Die Medikation muß dauernd fortgeführt werden, wobei im Einzelfall diejenige Dosis zu ermitteln ist, bei der sich der Kranke anfallsfrei verhalt. Man kann beispielsweise mit Luminal 0,1 jeden Abend beginnen. Treten hierunter weitere Anfalle auf, dann kann entweder die Abenddosis auf 0,15 oder gar auf 0,2 erhoht werden, oder man gibt zu der abendlichen Dosis von 0,1 zusatzlich jeweils am Morgen, notfalls auch mittags, 1—2 Luminaletten. Bei lange fortgesetztem Gebrauch großer Dosen von Luminal treten gewisse Wesensanderungen auf, schließlich konnen sich lallende Sprache, Benommenheit, Nystagmus, Augenmuskelstörungen, auch mit Fieber einhergehende Exantheme einstellen. Prominal hat eine weniger starke hypnotische Wirkung. Als Durchschnittsdosis kann abends eine Tablette zu 0,2, morgens $1/2$ Tablette verabreicht werden. Von den Bromalkalien gilt das Bromkalium als besonders wirksam. Man beginnt mit 2 g Bromsalz pro Tag und steigert langsam, bis die Anfalle verschwinden. Epileptiker zeigen gewohnlich eine auffallende Toleranz gegenüber dem Brom, immerhin ist ein Nachteil der Bromtherapie die haufig auftretende Bromacne. Durch Verabreichung einer kochsalzarmen Kost wird die Wirksamkeit der Bromtherapie gesteigert. Ein gut vertragliches Kombinationspräparat von Luminalnatrium und Brom stellt das Lubrokal dar. Nicht hypnotisch wirkende Antiepileptica sind die Hydantoinpräparate, z. B. Zentropin (= Diphenylhydantoin). Im Zentronal ist Zentropil mit Luminal kombiniert, im Comital findet sich Diphenylhydantoin mit Prominal. Bisweilen beobachtet man, daß mit Luminal zwar die großen Anfälle verhütet werden, die Absencen jedoch weiterhin auftreten. Oxazolidine (z. B. Tridion) sollen sich zur Verminderung der Zahl der Absencen bewährt haben.

Im Anfall selbst ist der Kranke nach Möglichkeit vor Verletzungen zu schützen; zur Verhütung von Bißverletzungen der Zunge kann man ihm einen Knebel zwischen die Zähne schieben. Im Status epilepticus sind Chloralhydratklysmen empfehlenswert, auch ausgiebiger Aderlaß und Lumbalpunktion erweisen sich vielfach als wirksam.

In der Lebensweise der Epileptiker steht striktes Verbot des Alkohols, und zwar in jeglicher Form, an oberster Stelle. Empfehlenswert ist Schonung in körperlicher und geistiger Beziehung. Schwere Fälle mit Neigung zu kriminellen Handlungen sowie mit Verblödungserscheinungen gehören in dauernde Anstaltsbehandlung.

Die Krankheiten des extrapyramidalen Systems (pallidostriäre Syndrome)

In dieser Krankheitsgruppe handelt es sich um Störungen im Bereich des S. 639 beschriebenen pallidostriären Systems. Charakteristisch ist das Erhaltenbleiben der Ausführbarkeit willkürlicher Muskelcontractionen. Es fehlen stets sämtliche Pyramidenbahnsymptome wie Lähmungen, Spasmen und das BABINSKISCHE Zehenphänomen sowie Sensibilitätsstörungen. Dagegen ist der Muskeltonus sowie die Koordination der Bewegungen, insbesondere hinsichtlich der Beteiligung der bei jeder Bewegung innervierten Agonisten und Antagonisten gestört.

Beteiligung des *Pallidums* bewirkt Muskelsteifigkeit und Stellungsfixation der Glieder sowie allgemeine Bewegungsarmut (mimische Starre, Maskengesicht) und oft Tremor der Gliedmaßen (sog. *Parkinsonismus*). Erkrankung des *Neostriatums* erzeugt Abnahme des Muskeltonus und der Fixation der Glieder sowie eigentümliche motorische Reizerscheinungen choreatischer oder athetotischer Art (vgl. unten). Nicht selten kommen beide Syndrome miteinander kombiniert vor.

Zu der Krankheitsgruppe werden vor allem die *Paralysis agitans* einschließlich des postencephalitischen Parkinsonismus (vgl. S. 85), die *Chorea* und die sog. WILSON*sche Krankheit* gerechnet.

Paralysis agitans

Die Paralysis[1] agitans oder PARKINSONsche Krankheit *(Schüttellähmung)* ist ein chronisches Leiden, dessen Ätiologie bisher unbekannt ist und das ältere Individuen beiderlei Geschlechts jenseits der 40er Jahre befällt. Unter schleichendem Beginn treten allmählich immer deutlicher gewisse charakteristische Symptome hervor, die vor allem in einer eigentümlichen *Steifigkeit* und Bewegungsarmut der Muskeln, daneben in vielen Fällen in einer besonderen Art von *Zittern* bestehen. Nicht selten beginnt das Leiden halbseitig.

Ein Hauptmerkmal der Krankheit ist die allgemeine *Muskelrigidität*, die sich schon aus der charakteristischen Haltung der Kranken und der denselben eigentümlichen Physiognomie erkennen läßt. Die grobe Kraft der Muskeln bleibt intakt; dagegen wird die rasche Ausführung aller willkürlichen Bewegungen im Verlaufe der Krankheit infolge der Muskelsteifigkeit immer schwieriger. Das zeigt sich vor allem an den Bewegungen des Rumpfes. Die Kranken halten in der Regel Kopf und Rumpf etwas vornübergebeugt; die in den Ellbogen gebeugten Arme liegen dem Rumpf an, die Finger sind in den Metacarpophalangealgelenken gebeugt, die Daumen oft eingeschlagen, die Knie sind leicht flektiert. Das Gesicht zeigt die früher erwähnte maskenartige Starre sowie im Zusammenhang damit Seltenheit des Lidschlages.

---

[1] Die Bezeichnung ist insofern unzweckmäßig, als wirkliche Lähmungen nicht zum Krankheitsbild gehören.

Aus der Muskelrigidität erklärt sich auch die für die Krankheit charakteristische eigentümliche Gangart der Kranken, bei der sie, wenn sie sich zu gehen anschicken, zunächst die ersten Schritte langsam, quasi feierlich ausführen, sehr bald aber infolge des Vornüberlegens des Rumpfes in ein immer mehr beschleunigtes Tempo mit kleinen trippelnden Schritten geraten, indem sie ihrem Schwerpunkt gewissermaßen nachlaufen, bis sie durch ein ihnen im Wege stehendes Hindernis wieder zum Stehen gebracht werden *(Propulsion)*. Das gleiche beobachtet man beim Rückwärtsgehen *(Retropulsion)*. Stürzen solche Kranke hin, so können sie sich oft nicht von selbst aufrichten; im Bette vermögen sie schließlich nicht mehr ohne fremde Hilfe ihre Lage zu verändern, während andererseits nur eine geringe Unterstützung genügt (infolge des Erhaltenbleibens der Muskelkraft), um ihnen einen Lagewechsel zu ermöglichen. So geraten die Kranken allmählich in einen Zustand völliger Hilflosigkeit.

Genaueres Studium derartiger Fälle läßt erkennen, daß in der Ruhe und vor allem bei allen Bewegungen die S. 639 beschriebene Bewegungsarmut vorliegt, indem eine Reihe sonst unwillkürlich ausgeführter Mitbewegungen bzw. Ausdrucksbewegungen beim Stehen, Gehen, Sprechen usw. fortfallen und nur die unumgänglich notwendigen Hauptbewegungen ausgeführt werden, obschon der Patient auf ausdrückliche Aufforderung sehr wohl in der Lage ist, auch die übrigen Innervationen vorzunehmen. So entsteht ein eigentümlich automatenhaftes Wesen. Die Bewegungsarmut kann übrigens auch in Fällen vorhanden sein, wo die Muskelstarre fehlt.

Das *Zittern*, das sich zuerst in den Händen, zunächst meist rechts zeigt, ist ein rhythmischer langsamer Tremor, der auch in der Ruhe vorhanden ist und an den Fingern der Ausführung komplizierter Bewegungen wie etwa beim Pillendrehen, Spinnen oder Münzenzählen ähnelt. Oft hört das Zittern in einem Gliede für kurze Zeit auf, um alsbald in einem anderen zu beginnen. Bei Ausführung einer willkürlichen Bewegung kann das Zittern oft für kurze Zeit unterdrückt werden, wogegen seelische Erregungen es verstärken. Im Schlafe hört es auf. Später beteiligen sich auch die Muskeln des Rumpfes, des Gesichtes und der unteren Extremitäten an dem Tremor.

Intelligenz, Sensibilität, Reflexe, Pupille, Blasen- und Mastdarmentleerung bleiben völlig normal. Dagegen zeigen die Kranken häufig *vasomotorische* Störungen, namentlich starkes Hitzegefühl, ferner Tränen- und Speichelfluß sowie meist starke Hyperhidrosis. Die Sprache kann monoton und undeutlich werden.

Beachtenswert ist schließlich, daß es Fälle gibt, in denen nur die Muskelsteifigkeit, nicht aber das Zittern vorhanden ist, sog. *Paralysis agitans sine agitatione.*

Der *Verlauf* der Krankheit ist äußerst chronisch und erstreckt sich oft über Dezennien. Stets zeigt sie Neigung zur Progression. Es entwickeln sich Beugecontracturen, so daß die Kranken in einen, ständiger Wartung und Pflege bedürftigen Zustand geraten, dauernd ans Bett gefesselt sind und schließlich an Marasmus oder einer interkurrenten Erkrankung sterben.

Die *Diagnose* ist bei typischen Fällen leicht zu stellen. Bei den Fällen ohne Zittern führen die Rigidität der Muskeln und die Starre des Gesichts auf die richtige Fährte. Differentialdiagnostisch ist eine Abgrenzung gegen den sog. *Parkinsonismus* nach Encephalitis nur unter Zuhilfenahme der Anamnese möglich (vgl. S. 84). Auch kann die Lues cerebri ein sehr ähnliches Syndrom hervorrufen, bei dem übrigens eine antiluische Kur meist wirkungslos ist, desgleichen die chronische *Manganvergiftung.*

Pathologisch-anatomisch sind regelmäßig Degenerationserscheinungen am Striatum und am Pallidum, Atrophie der Substantia nigra und eine Entmarkung der Linsenkernschlinge zu finden.

Die **Therapie** ist eine rein symptomatische. Auf den Rigor wirken die Alkaloide der Blätter und der Wurzeln der Tollkirsche (Extr. Belladonn., Atropin, Homburg 680), ferner

Datura Stramonium und Hyoscin (Scopolamin). Man beginnt mit kleinen Dosen und steigert dann die Mengen, bis eine gute Wirkung einsetzt. Beim postencephalitischen Parkinsonismus ist der Effekt dieser Substanzen erfahrungsgemäß besser als bei der Paralysis agitans. Geduldige Übungsbehandlung ist von großer Wichtigkeit (Lockerungsübungen, Bewegungsübungen, Bäder). Zur sorgfältigen Pflege in späteren Stadien gehört häufiger Lagewechsel der bettlagerigen Kranken, zumal für sie das Verharren während längerer Zeit in der gleichen Stellung infolge der starken Unruhe sehr quälend ist.

Chorea (Veitstanz)

Unter Chorea versteht man allgemein eine besondere Form motorischer Reizerscheinungen, die in Begleitung verschiedener organischer Gehirnleiden auftreten. Sie ist charakterisiert durch eigentümliche unwillkürliche, ungeordnete und nichtrhythmische rasche Bewegungen, die abwechselnd in allen Körperteilen erfolgen, Extremitäten, Rumpf und Gesichtsmuskulatur befallen und einen zwar koordinierten, aber zwecklosen Charakter tragen. So entstehen an den Armen und Beinen bizarre Schlenkerbewegungen, beim Gehen Hüpf- und Tanzbewegungen, im Gesicht fratzenhaftes Grimassieren. Im Schlaf schwinden diese Symptome, während Affekte sie steigern. Neben dem *symptomatischen* Vorkommen choreatischer Reizerscheinungen bei organischen Gehirnläsionen, z.B. als Hemichorea posthemiplegica (vgl. S. 646), kommt die Chorea auch als *selbständige* Krankheit vor.

Diese, die **Chorea minor** (SYDENHAM) oder der Veitstanz, ist eine der häufigsten infektiösen Krankheiten des Nervensystems. Sie befällt vor allem das spätere Kindesalter zwischen dem 6. und 15. Lebensjahr, hauptsächlich Mädchen, seltener Erwachsene, unter ihnen vor allem gravide (erstgebärende) Frauen, namentlich in der Zeit des 3.—5. Monats *(Chorea gravidarum)*; oft besteht eine gewisse familiäre neuropathische Disposition. Der infektiöse Charakter der Krankheit ergibt sich aus der Tatsache, daß sie sehr oft der akuten *Polyarthritis* und der akuten (verrukösen) *Endokarditis* (über $^3/_4$ der Fälle) folgt. Möglicherweise handelt es sich um einen, allen drei Krankheiten gemeinsamen Erreger. *Anatomisch* wurden, jedoch nicht regelmäßig, Veränderungen im Corpus striatum gefunden.

Das **Krankheitsbild** wird häufiger durch Störungen des Allgemeinbefindens wie Appetitmangel, Abgeschlagenheit, Gliederziehen, Gemütsverstimmung eingeleitet. Die eigentlichen choreatischen Zuckungen entwickeln sich allmählich, oft unmerklich, so daß sie von der Umgebung zunächst als „Unart" des Kindes aufgefaßt werden. Sie beginnen meist in den oberen Extremitäten und zeigen oft zunächst halbseitige Lokalisation. In der veränderten Ausführung feiner Bewegungen (z. B. beim Schreiben) äußern sich oft zunächst die choreatischen Bewegungsstörungen. Bei schwerem Verlauf werden auch die unteren Extremitäten sowie der Rumpf in die Zuckungen miteinbezogen, so daß Stehen und Gehen erschwert und schließlich unmöglich werden. Die Kranken befinden sich in dauernder Unruhe, schneiden Gesichter, schnalzen mit der Zunge, werfen sich umher und zeigen eine sakkadierte Sprache; in schweren Fällen sind auch Nahrungsaufnahme und Schlaf schwer beeinträchtigt. Jegliche psychische Erregung, sogar schon das Gefühl der Kranken, beobachtet zu sein, verstärkt die motorische Unruhe. Psychisch besteht stets erhöhte Reizbarkeit; dagegen verhält sich der Intellekt normal. Bemerkenswert ist das Fehlen von Ermüdungsgefühl trotz der ständigen Unruhe. Pupillen, Reflexe und Sensibilität verhalten sich normal.

In der Regel ist auch der Muskeltonus herabgesetzt, so daß die Muskeln einen eigentümlich schlaffen Eindruck machen. Die seltene sog. *Chorea mollis* zeichnet sich durch eine besonders stark ausgeprägte Hypotonie der Muskeln aus, so daß fälschlich der Eindruck von Paresen entstehen kann.

Fieber braucht nicht vorhanden zu sein, doch kommt es dort vor, wo gleichzeitig eine frische *Endokarditis* besteht. Bei schweren Fällen zeigt sich mitunter ein scharlachähnliches Exanthem.

Die *Dauer* der Krankheit beträgt oft viele Wochen; leichtere Fälle gehen oft nach einem Monat in Heilung über, schwere Fälle können ein Jahr und länger dauern. Psychische Alterationen können monatelang zurückbleiben, heilen aber schließlich so gut wie stets aus. Die Krankheit hat außerdem eine ausgesprochene Neigung zu *Rezidiven*, die oft nach scheinbar völliger Ausheilung auftreten.

Die **Prognose** ist in der Mehrzahl der Fälle günstig, was auch für die Graviditats-Chorea gilt. Schwere Fälle können infolge zunehmender Erschöpfung und Störung der Nahrungsaufnahme oder durch Endokarditis letal enden. Einzelne Fälle behalten trotz Ausheilung während des weiteren Lebens eine Neigung zu Zuckungen, die sich bei psychischer Erregung verstärken.

Differentialdiagnostisch kommt hauptsächlich *Hysterie* in Frage, bei der jedoch die Bewegungen meist einen etwas mehr systematischen Charakter mit einer gewissen Rhythmik aufweisen oder dem Typus der Ticbewegungen entsprechen. Die *symptomatische* Chorea bei Encephalitis epidemica wird aus den gleichzeitig bestehenden anderen Symptomen erkannt.

Therapie. Vor allem Schonung und Ruhe auch bei ganz leichten Fällen (Fernbleiben vom Schulbesuch); bei schweren Fällen mit heftigen Jactationen Bettruhe unter Anwendung auch seitlich gut gepolsterter Betten. Bisweilen bewährt sich völlige Verdunkelung des Zimmers. Medikamentös wirksam ist das Arsen, am besten als FOWLERsche Lösung (āā mit Aq. menth. pip.), sowie Pyramidon zusammen mit kleinen Dosen Luminal. Salicylpräparate haben keinen Erfolg. In schweren Fällen sind protrahierte warme Bäder bzw. Ganzpackungen sowie Chloralhydrat (0,1—0,3 bei Kindern, 0,5—1,0 bei Erwachsenen), auch als Klysma zu verabreichen; empfohlen wird bei ernsten Fällen auch das Pernocton (butylbromallylbarbitursaures Natr.) intravenös (1 ccm der 10%igen Lösung) sowie die Lumbalpunktion. Die Anwendung des an sich wirksamen *Nirvanols* ist wegen seiner toxischen Nebenwirkungen nicht ganz unbedenklich. Schwangerschaftsunterbrechung wegen Chorea gravidarum ist kontraindiziert, da durch den Eingriff nicht selten eine Verschlechterung der Chorea beobachtet worden ist. Nach Abklingen der Chorea Entfernung verdächtiger Foci.

Die **chronische progressive hereditäre** oder **Huntingtonsche Chorea** ist von der Chorea minor prinzipiell verschieden. Sie befällt in der Hauptsache Erwachsene zwischen dem 20. und 60. Jahr und zeichnet sich durch ausgesprochene dominante Vererbung aus. Das stets ungünstig verlaufende Leiden ist außer durch choreatische Bewegungen, ähnlich denen der Chorea minor, durch zunehmende geistige Schwäche bis zur Demenz charakterisiert. Die unheilbare Krankheit endet schließlich letal. Eine wirksame Therapie ist bisher nicht bekannt.

Die **Wilsonsche Krankheit** oder *progressive familiare Linsenkerndegeneration* befällt jugendliche Individuen, oft Geschwister, und besteht in einer Kombination von Muskelsteifigkeit im Gebiete der gesamten Muskulatur mit einem eigentümlichen Wackeltremor, der durch Bewegungen eine Verstärkung erfährt. Die Rigidität führt teils wie bei Paralysis agitans zu Bewegungsarmut und maskenartiger Starre des Gesichts, teils zu eigentümlichen Stellungsfixationen der Glieder, welche in der einmal angenommenen Haltung längere Zeit verharren. Auch besteht eine zunehmende Erschwerung des Sprechens und Schluckens. Pyramidensymptome wie Spasmen sowie das BABINSKIsche Zeichen fehlen. Dagegen entwickelt sich häufig eine psychische Alteration, und zwar teils abnorme Erregbarkeit, teils Abnahme der geistigen Fähigkeiten. Man findet außerdem regelmäßig bei der Krankheit eine grobhöckerige *Lebercirrhose* sowie mitunter einen eigenartigen bräunlich-grünlichen *Pigmentring* am Auge in den äußeren Bezirken der Hinterfläche der Hornhaut (FLEISCHERscher Cornealring). Die beiden letztgenannten Veränderungen bilden einen wertvollen diagnostischen Hinweis auf die Erkennung der Krankheit. Das Leiden, das der sog. WESTPHAL-STRÜMPELLschen *Pseudosklerose* nahesteht oder mit ihr übereinstimmt, beruht auf symmetrischer Erkrankung des Linsenkerns und ist unheilbar.

Hydrocephalus

Unter Hydrocephalus oder Wasserkopf versteht man die chronische, abnorm vermehrte Ansammlung von Cerebrospinalflüssigkeit im Schädelinnern und die dadurch bewirkte Schädigung des Gehirns.

Findet die Flüssigkeitsansammlung im Subarachnoidealraum statt, so spricht man von *Hydrocephalus externus.* Er stellt sich mitunter als Hydrocephalus *ex vacuo* bei Atrophie oder Mißbildung des Gehirns ein und hat keine praktische Bedeutung.

Wichtig ist dagegen der *Hydrocephalus internus* mit Flüssigkeitsvermehrung in den Seitenventrikeln. Er kann sekundär infolge von Kompression der Vena magna Galeni durch Tumoren oder aus bisher nicht bekannten Gründen im Gefolge von Meningitis auftreten. Diese Form des *Hydrocephalus* entsteht im allgemeinen *akut*. Einen *chronischen* Charakter hat dagegen der angeborene Hydrocephalus der kleinen Kinder, der sich nicht selten auf dem Boden der kongenitalen Lues entwickelt. Er bildet mitunter ein Geburtshindernis.

Der **infantile Hydrocephalus**, der mit einer starken Erweiterung der Gehirnventrikel einhergeht, führt infolge der Nachgiebigkeit der kindlichen Schadelkapsel zu einer oft ganz enormen Ausdehnung derselben, so daß in extremen Fallen der Schadel den Umfang desjenigen eines Erwachsenen erreichen kann, wahrend das Gesicht klein bleibt; hierdurch entsteht ein äußerst groteskes Bild. Unter dem starken Druck atrophiert die Hirnsubstanz und bildet schließlich in manchen Fallen nur noch eine mit Flüssigkeit gefullte dünnwandige Blase. Häufig zeigt das Leiden progredienten Charakter, indem die Vergroßerung entweder stetig fortschreitet oder schubweise zunimmt; in anderen Fallen wird sie nach einiger Zeit stationar. Die Kinder bleiben von vornherein geistig zuruck und zeigen sogar in hochgradigen Fallen ausgesprochene Imbezillitat. Häufig bestehen Spasmen mit Erhöhung der Sehnenreflexe, zum Teil zusammen mit Paresen, ferner allgemeine Konvulsionen. Bisweilen ist das Bild der LITTLEschen Krankheit vorhanden (s. unten). Sensibilitätsstorungen fehlen. Nicht selten sind namentlich auch Anomalien seitens der Augen zu finden. Die Bulbi sind nach unten gedrangt; das obere Lid erscheint verkürzt, so daß die Augen nicht vollkommen geschlossen werden können. Oft bestehen Tragheit oder Reaktionslosigkeit der Pupillen, Stauungspapille, Opticusatrophie, Nystagmus und Strabismus. Bisweilen treten anfallsweise Erbrechen sowie epileptische Anfalle auf, auch durften, wenn man nach den Schmerzaußerungen der Kinder urteilt, zeitweise heftige Kopfschmerzen bestehen. Oft schreitet das Leiden unaufhaltsam fort, und ein großer Teil der Falle endet letal entweder in den ersten Monaten oder innerhalb der ersten drei Lebensjahre. In vereinzelten Fallen kann *Spontanheilung* durch Ruptur des Hydrocephalus und Abfließen von Cerebrospinalflussigkeit insbesondere durch die Nase erfolgen. Leichtere Formen hinterlassen, wenn sie stationar werden, in der Regel eine gewisse geistige Schwäche und Minderwertigkeit; nur ausnahmsweise kommt es zu normaler Entwicklung der Intelligenz.

Der **erworbene i. e. entzündliche Hydrocephalus** bewirkt bei kleinen Kindern bis zum zweiten Jahre ebenfalls wachsende Zunahme des Schadelumfanges, die in späteren Jahren infolge der Verknöcherung des Schädels nicht mehr in gleichem Maße zur Geltung kommt. Dagegen treten hier um so heftiger die Symptome des Hirndrucks mit intensiven Kopfschmerzen, Erbrechen, Schwindel, Ohrensausen, Benommenheit, Opticusatrophie, epileptischen Krampfen sowie Spasmen der unteren Extremitäten auf.

Die **Diagnose** des kindlichen Hydrocephalus ist in der Regel schon aus dem bloßen Aspekt zu stellen. In weniger ausgepragten Fallen kommt auch die auf Rachitis beruhende Veranderung der Schadelform in Frage, während andererseits Intelligenzdefekte sowie Spasmen und Paresen auch andere kongenitale Ursachen haben konnen. In jedem Fall ist die Wa.R. anzustellen. Der Hydrocephalus des Erwachsenen ist einmal aus der Anamnese sowie aus dem Befunde der Lumbalpunktion (seröser nichteitriger Liquor, Steigerung des Lumbaldrucks) zu erschließen. Mitunter kann die Differentialdiagnose gegenüber einem Hirntumor außerordentlich schwierig sein.

Die therapeutisch in erster Linie interessierende Frage, wieweit operative Maßnahmen in Betracht zu ziehen sind, muß von facharztlicher Seite entschieden werden.

Diplegia cerebralis spastica infantilis

Die *Diplegia cerebralis spastica infantilis* oder LITTLEsche *Krankheit* kann auf einem Hydrocephalus beruhen, kann sich aber auch auf dem Boden kongenitaler Gehirndefekte sowie im Anschluß an intra partum erlittene Traumen (Meningealblutungen) entwickeln. Sie besteht in einer spastischen Starre samtlicher oder der beiden unteren Extremitäten; sie ist von Geburt an vorhanden und pflegt vor allem in beiden Beinen hochgradig ausgepragt zu sein. Diese zeigen Adductorencontractur und Innenrotation der Oberschenkel, maßige Flexion der Knie sowie Equinus- oder Equinovarusstellung der Füße. Es besteht starke Rigidität der Muskeln sowie Steigerung der Sehnenreflexe, wogegen Sensibilität und Blasenfunktion normal sind. In den schweren Fallen bleiben die Kranken bettlagerig; in den leichteren konnen sie sich mit Muhe an Stocken vorwärts bewegen, wobei der Gang auf den Fußspitzen charakteristisch ist. Nicht selten finden sich Intelligenzdefekte, in manchen Fallen ausgesprochene Idiotie.

Hirnsinusthrombose

Thrombenbildung in den venösen Blutleitern der Dura (Sinus transversus, sagittalis superior, cavernosus und petrosus) kommt einmal autochthon bei decrepiden Individuen, speziell bei Padatrophie der Säuglinge als *marantische Sinusthrombose* (hauptsächlich im Sinus sagitt. sup.) sowie bei manchen Blutkrankheiten, namentlich bei schwerer Chlorose (Sinus transversus), ferner im Verlauf mancher akuter Infektionskrankheiten, insbesondere bei Typhus vor. Im Gegensatz hierzu entwickelt sich die sog. *sekundäre* oder *infektiöse Sinusthrombose* im Anschluß an infektiös-eitrige Prozesse in der Nachbarschaft (entzündliche Thrombose). Die häufigste Ursache sind hier eitrige Otitiden oder eine von ihnen ausgehende Caries des Felsenbeins. Die Thrombose lokalisiert sich in diesen Fallen hauptsächlich im Sinus sigmoideus, im Bulbus jugularis und Sinus cavernosus. Auch eitrige Krankheiten im Bereich des Gesichts und des übrigen Schädels, wie Furunkel, Erysipel usw., können gelegentlich durch Fortschreiten einer Thrombophlebitis zu eitriger Sinusthrombose führen. An die letztere schließt sich häufig eitrige Meningitis an.

Das *Krankheitsbild* der Sinusthrombose gestaltet sich verschieden, je nachdem ob es sich um eine marantische oder eine entzündliche Thrombose handelt. Abgesehen von Fallen, wo die Gerinnselbildung klinisch latent bleibt und nur als zufälliger Sektionsbefund entdeckt wird, macht die Sinusthrombose in der Regel sowohl *allgemein* cerebrale Erscheinungen wie auch häufig charakteristische, durch die Zirkulationsstörung hervorgerufene *Lokalsymptome*. Zu ersteren gehören heftige Kopfschmerzen, Benommenheit bis zum Koma, Nackensteifigkeit, Strabismus, Nystagmus, Trismus, klonische Krämpfe der Extremitäten. Symptome, die sich aus der lokalen *Stauung* erklären, sind u. a. Schwellung der äußeren Schädelvenen, Schlangelung der Venen des Augenhintergrundes, Lidodem, Protrusion der Bulbi, Nasenbluten und, speziell bei otitischer Sinusthrombose, Ödem der Warzenfortsatzgegend. Der infektiöse Charakter der Sinusthrombose verrät sich durch intermittierendes Fieber mit Frösten und die sonstigen Symptome der thrombophlebitischen Sepsis (vgl. S. 91).

Die *Therapie* kommt in der Hauptsache nur bei den otitischen Sinusthrombosen in Frage und besteht hier in möglichst frühzeitiger operativer Eröffnung des Sinus, gegebenenfalls mit Unterbindung der Vena jugularis unter Antibioticaschutz. Die übrigen Fälle verlaufen in der Regel letal.

Meningitis purulenta

Akute Entzündungen der Hirnhäute betreffen in der Regel nicht die Dura, sondern die weichen Hirnhäute *(Leptomeningitis)*. Abgesehen von der anscheinend primär entstehenden epidemischen Meningitis cerebrospinalis (vgl. S. 86) ist die überwiegende Mehrzahl der Fälle von eitriger Meningitis eine *sekundäre* Krankheit, die sich entweder an infektiöse Prozesse in der *Nachbarschaft* anschließt, ohne daß es dabei zu einer Kontinuitätstrennung des Schädels oder der Dura zu kommen braucht, oder sie entsteht auf *metastatischem* Wege.

Zu der ersten Gruppe gehören vor allem eitrige Krankheiten des *Ohres* oder daran sich anschließende Affektionen des Felsenbeins und des Warzenfortsatzes, ferner solche der Nase und der Nasennebenhöhlen sowie infizierte Schädelwunden (auch Schädelbasisbrüche), Erysipel des Gesichts und der Kopfhaut. Zum Teil erfolgt der Übergang der Infektionserreger auf die Meningen auf dem Wege einer Thrombophlebitis. Auch bei Hirnabsceß stellt sich zum Schluß infolge des Durchbruchs des Eiters oft Meningitis ein. *Metastatische* Verschleppung von infektiösem Material aus entfernten Krankheitsherden in die Meningen kommt am häufigsten bei Tuberkulose als Symptom der Miliartuberkulose (vgl. S. 106), ferner nach croupöser Pneumonie (Pneumokokken), weiter auch bei Scharlach, Typhus, Pleuraempyem sowie bei Sepsis vor.

Pathologisch-anatomisch ist in der Mehrzahl der Fälle hauptsächlich die Konvexität des Gehirns *(Konvexitäts-* oder *Haubenmeningitis)* erkrankt im Gegensatz zu der vornehmlich an der Hirnbasis lokalisierten tuberkulösen Meningitis. In wechselndem Maße sind auch die Meningen des Rückenmarks beteiligt. Es besteht Hyperämie der Hirn- und Rückenmarkshäute, und der Subarachnoidalraum enthält eitriges Exsudat. Auch ins Innere der Gehirn- und Rückenmarkssubstanz pflegt der Entzündungsprozeß längs der Gefäße einzudringen. Die Gehirnmasse ist ödematös, bisweilen von kleinen Blutungen durchsetzt. Das entzündliche Exsudat übt einen erheblichen Druck auf das Gehirn aus, dessen Windungen abgeplattet sind. Auch kommt es seitens des Plexus chorioideus zu vermehrter Flüssigkeitsabsonderung in die Ventrikel mit konsekutivem Hydrocephalus internus. Die Folge dieser Veränderungen ist eine beträchtliche Erhöhung des intrakraniellen und spinalen Drucks.

Das **Krankheitsbild** der sekundären Meningitis beginnt im Gegensatz zu der epidemischen Form häufig allmählich und schleichend. Oft verbergen sich die

Anfangssymptome hinter denen des bestehenden Grundleidens. Die ersten Zeichen sind meist ein an Heftigkeit zunehmender Kopfschmerz, Erbrechen, alsdann häufig Benommenheit, oft verbunden mit Delirien. Fieber pflegt nur in ganz seltenen Fällen zu fehlen. In der Regel ist es hoch, oft bestehen Frostanfälle. In manchen Fällen von mehr chronischem Charakter zeigt das Fieber einen eigentümlich intermittierenden Verlauf mit fieberfreien Perioden. Der Puls ist bei Meningitis nicht selten im Verhältnis zur Temperatur nur wenig gesteigert (Vagusreizung).

Im übrigen stellen sich vor allem Reizsymptome ein, insbesondere solche, die sich aus der Reizung der Rückenmarkswurzeln erklären, die die entzündeten Meningen passieren. Dazu gehören die reflektorische *Nackenstarre*, die sich im Widerstande bei passiven Bewegungen des Kopfes nach vorn und seitlich äußert, ferner der als *Opisthotonus* bezeichnete Krampf der Rückenmuskeln sowie das KERNIGsche Phänomen, d.h. Schmerzen und Widerstand bei passiver Streckung des Kniegelenks, wenn das Hüftgelenk gebeugt ist, sowie Beugung der Kniegelenke beim Aufsetzen des Kranken; endlich gehört die kahnförmige Einziehung der Bauchmuskeln hierher. Die aus der Beteiligung der Hirnbasis resultierenden Hirnnervensymptome wurden S. 87 und 107 beschrieben. Am häufigsten tritt zuerst Abducenslähmung ein. Doch werden bei der eitrigen Meningitis die basalen Symptome oft vermißt. Die Beteiligung der Konvexität verrät sich ferner teils durch Reizerscheinungen wie Zuckungen oder epileptiforme Krämpfe, teils später durch Lähmungen in Form von Mono- oder Hemiplegien. Nicht selten sind auch einzelne Pyramidenzeichen, namentlich das BABINSKI-Phänomen usw. (s. S. 618) zeitweise nachweisbar. Eine in späteren Stadien auftretende Vaguslähmung äußert sich in der auf die anfängliche Bradykardie folgenden Pulsbeschleunigung.

Von größter diagnostischer Bedeutung ist die Untersuchung der *Lumbalflüssigkeit*. Stets besteht eine zum Teil sehr beträchtliche Erhöhung des Lumbaldrucks; der Liquor ist trübe, oft rein eitrig und enthält zahlreiche Leukocyten sowie meist in größerer Menge die betreffenden Erreger (Staphylokokken, Pneumokokken, Streptokokken, Influenzabacillen, Typhusbacillen).

Die **Diagnose** ist aus dem beschriebenen charakteristischen Symptomenkomplex, speziell der Nackenstarre, dem Opisthotonus und dem KERNIGschen Zeichen zu stellen. Der Charakter der Krankheit im einzelnen ergibt sich, abgesehen von dem gesamten Krankheitsbild und der Berücksichtigung der Ätiologie, vor allem aus dem Befunde der Lumbalpunktion. Diese entscheidet auch, ob es sich um echte eitrige oder tuberkulöse Meningitis oder nur um sog. *Meningismus* handelt, wie er häufig im Verlauf akuter Infektionskrankheiten vorkommt, oder ob endlich eine sog. *Meningitis serosa* vorliegt. Näheres hierüber S. 89. Eitriger Liquor findet sich übrigens gelegentlich auch bei flächenhaften *Meningealtumoren*. Speziell im Gefolge der chronischen Otitis media kann sich eine benigne Meningitis serosa entwickeln, die fieberlos unter den Erscheinungen von Benommenheit, Brechreiz, Stauungspapille, halbseitigen oder allgemeinen epileptiformen Krämpfen verläuft, so daß ein dem *Hirntumor* ähnliches Bild entsteht, während Nackenstarre und das KERNIGsche Phänomen oft wenig deutlich sind. Die Erscheinungen bessern sich meist auf wiederholte Lumbalpunktionen oder nach dekompressiver Trepanation.

In der **Therapie** der sekundären Meningitiden steht die Behandlung des Grundleidens bzw. das chirurgische Angehen eitriger Nachbarschaftsprozesse an erster Stelle. Daneben sind tägliche oder jeden 2. Tag wiederholte Lumbalpunktionen nötig, bei denen jeweils Liquor bis zur Erreichung eines normalen Drucks von 120 bis 150 mm Wasser im Liegen langsam abgelassen wird. Die antibiotische Therapie bzw. die Verabreichung von Sulfonamiden richtet sich nach der Art der Erreger (vgl. Behandlung der epidemischen Meningitis S. 88).

Das subdurale Hämatom
(Pachymeningitis haemorrhagica interna)

Hämorrhagien in dem Raum zwischen Dura und Arachnoidea bewirken das Krankheitsbild des chronischen subduralen Hämatoms, auch Pachymeningitis, richtiger Pachymeningeosis haemorrhagica interna genannt. Es handelt sich dabei um eine meist einseitige, fast ausschließlich über der Hirnkonvexität sich ausbreitende Sickerblutung unter die Dura mit Bildung eines umschriebenen Blutkuchens, welcher Drucksymptome entfaltet. Das Leiden wird oft bei chronischem Alkoholismus beobachtet und kommt ferner bei hämorrhagischen Diathesen, bei Nierenleiden, Lues, Avitaminosen sowie bei starker Besonnung („Sonnenstich"), schließlich häufig bei stärkerer Atrophie des Gehirns (progressive Paralyse) vor. In einer großen Zahl von Fällen geht ein Kopftrauma vorher, das aber oft nur geringfügig ist und nicht selten längere Zeit (bisweilen viele Monate) zurückliegt, so daß es leicht übersehen wird. Das männliche Geschlecht wird erheblich häufiger als das weibliche befallen.

Der anatomische Befund besteht in flachenhaften, membranartigen Auflagerungen an der Innenfläche der Dura, die von Blutgerinnseln durchsetzt sind und zum Teil größere, abgekapselte Hämatome enthalten. Das in der Nachbarschaft der Blutung nachweisbare entzündliche Granulationsgewebe stellt nicht selten lediglich ein Reaktionsprodukt auf das zu organisierende Hämatom, also einen in diesen Fällen sekundären Vorgang dar, während eine eigentliche Entzündung als Ursache des Leidens im Sinne einer Pachymeningitis fehlt. Wiederholt wurde Verkalkung des Hämatoms beobachtet. Die Hirnsubstanz unter dem Hämatom unterliegt bei längerem Bestehen desselben einer Entquellung und Schrumpfung. Der Prädilektionsort des Leidens, das auch doppelseitig auftritt, ist die Gegend des Parietallappens.

Krankheitsbild. Abgesehen von den klinisch latenten Fällen ruft die Krankheit ein schweres cerebrales Bild hervor, das jedoch im einzelnen oft wenig typische Merkmale zeigt. Beginnt die Krankheit plötzlich, so ähnelt sie häufig dem Bilde eines gewöhnlichen apoplektischen Insultes. In zahlreichen Fällen stellen sich zunächst sehr heftige, oft anfallsweise auftretende Kopfschmerzen, weiter Erbrechen sowie Schwindelgefühl ein, denen verschiedenartige Herdsymptome folgen, wie Hemiplegien, epileptiforme Krampfanfälle, Sprachstörungen, Pupillenanomalien[1], Déviation conjugée (s. S. 638). Charakteristisch sind einerseits der Wechsel und die Gesetzlosigkeit der Symptome, andererseits die oft vorhandene Tendenz zum Fortschreiten der letzteren. Bisweilen tritt lediglich progrediente Verblödung ein. Meist entwickeln sich alsbald Bewußtseinsstörung bis zum tiefen Koma mit verlangsamtem Puls sowie Stauungspapille als Hirndrucksymptome. In anderen Fällen bestehen nur seelische Abstumpfung und Änderungen in der Persönlichkeit des Kranken mit Übergang in Koma oder zunächst Somnolenz, aus der der Kranke sich erwecken läßt, um bald wieder in tiefen Schlaf zu versinken. Das Lumbalpunktat ist bei dem akuten Hämatom oft etwas bluthaltig oder xanthochrom (S. 626), in anderen Fällen völlig klar, beim chronischen Hämatom dagegen stets klar und frei von Blut (im Gegensatz zur Subarachnoidalblutung); auch der Zell- und Eiweißgehalt sowie die Kolloidreaktionen des Liquors sind meist normal. Der Liquordruck ist in der Mehrzahl der Fälle normal, bisweilen erniedrigt, vereinzelt gesteigert. Oft verläuft die Krankheit in Schüben, indem auf Remissionsperioden erneute Verschlimmerungen folgen. Bei größeren Blutungen tritt in der Regel schließlich der Exitus ein.

Die Stellung einer exakten *Diagnose* ist häufig unmöglich; differentialdiagnostisch sind in erster Linie die gewöhnliche Hirnblutung, sodann Hirntumor, Hirnabsceß, die akute Encephalitis und die Subarachnoidalblutung in Erwägung zu ziehen. Manchmal ist umschriebene Klopfempfindlichkeit des Schädels nachweisbar. Wertvolle Aufschlüsse vermögen die Encephalographie sowie die Arteriographie der Hirngefäße, vor allem aber die Probebohrung des Schädels (in der Temporalgegend) zu geben. Wichtig ist die Anamnese (Alkohol) sowie die Berücksichtigung anderer Grundkrankheiten. Stets ist sorgfältig auf ein vorausgegangenes Trauma zu fahnden. Halbseitensyndrome erlauben nicht immer eine sichere Seitendiagnose, da der auf die gesunde Seite von dem Hämatom übertragene Hirndruck eine Kompression kontralateraler Hirnteile bewirken kann.

---

[1] Lichtstarre und Erweiterung einer Pupille ist oft ein Zeichen einer intrakraniellen Blutung.

Die **Therapie** ist zunächst die gleiche wie bei der Apoplexie. Man denke stets daran, daß es in manchen Fällen gelingt, bei rechtzeitigem *chirurgischem* Vorgehen (Trepanation), soweit das Grundleiden dieses nicht verbietet, das Hämatom erfolgreich auszuräumen und damit oft die Heilung herbeizuführen, falls nicht infolge zu langen Bestehens des Hämatoms und der Hirnentquellungsschrumpfung der Erfolg vereitelt wird.

Die akute Subarachnoidalblutung

besteht in einem Bluterguß in das Cavum subarachnoidale (vgl. S. 641). Die Blutung tritt sowohl *sekundär* im Gefolge von Hirnlues, Arteriosklerose, Aneurysmen, Angiomen, im Verlauf von Typhus, Scharlach, Pocken, Grippe usw., ferner bei Bleivergiftung, als auch angeblich ohne anatomisch ersichtlichen Grund auf; im letzteren Fall beobachtet man sie auch im jugendlichen Alter. Doch dürfte auch den „*idiopathischen*" Fällen in der Regel ein Aneurysma der Basalarterien zugrunde liegen. Als äußere Veranlassung werden schwere Arbeit, starke Besonnung, die Defäkation, die Kohabitation, Affekte, Nicotinabusus usw. angeschuldigt.

Das *Krankheitsbild* ist vor allem durch seinen überaus brüsken, zum Teil apoplektiformen Beginn aus voller Gesundheit und die außerordentlich starken *Kopfschmerzen* gekennzeichnet, zu denen sich alsbald Symptome *meningealer* Reizung (Kernig, Nackenstarre usw.) sowie von *Hirndruck* wie Erbrechen, Bradykardie, ferner oft Trübung des Sensoriums oder Bewußtlosigkeit hinzugesellen. Auch können Krämpfe, Paresen, Hemiplegien, Sensibilitätsstörungen usw. auftreten, ferner auch Fieber sowie mitunter eine vorübergehende, zum Teil sehr erhebliche Albuminurie. Die *Diagnose* entscheidet der Befund bei der Lumbalpunktion: abnorm hoher Druck sowie blutiger Liquor, der zum Unterschied von artefizieller Blutbeimischung gleichmäßig dunkelrot gefärbt ist, nicht gerinnt und ausgelaugte Erythrocyten enthält, ferner ist die überstehende Flüssigkeit gelb; es findet sich nur geringe Pleocytose; später besteht fast immer Xanthochromie des Liquors. Die *differentialdiagnostisch* in Frage kommenden Leiden, wie eitrige Meningitis, Pachymeningitis haemorrhagica, Apoplexie, unterscheiden sich durch das Fehlen des charakteristischen brutalen Beginns, andererseits durch das Ergebnis der Lumbalpunktion; für das epidurale Hämatom (s. S. 677) ist das freie Intervall bezeichnend. *Prognostisch* ist das Leiden besonders bei jugendlichen Individuen oft nicht ungünstig, nicht selten tritt völlige Heilung ein; andererseits kommen Rezidive vor. *Therapeutisch* ist das Wichtigste zur Druckentlastung eine frühzeitige, evtl. zu wiederholende Lumbalpunktion mit langsamer Entleerung bis zu normalen Druckwerten. Zur Entquellung des Gehirns wendet man ferner die sog. Osmotherapie in Form intravenöser Injektionen von hypertonischen Lösungen, z. B. 10—20 ccm einer 15%igen NaCl- oder besser 1—2mal täglich 50 bis 100 ccm 40%iger Traubenzuckerlösung an (Dehydrierung). Aneurysmen lassen sich durch Arteriographie nachweisen und sind in der Regel chirurgisch angehbar. Da Blutungen aus Aneurysmen zu rezidivieren pflegen, ist womöglich einige Wochen nach der ersten Subarachnoidalblutung die Operation angezeigt.

Traumatische Schädigungen des Gehirns

Unter den Schädigungen des Gehirns als Folge eines stumpfen Schädeltraumas ist grundsätzlich zu unterscheiden zwischen der *Commotio*[1] (Gehirnerschütterung) und der *Contusio cerebri* (Gehirnquetschung). Erstere, die leichtere Form, bildet einen Symptomenkomplex von kurzer Dauer und völliger Rückbildung; letztere geht mit anatomischer Schädigung einher und hinterläßt nicht selten einen Dauerschaden.

Für die **Commotio cerebri** (als selbständiger Begriff zum ersten Male beschrieben von J. L. PETIT, † 1760) ist vor allem charakteristisch als obligates Kardinalsymptom die stets. und zwar sofort oder spätestens innerhalb von Sekunden eintretende Bewußtlosigkeit, deren Dauer in leichtesten Fällen Sekunden, in schweren einige Stunden beträgt und damit einen Maßstab für die Schwere des Krankheitsfalles bietet. Bei leichten Fällen bestehen an Stelle tiefer Bewußtlosigkeit nur Benommenheit mit Schlafsucht, Unbesinnlichkeit und Erschwerung der Auffassung bzw. verminderte Ansprechbarkeit und teilnahmsloses Dahinbrüten mit mürrisch-unwilliger Stimmung. Nicht konstant, aber häufig treten ferner Störungen der vegetativen Sphäre auf, so Schwindel, Übelkeit und Erbrechen, Veränderungen der Atmung und des Pulses (Reizleitungsverzögerungen!), Blässe der Haut, Sinken des Blutdrucks, Störungen der Temperaturregulierung und des Wasserhaushaltes; oft ist die gesamte Muskulatur hypotonisch, auch sind die Eigenreflexe häufig abgeschwächt, wogegen pathologische Reflexe fehlen; ferner findet sich anfangs oft Nystagmus, besonders beim Seitwärtsblicken. Sehr charakteristisch sind Störungen des Erinnerungsvermögens, das bei leichteren Fällen nur getrübt

---

[1] Mitunter wird fälschlich jede Art von Kopftrauma als Gehirnerschütterung bezeichnet.

ist, nach völliger Bewußtlosigkeit aber eine regelrechte Amnesie zu zeigen pflegt (haufig auch als retrograde Amnesie, vgl.S. 664). Fehlen von Bewußtseinstrübungen und von Amnesie sprechen gegen Commotio. Die Lumbalpunktion, die hier übrigens nicht indiziert ist, hat ein negatives Ergebnis. Die Wiederherstellung vollzieht sich in einer bestimmten Reihenfolge: am schnellsten, spätestens innerhalb von 1—2 Tagen, schwindet die Trübung des Sensoriums, auch die Klagen über Kopfschmerz, Übelkeit, vermehrtes Schlafbedürfnis pflegen bei absoluter Bettruhe rasch abzuklingen, kehren jedoch bei vorzeitigem Aufgeben der Schonung wieder; am spätesten, und zwar nach Ablauf von einigen Wochen bis Monaten, schwinden die vegetativen Störungen (Schweiße, Dermographismus, Tremor usw.); auch bestehen mitunter noch für langere Zeit leichte Gleichgewichtsstörungen sowie abnorme Empfindlichkeit gegen Hitze, Geräusche, wiederholtes Bücken und schwere Arbeit, was bei Beurteilung der Erwerbsminderung zu berücksichtigen ist (durch Zubilligung von 30% im ersten Halbjahr). Im übrigen heilt jede echte Commotio restlos aus, ohne Folgen zu hinterlassen; gleichzeit bestehende cerebrale Arteriosklerose kann allerdings die Beurteilung erschweren.

Das *Wesen* der Commotio besteht in einer vorübergehenden, rein funktionellen, traumatischen Schädigung des Hirnstammes, vor allem der Mittelhirn-Zwischenhirnregion (vgl. S. 641) ohne anatomischen Befund; sie ist vielleicht durch den plötzlichen Anprall des Liquors gegen die empfindlichen Zentren als Folge des Traumas zu erklären. Die *Diagnose* läßt sich mit Sicherheit erst nach Abschluß der Behandlung stellen.

Behandlung. Unerläßlich ist strenge Bettruhe von 2—3 Wochen Dauer (zunächst ohne Aufsetzen) mit langsamem Übergang zum Aufstehen. Auch bei bloßem Verdacht auf Commotio ist zunächst Bettruhe notwendig. Bei hartnäckigem Kopfschmerz und Verdacht auf erhöhten Hirndruck ist der Dehydrierungstherapie (s. vorige Seite) vor der Lumbalpunktion der Vorzug zu geben. Die Dauer bis zur völligen Wiederherstellung beträgt höchstens mehrere Monate.

Der **Contusio cerebri** liegen im Gegensatz zur Commotio stets anatomische Schädigungen des Gehirns als Folge eines in der Regel schwereren Traumas zugrunde. Je nach dem Sitz der Hirnläsion kann es in bunter Mannigfaltigkeit zu den verschiedensten Herdsymptomen kommen, die andererseits bei Lokalisation der Schädigung in einer stummen Hirnregion oder bei sehr geringer Ausdehnung vermißt werden. Prädilektionsorte der Rinde sind diejenigen Abschnitte, die dem Knochen unmittelbar anliegen. Je nach der Angriffsstelle des Traumas, das sich nicht nur direkt, sondern oft auch als Folge der Reflexion der Stoßwellen durch Gegenstoß (sog. contrecoup) an der gegenüberliegenden Hemisphäre auswirkt, sind die Folgeerscheinungen verschieden. Das Stirnhirn ist am meisten gefährdet. *Anatomisch* finden sich Hämorrhagien und Erweichungsherde oft mit konsekutiver Cystenbildung, ferner traumatischer Hydrocephalus sowie vielfache kleine Hämorrhagien in der Umgebung des Aquäductus und des 4. Ventrikels. Besonders charakteristisch, aber weniger massiv sind namentlich am Stirn- und Schläfenlappen lokalisierte Rindenprellungsherde mit besonderen histologischen Merkmalen (becherartige Defekte an den Windungskuppen mit Beteiligung der Hirnhäute, H. SPATZ).

Krankheitsbild. Störungen des Bewußtseins können im Gegensatz zur Commotio fehlen[1]; oft ist jedoch tiefe Bewußtlosigkeit vorhanden (ein Zeichen für die Mitbeteiligung des Mittelhirns s. oben), die hier bisweilen erst später einsetzt und wesentlich länger dauert, ein Beweis für die Schwere des Krankheitsfalles. Spatere ausgedehnte Amnesie ist häufig. Zu den Herdsymptomen gehören Monoplegien, Hemiplegien, Aphasie, Apraxie, Sensibilitäts-, Blasen- und Mastdarmstörungen mit Abgang von Stuhl und Harn, Hemianopsien, Epilepsie, Verlust des Riechvermögens bzw. Parosmien (s. S. 598). Steigerung des Hirndrucks vertieft die Bewußtlosigkeit und führt nach einiger Zeit unter Umständen zu Stauungspapille. (Hirnnervenverletzungen von peripherem Charakter sind durch Schädelbasisbrüche und nicht cerebral bedingt.) Blutgehalt des Liquors ist oft, aber nicht konstant vorhanden. Mitunter sind schwere motorische Unruhe sowie auch delirante Zustände vorhanden, die bis zu Fluchtversuchen führen können und bisweilen wochenlang andauern. Nach Aufhellung des Sensoriums tritt auch hier der charakteristische Erinnerungsdefekt zutage, der hier meist einen größeren Zeitabschnitt umfaßt. Mangelnde Krankheitseinsicht, gemischt mit Euphorie und sonstige Charakter- und Wesensänderung können monatelang weiterbestehen.

Abgesehen vom tödlichen Ausgang unmittelbar nach dem Trauma oder später im Gefolge von Hirnschwellung kann völlige Ausheilung erfolgen oder aber, wie oft, ein *traumatischer Hirnschaden*, d. h. Defektheilung, zurückbleiben (der übrigens mit Sicherheit gegen die Diagnose Commotio spricht). Hierzu gehören neurologische Ausfallserscheinungen (Lähmungen usw., s. oben) sowie traumatische Epilepsie, vor allem aber die auch bei Fehlen der beiden ersteren, z. B. besonders bei Stirnhirnverletzungen ungemein bezeichnenden allgemeinen cerebralen Beschwerden sowie Anomalien der Psyche. Zu ersteren gehören hartnäckige Kopf-

---

[1] Es wäre aber ein verhängnisvoller Irrtum, wie es bisweilen geschieht, aus dem Fehlen der Bewußtlosigkeit auf die Harmlosigkeit des Traumas zu schließen.

schmerzen bzw. Kopfdruck mit Abhängigkeit von Witterung und Anstrengung, Neigung zu Schwindel und zu Schlafstörungen, Alkoholintoleranz, Störungen der Potenz und der vegetativen Regulationen (Vasomotoren, Gewichtsabnahme usw.). Psychisch stellen sich oft Abweichungen von der Norm ein, aus denen sich in zahlreichen Fällen allmählich das Bild der sog. *traumatischen Hirnleistungsschwäche* entwickelt; sie betrifft den Willen und das Gefühlsleben, weniger den Intellekt. Mangel an Initiative und Entschlußunfähigkeit, Interesselosigkeit bis zur Stumpfheit, Vergeßlichkeit, Erschwerung des Denkens, mangelnde Konzentrationsfähigkeit und geistige Ermüdbarkeit (ohne wirkliche Demenz, zumal der Kranke sich seiner Insuffizienz bewußt ist), seelische Indifferenz, läppische Heiterkeit, andererseits Reizbarkeit und Neigung zum Aufbrausen führen zu einer tiefgreifenden Änderung der Persönlichkeit, die oft dem sozialen Abstieg zum Opfer fällt, zumal Besserungen kaum vorkommen.

Behandlung: Hinzuziehung des Chirurgen. Strenge Bettruhe zunächst mindestens 4 bis 6 Wochen. Bei stärkerem Hirndruck sind Dehydrierung (s. S. 675) und evtl. die Lumbalpunktion zu versuchen. Erregungszustände erfordern Sedativa (evtl. Scopolamin, nicht Morphin), im übrigen sorgfältige pflegerische Überwachung. Das Hirnsiechtum ist therapeutisch nicht zu beeinflussen.

Anhangsweise sei auch das praktisch sehr wichtige **traumatische epidurale Hämatom** (Blutung der Arteria meningea media) erwähnt. Charakteristisch ist hier das sog. freie *Intervall* zwischen dem Trauma und dem Auftreten der Hirndrucksymptome, wie Somnolenz bzw. Bewußtlosigkeit, Pulsverlangsamung, Lähmungserscheinungen, Aphasie, Stauungspapille, mitunter Erweiterung der gleichseitigen Pupille. Schwierig ist die Diagnose, wenn der Zustand der Commotio (s. oben) unmittelbar in den der Contusio cerebri übergeht und das Intervall fehlt oder wenn, wie nicht selten, die Hirndrucksymptome nur angedeutet sind. In einzelnen Fällen beobachtet man statt des stürmischen einen mehr protrahierten Verlauf. *Differentialdiagnostisch* kommen die Apoplexie sowie das subdurale Hämatom in Frage. Ohne frühzeitige Operation (Trepanation des Os parietale) führt das Leiden nach 2—3 Tagen stets zum Tode.

Das vegetative (autonome) Nervensystem

Unter dem vegetativen Nervensystem versteht man die Gesamtheit aller Ganglienzellen und Nerven, die unabhängig vom Bewußtsein die sog. vegetativen Vorgänge des Körpers, d. h. die Tätigkeit des Verdauungs- und Zirkulationsapparates, der gesamten glatten Muskulatur, der Drüsen mit äußerer und innerer Sekretion, des Urogenitalapparates, den Stoffwechsel, die Aufrechterhaltung der Körperwärme regulieren, indem sie nicht nur anregend oder hemmend auf die einzelnen Organfunktionen wirken, sondern vor allem auch für ein harmonisches Zusammenspiel der verschiedenen Organe miteinander sorgen und damit für die sog. *Lebenstriebe* (L. R. MÜLLER) von ausschlaggebender Bedeutung sind. Es stellt den phylogenetisch ältesten Teil des Nervensystems dar. Seine Rolle, die gewissermaßen der Regelung des *Innenlebens* des Organismus dient, vergegenwärtigt man sich am besten durch den Zustand, den ein Mensch in tiefem Schlaf oder in Narkose darbietet, wo das Bewußtsein ausgeschaltet ist und dennoch alle lebenswichtigen Funktionen des Körpers weiter tätig bleiben. Das vegetative Nervensystem besitzt gegenüber dem cerebrospinalen, das in der Hauptsache der Vermittlung der Sinneseindrücke und der willkürlichen Innervation der quergestreiften Muskulatur und somit den Beziehungen des Körpers zur *Außenwelt* dient, eine gewisse Selbständigkeit, doch steht es andererseits mit dem Gehirn und Rückenmark sowohl anatomisch wie funktionell in engster Verbindung, indem es dortselbst seinen Ursprung nimmt und von ihm sowohl fördernde wie hemmende Impulse erhält. Ursprungsstätte im Gehirn sind die Wandung des III. und der Boden des IV. Ventrikels, im Rückenmark die den Zentralkanal umgebenden Teile. Die tatsächliche Abhängigkeit des vegetativen Systems vom Großhirn ergibt sich aus dem großen Einfluß, den psychische Vorgänge, insbesondere die sog. Stimmungen, Lust- und Unlustaffekte, auf die Erfolgsorgane der vegetativen Nerven ausüben (Erblassen, Herzklopfen bei seelischer Erregung, Schweißausbruch, Durchfälle bei Angst usw.). Zum Unterschied vom cerebrospinalen Nervensystem herrschen im vegetativen System niemals völlige Ruhe oder der für ersteres charakteristische Wechsel von Tätigkeit und Ruhe, sondern es besteht hier ein ständiger, allerdings rhythmisch schwankender Spannungszustand (Tonus).

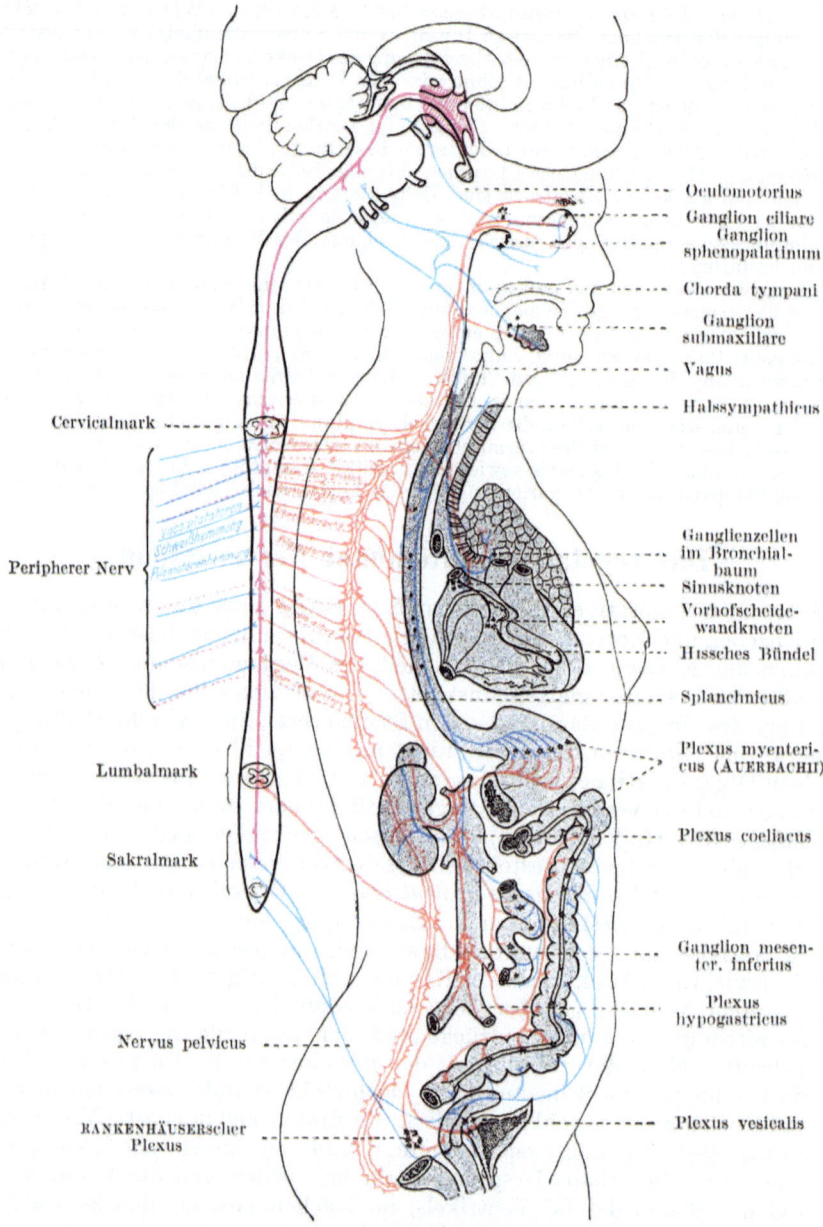

Abb. 47 a. Übersichtsbild der vegetativen Innervation. (Nach L. R. MULLER.) Rot: Sympathisches System. Blau: Parasympathisches System. Lila: Zentrale vegetative Leitungsbahn vom Zwischenhirn aus.

Im Gegensatz zu den motorischen cerebrospinalen Nerven ziehen die Nervenfasern des vegetativen Systems niemals direkt vom Zentralnervensystem zu ihrem Erfolgsorgan, sondern sie sind stets durch eine Ganglienzelle in ihrem Verlauf unterbrochen, so daß man zwei Neurone und dementsprechend eine *präganglionäre* und eine *postganglionäre* Faser zu unterscheiden hat. Beispiele für Ganglien, in denen die genannte Umschaltung erfolgt, sind das Ganglion ciliare, die Ganglien des Grenzstrangs des Sympathicus, das Ganglion coeliacum und mesentericum superius und inferius. Auch die in die Erfolgsorgane selbst (Darmwand, Drüsen usw.) eingestreuten Ganglien (das Wandnerven- oder murale System) rechnet man hierher. Die präganglionären Fasern haben eine Markscheide, die postganglionären nicht (graue Fasern).

Am vegetativen Nervensystem unterscheidet man *zwei verschiedene Nervengruppen*, das *sympathische* und das *parasympathische* Nervensystem (vgl. Abb. 47a

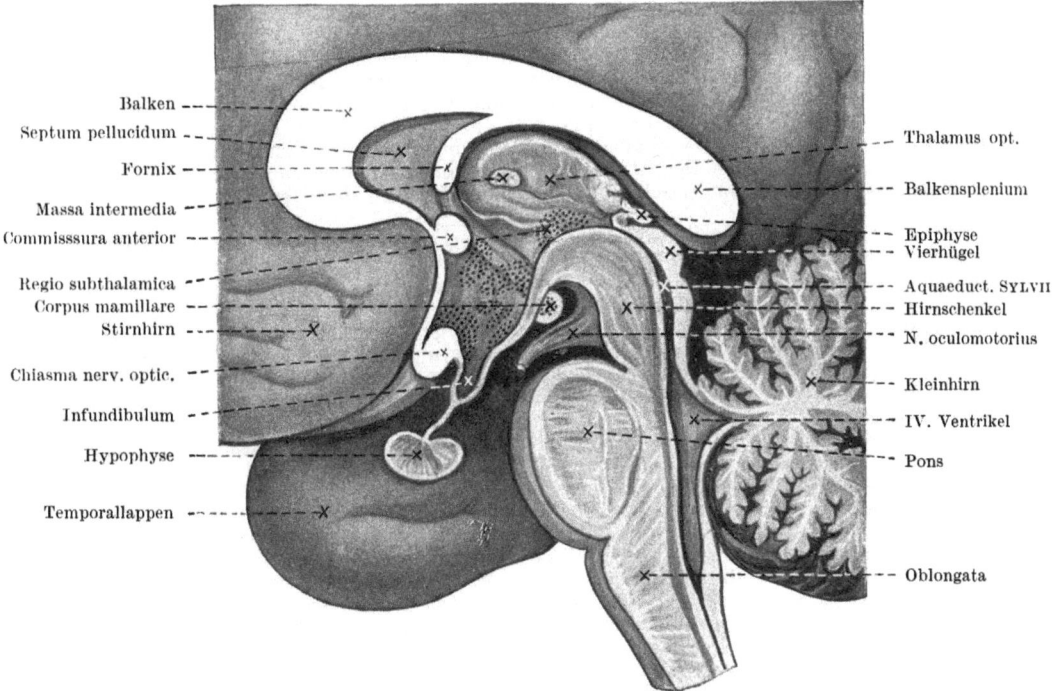

Abb. 47 b. Sagittalschnitt durch die Mitte des Gehirns, das die Lage des III. Ventrikels und seiner Wand, des „zentralen Hohlengraus" sowie das Infundibulum (den Trichter) und seine Beziehungen zum Chiasma nervorum opticorum und zur Hypophyse darstellt. Die im zentralen Höhlengrau angeordneten Ganglienzellenhaufen, also die „vegetativen Kerne" (Nucleus supraopticus, tuberis, paraventricularis u. a.), sind durch Punkte angedeutet, nicht aber einzeln mit ihrem Namen unterschieden, da ihre Funktionen nicht genügend bekannt sind.
(Aus MULLER-SEIFERT Taschenbuch der medizinisch-klinischen Diagnostik.)

und b). Diese Trennung ergibt sich weniger aus anatomischen als aus *physiologischen* bzw. pharmakologischen Gründen.

Das sympathische Nervensystem entspringt mit seinen präganglionären Fasern in der Hauptsache aus dem thorakalen und lumbalen Abschnitt des Rückenmarks. Es besteht aus der vorn an der Wirbelsäule vom Schädel bis herab zum Steißbein laufenden Kette von 20 bis 25 Ganglien, dem sog. Grenzstrang des Sympathicus, und den aus ihm entspringenden, zu den verschiedenen Organen verlaufenden postganglionären grauen, marklosen Nervenfasern. Die Rami communicantes albi, die vom 7. Cervical- bis 12. Dorsalsegment und aus dem oberen Lumbalmark vom Rückenmark zum Grenzstrang ziehen, stellen die Verbindung zwischen beiden her. Es findet somit in den Sympathicusganglien eine Unterbrechung oder Umschaltung der Nervenbahnen statt. Letztere kann in einzelnen Fällen auch weiter nach der Peripherie zu erfolgen, wie z. B. im Ganglion solare; hier stellt der N. splanchnicus als präganglionärer Teil einen Ramus communicans albus dar. Reizung der Cervical- und der Sakralwurzeln übt keine Wirkung auf den Sympathicus aus. Auch der vegetative Vaguskern in der Oblongata enthält einen sympathischen Anteil. Sympathicusfasern ziehen zu sämtlichen visceralen Organen, die mit glatter Muskulatur versehen sind (Magen-Darm-Kanal, Blase, Genitalien, glatte

Muskulatur der Orbita), zu den Blutgefäßen (Vasoconstrictoren), zu sämtlichen Drüsen einschließlich der Schweißdrusen, zum Herzmuskel (N. accelerans aus den Gangl. cervicale inferius und stellatum) und zum Innern des Auges. Die Äste des Sympathicus benutzen teils die Bahnen der cerebrospinalen Nerven, teils der Gefäße, teils schlagen sie selbstandige Bahnen ein. Ein Teil tritt als Rami communicantes grisei in die Bahn der Spinalnerven uber, um mit ihnen gemeinsam speziell zu den Gebilden der Haut, deren Blutgefäßen, Drusen und Muskeln zu ziehen. Der Sympathicus enthält Bahnen fur die Sensibilitat und Schmerzempfindung der Baucheingeweide (Nn. splanchnici) sowie die Sensibilitat und Contraction der Blutgefäße.

Das parasympathische System setzt sich aus einem kranialen und einem sakralen Teil zusammen. Seine Fasern entstammen aus dem Mittelhirn, der Oblongata, dem Dorsal- und dem Sakralmark. Der *kraniale* Teil, der im Mittelhirn (Gegend des Oculomotoriuskerns im Bereich der vorderen Vierhügel) und in der Oblongata entspringt, enthält Nervenfasern, die im N. oculomotorius verlaufen und nach Umschaltung im Ganglion ciliare zum Sphincter pupillae und zum M. ciliaris ziehen, ferner Speicheldrusenfasern, die in der Chorda tympani verlaufen (s. S. 603), sowie die Kopfschleimhaut und deren Blutgefäße innervierende Fasern, die teils den Facialis, teils den Glossopharyngeus und Trigeminus begleiten. Den wichtigsten Teil des parasympathischen Systems aber bilden die aus dem visceralen Vaguskern entspringenden *Vagusfasern*, die zum Herzen, zu den Bronchien, zum Magen- und Darm-Kanal und anderen Baucheingeweiden ziehen. Der *sakrale Teil* des autonomen Systems nimmt seinen Ursprung im Sakralmark, verlauft im N. pelvicus und innerviert Blase, Mastdarm und Geschlechtsorgane.

Eine anatomische Eigentümlichkeit des sympathischen und parasympathischen Systems ist es, daß ihr Ursprungsgebiet im Vergleich zu ihrer außerordentlichen Ausbreitung im Körper sehr klein ist. Im Gegensatz zum animalen Nervensystem besteht ferner beim sympathischen System eine auffallend starke Überlagerung der einzelnen Segmente derart, daß ein Grenzstrangganglion ein Vielfaches von Segmenten mitversorgt (vgl. S. 615).

Dem vorstehend beschriebenen sympathisch-parasympathischen System ubergeordnete *cerebrale* vegetative *Zentren* finden sich im zentralen Hohlengrau des III. Ventrikels, in der Zwischenhirnbasis bzw. im Hypothalamus (Nucleus supraopticus, Nucleus tuberis, Nucleus paraventricularis), vgl. Abb. 47b.

Fur die Kenntnis der Funktion der autonomen Nerven ist einmal die Tatsache von großer Bedeutung, daß samtliche vom vegetativen Nervensystem versorgten Organe stets *doppelt*, d. h. sowohl von sympathischen wie von parasympathischen Nerven, *innerviert* werden und daß ferner sympathischer und parasympathischer Teil des vegetativen Nervensystems sich funktionell als *Antagonisten* verhalten, indem uberall dort, wo die eine Gruppe fordernd, die andere hemmend wirkt. Dies kommt auch in der Wirkung bestimmter *Pharmaca* zum Ausdruck, die teils auf die eine, teils auf die andere Gruppe excitierend oder reizherabsetzend wirken. Dieser funktionelle Gegensatz zwischen beiden ist physiologisch außerordentlich wichtig, weil die vegetativen Nerven in das Spiel der automatisch wirkenden Organnerven (z. B. Herzganglien, AUERBACHscher Plexus des Darms usw.) eingreifen und dank ihres antagonistischen Verhaltens einen die Tatigkeit der Organe regulierenden oder steuernden Einfluß ausuben. Daß fur die Wirkung der autonomen Nerven am Erfolgsorgan die dort herrschende Ionenkonstellation von maßgebender Bedeutung ist, wurde bereits S. 523 erörtert.

Im einzelnen ist uber das *funktionelle* und *pharmakologische* Verhalten beider Nervengruppen folgendes zu sagen: Die *Pupille* verengert sich unter dem Einfluß der autonomen Innervation des Sphincter pupillae (Oculomotorius); die Erweiterung erfolgt durch den Sympathicus (Halsteil). Auf die *Herzaktion* wirkt der Sympathicus erregend, d. h. beschleunigend, der Vagus verlangsamend; umgekehrt verhält sich der Darm, dessen Tatigkeit durch den Sympathicus (N. splanchnicus) gehemmt, durch den Vagus erregt wird; die Muskeln der Bronchien erfahren durch den Vagus eine Zusammenziehung, durch den Sympathicus eine Erschlaffung. Auf die Blutgefäße wirkt der Sympathicus verengernd. Das entsprechende Vasomotorenzentrum liegt in der Oblongata und enthält außer einem sympathischen constrictorischen auch einen vagalen vasodilatatorischen Anteil. Bezuglich der Beeinflussung des *Stoffwechsels* durch das vegetative Nervensystem besteht die Regel, daß das sympathische System im allgemeinen exotherme Prozesse, d. h. Oxydation und Wärmebildung, das parasympathische umgekehrt endotherme Prozesse, namlich Synthese und Wärmebindung, fordert (der Vagus wurde daher auch als *assimilatorischer* Nerv bezeichnet). Erfolgsorgan ist hier hauptsachlich die Leber. Naheres vgl. S. 533. Wie der Stoffwechsel wird auch die Aufrechterhaltung des *Wärmegleichgewichtes* durch das vegetative Nervensystem geregelt, und zwar beides vom Zwischenhirn (speziell vom Tuber cinereum) aus. Alteration dieser Gegend bewirkt Fieber. Die im wesentlichen sympathischen Bahnen fur die chemische Warmeregulation verlassen die Medulla im unteren Halsmark, diejenigen fur die physikalische Warmeabgabe dagegen verlaufen weiter im Ruckenmark. Das Corpus subthalamicum LUYSI enthält Zentren fur die Blase, die Schweißsekretion, den Blutdruck und die glatte Muskulatur des Auges. Die Schweißsekretion erfolgt normal durch den Parasympathicus; der kalte, klebrige Schweiß bei Kollaps, Intoxikationen usw. dagegen ist wahrscheinlich auf Reizung des Sympathicus zu beziehen.

Bei der Reizung der vegetativen Nerven entstehen lokal spezifische *chemische* Stoffe (Vagus- und Sympathicusstoff), die an dem Erfolgsorgan angreifen, so daß die Übertragung der Nervenerregung nicht unmittelbar, sondern nur mittelbar, d. h. auf *humoralem* Wege, erfolgen würde. Die Bildung eines Vagusstoffes, den man heute mit dem Cholin bzw. Acetylcholin identifiziert, wurde experimentell an schlagenden Herzen festgestellt, deren Kammerflüssigkeit nach Vagusreizung auf ein anderes Herz übertragen dessen Schlagfolge im Sinne einer Vaguswirkung sofort herabsetzt (O. LOEWI). Eine adrenalinartige Substanz nimmt man entsprechend für den Sympathicus an. Aus diesem Grunde wurde der Vorschlag gemacht, die beiden Komponenten des vegetativen Nervensystems cholinergisches bzw. adrenergisches System zu nennen (H. H. DALE). Man hat auch im Hinblick darauf, daß unter Vaguseinfluß ein assimilatorischer und unter Sympathicuseinfluß ein dissimilatorischer Effekt resultiert, einen trophotropen (histiotropen) Anteil des vegetativen Nervensystems vom ergotropen unterschieden. Das Ergebnis der Reizung des vegetativ innervierten Erfolgsorgans hängt von einer Reihe verschiedener Faktoren ab, so von der jeweiligen Tonuslage des Organs, von der H-Ionenkonzentration und den Elektrolyten, insbesondere den antagonistisch sich verhaltenden K- und Ca-Ionen (vgl. S. 523); Änderungen dieser Bedingungen können den Erfolg der Reizung quantitativ und qualitativ weitgehend modifizieren.

Eine große Bedeutung hat die Verknüpfung des vegetativen Nervensystems mit den *endokrinen Drüsen*. Innige Wechselbeziehungen im Sinne gegenseitiger Förderung bzw. Hemmung herrschen zwischen beiden Systemen. F. KRAUS hat seinerzeit unter dem weiteren Begriff des vegetativen Systems die vegetativ-neurale Steuerung, den inkretorischen Apparat, den Stoffwechsel und den Elektrolythaushalt zusammengefaßt.

Unter den verschiedenen *Pharmaca*, die eine spezifische Wirkung im Bereich des vegetativen Nervensystems entfalten, wirkt Adrenalin allgemein sympathicusreizend; andererseits wirken Physostigmin, Pilocarpin, Muscarin, bis zu einem gewissen Grade auch Morphin und als *physiologische* Vagomimetica Cholin (Acetylcholin) sowie Histamin u. a. erregend, und zwar meist auf einzelne Gebiete des parasympathischen Systems; umgekehrt wird dieses durch Atropin gelähmt. Ein spezifisches, auf den Sympathicus lähmend wirkendes Mittel ist das Ergotoxin bzw. Ergotamin (Gynergen); es ist demnach ein Analogon zum vaguslahmenden Atropin. Ferner ist zu bemerken, daß im allgemeinen diejenigen Pharmaca, die tonussteigernd auf den Sympathicus einwirken, zugleich die Erregbarkeit des parasympathischen Systems herabsetzen. Im Gegensatz zu den genannten Pharmaca wirkt das *Nicotin* lähmend auf das gesamte vegetative Nervensystem; sein Angriffspunkt ist die Schaltstelle zwischen prä- und postganglionärer Faser.

Unter Berücksichtigung der vorstehend dargelegten Tatsachen, die die Klinik vor allem der experimentellen Pharmakologie verdankt, hat man versucht, verschiedene Krankheitserscheinungen nervös-funktioneller Art durch Störungen im Bereich des vegetativen Nervensystems zu erklären und dieselben auf einen dauernden abnormen Erregungszustand im Bereich des parasympathischen Systems oder des Sympathicus (d. h. im allgemeinen nur *einzelner Teilgebiete* des einen oder anderen Systems) zurückzuführen. Die entsprechenden Krankheitsbilder der sog. *vegetativen Neurosen* wurden als **Vagotonie** und **Sympathicotonie** bezeichnet. Im weiteren Verlauf der Forschung hat sich indessen eine so scharfe Trennung praktisch als meist nicht durchführbar erwiesen, zumal es sich bei zahlreichen Fällen gesteigerter Erregbarkeit im vegetativen Nervensystem häufiger um Kombinationen aus Symptomen *beider* Gruppen handelt. Man hat daher für die Individuen, welche Stigmata der einen oder anderen Gruppe aufweisen, die allgemeinere Bezeichnung „*vegetative Stigmatisierung*" (d. h. krankhafte Erregbarkeit des vegetativen Nervensystems) eingeführt. Die Kenntnis der Stigmata der Vagotonie und Sympathicotonie ist aus praktisch-therapeutischen Gründen wichtig.

Vagotonische Symptome sind Bradykardie, respiratorische Arrhythmie, Pulsverlangsamung bei Druck auf den geschlossenen Augapfel (ASCHNERscher Bulbusdruckversuch), Hypotension, Neigung zu Ohnmacht, Superacidität, Ösophagus-, Magen- und Darmspasmen, nervöse Diarrhoen bzw. spastische Obstipation, Asthma bronchiale, Rhinitis vasomotoria, Colica mucosa. Dermographismus (Rötung oder Quaddelbildung der Haut bei mechanischer Reizung derselben), Vermehrung der Eosinophilen und Lymphocyten, Herabsetzung des Jodgehaltes des Blutes, kalte Hände und Füße, erhöhte Erregbarkeit gegenüber Pilocarpin (Speichel- und

Schweißsekretion, Durchfälle) und Insulin sowie Atropin (Pulsbeschleunigung). Die Vagotoniker sind nicht selten Astheniker und leiden häufig an starker Müdigkeit; sie haben oft ein großes Schlafbedürfnis. *Therapeutisch* haben gegen eine Reihe von Symptomen Atropin bzw. Belladonna sowie Calcium (in großen Dosen) Erfolg. *Physiologisch* besteht Erhöhung des Vagustonus während des Schlafes (daher die Häufung gewisser hiermit zusammenhängender Vorgänge im Schlaf, wie Beginn der Geburtswehen, Anfälle von Bronchialasthma sowie von Steinkoliken, Migräne usw.).

Sympathicotonische Symptome. Pulsbeschleunigung, Erweiterung der Pupillen, Tremor, Steigerung der vasomotorischen Erregbarkeit und der Empfindlichkeit gegenüber Adrenalin, welches in Dosen von 0,5 ($1^0/_{00}$ige Suprareninstammlösung) subcutan Glykosurie sowie intensive Blutdrucksteigerung bewirkt, Erhöhung des Blutjodspiegels. Dem Adrenalin analog wirken Sympatol, Ephedrin und Ephetonin. Das sympathicotonische Syndrom entspricht zahlreichen Zügen im Bild der BASEDOWschen Krankheit.

Jene Funktionsstörungen, die darauf beruhen, daß ein konstitutionell besonders reaktionsbereites vegetatives System auf physische, vor allem aber auf psychische Belastungen hin stark und merkbar reagiert, ohne daß anatomische Organveränderungen feststellbar wären, werden vielfach unter dem Begriff der *vegetativen Dystonie* zusammengefaßt, weil es sich gewöhnlich weder um rein sympathicotonische noch um rein vagotonische Symptome handelt, sondern die allgemeine Labilität im Vegetativum imponiert. Infolge ihres ungemein häufigen Vorkommens haben diese gesundheitlichen Störungen große praktische Bedeutung. Durch eine entsprechende Exploration gelingt es meistens, einen wichtigen bedingenden Faktor im psychischen Bereich aufzudecken, vielfach eine eigentümliche Art seelischer Einstellung und Haltung. Eine der häufigsten Klagen der vegetativ und gleichzeitig psychisch Labilen ist diejenige über Abnahme der geistigen Leistungsfähigkeit, verbunden mit rasch eintretendem Ermüdungsgefühl. Oft wird von einem Nachlassen der Merkfähigkeit und über mangelnde geistige Konzentrationsfähigkeit berichtet. Anomalien der Stimmungslage, gesteigerte Reizbarkeit sind häufig zu finden. Unlustgefühle, die sich in unberechenbarer Weise einstellen, wie z. B. Eingenommensein des Kopfes, Kopfdruck, Schwindelgefühl, Gefühl der herannahenden Ohnmacht, Augenflimmern, Ohrensausen, werden vielfach angegeben. Störungen des Schlafes, die sich teils in erschwertem Einschlafen, teils in zu frühem Erwachen, ferner in jähem Aufschrecken durch beunruhigende Träume äußern, finden sich nicht selten und die Kranken geben an, sich durch den Schlaf nicht erquickt zu fühlen und untertags abgespannt zu sein. Zahlreich sind ferner die Beschwerden, die sich auf bestimmte Organe beziehen. Vor allem bilden das Herz und das Gefäßsystem, der Respirationstrakt, der Verdauungsapparat sowie die Genitalfunktion eine Quelle subjektiver Störungen. Die wichtigsten Zustandsbilder sind in den einschlägigen Kapiteln dieses Buches bereits gestreift worden.

Bei der **Therapie** der vegetativen Dystonie kommt dem Einfluß des ärztlichen Beraters auf die psychische Situation des Kranken besonderes Gewicht zu. Die erste Forderung ist eine peinlich genaue körperliche Untersuchung des Kranken, da vor allem die Feststellung des Fehlens eines organischen Leidens bereits geeignet ist, dem Kranken den seelischen Druck zu nehmen, unter dem er angesichts seiner subjektiven Beschwerden steht. Ist auf der einen Seite verständnisvolles Eingehen auf die Beschwerden notwendig, so ist andererseits die Suggestion neuer Krankheitssymptome ängstlich zu vermeiden. Von großer Bedeutung ist die Regelung der Lebensführung, die Beseitigung eines etwaigen Mißverhältnisses zwischen Anspannung und Entspannung, der Rat der Reduktion von im Übermaß konsumierten Genußmitteln. Medikamentös leistet ein am Abend genommenes leichtes Sedativum (Bellergal, Hovaletten forte, Lubrokal, Luminaletten, Prominal, Sedobrol) oft gute Dienste. Bei vegetativ labilen Asthenikern mit niedrigem Blutdruck empfehlen sich zur Roborierung Arsen mit kleinen Dosen Strychnin sowie Phosphor (Phosvitanon, Recresal, Tonophosphan). Bei unbeeinflußbaren, vorwiegend psychogen bedingten Zuständen muß fachärztlicher Seite die Entscheidung überlassen werden, ob für den Einzelfall Psychoanalyse angezeigt und erfolgversprechend ist.

Migräne (Hemikranie)

Die Migräne ist ein Leiden, das im wesentlichen durch Anfälle einer besonderen Form von Kopfschmerzen gekennzeichnet ist. Diese werden von verschiedenen charakteristischen Symptomen begleitet. Bezeichnend sind die mehr oder weniger langen, beschwerdefreien Intervalle zwischen den Schmerzanfällen, ferner die häufig vorhandene Halbseitigkeit der Schmerzen sowie die mit ihnen einhergehenden Störungen des Allgemeinbefindens.

Das Leiden befällt vorwiegend vegetativ labile Individuen, dabei das weibliche Geschlecht häufiger als das männliche. Oft ist hereditäre Belastung vorhanden. Bei Frauen bestehen oft daneben Funktionsstörungen seitens der Genitalien (Menstruationsstörungen usw.). Der Beginn der Krankheit fällt fast immer in die Jugendjahre, häufig schon in die Pubertätszeit, mitunter sogar in die Kindheit. Nicht immer handelt es sich um nervöse Individuen. Mit dem höheren Alter, etwa um das 50. Jahr, pflegt das Leiden zu schwinden.

Krankheitsbild. Der sog. Migräneanfall wird oft durch verschiedene äußere Anlässe hervorgerufen. Bei Frauen sind es am häufigsten die Menses; ferner kommen Überanstrengungen, Alkohol- und Tabakabusus, seelische Erregungen, Mangel an Schlaf (in manchen Fällen umgekehrt zu langer Schlaf), Verdauungsstörungen als auslösende Faktoren in Frage. In der Regel wird der Anfall durch gewisse charakteristische *Prodromalerscheinungen* eingeleitet, die dem Kranken das Herannahen der Migräne ankündigen. Sie bestehen teils in gesteigerter Reizbarkeit, Verstimmung, motorischer Unruhe, teils in Depression, stärkerer Müdigkeit und Abgeschlagenheit mit lebhaftem Gähnen, ferner in Schwindel, Flimmern vor den Augen, Ohrensausen, Harndrang. Oft kann man den Patienten das Herannahen des Anfalles an ihrem blassen angegriffenen Aussehen anmerken.

Der Anfall selbst, der häufig morgens beim Erwachen beginnt, besteht in heftigen Kopfschmerzen, die in der Regel halbseitig lokalisiert sind, und zwar die Stirn-, Augen- und Schläfengegend bevorzugen. Mitunter sind auch beide Seiten befallen oder der Schmerz geht von der einen auf die andere Seite über.

Er hat im Gegensatz zu den Neuralgien einen kontinuierlichen, nicht intermittierenden Charakter; seine Intensität schwillt allmählich oft zu großer Stärke an, er bleibt eine Reihe von Stunden bestehen, um dann langsam wieder abzuklingen. Während des Anfalls besteht Hyperästhesie der Kopfhaut auf der Seite des Schmerzes. Die Intensität der Kopfschmerzen ist von Fall zu Fall verschieden und schwankt häufig auch bei den einzelnen Kranken im Verlauf der verschiedenen Anfälle. Außer den Kopfschmerzen begleiten den Migräneanfall völlige Appetitlosigkeit sowie Brechreiz, der oft zu Erbrechen führt. Dabei wird häufig ein stark saurer Magensaft entleert, wie überhaupt Migränekranke nicht selten gleichzeitig an Hyperacidität leiden. Bei schweren Anfällen machen die Kranken einen schwer leidenden Eindruck, sind zu jeglicher Beschäftigung unfähig, zeigen große Empfindlichkeit gegen grelles Licht und Geräusche und stöhnen oft laut vor Schmerzen.

Der Migräneanfall ist in der Regel von charakteristischen *vasomotorischen* Phänomenen begleitet. Bei der häufigeren sog. *angiospastischen* Form ist die befallene Gesichtshälfte auffallend blaß, ihre Haut kühl, die Pupille erweitert, die Arteria temporalis der gleichen Seite weniger deutlich fühlbar als auf der gesunden Seite *(Hemicrania spastica)*. Bei der *angioparalytischen* Form bestehen umgekehrt Rötung des Gesichts, Verengerung der Pupille, mitunter kleine Blutaustritte sowie Hyperhidrose im Gesicht. Im ersteren Fall nimmt man Reizung, in letzterem Lähmung des Sympathicus (bzw. Vagotonie) an. Doch kommen nicht selten Kombinationsformen vor. Bei der sog. *Hemicrania ophthalmica* treten verschiedene Symptome seitens der Augen auf, so vorübergehende einseitige Ptose (periodische Oculomotoriuslähmung, „ophthalmoplegische" Migräne), ferner Hemianopsie. Sehr häufig bestehen oft schon im Prodromalstadium sog. Flimmerskotome, d. h. die Patienten sehen eigentümliche leuchtende Figuren, vielfach mit gezacktem Rand. Auch halbseitige Parästhesien in der einen Hand sowie selten auch halbseitige Lähmungen, die nach kurzer Zeit vorübergehen, kommen vor. Paresen wie Sensibilitätsstörungen treten stets auf der Seite auf, die derjenigen des Kopfschmerzes entgegengesetzt ist.

Die *Dauer* eines Migräneanfalls beträgt meist mehrere Stunden. Gegen Ende des Anfalls erfolgt oft Erbrechen, auch wird nicht selten ein heller Harn mit sehr niedrigem spezifischen Gewicht (Urina spastica) entleert. Nach dem Anfall verfällt der Kranke oft in Schlaf, aus dem er beschwerdefrei erwacht.

Die *Intervalle* zwischen den Anfällen zeigen eine sehr verschiedene Dauer. Häufig kehrt allmonatlich ein Anfall wieder, in anderen Fällen treten die Anfälle öfter oder auch wesentlich seltener auf. Bemerkenswert ist schließlich, daß man bei manchen Kranken in der Zeit zwischen den Anfällen Symptomenkomplexe beobachtet, die ebenfalls anfallsweise auftreten und die man daher als *Migräneäquivalente* bezeichnet hat. Dazu gehören Anfälle von Bronchialasthma, ferner von QUINCKEschem Ödem (S. 231), Drehschwindel, von nervöser Angina pectoris u. a. m.

Die *Pathogenese* der Migräne wird durch die Annahme anfallsweise auftretender Gefäßkrämpfe oder auch Gefäßerweiterungen erklärt. Überhaupt dürften paroxysmale Störungen im vegetativen Nervensystem eine entscheidende Rolle spielen, was auch für die Migräneäquivalente gilt. Oft handelt es sich um sympathicotonische Individuen. Bei manchen Fällen spielen wahrscheinlich Allergene, insbesondere solche in bestimmten Nahrungsmitteln, eine Rolle. Unter Föhneinfluß bekommen zahlreiche Menschen ihren Migräneanfall.

Die **Diagnose** des ausgebildeten Migräneanfalles ergibt sich in der Regel ohne Schwierigkeit aus dem geschilderten charakteristischen Bilde, weiter aus dem hereditären Verhalten des Leidens, dem Beginn in der Jugend und der periodischen Wiederkehr der Anfälle. Im übrigen verhalte man sich gegenüber der verbreiteten Neigung, jegliche Art von Kopfschmerz als Migräne zu bezeichnen, skeptisch. Auch ist zu berücksichtigen, daß mitunter migräneähnliche Kopfschmerzen ein *Symptom* bei *organischen* Nervenleiden, speziell bei Hirntumor, multipler Sklerose, progressiver Paralyse u. a. sind.

Therapie. Während des Anfalls absolute Ruhe in einem verdunkelten und gegen Geräusche geschützten Zimmer. In den Fällen, wo der Kopf kalt ist, heiße Kompressen auf den Kopf; mitunter hilft ein heißes Salz- (oder Senf-) Fußbad. Die *medikamentöse* Behandlung ist häufig unsicher. Am besten wirken neben einer Tasse starken Kaffees die verschiedenen Antineuralgica, vor allem das Migränin (Coffein-Antipyrin) 1,1 g, Trigemin (Antipyrin-Butylchloralhydrat) 0,25—0,5 bis zu 3 mal pro die, weiter Pyramidon, Aspirin, Phenacetin, Antipyrin. Oft erweist sich eine Eupaverininjektion (0,03—0,06) als nützlich. Endlich haben in manchen Fällen das Amylnitrit sowie das Nitroglycerin und das Acetylcholin günstige Wirkung. In der anfallsfreien Zeit ist die *diätetische* Behandlung und Regelung der Lebensweise der Kranken von großer Bedeutung. Zu vermeiden sind Überanstrengungen und seelische Erregungen. Einschränkung bzw. Verbot des Alkohols; das gleiche gilt von Tabak, starkem Kaffee und Tee. Häufig bewährt sich die lactovegetabilische Kostform, in manchen Fällen purinarme Ernährung (vgl. S. 553). Sorgfältige Regelung der Darmtätigkeit, Behandlung etwaiger Magen-Darm-Störungen, ferner bei Frauen gegebenenfalls Hormontherapie durch Ovarialpräparate sind nicht zu vernachlässigen. Vielfach wirkt auch sachgemäß durchgeführte Kopfmassage günstig. Hebung des Kräftezustandes und Beseitigung einer etwa vorhandenen Anämie (Eisen, Arsen), klimatische Kuren (Höhenklima, mildes Seeklima).

Der **Kopfschmerz** (Cephalaea, Cephalalgie) ist, von der Migräne abgesehen, fast stets nur als *Symptom* eines anderen Grundleidens aufzufassen. Man soll daher nach dem letzteren forschen, da nur dessen Beseitigung eine wirksame Heilung der Kopfschmerzen verspricht. Die häufigsten *Ursachen* von Kopfschmerzen sind: Ermüdung, speziell bei vegetativer und psychischer Labilität, ferner Intoxikationen (Alkohol, Nicotin, Blei, Kohlenoxyd, Anilin, Schwefelkohlenstoff, Urämie), akute fieberhafte Krankheiten, ferner Anämien. Sehr heftige Kopfschmerzen stellen sich bei zahlreichen organischen Gehirnleiden ein, so bei Gehirnlues, Hirntumor, Hirnabsceß, bei multipler Sklerose, cerebraler Arteriosklerose, Meningitis, Pachymeningitis, progressiver Paralyse. Von großer praktischer Bedeutung sind ferner die bei Krankheiten in der Nachbarschaft des Gehirns auftretenden Kopfschmerzen, speziell bei Affektionen des Ohres, die Kopfschmerzen in den Schläfen bei Zahnkrankheiten, in der Stirn bei Augenleiden, insbesondere bei Hypermetropie (durch Überanstrengung des Akkommodationsmuskels); auch Krankheiten der Nase sowie ihrer Nebenhöhlen (latente Katarrhe oder Empyeme) spielen eine wichtige und häufige Rolle, desgleichen adenoide Vegetationen, der häufigste Anlaß der sog. Cephalaea adolescentium. Man erklärt den Kopfschmerz der letztgenannten Arten auf reflektorischem Wege. Gleiches gilt auch für die Kopfschmerzen, die man bei Verdauungsstörungen, chronischer Obstipation sowie bei Enthelminthen beobachtet.

Eine eigenartige Form der Kopfschmerzen, die nicht sehr häufig ist, ist der sog. *Knötchen-* oder *Schwielenkopfschmerz* (Cephalaea nodularis), der nach Erkältungen entsteht. Der Schmerz wird hier in der Kopfhaut und den Stirn- und Nackenmuskeln lokalisiert; bei der Palpation lassen sich dortselbst kleine Knötchen, sog. Schwielen feststellen, ohne daß es indessen bisher gelungen ist, entsprechende anatomische Befunde zu erheben. Gegen den Knötchenkopfschmerz bewährt sich die Massage der Kopfhaut bzw. der schmerzhaften Muskeln. Außerdem sind Injektionen von $1/2-1$ ccm einer 2%igen Novocainlösung (ohne Suprareninzusatz) in die druckschmerzhaften Muskelpartien oft erfolgreich.

Menièrescher Symptomenkomplex

Unter dem MENIÈREschen Symptomenkomplex versteht man das Auftreten von Schwindel und Brechreiz, zum Teil auch Ohrensausen auf dem Boden einer organischen Erkrankung des inneren Ohres, insbesondere der Bogengänge. Der Schwindel ist teils Drehschwindel, teils Schwankschwindel (A. GÜTTICH). In der Regel treten die Erscheinungen im Verlauf eines chronischen Ohrenleidens auf, und zwar sowohl bei Labyrinthkrankheiten als bei solchen des Mittelohres. In selteneren Fällen kann das Syndrom sich bei bis dahin gesunden Ohren einstellen. Das *anatomische Substrat* sind teils Entzündungen des Labyrinths, teils solche des N. octavus.

Das **Krankheitsbild** zeigt in den einzelnen Fällen insofern Verschiedenheiten, als es sich einmal um Zustände mit dauerndem geringem Ohrensausen, zum Teil verbunden mit Schwerhörigkeit handelt, zu denen sich anfallsweise Schwindel hinzugesellt; in anderen Fällen dagegen tritt das Syndrom aus scheinbar voller Gesundheit heraus akut auf. Der Schwindel ist oft so heftig, daß der Patient sich nicht aufrecht zu halten vermag. Bei den sog. *apoplektiformen* Anfällen kommt es vor, daß die Kranken zu Boden stürzen und infolge der dabei häufig gleichzeitig vorhandenen Benommenheit einen apoplektischen Insult des Gehirns vortäuschen. Zugleich bestehen Erbrechen sowie Erblassen des Gesichts, oft auch Pulsverlangsamung. Auch beobachtet man Nystagmus sowie Deviation der Bulbi. Nach Abklingen des Anfalls bleibt oft eine gewisse Unsicherheit im Gehen nach Art der cerebellaren Ataxie (taumelnder Gang) zurück; auch treten häufig Anwandlungen von Schwindel auf, der sich namentlich bei stärkerem Bücken, plötzlichen Kopfdrehungen usw. geltend macht. In der Regel wiederholen sich die Anfälle in unregelmäßigen Abständen und hinterlassen, wenn sie nicht schon vorher vorhanden war, Schwerhörigkeit oder einseitige Taubheit. Im Laufe der Zeit nehmen die Anfälle an Heftigkeit ab, doch wird völlige Heilung nur recht selten beobachtet.

Diagnose. Für *Menière* (= Vertigo ab aure laesa) ist der Nachweis der Ohrenkrankheit notwendig. Ein sicheres Symptom für die Labyrinthkrankheit ist die Prüfung auf den sog. *calorischen Nystagmus* nach BARANYI: Nach Ausspritzen des äußeren Gehörgangs mit kaltem Wasser von etwa 20° tritt beim Gesunden horizontaler Nystagmus beider Augen beim Blick nach der entgegengesetzten Seite, bei Anwendung von heißem Wasser (45—50°) Nystagmus beim Blick nach der gleichnamigen Seite ein. Auch der nach rascher Rotation des Rumpfes um seine Längsachse auftretende Nystagmus beim Blick in die Drehung entgegengesetzte Richtung gehört hierher. Fehlen des Nystagmus beweist den Ausfall der Labyrinthfunktion. Das gleiche gilt für das sog. *Vorbeizeigen*: Der Normale reagiert beim Versuch, mit geschlossenen Augen den vorgehaltenen Finger des Arztes mit dem eigenen zu berühren, nach künstlich hervorgerufenem *calorischen* oder Drehnystagmus mit Vorbeizeigen in der dem Nystagmus entgegengerichteten Richtung; dies Phänomen fehlt einseitig bei Erkrankung des N. vestibularis (oder des Kleinhirns).

Das MENIÈREsche Syndrom kommt auch als Symptom bei anderen Krankheiten vor, insbesondere bei Tabes, Lues cerebri, multipler Sklerose sowie im Verlauf mancher akuter Infektionskrankheiten, z. B. bei Typhus, Meningitis sowie bei Vergiftungen (Nicotin usw.). Stets ist die Wa.R. anzustellen. Auch als Begleiterscheinung von Magenstörungen, recht häufig im Zusammenhang mit der Colica mucosa, stellt sich dieses Syndrom ein.

Die **Therapie** besteht nach Möglichkeit in der Behandlung eines etwa vorhandenen Ohrenleidens. Bei Lues ist eine spezifische Kur notwendig. Symptomatisch ist Bulbocapnin (2mal täglich $1/2$ Tablette je 0,1) und vor allem längerdauernde Chininbehandlung in Kombination mit Papaverin (Monotrean) zu versuchen.

Sachverzeichnis

Abführmittel 399
Abnützungsquote 527
Absceß, paranephritischer 95, 484
—, periproktitischer 389
—, subphrenischer 410, 428
Absencen 664
Accretio pericardii 219
Acetessigsäure 537
Aceton 537
Acetylcholin 137
Achylia pancreatica 440
Achylie des Magens 350, 423
Acidose 523
—, urämische 453
Acidosis, diabetische 539
ACTH 579, 580
ADAMS-STOKESsches Syndrom 164, 171, 214
ADDISONsche Krankheit 507
Adenom, basophiles 512
—, toxisches 502
Aderlaß 647
Adermin 563
Adiadochokinesis 641
ADIESches Syndrom 627
Adipositas 554
— dolorosa 559
Adoleszentenkyphose 584
Adrenalin 505
Adynamie 507
Äquivalente, epileptische 664
Aerosolinhalation 261
Ästivoautumnalfieber 115
Agglutinationsreaktion nach GRUBER-WIDAL 39
Agglutinine 3
Agranulocytose 64, 319
Akromegalie 511
Akromikrie 514
Aktinomykose 130
ALBERS-SCHÖNBERGsche Krankheit 585
Albuminurie 447
—, orthostatische 470
Aleukämie 323
Aleukie, hämorrhagische 320
Alexie 636
Alexine 2
Alkalireserve 454, 523
Alkalose 504
Alkaptonurie 559, 582
Alkoholpolyneuritis 611
ALLEN-DOISY-Test 517

Allergie 10, 103, 320
Allorhythmien 166
Altersbrand 227
Altersosteoporose 585
Ambisexualität 509
Amimie 639
Amine, biogene 520
Aminosäuren 519
Ammenbakterien 9
Amnesie, retrograde 664, 676
Amöbenruhr 53, 427
Amyloidleber 427
Amyloidnephrose 464, 465
Amyloidose 261, 284, 298
Anaemia pseudoleucaemica infantum 319
— splenica 321
Anämie, aplastische 320
—, essentielle hypochrome 313
—, konstitutionelle hämolytische 317
—, osteosklerotische 585
—, perniziöse 314, 440
—, serogene hämolytische 318
Analfissur 378
Analfistel 283
Anaphylaxie 10, 19
Anastomose portocavale 425
Ancylostoma duodenale 404
Aneurin 563
Anfangsspannung 135
Angina follicularis 62
—, katarrhalische 62
— lacunaris 62
— LUDOVICI 22, 339
—, lymphoidzellige 64
— parenchymatosa 63
— pectoris-Anfall 178
— pectoris vasomotorica 179
— PLAUT-VINCENTI 64, 72
— tonsillaris 61
Angioblastom 652
Angiokardiographie 153
Angiomatose, hereditäre hämorrhagische 332
Anisocytose 310
Anisokorie 627
Ankylose 576
Anorexia nervosa 353
Anosmie 241, 598
Anthracose 295
Anthrax 127
Antianaphylaxie 19

Antibiotica 11, 14
Anticuslähmung 244
Antifibrolysin 571
Antigene 3
Antihistaminkörper 19
Antihyaluronidase 571
Antikörper 4
Antistreptolysin 571, 578
Antitoxine 3
Anurie 468
—, reflektorische 481
Anspannungszeit 134
Anzeigepflicht 17
Aortenaneurysma 229
Aortenisthmusstenose 224, 225
Aortenklappeninsuffizienz 186, 201, 229
Aortenklappenstenose 188, 202
Aortensklerose 225
Aortitis syphilitica 177, 186, 228
Aortographie 153
Aphasie, motorische 635
—, sensorische 635
Aphthenseuche 129
Apnoe-Zeit 173
Apoplexie 642
Apotoxin 19
Appendicitis 268, 383, 428
Apraxie 638
Aptyalismus 339
Aquaeductus SYLVII 640, 642
Arachnoidea 641
Arborisationsblock 171
ARGYLL-ROBERTSONsches Phänomen 627
Ariboflavinose 563
Arrhythmia absoluta 169, 212
Arrhythmie, respiratorische 165, 210
Arteria cerebri media 642
Arteriographie 153, 655
Arteriolosklerose 225, 233, 465
— der Cerebralgefäße 226, 647
— der Coronargefäße 178
Arthritis alkaptonurica 559
— sicca 577
— urica 549
Arthropathia deformans 581
— ovaripriva 582
Asbestose 295

Ascaris lumbricoides 292, 403
ASCHOFFsches Knotchen 574
ASCHOFF-TAWARAscher Atrioventrikularknoten 133
Ascites 161, 413, 423
Assimilation 519
Astereognosie 638
Asthma bronchiale 261
— cardiale 163, 199, 206
— humidum 258
— uraemicum 453
Astrocytom 652
Asynergie 641
Ataxie 627
—, cerebellare 641, 650
—, hereditare 631
Atelektase 258, 272, 280
Atemaquivalent 249
Atemvolumen 249
Atemweite 251
Atemzentrum 250
Atherome 224
Atherosklerose 224
Athetose 646
Athyreose 493
Atmungsferment, gelbes 563
Atmungsinsuffizienz 251
Atonie des Magens 367
Augenhintergrund 452
Augenmuskelnerven 599
Aureomycin 15
Auslöschphänomen von W. SCHULTZ-CHARLTON 23
Aussatz 126
Austreibungszeit 134
Avitaminosen 562
Azotamie 453
Azotorrhoe 437

BABINSKIsches Zeichen 618
Bactericidie 10
BAINBRIDGE-Reflex 142
Bakteriamie 90
Bakterienflora des Darms 372
Bakteriolysine 3
Bakteriophagen 4
Bakteriostase 10
Bakteriurie 478
Balantidium coli 406
Balkenblase 487, 489
Bandscheibeneinbruch 589, 609
Bandwürmer 401
BANG-Bacillen-Osteomyelitis 110
BANGsche Krankheit 109
BANTING-Kur 557
BANTIsche Krankheit 321, 413, 425, 429
Basedowoid 500
BASEDOWsche Krankheit 165, 231, 497, 585
Basilarmeningitis 165
Bauchdeckenspannung 408
Bauchfelltuberkulose 424

Bauchwassersucht 161, 413, 423
BECHTEREWsche Krankheit 251
BEDNARsche Aphthen 337
Beinvaricen 235
BELLsches Phänomen 603
BELL-MAGENDIEsches Gesetz 614
BENCE-JONESsche Albuminurie 448
Benzolvergiftung 321
Beri-Beri 569
BERNHARDTsche Krankheit 610
Bewegungsangina 207
Bewegungsinsuffizienz 161
Bewußtlosigkeit 641
BIERMERsche Anämie 314, 440
Bigeminus 166
Bilharziose 491
Bilirubinkalksteine 431
Bindegewebsspannus 576
BIOTsche Atmung 653
BLALOCKsche Anastomose 223
Blase, reizbare 492
Blasengeschwülste 489
Blasenkatarrh 486
Blasenstein 490
Blattern, schwarze 30
Bleichsucht 311
Bleivergiftung 231
Blickkrämpfe 85
Blicklähmung, assoziierte 602
Block, partieller 170, 214
—, totaler 214
Blutaussaat 96
Blutdruck 154
Blutdrucksteigerung 231, 449
Blutdruckzügler 142
Bluterbrechen 423
Blutgruppen 307
Blutkörperchensenkungsgeschwindigkeit 307
Blutkrankheiten 304
Blut-Liquorschranke 642
Blutplättchen 305
Blutplasma 306
Blutspeicher 138
Blutungsanämie, akute 309
—, chronische 310
Blutungsübel 331
BOECKsches Sarkoid 108, 284, 331
Bornholmer Krankheit 84
Bothriocephalus latus 314, 317, 403
Botulismus 48
BOWMANsche Kapsel 442
Brachia conjunctiva 641
Brachialgia nocturna 231
Bradykardie 152, 164
Breitspektrum-Antibiotica 11
BRIGHTsche Krankheit 457

BRILLsche Krankheit 34
BRILL-SYMMERSsche Krankheit 329
BROADBENTS Zeichen 220
Bronchialasthma 261
Bronchialatmen 254
Bronchialdrüsentuberkulose 56, 277
Bronchialdrüsenvereiterung 303
Bronchialfistel 298
Bronchialkrebs 290
Bronchiektasen 260, 273, 275
Bronchiolitis 258
Bronchitis, akute 256
—, chronische 257
— deformans 102, 258
—, eosinophile 258
— fibrinosa 258
— pituitosa 258
Bronchoblennorrhoe 258
Bronchophonie 255
Bronchopneumonie 271
Bronchoskopie 255, 280
Bronchostenose 273, 291
Bronchustuberkulose 105, 288
Bronzediabetes 542
Bronzekrankheit 507
BROWN-SÉQUARDsche Bahn 614
— Lähmung 624
Brucellosen 109
BRUDZINSKIs Nackenphänomen 87
Brücke 640
Brustfellentzündung 295
Bulbärparalyse, asthenische 592
—, progressive 632
BURDACHsche Stränge 613

Cachexia strumipriva 496
Cadmiumsulfatreaktion 417
Casarenhals 68
Caissonkrankheit 621
Calcariurie 491
Calcinosis interstitialis universalis 590
Calorimetrie 525
Cancrocirrhose 424
Canicolafieber 122
Capillarbronchitis 258
Capillaren 139
Capillarpuls 187
Capsula interna 639
Carcinosis peritonei 413
Caries sicca 576
—, tuberkulöse 586
Carotin 562
Carpopedalspasmen 503
Carunculae ani 236
CASALsches Halsband 570
CASTLE-Ferment 316
Catarrhus aestivus 241
Cavum subarachnoidale 641

Cephalaea nodularis 684
Cephalagie 684
Cephalin-Cholesterin-Flok-
  kungsreaktion 417
Cercomonas intestinalis 406
Cerebellum 640
Cerebralrheumatismus 573
Cestoden 401
CHAGAskrankheit 126
CHARCOTsche Trias 658
CHARCOT-LEYDENsche Kry-
  stalle 263
Chemotherapie 11
— der Tuberkulose 286
CHEYNE-STOKESscher Atem-
  typus 199, 255
Chloranämie, achylische 313
Chloroleukämie 327
Chlorom 327
Chloromycetin 15
Chlorose 311
Cholagoga 417
Cholangitis 433
Cholecystitis 430
— phlegmonosa 432
Cholelithiasis 430
Cholera asiatica 49
Choleratyphoid 50
Cholesterin 521
Cholesterinsteine 430
Chondrodystrophie 585
Chorda tympani 603
Chorea 573, 646, 669
Choreomeningitis 89
Chorionepitheliom 291
Chorioidaltuberkel 108
Chronaxie 594
CHVOSTEKsches Phanomen
  70, 504
Chylothorax 300
Circumduktion 646
Cirrhose, biliäre 433
—, cholostatische 425
—, kardiale 426
Cisternen 641
Citronensäurezyklus 521
CLARKEsche Säulen 614
CLAUBERG-Test 517
Claudicatio intermittens 227
Clearance-Untersuchungen
  446
Co-Carboxylase 563
Coeliakie 383
Colica mucosa 399
Colipyelitis 478
Colitis 374
— ulcerosa 379
Coloncarcinom 387
Coloptose 400
Coma basedowicum 500
— diabeticum 541
Commotio cerebri 675
Compressio intestinalis 391
Concretio pericardii 219
Contusio cerebri 676

COOMBS-Test 318
Cor nervosum 220
Coronargefäße 139
Coronarinsuffizienz 178
Coronarsklerose 206
Coronarthrombose 178, 209
Corpora restiformia 641
Corpus striatum 639
Cortison 579, 580
Coryza 240
COURVOISIERsches Zeichen
  435, 440
COXSACKIE-Virus-Erkran-
  kungen 83
Craniotabes 568
Crescendogeräusch 185
Culex fatigans 89
CURSCHMANNsche Spiralen
  263
CUSHING-Syndrom 231, 509,
  512, 585
Cutanimpfung nach v. PIR-
  QUET 103
Cyanose 161
Cylindrurie 448
Cystenlunge 294
Cystenniere 474
Cysticercose 652
Cystinurie 559
Cystitis 486
Cystopyelitis 477
Cytostatica 327, 330

Dämmerzustände, epilepti-
  sche 665
DAMOISEAU-ELLISsche Kurve
  296
Darmamyloid 390
Darmbilharziose 492
Darmblutungen 40
Darmbrand 376
Darmkatarrh 374
Darmlahmung 392
Darmparasiten 401
Darmsarkom 389
Darmträgheit 397
Darmtuberkulose 282, 389
Darmwandphlegmone 376
Darmverschluß 391
—, arteriomesenterialer 368
Dauerausscheider 7
Decubitus 42, 621
Decussatio pyramidum 640
Dehydrierung 675
Delirium cordis 169
— tremens 268
Demenz, arteriosklerotische
  648
Dengue 89
Depranocytenanämie 318
DERCUMsche Krankheit 559
Dermatomyositis 581
Dermoidcysten 302
Desaminisierung 520
Desinfektionsverfahren 18

Desmolyse 519
Déviation conjugée 638, 643,
  663
Diabetes decipiens 536
— insipidus 513, 514, 515
— mellitus 535
—, renaler 548
Diaminurie 560
Diarrhoe, gastrogene 350, 378,
  380
Diastasewerte im Blut und
  Harn 437
Diathese, hamorrhagische
  331, 419, 422
—, spasmophile 504
Diazoprobe 416
Dicumarol 306
Digitalis 191
Digitus mortuus 230
Diphtherie 66
—, toxische 68
Diphtherieserum 72
Diplegia cerebralis spastica
  infantilis 671
Dipsomanie 665
Diskusprolaps 589, 609
Disposition 5
Dispositionsprophylaxe bei
  Tuberkulose 285
Dissimilation 519
Distomum pulmonale 292
Divertikel des Ösophagus 342
Divertikulose des Dickdarms
  377
DÖHLEsche Körperchen 21
Dreitagefieber 90
Drüsenfieber, PFEIFFERsches
  65
Drüsenpest 99
Ductus arteriosus BOTALLI
  223
Dünndarmcarcinom 389
Dumping syndrome 362
Duodenaldivertikel 357
Duodenalschlinge, ausgewei-
  tete 440
Duodenalsondierung 418
Duodenitis 376
Dura mater 641
Durchwanderungspleuritis
  361
Dyschezie 236, 398
Dysenterie 428
Dyskinesie der Gallenwege 431
Dyspepsie 375, 379
Dysphagie 313
Dyspnoe 161, 252
Dyspraxia intermittens in-
  testinalis angiosklerotica
  226
Dystonie, vegetative 682
Dystrophia adiposogenitalis
  514
— musculorum progressiva
  590

EBERTH-GRAFFKYscher Bacillus 37
Echinococcus 436
—, Lunge 291
—, Niere 476
EHRLICHsche Aldehydreaktion 416, 419, 426
Einflußstauung 169, 220
Eingeweidewürmer 401
Eisenmangelanamie 309
EISENMENGER-Syndrom 222
Eiweißausscheidung 447
Eiweißkörper 519
Eiweißmangelödem 561
Eiweißstoffwechsel 527
Eklampsie 464
Elastizitätshochdruck 231
Elektroencephalographie 655
Elektrokardiogramm 150
Elektrolyte 522
Elektrophorese 306
Elliptocytenanämie 318
Embolie 238
Embryokardie 147
Embryopathia rubeolosa 28
Emphysem 264
—, interstitielles 266
Emphysemtuberkulose 278
Empyem der Gallenblase 432
— der Nebenhöhlen 240
— der Pleura 269
Empyema necessitatis 298
Enanthem 24
Encephalitis, eitrige 649
— epidemica s. lethargica 58, 84
—, hämorrhagische 662
—, nichteitrige 651
— postvaccinalis 31
Encephalographie 655
Encephalomalacie 644
Encephalopathia saturnina 666
Endangiitis obliterans 227
Endarteriitis luetica 660
Endocarditis lenta 94, 97
— septica 183, 294, 427, 472
— simplex 182
Endokarditis 181, 581, 669
—, rheumatische 572
Endotheliome der Pleura 302
Entartungsreaktion 594
Enteritis 374
Enteroptose 400
Enthelminthen 401
Entkalkungsosteopathie 585
Entspannungskollaps 216
Entzügelungshochdruck 142
Entzündung, hyperergische 10, 571
Enuresis nocturna 493, 664
Epilepsie 662
Epistaxis 242
Epithelschutzvitamin 562
Epituberkulose 280

ERBsche Lähmung 596
ERBsches Phänomen 504
ERB-GOLDFLAMsche Krankheit 591
Ergosterin 564
Erntefieber 122
Erregbarkeit, elektrische 593
Erschlaffungsdilatation 159
Erstinfektion, tuberkulose 103
Eruptionsfieber 25
Erysipel 35
Erysipeloid 37
Erythema annulare 573
— infectiosum 28
— nodosum 573, 580
Erythroblastose, fetale 307, 310
Erythrocytencylinder 449
Erythrocytendurchmesser 314
Erythrocytenresistenz 317
Erythrocytosen 321
Erythromycin 15
Erythropathie 318
Erythropoese 304
ESBACHsche Probe 447
Eunuchen 517
Euphorie 92
Exophthalmus 467, 498
Expektoration, maulvolle 260, 275
Expositionsprophylaxe bei Tuberkulose 285
Extrasystolen 166

Facialislähmung 603
Facies abdominalis 409
— leonina 325
—, myopathische 590
Faeces 373
Farbindex 309
Fäulnisdyspepsie 380
FALLOTsche Tetralogie 221
— Trilogie 222
Fallsucht 662
Falx cerebri 641
Farbstoffgehalt des Blutplasmas 307
Febris quintana 119
— recurrens 118
— undulans abortus 109
— undulans melitensis 110
Feiung, stille 6
FELTY-Syndrom 580
Fernphotographie nach KÖHLER 145
Fette 520
Fettembolie der Lunge 294
Fettherz 176
Fettleber 421
Fettsucht 554
—, dysgenitale 555
—, endogene 555
—, hypophysäre 555

Fettsucht, relative 554
—, thyreogene 495, 555
Fibrin 306
Fibrinogen 306
Fibrinogenopenie, hereditäre 332
Fibromata mollusca 613
Fibrositis 589
Fieber 7, 534
—, rheumatisches 571
Filariasis 492
FILATOW-DUKEsche Krankheit 28
Filtrationstheorie von LUDWIG und CUSHNY 442
Fissura ani 237
Fistel, arteriovenöse 223
Fleckfieber 33
FLEISCHERscher Cornealring 670
Foetor ex ore 338
Fokalinfektion 97
Folsäure 317
Foramen MAGENDII 642
Foramina LUSCHKAE 642
FRIEDLÄNDER-Pneumonie 270
FRIEDREICHsche Krankheit 631
FRÖHLICHsche Krankheit 514
Frühinfiltrat, infraclaviculares 277
Fünftagefieber 119
Fundus hypertonicus 232
Funktionsprüfung des Kreislaufs 172
— der Lungen 256

Gärungsdyspepsie 379
Galaktosetoleranz 417
Galle 416
Gallensteinanfall 431
Gallenblasencarcinom 433, 435
Gallenfistel 417
Gallensteine 394
Gallenwege 413
Galopprhythmus 148
Gammaglobulin 27, 28, 83
Ganglioneurom 302
Ganglion GASSERI 608
Gangliosid 560
Gangrän, Extremitäten 227
—, juvenile 228
GARLANDsches Dreieck 296
Gastrektasie 367
Gastritis 348
Gastroenteritis paratyphosa 48
Gastroplegie 368
Gastroptose 366
Gastrosuccurrhoe 351
Gastroxynsis, paroxysmale 352
GAUCHERsche Krankheit 560
Gaumensegellähmung 70

Gefäßmißbildungen, angeborene 221
Gefäßstörungen, funktionelle 230
Gefrierpunktsdepression des Serums 445
Gegenregulationsdiabetes 536
Gehirnabsceß 649
Gehirnblutung 642
Gehirnembolie 644
Gehirntuberkel 652
Gelbfieber 122, 333
Gelbsucht 418
Gelenkfungus 576
Gelenkerkrankungen, septisch-metastatische 575
Gelenkkorper, freier 582
Gelenkrheumatismus, akuter 571
—, chronischer 576
Genickstarre, ubertragbare 86
Genius epidemicus 6
Gerausche, endokardiale 149
—, perikardiale 150
GERHARDTsche Reaktion 537
Geroderma 513
Gesamtblutmenge 306
Gibbus 586
Gicht 549
Gichtniere 551
Gigantismus 512
Gingivitis, ulceröse 336
GLÉNARDscher Handgriff 158
GLÉNARDsche Krankheit 400
Gliom 652
GLISSONsche Schwebe 588
Globus pallidus 639
Glomerulitis 457
Glomerulonephritis 22, 455, 456
Glomerulonephrose 464
Glossitis, akute 338
Glossopharyngeusneuralgie 608
Glottisödem 18, 231, 246, 247
Glykoneogenie 522
GMELINsche Probe 419
Goldtherapie 579
GOLLsche Stränge 613
GOLTZscher Klopfversuch 142
Gonokokkensepsis 95
GORDON-Reflex 618
GORDON-Test 329
GOWERSsches Bündel 614, 641
GRAEFEsches Zeichen 498
Granularatrophie der Nieren 465
Granulierung, toxische 305
Granulocyten 304
Granulocytopenie 319
Granulom, malignes 329
—, rheumatisches 571, 574
Granulosazelltumor 519
GRATIOLETsche Sehstrahlung 637

GRAWITZsche Tumoren 472
Greisenpneumonie 268
Grippe 56, 272
Grippe-Virus-Adsorbat-Impfstoff 56
GRUBER-WIDAL-Reaktion 34
Grundumsatz 499, 525
Gruppenreaktionen 9
GUARNIERIsche Korperchen 30
Gürtelrose 32
GUILLAIN-BARRÉsches Syndrom 612
Gummen des Gehirns 661
GUMPRECHTsche Schatten 325
GUNNsches Kreuzungsphanomen 232

Habitus phthisicus 102
Hamangiom 302
Hamato-Chylurie, tropische 492
Hamatoidin 416
Hamatoidinkrystalle 274
Hamatokrit 306
Hamatom, epidurales 677
—, subdurales 673
Hamatomyelie 623
Hamatothorax 300
Hámaturie 473
Hämochromatose 438, 508, 542
Hämoglobin 305
Hämoglobincylinder 449
Hämoglobinurie 449
Hamoperikard 219
Hamophilie 331, 582
Haemophilus pertussis 54
Hámoptoe 260, 275, 278
Hamorrhoidalblutungen 423
Hämorrhoiden 236
Hamosiderin 317
Hámosiderose 316
Hahnenkammtest 516
Hahnentritt 597
Halbrhythmus 170
Halisterese 567, 584
Hampelmannphänomen 566
HAND-SCHÜLLER-CHRISTIANsche Krankheit 560
HANGANTZIU-DEICHER-Reaktion 64, 128
HANOTsche Cirrhose 425
Harnaciditat 443
Harncylinder 448
Harnfarbe 446
Harnkonkremente 479
Harnsäure 520
Harnsediment 448
Harnstoff 197
Harnvergiftung 452
HAUDEKsche Nische 356
Hautdrainage 197
Hautmilzbrand 127
Hautpest 99

Hautteleangiektasien 423
Hautveranderung, postvaricose 235
HEADsche Zone 356, 431
HEBERDENsche Knoten 583
HEINE-MEDINsche Krankheit 79
Hemeralopie 423, 562
Hemianaesthesia dolorosa 639
Hemianaesthesie 646
Hemianopsie, bitemporale 512
Hemikranie 683
Hemiparese 646
Hemiplegia alternans 647
Hemiplegie, cerebrale 644
HENLEsche Schleifen 442
Hepar lobatum 425
Heparin 306
Hepatargie 421, 424
Hepatitis epidemica 418
— suppurativa 427
— virusbedingte 418
Hepatosplenomegalie von NIEMANN-PICK 560
Herdinfektion 97
Herdnephritis 459
Herdsanierung 579
Hernie, epigastrische 345
Hernien 391
Herpangina 84
Herpes zoster 32
HERTER-HEUBNERsche Krankheit 383
Herzarbeit 135
Herzbeschwerden bei Fettleibigkeit 177
Herzbeuteloblitteration 219
Herzblock, totaler 171
Herzdämpfung, absolute 144
—, relative 144
Herzdilatation 159
Herzfehlerzellen 186
Herzform 146
Herzgerausche 149
Herzgröße 144
Herzinfarkt 179, 439
Herzinsuffizienz 160
Herzklappenfehler 183
— bei Gravidität 190
Herzklopfen 220
Herzlues 176
Herzmißbildungen, angeborene 221
Herzspitzenstoß 143
Herzwandaneurysma 210
Heterochylie 353
Heuschnupfen 241
Hexenschuß 588
Hiatus leucaemicus 326
Hiatushernie 369
Hiluskatarrh 267
Hinken, intermittierendes 227
Hinterwandinfarkt 181
Hirnabsceß 261, 275

Hirnembolie 214
Hirnschaden, traumatischer 676
Hirnsinusthrombose 671
Hirnstamm 640, 641
Hirntumor 652
HIRSCHSPRUNGsche Krankheit 396
HIRST-Test 57
Hirsutismus 509
HISsches Bündel 133
Histamin 137
Hochdruck 197
—, blasser 450
—, roter 232, 450
—, zentrogener 231
Hochdruckstauung 162
HODGKINsche Krankheit 303, 329
Höhlendrops 161
Homogentisinsaure 559
HORNERscher Symptomenkomplex 302, 596, 622
Hühnerbrust 568
Hunger 534
Hungerdystrophie 234
Hungerödem 561
Hungerosteopathie 551
HUNTERsche Zunge 383
HUNTINGTONsche Chorea 670
Husten 242
Hyalinose 224
Hydatidenschwirren 436
Hydrocephalus 671
Hydrocortison 579, 580
Hydronephrose 475, 481
Hydroperikard 161, 219
Hydrophobie 78
Hydrops articulorum intermittens 575
— der Gallenblase 432
Hydrothorax 161, 300
Hypercholesterinamie 225
Hypercorticoidismus 509
Hypergenitalismus 509, 519
Hyperglykämie 538
Hyperinsulinismus 548
Hypernephrom 291, 472
Hyperostosis frontalis interna 513, 581
Hyperpituitarismus 511
Hypersplenie 430
Hypertension 197, 231, 450
—, paroxysmale 509
Hyperthyreose 284
Hypertonie 197, 231, 450
—, essentielle 232, 465
Hypertrichose 513
Hypertrophie des Herzens 157
Hypochlorämie 454, 463, 464
Hypogenitalismus 518
Hypokaliämie-Syndrom 548
Hypophosphatämie 568
Hypophysengangsgeschwülste 652

Hypophysentumor 512
Hyposmie 598
Hyposthenurie 466
Hypotension 234
Hypothyreose 495, 496
Hypotonie 234
Hypovitaminose 565
Hypoxämie 179

Icterus melas 435
Idiotie, amaurotische 560
Ikterus 418
—, hamolytischer 317, 418
—, hepatocellularer 418
Ileococaltumor 385, 389
Ileus 388, 391, 392
Immunisierung, aktive 16
—, passive 3, 16
Immunitat 5
Immunitatsreaktionen 3
Immunkörper im Blutserum 9
Immunoprophylaxe 16
Immunotherapie 10, 16
Impferysipel 36
Impfgesetz 31
Impfschutz 5
Incarceration 391
Infektarthritis 576
Infektionskrankheiten 1
Infiltrat, eosinophiles 292
Influenza 56
Infundibularstenose 223
Initialexanthem bei Pocken 29
Inkubationszeit 4
Inokulationshepatitis 418
Insuffizienz, energetische 207
—, feuchte kardiale 206
—, hypophysäre 513
—, respiratorische 251
—, trockene kardiale 206
Insulin 546
Insulome 548
Insult, apoplektischer 643
Intentionstremor 657
Intercostalneuralgie 610
Intracutanreaktion von MENDEL-MANTOUX 103
Intrinsic factor 316
Intubation 74
Intussuszeption 392
Invagination 392
Iritis 573
Ischämie der Niere 450
Ischialgie 609
Ischuria paradoxa 486, 489
Isohydrie 443, 522
Isoionie 522
Isosthenurie 444, 466
Isthmustenose der Aorta 231

JACKSONsche Epilepsie 639, 654, 666
Jejunitis necroticans 376

JENDRASSIKscher Handgriff 626
Jodbasedow 500
Jodüberempfindlichkeit 441
JOLLY-Korper 383
JOLLYsche myasthenische Reaktion 592

Kachexie 291
Kadaverstellung 245
Kälteagglutinine 319
Kältehamoglobinurie 319
KAHLERsche Krankheit 328
Kahnbauch 87
Kakke 569
Kala-Azar 125
Kammerextrasystolen 167
Kammerflimmern 170
Kaninchenauge 35
Kardiolyse 220
Karditiden, akute 203
Karnifikation der Lunge 272
Kastration 517
Katarrh, steinbildender 431
Katheterfieber 487
Kationenaustauscher 425
KAUFFMANNsche Kreislauffunktionsprobe 173
Kaverne, tuberkulöse 277, 282
Kehlkopfcarcinom 247
Kehlkopfdiphtherie 71
Kehlkopfkatarrh 243
Kehlkopflähmungen 244
Kehlkopflues 247
Kehlkopfnerven 242
Kehlkopfpolypen 247
Kehlkopftuberkulose 246, 282
Keimdrüsen 516
Keimträger 2, 7
KEITH-FLACKscher Sinusknoten 133
Keratomalacie 562
Keratose der Tonsillen 63
KERNIGsches Phänomen 87, 609
Keuchhusten 54, 272
KIMMELSTIEL-WILSON-Syndrom 467, 540
Kinderlahmung, epidemische 79
Kittniere 483
Klappenfehler 201
Klappensprengung nach BROCK 223
Kleinhirn 640
Kleinhirnabscesse 650
Kleinhirnbrückenwinkeltumoren
Kleinhirnkrankheiten 641
Kleinhirnseitenstrangbahn 641
Kleinhirntumoren 654
Kleinwuchs, ovarieller 518
Klimakterium 518

KLUMPKEsche Plexuslähmung 596
Kniehackenversuch 627
Knochenbrüchigkeiten 585
Knochentuberkulose 586
Knoten-Extrasystolen 167
Knoten-Lepra 126
Knotenrhythmus 168
Koagulationsvitamin 564
KOCHscher Grundversuch 103
Kohlenhydrate 521
Kohlensäurebäder 215
Koilonychie 313
Kollagenkrankheiten 580
Kollaps, orthostatischer 217
—, protrahierter 218
Kollapsluft 249
Kollapstherapie 287
KOLLEsche Schutzimpfung 50
Koma, diabetisches 541
—, postepileptisches 663
Komazylinder 449, 541
Komplementärluft 249
Kongestiv-Krankheitsperiode 122
Kongorot-Probe 427
Konstitution 102
Kontaktinfektion 6
Konzentrationsversuch 444
Kopfschmerz 684
Kopftrauma 674
KOPLIKsche Flecke 24
Koprostase 394
KORSAKOWsche Psychose 611
Krampfanfall, tetanischer 503
Kranksein, zweites, bei Scharlach 22
Kreatorrhoe 437
Kreislauf, Selbststeuerung des 141
—, Zentralisation des 217
Kreislauf-Funktionsdiagnostik 172
Kreislaufinsuffizienz 160
Kreislaufschwäche, periphere 216
Kreislaufzeit 140
Kretinismus 495
Kreuzungsphänomen 452
Kreuzversuch 308
Kriegsnephritis 460
Krise, thyreotoxische 500
Krisen, gastrische 628
Kropf 494
Kryoskopie 443
Kuhpocken 31
Kuppelung, feste 166
—, gleitende 166
KUSSMAULsche Atmung 453
Kyphoskoliose 251

Lactoflavin 563
Lähmungen, diphtherische 70
—, schlaffe 593

LAENNECsche Lebercirrhose 422
Lävulosurie 548
Lagophthalmus 603
Lamblia intestinalis 406
Landkartenschädel 560
LANDRYsche Paralyse 82, 611
LANZscher Punkt 385
Laryngitis 243
Laryngospasmus 56, 245, 503
Larynxkrisen 628
Larynxstenose 58, 246, 247
LASÈGUEsches Symptom 609
Lateralsklerose, amyotrophische 633
LAWRENCE-MOON-BIEDLsche Krankheit 515
Leber 415
Leberabsceß 427
Leberatrophie, akute 421
Leberautolyse 421
Leberbehandlung 315
Lebercarcinom 424, 434
Lebercirrhose 321, 420, 422, 429, 434
Leberechinococcus 436
Leberfunktionen 416
Leberfunktionsprüfung 417, 420
Leberinsuffizienz 421
Leberlues 425
Leberparenchymschaden 418
Leberschaden, toxische 420
Lebersteine 430
Leberstoffwechsel 417
LEISHMAN-DONOVANsche Parasiten 125
Leishmania infantum 125
Lemming-Seuche 111
Lentasepsis 92
Lepra 126
Leptomeningitis 672
Leptomeninx 641
Leptospirosen 120
Leptospirosis canicola 122
— grippotyphosa 122
— ictero-haemorrhagiae 120
Letalität 22
Leukämie 303, 323
—, akute 321, 326
Leukopenie 580
Leukoplakie, Blase 487
—, Mundhöhle 338
Leukopoese 304
Leukose 323
LEVINTHAL-COLES-LILLIEsche Körperchen 60
LIBMAN-SACKS-Syndrom 581
Lingua dissecata 338
— geographica 338
Linksinsuffizienz 137, 163
Linksverschiebung 305
Linsenkerndegeneration 425, 670
Lipämie 538

Lipodystrophia progressiva 559
Lipoide 520
Lipoidgranulomatose 560
Lipoidnephrose 463
Lipoidose 224
Lipom 302
Liquor cerebrospinalis 641
Liquordruck 642
Listeriose 128
LITTLEsche Krankheit 126, 671
Locus KIESSELBACHII 242
LOHLEINsche Herdnephritis 462
LOEWische Reaktion 506
Logorrhoe 635
LOHNSTEINscher Gärungsapparat 537
Lokalisationsgesetz von CORNET 101
LOSSENsche Regel 331
Lues cerebrospinalis 659
Luftembolie 239
Lumbago 588
Lungenabsceß 273
Lungenblutung 274
Lungenembolie 293
Lungenerkrankungen, tierisch-parasitäre 291
Lungengangrän 274, 299
Lungeninfarkt 293
Lungeninfiltrat, flüchtiges eosinophiles 284
Lungenlappenresektion 289
Lungenlues 289
Lungenmilzbrand 128
Lungenödem 163, 199
Lungenpest 99
Lungenphthise 277
Lungensegmentresektion 289
Lungensyphilis, angeborene 290
Lungentuberkulose 276
— bei Diabetikern 282
—, postprimäre 277
Lungentumoren 290
Lupus erythematodes 581
LUTEMBACHER-Syndrom 223
Lymphadenitis, postscarlatinöse 22
Lymphadenose, chronische leukämische 325
Lymphangioma cysticum 414
Lymphangitis carcinomatosa 291
Lymphdrüsentuberkulose 276
Lymphoblastom, großfollikuläres 329
Lymphocyten 305
Lymphogranulom 329
Lymphoidzellgruppe 305
Lymphosarkom 291, 328
Lyssa 77

Sachverzeichnis

MAC BURNEYscher Punkt 385
Madenwurm 405
Magen 344
Magencarcinom 363
Magenchemismus 346
Magencolonfistel 365
Magenjejunocolonfistel 363
Magenkatarrh 348
Magenkrebs 363
Magenneurose 352
Magenschwindel 349
Magensenkung 366
Magersucht, endogene 559
—, hypophysäre 514
Main thalamique 639
Makrogenitosomia 509
Makroglobulinämie 329
Malaria 112
— quartana 114
— tertiana 113
— tropica s. perniciosa 115
Malariarezidive 116
Malleus 128
MALPIGHIsche Körperchen 442
Maltafieber 110
Malum COTUNNII 609
— coxae senile 582
— perforans 629
— POTTI 586
Managerkrankheit 232
Manganvergiftung 668
Mangelkrankheiten 561
Markhemmung, splenogene 321
Marmorknochenkrankheit 585
Masern 24, 272
—, hämorrhagische 25
Masernencephalomyelitis 25
Masernpneumonie 25
Masernrekonvaleszentserum nach DEGKWITZ 27
Mastdarmcarcinom 388
Mastfettsucht 554
Maternitätstetanie 504
Maul- und Klauenseuche 129
MECKELsches Divertikel 396
Medianuslähmung 596
Mediastinalabsceß 303
Mediastinalphlegmone 22
Mediastinaltumoren 302
Mediastinitis 303
Mediastino-Perikarditis 219
Mediastinum 302
Medulloblastom 652
Meerzwiebel 191
Megaloblasten 304, 314
Megalocyten 314
Mehlnährschaden 561
Melaena 396
Melanotrichia linguae 338
Melanosarkom 435
MENDEL-BECHTEREW-Reflex 618

MENIÈREscher Symptomenkomplex 685
Meningealblutungen 671
Meningeom 652
Meningismus 88
Meningitiden, abakterielle 83
Meningitis cerebrospinalis epidemica 86
—, eitrige 261, 672
—, gutartige mononucleare 83, 89
— serosa 83, 89
— tuberculosa 88, 107
Meningoencephalitis 128
— parotidea 61
Meningokokkensepsis 88
Meralgia paraesthetica 610
Merseburger Trias 498
Mesenterialdrüsentuberkulose 415
Mesenterialgefäße 396
Mesenterialvenenthrombose 424, 439
Metaplasie, myeloische 316
Meteorismus 409, 423
Methämoglobin 305
Migräne 683
Mikromelie 586
Mikromyeloblasten 326
Mikrospharocytose 317
Miliaria crystallina 573
Miliaris discreta 278
Miliartuberkulose 104, 106, 277, 278
MILLARD-GUBLERsche Lähmung 647
Milz 7
Milzbrand 127
Milzexstirpation 318
Milzfibrose 321
Milztuberkulose 321
Milztumor, thrombophlebitischer 429
Milzvenenthrombose 429
Minimalluft 249
Minutenvolumen 172
Mischgeschwulst, teratoide 473
Mischinfektion 9
Miserere 393
Mitralklappeninsuffizienz 184, 202
Mitralklappenstenose 185, 202
MÖBIUSsches Zeichen 498
MÖLLER-BARLOWsche Krankheit 334, 566
Mondgesicht 512
Monocyten 305
Monocytenangina 64
Mononucleose, infektiöse 64, 128
Morbilli 24
Morbus BANTI 321, 413, 425, 429

Morbus BASEDOWII 165, 231, 497, 585
— BOECK-BESNIER-SCHAUMANN 108, 284, 331
— CUSHING 231, 509, 512, 585
— maculosus WERLHOFII 334
— PONCET 284, 575
— ROGER 223
— sacer 662
— STRÜMPELL-BECHTEREW-PIERRE-MARIE 578
MORGAGNIsches Syndrom 513
Mortalität 22
Mühlengeräusch 239
Multiple Sklerose 656
Mumps 61, 437
Mundatmung 240
Mundbodenphlegmone 303
Mundfäule 336
Mundhöhle 335
Muskatnußleber 426
Muskelatrophie, neurotische progressive 632
— spinale progressive 632
Muskelblutung 565
Muskelrheumatismus 588
Muskelrigidität 667
Myalgia epidemica 84
Myalgie 588
Myasthenia gravis pseudoparalytica 591
Myelitis 620
Myeloblasten 304
Myelocyten 304
Myelographie 625
Myelome, multiple 328
Myelose, chronische leukämische 324
Myodegeneratio cordis 177
Myogelose 589
Myokardinfarkt 209
Myokarditis, akute 174
—, chronische 175
—, diphtherische 204
—, interstitielle 35
Myokardschwielen 174
Myolyse 69
Myopathien 590
Myositis ossificans localisata 590
— ossificans progressiva 590
Myotonia atrophica 591
— congenita 591
Myxödem 495, 496
Myxoneurosis intestinalis 399

Nachtblindheit 562
Nackenseuche 82
Nackenstarre 673
Nahrungsmittelvergiftungen 48
Narkolepsie 664
Nasenbluten 242

Sachverzeichnis

Nasendiphtherie 71
NASSEsche Erbregel 331
Nebennierenrindenmarktumor 509
Nebennierenrindentumor 509, 513
Neisseria meningitidis 86
Neostriatum 639
Nephritiden, herdformige 461
Nephritis 98
— apostematosa 472
—, interstitielle 462
—, perakute 460
Nephrocirrhosis 465
Nephrolithiasis 479
Nephron 442
Nephropathien, aufsteigende 456
Nephroptose 474
Nephrose, luische 469
Nephrosen 455, 462
Nephrosklerose 465
—, maligne 467
Nervenlepra 126
Nervensystem, parasympathisches 680
—, sympathisches 679
—, vegetatives 533, 677
Nervus abducens 602
— accessorius 607
— acusticus 606
— axillaris 595
— cutaneus femoris lateralis 597
— facialis 602
— femoralis 597
— glossopharyngeus 606
— hypoglossus 607
— intermedius 603
— ischiadicus 597
— medianus 595
— musculocutaneus 595
— obturatorius 597
— oculomotorius 599
— opticus 598
— peroneus 597
— pudendus 598
— radialis 595
— subscapularis 595
— suprascapularis 595
— thoracicus longus 594
— tibialis 597
— trigeminus 602
— trochlearis 599
— ulnaris 596
— vagus 606
Neuralgia spermatica 610
Neuralgien 98, 419, 607
Neuritiden 98, 607
Neurinom 613, 652
Neurofibromatose 613
Neurorezidive 662
Nicotinsäureamid 570
Nierenamyloid 463, 464

Nierenbeckenentzündung 477
Nierenembolie 472
Nierenentzündung 454
Nierenepithelien 449
Nierengicht 552
Nierengrieß 479
Niereninfarkt 472
Niereninsuffizienz 443
Nierenkarbunkel 484
Nierenleiden, glomerulotubuläre 455
—, vasculare 455
Nierenrindenabsceß 484
Nierensand 479
Nierensiechtum 453
Nierensklerose 455
Nierensteine 479
Nierentuberkulose 481
Nitrokorper 208
Nocardia asteroides 130
Noma 26, 336
NOORDENsche Haferkur 546
Noradrenalin 505
Nucleoproteide 520
Nucleus caudatus 639
— dentatus 641
— -pulposus-Hernie 589
— ruber 641
Nykturie 161, 444, 471
NYLANDERsche Probe 537
Nystagmus 657
—, calorischer 685

Obesitas 513
— cordis 176
Obliteration des Perikard 219
Oblongata 640
Obstipation 397
Obstipationskot 398
Obstruktionsikterus 418
Occipitallappen 637
Occipitalneuralgie 608
Ochronose 559
Oculomotoriuslähmung 599
Ödem 450
ÖRTELS Terrainkur 558
Oesophagitis corrosiva 341
Ösophagus 340
Ösophaguscarcinom 303, 344,
Ösophagusdilatation 341
Ösophagusstenose 343
Ösophagusvaricenblutung 424
Okklusionsileus 392
Oleothorax 288
Oligämie 308
Oligochromämie 308
Oligocythämie 308
Oligurie 468
OLIVER-CARDARELLI-Symptom 220, 230
Omalgie 588
Ophthalmia neuroparalytica 602
Ophthalmie 25
—, septische 93

Ophthalmoplegia externa 602
Opisthotonus 75, 673
OPPENHEIM-Reflex 618
Opsonine 3
Ornithosis 60
Orthodiagraphie nach MORITZ 145
OSLERsche Krankheit 242, 332
Ostéoarthropathie hypertrophiante pneumique 261
Osteogenesis imperfecta 585
Osteomalacie 584
Osteoporose 512, 584
Osteopsathyrose 585
Osteosklerose 585
Ostitis deformans 585
Ostitis fibrosa cystica generalisata 505
Otitis media 22, 26
Oxyuris vermicularis 405
Ozaena 241

Pachymeningitis cervicalis hypertrophica 661
— haemorrhagica 551, 673
— tuberculosa 586
Pachymeninx 641
PAGETsche Krankheit 585
PALsche Gefäßkrisen 233
Panarteriitis nodosa 228
Pankarditis 174, 572
Pankreascarcinom 439
Pankreascirrhose 438
Pankreascysten 439, 440
Pankreasdiabetes 536
Pankreasnekrose 434
Pankreassteine 440
Pankreatitis 437
Panmyelophthise 320, 579
Pantothensaure 564
Pappatacifieber 90
Paradentose 97, 576
Paragangliom 509
Paralyse, progressive 645
Paralysis agitans 667
Paramyeloblasten 326
Paraphasie 635
Paratyphus abdominalis 47
Paratyphusgruppe 46
Parietallappen 638
Parkinsonismus 85, 648, 667
PARKINSONsche Krankheit 667
Parosmie 598
Parotitis epidemica 61, 437
PASCHENsche Elementarkörperchen 28
PATEK-Diat 425
Pathomorphose 69, 81
PAUL-BUNNEL-Reaktion 64
PAULsches Verfahren der Pockendiagnose 30
Pause, kompensatorische 166
Pavor nocturnus 665

PAYRsche Krankheit 391
Pectoralfremitus 251, 255
Pectus carinatum 568
Peitschenwurm 405
PEL-EBSTEINsches Rückfallfieber 330
PELGER-HUETsche familiare Kernanomalie 305
Pellagra 569
Pellagraschutzstoff 563
Peloide 579
Pelveoperitonitis 410
Pendelrhythmus 148
Penicillin 14
Pentdyopent 416
Pentosurie 548
Percutanprobe bei Tuberkulose 103
Perforation eines Darmgeschwürs 40
Perforationsperitonitis 386, 388, 408, 439
Periarteriitis nodosa 98, 228
Periarthritis chronica destruens 577
— humeroscapularis 580
Peribronchitis, tuberkulöse 277
Pericholecystitis 410, 432
Perichondritis laryngea 246
Perikardektomie 220
Perikarditis 218
—, adhäsive 424
Perikardobliteration 219
Perisigmoiditis 377
Peritonealcarcinose 424
Peritonealtuberkulose 411, 424
Peritonitis 386, 406, 433
Peritonsillarabsceß 63
Perityphlitis 383, 410
Perniciosaflecke nach MAURER 115
Perseveration 636
PERTHESsche Krankheit 582
Pertussis 54, 272
Pes equinovarus 597
Pest 98
Petechien 331
Petit mal 664
PFEIFFERsches Drüsenfieber 65
PFEIFFERscher Versuch 9
Pfortaderstauung 423
Pfortaderthrombose 425, 429
Phaochromocytom 231, 233, 509
Pharyngitis 339
Phase, refraktäre 133
Phenylhydrazinprobe 537
Phlebolithen 238
Phosphatasen 568
Phosphaturie 235, 491
Phosphorvergiftung 421
Phosphorylierung 522

Phrenicusexhairese 287
Phrenicusquetschung 287
Phthise, cirrhotische 282
—, kavernöse 278
Phthisis carcinomatosa 291
— renalis 483
Phthisiogenese 276
Pia 641
Pityriasis versicolor 279
Plasmazellenlymphocytose 27
Plasmocytom 328
PLAUT-VINCENT-Angina ulcero-membranacea 64, 72
Plethora 232
Pleuraempyem 298
Pleuratumoren 302
Pleuritis 274, 283, 295
— diaphragmatica 296
—, interlobäre 297
—, seröse 573
Plexus brachialis 596
— cervicalis 594
— lumbalis 597
— sacralis 597
PLUMMER-VINSON-Syndrom 313, 563
Pneumaturie 488
Pneumektomie 289
Pneumokokkenperitonitis 464
Pneumokokkentypen 266
Pneumokoniosen 294
Pneumonie, chronische 272
—, genuine croupöse 266
—, hypostatische 272
—, käsige 277, 283
—, maligne 269
Pneumonose 251
Pneumoperikard 219
Pneumotachographie 249
Pneumothorax 283, 300
Pocken 28
Podagra 552
Poikilocytose 310
POISEUILLEsches Gesetz 140
Polioencephalitis 652
Poliomyelitis acuta 79
Pollakisurie 487
Polyarthritis acuta 571
— chronica 98, 576
—, deformierende 576
— enterica 575
— psoriatica 578
Polycythaemica vera 321
Polydipsie 515
Polyglobulie 321
Polyneuritiden 611
Polyneuritis 608
Polyposis intestini 387
— ventriculi 366
Polyserositis 413, 424, 573
Polyurie 442, 515
PONCETsches Rheumatoid 284, 575
Pons 640
Porencephalie 651

Poriomanie 664
Porphyrie 560
Porphyrine 305
Posticuslahmung 245
Postpubertätsmagersucht 514
P-pulmonale 174
Prakoma 541
Primärherdphthise 105
Primärinfekt 104, 276
Primärinfiltrierung 280
Proerythroblasten 304
Progerie 513
Prognathie 511
Proktitis 237, 377
— luetica 391
Prostata 97, 578
Prostatacarcinom 489
Prostatahypertrophie 489
Prothrombin 306
Psammom 652
Pseudoalternans 172
Pseudoanämie 308
Pseudoangina pectoris 221
Pseudobulbärparalyse 634, 649
Pseudohermaphroditismus 509
Pseudohypertrophie der Muskeln 590
Pseudolebercirrhose, perikarditische 220
Pseudomyxoma peritonei 414
Pseudoneurasthenie, arteriosklerotische 648
Pseudotabes diphtherica 70
Pseudotuberkelbacillen 100
Pseudourämie 454
Psittakosis 60
Psoascontractur 587
Psoriasis linguae 338
— vulgaris 577
Ptyalismus 339
Pubertas praecox 509
Puerperalfieber 429
Pufferwirkung der Salze 523
Pulmonalstenose 102, 188
—, isolierte 223
Pulsbeschleunigung 152
Pulsdruck 155
Pulsionsdivertikel 342
Pulsschreibung 156
Pulsverlangsamung 152
Pulsus alternans 171
— irregularis perpetuus 169
— — respiratorius 165
— paradoxus 303
Pulsverlangsamung 152
Pupillenstarre, reflektorische 627
Pupillotonie 627
Purinkörper 196
Purpura, anaphylaktische 333
—, infektiöse 333
Putamen 639
Pyämie 90
Pyelitis 477, 481

Pyelitis calculosa 477
Pyelonephritis 477
Pylephlebitis 427
Pylethrombose 429
Pylorospasmus 367
Pylorusstenose 367
Pyocyaneussepsis 95
Pyonephrose 475, 477
Pyonephrosis caseosa 483
Pyopneumothorax 274, 301
Pyurie 487

Quartalsaufer 665
QUECKENSTEDTsches Symptom 626
Quecksilberpräparate 195
Querschnittserkrankung 615
QUINCKEsches akutes circumscriptes Ödem 231
Quotient, respiratorischer 525

Rachenkatarrh 339
Rachitis 567
Radialislahmung 595
RANKEsche Stadienlehre 104
Rash, scarlatiniformer 25
Rasselgerausche 254
Rattenbißkrankheit 123
RAUCHFUSS-GROCCOsches Dreieck 296
RAYNAUDsche Krankheit 230
Reaktionssubstanzen 5
Rechtsinsuffizienz 137, 162
RECKLINGHAUSENscheKrankheit 613
Recurrenslähmung 244, 290, 606
Rectoromanoskopie 371
Rectum — Carcinom 388, 427
Redoxsystem, reversibles 519
Reflexepilepsie 663
Regio hypothalamica 640
Reibegerausch, pleuritisches 254
REICHMANNsche Krankheit 350
Reinfektion, endogene 105
—, exogene 105
REITERsche Trias 575
Reithosenanaesthesie 624
Reizbildungs- und Reizleitungsstörungen 170, 205, 210
Reizmagen, nervoser 352
Reizpolyurie 461
Reiztherapie 579
Ren mobilis 474
Reserveluft 249
Residualharn 489
Residualluft 249
Resistenz 5
Resorptionsatelektase 280
Respirationsluft 249
Resthämaturie 459
Reststickstoff 445

Retentionsikterus 418
Retentionsuramie 452, 467
Retikulocyten 304, 315, 317
Retinitis angiospastica 233, 452
Retothelsarkom 329
Retropharyngealabsceß 340
Rh-Sensibilisierung 307
Rheumabegriff 570
Rheumatismus nodosus 572
Rheumatoide 574
Rhinitis acuta 240
— anaphylactica 241
— atrophica foetida 241
— chronica 241
— vasomotorica 241
Rhinoscopia posterior 62
Riboflavin 563
Rickettsien 1, 33
RIEDELscher Lappen 432
Riesenwuchs 512
Rindenblindheit 637
Risus sardonicus 75
RIVALTAsche Probe 297, 414
Röntgenkymographie des Herzens 146
Roteln 2, 27
ROMBERGsches Phanomen 627, 657
ROSENFELDsche Kartoffelkur 557
Roseola 38
Rotz 128
Rubeola scarlatinosa 28
Rubeolae 27
Rückfallfieber 118
Rückenmarkskrankheiten 615
Rückenmarksschwindsucht 626
Rückenmarkstumoren 624
Rückenmarksverletzungen 623
Ruheinsuffizienz 161
Ruhr, bacilläre 51
Ruhrimpfstoff 53
Ruhrrheumatismus 52
RUMPEL-LEEDEsches Phanomen 21, 89, 332, 334, 566
Rundwürmer 403
RUSTsches Symptom 587

SABIN-FELDMANN-Test 118
Sacklunge 294
Sackniere 475
Sauglingstuberkulose 103
Salbengesicht 577
Salivation 339
Salzmangeluramie 454, 464, 541
Salzstich 442
Sattelnase 242
Sauerstoffschuld 160
Saugdrainage 289
Scarlatina 20
— fulminans 23

Scarlatina variegata 21
Sclerosis multiplex dolorosa 658
Scharlach 20, 574
—, toxischer 23
Scharlachdiphtheroid 21
Scharlachnephritis 459
Scharlachrezidiv 23
Scharlachrheumatoid 22
Scharlachschutzimpfstoff 24
Scharlachsepsis 23
Scharlachtyphoid 23
Schenkelblock 171, 215
SCHERFsche Pulvermischung 208
SCHEUERMANNsche Krankheit 584
Scheuklappenhemianopsie 637
SCHICKsche Reaktion 75
Schizogonie 112
Schlackenkost 399
Schlafkrankheit 124
Schlafsucht 84
Schlaganfall 642
Schlagvolumen 134
Schlammfieber 122
SCHLANGEsches Symptom 394
SCHLESINGERs Reagens 416
SCHLESINGERsche Urobilinprobe 423
Schluckakt 341
Schluckpneumonie 272
Schmerzen, lancinierende 626
SCHMIDTsche Kernprobe 437
Schmierinfektion 100
SCHMORLsche Knorpelknotchen 584
Schnupfen 240
SCHREIBERsche Dilatationssonde 342
SCHROTHsche Kur 557
Schrotkornlunge 295
Schrumpfblase 487
Schrumpfniere 453, 465
—, hydronephrotische 475
—, pyelonephritische 465, 477
SCHÜFFNERsche Tupfelung 113
Schüttellähmung 667
Schutzpockenimpfung 31
Schutzstoffe 2
Schwangerschaftsniere 464
Schwangerschaftsunterbrechung bei Tuberkulose 286
Schwarzwasserfieber 117, 318
Schwefelkohlenstoffneuritiden 611
Schweinerotlauf 37
SCHWENINGERsche Kur 557
Schwielenkopfschmerz 684
Schwindel 648
Schwindsucht, galoppierende 282

Seelenblindheit 637
SEELIGMULLERsche Neuralgie 608
Segmentbronchien 255
Sehbahn 637
Seitenstrangsklerose 631
Sekundenherztod 181
Selbststeuerung des Kreislaufs 141
Senium praecox 513, 649
Senkungsabsceß 587
Sepsis 90
—, puerperale 92
—, pylephlebitische 96
—, thrombophlebitische 96
Sepsisherd 90
Septikopyämie 90
Seropneumothorax 301
Serum, antibakterielles 16
—, antitoxisches 16
Serumeisen 578
Serumhepatitis 418
Serumkrankheit 16, 18, 571
Serumlabilitätsproben 417, 423
Serumschock 18
SHEEHANsches Syndrom 513
SHERRINGTONsches Gesetz 615, 625
SHIGA-KRUSE-Ruhr 52
Sichelzellenanämie 318
Sigmoiditis infiltrativa 377
Silberdrahtarterien 452
Silicose 225, 295
Silicotuberkulose 295
Singultus 408
Sinusarrhythmie 166
Sinusbradykardie 164, 210
Sinus-Druckversuch 173
Sinusextrasystolen 167
Sinustachykardie 165, 210
SJOGREN-Syndrom 581
Skleren, blaue 585
Sklerodermie 581
Sklerose, maligne 465
—, multiple 656
Skorbut 334, 565
Skotome 648
Smegmabacillen 100
Sodbrennen 349
Sodóku 123
Solitärsteine 430
Sonnenstich 674
Soor 337
Spätepilepsie 666
Spatkastraten 518
Spannerlähmung 245
Spannungskollaps 217
Spasmophilie 56, 245, 569
Spasmus glottidis 245, 569
Speicheldrüsen 338
Speichelfluß 339
Speicherfunktion der Milz 138
Spina ventosa 586

Spinalerkrankung, funikuläre 313, 315, 621
Spinalparalyse, spastische 631
Spiroergometrie 173
Spirographie 288
Spitzfußstellung 597
Splanchnomegalie 511
Splanchnomikrie 513
Splanchnoptose 400
Splenomegalie 423, 580
—, tropische 125
Spondylarthritis ankylopoetica 102, 578
Spondylitis tuberculosa 586
— typhosa 42
Spondylose rhizomélique 578
Spondylosis deformans 583
Spontanhypoglykämie 548
Spontanpneumothorax 301
Sporogonie 112
Sprue 382
Stammganglien 639
Staphylokokkenstämme, penicillinresistente 11
STARCKscher Metalldilatator 342
Starrkrampf 75
Status asthmaticus 263
— epilepticus 664
— lacunaris 643, 648
— varicosus 236
Staubinhalationskrankheiten 294
Stauungsdilatation 159, 189
Stauungsgallenblase 431
Stauungshochdruck 162
Stauungsleber 426
Stauungslunge 294
Stauungsniere 161, 471
Stauungspapille 641, 653
Steatorrhoe 382, 437
Stegomyia fasciata 89
Steinileus 433
STELLWAGsches Symptom 498
Stenose, valvuläre 223
Steppergang 597
Sterkoraldiarrhoe 399
STERNBERGsche Riesenzelle 330
Steroide 521
STEWARD-MORELLsches Syndrom 513
STIERLINs Symptom 390
Stigmatisierung, vegetative 681
STILL-Syndrom 580
STILLERscher Habitus 158, 366
Stimmritzenkrampf 245
Stirnhirnabsceß 650
Stockschnupfen 241
Stoffe, harnpflichtige 441
Stoffwechselkrankheiten 519
STOKEsscher Kragen 303
Stomacace 336

Stomatitis aphthosa 26, 336
— catarrhalis 335
— epidemica 129
— ulcerosa 336
Strangulation 391
Strangulationsileus 392
Strangurie 487
STRAUSSsche Reaktion 129
Streifenhügel 639
Streptokokkensepsis 94
Streptomycin 14
Streuung, hämatogene 277
Striae distensae 512
Strictura intestinalis 391
Strömungsgeschwindigkeit 140
Strophanthin 191
STRÜMPELL-BECHTEREW-PIERRE-MARIEsche Krankheit 578
Struma basedowificata 500
— substernalis 302
Stuhlbakterien 372
Sturzentleerung 362
Subacidität 423
Subarachnoidalblutung 675
Sublimatniere 463
Suboccipitalpunktion 627
Substantia reticulofilamentosa 304
Succussio Hippocratis 301
Sulfonamide 11, 13
Sulfonamidkonkremente 13
Superacidität 351, 355
Superinfektion, tuberkulöse 105
Supersekretion 351
Suppurationsfieber 29
Sympathicotomie 681
Symptomenkomplex, gastrokardialer 221
Syncretio pericardii 572
Synergie 641
Synostose 576, 578
Syringobulbie 623
Syringomyelie 582, 622
System, reticuloendotheliales 416
Systemdegeneration 615

Tabakstaublauge 295
Tabes dorsalis 582, 626
— mesaraica 101
Tachykardie 152, 165
—, paroxysmale 168, 212
Taenia saginata 402
— solium 102
Tänzerinnengang 565
TAKATA-ARA-Reaktion 329, 417
TALMAsche Operation 425
Tastlähmung 638
TAUSSIG-BING-Syndrom 223
TAWARA-Schenkel 133

Tay-Sachssche Krankheit 560
Teilbäder nach Schweninger-Hauffe 215
Teleangiektasia hereditaria haemorrhagica 242
Telephotographie 145
Temporallappen 637
Tentorium 641
Teratome 302
Tertiana duplex 114
Tetanie 503
—, gastrische 504
— kleiner Kinder 504
Tetanus 75
— facialis 76
Thalamus opticus 639
Thalassaemia 318
Thomsensche Krankheit 591
Thorakokaustik 288
Thorakoplastik 287
Thorax, emphysematöser 250
—, paralytischer 250
— piriformis 250, 400
—, rachitischer 250
Thoraxschleuder, diastolische 144
Thoraxstarre 265
Thorium X 580
Thormalensche Reaktion 436
Thrombangitis obliterans 98
Thrombasthenie von Glanzmann 332
Thrombin 306
Thrombocyten 305
Thrombokinasebildung 306
Thrombopathie, hereditäre 332
Thrombopenie, essentielle 334
Thrombophlebitis 238
—, puerperale 294
Thrombose, septische 238
— der Gehirnarterien 645
Thymoltrübungstest 417
Thymushyperplasie 302
Thyreostatica 502
Thyreotoxikose 497
Tic douloureux 608
Tier-Lyssa 78
Toleranzgrenze 544
Tollwut 77
Tonsillarabsceß 63
Tonsillitis, superficielle 65
Tophi 551
Torpor recti 398
Torticollis 588
Toxoid-Adsorbat-Impfstoffe 17
Toxoplasmose 118
Trachealrasseln 164
Tracheobronchitis 256
Tracheotomie 73
Traktionsdivertikel 342
Transfusionsschäden 308

Transposition der großen Gefäße 223
Transversuslahmung 245
Traubescher Raum 297
Traugott-Staub-Effekt 542
Treitzsche Hernia omentalis 391
Trendelenburgsche Operation 294
Trichinellenwirte 131
Trichinose 131
Trichocephalus dispar 405
Trichterbrust 251
Tricuspedalatresie 223
Tricuspidalklappeninsuffizienz 188, 203
Trigeminuslahmung 602
Trigeminusneuralgie 608
Trigonum Lieutaudii 485
Trismus 75
Tröpfcheninfektion 6
Trommelschlegelfinger 261
Trommersche Probe 537
Tropfenherz 158
Trousseausche Olivensonde 343
Trousseausches Phänomen 504
Truncus arteriosus communis persistens 222
Trypanosomiasis, amerikanische 126
Trypsinnachweis im Stuhl 437
Tubercula dolorosa 613
Tuberkulinproben 103
Tuberkulose 26, 100
— des Rectums 389
Tuberkulose-Schutzimpfung 105
Tularamie 111
Tumor albus 576
— cerebri 652
Turmschädel 318
Typhlatonie 398
Typhus abdominalis 37
—, exanthematischer 33
Typhusimpfstoff 46

Überleitungszeit 214
Überventilationstetanie 504
Ulcus callosum 362
— cruris 235, 318
— pepticum 353
Ulnarislahmung 596
Umbersches Kostgerüst 558
Unregelmäßigkeiten, extrasystolische 210
Unterleibstyphus 37
Urämie 452
Uratohistechie 552
Uretersteine 479
Urikämie 550
Urogenitalbilharziose 492
Utilisation 140

Vaccination 5
Vagotonie 681
Vagusbradykardie 164
Vaguskern, visceraler 680
Valleixsche Druckpunkte 607
Valsalvasche Preßdruckprobe 154
Varianten, resistente 11
Varicellen 32
Varicocelen 236
Varicosen 235
Variola 28, 32
— confluens 29
— discreta 29
— haemorrhagica pustulosa 30
Variolois 30
Vasoconstrictoren 680
Vasomotorenlahmung 216, 234
Vasomotorenzentrum 155
Vatersche Papille 437
Vater-Pacinische Lamellenkörperchen 442
Vegetationen, adenoide 239
Veitstanz 669
Venen 138, 154
Venendruckmessung 173
Venenpuls, positiver 426
Venenthrombose 237
Ventil-Pneumothorax 301
Ventrikelblutungen 643
Ventrikelseptumdefekt 223
Verdauungsapparat, Krankheiten des 335
Verdunnungsversuch 444
Verschlußzeit 134
Vertigo ab aure laesa 685
Verzweigungsblock 215
Vigantol 569
Virchow-Drüse 365
Virilismus 509, 513
Virulenz 3
Virusarten 1
Virusmeningitis 83, 89
Viruspneumonie 59
Vitalfärbung 304
Vitalkapazität 249, 265
Vitamin A 562
— B-Gruppe 562
— B_{12} 316
— C 563
— D 564
— E 564
— K 564
Vitamine 524
Vitium cordis 183
Vollbasedow 501
Volumenmangelkollaps 217
Volumen pulmonum auctum 253
Volvulus 392
Vomito negro 122
Vomitus matutinus 349

Vorderwandinfarkt 181
Vorexanthem bei Masern 25
Vorhofs-Extrasystolen 167
Vorhofflattern 169, 212
Vorhofflimmern 169, 212
Vorhofseptumdefekt 223
Vorhofspfropfung 166, 169
Vorprobe, biologische nach ÖHLECKER 308
Voussure 142

Wabenlunge 294
Wachscylinder 449
Wachscylinder 449
Wärmeagglutinine 318
Wärmegleichgewicht 680
WALDENSTRÖMsche Krankheit 329
WALDEYERscher Schlundring 62
WALLERsches Gesetz 615
Wandererysipel 36
Wanderniere 474
Wanderpneumonie 268
Wasserstich 442
Wasserstoffionenkonzentration 523
Wasserversuch 444

WATERHOUSE-FRIDERICHSEN-Syndrom 87
WEBERsche Lähmung 647
Wechselfieber 112
WEIL-FELIXsche Reaktion 34, 120
WEILsche Krankheit 120, 333
WEISSsche Urochromogen-Probe 282
WELTMANNsches Koagulationsband 417
WENCKEBACHsche Periode 171, 214
WERLHOFFsche Krankheit 334
WERNICKEsche Zone 635
WESTPHALsches Zeichen 626
WESTPHAL-STRÜMPELLsche Pseudosklerose 670
Widerstandshochdruck 231
Windpocken 32, 33
WILSONsche Krankheit 425, 670
Wirbel, gläserner 578
Wolhynisches Fieber 119
Wortblindheit 636
Wundrose 35
Wundscharlach 23

Xerophthalmie 562
Xerostomie 339

Zeckenfieber, afrikanisches 119
ZENKERsche Divertikel 342
Zentralisation des Kreislaufs 217
Ziegenpeter 61, 437
Zirkulation und Atmung 141
Zirkulationsapparat, Krankheiten des 132
ZOEPFFELsches Ödem 438
Zoster ophthalmicus 33
— oticus 33
Zuckergußleber 220, 424, 426
Zuckergußwirbelsäule 583
Zuckerkrankheit 535
Zuckermangelkrankheit 548
Zuckungen, fibrilläre 594
Zunge 337
Zwangslachen 658
Zwerchfellhernien 369
Zwergwuchs, chondrodystrophischer 586
—, hypophysärer 513
—, rachitischer 569
Zwischenwirbelscheiben 583

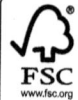

MIX
Papier aus verantwortungsvollen Quellen
Paper from responsible sources
FSC® C105338

If you have any concerns about our products,
you can contact us on
ProductSafety@springernature.com

In case Publisher is established outside the EU,
the EU authorized representative is:
Springer Nature Customer Service Center GmbH
Europaplatz 3, 69115 Heidelberg, Germany

Printed by Libri Plureos GmbH
in Hamburg, Germany